TRAITÉ

DE

CHIRURGIE

Publié sous la direction

DE MM.

Simon DUPLAY   **Paul RECLUS**

Professeur de clinique chirurgicale à la Faculté   Professeur agrégé à la Faculté de médecine de Paris
de médecine de Paris   Secrétaire général de la Société de chirurgie
Chirurgien de l'Hôtel-Dieu   Chirurgien des hôpitaux
Membre de l'Académie de médecine   Membre de l'Académie de médecine

PAR MM.

BERGER — BROCA — DELBET — DELENS — DEMOULIN — FORGUE
GÉRARD-MARCHANT — HARTMANN — HEYDENREICH — JALAGUIER — KIRMISSON
LAGRANGE — LEJARS — MICHAUX — NÉLATON
PEYROT — PONCET — QUÉNU — RICARD — SEGOND — TUFFIER — WALTHER

DEUXIÈME ÉDITION

ENTIÈREMENT REFONDUE

TOME I

PAR MM.

RECLUS, QUÉNU, BROCA, LEJARS

218 figures dans le texte

PARIS

MASSON ET Cⁱᵉ, ÉDITEURS

LIBRAIRES DE L'ACADÉMIE DE MÉDECINE

120, BOULEVARD SAINT-GERMAIN

MDCCCXCVII

LISTE DES COLLABORATEURS

BERGER (Paul), Professeur à la Faculté de Médecine de Paris, Chirurgien des hôpitaux, Membre de l'Académie de Médecine.

BROCA (A.), Professeur agrégé à la Faculté de Paris, Chirurgien des hôpitaux.

DELBET (Pierre), Professeur agrégé à la Faculté de Paris, Chirurgien des hôpitaux.

DELENS (E.), Professeur agrégé à la Faculté de Paris, Chirurgien des hôpitaux.

DEMOULIN, Chirurgien des hôpitaux de Paris.

DUPLAY (Simon), Professeur de clinique chirurgicale à la Faculté de Médecine de Paris, Membre de l'Académie de Médecine, Chirurgien de l'Hôtel-Dieu.

FORGUE (Em.), Professeur d'opérations et appareils à la Faculté de Médecine de Montpellier.

GÉRARD-MARCHANT, Chirurgien des hôpitaux de Paris, Membre de la Société de chirurgie.

HARTMANN (Henri), Professeur agrégé à la Faculté de Paris, Chirurgien des hôpitaux.

HEYDENREICH, Doyen de la Faculté de Médecine de Nancy.

JALAGUIER, Professeur agrégé à la Faculté de Paris, Chirurgien des hôpitaux.

KIRMISSON, Professeur agrégé à la Faculté de Paris, Chirurgien des hôpitaux.

LAGRANGE (Félix), Agrégé de la Faculté, Chirurgien des hôpitaux de Bordeaux.

LEJARS, Professeur agrégé à la Faculté de Paris, Chirurgien des hôpitaux.

MICHAUX (P.), Chirurgien des hôpitaux de Paris, Membre de la Société de chirurgie.

NÉLATON (Ch.), Professeur agrégé à la Faculté de Paris, Chirurgien des hôpitaux.

PEYROT, Professeur agrégé à la Faculté de Paris, Chirurgien des hôpitaux.

PONCET (Antonin), Professeur à la Faculté de Lyon, Chirurgien en chef de l'Hôtel-Dieu.

QUÉNU, Professeur agrégé à la Faculté de Paris, Chirurgien des hôpitaux.

RECLUS (Paul), Professeur agrégé, Chirurgien des hôpitaux, Membre de l'Académie de Médecine.

RICARD, Professeur agrégé à la Faculté de Paris, Chirurgien des hôpitaux.

SEGOND (Paul), Professeur agrégé à la Faculté de Paris, Chirurgien des hôpitaux.

TUFFIER, Professeur agrégé à la Faculté de Paris, Chirurgien des hôpitaux.

WALTHER (Ch.), Professeur agrégé à la Faculté de Paris, Chirurgien des hôpitaux.

32568. — Imprimerie Lahure, rue de Fleurus, 9, à Paris.

TRAITÉ

DE

CHIRURGIE

TOME I

TRAITÉ

DE

CHIRURGIE

Publié sous la direction

DE MM.

Simon DUPLAY

Professeur de clinique chirurgicale à la Faculté
de médecine de Paris
Chirurgien de l'Hôtel-Dieu
Membre de l'Académie de médecine

Paul RECLUS

Professeur agrégé à la Faculté de médecine de Paris
Secrétaire général de la Société de chirurgie
Chirurgien des hôpitaux
Membre de l'Académie de médecine

PAR MM.

BERGER. — BROCA. — DELBET. — DELENS. — DEMOULIN. — FORGUE
GÉRARD-MARCHANT. — HARTMANN. — HEYDENREICH. — JALAGUIER. — KIRMISSON
LAGRANGE. — LEJARS. — MICHAUX. — NÉLATON
PEYROT. — PONCET. — QUÉNU. — RICARD. — SEGOND. — TUFFIER. — WALTHER

DEUXIÈME ÉDITION

ENTIÈREMENT REFONDUE

TOME I

PAR MM.

RECLUS, QUÉNU, BROCA, LEJARS

218 figures dans le texte

PARIS

MASSON ET Cⁱᵉ, ÉDITEURS

LIBRAIRES DE L'ACADÉMIE DE MÉDECINE

120, BOULEVARD SAINT-GERMAIN

MDCCCXCVII

PREFACE

On a reproché l'absence d'Avant-Propos à notre première édition du *Traité de chirurgie*. A vrai dire il nous semblait inutile, tant notre idée maîtresse était simple et notre plan conforme à cette idée : confier la tâche à des chirurgiens assez nombreux pour « faire » vite, pas trop pour ne pas nuire à l'homogénéité de l'œuvre ; assez jeunes pour avoir encore le goût et le loisir d'écrire, pas trop pour ne pas manquer d'expérience professionnelle ; enfin, il fallait assigner à chacun la part de travail nettement indiquée par des recherches antérieures et des découvertes personnelles.

Ce plan a réussi : nos huit volumes ont paru en vingt-six mois, tandis que nous en avions demandé trente au public. Les lecteurs n'ont pas « failli attendre », et cette ponctualité est assez rare, en France et hors de France, pour qu'une revue d'Outre-Rhin ait pu dire : « Nous commençons aussi des ouvrages de ce genre en Allemagne, mais nous devons avouer que nous ne les finissons pas souvent ». Comme notre idée était bonne, beaucoup s'en sont emparés aussitôt, et nous avons assisté à une riche floraison de *Traités* analogues. Nous osons rappeler ici que nous fûmes les initiateurs.

Notre succès auprès du public médical a été grand, puisque, malgré trois importants tirages, une deuxième édition est devenue nécessaire. Nous avons apporté tous nos soins à cette œuvre nouvelle. Certaines parties que les auteurs, trop pressés par le temps, avaient dû négliger, ont été complètement reprises, et il ne reste plus une ligne du travail primitif. Tous les articles, même les meilleurs, ont été remis au courant de la science. Et, malgré l'étendue de la tâche, ce n'est plus en trente mois, c'est en douze que nous nous engageons à publier nos huit nouveaux volumes.

Nous devrons ce résultat au dévouement de nos collaborateurs. Ils savent que, pour une œuvre de ce genre, il faut oublier les menus intérêts et passer par-dessus ses convenances personnelles pour apporter à l'heure dite le travail exigé. Leurs vingt volontés n'en font plus qu'une seule, en vertu d'une obéissance à la règle d'autant plus méritoire qu'elle est vraiment spontanée : rien ne l'impose, ni hiérarchie, ni autorité, ni sanction quelconque ; chaque auteur est maître chez lui, et notre éditeur n'est que le plus précieux de nos aides, le plus décidé aux sacrifices pour le bien de l'œuvre commune.

Plus de sept ans se sont écoulés depuis le jour où fut arrêté le programme du *Traité de chirurgie*, et des vingt-quatre collaborateurs du début, aucun, par un rare bonheur, ne manque encore à l'entreprise. Les portes de l'Hôpital et de l'Agrégation se sont ouvertes devant les plus jeunes, le Professorat et l'Académie de Médecine en ont élu de plus âgés ; tous ont vu s'étendre leur sphère d'activité professionnelle. Aussi pouvons-nous affirmer que ce nouvel ouvrage portera la marque d'une expérience plus mûre et d'une plus grande autorité.

Janvier 1897.

Simon DUPLAY. — Paul RECLUS.

PREMIÈRE PARTIE

MALADIES COMMUNES A TOUS LES TISSUS

INFLAMMATIONS

TRAUMATISMES — MALADIES VIRULENTES

Par le D' PAUL RECLUS

Chirurgien des hôpitaux. — Professeur agrégé à la Faculté de Paris.
Membre de l'Académie de médecine.

CHAPITRE PREMIER

L'INFLAMMATION ET SES CONSÉQUENCES

I

INFLAMMATION

On nomme *inflammation* la réaction que provoque, dans les tissus vivants, une cause irritante quelconque, un traumatisme, une brûlure, surtout la pénétration de microbes pathogènes ou de leurs toxines et que caractérise l'appel, au point lésé, des éléments « phagocytaires », leucocytes des vaisseaux ou cellules de la trame ambiante. — Les tissus vasculaires enflammés sont rouges, chauds, tuméfiés, douloureux, et *douleur, tuméfaction, chaleur et rougeur* sont les quatre termes que la clinique a invoqués de tout temps pour définir l'inflammation.

Historique. — Les auteurs anciens connaissaient les signes cardinaux de l'inflammation, et c'est Celse qui les a groupés dans une formule, encore vraie après deux mille ans : *Notæ vero inflammationis sunt quatuor, rubor et tumor cum calore et dolore;* par malheur, les doctrines imaginées pour en expliquer l'essence sont aussi obscures que fausses : nous ne nous attarderons point à résumer les fantaisies métaphysiques ou les hypothèses ingénieuses qui, depuis Hippocrate et Galien, Érasistrate et Oribase, Paracelse et Van Helmont, Boerhaave et Stahl, Haller et Borsieri, ont tour à tour été des dogmes officiels. Hunter, le premier, se dégage des spéculations pour aborder l'observation et l'expérimentation pures, et, de l'histoire sérieuse de l'inflammation qui commence, les grandes étapes se marquent par les découvertes de Virchow, de Cohnheim et des élèves de Pasteur, parmi lesquels Metchnikoff.

Les travaux publiés sur l'inflammation sont innombrables; aussi, sans même remonter au delà de ce siècle, nous bornerons-nous à citer les recherches qui ont porté le plus de lumière sur la question, les mémoires qui nous ont servi à la rédaction de cet article et particulièrement les remarquables leçons de M. Maurice Letulle;

HUNTER. Traité du sang et de l'inflammation, trad. de Richelot, *Œuvres complètes*, t. III. — PHILIPS WILSON, A treatise on febrile diseases, etc., 1801. — BROUSSAIS, Histoire des phlegmasies chroniques. — LEBERT, Physiologie pathologique, t. I. — Paul BROCA, Thèse inaugurale, 1850. — H. WEBER, Experimente über die Stase an der Froschschwimmhaut. In *Müller's Archiv*, 1852. — VIRCHOW, Ueber parenchymatose Entzündung. In *Archiv für pathol. Anatom.*, 1852, et *Spec. Pathologie und Therapie*, 1854. — De l'inflammation, trad. Picard, 1860. Paris. — COHNHEIM. Inflammation et suppuration. In *Archiv de Virchow*, Bd. LX, p. 1, 1867, et Beiträge zu dem Verhalten, etc. In *Archiv für path. Anat.*, t. XLIV, 1868. — SAMUEL, Ueber Entzündung und Brand. In *Centralbl. f. d. med. Wiss.*, 1869. — RINDFLEISCH, Lehrbuch der path. Geweblehre. Leipzig, 1871. — PASTEUR, *Bulletin de l'Académie de médecine*, 2ᵉ sér., t. VII, p. 447, 1878. — CORNIL et RANVIER, Histologie pathologique, 2ᵉ éd., 1881. — STRICKER, Encyclopédie internationale, t. I. — STRAUS, *Bulletin de la Société de biologie*, 1885, p. 651. — METCHNIKOFF, Sur la lutte des cellules de l'organisme contre l'invasion des microbes. In *Annales de l'Institut Pasteur*, p. 551, 1887. — CHRISTMAS-DIRCKINCK-HOLMFELD, Recherches expérimentales sur la suppuration. Thèse de Paris, 1888. — HERMANN, art. INFLAMMATION. In *Dict. encycl. des sciences méd.*, 4ᵉ série, t. XV, 1889. — LEMIÈRE, De la suppuration. Thèse de Paris, 1891. — Maurice LETULLE, L'inflammation. Paris, Masson, 1893. — PUS et SUPPURATION, *Encyclopédie des aides-mémoire* de Léauté; chez Masson et Gauthier-Villars, 1894.

Anatomie et physiologie pathologiques. — Les anciens observateurs savaient que l'inflammation s'affirme d'abord par un *trouble de la circulation locale*: les tissus sont rouges, tuméfiés et chauds, grâce à l'afflux du sang dans les réseaux vasculaires des organes phlogosés. A la fin du siècle dernier, J. Hunter irrite l'oreille d'un lapin et y constate, après injection de la tête de l'animal, la dilatation des artérioles et des véinules et la multiplication des ramuscules visibles à l'œil nu. Plus tard, Philips Wilson étudie au microscope les modifications que subit la circulation sanguine dans la membrane interdigitale des grenouilles artificiellement enflammée. D'année en année, des recherches analogues se multiplient, et, du moins pour les grandes lignes, les résultats obtenus concordent toujours.

Dès que l'agent irritant est au contact du tissu, les vaisseaux se resserrent; diminution de calibre appréciable surtout pour les artérioles. Mais cette contraction, qui manquerait même parfois, est passagère; bientôt les canaux sanguins reprennent leur diamètre normal; puis ils se *dilatent* et livrent passage à un courant plus rapide. A ce moment, la circulation est des plus actives; les petites artères battent plus fort, les capillaires sont distendus, les véinules pleines et saillantes. Cette phase est de peu de durée; le flot se ralentit, la colonne sanguine s'avance et s'arrête pour repartir encore, puis n'obéit plus à toutes les systoles: elle reste suspendue pendant plusieurs contractions du cœur et semble ne céder qu'à une poussée particulièrement énergique. Plus de direction uniforme: elle oscille, animée d'un mouvement de va-et-vient caractéristique, lent et de moins en moins ample jusqu'à ce que toute circulation cesse: il y a stase dans le territoire enflammé.

De remarquables modifications se sont produites dans la lumière des véinules dilatées: aussitôt que la circulation s'y ralentit, la colonne sanguine — Haller et Spallanzani l'avaient signalé — semble se composer de deux courants distincts: l'un central, plus rapide et qui entraîne les globules rouges; l'autre, marginal, périphérique, se ralentissant toujours davantage et où, dans le plasma, les globules blancs, plus nombreux, se traînent le long des parois. Lorsque la stase est complète, les hématies distendant les réseaux sont tassées de manière à former une sorte de cylindre homogène, rouge et réfringent, qu'entoure une zone claire où s'accumulent les leucocytes; à leur tour, ceux-ci s'agglomèrent en une masse compacte, uniforme, adhérente et tapissant d'un revêtement consur la face interne des petites veines ; ce triage entre les globules blancs et les globules rouges constitue ce que l'on nomme la *marginution des leucocytes*. Les artérioles et les capillaires échappent à ce phénomène, car la systole cardiaque y reste assez énergique pour rejeter dans le torrent sanguin les globules blancs adhérents aux parois.

Alors commence la *diapédèse*, le phénomène qui joue dans l'inflammation un rôle prépondérant. Cohnheim, en 1867, en a donné la première description ; il a montré, pour la constitution de l'exsudat inflammatoire, l'importance majeure de cette migration des leucocytes à travers les parois des vaisseaux, mais le fait lui-même n'avait point échappé à divers observateurs. Avec Kaltenbrunner et Addison, Zimmermann croyait à l'identité des globules blancs et des globules de pus ; il pensait que, dans les phlegmasies, les tuniques vasculaires se désagrègent et permettent aux éléments figurés du sang de s'infiltrer dans les tissus. Dollinger, J. Müller et surtout Dujardin avaient vu les leucocytes sortir des vaisseaux intacts ; dès 1824, le dernier de ces auteurs traçait de la diapédèse un tableau qui ne laisse rien à désirer ; mais, comme ses prédécesseurs, comme nombre de ceux qui, après lui, constatèrent le phénomène, il n'en comprit point l'immense portée.

L'expérience fondamentale de Cohnheim est d'une extrême simplicité ; sur le porte-objet d'un microscope, on étale le mésentère d'une grenouille ; le contact de l'air suffit pour enflammer la séreuse ; la série des phénomènes décrits plus haut se déroule dans le réseau sanguin : resserrement immédiat et, vingt minutes après, dilatation des vaisseaux ; les artères s'élargissent, puis les veines, puis les capillaires ; la circulation accélérée se ralentit, et, au niveau des veinules on voit les globules blancs s'accumuler dans la zone plasmatique ; ils y cheminent lourdement et finissent par s'arrêter ; ils adhèrent à la paroi, ils s'y fixent par un prolongement en forme de coin qui s'étire, s'effile, s'insinue dans les tuniques, les pénètre, se renfle en massue, s'étrangle par le milieu comme un bissac ou un haltère, une partie en dedans, une autre en dehors du vaisseau. Puis, la moitié déjà dégagée semble attirer la moitié intravasculaire, et le globule blanc, libre désormais, voyage, hors du réseau sanguin, dans les espaces cellulaires.

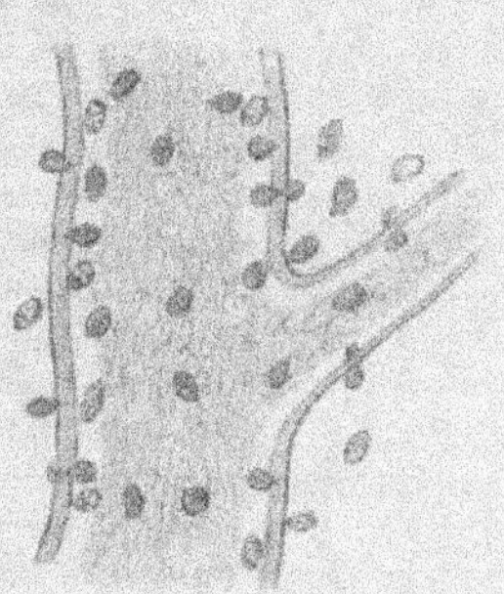

Fig. 1. — Diapédèse ; au centre du vaisseau, globules rouges agglomérés entre eux et la paroi où les leucocytes pénètrent, est la zone plasmatique immobile.

La diapédèse ne s'observe donc pas au niveau des artérioles, dont les contractions systoliques rejettent vers le centre du vaisseau les globules blancs de la zone plasmatique, mais elle est active dans le dernier réseau capillaire et surtout dans les premiers ramuscules veineux, bientôt entourés d'un double manchon de leucocytes. Le temps nécessité par l'extravasation de chaque élément est variable ; si parfois il dépasse deux heures, il est souvent moindre : le passage, en effet, ne doit-il pas être rapide pour expliquer ces accumulations énormes de globules blancs dans certaines collections purulentes formées en quelques jours, ou même en quelques heures, comme les abcès soudains! Les leucocytes peuvent entraîner avec eux un certain nombre d'hématies : Stricker et Recklinghausen avaient déjà signalé la diapédèse des globules rouges.

On ne connaît point, d'une façon indiscutable, le mécanisme de cette extravasation des éléments figurés du sang : toutes les hypothèses ont été avancées. Zimmermann avait imaginé une altération des parois vasculaires, une sorte de destruction locale offrant une brèche aux globules; O. Weber, Marshall Hall et Küss admettaient une friabilité particulière, une modification de texture; Virchow pense à des troubles de nutrition des réseaux capillaires. Et, de fait, la diapédèse se montre plus active, l'issue des leucocytes plus abondante lorsque l'endothélium des vaisseaux est altéré; on constate même une migration des hématies pour l'exode desquelles on ne saurait invoquer que des théories mécaniques : la pression du sang, par exemple, jointe à quelque ouverture artificielle ou naturelle des parois vasculaires, les globules rouges n'étant pas, comme les blancs, doués de mouvement amiboïdes.

La théorie d'Arnold (¹) est une des plus généralement admises. Pour lui, les globules blancs, se traînant le long des parois dans la zone plasmatique immobile, s'arrêtent et envoient un prolongement qui s'insinue dans l'interstice cellulaire, peu à peu élargi sous l'effort des mouvements amiboïdes des leucocytes; ainsi se forment de véritables stomates, d'autant plus facilement creusés que, d'après Stricker, l'irritation des tissus a déjà atteint un réseau capil-

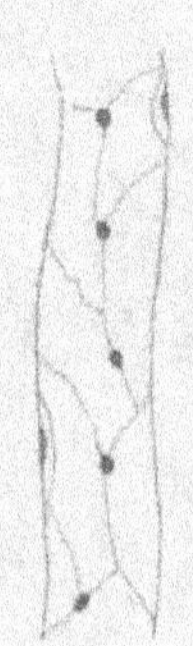

Fig. 2. — Stomates, d'après Arnold.

laire aux cellules endothéliales gorgées d'un protoplasme jeune, mou, aisément forcé par les globules blancs. Mais, dit Maurice Letulle d'après Cohnheim, « s'il s'agissait d'orifices aussi grossiers à travers lesquels les corpuscules du sang passent, comment et pourquoi ce plasma sanguin ne transsude-t-il pas le premier, bien plus aisément que les éléments histologiques? Or le liquide des transsudats inflammatoires n'est nullement le plasma sanguin et, abstraction faite de la fibrine qu'ils contiennent, ce n'est même pas du sérum » et les exsudations interstitielles proviennent non d'un passage direct, mais d'une filtration à travers les vaisseaux dont les parois ont subi des modifications profondes. Aussi Thoma (²) voudrait ramener la diapédèse à des phénomènes purement physiques : la pression sanguine, la viscosité, l'adhésion des leucocytes, la capillarité intercellulaire, les modifications chimiques subies par les parois des vaisseaux joueraient le principal rôle et non, comme on le croyait naguère, les mouvements amiboïdes des globules blancs dont le protoplasma resterait passif pendant sa migration pariétale.

La diapédèse, d'après Cohnheim, serait le fait capital de l'inflammation, même dans les tissus non vasculaires, et de célèbres expériences le démontrent : lorsque, chez une grenouille, on cautérise le centre de la cornée, les éléments anatomiques subissent, il est vrai, quelques modifications sur le point irrité, mais les altérations véritables se produisent de la périphérie vers le centre : les cellules amiboïdes quittent les vaisseaux de la sclérotique, pénètrent dans les canalicules plasmatiques de la cornée qui s'opacifie sous l'infiltration de plus

(¹) ARNOLD, *Virch. Arch.*, LXVI, 1876.
(²) THOMA, *Ueber die Entzündung.* In *Berl. klin. Wochenschrift.*

en plus épaisse des leucocytes; ils mettent trois jours à atteindre le foyer de
la lésion primitive. Et la preuve est certaine qu'il s'agit de globules blancs
issus du réseau vasculaire voisin; en effet, si, par un artifice bien connu en physiologie expérimentale, on charge de cinabre ou de carmin les leucocytes du
sang de la grenouille, les éléments migrateurs trouvés dans la cornée contiennent des particules colorées. Enfin, si l'on remplace le sang de la grenouille par
une solution incolore de chlorure de sodium, aucune opacité ne se produit dans
la cornée irritée, qui reste transparente.

Pour Cohnheim, donc, tous les éléments de l'exsudat inflammatoire ont le
sang pour origine; les cellules embryonnaires qui encombrent le foyer ne
seraient que des leucocytes émigrés des vaisseaux. Nous sommes loin de cette
théorie de Virchow (1) qui, il y a quinze ans, régnait sans partage; d'après
elle, l'agent inflammatoire irrite les cellules du tissu conjonctif, qui réagit
en proliférant; leur multiplication indéfinie forme ces amas d'éléments dont
les uns s'organisent en trames nouvelles, dont les autres donnent naissance
aux pyocytes ou globules de pus. Les réseaux vasculaires ne se dilatent, le sang
ne stagne que pour fournir aux cellules en voie de segmentation les matériaux
nutritifs nécessaires à leur accroissement et à leur genèse. Cette doctrine a
vécu, pourtant sans sombrer tout entière; divers auteurs affirment que les globules blancs émigrés ne représentent pas la totalité des éléments embryonnaires
de l'exsudat inflammatoire; ils ont vu les cellules fixes du tissu conjonctif,
celles de la cornée, du derme, des tendons, les endothéliums engendrer des éléments doués de mouvements amiboïdes, et en tout semblables à ceux qui sortent
des vaisseaux. Le « choc inflammatoire », comme dit Letulle, provoque la perturbation nutritive de tous les éléments cellulaires et le triple groupe des cellules connectives, des cellules endothéliales et des cellules blanches, l'ensemble
de cet « arsenal cellulaire » va coopérer, en proportions variables, aux phénomènes successifs dont le foyer morbide est devenu le théâtre; tous les éléments
constitutifs du tissu conjonctivo-vasculaire prennent part à la formation des cellules purulentes.

Dans la théorie de Cohnheim comme dans celle de Virchow, l'apparition des
éléments embryonnaires et l'exsudat inflammatoire ont pour origine l'irritation
des tissus. L'agent irritant varie à l'infini; c'est le chaud, c'est le froid, c'est
un traumatisme ou l'introduction d'un corps étranger. Les découvertes de
Pasteur, celles de Rosenbach, de Kocher, de Koch, de Cheyne, d'Ogston, de
Straus ont précisé les termes du problème et montré que, dans l'immense majorité des cas, l'inflammation est causée par la pénétration dans l'organisme de
microparasites pathogènes en examinant au microscope l'exsudat du foyer
enflammé ou la collection purulente qui lui succède, on les trouve peuplés de
bactéries; or, si l'on isole ces germes, si on les cultive et si on les inocule à un
animal, on provoque, au point d'insertion des microbes, une phlegmasie semblable à celle qui détermine l'exsudat primitif; la question est maintenant résolue, et les expériences de Roser, celles de Socin et de Garré ont mis hors de
doute l'origine microbienne des phlegoses chirurgicales. Un foyer de suppuration n'est, en définitive, « qu'une maladie infectieuse localisée ».

Les microbes (2) *pyogènes* sont nombreux; on les divise en deux catégories,

(1) Virchow. *Pathologie cellulaire*, 3e édit., 1862.
(2) Maurice Letulle. *Pus et suppuration*, p. 82 et suivantes.

suivant qu'ils sont *accidentellement* ou *habituellement* pyogènes. Les premiers, pour avoir une importance moindre que les seconds, méritent cependant d'être signalés : le *Bacterium coli commune* ou bacille d'Escherich, dont l'importance pathogénique croît tous les jours, habite à l'état normal, dans le tube digestif, depuis notre naissance jusqu'à notre mort; il semble prendre diverses formes et n'est autre que la bactérie pyogène urinaire de Clado et Albarran et le bacille dysentérique de Chantemesse et Widal. On le rencontre dans les suppurations de l'appendice, dans certaines péritonites aiguës, dans les cystites et les néphrites, les inflammations du tube digestif, dans les angiocholites et dans nombre de collections purulentes, quel que soit leur siège, mais surtout dans celles qui s'amassent autour des intestins. A côté se range le bacille *typhique*

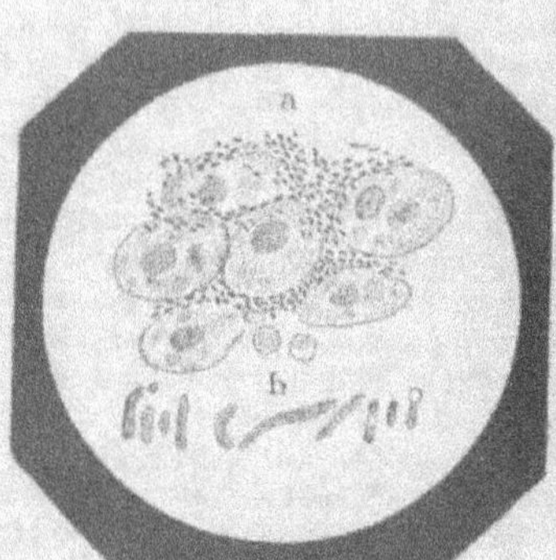

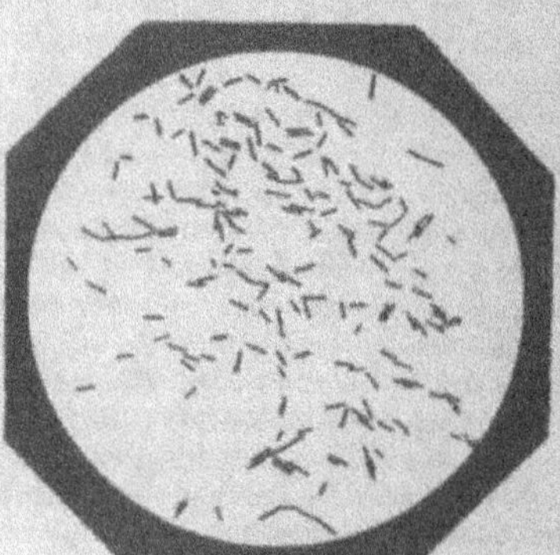

Fig. 3. — Bacille d'Eberth dans la rate.   Fig. 4. — Bacille d'Eberth (culture).

ou bacille d'Eberth, qui présente avec le précédent beaucoup de caractères communs. Chez l'homme, il devient pyogène lorsqu'il quitte l'appareil digestif et ses annexes lymphoïdes — rate et ganglions mésentériques; on le rencontrerait dans certaines collections des plèvres, des méninges et du péritoine, dans les ostéopériostites et dans les arthrites consécutives à la fièvre typhoïde.

Le *pneumocoque*, bacille de Pasteur-Talamon-Fraenkel, tient aussi une large place dans ces suppurations accidentelles. Il semble devenir pyogène lorsqu'il quitte les voies respiratoires et on l'a trouvé comme agent virulent dans des pleurésies, des méningites et des péritonites aiguës, dans des otites, des parotidites et des thyroïdites suppurées, dans des phlegmons épars dans tous les tissus. « Après les microbes pyogènes habituels, la maladie pneumococcique, écrit Letulle, dispute au *Bacterium coli* la première place dans la pathogénie des suppurations humaines. » Le *Pneumo-bacille encapsulé* de Friedländer provoquerait des pneumonies et des pleurésies suppurées; le *Micrococcus tetragenus septicus* aurait été rencontré dans les mammites, les adénites de l'aisselle et des adéno-phlegmons dentaires. On signale certains champignons saprophytes tels que le *Mucor corymbifer*, l'*Aspergillus fumigatus*, et, d'après Grasset, l'*Oïdium albicans* pourrait provoquer la suppuration dans certains états de virulence anormale. Enfin, pour terminer la série des microbes « accidentellement » pyogènes, nous signalerons le bacille de Koch, dont la suppuration nécrosante et caséifiante est si souvent observée dans les abcès tuberculeux des parties molles et des os, la pseudo-tuberculose zoogléique de Malassez et l'*actinomycète*, qui auront des chapitres spéciaux au cours de cet ouvrage.

La classe des microbes *habituellement* pyogènes comprend un grand nombre

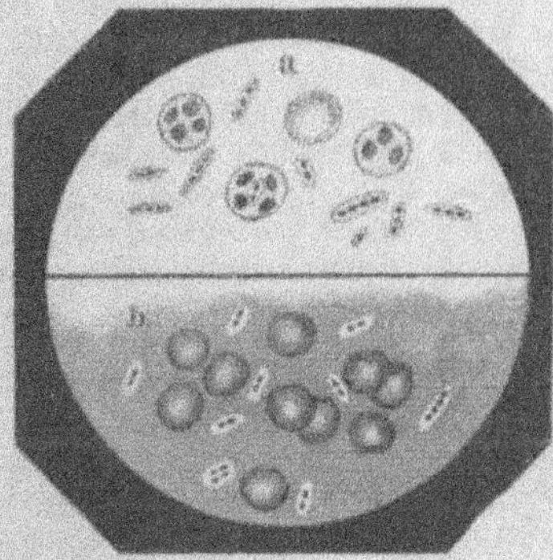

Fig. 5. — Pneumocoque.

a, microbes dans les crachats pneumoniques
b, pneumocoques en culture dans le sang du lapin

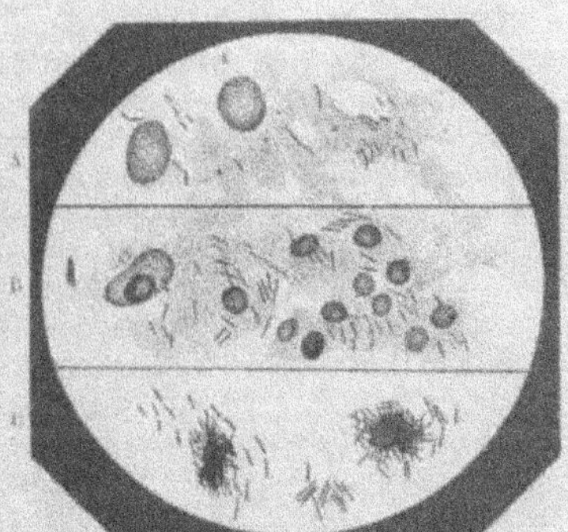

Fig. 6. — Bacille de la tuberculose.

A et B, crachats de phtisiques. — C, culture.

de variétés dont les plus importantes sont le *streptocoque* et le *staphylocoque*. Le streptocoque peut revêtir plusieurs aspects et ses différentes formes avaient fait croire à des espèces différentes. Maintenant son unité paraît acquise et

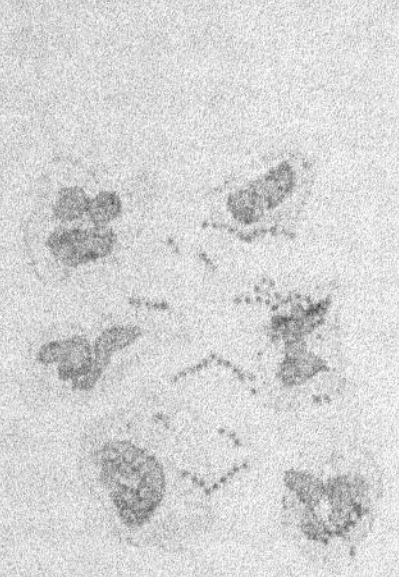

Fig. 7. — Streptocoque pyogène.

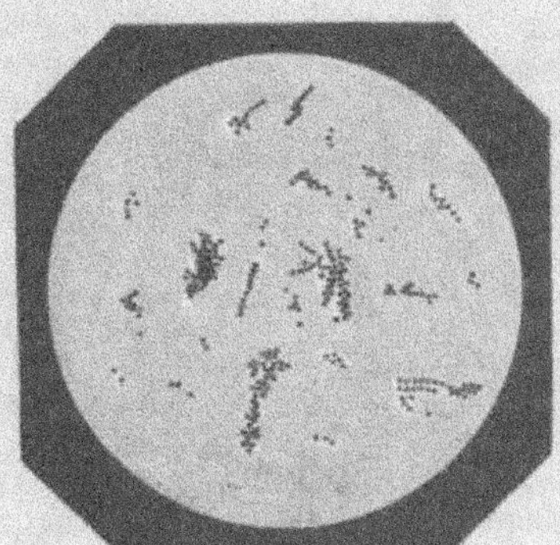

Fig. 8. — Staphylocoque pyogène doré (culture pure).

l'identité du streptocoque de l'érysipèle, de celui du puerpérisme infectieux et du streptocoque banal des suppurations phlegmoneuses est établie. Il est constitué par une série de grains arrondis quelquefois inégaux et rangés en chaînettes d'une longueur variable. C'est un aérobie facultatif qui ne liquéfie pas la gélatine et qui cultive bien dans les différents milieux. Son rôle pathogénique est considérable puisque on le retrouve dans un grand nombre de suppurations, dans l'érysipèle, la fièvre puerpérale, et qu'il forme des associations bactériennes importantes dans la scarlatine, la diphtérie, les inflammations à strepto-pneumocoques.

La famille des *staphylocoques* n'est pas moins nombreuse et comprend les variétés *dorée, blanche, citrine et flavescente*; ils forment des grains accumulés en forme de grappes; ils liquéfient la gélatine et provoquent le plus grand nombre des suppurations phlegmoneuses du tissu cellulaire, furoncles, anthrax, nombre d'ostéomyélites aiguës. Ce micro-organisme est en effet des plus répandus; on le rencontre partout dans l'air et dans l'eau; il foisonne sur notre peau et jusque dans nombre de nos cavités naturelles. Aussi a-t-on pu dire qu'il « nous assiège ». Nous ne ferons que mentionner les autres microbes pyogènes, le microcoque pyogène de Pasteur, le *microcoque téun* et le *pyocyanique*, le *gonocoque* de Neisser que l'on retrouve dans les inflammations suppurées qui compliquent la blennorragie et le *microcoque fétide* de Passet. Il en est d'autres encore, mais peu importants en pathologie humaine.

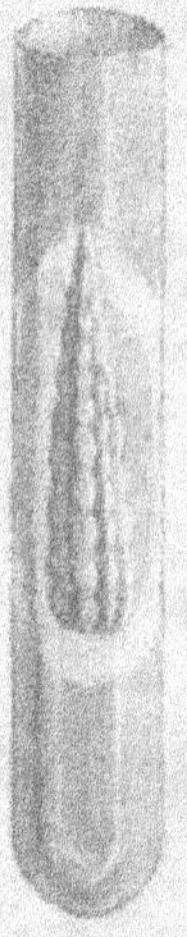

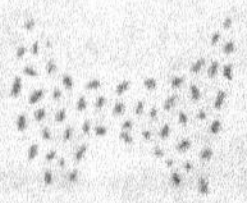

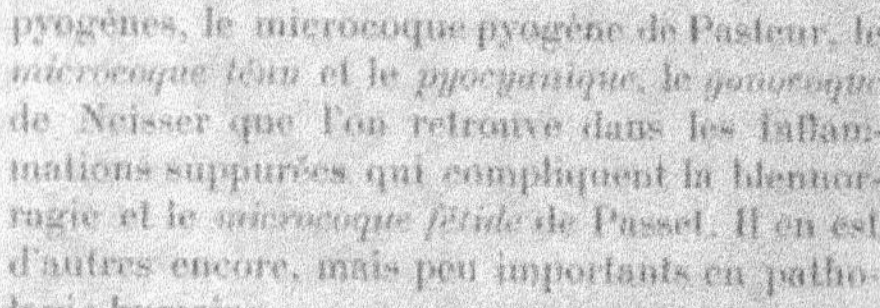

Fig. 10. — Staphylocoques orangés.

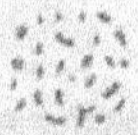

Fig. 11. — Micrococques pyogènes ténus.

Fig. 9. — Culture du staphylocoque orangé.

Une fois introduits sous l'épiderme, au contact des cellules vivantes, les microparasites, agents irritants par excellence, vont provoquer les divers phénomènes que nous avons déjà décrits et qui constituent l'inflammation : la dilatation des vaisseaux, la stase sanguine et la diapédèse. Metchnikoff a émis une théorie séduisante qui rattache l'un à l'autre ces divers phénomènes et nous les révèle comme une mise en défense de l'organisme contre l'agression des germes pathogènes. Dès que les microbes ont pénétré dans l'organisme, une colonie de staphylocoques par exemple, ils y prolifèrent et leur toxine frappe de mort une masse plus ou moins étendue du tissu conjonctivo-vasculaire environnant : ainsi se forme une sorte de « nodule toxi-infectieux » autour duquel va se jouer le drame de la phagocytose. « la réaction des éléments blancs qui s'accomplit à l'aide d'un lien vivant établi entre les cellules connectives, les endothéliums et les leucocytes. Dans cette hypothèse, les cellules fixes atteintes les premières transmettent aux endothéliums vasculaires l'ordre d'agir; ceux-ci se contractent, laissent passer les globules blancs ou mieux facilitent leur diapédèse. La phagocytose fera le reste » [1].

Le nodule toxi-infectieux, une fois formé, provoque donc la réaction inflammatoire. On sait, depuis les magnifiques travaux de Ranvier, que les « clasmatocytes » du tissu conjonctif, cellules arborisées ou fusiformes et qui peuvent atteindre le volume invraisemblable de 1 millimètre, reprennent alors leur forme primitive de cellules blanches et redeviennent mobiles et prolifiques comme

[1] MAURICE LETULLE, *Pus et suppuration*, p. 164.

elles; ces éléments constituent ainsi les premiers leucocytes du foyer morbide. Mais déjà, les endothéliums vasculaires vont obéir aux ordres transmis par la « réaction curatrice »; ils se contractent et l'hyperdiapédèse commence. Grâce aux leucocytes qu'elle déverse à flot, grâce aux cellules mobiles qui existaient déjà dans les espaces lymphatiques du tissu conjonctif, une foule d'éléments libres peuvent accourir autour du nodule toxi-infectieux où pullulent les microbes et cerner les envahisseurs; ils se jettent sur eux et les incorporent dans leur protoplasme. Telle est la *phagocytose* de Metchnikoff. « Tous les éléments blancs microphages et macrophages se mettent à l'œuvre. Les microbes sont englobés, qui par les leucocytes, qui par les cellules fixes et par les endothéliums. Les leucocytes migrateurs, chargés de germes et ayant pu résister à la maladie parasitaire qu'ils portent en eux, s'échappent du foyer et vont s'emboliser dans les organes lymphoïdes, ganglions, rate, moelle des os qui les peuvent arrêter. Ainsi la lutte antiparasitaire peut s'exercer non seulement dans le foyer d'inoculation, mais encore dans tout le système hémato-poiétique. »

On a cherché à pénétrer la cause première de cette « réaction curatrice » si remarquable et à connaître le premier anneau de cette « chaîne phagocytaire ». On a invoqué la *chimiotaxie*, cette propriété spéciale d'attraction ou de répulsion qu'ont les organismes inférieurs pour les substances ambiantes. Comme ces organismes, les cellules blanches sont influencées par certaines substances solubles, qui seraient pour elles et suivant les cas attractives, répulsives ou indifférentes. Buchner aurait isolé la « protéine microbienne », l'agent réel de la phagocytose : la protéine extraite des bacilles pyogènes provoquerait, en injections sous-cutanées, une hyperdiapédèse intense au point lésé ou, dans d'autres conditions, des leucocytoses inflammatoires analogues à celles qui accompagnent la pneumonie, l'érysipèle, la variole et le rhumatisme aigu.

Si les microparasites sont peu abondants et les éléments amiboïdes, les phagocytes nombreux et vivaces, la lutte est bientôt terminée à l'avantage de ces derniers : Metchnikoff démontre que, dans l'érysipèle, par exemple, la victoire reste presque toujours au leucocyte : « Des amas phagocytaires s'accumulent dans les endroits les plus exposés à l'agression des microbes, comme dans la cavité buccale, où nous trouvons les tonsilles; il se produit, à travers ces organes, une migration continuelle de phagocytes qui s'opposent à l'invasion incessante des microbes qu'ils dévorent en quantité. En observant les leucocytes des mucosités tonsillaires chez les individus bien portants, je les ai souvent trouvés remplis d'une quantité de bactéries appartenant à des espèces différentes. » Les microbes phlogogènes sont peu dangereux; les phagocytes en ont facilement raison, et bien des staphylocoques orangés sont ainsi digérés silencieusement sans réaction appréciable et sans les signes cliniques de l'inflammation.

Les expérimentateurs l'ont établi en effet : pour provoquer la suppuration, les microbes pathogènes doivent être injectés à dose massive, à moins toutefois — et ceci éclaire d'un jour singulier la pathologie du phlegmon — que certaines conditions n'affaiblissent la vitalité des tissus et n'y créent « un lieu de moindre résistance ». Une tare quelconque, une contusion, une fracture, des troubles circulatoires, la pénétration de telle ou telle substance, activent la prolifération des germes ou amollissent la défense des organes assiégés ; ainsi, des injections sous-cutanées de ptomaïne favorisent la diffusion de l'inflammation. Ce sont là des points sur lesquels nous reviendrons en traitant de l'étiologie; ils aideront à expliquer la marche envahissante de certaines suppurations.

[P. RECLUS.]

Mais les phagocytes ne remplissent pas toujours « leur rôle thérapeutique ». Frappés parfois de « dyspepsie », ils passent à côté des microbes sans les englober et sans les digérer. Par contre, dans d'autres cas, ils font preuve d'une singulière puissance de destruction, et, d'après Metchnikoff, l'immunité naturelle ou acquise de quelques individus à l'égard de certains microbes, aurait pour cause une voracité particulière de leurs cellules amiboïdes. Elles subiraient même une sorte d'entraînement : « Des observations directes, plusieurs fois répétées, nous montrent clairement que les phagocytes peuvent s'habituer d'une manière graduelle à dévorer les microbes qu'ils évitaient au commencement. On peut admettre aussi qu'ils acquièrent lentement l'habitude de digérer les microbes qui passaient intacts par le corps du phagocyte. »

Nous l'avons déjà dit, dans les phénomènes inflammatoires, les éléments amiboïdes, cellules migratrices des mailles conjonctives et leucocytes issus des vaisseaux, ne constituent pas les seuls phagocytes; les cellules fixes du tissu lamelleux, « les cellules épithéliales des alvéoles pulmonaires, en général toutes les sortes d'éléments capables d'englober les corps solides et munies d'un seul grand noyau difficile à colorer », jouissent de propriétés identiques. Metchnikoff donne aux premiers le nom de *microphages* et aux seconds celui de *macrophages*. Il y a des états transitoires entre les deux : les leucocytes émigrés peuvent se transformer en cellules fixes, les microphages en macrophages. Chacun de ces phagocytes a son rôle et, tandis que les microphages sont chargés de dévorer les germes pathogènes, les macrophages résorbent les éléments morts, surtout les leucocytes gorgés de streptocoques et tués par leur propre victoire. On a vu des macrophages, véritables « nécrophores », contenir six ou sept microphages, et même un nombre plus considérable.

Que l'on admette ou non la théorie de Metchnikoff, un point est hors de doute : l'introduction de germes pathogènes dans nos tissus préside au développement de l'inflammation, mais la présence de ces germes est-elle indispensable, ne voit-on pas des phlogoses suivies de suppuration là où ne se montrent point de microparasites? L'accord semble près de se faire. Hueter, un des premiers, essaya de provoquer la suppuration en injectant dans les tissus des substances aseptiques; et, comme lui, ses élèves Dembezak, Rausche et Hallbauer, des solutions de nitrate d'argent et de chlorure de zinc, insérées sous la peau, ne purent déterminer l'apparition de collections purulentes. Dans son remarquable mémoire de 1885, Straus relatait quarante expériences où l'essence de térébenthine, l'huile de croton, le mercure, des morceaux de drap, de l'eau stérilisée, injectés dans les tissus de cobayes, de rats et de lapins, n'avaient jamais amené le moindre abcès. Recklinghausen, Klumperer[1], Ruys, Zukermann répétèrent et varièrent ces recherches pour aboutir au même résultat.

Mais d'autres expérimentateurs le démontrent : certaines substances peuvent, sur certaines races d'animaux, provoquer des suppurations aseptiques. Rosenbach fait la remarque très juste qu'on a tort de conclure à toutes les substances et à tous les animaux, des résultats fournis par quelques substances et par quelques races d'animaux. Ainsi Riedel injecta du mercure dans le genou du lapin; Cohnheim, de l'huile de croton sous la peau du chien; et, chez le lapin, Councilman[2], un mélange d'huile d'olive et de croton; Uskoff[3], de l'eau

---

[1] KLUMPERER, *Zeitschrift f. klin. Med.*, vol. X, p. 158, 1885.
[2] COUNCILMAN, *Arch. de Virchow*, vol. XCII, p. 217.
[3] USKOFF, *Arch. de Virchow*, vol. XC, p. 349.

distillée et surtout de l'essence de térébenthine; Orthmann, du mercure; Grawitz et de Bary[1], du nitrate d'argent, de l'ammoniaque concentrée, et encore de la térébenthine; les effets furent positifs : il se collectait un abcès volumineux au point d'injection, et le pus en était dépourvu de microbes.

Christmas-Dirckinck-Holmfeld est arrivé aux mêmes conclusions : les expériences sur les animaux, nous dit-il, démontrent la possibilité de suppurations simplement chimiques qui se développent en dehors de toute intervention microbienne; le nitrate d'argent, l'essence de térébenthine et le mercure ont provoqué, chez le chien, la formation d'abcès. Jusqu'ici rien de nouveau, mais l'auteur et, avec lui, Grawitz et de Bary, Scheurlen et Leber, se sont demandé si les substances « chimiques » sécrétées par les microbes de la suppuration ne sont pas elles-mêmes pyogènes : les expériences ont été positives: l'injection « de plusieurs substances chimiques » extraites des cultures et des corps de staphylocoques ont amené l'apparition d'abcès. Christmas en infère que la suppuration aiguë provient non des microparasites, mais des alcaloïdes par eux fabriqués, et nous en arrivons ainsi à la protéine microbienne de Büchner ou à quelque substance analogue. En clinique, donc, et c'est le point qui nous importe, toute suppuration suppose la présence de bactéries pyogènes; chez l'homme, tous les abcès chauds examinés avec rigueur ont été trouvés pleins de microparasites. Sur 75 cas, dont plusieurs pris à l'Hôtel-Dieu dans notre service, Christmas a toujours constaté des germes, 45 fois le staphylocoque orangé, 20 fois le staphylocoque blanc, 9 fois le streptocoque pyogène. La doctrine bactériologique triomphe donc; il demeure établi, en chirurgie du moins, que la suppuration est liée à l'introduction dans nos tissus de micro-organismes spéciaux de formes peu nombreuses et assez bien caractérisées; cette suppuration, les micro-organismes la provoquent en agissant soit directement, soit surtout par les alcaloïdes qu'ils fabriquent.

Nous sommes maintenant en mesure de continuer l'étude des modifications subies par le foyer inflammatoire : les microparasites ont pénétré dans les tissus; l'irritation qu'ils provoquent détermine l'hyperémie, la stase sanguine, une activité nutritive plus grande des cellules fixes et des clasmatocytes, la contraction des endothéliums vasculaires, enfin l'issue des globules blancs hors des réseaux sanguins. Mais avec eux sort aussi une quantité notable de plasma, et l'exsudat se trouve constitué. Une expérience de Cohnheim met sous les yeux l'abondance de cette transsudation liquide : on insinue la pointe d'une canule dans un des gros troncs lymphatiques de la jambe d'un chien dont on a échaudé la patte par l'immersion dans l'eau à 54 degrés; la lymphe, qui coulait à peine avant cette irritation, afflue aussitôt, témoignant de la rapidité avec laquelle les réseaux sanguins hyperémiés cèdent leur plasma aux espaces intercellulaires où plongent les radicules des vaisseaux blancs.

Cet exsudat interstitiel, remarquable par sa richesse en albumine, est spontanément coagulable, grâce, selon Cohnheim, aux leucocytes qu'il renferme. On le dit *séreux* lorsqu'il est citrin, limpide ou à peine opalescent, troublé déjà par quelques globules blancs ou quelques flocons fibrineux. C'est lui qui, dans l'épididymite, distend la vaginale et, dans la pleurésie et la péritonite, la plèvre et le péritoine; dans certaines affections de la peau, les brûlures, par exemple, il

[1] GRAWITZ et DE BARY, *Arch. de Virchow*, vol. CVIII, p. 67.

gonfle les vésicules épidermiques; souvent il est le premier stade de l'exsudat *purulent*, où, épaissi par les leucocytes, il se montre opaque, jaune, blanc ou verdâtre. Dans l'exsudat *fibrineux*, une substance albuminoïde particulière, analogue à la fibrine, vient se mêler à la sérosité et se coagule en un réticulum délicat qui enserre dans ses mailles les globules extravasés : de là ces masses spongieuses ou stratifiées d'une épaisseur parfois considérable, fréquentes à la surface des muqueuses et surtout sur la plèvre et le péricarde. L'exsudat est *muqueux* lorsque, aux substances issues des vaisseaux, se joignent les sécrétions des glandes muqueuses et les débris des épithéliums desquamés. Enfin il est *croupal*, selon l'expression allemande, quand il est à la fois fibrineux et muqueux.

La nature de l'exsudat dépend, en général, de la gravité de l'inflammation : il est séreux ou muqueux dans les phlegmasies légères, fibrineux ou purulent dans les phlogoses intenses; la régression des tissus est alors rapide, il se forme un véritable foyer de mortification; les suintements hémorragiques, caractérisés par le déchirement des vaisseaux à parois altérées et l'amas de globules rouges au milieu des tissus sont aussi d'un pronostic très sombre; ils témoignent d'un état général précaire. En étudiant les destinées ultérieures de ces divers exsudats, nous allons montrer, avec les classiques, que l'inflammation peut disparaître sans laisser de traces, par *résolution*, ou donner naissance à des produits nouveaux, *induration* et *organisation*, ou bien provoquer la *suppuration*, terminaison assez fréquente pour nécessiter une description spéciale, renvoyée à l'article Abcès.

Lorsque l'exsudat, peu abondant, n'a pas encombré le foyer inflammatoire d'une trop grande quantité d'hématies et de leucocytes, les éléments normaux du tissu, à peine comprimés et nourris encore, continuent à vivre; la résolution est possible, elle est même la règle dans l'érysipèle, inflammation d'allure aiguë cependant : la stase cesse, le courant sanguin désagrège les cylindres formés par les globules rouges agglutinés, la circulation se rétablit, l'hypérémie se dissipe par degrés, les radicules lymphatiques se chargent de déblayer la zone malade des substances dont elle était gorgée, sérosité, granulations fibrineuses, débris de globules rouges, leucocytes chargés de microbes, cellules fixes désagrégées, déchets que, pendant plusieurs jours, les réseaux blancs roulent vers les veines. Parallèlement, l'endothélium des vaisseaux se répare, les éléments parenchymateux trop compromis pour récupérer leur constitution normale s'atrophient, se résorbent et sont remplacés par des cellules embryonnaires nées de la prolifération des éléments fixes.

La perte de substance due aux mortifications du foyer enflammé peut donc se réparer, mais la régénération est loin de se montrer aussi active pour tous les tissus; si l'os et les épithéliums tégumentaires se reforment aisément, les épithéliums glandulaires, les nerfs et les muscles se reconstituent mal; souvent même, un simple amas cicatriciel les remplace : cette substitution est de règle pour le cartilage et les centres nerveux, dont aucun exemple inattaquable n'a encore prouvé la régénération. Quoi qu'il en soit, la multiplication exagérée des cellules peut avoir pour conséquence une hyperplasie des tissus; des faisceaux conjonctifs s'organisent, qu'irriguent des anses vasculaires néoformées, tous phénomènes histogéniques d'un grand intérêt et que nous étudierons plus tard à propos de la réunion des plaies par première et par seconde intention. Mais quel genre d'éléments est chargé de la régénération des tissus? Faut-il gratifier de ce rôle les seules cellules fixes, comme le veut Virchow, ou bien les leucocytes extravasés, comme le soutient Cohnheim? La question n'est point encore résolue : « On n'a pu jusqu'ici opérer le triage de tous les éléments hétérogènes accumulés au foyer de l'inflammation. »

Étiologie. — Si nous adoptions les définitions anciennes, si, comme pour Broussais, l'inflammation était pour nous « le principal phénomène de la pathologie, la principale maladie du corps humain », la simple énumération des causes qui peuvent l'engendrer nécessiterait un long chapitre. Mais si, préférant l'acception de plus en plus courante en chirurgie, nous réservons, avec Roser, ce terme à l'ensemble des phénomènes provoqués par l'introduction dans l'organisme de certains microparasites de forme et de fonctions bien déterminées, l'étiologie des phlogoses devient merveilleuse de simplicité : les germes pathogènes pénètrent dans nos tissus, et la phlegmasie se déclare.

Les causes que l'on invoquait naguère et qu'avait établies la clinique n'en demeurent pas moins; seulement elles ont déchu d'importance et passent du rôle d'agents déterminants à celui d'agents prédisposants. Les traumatismes superficiels et profonds, avec ou sans solution de continuité de la peau, le chaud et le froid, les brûlures et les gelures, les caustiques, puis les substances toxiques, iode, mercure, alcool, cantharidine, exercent une influence notable sur le développement de l'inflammation, soit en ouvrant aux micro-organismes la porte de nos milieux intérieurs, soit en y créant des espaces favorables au foisonnement des germes, soit enfin en affaiblissant les éléments cellulaires chargés de la lutte contre les parasites envahisseurs.

Sans l'aide de ces causes prédisposantes, « les inoculation positives » des germes phlogogènes seraient chose rare; elles nécessiteraient un nombre considérable de microbes. Fehleisen insère sous la peau une petite quantité de staphylocoques orangés et de streptocoques pyogènes; le phlegmon ne survient que s'il injecte 1 centimètre cube de cultures. Watson Cheyne, nous dit Roger [1], obtient les mêmes résultats : pour développer un abcès chez le lapin il ne lui faut pas moins de deux cent cinquante millions de coques. Odo Bujwid renchérit sur les expérimentateurs précédents; chez le lapin ou le rat, un milliard de staphylocoques ne détermineraient pas la suppuration : il a dû aller jusqu'à huit. On comprend pourquoi ces recherches n'ont pas été poursuivies sur l'homme, mais il est à croire que les conclusions seraient identiques : sans des circonstances adjuvantes, les microbes ne peuvent enflammer un tissu sain dans un organisme sain.

Les germes pathogènes qui vont provoquer l'inflammation pénètrent dans l'intimité des tissus soit par effraction, soit en progressant le long des conduits naturels, soit par le mécanisme de l'embolie. L'*effraction* est le mode le plus simple : les téguments, peau ou muqueuse, ont été déchirés par un traumatisme quelconque et les microbes que porte avec lui le corps vulnérant ou ceux qui se trouvent sur les vêtements, sur la peau ou la muqueuse elle-même arrivent au contact du tissu conjonctivo-vasculaire qu'ils inoculent. En ce point va se développer le foyer morbide; cependant il se forme souvent plus haut, au niveau des valvules et surtout des ganglions lorsque les microbes prennent la voie lymphatique : telles les adénites de l'aine et de l'aisselle, les bubons du chancre

(1) ROGER, *Gazette hebdomadaire*, p. 84, 1889.

[P. RECLUS]

mou, certains phlegmons péri-utérins. « Ces grands sauts à distance, dit Letulle, avec arrêt au niveau des filtres naturels représentés par les ganglions, s'effectuent, selon toute vraisemblance, par l'intermédiaire de cellules blanches microphages. Celles d'entre elles qui, infectées au foyer d'origine, ont pu conserver assez d'activité pour ne point succomber sur place, ont eu le loisir d'accomplir quelque long trajet sans stagnation appréciable. Pourtant ces arrêts ont lieu fréquemment ; les lymphangites nodulaires, évoluant par poussées ascendantes ou descendantes, en font foi. »

La *progression* des germes le long des conduits naturels est aussi très connue et l'on sait comment, par les simples lois de la pesanteur, une inflammation des parties supérieures du larynx peut gagner la trachée et les bronches. L'inoculation, il est vrai, peut suivre aussi une voie ascendante et la suppuration de l'urèthre, par exemple, envahit parfois la vessie, l'uretère et le rein. « On est bien obligé d'admettre, dans ces cas, que les cultures de germes pyogènes se sont spontanément succédé par continuité suivant une marche inverse à celle des liquides normalement véhiculés par ces conduits. » Enfin, l'inoculation peut se faire par une *carbolie* et les germes infectieux sont arrivés au point malade par les vaisseaux sanguins ou les voies lymphatiques. Dans le sang les microbes passent inertes, mais s'ils arrivent en un milieu propice et s'ils s'y immobilisent, ils agissent et prolifèrent. Ainsi, par exemple, il est des cas où, tout en déchirant le tissu cellulaire, la violence extérieure a respecté la peau : un amas de sang ou de sérosité se collecte, qui d'ordinaire ne s'enflamme pas, mais parfois aussi donne naissance à un abcès. Si les germes ne pénètrent pas dans ces collections, l'inflammation est conjurée ; mais lorsque les vaisseaux, en se rompant, y ont versé des germes avec le sang lui-même, quand les microbes s'y insinuent, fût-ce en petit nombre, le milieu est préparé pour une prolifération abondante, et l'on sait la terreur qu'avant l'ère de l'antisepsie inspiraient ces épanchements.

Les agents physiques qui altèrent la vitalité des tissus favorisent encore le foisonnement des microbes et l'apparition d'une collection purulente ; l'oblitération des artères et des veines par une ligature ou par un caillot, l'apport insuffisant du sang dans des organes mal innervés, les troubles vasculaires provoqués par le refroidissement ont une influence incontestable sur le développement de l'inflammation. Le traumatisme, nous le savons déjà, agit d'abord par les solutions de continuité créées aux téguments et qui ouvrent la porte aux microbes, puis en formant des cavités anfractueuses où les germes prospèrent dans le sang et les sérosités épanchées, comme ils peuvent le faire dans certaines cavités naturelles, le sac lacrymal, les canaux galactophores, la vessie, le bassinet et la vésicule biliaire ; mais là ne s'arrête pas son rôle : les éléments anatomiques irrités ou mal nourris n'ont plus qu'une résistance précaire et deviennent la proie des bactéries pyogènes. Qu'on injecte des staphylocoques dans les veines d'un animal dont une région a été contuse, c'est en ce point qu'ils éliront domicile et qu'un abcès s'amassera.

Certaines substances introduites dans nos tissus excitent aussi l'activité des microbes : telles la térébenthine, l'huile de croton, le mercure, la cantharidine, l'ammoniaque et autres agents qui suffisent à eux seuls pour provoquer la suppuration aseptique. Nous pourrions ajouter la « phlogosine », que Leber [1]

<hr>

[1] Leber, *Arch. de Graefe*, vol. XXVIII.

[P. RECLUS]

a extraite des cultures de staphylocoques orangés et la protéine de Büchner. Si l'on insère dans la chambre antérieure de l'œil d'un animal un tube fin contenant une quantité minime de ces substances, le tube se gorge de leucocytes, tandis qu'un second, absolument pareil, mais rempli d'eau distillée, n'amène aucune réaction inflammatoire. Aussi admet-on qu'elles ont sur les globules blancs une influence attractive; selon la théorie de Metchnikoff, elles les appellent pour détruire les microbes pathogènes qui les ont engendrées.

Voici encore un fait important signalé par Odo Bujwid. D'après lui, « la quantité de staphylocoques qui, pure, n'est pas nuisible, amène un abcès si l'on introduit en même temps dans les tissus 1 centimètre cube de glycose à 25 pour 100. Si la solution n'est que de 12 pour 100, une seule seringue ne suffit pas, et il faut répéter l'injection quatre jours de suite. Le résultat est négatif si l'on commence les injections quatre jours après l'introduction des microbes. Enfin, après avoir injecté du sucre dans les veines, si l'on inocule les microbes sous la peau, il se produit une gangrène que l'on peut rapprocher des sphacèles diabétiques ». Bujwid s'est assuré que les solutions sucrées pures ne provoquent pas la suppuration; elle fait encore défaut lorsque, avec les staphylocoques, on injecte un liquide indifférent, une solution de sel marin, par exemple.

Enfin, les germes pyogènes peuvent s'associer à d'autres microparasites, qui parfois exaltent leur vitalité; les streptocoques de l'érysipèle s'unissent fréquemment aux staphylocoques de la suppuration et un érysipèle phlegmoneux en est la conséquence; les germes de la pyohémie et de la septicémie provoquent encore ces inflammations hybrides. Verneuil et Clado (¹) ont montré que les microbes de la salive peuvent s'engager dans les vaisseaux lymphatiques, atteindre les ganglions et se mélanger au pus des adénites cervicales. Plusieurs fois, en effet, ces auteurs ont trouvé des germes d'origine buccale dans les phlegmons sous-hyoïdiens dont on connaît les tendances septiques et gangréneuses, tendances qu'ils tiennent peut-être des germes associés. N'est-ce point à leur habitat même et à la présence de coli-bacilles que les abcès voisins de la portion sus et sous-diaphragmatique du tube digestif doivent leur fétidité particulière?

Symptômes.   Nous ne saurions tracer un tableau général de l'inflammation et réunir dans un même cadre les phlegmasies des organes profonds, cerveau, poumon, rein ou vessie, et celles des tissus plus superficiels, la peau et les muqueuses accessibles à la vue, le tissu cellulaire sous-cutané et les glandes qu'il enveloppe. Les premières ne nous sont révélées d'ordinaire que par une série de symptômes dont il faut interpréter la valeur; les secondes, les seules que nous puissions décrire ici, mettent sous nos yeux les signes mêmes par lesquels nous avons défini l'inflammation : la rougeur, la tuméfaction, la chaleur, la douleur.

La *rougeur* est constante dans les inflammations, mais son intensité varie selon la gravité de la phlegmasie et la profondeur du foyer; quand celui-ci est superficiel et celle-là aiguë, la peau est d'un rouge ou vif, ou sombre, ou pâle, qui diminue sous la pression du doigt. La coloration s'atténue peu à peu à partir de la région malade et finit par se confondre avec les téguments voisins.

____

(¹) VERNEUIL, Académie des sciences, 3 septembre 1888 et 11 février 1889.

Disparaissant avec l'inflammation même, elle laisse souvent derrière elle, et pendant un assez long temps, des taches livides ou cuivrées qui s'accentuent lorsque la circulation s'active, après les repas, les exercices violents, une vive émotion. La rougeur est causée par l'hypérémie des tissus; les réseaux capillaires se dilatent et livrent passage à une quantité beaucoup plus considérable de sang. Nous avons trop insisté sur ce premier stade de la phlogose pour nous y arrêter encore. Parfois la rupture des petits vaisseaux et l'extravasation des hématies contribuent à colorer la peau qui, dans ce cas, ne blanchit plus sous le doigt.

La *tuméfaction*, constante comme la rougeur, est, comme elle, variable suivant les tissus et l'acuité de la phlogose; aux paupières, au scrotum, à la lèvre, à la langue, au cou, aux membres inférieurs, elle atteint parfois des proportions énormes. La tuméfaction dépend de causes multiples : la distension des vaisseaux, l'hyperplasie des éléments fixes du tissu enflammé, enfin l'extravasation du plasma hors des réseaux sanguins et l'immigration des leucocytes. Aussi, les premiers jours, augmente-t-elle lorsque à l'hypérémie succèdent la stase, les exsudats séro-fibrineux et la diapédèse. Elle reste stationnaire et même diminue quand la suppuration s'établit, puis tombe et disparaît peu à peu avec les autres signes de la phlegmasie; mais il n'est pas rare de constater ensuite, dans un foyer vraiment éteint, une induration notable, très lente à se résoudre.

Comme la rougeur et comme la tuméfaction, la *douleur* n'est pas la même dans toutes les régions, dans toutes les phlegmasies et chez tous les individus. Les caractères en sont très variables; on la dit gravative, lancinante, brûlante, pongitive, pulsative, exeruciante; cette liste de qualificatifs pourrait s'allonger, et les homœopathes, qui se piquent, on le sait, de l'analyse minutieuse des symptômes, ne comptent pas moins de soixante espèces de douleur. Elle diffère, en effet, pour la peau et pour le tissu cellulaire, pour les os et pour les articulations; elle prend une acuité particulière dans les tissus à trame serrée : qui ne connaît les atroces souffrances provoquées par le panaris? dans chaque diastole artérielle, le sang qui afflue comprime les terminaisons nerveuses et exaspère la douleur. Elle s'apaise un peu lorsque l'abcès est formé, pour ne disparaître qu'après l'évacuation spontanée ou opératoire du pus.

La *chaleur* est un signe constant : en appliquant la main sur la région enflammée, on perçoit une élévation de température très nette; le malade accuse lui-même, au niveau du foyer, une sensation de brûlure qu'il s'exagère d'ailleurs, car elle ne correspond guère aux indications précises fournies par le thermomètre, et si, aux extrémités surtout, la chaleur des parties phlogosées est supérieure à celle des points correspondants du membre sain, elle ne dépasse pourtant pas la température normale des organes centraux. Dans une série d'expériences mémorables, Hunter avait déjà établi ce fait et conclu que l'excès de chaleur du foyer est dû à une circulation plus abondante et plus rapide. Cette assertion trouva des contradicteurs, et, pour Zimmermann, le sang, s'échauffant au contact des parties enflammées qu'il traverse, élève bientôt la température du corps entier; telle serait l'origine de la fièvre traumatique.

Becquerel obtint par l'exploration thermo-électrique des résultats qui semblent confirmer cette opinion; pour O. Weber aussi, la température du sang est plus élevée à la sortie qu'à l'entrée du foyer inflammatoire. Donc, il fut admis quelque temps que, du fait même de la phlegmasie, les échanges nutritifs plus

abondants, les combustions plus actives y sont la cause d'une chaleur plus
grande. Jacobsen oppose des expériences contradictoires, bientôt battues en
brèche à leur tour. En 1886, Roser soutient encore que le foyer phlegmasique
est une source de chaleur pour l'organisme; Maximone, au contraire, « a toujours trouvé la température des parties enflammées inférieure à celle du sang ».
De ces affirmations en sens inverse ne peut-on inférer que, si les combustions
locales provoquent un excès de chaleur, il est si faible qu'on doit le négliger
en pratique?

Ces signes locaux s'accompagnent, le plus souvent, de phénomènes généraux
dont le plus important est la fièvre. Nous ne la décrirons pas ici, car les phénomènes en varient selon la phlegmasie qui la provoque, et le tableau serait bien
différent de la courbe thermique à cycle régulier de l'érysipèle et de la pneumonie, ou de quelques ascensions que donne un petit furoncle, une tourniole
légère, un phlegmon circonscrit. N'en est-il pas de même des altérations du
sang qui offre presque toujours un excès de fibrine et des leucocytes plus
abondants, et où, par contre, l'albumine serait diminuée? Toutes ces modifications, celles qu'on observe encore du côté du cœur, des organes respiratoires
et du système nerveux ne nous attarderont pas; elles sont plutôt du domaine
de la médecine, et c'est avec « la fièvre » qu'on les étudie d'ordinaire.

La *marche* et la *terminaison* des phlegmasies ne sauraient non plus nous
arrêter, tant elles diffèrent suivant la variété de l'inflammation et les tissus ou
les organes atteints. Disons toutefois qu'elles sont *aiguës*, *subaiguës* ou *chroniques*, selon l'intensité des phénomènes locaux et généraux et la rapidité de
leur évolution. Disons encore qu'elles peuvent se terminer par *délitescence*,
lorsque la phlegmasie ne parcourt pas ses phases habituelles, mais s'éteint
d'une manière rapide et complète; par *résolution*, lorsque, après cessation, dans
les délais ordinaires, des symptômes généraux et locaux, les exsudats se
résolvent et les parties enflammées font retour à l'état normal; par *induration*
ou *hypertrophie*, lorsque, après disparition de la rougeur, de la chaleur et de la
douleur, le foyer reste tuméfié et conserve une résistance particulière; par
atrophie, quand le tissu cicatriciel néoformé, revenant sur lui-même, étouffe
les éléments nouveaux de l'organe malade; enfin, par *suppuration*, *ulcération* et
gangrène, trois processus d'une haute importance et qui feront chacun le sujet
d'une description spéciale.

Traitement. — La prophylaxie des phlegmasies chirurgicales a été fondée
le jour même où l'on en découvrait l'étiologie. Puisque l'inflammation est provoquée par les microparasites, il faut, de toute nécessité, s'opposer à leur pénétration dans nos tissus et les y poursuivre si, par malheur, ils n'ont pu s'y
cantonner. La méthode en est aujourd'hui bien connue : elle se résume dans
l'antisepsie, dont l'idéal est d'atteindre une asepsie parfaite. Quand une solution
de continuité accidentelle ou opératoire du tégument externe ou des muqueuses
ouvre une porte à l'inoculation, on oblitère la plaie, après l'avoir lavée avec
des substances parasiticides à formules innombrables. Si les tissus s'enflamment, lorsque le chirurgien a fait lui-même et surveillé la thérèse, il est alors
le seul coupable : il a péché contre quelque règle de technique antiseptique.

Le jour où l'on a su que les germes de la suppuration se trouvent en abondance sur nos mains et sous nos ongles, dans notre barbe et sur notre peau,
qu'ils s'y cultivent et y prospèrent, qu'ils s'accumulent dans les anfractuosités

de nos instruments, sur nos vêtements, sur les draps et les couvertures, les murs même de nos hôpitaux, on a imaginé une série de manœuvres pour les détruire partout où ils sont un danger : le lavage répété des mains, le passage des instruments à l'étuve, la désinfection des vêtements, de la literie et des salles, une propreté minutieuse, tatillonne, absolue du champ opératoire, la protection de la plaie par un pansement antiseptique ont eu le résultat immédiat de supprimer l'inflammation. Nous n'insisterons pas ; toute chirurgie repose à cette heure sur l'asepsie, qui doit être enseignée et apprise non dans un livre, mais à l'hôpital.

Mais l'inflammation existe : le chirurgien ou le malade a laissé s'introduire les germes… ; à quelle thérapeutique devons-nous recourir ? Il ne peut être ici question que de règles générales, car nous nous proposons, pour chaque phlegmasie, d'insister sur les modifications particulières qu'impriment au traitement le tissu, la région, la variété de la phlogose. Les émissions sanguines, les sangsues, les onctions d'onguent mercuriel ont vécu ; à peine si, de l'ancien arsenal thérapeutique, on a conservé les mouchetures dans les inflammations œdémateuses des membres inférieurs, l'élévation selon la méthode de Gerdy et la compression. Encore celle-ci nécessite-t-elle les soins les plus étroits ; elle doit être peu intense, régulière, progressive, car, mal dirigée, elle pourrait aggraver le processus et provoquer la gangrène. Si on voulait la tenter, une lame d'ouate maintenue par les tours imbriqués d'une longue bande de caoutchouc non pas serrée, mais déroulée, pour ainsi dire, autour du membre, serait de bonne pratique, mais encore une fois, à la condition d'une surveillance rigoureuse.

L'ancien cataplasme, si longtemps le topique obligé de toute inflammation, est maintenant regardé comme « l'opprobre », la « peste » de la chirurgie. Dans la moite température de son milieu organique, les germes qui irritent et enflamment la plaie se développent et pullulent. Par contre, grâce à ses réserves de chaleur humide, et c'est cela surtout qui en faisait la vogue, il calmait la douloureuse tension des tissus phlegmasiés. Or, au moyen de compresses de tarlatane, trempées dans une solution chaude dont le type sera la liqueur de Van Swieten, et recouvertes d'une toile imperméable — taffetas gommé ou gutta-percha laminée — enveloppée d'une couche épaisse d'ouate maintenue par quelques tours de bande, on obtient un cataplasme qui, à toutes les propriétés du premier, ajoute l'immense mérite de ne pas se dessécher et d'être antiseptique.

La région enflammée est ainsi placée sous une buée chaude offrant presque tous les avantages de la balnéation continue. Celle-ci, du reste, est devenue d'usage courant, et, depuis leur vulgarisation par Verneuil, les bains antiseptiques prolongés ou permanents rendent des services inappréciables. Lorsque la phlegmasie siège au membre supérieur, main, avant-bras, coude, partie inférieure du bras, on plonge la région malade dans un vase rappelant par sa forme l'ustensile de cuisine appelé poissonnière. Il est rempli d'une solution antiseptique faible d'acide borique, de bichlorure de mercure ou d'acide phénique ; nous l'employons d'habitude à une température de 40 à 45 degrés. Presque aussitôt, les douleurs lancinantes ou pulsatiles s'apaisent, la sensation de brûlure et de tension s'atténue, la tuméfaction diminue, l'inflammation cesse d'être envahissante ; elle se limite et, là où l'on craignait une suppuration abondante, un petit abcès se collecte dont on pratique l'ouverture suivant les règles que nous aurons bientôt à tracer.

[P. RECLUS]

Sur les points où la balnéation prolongée n'est pas applicable, à la figure et à la tête, au cou, sur le tronc, au niveau des organes génitaux ou des membres inférieurs, Verneuil a proposé l'emploi de la pulvérisation antiseptique à l'aide de la marmite de Championnière, cet instrument qui, dans le pansement primitif de Lister, servait à pratiquer le « spray ». On en charge le récipient d'une solution antiseptique faible, acide phénique à 2 pour 100, acide borique à 4 pour 100, liqueur de Van Swieten dédoublée, puis, après avoir protégé les autres régions d'une toile imperméable, taffetas gommé, gutta-percha laminée ne laissant à découvert que la partie affectée, on met la marmite en position, à 25 centimètres environ du foyer malade sur lequel on dirige le jet de vapeur. Chaque séance peut durer une demi-heure, une heure, deux heures; on la renouvelle trois fois par jour. Lorsque la phlegmasie est limitée, que la collection purulente est ouverte et granulée, on suspend les pulvérisations, sauf à les reprendre à la moindre alerte.

Mais dans l'intervalle des bains prolongés ou des pulvérisations, le foyer sera protégé sous des compresses de tarlatane humides, antiseptiques et chaudes, recouvertes d'une toile imperméable et entourée d'ouate, dont nous avons parlé plus haut. Ou peut-être mieux, car la question est toujours à l'étude, serait-il bon d'avoir recours, après les séances de balnéation, non à un pansement humide, mais à un pansement sec moins propice à la pullulation des germes pathogènes. Nous suivons depuis peu cette pratique et nous n'avons qu'à nous en louer. — Depuis que ces modes de traitement si simple sont appliqués d'une manière systématique, le pronostic des phlegmasies superficielles a changé : panaris, phlegmons diffus, érysipèles, furoncles et anthrax sont aujourd'hui des affections bénignes et les nouveaux venus dans nos hôpitaux ignorent les dangers formidables auxquels l'inflammation exposait jadis les malades.

II

ABCÈS

On nomme *abcès* toute collection purulente qui se creuse une cavité aux dépens des tissus qu'elle détruit ou refoule. — On en distingue deux grandes espèces, les abcès *chauds* qui succèdent aux inflammations franches et les abcès *froids* dus à la liquéfaction de masses tuberculeuses. Mais il en est d'autres que nous appellerons systématiquement « *chroniques* » pour les distinguer des abcès froids tuberculeux et qui méritent une description particulière.

1. ABCÈS CHAUDS

Historique. — Comme les inflammations dont ils dérivent, les abcès chauds sont connus depuis qu'il existe une médecine écrite ou même traditionnelle, mais on en pourrait faire dater la description didactique du mémoire de David à l'Académie royale de chirurgie. Nous signalerons les articles de Heurteloup, de Roux, de Dupuytren, de Roux et Bérard, de Denonvilliers et de Laugier dans les grands dictionnaires de médecine publiés en France depuis le commencement du siècle; parmi une foule d'autres travaux nous citerons :

VELPEAU, Abcès. In *Arch. géo. de méd.*, t. XII, p. 404, 1826, et t. XIII, p. 181, 1827, et Abcès fétides. In *Clin. chir.*, t. III, p. 571, 1841. — DESRUELLE, Mémorial des hôp. du Midi, t. I, p. 1881. Montpellier, 1829. — CHASSAIGNAC, Traité de la suppuration et du drainage chirurgical, 1859. — OUSTON, Ueber Abcesse. In *Arch. für klin. Chir.*, t. XXV, p. 588. Berlin, 1880. — MASON, Perforation des artères au contact du foyer purulent. In *Bull. de la Soc. de chir.*, p. 666 et 757, 1882. — NEPVEU. Pathogénie des abcès fétides. In *Revue de chirurgie*, p. 362. 1885. — MAGAISE LETULLE, Pus et suppuration. In *Encyclopédie des Aide-Mémoire de Léauté*, 1894.

Anatomie pathologique. — D'après notre définition même, l'abcès est constitué par une collection purulente et par une cavité de formation nouvelle qui limite cette collection. Nous allons, dans notre description anatomique, suivre cette division et, à l'exemple des classiques, étudier d'abord le contenu de l'abcès, le pus, puis son contenant, la poche ou les parois que l'on nommait jadis « la membrane pyogénique ».

Nous connaissons déjà l'origine du *pus* : la pénétration des microbes pyogènes dans les tissus a provoqué l'issue hors des vaisseaux de globules blancs et de quelques globules rouges, puis de matières albumineuses et fibrineuses que cède le plasma sanguin; d'autre part, les cellules fixes du foyer phlegmasié prolifèrent. Cette néoplasie inflammatoire comprime bientôt le réseau capillaire oblitéré, les éléments anatomiques, faisceaux et fibrilles qui régressent et se résolvent en granulations plus ou moins volumineuses : l'exsudat, d'abord solide, se ramollit, puis devient tout à fait liquide, et le pus proprement dit se trouve constitué.

Le pus des inflammations franches, le « pus louable », est un liquide opaque, jaunâtre, crémeux, gras au toucher, d'une odeur « animale » particulière, d'une saveur fade et douceâtre et d'une réaction alcaline. Mais chacun de ces caractères peut se modifier : la consistance n'est pas toujours la même; le pus est parfois très épais, à peine fluide, presque caséeux lorsqu'une partie du liquide qui le compose a été résorbée; parfois, au contraire, il est séreux, presque transparent, bien que troublé par des flocons albumineux chargés de leucocytes. Sa couleur, d'ordinaire jaune pâle, peut être grise comme celle du mastic, rougeâtre ou verdâtre. La variété du micro-organisme pathogène exerce son influence sur la nuance du pus, jaune avec le staphylocoque doré et blanc avec le staphylocoque blanc, mais la quantité d'hématies extravasées dans le foyer inflammatoire joue aussi un rôle capital par la transformation de leurs matières colorantes qui donnent à la collection des teintes rouges, vineuses, rouillées ou même noires. La texture des organes même est à considérer : le pus du foie est ordinairement d'un jaune rouge et celui du cerveau d'un jaune vert presque caractéristique; celui des os, grisâtre et mélangé de graisse.

Dans quelques cas, bien étudiés maintenant, le pus prend une remarquable coloration bleue qui se manifeste, il est vrai, non au moment de sa formation et lorsqu'il s'échappe de l'abcès, mais sur les linges du pansement. On savait que cette teinte particulière est due à la présence d'un micro-organisme. Robin l'avait affirmé dès 1855 et, en 1868, nous avons assisté aux cultures qu'en faisait Broca sur l'albumine de l'œuf. Mais les recherches de Charrin (¹) ont, en quelque sorte, un caractère définitif. Cet auteur a isolé un microcoque rond,

(¹) CHARRIN, *Bulletin de la Soc. de biolog.*, 26 décembre 1884.

aérobie, à protoplasma transparent, qui colore en vert les bouillons de culture, d'où, par le chloroforme, on peut extraire une couleur bleue semblable à celle du pus bleu, la pyocyanine déjà découverte par Fordos. Il est plus difficile d'expliquer la teinte verdâtre de certains abcès du cerveau.

L'odeur du pus ne peut guère se définir : lorsqu'il est louable, disait Boyer, cette odeur est préférable à celle de la rose. Cet avis n'est guère partagé ; beaucoup la trouvent nauséeuse, rappelant un peu celle du sperme ; parfois elle est aigrelette, sulfurée, ammoniacale, putride même ; on sait les émanations repoussantes de certaines collections développées dans la bouche, les amygdales et le pharynx, l'intestin, le rectum, les parois abdominales et les grandes lèvres ; les abcès périnéaux dus à une infiltration d'urine peuvent avoir une odeur dite de souris. Les abcès qui apparaissent au décours de certaines maladies graves, la fièvre typhoïde, la variole et la scarlatine, ont aussi, dans quelques cas, une fétidité extraordinaire ; on connaît l'odeur que prennent les collections purulentes des os dans l'ostéomyélite prolongée. Il en est de même de quelques suppurations chez les diabétiques, mais ici la gangrène introduit souvent un facteur nouveau.

Ces abcès *fétides* se rencontrent donc de préférence autour du tube digestif et des orifices qui s'ouvrent au périnée ; aussi a-t-on expliqué l'odeur qu'ils dégagent par la présence du coli-bacille dans leur cavité. La seule pénétration de l'air dans la poche purulente suffirait pour provoquer des fermentations putrides. Cette opinion a été consacrée depuis les recherches des quinze dernières années, et Nepveu a prouvé, dans plusieurs mémoires, que le pus des abcès fétides renferme un nombre considérable de bactériens venus, tantôt du dehors jusqu'au milieu du foyer inflammatoire avec quelque corps étranger, tantôt du dedans — voies digestives ou urinaires — et migrant par la voie lymphatique après quelque éraillure de la muqueuse. Passet a trouvé son bacille pyogène fétide dans une collection de la région anale. On admet encore que parfois, surtout dans les abcès des fièvres graves, les vaisseaux sanguins, ulcérés ou rompus, peuvent inoculer la collection purulente avec les microbes qu'ils roulent.

L'alcalinité du pus varie selon la quantité de phosphate et de carbonate qu'il contient ; mais, dans quelques cas fort rares, la réaction en est neutre ; elle est même acide dans les suppurations de la vaginite, ce qu'on expliquerait par la présence d'un acide organique, l'acide pyique ou l'acide chlorrhodinique. La densité est ordinairement de 1050 à 1055, mais elle peut osciller dans des limites encore plus étendues, descendre jusqu'à 1020 et remonter jusqu'à 1040. Ajoutons que le pus est coagulable par la chaleur, comme l'albumine, et que, si on le laisse un certain temps au repos dans un vase, il se sépare en deux couches distinctes : une, superficielle, la plus considérable, liquide et presque transparente, le sérum, qui, en volume, représente un peu plus des trois quarts de la masse totale ; une seconde, solide, les globules purulents qui gagnent le fond et forment une masse gluante et boueuse ; le sérum et les leucocytes ne sont pas en proportions immuables ; le premier compte pour 7, 8 ou 9 dixièmes ; les seconds pour 3, 2 ou 1 dixième ; 8 dixièmes d'une part et 2 dixièmes de l'autre constituent les chiffres les plus ordinaires.

Les globules purulents nous sont connus : ce sont surtout des leucocytes issus par diapédèse des réseaux vasculaires ; ils peuvent être vivants encore et l'on voit leurs prolongements pseudopodiques ; le plus souvent ils sont morts et déjà leur protoplasme est granuleux, opaque, surchargé de graisse; ils ont un ou plusieurs noyaux que décèlent l'acide acétique et la teinture d'iode. On distingue plusieurs variétés d'éléments : les grosses cellules blanches mononucléaires, les leucocytes éosinophiles, les leucocytes polynucléaires, les corpuscules de Glüge formés peut-être par des amas de cellules agglomérées, de grosses cellules, vestiges des endothéliums des cavités et des vaisseaux, des cellules adipeuses vidées de leur contenu et des cellules fixes du tissu conjonctif. On trouve encore dans le pus de petites cellules blanches, des lymphocytes, des éléments embryonnaires et une foule de fragments pulvérulents,

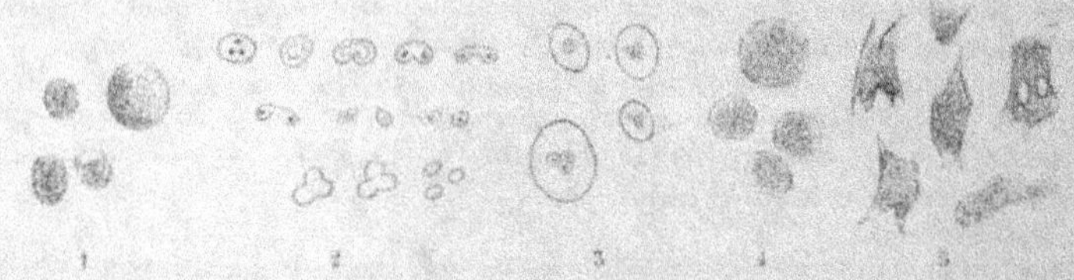

Fig. 12. — Globules de pus.

1, dans un liquide neutre. — 2, 3 et 4, après l'action de l'eau ou d'acide acétique; — 5, globules vivants, encore doués de mouvements amiboïdes (Cornil et Ranvier).

détritus des cellules précédentes et des divers éléments constitutifs du foyer : fibres conjonctives, fibres élastiques, hématies, cristaux de diverses natures. Ajoutons les parasites animaux qu'on y rencontre, les échinocoques, les cysticerques, les distomes, les filaires, les strongles, les ascarides, les oxyures, les coccidies et les parasites végétaux, parmi lesquels l'oïdium, l'aspergillus, enfin toute la série des microbes accidentellement ou habituellement pyogènes et dont nous avons donné déjà la nomenclature.

Les leucocytes donc ne tardent pas à subir des altérations profondes au milieu du foyer inflammatoire; ils se chargent de graisse, leur substance se désagrège et se résout en granulations de volume variable. D'autres fois, surtout lorsque le sérum s'est résorbé, la masse demi-solide des globules blancs se transforme progressivement en un foyer caséeux qui se dessèche, devient de plus en plus dur, comme crayeux et souvent infiltré de dépôts calcaires; la moindre pression le réduit en une poussière impalpable que le microscope nous montre, sous la forme de corpuscules ratatinés et anguleux, perdus, nous l'avons dit, au milieu des autres éléments figurés que l'on trouve encore dans le pus : hématies, cellules épithéliales, trame désagrégée des tissus, débris de fibres élastiques, gouttelettes huileuses, parcelles d'os, cristaux de cholestérine et cristaux d'acides gras.

Le sérum, séparé par filtration des globules du pus, est un liquide transparent, jaune verdâtre et qui, par la chaleur ou l'acide nitrique, coagule son albumine et se prend en masse; il contient, outre des composés albuminoïdes, de la lécithine, de la cholestérine, des corps gras, du chlorure de sodium, des carbonates et des phosphates auxquels il doit son alcalinité. Mais tandis que les sels sont surtout en abondance dans le sérum, les matières grasses et les substances albuminoïdes se rencontrent dans les globules blancs. Rien n'est moins fixe que la proportion des divers principes du pus, et chacune des

analyses fournies par les auteurs diffère de celle qui la précède et de celle qui
la suit.

Le pus avec ses globules et son sérum — voilà le contenu de l'abcès; disons
maintenant comment se forme la *cavité*. Nous connaissons le *nodule toxi-infectieux* primitif : les germes qui ont pénétré et pullulé en un point du tissu
connectivo-vasculaire ont produit, par la sécrétion de leur toxine, une nécrose
aiguë avec liquéfaction de tous les éléments constitutifs du nodule, cellules,
fibres et vaisseaux de toutes sortes; en même temps survient l'hyperdiapédèse,
la clasmatose et l'afflux des cellules blanches qui dissocient les tissus voisins, en
compriment et en détruisent même la charpente, toutes les travées conjonctives.
Pour peu que le processus soit actif, les nodules toxi-infectieux se multiplient,
se réunissent et, par leur coalescence, forment un espace de capacité plus ou
moins considérable, rempli d'un magma « composé de matières protéiques, de
graisse, d'albumine et de nucléine pulvérulente qui composent, avec les sels et
l'eau, la majeure partie du sérum purulent ». Mais aux limites de ces foyers,
l'action des microbes et de leur toxine s'atténue; les lésions deviennent de plus
en plus discrètes et l'on arrive dans une zone où l'on assiste à de véritables
phénomènes réactionnels : le tissu connectivo-vasculaire y est le siège d'une
vie exubérante et l'on constate, dans toutes les cellules, la division directe des
noyaux ou les multiples figures de la karyokinèse. Ces travaux défensifs ont
pour conséquence la formation d'une membrane que l'ancienne chirurgie, avec
Delpech, nommait « pyogénique » et qui limite une cavité que traversent
parfois des vaisseaux, des nerfs, des lambeaux de tissu fibreux ayant résisté au
processus destructeur. Les parois en sont irrégulières, tomenteuses et tapissées
de fibrine retenant dans ses mailles des leucocytes abondants.

Ce n'est pas ici le lieu d'insister sur la structure de cette membrane granuleuse et sur les bourgeons charnus qui en forment la trame : nous le ferons
lorsque nous étudierons la cicatrisation des plaies. Mais disons que, la plupart
du temps, elle se constitue aux dépens du tissu conjonctif dans l'épaisseur
duquel l'abcès s'est développé; cependant il n'en est pas toujours ainsi et une
des parois de la collection s'adosse à une aponévrose, un muscle, des tendons,
une membrane séreuse, un os, des vaisseaux ou des nerfs qui réagissent d'une
façon différente contre les attaques des agents phlogogènes; ils résistent mieux
que les mailles lâches du tissu conjonctif, terrain le plus propice à la propagation de l'inflammation.

Les aponévroses et les tendons sont d'une trame trop serrée pour se laisser
envahir par le processus inflammatoire; il se dépose à leur surface un léger
réticulum fibrineux, mais il faut que le phlegmon soit intense pour provoquer
des troubles plus profonds — la destruction de leurs vaisseaux nourriciers et
une nécrose consécutive; le tissu perd alors sa blancheur nacrée et prend une
coloration terne, grise ou verdâtre, caractéristique. Les muscles, lorsqu'ils ne
sont pas protégés par une épaisse membrane fibreuse, ont une résistance
beaucoup moindre, et l'on sait les dégâts que provoquent les anthrax propagés
aux masses charnues, la destruction du psoas et de l'iliaque dans certaines
suppurations du bassin. Le staphylocoque doré, d'ailleurs, n'a-t-il pas la
propriété de transformer en peptone soluble la fibrine insoluble de la substance
musculaire?

On a cru que les os et leur périoste résistaient mal au foyer de voisinage;
mais on confondait le phlegmon des parties molles avec l'ostéomyélite qui

soulève et détruit le périoste ; au contraire, ce dernier arrête presque toujours les nappes purulentes qui se forment en dehors de l'os. Il en est de même des membranes séreuses ; au fur et à mesure que le pus s'achemine vers elles, leur endothélium prolifère et des couches protectrices nouvelles se joignent aux anciennes pour s'opposer à l'inondation de la cavité viscérale. On cite néanmoins de nombreux exemples où un processus inflammatoire, né dans un des organes de l'abdomen, a fini par ouvrir le péritoine. Même résistance habituelle de la part des nerfs dont les enveloppes fibreuses s'épaississent : il est tout à fait exceptionnel de voir le cordon s'entamer et des troubles fonctionnels en être la conséquence.

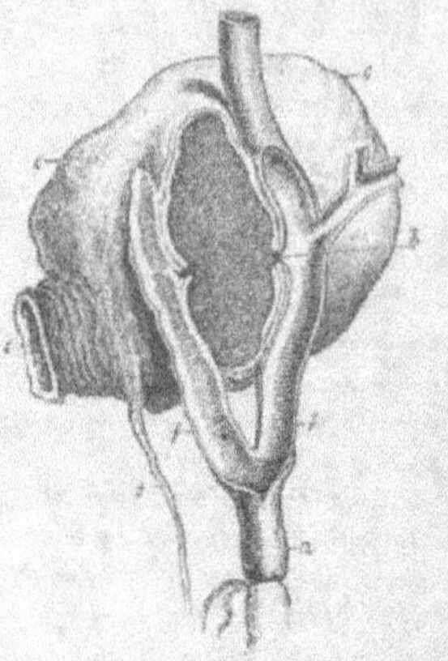

Les gros vaisseaux, artères et veines, restent longtemps sans altération sensible au milieu d'un foyer purulent ; mais on a eu tort d'élever cette immunité à la hauteur d'une règle sans exception, et, après Le Dentu, Perrier et Humbert, Charles Monod présentait à la Société de chirurgie un rapport où il montrait, en s'appuyant sur 88 observations, que, au cours d'une affection inflammatoire, une artère peut se perforer, provoquant ainsi une hémorragie ordinairement foudroyante. Dans le plus grand nombre de ces cas, il s'agissait d'abcès par congestion où il est possible de mettre l'ulcération des parois vasculaires sur le compte d'une dégénérescence tuberculeuse ; mais 57 faits au moins se rapportaient à des phlegmasies franches des amygdales, de la parotide,

Fig. 15. — Ouverture de l'artère carotide dans un abcès (Liston).

des vaisseaux et des ganglions lymphatiques.

Certaines causes favorisent ces perforations artérielles : un corps étranger, par exemple, ulcère la paroi des vaisseaux — il est des cas où un drain a joué ce rôle — ; quelques observations incriminent un fragment d'os, un séquestre détaché d'un foyer d'ostéomyélite ; d'autres fois le chirurgien a contusionné l'artère par quelque manœuvre inopportune. Un mauvais état général, quelque dyscrasie profonde peut être un adjuvant utile, en amoindrissant la résistance des tissus. Mais, par contre, l'examen attentif des faits ne parvient à relever aucune cause prédisposante, et la seule action du pus sur la paroi artérielle doit être invoquée. Depuis le mémoire de Monod, quelques nouveaux exemples d'ulcération d'artère au cours d'une inflammation ont été recueillis, entre autres par Berlin, Terrillon, Gillette et Bouilly. En 1889, de Larabrie[1] a publié un cas fort intéressant de perforation de la poplitée dans un foyer d'ostéomyélite ancienne.

Nous serons brefs sur les modifications anatomiques que l'abcès peut subir dans son évolution ultérieure. Le pus collecté disparaît parfois : cette terminaison, exceptionnelle d'ailleurs, est mal connue : la partie séreuse se résorbant d'abord, les globules subiraient la régression granulo-graisseuse pour finir, eux aussi, par être digérés par « les phagocytes », « les macrophages », « écumeurs

____

[1] De Larabrie, *Revue de chirurgie*, p. 145, 1889.

[P. RECLUS.]

des tissus vivants ». Mais, dans l'immense majorité des cas, le pus s'ouvre un passage vers l'extérieur, arrive sous la peau qu'il ulcère, puis évacue son contenu. Le foyer se rétracte alors, les parois se juxtaposent, et il se fait une coalescence de leurs membranes granuleuses respectives; mais lorsque l'accolement est impossible par suite de la rigidité des tissus, la perte de substance doit se combler par une exubérante prolifération de bourgeons charnus; sans cela, une fistule s'organise et la suppuration ne se tarira pas.

Étiologie. — Nous n'avons pas à revenir sur la cause immédiate des abcès chauds : l'introduction dans les tissus d'un microbe pyogène est nécessaire et, au point de vue clinique, nous tenons la discussion pour épuisée. Témoin les recherches de Christmas qui, dans les collections purulentes, a toujours trouvé les staphylocoques; témoin celles d'Ogston[1] qui, sur 74 abcès chauds examinés avec les précautions les plus rigoureuses, a rencontré 74 fois des micro-organismes; ces travaux ont été contrôlés par Cornil[2], qui les appuie de sa haute autorité. Parfois, dit cet auteur, le liquide peut ne pas contenir de bactéries, sans doute détruites ou mortes, mais alors les parois de l'abcès en sont infiltrées.

Les microbes pyogènes les plus habituellement trouvés dans les collections ne sont pas les seuls à provoquer la formation du pus; outre les staphylocoques orangés, blancs, citrins, flavescents, le streptocoque pyogène, le microcoque ténu, le bacille fétide, la bactérie de Clado et d'Albarran, celle de Héricourt et Charles Richet, l'injection dans les tissus du *Bacillus anthracis*, du *Proteus vulgaris*, du *Micrococcus prodigiosus*, du bacille du choléra des poules a pu provoquer l'apparition d'abcès. La clinique confirme l'existence de ces collections purulentes dues à l'activité de microbes autres que les germes ordinaires de la pyogénèse : dans certains abcès on n'a trouvé que des pneumocoques, dans d'autres que les bacilles de la fièvre typhoïde, dans d'autres encore que des coli-bacilles. Aussi peut-on en conclure que la pyogénèse n'est pas dévolue à des microbes spécifiques : la suppuration doit être considérée comme le mode de réaction du tissu cellulaire contre un grand nombre d'espèces microbiennes. Mais il n'en reste pas moins établi que les microbes pyogènes proprement dits jouent le rôle prépondérant dans les suppurations chirurgicales : sur un total de 495 abcès relevés par Courmont, d'après les statistiques de plusieurs auteurs[3], les divers staphylocoques comptent pour 71 sur 100, les streptocoques pour 16, les deux réunis pour 5 et les autres sont exceptionnels. La statistique de Karlinski n'est point différente : le staphylocoque doré y prend 82 cas, le blanc 55, le citrin 7, le streptocoque 45 et les divers autres microbes 11 seulement.

Si les microparasites sont nécessaires à l'apparition d'un abcès, ils ne sont pas toujours suffisants, et nous avons déjà vu, à propos de l'inflammation, que l'organisme peut se défendre et parfois victorieusement. Aussi devons-nous énumérer ici les causes qui enlèvent à nos tissus leur force de résistance et les mettent à la merci d'une inoculation; nous devons encore examiner de quelle façon les germes extérieurs franchissent le tégument externe ou le tégument interne, les muqueuses ou la peau, pour pénétrer dans les milieux intérieurs où ils pulluleront.

[1] OGSTON, *The British med. Journ.*, 12 mars 1881.
[2] CORNIL, Société de biologie, 22 décembre 1883.
[3] COURMONT, Staphylococcie, la *Traité de médecine et de thérapeutique*, t. I, p. 5321.

Et d'abord, tous les traumatismes qui déchirent les téguments : pourvu que l'épithélium, pour les muqueuses, et, pour la peau, l'épiderme aient été détruits, l'inoculation peut se faire au niveau des cellules molles du corps de Malpighi ou des nappes vasculaires des papilles du chorion. L'abcès ne se produit pas toujours au lieu où les microparasites ont pris contact avec les tissus, et l'on sait qu'une éraillure autour de la matrice unguéale, une écorchure de la main ou du pied ont parfois comme conséquence une collection purulente à distance : les lymphatiques se sont chargés de transporter jusqu'au ganglion les germes pyogènes. Le traumatisme laisse parfois l'épiderme ou l'épithélium intacts ; cependant, au point contus, une collection purulente peut s'amasser. On ne connaît pas le mécanisme exact de l'inoculation en pareil cas, et, lorsqu'il ne se rencontre aucune solution de continuité, aucune éraillure qui permette aux germes extérieurs d'arriver jusqu'au foyer, on pense que les vaisseaux rompus ont versé dans les tissus un certain nombre des microbes qui ont trouvé, dans le sang et la sérosité épanchés, dans les éléments d'une vitalité précaire, un milieu favorable à la pullulation ; l'auto-inoculation expliquerait en pareil cas la formation des abcès qui succèdent aux frottements répétés, aux distensions, aux pressions, aux contusions chroniques. On a signalé les collections purulentes que provoqueraient, chez les jeunes recrues, le heurt du fusil, les courroies du sac, les pièces rigides du fourniment, mais ne s'agit-il pas de gommes ou d'adénites tuberculeuses n'ayant rien à faire avec les suppurations franches ?

Les auto-inoculations ne nécessitent même pas toujours un traumatisme et, au décours de certaines maladies générales graves, où les tissus sont mal en point pour se défendre, on voit apparaître des collections purulentes ; elles ne sont pas rares chez les varioleux, les typhiques, les scarlatineux ; on les observe dans la morve, le farcin, la pyohémie, la fièvre puerpérale. Des hémorragies interstitielles, des dégénérescences particulières favorisent alors la formation de ces abcès dont la plupart sont mal connus : ils doivent se développer à la suite de quelque embolie septique qui oblitère un point du réseau sanguin et devient le centre d'une colonie de microbes pyogènes. Ceux-ci sont tantôt les germes vulgaires de la suppuration et tantôt ceux de la maladie générale primitive. Tantôt encore les uns s'unissent aux autres. Cette question complexe est maintenant à l'étude.

Ces abcès sont appelés *critiques* lorsque leur apparition coïncide avec une amélioration indiscutable de l'état général : parfois une « saute » d'une situation désespérée à une véritable convalescence se montre en même temps qu'une ou plusieurs collections purulentes. Chez un garçon de dix-sept ans, une gangrène gazeuse avait, en quelques heures, envahi tout le membre supérieur ; je pratiquai la désarticulation de l'épaule ; mon couteau manœuvrait en plein foyer morbide. Pendant la nuit survinrent des sueurs abondantes, l'évacuation de 1 litre 1/2 d'urine chargée de sels, l'éruption de vésicules herpétiques sur les lèvres et le nez, enfin une poussée de furoncles, véritables abcès des glandes de la peau. Mon opéré était sauvé ; en moins de quinze jours la cicatrisation fut complète.

La pathogénie de ces abcès critiques n'est pas connue ; leur contenu est mal étudié ; la bactériologie n'a pas encore déterminé les micro-organismes qu'on y trouve. De même pour les abcès *soudains* décrits par Delpech et qui se forment tout à coup sans réaction inflammatoire appréciable, chez des individus débilités, surmenés depuis longtemps ou en proie à quelque affection grave ;

ils n'ont pas le même pronostic que les précédents et, d'ordinaire, précèdent la
mort de peu de jours, voire de peu d'heures. Quant aux dyscrasies, aux altérations profondes du sang, il en est qui favorisent spécialement la multiplication
des micro-organismes pyogéniques ; le diabète tient le premier rang parmi elles,
l'albuminurie est aussi redoutable ; la moindre inoculation, qui eût été stérile en
toute autre circonstance, provoque sur ce terrain une pullulation microbienne.

La solution de continuité des téguments qui peut ouvrir les tissus aux microparasites n'est pas toujours due à une action traumatique, et une ulcération de
nature quelconque peut avoir détruit l'épithélium ou l'épiderme. On sait que
des adénites suppurées se forment dans la région maxillaire ; les germes ont
pénétré au niveau d'une dent cariée pour progresser ensuite par la voie lymphatique. Les staphylocoques ont parfois entraîné avec eux des microbes de la
salive ; Verneuil et Clado ont montré des spirilles dans le pus de ces collections.
Les ulcérations du pourtour de l'anus et des organes génitaux absorbent des
germes qui provoqueront des abcès dans le pli de l'aine et nous n'insistons pas
sur la fréquence des bubons suppurés consécutifs aux chancres simples.

D'autres fois, les microparasites pyogènes pénètrent dans les tissus avec un
corps étranger. Il est ou solide — échardes, éclats de pierre, aiguilles, projectiles, encore ces derniers sont-ils bien souvent aseptiques et s'enkystent-ils sans
provoquer de suppuration : on ne compte plus les balles de revolver perdues
dans nos organes qui n'ont pas réagi même par une inflammation légère. Ou
bien il est liquide et provient de l'extérieur : telle la teinture d'iode dans l'opération de l'hydrocèle ; parfois il a pour origine la rupture d'un réservoir naturel
ou la perforation d'un conduit excréteur — infiltration d'urine, de bile ou de
matières stercorales. Enfin, une inflammation peut se propager aux tissus
voisins ; l'anthrax du derme provoque de vastes collections purulentes sous-
cutanées et musculaires, les phlébites amènent des périphlébites ; à l'uréthrite
succèdent des prostatites et des cowpérites ; aux arthrites, des lymphangites et
des adénites suppurées. Ce sont les abcès *circonvoisins* de Gerdy.

Si l'on excepte quelques organes à vitalité précaire, poils, cheveux, épiderme,
ongles, dents, les cartilages diarthrodiaux, ceux des côtes et du larynx, tous
nos tissus peuvent suppurer et les abcès se rencontrer dans tout l'organisme ;
il est des points où les collections purulentes sont rares et d'autres où elles
s'amassent de préférence ; les abcès des tubes artériels sont absolument exceptionnels si l'on ne tient pas compte des anévrismes suppurés ; les phlébites, au
contraire, sont fréquentes et surtout les lymphangites et les adénites ; les abcès
n'atteignent guère les muscles et, lorsqu'on les y trouve, ils se sont le plus
souvent développés autour d'une gomme syphilitique ou dans un kyste à échinocoques. Les os, la peau se prennent aussi et l'on sait la fréquence des ostéomyélites et du furoncle. Mais dans l'immense majorité des cas, la collection
siège dans les mailles cellulaires, et, lorsqu'on trace l'histoire générale de « l'abcès
chaud », c'est celui du tissu conjonctif qu'on a principalement en vue.

Symptômes. — Les abcès viscéraux se révèlent surtout par des troubles
fonctionnels ; leur description clinique ne saurait entrer dans une étude générale qui vise presque exclusivement les collections purulentes sous-cutanées
et sous-muqueuses dont les premiers symptômes nous sont déjà connus ; n'avons-
nous pas, à l'article précédent, parlé de la rougeur, de la douleur, de la chaleur
et de la tuméfaction du foyer inflammatoire ? Lorsque le pus s'amasse et se

limite dans sa cavité, lorsqu'au phlegmon succède l'abcès, les signes s'atténuent : la peau, d'un rouge ardent, pâlit et devient violette, la chaleur est moins vive, les douleurs pulsatives et lancinantes sont maintenant gravatives et sourdes ; la tuméfaction semble s'affaisser. La réaction générale est moindre, bien que parfois des frissons irréguliers se produisent, auxquels les anciens cliniciens accordaient une grande valeur comme signe précurseur de l'abcès.

L'abcès superficiel est facile à reconnaître, et voici les signes qui permettent d'affirmer la formation de la collection purulente : il en est un dont la valeur est douteuse, l'existence de sudamina sur la peau qui recouvre le mal ; Nélaton insistait sur ce symptôme, justement oublié à cause de son inconstance. L'œdème des téguments qui conservent l'empreinte du doigt a une importance tout autre, et suffirait à lui seul pour nous révéler la présence du pus, même lorsque le foyer en est profond ; s'ils semblent empâtés, s'ils sont plus mous, si une pression continue de l'index y marque son passage, il n'y a plus de doute dès que les phénomènes inflammatoires ont duré quelques jours, car l'évaluation du temps est un élément de diagnostic qui ne doit pas être négligé.

Le signe par excellence est la fluctuation ; on nomme ainsi non pas une sensation spéciale, mais un ensemble de sensations différentes les unes des autres et qui révèlent la présence d'un liquide collecté dans les tissus. La fluctuation proprement dite, la sensation de flot n'existe guère dans les abcès ; il faudrait une poche bien large et peu distendue pour percevoir, sous la main qui explore, le passage d'une onde, comme dans les ascites, les kystes de l'ovaire et certaines hydrocèles. Cependant à la fesse, à la cuisse, dans la région lombaire, de vastes collections hématiques, les épanchements de sérosité échauffés et devenus purulents peuvent être trouvés « fluctuants » dans l'acception du mot. Ainsi de certains abcès à liquide infect et mélangé de gaz que l'on observe au niveau de la paroi antérieure de l'abdomen.

Le plus souvent, la sensation qui nous révèle la présence du pus collecté est un soulèvement particulier exercé à distance et que l'on perçoit à l'aide d'une manœuvre des plus simples : on place mollement, ou laisse plutôt reposer l'indicateur d'une main sur un point de la tuméfaction que l'on presse avec l'indicateur de l'autre main ; le premier doigt, le doigt passif, est alors soulevé par le liquide que le second, l'actif, a refoulé. C'est par un phénomène de même ordre que l'on arrive à reconnaître l'existence d'épanchements profonds, peu accessibles, étalés sous des muscles épais et des aponévroses résistantes, ceux, par exemple, qui succèdent à certains phlegmons de la cuisse ; on applique à plat les deux mains au-dessus du foyer présumé et, par l'une d'elles, on refoule directement, lentement, progressivement tout ce qui se trouve au-dessous ; s'il existe du pus, il est chassé de cette portion de la poche et va distendre les portions non comprimées qui soulèveront la main passive.

Ces pressions doivent être alternatives ; la main ou le doigt primitivement passif devient actif dans une seconde exploration et vice versa. L'expérience sera renouvelée un certain nombre de fois et toujours le liquide comprimé réagira en soulevant le point opposé. Mais il faut éviter certaines causes d'erreur. Les doigts explorateurs ou les mains seront placés sur le foyer purulent à une certaine distance les uns des autres ; ils pourraient, sans cela, être repoussés latéralement non par le pus, mais par les parties intermédiaires. D'autant qu'il est des tissus donnant normalement la sensation de fluctuation : la pulpe des doigts, certains muscles, notamment le pédieux, la face postérieure des phalanges, le dos de la main et l'éminence thénar, pour peu que ces régions soient légèrement œdémateuses.

Lorsque l'abcès est peu volumineux ou situé dans des régions profondes et d'un accès difficile, pharynx, vagin, extrémité inférieure du rectum, ces manœuvres ne sont plus possibles et la fluctuation ne peut être recherchée avec deux doigts. Un seul y suffit. De la pulpe de l'index on exerce une pression brusque sur le sommet de la tumeur; le liquide refoulé va frapper la paroi opposée; il la heurte et revient vivement sur le doigt. Cette sorte de « choc en retour » est caractéristique de la présence du pus. Il en est de même de la dépressibilité particulière de la peau amincie, qui cède en un point limité et semble fuir sous la pression tandis que, sur le pourtour, les téguments restent rigides. Ce phénomène s'observe lorsque la collection est profonde, recouverte de tissus épais, peu flexibles, érodés seulement en un point et lorsque le pus contenu dans une cavité anfractueuse et large est refoulé dans quelque diverticule comme on en rencontre au cou, au périnée et sur les parois abdominales.

La marche des abcès est variable; il en est qui évoluent en huit ou quinze jours vers une guérison complète; d'autres peuvent durer des mois comme certaines collections périnéphrétiques; la rapidité du processus dépend souvent de la profondeur de l'abcès et des couches plus ou moins épaisses qu'il doit traverser pour s'ouvrir, soit à la peau, soit à la surface de quelque muqueuse. On sait, en effet, que les collections purulentes du ventre ou du bassin perforent parfois l'intestin grêle, le gros intestin, le rectum, la vessie, le vagin, et sont évacuées par cette voie détournée. Les abcès du médiastin, du thorax, du cou ont pu se frayer un passage par le poumon, la trachée ou l'œsophage; l'immense majorité des abcès, quel que soit leur siège, cheminent vers la peau et l'ulcèrent.

On a cherché l'explication de ce phénomène. Hunter « a comparé la tendance du pus à se diriger vers la surface externe du corps à la force inconnue qui guide la plumule vers l'atmosphère ». On a invoqué la pulsation des artères et le mouvement d'expansion de la plupart de nos viscères qui refouleraient vers l'extérieur la collection purulente. Les expériences de Piégu prêtent quelque appui à cette hypothèse, mais il ne faudrait pas s'en exagérer la portée. Tout en obéissant aux lois de la pesanteur, le pus, dans sa migration, suit les espaces celluleux où la résistance à l'envahissement de l'inflammation est la moindre. Or, les diverses traînées du tissu conjonctif sont reliées avec la lame sous-cutanée où l'abcès finit par aboutir. Là, ses micro-organismes attaquent la face profonde du derme qu'ils ulcèrent, et la collection se vide à l'extérieur.

D'ordinaire, les parois de la poche reviennent sur elles-mêmes, la cavité se rétrécit et sa surface granuleuse ne sécrète plus de pus que pendant un nombre limité de jours; l'écoulement se tarit lorsque les bourgeons charnus ont oblitéré la perte de substance et la cicatrisation se complète; mais il est des cas où la vitalité des tissus est précaire et leur plasticité douteuse; la poche ne se comble pas, d'autant que les parois peuvent être rigides, maintenues dans une position fixe par une aponévrose résistante, une lame osseuse ou un muscle. Les membranes granuleuses opposées ne s'affrontent pas; leur coalescence en est entravée, des anfractuosités suppurantes persistent, des clapiers, des diverticules caniculaires que nous aurons à étudier plus tard sous le nom de fistules.

Les abcès présentent des *variétés* nombreuses : d'après leur situation dans les tissus, ils sont *superficiels* ou *profonds*. Velpeau a décrit, sous le nom d'abcès *en bouton de chemise*, une forme que caractérise un double foyer communiquant par un étroit orifice. Ainsi, à la plante du pied, à la paume de la main, à la pulpe des doigts, il n'est pas rare de voir une collection cellulaire perforer le derme d'une ulcération ronde, large à peine de quelques millimètres, taillée comme à l'emporte-pièce, puis s'ouvrir dans une cavité sous-épidermique formée par la lame cornée épaissie. Ce même nom s'applique par extension lorsqu'une poche profonde et une poche sous-cutanée communiquent à travers une aponévrose que troue une ouverture canaliculaire.

Paget (¹) nomme abcès *résiduaux* les collections qui se forment dans les régions où sommeillent quelques vestiges d'inflammation éteinte. « La plupart, dit-il, se développent dans les points où le pus, produit longtemps auparavant, a été retenu en totalité ou en partie, est devenu sec, en d'autres termes a vieilli. D'autres naissent dans les épaississements, les adhérences, vestiges inflammatoires très antérieurs et lentement organisés. » On les rencontrerait au pourtour du rectum, près des os et des articulations malades, à la suite de vieilles ostéomyélites de croissance, mais il ne faudrait pas les confondre avec les masses caséeuses, dues à quelque follicule émané par propagation d'un foyer osseux ou articulaire.

Nous avons déjà signalé les abcès *soudains* de Delpech; ils sont rares et leur clinique est obscure. Ils apparaîtraient tout à coup, sans signes inflammatoires nets, sans réaction locale appréciable; seule, une tuméfaction rapide en révélerait l'existence, mais on note des symptômes généraux graves : la fièvre est vive, la peau sèche et terreuse, le pouls petit et inégal, puis la face se grippe, les yeux se cernent, une diarrhée fétide survient, qui épuise les forces du malade, vite emporté au milieu des signes de la plus profonde adynamie. Ces collections purulentes, le plus souvent multiples, ne se développent que sur un sol épuisé par l'âge, la misère ou les dyscrasies. Enfin, il est une série d'abcès qui trouveront ailleurs leur description : les abcès *urineux*, les abcès *laiteux*, les abcès *stercoraux*, les abcès *biliaires* qui succèdent à l'infiltration de la bile, des matières fécales, du lait ou de l'urine au milieu des tissus. Ces diverses substances sont alors mélangées avec le pus en proportion variable et impriment à l'évolution du mal une marche particulière. Nous ne parlerons pas non plus des abcès *métastatiques* dont l'histoire est liée à celle de l'infection purulente.

Diagnostic. — L'abcès chaud est facile à reconnaître, du moins lorsqu'il n'est pas situé profondément : d'abord les signes cardinaux de l'inflammation, rougeur, douleur, chaleur, tuméfaction, appellent l'attention du chirurgien en un point précis où, au bout de quelques jours, un œdème particulier et surtout la fluctuation révèlent la présence du pus. Lorsqu'une grande épaisseur de tissus recouvre le foyer présumé, on hésite parfois; on devine plutôt qu'on ne constate la collection liquide. Mais n'est-on pas autorisé à pratiquer une ponction exploratrice qui dissipe toute incertitude?

Au demeurant, les abcès chauds ne peuvent être confondus qu'avec certaines tumeurs ramollies et enflammées : des sarcomes, des amas de fongosités, mais surtout des anévrismes diffus ou circonscrits. Leur sac s'échauffe, les tissus voisins deviennent douloureux et tuméfiés, la peau rougit au-dessus; tandis que disparaissent les signes propres à l'anévrisme, le souffle, les mouvements

(¹) PAGET, *Leçons de clinique chirurgicale*, trad. par L.-H. Petit, p. 565, 1877.

(P. RECLUS)

d'expansion. La poche n'est-elle pas oblitérée par des caillots sanguins qui se désagrègent, s'infiltrent de pus et deviennent fluctuants? On croit à un abcès; un coup de bistouri peut être donné, et non sans grave conséquence. Aussi l'indication est formelle d'un examen minutieux, d'un interrogatoire précis, lorsqu'on se trouve en présence d'un foyer enflammé dans une région où se rencontrent les abcès et les anévrysmes, au creux axillaire et au creux poplité, au coude et au pli inguinal.

Traitement. — Lorsque, en dépit de l'enveloppement antiseptique humide et chaud, des pulvérisations, des bains locaux, permanents ou prolongés, le foyer inflammatoire s'est transformé en une collection purulente, quelle conduite le chirurgien doit-il tenir? Dans quelques cas exceptionnels le liquide peut se résorber et l'abcès disparaître sans évacuation spontanée ou artificielle du pus. Ce résultat a semblé pendant longtemps la terminaison la plus désirable : on multipliait les tentatives de thérapeutique abortive, et, il y a trente ans, pour le bubon du pli de l'aine, par exemple, chaque médecin imaginait une méthode pour atteindre à cet idéal.

On en est revenu; d'abord parce qu'on échouait presque toujours : malgré les thérapeutiques les plus ingénieuses, la suppuration ne se déclarait pas moins; dans les rares cas où l'ouverture spontanée avait été conjurée, la peau restait amincie, chagrinée, grisâtre ou livide au-dessus du foyer et, au demeurant, plus disgracieuse qu'une cicatrice franche. A cette heure donc, l'incision de l'abcès est la règle; la seule question qui se pose est celle du moment précis où l'on doit intervenir. L'incision sera-t-elle précoce? — En débridant le foyer avant que le pus fût entièrement collecté, on espérait diminuer l'inflammation et le volume de l'exsudat, mais souvent des cavités secondaires se creusaient autour de la première et ce n'était plus une, mais deux ou trois incisions qu'on avait à pratiquer. Aussi ouvrira-t-on lorsque la fluctuation est nette et le pus collecté.

L'incision, faite au point le plus déclive, permettra le facile écoulement du pus; s'il existe des anfractuosités, des décollements ou des diverticules qui ne se vident pas les uns dans les autres, des fusées en contre-bas où pourraient stagner les sécrétions, on pratiquera des contre-ouvertures, la détersion de la poche devant être exacte et complète. Du reste, l'incision n'a pas besoin d'être grande; il suffit qu'elle puisse recevoir un drain à parois assez épaisses pour ne pas s'affaisser et à calibrer assez gros pour que les flocons albumineux chargés de leucocytes ou les déchets mortifiés s'évacuent. Nous n'insisterons pas sur la technique opératoire : les incisions seront en général verticales, parallèles à la direction des gros troncs artériels et veineux, les tissus seront sectionnés couche par couche, prudemment; dans les régions dangereuses, après avoir coupé la peau, on écartera, avec le bec de la sonde cannelée, les lames conjonctives, fibreuses ou musculaires moins résistantes.

Les abcès chauds ont bénéficié de la méthode antiseptique : depuis Lister on a coutume de laver la poche avec une solution phéniquée qui entraîne à l'extérieur le pus, les débris sphacélés et « décape », pour ainsi dire, les bourgeons charnus de la membrane granuleuse; aussi, lorsque par la compression méthodique et douce qu'exerce le pansement, les surfaces opposées sont mises au contact, la réunion immédiate est de réussite fréquente et la guérison, au lieu de se faire attendre des semaines, peut être obtenue en quelques jours.

Aux solutions phéniquées, beaucoup préfèrent la liqueur de Van Swieten, le biiodure de mercure, l'alcool, l'acide borique; ce sont là des détails sans importance. Quelques auteurs ont proposé de « cureter » la poche, de la désinfecter avec une substance fermenticide et caustique, et de pratiquer la suture de l'incision; mais il faudrait que le processus inflammatoire fût bien éteint, sans quoi il pourrait se former une collection nouvelle. Nous ne conseillons pas ce procédé.

2. ABCÈS CHRONIQUES

Leur histoire est encore obscure et rien n'est moins connu que cette classe de collection purulente qu'on commence à peine à séparer des dépôts tuberculeux ramollis. Nepveu et Ogston disaient bien qu'il existe des abcès indépendants du bacille de Koch et se formant avec un minimum de chaleur, de rougeur et de tuméfaction; ils seraient provoqués par les micro-organismes habituels de la suppuration, mais les germes y seraient moins abondants, sans énergie, dégénérés ou morts. Nous avons, depuis 1884, signalé, au cours des éruptions furonculeuses, des tumeurs arrondies, petites et comme avortées, où la douleur est presque nulle et la réaction des plus faibles; leur masse indurée suppure à peine, bien que les parois œdématiées ne reprennent leur souplesse primitive qu'au bout d'un long temps. Certains phlegmons chroniques ne sont pas rares non plus au niveau de la mamelle, et nous leur avons consacré plusieurs cliniques publiées depuis longtemps. Mais tous ces faits manquaient de la sanction bactériologique. Il n'en est pas de même aujourd'hui et Mauclaire (¹), dans une bonne Revue générale rassemble, quelques cas où l'examen le plus précis a été pratiqué.

Les abcès *chroniques* peuvent être divisés en deux variétés : les collections « *septiques* » et les collections « *aseptiques* ». Les premières paraissent plus nombreuses : Walther a publié l'observation d'une fillette qui, après un phlegmon du pied gauche avec lymphangite, après une ostéomyélite du 5ᵉ métacarpien, puis une arthrite de l'épaule, eut un abcès intra-musculaire du brachial antérieur; un mois après, nouvelle petite tumeur sous le grand pectoral; l'année suivante, collection purulente du deltoïde; deux mois plus tard, apparition d'une nouvelle tumeur sur la face externe du fémur gauche; ici, au lieu de pus, on trouva des fongosités d'aspect myxomateux; dans tous ces cas, le pus des collections comme la trame des fongosités, contenaient des staphylocoques dorés. Ces abcès étaient bien de marche chronique; ils s'étaient développés sans douleur, sans tuméfaction. Bertage a publié un cas analogue; même multiplicité des abcès, même petitesse, même indolence, même absence de réaction générale, et même présence du staphylocoque doré. Le cas de Roger est aussi démonstratif : gommes du volume d'une lentille à celui d'une noisette situées sous la peau et dans la peau; il y en avait près d'une trentaine; elles étaient dures et semi-fluctuantes, à marche lente et insidieuse, sans réaction inflammatoire; elles contenaient un pus blanc et crémeux où l'on y trouva du staphylocoque doré.

Nous avons déjà remarqué — et les nouveaux cas le démontrent — que ces

______

(¹) MAUCLAIRE, *Gazette des hôpitaux*, 3 février 1894.

abcès chroniques apparaissent souvent fort longtemps après l'infection primitive. Les staphylocoques peuvent donc s'attarder dans l'économie et les accidents éloignés qu'ils provoquent sont « représentés par des lésions atténuées ». Mais d'autres microbes pathogènes produisent des collections à marche indolente et froide. Pour le streptocoque, Achaline l'avait prouvé par l'expérimentation, lorsque Ricard [1] a fourni deux observations cliniques remarquables où, chez un porteur aux Halles de trente-huit ans, un imprimeur de vingt ans, l'un et l'autre cachectiques, des tumeurs ganglionnaires se sont montrées au cou et s'y sont développées sans rougeur, sans douleur, sans réaction inflammatoire. L'examen bactériologique et les cultures ont montré que le pus de ces masses indolentes contenait des streptocoques, sans bacille de Koch. A côté des suppurations chroniques dues aux germes habituellement pyogènes, il en est qui sont dues aux microbes accidentellement pyogènes et Condamine a cité le cas d'un malade de vingt-sept ans qui, à la suite d'une otite grippale eut successivement quinze à dix-huit abcès qui évoluèrent sans fracas, sans douleur vive, à la façon des noyaux tuberculeux. Le pus, épais, jaune et sans odeur, contenait des pneumocoques. Le bacille d'Eberth, lui aussi, donne lieu à des collections semblables : dans un cas de Melchior, un abcès intra-musculaire est signalé, mais le plus souvent, c'est sous le périoste que s'amasse le pus. Enfin, Saboïa a décrit des abcès d'origine paludéenne et contenant des microbes « analogues à ceux de la malaria ». Mais les observations sont ici moins probantes.

Les abcès chroniques *aseptiques* commencent à être bien étudiés. Lemière [2] en 1891 puis Courmont et Dor, Mauclaire dans la revue à qui nous avons emprunté les matériaux de ce chapitre, en ont cité quelques exemples. On sait que la suppuration est provoquée moins par les microbes que par les toxines qu'ils sécrètent; on sait aussi que certaines substances chimiques, peuvent provoquer l'hyperdiapédèse et la formation d'un abcès : la créoline, le mercure métallique, la térébenthine, le pétrole, le nitrate d'argent sont dans ce cas. Mais, en clinique, le problème consiste à savoir si, pratiquement et non plus expérimentalement, on rencontre des abcès chroniques aseptiques. Le fait est indiscutable, et l'on ne compte plus les collections amicrobiennes des trompes et du foie; souvent, l'examen bactériologique n'y révèle aucun germe, et l'inoculation en reste stérile. Mais s'agit-il alors d'un abcès toujours et primitivement aseptique ou seulement d'un vieil abcès dont les microbes ont disparu?

En tout cas, il reste établi que, dans les kystes hydatiques suppurés, les micro-organismes manquent souvent et l'on admet que la suppuration a été produite par les substances chimiques qu'a sécrétées l'hydatide. Même remarque pour certains abcès dysentériques du foie, certains bubons, certaines arthrites et certaines salpingites suppurées. Quant aux abcès aseptiques consécutifs aux injections hypodermiques de substances médicamenteuses, on peut les rapprocher des suppurations expérimentales : l'acide pyrogallique, la cantharide, l'eucalyptol, l'acide phénique, la créosote, la caféine, le nitrate d'argent, la térébenthine, l'huile grise, le calomel les ont souvent provoqué.

Ces abcès chroniques, septiques ou aseptiques, se reconnaîtront à leur allure froide, à leur indolence, à leur multiplicité; ils apparaîtront au décours d'un

---

[1] Ricard, *Gazette des hôpitaux*, janvier 1896.
[2] Lemière, *De la suppuration*. Thèse de Paris, 1891.

[P. RECLUS.]

processus inflammatoire aigu ou dans certaines conditions locales que la clinique devra dépister. Mais leur diagnostic est délicat et on les a confondus avec diverses collections liquides ou même avec des tumeurs solides, molles : myxomes, sarcomes, lymphadénomes, lipomes ; c'est surtout avec les collections froides tuberculeuses que l'hésitation sera fréquente. Le traitement est des plus simples et les observations prouvent que, dans l'immense majorité des cas, une large incision est inutile ; la ponction suffira à évacuer le pus et à déterminer une prompte cicatrisation.

III

ULCÈRES

On nomme *ulcère* une perte de substance des téguments, à surface fongueuse ou suppurante et sans tendance à la cicatrisation. — On nomme *ulcération* le processus désorganisateur qui produit l'ulcère. Ces deux termes ne sont donc pas synonymes et, c'est à tort, que quelques auteurs ont appelé ulcérations de petits ulcères muqueux.

Historique. — Les ulcères ont été connus de tous temps, et les anciens en décrivaient plusieurs variétés. Mais leur histoire scientifique ne commence guère qu'à la fin du xviii° siècle, avec les travaux des chirurgiens anglais : Hunter, Benjamin Bell, Underwood, Baynton en donnent une description déjà fort précise ; ils en établissent les différentes espèces et la grande division proposée par Bell est encore acceptée de nos jours ; enfin, ils imaginent des méthodes de traitement qui ont eu un long succès. A notre époque, la pathogénie des ulcères a été mieux étudiée et les recherches de Terrier, de Schrœider, de Quénu, d'Auguste Broca ont jeté quelques clartés sur ce sujet obscur. Parmi les travaux qui nous ont le plus aidé à la rédaction de cet article, nous citerons :

Benj. Bell. A treatise on the theory and management of ulcers, traduit par Bosquillon. Paris, 1805. — Underwood, Surgical tracts containing a treatise on ulcers of the legs, 1787. — Baynton, Descriptive account of a new method of treating old ulcers in the legs. London, 1797. — Parent-Duchatelet, *Annales d'hygiène publique*, t. IV, p. 279, 1850. — Ph. Boyer, Rapport au conseil des hôpitaux sur le traitement des ulcères au bureau central. Paris, 1851. — Saffey, De l'ulcération et des ulcères. Thèse d'agrég. en chir. Paris, 1857. — Chapmann, The treatment of ulcers, etc. 3° édition, 1859. — Paul Reclus, Des hyperostoses consécutives aux ulcères rebelles de la jambe. In *Progrès médical*, p. 955, 975, 995, 1879. — Nepveu, De certains ulcères des téguments dans la paralysie atrophique de l'enfance. In *Mémoires de chirurgie*, p. 251, 1880. — Quénu, Étude sur la pathogénie des ulcères variqueux. In *Revue de chirurgie*, t. II, p. 877, 897, 1882. — Schrœider, Pathogénie des ulcères idiopathiques de la jambe. Thèse de doct. de Paris, 1885. — Gilson, Ulcération, ulcère. In *Nouv. Dict. de méd. et de chir.*, t. XXXVII, p. 51, 1885. — A. Broca, Étude clinique sur quelques lésions cutanées des membres variqueux. Thèse de doctorat, 1886. — Baudouin, Le traitement de l'ulcère variqueux des jambes dans les hôpitaux de Paris, *Semaine médicale*, p. 242, 1894.

Classification. — Depuis Benjamin Bell, on divise les ulcères en ulcères *locaux* et en ulcères *diathésiques*. Ces derniers ne sont que la manifestation d'un état constitutionnel : la syphilis, la tuberculose, la morve, le scorbut, le cancer, le diabète impriment à la perte de substance un caractère spécial. Ces ulcères ne sauraient nous occuper ici; nous les reverrons à propos des maladies qui les provoquent ou des régions où ils se développent. Les ulcères de cause locale renferment deux groupes : les ulcères *symptomatiques*, liés à une affection plus grave, à une lésion sous-jacente qui les engendre et les entretient. Ils coexistent avec un corps étranger septique retenu dans les tissus, un séquestre invaginé, un os carié, un foyer d'ostéite ou une tumeur blanche; d'autres fois, c'est par suite d'une distension exagérée que les téguments se sphacèlent, et l'on a vu des pertes de substance ulcéreuses au sommet de tumeurs bénignes énormes, fibromes, sarcomes et lipomes, ou au niveau de quelque cal exubérant. Ce n'est point le lieu de les décrire : épisode presque toujours sans importance, ils modifient à peine le cours de l'affection génératrice.

Les ulcères *simples* ou *idiopathiques* sont caractérisés par ce fait qu'ils ne dépendraient d'aucune autre lésion concomittante et constitueraient à eux seuls toute la maladie. Autrefois on les croyait fréquents : leur nombre diminue à mesure que s'étendent les découvertes d'anatomie pathologique et le jour est à prévoir où ils disparaîtront : comme l'a dit Terrier (1), les ulcères simples ne sont que les ulcères « de causes inconnues ». Et déjà quelques-uns d'entre eux semblent être liés à des troubles trophiques d'origine nerveuse, à des altérations des artères ou des veines. Ne compte-t-on pas, parmi les ulcères simples, les ulcères variqueux, qui, outre les lésions veineuses évidentes, procèdent sans doute d'un état constitutionnel, l'arthritisme? Le groupe des ulcères simples est donc artificiel, et si nous en formons un chapitre distinct, c'est pour nous soumettre à un usage aussi vieux qu'il est arbitraire. Les ulcères variqueux devraient être étudiés avec les phlébectasies dont ils sont une complication, et les ulcères trophiques avec les altérations nerveuses dont ils révèlent l'existence. Nous savons, en outre, qu'on les rencontre presque exclusivement à la jambe. Ils ne présentent donc point le caractère d'universalité qu'exigerait la place que nous leur donnons ici, parmi les affections « communes à tous les tissus ».

Étiologie et pathogénie. — On a cherché les causes de cette fréquence des ulcères simples aux membres inférieurs; bien des hypothèses ont été émises; on a incriminé le régime circulatoire de la jambe, la difficulté qu'a le sang veineux, luttant contre la pesanteur, de remonter jusqu'à l'oreillette droite. Gerdy avait remarqué que les varices sont plus abondantes chez les individus de haute stature atteints plus souvent de phlébectasie à cause de la course plus longue que le sang doit fournir chez eux. La circulation veineuse et lymphatique y est moins active, et cette lenteur nuit aux échanges nutritifs. Aussi, qu'une cause occasionnelle survienne, — et elles sont toujours instantes aux membres inférieurs sans cesse exposés aux traumatismes de tout ordre — l'ulcère se développera.

Le lieu d'élection des ulcères est plus précis encore; il naît d'ordinaire en bas et à la face interne de la jambe : cette préférence s'expliquerait par ce fait, qu'en bas et en dedans la face interne du tibia est sous la peau, et la couche des parties molles, peu épaisse, est contuse entre le plan osseux et la violence extérieure. Le membre gauche est plus souvent frappé que le droit, et, d'après Pouteau, il y a sept ulcères à gauche pour trois à droite; la proportion

---

(1) Terrier, *Éléments de pathologie chirurgicale générale*, p. 662.

serait moins grande d'après Parent-Duchâtelet qui, sur 510 cas, a trouvé 270 à gauche et 240 à droite; mais, sur 227, Ph. Boyer en note 193 à gauche et 94 à droite; enfin, Blandin dit que, sur 55 malades, l'ulcère s'est montré 27 fois à gauche et 8 fois à droite. Richerand explique cette prédominance indiscutable par une faiblesse congénitale que partagerait tout le même côté du corps et qui favoriserait l'apparition de l'ulcère. Boyer invoque l'habitude qu'ont les ouvriers de porter la jambe gauche en avant pour agrandir leur base de sustentation : elle est alors plus exposée aux heurts qui déchirent ou entament la peau. Pouteau y voit l'influence de l'S iliaque qui, lors de sa réplétion par les matières fécales, comprime la veine. Celle-ci se dilate, les varices récurrentes se forment, l'œdème gonfle les tissus et les ulcères se creusent.

Les ulcères sont plus fréquents chez les hommes que chez les femmes, adonnées à des travaux moins pénibles. Sur 243 ulcères étudiés par Ph. Boyer, 187 furent observés chez l'homme et 56 chez la femme. Parent-Duchâtelet donne une proportion à peu près identique. On peut, par exception, les rencontrer chez les enfants et les adolescents; mais, en général, ils se développent de vingt à trente ans, disait Parent-Duchâtelet; avec la plupart des auteurs, nous pensons qu'ils apparaissent surtout dans l'âge mûr; Schreider donne, dans sa thèse, une statistique dressée à la Pitié de 1878 à 1882, où l'on voit les ulcères communs surtout entre quarante-cinq et cinquante ans. On insiste sur l'influence de la profession, et celles qui exigent la station verticale prolongée, où le sang circule mal, seraient funestes : les laquais, les imprimeurs, les scieurs de long, les menuisiers sont souvent frappés. Des varices se forment, qui préparent le terrain pour les ulcères.

Les ulcères variqueux constituent, en effet, « le gros » des ulcères simples; et de tout temps on a insisté sur le rôle de la phlébectasie. Mais l'influence de la dilatation veineuse semble perdre un peu de terrain : on l'avait remarqué depuis nombre d'années : les grosses varices ampullaires qui recouvrent parfois les membres de leurs énormes nodosités s'accompagnent rarement d'ulcères, plus fréquents dans les cas de varices profondes — Verneuil l'a montré jadis — et surtout dans les phlébectasies cutanées, dans les veinosités superficielles et ténues. Le Fort insiste sur les dangers qu'elles font courir à la nutrition régulière de la peau; n'est-il pas évident que les altérations des petits vaisseaux retentissent plus directement sur la vitalité des éléments anatomiques dont le milieu organique est modifié par un œdème persistant? Trendelenbourg pourtant insiste sur les désordres profonds que provoque la dilatation de la saphène interne et de ses branches; il se produit alors une insuffisance valvulaire, de telle sorte que les vaisseaux de la jambe supportent tout le poids de la colonne sanguine. Et, de cette donnée anatomique, il a fait découler une indication thérapeutique que nous examinerons en son temps. Mais, quoi qu'il en soit, les veines n'agissent que par le trouble qu'elles apportent dans l'exercice régulier des échanges nutritifs.

Les artères ont leur part de responsabilité et les recherches de Michel Schreider, de Rienzi, de Quénu, et de Gilson prouvent que la dégénérescence athéromateuse de leur paroi est presque de règle dans les ulcères. Sur 9 autopsies, ils ont trouvé 6 fois des altérations de cet ordre; la clinique confirme le fait et en prouve l'exactitude par les tracés sphygmographiques et la palpation des vaisseaux. N'a-t-on pas aussi signalé des cas de gangrène sénile coïncidant avec des ulcères de jambe; n'a-t-on pas vu le sphacèle des lambeaux survenir à la suite d'amputations nécessitées par ces mêmes ulcères? Les nerfs peuvent être atteints ; le cas que j'ai publié avec Goubaut a le mérite d'être le premier en date, mais il est loin d'avoir la rigueur des faits étudiés plus tard par Quénu : à lui revient le mérite d'avoir démontré que les ulcères s'accompagnent de lésions nettes des cordons nerveux. Sur 6 cas pris au hasard, 6 fois il les a constatées.

Elles consistent en une sclérose à la fois intra et extra-fasciculaire provoquée elle-même par la dilatation variqueuse des vaso-nervorum ; la phlébectasie prend les gros et les petits vaisseaux et ne respecte pas les veinules des cordons nerveux. Les varices seraient donc deux fois coupables : on les accusait déjà de provoquer l'ulcération par l'œdème et les troubles nutritifs qu'il entraîne : on les convainc maintenant d'y aider encore par l'intermédiaire des nerfs dont les lésions se traduisent par des phénomènes de dystrophie. Les os, eux aussi, peuvent être atteints ; nous avons signalé des cas où des hypertrophies énormes ayant plus que triplé le volume du tibia et du péroné, ceux-ci soulevaient le tissu cellulaire, comprimaient les vaisseaux, distendaient les téguments et diminuaient ainsi la résistance de leurs tissus.

Nous avons donc, avant l'ulcère et pour expliquer son apparition, des lésions primitives des veines, des artères, des nerfs et parfois des os. Mais en recherchant si une cause supérieure ne provoquait pas ces altérations des divers tissus de la jambe, on a remonté jusqu'à un état constitutionnel tenant sous sa dépendance les varices et l'athérome, les scléroses nerveuses, les hyperostoses et nombre d'autres troubles trophiques observés chez les individus atteints d'ulcères : lésions des poils et des ongles, éruptions cutanées, oignons, déformations articulaires du rhumatisme chronique, eczéma, migraine. Cette cause génératrice serait l'arthritisme. Grâce à cette conception nouvelle, nos ulcères simples rentrent dans le groupe des ulcères diathésiques dont ils avaient été détachés par les pathologistes.

Gilson, dans son article, et Auguste Broca, dans sa thèse, envisagent ainsi l'enchaînement des causes qui, en dernière analyse, amèneront l'apparition de l'ulcère : un même état constitutionnel, l'arthritisme, préside à la fois aux lésions artérielles et aux lésions veineuses, voire même aux lésions nerveuses qui pourraient être primitives et ne seraient pas toujours déterminées par les dilatations variqueuses : mais bientôt ces lésions retentissant les unes sur les autres, aggraveraient encore le mal. « D'artère à veine, de veine à nerf, dit Broca — et nous ajouterons de nerf à os, et d'os à peau, — il y a échange réciproque de mauvais procédés et le tout concourt à faire, des jambes ainsi atteintes, un lieu de moindre résistance, à y rendre les tissus « infirmes », pour employer une expression de M. Besnier. »

Sur des tissus pareils, que le moindre accident s'abatte et l'ulcère s'établira : un traumatisme insignifiant, une inflammation légère, une phlébite ampullaire ou serpentine suppurée et ouverte, le moindre petit abcès variqueux, la dermatose la plus fugace, suffisent pour créer la première perte de substance, la solution de continuité qui, grâce à la nutrition insuffisante du membre, va dégénérer en ulcère. Les éléments anatomiques, déjà à demi-morts dans leur milieu organique déséquilibré, tomberont au premier choc, à la première atteinte inflammatoire. Ajoutons, et Broca insiste sur ce fait, que l'arthritisme qui a présidé aux altérations originelles des artères, des veines et des nerfs, préside encore à l'apparition de l'eczéma, cause seconde si fréquente du processus ulcératif, si l'eczéma vient s'abattre sur la jambe et non ailleurs, c'est que les varices ont fait du membre inférieur « un lieu de moindre résistance ».

Ces ulcères « arthritiques » sont donc, en définitive, dus à une nutrition précaire : les éléments anatomiques sans résistance sont à la merci du moindre traumatisme et de la plus bénigne inflammation. Mais ce mécanisme n'est-il pas celui qu'il faut invoquer pour tous les ulcères qualifiés jadis d'idiopathiques? Terrier insiste sur les pertes de substance qui atteignent les tissus au niveau des anciennes fractures de jambe, surtout quand le cal est exubérant ou vicieux. Depuis les recherches d'Azam et de Gosselin, ne sait-on pas combien les tissus sont alors altérés et le réseau circulatoire défectueux? Les ulcères que Marcano[1] a trouvés chez les cardiaques et Cartaz[2] chez les albuminuriques sont de même ordre : l'œdème qui dissocie les faisceaux cellulaires et les trames du derme, le sang altéré qui arrive aux cellules favorisent la gangrène moléculaire. N'en est-il pas de même pour les solutions de continuité inguérissables qui viennent fondre sur les cicatrices et en particulier sur celles qui succèdent aux brûlures et aux gelures? Ce tissu mince, tendu, privé de glandes, mal irrigué et où les terminaisons nerveuses sont rares, peut-il se défendre et réparer les accrocs qu'il subit?

Enfin, n'est-ce pas là encore l'histoire des ulcères trophiques dont l'étude commence à se dégager des obscurités primitives? Des pertes de substance torpides, sans tendance à la cicatrisation ont été reconnues à la suite de lésions des nerfs, contusions, sections incomplètes, névrites diffuses ou même de lésions de l'axe cérébro-spinal dans les scléroses médullaires. Nepveu a donné une bonne description des ulcères dans la paralysie atrophique de l'enfance; les téguments mal nourris des membres paralysés sont le siège de pertes de substance dont l'atonie est caractéristique. Lorsque Nepveu publiait ses observations, nous étions, de notre côté, frappé de la facilité avec laquelle les appareils les mieux appliqués, à compression modérée et méthodique, produisent des eschares étendues et de guérison malaisée au pied, à la jambe des individus atteints de paralysie infantile. Dans le redressement des membres, après ténotomie pour pied bot paralytique, il faut multiplier les précautions si l'on veut éviter un accident que, pour notre part et bien qu'averti par une première expérience, nous avons essuyé deux fois.

Donc, pour résumer en quelques propositions notre exposé pathogénique, nous dirons : toutes les fois qu'une cause locale ou générale, affaiblit la résistance des tissus par une nutrition insuffisante ou viciée, les éléments anatomiques sont à la merci de la première attaque; le moindre traumatisme, la plus légère inflammation, il n'en faut pas plus pour les tuer et les couches voisines ne possèdent pas une vitalité suffisante pour réparer le dommage, la perte de substance ne présente aucune tendance à la cicatrisation. En fait, par les altérations profondes qu'il provoque dans les artères, les veines, les nerfs, les téguments, surtout au niveau du membre inférieur, l'arthritisme prédispose la jambe au processus ulcératif. Les causes de nutrition vicieuse des tissus s'enchevêtrent alors à tel point qu'il est difficile de décider celle qui a pu donner le branle ou jouer le rôle prépondérant. Quant aux causes occasionnelles, leur insignifiance est d'autant plus grande, leur rôle d'autant plus effacé que les

(1) MARCANO, Des ulcères dans les maladies du cœur. In Bull. de la Soc. anat., p. 641, 1876.
(2) CARTAZ, Sur les ulcères des jambes chez les albuminuriques. In France méd., p. 285, 1877.

[P. RECLUS.]

tissus sont plus altérés : une égratignure, le frottement d'un vêtement, l'impression du froid, un simple écart de régime, en voilà assez pour déterminer l'apparition de l'ulcère.

Anatomie pathologique. — Nous ne connaissons pas ou nous connaissons mal les modifications intimes subies par la peau où l'ulcère va se développer : Billroth dit qu'elle est rouge, enflammée, sensible à la pression ; elle est épaissie, infiltrée de sérosité ; les cellules molles de la couche de Malpighi prolifèrent, mais elles ne se kératinisent plus comme à l'état normal et l'épiderme, mince et fragile, parfois soulevé par quelque vésicule ou quelque phlyctène, se déchire en laissant à nu une couche papillaire suintante et suppurante. Les sécrétions se dessèchent ; elles forment une croûte brune sous laquelle s'accumule le pus, et qui, en tombant, montre l'exulcération plus profonde et plus étendue. L'ulcère s'organise peu à peu, et, les lésions qu'on observe, nous les avons constatées souvent au microscope sur des coupes d'ulcères de jambe, à peu près les seuls dont on ait étudié la texture.

La peau, le tissu cellulaire, l'aponévrose, le périoste lui-même, forment une couche unique, homogène, d'aspect lardacé qui mesure 8 à 10 millimètres. La rupture des capillaires y est fréquente, aussi trouve-t-on çà et là des suffusions sanguines, des îlots rouges, parfois des caillots. Sur une coupe qui comprend toute l'épaisseur, on aperçoit la couche des bourgeons charnus, rares ou nombreux, grêles ou exubérants, puis, au-dessous, une masse translucide composée d'éléments embryonnaires parcourus par des anses vasculaires nombreuses, des fibres conjonctives rares et de la substance amorphe en abondance. Les glandes sudoripares et sébacées ont disparu, noyées dans la néoplasie chronique.

Aux environs de l'ulcère on trouve des modifications : la peau, dit Gibson, possède des couches différentes, mais la texture en est altérée : l'épiderme est épaissi, les papilles sous-jacentes sont hypertrophiées, le derme est parcouru par un réseau capillaire plus dilaté et les mailles sont encombrées de cellules embryonnaires qui témoignent de la propagation inflammatoire. Les glandes des téguments ont disparu ou sont atrophiées. Les artères du membre malade, celles surtout qui avoisinent la perte de substance, sont athéromateuses et, dans 9 autopsies, 6 fois les dégénérescences et les incrustations avaient été rencontrées. On a invoqué l'âge des malades et prétendu qu'il ne s'agissait que de cet athérome si fréquent chez les vieillards. Mais l'examen de sujets plus jeunes, chez qui l'altération des artères a été constatée, enlève toute valeur à cette objection.

Nous ne parlerons pas des lésions veineuses, des varices trop importantes pour être décrites en sous-ordre ; elles auront ailleurs leur description spéciale ; nous serons bref sur les dégénérescences nerveuses que Quénu lui-même, le premier auteur à qui nous en devions une étude complète, analysera dans le deuxième volume de ce traité. Disons pour mémoire que l'on trouve, tantôt un épaississement peu considérable du tissu conjonctif périfasciculaire, tantôt une sclérose si avancée qu'elle étouffe les tubes nerveux. Cette hyperplasie est provoquée par une dilatation des veines dont les dégénérescences récurrentes descendent de proche en proche jusqu'à atteindre les veinules des cordons nerveux, les vasa-nervorum qui forment parfois au milieu du nerf un véritable tissu caverneux.

[F. RECLUS.]

Les muscles participent à ces dégénérescences. Quénu a montré « que le tissu conjonctif interposé aux faisceaux musculaires est devenu fibro-adipeux ; un grand nombre de faisceaux perdent leur striation et se remplissent d'une substance finement grenue où l'osmium décèle des gouttelettes de graisse ; il n'y a pas d'altération vitreuse. Dans quelques préparations, la prolifération du sarcolemme est évidente. En résumé, il s'agit d'une myosite interstitielle chronique avec infiltration graisseuse et dégénérescence granulo-graisseuse des faisceaux primitifs. » Les aponévroses, le tissu fibreux, les tendons sont parfois altérés et nous relevons un assez grand nombre de cas où il y avait une ossification des gaines aponévrotiques des muscles, de leurs membranes de cloisonnement, des lames fibreuses qui unissent les os et même de l'atmosphère celluleuse qui enveloppe les paquets vasculo-nerveux!

Les hyperostoses consécutives aux ulcères rebelles de la jambe sont connues depuis longtemps ; J.-L. Petit dit déjà que, « quand les ulcères voisins passent un an, les os se carient ». Marjolin avait vu que « lorsque l'ulcère est ancien et profond, souvent le périoste et même que les os situés dans son voisinage sont plus ou moins tuméfiés ». Lallemand, Rigaud, les auteurs du *Compendium*, Follin et Duplay tentent même une courte description de ces altérations osseuses sur lesquelles nous avons publié, en 1875, un mémoire étendu basé sur une série d'observations personnelles et sur les pièces déposées par L'Herminier au musée Dupuytren, et qui ont trait à des tibias et des péronés de nègres amputés pour des ulcères rebelles.

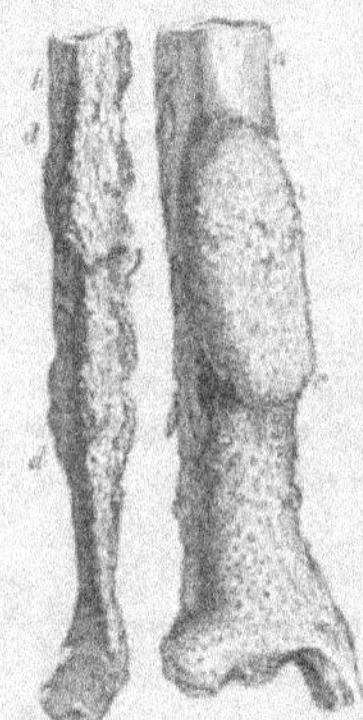

Fig. 14. — Hyperostose du tibia et ostéophytes du péroné développés sous un ulcère de la jambe. (Musée Dupuytren.)

L'ostéite destructive est rare : sur 21 pièces, nous n'en trouvons que 5 où l'ulcère ait provoqué une perte de substance de l'os. Dans un cas, les deux tiers de la circonférence diaphysaire étaient résorbés ; le canal central était ouvert. Dans les 18 autres pièces, l'ostéite était productive. Mais tantôt, et le plus souvent, les parties néoformées de l'os sont spongieuses et d'un tissu raréfié, tantôt il s'agit d'une véritable ostéite condensante. Ainsi, dans deux cas de L'Herminier, l'os est lourd, compact, éburné ; les parois mesurent de 8 à 16 millimètres, le canal médullaire est rétréci sans être oblitéré. Dans une de nos observations, la distance qui séparait la moelle de la surface était de 14 millimètres. Aussi devons-nous conclure que si, d'ordinaire, la diaphyse est raréfiée, il existe des faits où l'ulcère a déterminé une ostéite condensante.

Le plus souvent on trouve, au-dessous de l'ulcère, une saillie oblongue qui dessine en les exagérant les contours de la perte de substance ; elle forme un plateau irrégulier dont le tissu est aréolaire, un peu raréfié ; sur d'autres pièces, le tibia est spongieux et comme soufflé ; les diamètres sont agrandis par les assises régulières que la périostite chronique a déposées ; il est alors fusiforme, souvent triplé de volume, et, sur les points renflés, la surface est tantôt recouverte d'ostéophytes semblables à des aiguilles, des gouttes de cire, des lamelles à bords aigus, des massues ou des gourdes, et qui hérissent le tibia et le péroné comme si ces os, enduits d'une substance visqueuse, avaient été plongés dans un amas de ces néo-formations ; tantôt plane, criblé de trous, il rappelle un madrépore ou une fine éponge. Chez un individu amputé pour un ulcère vieux de six années et rebelle à tout traitement, les parties molles de la jambe semblent faire défaut; le tibia, démesurément grossi est fusionné avec le péroné, et lorsqu'on examine la coupe transversale au niveau du trait d'amputation, on aperçoit des canaux qui logent les vaisseaux, les nerfs, les tendons et les muscles; les aponévroses, les ligaments interosseux, les gaines des vaisseaux et des nerfs, les lames intermusculaires incrustées de sels calcaires convergent et vont se confondre avec le massif osseux central.

Symptômes. — Le début des ulcères varie selon la cause qui provoque leur apparition : une écorchure banale qui ne guérit pas, une varice qui s'enflamme, un abcès qui s'ouvre, une éruption cutanée, une phlyctène, une pustule d'ecthyma qui soulève et détruit l'épiderme. Astley Cooper signale un mode d'invasion différent et qui est loin d'être rare : sur les téguments blafards et œdémateux, ou, plus souvent, rougis, violacés, ecchymotiques et modifiés par des éruptions eczémateuses successives ou des troubles circulatoires anciens, on voit de petites taches rougeâtres, parfois nombreuses et séparées à peine par une bande de peau moins altérée. Ces taches deviennent livides, puis noires; ce sont de minimes eschares qui s'éliminent; la première poussée inflammatoire, une lymphangite, un érysipèle détruit les téguments intermédiaires et réunit toutes ces petites plaies gangréneuses. Mais qu'il s'agisse à l'origine d'un traumatisme, d'une phlegmasie ou de ces plaques gangréneuses disséminées, la perte de substance s'agrandit et prend un aspect caractéristique.

Le fond de l'ulcère est alors gris, terne, pâle, tapissé de bourgeons charnus; tantôt grêles, tantôt volumineux et mous, ils sont parfois ecchymotiques et leur coloration vineuse contraste avec l'aspect lardacé des parties avoisinantes; leur exubérance inégale crée des anfractuosités, des dépressions remplies d'une matière pultacée et diphtéroïde. Mais elles peuvent se déterger sous l'influence du repos et d'un traitement approprié; les fongosités se détruisent et au-dessous se forme une membrane veloutée et papillaire; parfois celle-ci s'enflamme, devient aride et sèche, puis laisse suinter une substance ichoreuse, sanguinolente, putride et d'une odeur nauséabonde. Rien n'est plus variable que cette surface ulcérée, soumise à toutes les fluctuations que lui impriment la marche, la station verticale longtemps continuée ou même l'état de santé et de maladie; sous l'influence d'un simple embarras gastrique, on voit le fond tomenteux devenir sec et livide. Les bords qui circonscrivent l'ulcère se montrent en général réguliers, peu découpés, sans indentations; ils sont saillants, épaissis en forme de bourrelet et surplombent le fond de la perte de substance. Il est rare de les trouver minces et décollés, du moins dans les ulcères variqueux et trophiques dont il a été question, car la minceur et le décollement sont de règle dans les ulcères tuberculeux. Lorsque survient une poussée inflammatoire, les bords se boursouflent, se soulèvent et la perte de substance semble plus profonde qu'elle ne l'est en réalité. Que cette turgescence œdémateuse se dissipe sous l'influence du repos, les bords s'affaissent, et l'ulcère, au premier aspect, si fortement accusé, se trouve presque à fleur de tégument.

Au delà des bords, les tissus sont altérés et la peau qui limite l'ulcère est épaissie; sa trame conjonctive sclérosée a étouffé les glandes sudoripares et l'appareil pilo-sébacé. Aussi, sa surface est glabre dans une zone assez étendue; plus loin, les poils sont souvent hypertrophiés et les ongles des orteils exubérants et déformés. Rien n'est plus variable que la coloration des téguments, modifiés presque toujours par des éruptions eczémateuses; ils sont blancs parfois, mais d'ordinaire bruns, pigmentés, parsemés de ces taches jaunes, fauves ou rouges décrites par Verneuil. L'adhérence et la rigidité des téguments sont telles que le membre semble enveloppé « d'une gaine de cuir ». Les séreuses doublées de néo-membranes ne laissent qu'un jeu limité à leurs tendons. Il n'est pas jusqu'aux articulations voisines qui ne soient atteintes : la jointure tibio-tarsienne peut voir sa synoviale indurée et fongueuse et son cartilage diarthrodial se résorber.

L'ulcère ainsi constitué peut siéger en un point quelconque de la jambe, mais on le trouve le plus souvent dans la moitié inférieure et vers la face interne; son étendue varie de quelques millimètres de diamètre à ces énormes pertes de substance qui dénudent une partie de l'organe; lorsqu'il entoure le membre, formant autour de lui une sorte de bracelet, saignant et fongueux, lorsqu'il est « annulaire » ou « circonférentiel », sa gravité devient extrême, car en pareil cas on ne doit guère compter sur la cicatrisation : cette surface suintante, ichoreuse, sur laquelle peuvent s'abattre tant de complications, nécessite trop souvent une intervention radicale, l'amputation. Heureusement de telles dimensions sont rares; en général, les ulcères sont arrondis, elliptiques, à grand diamètre vertical.

La température au niveau de l'ulcère a été étudiée par Auzilhon [1], qui aurait constaté une élévation de 1/2 degré pendant la période inflammatoire et un abaissement, par rapport au membre du côté opposé, lorsque l'ulcère est à la période d'état. Mais les recherches poursuivies depuis par Schreider n'ont donné que des résultats contradictoires. Il n'en est pas de même des troubles sensitifs étudiés par Terrier [2] et par ses élèves Séjournet [3] et Schreider [4]. L'exploration de la surface ulcérée est difficile et ne donne que des renseignements incomplets; quelquefois, dit Terrier, la piqûre ne détermine pas de douleur, tandis que la pression avec le doigt ou la tête d'une épingle éveille une souffrance nette. Autour de la perte de substance, la sensibilité est émoussée ou abolie; quelquefois les perceptions sont retardées et les malades se trompent sur le point de départ de la sensation : une piqûre peut être rapportée à 10 ou 15 centimètres de son siège réel.

Mais si la sensibilité à la douleur est peu troublée ou même ne l'est pas du tout, il n'en est point ainsi pour les sensations thermiques dont les variations sont constantes. Les corps chauds provoquent bien une sensation de brûlure, mais avec un retard dans la perception; les corps froids paraissent chauds dans une zone d'étendue variable autour de l'ulcère. La sensibilité tactile est souvent altérée. « Pour l'explorer, il faut toucher légèrement avec un objet de petit volume et, cela, sans exercer aucune pression, car on réveillerait la sensibilité profonde qui est presque toujours normale ». D'après Terrier, la cicatrice qui succède à la perte de substance est le siège de phénomènes identiques, et l'on observe les mêmes troubles de sensibilité, à un degré moindre, il est vrai. De même, on en a constaté l'existence sur la peau prête à s'entamer : non seulement ils accompagnent le processus ulcératif, mais ils le précèdent et lui survivent.

[1] AUZILHON, *Introduction à l'étude de l'ulcère simple.* Paris et Montpellier, 1868.
[2] TERRIER, *Éléments de pathologie chirurgicale générale*, p. 656.
[3] SÉJOURNET, Thèse de Paris, 1877.
[4] MICHEL SCHREIDER, *Pathogénie des ulcères idiopathiques de la jambe.* Thèse de Paris, 1887.

L'analyse prouve « que la sensibilité tactile est rarement modifiée, la sensibilité à la douleur l'est déjà plus souvent et la sensibilité thermique plus fréquemment encore. En effet, ces trois ordres de troubles sensitifs représentent les degrés successifs d'altération de la sensibilité ; les troubles de la sensibilité thermique constituent le premier et, ceux de la sensibilité tactile, le dernier degré qui traduit une altération profonde des nerfs. Sur un même ulcère, on peut quelquefois observer trois zones dont l'une, centrale, ne dépassant guère le voisinage des bords, a perdu sa sensibilité tactile ; une autre placée immédiatement en dehors, mais déjà moins profondément altérée, présente de l'analgésie ; enfin une troisième, plus extérieure et plus étendue, n'offre que des troubles de la sensibilité thermique. »

Les ulcères ont une marche irrégulière. En général, ils évoluent sans douleur et ne gênent les malades que par une certaine lourdeur du membre, des saignements au moindre traumatisme et surtout par un suintement ichoreux et fétide. Ils persistent avec des alternatives d'amélioration et d'aggravation : sur les bords, un liséré cicatriciel dont l'extension rétrécit la perte de substance, s'agrandit et gagne vers le centre lorsque la santé générale du sujet s'affermit

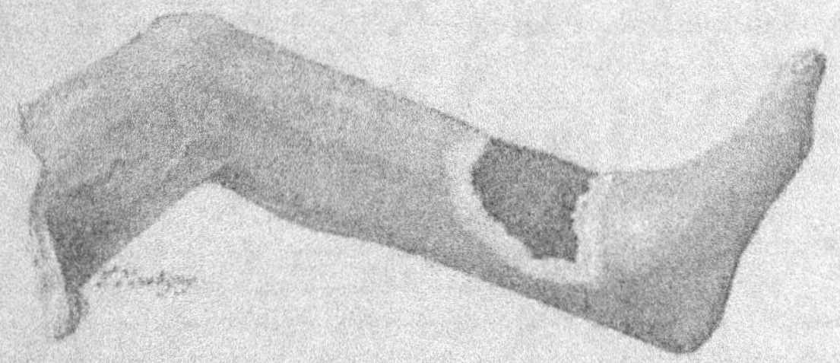

Fig. 15. — Ulcère de la jambe en voie de cicatrisation, et rétréci déjà par la progression du liséré épidermique. La jambe est déformée par une énorme hyperostose.

et que sa jambe est maintenue dans le repos horizontal, tandis que ce même liséré se détruit au moindre prétexte, au plus léger accès de fièvre ou si le patient se livre à un exercice plus fatigant. Cependant la réparation totale peut se faire : il se forme une cicatrice blanche, lisse, glabre, sèche, unie à l'os sous-jacent et dont la pâleur contraste avec la pigmentation de la peau voisine, épaisse, brune ou noire, souvent eczémateuse et recouverte de croûtes et d'amas épidermiques. Parfois la guérison spontanée a été le fait d'un érysipèle et, parmi vingt autres observations, nous citerons celle de Nicholls qui vit un ulcère vieux de quinze ans se cicatriser à la suite d'un érysipèle phlegmoneux.

Variétés et complications. — Les ulcères ont de nombreuses variétés : ceux que nous venons de décrire sont, en définitive, les ulcères variqueux de la jambe que A. Broca subdivise en ulcères variqueux *simples* « dus à la seule alliance des actions extérieures et des troubles nutritifs du membre », et les ulcères variqueux *hybrides* où intervient l'état général du sujet, « Les premiers siègent ordinairement en bas et en dedans ; leur forme est elliptique, à grand axe vertical ; leurs bords indurés et soulevés se continuent par une pente douce avec un fond gris et sanieux ; enfin, ils sont le plus souvent uniques.

Les ulcères hybrides sont multiples, à bords nets et arrondis, quelquefois accompagnés de cicatrices lisses, régulières, pigmentées, qui ne sont pas localisées à la face inféro-interne de la jambe. Ces aspects sont dus à ce que la perte de substance a pour origine les éléments éruptifs, eczéma, ecthyma, syphilis tertiaire, lésions initiales qu'on distinguera les unes des autres en trouvant, sur le reste du corps, d'autres symptômes cutanés dont l'ensemble sera caractéristique. »

Les ulcères purement *trophiques*, ceux dont la lésion nerveuse originelle n'est ni compliquée ni produite par des dilatations variqueuses des veines et des dégénérescences athéromateuses des artères, ont aussi des caractères spéciaux. Nepven a décrit ceux qui naissent sur les membres frappés de paralysie infantile ; ces ulcérations atteignent aussi bien le pied que la jambe; elles sont en général multiples et débutent souvent par une petite vésicule qui crève en laissant écouler un peu de sérosité sanguinolente; à sa place, on voit une perte de substance circulaire, une exulcération plutôt qu'un ulcère, à bords nets, précis, non décollés, à fond rouge, violacé, peu profond, sans fongosités, presque sans papilles, lisse et régulier. Elles sont indolentes, mais le moindre contact éveille une souffrance vive. Leur marche est chronique; cependant, elles peuvent se fermer, et les cicatrices qui les recouvrent ressemblent à celles des brûlures superficielles.

D'autres variétés tiennent à des complications qui impriment à l'ulcère un aspect particulier ou une évolution spéciale. Ainsi, la perte de substance est parfois *enflammée* : sous l'influence d'un traumatisme, d'un écart de régime, les bords deviennent rouges, chauds, douloureux, tuméfiés; la peau qui les limite est tendue, luisante, parcourue de stries lymphangitiques; le fond est violacé; les bourgeons charnus sont livides, turgescents, ecchymotiques et donnent du sang et du pus. De petits ulcères apparaissent hors des limites du premier, dont les bords reculent. Quand l'orage est calmé, l'ulcère s'est étendu. Cependant cette inflammation a parfois une heureuse influence; elle peut modifier la vitalité des tissus qui se cicatrisent lorsque le processus phlegmasique est tombé; on cite des faits où un érysipèle, un phlegmon diffus a débarrassé d'ulcères rebelles de la jambe.

La *gangrène* est une complication plus rare; elle frappe les ulcères négligés de malheureux affaiblis par la misère ou sous le coup d'une dyscrasie, albuminurie ou diabète; l'inflammation se déclare et mortifie des plaques cutanées que soulève une sécrétion ichoreuse d'odeur nauséabonde; ces lambeaux sphacélés s'éliminent, au milieu de douleurs vives. D'autres fois, la gangrène prend une forme différente : des masses pultacées, des fausses membranes épaisses recouvrent les fongosités; celles-ci se désagrègent pour devenir un putrilage sanguinolent qui creuse l'ulcère et en mine les bords; ils se décollent et reculent. Le *phagédénisme* est une sorte de gangrène : en quelques jours, parfois en quelques heures, l'ulcère gagne de proche en proche; il détruit tous les tissus qu'il rencontre; sa marche est si rapide que les vaisseaux cutanés sont ouverts avant qu'un caillot en ait oblitéré la lumière, et des hémorragies en sont la conséquence.

Dans les vieilles nosographies, on insiste sur les ulcères *atones*, ceux dont le fond est lisse, blafard, pulpeux, grisâtre, sans bourgeons charnus et dont le liséré reste stationnaire; sur les ulcères *calleux* que caractérisent les bords saillants, durs, infiltrés : une prolifération abondante des cellules épithéliales et des

éléments du derme a dû se faire qui surélève les lèvres au-dessus du fond de la
perte de substance ; celle-ci se tapisse de plaques cicatricielles entre lesquelles
s'ouvrent des crevasses d'où s'écoule un liquide incolore : sur les ulcères *vermi-
neux*, ceux dans lesquels des insectes ont déposé leurs œufs et où des larves
se développent. Mais ces complications sont devenues rares dans nos villes
où la misère et l'incurie sont grandes, mais où l'hospitalisation plus large
recueille les malheureux atteints d'ulcères avant que les altérations soient devenues si profondes.

Les ulcères *irritables* se caractérisent par leur hyperesthésie ; le moindre frottement, le simple contact y réveille des douleurs vives ; la peau avoisinante est
le siège d'une sensibilité exquise. On les rencontre chez les femmes impression-
nables et nerveuses, et peut-être faut-il appliquer à ces ulcères ce que Broca
disait des mamelles : « Ce n'est pas l'ulcère, c'est la femme qui est irritable. »
Ajoutons que les ulcères sont appelés *fongueux* lorsque, de leur fond, s'élèvent des
bourgeons charnus volumineux, mous et pâles ; *hémorragiques* lorsque la surface saigne facilement. Chez tous, quelle qu'en soit la variété, des traînées de
lymphangite naissent souvent autour de la perte de substance et provoquent des
engorgements ganglionnaires dans la région inguinale et crurale. La stase lymphatique et l'œdème veineux amènent aussi un épaississement, une hypertrophie
qui s'étend à tout le membre, atteint d'une véritable éléphantiasis.

Diagnostic. — Le diagnostic de l'ulcère s'impose, et on ne saurait confondre
avec aucune autre affection les pertes de substance fongueuses, sans tendance
à la cicatrisation et que l'on observe au membre inférieur. Tout au plus la
difficulté commence-t-elle lorsqu'on veut établir leur origine et distinguer
l'ulcère simple des ulcères symptomatiques. Encore un examen rapide permet-il
souvent de déterminer la lésion profonde dont les ulcères *symptomatiques* traduisent l'existence : l'exploration avec le stylet révélera un séquestre adhérent
ou mobile, une carie, un corps étranger qui s'oppose à la réparation des tissus
et entretient la suppuration ; aussi bien que les foyers osseux nécrosés, on saura
reconnaître les altérations articulaires de la tumeur blanche.

Les ulcères *diathésiques* réclament parfois des recherches minutieuses :
cependant ceux que provoque la syphilis, et qui résultent de la fonte des
gommes ont des caractères particuliers : ils sont multiples, profonds, à bords
taillés à pic ; leur fond jaunâtre est dû à une substance dont l'aspect bourbillonneux est caractéristique ; la peau et le tissu cellulaire, les muscles sont
entamés. En d'autres points du corps, des signes non douteux de vérole viennent
ajouter leur attestation. L'application d'un traitement approprié, des lotions
au sublimé corrosif, des emplâtres de Vigo, l'iodure de potassium à dose quotidienne de 5 à 8 grammes, et au besoin les frictions mercurielles, prouveront
l'origine syphilitique de l'ulcère par la détersion rapide de sa surface et sa
prompte guérison.

Les ulcères *scrofuleux* ou *tuberculeux* ont aussi leur aspect particulier ; ils
sont atones, mal bourgeonnants, à bords décollés et bleuâtres ; presque toujours
ils coexistent avec quelque lésion actuelle ou ancienne, stigmate irrécusable
de la strume. Les ulcères *scorbutiques* se caractérisent par des taches de
purpura, les hémorragies, l'état des gencives. En dehors de leur caractère
gangréneux et de leur apparition à la suite d'un phlegmon ou d'un anthrax,
ceux dont le *diabète* est la cause ont, comme signe pathognomonique, la pré-

sence du sucre dans l'urine. Nous pourrions signaler certains ulcères *professionnels*, mais leur description sera mieux à sa place lors de l'étude des maladies de la peau.

Une confusion est possible : on sait que la surface bourgeonnante de l'ulcère est parfois soulevée par des saillies osseuses, de véritables exostoses de forme et de volume variables. Nous en avons montré des exemples dans notre description anatomo-pathologique. Or Verneuil (¹) a signalé des lésions syphilitiques bizarres qu'il a nommées *ulcus elevatum tertiaire*. Comme nos exostoses l'*ulcus elevatum* apparaît sur les ulcères de la jambe; comme elles, il est recouvert d'une surface bourgeonnante, mais il s'en distingue « en ce que le mal débute par des ulcérations de petite étendue dont quelques-unes se ferment et dont les autres se réunissent en plaies plus ou moins larges. Le fond de la solution de continuité s'élargit, végète; alors prend naissance une tumeur indolente à surface recouverte de bourgeons d'assez bonne apparence, à base adhérente aux parties sous-jacentes, ferme, élastique, mais non point de consistance osseuse ». Ce caractère, joint à l'action du traitement spécifique, suffira pour établir le diagnostic.

Nous avons vu que nos ulcères « simples », catégorie disparate et arbitraire, comprennent les ulcères variqueux simples, les ulcères variqueux hybrides, les ulcères trophiques proprement dits, ceux qui apparaissent sur les cicatrices étendues et compliquent les cals vicieux des fractures de jambe mal consolidées : on devra distinguer chacune de ces variétés, car le traitement n'est pas identique pour tous et le pronostic diffère quelque peu. L'absence ou la présence de dilatations veineuses, l'intégrité des artères ou leur dégénérescence athéromatheuse, l'exploration de la sensibilité et l'état des nerfs qu'elle révèle, l'examen minutieux des tissus, l'aspect même de la perte de substance seront autant d'indications pour guider dans ce diagnostic.

Traitement. — S'il est vrai que l'ulcère simple est le plus souvent un produit de la diathèse arthritique, il paraîtrait raisonnable de s'adresser d'abord à l'état général. Mais lorsqu'on songe d'autre part que, pour amener la perte de substance, celui-ci a dû provoquer de graves lésions, des varices, de la sclérose des cordons nerveux, de l'athérome des artères, on doute de l'efficacité des médicaments; de fait, l'opium conseillé par Fayrer (²), la térébenthine, l'iodure de potassium à la dose de 3 à 6 grammes n'ont donné de résultats qu'à leurs promoteurs. A cette heure, on laisse de côté ce genre de thérapeutique, et nous n'avons plus recours qu'au traitement local.

Une des premières indications est le repos du membre et le repos de l'ulcère. Le repos du membre ne s'obtient qu'au lit, avec le décubitus horizontal. Gerdy insiste pour que la jambe malade soit plus haute que le tronc et soulevée par des coussins ou par un mode de suspension quelconque. Le sang artériel arrive plus difficilement jusqu'au pied, le sang veineux regagne plus facilement le cœur; on évite la stase si fréquente dans les réseaux vasculaires altérés, et l'œdème qui en est la conséquence. Lorsque la perte de substance est limitée, lorsque la nutrition des tissus n'est pas trop compromise, le repos du membre et son élévation suffisent pour amener la guérison. Mais il faut éviter d'irriter

(¹) VERNEUIL, Sur l'ulcus elevatum tertiaire. In *Gaz. hebd. de méd. et de chir.*, p. 51, 1877.
(²) FAYRER, *Med. Times and Gaz.*, 1867.

[P. RECLUS]

la perte de substance et, pour ne pas troubler l'organisation de la membrane granuleuse, « on ne déshabillera pas trop souvent l'ulcère », comme disait Ambroise Paré.

Les applications locales varieront suivant la variété de l'ulcère, ses complications et son étendue. Lorsque les malades arrivent à l'hôpital, la perte de substance est presque toujours enflammée : le repos et l'élévation du membre sont déjà efficaces pour combattre cette phlogose, mais la marmite de Championnière et ses pulvérisations phéniquées rendent alors les plus grands services : Gilles de la Tourette (¹) a insisté sur leur heureuse influence et, pour notre part, dans notre service, nous commençons par elles le traitement des ulcères de jambe : l'inflammation tombe, la surface se déterge, les sécrétions fétides s'arrêtent, les bords s'affaissent, les substances concrétées sur la peau avoisinante se détachent et la perte de substance est plus apte à bénéficier des applications qu'on peut faire à sa surface.

Celles-ci dépendent de la vitalité de la membrane granuleuse : lorsque les bourgeons sont rares, mous, blafards, lorsque l'ulcère est « atonique », il faut l'exciter par des pansements appropriés ; l'ancienne pharmacopée se servait de drogues, l'onguent styrax, par exemple, qui n'étaient pas sans valeur : le baume du Commandeur, l'essence de térébenthine ont eu leurs partisans. Mais, à cette heure, lorsque l'ulcère est petit, à surface peu anfractueuse, c'est au nitrate d'argent qu'on a le plus souvent recours ; si, au contraire, il est étendu, anfractueux, à couche lardacée épaisse, la lame rougie du thermocautère légèrement appliquée sur les points les plus saillants a la plus heureuse influence : une eschare superficielle se forme, qui tombe au bout de vingt-quatre ou quarante-huit heures, et montre, au-dessous, une membrane plus vivante. Ces cautérisations devront être répétées plusieurs fois.

Lorsque l'ulcère est recouvert de masses fongueuses exubérantes, on peut recourir au thermocautère pour détruire les bourgeons blafards qui n'ont aucune tendance à l'organisation. Le sulfate de cuivre et l'acide chromique, le permanganate de potasse, le tartrate ferrico-potassique donneraient alors d'excellents résultats. Nous ne saurions trop recommander les lotions d'eau chaude : deux ou trois fois par jour, le membre où siège l'ulcère sera plongé dans un bain dont on élèvera la température jusqu'à ce qu'elle atteigne 50 et 55 degrés, suivant la tolérance du malade ; dans les régions où les bains locaux sont difficilement applicables, on mettra sur la surface fongueuse des compresses de tarlatane imbibées d'eau, toujours à la température de 50 et 55 degrés ; les séances devront durer de dix minutes à un quart d'heure.

Ces lotions chaudes modifient la surface de l'ulcère ; il prend une coloration rosée et son liséré cicatriciel s'accroît. Lorsque le branle est donné à l'épidermisation, nous insistons sur la compression. Autrefois, pour la pratiquer, on avait recours au pansement de Baynton : des bandelettes de diachylon ou d'emplâtre de Vigo sont imbriquées sur la perte de substance ; elles ont la double fonction d'exciter la couche granuleuse et d'exercer une compression méthodique. Ce procédé, importé d'Angleterre par Roux en 1814 et vulgarisé par Philippe Boyer, est classique dans les consultations de nos hôpitaux. Mais il perd du terrain, car les cautérisations, l'eau chaude, le sulfate de cuivre, le

____

(¹) GILLES DE LA TOURETTE, *De la guérison des grands ulcères de jambe par les pulvérisations phéniquées*, in *Revue de chirurgie*, p. 508, 1886.

[P. RECLUS.]

permanganate de potasse sont de meilleurs excitants et nous avons des moyens plus sûrs pour exercer la compression.

En effet, le docteur Henry-A. Martin (¹) (du Massachusetts) a proposé la bande élastique ; il la prend longue de 3 à 4 mètres et large de 75 millimètres. « A l'une

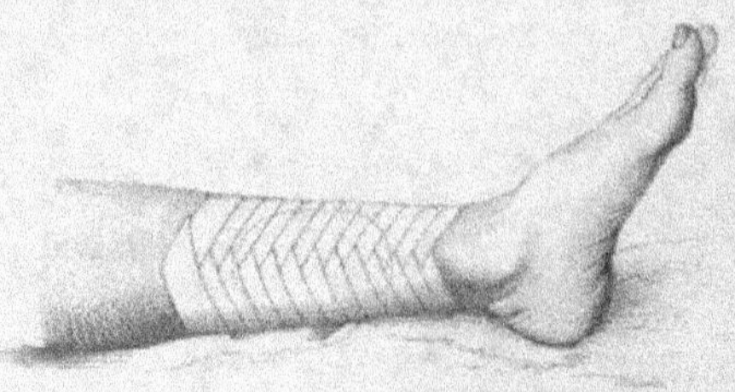

Fig. 16. — Application méthodique de bandelettes compressives à la surface d'un ulcère indiqué par une ellipse pointillée.

des extrémités, on fixe quelques centimètres d'un épais tissu de fil et à celui-ci sont cousues deux fortes attaches de 45 centimètres de longueur. Son mode d'application est simple : le malade doit la mettre le matin, avant toute occupation, avant que les veines de la jambe se soient distendues sous le poids de la colonne sanguine qui les remplit. Il vaut mieux l'appliquer au lit en la serrant juste assez pour qu'elle ne glisse pas. Dès que le pied repose sur le sol, la jambe augmente de volume, par afflux du sang dans les veines, de façon qu'elle se trouve suffisamment serrée par la bande ; celle-ci reste en place toute la journée, quel que soit le genre d'exercice ou de travaux du malade. Pour entourer la jambe, on fait un tour au-dessus des malléoles, puis un tour en étrier sous le pied et de là on remonte sur la jambe en spirales successives jusqu'au genou ou au-dessus, chaque tour couvrant le précédent de 15 à 20 millimètres.

« Le soir, quand le malade se déshabille, il enlève la bande et essuie sa jambe ; il place sur l'ulcère un pansement qu'il fixe par quelques tours de bande ordinaire. La bande en caoutchouc est lavée et mise à sécher pour le lendemain.... Le traitement consiste donc à porter toute la journée la bande aussi longtemps qu'on marche ou qu'on se tient debout. Quand on l'enlève, le soir, on la trouve saturée d'humidité ; la plaie a donc été dans un bain humide, chaud et absolument à l'abri de l'air, ce qui représente les meilleures conditions possibles pour favoriser le développement des bourgeons charnus et la cicatrisation. En outre, une compression égale, modérée et soutenue a resserré les vaisseaux distendus ou affaiblis et prévient ainsi la turgescence veineuse, cause si fréquente de la nutrition mauvaise de la peau. »

Nous avons eu souvent recours à cette méthode et nous la trouvons excellente ; nous la complétons matin et soir par un bain ou des lotions d'eau à 50 degrés. Elle a sur tous les autres traitements l'avantage de ne pas interrompre la vie sociale et ne nécessite pas le repos au lit. Mais nos ouvriers ne peuvent pas toujours exécuter ces manœuvres ; aussi, dans quelques cas, lorsque l'ulcère est détergé, appliquons-nous à sa surface une couche d'une pommade qui, pour 40 grammes de vaseline, contient 5 grammes d'acide borique, d'antipyrine ou de salol et 1 gramme d'iodoforme ; je la maintiens par quelques tampons de ouate hydrophile et, au-dessus, je pose un bandage silicaté qu'on refait tous les quinze jours. Comme avec la bande de Martin, les malades peuvent marcher.

Ces méthodes si simples dispensent d'entrer dans la description d'autres médi-

____

(¹) MARTIN, *Transactions of the American medical association*, t. XXVIII, p. 580, 1877.

cations qui ont eu une vogue éphémère : l'électricité préconisée par Spencer Wells, Onimus et Arnold ([1]), mais qui n'a plus de partisans; la cicatrisation sous-crustacée de Bouisson qui semble délaissée ; les incisions circonférentielles de Dolbeau où l'ulcère est cerné par une ou deux séries d'incisions curvilignes qui traversent les tissus jusqu'à l'aponévrose ou jusqu'à l'os; on voit après cette opération — qui agirait, suivant Quénu, en supprimant l'action des nerfs enflammés — les bourgeons charnus devenir plus actifs. Mais cette méthode est brutale et l'on obtient de meilleurs résultats à moins de frais. Enfin nous avons

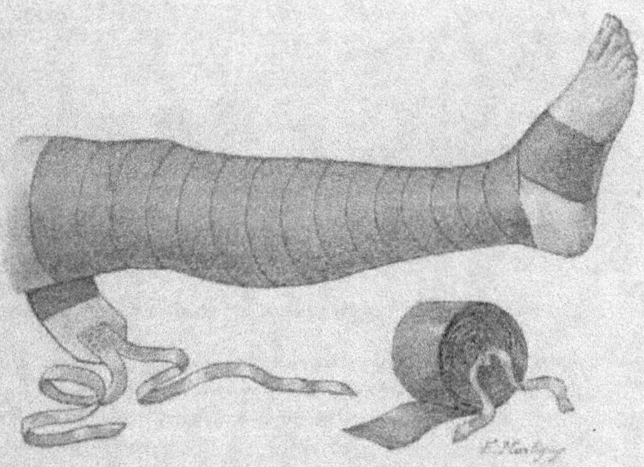

Fig. 17. — Bande de Martin enroulée sur une jambe variqueuse.

en recours bien des fois à la résection de la saphène, selon la méthode de Trendelenburg que nous étudierons à propos des varices.

Depuis les recherches de Reverdin, on use des greffes épidermiques ou dermo-épidermiques; on pratique même de véritables autoplasties pour guérir les ulcères invétérés. Mais elles ne réussissent que si la surface de la perte de substance est bourgeonnante ; aussi faut-il une période de préparation : la jambe sera mise au repos en position horizontale; on excitera la couche granuleuse par des substances appropriées. Puis, lorsque la surface sera détergée, lorsque le liséré cicatriciel commencera à se former, on appliquera les îlots épidermiques et le lambeau de derme, qu'on maintiendra par de la ouate hydrophile imbibée d'une solution de sel marin. Dans des cas plus graves, on aura recours à la greffe italienne qui, dans les mains de Berger, a donné des résultats magnifiques. Mais cette technique des greffes a une trop grande importance pour être ainsi traitée sans détails : nous renvoyons le lecteur au chapitre *Cicatrices* où elle est décrite.

En résumé, pulvérisations phéniquées avec la marmite de Championnière, pour abattre l'inflammation si elle existe et déterger l'ulcère; bains de jambe ou lotions avec de l'eau à la température de 45 à 50 degrés; compression avec la bande de Martin, une pommade antiseptique sous un appareil silicaté, greffes

[1] Arnold, *Contribution à l'étude du traitement des ulcères par l'électricité.* Thèse de Paris, 1877.

pour hâter la cicatrisation lorsque la surface de la perte de substance est recouverte d'une membrane vermeille, et que le liséré épidermique s'accuse sur les bords, telles ne paraissent les phases d'un traitement régulier pour un ulcère variqueux de médiocre étendue.

Il est des cas où toute thérapeutique semble inutile; dès les premiers jours du traitement, on voit l'ulcère se rétrécir et l'on espère; mais, au moindre prétexte, le liséré cicatriciel se fond et on assiste pendant des mois à ces alter-

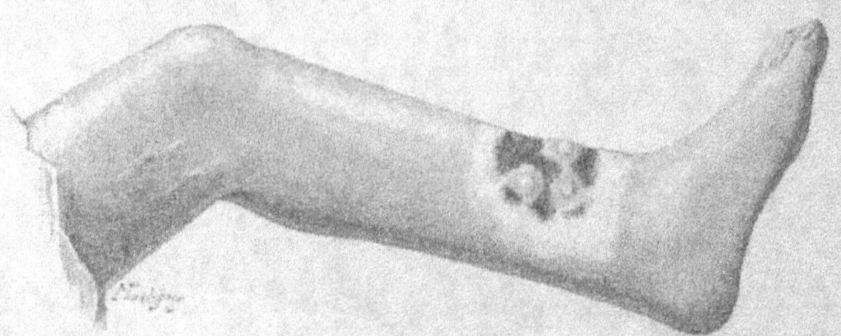

Fig. 18. — Ulcère de la figure 11, en partie comblé par trois greffes dermo-épidermiques.

natives énervantes. Si la résection des veines a été impuissante, si on n'a pu trouver l'étoffe nécessaire pour pratiquer des greffes italiennes, l'amputation est indiquée; elle l'est encore, chez les jeunes sujets, lorsque l'ulcère a provoqué des ostéopériostites, une ossification de tous les tissus de la jambe : la peau distendue et mal nourrie ne peut plus se cicatriser; l'ablation est le seul remède. De même lorsque l'ulcère fait le tour du membre, qu'il est « annulaire », car on ne peut plus compter sur une réparation suffisante des tissus : la membrane cicatricielle, si elle parvenait à se former, ne serait ni durable, ni solide.

IV

FISTULES

On nomme *fistules* des dépressions canaliculées et des conduits anormaux d'origine congénitale ou pathologique. — Si cette définition est vague, elle a le mérite de renfermer tous les cas, tandis que celles de Celse, de Boyer, du *Compendium de chirurgie*, de Follin, qui visent l'ulcération du trajet et sa sécrétion, laissent de côté plusieurs fistules acquises et l'importante classe des fistules congénitales; celles-ci ne sont rien moins qu'un ulcère canaliculé.

Historique. — Hippocrate a laissé un traité des « fistules », mais jusqu'à la fin du XVIIIe siècle, l'étude générale de cette lésion était faite surtout d'après l'histoire particulière de la fistule à l'anus. Les descriptions se précisent avec les recherches de Hunter, le traité de Percival Pott et le mémoire de Marvidez couronné par l'Académie royale de chirurgie. Des travaux d'une

grande importance ont été publiés dans ce siècle : Dupuytren et son élève
Paillard, et plus tard Verneuil et Legros, ont mieux étudié la structure des
conduits canaliculaires ; les fistules congénitales ont été reconnues et décrites
par Dzondi, Duplay, Cusset, Lannelongue, Heurtaux ; enfin, tandis que les
symptômes, l'étiologie et la thérapeutique de chacune des innombrables variétés
de fistules étaient fouillés avec le plus grand soin, de nombreux pathologistes
traçaient avec plus de sûreté et d'ampleur le tableau des fistules en général.

PERCIVAL POTT, Traité de la fistule. In Œuvres chirurgicales, t. II, p. 501, Paris, 1777. —
MARVIDEZ, Mémoire sur les fistules. In Prix de l'Académie royale de chirurgie, t. IV, 1re partie,
1778. — JOURDAN, art. FISTULE. In Dict. des sc. méd. en 60 vol., t. XV, 1816. — DUPUYTREN,
Considérations générales sur les fistules et sur la formation d'un tissu accidentel dans leur
trajet. In Journal univ. des sc. méd., t. X, 1818. — Des trajets fistuleux et des abcès symptomatiques. In Gaz. méd., p. 92, 1835. — Leçons de clin. chir., t. II, p. 148, 1839. — MANJORES,
art. FISTULE. In Dict. de méd. en 30 vol., t. XXIII, 1866. — VERNEUIL, Examen d'un point
d'étiologie des fistules permanentes. In Arch. gén. de méd., t. II, p. 655, 1858, et t. I, p. 65,
1859. — HUETER, Virchow's Archiv, Bd. XXIX, S. 358, 1864. — DESORMEAUX, art. FISTULE.
In Nouv. Dict. de méd. et de chir. prat., t. XIV, 1871. — POZZI, art. FISTULES. In Dict. encycl.
des sc. méd., 4e série, t. II. — CUSSET, Fistules branchiales. Thèse de doctorat, Paris, 1877. —
TERRILLON, Essai sur les fistules congénitales de la région lombo-sacrée. In Revue de chir.,
p. 269, 1882. — LANNELONGUE, Mémoire sur les fistules et les dépressions cutanées congénitales para-vertébrales inférieures. In Bull. et mém. de la Soc. de chir., p. 185, 1882. — PAUL
RECLUS, Fistule congénitale de la région ano-coccygienne. In Clinique et critique chirurgicale,
p. 558, 1884.

Classification. — Les fistules se divisent en deux catégories : les fistules
congénitales et les fistules *pathologiques*. Celles-ci comprennent un certain nombre
de genres, qui, à leur tour, renferment plusieurs variétés différentes. On distingue, dans les fistules pathologiques, celles qui se terminent en cul-de-sac au
milieu des tissus et celles qui communiquent avec
un conduit naturel ou une cavité. Les premières sont
les fistules *borgnes* ou *non communicantes*; les secondes, les fistules *complètes* ou *communicantes*. Ici,
une dichotomie nouvelle : les fistules borgnes sont
idiopathiques, lorsqu'elles succèdent à des abcès, et
symptomatiques, lorsqu'elles sont entretenues par
une lésion profonde, affection osseuse aiguë ou chronique, diathésique ou accidentelle, par la fonte d'un
ganglion, l'exfoliation d'un tendon, l'élimination d'un
dépôt tuberculeux, un corps étranger enclavé dans
les chairs ou le squelette.

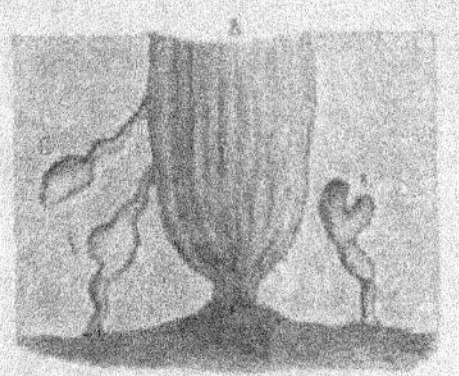

Fig. 19. — Principales dispositions
des fistules à l'anus.

R, rectum. — A, fistule complète
avec renflement au milieu. —
B, fistule borgne interne. —
C, fistule borgne externe avec
bifurcation de son conduit.

La seconde classe des fistules pathologiques, les
fistules *communicantes* ou *complètes*, est la plus importante. On en distingue deux catégories : celles
qui pénètrent dans une cavité séreuse et celles qui s'abouchent à une muqueuse.
Les fistules *séreuses* succèdent à l'ouverture ulcéreuse ou traumatique des synoviales articulaires et tendineuses, des bourses sous-cutanées ; elles sont fréquentes dans les grandes cavités viscérales, la plèvre, le péritoine, où des
inflammations les provoquent ; elles peuvent ouvrir la chambre antérieure de
l'œil à travers la cornée ; le péricarde — et Marjolin en a cité un cas, l'arachnoïde — et Tillaux, dans son *Traité d'anatomie*, parle d'un fait où le liquide
céphalo-rachidien, à la suite de l'ablation d'un polype implanté sur l'ethmoïde,
suintait goutte à goutte dans l'intérieur des fosses nasales et s'écoulait ainsi au
dehors. L'ulcération d'un encéphalocèle pourrait aboutir au même résultat.

[P. RECLUS]

Les fistules *muqueuses* s'ouvrent dans un réservoir ou s'abouchent à un conduit excréteur. Celles-ci sont connues, et l'on trouvera, au cours de cet ouvrage, la description des fistules du canal de Sténon et du canal de Wharton, celles du canal cholédoque, celles de l'uretère et surtout l'urèthre dont la fréquence est grande, les fistules de la trachée, des bronches et du larynx, de l'œsophage, de l'intestin grêle et du gros intestin, du rectum et de la région ano-rectale où on les rencontre souvent : qui parle de « fistule », sans autre désignation, vise les conduits caniculaires succédant aux suppurations péri-anales. Les fistules qui débouchent dans un réservoir sont moins nombreuses : nous avons cependant celles du lac lacrymal, de la vésicule biliaire, du bassinet, de la vessie et de l'estomac. Est-ce dans cette catégorie que nous rangerons les fistules consécutives à certaines tumeurs kystiques enflammées, aux loupes, aux kystes hydatiques, à quelques cancers épithéliaux, à poche purulente ouverte par un trajet caniculé? Nous devions signaler ces lésions, bien qu'elles n'appartiennent pas aux fistules proprement dites.

Les fistules sont à la fois cutanées et muqueuses, car un des orifices vient s'ouvrir au niveau de la peau. Mais il existe aussi des exemples de fistules *bimuqueuses*, fréquentes le long des voies digestives et des voies génito-urinaires : la nomenclature en est longue; ce sont les fistules bucco-nasales, bucco-maxillaires, œsophago-trachéales, broncho-œsophagiennes, laryngo-pharyngiennes, gastro-coliques, gastro-duodénales, cystico-gastriques, cystico-duodénales; puis les fistules recto-vulvaires, recto-vaginales, utéro-vésicales, entéro-utérines, entéro-vaginales, néphro-rectales, néphro-coliques, néphro-duodénales, néphro-gastriques. Ce dénombrement que nous empruntons à Berne (¹), paraît à peu près complet. Disons toutefois que les fistules *lymphatiques*, orifice ouvert sur le trajet d'un vaisseau blanc et qui permet l'effusion de la lymphe au dehors, ne rentrent dans aucune des divisions précédentes et constituent une classe à part.

Restent les fistules *congénitales*, dont l'étude date de ce siècle. Nous citerons d'abord celles qu'on observe autour des fentes branchiales : on les trouve à la face, à la tête, au cou, dans la bouche, sur le trajet connu des arcs branchiaux. Elles peuvent avoir deux origines : provenir de la non-coalescence de deux arcs voisins ou être consécutives à l'ouverture spontanée, inflammatoire ou traumatique, d'un kyste congénital. On a vu de ces fistules compliquer un encéphalocèle, un spina-bifida, des kystes de la queue du sourcil ou de la région sus-hyoïdienne. Nous en avons observé un cas à la suite d'un coup de trocart donné en plein kyste dermoïde du plancher de la bouche.

Luschka en décrit deux catégories : les fistules branchiales situées latéralement et le plus souvent du côté droit; elles sont complètes ou incomplètes et s'étendent de la face au pharynx, à l'œsophage, au larynx, à la trachée, ou s'arrêtent en cul-de-sac, avant d'atteindre ces organes; les fistules de la seconde catégorie, d'ailleurs exceptionnelles, sont médianes et toujours incomplètes; elles glissent sous la peau et dans son épaisseur; leur direction est parallèle à la surface du corps; leur trajet est placé au-dessous du cartilage thyroïde; parfois la fistule est double et les deux trajets, l'un ascendant, l'autre descendant, ont pour origine une ulcération en gouttière du tégument externe; elles renferment soit une bouillie athéromateuse, soit un liquide filant. Pour Luschka,

(¹) Berne, *Leçons de pathologie chirurgicale générale*, t. I, p. 564, 1885.

[P. RECLUS]

ces fistules résulteraient de la formation incomplète de la paroi antérieure du corps. Arndt (¹) repousse cette interprétation; d'après lui, à aucune phase du développement des vertébrés supérieurs il n'existe, en dehors de la bouche, de l'anus et des fentes branchiales, de communication entre les surfaces interne et externe du corps; les fistules congénitales médianes seraient un phénomène d'atavisme « caractérisé par la persistance de la gouttière hypobranchiale de l'amphioxus, des tuniciers et des cyclostomes ».

D'autres fistules congénitales siègent au niveau de l'ombilic et ont pour origine une persistance de l'ouraque. Mais les plus nombreuses se groupent autour du rectum, qui s'ouvre dans le vagin ou dans la vessie par un défaut dans le cloisonnement du cloaque de la période embryonnaire. Ces anomalies ont une importance chirurgicale de premier ordre. Il en est de même des fistules uréthro-cutanés, l'hypospadias du gland, l'hypospadias scrotal et l'épispadias. Dans ces dernières années, Féré, Heurtaux, Terrillon, Monod et Lannelongue ont signalé des dépressions canaliculées souvent multiples, plus ou moins profondes et qui s'enfoncent dans les tissus au niveau de la région anococcygienne. A la même époque, nous avons décrit une fistule congénitale borgne externe, située plus bas, entre la pointe du coccyx et l'orifice anal, dans la raimure interfessière et qui pourrait être confondue avec les fistules acquises de cette région. Depuis, Lannelongue aurait observé un cas analogue.

Anatomie pathologique. — Ces fistules, dont il serait facile d'allonger la liste, n'ont pas toutes une origine commune. Mais, quoique différente parfois, leur pathogénie a pu être ramenée par Pozzi à deux processus, l'un correspondant aux fistules *par défaut de cicatrisation* et l'autre aux fistules *par cicatrisation défectueuse*.

Le premier groupe — fistules par défaut de cicatrisation — renferme toutes les fistules borgnes ou non communicantes, pourvu qu'elles soient acquises et pathologiques. Les ulcères canaliculés consécutifs aux abcès chauds et surtout aux abcès froids, aux lésions osseuses, à l'exfoliation des tendons, aux gommes tuberculeuses et syphilitiques et aux corps étrangers n'ont d'autre origine qu'un arrêt dans le phénomène de réparation : la suppuration s'est creusé un foyer au milieu des tissus; elle s'est avancée vers la peau par un trajet plus ou moins long pour s'évacuer au dehors par un orifice plus ou moins large; si les bourgeons ne comblent pas le foyer, le trajet et l'orifice, si le travail de réparation s'arrête, si la cavité persiste grâce à une des causes que nous aurons à examiner, le mal change de nom et devient une fistule.

Cette terminaison est rare pour les abcès chauds. Dans les inflammations franches, les tissus réagissent par la production de cellules embryonnaires que parcourent des anses vasculaires; la membrane granuleuse s'organise, les parois s'affrontent et la cicatrisation a lieu. Mais il est des cas où le processus s'arrête; chez les individus affaiblis, dans certaines régions peu vasculaires, à la partie externe de la cuisse, par exemple, ou à la partie interne de la jambe, sur la crête du tibia, l'inflammation a détruit la couche cellulaire; la peau dénudée s'applique sur l'aponévrose ou le périoste, membranes difficilement bourgeonnantes; l'adhésion ne se fait pas et une cavité persiste où s'accumule du pus qui sourd par l'orifice ulcéré. Nous venons d'observer deux faits sem-

---

(¹) ARNDT, *Berliner klin. Woch.*, n° 37, p. 741, 1888.

[P. RECLUS]

blables à la suite de furoncles de la cuisse. Au contraire, la fistulisation est de règle dans les abcès froids. Mais ici, outre la nutrition précaire du sujet, deux éléments nouveaux interviennent, et, en premier lieu, la nature de la membrane cavitaire : il ne s'agit plus de bourgeons charnus dont la coalescence avec les bourgeons de la paroi voisine assurera l'oblitération du foyer, mais de fongosités tuberculeuses dont la dégénérescence amène l'agrandissement du foyer morbide. Une matière puriforme est sécrétée sans relâche; elle s'évacue au dehors et voici apparaître la seconde cause de la persistance de la fistule : le liquide séreux sort par l'orifice, et son passage s'oppose à l'oblitération.

Lorsque l'abcès froid est *symptomatique* d'une lésion profonde : ganglion tuberculeux, carie osseuse, nécrose ou séquestre, les conditions sont les mêmes : la fistule s'organise, par où s'évacuent les débris détachés du foyer de mortification. Tout corps étranger incorporé dans nos tissus, écharde, projectile, morceau d'os, lambeau de vêtement, peut être l'origine d'une suppuration intarissable. Celles que nous observons ont souvent pour cause la persistance, dans les tissus, d'un fil infecté au cours d'une opération. Quand le corps étranger est aseptique comme le sont fréquemment les fragments de métal, on le verra pénétrer dans les chairs et s'y enkyster sans provoquer d'inflammation; ainsi les balles de révolver qui restent des années sans réaction dans les muscles, les os, les viscères, cerveau et poumon; les abcès ne se forment, les fistules ne leur succèdent que si le corps étranger entraîne avec lui des germes aptes à inoculer nos milieux organiques.

Nombre de fistules *complètes* ou *communicantes* reconnaissent pour cause le passage de matières qui, par leur influence irritante ou leur action mécanique, s'opposent à la coalescence d'un trajet accidentel. Ainsi s'établit la fistule du canal de Sténon. Une inflammation, un traumatisme a ouvert celui-ci au niveau de la joue; la salive s'engage dans cette voie nouvelle dont elle empêche l'oblitération. Les fistules pyo-stercorales qui aboutissent d'un côté à la peau, de l'autre à l'intestin, ont la même origine : un abcès s'est collecté; il se fraie une double issue vers les téguments et vers l'intestin; les matières fécales solides, liquides et gazeuses pénètrent dans le foyer, puis elles en sortent, entretenant la persistance de l'orifice superficiel, de l'orifice profond et de la cavité intermédiaire. Les fistules lacrymales, celles du bassinet, de l'uretère, de la vessie et de l'urèthre, de la vésicule biliaire, se maintiennent par le même mécanisme.

La persistance de certaines cavités ulcéreuses peut provenir de l'écartement mécanique de leurs parois, grâce à la rigidité des plans sur lesquels celles-ci reposent : si peu que le tissu cellulaire interposé à deux membranes se soit fondu au cours d'une inflammation aiguë, quand ces membranes sont maintenues par des adhérences à des plans osseux, cartilagineux ou aponévrotiques, le contact n'a plus lieu, les bourgeons ne se fusionnent pas et la cavité reste béante. N'est-ce pas ce que l'on observe dans les fistules pleurales? Du côté des viscères, des fausses membranes s'opposent à l'expansion du poumon qu'elles pressent dans la gouttière costo-vertébrale, les éloignant de la paroi thoracique elle-même immobilisée par les côtes. Une cavité se forme où s'accumule le pus, et la fusion des deux feuillets séreux ne se fait pas.

Même pathogénie pour les fistules de l'espace pelvi-rectal supérieur qui s'ouvrent à la marge de l'anus, après un trajet de 8 à 11 centimètres; leur ampoule terminale se trouve au-dessus du releveur de l'anus, au-dessous du cul-de-sac recto-vésical, en avant du rectum, en arrière de la vessie, tous plans fibreux ou musculaires qui ne se prêtent pas à l'adhésion des parois et à la coalescence des bourgeons charnus(¹). Les fistules de la fosse ischio-rectale sont dans le même cas; pour remplir la cavité à murailles rigides laissée par la fonte du tissu graisseux qu'elle contenait avant le développement de l'abcès, il faudrait une plasticité que ne possède pas la région. De là l'extrême fréquence des ulcères canaliculés de la région ano-rectale. Mais n'oublions pas de dire, et nous l'avons établi dans la thèse de Melloche et dans nos cliniques de l'Hôtel-Dieu, que les fistules de l'extrémité inférieure du rectum aboutissent rarement dans la fosse ischio-rectale (²), au contraire de ce qu'affirment nos classiques.

En effet, le plus grand nombre de ces fistules a pour origine les abcès sous-tégumentaires situés au-dessous de la muqueuse, entre celle-ci et le sphincter; elles sont donc intra-sphinctériennes, sous-tégumentaires et n'ont rien à voir avec la fosse ischio-rectale dont les sépare toute l'épaisseur du sphincter. Aussi, pour expliquer l'établissement de l'ulcère canaliculé, ne saurait-on faire intervenir l'existence de parois rigides; c'est une cause nouvelle, l'extrême mobilité des parties enflammées, qui provoque la fistulisation : pendant la défécation, la contraction musculaire vient écarter les surfaces bourgeonnantes, sans cesse distendues par les gaz et les matières fécales; l'adhérence, à chaque instant contrariée, ne peut même se commencer. Voilà pourquoi, dans les abcès sous-tégumentaires, les parois de la collection purulente, bien que juxtaposées, ne se réunissent pas, déterminant ainsi l'organisation de la fistule.

Il est une dernière cause imputable à la structure de la fistule et qui, si elle n'en provoque pas l'apparition, entretient l'ulcère canaliculé et l'empêche de guérir. Les anciens auteurs la connaissaient, tout en attribuant aux « callosités » un rôle supérieur à celui qu'il joue. Lorsqu'une fistule s'est formée, les substances irritantes qu'elle charrie, les matières septiques qui la parcourent, sont une épine inflammatoire retentissant sur les couches sous-jacentes. Les éléments anatomiques s'y multiplient, la diapédèse les infiltre de leucocytes; elles s'épaississent, elles se font plus résistantes; si on saisit entre les doigts une région traversée par une fistule, la peau du scrotum, par exemple, dans les dégénérescences tuberculeuses de l'épididyme, on sent comme un cordon rigide qui passe au milieu des tissus souples pour aboutir de l'orifice cutané au dépôt caséeux profond.

Pozzi en a étudié la texture : « À l'œil nu le tissu est dense, d'un blanc mat, résistant au scalpel, ne fournissant pas de suc à la pression. L'examen histologique montre, à ce niveau, une hypertrophie du tissu lamineux dont les faisceaux entre-croisés sont pauvres en fibres élastiques. Une assez grande quantité de vaisseaux de nouvelle formation apparaissent, au microscope, dans ce tissu qui, à l'œil nu, semblait presque ne point en avoir. En outre, j'ai été frappé de l'énorme quantité de leucocytes qui infiltraient toute la masse de la tumeur inflammatoire chronique. » De telles callosités ne pourraient-elles pas « jouer un rôle actif dans la persistance des trajets fistuleux dont elles maintiennent le trajet béant par la rigidité de leurs parois? » Un cercle vicieux est constitué : les fistules entretiennent les callosités; les callosités, à leur tour, entretiennent les fistules.

Ce n'est pas tout : ces fistules par défaut de cicatrisation peuvent subir une

(¹) Pozzi, *Étude sur les fistules de l'espace pelvi-rectal supérieur*. Thèse de Paris, 1875.
(²) Reclus, *Des différentes formes d'abcès péri-anaux*. In *Clinique chirurgicale de l'Hôtel-Dieu*, p. 302, 1888.

modification remarquable et leurs orifices et leur trajet se couvrir d'un revêtement épithélial continu qui font ressembler à un conduit normal l'ancien ulcère
canaliculé. Les cas en doivent être rares dans les fistules anfractueuses, à longs
diverticules et qui criblent les tissus de leurs multiples galeries; il est probable
que le plus souvent, lorsque cette tendance au développement d'une membrane
épithéliale se manifeste, la néoformation demeure limitée et s'arrête à peu de

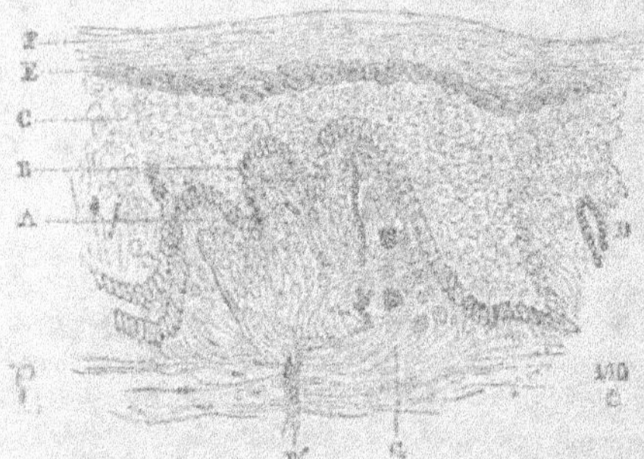

Fig. 20. — Membrane organisée d'un vieux trajet fistuleux.

A, papille embryonnaire avec anses vasculaires. — B, couche profonde du corps de Malpighi formé de
cellules cylindriques. — C, couche de cellules dentelées et engrenées. — D, vaisseaux des papilles. —
D', troncs profonds d'où ils proviennent. — E, couches de cellules cylindriques pigmentées. — F, couches
superficielles de cellules aplaties, à noyau atrophié, et soudées entre elles. — F', tissu conjonctif lâche,
formant des tourbillons autour des vaisseaux.

distance des orifices; il n'en est pas moins vrai que des faits authentiques prouvent la possibilité d'une organisation aussi élevée des tissus inflammatoires :
témoin les examens histologiques de Joseph Renaut et de Legros.

Une pièce fournie par Pozzi « était formée par une tumeur inflammatoire
chronique développée depuis quatre ans autour de fistules multiples de la marge
de l'anus. Le trajet principal était composé de deux parties, distinctes aussi bien
par leur aspect que par leur structure. Un peu plus de la moitié du trajet, —
5 centimètres 1/2 — à partir de l'orifice interne situé à 2 centimètres au-
dessus de l'anus, était lisse et présentait l'aspect des téguments; on pouvait,
en la voyant, comprendre l'hypothèse bizarre de Ribes, qui plaçait le trajet
dans l'intérieur d'une veine. La seconde partie du trajet principal était au contraire rosée, villeuse et d'un calibre irrégulier. Au microscope on constatait
qu'elle était tapissée de fongosités. Sur une coupe des parois de la fistule, pratiquée au niveau de la première partie de son trajet principal, on trouvait un
tissu dermo-papillaire recouvert d'une couche épithéliale stratifiée, représentant
celle qu'on trouve sur la peau. On y distinguait la même disposition des couches:
la couche de Malpighi avec ses petites cellules prismatiques, au-dessus des
cellules polygonales, près des cellules de plus en plus aplaties, enfin une couche
cornée. La surface de revêtement épithélial était à peu près lisse, ne présentant
pas de saillies correspondant aux papilles, de sorte que ces dernières restaient
enfouies au milieu des cellules épithéliales. Le tissu dermo-papillaire était constitué par des papilles dans lesquelles on n'apercevait que de la substance
amorphe, des noyaux et des vaisseaux, et par une couche dermique épaisse de
tissu lamineux fasciculé, entre les mailles duquel on voyait de nombreux leu-

cocytes. Mais on ne trouvait, dans ce derme nouveau, ni fibres élastiques, ni glandes, ni follicules pileux. »

Ces fistules serviront de transition pour arriver à la seconde classe, les fistules par *cicatrisation défectueuse*, dont la pathogénie diffère de celle des fistules précédentes. Ici on ne rencontre ni surface ulcérée, ni membrane pyogénique, mais un tissu d'apparence normale, tapissé d'un revêtement épithélial : plus de bourgeons charnus pour sécréter du pus ou exhaler de la sérosité ou du sang; la fistule est sèche; à peine, dans les dépressions profondes, trouvera-t-on les déchets de l'exfoliation épithéliale, sans compter, bien entendu, les substances qui passent par ces orifices et en parcourent le trajet, mais qui proviennent toujours d'ailleurs.

Les fistules de cette catégorie ne sont pas rares et l'on en a observé un peu partout : au front, où elle pénètre dans les sinus aériens; au niveau du sac lacrymal, et nous soignons en ce moment une fillette de six ans et demi, ayant près de la racine du nez, au niveau du sac lacrymal, un orifice presque invisible et que révèlent seul le liquide transparent qui sourd en petites gouttelettes limpides, les larmes qui apparaissent par intervalles irréguliers. Le mal ne s'est montré qu'il y a trois semaines; la mère, intelligente, insiste sur ce point : elle a vu couler les larmes sur la joue tout à coup, sans qu'aucune tuméfaction, aucun changement de couleur, aucun signe inflammatoire fût venu modifier l'aspect normal de la région. On trouve de ces fistules au niveau du canal de Sténon, au cou où elles communiquent avec la trachée, à l'abdomen où elles s'abouchent dans l'estomac, l'intestin et la vessie, à la verge, et surtout dans le vagin d'où elles partent pour s'ouvrir dans le rectum et dans la vessie.

On en distinguera deux variétés, les fistules *en boutonnière*, fistules *labiformes* de Roser, fistules *ostiales* de Pozzi, et les fistules *canaliculées*. Les premières sont les plus fréquentes; elles sont caractérisées par l'absence de trajet intermédiaire aux orifices. Il s'agit d'un trou, d'une perte de substance qu'on observe « dans les régions où la muqueuse d'un réservoir ou d'un conduit n'est séparée de la muqueuse d'un réservoir ou d'un conduit voisin ou du tégument externe que par une faible épaisseur de tissus. Ces fistules n'ont que des lèvres, des bords étroits sur lesquels les épithéliums limitrophes ont pu jeter leur vernis protecteur après la perforation initiale, en sorte que les orifices ainsi constitués ont la plus grande analogie avec les orifices normaux. Comme eux, ils n'ont aucune tendance à l'oblitération ».

Ces orifices cicatriciels dont le type est la fistule vésico-vaginale, mais que l'on rencontre dans d'autres régions, s'organisent d'une manière simple, et Verneuil a indiqué le mécanisme de leur production : un traumatisme, une compression prolongée et qui finit par sphacéler les tissus, ouvre le conduit ou le réservoir; la perte de substance est limitée par un liséré ulcéré que borde d'un côté la muqueuse du conduit ou du réservoir, et de l'autre, la peau, la muqueuse du réservoir soit à la peau, soit à la muqueuse du conduit ou du réservoir voisin, la muqueuse de la vessie, par exemple, à celle du vagin : la fistule vésico-vaginale se trouve alors constituée. À ce moment intervient la rétraction de la cicatrice, qui tend à écarter encore les lèvres de la solution de continuité.

Les fistules canaliculées pourvues d'un épithélium ne se rencontrent guère que dans les fistules congénitales qui sont *primitives* et succèdent alors à la persistance de quelque état fœtal temporaire; ou *secondaires*, et, dans ce cas, elles ont pour orifice l'ulcération d'une tumeur congénitale; ces fistules, lorsqu'elles sont incomplètes ou borgnes, compliquent des kystes dermoïdes; mais elles peuvent naître d'un encéphalocèle ulcéré ou d'un spina-bifida. Elles se rencontrent surtout au niveau du cou, à l'ombilic, dans la région sacro-coccygienne, au péritoine, dans la vessie et dans le vagin. Ces dernières ont pour orifice un abouchement anormal du rectum et constituent une malformation d'une importance capitale en chirurgie opératoire; aussi les renvoyons-nous au chapitre des malformations de l'anus. Les inoblitérations de l'ouraque, qui permettent le libre écoulement de l'urine au niveau de la vessie, auront aussi leur tour, car elles nécessitent une thérapeutique particulière. De même pour les fistules du cou, dont l'étude a été faite dans les vingt dernières années. Nous ne citerons ici que les fistules para-coccygiennes, dont l'importance pratique est presque nulle.

Kuhn [1] d'abord, puis Després, Féré, Lawson Tait, Heurtaux, Terrillon, Lannelongue, Monod, ont décrit des dépressions qu'on observe dans la région sacro-coccygienne, vers la partie supérieure de la rainure interfessière. Sur 150 sujets, examinés au hasard par Lannelongue, 95 étaient porteurs d'un infundibulum, d'une fossette ou même d'une petite fistule. Mais cette proportion de près de 3 sur 4 n'est pas acceptée de tous, et Heurtaux ne trouve que 52 infundibulum sur 969 individus examinés; une pareille différence doit s'expliquer par le fait que Lannelongue tient compte de la plus légère dépression, tandis que Heurtaux la veut plus marquée. Le plus souvent, la fistule siège au niveau de l'articulation sacro-coccygienne, mais on la rencontre aussi, plus haut, sur le sacrum lui-même, et plus bas vers la pointe du coccyx.

Sa forme est variable: elle a tantôt l'aspect d'une simple dépression, linéaire ou arrondie, d'une fossette, d'un entonnoir, tantôt d'une véritable fistule profonde de 4, 6, 10 et même 15 et 20 millimètres; il n'est pas rare de la voir se terminer par une ampoule où peuvent s'accumuler des poils, de la matière sébacée, des déchets d'épithélium, corps irritants qui s'enflamment parfois; un abcès se collecte, qui s'ouvre par un trajet indépendant du conduit primitif et une fistule acquise vient compliquer la fistule congénitale. Heurtaux [2] et Terrillon en ont cité des cas. Le plus souvent, la dépression est unique et siège sur la ligne médiane, au fond de la rainure interfessière; mais il peut en exister deux, plus exceptionnellement trois, situées, symétriquement ou non, de chaque côté de la ligne médiane.

Pour Féré [3], qui a disséqué quelques-unes de ces fistules, « leur existence peut être rattachée à la formation du canal rachidien et de l'ombilic postérieur sur la position exacte duquel on n'est pas fixé jusqu'à présent; dans cette hypothèse, cette fossette aurait des liens de parenté avec les spina-bifida qu'on observe à la région inférieure de la colonne vertébrale ». Mais pour Lawson Tait, la fossette ou la fistule ne serait que la cicatrice qui marque la place « de la queue dont l'homme a dû être doué autrefois ». Féré cite un cas où une déviation, qui donnait au sacrum et au coccyx une direction rectiligne et verticale, se prêtait assez bien à l'interprétation de Lawson Tait. Lannelongue combat ces diverses pathogénies, mais sans leur en substituer une nouvelle; la question reste obscure.

[1] KUHN, in *Mémoire de Lannelongue* (loc. cit. bibliographie).
[2] HEURTAUX, *Fistule para-coccygienne*. In *Bull. de la Soc. de chir.*, p. 494, 1882.
[3] FÉRÉ, *Bull. de la Soc. anat.*, 3e série, t. III, p. 500 et 532, 1878.

La fistule ano-coccygienne que nous avons décrite le premier, diffère des précédentes. Siégeant à 6 millimètres en avant de la pointe du coccyx et touchant aux limites postérieures du sphincter, elle est indépendante de la colonne vertébrale ; son orifice mesure 4 à 5 millimètres de diamètre ; une sonde de femme y pénètre sans difficulté, mais elle est arrêtée après un trajet de 2 centimètres ; le canal se rétrécit alors et n'admet plus qu'un stylet qui remonte jusqu'à une hauteur de 5 centimètres et butte contre un cul-de-sac ; le trajet, absolument souple, chemine parallèlement au rectum ; il fournit une légère sécrétion muqueuse où l'on trouve des débris d'épithélium pavimenteux. Quelle est son origine ? Serait-ce une ulcération de la glande coccygienne de Luschka ? N'aurait-il pu se produire, vers la partie postérieure du sillon uro-génital, un cloisonnement analogue à celui qui forme en avant le périnée ? Nous n'en savons rien, mais le fait demeure, et nous avons rencontré dans la rainure interfessière, entre l'anus et le coccyx, une fistule borgne externe d'origine congénitale.

Symptômes. — On ne saurait tracer un tableau général des fistules, car chacune emprunte à la région où elle se développe une physionomie spéciale et des caractères particuliers. Les causes qui les produisent sont tellement multiples que les symptômes précurseurs peuvent n'avoir entre eux la moindre analogie : le phlegmon de la fosse ischio-rectale ne rappelle en rien la lithiase qui ouvre les voies biliaires, l'accouchement qui sphacèle le bas-fond vésical ou le bistouri qui sectionne le canal de Sténon. La nature de l'écoulement est aussi trop variable pour se prêter à une description commune : ne voyons-nous pas suinter à l'orifice du pus ou du mucus, du lait ou de la bile, de l'urine ou de la lymphe, des matières stercorales, des détritus tuberculeux ? Parfois rien ne sourd du trajet, comme dans certaines fistules congénitales, et même dans quelques fistules acquises, par exemple celles qui accompagnent le syphilome ano-rectal.

On étudie d'habitude le trajet et les orifices de la fistule : nous nous conformerons à cet usage, bien qu'une description générale soit à peu près impossible. Lorsque la fistule est borgne, elle n'a qu'un orifice tantôt muqueux et tantôt cutané ; lorsqu'elle est complète, elle a deux orifices bi-muqueux, bi-cutanés, ou l'un muqueux et l'autre cutané, ce qui est la règle. L'orifice muqueux ou interne est en général unique, petit, arrondi ; l'externe ou cutané est tantôt saillant, ouvert au centre d'un mamelon, tantôt enfoncé, déprimé « en cul de poule », et tantôt effacé, perdu dans un repli de la peau : il faut alors une attention extrême pour le découvrir. L'orifice des fistules borgnes externes est souvent précédé, ou d'une ampoule terminale, ou d'un clapier, canalicules anastomosés en réseau où le pus s'accumule. La fistule est dite *en arrosoir* lorsqu'il existe un grand nombre d'orifices externes.

Le trajet est unique ou multiple ; dans ce dernier cas, on peut trouver de véritables galeries parfois rectilignes, mais plus fréquemment sinueuses, anastomosées entre elles et où circulent le pus et les matières excrétées. Le tissu qui les entoure est friable, demi-transparent, lardacé ou bien fibreux, résistant, criant sous le scalpel. Les substances qui s'en écoulent exercent souvent une action irritante sur les tissus voisins et finissent par provoquer des érythèmes. Cette complication s'observe autour des fistules stercorales et, sur la peau des cuisses, dans les fistules vésico-vaginales. La marche et l'évolution des fistules dépendent de la variété à laquelle elles appartiennent : les unes restent stationnaires; d'autres, à propos d'une inflammation ou d'une amélioration de l'état général, peuvent aboutir à la guérison. Il en est dont l'orifice s'oblitère; du pus s'amasse, un abcès se déclare et un nouveau trajet se creuse : c'est ainsi que les fistules borgnes se transforment en fistules complètes.

L'ensemble de ces symptômes ne permettra pas de méconnaître la fistule : la constatation d'un orifice, d'un trajet que le stylet peut parcourir, l'écoulement d'un liquide assureront, en dehors même des commémoratifs, un diagnostic précis. Son existence reconnue, on en recherchera l'origine et les causes, le nombre des orifices, la direction, l'étendue du trajet; la sonde de femme, le stylet de trousse donnent, sur ces points, les renseignements les plus nets. Il ne faudra pas oublier que certaines fistules sont intermittentes : une pellicule cicatricielle se forme et recouvre l'orifice, qui échappe à toutes les investigations; mais bientôt cette fragile membrane se rompt, et le pus qui s'écoule révèle le siège du trajet. Quant à déterminer si une fistule est congénitale ou non, les commémoratifs et le siège des orifices y suffiront : une fistule congénitale n'apparaît point partout, et son existence traduit une disposition anatomique de la période embryonnaire.

Traitement. — Il est parfois simple, et la plupart des fistules par défaut de cicatrisation sont des ulcères canaliculés entretenus par une lésion locale ou quelque état constitutionnel mauvais : la première condition est alors de faire disparaître la cause qui perpétue le mal : un traitement général rigoureux peut avoir une influence salutaire sur les fistules scrofuleuses et surtout syphilitiques. Qui n'a vu se tarir en quelques jours, sous l'effet d'une médication mercurielle et iodurée, celles qu'une gomme a creusées sous la peau, dans le tissu cellulaire, les muscles ou quelque glande comme le testicule? Le grand air, une alimentation abondante, les bains de mer, les bains sulfureux suffisent parfois lorsqu'un manque de plasticité des tissus, un lymphatisme exagéré paralysent seuls le processus cicatriciel.

L'effet est plus prompt encore lorsqu'on enlève la cause locale qui entretient la suppuration. Le rétrécissement du canal excréteur s'oppose-t-il au libre passage des liquides que ce canal charrie. — Qu'une section ou qu'une dilatation élargisse le conduit, et la fistule pourra s'oblitérer; l'extraction d'un séquestre, d'un corps étranger a souvent guéri un clapier, et l'on a vu des fistules persistantes de la joue, qu'aucune médication ne pouvait tarir, des fistules du cou, de la région claviculaire ou sternale, se fermer comme par miracle après l'arrachement d'une dent dont la racine cariée irritait les tissus voisins. C'est là une indication à laquelle il faut obéir. La compression du trajet dont les parois sont mécaniquement écartées, l'immobilisation dans les cas où les mouvements s'opposent à la coalescence des bourgeons charnus, deviennent un utile adjuvant et provoquent la guérison rapide. Mais lorsqu'elles se sont organisées, lorsqu'un épithélium les tapisse, les parois opposées ne peuvent plus s'unir; pour que l'adhésion se fasse, il faut détruire au préalable les revêtements cellulaires : les injections irritantes, la teinture d'iode, la liqueur de Villate (¹) empruntée à l'art vétérinaire donnent de bons résultats. La cautérisation avec

(¹) RIGOUX, *La liqueur de Villate dans le traitement du trajet fistuleux*, etc. Thèse de Paris, 1875.

une aiguille rougie et la destruction des parois au thermocautère sont des moyens plus sûrs. Il en est de même de l'extirpation : ainsi, pour les fistules congénitales du cou, la dissection de la fistule est jugée le seul traitement efficace; mais qu'on la pratique avec circonspection, car le conduit anormal côtoie d'importants vaisseaux.

Nous abrégeons ces considérations générales: de quelle utilité seraient-elles pour le traitement de la plupart des fistules qui, nous l'avons dit, empruntent à la région où elles siègent un caractère spécial et des indications opératoires particulières? Les fistules de l'extrémité inférieure du rectum demandent une intervention différente, selon que le trajet siège en dehors ou en dedans du sphincter; les fistules vésico-vaginales ont une thérapeutique qui n'est pas celle de leurs congénères, les fistules recto-vaginales; les fistules stercorales de l'abdomen, les fistules du canal de Sténon ont suscité des procédés nombreux dont la description serait déplacée.

V

GANGRÈNES

On nomme *gangrène* la mortification limitée des tissus. — Cette définition peu précise englobe toutes les espèces de gangrène et permet de grouper sous un même nom des affections dissemblables et différant les unes des autres par leur pathogénie, par leurs symptômes et leur thérapeutique. En effet, cette grande classe, que nous maintenons par respect pour la tradition, se démembre tous les jours : certaines maladies virulentes, les septicémies, le charbon, lui ont ravi quelques-uns de ses plus intéressants chapitres. Il ne faut pas confondre la gangrène avec la *putréfaction*, fermentation putride ou septique des tissus mortifiés. La putréfaction accompagne ou suit souvent la gangrène, mais pas toujours, ainsi qu'en témoignent la plupart des cas de gangrène sèche.

Historique. — Bien que la gangrène ait été signalée de tous temps et que Fabrice de Hilden, à la fin du xvie siècle, en ait donné un traité fort étendu, les premières recherches scientifiques datent de la seconde moitié du siècle dernier où Quesnay, Jeanroy et Pott tracent un remarquable tableau clinique de la mortification des tissus. Ils établissent l'existence de plusieurs variétés et commencent à pénétrer le mécanisme de leur production. Dans notre siècle, la pathogénie des gangrènes s'éclaire d'un jour nouveau : les altérations des artères et des veines, celles des nerfs sont mieux connues; on a décrit l'athérome, les thromboses et l'embolie, la modification du sang et ses dyscrasies. Enfin, l'école bactériologique montre le rôle immense que jouent les microbes dans l'apparition et l'extension des espèces les plus redoutables.

HÉBRÉARD, art. GANGRÈNE. In *Dict. des sc. méd. en 60 vol.*, t. XVII, 1818. — MARJOLIN, art. GANGRÈNE. In *Dict. de méd. en 30 vol.*, t. XIII, p. 529, 1836. — BRODIE, Lectures on mortification. In *London med. gaz.*, 1820-1841. — RAYNAUD, art. GANGRÈNE. In *Nouv. Dict. de méd. et de chir. prat.*, t. XV, 1872. — CHAUVEAU, Nécrobiose et gangrène. In *Lyon méd.*, t. XIII, p. 151, 1875. — STILLMANN, art. GANGRÈNE. In *Dict. encycl. des sc. méd.*, 5e série, t. VI, 1880. — DEJERINE et LELOIR, *Arch. de phys. norm. et path.*, t. VIII, p. 987, 1881, et t. IV, p. 535, 1882.

[*F. RECLUS.*]

— Moore, Gangrène et processus gangréneux. In *Encyclop. intern. de chir.*, t. II, 1883. — Cornil et Ranvier, *Manuel d'histologie pathologique*, p. 61 et 132, 2e édition, 1884. — Pitres et Vaillard, Gangrènes massives des membres. In *Arch. de phys.*, p. 106, 1885. — Cornil et Babes, Les Bactéries, p. 302, 2e édition, 1886. — Gangolphe et Courmont, Étude expérimentale des produits solubles pyrétogènes sécrétés par les tissus en voie de nécrobiose, sans intervention microbienne. 5e Congrès français de chirurgie, 1891. — Jeannel, Pathogénie et traitement des gangrènes. 6e Congrès français de chirurgie, 1892. — Verneuil et Quénu, De la névrotomie dans les gangrènes douloureuses. In *Bull. de l'Acad. de méd.*, p. 582, 1894. — Lancereaux, Trophonévroses nécrosiques des extrémités. In *Semaine médicale*, p. 281, 1894. — Nous ne signalerons ici aucun des travaux qu'ont inspirés les diverses espèces de gangrène. Leurs indications bibliographiques seront données en note aux cours de chacune de nos descriptions.

Classification. — Nous diviserons les gangrènes en deux classes : les gangrènes *aseptiques* et les gangrènes *septiques*. La première comprend les mortifications simples dues à la lésion primitive des éléments anatomiques et celles qui succèdent à un trouble de nutrition. Cette double origine des gangrènes aseptiques est elle-même la base d'une nouvelle subdivision, et nous aurons les gangrènes *directes*, de causes presque toujours extérieures et que provoquent un traumatisme violent, les froidures et les brûlures, les caustiques; puis les gangrènes *indirectes* qui dépendent de la circulation ou du sang et dont les variétés sont nombreuses : elles peuvent provenir de troubles dans les fonctions *artérielle*, *veineuse*, *capillaire* ou *cardiaque*, ou d'altérations du sang. Les gangrènes *trophiques* sont des gangrènes indirectes; elles rentrent dans l'une des catégories précédentes, les nerfs ne paraissant agir sur les tissus mortifiés que par l'intermédiaire des vaisseaux.

Les gangrènes *septiques* qui, sous un autre titre, faisaient autrefois le fond du chapitre des gangrènes, en sont distraites depuis les conquêtes bactériologiques. On les considère comme complication d'une maladie virulente — charbon, septicémie gazeuse, anthrax, érysipèle, phlegmon diffus. Nous ne les étudierons pas dans ce chapitre. Mais il faut savoir que la division en gangrène septique et gangrène aseptique ne peut être rigoureusement maintenue, je ne dis pas seulement en clinique, mais même dans nos nosographies : si nos pansements ne sont pas surveillés, les microbes peuvent se jeter sur les tissus mortifiés par cause directe ou par trouble circulatoire, et en hâter la désorganisation. Ici, plus que dans toute autre maladie, les espèces et les variétés se pénètrent l'une l'autre : il n'y a pas de facteur unique, il y a plusieurs facteurs qui s'unissent pour provoquer la mortification des tissus.

Nous pourrions résumer cette classification par le tableau suivant :

Gangrènes septiques. . .	{ Septicémie gazeuse. { Charbon. { Inflammations suraiguës.	
Gangrènes primitivement aseptiques	*Directes* . .	{ Brûlures. { Froidures. { Traumatismes.
	Indirectes . .	{ Par lésions vasculaires. { Par lésions nerveuses. { Par altération du sang.

Nous ne décrirons pas ici les gangrènes septiques, qui prendront place parmi les maladies virulentes. Dans les gangrènes de la seconde classe, les gangrènes directes seront étudiées avec les brûlures d'ordre physique ou chimique, les froidures et les traumatismes. Et nous nous occuperons des seules gangrènes indirectes, celles qui ont pour origine les lésions vasculaires, les troubles nerveux ou les altérations du sang.

Pathogénie. — Avant l'ère de l'antisepsie, on ne connaissait guère les mortifications aseptiques et, en chirurgie du moins, on n'aurait pu citer que quelques rares exemples pris pour la plupart dans les gangrènes séniles ; encore était-il fréquent de voir, dès que la première phlyctène s'était crevée, ou creusé le premier sillon d'élimination, les germes s'abattre dans la plaie et donner au sphacèle l'allure de gangrènes septiques. Seuls les foyers à l'abri du contact de l'air, ceux du cerveau, de la rate, du foie, des muscles pouvaient se désintéresser du double mouvement d'assimilation et de désassimilation qui constitue la vie, et mourir sans que les micro-organismes vinssent imprimer à la mortification une marche particulière. Les médecins étudiaient sous le nom de « nécrobiose » cette destruction limitée des tissus. Maintenant, les gangrènes aseptiques ne sont plus aussi rares, et nous allons en exposer la pathogénie en reprenant les diverses variétés énumérées dans notre classification.

Les gangrènes *directes* sont dues à la lésion primitive des éléments anatomiques : une violence extérieure les frappe ; ils sont meurtris, écrasés ou ébranlés au point que l'accomplissement des échanges nécessaires à leur vie est devenu impossible. Tous les traumatismes peuvent produire cet effet ; les cellules, lorsqu'elles ne sont pas détruites ou broyées, ont subi des altérations incompatibles avec la vie ; elles ont perdu leurs rapports réciproques et leur connexion avec les terminaisons nerveuses et les réseaux vasculaires. Au trouble primitif qui les atteint, viendraient donc se joindre les troubles secondaires d'une nutrition nulle ou incomplète, tant il est vrai que l'étiologie de la mortification est rarement une. Ici, causes directes et indirectes associent leurs efforts pour aboutir à la gangrène et, dans les sphacèles traumatiques, les plus simples de tous, il est difficile de fixer la part de désordre qui revient à chacun des deux facteurs.

Les contusions, surtout, avaient autrefois le triste privilège de provoquer la gangrène ; les coups de tampon, roues de camions et de voitures, tous traumatismes violents qui broient des organes entiers, ont pour conséquence des pertes de substance étendues, mais on avait le tort de croire que ces sphacèles énormes fussent le fait de la destruction directe des tissus : inflammations et septicémies y prenaient la part la plus active : à cette heure, sous nos pansements, l'innervation se rétablit, la circulation collatérale irrigue la zone stupéfiée dont les éléments à demi morts reviennent à la vie et, en définitive, tout se borne à l'élimination de quelques lambeaux, de quelques lanières aux trois quarts détachées du reste de l'organisme par le traumatisme lui-même.

C'est encore l'introduction des germes qui aggravait le pronostic des brûlures et froidures et en étendait la zone de destruction. Nous avons démontré[1] que si l'eschare produite par le thermocautère reste à l'abri des bacilles, elle ne s'oppose pas à la réunion immédiate des tissus, pourvu qu'elle soit assez peu épaisse pour permettre aux cellules migratrices et aux bourgeons charnus, nés des deux lèvres de la plaie, de traverser la couche mortifiée et d'entrer en coalescence ; les débris gangrenés sont résorbés par les cellules vivantes et la

[1] RECLUS, *De la réunion immédiate des tissus divisés par le thermocautère.* In *Clinique et critique chir.*, p. 95, 1884.

cicatrisation se fait sans suppuration; pour que la réunion n'échoue pas, il faut donc deux conditions essentielles : que l'épaisseur de l'eschare ne dépasse pas certaines limites, et que la plaie soit préservée d'infection septique. Korteweg[1] et Nicaise[2] ont élargi la question et montré que ces observations de réunion primitive ne sont qu'un cas particulier d'un fait plus général ; depuis l'emploi des antiseptiques, les lèvres d'une plaie contuse peuvent adhérer sans suppuration; les tissus mortifiés par une ligature ne se résorbent-ils pas sans nuire aux sutures superficielles? La réduction du pédicule des ovariotomies en donne une preuve quotidienne. On assimile ces résorptions interstitielles à celles que l'on observe, à la suite des fractures comminutives, dans les infarctus et les attritions sous-cutanées; à l'abri du contact de l'air, les tissus mortifiés sont dans un état d'asepsie; ils ne réagissent pas, l'inflammation est nulle, aussi la prolifération des cellules, leur migration et leur organisation ne subissent-elles aucune entrave; les vaisseaux s'anastomosent et la réparation est obtenue.

Or, autour des plaies exposées, les pansements actuels peuvent élever contre les germes une barrière aussi efficace que celle de la peau. Les tissus contus par un traumatisme ou brûlés par le fer rouge et recouverts d'une mince eschare sont, grâce à ces pansements, dans une condition analogue à celle des infarctus, des esquilles osseuses et des attritions sous-cutanées. L'atmosphère est aseptique : point d'inoculation, point de septicémie. La zone mortifiée par le thermocautère, le corps contondant, la ligature, ne s'augmente pas d'une zone mortifiée nouvelle dont le sphacèle serait provoqué par l'inflammation. Et voilà pourquoi avec nos solutions microbicides, nous voyons la couche des éléments anatomiques détruits se laisser traverser par les vaisseaux et se résorber; les cellules s'organisent et la réunion immédiate est obtenue.

Les gangrènes *indirectes* se subdivisent en deux espèces et l'on distingue les gangrènes par *altération du sang* des gangrènes par *troubles circulatoires*. Celles-ci comprennent quatre variétés, les obstacles au libre cours du sang pouvant provenir des artères, des veines, des capillaires, ou dépendre du cœur. Les entraves à la circulation artérielle sont de plusieurs ordres; souvent elles sont extérieures à l'artère : un fil a été placé sur un gros tronc, à la racine d'un membre; si les voies collatérales se développent insuffisamment, la gangrène survient; on en cite des exemples après la ligature de la fémorale, de la sous-clavière, de l'axillaire. Mais que de réserves à faire, et combien faut-il de causes adjuvantes pour déterminer un sphacèle que la seule striction du vaisseau eût été insuffisante à produire!

Si le fil n'est pas d'une asepsie parfaite, il inocule la plaie, y provoque une inflammation qui oblitère un long segment de l'artère, aveugle de nombreuses collatérales et s'oppose à la circulation compensatrice. Dans d'autres cas, des hémorragies surviennent, des septicémies, des phlegmons diffus qui sont autant de causes nouvelles de sphacèle. Lorsque la ligature a été placée pour guérir un anévrysme, les facteurs se multiplient : il y a probabilité pour que des lésions athéromateuses rétrécissent le calibre des petites artérioles et rendent plus faciles les thromboses de leur réseau. Nous l'avons montré ailleurs, après Delbet[3] : on n'a recours à la ligature pour le traitement des anévrysmes des

[1] Korteweg, *De la nécrose aseptique des parties molles et des os.* In *Revue mensuelle de méd. et de chir.*, t. III, p. 929, 1879.
[2] Nicaise, *Nécrose aseptique et réunion immédiate.* In *Revue de chir.*, t. I, p. 45, 1882.
[3] Delbet, *Du traitement des anévrysmes externes.* In *Revue de chir.*, 1888.

[P. RECLUS]

membres qu'après échec de la flexion forcée, de l'enveloppement avec la bande
d'Esmarch, et de la compression mécanique ou digitale. Or ces manœuvres ne
sont pas innocentes ; elles prédisposent aux thromboses et aux embolies, et nous
l'affirmons : lorsque la striction de l'artère par un fil aseptique sera devenue
la méthode de choix, lorsqu'on commencera par elle, les gangrènes par suite de
ligature, déjà fort rares, le deviendront plus encore.

Mais le procédé n'est pas indifférent et la physiologie l'a démontré : si on a
recours à la méthode d'Anel, qui place le fil juste au-dessus du sac, sans interposition de collatérale importante entre lui et la ligature, les chances de gangrène
sont moins grandes ; un seul cercle anastomotique devra se former pour permettre au sang de franchir le barrage qui s'oppose à la libre circulation au
niveau du fil et de la poche anévrysmale. Mais si on pratique la méthode de
Hunter, si on s'éloigne du sac en laissant entre lui et le fil un certain nombre
de collatérales, il y a maintenant deux obstacles, l'un au niveau de la ligature,
l'autre au niveau de l'anévrysme oblitéré : deux cercles anastomotiques
deviennent nécessaires ; l'effort de l'organisme doit être plus grand : parfois il
n'y suffit pas : la circulation est interrompue et le sphacèle se produit.

Une tumeur quelconque, une exostose, un ganglion, un kyste peut jouer le
même rôle que la ligature. La bande d'Esmarch a provoqué des désastres

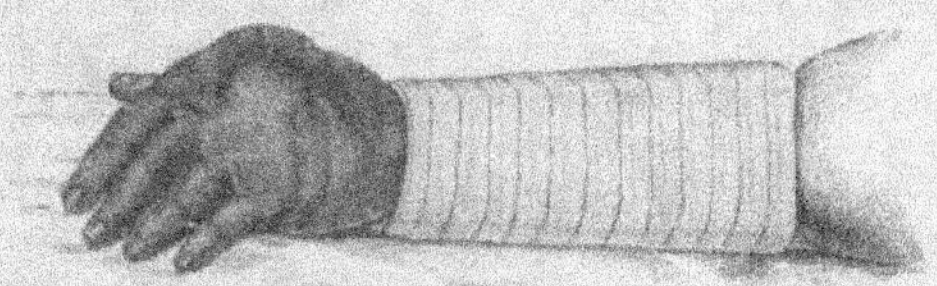

comme le faisaient les vieux garrots et les anciens tourniquets. On sait que cet
appareil demande la plus étroite surveillance et ne doit être appliqué que par
des mains expérimentées. Ajoutons qu'ici, l'obstacle à la circulation ne siège
pas dans l'artère seule, mais que la veine est aussi comprimée. De même
pour les pièces de pansement trop serrées, les attelles qui compriment les tissus
d'une manière trop énergique : la gangrène est d'autant plus à craindre que le
traumatisme qui nécessite la pose de l'appareil a compromis la circulation
par l'attrition des tissus, la rupture de veines et d'artères importantes, la compression qu'exercent sur le paquet vasculo-nerveux un fragment d'os brisé et
les caillots sanguins.

Dans d'autres cas, l'obstacle dépend de l'artère : parfois un anévrysme qui
affaiblit le courant sanguin comprime, de son sac distendu, le bout supérieur
ou le bout inférieur des vaisseaux ainsi que les veines voisines ; un caillot qui
se forme dans une plaie artérielle peut s'étendre, oblitérer un long segment de
vaisseau et avec lui des collatérales volumineuses. Un fragment détaché ou des
strates qui tapissent un sac anévrysmal peuvent déterminer, dans un district
circulatoire inférieur, l'apparition d'un foyer gangréneux. Enfin l'artérite aiguë
ou chronique, les ossifications des parois, les plaques athéromateuses amènent
le même résultat. Ces sphacèles par thrombose ont une grande importance et
nous devons y insister.

[F. RECLUS.]

La *thrombose*, on le sait, est une coagulation qui, chez un sujet vivant, obstrue, complètement ou incomplètement, la lumière d'un vaisseau; la matière fibrinogène du sang se précipite par suite, dit Hayem [1], de l'altération des hématoblastes, altération elle-même provoquée le plus souvent par la dégénérescence athéromateuse des parois artérielles. Il ne s'agit pas d'une prise en masse pure et simple; les recherches de Zahn et de Pitres ont démontré que les hématies entrent dans la constitution du caillot pour une part moins considérable que les hématoblastes et les globules blancs. Lorsque cette coagulation se fait dans une artère qui n'émet plus de rameaux collatéraux et que, pour cela, on nomme « terminale », la circulation ne peut se rétablir par voie anastomotique et il se forme ces noyaux gangréneux qui, dans les viscères, s'appellent « infarctus ».

C'est dans le rein, la rate, l'encéphale qu'on les rencontre le plus souvent. Nous les y retrouverons en étudiant l'infection purulente. Mais, tandis que les foyers dus à la thrombose sont aseptiques, les infarctus sont septiques et leur évolution s'en ressent; privés de leurs matériaux nutritifs par l'arrêt de la circulation, leurs éléments meurent et subissent une série de métamorphoses régressives; les cellules dégénèrent, se fragmentent; puis, sous l'influence d'un travail inflammatoire lent, des vaisseaux se développent dans les cellules embryonnaires; de véritables bourgeons charnus pénètrent dans le foyer « nécrobiotique », le tissu nouveau se rétracte et, à la place de l'infarctus, on ne trouve qu'une dépression dure, un nœud cicatriciel.

Mais il est des cas où la dégénérescence athéromateuse des parois provoque des lésions plus étendues : lorsque dans certaines intoxications générales, dans l'alcoolisme par exemple, elle frappe toutes les artères de l'organisme, il n'est pas rare de voir des thromboses se former dans un grand nombre de vaisseaux. Pour peu que la région s'y prête et quand les conditions anatomiques ou physiologiques rendent la circulation plus paresseuse ou les anastomoses moins abondantes, la gangrène se produira. Nous verrons que, chez les vieillards où des plaques calcaires incrustent les parois artérielles, chez les ivrognes où l'athérome en oblitère la lumière, les caillots se déposent aux extrémités, aux oreilles, au nez, à la verge, aux doigts de la main, et surtout aux membres inférieurs où les orteils sont les premiers atteints.

Les obstacles à la circulation *veineuse* déterminent plus difficilement la gangrène, tant est grande la richesse des voies collatérales : un gros tronc est oblitéré, des rameaux secondaires, des canaux de dérivation se dilatent et la mortification est conjurée. Aussi n'est-il pas certain, malgré les affirmations de Van Swieten et de François, malgré l'observation connue de Despaignet [2], que l'obstruction d'une veine ait suffi pour produire la gangrène; il faut une oblitération de l'artère ou une quelconque des causes adjuvantes déjà signalées. Nous en dirons autant de l'arrêt du courant sanguin dans les *capillaires*. En effet, la stase dans leur réseau ne détermine le sphacèle que lorsqu'il existe un état général mauvais, quelque altération du sang. D'ordinaire, l'inflammation qui ralentit la circulation n'amène pas la gangrène; mais que la peau soit œdémateuse comme chez un albuminurique, que le sang soit altéré comme chez un diabétique et la mortification est imminente. Même réserve pour le *cœur* :

[1] Hayem, *Nouvelles recherches sur la coagulation du sang.* In *Union méd.*, 1882.
[2] Despaignet, *Quelques considérations sur la gangrène symétrique des extrémités.* Thèse de Paris, 1859.

[P. RECLUS.]

son impulsion, moins active, permettra aux caillots de se former dans les artères, dans les veines et dans les capillaires, s'il existe quelque autre cause de coagulation et si la crase du sang a subi des troubles sérieux.

Dans certaines gangrènes, connues depuis moins de trente ans, les troubles circulatoires ne s'accompagnent d'aucune lésion matérielle des parois vasculaires et sont sous la dépendance d'une innervation défectueuse. L'excitation prolongée des vaso-constricteurs provoque le resserrement des vaisseaux, l'effacement de leur lumière; le sang stagne ou n'arrive plus jusqu'au capillaire. Il est d'autres maladies où le système nerveux agit de même, mais son mode d'intervention est obscur; après les recherches de Samuel et de Claude Bernard sur la 5ᵉ paire et la fonte consécutive de l'œil, après les travaux de Charcot et de Weir-Mitchell, on pouvait croire à une action directe des nerfs trophiques. Les auteurs sont moins affirmatifs aujourd'hui.

Il semble sage de rester sur le terrain clinique et d'admettre sans trop essayer d'en creuser la pathogénie, que lorsqu'il existe des lésions centrales ou périphériques du système, les territoires correspondants deviennent une proie plus facile pour la gangrène. Charcot n'a-t-il pas démontré que les eschares des régions sacrée et trochantérienne sont plus rapides chez les hémiplégiques et du côté de l'hémiplégie; elles ne sont point rares dans les myélites aiguës. « Joffroy les a vues dans des cas de lésions unilatérales de la moelle; elles siégeaient, comme l'anesthésie, du côté opposé à la moitié intéressée. S'agit-il d'un désordre de l'innervation vaso-motrice? L'influence que le système nerveux exerce sur la nutrition des tissus normaux est-elle, comme le veut Vulpian, supprimée ou pervertie? L'observation et la physiologie expérimentale n'ont pas répondu à ces questions. »

La deuxième catégorie de gangrènes indirectes, les gangrènes par *altération du sang*, ont une importance capitale, mais la pathogénie en est mal connue et ce groupe est mal limité. Nous pensons qu'il faudrait le subdiviser en un certain nombre d'espèces. Dans les cachexies, au décours des fièvres, non seulement la composition du liquide nourricier a dû subir de profondes modifications, *mais les tissus eux-mêmes, les éléments anatomiques sont aussi atteints peut-être*. Ne reçoivent-ils pas des aliments trop peu abondants pour nutrition suffisante, ou des substances délétères qui désorganisent leur trame délicate? En outre, la tension vasculaire étant abaissée, les coagulations seront plus faciles et ces causes réunies feront qu'une compression légère, un traumatisme inoffensif chez un sujet sain, provoquera une eschare plus ou moins étendue.

D'autres fois, des substances toxiques introduites dans le torrent circulatoire exercent une action directe sur les éléments anatomiques. Peut-être en est-il ainsi pour les venins. L'ergot de seigle, disait-on, agissait en convulsant les parois des vaisseaux et en oblitérant leur lumière, mais d'après les recherches de Holmes et de Wernich, la tension vasculaire est abaissée et il faut renoncer à cette hypothèse. Tripier a démontré, en 1874, que, dans les gangrènes des leucocytoses, les amas de globules blancs amoncelés dans les vaisseaux forment embolie et arrêtent la circulation. Quant aux sphacèles qui apparaissent au cours des maladies infectieuses, charbon, peste, ou chez des albuminuriques et des diabétiques, ce sont des gangrènes produites tantôt, comme dans le charbon, par les microbes générateurs de la maladie ou par les alcaloïdes que ces microbes sécrètent, tantôt, comme dans le diabète, par la modification de nos milieux qui deviennent la proie de germes banals, et se mortifient sans leur opposer résistance.

(P. RECLUS.)

Ici nous touchons à la grande classe des gangrènes *septiques*, les plus importantes, car elles produisent les sphacèles les plus étendus. Autrefois, on les considérait comme des maladies ayant chacune sa place marquée dans le cadre nosographique. Mais toutes les variétés de gangrènes aseptiques ne se doublent-elles pas d'une variété septique? Les gangrènes directes, celles que provoquent les traumatismes, les contusions violentes, les froidures et les brûlures, quand elles évoluent à l'abri des microbes, leurs foyers sont presque toujours limités; mais, que des germes tombent dans la plaie anfractueuse, au milieu de tissus « stupéfiés », d'éléments anatomiques à peine vivants.... et nous aurons la gangrène foudroyante.

Parmi les gangrènes indirectes, les unes dépendent des troubles mécaniques apportés dans la circulation; un territoire vasculaire ne reçoit plus de sang et ses éléments anatomiques meurent; ce foyer, lorsqu'il est aseptique, c'est l'infarctus qui se forme, se désagrège et se cicatrise, sans se révéler par un symptôme appréciable; si les microbes l'envahissent, ce sera l'abcès métastatique dont nous verrons la signification redoutable. De même dans la gangrène que provoque l'athérome généralisé aux membres inférieurs : lorsque la couche épidermique protège les tissus sous-jacents contre l'accès des micro-organismes, la gangrène sénile évolue lentement; elle exige parfois des années pour momifier un orteil, mais si les germes pénètrent dans la plaie, l'évolution peut être tellement rapide que le membre se trouve compromis en quelques semaines.

Il n'est pourtant pas indispensable, disent Cornil et Babès, que les tissus soient primitivement enflammés ou mortifiés pour que la gangrène septique se produise; il n'est même pas nécessaire que la circulation sanguine soit suspendue dans le territoire où les microbes vont proliférer. Certaines bactéries ont la propriété de provoquer la gangrène par leur seule évolution. N'en est-il pas ainsi pour la gangrène progressive des souris, causée par les microbes en chaînettes ? La gangrène de la pustule maligne a pour seule origine les bacilles du charbon. Plusieurs autres espèces de bactéries possèdent la propriété de décomposer les tissus; celles de la septicémie foudroyante et du charbon symptomatique amènent ces mortifications au cours desquelles se produisent des poisons délétères, des ptomaïnes de toutes sortes.

La gangrène n'a donc pas de microbes spécifiques et les staphylocoques de la suppuration sont aussi des agents actifs du sphacèle, du moins lorsque s'y prêtent quelques causes prédisposantes générales ou locales. La plus légère inflammation sur une jambe mal nourrie, parcourue par des nerfs sclérosés et des veines variqueuses, irriguée par des artères athéromateuses, soulevée par des hyperostoses, provoque les ulcérations et les placards gangréneux. Chez un diabétique, un anthrax, un simple furoncle peut déterminer des mortifications larges; et nous le verrons plus tard, les amas sphacélés qui, dans les phlegmons diffus, proviennent de la gangrène du tissu cellulaire, ne se produisent que grâce à quelque dyscrasie profonde, à une cachexie ou à une diathèse. Chez les vieillards affaiblis, une infiltration d'urine, qui, sur un homme bien portant, se jugerait par un phlegmon circonscrit, se traduira par une gangrène étendue.

Les parties atteintes de gangrène septique dégagent souvent une odeur insupportable : les microbes de la putréfaction viennent alors se joindre aux bactéries qui ont provoqué la mortification. « Rosenbach, écrivent Cornil et Babès, en a isolé plusieurs et, en particulier, celui qu'il appelle le bacille saprogène numéro 5, qu'il a recueilli de la moelle d'un os compris dans un segment de membre gangrené. Fraenkel a décrit trois espèces de bacilles putrides et Passet un, et l'un de nous, deux espèces qui déterminent la putréfaction et la production de gaz. Toutes ces bactéries sont pathogènes pour certains animaux. Lorsqu'elles pénètrent dans les tissus, elles déterminent la formation de gaz et de poisons. La gangrène de la bouche ou noma succède aux maladies infectieuses, surtout à la rougeole et à la coqueluche chez les enfants. Dans les parties sphacélées, on trouve de petites chaînettes courtes très serrées formées par des microcoques libres ou réunis en zooglées et, dans certains cas, des bâtonnets comme dans la gangrène pulmonaire. »

Anatomie pathologique. — L'aspect que prennent les tissus sphacélés n'est pas uniforme et l'on compte plusieurs variétés de gangrènes; nous les ramènerons à quatre types : gangrène par cadavérisation, gangrène blanche, gangrène sèche et gangrène humide. Maurice Raynaud y ajoute la gangrène par infarctus, ces noyaux sphacélés qui se forment dans les viscères par l'oblitération d'une artère terminale et qui, s'ils sont infectés, constituent les abcès métastatiques.

La gangrène *par cadavérisation* est une forme exceptionnelle que Cruveilhier a décrite : la peau est froide, terne, rigide, décolorée comme après la mort; son épiderme se détache au moindre frottement et laisse à nu les papilles où les vaisseaux sont affaissés; on peut percer les téguments avec une aiguille et même les larder de coups de bistouri sans voir apparaître la moindre goutte de sang. Parfois un membre entier est frappé, mais sans être fatalement perdu; témoin le fait célèbre de De La Motte (¹); malgré la décoloration, le refroidissement, la chute de la couche cornée, on vit, au bout de dix jours, réapparaître la chaleur et la sensibilité de la main où bientôt toute trace de mortification s'était évanouie. Dans ce cas, qui date de 1776, « la stupeur des tissus » avait été provoquée par un violent coup de bâton donné sur la partie externe de l'avant-bras d'un valet de billard. Malheureusement, ces sortes de résurrections sont rares : Maurice Raynaud en donne un fait personnel qui n'a pas grande valeur; nous en signalerons quelques autres à propos des froidures. Mais, d'ordinaire, la gangrène sèche succède à la gangrène par cadavérisation.

La gangrène *blanche*, signalée par Quesnay, d'après une observation de La Peyronnie, puis revue par Herbert Mayo, par Nélaton, Quinquand, Billroth et A. Fournier, a été confondue par Maurice Raynaud, et, à sa suite, par Spillmann et tous les classiques, avec la gangrène par cadavérisation. Notre collaborateur Adolphe Jalaguier a relevé cette méprise dans son excellente thèse de doctorat, et montré qu'il n'y a aucune similitude entre ces deux variétés de mortification des téguments. En effet, les plaques blanches, d'un blanc de lait, ne ressemblent en rien à la peau d'un cadavre frais ou d'un membre que l'on vient d'amputer. Un cas de Fournier est intéressant : après deux jours de gonflement œdémateux du fourreau de la verge, on découvrit, à la superficie du derme, une tache hémorrhagique, une ecchymose qui s'étendit bientôt au delà de ses limites primitives; puis, tout à coup, dans l'espace d'une nuit, toute trace d'infiltration sanguine disparut et la tache lie de vin fut remplacée par une eschare du blanc le plus pur. Jalaguier rapporte trois observations sem-

(¹) De La Motte, *Traité complet de chirurgie*, 3e édit., t. II, p. 347.

[P. RECLUS]

blables et nous en avons recueilli une à l'hôpital Broussais : la plaque de gangrène blanche siégeait sur le scrotum.

La gangrène *sèche*, que l'on appelle parfois *momification* des tissus, est caractérisée par une peau parcheminée, dure et transparente comme de la corne; elle a la couleur brune du caramel et ne tarde pas à devenir plus mince et toute noire; au-dessous d'elle se dessinent les tendons et les saillies osseuses; aucune mauvaise odeur ne s'exhale et, dans certains cas, l'organe frappé rappelle la partie correspondante d'une momie égyptienne. Mais ce n'est qu'au bout d'un temps fort long que la gangrène sèche revêt cet aspect : les téguments conservent d'abord leur souplesse, des phlyctènes soulèvent l'épiderme qui se détache; les papilles sont mises à nu et les liquides qu'elles contiennent disparaissent par évaporation. L'artère est presque toujours oblitérée; il n'y a plus apport sanguin, tandis que les veines, les capillaires et les lymphatiques restent perméables et peuvent ramener vers les centres circulatoires les liquides que contiennent les tissus.

La gangrène *humide* correspond à la plupart des gangrènes septiques à marche rapide : les liquides s'accumulent dans les tissus où pullulent les micro-organismes; les chairs se putréfient et exhalent une horrible odeur; la région est tuméfiée; la peau, où apparaissent les veines en un réseau rouge, bleu ou brun, est pâle, livide et d'une coloration gris terne, parfois rouge. Elle se couvre de phlyctènes d'où s'écoule un liquide roussâtre; puis elle se ramollit, se désagrège et tombe en putrilage. La chute des eschares se fait souvent par îlots isolés, dont les contours irréguliers se dessinent en teintes spéciales, mais le sphacèle peut aussi atteindre, d'emblée, une région tout entière qui ne tarde pas à se résoudre en un magma sanieux.

Les lésions que révèle le microscope varient selon que la gangrène est aseptique ou septique. Dans ce dernier cas, on constate la série de désordres que provoquent l'inflammation, la suppuration et la putréfaction. Nous aurons à décrire cette désorganisation des tissus à propos des septicémies, et surtout de la gangrène foudroyante. Parlons seulement ici des modifications apportées par la mortification simple, la gangrène aseptique, sèche ou humide. Un des premiers phénomènes est l'altération des globules rouges dans le territoire mortifié : les hématies abandonnent leur matière colorante, puis leur graisse de composition s'isole et s'échappe sous forme de granules; elles se détruisent et l'on trouve à leur place des débris irréguliers, des corps colorés en jaune, en brun ou en rouge, et plus tard des cristaux d'hématoïdine. Les leucocytes se dessèchent, deviennent irréguliers, anguleux, parfois infiltrés de graisse et de pigment; leur noyau se dissocie et se fond en une masse commune avec le protoplasma. Ils prennent alors l'aspect de dépôts caséeux homogènes, mous et d'un blanc jaunâtre. On les rencontre souvent dans les tumeurs où les produits inflammatoires sont soustraits au contact de l'air, dans certains ganglions tuberculeux par exemple; les éléments cellulaires trop abondants, peu vivaces, mal nourris par des vaisseaux oblitérés, nous expliquent ce genre de mortification.

Les cellules adipeuses laissent échapper leur graisse qui imprègne les tissus à mesure qu'ils se dessèchent; cette infiltration lente donne à la peau sa translucidité, elle s'oppose à l'apport de l'oxygène qui n'aborde plus les éléments anatomiques; leur oxydation en est entravée, aussi se conservent-ils, et cela d'autant plus que l'eau nécessaire à la putréfaction s'évapore. Cette disparition de l'eau de constitution se remarque dans le tissu conjonctif, les os, les cartilages, les ligaments qui se racornissent, mais gardent leur texture primitive. Les nerfs, disent Cornil et Ranvier, paraissent bien conservés, leur myéline se rassemble sous forme de granulations graisseuses; les faisceaux musculaires du tissu et des membres ne contiennent pas de graisse, mais seulement des granulations pigmentaires brunes provenant de la matière colorante des muscles dont la substance, admirablement striée, se décompose en « éléments sarceux » ou en disques sur lesquels on aperçoit la striation longitudinale.

Il s'est produit dans les tissus une accumulation de matières grasses qui, pour les uns, auraient été mises simplement en liberté; pour les autres, Maurice Raynaud en particulier, elles proviendraient de métamorphoses des matières azotées. « Cette transformation des albuminoïdes en graisse, dit-il, peut être aujourd'hui considérée comme un fait, sinon démontré, du moins en voie de démonstration. Je me contenterai de rappeler qu'elle est professée par Boussingault; que Wurtz, en faisant putréfier la fibrine, en a obtenu plusieurs composés de la série des acides gras; que, d'après les expériences de Wagner et Husson, en introduisant dans la cavité abdominale d'une oie ou d'un pigeon des cristallins de veau dont on a déterminé la quantité de graisse, on trouve qu'après un certain temps de séjour, cette quantité a notablement augmenté; cette transformation aurait même été obtenue pour de l'albumine cuite. »

Demme a décrit, sous le nom de *corpuscules gangréneux*, des granulations pigmentaires, rondes, carrées ou triangulaires et qui n'affectent jamais une forme cristalline, insolubles dans l'alcool et l'éther et inattaquables par la plupart des acides et des bases. Mais, au lieu d'en faire un élément caractéristique, il faut les considérer comme des cellules normales ratatinées par l'évaporation et infiltrées des matières colorantes du sang. On trouve aussi des cristaux de cholestérine et d'acides gras, du phosphate ammoniaco-magnésien, du carbonate de chaux, du gaz ammoniac, de l'hydrogène sulfuré. Nous n'insisterons pas sur les micro-organismes qui pullulent dans les putrilages gangréneux où l'on a signalé toutes les formes des vibrions, des bactéries et des algues.

Symptômes. — Les gangrènes aseptiques et les gangrènes septiques, les gangrènes directes et les gangrènes indirectes présentent un tableau clinique trop différent pour qu'on puisse les réunir dans une unique description. Le sphacèle est tantôt rapide, tantôt lent; la période de mortification que caractérisent l'abaissement de la température, les changements de coloration des téguments, la perte de sensibilité, se modifie non seulement suivant l'espèce, mais suivant la variété de la gangrène. Lorsque la peau est devenue insensible, qu'une piqûre, qu'une incision n'y réveille aucune douleur, des souffrances spontanées vives, une sensation de brûlure, des crampes, des élancements presque intolérables peuvent exister dans le foyer morbide. Ce phénomène, connu sous le nom d'*anesthésie douloureuse*, s'expliquerait par la persistance de quelques cylindraxes intacts au milieu des tissus déjà morts.

On a divisé en trois périodes l'évolution du processus gangréneux : la mortification, l'élimination des escharres et la réparation. La première échappe à toute description, puisqu'il existe autant de modes de formation de l'eschare qu'il y a de causes de sphacèle : ainsi, et pour ne prendre que les gangrènes directes, celles qui succèdent à un violent traumatisme, à une froidure, à une brûlure, à l'application d'un caustique, à l'action de l'électricité, diffèrent essentiellement : les téguments mortifiés par le passage d'une roue de voiture ne ressemblent pas à la petite plaque humide et violacée d'une gelure, à l'eschare sèche et dure produite par le fer rouge, et ne sait-on pas, depuis les recherches de Mialhe (¹), que les caustiques chimiques produisent, tantôt des eschares molles et sont dits « liquéfiants », tantôt des eschares dures et sèches rentrant dans la catégorie des « coagulants »? Parmi les premiers, nous citerons la potasse, la soude et l'ammoniaque; parmi les seconds, les acides et les sels métalliques. Ne sait-on pas aussi que les courants électriques produisent une eschare, molle au pôle négatif, et sèche au pôle positif?

La période d'*élimination des eschares* est caractérisée par l'apparition d'un cercle rouge autour de la plaque sphacélée; puis entre le mort et le vif, apparaissent, en un ou plusieurs points, de petites fissures qui se creusent de plus en plus; le sillon est bientôt circulaire, et la distance qui sépare l'eschare des tissus sains ne tarde pas à devenir considérable, car d'une part, la plaque sphacélée privée de l'apport du sang se rétracte et, d'autre part, les tissus vivants obéissent à leur élasticité naturelle et agrandissent d'autant la perte de substance. Rien n'est plus variable que l'étendue du cercle rouge qui est sous la dépendance de la réaction inflammatoire; naguère, il était toujours grand et parfois devenait lui-même le siège d'îlots sphacélés par envahissement de la gangrène.

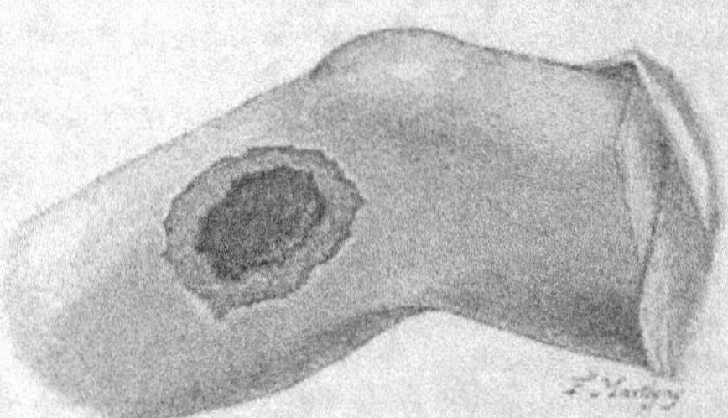

Fig. 22. — Gangrène consécutive à un traumatisme ; au centre se trouve l'eschare noire, non encore complètement détachée; elle est séparée de la partie saine par un sillon d'élimination très élargi par suite de la rétractilité des téguments.

Maintenant, sous nos pansements antiseptiques, on voit les phénomènes se borner à l'apparition d'un liséré de 1 millimètre à peine.

Lorsque le derme n'a pas été mortifié dans toute son épaisseur, les lèvres de l'ulcère qui apparaît à la chute de l'eschare sont peu élevées et se continuent sans changement de niveau avec la peau environnante. Mais lorsque le tégument est tout entier détruit, le sillon atteint le tissu cellulaire sous-cutané, et la solution de continuité profonde, à bords taillés à pic, forme une cavité irrégulière où stagnent les sécrétions. Le temps que réclame la chute de l'eschare est variable. Nous avons vu une bande mortifiée, d'une épaisseur de quelques millimètres et qui bordait les lèvres d'un débridement fait au thermocautère pour une infiltration d'urine, se détacher et tomber au bout de quarante-huit heures; par contre, des périodes de quinze ou vingt jours sont loin d'être exceptionnelles; nous avons observé, avec Verneuil, une plaie opératoire qui ne fut détergée qu'au bout d'un mois. Et nous ne parlons que des parties molles, car les os, les cartilages, et même les tendons et les aponévroses exigent un temps plus long.

La chute de l'eschare n'est pas toujours innocente; le tissu mortifié peut former la paroi d'une cavité qui s'ouvre lorsque le débris sphacélé se détache; des artères ont pu être perforées, et si un caillot ne les oblitère pas, un grave

(¹) Mialhe, *Traité de l'art des formules*, Paris, 1845.

écoulement sanguin est à craindre. Nous dirons plus loin, à propos des complications des plaies, que tel est un fréquent mécanisme des hémorragies secondaires. Des articulations ont été ouvertes, de grandes cavités splanchniques.
On a cité le cas d'un berger dont le crâne, cuir chevelu et os, avait été
gangrené par brûlure et s'était détaché, mettant à nu les méninges. Nous avons
vu, dans le service de Léon Labbé, un individu dont la cavité thoracique
montrait un orifice de plus de 10 centimètres au fond duquel le poumon était
exposé; le sphacèle avait pour origine une application de pâte arsenicale sur
un cancroïde.

La *période de réparation* est plus variable que les précédentes et se prête
moins encore à une description générale. D'abord elle peut manquer : dans les
gangrènes septicémiques, le malade est souvent emporté avant la chute de
l'eschare. Dans le sphacèle aseptique, au contraire, on a vu parfois les bourgeons s'organiser en membrane granuleuse continue et s'épidermiser sous le
couvert de la *couche mortifiée*; l'eschare se détachait, la cicatrisation était
complète. Mais que de fois aussi la plaie se transforme en ulcère! Les gangrènes
traumatiques de la jambe survenues sur un membre variqueux, mal nourri,
taré par une fracture ancienne, par des oblitérations athéromateuses ou une
sclérose des tissus nerveux, n'ont-elles pas pour conséquence un foyer ulcéreux
sans tendance à la cicatrisation?

Autrefois, avant l'ère antiseptique, lorsque la perte de substance était large,
l'organisme ne pouvait pas faire les frais d'une suppuration prolongée; le
malade mourait épuisé, avec quelque dégénérescence amyloïde des viscères.
Ces catastrophes sont moins fréquentes aujourd'hui : on ne les observe guère
que chez les diathésiques, les diabétiques en particulier. Il n'est pas rare alors
de constater les symptômes généraux graves qu'on signale dans la plupart de
nos traités, ces complications ataxiques ou adynamiques qui emportent les
gangréneux. Mais ces accidents appartiennent à la septicémie, à l'infection
purulente, au phlegmon diffus et non au sphacèle lui-même.

Comme la gangrène n'est que l'aboutissant de plusieurs affections à diagnostic
et à thérapeutique différents, notre description générale doit s'arrêter où finit
la mortification. Nous avons montré comment le sphacèle se forme, comment
il évolue et comment la perte de substance se cicatrise; la tâche est terminée
et diagnostic et traitement ne sauraient avoir ici leur place : le diagnostic,
parce qu'on reconnaîtra la variété de gangrène, moins à la forme et à l'aspect
de l'eschare, qu'aux circonstances étiologiques qui lui ont donné naissance; le
traitement, parce qu'on ne s'occupe pas de la mortification elle-même; on essaie
de la prévenir en empêchant de naître les maladies qui l'engendrent; on
s'adresse à l'affection primitive, puis on en conjure les complications. C'est
donc à propos de chacune des gangrènes que nous verrons comment on les
distingue et comment on les traite.

Nous avons admis, dans notre classification, deux espèces de gangrène : les
gangrènes de cause *directe* et les gangrènes de cause *indirecte*, qui, les unes et
les autres, peuvent rester *aseptiques* ou devenir *septiques*. Nous allons conserver
cette division étiologique et insister sur chacune de ses variétés. Cependant,
nous renverrons aux traumatismes les gangrènes directes, celles qui succèdent
aux violences extérieures, surtout aux contusions. Parmi les gangrènes de cause
externe, la *gangrène gazeuse* mérite de nous arrêter, mais cette gangrène est

une septicémie, maladie virulente au premier chef, causée par l'introduction dans une plaie contuse d'un microbe spécial; nous en ajournons l'étude au chapitre des complications des plaies. Les gangrènes causées par le froid et par la chaleur seront décrites avec les froidures et avec les brûlures.

Reste la classe des gangrènes indirectes. Nous verrons d'abord celles qui succèdent à des altérations vasculaires : les gangrènes par *artérite* dont on distingue deux variétés : la gangrène dite *spontanée*, ancienne gangrène *sénile*, et la gangrène par *embolie*, connue depuis les recherches des quarante dernières années; puis nous passerons aux mortifications provoquées par le spasme des petits vaisseaux, la *gangrène symétrique des extrémités*, que Maurice Raynaud a le premier décrite. Quant aux variétés presque innombrables de gangrène par *empoisonnement du sang* ou par *dyscrasie*, elles ressortissent surtout à la médecine et nous les laisserons de côté; les gangrènes *charbonneuses* auront leur tour à propos des maladies virulentes; nous dirons seulement quelques mots des gangrènes par *ergotisme*, des gangrènes des *fièvres graves* et des gangrènes *diabétiques*, laissant de côté la *gangrène paludique*, trop médicale et trop mal connue.

1° GANGRÈNE ATHÉROMATEUSE

On nomme gangrène *athéromateuse*, gangrène *par artérite*, gangrène *sèche*, gangrène *sénile*, gangrène *chronique*, gangrène *des extrémités*, gangrène *spontanée*, la mortification que provoque, surtout aux membres inférieurs, la dégénérescence athéromateuse des artères.

Malgré son incorrection grammaticale, nous acceptons le titre de gangrène athéromateuse; il est court et donne des indications précises sur l'origine du sphacèle. Il n'en est pas de même des autres désignations : ainsi, cette gangrène, nous ne saurions l'appeler sèche, puisqu'elle est quelquefois humide; sénile, puisqu'elle peut atteindre les enfants; chronique, puisque la marche en peut être rapide; des extrémités, puisqu'elle se développe aussi sur le nez, les oreilles, la verge et qu'on pourrait la confondre avec la maladie de Maurice Raynaud; spontanée, puisque nous en connaissons les causes et la nature : les recherches d'Alibert, de François, de Virchow, de Despaignet, de Schneider, de Vanlair, de Pitres, ne sauraient laisser le moindre doute sur le mécanisme de sa production.

Étiologie. — La gangrène athéromateuse frappe surtout les hommes : les anciens cliniciens avaient insisté sur ce fait dont ils exagéraient même l'importance : d'après Percival Pott, elle atteindrait vingt hommes pour une femme. L'âge n'est pas indifférent, comme l'atteste la désignation de gangrène sénile, une des plus fréquemment employées : avant quarante ans, elle est exceptionnelle, et c'est vers soixante ans, qu'elle commence à devenir commune. On en faisait l'apanage des gens « voluptueux », grands mangeurs et grands buveurs; Pott la croyait rare chez les pauvres, chez ceux « qui vivent avec quinze sous par jour et qui doivent les gagner », d'accord en cela avec Jeanroy qui l'appelait, dans son mémoire, la gangrène des riches. Mais il faut en rabattre et nous la voyons saisir les plus misérables des prolétaires.

Elle a son siège de prédilection : les parties du corps où l'impulsion cardiaque se fait le moins sentir, les membres inférieurs et plus particulièrement le pied et les orteils; on la rencontre aux doigts, aux oreilles; au pénis, nous en avons recueilli un cas sur un vieillard de quatre-vingt-cinq ans. Le plus souvent elle ne frappe qu'un membre, mais on cite quelques faits où les deux pieds se sont sphacélés; un vieillard traité par nous à la Pitié avait été déjà amputé d'une jambe pour gangrène, lorsque nous fûmes amenés à lui couper la jambe du côté opposé. Une observation plus remarquable est celle de ce « William Chandle, âgé de trois ans et demi et qui fut présenté à l'hôpital, affecté d'une gangrène avancée de la jambe gauche et des deux bras. Trois jours auparavant, l'avant-bras mortifié s'était détaché spontanément au niveau du coude. Le pied gauche s'était détaché et, au pied droit, les phalanges du deuxième et troisième orteil étaient tombées. »

Lorsqu'on prend de plus haut l'étiologie de cette gangrène, on trouve, à côté de l'influence de la vieillesse, celle de la goutte, du rhumatisme, de la syphilis, puis de la néphrite, de la plupart des dyscrasies et enfin et surtout de l'alcoolisme. Or, ces causes, auxquelles on pourrait ajouter le paludisme, le saturnisme, peut-être même le « tabagisme » et la plupart des maladies aiguës infectieuses, fièvre typhoïde, variole, scarlatine, diphtérie sont les mêmes qui produisent l'endartérite chronique, lésion indispensable pour que la gangrène apparaisse. H. Martin a étudié les conditions de ces altérations vasculaires. Le phénomène primordial serait une endartérite des vasa-vasorum : leur lumière est oblitérée par une prolifération de l'endothélium provoquée sans doute par le contact de l'alcool absorbé dans le sang, ou par quelque autre substance toxique. Les parois artérielles ne reçoivent plus que des aliments de mauvaise qualité; aussi la couche profonde de la tunique interne qui se nourrit par imbibition est-elle la première prise, puis la tunique moyenne dont les fibres élastiques et musculaires tombent en régression graisseuse.

La lésion de l'artérite syphilitique différerait de ces dégénérescences amenées surtout par l'alcoolisme et la vieillesse; les petites artères sont atteintes de préférence et la prolifération débuterait par la tunique interne dont l'endothélium serait irrité par le passage du sang contaminé; se cantonnant dans cette couche et ne déterminant que d'une manière incomplète l'altération des autres tuniques, elle aurait pour conséquence l'occlusion du vaisseau. On observe ces modifications lors des cas de gangrène athéromateuse : les artères périphériques susceptibles d'être palpées sont dures, rigides, cassantes, semblables à des tuyaux de pipe en terre; leurs battements sont plus secs; leur expansion est presque nulle; le sphygmographe donne un tracé caractéristique, une ascension brusque, un plateau large et une descente aussi accusée que l'ascension. On comprend comment, dans de pareils vaisseaux, se produisent les embolies, les thromboses, l'arrêt de la circulation et la gangrène.

Une variété nouvelle d'artérite a été étudiée sous le nom d'*artérite oblitérante progressive* par Friedländer, puis par Le Dentu, Heydenreich, Panas (1), Dutil et Lamy (2). Elle frappe d'abord les artères de petit et de moyen diamètre; mais elle peut remonter le long des membres et gagner les tissus principaux. Une néoformation abondante de tissu conjonctif s'interpose à la lame élastique

(1) PANAS, *Bull. de l'Acad. de méd.*, p. 582. 1894.
(2) DUTIL et LAMY, *Arch. de méd. expér.*, janvier 1895.

[P. RECLUS]

interne et l'endothélium qui est refoulé sur la lumière du vaisseau parfois complétement obstrué; malgré cette prolifération et par suite d'un travail de sclérose, les artères s'atrophient; ou en a vu de si réduites dans leur volume que certains tissus principaux des membres, l'artère maîtresse de la cuisse n'a pu être reconnue que par la présence du nerf collatéral. On ignore la cause de ce processus oblitérateur; on sait seulement qu'il atteint surtout les hommes adultes. Il s'accompagne, d'après Joffroy et Achard, Dutil et Lamy, d'une névrite périphérique; mais celle-ci serait secondaire et aurait pour cause l'artérite des vasa-nervorum.

Symptômes. — La mortification n'est pas toujours le premier phénomène observé : avant l'apparition de la plaque de sphacèle, le malade éprouve dans l'orteil, au pied, le long de la jambe, des fourmillements répétés, de la pesanteur, de l'engourdissement; les sensations de contact sont moins nettes; il semble qu'un corps étranger, une bande d'étoffe, un doigt de gant soit interposé à la peau et à l'objet qui la touche; puis la température est abaissée et si l'on interroge les pulsations artérielles du membre menacé, il arrive de ne pas sentir les battements de la pédieuse et de la tibiale postérieure; il est des cas où la crurale se perçoit à peine. Lorsque le mal frappe les membres supérieurs, on constate des phénomènes semblables : fourmillement, engourdissement, douleurs irradiées, sensibilité obscure du tact, abaissement de la température, absence ou diminution des battements de la radiale, de la cubitale et même de l'humérale.

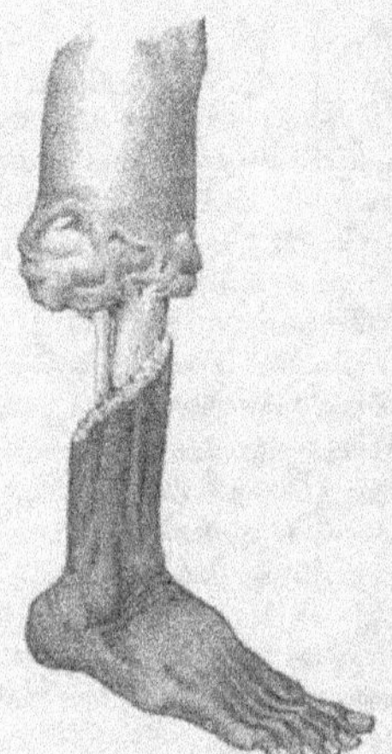

Fig. 25. — Gangrène sèche de la jambe et du pied.

Ces signes précurseurs existent depuis un temps variable lorsque apparaît sur le dos du gros orteil, ou sur les côtés de la matrice unguéale, plus rarement au bout d'un autre orteil, une petite tache brune, parfois une phlyctène que soulève une sérosité rousse; l'épiderme s'exfolie et laisse à nu les papilles d'un rouge foncé. Cette plaque, insensible à la piqûre, plus froide que les parties voisines, d'une température moins élevée que celle des régions correspondantes, prend une coloration fleur de pêcher, puis brune, puis livide, puis noire. La circulation se fait mal dans le pied, où la peau est marbrée : la mortification gagne; la zone noire s'agrandit par l'adjonction de bandes nouvelles de tissus où se sont succédé les colorations différentes notées sur la plaque primitive.

La gangrène est alors confirmée et la partie mortifiée prend un aspect caractéristique : le bout de l'orteil est sec, dur; il sonne sous le stylet qui le percute; la peau racornie devient semi-transparente; aux limites du vif, elle se continue avec des téguments violacés; plusieurs doigts peuvent être atteints, puis le dos du pied, la face plantaire, la jambe, et l'on cite des cas où le sphacèle a remonté jusqu'à la cuisse. Des médecins inexpérimentés ont parfois ignoré le mal : d'une part, « l'anesthésie douloureuse » existait dans les régions mortes; des élancements, des souffrances vives ou sourdes y persistaient; de l'autre, les masses musculaires vivantes du mollet se continuaient avec les tendons morts qui s'insèrent sur les phalanges mobiles. Nous avons vu deux fois de ces pieds momifiés et mobiles, réduits à une mince peau ambrée, parcheminée, plaquée sur les os et sur les tendons dont les moindres saillies se dessinent.

Cette forme sèche, à marche lentement envahissante, est commune ; parfois le mal s'arrête, puis un sillon se creuse entre le mort et le vif, la partie sphacélée tombe et le moignon se cicatrise : il y a, dans notre service, un malheureux dont la plupart des phalanges du pied droit ont été ainsi amputées. Parfois, au contraire, la gangrène gagne toujours ; elle suspend quelque temps sa marche, puis la strie d'élimination est reportée plus haut jusqu'à ce que le patient succombe à quelque complication ou au seul progrès de la maladie. Il est des cas assez rares où les foyers sphacélés sont multiples ; la gangrène procède par îlots isolés sur le même membre, sur plusieurs orteils, le pied et le mollet ; ou bien les deux membres inférieurs sont atteints, ou les membres inférieurs et les supérieurs, le nez et les oreilles.

La gangrène athéromateuse n'est pas toujours sèche ; dans quelques cas, elle prend la forme humide : après la destruction de la couche cornée soulevée par de la sérosité brune, le derme, rose et comme lavé, reste mou et épais ; au-dessous de lui, dans le tissu cellulaire, s'accumule un liquide d'odeur infecte ; le pied se sillonne de bandes noires ou bleues dessinées par les arborisations veineuses. L'évolution du mal est rapide : nous avons vu un de nos clients, âgé de cinquante-sept ans, atteint d'une gangrène humide qui, en quelques jours, frappait la jambe entière ; au bout d'un mois, le malade était emporté par les accidents infectieux. Ce n'est plus cette marche lente qui permet aux tissus mortifiés de perdre leur eau de constitution et de se dessécher : les vaisseaux de retour n'emportent plus le sang versé par les artères, car les réseaux veineux et lymphatiques sont oblitérés par quelque caillot, comme François (¹) l'a démontré depuis longtemps : ainsi s'explique l'abondance des liquides dans les tissus infiltrés. Ces sérosités deviennent un excellent terrain de culture pour le micro-organisme, et si la région n'est pas protégée par des antiseptiques, l'inoculation pourra se faire au niveau des phlyctènes crevées ou du sillon d'élimination. Des phénomènes locaux ou généraux surajoutés à la gangrène éclateront alors, indépendants du sphacèle et qu'il faut en séparer : ces troubles inflammatoires appartiennent à la septicémie.

La gangrène sénile est surtout grave par les altérations artérielles qu'elle révèle. Dans ses formes ordinaires, elle ne menace jamais la vie du malade et se borne parfois à la nécrose d'une phalange ou d'un orteil. Mais les récidives sont à craindre ; on est sans cesse sous le coup d'un nouveau sphacèle, et peut-être est-ce dans ce sens qu'il faut expliquer l'assertion de Fabrice de Hilden qui, pendant une pratique de quarante années, n'aurait pas vu guérir un seul cas. Les observateurs qui l'ont suivi, Percival Pott, entre autres, n'ont pas souscrit à ce verdict : François, qui a rassemblé 56 cas de gangrène sèche, a noté 15 guérisons, soit 1 sur 3 environ. Mais que faut-il entendre par guérison ? Si c'est la limitation de la gangrène, la chute de l'eschare et la cicatrisation du moignon, ce chiffre de 1 sur 3, loin d'être exagéré, ne serait plus suffisant : il est trop élevé si l'on veut tenir compte du sphacèle qui surviendra sans doute à brève échéance.

(¹) François, *Sur les gangrènes spontanées*. Paris, 1852.

[F. RECLUS.]

Traitement. — Lorsque l'artério-sclérose a frappé un membre inférieur, les plus grandes précautions sont nécessaires pour conjurer l'envahissement de la gangrène; on les redouble surtout quand les petits vaisseaux sont atteints : une contusion, un soulier trop étroit qui gêne la circulation et « mâche » les tissus, une excoriation, l'inflammation la plus légère, un coup de froid, c'en est assez pour provoquer une plaque de sphacèle qu'on eût évitée avec quelque attention. Des bas chauds et souvent changés, des chaussures larges et solides sont indispensables.

Lorsque la gangrène est confirmée, quelle conduite tenir? On menait grand bruit autrefois autour de certains médicaments spécifiques contre la mortification; le quinquina fut longtemps entouré d'une sorte de culte. A la fin du siècle dernier, Percival Pott voulut lui substituer l'opium, puis Dupuytren préconisa les saignées; à cette heure, on se borne à quelques applications locales. Le repos est nécessaire pour éviter d'irriter les parties voisines, de les congestionner et de provoquer une inflammation qui, dans ces tissus à nutrition précaire, augmenterait la zone gangrenée. La plus grande propreté est indiquée pour que les germes pathogènes ne s'inoculent pas sous la peau dénudée au niveau des phlycténules ou dans le sillon d'élimination qui se creuse entre le mort et le vif. On prescrira le repos dans le décubitus horizontal, le membre frappé soulevé sur un coussin. Une ou deux fois par jour, immersion du pied dans de l'eau à la température de 50 degrés. En général, sous son influence, les douleurs s'apaisent et le sphacèle se limite. Puis, au sortir du bain, la région séchée est enveloppée de substances antiseptiques, gaze iodoformée, gaze au salol ou au naphtol. Le membre est entouré de ouate pour que la chaleur se conserve : la gangrène peut alors prendre la forme sèche; elle se limite et les phénomènes d'infection sont conjurés.

Si l'inoculation septique avait eu lieu, quelques séances de pulvérisation phéniquée ajoutées aux bains chauds désinfecteraient les parties et arrêteraient les phénomènes inflammatoires. Après avoir discuté sur l'amputation des parties mortifiées, on semble d'accord pour la repousser. Bien qu'on n'ait plus à redouter les inflammations et la suppuration, autrefois de règle dans toute diérèse chirurgicale, le traumatisme opératoire, quelque léger qu'il soit, est par lui-même une cause de gangrène et peut compromettre la vitalité d'éléments anatomiques qui auraient peut-être échappé au sphacèle. On attendra donc la séparation spontanée, d'autant que la nature est plus avare que notre couteau. Certes, la cicatrisation est longue, mais, à s'abstenir, on gagne une mutilation moins grande, une conservation plus considérable des tissus, et l'on ne s'expose pas à voir se gangrener les lambeaux déjà taillés.

2° GANGRÈNES PAR EMBOLIE

Cette gangrène n'est connue que depuis les découvertes de Virchow : une concrétion, un caillot de volume variable peut se former dans le cœur gauche, être lancé, par une systole, dans le système artériel où il s'arrête lorsque son diamètre devient inférieur à celui du vaisseau où la pression sanguine le pousse. C'est le plus souvent au niveau d'une bifurcation, sur l'éperon qui marque l'orifice de deux artères naissantes, qu'échoue l'embole, la « masse erratique », pour employer l'expression de Gubler; parfois, c'est à l'origine d'une collatérale importante, point où le calibre de l'artère diminue sensiblement. L'embole ne vient pas toujours du cœur gauche; une plaque athéromateuse détachée de la paroi d'une artère et entraînée par le courant, un caillot déposé dans un anévrysme, les débris d'un foyer morbide ouvert par ulcération d'un vaisseau, peuvent aussi en provoquer l'oblitération.

Le caillot ne bouche pas toujours la lumière du vaisseau, et un peu de sang passe entre lui et la paroi; mais une coagulation secondaire se fait : la fibrine se précipite autour du noyau primitif et la thrombose remonte jusqu'à une collatérale importante; il n'est pas rare de la voir oblitérer l'artère dans toute son étendue et, au membre inférieur, un caillot échoué au-dessus de la poplitée provoquer la coagulation du sang dans la fémorale, l'iliaque externe, l'iliaque primitive, puis de là agir sur les vaisseaux du côté opposé pour rendre imperméables, par coagulation descendante, l'iliaque primitive, l'iliaque externe, la fémorale, la poplitée et les artères de la jambe. L'embole, cause de ces désordres, se reconnaît à son aspect poli, à sa teinte jaunâtre; son centre est ramolli par régression granuleuse, il paraît moins jeune que les masses cruoriques voisines, rouges encore par les hématies qu'elles renferment. Cependant, lorsque le caillot est ancien, il se décolore et la distinction entre lui et la masse erratique, entre la thrombose et l'embole, présente quelque difficulté.

Un caillot oblitérateur dans une artère n'a pas pour conséquence inévitable une gangrène des tissus; le plus souvent, la circulation collatérale se rétablit et le sphacèle est conjuré. Il le serait toujours, dans les membres où les artères « terminales » n'existent pas et où les anastomoses entre les diverses branches sont nombreuses, si un certain nombre de causes ne venaient joindre leur influence à celle de l'embolie : le sang peut être vicié, l'impulsion cardiaque diminuée, les éléments anatomiques peuvent être mal nourris, un traumatisme, une inflammation peuvent s'abattre sur la zone ischémiée. Enfin, et surtout, les artères sont athéromateuses, leur calibre est rétréci et ne se prête plus à la dilatation compensatrice que nécessiterait une circulation collatérale suffisante pour ramener le sang dans le territoire de l'artère oblitérée. Dans cette gangrène, la mortification s'explique par une cause principale qui, à elle seule, serait impuissante, et par plusieurs causes secondaires dont le concours est indispensable.

La gangrène par embolie peut avoir quelques prodromes. Maurice Raynaud insiste sur les troubles du cœur, les palpitations désordonnées, une gêne extrême, un sentiment d'oppression, quelquefois une syncope qui révèlent la présence d'un caillot dans le cœur. D'habitude, les accidents qui caractérisent l'embolie ne tardent guère, et tout à coup le patient ressent une douleur vive sur le trajet connu d'une artère, le plus souvent au niveau d'une bifurcation, pli de l'aine, creux poplité; à ce point s'est arrêté le caillot. Mais il y a parfois un intervalle entre les troubles du cœur et les phénomènes qui annonçaient le départ de la masse erratique et l'obstruction artérielle. Maurice Raynaud a publié un fait dans lequel « les palpitations intolérables ayant cessé instantanément, la douleur subite de la jambe gauche prémonitoire de la gangrène n'est apparue que cinq jours après. Il est probable que l'embolie artérielle laisse d'abord la circulation libre en partie, mais qu'elle provoque une coagulation secondaire, et c'est alors qu'apparaissent la douleur et la gangrène. »

Mais d'ordinaire, palpitations cardiaques et douleurs vives à la racine du

[P. RECLUS]

membre se succèdent sans interruption et les accidents de l'embolie se déclarent; les tissus sont livides au-dessous de la région douloureuse, les battements artériels cessent tout à coup. Parfois, au bout de peu de temps, le vaisseau est dur, résistant; il roule sous le doigt et ne se laisse plus déprimer. On pourrait croire que la température s'abaisse; oui, peut-être dans les premières minutes, mais elle remonte et devient, comme Paul Broca [1] l'a démontré, supérieure à celle de la région correspondante du membre opposé. On s'est demandé « s'il n'y a pas là un de ces exemples curieux de transformation de mouvement en chaleur [2] ». Cette explication paraît fantaisiste : si le caillot arrêté brusquement s'échauffait assez pour élever la température des téguments de 1, 2 ou 3 degrés, ce qui paraît insoutenable, le phénomène serait de courte durée. Or, nous l'avons vu persister plusieurs jours chez des malades du service de Broca. Aussi acceptons-nous la théorie de notre maître, pour qui l'oblitération du vaisseau profond provoque la dilatation des vaisseaux rampant sous la peau qu'ils échauffent.

Si, après cet orage, la circulation collatérale ne se rétablit pas assez pour assurer l'irrigation des tissus, on voit apparaître, et presque toujours aux extrémités, aux orteils, aux doigts, où les compressions et les contusions sont plus faciles, où l'impulsion cardiaque se fait moins sentir, où le froid exerce son action, une tache brune ou noirâtre sur la peau qui devient glacée. Le malade accuse dans le membre de la gêne, de l'engourdissement, des fourmillements continuels, puis des douleurs vives, irradiées, des élancements. La mortification s'étend, ou se limite et reste stationnaire, suivant la longueur du segment artériel oblitéré, l'état des collatérales qui tantôt sont saines et tantôt sont atteintes de dégénérescences athéromateuses; elle prend la forme sèche ou la forme humide. Cette variété est la plus fréquente, et, dans ce cas, des précautions doivent être prises pour empêcher le foyer de s'infecter, car la mortification serait rapidement envahissante.

Elle peut procéder par à-coups successifs : une première embolie provoque une tache qui s'agrandit à propos d'un caillot nouveau lancé par le cœur gauche. Les oblitérations portent parfois sur des membres différents, et, dans une observation, on a vu le pied gauche et le pied droit, la main gauche et la main droite atteints par la gangrène. Lorsqu'elle frappe d'abord le membre inférieur et apparaît, au bout de quelque temps, dans le membre du côté opposé, il n'est pas sûr que le sphacèle soit dû à une seconde embolie : le caillot oblitérateur a pu remonter jusqu'à l'iliaque primitive d'un côté, et redescendre de l'autre, par l'iliaque primitive, au niveau de la bifurcation de l'aorte. Ces cas sont d'une extrême gravité, et la mort en est la conséquence. Mais, lorsque le caillot oblitérateur est peu étendu et la thrombose consécutive à peu près nulle, la circulation se rétablit en partie et la gangrène se limite.

Que devient le caillot? Il provoque autour de lui une endartérite, grâce à laquelle il adhère à la membrane interne du vaisseau qui l'enserre. Son centre se désagrège; il se ramollit et se change en un liquide crémeux pris pendant longtemps pour du pus. Puis des bourgeons partent de l'endothélium enflammé et envahissent le caillot qu'ils résorbent; ils se rencontrent, se fusionnent, et, en fin de compte, leur tissu rétractile transforme l'artère en un cordon fibreux qui ne bat plus sous les doigts et que la palpation ne permet pas toujours de

---

[1] Paul Broca. *Remarques sur la température des membres*, etc. In *Bull. de la Soc. de chir.*, 2ᵉ série, t. II, p. 544 et 632, 1861, et t. III, p. 125, 1862.

[2] Maurice Raynaud, *loco citato*.

(P. RECLUS.)

reconnaître. Mais une terminaison aussi favorable est rare, et il est à craindre
que les altérations du cœur, qui ont provoqué la première concrétion sanguine
et la première embolie, n'en amènent une deuxième. Aussi le pronostic doit-il
être d'autant plus réservé qu'il existe souvent d'autres lésions organiques, une
artério-sclérose généralisée, par exemple.

5° GANGRÈNES DANS LES FIÈVRES

Ces gangrènes devraient, comme les variétés précédentes, rentrer dans la
classe des mortifications par altération artérielle; elles dérivent, en effet, de
l'artério-sclérose, comme les sphacèles de la vieillesse, de l'alcoolisme, de la
syphilis, du rhumatisme, du paludisme et de la goutte. Mais il faut distinguer :
tandis que ces dernières maladies, chroniques d'allure, engendrent une endartérite elle-même chronique, les fièvres infectieuses, — fièvre typhoïde, variole,
scarlatine, diphtérie, — dont l'évolution est aiguë, donnent naissance à une
endartérite aiguë.

Ces gangrènes sont connues depuis longtemps. Fabrice de Hilden, Morgagni,
de la Motte avaient cité des sphacèles apparus au déclin des fièvres graves;
mais ces faits étaient oubliés, malgré de frappants exemples donnés par Laroque
et par Adrien Fabre, lorsque, en 1857, Bourgeois, d'Étampes [1], lut, à la Société
médicale des hôpitaux, un mémoire où il exposait deux cas de mortification des
membres survenus au cours d'une fièvre typhoïde; en 1861, Gigon, d'Angou-
lême, publie 4 observations nouvelles; Trousseau reprend ce sujet dans
les cliniques de l'Hôtel-Dieu. Aussi le fait n'était plus nié lorsque, en 1869,
Hayem s'occupa de la pathogénie de cette gangrène et montra qu'elle est sous
la dépendance d'une endartérite aiguë; le poison typhique exerce son action
sur la membrane interne de l'artère et en provoque l'inflammation; Potain,
Heubner, Vulpian, Bernheim [2], Abel Legendre [3] reprennent cette question,
et, à cette heure, l'origine artérielle de la gangrène, du moins dans la *fièvre
typhoïde*, n'est plus niée par personne.

La gangrène dans le *typhus* est admise au même titre, et les observations
abondent. Nous ne parlons pas ici seulement de ces eschares du sacrum, du
grand trochanter et des malléoles, fréquentes aussi bien dans la fièvre typhoïde
que dans le typhus et qui tiennent à des causes nombreuses, à la pression
exercée par le poids du corps sur des tissus mal nourris, affaiblis par le poison
typhique, irrités par l'urine ou les matières fécales dont le malade est souillé;
nous avons aussi en vue la gangrène des extrémités. Hildenbrand avait noté
des mortifications du nez, des pieds et des mains provoquées par le typhus.
Griesenger, Gutberletz, Trousseau signalent des faits semblables; Estlander
apporte à lui seul un relevé de 50 observations personnelles de gangrène des
extrémités, et recueillies pendant une épidémie de typhus qui régna en Fin-
lande pendant les années 1866, 1867 et 1868.

L'influence des fièvres *éruptives*, rougeole, scarlatine, variole, est admise sans

---

[1] Bourgeois (d'Étampes), *De la gangrène en masse des membres*, in *Bull. de la Soc. méd. des
hôpit.*, 1857.

[2] Bernheim, *Gangrène et artérite dans la fièvre typhoïde*, Congrès de Grenoble, 1885.

[3] Abel Legendre, Thèse de Paris, 1887.

conteste : dans la rougeole, c'est généralement la gangrène de la bouche qu'on observe, ainsi qu'en témoignent les observations de Tourdes, de Rollet et Barthez, de Trousseau ; mais le sphacèle de la vulve est assez commun, et des foyers de mortification se sont souvent développés dans les lobes pulmonaires. La gangrène scarlatineuse affecte des sièges différents : les ganglions du cou, les parotides sont surtout atteints, tandis que, dans la variole, le pharynx est le premier envahi ; on cite quelques faits rares où les cartilages du larynx furent frappés de nécrose ; Morgagni a consigné un cas de ce genre et Dumontpallier, un autre. Les gangrènes de l'érysipèle sont fréquentes, mais nous n'avons pas à nous occuper ici d'une complication dont l'étude a sa place ailleurs. Nous laisserons aussi de côté les sphacèles du choléra et de la peste.

C'est au cours ou au déclin de la fièvre typhoïde que la gangrène s'observe. Pour en expliquer l'apparition, on invoque l'artério-sclérose, l'artérite aiguë primitive, engendrée par des troubles de l'innervation, et surtout par une dyscrasie sanguine. Le liquide qui circule dans les vaisseaux est altéré par la présence des toxines bacillaires ; les cellules embryonnaires envahissent la tunique moyenne, puis la tunique externe ; l'interne se hérisse de végétations, de plaques rouges, d'îlots saillants qui diminuent le calibre de l'artère ; un caillot tend à se précipiter, d'autant que le sang est peut-être plus coagulable et que, en tout cas, l'impulsion cardiaque est amoindrie. La thrombose s'établit lentement, par dépôts successifs qui complètent l'oblitération du vaisseau. Mais parfois le coagulum s'est formé dans le cœur gauche, et c'est par le mécanisme de l'embolie que la gangrène se développe.

Nous ne parlerons pas des gangrènes du poumon, du larynx, du nez, de la bouche, de la face et de l'intestin, étudiées dans les traités de médecine. La mortification des membres importe plus : c'est au déclin de la maladie ou pendant la convalescence qu'elle apparaît, frappant surtout les pieds et les jambes ; les mains sont quelquefois atteintes ; le plus souvent le sphacèle est unilatéral, mais les observations de gangrène bilatérale ne sont pas exceptionnelles ; Bourgeois cite un jeune garçon dont les deux jambes furent prises ; Maurice Raynaud donne un cas analogue de Pachmay, et un autre emprunté à l'histoire de l'Académie des sciences : « Il s'agit d'une jeune fille qui, à la suite d'une fièvre contractée à l'âge de sept ans, vit ses deux mains se dessécher ; il ne lui resta que deux moignons. Elle apporta à l'assemblée ses mains dans sa poche ; elles étaient noires et sèches comme les mains d'une petite momie. »

La forme sèche est la plus fréquente, et l'on voit la peau, d'abord rosée, rouge et violette, devenir brune et noire, se racornir, puis prendre une certaine transparence, comme dans la gangrène sénile. Parfois, l'évolution est rapide et la mortification frappe les tissus trop vite pour qu'ils aient le temps de se dessécher ; au lieu de porter sur les seules ramifications artérielles, l'oblitération se fait dans les veines ; le sang stagne et contribue à maintenir l'humidité dans le membre sphacélé ; la putréfaction s'en mêle, et la gangrène septique poursuit sa marche, souvent au milieu d'accidents généraux d'une extrême gravité. Ajoutons que, sur le même membre, la gangrène peut revêtir les deux formes : Patry raconte qu'une mortification, sèche à la jambe, était humide à la cuisse, ce que l'autopsie expliqua aisément : à la jambe, l'artère tibiale postérieure était seule obstruée, tandis que, à la cuisse, il y avait oblitération de l'artère et de la veine.

V GANGRÈNES D'ORIGINE NERVEUSE

Rien n'est moins connu que ce groupe de gangrènes et, malgré les recherches de Claude Bernard, de Schiff, de Charcot, de Vulpian, de Samuel, de Weir-Mitchell, d'Hayem, de Jaccoud, de Pitres et Vaillard, le sujet reste obscur; on sait que les nerfs exercent une influence incontestable sur la nutrition des tissus et que leur altération a parfois pour conséquence la mortification des éléments anatomiques. Mais de quelle manière s'exerce cette influence, comment se produit cette mortification? — Se fait-il dans les tissus une anémie aiguë par constriction des artérioles excitées par les vaso-moteurs, ou faut-il incriminer l'action directe des nerfs trophiques dont tout le monde admet l'existence, mais que personne n'a pu isoler? Aucune réponse catégorique n'a été faite et plusieurs se demandent si les lésions nerveuses peuvent à elles seules provoquer le sphacèle; ils affirment que, si elles préparent le terrain, d'autres causes sont nécessaires pour déterminer l'apparition de la gangrène.

On sait, en effet, qu'à la suite des *plaies des nerfs*, de simples prétextes, les traumatismes les plus légers suffisent pour provoquer la gangrène dans le territoire du nerf blessé. Le sphacèle apparaît surtout lorsqu'une inflammation atteint le cordon nerveux et l'importance de la *névrite* est acceptée de tous, à telle enseigne qu'on a recherché cette névrite et qu'on l'aurait trouvée dans la gangrène diabétique, dans la gangrène par ergotisme, et parfois même dans la gangrène sénile, ainsi que le pense Lancereaux. Le cadre de la gangrène « trophonévrotique » s'élargirait de plus en plus, et c'est par les névrites périphériques qu'on expliquerait les ulcérations et les sphacèles observés souvent chez les alcooliques, ou au cours et au déclin des maladies infectieuses. Zambacco et Leloir y ajoutent les trophonévroses léproïdes, le panaris analgésique de Morvan et même l'*ainhum*, cette affection singulière des nègres du Brésil.

On a décrit, sous le nom de « décubitus aigu », une gangrène de forme particulière chez les individus atteints de lésions des centres nerveux. Charcot (¹) a étudié les eschares du sacrum et du grand trochanter consécutives aux hémorragies et au ramollissement du cerveau; elles apparaissent au bout de peu de jours et siègent du côté paralysé. On connaît aussi les foyers gangréneux provoqués par les inflammations de la moelle; dans les myélites traumatiques, on voit, deux, trois ou quatre jours après la blessure, une plaque mortifiée se montrer à la fesse, au trochanter, sur les condyles et sur les malléoles, au talon, tous points qui supportent le poids du corps dans le décubitus horizontal. Mais elle peut envahir des régions qui ne sont soumises à aucune pression, et ne signale-t-on pas dans les tissus profonds, au niveau des articulations et des os, des noyaux de nécrobiose?

N'avons-nous pas dit, à propos des ulcères de la jambe, que la mortification des téguments a peut être pour origine une altération des nerfs, et Quénu n'a-t-il pas montré les varices des vasa-nervorum irritant les cordons et provoquant leur sclérose? Les destructions superficielles et profondes qui, dans le mal perforant, atteignent la peau, le tissu cellulaire, les muscles et les os, seraient

____
(¹) Charcot, *Maladies du système nerveux*, 1875.

[P. RECLUS]

aussi des troubles trophiques. Duplay et Morat, dont les beaux travaux ont élucidé ce point, ont décrit les altérations des terminaisons nerveuses et Butruille a signalé des cas où l'on trouvait, sur le membre, des plaques de gangrène éloignées du pied où siégeait le mal perforant. La fonte purulente de l'œil, sa rapide mortification, à la suite des traumatismes de la cinquième paire, est un des phénomènes les mieux étudiés en physiologie expérimentale. Il l'est de même en clinique, et nous avons vu se fondre, en quelques jours, l'œil droit d'une dame dont les racines de la cinquième paire avaient été labourées par une balle de revolver.

Nous ne saurions insister sur ces faits, ni rappeler les observations de Samuel, de Weir-Mitchell, de Paget, où l'on voit, à la suite de la contusion ou de la compression d'un nerf, des plaques gangréneuses apparaître dans son territoire. Spillmann cite le cas d'un malade, chez qui, dans une fracture de cuisse compliquée de section du nerf sciatique, un appareil à extension continue provoqua un sphacèle de la partie postérieure de la jambe. Nepveu a signalé ceux qui se développent sur les membres atteints de paralysie infantile, et nous-même avons montré combien le chirurgien doit surveiller les appareils qu'il applique, une compression trop énergique produisant des plaques de gangrène. Enfin l'hystérie pourrait se compliquer de gangrène superficielle, si l'on en croit les observations de Monod, de Routier et de Quinquaud. Mais n'oublions pas que, dans tous ces cas, il s'agit plus d'*ulcérations* étendues que de gangrène massive. Une désagrégation cellulaire se fait et le derme se détruit.

Il reste à parler d'une affection bizarre décrite pour la première fois, en 1862, par Maurice Raynaud (¹) sous le nom de *gangrène symétrique des extrémités*, ainsi appelée parce qu'elle affecte des parties similaires, les deux membres supérieurs, les deux inférieurs, ou même les quatre à la fois ; on cite quelques observations où elle a frappé le nez et les oreilles. Le mot *symétrique* n'a pas ici son acception géométrique. Un membre est souvent plus atteint que l'autre : il y a « du plus ou du moins, comme dans tous les phénomènes organiques ». La gangrène n'est que le dernier degré d'une série d'accidents : on note d'abord la syncope locale, puis l'asphyxie, souvent mêlées l'une à l'autre ; enfin le sphacèle, qui ne survient jamais sans avoir été précédé de syncope ou d'asphyxie locale. La gangrène n'est pas la conséquence nécessaire de ces phénomènes prémonitoires que l'on voit disparaître, ou persister indéfiniment sans engendrer la mortification.

La syncope locale se caractérise par la pâleur et la lividité des téguments ; sous la moindre influence, quelquefois sans cause appréciable, un ou plusieurs doigts deviennent bleus ou jaunâtres, exsangues ; ils se refroidissent tout à coup, leur sensibilité s'émousse ou s'anéantit et on les pique impunément ; ils ne peuvent plus se mouvoir et parfois se recouvrent d'une sueur froide. L'accès débute presque toujours par le même doigt ; les autres se prennent à leur tour, le phénomène dure de quelques minutes à quelques heures, puis le sang aborde de nouveau les tissus, et son retour, fort douloureux, provoque une sensation semblable à celle de l'onglée. C'est « le doigt mort » ; cet organe semble être devenu étranger au sujet qui, d'ordinaire est une femme, et, pour préciser plus encore, une femme nerveuse.

(¹) RAYNAUD, *De la gangrène symétrique des extrémités*. Thèse de Paris, 1862.

[F. RECLUS]

L'asphyxie locale succède à la syncope ou l'accompagne, ou s'établit d'emblée ; ici, plus de pâleur des téguments ; la décoloration du doigt est remplacée par une teinte cyanique, blanc bleuâtre, violette, ardoisée ou noirâtre, et comparable à celle que produit sur la peau une légère tache d'encre. La pression chasse le sang, qui met un temps fort long à revenir et à faire disparaître la plaque devenue d'un blanc mat. Le doigt est gonflé ; il est le siège d'une douleur constante, d'un engourdissement, d'une sensation de brûlure, d'élancements qu'exaspère le moindre contact ; ce phénomène est d'autant plus frappant que l'anesthésie cutanée est complète. L'accès dure un temps indéterminé ; lorsque la réaction se fait, les taches livides sont remplacées par une coloration vermeille qui, d'abord limitée au-dessous de la région cyanosée, gagne et finit par se substituer aux teintes asphyxiques.

La gangrène qui succède à cet état, dit Maurice Raynaud (¹), n'a pas toujours le même début ; au lieu de disparaître, la lividité ou la teinte cyanique persiste, les fourmillements, les élancements, les douleurs s'accroissent ; puis le bout du doigt devient noir et insensible ; des phlyctènes, remplies d'un liquide séro-purulent, se développent, se rompent et laissent le derme à nu. « La petite excoriation qui en résulte dure quelque temps ; à voir cette lividité, ce froid glacial, on croirait que la gangrène va s'étendre ; mais la maladie rétrograde, les parties se raniment, l'ulcération se cicatrise, se rétracte et il en résulte un tubercule conique sous-jacent à l'ongle. Cette guérison n'est que momentanée ; la série de phénomènes recommence soit au même doigt, soit à un autre, et j'ai vu cet état de choses se renouveler pendant deux ans avec des intervalles de rémission passagère. »

Ainsi la phalangette se recouvre de cicatrices blanches et déprimées, les ongles tombent et les bouts des doigts sont effilés, durs, flétris et comme chagrinés. Il est des cas où la mortification est rapide ; en quelques jours la teinte noire, d'un noir de charbon, envahit toute une phalange qu'on croirait perdue sans retour, mais bientôt un liséré inflammatoire se dessine, limite une eschare qui se détache ; la couche sphacélée, étant superficielle, n'entoure qu'une partie du derme d'où naissent des bourgeons charnus, et la cicatrisation se poursuit sans encombre. On cite quelques faits où des foyers ont apparu ailleurs qu'aux pieds et qu'aux mains ; à la pointe du coccyx et sur les deux malléoles externes ; mais, dans cette dernière observation, les orteils étaient aussi atteints. La gangrène du nez et des oreilles est plus limitée, et Raynaud ne connaît pas de cas où la mortification y ait été complète.

La marche de la maladie est irrégulière ; dans la période d'invasion, l'asphyxie locale domine la scène et l'on croirait que, comme dans les crises précédentes, elle disparaîtra sans laisser de trace ; mais les douleurs s'exaspèrent, la teinte noirâtre s'accentue, le refroidissement augmente et le foyer mortifié est constitué. Alors commencent les phénomènes d'élimination ; en vingt jours on a vu le mort se séparer du vif ; il est des cas où dix mois ont été nécessaires ; le terme de trois à quatre mois est le plus habituel. Les pieds et les mains se prennent sans ordre, successivement ou tous à la fois. Les formes chroniques sont en général moins graves ; les eschares, plus superficielles, ne laissent sur la phalangette que de petites cicatrices blanches. Les accès

____

(¹) RAYNAUD, art. GANGRÈNE, in *Nouveau Dictionnaire de méd. et de chir. prat.*, t. XV, p. 650 et suivantes.

[P. RECLUS.]

se succèdent à longs intervalles : dans une période de deux ou trois ans on peut observer 3, 4 ou 5 recrudescences, dont quelques-unes durent plusieurs mois.

La gangrène symétrique ne pourrait être confondue qu'avec la gangrène sénile et la sclérodermie. Pour la gangrène sénile, disons avec Raynaud que le siège des deux mortifications n'est pas le même : le sphacèle des alcooliques et des vieillards frappe surtout le pied ; il est le plus souvent unilatéral, tandis que la gangrène symétrique attaque les deux membres et parfois les quatre, et n'est pas plus fréquente aux pieds qu'aux mains. L'étendue de la mortification diffère aussi : la gangrène sénile détruit au moins un orteil et parfois tout le pied, la jambe, une partie de la cuisse ; la gangrène symétrique se limite aux phalangettes et souvent au derme seul de celles-ci. Enfin, dans la gangrène sénile, les artères sont durcies par l'athérome ; elles roulent sous le doigt et leurs battements sont supprimés ou diminués, tandis que les vaisseaux paraissent normaux dans la gangrène symétrique.

Un diagnostic que ne fait pas Maurice Raynaud, c'est celui de la sclérodactylie ; on trouve même, dans son article, des faits indiscutables de sclérodermie rangés dans le cadre de la gangrène symétrique. Les deux tableaux sont identiques en plusieurs points. Nous avons vu, il y a quelques années, une malade que plusieurs chirurgiens de valeur traitaient comme atteinte d'asphyxie locale. Or, Charcot découvrit chez elle cette raideur et cet amincissement particulier des lèvres, cet effilement du nez, cette rigidité des paupières qui constituent le « masque sclérodermique » derrière lequel se meuvent les yeux. On peut écarter alors le diagnostic de gangrène symétrique ; mais l'erreur est souvent commise.

Cette gangrène symétrique n'est pas grave et Raynaud, en treize ans, n'a jamais vu un malade succomber aux progrès de la mortification. On ne sait pas grand'chose sur son étiologie ; elle est plus fréquente chez la femme, dans la proportion de quatre sur cinq ; c'est une « gangrène juvénile » et apparaît surtout entre dix-huit et trente ans, souvent à l'occasion d'un trouble menstruel ; les nerveuses et les hystériques seraient plus atteintes que les autres femmes. L'influence du froid est indiscutable ; c'est en hiver que se montrent les signes prémonitoires de la gangrène, — syncope et asphyxie locale ; — néanmoins Maurice Raynaud a cité un cas dans lequel l'asphyxie et la gangrène des extrémités survinrent sous l'influence de l'insolation caniculaire. Les diathèses paraissent sans action ; cependant, chez un malade, l'asphyxie locale avait précédé l'apparition du diabète ; avec la glycosurie se montra la gangrène, qui guérit lorsque le sucre fut tari dans les urines.

Par quel mécanisme ces causes banales provoquent-elles la mortification des éléments anatomiques ? Maurice Raynaud pense qu'elles déterminent un spasme des vaisseaux capillaires. Ils se rétrécissent ou s'oblitèrent sous l'influence d'une excitation des vaso-constricteurs ; le sang est chassé du réseau, les extrémités pâlissent, se flétrissent et deviennent insensibles. Lorsque le spasme atteint une durée et une intensité exceptionnelles, les éléments anatomiques sont peu ou ne sont pas nourris. Et si survient quelque circonstance adjuvante, l'impression vive du froid, ces diverses causes réunies peuvent avoir pour conséquence la mortification du tissu. Les extrémités seules se gangrènent parce que, au manque d'afflux d'un liquide chaud, s'ajoute un rayonnement puissant capable de leur faire perdre le calorique acquis.

[P. RECLUS.]

L'excitation continue et intense des vaso-constricteurs provoquerait donc, par action réflexe, le spasme des artérioles et l'arrêt de la circulation. Toutes les parties de l'économie, la peau, l'utérus, peuvent être le point de départ du réflexe; mais il est nécessaire que les centres des vaso-moteurs aient une excitabilité exagérée : voilà pourquoi la gangrène symétrique est surtout le fait des jeunes femmes névropathes. Cette pathogénie a rencontré des adversaires; Pitres et Vaillard la repoussent; d'après eux, « il est permis de douter de sa réalité : depuis que la symptomatologie des nerfs périphériques est mieux connue, on peut se demander si la plupart des cas de gangrène symétrique ne doivent pas être rapportés à des névrites périphériques primitives ». Telle serait aussi l'opinion de Lancereaux.

5° GANGRÈNES DE L'ERGOTISME

Les gangrènes produites par l'ingestion du seigle ergoté sont devenues exceptionnelles : depuis les progrès accomplis par l'agriculture, l'ergot de seigle, cryptogame parasite, le *claviceps purpurea*, est plus rare et les populations sont peu nombreuses chez lesquelles, dans l'alimentation, le seigle n'ait pas été remplacé par le froment. Aussi l'ergotisme est à peine connu et plusieurs problèmes de sa pathogénie menacent de rester sans solution : il sera difficile, en l'absence d'observation, de déterminer si le sphacèle est dû à un spasme artériel ou s'il faut invoquer l'existence d'une artérite.

Un premier point est obscur : l'ergotisme peut prendre deux formes, la forme convulsive et la forme gangréneuse; quelles causes favorisent l'apparition de l'une ou de l'autre? On l'ignore, et les observations sont muettes sur l'étiologie de l'intoxication; on n'a pas noté depuis combien de temps durait l'ingestion des aliments vénéneux, quelle était la quantité absorbée. Tout au plus Read dit-il que les accidents se déclarent, pour peu que la farine contienne 1/8 d'ergot de seigle. On ajoute que les hommes sont atteints plus souvent que les femmes et, dans l'épidémie de Lyon observée par Barrier (1) en 1854, on trouve, en laissant de côté 6 enfants, 57 hommes et 2 femmes. Parmi les 57 hommes, 54 avaient de trente à cinquante ans. Pourquoi cette prédilection pour les adultes du sexe masculin? Peut-être faudrait-il invoquer l'état du système vasculaire, plus souvent athéromateux chez les hommes, grâce à de fréquents abus d'alcool.

Cette immunité pour les femmes ne s'étend pas aux enfants, et on possède un certain nombre d'observations où des gangrènes graves se sont montrées chez eux. Vétillard parle d'un enfant qui perdit les deux jambes; Maurice Raynaud a vu, dans le service de Guersant, deux frères entrés pour des mortifications et dont l'aîné n'avait pas plus de quatorze ans; Salerne a cité le cas d'un garçonnet dont les deux cuisses se désarticulèrent l'une après l'autre au niveau de la hanche. Il n'en est pas moins vrai que chez les enfants, accessibles, comme l'a montré Desnos, aux atteintes de l'ergotisme, la maladie prend la forme convulsive et rarement la forme gangréneuse. La prédisposition individuelle doit jouer un rôle important, puisque, dans un même groupe

______

(1) BARRIER. *Gaz. méd. de Lyon*, t. VII, p. 181, 1855.

soumis à la même alimentation malsaine, plusieurs peuvent échapper à l'ergotisme.

Les expériences tentées depuis plus de deux siècles pour éclairer ces questions de pathogénie n'ont donné aucun résultat; nous ne savons même pas si la pénétration de l'ergot de seigle dans le sang produit une altération de la membrane interne des vaisseaux. On a voulu faire de la gangrène dans l'ergotisme une mortification analogue à celle de la gangrène sénile, et une artérite la provoquerait. Aucune observation anatomique ne vient appuyer cette assertion; l'hypothèse de Holmes est aussi précaire : l'ergot de seigle amènerait la contraction des petits vaisseaux; le calibre des artères est presque oblitéré, les réseaux périphériques sont comme tétanisés; si cette ischémie persiste pendant des semaines et des mois, — et c'est le cas lorsque chaque jour on mange du pain ergoté, — la mortification survient pour cause de sang vicié et arrivant en quantité insuffisante.

La mortification ne se manifeste pas d'emblée et comme premier phénomène de l'ergotisme. D'habitude, le malade éprouve une ivresse légère, puis un trouble des organes des sens, de la sensibilité de la rétine, des bourdonnements d'oreilles, de l'hyperesthésie cutanée et parfois des crampes, des contractions involontaires partielles ou généralisées, car la forme convulsive de l'ergotisme précède souvent la forme gangréneuse et se mêle à ses accidents. Courhant (¹), dans sa description, montre qu'avant l'apparition des plaques de sphacèle, le malade éprouve des fourmillements, des contractions, des douleurs vives, une sensation intolérable de brûlure, ce qui valut à l'ergotisme le nom de « mal des ardents ». Puis la température plus élevée s'abaisse, la sensibilité exagérée s'émousse jusqu'à s'éteindre; les battements artériels ne sont plus perceptibles et des modifications de la peau se montrent, qui viennent déceler l'existence de la gangrène.

Au niveau du pied, car, dans l'immense majorité des cas, c'est au membre inférieur que frappe la mortification, la peau devient violette et livide; elle jaunit, brunit, se rétracte et prend les allures de la gangrène sèche; les orteils, puis le pied se momifient; le sphacèle gagne et la jambe, la cuisse, peuvent être prises jusqu'à la hanche. La partie morte ne se détache qu'avec lenteur des tissus vivants; Cruveilhier a publié le cas d'un jeune paysan recueilli à l'hôpital de Limoges et qui, pendant deux ans, marcha sur sa jambe séchée, et d'un pas délibéré, comme il l'eût fait avec une jambe de bois. Lorsque la momification est confirmée, les douleurs cessent, l'état général est bon et, si l'intoxication s'arrête, le malade guérit, conservant, comme souvenir de cette aventure, des mutilations dont les moindres sont la perte de quelque orteil.

L'étendue des désordres est variable; tout se borne parfois à l'élimination d'un ongle ou d'une phalange, mais la mortification des pieds, des jambes, n'est pas exceptionnelle, et nous avons rappelé le cas de Salerne où les deux cuisses se séparèrent au ras de la hanche. Les observations de gangrène du membre supérieur sont rares; pourtant il en existe, et Conrad Bruner, cité par Maurice Raynaud, « a vu, à Augsbourg, en 1655, un individu qui, de la sorte, perdit successivement tous les doigts de la main ». Le mort se sépare du vif, le plus souvent au niveau de la jointure, et la chute de l'eschare se fait sans hémorragie; les artères du moignon sont oblitérées, du moins dans la gangrène

---

(¹) Courhant, *Traité de l'ergot de seigle*, Chalon-sur-Saône, 1827.

[F. RECLUS.]

sèche, la forme la plus habituelle mais non la seule, car la gangrène humide a été observée quelquefois. Le pronostic est alors plus grave et des accidents septicémiques peuvent emporter le malade.

Nous ne saurions insister sur le traitement d'une maladie qui n'existe plus. Du moment que l'on connaît les propriétés nocives du seigle ergoté, il faut s'abstenir d'en faire usage; en tout cas on changerait d'alimentation au premier accident : sensation d'ivresse, hyperesthésie, photophobie, fourmillements, contractures ou convulsions. Lorsque la mortification est imminente, les frictions sèches pour rétablir la circulation, les linimentes pour apaiser les douleurs, sont indiqués. En Sologne, pays où les épidémies ont été fréquentes et meurtrières, on préconise le café à haute dose qui, outre ses propriétés toniques, provoque la dilatation artérielle et serait un antagoniste de l'ergot de seigle. Lorsque la gangrène est confirmée, on attend la limitation spontanée du mort et du vif; l'intervention chirurgicale sera discrète.

Le docteur Edward Ehlers, de Copenhague, vient de publier dans les Aide-Mémoire de l'*Encyclopédie Léauté*, un très remarquable travail sur l'Ergotisme; nous ne saurions mieux faire que d'en donner les conclusions intégrales :

« I. La maladie appelée au moyen âge *ignis sacer* correspond à ce que nous nommons actuellement : la *gangrène*. La dénomination *ignis sacer*, feu sacré, s'applique autant à la gangrène causée par l'intoxication par les ergots, qu'à celle occasionnée par l'embolie artérielle ou l'artério-sclérose oblitérante, c'est-à-dire que cette dénomination ne correspond pas à une étiologie déterminée. — II. L'*ignis sacer* apparaissant sous une forme d'épidémie est appelé plus spécialement : *ignis Sancti Antonii*, feu Saint-Antoine, et alors il est *toujours* consécutif à l'intoxication par le seigle ergoté (ergotisme). — III. L'ergotisme n'est nullement une maladie disparue et nous tenons à faire observer que, dans le siècle actuel, on ne paraît pas avoir assez prêté d'attention à l'importance de l'ergotisme sporadique dans l'étiologie de certaines maladies, notamment de l'acrodynie, de la gangrène symétrique des extrémités ou maladie de Raynaud, et de l'Érythromélalgie. »

6° *GANGRÈNE DIABÉTIQUE*

Dès le commencement du siècle, on avait publié des observations de gangrènes survenues chez des diabétiques, et les faits de Bardeley, de Pitcairn, de Duncan, de Vogt, de Caermichel, ne sauraient laisser le moindre doute à cet égard. Mais c'est à Marchal de Calvi(1) que revient l'honneur d'avoir montré, en 1852, les rapports qui unissent la glycosurie à certaines mortifications. A partir de ses recherches, les travaux se multiplient : Champonillon, Landouzy, Billiard, Musset(2), Charcot(3), Palle(4), Verneuil(5), Ladevèze dans sa thèse de doctorat qui date de 1867, ont tracé de la gangrène diabétique un tableau dont les traits

(1) MARCHAL DE CALVI, *Des rapports de la gangrène et de la glycosurie.* In *Gazette des hôpit.*, p. 178, 1852.
(2) MUSSET, *Sur la gangrène diabétique.* In *Union méd.*, 1856, 1857, 1859 et 1861.
(3) CHARCOT, *Gaz. méd.*, p. 558, 1861.
(4) PALLE, Thèse de Paris, 1864.
(5) VERNEUIL, *Bull. de la Soc. de chir.*, 1867. *Gaz. hebd.*, p. 601, 1877. *Bull. de l'Acad. de méd.*, p. 1161, 1881.

cliniques ne sont guère à retoucher; seule, la pathogénie de cette variété de sphacèle semble obscure.

En effet, les hypothèses les plus diverses se heurtent, qui veulent expliquer la genèse des gangrènes diabétiques, mais aucune ne donne pleine satisfaction. La théorie de l'artérite a des parrains de valeur et Musset a publié de nombreux mémoires pour démontrer que la mortification est due à la dégénérescence des parois vasculaires; une de ses observations prouve l'existence de l'endartérite. Un fait de Potain où l'on nota à l'autopsie une double oblitération, l'une de la poplitée et l'autre de la fémorale profonde, athéromateuses toutes deux, serait probant s'il n'était pas isolé, et la doctrine semble d'autant moins assise que, lorsqu'on examine les artères au cours d'une gangrène diabétique confirmée, on les trouve perméables. L'artérite ne saurait donc être acceptée comme couvrant tous les cas; mais peut-être joue-t-elle un rôle : le diabète évolue souvent chez les arthritiques, les alcooliques, les goutteux, dont les vaisseaux, vers la quarantaine, sont loin d'être toujours intacts.

Marchal de Calvi, Demarquay, Ladevèze, incriminent les modifications que le sucre doit imprimer à la vitalité des éléments anatomiques; les échanges moléculaires sont troublés et leur nutrition est précaire. Ne sait-on pas que les injections de glycose dans le sang des animaux altèrent à ce point les tissus du cristallin qu'une cataracte se développe? Aussi les cellules se mortifieront-elles pour peu qu'un accident quelconque, un traumatisme, une inflammation, vienne ajouter une cause nouvelle aux causes existantes de gangrène. Et, de fait, lorsque éclate le sphacèle diabétique, on trouve toujours quelque prétexte pour expliquer son apparition, un durillon forcé, un cor mal coupé, une égratignure, une phlyctène crevée, une coupure, une éruption cutanée.

Volontiers nous les accepterions toutes : altération athéromateuse des artères fréquente chez les arthritiques, vitalité précaire des éléments anatomiques imprégnés de glycose, peut-être devrions-nous ajouter, avec Jeannel, Kirmisson, Duncan, Buzard, Auché, quelque action dystrophique exercée par les nerfs, et l'existence de névrites périphériques. Nous aurions donc comme facteurs de la gangrène diabétique trois causes d'altération des éléments anatomiques : une directe, leur nutrition devenue défectueuse par la présence du sucre qui, ellemême, a pour conséquence une déperdition considérable d'eau; deux indirectes, les désordres apportés dans l'irrigation des tissus par l'endartérite et les troubles trophiques consécutifs aux lésions centrales ou périphériques du système nerveux. C'est alors que, sous l'influence d'une inflammation, d'une violence extérieure, même légère, la mortification survient.

Il est un autre facteur qu'on a laissé dans l'ombre : la présence de la glycose dans les tissus, les expériences d'Odo Bujwid l'ont prouvé, constitue pour les microbes phlogogènes un tel milieu de culture que l'inoculation de quelques germes, incapables de provoquer la moindre inflammation dans un organe sain, suffit pour déterminer une phlegmasie gangréneuse. Le sphacèle des diabétiques est, à notre sens, le résultat de causes nombreuses : d'une part, les éléments anatomiques sont mal nourris, d'une faible vitalité et à la merci du premier assaillant; d'autre part, ils sont pour les microbes un excellent terrain de prolifération; toute inoculation porte, et a comme conséquence, une phlegmasie; or, cette phlegmasie sera gangréneuse, car les cellules sans défense meurent en masse dès que survient la stase sanguine.

La gangrène diabétique est donc, pour l'immense majorité des faits, une

[P. RECLUS]

inflammation qui, grâce à la glycosurie, se termine par la mortification des tissus phlogosés; tantôt elle complique un furoncle ou un anthrax et tantôt un phlegmon. Chacune de ces maladies évolue suivant ses caractères propres jusqu'à ce qu'une portion du foyer se sphacèle. Mais il est des cas, les seuls qu'on décrive sous le nom de gangrène diabétique, où la mortification est si rapide qu'elle accompagne l'inflammation au lieu d'être précédée par elle; les signes du phlegmon sont de suite masqués par ceux de la gangrène humide et septique siégeant sur les membres et généralement aux pieds et aux jambes, mais qu'on peut rencontrer partout, au périnée, à l'épaule, au sacrum, sur le ventre, au niveau des lombes.

Dans cette inflammation gangréneuse qui, presque toujours, débute autour d'une écorchure de la peau, les tissus sont rouges, œdématiés et chauds; la peau, soulevée par des phlyctènes, est blanche, grisâtre ou d'un jaune terne; bientôt elle devient brune et noire; les veines dessinent les lignes violettes de leur arborisation au-dessus de l'infiltration diffuse qui remonte le long de la jambe; on peut percevoir dans le foyer gangrené une crépitation emphysémateuse; l'incision donne issue à un putrilage infect où les gaz fétides sont mêlés au pus. Des accidents généraux graves accompagnent cette septicémie et le malade succombe souvent au milieu de phénomènes adynamiques. Le pronostic de cette forme est redoutable; la mort en est la terminaison habituelle.

On signale des mortifications à marche lente où les éléments anatomiques se nécrosent par ulcération moléculaire. Dans certaines observations, on note des alternatives de cicatrisation et de sphacèle; le mal s'arrête quelque temps, semble disparaître, puis la gangrène recommence. Mais il ne faut pas l'oublier: dans ces cas, les plus heureux, le temps est long avant que l'ulcère diabétique soit cutanisé; la cicatrisation réclame des semaines ou des mois, et il n'est pas rare qu'une complication diabétique emporte le malade avant la guérison complète. Enfin, la gangrène est sèche dans quelques faits exceptionnels: Dupuy et Musset en ont cité des exemples. Les pieds étaient noirs et momifiés, insensibles, sonores à la percussion comme dans la gangrène sénile. Nous pensons qu'il s'agissait d'une endartérite chez un diabétique dont la peau ne portait pas d'écorchure qui permît aux germes de pénétrer dans les tissus et d'y provoquer la putréfaction.

Les ressources thérapeutiques sont médiocres. Le traitement sera surtout prophylactique; on évitera les traumatismes; on soignera les moindres excoriations avec minutie, comme s'il s'agissait d'une diérèse ou d'une exérèse véritables. L'antisepsie la plus rigoureuse présidera aux pansements; les substances irritantes seront proscrites, on aura recours aux pommades au salol, aux solutions boriquées, au biiodure de mercure. Les pulvérisations phéniquées, les bains locaux prolongés rendront les plus grands services, et cela sans préjudice du traitement général: la médication antidiabétique sera instituée, et poursuivie avec la plus vigilante attention.

[P. RECLUS.]

CHAPITRE II

LÉSIONS TRAUMATIQUES

On nomme *lésions traumatiques* les affections locales provoquées d'une manière instantanée par des agents mécaniques, physiques ou chimiques, et que caractérisent la séparation brutale ou la destruction des éléments anatomiques, tous désordres présentant d'ailleurs une tendance naturelle à la réparation spontanée.

Historique. — Les lésions traumatiques constituent le chapitre fondamental de la chirurgie; tous les siècles ont apporté à son histoire des documents d'une importance capitale et dont le nombre est tel qu'on ne saurait énumérer même les plus remarquables. Laissant donc de côté toute bibliographie générale, nous ne citerons que les recherches entreprises de nos jours sur l'influence réciproque du traumatisme et de certaines conditions physiologiques ou pathologiques. Depuis les mémorables travaux de Verneuil et de ses élèves, on sait la marche qu'impriment aux plaies les maladies, les diathèses, les états constitutionnels, les intoxications; on sait aussi comment les plaies retentissent elles-mêmes sur ces intoxications, ces états constitutionnels, ces diathèses, ces maladies, et comment elles en modifient l'évolution. C'est une conquête contemporaine toute française dont nous trouvons un rapide exposé dans :

VERNEUIL, art. LÉSION. In *Dict. encyclop. des sc. méd.*, 1865. — Art. MÉSOLOGIE. In *Ibidem*. Étiologie et mode de production des lésions traumatiques. In *Revue des cours scientif.*, t. II, p. 705, 1872. — De l'influence des états diathésiques sur le résultat des opérations chirurgicales. — Des indications et contre-indications opératoires chez les sujets atteints de maladies constitutionnelles. — PAUL CLIPET, Des rapports des lésions traumatiques avec les maladies générales. — CH. PÉROSSE, Alcoolisme et traumatisme. Thèse. — De la gravité des lésions traumatiques chez les alcooliques. — *Absconditus morbus vulnera irrigant* — Paludisme et traumatisme. — MONIEZ, De l'impaludisme dans ses rapports avec les lésions traumatiques. — MASCAREL, Du paludisme et du traumatisme. Considérations sur le siège des lésions traumatiques. — MOURÉNVAL, Des lésions traumatiques cavitaires. — DENOXIN, De l'influence des maladies intercurrentes sur le traumatisme. — Tous ces mémoires ou toutes ces thèses de M. Verneuil et de ses élèves se trouvent en entier ou résumés dans les troisième et quatrième volumes de A. VERNEUIL, *Mémoires de chirurgie*. — Ajoutons encore : États généraux de traumatisme. In *Encycl. intern. de chir.*, 1865. — MORAX, De l'influence des diathèses en chirurgie, 1872. — PAUL BERGER, De l'influence des maladies constitutionnelles sur la marche des lésions traumatiques. — BOUILLY, Des rapports du traumatisme avec les affections constitutionnelles. In *Arch. gén. de méd.*, t. XXX, p. 556, 1877, et t. XXXI, p. 71 et 308, 1878. — FORGUE et RECLUS, *Traité de thérapeutique chirurgicale*, 2e édition, 1896.

Étiologie. — Les traumatismes consécutifs aux agents physiques — chaleur, froid, électricité; aux agents chimiques — caustiques de toutes sortes, sont relativement rares et forment une classe à part; ils comprennent les *brûlures*, les *froidures*, les accidents causés par la foudre et les puissantes machines électriques : nous les étudierons en leur temps. Les traumatismes provoqués par les agents mécaniques sont plus fréquents; ils résultent d'un conflit entre un corps en mouvement, le corps vulnérant, et nos tissus qui lui résistent et constituent le corps vulnéré. D'ordinaire, le corps vulnérant est extérieur ; c'est un projectile, le tranchant d'un couteau, une pierre, un bâton, une roue de voiture. Parfois, il fait partie de l'organisme lui-même ; un muscle se contractant avec trop d'énergie peut amener la rupture d'un os; un os, fracturé ou non, se déplaçant d'une manière exagérée, déchire les chairs qui l'enveloppent. Aussi dirons-nous, avec Verneuil, que les lésions traumatiques succèdent aux violences venues du dehors et du dedans.

Elles ne sont pas toujours accidentelles ; la médecine opératoire n'est que la réglementation de traumatismes voulus et pratiqués par le chirurgien pour atteindre un but thérapeutique défini. Là, comme pour les plaies accidentelles, tous les genres et toutes les espèces de plaies sont faites par des agents physiques, chimiques et mécaniques : on brûle les tissus avec le fer rouge et les caustiques; on les pique, on les coupe, on les écrase. Verneuil l'a déjà dit, il n'est guère que la contusion que nous ne produisions pas; le chirurgien la rejette « afin de limiter autant que possible les dégâts et de les circonscrire dans le foyer traumatique ». Souvent la blessure opératoire vient s'ajouter à la blessure accidentelle : on débride une plaie pour en extraire les corps étrangers septiques; on ampute ou on résèque un membre à la suite de délabrements provoqués par une violence extérieure.

Anatomie pathologique. — L'effet habituel du traumatisme est de disjoindre les éléments anatomiques; parfois la séparation est nette, sans perte de substance : il y a *diérèse* simple; parfois un lambeau de tissu a été enlevé et l'*exérèse* est constituée. Dans les brûlures consécutives aux agents chimiques et physiques, il peut n'y avoir ni exérèse, ni diérèse : les éléments anatomiques détruits restent en place jusqu'à la chute de l'eschare; alors, seulement, l'exérèse se produit. Le lieu où existe la ligne de séparation des éléments anatomiques, leur destruction sur place ou la perte de substance des tissus, se nomme le *foyer traumatique*, espace virtuel ou réel créé par le traumatisme et limité par des tissus sains ou assez peu altérés pour continuer à vivre.

Le siège du foyer traumatique et ses relations avec l'air extérieur ont une importance capitale; on distingue les plaies *externes*, *ouvertes* ou *exposées*, c'est-à-dire dont les téguments sont déchirés, des plaies *internes*, *sous-cutanées* ou *interstitielles* protégées par les muqueuses ou la peau. Verneuil trouve insuffisante cette division. Pour n'être pas au contact de l'atmosphère et de ses germes qui, par leur pullulation sur les surfaces cruentées, impriment à la plaie une évolution dangereuse, le foyer traumatique peut s'ouvrir dans des réservoirs ou des conduits naturels, vessie, rectum, estomac, œsophage, pharynx, bouche, fosses nasales, ou dans une cavité accidentelle, abcès, clapiers purulents, fistule où la plaie trouvera des microbes pour l'inoculer. Aussi ajoute-t-on les plaies *cavitaires* aux plaies externes et internes.

Dans ses cours et dans la thèse de son élève Mascarel, Verneuil énumère des subdivisions nouvelles. Les plaies interstitielles, qui ne communiquent ni avec l'atmosphère ni avec les cavités du corps, sont protégées au dehors et au dedans contre les germes et n'ont qu'une variété; mais les plaies cavitaires et les plaies exposées peuvent se combiner de différentes sortes et l'on aura : 1° des lésions *externocavitaires*, lorsque le foyer traumatique s'ouvre au dehors et dans une cavité : telles les plaies pénétrantes des articulations, de la poitrine, du crâne; 2° des lésions *intra-cavitaires*, lorsque deux réservoirs et deux conduits naturels où un conduit, un réservoir naturel et une cavité accidentelle débouchent l'un dans l'autre. La rupture de l'utérus dans le péritoine, un corps étranger qui traverse à la fois l'œsophage et la trachée en fournissent des exemples. Quant aux lésions *externo-interstitielles*, celles qui font communiquer le foyer traumatique avec l'air extérieur, un fragment d'os, par exemple, qui perfore la peau, et aux lésions *cavito-interstitielles* où la plaie s'ouvre dans une cavité comme les plaies des parois rectales, ces dénominations paraissent inutiles. Les premières ne correspondent-elles pas aux plaies exposées, et les secondes ne sont-elles pas les plaies cavitaires de Verneuil?

Pour les besoins de la description, on peut considérer le foyer traumatique comme formé de deux parties : les *parois* et le *contenu*. Celui-ci est variable : tantôt il s'agit de quelques débris de tissus et de quelques petits caillots sanguins, interposés aux deux surfaces cruentées, juxtaposées presque exactement; tantôt l'espace est plus large et l'on trouve des masses broyées, mêlées à des liquides exsudés ou épanchés des vaisseaux, sang, lymphe, sérosité et graisse. Parfois, il s'y ajoute des substances provenant d'un réservoir ouvert, urine, matière fécale, bile, sécrétion muqueuse, liquide d'un kyste ou substance d'une tumeur dégénérée. Dans d'autres cas enfin, des corps étrangers pénètrent à la suite des corps vulnérants, terre, débris de vêtements; le corps vulnérant peut rester dans la plaie qu'il complique de sa présence.

Les parois diffèrent plus encore : elles peuvent être régulières, sans anfractuosités : les éléments anatomiques n'y ont subi aucun délabrement; il n'y a d'atteints que ceux qui se trouvaient au contact de l'agent vulnérant. Ainsi pour les coupures et les piqûres. Mais, dans les plaies contuses, les tissus broyés que renferme le foyer traumatique et qui constituent la zone *mortifiée* se continuent avec les tissus de la paroi meurtrie, imbibés de sang et de sérosité, irrigués par des vaisseaux rompus ou oblitérés : non seulement les éléments anatomiques ont reçu un ébranlement qui diminue leur vitalité, mais ils sont comprimés par des liquides extravasés et leur nutrition est précaire. En conséquence, et pour peu qu'elle soit envahie par l'inflammation, cette zone *stupéfiée* sera la proie de la gangrène.

Symptômes. — Ils sont de deux ordres : les symptômes *locaux*, qui se manifestent au niveau du foyer traumatique et les symptômes *généraux* qui se traduisent par des troubles dans quelques-unes des fonctions de l'économie. Verneuil et son élève Fichot [1] ont ajouté une troisième catégorie de phénomènes, les symptômes *distants*, qui « apparaissent dans les organes plus ou moins éloignés des foyers traumatiques et respectés par la violence initiale ». Les symptômes locaux se subdivisent en *primitifs* ou en *consécutifs*. Les symptômes locaux primitifs sont l'écartement des parois du foyer traumatique, la douleur et l'hémorragie; les symptômes consécutifs sont ceux qui se développent sous l'influence de l'irritation et qui ont, comme conséquence ultime, la cicatrisation immédiate ou secondaire de la plaie.

L'*écartement des parois du foyer traumatique* n'est pas un phénomène constant : pour qu'il apparaisse, la violence doit avoir disjoint les éléments anatomiques et les tissus. Plusieurs causes expliquent cet écartement: les unes, temporaires, n'ont qu'une médiocre importance : ainsi, aux membres et au cou,

[1] Fichot, *Des phénomènes à distance dans les lésions traumatiques*, Thèse de Paris, 1872.

[P. RECLUS]

l'extension éloigne les bords de la blessure et la flexion les rapproche; ainsi, encore, une contraction volontaire ou réflexe sépare les deux moignons d'un muscle divisé. Mais cette contraction est passagère. La cause permanente de l'écartement est l'élasticité des tissus, et comme cette élasticité n'est pas la même pour la peau, le tissu cellulaire sous-cutané, les aponévroses et les muscles, la béance de la plaie varie suivant les diverses couches. Le tégument externe avec ses fibres élastiques et musculaires lisses s'écarte plus que le tissu cellulaire; les vaisseaux sont plus rétractiles que les ligaments, les tendons, les nerfs et les aponévroses. De là, pour la plupart des plaies, surtout pour celles dont les lèvres sont *régulières*, cette forme de cône à base périphérique.

La *douleur*, d'ordinaire très vive, varie selon la nature de l'agent vulnérant et les conditions dans lesquelles se produit le traumatisme, selon son siège, et la sensibilité propre du blessé. Les coupures rapides, avec un instrument affilé, sont moins douloureuses que les sections lentes, moins surtout que les morsures et que les pincements. Les mutilations que font les scies circulaires, les engrenages des grandes machines, les plaies des projectiles de guerre ne provoquent pas de grande souffrance, mais il faut expliquer ce phénomène par un état de stupeur ou d'excitation cérébrale qui atténue la douleur. Celle-ci sera marquée lors des traumatismes de régions riches en papilles nerveuses, les doigts, les lèvres, la langue, la vulve et l'anus plus que pour ceux du dos et des fesses, de la partie externe ou postérieure des cuisses.

Certaines races, les nègres et les jaunes, les Peaux Rouges surtout, paraissent moins accessibles à la souffrance, certains individus même, et Verneuil divise les blessés en *exagérateurs* qui comprennent les peureux, les nerveux, les arthritiques, et les *atténuateurs* parmi lesquels se rangent les forts, les énergiques, certaines variétés d'hystériques, les lymphatiques, les alcooliques et les diabétiques. Les tissus sains sont moins sensibles que les tissus enflammés; certaines paralysies, l'application prolongée du froid, les pulvérisations d'éther, les injections de cocaïne atténuent et conjurent la souffrance. Les crises d'épilepsie, l'ivresse, la syncope, l'anesthésie chloroformique amènent le même résultat. La douleur du traumatisme est passagère; elle diminue pour cesser au bout de une, deux ou trois heures après la blessure; l'*algostase* survient, d'après l'expression de Verneuil.

L'*écoulement du sang* est dû à la déchirure des vaisseaux qui nourrissent les couches divisées. Le sang n'est, en général, ni noir, ni rouge rutilant, mais d'un rouge un peu foncé, car il provient de capillaires, d'artérioles et de veinules ouverts en nombre à peu près égal. Son abondance varie selon l'étendue et la profondeur de la plaie et l'irrigation des tissus atteints; certaines régions, la langue, le col utérin, l'anus, le cou, la face, le cuir chevelu sont vasculaires; il est des points où des veines et des artères de gros calibre rampent sous la peau, à la merci d'une blessure presque superficielle. Tels états pathologiques, l'inflammation, par exemple, dilatent les vaisseaux et activent la circulation. Aussi le chirurgien doit-il surveiller les incisions des tissus phlogosés. Enfin, chez certains individus, le sang jaillit au moindre prétexte, et la persistance de l'écoulement prend les allures d'une hémorragie. Ces hémophiles sont rares.

Les phénomènes locaux *consécutifs* ne tardent pas à se montrer dans le foyer traumatique. Si des germes l'inoculent, il s'enflamme, suppure, se gangrène, devient ulcéreux ou fistuleux, tous accidents que nous avons étudiés. Parfois éclatent des infections microbiennes, et l'on voit se développer un érysipèle, le tétanos, des hémorragies secondaires, quelqu'une des variétés de la septicémie, une infection purulente, complications importantes à qui nous consacrerons un chapitre spécial. Mais si ces accidents inflammatoires ou virulents sont conjurés, le foyer traumatique subit des modifications de texture qui aboutissent à sa cicatrisation : le contenu se déterge, les parois se juxtaposent, et la perte de substance est comblée. Cette cicatrisation s'opère suivant deux modes : tantôt les bords de la diérèse, artificiellement ou naturellement rapprochés, adhèrent sans suppuration et l'on obtient la réunion *immédiate* ou *primitive*; tantôt les lèvres ne peuvent s'accoler, les surfaces divisées se recouvrent de bourgeons baignés de pus, et l'on a une réunion *médiate* ou *secondaire*.

On nomme réunion *immédiate* l'adhésion primitive et sans suppuration des lèvres d'une plaie mises au contact. Elle exige plusieurs conditions essentielles que nous étudierons, à propos du traitement de chaque traumatisme en particulier, lorsqu'il faudra décider si la réunion immédiate peut être recherchée. Disons toutefois, par anticipation, que la blessure doit être nette, régulière sans perte de substance, sans exérèse assez abondante pour s'opposer au facile rapprochement de ses bords ; toutes ses couches doivent se juxtaposer sans qu'il reste, dans la profondeur, une cavité quelconque, un diverticule où s'accumuleraient des substances irritantes, des caillots, de la sérosité ou du pus. Une bonne nutrition, un organisme sans diathèses et sans décrépitude précoce, sont nécessaires, car les conditions opposées, athrepsie, diabète, albuminurie, sénilité, ne peuvent être que favorables à la suppuration des plaies.

La réunion primitive s'observe même dans les cas où une portion de tissu ou d'organe séparée du corps par un traumatisme a pu être réappliquée. On connaît la triste aventure de Garengeot, accusé de mensonge pour avoir affirmé que le nez d'un soldat coupé d'un coup de dents avait été replanté avec succès. Le chirurgien du xviiie siècle a été réhabilité depuis par de nombreuses observations, base solide de toute une méthode thérapeutique renouvelée de la pratique hindoue; non seulement on ne compte plus les cas où des nez, des oreilles, des doigts ont été sauvés par cette manœuvre, mais on taille maintenant des lambeaux qu'on transporte en un autre point du corps, aux paupières par exemple, pour faire disparaître une difformité ou combler une perte de substance.

Les phénomènes qui se succèdent, lorsque la réunion primitive se réalise, doivent être suivis à l'œil nu et au microscope. Voici, d'après Ranvier, ce qui se passe : dès que l'écoulement sanguin est tari, une sérosité glutineuse s'exhale des capillaires voisins et des espaces lymphatiques; elle s'insinue entre les lèvres de la plaie et les accole en remplissant les interstices où la juxtaposition n'est pas complète. « Les filaments fibrineux (¹) qui se forment dans cette exsudation se fixent aussitôt aux faisceaux sectionnés du tissu conjonctif en constituant une première charpente provisoire entre les deux lèvres de la plaie. Bientôt, c'est-à-dire dès la fin du premier jour, les cellules connectives traumatisées grossissent, s'hypertrophient; leurs prolongements, divisés par le choc inflammatoire, s'accroissent et le protoplasme cellulaire en émet même de nouveaux.

(¹) MAURICE LESELLE, *L'inflammation*, p. 55.

[P. RECLUS.]

Bref, les signes d'une vitalité intense, suractive, se montrent dans toute l'étendue du protoplasma alors que le noyau de la cellule ne présente encore aucun indice d'un travail de multiplication karyokinétique. Puis les prolongements protoplasmiques des cellules hypertrophiées s'accolent aux filaments de la charpente fibrineuse, glissent le long d'eux, les suivent, traversent l'espace traumatisé, et vont, à distance, se souder les uns aux autres, formant ainsi une seconde charpente plus solide que la première, plus vivante et qui va bientôt travailler à l'édification définitive de la cicatrice par le développement de faisceaux conjonctifs et de fibres élastiques.

« Il n'y a eu besoin, pour cette restauration de tissu, d'aucune prolifération cellulaire. Les leucocytes, la fibrine et les hématies tombés hors des vaisseaux n'ont servi qu'à obturer la béance des canaux vasculaires. Peut-être cependant les cellules blanches ont-elles fourni, à leurs propres dépens, une part des substances accordées en excès aux cellules connectives traumatisées. Peut-être aussi les globules blancs ont-ils déterminé ou même créé le dépôt de fibrine dans les espaces lymphatiques devenus béants. Pour ce qui est des vaisseaux de la région, la diapédèse, si tant est qu'elle y ait été un peu exagérée, n'a donc eu là rien à faire. L'ensemble du processus inflammatoire a été réduit à son minimum ; il se résume en : 1° quelques destructions cellulaires ou partielles ; 2° une suractivité fonctionnelle du protoplasma des cellules connectives ayant pour but la *restitutio ad integrum* des parties traumatisées. »

Dans les lésions les plus graves, les phénomènes deviennent plus complexes. A cette hypertrophie protoplasmique des cellules s'ajoute, vers le quatrième jour, une multiplication des éléments par karyokinèse ; la diapédèse augmente dans des proportions considérables la quantité des cellules blanches et il se passe du côté des vaisseaux sectionnés par la dièrèse des modifications importantes : les parois vasculaires irritées prolifèrent et donnent naissance à des pointes protoplasmiques d'abord pleines, mais qui vont se creuser progressivement sous la pression de la colonne sanguine. Elles se terminent au milieu des espaces néoformés « par une, deux et rarement trois extrémités effilées ; ces filaments terminaux en rencontrent d'autres venus des parois vasculaires de l'autre lèvre de la coupure ; elles se soudent entre elles bout à bout, en créant ainsi un réseau protoplasmique plein d'abord, creux ensuite, dans l'intérieur duquel pénètre peu à peu l'endothélium vasculaire dont l'activité fonctionnelle s'est réveillée ».

Le foyer traumatique contient alors des masses embryonnaires exubérantes : de ces éléments jeunes, les uns revêtent l'aspect des cellules connectives adultes, tandis que la substance qui les entoure et les relie se résout en fibrilles ; mais il reste encore une énorme quantité de substance amorphe intercellulaire qui se résorbe peu à peu ; par suite d'un mécanisme bien connu, le foyer traumatique se resserre, revient sur lui-même ; cette rétraction inodulaire est un des caractères les plus importants de la cicatrisation ; il faut le connaître et, de plus, le prévoir, car il provoque souvent d'incorrigibles difformités. Le tissu nouveau a, dans toute son épaisseur, une structure à peu près identique : aussi, lorsque le foyer traumatique comprend plusieurs tissus, la peau, le tissu cellulaire, des tendons, des muscles, des vaisseaux, des nerfs et des os, on ne doit pas en attendre la « régénération » ; la *restitutio ad integrum* n'est pas connue en pathologie. La peau nouvelle n'a plus ni glandes sudoripares ni d'appareil pilo-sébacé ; le tissu conjonctif, qui lui, « se régénère » comme les tendons, les

(P. RECLUS.)

os et les nerfs, est plus tassé, moins souple ; les vaisseaux artériels et veineux n'ont plus leurs diverses tuniques, et les muscles ne se reforment pas.

La réunion *médiate, secondaire* ou *par suppuration*, la *cicatrisation à l'air libre*, comme on dit encore, s'obtient lorsqu'il existe une large perte de substance, que le foyer traumatique est anfractueux, que les parois ne peuvent en être rapprochées ou qu'une des causes nombreuses, énumérées déjà ou à revoir à l'article *pronostic*, a fait échouer la réunion primitive. La surface de section rouge, ecchymotique, parsemée de caillots et de débris de tissus divisés, exhale un liquide séro-sanguinolent, puis franchement séreux. Bientôt il se sèche et forme une couche brune sous laquelle les tissus irrités se recouvrent de cellules embryonnaires dont l'amas a, pour origine, la diapédèse qui joue ici un rôle important, et la prolifération des cellules fixes. Les éléments du tissu conjonctif se gonflent, se segmentent et donnent naissance à des noyaux, auxquels s'ajoutent les leucocytes issus des capillaires, dont les cellules endothéliales sont rajeunies, rondes et sans soudure comme celles des parois vasculaires ramollies.

Nous assistons à la formation de vaisseaux nouveaux sur laquelle on est encore assez mal fixé, mais à la confection desquels les éléments *vaso-formateurs* doivent jouer un rôle important : des capillaires les plus voisins de la surface partent des bourgeons, des diverticules qui s'avancent dans les amas de substance embryonnaire ; ils y revêtent l'aspect de papilles hérissant la surface de la plaie d'une couche de bourgeons charnus à texture des plus simples, une saillie conoïde due à l'accumulation d'éléments et parcourue par une houppe vasculaire émanée du réseau capillaire sous-jacent. Les bourgeons charnus se pressent les uns contre les autres, puis se fusionnent et s'organisent en une membrane rose, végétante, qui remplace les détritus mortifiés et les caillots sanguins. C'est vers le huitième jour que la plaie est ainsi *détergée* et *granuleuse*, et que commence le stade de la cicatrisation proprement dite.

En effet, lorsque la perte de substance est comblée et que les bourgeons charnus affleurent les téguments voisins, on voit s'étendre, de la périphérie de la plaie vers le centre, un liséré blanchâtre, opalin, transparent, dont la sécheresse contraste avec l'enduit purulent des bourgeons. Le liséré des cellules épidermiques gagne, et ses pointes avancées, qui convergent vers le centre du foyer, finissent par se rencontrer en recouvrant la membrane granuleuse. Parfois, au milieu des bourgeons, on aperçoit de petits îlots épidermiques qui s'agrandissent et diminuent d'autant la surface à cicatriser. Ces îlots auraient pour origine, suivant les uns, quelques cellules du corps muqueux de Malpighi sauvées du traumatisme ; pour d'autres, il y aurait transformation directe des cellules embryonnaires en cellules cornées. La cicatrice se complète ; puis elle se modifie ; d'abord colorée et rose, elle se resserre de plus en plus, elle blanchit ; la rétraction du tissu embryonnaire étouffe un grand nombre de vaisseaux nouveaux. Sa coloration particulière, sa minceur, ses adhérences, ses dépressions fréquentes, l'absence des follicules pileux et de glandes sudoripares font de la cicatrice un stigmate indélébile.

La réunion secondaire présente quelques variétés : il y a *réunion secondaire par première intention* lorsque les deux lèvres d'un foyer bourgeonnant et qui cicatriserait par envahissement du liséré épidermique, sont rapprochées par le chirurgien et appliquées l'une contre l'autre, comme on pourrait le faire pour un traumatisme récent ; les deux membranes granuleuses se fusionnent alors. C'est à ce moyen qu'on a recours pour le traitement de quelques périnéorrhaphies et de certaines fistules vésico-vaginales ; leurs bords, préalablement cautérisés et devenus bourgeonnants au bout de quelques jours, sont juxtaposés par suture. Il y a *cicatrisation sous-crustacée* lorsqu'il se forme une couche brunâtre due à la dessiccation du sang, de la lymphe et du pus qui sourdent de la plaie. Au-dessous de cette épaisse cuirasse les surfaces granulent à l'abri du contact de l'air ; la première couche se détache, mais une seconde se durcit et, lorsqu'elle tombe, la pellicule cicatricielle est constituée. On a proposé, dans quelques cas, d'imiter ce procédé de la nature et de créer une cuirasse antiseptique à l'abri de laquelle une perte de substance pourra se réparer.

Tels sont les phénomènes locaux consécutifs. Il reste à parler des symptômes *généraux* et des symptômes *distants*. Depuis l'ère antiseptique, les symptômes généraux qui tenaient une grande place dans nos anciennes nosographies ne sont plus une complication du traumatisme. La fièvre était considérée comme fatale : n'était-elle pas la réaction nécessaire de l'organisme pour réparer les désordres commis par la violence extérieure ? On sait maintenant que cette fièvre traumatique, lorsqu'elle éclate, est due à une infection, à la pénétration dans les tissus de microbes pathogènes ; elle accompagne l'inflammation, l'érysipèle, une septicémie dont elle est un symptôme important.

Les symptômes *distants* ne sont bien classés que depuis les travaux de Verneuil (¹) et la thèse de Fichot. Ils se produisent par l'intermédiaire du système nerveux ou du système vasculaire, ou même ils sont dus simplement à la continuité des tissus : une ecchymose peut suivre les lames du tissu cellulaire et se montrer en un point éloigné de l'épanchement primitif. Les engorgements ganglionnaires, certains abcès, quelques embolies ont pour origine l'inflammation des vaisseaux qui traversent les tissus meurtris ; certaines névrites traumatiques se propagent le long des cordons nerveux et atteignent les centres. Ces troubles consécutifs aux violences exercées sur les nerfs peuvent, en effet, s'étendre au loin et leurs variétés sont grandes. Ils influent sur la nutrition, la motilité et la sensibilité ; ils provoquent des paralysies, des contractures, des exanthèmes, des hyperesthésies, des lésions ulcéro-gangréneuses, des éruptions spéciales.

Toutes ces lésions seront décrites avec le traumatisme des nerfs. Ajouterons-nous aux symptômes distants les ischémies et les gangrènes consécutives aux oblitérations des vaisseaux et siégeant dans le territoire irrigué par ces mêmes vaisseaux ? les thromboses nées dans le foyer traumatique et qui peuvent remonter au loin ? les congestions rénales provoquées par une uréthrotomie et les congestions pulmonaires observées après l'opération de la hernie étranglée ? les troubles de sécrétion que déterminent parfois les violences exercées sur le crâne, sur la colonne vertébrale, le foie et les reins ; les polyuries, les anuries, les glycosuries d'essence traumatique ; les péritonites qui succèdent aux contusions de la paroi abdominale et les pleurésies consécutives aux ablations du sein ? Ce sont autant d'accidents à distance sur la nature et l'origine desquels le chirurgien doit être fixé : il faut qu'il connaisse les liens qui unissent ce phénomène au traumatisme primitif.

(¹) VERNEUIL. *Mémoires de chirurgie*, t. IV ; note de la page 705.

Pronostic. — Lorsque la lésion produite par le traumatisme, le *trauma*, pour me servir de l'expression de Verneuil, frappe un tissu sain, sur un sujet sain, placé dans un milieu sain, le pronostic est, en général, peu grave et, comme nous l'inscrivons dans la définition même, la plaie présente une tendance naturelle à la réparation spontanée : la guérison, en effet, dépend de la *blessure*, du *blessé*, de la *partie blessée* et du *milieu*. Nous allons étudier l'influence réciproque de ces multiples facteurs.

Sur la *blessure*, nous insisterons peu, ayant à revenir bientôt sur chacune de ses variétés. Disons cependant que la gravité en est en raison directe de l'étendue : toutes choses égales d'ailleurs, une petite plaie contuse importe moins qu'une grande. La cause du trauma mérite considération : les instruments piquants provoquent d'ordinaire moins de désordres que les instruments coupants et surtout contondants : les projectiles de guerre ont un pronostic souvent sombre. L'état septique ou aseptique des agents vulnérants joue un rôle de premier ordre ; ceux qui inoculent la plaie qu'ils produisent sont dangereux. Enfin la région ou l'organe atteints ont de l'importance : quelle comparaison établir entre les blessures des masses charnues des bras, de la cuisse ou de la fesse et celles des viscères essentiels, le poumon, le cerveau, le cœur ? Une piqûre du bulbe n'a-t-elle pas pour résultat une mort foudroyante ?

Le *milieu* est un facteur considérable et, il y a dix ans à peine, son influence sur les traumatismes était telle que certaines plaies, guérissant presque à coup sûr à la campagne, entraînaient la mort dans nos hôpitaux. On savait que les amputations de cuisse, par exemple, dans les services de l'Hôtel-Dieu, de Saint-Louis et de la Pitié, emportaient le malade par les complications justement appelées « nosocomiales » et, nous avons vu, sur 16 interventions de ce genre pratiquées par Gosselin dont on se rappelle l'habileté et le soin, 15 malheureux frappés d'infection purulente ; une seule opérée survécut, une pauvre fille amputée pour une tumeur blanche du genou et que la tuberculose tua quand la cicatrisation de la plaie fut à peu près complète. Pendant le siège et la Commune, le désastre fut plus grand encore dans le service où nous étions externe : aucun blessé ne survécut chez qui une intervention fut jugée nécessaire.

Cette influence du milieu était bien connue et à la fin du dernier siècle, on voulut reconnaître l'agent de ces complications. Après que Lavoisier eut analysé les principes de l'atmosphère, on chercha quels « miasmes » pouvait contenir l'air délétère des villes et des hôpitaux ; les découvertes en ce sens furent pauvres et nul ne sut prouver l'existence des « corpuscules infectants » que Lombard incriminait déjà en 1776, dans un mémoire couronné par l'Académie royale de chirurgie ; Boussingault et Gavarret montraient qu'un animal meurt au bout de quelque temps dans un air confiné, en dépit de la précaution de restituer l'oxygène et d'absorber l'acide carbonique. Mais les gaz ou les substances nocives provoquant la mort dans ces cas n'avaient rien de commun avec les substances qui déterminent les complications des blessures. La voie était mauvaise et il fallait chercher ailleurs.

C'est alors qu'éclata, vers 1860, la grande querelle sur la génération spontanée. Afin de démontrer qu'il faut un germe pour engendrer un germe, Pasteur imagina une série d'expériences mémorables et qui établirent que l'air atmosphérique est rempli de spores, de vibrions, d'œufs d'infusoires. Ce sont eux qui, tombant sur les substances organiques, en provoquent la fermentation ou la putréfaction. Qu'on filtre l'air mis au contact de l'urine, du sang, du lait, du marc de raisin, qu'on le prive des germes qu'il contient, et ces substances resteront inaltérées. Tyndall poursuivait ces recherches et arrivait au même résultat. S'engageant dans une autre voie et reprenant les vieilles idées que la suppuration et la fièvre qui les accompagne sont une simple fermentation dans notre organisme, Lister s'ingéniait à trouver un pansement pour mettre les plaies à l'abri des germes, et lentement, laborieusement et avec une ténacité admirable, il instituait une série de précautions opératoires et post-opératoires qui ont fait la révolution chirurgicale contemporaine.

Si dans cette grande victoire, la première place lui est due, il faut dire qu'il a eu de nombreux auxiliaires et de remarquables émules : Lemaire qui, avant lui, annonça le rôle des micro-organismes, et imagina pour les combattre les pansements antiseptiques; Tarnier, Le Fort, qui montraient, par leurs recherches sur les causes de mortalité dans les maternités et les hôpitaux, l'influence certaine de la contagion; Alphonse Guérin, qui, du premier coup, atteignait le but et trouvait un pansement, malheureusement un peu spécial et difficilement applicable dans toutes les régions, mais qui du moins fut parfait dès la première heure. Du pansement primitif de Lister, il ne reste plus que l'idée qui a présidé à son élaboration, mais le pansement ouaté de Guérin s'est maintenu tel quel, et compte de chauds partisans.

Dans ces dernières années, la doctrine s'est un peu modifiée. Après les premiers travaux de Pasteur, l'air atmosphérique était le grand artisan des inoculations : il laissait tomber sur le foyer traumatique les germes pathogènes, et les complications éclataient, inflammation, septicémie, infection purulente. Ne savait-on pas que, sur les hautes montagnes, l'air n'a pas assez de spores pour provoquer la fermentation, que ces spores apparaissent aux altitudes moindres, qu'en rase campagne ils sont abondants, qu'ils pullulent dans les villes et qu'enfin dans les hôpitaux leur masse augmente encore? Miquel en trouvait plus de six mille dans 1 mètre cube d'air puisé à l'Hôtel-Dieu et plus de onze mille dans une même quantité d'air recueilli à la Pitié; or, ce dernier nombre est dix fois plus grand que celui que l'on accuse dans les rues de Paris.

Mais ces germes atmosphériques ne sont pas tous pathogènes et en supposant que, au cours de l'opération, ils se trouvent en assez grande abondance dans le foyer traumatique pour l'inoculer, pourraient-ils, eux, spores banals, micro-organismes de toute rencontre, provoquer l'inflammation, l'érysipèle, la septicémie, le tétanos qui réclament, non le premier infusoire venu, mais un ferment spécifique? Miquel a pratiqué chez des animaux des injections sous-cutanées avec de pareils germes; Félix Terrier ne les a même pas recueillis au hasard; il les a pris dans les résidus du lavage d'une salle de l'hôpital Saint-Antoine, et il n'a provoqué aucun des accidents qui caractérisent les complications des plaies. Le rôle prépondérant que l'on ferait jouer à l'air ne se trouve pas justifié par ces expériences : ce n'est pas lui qui constitue « le milieu » nuisible.

Mais les mains des chirurgiens et les instruments, les pièces de pansement qui jadis servaient à plusieurs malades, devenaient bientôt des lieux de culture où pouvaient se perpétuer les microbes pathogènes. Les germes de l'inflammation ou d'une quelconque des complications des plaies étaient portés d'un foyer traumatique sur l'autre, et c'est ainsi que s'établissaient ces séries ininterrompues de désastres qui ravageaient nos services hospitaliers. Maintenant qu'on a su les assainir, que, même dans une salle infectée, on a su créer un milieu provisoire aseptique borné au champ opératoire et au foyer traumatique, que les téguments et les bords de la plaie sont lavés et recouverts de compresses désinfectantes, que les pièces du pansement, les mains du chirurgien, les instruments sont brossés et stérilisés, on s'aperçoit que, malgré le contact de l'air, les plaies cicatrisent par première intention. La sécurité du chirurgien sera bien plus grande si tout est propre autour de lui; mais qu'il sache au besoin se créer un champ opératoire aseptique dans un milieu septique!

Les investigations relatives au *blessé* commencent avec les travaux de Verneuil. Deux points sont à considérer : d'abord le blessé, sa constitution, ses diathèses, et en second lieu, l'état du tissu que frappe le traumatisme et qui peut être affaibli, taré, malade lui-même, toutes circonstances exerçant une influence sur l'évolution de la plaie. Comme formule générale, Verneuil dit qu'il ne faut pas « blesser les blessures ». Et de fait, des accidents ont alors tendance à éclater : la déchirure de quelques bourgeons dans le trajet d'une fistule, dans un clapier, dans les vestiges d'une collection purulente, a souvent provoqué de la fièvre et l'apparition d'un érysipèle : les bactéries qui, se trouvant sur la plaie granuleuse, pénètrent dans les bourgeons charnus dont les vaisseaux ont été ouverts par l'éraillure du stylet, les « auto-inoculations » sont connues, et il n'est pas de chirurgien qui ne puisse en citer un exemple.

Les incisions pratiquées sur un tissu enflammé, un phlegmon diffus par exemple, ont eu pour conséquence des hémorragies, et l'on insiste avec raison sur les dangers de l'extirpation des amygdales où tout processus inflammatoire n'est pas éteint. Les plus légers traumatismes qui frappent une cicatrice ont une tendance particulière à provoquer des plaies rebelles, et une écorchure insignifiante sur les vestiges d'un ancien ulcère de jambe peut en quelques jours amener la reproduction du mal primitif. Les tissus sclérosés, mal irrigués, peu innervés, se prêtent mal à la réparation, et les autoplasties ou les sutures qu'on pratique sur les périnées déchirés dans les accouchements laborieux échouent souvent; de même et pour de semblables raisons, des opérations de fistules vésico-vaginales. Disons pourtant qu'un traumatisme atteignant des tissus ulcérés provoque parfois une inflammation aiguë franche qui peut hâter la guérison; dans ce cas, la blessure, au lieu d'être nuisible, a été vraiment utile.

L'influence que l'état général du blessé, ses diathèses, ses intoxications, ses maladies chroniques ou aiguës exercent sur l'évolution du traumatisme, a donné naissance à toute une littérature, écrite en entier — sauf une thèse de L. Boyer, en 1847, et quelques leçons de James Paget — par Verneuil et par ses élèves. La question, fort complexe et d'une extrême difficulté, y est traitée sous les divers aspects : on y voit que la rencontre, sur un même sujet, d'une maladie générale et d'un traumatisme peut avoir quatre résultats différents : la maladie et le traumatisme évoluent sans s'influencer; le traumatisme est influencé par la maladie; la maladie par le traumatisme; enfin maladie et traumatisme s'influencent réciproquement.

Voyons ce qui se passe lorsque le traumatisme frappe un individu atteint d'une diathèse telle que la goutte ou le rhumatisme, la tuberculose ou la scrofule, l'herpétisme ou le cancer. Dans la période initiale, lorsque la *goutte* n'a point affaibli l'organisme et que les viscères sont intacts, la première solution est le plus souvent observée, et la plaie évolue sans encombre vers la guérison; on a dit que la cicatrisation est plus lente, mais les faits invoqués à l'appui de cette assertion sont douteux. Par contre, lorsque les viscères sont malades, en pleine cachexie, les complications infectieuses sont à redouter, et l'on a signalé la fréquence des phlegmons, des érysipèles dont le point de départ est le foyer traumatique. D'autre part, le traumatisme peut éveiller une goutte qui sommeille, et les cas ne sont pas rares où une contusion a déterminé l'apparition d'une arthrite goutteuse. Mêmes remarques sur le *rhumatisme*; avant la cachexie, il ne modifie guère les blessures; à peine note-t-on une plus grande sensibilité des plaies et des crises douloureuses surviennent. Pendant la période cachectique, la cicatrisation plus lente est entravée par des complications plus fréquentes; enfin le traumatisme a provoqué parfois, chez un sujet prédisposé, une arthrite mono-articulaire et même polyarticulaire.

Le *cancer* qui, d'après Verneuil, est une manifestation de la diathèse néoplasique, rameau issu de l'arthritisme, agit d'une manière différente aux diverses périodes de son évolution. D'abord, chez un individu indemne mais prédisposé, la violence extérieure peut hâter et « localiser » le cancer; les observations sont nombreuses qui prouvent, malgré d'anciennes dénégations, qu'un coup sur une mamelle a souvent été le point de départ d'un squirrhe. Une fois pour toutes, et afin d'éviter de fastidieuses répétitions, établissons cette loi générale : en face du traumatisme, nos tissus réagissent selon la diathèse du blessé. Une contusion, chez un goutteux, provoque une arthrite goutteuse, une arthrite rhumatismale chez un rhumatisant, un noyau cancéreux chez un cancéreux. De même, chez un tuberculeux, elle aura pour conséquence le développement d'une masse caséeuse, d'une gomme chez un syphilitique, d'une crise de délirium chez un alcoolique, et, chez un paludique, d'un accès intermittent. C'est là ce fameux « rappel de diathèse » dont Verneuil a doté la science et qui rend facile l'explication de faits autrefois fort obscurs.

Les cancéreux, du moins lorsque le mal est encore localisé, voient leur foyer traumatique se réparer simplement et, depuis l'antisepsie, la réunion immédiate des plaies les plus larges consécutives aux ablations des squirrhes de la mamelle est régulièrement obtenue. Il n'en serait pas de même lorsque la généralisation s'est faite; non seulement des cicatrisations seraient entravées, mais l'intervention aggraverait « la propathie ». Certes, nous ne le nions pas; on sait combien, chez les opérés de cette catégorie, la mortalité est plus grande de ceux qui cachent dans leurs viscères quelque cancer inconnu. Reconnaissons toutefois que l'on revient aux opérations palliatives incomplètes, aux grattages, aux curettages utérins, et que les résultats sont bons; l'état général se relève et la vie s'accroît d'une période, courte, mais où l'existence est mieux tolérée.

Il n'est pas une de ces remarques qui ne soit applicable à la *tuberculose*: chez un tuberculeux, une plaie superficielle peut prendre les allures d'une scrofulide, engorger les ganglions régionaux qui se liquéfient en abcès froids; la cicatrice, lorsqu'elle se forme, est souvent volumineuse, saillante, semblable aux chéloïdes. La contusion au niveau des jointures, les entorses engendrent parfois des tumeurs blanches, les synovites traumatiques deviennent fongueuses et nous avons montré que nombre d'épididymites tuberculeuses sont provoquées par des violences extérieures. L'intervention, lorsqu'elle dépasse les limites du foyer caséeux, guérit vite, et la réunion immédiate s'obtient : mais ce traumatisme opératoire est-il sans inconvénient et ne donne-t-il pas une impulsion à la pullulation des bacilles? De nombreuses observations recueillies par Verneuil montrent que, en pareil cas, les colonisations viscérales seraient plus fré-

[P. RECLUS]

quentes et que les méningites emportent souvent l'opéré. Mais, avant d'incriminer l'intervention, il faut savoir si ces granulies ou ces méningites ne s'abattent pas sur les tuberculeux en dehors de toute opération chirurgicale. Si, comme le pense Lannelongue, ce nombre est de 10 à 11 pour 100, l'hypothèse de Verneuil ne se trouverait pas vérifiée : les complications viscérales ne seraient pas plus fréquentes avec, que sans l'opération.

Les rapports du traumatisme et de la *syphilis* ont été étudiés par Verneuil et par son élève L.-H. Petit. Rien à signaler au cours des accidents primitifs de la vérole où les blessures guérissent sans encombre. Lors des accidents secondaires, on a vu des plaques muqueuses se développer au point où a frappé la violence extérieure; le plus léger traumatisme y suffit, et des syphilides sont nées sur les sillons creusés par l'acarus de la gale et sur des piqûres de cousins. A la période tertiaire, les dégénérescences du foyer traumatique sont plus fréquentes : des gommes, des périostoses, des hygromas, des synovites, des ulcères spécifiques peuvent apparaître sous l'influence d'un coup. Les autoplasties pratiquées au voile du palais, pour combler une perte de substance laissée par la fonte d'une gomme, ne réussissent que si la poussée syphilitique est éteinte. C'est avec la vérole qu'on étudie avec fruit les lieux de moindre résistance; dès qu'il existe dans l'organisme une tare, un point faible, une plaie, une éruption, « la syphilis en profite pour s'y manifester plus énergiquement qu'ailleurs ». Ici, comme dans les autres diathèses, les traumatismes réveillent parfois le mal qui sommeille.

L'*alcoolisme* à ses débuts, avant les scléroses viscérales et la cachexie qu'elles amènent, n'a guère, comme résultat fâcheux, que de prédisposer les plaies aux hémorragies primitives ou secondaires. Plus tard, des complications peuvent éclater, et les blessures accidentelles ou opératoires ont engendré l'érysipèle, les septicémies, la gangrène et les inflammations diffuses. Aussi le chirurgien doit-il redoubler de précautions lorsqu'une intervention est jugée nécessaire. Dans le *paludisme*, les hémorragies sont aussi fréquentes; elles sont parfois précédées ou accompagnées de douleurs, d'accès névralgiques qui prennent un caractère intermittent remarquable. Hémorragies et névralgies s'apaisent sous l'action du sulfate de quinine. Coural (¹) a décrit un « tétanos intermittent » né chez les paludiques qui, à la période de cachexie, seraient, à propos de la moindre excoriation, atteints de ces ulcères de jambe si fréquents dans les pays intertropicaux. Quelques-uns de ces accidents sont si nets que, lorsqu'une névralgie ou des hémorragies à type intermittent se montrent à propos d'un traumatisme, il faut recourir à la quinine; parfois un « rappel de diathèse », un accès de fièvre vient affirmer le diagnostic.

Le *saturnisme* est trop rare pour que nous insistions; un traumatisme a pu révéler, par l'apparition d'une colique ou même d'une encéphalopathie, une intoxication latente jusque-là. Le *morphinisme* est au contraire répandu : il prédispose aux suppurations, et la simple piqûre de l'aiguille de Pravaz amène chez beaucoup d'intoxiqués des indurations chroniques et des abcès; l'inflammation peut se propager au loin, et Trélat (²) l'a vu envahir les ganglions de l'aine, la fosse ischio-rectale et le moignon de l'épaule, points où l'on n'avait pas fait de piqûres. La réparation des plaies serait plus lente et l'ulcération se

---

(¹) Coural, *Étude sur la fièvre tétanique*. In *Montpellier méd.*, t. XIII, p. 37, 1864.
(²) Trélat, *Bull. de la Soc. de chir.*, t. VII, p. 240, 1881.

développerait sous le moindre prétexte. Les *chloraliques* seraient sujets à des accidents analogues et nous avons vu, sur le bras d'un malade, des nodosités suppurées, semblables à des gommes syphilitiques, et qui se résorbèrent lorsqu'on cessa l'abus des potions chloralées. Enfin, Petit affirme que les fumeurs d'opium, les *thébaïques*, seraient plus sujets aux suppurations diffuses. Chez eux, comme chez les alcooliques, la chloroformisation est difficile et dangereuse.

On connaît l'influence du *diabète* sur les traumatismes, et nous savons que la moindre écorchure, une excoriation de la peau, provoquent des suppurations et des gangrènes ; nous connaissons le mécanisme de ces accidents et comment la présence du sucre dans les tissus hâte la pullulation des germes. Aussi le chirurgien est-il tenu à une extrême réserve, car les opérations dites de complaisance pourraient entraîner une catastrophe. Le traumatisme, de son côté, amène parfois le diabète ; on a vu les fractures du crâne, celles de la colonne vertébrale, les contusions du thorax et de l'abdomen, provoquer l'apparition du sucre dans les urines ; il est vrai que, en pareil cas, il s'agit plutôt de glycosurie que de diabète véritable. Le *diabète phosphatique*, mal connu encore, s'opposerait à la cicatrisation des plaies, à la consolidation des fractures ; l'opération de la cataracte échouerait souvent devant lui. Mais ces assertions réclament l'appui de nouveaux faits.

L'*albuminurie* agit comme le diabète ; les deux maladies se compliquent parfois ou se succèdent. Lorsque l'œdème est considérable, la trame de la peau et du tissu cellulaire perd de sa vitalité et se défend mal contre les traumatismes ; des inflammations diffuses, des lymphangites, des érysipèles éclatent souvent et gangrènent des lambeaux de tissus. Les hémorragies à la surface des blessures ne sont pas rares. Les autres accidents, les complications des plaies, sont d'autant plus probables que la dégénérescence des reins est plus profonde. Aussi doit-on redoubler de précautions si quelque opération d'urgence est nécessaire. Dans le *scorbut*, dans l'*hémophilie*, dans la *leucocythémie*, les hémorragies sont fréquentes ; de même dans les maladies du cœur, dans celles du foie ; nombre d'auteurs ont cité des faits où l'écoulement sanguin est devenu inquiétant. Mais il ne constitue pas la seule complication : la nutrition est compromise ; la cachexie survient, qui entraîne du côté du foyer traumatique les accidents signalés tant de fois.

Le retentissement que peuvent avoir les *maladies nerveuses* sur le traumatisme a été étudié par Deguise, Decorse, Verneuil et L.-H. Petit. Les résultats ne sont pas concordants : chez les aliénés excités, les plaies évolueraient sans phénomènes particuliers ; les réparations ralenties, les suppurations diffuses et la gangrène seraient fréquentes chez les déprimés, les déments, les paralytiques généraux à la dernière période. L'*hystérie*, l'*épilepsie*, paraîtraient sans action tant qu'il ne survient pas de déchéance organique, mais le traumatisme peut s'accompagner de paralysie ou de contractures sur lesquelles Charcot a fixé l'attention. Avant ses recherches, on commettait de graves erreurs de diagnostic. La plupart des *inflammations aiguës*, amygdalites, angines, pleurésies et pneumonies, fièvres éruptives, fièvre typhoïde, entravent ou ralentissent la guérison des plaies ; parfois la cicatrice se détruit et un embarras gastrique suffit pour reconstituer certains ulcères des jambes que le repos avait réparés. Par contre, Verneuil a vu une vieille pseudarthrose se souder au cours d'une fièvre typhoïde. Le traumatisme semble parfois favoriser l'apparition de certaines fièvres éruptives, et Germain Sée, Paget, Maunder, Trélat, Batut, Ed. Brissaud, ont signalé son influence sur le développement de la scarlatine.

Enfin, certains états physiologiques, la *menstruation*, la *grossesse*, l'*extrême jeunesse* ou la *vieillesse* influent sur le traumatisme. Les règles ne modifient pas la marche de la plaie, mais il faut se garder d'opérer dans la période cataméniale; l'écoulement sanguin pourrait être supprimé, ce qui n'est pas sans danger pour la malade. Nous avons néanmoins pratiqué deux kélotomies pour des hernies étranglées au début de règles qui ont évolué comme d'habitude. Parfois, Terrillon l'a montré[1], les interventions chirurgicales faites en dehors des règles activent, retardent ou suppriment l'époque attendue, qu'elles peuvent aussi n'influencer en rien. Les modifications que la grossesse apporte au traumatisme ont été étudiées par Valette[2], Cornillon[3], Verneuil[4], Guéniot et Tarnier. Tous ne sont pas d'accord; pour les uns, le traumatisme provoque des hémorragies, les plaies guérissent mal et l'avortement ne serait pas rare; pour les autres, les plaies et la grossesse évolueraient d'une manière normale. La vérité semble entre les deux assertions : les accidents paraissent rares, mais ils sont réels; et si de grandes ablations de tumeurs, des ovariotomies ont été pratiquées sans danger, il vaut mieux, lorsqu'on n'a pas la main forcée, attendre non seulement la délivrance, mais le moment où l'organisme s'est remis des fatigues de l'accouchement.

« Les *enfants* sont faits pour vivre », dit Peter, et leur organisme lutte avec énergie contre les traumatismes qui peuvent les atteindre. Les fractures, les plaies se cicatrisent au mieux, mais ils ne peuvent supporter la moindre hémorragie; aux premiers jours de la vie, la plus légère perte de sang provoque la mort, et la grande léthalité de l'opération précoce du bec-de-lièvre n'a pas d'autres causes. Elle serait de 35 à 55 pour 100 lorsque l'intervention a lieu dans les premiers mois qui suivent la naissance. Aussi, doit-on la retarder lorsqu'on n'est pas sûr de l'hémostase. Les longues suppurations que provoquent les brûlures sont mal supportées. Mais ne s'agit-il pas d'une déperdition des éléments du sang? La perte des leucocytes est non moins grave que celle des hématies, l'hémorragie blanche que l'hémorragie rouge. Dans des tissus sains, jeunes, sans tare organique, la réparation du foyer traumatique est simple; les complications sont exceptionnelles; on ne note guère, comme accidents de cette période, qu'une tendance fâcheuse, chez les enfants lymphatiques, aux scrofulides de la peau, aux adénites tuberculeuses et aux tumeurs blanches.

Le contraire s'observe dans la *vieillesse*; ici les tissus sont usés, les organes affaiblis; le cœur, les artères sont athéromateux, les veines variqueuses, les viscères sclérosés; l'individu est en état « d'évolution descendante » comme disait Robin; il résiste mal aux traumatismes. Chez lui, comme chez l'enfant, les moindres pertes de sang et les suppurations sont redoutables. Les interventions deviennent graves, en particulier celles que nécessitent les organes urinaires malades; les amputations, d'après un relevé de Trélat, antérieur à l'antisepsie, entraînaient une mortalité de 95 pour 100 chez les vieillards ayant dépassé soixante-dix ans, et, d'après Morton et Norris, de 50 pour 100 chez des

---

[1] TERRILLON, *Troubles de la menstruation après les lésions chirurgicales ou traumatiques*. In *Progrès médical*, 1875, et *Annales de gynécologie*, 1882.
[2] VALETTE, *Clinique chirurgicale*, p. 674, 1875.
[3] CORNILLON, Thèse de Paris, 1872.
[4] VERNEUIL, *Revue mens. de méd. et de chir.*, 1877

[P. RECLUS]

individus âgés de plus de cinquante ans. Des complications souvent mortelles entravent le processus réparateur; des hémorragies secondaires surviennent, des inflammations diffuses, des gangrènes. Parfois des maladies intercurrentes emportent l'opéré; elles ont pour sièges le poumon, les reins ou l'encéphale altérés dans leur texture. Aussi les opérations d'urgence seront seules admises et on ne les entreprendra qu'après s'être entouré des précautions les plus minutieuses.

La *race* aurait une influence sur l'évolution du traumatisme; les auteurs sont unanimes pour déclarer combien la guérison des grandes blessures est plus rapide chez les noirs et chez les jaunes; dans nos provinces africaines, les médecins militaires ont maintes fois constaté que les Arabes et les Kabyles cicatrisent plus vite et plus sûrement que les Européens. Cependant il est indispensable de ne pas conclure de quelques noirs, de quelques jaunes, de quelques Arabes et de quelques Kabyles à tous les Arabes, à tous les noirs et à tous les jaunes, et l'on cite quelques faits où cette loi serait en défaut. Chez eux le traumatisme superficiel, des excoriations du membre inférieur ont une grande tendance à l'ulcération; l'érysipèle, l'éléphantiasis, qui en seraient la conséquence, les lymphangites répétées sont aussi fréquents; enfin le tétanos les guette et des chéloïdes se développent facilement sur leurs cicatrices.

Classification. — Les lésions traumatiques sont divisées en deux grandes catégories : celles qui succèdent aux agents mécaniques, les *plaies* et les *contusions* d'une part; de l'autre, celles que provoquent les agents physiques et chimiques, les *brûlures* et les *froidures* trop peu semblables aux premières pour ne pas être étudiées dans un chapitre spécial. Les plaies et les contusions diffèrent les unes des autres par l'état des téguments qui recouvrent le foyer traumatique; lorsqu'ils sont déchirés, la lésion est une plaie; c'est une contusion quand ils ne le sont pas.

On définit la *plaie* toute solution de continuité des téguments et des parties molles sous-jacentes, produite instantanément par une violence presque toujours extérieure. — Nous disons « téguments » et non peau, car aussi bien que « l'ectoderme », peut être atteint « l'endoderme », muqueuse des lèvres et des narines, de la langue, de la bouche ou du voile du palais, du pharynx et de la région anale. Nous disons encore « presque toujours extérieure » parce que, dans certaines plaies du sourcil, on considère la section comme produite de dedans en dehors par l'arcade osseuse, et surtout qu'il n'est pas rare de voir des blessures des membres faites par un fragment osseux ayant perforé les chairs au travers desquelles il s'est frayé un passage.

Les plaies sont *simples* lorsque les bords en sont nets, qu'ils se juxtaposent sans peine et que rien ne s'oppose à leur affrontement et à la réunion primitive. Elles sont *composées* lorsque, outre la peau, le tissu cellulaire et même une partie des muscles, un tendon, un nerf, de gros vaisseaux sont atteints qui nécessitent une intervention distincte. Enfin, elles sont *compliquées* lorsqu'elles s'accompagnent d'accidents locaux ou généraux, primitifs ou consécutifs qui impriment au traumatisme une évolution particulière. Il est d'autres dénominations dont il faut connaître le sens : une plaie est à *lambeaux* lorsqu'une solution de continuité courbe ou formée de plusieurs segments qui se rencontrent, isole une portion de la peau ou des tissus sous-jacents rattachés à l'organisme par une base plus ou moins large. Une plaie est *pénétrante* lorsqu'elle se fraye un chemin jusque dans les cavités naturelles, crâne, thorax, péricarde, ventre, ou lorsqu'elle ouvre une séreuse articulaire. Enfin, on oppose au mot *diérèse* qui signifie division, solution de continuité simple, celui d'*exérèse* qui s'applique aux plaies avec perte de substance.

La classification adoptée d'habitude prête le flanc à la critique, et la pathologie générale ne s'en accommode guère. Nous l'acceptons cependant : elle est consacrée par l'usage et offre, pour la description, de plus grandes facilités qu'une division moins conventionnelle. Donc, nous étudierons les plaies par *instruments tranchants* ou *coupures*; les plaies par *instruments piquants* ou *piqûres*; les *plaies par arrachement*, les *plaies empoisonnées* et les *plaies virulentes*. Puis nous passerons aux *contusions*, traumatismes provoqués par les *instruments contondants*, et, ces *contusions*, nous les séparerons des *plaies contuses* dont les plus importantes sont les *plaies par armes à feu*.

I

PLAIES PAR INSTRUMENTS TRANCHANTS

Ces plaies, que l'on nomme aussi *coupures*, sont produites par des objets en forme de lames aiguisées qui incisent nos tissus en les pressant et en glissant sur eux. — Elles sont allongées et leurs lèvres saignantes, écartées vers leur milieu, ont leurs extrémités réunies à angle aigu. Les coupures sont *superficielles* lorsqu'elles n'intéressent que les téguments, et *profondes* lorsqu'elles divisent le tissu cellulaire et les couches sous-jacentes. La plaie est *longitudinale* ou *transversale* selon qu'elle est parallèle ou perpendiculaire à l'axe du corps ou du membre; elle est *oblique* lorsqu'elle affecte une position intermédiaire. On comprend les renseignements que peut fournir, en médecine légale, l'étude de la profondeur, de l'étendue, de la direction et de la forme d'une coupure.

Historique. — L'histoire des plaies par instruments tranchants est une des plus fouillées de la pathologie, car on y rattache d'une manière assez arbitraire, ce semble, l'étude des divers pansements. Nous ne citerons ici que quelques ouvrages ayant trait à ce sujet.

Lombard, Clinique des plaies récentes. Strasbourg, 1799. — Roux, Mémoire sur la réunion immédiate des plaies. In *Mémoires de l'Institut*, 1814. — Serre, Traité de la réunion immédiate. Paris, 1830. — Guérin, Mémoire sur les plaies sous-cutanées. In *Bull. de l'Acad. des sciences*, t. IX, 1830. — Piédagnel, Mémoire sur la réunion des parties complètement séparées du corps. In *Bull. de la Soc. anat.*, t. V, 1830. — Sanson, Des avantages et des inconvénients de la réunion immédiate des plaies. Thèse de concours au professorat. Paris, 1834. — Sédillot, De la réunion immédiate. Thèse d'agrégation en chirurgie. Paris, 1835. — Deville, Des différents modes de réunion et de cicatrisation des plaies. Thèse d'agrégation en chir., 1847. — Paul Bert, De la greffe animale. Thèse de doctorat. Paris, 1865. — Reverdin, Greffe épidermique. In *Arch. gén. de méd.*, t. XIX, 1872. — Mathias Duval, Greffe animale. In *Nouv. diction. de méd. et de chir. prat.*, t. XVI, 1872. — Azam, Nouveau mode de réunion des plaies. In *Bull. de la Soc. de chir.*, p. 297, 1874. — Armaignac, De la greffe animale et de ses applications en chirurgie. Thèse de Paris, 1876. — David, Étude sur la greffe dentaire. Thèse de Paris, 1877. — Paul Reclus, Réunion immédiate des tissus divisés par le thermo-cautère. In *Clinique et critique chirurgicale*. — Verneuil, Des conditions qui contre-indiquent la réunion immédiate. In *Revue de chirurgie*, p. 810, 1881. — Bousquet, De la réunion immédiate.

In *Arch. gén. de méd.*, t. IX, 1882. — Bryant, Plaies. In *Encycl. chir. intern.*, t. II, 1885. — Chauvel, Plaies par instruments tranchants. Art. Plaies. In *Dict. encycl. des sc. méd.*, 2ᵉ série, t. XXV, 1886. — Chauvel et Nimier, Traité de chirurgie d'armée, 1890. — Fougue et Reclus, Traité de thérapeutique chirurgicale, 2ᵉ éd., 1896.

Symptômes. — Les trois signes primitifs notés au moment où se produit la coupure, sont la *douleur*, *l'écoulement sanguin* et *l'écartement des lèvres de la plaie*.

La *douleur*, qui varie suivant le siège du traumatisme, le blessé, son état constitutionnel ou pathologique, sa race, est d'autant plus vive que la coupure est faite avec un instrument moins acéré : une lame fine, aiguisée, passant rapidement sur les tissus, les divise en provoquant une sensation intense de brûlure ; si l'instrument est émoussé, il entame difficilement la peau tiraillée, tenaillée, contusionnée, et la souffrance peut être intolérable. Les plaies longues et superficielles sont plus douloureuses que les plaies courtes et profondes. N'est-ce pas dans les téguments que viennent s'épanouir les terminaisons nerveuses, moins abondantes dans le tissu cellulaire? Les souffrances s'apaisent vite, et, sur une coupure protégée et non enflammée, la douleur primitive cède presque toujours au bout de deux ou trois heures.

L'écoulement sanguin dépend surtout de la région : les coupures du bout des doigts, de la langue, du col de l'utérus, des lèvres, du cuir chevelu peuvent donner lieu à des hémorragies qui deviendront inquiétantes si un tronc volumineux sous-cutané, radial, cubital, huméral, temporal a été ouvert. Les incisions pratiquées en plein tissu enflammé, au cours d'un phlegmon, s'accompagnent d'un écoulement qu'il faut surveiller et tarir au besoin; enfin la coupure peut atteindre un hémophile. Mais, en dehors de ces cas, les vaisseaux s'oblitèrent spontanément, et, en une heure ou deux, l'écoulement cesse; il est remplacé par la sécrétion d'une substance séreuse de nuance ambrée, ou colorée par les caillots qui restent au fond de la plaie; si, dès le premier moment, le foyer traumatique n'est pas abrité par un pansement régulier, les germes pullulent à sa surface : Nepveu les y a trouvés au bout de quelques heures.

L'écartement des lèvres de la plaie est plus régulier dans les coupures que dans les autres traumatismes. Grâce à la diérèse, les deux lèvres obéissent à leur élasticité et s'écartent ; au centre de la coupure, la distance des deux bords est à son maximum; les tissus sous-jacents, lames cellulaires et aponévroses s'écartent moins, aussi le foyer traumatique a-t-il la forme d'un prisme triangulaire dont une arête plonge dans la profondeur, tandis que la base, dirigée vers la peau, constitue l'orifice béant de la plaie. Cette disposition, bien décrite par les auteurs, favorise l'écoulement des liquides que sécrètent les surfaces divisées. Certaines conditions augmentent l'écartement : les plaies longitudinales, parallèles à l'axe du corps sont moins ouvertes que les plaies transversales; au menton et au cou, l'extension éloigne les bords de la blessure et la flexion les rapproche; enfin, lorsqu'un muscle est coupé, sa contraction en sépare les deux bouts; mais ces causes sont passagères.

Dans certains cas, la diérèse est complète et sépare un organe ou une portion d'organe : des bouts de doigts, des nez, des oreilles, ont été coupés et, bien que la circulation et l'innervation fussent abolies dans ces parties détachées, on a maintes fois constaté que, réappliquées et suturées à leur point primitif d'insertion, la réunion immédiate a été obtenue. Dans le premier quart du xviiiᵉ siècle, Garengeot fut accusé de mensonge pour avoir publié deux faits de ce genre et pourtant, sans même sortir de France et sans invoquer la pratique hindoue, on aurait trouvé, dans nos recueils, plusieurs faits analogues. Ils se sont multipliés dans la suite; puis sont venues les expériences de Paul Bert, qui a « repiqué » des ergots de coq, des queues de rat, et les travaux de Magitot et David sur les transplantations de dents; maintenant, on admet qu'un tissu séparé complétement du corps pendant un temps appréciable, peut être réappliqué à son point d'attache ou même sur une autre surface cruentée, s'y souder et vivre.

Georges Martin a vu que, dans les greffes découpées sur la peau, la vie peut se prolonger près de cent heures à la température de zéro. Mais quand il s'agit d'organes, du nez ou des doigts, la replantation doit être rapide. Hollaeker a suturé des nez quarante minutes, une heure après leur section et réussi dans sa tentative. La vie resterait assurée dans les tissus tant que les cellules possèdent des matériaux nutritifs emmagasinés. Or ces substances ne s'écoulent point comme le sang des vaisseaux et, après une coupure, elles demeurent dans les espaces interfasciculaires. « Cette réserve, dit Martin (¹), est suffisante pour entretenir la vie pendant un temps assez long, car, dans le segment détaché, les actes se réduisent à la nutrition, et il est démontré en physiologie que, si les tissus ont besoin de beaucoup de principes nutritifs pour se développer, il leur en faut peu pour se nourrir. »

Lorsqu'on examine la plaie pour en suivre les évolutions, on trouve que les lèvres en sont livides; les vaisseaux, artérioles, veinules et capillaires se sont oblitérés en créant une zone *ischémiée* étroite si la coupure est nette, plus large si elle irrégulière. La circulation y est donc interrompue, la sensibilité nerveuse y est obtuse; cette zone ischémiée se nomme aussi zone *stupéfiée*; si ces conditions de nutrition défavorable ou si l'effet primitif du traumatisme ont tué ces éléments anatomiques, la zone stupéfiée est définitivement une zone *gangrénée* qui devra s'éliminer; elle s'oppose à la réunion immédiate. Au delà de la zone ischémiée, la circulation collatérale plus abondante et une activité nutritive plus grande rougissent les tissus et créent la zone *irritée* qui devient la zone *enflammée*, pour peu que la plaie soit inoculée par les germes.

C'est au niveau de la plaie ainsi constituée qu'évolueront les signes locaux *consécutifs* dont les derniers termes seront la réunion *primitive*, la réunion *secondaire*, la réunion *immédiate secondaire*, la cicatrisation *sous-crustacée*, la cicatrisation *par dessiccation* décrites plus haut. On a vu comment la diapédèse, la prolifération des cellules fixes, le bourgeonnement des capillaires interviennent pour constituer un tissu embryonnaire dont les modifications successives aboutissent à la formation d'une cicatrice. Une tradition, respectée jusqu'à ce jour, plaçait l'étude de la cicatrisation à la suite des coupures; nous l'avons mise avec les traumatismes en général, le processus réparateur étant le même, quel que soit l'agent générateur du foyer traumatique.

Traitement. — Les soins généraux sont identiques pour les blessures de quelque importance : nous dirons, une fois pour toutes, que le repos intellectuel, moral et physique doit être imposé; on prescrira le lit, on aérera l'appartement, mais la température y sera uniforme et un peu élevée, le tétanos, une des complications les plus redoutables des plaies, étant favorisé par l'impression du froid. L'ancienne saignée préventive a disparu de nos habitudes; il en est de

(¹) Martin, *De la durée de la vitalité des tissus.* Thèse de Paris, 1875.

[P. RECLUS]

même de la diète, condamnée depuis les recherches de Malgaigne : Velpeau, Follin, Le Fort, furent parmi les défenseurs de l'alimentation des blessés et, à cette heure, on proclame qu'une bonne nourriture hâte la réparation des plaies. On n'oubliera pas les précautions hygiéniques élémentaires et le ventre sera maintenu libre. Dès qu'on soupçonne l'alcoolisme, on administre l'opium à doses suffisantes pour éviter une attaque de *delirium tremens*.

Nous ne pouvons être que très bref sur le traitement local car son importance est telle qu'on l'étudie dans des livres spéciaux et nous envoyons pour plus de détail à notre *Traité de thérapeutique chirurgicale* (¹). Il variera suivant les plaies : la réunion immédiate, qui assure une guérison plus rapide, doit être tentée toutes les fois qu'on a des chances de l'obtenir, mais on n'a le droit de l'espérer que lorsque la coupure et le blessé remplissent les conditions dont nous avons parlé : le blessé ne doit être ni diabétique, ni albuminurique, ni cachectique avancé ; il ne lui faut aucune de ces diathèses déjà marquées par des altérations viscérales profondes ; le foyer traumatique siégera en tissu sain, ses lèvres seront nettes, régulières, sans franges ni anfractuosités ; elles pourront être juxtaposées sans laisser au-dessous d'elles des espaces où s'accumuleraient la sérosité et le sang. Toute zone stupéfiée sera suspecte, toute zone gangrenée fera exclure la recherche de la réunion immédiate. Cependant Korteweg, Nicaise et nous-mêmes avons démontré que si cette zone est aseptique et de faible épaisseur, les bourgeons vasculaires et les éléments jeunes peuvent la traverser, la résorber et assurer la réunion immédiate.

Il faut d'autres conditions : une des plus importantes est l'absence de corps étranger dans la plaie. Nos classiques y insistent. Nous dirons cependant que si le corps étranger est aseptique, il ne gêne en rien la réunion immédiate : à propos des plaies par armes à feu, on verra que les petits projectiles ne s'opposent nullement à l'adhésion des tissus qui se reforment au-dessus d'eux et les encapsulent. La pratique des ligatures perdues au crin de Florence et au fil de soie démontre que les corps étrangers aseptiques sont ou enkystés sans dommage pour l'organisme, et sans gêner la réunion immédiate. L'hémostase doit être parfaite, car le sang éloigne les lèvres de la plaie et retarde leur coalescence ; il est un excellent terrain de culture où pulluleront les microbes qui auront pu pénétrer dans la plaie au cours de l'opération. Cependant nous avons vu la réunion immédiate de la plaie emprisonner de véritables hématomes ; l'adhésion primitive n'en fut pas moins obtenue ; elle n'avait été que retardée.

Lorsque seront réunies les conditions favorables que nous avons énumérées, on tentera la réunion immédiate : les surfaces actionnées auront été débarrassées, par un lavage à l'eau bouillie et à la température de 45 à 50 degrés, du sang, des détritus organiques qui les recouvrent, des corps étrangers qui peuvent les souiller ; le sang sera tari, puis on pratiquera la juxtaposition exacte des lèvres de la plaie : autant que possible les mêmes tissus se correspondront et on accolera muscle contre muscle et peau contre peau. S'il reste quelque anfractuosité, quelque « espace mort », on le drainera, mais si la juxtaposition se fait, il est inutile de rien introduire entre les tissus. Quand ces manœuvres ont été accomplies, on assure la solidité du contact.

Autrefois on s'adressait aux *agglutinatifs*, aux *bandages unissants*, aux *serres fines* ! Maintenant on n'emploie guère plus que les *sutures* et même dans leur variété la plus élémentaire, la suture à points séparés et indépendants. Lorsque la plaie est profonde, lorsqu'elle frappe des tissus de texture différente, on pratique des sutures superficielles et des sutures profondes; on ne craint pas d'en superposer jusqu'à trois et quatre étages. Lorsque les sutures profondes sont laissées au fond des tissus, à points perdus, elles peuvent être de substance résorbable, de catgut par exemple, mais les sutures superficielles qui, après la cicatrisation, devront être enlevées par le médecin, sont faites au fil de soie ou d'argent, au

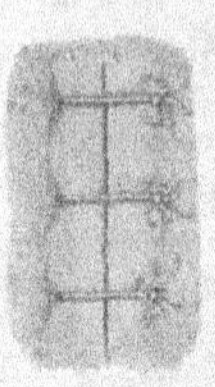

Fig. 24. — Suture
à points séparés.

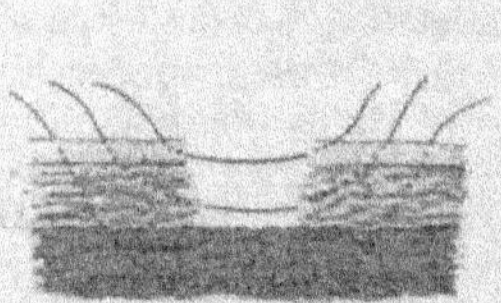

Fig. 25. — Plan cutané, sous-cutané et musculaire
d'une suture.

crin de Florence. Il n'y aura plus qu'à exercer sur la plaie une compression exacte, à l'aide du pansement sur lequel il faut insister.

Quel sera ce pansement? Le choix en est indéfini et chaque chirurgien prône le sien volontiers. Ils semblent tous bons pourvu qu'ils soient simples, commodes et avant tout aseptiques et secs; le meilleur consiste en compresses de gaze stérilisée, couches collodionnées sur la ligne de sutures, en application de substances antiseptiques, poudre d'iodoforme, de salol, de sous-nitrate de bismuth, si l'on n'est pas sûr de la stérilisation des tissus superficiels. Ce pansement comporte trois plans : 1° la gaze aseptique et la poudre antiseptique s'interposent entre la ligne de suture et les brins d'ouate qui pourraient adhérer à leurs points ou bien assurent un réseau d'antiseptique contre les filtrations possibles; 2° de l'ouate hydrophile qui absorbe ces filtrations si elles se produisent; 3° enfin une enveloppe de coton ordinaire, imperméable au liquide; elle empêche qu'une sécrétion venue de la plaie aboutisse aux couches extérieures du pansement par une traînée que pourraient suivre les germes infectieux du dehors; des tours de bande de toile, de flanelle ou de tarlatane pour maintenir le pansement et comprimer les tissus afin d'assurer la coaptation des surfaces, voilà un pansement simple et qui suffit dans l'immense majorité des cas.

Lorsqu'on ne veut pas tenter la réunion immédiate ou lorsque la plaie s'est désunie et suppure, il faut désinfecter le foyer avec attention et ici les antiseptiques forts doivent être recommandés, le chlorure de zinc au 1/10 ou la solution d'acide phénique à 5 pour 100. Puis on choisit, dans la foule des pansements, celui qui convient le mieux au cas particulier. Pour peu qu'il y ait inflammation et trace de lymphangite, les grands bains locaux de Verneuil pour le membre supérieur, les pulvérisations phéniquées pour le membre inférieur et le tronc, rendront d'immenses services.

L'exérèse complète, la séparation nette d'un organe ou d'une portion d'organe, n'est pas toujours pour lui une cause de mort immédiate : une replantation rapide peut assurer la réunion primitive. Georges Martin a réuni, 27 cas de nez replacés avec succès ; on ne compte plus les doigts conservés de la sorte et nous avons réussi chez un homme de plus de soixante ans, dont la phalangette arrachée par la portière d'une voiture ne fut réappliquée qu'une demi-heure après l'accident. Avant de replanter l'organe on en fera la toilette ; on enlèvera les caillots sanguins, les corps étrangers en le lavant dans des solutions boriquées tièdes ; on régularisera, en les excisant, les parties déchiquetées. Puis les surfaces, bien aseptisées, seront juxtaposées avec soin, suturées, saupoudrées d'iodoforme, emmaillotées dans des bandes de tarlatane imbibées d'une pommade qui pour 40 grammes de vaseline contient 5 grammes d'acide borique, 5 grammes d'antipyrine, 2 grammes de salol et 1 gramme d'iodoforme. Un pansement ouaté compressif et immobilisateur, maintiendra la plaie au repos dans une atmosphère chaude et constante.

Si des douleurs vives, des battements dans la plaie ne font pas redouter une inflammation locale, ce pansement sera laissé en place huit ou dix jours, jusqu'à cicatrisation complète ; les pièces en seront délicatement enlevées, car s'il existait quelque retard dans la réunion, il ne faudrait pas rompre les adhérences par quelque mouvement intempestif. Au cours de la cicatrisation, on a observé parfois des troubles trophiques sur l'organe greffé, des bulles, des phlyctènes, une chute de l'épiderme qui d'ailleurs ne tarde pas à se reformer. On peut essayer la replantation, même dans les cas où les tissus sont meurtris, où la zone stupéfiée est considérable ; les échecs seront fréquents, mais on ne court aucun risque et, sous le régime de l'asepsie, on réussit où l'excision était autrefois fatale. Il faut une attrition profonde pour que ne puisse se souder un bout de doigt, greffé après une séparation de quelques minutes.

II

PLAIES PAR INSTRUMENTS PIQUANTS

On nomme *plaies par instruments piquants* ou *piqûres* une diérèse étroite et profonde produite par un objet pointu, tantôt lisse, tel qu'une aiguille, un poinçon, un fleuret, un canif, un trocart, une baïonnette, tantôt rugueux et irrégulier comme un clou rouillé, une écharde, un morceau de bois ou de fer. Les uns sortent de la blessure qu'ils ont faite, les autres s'y brisent et y demeurent ; il en est souvent ainsi pour les morceaux de verre, les épines, les aiguillons de certains insectes.

Historique. — Les piqûres ont été surtout étudiées par les médecins militaires. Nous citerons :

PERCY et LAURENT, art. PIQÛRE. In *Dict. en 60 vol.*, t. XLII, 1820. — DUPUYTREN, Leçons orales de clinique chirurgicale, 2e éd., t. V, 1839. — LEGOUEST, Blessures par armes piquantes, In *Traité de chirurgie d'armée*, 2e éd., 1872. — LAURENT, Des plaies par instruments piquants. Thèse de Paris, 1872. — DIEULAFOY, Traité de l'aspiration de liquide morbide. Paris, 1873. — BŒNARD, Plaies par instruments piquants, Art. PLAIE. In *Nouv. dict. de méd. et de chir. prat.*, t. XXVIII, 1880. — BILL, Plaies. In *Encycl. intern. de chir.*, t. II, 1883. — CHAUVEL, Plaies par instruments piquants. Art. PLAIE. In *Dict. encycl. des sciences méd.*, 2e série, t. XXV, 1886. — NIMIER et CHAUVEL, *Traité de chirurgie d'armée.* 1891. — FORGUE et RECLUS, *Traité de thérapeutique chirurgicale*, 2e éd., 1896.

Anatomie pathologique. — Les piqûres typiques sont faites par des instruments pointus, lisses, étroits et dont le diamètre est à peu près uniforme; les trocarts explorateurs, les aiguilles des appareils de Dieulafoy, de Potain, de la seringue de Pravaz, en fournissent les exemples les plus simples. Mais l'agent vulnérant peut être conique comme la corne du taureau, triangulaire comme l'ancienne baïonnette, il peut être irrégulier et tous les intermédiaires se rencontrent entre une piqûre proprement dite et une coupure ou même une plaie contuse; un bistouri fait une diérèse qui tient à la fois des plaies par instruments tranchants. Le sabre, dit Chauvel, pénètre, refoule, écarte, disjoint par sa pointe, divise par son tranchant et par son dos, distend et déchire. L'aspect de la plaie varie donc à l'infini et il est parfois difficile de classer une blessure qui est aussi bien une piqûre qu'une plaie contuse.

L'étude de la forme du foyer traumatique a été poussée assez loin, car elle fournit de précieux renseignements en médecine légale; les recherches de Falk et celles d'Hoffmann (¹), presque négatives sur ce point, prouvent que les indications en sont souvent erronées. La piqûre est étroite et profonde; grâce à leur élasticité, les tissus traversés reprennent leur position première et l'orifice cutané s'affaisse; on trouve, à la surface de la peau, une fente ecchymotique nette ou déchiquetée, courbe ou étoilée, mais marquée seulement par l'infiltration sanguine qui la borde. Souvent, le foyer traumatique sous-jacent ne peut être suivi que grâce à la traînée sanguine faite par l'instrument dans les tissus. Il peut, au contraire, être plus considérable que la plaie cutanée ne le ferait supposer; ainsi dans les coups de poignard lorsque l'instrument subit le mouvement d'oscillation sur son manche que les Italiens lui impriment. Des épanchements volumineux s'y forment lorsqu'un gros vaisseau a donné du sang.

Les tissus ont plutôt été écartés que déchirés; les éléments anatomiques détruits sont peu abondants, aussi n'a-t-on pas à parler de zone stupéfiée et surtout de zone gangrenée; la réparation sera simple à moins que l'agent vulnérant, chargé de substance septique, n'inocule les plaies. Le danger sera d'autant plus grand que des organes plus délicats auront été blessés; nous ne parlons pas seulement des troncs nerveux ou vasculaires, mais les piqûres sont parfois *pénétrantes;* elles perforent une cavité naturelle, le thorax, l'abdomen, le crâne ou une jointure, dans les sérosités de laquelle les germes pullulent. Dans certains pays équatoriaux, aux Antilles, les piqûres, surtout aux extrémités, auraient le triste privilège de provoquer le tétanos.

Symptômes. — Comme pour les coupures, la *douleur* varie suivant la région, l'âge, le sexe, l'impressionnabilité du blessé, la forme de l'agent vulnérant, la rapidité avec laquelle la blessure a été faite. La souffrance est peu vive et l'on sait combien sont facilement supportées les piqûres des aiguilles de Pravaz, de Dieulafoy, de Potain, voire les ponctions avec nos trocarts. On cite quelques cas où la douleur a été intense et a persisté sous forme d'accès névralgiques, mais ces accidents devaient être dus à la lésion d'un nerf. L'*hémorragie* est presque nulle, et c'est un caractère saillant de ce genre de plaie; à peine voit-on sourdre quelques gouttes de sang vite taries. Mais si un gros vaisseau a été perforé, un épanchement énorme a pu, dans des cas fort rares, se faire sous la peau disten-

---

(¹) Hoffmann, *Ueber Stichwunden, in Bezug, etc.,* etc. In *Med. Jahrbücher,* Wien, 1881, et *Ann. d'hygiène,* t. XI, 1885.

[P. REGLUS.]

due, des thrombus, des anévrysmes diffus. Si la piqûre a intéressé à la fois une artère et une veine, une *phlébartérie* peut en être la conséquence.

Donc, écartement négligeable des lèvres de la plaie, écoulement sanguin presque nul, douleur insignifiante, voilà les phénomènes primitifs des piqûres simples. Les piqûres pénétrantes pourront s'accompagner de l'issue d'un liquide contenu dans la cavité ouverte, synovie, sérosité péritonéale, pleurale ou péricardique. Et si des accidents consécutifs se déclarent, ils acquièrent une gravité particulière, surtout lorsque la blessure est large, que l'instrument se brise dans la plaie et y laisse quelque substance septique, les inflammations diffuses, les suppurations gangréneuses sont à redouter. Enfin, même dans nos pays, le tétanos est à craindre lorsque les bords de la plaie sont contus, que la blessure atteint les extrémités, et qu'elle a été produite par des morceaux d'os, des fragments de bois ou de fer oxydé et souillés de terre.

Traitement. — Hors ces cas, les piqûres guérissent rapidement : les tissus, écartés, se remettent au contact et la plaie, avec un minimum d'éléments anatomiques détruits ou stupéfiés, se trouve dans les conditions d'une petite coupure dont on a réuni les bords. Exsudation de lymphe plastique, hypertrophie protoplasmique des cellules, migration des leucocytes, bourgeonnement des anses vasculaires, tous les phénomènes qui se succèdent au cours de la réunion immédiate se déroulent jusqu'à cicatrisation. Cette innocuité des piqûres, on l'observe chaque fois qu'on a recours à la seringue de Pravaz. Le processus de la guérison est si simple que le chirurgien fait, de propos délibéré, des plaies qui ont avec les piqûres les plus grandes analogies : dans les ténotomies sous-cutanées, on introduit sous les téguments une lame étroite qui opère des sections étendues et la guérison est rapide.

Des blessures aussi différentes et où se rencontrent tous les intermédiaires entre une piqûre d'aiguille et une plaie pénétrante ne sauraient avoir une thérapeutique uniforme. Lorsqu'il s'agit d'une plaie étroite, nette, sans contusion, on met le trajet à l'abri du contact des germes en oblitérant l'orifice par de l'ouate, de la baudruche collodionnées. On n'hésitera pas lorsque la piqûre est pénétrante et que la plèvre, la poitrine, les séreuses articulaires sont ouvertes ; cette pratique évitera de redoutables accidents. L'extrême gravité de ces plaies tenait à l'intervention du chirurgien qui sondait le trajet au risque d'infecter les parties, de rompre une adhérence, de détacher un caillot et de provoquer une hémorragie. Maintenant on ne sonde plus et la thérapeutique est devenue expectante, même lorsqu'il s'agit de corps étrangers brisés dans les tissus ; autrefois, on les enlevait coûte que coûte, et ces recherches, le passage incessant du stylet ou des pinces, le refoulement et la contusion des tissus, déterminaient des accidents septiques. Aujourd'hui on s'abstient ; pour peu que le corps étranger ne soit pas à fleur de peau, il est laissé dans la plaie où il s'enkyste ; s'il provoque de la suppuration, il sort lorsque l'abcès s'évacue. Ce phlegmon local est moins redoutable que d'intempestives manœuvres.

L'immobilité est nécessaire pour conjurer l'inflammation consécutive qui serait grave dans les piqûres profondes. En effet, les tissus, bridés par les aponévroses, s'étranglent ; la douleur est alors excessive et des sphacèles étendus sont observés. Si de pareils accidents étaient à craindre, un débridement serait nécessaire, mais le plus souvent on arrête l'inflammation et la gangrène par des bains antiseptiques, prolongés pendant plusieurs heures. Au premier indice

[P. RECLUS]

de douleur, de tension, de battement, on plongera les parties blessées dans une solution antiseptique, à une température de 50 degrés, et il n'est pas rare de voir en peu d'instants les phénomènes s'apaiser. Que de fois nous avons observé cette terminaison à la suite de ces piqûres des doigts si aptes à produire des panaris douloureux !

III

PLAIES EMPOISONNÉES

Ces plaies se rapprochent des piqûres, car c'est un instrument à pointe acérée qui, d'habitude, introduit dans l'organisme la substance délétère. La blessure elle-même est sans importance « et n'influe en rien sur les accidents qui vont se produire ».

L'absorption par le foyer traumatique d'une substance nuisible est le caractère primordial des plaies empoisonnées. On sait combien nos tissus déchirés sont facilement pénétrés par les poisons qui les baignent, à condition que ceux-ci soient solubles ou qu'ils agissent à la manière des ferments ; il faut, en outre, qu'ils ne modifient pas, comme le font les caustiques, les propriétés absorbantes de nos milieux organiques. Mais, hors ces cas, les agents toxiques gagnent le torrent circulatoire, et les premiers expérimentateurs avaient conclu à leur absorption totale par les surfaces de la plaie ; mais le foyer traumatique, nous le savons depuis Davaine, en garde pendant longtemps une quantité appréciable que peut détruire une cautérisation même tardive, et, d'après Colin, le poison introduit dans la blessure se divise en trois parties : la première qui se combine aux tissus meurtris, à leurs éléments anatomiques, au liquide dont ils sont imprégnés ; la deuxième qui se répand par diffusion dans le tissu cellulaire voisin sans perdre aucune de ses propriétés ; la troisième enfin, qui pénètre dans les réseaux sanguins et lymphatiques d'où elle est projetée dans les centres nerveux et l'organisme tout entier. Ces notions expérimentales donnent une base scientifique à la pratique des cautérisations.

Les substances délétères que peuvent absorber les plaies sont de trois ordres : les poisons, les venins et les virus. De là une division naturelle proposée par Rochard, pour qui les plaies empoisonnées comprennent les plaies virulentes. Avec Chauvel, nous acceptons cette classification, mais avec lui, nous remarquerons qu'on est souvent « embarrassé pour savoir dans quelle catégorie placer certains agents toxiques non déterminés ». Nous commencerons par l'étude des plaies empoisonnées proprement dites ; encore laisserons-nous de côté les blessures des flèches imprégnées de préparations dont le curare est la mieux connue, car nous n'observons pas ces accidents dans notre pays ; les empoisonnements provoqués par l'absorption, à travers la peau dénudée, des sels de strychnine et de morphine, sont du ressort de la pathologie interne ; nous ne retracerons ici que le rapide tableau de la piqûre anatomique.

1° PLAIES EMPOISONNÉES PROPREMENT DITES — PIQURES ANATOMIQUES

On nomme *piqûre anatomique* l'ensemble des accidents que provoque la pénétration, dans nos tissus, de matières putrides au contact desquelles on se trouve au cours des dissections, des autopsies ou de certains pansements.

Historique. — Elle devrait être fort connue, car nombre de chirurgiens célèbres ont pu décrire la maladie d'après leurs observations personnelles, et publier des documents du plus haut intérêt. Mais la diversité des accidents qui éclatent après la piqûre est telle, qu'une certaine obscurité règne en dépit de nombreuses recherches. Citons parmi les plus importantes :

POUTEAU, Mélanges de chirurgie. Lyon, 1760. — SCHAW, Du traitement des blessures qu'on se fait en disséquant. In *Arch. gén. de méd.*, t. IX, 1825. — BEGUIN, Hygiène de l'étudiant en médecine. Thèse de concours pour le professorat. 1837. — BRÈME, Accidents qui résultent des blessures anatomiques. Thèse de Paris, 1825. — CHAUVET, De la piqûre anatomique. Thèse de Paris, 1865. — ROSEN, Die Infection, etc. In *Archiv der Heilkunde*, t. VII, 1866. — PENSOT, Accidents produits par les piqûres anatomiques. Thèses de Montpellier, 1868. — JAMES PAGET, Dissection poisons. In *The Lancet*, t. I, p. 755, 1871. — THOMPSON, *Ibidem*, p. 808. — TÉDENAT, *Gaz. hebdom. des sciences méd. de Montpellier*, 2° série, 1880. — VERNEUIL, *Mémoires de chirurgie*, t. II, 1880, et *Bull. de l'Acad. de méd.*, 1884. — NETTER, *Arch. gén. de méd.*, 1884. — CORNIL et BABES, Les bactéries, 1885. — CHAUVEL, art. PIQURES ANATOMIQUES. In *Dict. encycl. des sc. méd.*, 2° série, t. XXV, p. 425.

Étiologie et pathogénie. — Les matières putrides qui provoquent l'empoisonnement sont insérées par la piqûre d'un scalpel, d'une érigne, d'un bistouri, d'une scie, d'un couteau ; la pointe d'un os, une rugine, entament nos tissus qui peuvent avoir perdu leur épiderme protecteur à la suite d'une écorchure ; la substance pénétrera par ces desquamations insignifiantes, ces petites déchirures nommées « envies » que l'on observe autour des ongles. La blessure est parfois invisible, et Lawrence cite un cas où elle ne fut découverte qu'à la loupe. Bien plus, l'absorption se ferait par la peau intacte, et Bégin et Broussais, Wart, Paget, ont vu se développer sur eux-mêmes de redoutables accidents locaux et généraux, sans qu'ils aient découvert l'éraillure la plus légère ; l'orifice des glandes jouerait un rôle important, comme le prouvent les éruptions vésiculeuses fréquentes à la base des poils de la main.

Les accidents consécutifs aux dissections sont devenus rares depuis qu'on livre aux élèves des sujets injectés avec des liquides antiseptiques ; c'est au cours de certaines opérations que l'empoisonnement se fait. Dans les autopsies, l'état de décomposition du cadavre est invoqué à juste titre, mais deux opinions sont en présence : pour les uns, le danger est d'autant plus grand que la putréfaction est plus avancée ; Pachard a vu des phénomènes graves atteindre un coutelier blessé par un scalpel sans usage depuis cinq mois ; le docteur Temple « faillit succomber aux suites d'une piqûre faite en disséquant une vieille femme morte depuis un mois ». Pour les autres, Colles, Travers, Robin, Billroth, Farabeuf, le cadavre frais est plus redoutable. Nous verrons que les deux théories se défendent, chacune correspondant à des empoisonnements différents.

La nature de la maladie qui a provoqué la mort retentit-elle sur la piqûre? Le fait est établi par de nombreuses observations et les autopsies de fièvres puerpérales, de péritonites, d'érysipèles, d'infection purulente, de phlegmons diffus compteraient le plus grand nombre d'accidents. On va même plus loin, et la piqûre augmenterait de gravité selon l'organe qui fournirait la matière putride : la substance cérébrale, le parenchyme hépatique, les anses intestinales posséderaient un poison plus actif, surtout chez les herbivores ; aussi les élèves des écoles vétérinaires seraient-ils plus atteints que les étudiants de nos facultés. Mais ces hypothèses manquent de sanction. L'origine de la substance putride et sa qualité n'influeraient pas sur la nature de l'accident : la maladie qui a provoqué la mort du sujet ne se transmet pas par la piqûre à l'individu blessé. Du moins, la démonstration de ce fait n'a été tentée que pour la tuberculose.

L'inoculation n'est suivie d'accidents que lorsque l'état général du blessé s'y prête. Tous les auteurs insistent sur ce point, et l'expérience de tous les anatomistes l'appuie ; chacun de nous a pu se faire impunément des piqûres multipliées sans jamais avoir la moindre manifestation locale ou générale ; mais si l'organisme se débilite, il devient apte à l'invasion du mal qui se déclare à la première occasion. Les fatigues, le véritable surmenage qu'entraînent, à la Faculté de Paris, les épreuves de l'ancien prosectorat, avaient sous ce rapport une réputation désastreuse ; il n'était guère de concours où l'un au moins des candidats ne fût atteint de quelqu'un des accidents graves dus aux piqûres anatomiques. Paget, qui insiste sur les déchéances organiques capables de rendre nos tissus plus susceptibles à l'empoisonnement, dit qu'il doit exister chez le blessé « un engrais propre au développement du virus ».

On a prétendu qu'une première inoculation peut, comme la vaccine, conférer l'immunité ; cette opinion est insoutenable ; mais celle de Rochard, pour qui la réceptivité augmente avec le nombre des infections, n'est pas plus exacte. On admettait que la fréquentation des salles d'autopsie et de dissection crée une accoutumance, et que les préparateurs d'anatomie et les garçons d'amphithéâtre sont moins atteints ; ils s'habitueraient, dit Paget, au contact du poison comme la peau aux piqûres des insectes. Symes Thompson affirme que cette résistance se perd vite et, qu'au bout de peu de temps, reparaît la susceptibilité à l'infection. Le nombre des observations que chaque auteur apporte à la défense de sa thèse est trop restreint pour permettre de conclure.

On est plus ignorant encore sur le mécanisme de l'empoisonnement, et plusieurs théories sont en présence : les substances putrides peuvent agir à la manière des poisons ou à la manière des virus. La première opinion, la plus ancienne, avait été à peu près abandonnée lors de la vulgarisation des découvertes bactériologiques ; les recherches du professeur Gautier sont venues lui prêter quelque appui. On a isolé, dans les tissus du cadavre, des alcaloïdes, des ptomaïnes d'une toxicité redoutable, et dont l'inoculation peut produire de graves accidents. L'organisme vivant, même à l'état sain, mais surtout lorsqu'il est en proie à quelque perturbation violente, fabrique aussi des alcaloïdes, les leucomaïnes douées de propriétés analogues. Ne seraient-ce pas elles dont l'absorption provoquerait les accidents des piqûres anatomiques?

D'après la théorie du virus, des micro-organismes sont introduits sous les téguments, et leur pullulation y provoque des accidents. La piqûre anatomique ne mériterait plus sa place parmi les plaies empoisonnées, et c'est avec les plaies virulentes qu'il faudrait l'étudier. Cette théorie paraît plausible ; elle s'accorde mieux avec la clinique que celle de l'empoisonnement par les ptomaïnes ; il est exceptionnel, en effet, qu'après la piqûre, les accidents soient soudains comme ils devraient l'être après la pénétration d'un alcaloïde. Tout au plus pourrait-on dire que, parmi les affections si diverses groupées sous un même titre, la plupart proviendraient de la pénétration dans l'organisme des bactéries produits de la putréfaction cadavérique, tandis que quelques-unes seraient le résultat d'un empoisonnement par les ptomaïnes.

Symptômes. — Les accidents engendrés par les piqûres anatomiques peuvent être divisés en trois groupes : au premier correspond une manifestation locale, à marche chronique, le tubercule anatomique; dans le deuxième, on range des désordres aigus parfois locaux, mais qui peuvent se propager aux parties voisines et s'accompagner de symptômes généraux inquiétants; dans le troisième enfin, nous trouvons les intoxications générales d'emblée, sans phénomènes marqués au point d'inoculation.

a. Le *tubercule anatomique* se présente sous forme d'une nodosité saillante, rugueuse, grisâtre et recouverte d'une couche cornée; elle rappelle une verrue de la face dorsale des doigts et du poignet où on la rencontre d'habitude; au centre de la tumeur, du volume d'un pois et qui ne dépasse guère une noisette, on trouve, en écartant les papilles, un petit foyer de suppuration qui se vide et qui se remplit à intervalles irréguliers. Cornil et Ranvier ont observé, dans l'épaisseur du derme, une infiltration de microcoques, de diplocoques et de chaînettes, mais jamais les bacilles de Koch; Verchère, Merklen y en auraient rencontré, et Verneuil, Besnier et Vidal ont publié des observations qui plaident en faveur de la nature tuberculeuse de la nodosité. A la suite d'une inoculation dans une pyo-salpingite tuberculeuse, nous avons vu apparaître sur l'index droit une tumeur développée, au point d'inoculation; opérée au bout de six mois, elle était constituée par un noyau caséeux du volume d'un pois.

Le tubercule anatomique se développe à la suite d'une piqûre; une pustule se forme, puis crève et laisse une ulcération rouge bientôt recouverte d'une croûte épidermique; les cellules cornées s'amassent et englobent les papilles hypertrophiées; autour de la nodosité principale se forment de petites saillies secondaires, et ces satellites s'agglomèrent à la première tumeur. Elle s'accroît lentement, sans douleur, et reste stationnaire lorsqu'elle atteint la grosseur d'un pois; elle disparaît parfois si l'état général du patient s'améliore, s'il ne soumet plus ses mains à de nouvelles causes d'irritation. Mais d'ordinaire, elle persiste, et, pour s'en débarrasser, il faut avoir recours au thermocautère. Si l'hypothèse qu'il s'agit d'un foyer bacillaire est exacte, le platine rougi a l'avantage de ne pas exposer aux auto-inoculations.

b. Les *accidents aigus* peuvent être *locaux* : ils consistent en une simple pustule; au niveau de la piqûre existe un point d'un rouge foncé entouré d'une auréole inflammatoire, où la douleur est vive et où se font sentir des battements; peu du pus soulève l'épiderme qui se rompt et les accidents peuvent tourner court; mais une pustule nouvelle se reforme parfois; d'autres s'ajoutent à la première, et l'on observe une éruption abondante à la face dorsale du doigt et de la main. Dans certains cas, l'accident local rappelle une *tourniole*, avec son épiderme soulevé par du pus qui décolle l'ongle; l'inflammation devient chronique, fongueuse, c'est un véritable *onyxis*. Enfin, elle est plus vive, et l'on a un *panaris* superficiel ou profond.

Le mal ne se localise pas toujours : il gagne le doigt le long duquel se dessinent les lignes rouges d'une angioleucite tronculaire; lorsque les réseaux sont atteints, la coloration est violacée et diffuse. Puis la lymphangite envahit l'avant-bras et le bras ; les ganglions enflammés se tuméfient dans l'aisselle. Une telle poussée s'accompagne de symptômes généraux, malaises, céphalalgie, frissons erratiques, fièvre, qui cessent lorsque la résolution s'est faite et qu'un abcès s'est ouvert. Mais il n'en est pas toujours ainsi : un érysipèle phlegmoneux, une suppuration diffuse, des mortifications étendues peuvent frapper la région au milieu de phénomènes adynamiques qui emportent souvent le malade. On a signalé des œdèmes à développement rapide qui, sans rougeur, sans chaleur exagérée, sans douleur vive, s'abattent successivement sur plusieurs régions puis disparaissent en quelques jours.

c. L'*infection générale d'emblée* sans réaction au niveau de la piqûre est un accident rare. Brusquement, quelques heures tout au plus après la blessure, un frisson violent éclate ; la céphalalgie est intense ; il y a des nausées, des vomissements, une diarrhée coliquative, de l'oppression ; l'anxiété est extrême, le cœur est mou, le pouls précipité, le délire se montre et le malade peut être emporté en moins d'un jour sans qu'au niveau de la petite plaie on constate autre chose qu'un peu de rougeur. Dans certains cas, le mal prend les allures d'une infection purulente, avec ses abcès viscéraux, ses hémorragies secondaires, ses arthrites et ses éruptions scarlatiniformes. On cite des faits où l'infection, à début redoutable, s'est arrêté net, tandis que se développait une inflammation locale : ainsi pour Grisolle, chez qui les accidents ataxo-adynamiques cédèrent lorsque apparut un léger érysipèle de l'épaule.

Traitement. — Les règles prophylactiques se posent d'elles-mêmes : ne pas se piquer au cours des dissections, ne pas disséquer lorsqu'il existe sur la main quelque écorchure, le moindre soulèvement épidermique, et surtout ne livrer aux anatomistes que des sujets injectés avec des substances antiseptiques. Cette précaution ne peut être prise lorsqu'il s'agit d'une autopsie. Dans ce cas, dès que la piqûre est faite, on l'élargit avec un bistouri flambé ; le sang s'écoule et entraîne avec lui les substances septiques ; un lavage sous forte pression aide à les expulser ; la pression avec les doigts, la succion avec les lèvres rendent aussi des services. Mais si, après l'emploi de ces moyens, on éprouve quelque inquiétude, la cautérisation est indiquée ; pour qu'elle ait de la valeur, on devra l'appliquer dès le premier moment : le thermocautère, les caustiques liquides, l'acide nitrique, le nitrate acide de mercure sont conseillés.

2° PLAIES ENVENIMÉES

Les *plaies envenimées* empruntent leur physionomie au dépôt fait dans la blessure, par la dent ou le dard de l'animal vulnérant, d'une sécrétion spéciale qu'on appelle venin. — Ces plaies sont fréquentes et dangereuses dans les pays intertropicaux ; les animaux à venin y abondent, et leur poison y est plus actif ; l'Inde seule, dit-on, compte une moyenne annuelle de près de vingt mille victimes des serpents. En France, on n'a guère observé d'accidents graves qu'à la suite des morsures de la vipère : celle-ci, avec le scorpion, les abeilles, les frelons et les guêpes, pour ne point parler ici des puces, des punaises et des moustiques, est munie à la fois des glandes pour sécréter un liquide délétère, et de dents ou d'aiguillons capables de forcer nos tissus et d'y déposer un liquide.

[P. RECLUS.]

Les *abeilles*, les *frelons*, les *guêpes* possèdent un aiguillon dont le canal est formé par la juxtaposition de deux demi-cylindres ; il verse dans la plaie le venin que renferme une vésicule contractile située à la base du dard. Ces piqûres produisent une douleur vive ; puis surviennent de la rougeur, de la tuméfaction ; parfois, mais rarement, une inflammation, et l'on a signalé des phlegmons et des points gangréneux dont l'aiguillon resté dans la plaie paraissait être le centre : encore les individus atteints étaient-ils sans doute prédisposés à ces complications par quelque dyscrasie. Lorsqu'un grand nombre d'insectes se sont jetés sur le même individu, la mort peut être la conséquence de la multiplicité des piqûres, et çà et là, dans les recueils, on en cite quelques exemples authentiques. Le traitement consiste à enlever délicatement l'aiguillon, s'il est fiché dans les chairs, tout en ayant soin de ne pas comprimer la poche à venin, adhérente au dard et qui pourrait se vider dans la plaie ; puis à lotionner avec de l'alcool étendu, de l'ammoniaque, et surtout du pétrole qui arrêterait les douleurs. Les applications de cocaïne à 5 pour 100 apaisent la cuisson que provoquent les piqûres de moustiques et empêchent le gonflement.

Le *scorpion*, qui abonde dans le midi de la France, surtout en Provence, porte, à son extrémité caudale, un dard canaliculé à la base duquel on trouve les glandules à venin. Pour atteindre son ennemi, l'animal relève la queue, la replie au-dessus de sa tête et frappe en avant. Chez nous, sa piqûre ne détermine que des accidents locaux et les phénomènes généraux que l'on note parfois sont dus plutôt à la terreur. Le préjugé veut que, pour éviter tout danger, on écrase sur la morsure la tête du scorpion : la réussite constante de ce moyen prouve le peu d'énergie du venin.

La *vipère* seule fait, dans nos climats, des morsures qui provoquent des accidents graves et même la mort. Aussi étudierons-nous cette blessure. Les travaux ne manquent pas sur le sujet : citons parmi les plus importants :

FONTANA, Traité sur le venin de la vipère, etc. Florence, 1781. — PAULET, Observation sur la vipère de Fontainebleau, etc. Fontainebleau, 1805. — WEIR-MITCHELL, Researches upon the venom of the rattlesnake. Washington, 1861. — GUYON, Dangers de la piqûre du grand scorpion du nord de l'Afrique. In *Gaz. des hôpitaux*, p. 465, 1861. — BOULLET, Étude sur la morsure de la vipère. Thèse de Paris, 1867. — VULPIAN, Sur l'action du venin du cobra di capello. In *Arch. de phys. norm. et pathol.*, t. II, p. 125, 1869. — O. SAINT-VEL, De la prétendue action de l'ammoniaque dans les plaies envenimées. In *Gaz. hebdom.*, p. 556, 1874. — FAYRER, On the nature of snake poison, etc. In *The Lancet*, t. I, p. 195, 1884. — VIAUD-GRAND-MARAIS, art. SERPENTS VENIMEUX. In *Dict. encycl. des sc. méd.*, 3e série, t. IX, p. 587, 1881. — FORGUE et RECLUS, *Traité de thérapeutique chir.*, 2e éd., 1896.

On connaît, en Europe, trois vipères, l'*aspic*, la *péliade* et l'*ammodyte* : leur appareil à venin se compose de deux dents creusées d'un petit canal par où s'écoule le poison que sécrètent deux glandes situées à leur base. Lorsque l'animal ouvre la bouche pour mordre, leurs deux crochets se relèvent, pénètrent perpendiculairement dans les tissus, et les deux poches à venin, comprimées par les muscles masticateurs, déversent leur contenu dans le foyer traumatique.

Le venin, identique dans les trois variétés, est une substance presque incolore, un peu jaunâtre et qui ressemble à une solution gommeuse ; il est inodore, insipide ; chaque glande, chez un aspic de forte taille, en renferme 7 centigrammes environ, chez la péliade, 5 ; encore une partie seulement est-elle, à chaque morsure, déposée dans la plaie : disons, comme terme de comparaison, que d'après Weir Mitchell, un crotale possède 1gr,50 de venin, et qu'il en laisse 15 à 20 centigrammes dans chaque blessure. Le microscope y montre quelques cellules épithéliales détachées des culs-de-sac sécréteurs, mais on n'y trouve aucune bactérie; l'analyse chimique décèle, au milieu d'albumine, de mucus, d'une matière colorante et d'une matière grasse, un principe albumineux analogue à la ptyaline; Lucien Bonaparte, qui l'a découverte, la nomme *vipérine*; les analyses du venin des autres serpents donnent des résultats semblables; la substance active est à peu près la même dans tous; aussi vipérine, crotaline, napine, devraient-elles être réunies sous le nom générique d'*échidnases*.

Les échidnases sont des ferments solubles comme la ptyaline dont elles diffèrent par leur défaut d'action sur les solutions amidonnées. Toutes sont des poisons pour les vertébrés, qu'elles frappent d'autant plus sûrement si l'animal a le sang chaud : les oiseaux sont plus susceptibles que les mammifères, les

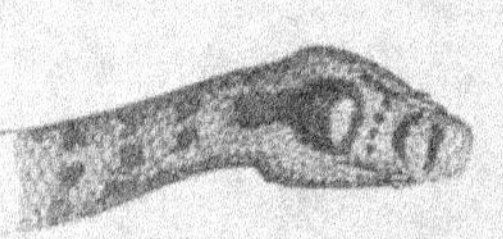

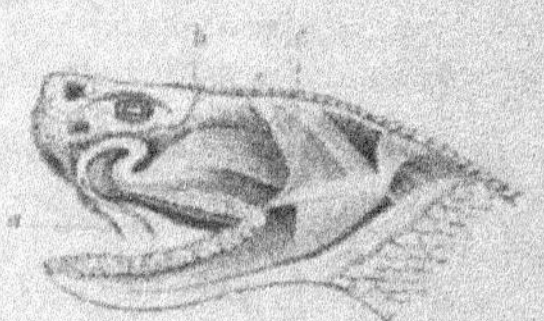

Fig. 26. — Tête de vipère.

Fig. 27. — Appareil venimeux des serpents. a, crochets. — b, glande à venin. — c, muscle temporal.

reptiles et les batraciens; les invertébrés et les végétaux n'en ressentent pas l'action toxique. Fontana, Guyon et Viaud-Grand-Marais, à qui nous empruntons ces détails, ont démontré « que le venin d'un serpent n'agit, ni sur le reptile qui le produit, ni sur les animaux de même espèce ». Et Fontana a pu dire : « Le venin des serpents n'en est pas un pour l'espèce qui le fournit », loi qu'on a complétée ainsi : « ni même pour des serpents d'une autre espèce ». Ajoutons que les échidnases mises au contact des tissus morts n'y produisent aucune modification; que les barrières épithéliales les arrêtent; aussi introduites dans le tube digestif intact, elles sont sans influence; il faut une écorchure qui en permette la pénétration dans les réseaux sanguins.

Symptômes. — La morsure des serpents et de nos vipères, en particulier, ne produit qu'une légère douleur, même si l'animal attaque avec assez de force pour laisser ses crochets dans la blessure; celle-ci consiste en deux empreintes, deux trous par où s'écoule à peine une gouttelette de sang. Mais, bientôt, la région se tuméfie et l'on voit une auréole violacée s'étendre et envahir les lames du tissu cellulaire; elle peut gagner les replis aryténo-épiglottiques et provoquer des phénomènes d'asphyxie; ce faux œdème, dû à l'infiltration du plasma sanguin, à de véritables hémorragies interstitielles, s'accompagne d'une tension pénible, de souffrances vives. Déjà, le membre est engourdi, la température s'y abaisse; des taches livides, rouges, violacées, noirâtres, se montrent d'abord près du foyer envenimé, puis au loin, lorsque l'empoisonnement est grave.

Les symptômes généraux s'accusent; nausées incessantes, vomissements alimentaires, puis bilieux et sanguinolents, tranchées, selles diarrhéiques, ictère; parfois des hémorragies se font à la surface de certaines muqueuses.

Une sueur visqueuse et froide recouvre le corps; le pouls se déprime, la respiration s'embarrasse, les poumons s'engorgent, la prostration est extrême; il y a des lypothymies, ou, dans certains cas exceptionnels, des crampes, des mouvements convulsifs, du délire, et la mort ne tarde pas. Ce tableau correspond surtout aux empoisonnements suraigus consécutifs aux morsures de serpents des tropiques qui peuvent tuer en quelques minutes ou en quelques heures. — Les accidents revêtent parfois une forme chronique : après un épisode aigu de peu de gravité, la guérison semble assurée, mais tantôt, à des intervalles éloignés, et tantôt d'une manière périodique, surviennent des douleurs, des phénomènes gastriques; la force ne reparaît pas; les fonctions faiblissent, la température s'abaisse, les muqueuses sont pâles, les gencives fongueuses, la peau est subictérique et une vieillesse prématurée s'abat sur l'envenimé. Des troubles cérébraux se montrent, ou des lésions particulières, ulcères rebelles, atrophies, suppurations intarissables, ou bien le malade est emporté tout à coup, au bout d'un temps souvent long et qui peut dépasser deux ans.

On ne meurt pas ainsi au hasard et l'intensité des accidents est sous la dépendance de certaines conditions : d'abord, la gravité de la blessure est en raison directe de la quantité du poison versé dans la plaie. En France, les vipères les plus grosses et les plus vieilles, celles qui n'ont pas mordu depuis longtemps et qui ont des réserves de venin dans leurs glandes, font les piqûres les plus redoutables. On ajoute que le venin est plus actif en été et au moment du rut. Mais le blessé a aussi son rôle : les enfants résistent moins que les adultes et les vieillards; les faibles que les vigoureux, les peureux que les braves; les régions vasculaires mal protégées par les vêtements, se prêtent mieux à l'envenimation; on a invoqué, pour certains individus, une immunité particulière, mais rien n'est moins démontré. En tout cas, et si nous prenons les observations en bloc, on voit, d'après une statistique dressée par Viaud-Grand-Marais, que, sur 565 faits de morsures, la mort est survenue 65 fois. Il est vrai qu'ailleurs il nous dit : « En Vendée, la mortalité par la vipère-aspic, enfants compris, est de 1/25; celle due aux péliades est bien inférieure, tandis que ce qui a été dit de l'aspic s'applique à l'ammodyte ». D'après Terrier, elle ne serait même que de 1/50 ou 1/60.

Traitement. — Le traitement classique consiste à placer sur le membre, au-dessus de la plaie une ligature énergique qui s'oppose à la circulation du sang, condition nécessaire à l'absorption du venin dans le foyer traumatique. On lave la blessure, on la comprime pour enlever et chasser la plus grande quantité possible de poison; si l'orifice trop étroit s'oppose à l'écoulement des liquides, on le débride. Une ventouse attirerait la substance délétère hors de la piqûre; à son défaut, on pratiquera la succion, sans danger, pourvu qu'il n'existe pas d'érosion sur les lèvres et dans la bouche. Des observations anciennes et des expériences nombreuses ont prouvé que la peau et les muqueuses intactes n'absorbent pas les venins : pour pénétrer dans les vaisseaux, ils doivent être déposés sous l'épiderme et sous l'épithélium. La ligature temporaire du membre, continue, ou interrompue pour permettre l'absorption fractionnée du venin déposé dans les tissus, la succion de la plaie ne dispenseront pas de la cautérisation qui détruira les premières couches des tissus déjà imprégnés de poison. On aura recours au fer rouge, au couteau du thermocautère, à la potasse, à l'acide phénique et à la teinture d'iode.

[P. RECLUS.]

Calmette (¹) a fait, sur ce point, une étude neuve et complète. De Lacerda avait recommandé le permanganate de potasse comme le meilleur neutralisant du venin des serpents. Mais — injecté au 1/100 à la dose de dix à douze seringues de Pravaz — il n'est actif qu'à la condition d'être employé en même temps que l'inoculation venimeuse. Nous disposons de plus énergiques antidotes. Tels les hypochlorites alcalins, essayés par Calmette ; chez des animaux ayant reçu une dose de venin mortelle en moins de deux heures, Calmette a vu l'envenimation empêchée par l'injection pratiquée dans les vingt premières minutes ; au delà de vingt minutes, et jusqu'à une demi-heure, l'intervention est souvent suivie de guérison. Or, chez l'homme, il est rare que la morsure des plus dangereux serpents soit mortelle à si bref délai. Le chlorure de chaux solide, purifié, est surtout recommandable : Calmette l'a employé en solution au 1/12, étendue de 3 ou 5 parties d'eau bouillie ; on peut en injecter, sans douleurs ni eschares, 40 à 50 centimètres cubes sous la peau du lapin : pour l'homme, Calmette recommande la dose moyenne de 20 à 50 centimètres cubes. L'injection doit être faite en piqûres disséminées autour du lieu d'inoculation jusqu'à une grande distance. La ligature d'attente sera enlevée dès que les injections auront été pratiquées, et on lavera la plaie avec une solution concentrée d'hypochlorite de chaux ou de soude. Il est important de soutenir, par des injections de caféine, de spartéine, l'énergie cardiaque du blessé.

Rodgson (²) a publié l'observation d'un malade qu'un serpent de 2 pieds de long avait mordu à l'index gauche. Une ligature avait été appliquée autour de la base du doigt et la plaie bien sucée. Avec une solution fraîche de chlorure de chaux à 1 pour 60, on injecta 20 gouttes dans le doigt, le dessus de la main et la partie antérieure du poignet ; puis 100 gouttes dans le bras, 60 gouttes dans le mollet droit et 80 gouttes dans la cuisse droite. Les injections provoquèrent de vives douleurs, mais le blessé guérit. Mackensie (³) a fait part d'un nouveau succès à l'assemblée annuelle de l'Association médicale de Victoria. Le patient avait été mordu au troisième doigt de la main gauche par un serpent-tigre. Une ligature avait été appliquée à la base du doigt dix secondes après la morsure, mais au bout de dix minutes elle avait provoqué un gonflement si considérable que le patient l'avait enlevée. Presque aussitôt il s'affaissa. Une heure après la morsure, avec une solution de chlorure de chaux à 1 pour 12, on commença les injections : 50 gouttes dans la jambe gauche, 50 gouttes dans le bras droit, puis successivement 25 injections dans diverses parties du corps. Les injections ne furent suivies d'aucun accident local et le malade se rétablit. Mais les récentes expériences de Phisalix et Bertrand semblent établir, contradictoirement à celles de Calmette, que l'hypochlorite de calcium protège l'organisme par son action locale, par la destruction sur place du venin et non en provoquant la formation d'une substance antitoxique ou en pénétrant dans la circulation pour y neutraliser le venin. On en devrait conclure, au point de vue pratique, « que les injections de chlorure de chaux, faites en d'autres points que celui de la morsure, n'ayant aucune action immunisantes, doivent être évitées ».

(¹) Calmette, Étude expérimentale du venin du naja tripudians. In *Arch. de méd. navale et coloniale*, mars 1894. — Contribution à l'étude du venin des serpents. In *Annales de l'Institut Pasteur*, 25 mai 1894.
(²) Rodgson, *Australian med. Journal*, décembre 1894.
(³) Mackensie, *The Lancet*, 9 février 1895.

[F. RECLUS.]

Dans l'avenir, le traitement de choix de l'envenimation consistera dans les injections de sérum immunisant. L'étude expérimentale est concluante. Le sérum des animaux immunisés contre les venins de serpent possède des propriétés antitoxiques semblables à celles que Behring, Roux et Vaillard ont constatées chez les immunisés contre la diphtérie et le tétanos ; les recherches de Calmette, de Bertrand et Phisalix établissent qu'il est préventif et thérapeutique. Une série de lapins est inoculée avec une dose de venin de cobra, mortelle en trois ou quatre heures ; les lapins qui reçoivent 5 centimètres cubes de sérum une demi-heure, trois quarts d'heure après le venin, résistent tous ; ceux traités entre une heure et une heure et demie après l'inoculation résistent dans la proportion de 2 sur 5 ; ceux qui reçoivent 8 centimètres cubes une heure et demie après l'envenimation guérissent. Avec des doses plus considérables de sérums plus actifs cette limite de temps pourra être reculée. Il s'agit donc de préparer ce sérum ; le jour où cette difficulté aura été vaincue, la sérothérapie de l'envenimation deviendra courante. Fraser (¹) est parvenu à fabriquer en grand le sérum antivenimeux ; le gouvernement des Indes a mis à sa disposition une quantité suffisante de venin pour immuniser un cheval. Une grande quantité de ce sérum — deux fois plus actif que le sérum de lapins — a été expédié aux Indes, soit sous forme de liquide, soit à l'état sec.

5° PLAIES VIRULENTES

Elles diffèrent des plaies envenimées en ce que le poison de celles-ci s'épuise dans nos tissus où il a produit ses effets délétères, tandis que le *virus* de celles-là se renouvelle indéfiniment dans l'organisme. — Les travaux de Pasteur ont prouvé qu'il faut assimiler les virus aux ferments, êtres microscopiques, germes pathogènes, parasites, microbes, dont les innombrables générations se succèdent et s'accumulent dès qu'elles trouvent un sol où se nourrir.

Le cadre des maladies virulentes s'agrandit chaque jour ; il y a quinze ans à peine, on n'y mettait guère que la rage, la morve, la syphilis, le charbon ; maintenant on y fait entrer une foule de maladies, la tuberculose, l'érysipèle, le tétanos, les septicémies, toutes les inflammations. La piqûre des tissus, leur simple excoriation et l'insertion sous la peau des microbes particuliers à chacune de ces affections, sont les conditions sans lesquelles elles ne sauraient se développer, si, du moins, le terrain n'a été rendu infertile par quelque cause souvent indéterminée ; mais, si le sol s'y prête, l'organisme atteint devient lui-même un foyer d'infection, et c'est ainsi que se perpétuent les maladies virulentes, incapables d'une apparition spontanée.

On voit combien s'est élargi le domaine des plaies virulentes. Nous ne saurions les étudier à cette place : les unes, telles que la rage et la morve, sont considérées comme du domaine de la médecine ; d'autres, telles que la piqûre anatomique, ont été décrites ; d'autres enfin, telles que le charbon, l'érysipèle, le tétanos, les septicémies, les lymphangites, certaines manifestations de la tuberculose et de la syphilis, seront étudiées ailleurs, et c'est ainsi que se trouve disséminé le chapitre le plus important de la pathologie générale.

(1) Fraser, *The Lancet*, 6 et 15 juin 1895.

[P. RECLUS.]

IV

PLAIES PAR ARRACHEMENT

On nomme ainsi les *exérèses* que produit une traction violente simple ou combinée avec la torsion. — La séparation des tissus n'est pas toujours complète, et le lambeau arraché reste attaché au moignon par un pédicule.

Historique. — Les plaies par arrachement sont surtout fréquentes depuis les progrès de l'industrie moderne. Néanmoins, au siècle dernier, Morand lisait à l'Académie royale de chirurgie un mémoire remarquable appuyé sur 7 observations. Depuis, les recherches se sont multipliées et nous pouvons citer, parmi les travaux les plus importants :

Morand, Précis de plusieurs observations sur des membres arrachés, etc. In *Mémoires de l'Acad. roy. de chir.*, t. II, p. 85, 1755. — Labeysse, Plaies par déchirure et par arrachement. Thèse de Paris, 1845. — Legendre, Des plaies par arrachement. Thèse de Strasbourg, 1855. — Crane, Étude sur les plaies des doigts par arrachement. Thèse de Paris, 1875. — Alphonse Guérin, Plaie par arrachement du pouce avec les tendons. In *Bull. de la Soc. de chir. de Paris*, t. II, p. 107, 1878-1879. — Lallemand, Plaies par arrachement du pouce. Thèse de Paris, 1880. — Rochard, art. Plaie. In *Nouveau dict. de méd. et de chir. prat.*, t. XXVIII, p. 112, 1880. — Guermonprez, Arrachement dans les établissements industriels. In *Arch. gén. de méd.*, t. I, p. 643 ; t. II, p. 55, 1884, et *Bull. de l'Acad. de méd. belge*, t. XVIII, 1884. — Chauvel, art. Plaie. In *Dict. encycl. des sc. méd.*, 2ᵉ série, t. XXV, p. 615, 1886.

Étiologie. — On comprend la rareté des plaies par arrachement avant l'emploi de nos formidables machines industrielles, car la force déployée pour arracher un membre doit être considérable, et, au siècle dernier, 4 chevaux ne suffirent pas pour écarteler Damien. Ces traumatismes sont surtout produits par les courroies et les engrenages des machines à mouvement rapide, par les volants qui tournent à toute vapeur ; Guermonprez cite deux cas où le bras fut ainsi déraciné. La roue d'une voiture, entre les rayons de laquelle s'engage la jambe, a pu aussi emporter un membre. Les puissants appareils pour la réduction d'une luxation ancienne ont quelquefois suffi à séparer le bras du tronc ; une corde enroulée peut entraîner et avulser le membre lorsque le corps est arrêté par un obstacle ; tout le monde connaît la gravure où l'on voit le meunier de Samuel Wood, assis près de son bras arraché par un nœud coulant. Lorsque le cheval fait un brusque écart, la bride enroulée autour des doigts ou du poignet du cavalier est une cause de plaie par arrachement.

Elles peuvent porter sur tous les organes : les doigts sont le plus souvent atteints, puis vient la main ; Rochard en a relevé 4 observations ; il cite 5 cas de séparation de l'épaule, et, depuis son article, on a publié de nouveaux faits ; les orteils et les pieds ont aussi été arrachés et l'on cite partout le cas de Bénomont où l'avulsion porta sur la jambe. Le nez, les oreilles, l'utérus, la verge avec ou sans les testicules, ont été enlevés, le cuir chevelu, des lambeaux de peau, sans parler des ganglions infiltrés ou des tumeurs arrachées par la main de l'opérateur, car l'arrachement est une méthode d'exérèse chirurgicale.

[F. RECLUS.]

Anatomie pathologique. — C'est, en général, au niveau des jointures que la disjonction s'opère; les articulations des phalanges entre elles ou avec les métatarsiens et les métacarpiens, les articulations du poignet et du cou-de-pied, du genou, du coude ou de l'épaule, voilà où la séparation a lieu. Mais les ruptures ne portent pas sur les parties molles seulement; les extrémités osseuses sont souvent fracturées et leurs condyles arrachés par les insertions ligamenteuses; Rochard l'a constaté dans le plus grand nombre des cas relevés par lui. La solution peut se faire dans la continuité et Guermonprez a publié 2 observations d'arrachement du bras où l'humérus avait éclaté à sa partie supérieure. Mais d'ordinaire les ligaments et les tendons cèdent d'abord, puis les muscles et les nerfs; les vaisseaux et la peau dont l'élasticité est grande sont les derniers rompus.

Les déchirures ne se font pas au même niveau et les tissus se séparent à des hauteurs différentes; ainsi les tendons se disjoignent de leur muscle loin du foyer traumatique principal, et le segment arraché du membre en entraîne avec lui de longs bouts qui peuvent mesurer jusqu'à 50 centimètres. Il en est de même des nerfs qui se rompent au-dessus du plan général de section et lorsqu'ils sont arrachés de leur insertion médullaire comme Flaubert a cité un exemple, des troubles sensitifs, moteurs et trophiques peuvent être la conséquence de cet «énervement». Mais, d'habitude, ils se rompent dans leur longueur et leurs bouts pendants font saillie

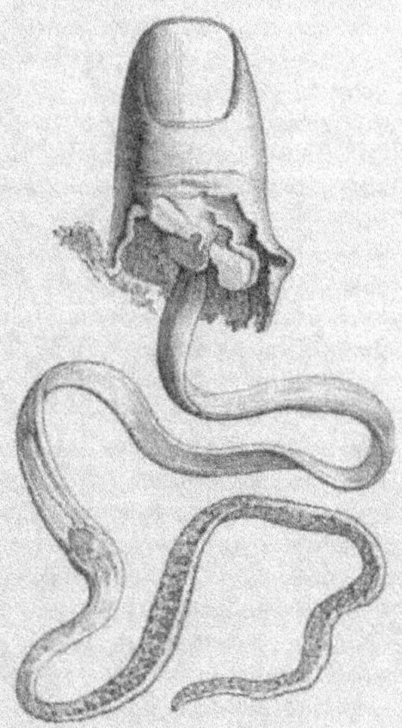

Fig. 28. — Pouce arraché avec une grande longueur de tendon du fléchisseur propre. (Figure empruntée aux *Mémoires de l'Académie de chirurgie*, t. II, p. 90.)

à la surface de la plaie. Les muscles se déchirent à diverses hauteurs; ils sont le siège de désordres graves et Guérin a décrit leur aspect rugueux; leur couleur est modifiée et leur contractilité perdue pendant un temps plus ou moins long.

Les altérations les plus remarquables se rencontrent du côté des vaisseaux; les artères s'élongent, puis les tuniques internes et moyennes se déchirent et se recroquevillent en dedans, tandis que la tunique externe s'étire comme un tube de verre à la lampe de l'émailleur; elle finit par se rompre, mais après avoir oblitéré la lumière du vaisseau; Morand avait vu ce mécanisme. Marcano et Pitres ont étudié les vaisseaux d'un bras arraché et ont trouvé, sous l'artère axillaire, cette pointe effilée formée par la tunique externe; la tunique moyenne est déchirée plus haut et se recroqueville aussi. L'hémostase est due seulement à l'effilement de la tunique externe et au caillot formé dans ce cône qui remonte sans la dépasser jusqu'au niveau de la tunique moyenne rompue. La veine axillaire, rétrécie, est vide dans une étendue de 7 centimètres et au-dessus se trouve un caillot. La peau, grâce à son extensibilité, paraît être la dernière à se rompre; ses bords amincis et frangés ou enroulés sur leur surface saignante, tantôt recouvrent en partie la surface du moignon, et tantôt se rétractent en laissant à découvert une plus ou moins grande étendue des chairs déchirées.

Symptômes. — On comprend combien doit être irrégulière la surface d'une pareille plaie : du côté du tronc, saillie des artères, des nerfs et surtout des tendons qui s'allongent comme des rubans moirés; du côté du moignon, saillie des muscles et des os, rétraction des artères dans le fond de leur gaine, voilà pour l'aspect de la plaie; quant à l'écoulement du sang, il est le plus souvent nul, grâce à la façon dont les vaisseaux s'oblitèrent en se rompant. Mais, parfois, la tunique moyenne ne se recroqueville pas; la tunique externe ne peut supporter le choc de l'ondée sanguine et l'hémorragie continue jusqu'à ce qu'un caillot se forme au fond du clapier où s'est retirée l'artère rompue. Enfin la douleur est presque nulle dans ces graves mutilations; un enfant cité par Bénomont, et dont la jambe avait été arrachée par la roue d'une voiture lancée à toute vitesse, ne songeait qu'à la correction qui pouvait l'attendre chez ses parents pour avoir laissé son membre avulsé traîner sur la route.

Ces caractères ne sont pas sans exception : Larrey a cité des cas où les souffrances étaient vives. Bien que ces plaies irrégulières, anfractueuses, à zones stupéfiées, étendues, soient exposées à toutes les complications, aux suppurations diffuses, aux gangrènes, — et cela d'autant plus qu'elles succèdent à de violents traumatismes ébranlant l'économie entière, — elles guériraient, dit-on, plus vite que les amputations pratiquées au même niveau; les déchirures des tissus profonds se réunissent par adhésion primitive; les parties superficielles s'éliminent, la surface granule et une cicatrice irrégulière recouvre le moignon. Legendre ne donne pour le bras que 1 mort sur 5 blessés, ce qui serait remarquable pour l'époque à laquelle remonte cette statistique; d'autre part, Guermonprez accuse 5 décès et 3 guérisons. Il y a là un point obscur et, plus souvent qu'on ne l'a dit, le « choc » provoque une terminaison funeste.

Traitement. — L'intervention chirurgicale devra être retardée; dans les tissus stupéfiés et contus on s'exposerait à méconnaître les vraies limites du mal; aussi la régularisation du foyer traumatique sera-t-elle circonspecte; un pansement exact enveloppera les chairs; puis, lorsque la plaie sera détergée, on réséquera les bouts d'os, les tendons, les muscles saillants jusqu'à ce qu'on possède des lambeaux suffisant à créer un moignon régulier. Le pronostic doit être réservé; non seulement la mort est la conséquence de ces traumatismes, mais parfois ils laissent après eux de graves troubles trophiques.

<h2 style="text-align:center">V</h2>

<h3 style="text-align:center">PLAIES PAR MORSURES — PLAIES PAR MACHINES</h3>

Si l'irrégularité, la multiplicité infinie des variétés, l'impossibilité de dresser une classification valable constituent un lien suffisant, on peut rapprocher les plaies par morsures des plaies par machines. On dira de celles-ci ce que Chauvel dit de celles-là : elles tiennent à la fois des plaies par incision, par ponction et contusion, par torsion et par arrachement, suivant l'animal qui les a faites ou la machine qui les a produites.

Historique. — Les plaies par morsures ont été connues de tous temps; au XVIIe et au XVIIIe siècle, Wentzel et Haller avaient décrit les accidents qu'elles provoquent; les travaux se sont multipliés depuis et le nombre des publications sur cette question est considérable. Les recherches sur les plaies par machines sont moins nombreuses. Cependant Layet les a étudiées; puis Guermonprez, qui exerce à Lille dans un milieu où abondent toutes les industries, a rendu sien ce sujet par la richesse de ses observations et la sagacité avec laquelle il les a commentées.

DEMINS, Morsures des animaux qui ne sont ni enragés ni venimeux, Thèse de Paris, 1845. — BRIKEN, Observation d'une fièvre vésiculeuse produite par la morsure d'un chien non enragé. In *Ann. des sciences méd. et nat. de Bruxelles*, p. 109, 1840. — MOORE, Two cases of wounds from human bites. In *Dublin med. Press*, t. XXX, p. 257, 1852. — DAEVÉ, Des plaies par morsure simple. Thèse de Paris, 1855. — SOUS, Plaies par morsures de cochon. In *Journal de méd. de Bordeaux*, t. VI, p. 124, 1861. — FAYRER, Wolf bite of fore-arm, etc. In *Med. Times and Gaz.*, t. I, p. 5, 1869. — GILLETTE, Des diverses traumatismes produits par la bouche du cheval. In *Bulletin et mém. de la Société de chir.*, t. II, p. 410, 1876. — GOSSELIN, Morsure du cheval, etc. In *Revue méd. franç. et étrang.*, t. I, p. 457, 1880. — CHAUVEL, art. PLAIE. In *Dict. encycl. des sciences méd.*, 2e série, t. XXV, p. 611.

Étiologie. — Les morsures les plus fréquentes chez nous sont celles du chien, du cheval et de l'homme. Dans les morsures du chien, les incisives et les canines des deux mâchoires pénétrent dans les chairs, se rapprochent et l'animal tire à lui; pour peu qu'il soit de forte taille et morde vigoureusement, il y a à la fois piqûre, coupure et déchirure. Dans les morsures du cheval, étudiées par Gillette, les incisives saisissent les tissus, les écrasent, mais sans mâcher et sans tirailler; il y a contusion et broiement; s'il y a un arrachement, il est dû aux efforts de la victime pour échapper à la morsure. Dans les morsures de l'homme, incisives, canines et même premières molaires s'enfoncent dans la peau qu'elles mâchent et tirent : il y a coupure et arrachement comme pour le chien, broiement comme pour le cheval.

On peut observer des morsures plus rares : celles des oiseaux, par exemple; lorsqu'ils sont de petite taille, leur mandibule fait à peine un léger pincement, mais les rapaces, les milans, les buses, les éperviers, les aigles blessent cruellement; leur bec pénètre dans les tissus qu'il coupe, puis ils tirent avec violence, en prenant un point d'appui sur leurs serres qui s'enfoncent dans les chairs : ils peuvent ainsi mutiler et déchiqueter une large région. On a vu, dans nos muséums et dans les ménageries, des morsures de grands carnassiers : les lions et les tigres font des déchirures telles, ils lacèrent si profondément les tissus, que ces plaies défient toute thérapeutique. Les ruminants écrasent les tissus : les plaies qu'ils font sont des plaies contuses.

Nous ne ferons que signaler les plaies par machines. Les plaies par peignes de filatures de lin ou de coton peuvent ne « ratisser » que la peau, mais elles peuvent aussi pénétrer dans les chairs et les labourer profondément. Les coups de hache, les coups de scie à vapeur, les coups de machines à raboter produisent des blessures de toute sorte. Lorsqu'un membre ou une portion du membre est pris entre deux cylindres, il y a contusion au point d'application et les tissus refoulés « éclatent » plus loin. Les brunissoirs font des plaies par usure, les épissoirs, les engrenages provoquent d'énormes désordres qui tiennent des plaies contuses et des plaies par arrachement. Ces blessures présentent une complexité qui défie toute description.

Symptômes. — Les morsures ont un aspect différent, selon l'animal qui les a produites ; en général faciles à reconnaître en médecine légale, elles forment une ellipse qui dessine les arcades dentaires vulnérantes. Cependant on peut s'y tromper, et les plaies par arrachement que produisent les morsures du cheval ne sont pas toujours irrégulières et mâchées. Dans deux cas, dit Chauvel, Saucerotte, à l'examen de la cicatrice, a pu croire à une amputation régulière. Il s'agissait de conscrits soupçonnés de s'être volontairement mutilés. Mais, d'habitude, la blessure est anfractueuse, les bords en sont frangés, déchiquetés, le fond en est meurtri ; elles ne saignent pas, bien que des caillots sanguins puissent s'accumuler dans la profondeur. Les muscles sont broyés et les os brisés par une fracture esquilleuse. La douleur est vive, mais rien n'est plus variable que ces symptômes, et telle plaie qui devrait réveiller les plus atroces souffrances, ne donne qu'une sensation de pesanteur indéfinissable.

Leur évolution est souvent grave et les complications s'abattent sur ces foyers irréguliers, anfractueux, qu'encombrent les caillots, les débris mortifiés, et où les microbes colonisent d'autant mieux que l'organisme affaibli par le choc se défend avec moins d'énergie. Les suppurations, les gangrènes, les septicémies étaient autrefois fréquentes ; elles ont diminué avec l'antisepsie, mais on les y rencontre plus souvent que dans les autres plaies. Il en est de même du tétanos signalé par tous les auteurs comme une complication à redouter. Gillette l'a relevé 5 fois sur 66 observations. Dans les morsures de cheval qu'on rencontre surtout au bras, le radial peut être contus et, sur les 66 cas dont nous avons parlé, 4 fois des paralysies ont été la conséquence du pincement de ce nerf.

Le pronostic est redoutable par les meurtrissures profondes, les altérations étendues du foyer, l'état de choc du blessé. Il y aurait d'autres raisons et, pour les morsures des mains, on a invoqué la pénétration dans les tissus d'une certaine quantité de salive qui contient une foule de microbes dont l'invasion dans les chairs n'est pas indifférente ; ils peuvent y amener la suppuration. Ne savons-nous pas, depuis les recherches de Clado et Verneuil, que les spirilles de la salive se trouvent parfois dans les adéno-phlegmons d'origine dentaire ?

Traitement. — Il doit être rigoureux et une désinfection soignée de la plaie est indispensable si l'on veut éviter les complications. Pour les seules morsures faites par l'homme, Gross rapporte 5 cas, tous accompagnés de phlegmons diffus, d'abcès, de rétraction des doigts qui nécessitèrent l'amputation. Aussi la surveillance la plus étroite sera-t-elle exercée ; les pulvérisations phéniquées, la balnéation continue, l'enveloppement humide seront prescrits jusqu'à détersion de la plaie. On pourra alors rapprocher les lambeaux, essayer de la réunion immédiate secondaire pour hâter la cicatrisation. Comme les muscles sont souvent broyés, les os brisés, que la peau est détruite, il faut se résoudre parfois à des sacrifices énormes et proposer l'amputation. Mais avec une antisepsie rigoureuse, on peut essayer de la conservation systématique.

[P. RECLUS.]

VI

PLAIES CONTUSES

Lorsqu'un corps mousse pèse lourdement sur nos tissus, ou les frappe avec force, il provoque dans la peau et dans les couches sous-jacentes une attrition plus ou moins grave. Si les téguments ont été rompus comme les tissus qu'ils recouvrent, on dit qu'il y a *plaie contuse*; il y a *contusion* quand le derme, à peu près intact, s'étend encore sur le foyer traumatique. L'élasticité de la peau explique comment, dans un grand nombre de cas, elle fuit devant le choc et résiste tandis que les tissus sous-cutanés plus rigides sont écrasés. Verneuil propose une définition s'appliquant aux contusions et aux plaies contuses, qui sont pour lui des traumatismes dans lesquels « la diérèse est produite par pression et s'accompagne d'attrition au point lésé ». Mais l'usage a prévalu de scinder l'étude des deux lésions, et nous commencerons par les plaies contuses qu'on peut définir : une attrition des tissus avec solution de continuité de la peau déterminée par un corps mousse.

Historique. — Les plaies contuses comprennent un grand nombre de variétés, et l'on pourrait leur annexer les plaies par morsures et les plaies par machines que nous avons passées en revue dans l'article précédent; les plaies par armes à feu leur appartiennent aussi, mais elles ont une importance telle qu'on leur assigne une description spéciale : la bibliographie en est plus étendue que celle des plaies contuses simples. Nous ne signalerons ici qu'un petit nombre de travaux, rappelant que quelques auteurs, comme Verneuil et Marchand, ont étudié en même temps les contusions et les plaies contuses; aussi consultera-t-on avec fruit l'historique de la contusion.

VOLLEMIER, Clinique chirurgicale, 1862. — BOYOLÉ, Quelques considérations sur les écrasements des doigts de la main et du pied. Thèse de Paris, 1865. — LABOCHE, Plaies produites par des corps circulaires mus par la vapeur. Thèse de Paris, 1865. — PENDIN, Pansement par occlusion dans les plaies contuses. Thèse de Paris, 1865. — DE BEAUREPAIRE, De l'écrasement et de l'amputation des doigts. Thèse de Paris, 1872. — GUESNEL, Plaies de la main par machines à battre. Thèse de Paris, 1877. — COCÉROUX, Des plaies contuses de la main et des doigts. Thèse de Lille, 1861. — CHAUVEL, art. PLAIE. In *Dict. encycl. des sciences méd.*, p. 607. — TERRIER, Éléments de pathologie chirurgicale générale, p. 254, 1885. — PAUL RECLUS, De la conservation systématique dans les écrasements des membres. In *Revue de chirurgie*, janvier 1896.

Étiologie. — Parmi les plaies contuses, on range les écorchures et les excoriations, éraflures, sillons étroits, peu profonds, à bords irréguliers, et qui résultent du frottement sur la peau d'un corps rugueux et dur : le heurt oblique d'un caillou, la surface raboteuse d'une pierre, d'un morceau de bois, l'arête d'un meuble, ou même un objet pointu tel qu'une épingle, provoquent de ces lésions douloureuses, à peine saignantes, et qui, dans certaines régions, à la jambe, par exemple, ou chez des individus prédisposés, mettent un temps fort long à guérir et deviennent le point de départ d'un ulcère atone. Aussi doit-on les traiter rigoureusement. Lorsque la plaie a des tendances à l'ulcération, les lavages répétés à l'eau chaude en modifient la surface et hâtent la cicatrisation.

Pour qu'une plaie contuse ou une contusion se produise, il faut, d'une part, une pression sur nos tissus, et d'autre part, un point d'appui qui empêche les tissus de se soustraire à la pression. Ces deux facteurs se combinent de bien des manières. En général, la pression est extérieure — une pierre, un bâton, une roue de voiture : l'énumération, pour être complète, comprendrait la presque totalité des corps bruts ou animés qui nous entourent — et le point d'appui est intérieur — une aponévrose, un muscle contracté, une partie du squelette. La pression peut être intérieure, produite par une extrémité articulaire luxée, et le point d'appui extérieur, le sol par exemple. La pression et le point d'appui peuvent être extérieurs : une roue de voiture écrase un membre sur le sol qui sert de point d'appui. Enfin, le même objet peut à la fois exercer la pression et être le point d'appui : les deux mâchoires qui, en se resserrant, mordent et écrasent les tissus, remplissent cette double condition.

Lorsque la pression s'exerce perpendiculairement, son action est énergique ; mais lorsqu'elle est oblique, les tissus fuient devant elle ; et les lésions que l'on observe sont dues au refoulement et à la traction des tissus ; il y a plaie contuse et déchirure. Si la pression est presque parallèle au point d'appui, il y a surtout décollement, arrachement, mais peu d'attrition. L'inégale résistance des tissus augmente l'étendue du foyer traumatique : un muscle, une aponévrose, un os, sont plus fragiles en certains points qu'en d'autres ; sous une pression lente, une rupture pourra se faire, non au point d'application des corps vulnérants, mais à une distance souvent grande. De là ces désordres inattendus que le chirurgien doit prévoir ; de là ces foyers traumatiques fermés, situés loin des foyers ouverts, ces contusions mêlées aux plaies contuses.

Anatomie pathologique. — Le caractère essentiel de ces foyers traumatiques est l'absence de limites précises ; les lésions ne sont pas nettes comme dans les coupures et dans les piqûres, et c'est par transition et en traversant des zones suspectes qu'on va des tissus broyés aux tissus sains de la périphérie. Vers le centre, au point d'application du choc, on trouve une bouillie qui rappelle la boue splénique, une substance rouge, diffluente, faite de débris de muscles, de lambeaux d'aponévroses, de lanières tendineuses, de filaments nerveux, d'esquilles d'os, mêlés au sang issus des artères et des veines broyées. Plus loin, les masses musculaires sont déchirées, meurtries, avec quelques foyers secondaires remplis de caillots. Plus loin encore, les tissus sont infiltrés de traînées sanguines et l'on est dans la zone stupéfiée qui peut revivre, mais que la moindre inflammation mortifiera.

A l'extérieur, la plaie contuse est caractérisée par ses lèvres meurtries, déchiquetées, irrégulières ; ses bords frangent la rupture de la trame du derme à des hauteurs différentes. Parfois, il existe des décollements étendus, et des lambeaux de peau reposent sur des délabrements sous-jacents étendus. On peut les soulever et découvrir une partie du foyer traumatique. Dans les régions où les téguments sont pauvres en vaisseaux, ces lambeaux ont tendance à se sphacéler pour peu qu'ils soient meurtris, et que leur pédicule soit étroit. Mais, à la tête, où la table osseuse du crâne rend les décollements fréquents, l'abondance des artères conjure la gangrène. Les vaisseaux sont oblitérés, les parois appliquées l'une contre l'autre et leurs tuniques recroquevillées.

Symptômes. — Les phénomènes primitifs qu'on observe au niveau de la plaie différent suivant l'étendue et la gravité des lésions : on ne saurait comparer une écorchure n'intéressant que le derme aux écrasements de la peau, du tissu cellulaire, des muscles et des os. L'écartement des lèvres de la plaie peut être presque nul; les lambeaux cutanés meurtris, à peine enroulés sur eux-mêmes, peuvent flotter au-dessus du foyer traumatique, sans obéir à une élasticité éteinte chez eux. Les bords de la solution de continuité ont une tendance à l'écartement moins nette que dans les coupures, à moins cependant qu'il ne s'agisse de blessures par instrument contondant ou par arête mousse; parfois, ces plaies ont leurs lèvres aussi peu frangées que si elles avaient été produites par une lame tranchante. Une chute sur la face amène une déchirure régulière de la peau du front, sectionnée de dedans en dehors par l'arcade sourcilière.

La douleur, dont l'acuité dépend, ici comme dans les autres plaies, d'une foule de circonstances, est en général peu intense et moindre que dans les coupures. Le malade éprouve dans la blessure une lourdeur, une souffrance sourde, mais peu d'élancements. L'écoulement du sang peut être nul : on ne trouve que quelques caillots sanguins dans les anfractuosités du foyer traumatique; mais parfois on assiste à des hémorragies que le chirurgien tarit avec peine, car il est difficile de trouver le vaisseau ouvert dans les déchiquetures de la plaie. Il n'est pas rare de constater de larges délabrements, exsangues sur une partie de leur étendue, tandis que d'autres seront le siège d'un suintement sanguin abondant. L'absence d'hémorragie est due, non seulement à l'oblitération des vaisseaux, mais au « choc traumatique » qui affaiblit l'impulsion cardiaque pendant un temps suffisant pour permettre à un caillot de se former.

L'évolution de ces plaies est irrégulière; on ne peut guère compter sur leur réunion immédiate; il faudrait, pour l'obtenir, que l'attrition fût légère et la zone stupéfiée peu étendue; si le foyer reste aseptique, les éléments anatomiques mortifiés sont résorbés par les tissus embryonnaires qui les cernent de toutes parts. Nous avons parlé plusieurs fois de cette éventualité clinique, impossible pour peu que les tissus frappés de mort soient abondants. La détersion du foyer est donc indispensable, et des accidents peuvent d'autant plus éclater que la plaie est anfractueuse, d'une désinfection difficile et que des corps étrangers, des lambeaux de vêtement, de la terre, des échardes la souillent parfois. C'est ce qui a fait considérer les plaies contuses comme le terrain classique des complications; sur elles, plus que sur les autres solutions de continuité, s'abattent les inflammations, les hémorragies, l'érysipèle, le tétanos et l'infection purulente.

Autrefois, ces complications étaient étudiées à la suite des plaies contuses dont on les regardait comme des terminaisons : Terrier, dans ses *Éléments de pathologie générale*, leur assigne cette place; nous préférons renvoyer le lecteur au chapitre qui traitera spécialement de ces affections. D'autant que, depuis l'antisepsie, les plaies contuses peuvent guérir sans suppuration : le sillon d'élimination entre le mort et le vif se creuse, sans réaction appréciable; en dehors des limites du foyer traumatique, les tissus sont souples et de coloration normale; il n'y a ni tension, ni douleur, et lorsque les lambeaux sphacélés sont tombés, une membrane granuleuse qui sécrète à peine quelques leucocytes, se rétracte, s'épidermise et marche vers la cicatrisation.

Traitement. — Il dépend de l'étendue et de la profondeur des délabrements : la rupture de muscles importants, de tendons, d'artères volumineuses et de gros nerfs, l'existence d'une fracture nécessitent une thérapeutique particulière. En

(P. RECLUS.)

laissant de côté ces complications, deux cas se présentent : si les parties détruites sont sans épaisseur et la zone stupéfiée sans étendue, on peut espérer que les anses vasculaires, en bourgeonnant sur les lèvres opposées et traversant l'étroite couche des éléments broyés, s'anastomoseront entre elles pour former des mailles où s'absorberont les petites lamelles des tissus sphacélés. Donc, lorsque les bords ne sont pas trop meurtris et que la peau est vasculaire, comme à la face, le chirurgien lave la plaie, la débarrasse des corps étrangers et la désinfecte. Puis il ébarbe les franges dont la vitalité lui paraît douteuse et tente d'autant plus la réunion immédiate, qu'en ces régions découvertes, une cicatrice irrégulière présente de graves inconvénients.

Mais, s'il y a des décollements étendus, des lambeaux mal nourris, si des contusions voisines compromettent la vitalité des tissus, si les couches sous-jacentes sont atteintes, surtout quand les vaisseaux sont peu abondants et qu'il existe un mauvais état constitutionnel, chercher la réunion immédiate serait un jeu dangereux ; il faut recourir au pansement ouvert. Le mieux sera, si la région s'y prête, de plonger la partie atteinte dans un bain antiseptique à la température de 50 degrés ; là, le foyer sera débarrassé de ses caillots et des corps étrangers qui peuvent le souiller ; le liquide s'insinuera pour les désinfecter jusqu'au plus profond des diverticules anfractueux. Si la région ne s'y prête pas, nous conseillerons les pulvérisations à la marmite de Championnière, car la vapeur d'eau et les substances qu'elle entraîne, acide phénique, acide borique ou bichlorure de mercure, pénètrent dans les interstices les plus cachés.

Lorsqu'on a obtenu la rigoureuse asepsie du foyer traumatique, on le remplit d'une pommade dont nous avons déjà donné la formule et qui, pour 50 grammes de vaseline, contient 5 grammes d'antipyrine, 5 grammes d'acide borique, 5 grammes de salol, et 1 gramme d'iodoforme ; nous plaçons sur la plaie des morceaux de tarlatane chiffonnée, que nous enveloppons d'une toile imperméable entourée elle-même d'une lame d'ouate. Puis, par quelques tours de bande, exerce une compression énergique qui tasse le foyer traumatique, aide à la résorption des liquides infiltrés et rapproche les chairs éparses. Cette méthode si simple a donné des succès remarquables, et nous n'y reviendrons pour l'avoir étudiée et décrite déjà dans un numéro de la *Revue de chirurgie*.

<h1 style="text-align:center">VII</h1>

<h2 style="text-align:center">PLAIES PAR ARMES A FEU</h2>

L'irrégularité de leurs bords déchiquetés et meurtris, un écoulement sanguin primitif modéré, la stupeur des zones voisines du foyer traumatique, rangent les plaies par armes à feu parmi les plaies contuses au premier chef. Mais leur étiologie leur imprime un caractère assez particulier pour que tous les auteurs aient voulu les étudier à part.

Historique. — Depuis la découverte de la poudre à canon et l'emploi des armes de guerre, les traumatismes faits par les projectiles ont préoccupé les chirurgiens. Mais, à chaque siècle, la question se déplace et un problème nouveau préoccupe les esprits. Avant Ambroise Paré, on veut démontrer que les plaies sont vénéneuses; puis on cherche à prouver que leur cautérisation est inutile; puis on se demande s'il faut amputer ou conserver le membre dont l'os a été brisé par une balle; puis les avantages de la résection sont discutés; puis, et c'est la période actuelle, on cherche à prévoir quels désordres provoquent les armes qu'on vient d'imaginer et quels résultats va donner l'antisepsie qu'on n'a pas encore largement expérimentée sur les champs de bataille. Toute cette histoire s'est édifiée lentement : chaque guerre lui apporte son contingent de faits. Grâce aux campagnes de la République et de l'Empire, aux expéditions de Crimée et d'Italie, à la guerre de Sécession et à la guerre franco-allemande, grâce aussi à nos révolutions, médecins militaires et médecins civils ont accumulé sur la matière des travaux si nombreux que nous ne citerons même pas les plus importants.

Percy, Manuel de chirurgie d'armée. Paris, 1792. — Dufouart, Analyses des blessures d'armes à feu et de leur traitement. Paris, 1801. — Lombart, Clinique chirurgicale des plaies faites par armes à feu. Paris, 1804. — Larrey, Mémoires et campagnes, 1812-1817. — Roux, Considérations cliniques sur les blessés. Paris, 1850. — Dupuytren, Traité des blessures par armes de guerre. Paris, 1854. — Baudens, Clinique des plaies d'armes à feu, 1836. — Velpeau, Roux, Malgaigne, Amussat, Blandin, Piorry, Jobert, Bégin, etc., Bull. de l'Acad. de méd., 1848-1849. — Scrive, Campagne d'Orient. Paris, 1857. — Legouest, Traité de chirurgie d'armée, 2e édit., 1872. — Sédillot, Traitement des fractures des membres par armes à feu, 1871. — Beck, Chirurgie der Schussverletzungen. Freiberg i. B., 1872. — Heyfelder, Manuel de chirurgie de guerre, trad. par A. Raffe. Paris, 1875. — Esmarch, Arch. für klin. Chirurgie, Bd XX, p. 166, 1877. — Gurlt, Die Gelenk-Resectionen nach Schussverletzungen. Berlin, 1879. — Chauvel, art. Plaie par armes a feu. In Dict. encycl. des sciences méd., 2e s., t. XXV, p. 543. — Delorme, Traité de chirurgie de guerre. Paris, 1888. — Chauvel et Nimier, Traité de chirurgie d'armée, 1890. — Demosthen, Étude expérimentale sur l'action du projectile cuirassé du fusil Mannlicher Roumain, 1894. — Nimier, art. Plaies. In Traité de chirurgie clinique et opératoire, t. I, p. 13, 1896. — Forgue et Reclus, Traité de thérapeutique chirurgicale, 2e éd., 1896.

Étiologie. — La blessure n'est pas toujours le fait d'un projectile; d'abord, la *déflagration de la poudre* peut, à elle seule, produire des accidents variés. Si le coup part à bout portant, les grains qui ont échappé à la combustion pénètrent dans la peau où leur piqueté noir transparaît sous les lames épidermiques. Si l'explosion a lieu dans une cavité close, la bouche par exemple, lors de certaines tentatives de suicide, la pression due à l'énorme développement de gaz, déchire parfois les joues, les lèvres et le voile du palais. Enfin, si la poudre déflagre à l'air libre, les désordres qu'elle provoque sont en rapport avec sa quantité, et l'on ne saurait comparer les brûlures des fusils d'enfant aux désastres que produit une poudrière qui saute, à ces écrasements qui défient toute description et que provoque l'explosion de certaines substances, picrate de potasse, fulminate de mercure, fulmicoton, dynamite, nitro-glycérine, étudiées par Eugène Rochard (¹) dans son intéressante thèse.

Le corps vulnérant peut ne pas être un projectile régulier, et dans les guerres de partisans, dans les mêlées des discordes civiles, on a chargé les fusils et les carabines avec des clous, des lingots de plomb, de la grenaille, des morceaux de fer. En outre le corps vulnérant ne sort pas toujours de l'arme à feu; il est souvent détaché par un projectile qui lui transmet son impulsion : « Ainsi, dans les batailles navales, les morceaux de bois et de fer arrachés à la muraille des bâtiments causent autant de ravages que les boulets eux-mêmes, et, dans les sièges, les combats d'artillerie, les hommes qui se trouvent près des pièces sont

(¹) Eugène Rochard, Thèse de Paris, 1880.

souvent atteints par des cailloux que les obus font voler dans toutes les directions ». Ajoutons les lambeaux d'habits, les débris de ceinturon, les boutons, les boucles, les pièces de monnaie, des morceaux d'os et des dents. Mais, d'habitude, les plaies par bouches et armes à feu sont dues à des éclats d'obus, à des balles de divers calibres, à des grains de mitraille et de plomb.

Les gros projectiles sont maintenant presque tous creux : il n'y a plus de boulets, mais des obus qui éclatent et blessent par les balles libres dans leur intérieur ou par les fragments de leur enveloppe. Ces éclats sont de volume variable, irréguliers, à vives arêtes. Les projectiles moyens sont les balles de fusil, petits cylindres que termine une extrémité conique et une pointe émoussée. A cette heure, tous les fusils des puissances européennes sont en état de transformation ; en France, on a abandonné le Gras pour le Lebel dont le projectile, d'un calibre qui ne dépasse pas 8 millimètres, a une enveloppe dure, difficilement déformable. Cette balle permet un tir plus juste ; sa portée est plus grande, sa force de pénétration plus considérable ; les blessures qu'elle produirait seraient moins graves, aussi l'a-t-on décorée du nom de balle « humanitaire », mais les expériences de Chauvel, de Bousquet, de Delorme, les effroyables lésions qu'ils ont provoquées dans le crâne, au niveau de diaphyses osseuses, ne permettent guère de souscrire à cette opinion.

Les petits projectiles sont lancés par les revolvers, les pistolets, les carabines de tir et de salon, les fusils de chasse. « Les cartouches de revolver d'ordonnance, dit Chauvel, ont une charge de 65 centigrammes de poudre superfine de chasse ; la balle, évidée, en plomb pur, de forme cylindro-ogivale, pèse 11^{gr},60 et a 11^{mm},70 de diamètre. » Les revolvers du commerce sont irréguliers. Leurs projectiles mesurent 9, 7 et même 5 millimètres de diamètre seulement. Les pistolets, vieilles armes dont on ne se sert plus qu'au fond de quelques provinces du sud de l'Amérique ou de l'Espagne, n'ont aucun type conforme et suivent la fantaisie du fabricant. Pour le plomb de chasse, on compte de nombreux intermédiaires entre « la cendrée », grosse à peine comme un grain de millet, et « le plomb de loup ». A petite distance, il est vrai, la charge peut « faire balle » et agir comme un volumineux projectile.

La balle subit souvent des déformations en pénétrant dans les tissus ; on peut la retrouver avec sa forme primitive, mais une fois sur deux d'après Neudörfer, Pirogoff, Otis, Legouest, Nicaise, on observe des fragmentations sur lesquelles, au début de toute guerre, on se base pour s'accuser réciproquement d'employer des balles explosibles. C'est ce qu'ont fait en 1870 les Français et les Allemands. Mais, de part et d'autre, on a dû reconnaître le mal fondé d'une telle assertion. Tantôt le projectile se déforme, tantôt il se divise en éclats. Bousquet montre la balle aplatie à sa pointe, ou prenant l'aspect d'un béret basque ; d'autres fois elle se fragmente en morceaux qui s'éparpillent dans les tissus.

Plusieurs facteurs concourent à cette déformation et à ces éclatements, d'autant plus faciles que le projectile sera d'un métal plus malléable ; fréquents avec les balles de plomb, ils ne se rencontrent plus guère avec les projectiles à enveloppe de métal dur qui tendent à se généraliser ; ces facteurs sont la force vive du projectile et la résistance de l'obstacle. Lorsqu'une balle de fusil Lebel, dont la vitesse dépasse 600 mètres à la seconde, pénètre dans les tissus et se trouve arrêtée par un os, son mouvement se transforme en chaleur et sa température deviendrait assez élevée pour amener la fusion. De là ces aplatissements, cette division en une série de gouttelettes, la couleur irisée des fragments, la poussière blanche qui les recouvre. Cette opinion semblerait acceptable lorsque le projectile se brise sur un os, mais « vouloir, avec Socin, que le simple arrêt dans les tissus mous suffise à échauffer la balle, c'est aller trop loin », d'après Chauvel, Laugier, Beck et surtout Reger qui a montré le mal fondé de la théorie de la fusion : quand le projectile traverse des tissus mous, jamais il n'a observé la moindre trace d'échauffement ou de brûlure : le beurre, la graisse, les couvertures de laine blanche n'étaient ni fondus, ni roussis.

Dans certains cas, et sous l'influence de la température que leur arrêt brusque développe en eux, les projectiles se ramollissent-ils, facilitant ainsi leur déformation et leur fragmentation? Les expériences de Beck démontrent que la température la plus élevée que puisse atteindre la balle serait de 80 degrés; d'autres causes doivent donc expliquer les irrégularités présentées par les balles au milieu des tissus mous; les théories émises à ce sujet sont trop hypothétiques pour que nous les exposions. Nous laisserons aussi de côté les statistiques sur la proportion relative des blessures par gros et petits projectiles : elles varient trop et ne peuvent être les mêmes lorsqu'il s'agit d'un siège ou d'une bataille en rase campagne, de l'armée victorieuse ou de l'armée vaincue, de la puissance de leur artillerie et des conditions de la lutte. Nous ne parlerons pas non plus de la mortalité relative des guerres anciennes et des guerres nouvelles : on prétend que, toutes choses égales d'ailleurs, les premières étaient plus meurtrières que les secondes; c'est possible, mais l'on admet que maintenant, comme autrefois, « il faut son poids de plomb pour tuer un homme ».

On a essayé de déduire quelles régions du corps sont le plus atteintes par les projectiles. Les membres supérieurs et les membres inférieurs donnent le total le plus élevé des blessures. Dans les sièges, les plaies de la tête auraient de la tendance à devenir prépondérantes. En tout état de cause, d'après Long-more, la tête serait la partie la plus souvent frappée, si l'on ne tient compte que de la grandeur relative des surfaces exposées. Si on pousse plus loin l'analyse et que l'on considère les diverses régions du membre supérieur, on trouve que les blessures de la main sont les plus fréquentes. La proportion des plaies graves et des plaies légères est difficile à établir : telle plaie paraît insignifiante qui devient sérieuse par les complications dues à une installation défectueuse, au manque de soin, au développement d'épidémies. Les progrès de la thérapeutique peuvent transformer une plaie grave autrefois en une plaie légère : ces statistiques, intéressantes pour l'histoire d'une guerre déterminée, n'ont aucune valeur comme indication générale.

Anatomie pathologique. — Nous n'insisterons pas sur les lésions que produisent les gros projectiles, les anciens boulets et les volumineux éclats d'obus. Disons simplement qu'un obus « mort », arrivé à la fin de sa course, peut déchirer et meurtrir les tissus placés entre lui et le plan résistant des os, sans trouer les téguments qu'il refoule. On comprend quels pourraient être les désordres ainsi provoqués : un membre entier est réduit en une bouillie de muscles, de nerfs, de vaisseaux et d'os, enfermée dans les téguments comme dans une outre distendue. Sous les parois thoraciques et abdominales, intactes en apparence, les poumons, le cœur, le foie, la rate, les reins, la vessie, les anses intestinales ont été contus ou broyés. Ces lésions étaient attribuées autre-fois au « vent du boulet ». Nous savons ce que vaut cette hypothèse.

Lorsque ces gros projectiles frappent en plein la tête ou le tronc, la mutila-

[P. RECLUS.]

tion est mortelle. Mais quand ces régions sont prises de côté, elles peuvent être labourées sans que les cavités crânienne, thoracique ou abdominale soient ouvertes; ces plaies sont déchiquetées, anfractueuses; on y voit des lambeaux de téguments et de muscles déchirés. Lorsqu'un membre a été emporté, la surface de son moignon est noire, ecchymotique, recouverte de bouts de tendons et d'aponévroses, de nerfs et d'esquilles osseuses; parfois le membre tient au tronc par quelques lanières de peau et de muscles; parfois enfin le corps vulnérant s'est creusé, dans les tissus pris en écharpe, une gouttière dont les lèvres renversées en dehors sont noires, irrégulières et dilacérées.

Des projectiles de pareilles dimensions ne restent guère dans les blessures; ils passent au travers des tissus qu'ils labourent. Pourtant, on cite des cas où d'énormes morceaux d'obus ont été trouvés dans la racine des membres, dans la fesse ou dans les grandes cavités viscérales. D'après des observations anciennes, des boulets de 5, de 6 et même de 9 livres ont pu se dissimuler dans les mêmes régions. Tel le fait que rapporte J. Rochard, d'après Larrey : « Le général Auger reçut dans l'aisselle, à la bataille de Solférino, un boulet de 6 dont on ne reconnut la présence que le lendemain matin, lorsqu'on pratiqua la désarticulation de l'épaule. » Ces désordres ne peuvent être décrits, et nous allons étudier ceux que déterminent les projectiles lancés par les armes de main. Ici une division est nécessaire, et il faut distinguer les balles des fusils de guerre de celles des revolvers.

On connaît surtout par l'expérimentation sur le cadavre les lésions des balles du Lebel. Elles varient suivant que la balle atteint nos tissus à courte, à longue ou à moyenne distance. Les coups tirés à moins de 20 mètres ont une action explosive. On observe « un orifice d'entrée petit, une ouverture de sortie large et irrégulièrement déchirée, un canal conique dont les parois, dit Chauvel, sont formées de tissus broyés et comme éclatés. Si un os est frappé, les dégâts sont énormes; les deux ouvertures montrent des bords relevés en dehors et laissant passer de la graisse liquide ou des lambeaux de tissus; la sortie est d'une largeur effrayante et les parois du foyer traumatique, où logerait le poing, présentent des muscles broyés, de la poussière d'os, des esquilles libres, dépériostées, de toutes grandeurs et de toutes dimensions qui, ainsi que les débris des tissus mous, peuvent être projetés à 10 et 15 mètres en avant et en arrière du membre frappé. A la tête, c'est un véritable éclatement. »

On a attribué ces effets à une colonne d'air que la balle refoulerait dans les tissus et ferait pénétrer devant elle; cette hypothèse de Neudörfer n'a pas plus de base que celle qui incrimine l'explosion de la poudre, la vaporisation de l'eau des tissus, leur décomposition chimique ou la fusion de la balle. On a parlé des débris, détachés du projectile et dont la propulsion pourrait écarter les parois du foyer traumatique; mais ces particules n'ont qu'une action minime. Reste la théorie de « la pression hydrostatique ». Le projectile arrive dans les tissus mous entourés d'une enveloppe rigide : l'encéphale dans la boîte crânienne, le cœur dans le péricarde, les poumons dans le thorax, la cavité vésicale dans ses tuniques diverses, les masses musculaires dans leurs gaines aponévrotiques. Ne peut-on assimiler ces tissus mous à un liquide, et la pression exercée en un point de leur masse ne se transmet-elle pas à tous les points de l'enveloppe qui éclatera, comme éclate le tonnelet sous la pression de la colonne d'eau, dans l'expérience de physique connue de tous?

[F. RECLUS.]

En effet, quand on tire, à courte distance, sur une boîte de fer-blanc, le projectile, si elle est vide, traverse les deux parois par un trou comme fait à l'emporte-pièce; mais si elle est remplie d'eau, on la voit éclater en un grand nombre de fragments. Aussi Kocher et Reger, les défenseurs les plus autorisés de la théorie en question, admettent-ils que, lorsque la vitesse de la balle est considérable et son action trop rapide pour permettre une sorte d'échappement par l'orifice d'entrée, l'enveloppe des tissus frappés s'errompra soudain si elle est suffisamment résistante pour ne pas se laisser distendre : c'est ce qu'on observe pour le cerveau, le cœur et la vessie. Aux membres, l'hypothèse est moins admissible; de même pour les os, à moins qu'on ne fasse jouer un rôle exagéré aux cavités médullaires, en général si peu étendues. Mais ici, pour expliquer l'étendue des désordres, il faut faire intervenir les dégâts que provoquent les *débris de tissus*, surtout les esquilles osseuses chassés par le projectile. L'éclatement ne s'observe que lorsque la balle frappe droit, en plein; Reger ne l'a jamais vu dans les « coups obliques » et dans les « coups de sillon ».

Lorsque le projectile atteint nos tissus après une course trop longue pour produire ces éclatements, il peut, si sa force de propulsion est considérable, se creuser, dans les parties molles, un trajet étroit, comme à l'emporte-pièce, et les lésions sont limitées à condition que la balle ne rencontre pas un os, les destructions opérées par les esquilles jouant alors le rôle prépondérant. Ses dégâts sont moins graves quand le projectile ne s'avance plus qu'avec force perdue; parfois il ne traverse même pas le derme, sur lequel il produit des contusions qui vont d'une gangrène de la peau à une simple ecchymose. Mais ces cas sont devenus rares, et, d'ordinaire, il y a une plaie dont les variétés sont nombreuses : de simples *éraflures*, traînées ecchymotiques, noirâtres, irrégulières, mais à peine creusées; des *écorchures*; des *sillons* qui n'ont pas détruit toute l'épaisseur du derme; puis vient la *pénétration*; les téguments sont troués, les tissus percés d'outre en outre et la plaie tubulaire, qui parcourt les parties molles seulement, se nomme *séton*; lorsque le projectile s'arrête dans les tissus sans traverser de nouveau la peau, il forme un *trou borgne*.

L'orifice ou les orifices de la plaie et le trajet des projectiles ont été étudiés de près : on a discuté sur l'aspect que présentent l'orifice d'entrée et l'orifice de sortie : les deux ont une teinte brun violet; non qu'ils soient brûlés par la poudre, comme on l'affirmait, ou noircis par la suie du projectile, mais pour cause d'infiltration sanguine dans la trame du derme. Dupuytren disait que l'orifice d'entrée est rond, à bords nets, comme à l'emporte-pièce et un peu retroussé en dedans, qu'il est de diamètre moindre que l'orifice de sortie irrégulier, à lèvres frangées et renversées en dehors. Cette question, importante en médecine légale, préoccupe moins maintenant : on sait que la loi de Dupuytren, vraie pour la masse des observations, est souvent violée, car rien n'est plus variable que l'aspect, la forme, les dimensions relatives des orifices modifiés par le volume de la balle, sa figure, son angle de pénétration, ses déviations avant d'atteindre les tissus, la densité des parties qu'elle traverse, les obstacles qu'elle rencontre et les corps étrangers qu'elle entraîne.

Sur l'existence de deux orifices, on juge que le projectile n'est pas resté dans les tissus simplement traversés. Cette conclusion est vraie d'ordinaire; mais si une balle arrêtée par un os ne saurait se fondre en lingots plus petits grâce à la chaleur développée, elle peut se diviser en plusieurs fragments qui parcourent isolément leur route et dont les uns sortent parfois. Un seul orifice montre que le projectile est dans la plaie ; mais, ici encore, se rencontrent des exceptions : une balle qui, sans le traverser, a refoulé un lambeau de vêtement, pénètre avec lui dans les chairs et en est retiré par lui lorsqu'on déshabille le blessé. Pour savoir s'il y a vraiment dans le trajet un projectile ou un corps étranger entraîné par le projectile, on a souvent besoin de recourir à l'exploration, manœuvre sur l'utilité de laquelle nous aurons à nous expliquer.

Le trajet est aussi fort irrégulier : tantôt le projectile traverse les tissus en ligne droite, brise les obstacles qu'il rencontre et passe outre ; tantôt il se dévie sur un os, sur un tendon, sur une aponévrose résistante, et l'on a vu des balles arrêtées par le crâne, les côtes, les membranes d'enveloppe de l'abdomen et des membres, les contourner, suivre leur courbure, rester, par conséquent, sous-cutanées et parcourir des arcs dont un trajet direct eût été la corde. Fréquentes avec les balles sphériques des anciens fusils, de telles déviations sont exceptionnelles avec nos balles coniques. Déjà, dans la campagne d'Italie, ces coups dits « de contour » étaient devenus rares ; on ne les rencontre plus avec les projectiles nouveaux.

Les tissus que le projectile rencontre au-dessous de la peau présentent des lésions variables : le tissu cellulaire se creuse d'un canal qui ne revient pas sur lui-même comme l'orifice cutané, mais est souvent distendu par le sang et la sérosité. Les aponévroses se laissent trouer et la perte de substance est parfois si étroite qu'elle se referme après le passage du projectile. Les tendons fuient devant le choc ; mais, parfois, il peut y avoir une encoche ou même une section nette, ou une rupture à bouts effilochés. Les muscles contractés sont déchirés à des hauteurs diverses ; il y a çà et là des foyers noirâtres, des décollements, des cavités anfractueuses larges, irrégulières, frangées, remplies d'une pulpe formée de tissus broyés dans le sang. Dans quelques cas, Chauvel a vu des trajets étroits, difficiles à retrouver.

Les altérations des os présentent des variétés étudiées par Delorme, qui, d'un nombre considérable d'expériences, dégage certaines lois : Les fractures sont à la fois d'autant plus limitées et d'autant plus complètes que la vitesse de la balle est plus grande ; les faibles vitesses donnent les fracas les plus larges. Mais ce sujet, trop vaste pour être traité incidemment, a sa place dans l'étude des fractures par armes à feu. Nous en dirons autant des plaies articulaires, des plaies des nerfs et des plaies des vaisseaux, sur lesquels l'action des projectiles est loin d'être identique. Souvent les veines et les artères, élastiques, mobiles dans leur gaine, se laissent refouler par la balle et s'écartent assez pour demeurer indemnes ; parfois, elles ne peuvent fuir ; leur paroi est contusionnée et, bien que les tissus en paraissent intacts, une eschare se forme qui tombe au bout de quelques jours et l'on a une hémorragie secondaire ; parfois, les vaisseaux sont rompus, mais la tunique moyenne recroquevillée en dedans, la tunique externe étirée, en obturent la lumière et le sang ne s'écoule pas.

Cette hémostase naturelle peut manquer : Verneuil a disséqué des pièces où les tuniques étaient divisées nettement et au même niveau, sans doute par une balle animée d'une grande vitesse ou par un éclat d'obus à bord tranchant. Pendant la guerre de Crimée, 18 pour 100 des décès causés par le feu de l'ennemi ont été le fait d'hémorragies primitives ; Liddell en accuse 50 pour 100. Lorsqu'une artère et une veine participent au même traumatisme, un anévrisme artérioso-veineux peut en être la conséquence. Les déchirures artérielles et veineuses n'ont pas toujours pour cause l'action du projectile, dans nombre de faits une esquille osseuse provoque la lésion des parois; dans certains cas, le fragment osseux ou la balle oblitèrent les vaisseaux ouverts; l'hémorragie ne se déclare que lorsqu'on veut déterger le foyer traumatique.

Symptômes. — On ne peut tracer un tableau général des plaies par armes à feu; elles varient trop, suivant leur étendue et surtout suivant la région qu'elles frappent : lorsqu'elles atteignent certains de nos viscères, une mort immédiate en est la conséquence. On a essayé d'établir un rapport entre le nombre des blessés et des tués sur un champ de bataille, mais il est loin d'être le même dans tous les cas et dépend, non seulement des conditions tactiques du combat, mais de la nature des soins donnés : que de malheureux, dit Chauvel, ont succombé en Crimée, en Italie, pendant la guerre de 1870, qu'une meilleure organisation eût sauvés! Quoi qu'il en soit, à Solférino, les Franco-Sardes ont 1 tué pour plus de 5 blessés; à Gravelotte, les troupes allemandes ont 1 tué pour moins de 4 blessés; mais si l'on prend l'ensemble de la guerre, ils n'ont plus que 1 tué pour 5,40 blessés.

Les blessures des parties molles doivent seules nous occuper : lorsqu'un viscère est atteint, lorsqu'une artère, une veine importante sont ouvertes, quand un gros nerf est coupé, un os brisé, l'aspect du traumatisme varie, et cette complication change la symptomatologie et la thérapeutique de la blessure; aussi est-ce avec les traumatismes viscéraux, les plaies artérielles et veineuses, les sections des nerfs et les fractures qu'on en trouvera la description. Ces traumatismes s'accompagnent parfois d'un état général inquiétant : le blessé est dans une stupeur dont on ne le retire qu'avec peine et où il retombe aussitôt; il est pâle et couvert d'une sueur froide; sa température s'abaisse de deux et même trois degrés. Le pouls est petit, lent, la respiration rare et profonde; on observe des nausées, des vomissements, quelques mouvements convulsifs; la mort survient sans qu'aucune tendance à la réaction se manifeste. Dans des cas moins graves, la somnolence se dissipe, le pouls se relève, la chaleur se rétablit, mais la normale est souvent dépassée, et il faut craindre alors une complication septicémique.

Les petits projectiles, les balles de revolver, lorsqu'elles n'atteignent que les parties molles, peuvent ne provoquer que des symptômes insignifiants; hors un petit trou ecchymotique, parfois quelques gouttes de sang et la stupeur des parties atteintes, il n'existe aucun signe primitif ou consécutif, et la guérison est obtenue au bout de quelques jours. Mais, pour établir le pronostic, même des plaies légères, il faut tenir compte du blessé et du milieu : chez les soldats surmenés, mal nourris, alcooliques, entassés dans de mauvaises ambulances, les accidents les plus redoutables sont à craindre : inflammation, gangrène, hémorragies secondaires, infection purulente, tétanos.

Traitement. — Beaucoup de ces plaies sont au-dessus de nos ressources et la mort peut survenir immédiatement, dès les premières heures ou dès les premiers jours. Mais, si aucun des organes essentiels à la vie n'est atteint, il faut agir. On doit essayer de relever le blessé de son état de stupeur par des boissons stimulantes, des frictions sèches, l'enveloppement avec des linges chauds, des injections sous-cutanées d'éther; puis on s'occupe de la lésion, dont la thérapeutique diffère suivant la variété de la blessure.

Lorsque le projectile ou l'éclat d'obus s'est creusé dans les tissus une perte

[P. RECLUS]

de substance largement ouverte, à surfaces contuses et déchiquetées, la réunion immédiate ne peut être tentée; il faut, comme dans les vastes plaies contuses, laver la plaie jusque dans ses dernières anfractuosités : la pulvérisation phéniquée, la balnéation prolongée, atteindront ce but; puis les pansements humides avec les solutions au bichlorure, au biiodure de mercure, les onctions avec notre pommade antiseptique, l'occlusion avec l'appareil ouaté, rendent de grands services; le Guérin surtout est recommandable à cause de la compression qu'il exerce sur les tissus, de la chaleur qu'il y ramène et de la température constante qu'il y maintient.

Dans les plaies tubulaires, dans les sétons, on peut espérer la réunion immédiate, surtout lorsque le trajet a été creusé par un projectile de petit calibre. Mais l'adhésion primitive s'obtient, même dans les blessures par balle de fusil de guerre, et de nombreuses observations en ont été publiées. Il suffit de laver les deux orifices de la plaie, de s'abstenir de toute exploration, de saupoudrer les ouvertures de substances antiseptiques — l'iodoforme est souvent employé — et d'exercer sur le trajet une compression méthodique; ici encore, l'appareil ouaté est du plus grand service, car, à l'occlusion de la plaie, il ajoute cette immobilisation de la région qu'on ne saurait trop recommander. Des esprits théoriques ont proposé l'avivement des lèvres de la plaie et leur suture; mauvaise pratique, car l'opération porte sur des tissus stupéfiés, qui se réunissent mal par première intention et bourgeonnent sans réaction inflammatoire et en cicatrisant lentement. Au seizième jour, dans une plaie de la paroi abdominale par balle de revolver la faible eschare circonférentielle tombait, et, sous elle, nous trouvions la cutanisation de la membrane granuleuse à peu près achevée.

Dans les plaies borgnes, lorsque la balle est restée dans les tissus, faut-il aller à la recherche des projectiles et en pratiquer l'extraction? Avant l'ère actuelle, tous les chirurgiens étaient unanimes et, à cette heure, beaucoup encore défendent cette doctrine; pour quelques balles, disent-ils, qui s'enkystent dans les tissus sans provoquer de phénomènes inflammatoires, combien en est-il qui ont comme conséquence des souffrances continues et des abcès tardifs? Et ils citent la statistique de Hutin (¹), d'après laquelle, sur 400 blessés, 200 au moins ne furent tranquilles que lorsque l'extraction du projectile eut été provoquée. Sans méconnaître la valeur de ces arguments, nous qui penchons pour l'abstention, nous ne pouvons que répondre : pourquoi ne pas attendre? Ou le projectile s'enkystera sans douleur et sans dommage comme chez 200 des blessés de Hutin, et l'on aura fait au blessé l'économie d'une recherche pénible, lente, délabrante, qui augmente le traumatisme et parfois empêche la réunion immédiate; ou, si le projectile ne s'enkyste pas, si son trajet suppure, on est à temps d'intervenir et les recherches pourront être facilitées par la formation de l'abcès qui indique le point où gît le projectile.

Cette abstention systématique est acceptée par la plupart des chirurgiens, du moins pour les projectiles de petit calibre perdus dans l'épaisseur des chairs. La discussion est pendante si un viscère est ouvert, et nous renvoyons pour ce point aux plaies du cerveau, du poumon et des intestins; mais lorsqu'il s'agit des chairs, nous n'allons jamais primitivement à la recherche d'un projectile; nous ne l'enlevons que lorsqu'il est à « fleur de peau », sous la main, sous

______

(¹) Hutin, *Mém. de l'Acad. de méd.*, p. 445, 1854.

l'instrument du chirurgien. S'il est profondément situé, nous prenons patience, craignant, par une opération hâtive et peut-être inutile, de rouvrir des vaisseaux oblitérés, de blesser des nerfs, d'augmenter les désordres et surtout d'inoculer la plaie. Ces accidents ne seront-ils pas à redouter dans la presse du champ de bataille où l'asepsie est difficilement rigoureuse? Donc, on attendra, non sans l'espoir que bien des balles resteront inertes dans les tissus. Mais pour les éclats d'obus, les fragments de boîte à mitraille, surtout lorsque avec eux ont pénétré des corps étrangers, de la terre, des débris de vêtements, ils ne sont pas tolérés par les tissus; aussi devra-t-on intervenir.

Lorsqu'on croit que des lambeaux d'habits, en général septiques, ont pénétré dans la plaie, ou de la terre, dont on connaît l'influence sur le développement du tétanos et de la gangrène gazeuse, on débridera la plaie pour extraire les substances qui la souillent et l'on poussera les recherches jusqu'à la rencontre du projectile, pourvu que sa découverte ne nécessite pas de délabrement trop considérable. La balle est en général aseptique; sa présence dans le foyer traumatique importe peu lorsqu'on a eu la chance d'extraire les corps étrangers douteux comme les débris de vêtements. Dans tous ces cas la plaie sera irriguée, désinfectée, drainée. Le drain aura l'avantage de conserver ouverte la plaie cutanée pour aller à la recherche du projectile, si l'extraction en devient nécessaire. On pourra introduire par l'orifice le doigt aseptique, un stylet flambé, ou un de ces appareils électriques si ingénieux qui décèlent dans les tissus la présence du corps métallique.

En pratique civile, où il s'agit de balles de revolver de 5, 7 ou 9 millimètres, qui n'entraînent guère avec elles de débris appréciables, notre conduite n'admet point les tempéraments qui précèdent et, depuis quatorze ans, nous n'avons pas enlevé un seul projectile, du moins primitivement; avant d'intervenir, nous avons toujours laissé s'oblitérer le trajet creusé dans les tissus par la balle. Notre traitement est l'abstention systématique; tout au plus enlevons-nous la balle lorsqu'elle est sous le doigt ou l'instrument du chirurgien et qu'aucune incision, aucun délabrement n'est nécessaire pour la saisir. Dans les plaies simples, à un seul orifice, l'absence d'exploration du trajet et l'abandon de la balle en pleine chair doivent être la règle. Il en est de même lorsqu'une grande cavité splanchnique est ouverte, le crâne, le thorax, l'abdomen; les interventions alors ont pour but, non l'extraction du projectile — que font quelques grammes de plomb de plus ou de moins dans l'épaisseur des tissus? — mais la réparation d'un désordre causé par son passage, ouverture d'une artère ou d'une veine, section d'un nerf, d'un tendon, déchirure d'un réservoir naturel. Telle est notre vieille profession de foi, et nous la maintenons dans les mêmes termes.

VIII

CONTUSIONS

On nomme *contusion* une lésion traumatique consécutive à un choc ou à une pression et caractérisée par une meurtrissure ou un écrasement des couches sous-cutanées sans solution de continuité de la peau. — Elle diffère donc des plaies contuses par l'intégrité des téguments qui recouvrent encore et protègent le foyer traumatique contre l'inoculation des germes. Avant l'ère antiseptique, cette différence, presque négligeable aujourd'hui, avait sur l'évolution du mal une influence prépondérante.

Historique. — Les contusions étaient bien connues des anciens chirurgiens et l'on en trouve des observations indiscutables dans les œuvres d'Ambroise Paré; au XVIIIe siècle, des ouvrages importants sont publiés sous ce titre, mais il n'en faut pas moins arriver au commencement du XIXe siècle pour en avoir des descriptions sérieuses. Parmi les recherches qui ont le plus éclairé la question nous devons citer :

PELLETAN, Mémoires sur les épanchements de sang. In *Clinique chir.*, t. II, p. 98, 1810. — DELPECH, art. CONTUSION. In *Dictionnaire en 60 vol.*, t. VI, p. 150, 1813. — BIEU, Ecchymoses, sugillation, contusion, meurtrissures. Thèses de Paris, 1814. — DUPUYTREN, Leçons de clinique chirurgicale, t. V, p. 264, 1839. — VELPEAU, De la contusion dans tous les organes. Thèse de concours pour le professorat, 1833. — MARJOLIN et OLLIVIER, art. CONTUSION. In *Dictionnaire en 30 vol.*, t. VIII, p. 346, 1834. — MALGEL-LAVALLÉE, Épanchements traumatiques de sérosité. In *Arch. gén. de méd.*, juin 1853. — *Comptes rendus de l'Acad. des sciences*, t. LV, p. 656, 1862. — VERNEUIL, Épanchements traumatiques de sérosité. In *Bulletin de la Soc. de chir.*, t. VIII, p. 527, 1857. — PELIKAN, Contusions produites par le vent du boulet. In *Comptes rendus de l'Acad. des sciences*, t. XLV, p. 802, 1857. — LAUGIER, Contusion. In *Nouveau dict. de médecine et de chir. prat.*, t. IX, p. 512, 1869. — GOSSELIN, Épanchement traumatique d'huile. In *Clinique chir. de la Charité*, 3e édit., t. III, p. 500. — PONCET, De l'ictère hématique traumatique. Thèse de Paris, 1874. — BÉZAUCÈLE, Épanchements sanguins anciens dans le tissu cellulaire sous-cutané. Thèse de Paris, 1874. — CASTEIGNAU, Épanchement huileux dans les lésions traumatiques. Thèse de Paris, 1875. — GAYNFELT, Épanchements traumatiques de sérosité. Montpellier, 1873. — DUPLAY, Épanchements traumatiques primitifs de sérosité. In *Progrès médical*, p. 601, 1876. — NICAISE, Non-résorption des épanchements sanguins. In *Bull. de la Soc. de chir.*, t. II, p. 750. Discussion : Trélat et Verneuil. — MARCHAND et VERNEUIL, Contusion. In *Dict. encycl. des sciences méd.*, t. XX, p. 184. — BESSON, Embolies pulmonaires dans les contusions. Thèse de Paris, 1878. — MARTELLIÈRE, Bosses séro-sanguines. Thèse de Paris, 1875. — BUGEAU, Épanchement traumatique de sérosité sus-aponévrotique et profonde. Thèse de Paris, 1882. — TERRIER, Éléments de pathologie chirurgicale générale, p. 113, 1885. — FORGUE et RECLUS, Traité de thérapeutique chirurgicale, 2e éd., 1890.

Étiologie. — Les contusions et les plaies contuses sont produites par un mécanisme analogue; aussi ne reviendrons-nous pas sur ce sujet : d'une part, nécessité d'un choc ou d'une pression sur nos tissus, de l'autre d'un point d'appui qui empêche les tissus de se soustraire à la pression ou au choc. Nous ne parlerons ni des muscles, ni des aponévroses, ni du squelette, qui jouent le rôle de point d'appui, et des violences extérieures, agents actifs du traumatisme; ces points ont été étudiés. Disons seulement que les lésions produites sont de forme et de gravité si diverses qu'on les a classées en un certain nombre de degrés, absolument arbitraires d'ailleurs : Boyer en comptait trois, Dupuytren quatre. Cette dernière division est généralement acceptée; nous la suivrons par cette raison seule, car elle ne paraît pas meilleure qu'une autre.

Nous admettrons donc quatre degrés dans la contusion, mais nous ne saurions trop dire que, entre ces divisions conventionnelles, existent tous les intermédiaires et toutes les combinaisons. Dans le *premier degré*, il y a rupture des capillaires de la peau ou des lames cellulaires sous-jacentes et apparition d'une *ecchymose*. Dans le *deuxième degré*, de plus gros vaisseaux sont ouverts; le sang se collecte et forme des *bosses sanguines*. Dans le *troisième*, les délabrements sont plus profonds; les éléments anatomiques sont détruits et la gangrène est fatale; on rattache à ce degré les *épanchements primitifs de sérosité et d'huile*. Enfin, dans le *quatrième degré*, les vaisseaux, les nerfs, les muscles sont écrasés jusqu'à l'os, broyé souvent lui-même.

1° CONTUSIONS AU PREMIER DEGRÉ — ECCHYMOSE

Velpeau, dont le travail est le plus remarquable qui existe sur la matière, donne comme caractère essentiel aux contusions du premier degré d'être assez légères pour que la vie de leur tissu ne soit pas compromise. C'est une erreur, car la gangrène des éléments anatomiques dépend de deux facteurs, et si le traumatisme joue le plus grand rôle, la résistance de l'organisme a aussi une influence. Ne sait-on pas qu'au membre inférieur atteint de varices, ou chez un diathésique, la contusion la plus insignifiante peut s'accompagner de sphacèle? Dans ces conditions, nous venons d'observer sur la crête du tibia une mortification cutanée de plus de 12 centimètres carrés, consécutive à un simple heurt. Aussi ne tenons-nous pas compte de l'évolution ultérieure du foyer traumatique et, pour nous, la contusion est du premier degré, lorsqu'il n'existe pas de cavité proprement dite renfermant des lambeaux appréciables de tissus déchirés; il y a des éléments anatomiques détruits, mais la plupart sont simplement séparés par des infiltrations séreuses et sanguines.

On a peu étudié les foyers traumatiques de ces contusions : elles siègent surtout dans l'épaisseur du derme et dans les lames cellulaires sous-cutanées : les tissus sont épaissis, ecchymotiques, ponctués de taches rouges, violacées ou noires, petites traînées sanguines, hémorragies interstitielles dues à la rupture du réseau capillaire; on ne peut reconnaître à l'œil nu les déchirures des vaisseaux; on ne le fait même pas lorsque les lésions sont plus étendues, et qu'au sang épanché s'ajoutent des gouttelettes de graisses mises en liberté par l'écrasement des vésicules adipeuses. Le traumatisme a broyé quelque îlot microscopique de tissus, et l'on doit se demander quelle sera la destinée de ces amas privés de vie : dans certains cas, ils se soudent aux tissus vivants qui les entourent, se greffent à eux et reprennent vie; dans d'autres, ils disparaissent après leur dégénérescence nécrobiotique et leur masse granuleuse se résorbe; enfin, chez des individus diathésiques, dans les tissus tarés, le mort se sépare du vif et l'on voit se détacher une plaque gangréneuse.

Cette contusion au premier degré se caractérise, lorsqu'elle a pour siège la peau ou le tissu cellulaire sous-cutané, par une douleur sourde et cuisante au point frappé, une sensation de brûlure et d'engourdissement, qui ne dure pas; elle disparaît, mais le moindre mouvement la réveille et l'exaspère. On note une blancheur, une lividité immédiate de la peau, puis une vive rougeur due à la paralysie vaso-motrice qui ne tarde pas à faire place à une congestion inflammatoire, parfois un léger œdème l'accompagne. Lorsque la contusion est produite par un projectile mort, accident devenu rare avec l'armement actuel, le foyer est mieux marqué, et, si les tissus sous-jacents résistent, il peut se faire, en ce point, une eschare qu'entoure une ecchymose noire.

Cette ecchymose est due à la rupture des vaisseaux; elle apparaît peu après le traumatisme quand la contusion frappe la peau. Mais, quand le sang s'épanche dans le tissu cellulaire ou sous les aponévroses, les téguments ne se colorent qu'au bout de trois jours et plus. On observe une tache marbrée, d'un noir d'encre au début, surtout aux endroits où le derme est mince, aux paupières, au scrotum, à la marge de l'anus; la tache s'agrandit et les teintes foncées s'éclaircissent vers la périphérie. Elles passent du noir au violet, puis au vert, au jaune brun, au jaune paille, et finissent par disparaître. Si, comme à la conjonctive, de simples couches épithéliales séparent le sang épanché de l'air atmosphérique, l'ecchymose, grâce sans doute à l'oxygène qui la pénètre, reste d'un rouge vif contrastant avec la coloration ardoisée des paupières.

Les ecchymoses ne se montrent pas toujours au niveau des téguments qui recouvrent le foyer traumatique. Le sang obéit à la pesanteur et s'accumule dans les parties les plus déclives, mais il rencontre des barrières infranchissables qu'il lui faut contourner; il s'arrête aux aponévroses, sur le périoste, jusqu'à ce qu'il trouve une traînée conjonctive, une gaine vasculo-nerveuse dans laquelle il progresse. De là des migrations étendues, et l'apparition d'ecchymoses loin des vaisseaux ouverts. Les diverses colorations de la peau ne traduisent pas les teintes de l'épanchement profond : le sang infiltré dans un muscle est noir, cramoisi, ou même jaunâtre, mais on n'y trouve jamais les bleus, les olivâtres et les verts dont les nuances se succèdent sur les téguments. L'air doit jouer un rôle dans la production de ces teintes superficielles, car les métamorphoses que subit l'hématine pour se transformer en cristaux d'hématoïdine ne rendent pas compte de ces nuances.

Les ecchymoses fournissent de précieux renseignements à la médecine légale. Leur forme reflète celle des instruments ou des objets qui les ont produites : leur nombre, leur étendue, leur siège peuvent fournir des indices révélateurs et, après une agression, déceler les incidents de la lutte. — On sait qu'elles n'apparaissent pas sur un cadavre, du moins quand il est froid. Il ne faut pas oublier, d'autre part, que la succion détermine des épanchements sanguins analogues, reconnaissables au double croissant que dessinent sur la peau les lèvres et les dents. Chez certaines femmes à tissu blanc et gras, chez les hémophiles, les scorbutiques, les leucocythémiques, le moindre choc, un contact un peu rude, amène des ruptures capillaires, et l'on a signalé des ecchymoses spontanées provoquées par un effort, même peu énergique.

Les ecchymoses ont aussi leur importance pour le diagnostic des fractures: Malgaigne reconnaissait certaines ruptures du péroné aux infiltrations sanguines qui ne tardent pas à entourer la malléole. Les ecchymoses primitives de la conjonctive, celles qui se montrent derrière l'oreille, sur la langue, au niveau du voile du palais, sont d'un utile secours pour démêler l'existence d'une lésion de la base du crâne ou du maxillaire supérieur. Les marbrures ne présentent, sur les muqueuses, ni la même coloration, ni les mêmes teintes décroissantes; elles disparaissent avec une plus grande rapidité. Enfin, quel que soit le siège de l'ecchymose et même après son effacement, elle reste, parfois, le point de départ de douleurs fixes ou irradiées qui constituent de véritables névralgies. On s'est demandé si les nerfs du foyer n'étaient pas atteints de névrite.

2° CONTUSION AU DEUXIÈME DEGRÉ — DÉPOTS SANGUINS

Les lésions du foyer traumatique sont ici plus graves : on trouve dans le tégument, peau ou muqueuse, les mêmes infiltrations sanguines et les mêmes déchirures du réseau capillaire, mais l'attrition des lames cellulaires est plus profonde; un foyer existe, à parois irrégulières, anfractueuses et formé d'éléments anatomiques disjoints, fibres élastiques, tunique des vaisseaux qui se rétractent et laissent une cavité où s'amassent le sang, liquide ou coagulé, et des gouttelettes de graisse; parfois on trouve des lambeaux de tissus privés de toute connexion : Verneuil et Marchand citent un cas où un lobe de tissu adipeux, du volume d'une petite amande, était libre et nageait dans un épanchement sous-cutané de la jambe.

Ce n'est pas toujours une bouillie sanglante qui se montre dans le foyer traumatique : l'attrition des tissus est limitée; elle a broyé seulement un ou plusieurs vaisseaux d'un calibre appréciable et du sang s'est épanché, refoulant devant lui les lames du tissu cellulaire au milieu duquel il se creuse une cavité. Ce sont les *bosses sanguines* qui reposent sur un plan osseux, le crâne, par exemple, ou le tibia. Une artère prise entre la pression extérieure et la résistance de l'os se rompt et fait un épanchement interne. L'accumulation du sang peut se produire au milieu des parties molles, à la cuisse, au mollet, à la fesse, sur le dos, au bras, et la collection, souvent profuse, prend le nom de *poche sanguine*. Poche et bosse sanguine ne sont donc pas des termes synonymes.

L'épanchement sanguin refoule les tissus qu'il irrite; un exsudat fibrineux se dépose sur les parois irrégulières et comble quelques anfractuosités; puis un apport de cellules jeunes se fait sous ces coagulations; la diapédèse et la prolifération des éléments fixes accumulent les leucocytes, et on trouve déjà un tissu embryonnaire abondant. Rien n'est plus variable que l'évolution de la poche, parois et contenu : tantôt des caillots se déposent; le sérum se résorbe, laissant des masses poisseuses comme du raisiné, mais qui finissent par se concréter en strates dures, prises parfois pour des tumeurs fibreuses ou même des exostoses. Tantôt, la portion séreuse se conserve, les hématies se dissolvent et les matières désagrégées se résorbent; il reste une collection liquide dont la substance colorante passe du brun foncé au brun clair, au jaune verdâtre, au jaune paille, et peut devenir transparente. Lorsque le traumatisme remonte à plusieurs années, l'origine de ce kyste est souvent méconnue. Tantôt enfin, le liquide conserve l'apparence du sang fraîchement sorti des vaisseaux; à peine le microscope révèle-t-il la crénelure des globules rouges.

Ces terminaisons ne sont pas les seules : le liquide séreux ou sanguin contenu dans la cavité se résorbe, mais les vaisseaux nouveaux qui tapissent la paroi sont friables et se rompent au moindre choc; un épanchement se forme qui distend la cavité, et l'on se trouve en présence d'une tumeur analogue à celles qui se développent dans la vaginale et que l'on désigne sous le nom d'hématocèle. Dans d'autres cas, disent Verneuil et Marchand, la paroi prolifère trop abondamment; une sorte de tissu sarcomateux s'accumule, à la manière des chéloïdes cicatricielles; il n'est pas rare de trouver, au centre de cette masse granuleuse, des fragments fibrineux, des résidus de la matière colorante du sang, vestiges de l'épanchement sanguin primitif. Trélat et son élève Bézaucèle ont insisté sur ces modifications de la paroi et du contenu des vrais hématomes. On devine les troubles fonctionnels qu'impriment à la région ces masses indolentes et lardacées, dont la rétraction modulaire peut gêner les mouvements des muscles et le libre jeu des jointures. La contusion et le foyer traumatique qu'elle produit peuvent aussi être le point de départ de tumeurs; on ne révoque plus en doute les observations où un cancer a été la conséquence d'un heurt. La thèse de Leclerc en contient de nombreux exemples. L'influence des chocs sur l'apparition des noyaux tuberculeux est connue, et, dès 1876, nous en avons publié des faits indiscutables.

[P. RECLUS.]

Enfin, comme derniers modes d'évolution du foyer, nous citerons la suppuration et la gangrène : la suppuration n'est pas rare et, chez les individus affaiblis, cachectiques, chez les vieillards ou ceux qu'ont débilités les excès ou les privations, il faut craindre l'apparition d'un phlegmon circonscrit ou diffus : à la suite d'une manœuvre thérapeutique ou par auto-inoculation, des germes pénétreraient jusque dans le foyer : du pus se forme, et lorsqu'on ouvre l'abcès, les stries rouges du sang et les amas noirs des caillots apparaissent au milieu de sa substance blanche ou jaune. La gangrène frappe les tissus meurtris quand il existe quelque déchéance organique ou quelque tare locale. Ne l'avons-nous pas vue fréquente aux jambes variqueuses?

La contusion au deuxième degré se caractérise par une douleur vive, un gonflement au point frappé, de la gêne, de l'engourdissement, et tous les signes d'une accumulation sanguine. Comme les capillaires, les vaisseaux d'un plus fort calibre ont versé, entre les mailles du tissu conjonctif, leur contenu collecté en bosses ou poches sanguines. Cet épanchement est rapide et l'apparition de la tumeur presque soudaine; la peau est soulevée par un gonflement hémisphérique, fluctuant vers le centre, mais qui se durcit à la circonférence. On sent alors, à la périphérie, comme un cercle résistant, caractéristique, sur lequel insistent les pathologistes et qui permet d'affirmer l'existence de la bosse sanguine. Il a une double origine : la coagulation de la fibrine dans les mailles du tissu cellulaire et l'irritation de ce tissu par le sang épanché et par le traumatisme.

Lorsque le dépôt repose sur un plan osseux, le crâne, par exemple, et la face interne du tibia, la dépressibilité centrale et la singulière résistance du pourtour peuvent simuler un enfoncement de l'os; — erreur assez fréquente dans les cas de céphalématomes. Mais on reconnaîtra la bosse à son origine, à son mode de développement, à son apparition presque subite, et surtout à la sensation que donne aux doigts l'écrasement des caillots : une crépitation molle qui n'a pas la rudesse de la crépitation des fractures et qui s'épuise bientôt pour se reproduire dès que s'est faite une coagulation nouvelle. L'ecchymose est rapide, lorsqu'il existe simultanément une contusion de la peau; mais si les vaisseaux du tissu cellulaire sont seuls ouverts, la matière colorante met deux ou trois jours avant de teinter les téguments. On se rappelle l'histoire de ce porteur d'eau qui, pour cacher un coup de pied qu'il avait reçu, ne donnait aucun renseignement sur une tumeur dure de la fesse : Velpeau diagnostiqua l'épanchement sanguin et sa cause, sur la coloration bleuâtre qui, au bout de quelques jours, apparut sur la peau.

3° CONTUSION AU TROISIÈME DEGRÉ — ÉPANCHEMENTS PRIMITIFS DE SÉROSITÉ ET D'HUILE

La contusion au troisième degré se caractérise par une destruction immédiate des éléments anatomiques; la mortification, souvent étendue, est ici primitive, due à la violence elle-même et non, comme dans le cas précédent, à une dyscrasie ou à un processus inflammatoire.

Rien n'est plus variable que l'aspect de la région traumatisée; presque toujours la peau est livide, violacée, marbrée de plaques de colorations différentes et variant du rose au noir; elle est engourdie, presque froide; parfois, elle est soulevée, distendue comme une outre pleine et recouvre une substance molle, fluctuante, une bouillie où l'on perçoit la crépitation des caillots sanguins. L'épiderme, soulevé par des phlyctènes, se ride et se dessèche; les téguments prennent une teinte brune ou noire comme dans les brûlures, et l'on a une eschare en retrait sur les tissus qui l'environnent. Au pourtour, dans la zone stupéfiée, la chaleur et la sensibilité tendent à se rétablir, mais la moindre réaction inflammatoire peut tout compromettre, et une gangrène envahissante se déclare, qui détruit les tissus de vitalité douteuse.

Le foyer traumatique est irrégulier; au-dessous de la peau ecchymotique, fort compromise si même elle n'est déjà mortifiée, on trouve les lames cellulaires infiltrées de sang et de caillots, les aponévroses rompues et frangées, les muscles déchirés à des hauteurs diverses; des amas de sang s'accumulent entre leurs faisceaux rétractés. Des fragments de tendons, des bouts de nerfs baignent dans cette bouillie semblable à la pulpe splénique, et où l'on rencontre des vaisseaux volumineux écrasés; mais ceux-ci ne sont pas toujours oblitérés; il n'est pas rare de voir persister une partie de leur lumière par où suinte une certaine quantité de sang. Qu'une inflammation se mette dans un pareil foyer, et l'on comprend les désordres qui en seront la conséquence!

Signalons ici les observations sur lesquelles Verneuil a insisté: à la suite d'une contusion, on constate parfois dans les tissus une stupeur locale des plus intenses: la circulation paraît suspendue; la région est froide, livide, les artères ne battent plus au-dessous du foyer traumatique et les fonctions nerveuses y semblent compromises: la motilité est presque nulle, la sensibilité est obscure; en un mot, la vie est suspendue dans tout un segment de membre; on croirait la mortification imminente. Or il s'agit d'une simple compression des vaisseaux et des nerfs par un épanchement qui distend les gaines. Dans certains cas, un débridement large, l'évacuation du sang, de la sérosité et des caillots ont fait cesser les phénomènes inquiétants, la vie est revenue dans les tissus et l'amputation a été conjurée.

On rattache, d'une façon arbitraire, les *épanchements primitifs de sérosité* au troisième degré de la contusion. Cette lésion avait été vue au commencement du siècle, et Pelletan en donna, dans ses cliniques, deux exemples bien nets; plus tard, Velpeau ajouta de nouveaux faits dans ses recherches sur la contusion. Mais une description d'ensemble restait à faire lorsque, en 1853, Morel-Lavallée publia sur cette question un mémoire, devenu le point de départ des travaux de Verneuil [1], de Peltier [2], de Grynfelt, de Duplay, de Rossignol [3] et de Bonjean [4].

Ces épanchements se produisent par un mécanisme connu: une pression, obliquement exercée, fait glisser la peau sur un plan aponévrotique résistant: les tractus celluleux qui unissent les téguments à la membrane fibreuse se déchirent et amènent un décollement, une cavité où la sérosité s'accumule. La roue d'une voiture qui prend une cuisse en écharpe et refoule la peau au-dessus du *fascia lata* réalise ces conditions. On comprend pourquoi la jambe, surtout en arrière, la cuisse, en dehors, la paroi abdominale, les fesses et les lombes sont le lieu d'élection des épanchements primitifs de sérosité; en ces

---

[1] VERNEUIL, *Bull. de la Soc. de chir.*, t. VIII, p. 527, 1857.
[2] PELTIER, *Mouvement médical*, p. 305, 1860.
[3] ROSSIGNOL, *Épanchement traumatique de sérosité.* Thèse de Paris, 1870.
[4] BONJEAN, *Épanchement de sérosité sous-aponévrotique.* Thèse de Paris, 1882.

points, la peau est mobile sur un plan aponévrotique résistant et une force agissant presque parallèlement au plan de la peau aura prise sur une large surface. Ces épanchements sont presque toujours sous-cutanés, mais Bonjean en a signalé de profonds ; nous en avons observé un au-dessous de l'aponévrose du grand oblique, entre elle et le *fascia transversalis*.

Ces cavités sont anfractueuses et déchiquetées ; on y voit des débris de vaisseaux et de nerfs, et des franges fibreuses. Bientôt l'irritation provoque une prolifération cellulaire, à néoformation plastique qui égalise les parois, recouvertes d'un revêtement de coagulations fibrineuses. Un liquide citrin, limpide au début, s'accumule dans cette poche ; sa densité est de 1020 à 1050 ; l'analyse en a été faite par Lefort, Quévenne et Charles Robin : au repos, il est formé de deux parties, l'une superficielle, fluide, qui ressemble au sérum du sang et qui tient en suspension quelques globules de graisse ; puis d'un dépôt solide, couche inférieure où l'on trouve des hématies et des leucocytes. Dans quelques cas où le liquide était noir, on croyait cette coloration due à une accumulation de sang veineux ; mais les globules rouges y sont en minime abondance et Robin et Quévenne ont prouvé qu'il s'agit de sérosité colorée par l'hématine dissoute.

L'origine de cette sérosité est obscure : pour Morel-Lavallée, les vaisseaux les plus fins, déchirés, étirés comme un tube de verre à la lampe, retiennent les globules qui mesurent plus de 7 μ, et ne laissent pénétrer dans la poche que la partie séreuse du sang. Grynfelt compare la tumeur à un hygroma aigu et croit qu'il s'agit d'une exhalation du tissu cellulaire : le liquide épanché proviendrait des espaces conjonctifs. Enfin Verneuil se demande si les vaisseaux blancs, dilacérés, ne contribuent pas à augmenter l'épanchement dont les sources seraient multiples et qu'il faudrait assimiler à la lymphe plastique ; peut-être la plus grande part est-elle due à une lymphorragie interstitielle « sur laquelle nous ne possédons rien de précis ».

L'épanchement primitif commence immédiatement après le traumatisme ; le premier jour, il est à peine marqué et, pour constater sa présence, il faut refouler, dans un point restreint de la poche, le liquide exhalé. Peu à peu sa quantité augmente, jamais assez considérable pour remplir la vaste cavité. Aussi la peau, mal tendue au-dessus de la sérosité, « flotte et tremble à l'œil » ; une pression en un point la fait onduler sur le passage du liquide. A la limite du décollement, il existe un bourrelet, sorte de cadre moins épais que dans les dépôts sanguins, et où l'on ne perçoit pas la crépitation des caillots écrasés. La tumeur, plus gênante que douloureuse, augmente lentement pour atteindre parfois de grandes dimensions : on en a vu occuper toute la région externe de la cuisse.

Leur marche est chronique : elles s'accroissent petit à petit et n'ont aucune tendance à se résorber ; elles traînent, paraissent un jour moins volumineuses pour reprendre le lendemain leur relief primitif. Forgue a vu chez un cuirassier un épanchement qui, en sept semaines, ne subit aucun changement ; Pelletan attendit vainement deux mois, et Morel-Lavallée trois, la disparition d'une tumeur de ce genre. On cite quelques cas de résorption spontanée, mais après un si long temps qu'on ne saurait faire fond sur une terminaison pareille ; Verneuil cependant rapporte un fait où la résorption fut complète en quarante-huit heures. D'autre part, sous l'influence d'une marche, d'un excès de fatigue, d'un traumatisme chez un dyscrasique, et surtout à la suite d'une ponction avec un instrument malpropre, peuvent éclater des inflammations vives, un phlegmon terminé par une suppuration diffuse. Sous le régime de l'antisepsie, ces accidents ne doivent plus se reproduire.

Les *épanchements huileux*, mieux nommés, dit Terrier, *épanchements traumatiques de matières grasses liquides*, ont été vus par Gosselin, en 1870; B. Anger, en 1875, s'en est occupé; Broca a entrepris quelques recherches consignées dans la thèse de Casteignau. Ils se produisent par un mécanisme analogue à celui qui provoque les bosses sanguines; Gosselin, après un traumatisme, croyant ouvrir un épanchement sanguin, fut surpris de retirer un liquide semblable à de l'huile; il en fut de même dans un cas de Terrier. Ces tumeurs sont rares, et les observations en restent clairsemées.

Le liquide contenu dans ces poches sous-cutanées est jaune, filant, semblable à de l'huile; il tache le papier comme elle et le microscope y révèle l'existence de margarine; les analyses montrent qu'il s'agit de graisse libre. On n'est pas d'accord sur son origine: le plus souvent, le traumatisme met en liberté de la graisse issue des mailles dermiques ou sous-dermiques déchirées; les gouttelettes s'échappent et s'accumulent dans le foyer. Dans certaines observations, le liquide huileux, soluble dans l'éther, s'était amassé non loin d'une fracture; il provenait de la moelle osseuse dont les matières grasses s'étaient collectées dans le foyer traumatique. Gosselin émet une hypothèse hasardée lorsqu'il dit qu'une des sources des épanchements huileux est « l'extravasation des principes gras du sang mêlés à la graisse du tissu cellulaire ».

Les destinées de ces amas huileux sont peu connues: peut-être subissent-ils une série de régressions jusqu'à se transformer en ces cristaux de cholestérine qui encombrent si souvent les vieux foyers traumatiques; peut-être sont-ils parfois absorbés par les vaisseaux sanguins qui les charrient jusqu'aux poumons où ils forment ces embolies graisseuses, constatées après les fractures: on ne saurait rien affirmer. La clinique de ces tumeurs est obscure; on ne les reconnaît que lorsque la ponction a révélé dans la cavité l'existence de la graisse. Après une première évacuation, on a constaté que le liquide perd de sa transparence; il devient louche, la graisse s'émulsionnant dans la sérosité nouvelle exhalée par les parois.

4° *CONTUSION AU QUATRIÈME DEGRÉ*

Ici un segment du membre ou un membre tout entier est broyé par la violence extérieure. Nous serons bref sur ces lésions, car les os du membre sont brisés, et c'est avec les fractures qu'on étudie ces traumatismes. La peau est froide, insensible, livide, marbrée; sa trame, continue encore, est soulevée par l'extravasation des liquides qui, avec les chairs broyées, constituent une bouillie donnant aux parties la forme et la consistance d'une outre distendue; on sent, en plusieurs points, la crépitation abondante d'esquilles osseuses multipliées. Les désordres sont plus considérables qu'on ne le suppose et, sans parler des contusions viscérales qui coexistent parfois, les muscles, les tendons et les nerfs peuvent être meurtris ou déchirés à des hauteurs que les lésions de la peau ne font pas soupçonner; malgré l'écrasement d'artères volumineuses, les hémorragies ne sont pas fatales et souvent la lumière des vaisseaux est oblitérée par le mécanisme dont nous avons déjà parlé.

Les phénomènes généraux sont graves : le blessé est en état de « choc ». Il est insensible, presque sans mouvement et sans parole ; il ne répond que par monosyllabes lents aux questions qu'on lui pose ; les explorations du chirurgien lui arrachent à peine une plainte. La face est pâle, le corps couvert d'une sueur visqueuse ; le pouls est petit, filiforme ; la température s'abaisse et la mort arrive au bout de quelques heures au milieu de cette torpeur et de cet anéantissement. La réaction peut se faire, le pouls se relever, la chaleur revenir, la sensibilité s'accuser aux limites des zones mortifiées, mais de nouveaux dangers surgissent : une inflammation, un sphacèle qui se généralise et tous les accidents d'une septicémie.

Il est deux accidents rares que provoquent les contusions et qu'il faut au moins signaler : les thromboses et les embolies veineuses d'une part, de l'autre l'ictère hématique traumatique. Les thromboses, étudiées par Azam, de Bordeaux, en 1864, puis décrites par Durodié [1] et Besson [2], sont exceptionnelles dans les contusions que ne complique pas une fracture. Cependant, on les a quelquefois observées : une oblitération se fait dans les veines qui traversent le foyer traumatique, et le caillot, détaché par un mouvement brusque, une friction, un massage, soit même spontanément par le courant sanguin, va s'échouer dans les vaisseaux pulmonaires où, s'il est volumineux, il provoque la mort. Dans ces cas, Verneuil a vu s'amender des phénomènes, graves cependant. La thrombose n'a pas l'embolie comme conséquence fatale : la veine reste oblitérée, indurée, la circulation collatérale s'exagère et un œdème souvent considérable persiste un temps plus ou moins long.

L'ictère hématique traumatique a été décrit pour la première fois par notre ami et collaborateur, le professeur Antonin Poncet. Pendant que se résorbent certains épanchements sanguins volumineux, la peau de la face, principalement celle du nez, les sclérotiques, prennent une teinte jaune citron caractérisée : elle est due à la matière colorante du sang absorbée par les lymphatiques, puis jetée dans le courant sanguin qui l'apporte dans nos tissus. Poncet l'a retrouvée dans les ganglions de l'aine ; il l'a décelée dans les urines. Cet ictère, qui semble appartenir à la classe des ictères hémaphéiques de Gubler, est rare : Terrier dit l'avoir observé quelquefois, et nous avons soigné une vieille dame de quatre-vingt-un ans qui, lors d'une luxation de l'épaule, eut un épanchement sanguin considérable, au point que pendant neuf mois, le bras tout entier, l'avant-bras, la main et une partie de la paroi thoracique conservèrent une coloration variant entre le noir d'encre et le rouge violet. La peau du corps était jaune, et la sclérotique était teintée.

Traitement. — Les contusions du premier degré, les simples ecchymoses ne réclament aucune thérapeutique ; tout au plus, les applications « résolutives » d'eau blanche ou d'alcool camphré, une compression légère sous un enveloppement humide, auront-ils l'avantage de calmer la douleur et surtout d'éviter les inflammations, à redouter parfois, grâce aux excoriations légères qui com-

[1] Durodié, *Histoire des thromboses et de l'embolie veineuse dans les contusions*. Thèse de Paris, 1874.
[2] Besson, *Contribution à l'étude de l'embolie pulmonaire non mortelle dans les contusions*. Thèse de Paris, 1878.

[P. RECLUS.]

pliquent la contusion. Pour peu que les souffrances soient vives et l'ecchymose étendue, que des névralgies traumatiques se fixent sur le foyer, nous avons recours à l'immersion prolongée des parties dans un bain d'eau simple à la température de 45 à 50 degrés, et les résultats en ont été excellents.

La bosse sanguine, les épanchements abondants du tissu cellulaire sous-cutané exigent une médication plus active : lorsque la collection siège sur une base osseuse, au crâne par exemple, on peut essayer d'une compression énergique qui diffuse le sang sur une large surface et en hâte la résorption. N'est-ce pas la méthode des nourrices qui appliquent, sur les bosses sanguines développées sur le frontal, une pièce de monnaie maintenue par un bandeau? Les frictions, le massage agissent dans le même sens : étaler la masse sanguine sur la plus grande étendue possible pour augmenter les surfaces absorbantes. La bande élastique peut rendre d'inappréciables services; sa compression ne s'épuise point comme celle des bandes de toile ou de flanelle; depuis son emploi, la thérapeutique des contusions a fait un pas.

L'application de la bande élastique est simple, il faut la dérouler sur la région frappée et la serrer juste assez pour que le malade n'éprouve aucune douleur; cette faible compression est suffisante; si les souffrances surviennent, on enlève la bande pour la replacer un peu moins étroitement; on évite ainsi les stases sanguines, les œdèmes et les dangers de la gangrène, à redouter dans des mains brutales ou inexpérimentées. A notre avis, la bande élastique supplantera les autres méthodes. Cependant la compression ouatée conserve quelque indication; si la peau est compromise et menace de se mortifier, l'appareil de Burggraeve protège le foyer traumatique lorsque tombe l'eschare et s'oppose à son inoculation; il a, de plus, l'avantage d'immobiliser la région et de maintenir autour d'elle une température constante.

Lorsque le foyer sanguin s'est enkysté, que les parois irritées et recouvertes d'une membrane néoformée doublée de strates fibrineuses s'opposent à toute résorption, dans les hématoses chroniques, dans les hygromas vasculaires, la compression reste inefficace et l'on a proposé une série de moyens. L'écrasement selon le procédé de Champion, de Bar-le-Duc, a joui d'une longue vogue : il consiste à faire éclater la tumeur par une pression énergique, de façon à chasser le sang dans les mailles du tissu cellulaire. Cette manœuvre est brutale; aussi lui a-t-on substitué la scarification des parois par la lame d'un ténotome étroit introduit jusque dans l'intérieur de l'hématome. Mais souvent des caillots, des strates fibrineuses encombrent le foyer traumatique, empêchant les masses sanguines de fuser dans les lames conjonctives.

Sous le couvert de l'antisepsie, nous ne craignons plus les larges incisions. On sectionne les tissus jusque dans l'épaisseur du foyer; si les parois en sont souples et si les caillots en sont mous, on se contentera d'une ponction par où l'on fera sourdre les masses sanguines; il ne restera qu'à appliquer les parois l'une contre l'autre par un appareil compressif : le plus souvent, la réunion immédiate sera obtenue. Mais, si la poche est épaisse, si les strates fibrineuses sont dures, on devra recourir à une énucléation du foyer traumatique et enlever les tissus sclérosés jusqu'au niveau des tissus sains; l'hématome, en un mot, sera extirpé comme une tumeur. Il faudrait que la collection fût récente et son sang bien fluide, que ses parois fussent à peine organisées, pour pouvoir la vider avec l'aspirateur.

Mais cette aspiration conserve tous ces avantages lorsqu'il s'agit du traite-

[F. RECLUS.]

ment des épanchements primitifs de sérosité. Ici, la poche reste souple, le liquide ne se coagule pas et, après son évacuation, les tissus flexibles se rapprochent et adhèrent. Nous ne parlerons donc ni des petites ponctions avec des épingles, ni de la compression, ni des vésicatoires employés naguère et qui ont provoqué de nombreuses suppurations diffuses : dès qu'un épanchement est reconnu, on le vide par l'aspiration sous-cutanée et on exerce sur la région une compression élastique qu'on laisse en place jusqu'à l'entier recollement des tissus. Dans quelques cas rebelles, la poche ne s'est pas oblitérée et le liquide s'est reproduit, malgré un sévère enveloppement ouaté; on a conseillé alors, après évacuation nouvelle, d'irriter les parois par une injection iodée grâce à laquelle la cavité s'oblitère.

Ce n'est point le lieu de parler du traitement des contusions au quatrième degré; la rupture des muscles, des tendons, des troncs nerveux importants, l'ouverture des veines et des artères, les fractures des os nécessitent des interventions spéciales que nous étudierons à propos de la contusion des tissus et des organes. Nous laisserons aussi de côté le traitement général, le même dans tous les traumatismes, et les indications particulières à chacune des complications qui peuvent survenir.

CHAPITRE III

COMPLICATIONS DES PLAIES

Ce chapitre est un des plus factices de la nosographie; il réunit, par un groupement arbitraire, des affections aussi différentes que le choc traumatique et la septicémie; il distrait de leur cadre plusieurs maladies telles que l'érysipèle, la pourriture d'hôpital, la gangrène gazeuse, le tétanos, dont la place naturelle est parmi les infections parasitaires; et le lien qui sert de prétexte à leur rapprochement semble bien fragile : si du moins ces accidents ne pouvaient éclater qu'à l'occasion d'une plaie, passe encore, mais ne sait-on pas que plusieurs d'entre eux, l'érysipèle par exemple, se développent parfois à propos d'une effraction du tégument, si légère que l'examen le plus attentif ne permet pas de la découvrir?

Peut-être serait-il temps de rompre avec une coutume d'autant plus surannée que les accidents des plaies sont devenus exceptionnels. Nous ne connaissons plus la pourriture d'hôpital; la gangrène gazeuse est si rare aujourd'hui, que beaucoup d'entre nous ne l'ont jamais observée; pour l'infection purulente, des années se passent sans qu'on en signale un cas, non dans un service mais dans un hôpital entier. L'érysipèle ne s'abat plus sur nos plaies opératoires; à peine apparaît-il de temps à autre sur un vieux clapier suppurant, un ulcère, une fistule négligemment pansée. Il en est de même des hémorragies secondaires : la fièvre traumatique n'est plus une réalité; son entité a été brisée depuis que les plaies évoluent sans inflammation. Enfin, les suppurations ne se montrent, dans nos foyers opératoires, que pour nous rappeler aux devoirs d'une antisepsie rigoureuse.

Et pourquoi décrire au chapitre des accidents des plaies, et non avec les inflammations de la peau, l'érysipèle par exemple, tandis que la lymphangite et la phlébite, complications aussi fréquentes, sont étudiées avec les affections des vaisseaux blancs et des veines? pourquoi les suppurations circonscrites sont-elles annexées à l'inflammation et la suppuration diffuse aux affections du tissu cellulaire? On voit combien serait urgente une refonte de nos classifications nosographiques. Nous ne la tenterons pas : au demeurant, la description didactique de chaque maladie n'en souffre que peu. Nous sommes quittes envers notre lecteur en lui apprenant à rectifier lui-même nos groupements artificiels. Et, nous inclinant devant la tradition, nous allons étudier, dans un chapitre à part, les accidents du traumatisme.

La marche de la plaie vers une cicatrisation régulière peut être troublée par des accidents *généraux* et par des accidents *locaux* : ceux-ci s'opposent à la réunion immédiate, ceux-là retentissent aussi sur la blessure et peuvent, lorsqu'ils sont graves, compromettre l'existence même. Les uns sont *primitifs*, ils éclatent au moment où se produit le traumatisme, — le choc et la syncope, certaines hémorragies; la plupart sont *consécutifs*, — fièvre traumatique névralgies traumatiques, délire nerveux, tétanos, hémorragies secondaires, thromboses et embolies, érysipèle, pourriture d'hôpital, septicémies, infection purulente.

I

SYNCOPE TRAUMATIQUE

On nomme *syncope traumatique* un état morbide consécutif à une violence extérieure et que caractérisent la suspension des battements du cœur, l'arrêt de la respiration et une perte absolue de connaissance.

Historique. — Cet accident semblait plus fréquent avant la vulgarisation de l'anesthésie chirurgicale. Maintenant la syncope, si elle survient au cours d'une intervention opératoire, est toujours mise sur le compte de l'éther ou du chloroforme, qui endossent toutes les catastrophes. Aussi cette complication est-elle peu connue malgré les recherches entreprises à ce sujet. Parmi les publications les plus importantes, nous signalerons :

Péronne, Des accidents nerveux consécutifs aux plaies. Thèse de Paris, 1864. — François Franck, Recherches sur le mécanisme des accidents cardiaques causés par les impressions douloureuses. In *Gaz. hebd.*, p. 773 et 789, 1876. — Effets des excitations des nerfs sensibles sur le cœur et la respiration, etc. In *Comptes rendus des travaux du laboratoire de M. Marey*, p. 221, 1876. — Engel, De la syncope traumatique. Thèse de Paris, 1877. — Hostang, Essai sur la syncope. Thèse de Paris, 1877. — Straus, art. Syncope. In *Nouveau dict. de médecine et de chirurgie pratiques*, t. XXXIV, 1883. — Bertin-Sans, art. Syncope. In *Dictionnaire encycl. des sciences méd.*, 3e série, t. XIV, p. 165, 1884. — Terrier, Éléments de pathologie chirurgicale générale, p. 542, 1885.

Étiologie. — La syncope traumatique a une double origine : tantôt elle succède à une abondante effusion du sang et tantôt à des troubles nerveux.

syncope *par hémorragie* et syncope *par action réflexe*. La première survient à la suite de plaies opératoires ou accidentelles, lorsque les artères et les veines, largement ouvertes, permettent une énorme déperdition du liquide nourricier. La quantité joue un rôle prépondérant dans cette complication ; mais la rapidité n'est pas sans influence et, à portion égale de sang répandu, la blessure d'un gros vaisseau produit plus facilement la syncope que celle d'un petit. Le siège même de l'hémorragie est à considérer, et lorsqu'elle a lieu près du cerveau, la syncope serait plus prompte ; il y aurait « saignée du bulbe ».

Dans tous ces accidents, la syncope a pour cause l'anémie cérébrale ; les centres nerveux exsangues cessent leurs fonctions et le cœur s'arrête. Aussi, sans amener la moindre déperdition de sang, certaines interventions peuvent provoquer l'arrêt du cœur, par simple déplacement de la masse sanguine qui, abandonnant le cerveau, compromet l'injection encéphalique ; à la suite des ponctions d'ascite, les vaisseaux de l'abdomen dilatés emmagasinent, au détriment des centres nerveux, une énorme quantité de sang et les lipothymies surviennent ; on les a notées après la thoracentèse, mais, dans ces cas, les déplacements du cœur et du diaphragme refoulés par le liquide pleural peuvent rendre compte des accidents syncopaux dont le mécanisme n'est pas identique à celui des faits précédents. Mêmes réserves dans les plaies du cœur et lorsque ses mouvements sont entravés par un épanchement péricardique.

La violence extérieure, le choc peut n'avoir provoqué aucune déperdition sanguine ; aucun vaisseau n'a été ouvert et la syncope se produit par « hémorragie nerveuse », comme disait Dupuytren, qui pensait qu'un excès de douleur suffisait pour amener la mort. Aux conceptions vagues de cette époque on a substitué la théorie réflexe, et nous savons que la syncope a pour cause une excitation périphérique, exercée par le traumatisme sur les nerfs centripètes de la vie animale ou végétative. L'excitation gagne le bulbe et se réfléchit sur les pneumogastriques qui réagissent en arrêtant le cœur. Ces faits n'étaient pas ignorés, mais les recherches de François Frank en ont démontré l'exactitude avec une rigoureuse précision, et l'on connaît le circuit que parcourt le réflexe.

L'excitation porte sur les nerfs centripètes émanés de l'axe cérébro-spinal ou sur ceux qui proviennent du grand sympathique. Dans le premier cas, l'excitation peut s'aggraver d'une vive douleur, mais la syncope et ses dangers sont loin d'être en raison directe de l'importance de la blessure. On a cité des observations où une plaie insignifiante a eu pour conséquence l'arrêt définitif du cœur : Verneuil n'a-t-il pas même signalé un fait où la mort survint par syncope au moment où, du dos de son bistouri, il traçait le trajet de la future incision qu'il projetait pour une trachéotomie ? Observation identique publiée par Cazenave. Si ces malades avaient été soumis à l'inhalation chloroformique, on eût porté cet accident au compte de l'anesthésie. Les traumatismes qui ont pour siège le territoire innervé par le grand sympathique provoquent aussi la syncope ; on connaît les expériences de Goltz, répétées par Vulpian, qui, chez des grenouilles, déterminait l'arrêt du cœur par la percussion de la paroi abdominale. De Bernstein, par l'excitation électrique du nerf vague, et Brown-Séquard, par la dilacération des ganglions semi-lunaires, sont arrivés au même résultat. Mais la syncope est conjurée lorsqu'on pratique, au préalable, la section du pneumogastrique, ou lorsque, comme François Frank, on le paralyse avec le curare ; l'arc réflexe est rompu ; l'excitation arrive au bulbe, mais le conducteur manque pour la transmettre au cœur, et les accidents syncopaux sont conjurés.

[P. RECLUS.]

La clinique avait constaté l'existence de syncopes à la suite des traumatismes sur le ventre, et Hostaug, dans sa thèse de 1877, rappelle les faits de Dupuytren. La chirurgie abdominale inaugurée depuis l'antisepsie, a montré l'influence de certaines opérations sur les troubles cardiaques observés, dit Terrier, après l'hystérectomie, « troubles particuliers et presque toujours mortels ». Mais, dans ces traumatismes opératoires, il faut tenir compte de l'anesthésie, qui modifie l'excitation. Le chloroforme, lorsque l'anesthésie est incomplète, peut être l'agent de la syncope par l'excitation qu'il provoque sur les voies respiratoires. Plus tard, lorsque l'anesthésie est complète, le chloroforme conjure la syncope par la paralysie temporaire dont il frappe le pneumogastrique.

Symptômes. — Les symptômes tiennent dans la définition même de la syncope : tout à coup le cœur s'arrête, le sang cesse d'être projeté vers la périphérie, aussi la face devient-elle pâle, d'un blanc de cire, parfois bleuâtre ; les yeux sont caves, cernés de noir, ternes et fixes ; la pupille est dilatée, les ailes du nez et les lèvres sont pincées, les tempes recouvertes d'une sueur froide, les extrémités sans chaleur. Le pouls n'est plus perceptible, et la palpation et l'auscultation démontrent que le cœur ne bat plus. Son arrêt est-il complet, même dans les cas où la mort sera conjurée ? Quelques auteurs prétendent qu'il existe quelques mouvements trop faibles pour être perçus.

Cet arrêt du cœur n'est pas toujours aussi brusque ; il peut être précédé de vertiges, d'éblouissements, de tintement d'oreilles ; un nuage passe devant les yeux, puis une douleur précordiale survient, parfois des nausées, et si le malade est debout, il chancelle, s'affaisse et tombe. Si quelque vaisseau est ouvert, l'hémorragie se tarit et cette hémostase conjure parfois la mort que rendait menaçante une abondante déperdition sanguine. — Les mouvements de la cage thoracique et du diaphragme sont supprimés et le malade perd connaissance. Cet état de mort apparente peut durer longtemps et n'être que le prélude de la mort réelle Mais le plus souvent, les mouvements du cœur réapparaissent, d'abord timides et lents, puis ils se régularisent ; les inspirations, rares et suspicieuses, reprennent leur rythme et la conscience revient. — Rien n'est plus difficile que de reconnaître la cause de la syncope. L'arrêt du cœur est-il dû à l'excès de l'hémorragie, à une excitation réflexe, à l'émotion, la terreur qu'inspire l'opération, la vue du sang ? est-il survenu quelque lésion soudaine que révélera l'autopsie, une embolie, une hémorragie cérébrale ? a-t-on affaire à une commotion ? le chloroforme est-il seul coupable ? Une analyse de tous les symptômes observés et de toutes les circonstances qui accompagnent l'accident est nécessaire, et, encore fort souvent, même après l'autopsie, ne sait-on dévoiler la cause de la mort.

Traitement. — Lorsqu'elle provient d'une hémorragie et de l'anémie cérébrale consécutive, la syncope doit être combattue par le rappel du sang vers l'extrémité céphalique. La tête est mise en position déclive, la face est fustigée avec des compresses d'eau froide, puis on pratique la respiration artificielle d'une façon prolongée et sans s'arrêter à son inutilité apparente, car on a vu des individus revenir à eux après une syncope de plus de deux heures. Les tractions rythmées de la langue selon la méthode de Laborde peuvent rendre des services. Les injections sous-cutanées d'éther, l'excitation électrique, peuvent rendre quelque service. Mais nous n'insisterons pas, car le traitement de la syncope traumatique n'est autre que celui de la syncope en général.

(F. RECLUS.)

II

STUPEUR LOCALE

On nomme *stupeur locale, étonnement local, choc local, commotion, asphyxie locales*, un état spécial caractérisé par l'anesthésie, l'absence d'hémorragie, le refroidissement et qui atteint certaines plaies contuses et, en particulier, les plaies par armes à feu. — Telle est à peu près la définition de Santi[1] dans l'article intéressant qu'il a publié sur ce sujet.

Le signe caractéristique de la stupeur locale est l'anesthésie; on peut manier la plaie, la régulariser avec les ciseaux sans réveiller la douleur; cette zone n'est pas très étendue d'ordinaire et la sensibilité se manifeste sur les téguments voisins à mesure qu'on s'éloigne du point traumatisé; à son niveau les tissus sont flasques, exsangues, livides, froids, les muscles sous-jacents ne se contractent pas et le blessé, tout en accusant de l'engourdissement et des fourmillements dans le membre atteint, ne sent plus ce membre; il lui semble qu'il l'a perdu, un tremblement peut l'agiter qui gagne le corps entier; enfin des phénomènes généraux éclatent souvent qui rappellent ceux du choc traumatique. Mais ceci, dans les cas graves, dans ceux où les accidents, au lieu de se dissiper en quelques heures, s'accentuent et où la zone, stupéfiée, se sphacèle. Le tableau change et nous l'avons étudié à propos de la gangrène.

Comment une violente contusion, un écrasement, un tamponnement, un éclat d'obus, un volumineux projectile provoque-t-il cette stupeur locale? on ne le sait guère; tout au plus on peut dire qu'elle est favorisée par le froid et par une hémorragie abondante. Faut-il l'expliquer par des « vibrations » trop violentes qui annihilent au loin les fibres sensitives et motrices, ou faut-il admettre une contusion directe de filets nerveux, leur compression par des épanchements sanguins dans le névrilème? Y aurait-il, comme le suggère Verneuil, paralysie des tubes nerveux par la production rapide de substances toxiques dans le foyer traumatisé? Ces diverses hypothèses sont précaires. Toujours est-il que trop souvent cette stupeur locale présage la gangrène. On essaiera de la conjurer par des applications chaudes, l'enveloppement ouaté, et l'on surveillera, pour débrider les tissus, si des accumulations de liquides infectés se forment dans la profondeur.

III

CHOC TRAUMATIQUE

On nomme *choc traumatique* un état particulier qui succède aux violences extérieures et que caractérisent, avec l'abaissement de la température, une dépression ou un épuisement des fonctions vitales. — On l'a souvent confondu

[1] De Santi, *Du choc traumatique et de la stupeur locale*. In *Arch. de méd. et de pharm. milit.*, t. II, n° 9, p. 225, 1885.

avec la syncope dont il doit être distrait; mais la distinction n'est pas toujours facile; pour nombre d'auteurs, « le choc » serait un état morbide, complexe, mal délimité, sans existence propre et dont la contusion des viscères, la commotion médullaire ou cérébrale, les embolies sanguines ou graisseuses, certaines septicémies suraiguës et les hémorragies internes feraient le fond.

Historique. — Longtemps avant d'avoir imaginé les mots de prostration, de collapsus, de léthargie, de commotion, d'épuisement, d'étonnement des blessés, de stupeur, de choc traumatique, les auteurs connaissaient l'état de dépression dans lequel peuvent plonger les violences extérieures. Mais si nombre d'observations portent la trace de ces symptômes, il faut arriver aux recherches de Travers, en 1826, pour en trouver une description exacte. Les travaux se sont accumulés dans la suite et surtout de l'autre côté de la Manche: ce n'est que depuis une trentaine d'années que le choc a été étudié en France, et, pour en marquer l'origine, on l'écrit souvent « shock » avec son orthographe anglaise, nom qui lui fut donné par Hunter. La question a été un peu renouvelée, grâce aux recherches de Charcot sur l'hystéro-traumatisme.

Travers, An inquiry concerning that disturbed state of the vital fonctions usually denominated constitutional irritation. Londres, 1826. — Gross, Prostration collapse or shock. In *System of surg.*, 5ᵉ éd., t. I, 1864. — Erichsen, On railway and other injuries of the nervous system. London, 1866. — Jordan Furneaux, On shock after surgical operations and injuries. In *Brit. med. Journal*, 2ᵉ éd., t. I, London, 1880. — Verneuil, De la mort prompte après certaines blessures ou opérations. In *Gaz. hebd.*, p. 579, 1869. — Savory, Collapse. In *Holmes system of surgery*, 2ᵉ éd., t. I, 1870. — Fischer, In *Volkmann's Sammlung klin. Vortrage*, 1870. — Demarquay, Sur les modifications imprimées à la température animale par les grands traumatismes. In *Comptes rendus de l'Académie des sciences*, t. LXXIII, 1871. — Renard, De l'abaissement de la température dans les grands traumatismes par armes à feu. In *Arch. gén. de méd.*, 1872. — Blum, Du choc traumatique. In *Arch. gén. de méd.*, 1876. — Le Dentu, Cas de mort à la suite d'une désarticulation de la hanche. In *Bull. de la Soc. de chir.*, 1877. — Verneuil, Des causes de la mort prompte après les grands traumatismes accidentels et chirurgicaux. Thèse d'agrégation en chirurgie, 1878. — Picqueré, Que doit-on entendre par l'expression de choc traumatique? Thèse d'agrégation en chirurgie, 1880. — Rafes, Shok; storia, considerazioni e proposita. In *La Sperimentale*, 1882. — Terrier, Choc traumatique. In *Éléments de pathol. chir. générale*, p. 569, 1883. — Blum, L'hystéro-traumatisme, 1895. — Vibert, La névrose traumatique. Étude sur les blessures produites par les accidents de chemins de fer, 1895.

Étiologie. — On est peu fixé sur les causes qui provoquent le choc. La gravité du traumatisme est un facteur important et la stupeur des blessés est plus fréquente après la chute d'un lieu élevé, les écrasements étendus, les plaies par arrachement, les accidents de chemin de fer bien étudiés par Erichsen. Les brûlures, surtout les brûlures superficielles et étendues, la fulguration, les explosions de dynamite, les congélations, les blessures à grands fracas des projectiles de guerre ont pour conséquence la même prostration. La région et l'organe atteints joueraient aussi un rôle; le choc accompagnerait souvent les violences sur les tissus les plus vasculaires et les mieux innervés, le testicule, les grands viscères, les intestins. Aussi les heurts intenses, les coups sur l'épigastre ont-ils une gravité particulière; on sait l'extrême richesse en plexus nerveux sympathique des organes contenus dans l'abdomen.

Dans tous ces grands traumatismes, explosion de dynamite, fulguration, plaies de guerre, la cause initiale agit non seulement sur les tissus qu'elle brûle ou contusionne, mais elle retentit sur les centres nerveux par une commotion considérable. De là les accidents de l'hystéro-traumatisme; et, de fait, des phénomènes de choc ont éclaté chez des individus, des mécaniciens par exemple qui, craignant une rencontre de trains, ont pu, grâce à quelque manœuvre, éviter le heurt. Le choc, dans ce cas, ne pouvait être dû qu'à la peur et non aux lésions matérielles des tissus qui manquaient totalement. Aussi certains médecins d'outre-Rhin lui ont-ils donné le nom de « paralysie ou de névrose par frayeur ». Le « railway-spine », le « railway-train » des Anglo-Saxons auraient donc, avec le choc ou la stupeur traumatique, de nombreux points de contact. L'influence des phénomènes psychiques est donc incontestable et Blum insiste sur ce fait que le choc manquerait chez ceux qui, au moment de l'accident étaient plongés dans le sommeil ou dans l'ivresse.

L'état constitutionnel du blessé présente aussi de l'intérêt ; les individus affaiblis par une hémorragie, ceux que mine une affection chronique, les alcooliques, les nerveux seraient plus que d'autres exposés au choc ; aussi devra-t-on en tenir compte lorsqu'il les faudra soumettre à de graves interventions chirurgicales ; la stupeur, la dépression vitale peuvent être la conséquence d'une plaie opératoire, et on les a vues succéder aux ovariotomies, aux hystérectomies abdominales, aux laparotomies au cours desquelles les anses intestinales ont été manipulées longtemps. Le choc tient dans la mortalité post-opératoire une place importante, mais que les statistiques anglaises semblent exagérer.

Par quel mécanisme se produit-il? Les recherches contemporaines n'ont guère dissipé les ténèbres qui enveloppent la question : on invoque un arrêt de l'innervation ; le système nerveux, central et périphérique, serait stupéfié par la violence et cesserait d'agir ; telle est l'opinion de Gross et de Furneaux-Jordan. Cette commotion se traduirait par une paralysie des nerfs. D'après Fischer, le grand sympathique atteint réagirait sur les vaisseaux en provoquant leur dilatation paralytique ; mais le cœur et les autres organes seraient frappés du même arrêt et leur fonction serait en partie abolie ; Verneuil croit à une altération subite du sang, préparée par une dyscrasie antérieure ou quelque tare d'un viscère important. Pour Billroth, les facteurs sont nombreux et l'hémorragie, la douleur, les vives émotions, le chloroforme même seraient, chacun pour sa part, responsables de la stupeur des blessés.

Symptômes. — On en a décrit trois formes : la forme torpide, la forme insidieuse et la forme éréthique. C'est pour obéir à l'usage que nous nommons cette dernière ; en effet, nous ne connaissons du choc ni son anatomie pathologique, ni sa pathogénie ; on ne fait que se baser sur la clinique pour ranger dans le cadre de la stupeur des blessés telle ou telle complication des plaies ; or, la forme éréthique se caractérise par une agitation, des cris, du délire, des mouvements désordonnés, la coloration de la face, tous symptômes opposés à ceux que montrent les individus atteints de choc. Impossible de savoir par quel lien Travers a pu rattacher deux syndromes aussi dissemblables.

La forme *torpide* est la plus fréquente ; le blessé est en résolution musculaire ; on soulève les membres qui retombent aussitôt ; la face est pâle, tirée, les lèvres bleues, les pupilles dilatées et paresseuses ; les yeux fixes enfoncés dans leur orbite sont parfois brillants, mais la sensibilité est émoussée, la parole est lente, il faut une question brève et impérative pour obtenir une réponse, qui prouve une intelligence présente. La mémoire paraît faire défaut. La voix est cassée ; la respiration faible, irrégulière, rare, parfois suspirieuse ; le pouls est petit, fréquent, dicrote, les battements du cœur sont à peine appréciables ; les extrémités sont refroidies et le thermomètre accuse un abaissement de la température, qui est de 36 ou de 35 degrés. Le malade n'accuse aucune souffrance et la mort peut survenir sans que cette stupeur se dissipe. Mais d'autres fois la réaction se fait, la chaleur se rétablit, la respiration se régularise, le pouls reprend sa force primitive et tout danger est bientôt conjuré.

La forme *insidieuse* est moins connue; on l'observerait surtout à la suite des accidents de chemin de fer. Au premier abord, le blessé semble ne présenter aucun trouble; aucune fonction ne paraît atteinte et la respiration, la circulation et l'innervation sont d'apparence normale. Mais on s'aperçoit bientôt que la peau est ictérique, terne, blafarde, cadavérique, elle a perdu son élasticité; les extrémités se refroidissent, les réactions se font mal, l'urine devient rare, le pouls est faible, le cœur irrégulier; peu à peu ou rapidement, les symptômes s'aggravent et la forme torpide s'accuse, jusqu'à ce qu'on voit le coma succéder à la stupeur; la mort arrive, souvent en moins de trois ou quatre jours, parfois après des alternatives de dépression et d'excitation.

Il ne faudrait pas croire le diagnostic facile. Bien que tous les auteurs aient noté chez leurs blessés cette stupeur que nous venons de décrire, ils se refusent à faire de cette dépression un état morbide spécial et la rattachent à un accident tel qu'une hémorragie interne, une commotion cérébrale, un trouble circulatoire, une embolie, une syncope ou une septicémie foudroyante. On a tracé un diagnostic différentiel : nos livres essayent de donner à chacune de ces affections une symptomatologie spéciale. Mais, au lit du malade, la distinction reste malaisée, et des recherches nouvelles sont nécessaires pour délimiter le choc traumatique et en faire une entité morbide indiscutable.

Traitement. — Il ressemble à celui de la syncope; il faut activer la circulation par des frictions avec des substances alcooliques, l'enveloppement dans de la flanelle chaude, le massage, les bains portés graduellement de 36 à 40 degrés; puis les injections sous-cutanées d'éther, les boissons stimulantes, cognac, kirsch, rhum; les révulsifs, les sinapismes promenés sur les membres peuvent rendre de grands services. La question d'opportunité se pose souvent : Faut-il intervenir sur un individu en état de choc? En thèse générale, non; et si une cause quelconque, l'hémorragie par exemple, n'impose pas l'opération immédiate, on attendra, avant de prendre le couteau, que la réaction ait commencé.

<h1 style="text-align:center">IV</h1>

HÉMORRAGIE TRAUMATIQUE

On dit qu'il y a *hémorragie traumatique* lorsque, dans une plaie, l'écoulement sanguin « dépasse, par sa quantité et par sa durée, les limites ordinaires ». — Cette complication unit les accidents primitifs aux accidents consécutifs des lésions traumatiques, car l'hémorragie peut être elle-même tantôt consécutive et tantôt primitive.

Historique — Peu de complications ont été plus étudiées. Elle était, sous l'ancienne chirurgie, l'accident le plus redoutable et inspirait une terreur telle que deux cents ans après la découverte de la ligature, on n'osait amputer un membre à sa racine. Maintenant l'hémorragie est déchue de cette importance; elle est devenue rare dans sa forme primitive, depuis la constitution de notre merveilleux arsenal d'hémostase, et dans sa forme consécutive, depuis l'emploi des pansements antiseptiques qui assurent la cicatrisation des vaisseaux divisés. Parmi des publications innombrables nous citerons :

BOYER, art. HÉMORRHAGIE. In *Dictionnaire en 60 vol.*, t. XX, p. 571. — VELPEAU, Recherches sur la cessation spontanée des hémorragies traumatiques primitives. In *Gazette médicale de Paris*, p. 427, 1850. — SANSON, Des hémorragies traumatiques. Thèse de concours de clinique chirurgicale. Paris, 1836. — DUPUYTREN, Des hémorragies considérées comme complication dans les blessures par armes de guerre. In *Clinique chirurgicale*, 2ᵉ éd., t. IV, 1839. — DESPRÉS, Des hémorragies traumatiques consécutives. Thèse d'agrégation en chirurgie. Paris, 1844. — NÉLATON, Traitement des hémorragies artérielles consécutives. In *Bull. de l'Acad. de méd.*, t. XV, p. 360, 1850. — BOUCHARD, Pathogénie des hémorragies. Thèse d'agrégation en médecine. Paris, 1869. — NICAISE, Plaies et ligatures des veines. Thèse d'agrégation en chirurgie, 1872. — CAUCHOIS, Pathogénie des hémorragies traumatiques secondaires. Thèse de Paris, 1873. — GUILLON, Traitement des hémorragies artérielles. Thèse de Paris, 1875. — CAYLE, Blessures des artères athéromateuses. Thèse de Paris, 1876. — DELAVE, Plaies par écrasement des artères. Thèse de Paris, 1879. — PAUL RECLUS, Des mesures propres à ménager le sang dans les opérations chirurgicales. Thèse d'agrégation en chirurgie, 1880. — RENAUT, art. HÉMORRHAGIE. In *Dictionnaire encyclop. des sciences méd.*, 4ᵉ série, t. XIII, 1888.

Variétés. — L'hémorragie traumatique est *primitive* lorsque le sang jaillit dès que la blessure est faite : un vaisseau est ouvert et l'écoulement persiste jusqu'à ce que l'art ou la nature le tarissent. L'hémorragie est *secondaire* lorsque le sang fait irruption pour la première fois — ou reparaît — un temps plus ou moins long après l'accident. Mais alors deux cas se présentent : tantôt l'hémorragie survient lorsque l'hémostase est récente; la contraction des tuniques musculaires des parois, puis la formation d'un caillot mou, friable, oblitèrent la lumière du vaisseau et s'opposent à l'écoulement du sang lorsqu'un froissement de la plaie, un dérangement de l'appareil, un mouvement intempestif, un effort de toux, une émotion morale provoquent une impulsion plus vive de l'ondée sanguine qui détache le caillot, force les parois, et l'hémorragie apparaît. L'hémostase n'était que *provisoire* et cette hémorragie est une hémorragie secondaire *précoce*. Tantôt l'oblitération vasculaire est plus solide; le caillot est devenu fibrineux; il est formé de strates superposées qui opposent à l'impulsion sanguine un obstacle résistant. Les lèvres du vaisseau sectionné se sont rapprochées; elles s'unissent par anastomoses de leurs bourgeons charnus et constituent, au-dessous du caillot, une cicatrice qui assure l'hémostase. Si, dans ces conditions, une ulcération des parois ou du caillot permet au sang de s'écouler, on aura une hémorragie secondaire *tardive*, celle qui se déclare lorsque l'hémostase *permanente* est établie. L'hémorragie secondaire est donc celle qui arrive après l'hémostase provisoire ou permanente et sans l'intervention d'une diérèse nouvelle.

Étiologie. — Ces hémorragies précoces ou tardives sont souvent sous la dépendance d'un état constitutionnel parfois mal défini. On connaît ces *hémophiles* chez qui la moindre plaie est prétexte à perte de sang : on arrête l'écoulement, il repart avec une telle persistance que la mort peut en résulter. Cette prédisposition est héréditaire et se transmet surtout de mâle en mâle. Sanson rapporte l'histoire d'un homme qui mourut d'hémorragie à la suite d'une blessure futile; cinq de ses dix-sept petits-enfants et arrière-petits-enfants périrent de la même manière et tous les autres furent sujets à des hémorragies qui causèrent encore la mort de quelques-uns d'entre eux. Hughes, d'après J. Renaut, cite une famille dans laquelle, pendant quatre ou cinq générations, tous les individus mâles étaient en puissance d'hémorragies. Dubois rapporte le cas d'une famille où trois enfants succombèrent à des hémorragies que rien ne put arrêter, l'un à la suite de ventouses scarifiées autour du genou; le deuxième pour s'être excorié la peau de la tempe; le troisième à la suite d'une application de sangsues à l'épaule. Dès 1851 on pouvait citer plus de 100 exemples de cette prédisposition héréditaire.

Les théories sont innombrables qu'on a invoquées pour expliquer la fréquence des écoulements sanguins chez les hémophiles : on a parlé de la dégénérescence graisseuse des vaisseaux, de la diminution de leurs calibres, de l'amincissement de leurs parois. On a mis en cause la paralysie des vaso-dilatateurs, l'excitabilité des vaso-constricteurs; le sang serait retenu dans les réseaux et capillaires congestionnés qui ne tarderaient pas à se rompre. Sans être aussi précis, nous admettrions l'influence du système nerveux sur ces hémorragies « mobiles, capricieuses, intermittentes et même périodiques »; comme les écoulements sanguins d'origine nerveuse, elles apparaissent souvent à la suite des causes qui peuvent exciter la sensibilité cutanée. En tout cas, chez les hémophiles, et Renaut le fait remarquer avec Lancereaux, les plaies profondes saignent moins que les plaies insignifiantes.

Plusieurs croient à une altération du liquide cruorique : peut-être le sang serait-il dépourvu de fibrinogène; en 1861, Tardieu a cité un fait où la coagulation n'était pas survenue six heures après son issue de la veine, bien qu'il fût au repos et maintenu au contact de l'air. Au milieu de ces affirmations contradictoires, il est sage de rester éclectique et d'invoquer le concours de plusieurs causes pour expliquer cette propension aux hémorragies; fragilité des vaisseaux, influence nerveuse, modification dans la composition du sang, dyscrasie héréditaire ou acquise : dans ce cas, l'hémophilie ne serait pas une entité morbide, et Verneuil, qui défend cette opinion, cite, dans la thèse de Hernandez, une foule d'états généraux qui s'accompagnent d'hémorragies rebelles.

Certains états constitutionnels et certaines diathèses prédisposent aux hémorragies, les fièvres graves, comme le typhus, la plupart des fièvres éruptives et en particulier la variole, les altérations du foie : on sait combien Monneret insistait sur ce point, confirmé par les observations de Verneuil. Le scorbut, la leucémie, l'infection purulente, dont le premier symptôme est parfois une exsudation sanguine de la plaie, ont une influence indiscutable; ainsi de l'impaludisme; celui-ci, Verneuil et son élève Moriez l'ont montré, peut se révéler par un écoulement sanguin de type intermittent et que guérit le sulfate de quinine. Ces hémorragies diathésiques se produisent surtout dans les capillaires des bourgeons charnus : leurs parois fragiles cèdent au moindre effort.

Ce sont les hémorragies *néo-capillaires* de Verneuil. Un traumatisme peut ne provoquer l'apparition, mais le plus souvent elles sont spontanées et sous la dépendance d'une tension intra-vasculaire à peine plus considérable. Les vaisseaux des bourgeons charnus ont des parois embryonnaires et formées de cellules molles que détruira la moindre impulsion : les globules blancs se chargent de les cribler de pores et de faire du vaisseau une sorte de drain par où le sang s'extravase. Les leucocytes passent d'abord, les hématies et le plasma se précipitent à leur suite au travers des parois raréfiées. Renaut donne à ces écoulements sanguins le nom d'hémorragies *diapédétiques*. Elles sont *électives*, car le sang ne sort pas en masse ; les rapports des globules rouges, des globules blancs et du plasma ont subi des variations, au lieu d'être normaux comme dans les hémorragies *massives*, consécutives aux ruptures du vaisseau.

Les hémorragies primitives des gros vaisseaux sont sous la dépendance d'un certain nombre de causes physiologiques. Elles sont plus abondantes lorsque la blessure porte sur des organes très vasculaires, la langue, le col de l'utérus, la région anale, ou qu'elle frappe des tissus modifiés par l'inflammation ; on sait combien l'effusion du sang peut être copieuse après les débridements au bistouri des phlegmons diffus et des anthrax. Il n'est pas jusqu'à l'extrême jeunesse ou la vieillesse qui ne soient à considérer, et l'hémorragie est inquiétante pour les vieillards et pour les enfants ; le débit des vaisseaux et la durée de l'épanchement ne paraissent pas augmentés chez eux, mais leur équilibre physiologique est troublé par la perte d'une minime quantité de sang, et ce qui serait un incident insignifiant, chez un adulte, devient, aux deux extrêmes de la vie, une hémorragie redoutable.

Le traumatisme joue un rôle considérable ; sous le rapport des hémorragies, les piqûres, les coupures et les plaies contuses diffèrent ; les unes sont presque sèches, les autres sont inondées d'un flot de sang. La direction de la section du vaisseau n'est pas indifférente : les plaies transversales, longitudinales, complètes ou incomplètes, ont chacune un pronostic particulier. Les tissus qui entourent le vaisseau permettent aux parois de s'affaisser ou les maintiennent béantes comme certaines aponévroses de la base du cou, favorisant ainsi l'écoulement sanguin. Il n'est pas jusqu'à la structure de l'artère ou de la veine qu'il ne faille considérer : dans les varices et dans l'endartérite, les tuniques étant athéromateuses, on ne devra pas compter, pour oblitérer le vaisseau, sur la rétraction de leurs fibres musculaires.

L'étiologie des hémorragies secondaires diffère selon que l'épanchement est précoce ou tardif. Les hémorragies précoces ont presque toutes pour cause la cessation du spasme musculaire ; l'irritation que provoque le traumatisme sur le vaisseau déchiré entraîne une contraction des tuniques de l'artère et son oblitération momentanée ; lorsque cette contraction s'épuise, il s'est formé un caillot mou qui s'oppose à l'irruption du sang ; mais la barrière est fragile et la moindre élévation de la tension intra-vasculaire suffit pour emporter l'obstacle : il n'est besoin que du plus léger effort, quinte de toux, simple mouvement. L'hémorragie ne se fait pas toujours par le bout central de l'artère divisée et lorsqu'un gros vaisseau est ouvert. — l'axillaire, la sous-clavière, la fémorale, le sang peut sourdre par le bout périphérique où la circulation collatérale s'est rétablie, et, le caillot qui oblitère le bout périphérique au niveau de sa déchirure étant peu résistant, il cède à la moindre pression.

Parfois un obstacle mécanique s'oppose à l'hémorragie, qui se déclare lorsque l'obstacle disparaît. Dans une chute d'un quatrième étage, un individu se fracture le pariétal sur le coin d'une enclume ; au sixième jour, nous intervenons en enlevant de volumineuses esquilles ; l'une d'elles oblitérait le sinus latéral déchiré ; une nappe de sang couvre aussitôt le champ opératoire ; l'index bouche cette ouverture que nous aveuglons par un pansement antiseptique. En le défaisant au dixième jour, nous constatons une guérison complète ; un caillot remplissait-il le sinus latéral ? Ses bords déchirés s'étaient-ils réunis ? — Nous ne saurions le dire ; en tout cas, l'hémorragie était conjurée.

[F. RECLUS]

Le mécanisme des hémorragies tardives est autre : tantôt le processus qui aboutit à la formation d'un caillot et à l'oblitération par une cicatrice des deux bouts du vaisseau est entravé ; tantôt l'hémostase définitive s'effectue, mais le caillot et la cicatrice se détruisent et l'obstacle à l'effusion du sang disparaît. Les causes qui amènent ce double résultat sont nombreuses : parfois les parois vasculaires sont mortifiées ; l'instrument vulnérant, surtout dans les plaies contuses, le passage du projectile, une esquille osseuse, un caustique, une brûlure, ont mortifié un point des tuniques artérielles ; au bout de quelques jours, l'eschare se détache et le sang s'écoule ; la dénudation trop étendue de la gaîne pour une ligature et la destruction des vasa-vasorum qui nourrissent les parois peuvent avoir pour conséquence la même gangrène et une hémorragie secondaire. Mais la cause la plus fréquente est la suppuration de la plaie.

En effet, pour peu que le foyer traumatique soit malpropre que la désinfection n'en soit pas parfaite, qu'une substance septique, un morceau de vêtement, un fil à ligature contaminé, y entretienne la suppuration, la plasticité de la région est compromise ; le caillot qui oblitère le vaisseau divisé se ramollit et se fragmente, les phénomènes de réparation qui devraient amener l'adhésion des parois s'arrêtent, la coalescence des bourgeons charnus ne se fait pas, le vaisseau s'ulcère et l'hémorragie apparaît. Avant l'antisepsie, cette complication était fatale dans les plaies contuses, surtout dans les blessures par armes à feu, irrégulières et anfractueuses ; elle l'était encore dans certaines régions infectées par les excrétions naturelles : les traumatismes opératoires ou accidentels de la bouche et du rectum avaient le triste privilège de ces hémorragies secondaires répétées dont le terme ordinaire était la mort.

A l'heure actuelle on ne les rencontre plus ; on peut extirper la langue ou le rectum sans voir, comme autrefois, au troisième, au cinquième, au huitième jour, le sang faire irruption dans la blessure ; cet accident n'est à craindre que si on laisse s'infecter la plaie et si l'individu est sous le coup d'une dyscrasie grave : nous n'avons pas besoin de revenir sur un chapitre épuisé à propos du pronostic du traumatisme, et l'on sait que le diabète, l'albuminurie, les fièvres graves, l'alcoolisme, l'impaludisme, le scorbut, la leucocythémie provoquent l'hémorragie par un double mécanisme : d'une part les caillots ne se solidifient pas, les lèvres divisées ne se réunissent pas pour oblitérer le vaisseau ; d'autre part, le sang altéré s'échappe plus facilement.

Symptômes. — Les hémorragies primitives, de par leur origine mécanique, apparaissent sans phénomènes précurseurs ; il n'en est pas de même des hémorragies secondaires que précèdent souvent quelques prodromes, malaise, céphalalgie, frissons erratiques, fièvre ; des douleurs se font sentir au niveau de la plaie, tantôt légères, tantôt vives, irradiées au loin le long des nerfs ; ce symptôme appartient surtout aux écoulements qui sont sous la dépendance d'une intoxication malarique ; dans ces cas, il n'est pas rare de voir le foyer traumatique modifié dans son aspect ; il est tendu et sec ; le pus, moins abondant, est brun et strié de filets sanguins. Puis l'hémorragie éclate et, qu'elle soit primitive ou secondaire, les signes en diffèrent suivant que l'ondée a pour origine l'ouverture d'artères, de veines ou de réseaux capillaires.

Les hémorragies *artérielles*, dont l'abondance varie suivant le nombre et le volume des vaisseaux divisés, se caractérisent par la couleur du sang qui est d'un rouge vif et par un écoulement saccadé dont chaque jet, isochrone à la systole cardiaque, s'arrête lorsqu'on comprime l'artère entre le cœur et la plaie. Cependant le sang peut être noir si la circulation se suspend comme dans la syncope, et, malgré la compression exercée entre le cœur et la blessure, l'écoulement sanguin continue lorsque de larges anastomoses unissent les vaisseaux; ainsi, dans une plaie de la radiale qui, au niveau de la main, s'abouche avec la cubitale, la compression arrêtera le flot du bout supérieur, mais ne tarira pas l'hémorragie, car le sang apporté par la cubitale jaillira du bout inférieur. Dans ce cas et dans ceux où il ne s'épanche, par l'orifice étroit de la blessure, qu'une partie du sang que roule le vaisseau, la pulsation affaiblie pourra se percevoir encore au-dessous de la solution de continuité.

Lorsque le foyer traumatique est profond et ne communique avec l'extérieur que par une ouverture étroite de la peau, les saccades du jet ne se distinguent plus et le sang coule en nappe. Si même l'orifice est petit, si le trajet est sinueux et la rupture artérielle sous-cutanée, un épanchement se collecte qui pénètre dans les traînées celluleuses; il distend les parois qu'il a créées par le refoulement des tissus, jusqu'à ce que les pressions deviennent assez fortes pour arrêter l'écoulement. On trouve alors une tumeur tendue, fluctuante et animée d'un mouvement d'expansion isochrone à la systole cardiaque. Un anévrisme diffus s'est constitué.

Les hémorragies *veineuses* se distinguent par la couleur foncée du sang qui est d'un rouge noirâtre; le flot s'arrête lorsqu'on comprime le vaisseau entre les capillaires et la plaie; son volume s'accroît, au contraire, si la pression s'exerce entre le cœur et la plaie, car tout le sang doit alors passer par la blessure. Il n'y a point de jet en saccade; à peine pourrait-on percevoir un faux battement lorsque la veine ouverte est soulevée par une artère voisine comme l'est, au pli du coude, la veine basilique par l'artère humérale, ou lorsque l'aspiration thoracique exerce son influence sur la pression intra-veineuse, comme dans les vaisseaux à sang noir de la base du cou. Quand les bords de la plaie cutanée ne correspondent pas à la plaie vasculaire, le sang s'accumule sous la peau et forme un amas cruorique désigné sous le nom de thrombus.

Dans les hémorragies *capillaires*, le sang s'écoule en nappe; il est d'un rouge moins vif que le sang artériel et moins foncé que le sang veineux. Son abondance est médiocre, sauf lorsque la blessure porte sur les tissus enflammés, comme dans certains cas de phlegmons, sur des organes très vasculaires, le col utérin, la langue, la région péri-anale, ou lorsque les vaso-moteurs sont paralysés, comme après l'application de la bande d'Esmarch. Aussi quand, en dehors de ces conditions, l'hémorragie capillaire ne tarit pas, il est probable qu'elle est commandée par un état constitutionnel tel que l'hémophilie, le scorbut, la leucémie, l'infection purulente, la fièvre typhoïde, l'impaludisme, une affection hépatique. Alors l'hémorragie est le plus souvent néo-capillaire.

Les hémorragies, dès qu'elles deviennent copieuses, se traduisent par des phénomènes généraux. Si, au début, et lorsque le malade n'est pas épouvanté par la vue du sang, il peut éprouver un soulagement, une sensation de bien-être, bientôt surviennent une grande faiblesse, une tendance à la syncope, des nausées, des frissons, le refroidissement des extrémités; les mouvements respiratoires sont courts et précipités, le pouls faiblit, la température s'abaisse, une sueur froide recouvre le front, la poitrine et la paume des mains; la peau se décolore; le blessé éprouve des vertiges, des tintements d'oreilles, des éblouissements; des convulsions éclatent et le malade, pâle et froid, peut succomber dans une syncope, dans le coma ou dans le délire. A ces symptômes, et sans plaies extérieures, sans écoulement sanguin apparent, on pourra reconnaître les hémorragies internes.

A côté de ces accidents immédiats, de cette *anémie aiguë*, les hémorragies successives et répétées peuvent avoir pour conséquence des *anémies lentes* ou *chroniques* bien connues depuis la thèse de Kirmisson (¹). Cet état se caractérise par de l'accablement, de la torpeur, une faiblesse extrême; le moindre effort coûte au blessé et se traduit par de l'essoufflement, une respiration haletante, des troubles circulatoires, une syncope. Les chairs sont molles, blanches et froides, les lèvres décolorées, les pupilles dilatées, les yeux caves; puis surviennent des sueurs visqueuses, des vomissements; le blessé est énervé par des battements dans la tête, des vertiges, des éclairs passent dans ses yeux, ses oreilles sifflent; la soif est ardente et l'anorexie complète.

La gravité de cette anémie ne dépend pas uniquement de la quantité de sang répandu; et la perte des 300 à 400 grammes dont on pourra spolier un adulte vigoureux sera dangereuse pour un adulte cachectique, tuera probablement un vieillard et sûrement un enfant en bas âge. On prétend que l'effusion en un seul coup d'une certaine quantité de sang est moins grave que si la même quantité est répandue en plusieurs fois. Les femmes seraient plus résistantes, ce que Dupuytren attribue à l'entraînement que crée leur flux mensuel. Cette anémie chronique se traduit par une tendance aux dégénérescences des viscères, par une hypertrophie de la rate et des modifications dans la composition du sang; la fibrine paraît moins abondante, les globules blancs seraient plus nombreux, les rouges seraient en minorité. Mais leur reproduction peut être rapide, et, au dixième jour, Hayem les a vus atteindre la normale.

Traitement. — Nous ne saurions même énumérer les moyens employés pour tarir les hémorragies traumatiques; ils sont innombrables; l'hémostase à elle seule pourrait remplir un volume. Mais on étudiera ce point d'une façon plus précise à propos des plaies des artères et des veines. Disons seulement que les hémorragies capillaires ne sauraient être traitées comme celles des gros vaisseaux. Souvent de simples irrigations d'eau froide ou surtout d'eau chaude, à la température de 50 à 60 degrés, les solutions de cocaïne, des lavages avec des liquides astringents, alcool, eau de Rabel et de Pagliari, suffiront pour tarir l'écoulement. Le perchlorure de fer et les cautérisations au fer rouge ne seront appliqués qu'après l'échec de procédés moins énergiques; leur emploi n'est pas sans danger; ils mortifient une couche plus ou moins profonde de tissus et la réparation de la plaie en est rendue plus lente.

La compression directe exercée sur la plaie est, depuis les pansements antiseptiques, le traitement le plus efficace. Après avoir lavé le foyer traumatique à l'eau chaude, on rapproche les lèvres de la plaie que l'on suture si l'on veut tenter la réunion. On applique de la gaze iodoformée. Puis on ajoute quelques lames de ouate sur lesquelles, avec une bande de toile, on exerce une compression régulière; elle suffit pour assurer l'hémostase, lorsque les vaisseaux sont de calibre médiocre. Si ces moyens ne réussissent pas, c'est que le sang, altéré par quelque état constitutionnel mauvais, aura perdu sa plasticité primitive;

___

(¹) Kirmisson, *De l'anémie consécutive aux hémorragies traumatiques, etc.* Thèse d'agrég. en chir., 1880.

il faudra songer au traitement général et se rappeler que certaines hémorragies périodiques se guérissent par le sulfate de quinine.

Lorsqu'un gros vaisseau est ouvert, la plupart de ces moyens deviennent inutiles ; on peut cependant beaucoup attendre de la compression exercée directement sur la plaie remplie de ouate, d'amadou, de tarlatane chiffonnée et tassée par de solides tours de bande. Combinée avec l'élévation du membre, elle donne d'excellents résultats. Dans les amputations de l'avant-bras et du bras, de la jambe et de la cuisse, une fois les plus grosses artères liées, nous n'oblitérons pas les vaisseaux secondaires, et l'élévation du membre, la compression exercée par le pansement ont suffi pour assurer l'hémostase. Au-dessus des bandes de toile, l'application d'une bande élastique modérément serrée nous a rendu d'incontestables services.

La compression indirecte, exercée au-dessus du foyer traumatique sur le trajet de l'artère, n'est plus dans nos mœurs chirurgicales : le doigt, la pelote des compresseurs, les divers modèles de garrot et de tourniquet ne sont employés que dans des cas d'urgence, pour parer au danger d'une hémorragie abondante. La forcipressure, entrée dans la pratique depuis une trentaine d'années, consiste à saisir le vaisseau avec une pince qui, par le rapprochement de ses mors, oblitère la déchirure. En général, on l'enlève après avoir lié le vaisseau avec un fil, mais si cette manœuvre présente quelque difficulté, dans les cas où le vaisseau est profond, caché dans une anfractuosité inabordable, on laisse la pince à demeure et on ne la retire qu'au bout de quelques heures, lorsque le caillot formé à l'extrémité de l'artère est assez solide pour s'opposer à l'irruption du sang. Cet abandon des pinces dans la plaie a été érigé en principe pour certaines hystérectomies vaginales.

Mais le moyen par excellence reste la ligature ; on devra, selon la méthode préconisée par Guthrie, saisir au fond de la plaie les deux bouts du vaisseau, s'il s'agit d'une artère, et les lier séparément : n'étreindre que l'extrémité supérieure serait s'exposer à des hémorragies récurrentes par les anastomoses. Cette recherche des deux bouts est souvent laborieuse, mais la bande d'Esmarch peut la faciliter, car, au milieu de tissus exsangues, on reconnaîtra le vaisseau coupé : il n'y aura plus, pour le voiler, la nappe sanguine formée par l'afflux incessant des vaisseaux. Cette manœuvre est d'une simplicité parfaite et, dans l'immense majorité des cas, la ligature des deux bouts de l'artère, si délicate autrefois, est devenue un jeu pour le plus modeste chirurgien.

Si cependant on ne trouvait pas l'artère dans un foyer contus, anfractueux, déchiqueté, on se résignerait à la lier, comme le faisait Dupuytren, au-dessus de la solution de continuité. Mais tarir l'écoulement n'est plus alors aussi facile ; chacun sait le fait lamentable de ce malheureux sur qui, pour une plaie de la main, un chirurgien pratiqua successivement la ligature de la cubitale, de la radiale, de l'humérale et aboutit, en fin de compte, à la désarticulation de l'épaule. Les annales des soixante-dix premières années de ce siècle ne sont que trop riches en faits de ce genre. On ne les connaît plus depuis l'antisepsie qui évite au caillot les ramollissements de la suppuration et permet à la cicatrisation définitive de s'organiser sans encombre. Nous réussissons à coup sûr, moins parce que notre arsenal de l'hémostase est parfait, qu'à cause de l'asepsie au milieu de laquelle évolue la blessure.

Les hémorragies secondaires tardives conservent une extrême gravité, car elles viennent trahir l'existence d'un état constitutionnel fâcheux, dyscrasie, albuminurie, diabète, infection septicémique. Une thérapeutique médicale doit être instituée, mais le pronostic reste sombre. Il en est de même lorsque la plaie est assez profondément infectée pour ramollir le caillot et s'opposer à la cicatrisation des bouts artériels déchirés. En tout cas, il faut agir avec énergie : chercher le bout artériel qui donne du sang et l'oblitérer avec une ligature ; si les parois en paraissent friables, ne pas craindre de débrider la plaie et de poser le fil sur un point où les tuniques sont résistantes ; puis on désinfecte le foyer : les lavages à la solution forte d'acide phénique, à la liqueur de Van Swieten, au chlorure de zinc au 1/10, les pulvérisations avec la marmite, les bains antiseptiques peuvent arrêter les progrès de l'infection purulente.

Lorsque l'hémorragie unique, mais abondante, ou des hémorragies répétées ont eu l'anémie pour conséquence, il faut, en premier lieu, combattre la syncope : la déclivité de la tête, la flagellation, les injections sous-cutanées d'éther, la respiration artificielle, le réchauffement par les frictions et les linges chauds parent à ces premiers accidents. On aura recours aux injections de sérum artificiel, si, après avoir conjuré la mort immédiate, on constate des troubles persistants de la circulation et de la respiration. L'anémie chronique sera justiciable d'une médication tonique : l'hydrothérapie, les longues séances dans l'air comprimé pourront rendre de grands services.

V

DÉLIRE NERVEUX

Dupuytren et son élève Chaillou ont décrit, sous le nom de *délire nerveux traumatique*, une complication des plaies qu'ils croyaient fréquente, sans doute parce qu'ils la confondaient avec le *delirium tremens*. Du reste le procès est pendant et, pour A. Fournier, ces deux affections n'en constituent qu'une seule : il n'y aurait que le delirium tremens et point de délire nerveux.

Historique. — La littérature médicale n'est pas riche sur cet accident des plaies :

CHAILLOU, Du délire nerveux. Thèse de Paris, 1855. — DUPUYTREN, Leçons orales de clinique chirurgicale, 2e éd., t. II, p. 231, 1859. — FÉRÉOL, art. ALCOOLISME. In *Nouveau Dict. de méd. et de chir. prat.*, t. I, p. 653, 1864. — FESTAL, Étude sur le délire nerveux traumatique. Thèse de Paris, 1877. — BALL et BITTI, Délire nerveux traumatique. In *Diction. encycl. des sc. médicales*, 1re série, t. XXVI, p. 775, 1882. — LE DENTU, Études de clinique chirurgicale. — RICARD, Délire traumatique. In *Traité de chirurgie clinique et opératoire*, t. I, p. 79, 1896.

Symptômes. — Quelques heures après le traumatisme, le plus souvent pendant la nuit, le blessé s'agite, élève la voix ou crie ; sa loquacité est extrême, sa voix brève, impérative ; il s'adresse à des personnes absentes qu'il croit voir autour de lui ; il gourmande des êtres imaginaires, commande aux animaux domestiques avec lesquels son métier le met en contact. Il passe d'un sujet à un autre et ses idées ne s'enchaînent plus, mais il revient avec insistance sur les faits qui ont trait à ses occupations habituelles. Quelle que soit la gravité de la blessure ou de la plaie opératoire, il n'éprouve aucune douleur ; il veut quitter son lit, arrache les pièces de son pansement, marche sur une jambe fracturée.

[P. RECLUS]

se sert d'une main en lambeaux. Après une opération de hernie étranglée, on en
a vu qui dévidaient leurs anses intestinales.

Pour Dupaytren, cette complication était fréquente surtout à la suite de
traumatismes violents, de luxations multiples, de fractures graves, de plaies par
armes à feu, chez les individus qui attentent à leur vie sous l'influence d'une
surexcitation nerveuse. On la dit rare chez les vieillards, exceptionnelle chez les
femmes, inconnue chez les enfants. Mais il en est de même pour l'alcoolisme, et
ceci est un argument en faveur de l'identité du delirium tremens et du délire
nerveux. Dans les deux cas la fièvre est nulle, la température normale, le pouls
tranquille. On cite des faits où l'excitation s'est terminée par la mort et Le Dentu
en a vu 5 sur 12 malades qu'il a observés; mais, d'ordinaire, la fatigue abat le
malade, le sommeil survient et, après deux ou trois accès, le délire disparaît.

Nous n'osons pas établir, d'après les auteurs, le diagnostic du délire nerveux
et du delirium tremens : on insiste sur le défaut de titubation, de tremblement
des lèvres et des mains, sur l'absence d'habitudes alcooliques; mais nous nous
rappelons un jeune homme de vingt-cinq ans qui, à la suite d'une chute, fut
pris d'une crise furieuse rappelant de tout point l'attaque de delirium tremens;
on écarta ce diagnostic, car, disait-on, le blessé ne buvait que de l'eau; or, peu
après, nous apprenions que, tous les soirs, il s'enfermait dans sa chambre pour
y absorber de l'eau-de-vie jusqu'à ivresse confirmée.

Cependant Billroth a observé, après des traumatismes graves, des accès de
manie aiguë différents des hallucinations des ivrognes. Landrian cite, chez des
femmes blessées au siège de Strasbourg, des faits où le délire a éclaté sans
qu'on puisse incriminer l'alcoolisme. Tel est l'avis de Delorme et de Le Dentu
qui base son étude sur 68 cas; telle est aussi l'opinion seconde de Verneuil;
Weir Mitchel a réuni un certain nombre de cas où le délire traumatique prit
la forme d'épidémie chez des blessés tempérants. Il en fut ainsi pendant le
bombardement de Strasbourg. Heureusement, la question d'identité n'intéresse
point le traitement, toujours le même, quelque opinion qu'on professe : l'extrait
thébaïque à la dose fractionnée de 5 à 15 centigrammes dans les vingt-quatre
heures, 10 à 15 gouttes de laudanum en lavement si le blessé rejette les boissons
qu'on lui donne, le chloral, le bromure de potassium et des potions, contenant
de 20 à 60 grammes de rhum ou de cognac, apaiseraient le délire.

VI

NÉVRALGIES TRAUMATIQUES

On dit qu'il y a *névralgie traumatique* lorsque, à la suite d'une plaie, la douleur habituelle dépasse les limites ordinaires en intensité, en durée et en étendue.

Historique. — On trouvait çà et là des observations de névralgies traumatiques, remarquables, mais mal interprétées, lorsque, en 1874, les recherches
de Verneuil ont fixé ce point de la science.

Verneuil, Des névralgies secondaires précoces. In *Arch. gén. de méd.*, 1874, et *Mémoires de
chir.*, t. IV, p. 510, 598, 631, 1885. — Pasterat, Des cals douloureux. Thèse de Paris, 1873. —
Monin, De l'impaludisme dans ses rapports avec les lésions traumatiques. Thèse de Paris,

1876. — Trélat et Gabtaz, Des névralgies des moignons. In Progrès méd., p. 265, 1876. — Poinsot, art. Nerfs. In Nouv. Dict. de méd. et de chir. prat., t. XXV, p. 624, 1877. — Hallopeau, art. Névralgie. In Nouveau Dict. de méd. et de chir. prat., t. XXV, p. 736. — Trifier, art. Nerfs. In Dict. encycl. des sciences méd., 2° série, t. XII, p. 264, 1878. — Nicaise, De la névralgie en général. In Encycl. intern. de chir., t. III, p. 716, 1884.

Variétés. — La névralgie traumatique est *primitive* lorsque la douleur apparue dès que la blessure est faite, se continue et persiste. Elle est *secondaire* lorsque les souffrances se manifestent quelques heures ou quelques jours après le traumatisme. Les névralgies secondaires se subdivisent en névralgies secondaires *précoces* et *tardives*. Les premières éclatent au cours de la réparation des parties blessées, avant que la cicatrisation soit complète; les secondes apparaissent lorsque la guérison semble définitive. On cite des cas où les souffrances se sont montrées plusieurs années après l'accident. Cette classification rappelle celle des hémorragies traumatiques. La névralgie est *locale*, *circonvoisine* ou à *distance*, selon son habitat par rapport à la plaie.

Étiologie. — Elle est obscure; souvent on ne sait à quelle cause attribuer les douleurs qui tout à coup éclatent dans la plaie. Parfois on peut invoquer une raison locale : un fil à ligature étreint un nerf, comme dans certains cas de striction en masse du cordon spermatique; un corps étranger irrite les tissus; de la sérosité, du sang, du pus s'accumulent dans le foyer, mais s'agit-il là vraiment de névralgies traumatiques? Les influences extérieures de température, de milieu, de saison ont moins de valeur encore, et l'état constitutionnel du blessé semble jouer le rôle capital. Les névralgies sont l'apanage des névropathes qui ont des plaies douloureuses, comme ils pourraient avoir des mamelles ou des testicules irritables. Ainsi que Verneuil l'a remarqué, les plaies des régions où les névralgies spontanées sont le plus fréquentes, le thorax, le cou, la face, sont le plus souvent le siège des névralgies traumatiques. Les rhumatisants, les arthritiques, les herpétiques sont sujets aux névralgies, mais moins que les paludiques chez qui elles sont habituelles : à leur apparition, on doit rechercher l'intoxication malarique et prescrire le sulfate de quinine. La syphilis a une influence contestable. Mais, depuis le travail publié en 1885, par Charcot, on ne saurait nier l'existence de la névrite et, dans nombre de cas, la névralgie traumatique a pour cause l'inflammation des nerfs.

Symptômes. — Les névralgies *primitives* sont rares : immédiatement après le traumatisme, de la cuisson, des élancements, une sensation de lourdeur, de tension, de pesanteur, qu'entrecoupent des irradiations douloureuses, s'établissent dans la plaie et persistent au delà des limites ordinaires. Le moindre attouchement, un mouvement du blessé, le frôlement des pièces du pansement, provoquent des exacerbations, sortes de crises qui parfois éclatent sans raison; elles peuvent prendre un type intermittent et se montrer aux mêmes heures, comme un accès paludique. Lorsque les douleurs n'ont pas la plaie pour siège exclusif, tantôt elles forment une zone hyperesthésique irrégulièrement concentrique au foyer du traumatisme, tantôt, et c'est le cas le plus fréquent, les irradiations suivent le trajet du nerf. Les névralgies *secondaires* sont mieux étudiées, et, depuis les travaux de Verneuil, on connaît les divers types qu'elles peuvent revêtir. Les névralgies *précoces* apparaissent dès les premiers jours; pourtant, lorsqu'elles surviennent, la douleur primitive provoquée par le traumatisme s'est dissipée, et les souffrances ne se réveillent qu'après une période « d'algostase ». Elles n'ont pas toujours le même siège et Verneuil en a décrit plusieurs variétés : il est des cas où le foyer traumatique est seul douloureux : il est engourdi ou hyperesthésié, et le blessé y ressent des pulsations incessantes, des élancements, de vives brûlures ; la plaie n'est pourtant pas enflammée et la perte de substance semble marcher vers la cicatrisation. Cette forme est rare : Verneuil ne l'aurait observée qu'une fois.

D'autres fois, le foyer traumatique n'est plus seul douloureux et, autour de la blessure, se trouve une zone de limite irrégulière où les souffrances sont vives : elles peuvent exister dans un territoire où les nerfs font défaut : c'est dans cette variété que rentrent les douleurs éprouvées par le malade dans des segments de membre amputé. L'observation en est classique et nous pourrions citer celui d'un ataxique dont le bras avait été coupé pour une arthrite suppurée du coude : après l'opération, l'opéré dessinait sur son ventre, où reposait naguère le membre extirpé, la place qu'avait occupée chacun des doigts et qui était le siège actuel d'insupportables élancements ; six mois après notre intervention, la douleur restait aussi aiguë. Dans un troisième type, la plaie est douloureuse ; à ses limites la souffrance cesse, mais plus loin, à distance de la blessure, on trouve de nouveaux foyers douloureux. Après les ablations de la mamelle, on observe des névralgies le long de la partie interne du bras, ou au niveau de l'articulation. Elles peuvent provenir de la lésion des anastomoses qui unissent les intercostaux aux nerfs du bras, ou être sous la dépendance, ainsi que l'a prouvé Verneuil, de quelque violence exercée sur l'épaule, d'une entorse faite au cours de l'opération. Mais, dans nombre de cas, il s'agit d'une névralgie, que l'on a vue céder au sulfate de quinine. Dans une quatrième variété, les douleurs n'affectent aucun siège précis : le blessé souffre dans sa plaie, autour de sa plaie, loin de sa plaie ; chaque région, chaque organe, chaque tissu peuvent être, simultanément ou successivement, le lieu où naît et s'éteint la douleur. Il existe une lassitude générale, une sensation de meurtrissure. On dirait que le choc a été central et que, de l'axe cérébro-spinal, il s'est irradié dans toutes les directions. Enfin, dans un cinquième type, le foyer traumatique et les zones qui l'environnent sont indolores et la douleur se manifeste au loin : Verneuil a cité des cas où l'extirpation d'un cancroïde de la lèvre a provoqué une névralgie dentaire.

La douleur n'est pas le seul signe qui caractérise les névralgies traumatiques : elles s'accompagnent parfois de contractures et frappent des groupes musculaires, de contractions cloniques, de convulsions qui éclatent parfois lorsqu'on irrite le foyer de la blessure. Le membre est inerte ; le blessé est incapable de le soulever ; d'après Verneuil, cette impotence aurait pour cause, non la parésie des muscles, mais la crainte qu'a le blessé de souffrir au cours des mouvements. La plaie a souvent mauvais aspect : elle est rouge, ecchymotique ; les bourgeons charnus sont gorgés de sang ; de petites hémorragies se font à sa surface ; un enduit diphtéroïde les recouvre. De temps à autre, on a noté des accidents généraux : de l'insomnie, des malaises, de l'anorexie, des nausées, de la rétention d'urine, puis des frissons, de la sueur, une chaleur intense ; la névralgie, dans ces cas, n'est qu'une manifestation du paludisme.

Au cours de ces névralgies, mais souvent en dehors d'elles, on constate une éruption d'*herpès* étudiée par Verneuil : *l'herpès traumatique* compte, depuis son travail, parmi les complications des plaies. Comme la névralgie, il est précoce ou tardif, il siège au pourtour de la plaie ou se développe à distance ; il s'accompagne ou non de fièvre. Lorsqu'il apparaît sur un trajet douloureux, il a pour cause la névrite ; dans d'autres cas, on ne sait à quelle origine en rattacher l'éruption ; on invoque un trouble réflexe ou une altération du sang, encore à démontrer. L'aspect n'en diffère pas de celui de l'herpès ordinaire ; la valeur pronostique en paraît nulle ; il ne trouble en rien l'évolution de la plaie ; tout au plus, lorsqu'il est fébrile, provoque-t-il de l'hyperesthésie autour du foyer traumatique.

La marche de ces névralgies précoces est assez régulière ; elles éclatent parfois quelques heures après le traumatisme et, n'était l'existence d'une courte « algostase », on croirait à la persistance de la douleur primitive. Le mal survient du troisième au sixième jour et quelquefois dans le deuxième septénaire, du huitième au quatorzième jour ; son début est brusque ; il apparaît sans prodromes, dure deux, trois, quatre heures, puis cesse pour reprendre à des intervalles souvent réguliers. Les accès, presque toujours nocturnes, affectent les allures des névralgies paludéennes ; ils sont quotidiens, rémittents ou intermittents ; le type tierce est commun ; il n'est pas rare de les voir céder à la médication ; mais la récidive en est fréquente.

Les névralgies *secondaires tardives* sont rares, et les douleurs qui surviennent dans les cicatrices en constituent la presque totalité. Si l'on écartait celles-ci, dues pour la plupart à la formation d'un névrome, à l'enclavement de filets nerveux dans la gangue de la cicatrice, on aurait peu d'observations pour établir l'existence de douleurs se montrant tout à coup pendant les derniers stades de la réparation de la plaie. Cependant des accidents inflammatoires se développent parfois d'une manière insidieuse dans les cordons nerveux du foyer traumatique, et les souffrances que l'on note sont dues à une névrite ascendante. Nous ne saurions insister ici sur les douleurs irradiées que le malade ressent et qui peuvent prendre le type intermittent quand il y a intoxication palustre.

Traitement. — Il est précaire ; le sulfate de quinine en fait le fond ; il peut arrêter net les douleurs et empêcher le retour des accès. Mais son efficacité n'est incontestable que dans les névralgies de l'intoxication palustre ; on a recours à lui, même lorsque la malaria n'est pour rien dans l'évolution du mal, mais son action est limitée. Le salicylate de soude aurait donné quelques succès dans les cas de névralgie rhumatismale ; les alcalins réussiraient, dit-on, chez les lymphatiques, et les iodures chez les syphilitiques. Mais il ne faut guère compter sur ces moyens. C'est alors qu'on essaye de tous les narcotiques et de tous les antiphlogistiques : on applique des sangsues, on pulvérise de l'éther, on « stype » avec le chlorure de méthyle ; on pratique des cautérisations ponctuées au thermo-cautère. Lorsqu'on échoue, on tente l'élongation, la névrotripsie ; on fait la résection des nerfs malades, et, dans les moignons d'amputations, on recherche les névromes, on les dissèque et on les extirpe. On dégage les nerfs des tissus cicatriciels qui les étreignent et cette libération suffit pour arrêter les douleurs et pour rendre la motilité et la sensibilité aux territoires innervés par le cordon enclavé. Mais tous ces moyens peuvent ne pas réussir. Les névralgies sont parfois d'origine centrale et l'on ne saurait agir sur l'encéphale et la moelle ; les topiques résolutifs ou calmants, les applications chaudes ou froides, l'électricité sont aussi inefficaces que les narcotiques et les antispasmodiques.

[P. RECLUS.]

VII

THROMBOSES ET EMBOLIES TRAUMATIQUES

On nomme *thromboses traumatiques* les coagulations sanguines qui se forment dans un vaisseau à l'occasion d'une violence extérieure. Il y a *embolie* lorsque le caillot se détache, emporté par le courant, et va échouer loin de son foyer d'origine.

Historique. — Les anciens observateurs savaient que des caillots peuvent être entraînés par le sang jusque dans l'artère pulmonaire. Il n'en faut pas moins arriver aux recherches de Virchow pour connaître, dans son étiologie et ses symptômes, l'histoire de l'embolie et de la thrombose. L'étude magistrale qu'il en a donnée compte parmi les plus remarquables de ce grand anatomiste. Il ne s'agissait alors que des concrétions qui se déposent dans les veines au cours des affections médicales, puis Velpeau cita une observation où la coagulation avait pour cause une fracture : le caillot détaché avait obstrué l'artère pulmonaire. Malgré ces cas, les thromboses et les embolies traumatiques étaient méconnues lorsque Azam montra leur fréquence à la suite des cassures. Aujourd'hui, cette complication compte à son actif bon nombre de travaux importants.

Virchow, Neue Notizen von Froriep, p. 794, 1846. — *Handbuch der spec. Pathol. und Therap.*, t. I, p. 156, 1858. — Mémoire sur l'embolie. In *Union méd.*, t. IV, VI et VII, 1859 et 1860. — Laségue, Thrombose et embolie. In *Arch. gén. de méd.*, t. II, p. 412, 1857. — Ball, De l'embolie pulmonaire. Thèse de Paris, 1862. — Velpeau, Mort subite par embolie de l'artère pulmonaire. In *Comptes rendus de l'Acad. des sciences*, t. LIV, p. 775, 1862. — Azam, De la mort subite par embolie pulmonaire dans les contusions et les fractures. In *Gazette hebd.*, p. 611, 1864. — Congrès médical de Bordeaux, p. 475, 1865. — L.-H. Petit, Note pour servir à l'histoire de la phlébite inguinale. In *Gazette hebd.*, p. 456, 1870. — Verneuil, *Mémoires de chir.*, t. II, p. 15. — De la « phlegmatia alba dolens », propagée au membre sain après les amputations et désarticulations de la cuisse. In *Mémoires de chirurgie*, t. II, p. 168, 1880. — Vulpian, Expériences sur les embolies pyogéniques. In *Comptes rendus de la Soc. de biol.*, p. 156, 1872. — Tillaux, De la mort subite par embolie cardiaque, survenant dans le traitement des fractures. In *Bull. de la Soc. de chir.*, t. I, p. 359, 1876. — Boyer, Étude sur les embolies veineuses dans les fractures. Thèse de Paris, 1876. — Besson, Contribution à l'étude de l'embolie pulmonaire non mortelle dans les contusions et les fractures. Thèse de Paris, 1878. — Levrat, Des embolies veineuses d'origine traumatique. Thèse d'agrég. en chir., 1880.

Étiologie. — Pour que le sang se coagule dans les vaisseaux vivants, plusieurs conditions sont nécessaires : le courant sanguin doit être arrêté ou du moins ralenti ; les parois de la veine, son endothélium, doivent être altérés. Les traumatismes peuvent surtout créer la première de ces conditions ; toute diérèse qui divise le vaisseau arrête la circulation dans le bout central, s'il s'agit d'une veine, et la modifie dans le bout périphérique ; un caillot ne tarde pas à se former. Mais une violence aussi directe n'est pas indispensable et le courant sanguin peut être ralenti par une extrémité osseuse déplacée, par un fragment dans les fractures chevauchantes, par une esquille ; on verra même la rupture de quelques canaux sanguins et l'épanchement consécutif presser sur les veines voisines et y gêner la circulation ; un foyer inflammatoire attardé dans une blessure aura des conséquences semblables ; enfin un appareil trop serré amène le même résultat.

[P. RECLUS.]

La seconde condition, l'altération des parois, peut être le fait d'un traumatisme : toutes les violences qui portent sur le vaisseau, les plaies contuses des
veines, leur dénudation, les cautérisations dont elles sont l'objet, l'implantation d'aiguilles dans leur lumière, les injections coagulantes, perchlorure de
fer, chloral, liqueur de Piazza, puis les gelures, les brûlures. La transfusion
du sang elle-même peut provoquer, comme l'a démontré Vulpian, la formation
de thromboses. Souvent le traumatisme trouve la lésion de l'endoveine toute
faite : les varices du membre inférieur sont si fréquentes que, lorsqu'une
fracture de jambe survient, il y a quelque chance que son foyer se forme au
milieu des vaisseaux altérés : la coagulation est imminente pour peu que
l'épanchement sanguin ou les fragments compriment les veines. Pour cette
raison les thromboses et les embolies se rencontrent surtout à la suite des fractures de jambe.

Dans la plupart de ces cas, ces traumatismes agissent par l'intermédiaire de
l'inflammation qu'ils provoquent : il y a phlébite ou périphlébite; les désordres
dont les tuniques externes sont le siège ont pour conséquence des altérations
nutritives de l'endoveine; ses cellules gonflent et prolifèrent, la paroi devient
irrégulière, le calibre du vaisseau est diminué, et la coagulation sanguine se
produit. Elle est d'autant plus rapide que parfois une maladie a modifié soit les
veines, soit la circulation, soit la crase du sang : les thromboses sont plus fréquentes chez les cardiaques, les albuminuriques, les diabétiques, les paludiques, les alcooliques et les cachectiques tuberculeux ou cancéreux. Ici, comme
pour la gangrène et les hémorragies secondaires, plusieurs causes s'unissent
pour concourir au même résultat.

Depuis les recherches d'Hayem (¹), on connaît mieux le mécanisme de la
coagulation : lorsque les conditions de stase sanguine et d'altération des parois
se réalisent, une substance, dite « fibrino-plastique », dérivée des éléments cellulaires, réagit sur une autre substance dissoute dans le sang et nommée « fibrinogène » ou « plasmine ». Mais pour que cette plasmine se concrète en caillot,
un ferment est nécessaire, et Hayem a démontré qu'il a pour origine les hématoblastes altérés. En effet, lorsque la coagulation commence, on voit partir de
ceux-ci, isolés ou groupés en amas, des traînées filamenteuses qui s'effilent et
se perdent à une petite distance; c'est autour d'elles que se précipite la substance fibrinogène, noyau originel des thromboses.

C'est au niveau d'une saillie ou d'une dépression, dans le nid d'une valvule,
sur une rugosité de la paroi, un amas de cellules proliférées ou dans un point
où la circulation est peu active, que se dépose le premier caillot. On le croyait
dû à la prise en masse du sang; nous savons aujourd'hui que le coagulum se
fait par action élective, car les hématoblastes et les leucocytes y entrent en proportion considérable comme Hayem et Pitres (²) l'ont établi; en examinant la
petite masse déposée sur la paroi veineuse, on constate qu'elle est blanchâtre
et ne contient presque pas d'hématies; sous l'influence du ralentissement du
courant sanguin, les hématoblastes, devenus visqueux, irréguliers, perdent
leurs formes circoïdes et s'accumulent en un coagulum où l'on trouve en petit
nombre des globules rouges et des globules blancs, mais pas de fibrine. Celle-
ci, tout au plus, lorsque l'arrêt du sang est complet, se précipite aussi et renferme des hématies.

(¹) HAYEM, *Nouvelles recherches sur la coagulation du sang,* in *Union méd.,* 1882.
(²) PITRES, *Arch. de physiol. normale et pathol.,* 1879.

Ces thrombus, bruns, rouges ou gris, sont stratifiés : on expliquait la juxtaposition de leurs lames par le dépôt successif de couches concentriques qu'abandonnerait le sang. Mais cet aspect feuilleté existe même quand le coagulum n'est plus en rapport avec la circulation; Bouley et Renaut l'ont observé sur des caillots compris entre deux ligatures. Bientôt leur structure se modifie : les leucocytes se désagrègent, les hématies se décolorent; les uns et les autres deviennent granuleux au centre du thrombus, qui se ramollit en une bouillie prise autrefois pour du pus : elle est blanchâtre, jaunâtre, brunâtre, ocreuse selon la quantité de globules rouges et les transformations de l'hémoglobine. Puis les liquides se résorbent; les parties solides se dessèchent et s'incrustent de sels calcaires : « le phlébolithe » est constitué.

Le caillot adhère aux parois des vaisseaux : il s'infiltre d'éléments embryonnaires, leucocytes migrateurs venus du sang qui baigne le coagulum ou des vasa-vasorum des tuniques externes; par la prolifération de ces cellules fixes, l'endothélium peut aussi, d'après Waldeyer et Ranvier, augmenter l'amas de ces éléments qui s'organisent; de jeunes travées conjonctives se croiseront en tous sens, pousseront à la régression de la masse cruorique : elle se résorbera et, à la place du thrombus, on ne trouvera qu'un cordon cicatriciel tantôt plein et interrompant la continuité du canal veineux, tantôt creusé de lacunes par où le sang peut passer. On cite des cas où les capillaires qui le parcourent se dilatent au point de rétablir la circulation. D'après Vulpian, ce travail d'organisation, ces adhérences commenceraient dans les quarante-huit premières heures de la formation du thrombus où, dès ce moment, on trouve des éléments cellulaires nouveaux; l'endothélium qui l'entoure est tuméfié et granuleux; vers le huitième jour, le coagulum et les tuniques internes se soudent; vers le vingtième jour, il faut gratter avec une certaine énergie pour arracher le caillot.

Ces adhérences ne se forment pas toujours ou sont peu résistantes; certaines impulsions peuvent détacher le caillot et le charrier loin du lieu où il s'est formé : le courant sanguin, une contraction trop vive des muscles voisins, un mouvement exagéré est l'origine de cet exode auquel on donne le nom d'*embolie*. Dans les thromboses consécutives aux fractures de jambe, les manœuvres qu'exige la réduction des fragments, la levée ou la pose d'un appareil, une séance de massage, la flexion et l'extension que nécessite la marche ont causé le détachement du caillot. Le coagulum n'est pas toujours emporté entier et l'embolie peut avoir une autre genèse : le thrombus qui s'est déposé dans la veine se termine par une extrémité, tantôt effilée, tantôt en forme de cône, de gouttière ou de tête de serpent; remontant dans la lumière de la veine, cette extrémité arrive au niveau d'une colatérale par le courant de laquelle elle est battue; parfois le flot l'entraîne et l'embolie est formée.

D'ordinaire, les adhérences sont solides vers le vingtième jour; au cours de la quatrième semaine, le détachement du caillot devrait être peu à craindre; or, l'observation démontre que l'embolie se montre souvent plus tard; il serait utile de connaître les causes qui compromettent ou empêchent la soudure entre les caillots et les parois de la veine. On ne sait rien à ce sujet; tout au plus est-il établi que les inflammations, les inoculations septiques du foyer traumatique ramollissent le coagulum. Dès qu'on a constaté une phlébite chez un blessé, il faut redoubler d'attention si la fièvre s'allume et si la plaie suppure. Le caillot oblitérateur pourra d'autant plus facilement rompre les adhérences

[P. RECLUS]

commençantes que l'individu sera débile, vieux, ou atteint de quelque tare organique, d'une maladie du cœur, des poumons, du foie ou des reins.

Le caillot détaché, l'*embolie*, est de forme et de volume variables ; quand tout le coagulum a été emporté par le courant sanguin, il constitue une masse allongée, polypeuse, ramifiée si le thrombus envahissait l'origine des collatérales, et ayant le diamètre du vaisseau d'origine. Lorsque, au début, la tête seule du caillot a été détachée, le fragment est plus petit et, au lieu de surfaces lisses, on constate une cassure nette s'adaptant à la cassure correspondante du thrombus. Ces arêtes vives s'émoussent par l'apport de couches nouvelles qui se déposent à la surface de l'embolie ou recomplètent le thrombus décapité ; on les reconnaît à leur couleur plus vive, à leur mollesse, à leur friabilité ; il n'en est pas moins vrai qu'on ne peut bien établir les rapports réciproques du caillot fixe et du caillot erratique que si la mort survient après l'embolie.

Le thrombus remonte, le long des veines, jusqu'au cœur droit dans les cordages et les colonnes charnues duquel il s'immobilise ; le plus souvent, il est lancé dans l'artère pulmonaire dont les ramifications, de moins en moins larges, finissent par être trop étroites pour lui livrer passage : il s'arrête et l'obstruction du vaisseau est consommée ; le coagulum peut aussi arriver sur un éperon formé par la bifurcation d'un vaisseau et s'y appliquer, maintenu par l'impulsion du courant qui pénètre encore de chaque côté de l'obstacle : malheureusement, le caillot est un foyer d'appel ; des couches nouvelles s'y déposent et la lumière du vaisseau finit par être aveuglée. A moins que la circulation collatérale ne se rétablisse, le sang n'irriguera plus la région sous-jacente. D'autres fois, l'embolie est d'un volume insignifiant et ce minuscule débris arraché à un thrombus passe inaperçu, oblitérant des capillaires bientôt suppléés par la dilatation des capillaires voisins. Aussi se contenterait-on de les mentionner sans plus de détails, s'ils ne pouvaient emprunter une gravité spéciale aux micro-organismes dont ils sont pénétrés : les parcelles vont s'arrêter dans une maille quelconque du réseau capillaire d'un parenchyme ; les germes qu'elles portent vont coloniser.... Ainsi se forment les *infarctus* dont nous présenterons l'histoire à l'article de l'*Infection purulente*.

Symptômes. — Donc, au cours d'une lésion traumatique, une coagulation sanguine peut se déposer dans une veine : Levrat, dans sa thèse, la montre survenant surtout à l'occasion d'une fracture, car il ne relève que cinq contusions, une entorse et une luxation contre trente cas de rupture osseuse ; dans cette statistique, les fractures du tibia et du péroné comptent pour près de moitié, ce que nous avons expliqué par l'altération des veines, les varices fréquentes du foyer traumatique : le thrombus se révèle par de l'empâtement, de l'œdème, une circulation périphérique plus active et quelquefois, lorsque la veine oblitérée n'est pas trop profonde, par le développement d'un cordon dur qui roule sous le doigt.

Mais souvent ces symptômes n'ont pas été remarqués : le chirurgien ignore l'existence de la phlébite, lorsque éclatent les accidents : on cite quelques cas où le blessé se renverse asphyxié et meurt sans pousser un cri ; d'ordinaire, il se redresse à court de respiration, ouvre la bouche, cherche de l'air, pâle, blême, les yeux saillants, les pupilles dilatées ; le pouls est irrégulier, tumultueux comme le cœur, qui s'arrête ainsi que le poumon, et la mort survient au milieu d'accidents convulsifs. La terminaison n'est pas toujours fatale et malgré la brutalité des premiers signes, l'angoisse précordiale, le resserrement du thorax, l'irrégularité du cœur, les convulsions, une douleur de tête vive, les symptômes s'effacent, la respiration devient moins anxieuse, puis la dyspnée s'apaise et il ne reste comme vestige de cet orage que quelques troubles pulmonaires, matité, souffle, râles dus au foyer développé autour de l'embolie. Encore ne les perçoit-on que si le noyau enflammé est superficiel.

Parfois, après les angoisses d'un premier épisode, l'amélioration s'accentue et l'on espère la guérison; mais une nouvelle crise se déclare; un caillot nouveau s'est détaché et une embolie oblitère un segment du poumon, diminuant ainsi le champ de l'hématose. La respiration s'embarrasse, l'asphyxie s'accentue, la face pâlit, les extrémités se cyanosent, la peau se recouvre d'une sueur visqueuse et la mort survient d'autant plus prompte que le caillot migrateur oblitère un rameau plus important de l'artère pulmonaire. Aussi les petites embolies passent-elles d'abord inaperçues; si elles se révèlent au bout d'un certain temps, c'est qu'elles sont septiques et forment au point d'arrêt un foyer d'inoculation qui engendre des phénomènes généraux graves.

Traitement. — Il est prophylactique : lorsqu'une thrombose existe ou que seulement on en soupçonne l'existence, il faut les précautions les plus rigoureuses pour empêcher le déplacement du caillot; les mouvements de la région seront supprimés, on essayera de limiter la contraction musculaire, le membre sera comprimé et immobilisé sous la ouate. Les appareils resteront plusieurs jours en place; on les enlèvera avec prudence; on évitera les manœuvres sur le trajet des veines, leur exploration trop fréquente.

VIII

EMBOLIES GRAISSEUSES

Les gouttelettes graisseuses, mises en liberté au milieu d'un foyer traumatique, pénètrent parfois dans les veines et arrivent jusqu'au cœur qui les projette dans les vaisseaux pulmonaires ou même dans les réseaux de la grande circulation; elles y constituent des *embolies graisseuses.*

Historique. — Cette notion est de date récente : la première observation est de Zenker qui, en 1862, constata, par suite d'un traumatisme, des embolies graisseuses dans le poumon. Puis les faits se sont multipliés et des recherches importantes ont été publiées. Nous citerons :

Zenker, Beiträge zur normalen und pathologischen Anatomie der Lunge, p. 31. Dresde, 1862. — Lancereaux, Thrombose et embolies graisseuses. Thèse de Paris, 1862. — Bergmann, Zur Lehre der Fettembolie. Dorpat, 1865. — Weber, Ueber Fettembolie. In *Handbuch der allg. und spec. Chir. Pitha und Billroth*, vol. I, p. 84, 1865. — Michel, *Gazette méd. de Strasbourg*, p. 121 et 133, 1867. — Melot, D'une complication des fractures. Thèse de Strasbourg, 1869. — Feltz, Études cliniques et expérimentales des embolies capillaires, 2ᵉ éd. Paris, 1870. — Blum, Embolies graisseuses. In *Archives gén. de méd.*, p. 736, 1870. — Flournoy, Contribution à l'étude des embolies graisseuses. Thèse de Strasbourg, 1878. — Déjerine, Note sur deux cas d'embolie graisseuse pulmonaire. In *Bull. de la Soc. anat.*, t. LIII, p. 453, 1878. — Recherches expérimentales. In *Mémoires de la Soc. de biologie*, p. 23, 1879. — *Progrès médical,*

[P. RECLUS.]

p. 465, 1879. — *Gazette méd.*, p. 456, 1879. — Scriba, *Berliner klin. Wochenschrift*, p. 200, 1880. — Pellis, De l'embolie graisseuse. Thèse de Paris, 1879. — Boursien, Embolies graisseuses. In *Bull. de la Soc. anat.*, 1879, et *Journal de méd. de Bordeaux*, p. 530, 1881. — Laurens, Des embolies graisseuses dans les fractures. Thèse de Paris, 1880. — Masset-Moulin, Embolie graisseuse, In *Encycl. intern. de chir.*, t. I, p. 255, 1885. — Terrillon, Éléments de pathologie chirurgicale, générale, p. 407, 1885.

Étiologie. — Tous les genres de traumatismes ne se compliquent pas d'embolies graisseuses ; elles sont rares à la suite de contusions portant même sur des tissus où les couches adipeuses sont épaisses et, seules, les fractures les provoquent ; les opérations sur les os pourraient avoir de semblables conséquences, et Vogt en a vu se produire à la suite d'une résection du genou ; les ruptures où les esquilles sont nombreuses, les cavités médullaires largement ouvertes y prédisposent, surtout lorsque s'allument des accidents inflammatoires : l'embolie graisseuse a chance de compliquer toute ostéomyélite traumatique, toute périostite spontanée suivie de fracture de l'os. Mais ces conditions adjuvantes peuvent manquer et, au cours de fractures simples, on a trouvé des gouttelettes graisseuses dans les réseaux vasculaires du poumon.

L'ostéoporose sénile, invoquée par Flournoy, la dégénérescence graisseuse de la moelle des os, les métamorphoses en substance adipeuse des éléments du sang, les modifications chimiques subies par les caillots cruoriques et dont la conséquence serait la formation de matières grasses pouvant apparaître aussi dans le sang des diabétiques, sont autant d'hypothèses peu acceptables. La graisse ne naît pas dans les vaisseaux par une série de réactions chimiques ; elle y pénètre en nature, et les gouttelettes graisseuses échappées de la trame qui les contient, mises en liberté par l'éclatement et la rupture de l'os, sont refoulées dans la lumière déchirée des vaisseaux, où elles circuleront entraînées par le courant sanguin jusqu'à ce que les arrête le diamètre trop étroit des capillaires.

Certaines conditions en favorisent la pénétration dans les vaisseaux déchirés ; et si les masses graisseuses passent d'une manière directe au moment où la fracture ouvre les réseaux veineux et met du même coup les cellules adipeuses en liberté, d'ordinaire les phénomènes sont plus tardifs et l'irruption de la graisse est précédée par l'inflammation de l'os, comme l'a démontré Déjerine : cette ostéomyélite détermine dans les espaces médullaires osseux, une pression supérieure à celle qui existe dans les veines ; la graisse libre est refoulée dans les vaisseaux ouverts par le traumatisme. La nécessité de cet excès de pression explique pourquoi toute fracture n'est pas accompagnée d'embolie graisseuse. Quelques-uns la croyaient fatale, même dans les cas de fractures simples, mais l'observation contredit cette assertion.

Anatomie pathologique. — Les embolies graisseuses se rencontrent surtout dans les capillaires du poumon ; lancées par le cœur droit, les gouttelettes seraient arrêtées dans les réseaux de la petite circulation ; pourtant elles pourraient les franchir et l'on en a rencontré dans les reins où elles encombraient les vaisseaux des glomérules de Malpighi. Comment, de là, passent-elles dans les tubes urinifères et dans l'urine où Hahn les aurait observées ? Le problème est à l'étude. Les embolies graisseuses de l'encéphale ont été établies sur un certain nombre de faits : Czerny, Hahn, Flournoy, en citent des exemples où la graisse était arrêtée dans les artérioles de la pie-mère et des circonvolutions. Il peut en être de même dans la rate, le foie, le cœur, les plèvres, la peau, les muscles ;

leurs artérioles sont oblitérées par des « index » de matière huileuse qui semblent couper la colonne sanguine.

La graisse est en trop petite abondance pour être trouvée dans les gros vaisseaux de la circulation générale. Cependant on l'a constatée non loin du foyer traumatique, et si l'on isole, entre deux ligatures, les veines qui prennent naissance dans la région contuse, l'analyse microscopique et chimique permet d'y reconnaître l'existence des gouttes réfringentes que l'acide osmique colore en noir. Mais on ne les étudie bien que dans le poumon, où les capillaires en paraissent injectés; la matière huileuse y est tantôt en boules isolées, tantôt en chapelets, tantôt en longs cylindres entrecoupés de fragments plus petits. On peut en rencontrer dans toutes les parties du poumon; mais parfois la pénétration est limitée à un district peu étendu. Dans une observation de Quénu, des embolies occupaient les dernières ramifications de l'artère pulmonaire. Elles réagissent quelquefois sur le poumon dont les bases sont congestionnées; l'œdème, les ecchymoses sous-pleurales ne sont pas rares; on a signalé des infarctus. Mais il est probable que les gouttelettes graisseuses se sont chargées des matières septiques contenues dans le foyer du traumatisme, apportant les germes jusque dans les capillaires viscéraux obturés, où ils formeront une colonie prospère : c'est ainsi que se développe l'infarctus. Telle est l'opinion défendue par Weber et Niederstadt, et que les expériences contradictoires de Pellis ne semblent pas infirmer.

Symptômes. — Ils sont obscurs et l'on démêle mal ce qui revient à l'embolie et ce qui appartient au choc traumatique; pour certains auteurs, les deux tableaux cliniques se confondent, mais les signes de l'embolie peuvent n'apparaître qu'à la fin du premier jour, tandis que les accidents du choc sont immédiats. Ce début tardif serait dû, soit au temps que nécessiteraient l'absorption et le transport des masses graisseuses jusque dans les réseaux capillaires du poumon, soit plutôt, comme semblent l'établir les expériences de Déjerine, à la lenteur d'évolution de l'ostéomyélite : pour que l'embolie se produise, ne faut-il pas que l'inflammation de l'os augmente la pression dans les canicules de Havers et pousse la graisse dans les veines béantes?

Le blessé est pris tout à coup d'une dyspnée violente; il cherche de l'air, et les mouvements respiratoires qu'il accélère n'apaisent pas son besoin, qui reste inassouvi. Les yeux sont saillants, la face se cyanose à chaque quinte de toux qui peut amener l'expectoration de crachats spumeux et striés de sang et même une hémoptysie. Ces accidents s'accompagnent parfois d'une excitation cérébrale due peut-être à des embolies dans l'encéphale; il y a du délire, puis de la torpeur intellectuelle, du coma; les extrémités deviennent violettes et se refroidissent; par contre, la température centrale s'élève, surtout lorsque la congestion pulmonaire est accentuée; le pouls est petit et rapide, les battements du cœur sont irréguliers et mous et, dans les cas graves, la mort ne tarde pas.

Elle n'est pas fatale, et parfois la guérison survient après une ou plusieurs crises d'intensité décroissante. Comment disparaît la graisse accumulée dans le sang? On sait qu'une partie peut s'éliminer par les urines, presque toujours alcalines et que surnagent parfois des gouttelettes réfringentes. Mais celles-ci ne sont qu'en faible quantité et l'on se demande si ce qui reste se brûle dans le sang. Nous ne connaissons pas de thérapeutique qui aide à sa disparition; aussi, dans les cas exceptionnels où le diagnostic d'embolie graisseuse sera porté pendant la vie — et, dès 1875, Bergmann paraît avoir eu ce mérite — on n'appliquera qu'une médication de symptômes : des stimulants pour combattre la dépression, la tendance au coma, le refroidissement ; des sinapismes sur le thorax ; des ventouses pour pallier la congestion pulmonaire.

IX

SEPTICÉMIES CHIRURGICALES

On nomme *septicémies chirurgicales* un groupe de complications fébriles des plaies, qui ont pour origine la pénétration dans le sang des toxines sécrétées par les microbes pyogènes. — On en décrit plusieurs formes cliniques : la *fièvre traumatique*, les *septicémies* proprement dites qui, selon leur marche, sont *aiguës*, *suraiguës* ou *chroniques*, enfin la *pyohémie*, variété plus complexe et qui mérite une place à part.

1° FIÈVRE TRAUMATIQUE

Pour nos prédécesseurs, la *fièvre traumatique* était « celle qui survient après le traumatisme et qui coïncide avec le début des phénomènes de réparation de la plaie ». Les découvertes bactériologiques permettent de donner une définition plus précise : la fièvre traumatique, dirons-nous, est celle que provoque l'absorption d'une substance septique par le foyer de la blessure.

Historique. — L'histoire de la fièvre traumatique pourrait se confondre avec celle des pansements ; on l'a d'autant mieux étudiée que les plaies opératoires ou accidentelles étaient plus mal traitées : aussi, bien que signalée par les auteurs du xvie, du xviie et du xviiie siècle, elle ne devint l'objet des préoccupations constantes des chirurgiens que, lorsque, au commencement du xixe siècle, l'emploi désastreux du cérat et des cataplasmes multiplia les complications des plaies. Hévin, et plus tard Dumas, Richerand, Fournier, Vaidy, Dupuytren, Bégin, Bérard, en donnent des descriptions exactes. Vers 1860, la question prend une direction nouvelle : les expériences d'Otto Weber et de Billroth qu'avaient précédées celles de Gaspard, les travaux de Gosselin, de Maisonneuve, les discussions académiques auxquelles prennent part Bouillaud, Boulay, Jules et Alphonse Guérin, Gosselin, Chauffart, Verneuil, tendent à faire de la fièvre traumatique une intoxication par résorption de matières putrides. Enfin, dans une dernière période marquée par les recherches de Verneuil, de Maunoury et des chirurgiens actuels, on reconnaît que, sous le nom de fièvre traumatique, on a groupé des accidents d'origines différentes et qu'en définitive elle est une forme atténuée de la septicémie.

Dumas, Dissertation sur la nature et le traitement des fièvres rémittentes qui compliquent les grandes plaies. In *Mémoires de la Soc. méd. d'émulation*, t. IV, p. 1. Paris, 1800. — Fournier et Vaidy, art. Fièvre traumatique. In *Dictionnaire en 60 volumes*, t. XV, p. 424, 1816. — Blandin, art. Amputation. In *Dictionnaire en 15 vol.*, t. II, p. 170, 1829. — Dupuytren, *Clin. chir.*, 2e éd., t. VI, p. 87, 1839. — Bérard, art. Plaie. In *Dict. en 30 vol.*, t. XXIV, p. 549, 1840.

[P. RECLUS.]

— Billroth, *Arch. gén. de méd.*, 6ᵉ série, t. VI, p. 547, 1865, et t. VII, p. 55, 1866. — Maisonneuve, Mémoires sur les intoxications chirurgicales. Paris, 1867. — Hénocque, Sur la fièvre traumatique. In *Arch. de physiol. norm. et pathol.*, t. I, p. 101, 1868. — Lucas-Championnière, De la fièvre traumatique. Thèse d'agrégation en chirurgie. Paris, 1872. — Cannon, De la fièvre traumatique dans le pansement ouaté. Thèse de Paris, 1875. — Chauffard, De la fièvre traumatique, 1875. — Maunoury, Étude clinique sur la fièvre primitive des blessés. Thèse de Paris, 1877. — Jeannel, De la fièvre consécutive aux plaies cavitaires. In *Revue mens. de méd. et de chir.*, t. IV, p. 225, 1880. — Art. FIÈVRE TRAUMATIQUE. In *Encycl. intern. de chirurgie*, t. I, p. 560, 1883. — Verneuil, De la fièvre traumatique et des fièvres épitraumatiques. In *Gazette hebd.*, p. 22 et 55, 1884, et *Mém. de chir.*, t. IV, p. 277, 1886.

Pathogénie. — Les opinions les plus contradictoires ont été émises sur la nature de la fièvre traumatique. Pour les anciens auteurs — et, dans la discussion de 1871, Chauffard soutenait cette hypothèse — l'ascension thermique et les combustions internes qu'elle traduit marquent l'effort de la nature pour aboutir à la réparation de la perte de substance. D'autres admettaient que la fièvre traumatique est une fièvre inflammatoire; la région blessée s'enflamme et l'on sait qu'un foyer phlogosé s'accompagne d'un mouvement fébrile. La première théorie ne peut tenir devant le fait que, sous nos pansements, la réparation s'accomplit malgré l'absence de fièvre avec une merveilleuse rapidité. La seconde reste vraie en partie, mais nous la verrons se confondre avec la doctrine de l'inoculation. On rejette la théorie nerveuse qui a eu son moment de popularité : on se rappelle la fameuse expérience de Claude Bernard, qui enfonce un clou dans le sabot d'un cheval; la fièvre éclate si on laisse les choses en état; elle fait défaut si, au préalable, on a coupé les nerfs qui se distribuent à la région blessée. Ne fallait-il pas en conclure, avec Vulpian, que la lésion traumatique réagit sur les centres nerveux qui, à leur tour, provoquent dans le foyer blessé des troubles vaso-moteurs et trophiques? Mais une objection se dresse, la même que nous avons opposée à la théorie de la « réaction providentielle », c'est que, sous nos antiseptiques, les anciennes circonstances du traumatisme persistent, toutes, hors l'inoculation de la plaie, et la fièvre ne se déclare plus.

Il n'en est pas moins vrai que, exceptionnellement, on a vu, après un traumatisme et sans absorption possible de substance septique, éclater une fièvre d'intensité variable. Une émotion, une violente frayeur, une surexcitation nerveuse, une simple fatigue musculaire même pour peu qu'elle soit exagérée, toutes ces causes banales peuvent, surtout chez les hystériques, provoquer une élévation de la température. Bouchard(¹) a insisté sur ce point et montré que ces causes devaient parfois, au même titre que les toxines des microbes, réagir sur les centres modérateurs de la calorification. Il y aurait rupture de l'équilibre circulatoire, troubles dans la répartition de la chaleur et c'est ainsi que se produirait l'ascension thermique générale de la fièvre.

La théorie de l'inoculation, vieille d'un demi-siècle, a subi des transformations : après les expériences de Gaspard et de Magendie, répétées plus tard par Otto Weber, Bergmann, Billroth, Gosselin, il fut admis que les sérosités putrides de la plaie, injectées dans le sang, provoquent la fièvre et de nouveaux foyers de suppuration. Ces substances sont donc à la fois pyrogènes et phlogogènes. Or est-il besoin de les injecter dans le sang? Ne sont-elles pas absorbées par les vaisseaux sanguins et lymphatiques de la plaie et, en arrivant dans le torrent circulatoire, ne vont-elles pas y provoquer des accidents parmi lesquels

____

(¹) Bouchard, Assoc. franç. pour l'avancement des sciences. Besançon, 1893.

la fièvre traumatique? On crut un moment avoir isolé, dans le foyer blessé, le poison fébrigène, le sulfate de sepsine, qui, à faible dose, a pour conséquence la fièvre traumatique, à forte dose, l'infection purulente. Cette conception fut admise par Chassaignac, Maisonneuve et défendue par Verneuil. Gosselin contribua à la propager; seulement, pour lui, il peut se produire à la surface de la plaie non pas un, mais plusieurs poisons; selon la substance élaborée, éclatera une complication différente, fièvre traumatique, érysipèle ou septicémie.

Deux éléments nouveaux viennent, à peu près simultanément, éclairer la question : les travaux de Pasteur sur les ferments sont appliqués à la pathologie, et l'on arrive à déterminer le rôle des microbes, tandis que les recherches de Lister et d'Alphonse Guérin montrent que, sous le couvert de certains pansements, la plaie cicatrise sans suppuration — ce que l'on avait oublié — et que, dans ce cas, la fièvre ne s'observe plus. Aussi reconnaît-on que l'ascension thermique est due à la pullulation de germes dans le foyer traumatique : nous ne rappellerons pas les observations et les expériences qui ont établi sur des bases solides cette théorie, maintenant acceptée de tous. On admet que les fièvres chirurgicales ont une commune origine : l'introduction par la plaie, dans le sang, de germes qui sécrètent une substance septique, une toxine dont l'activité se traduit par la fièvre. Lorsque l'élévation de température n'est pas considérable, lorsque la courbe est brève, on a une fièvre traumatique *légère*; elle est *forte* lorsque l'hyperthermie est plus durable; si la température se maintient plusieurs jours autour de 40 degrés, on prononce le nom de *septicémie*, et celui de *pyohémie* quand le tracé indique de grandes oscillations et se compose de brisures irrégulières. Verneuil a souvent comparé ces diverses fièvres chirurgicales « aux formes bénignes, graves et très graves de la fièvre typhoïde, septicémie médicale par excellence ».

Encore faut-il que la toxine pénètre dans les vaisseaux, soit directement par altérations de leur parois, soit par osmose. L'osmose est le mécanisme le plus ordinaire, mais elle est soumise à certaine condition et, pour être absorbées, les substances septiques doivent être soumises à une pression assez considérable. C'est ce qu'on observe dans les collections purulentes avant leur incision, mais dès qu'elles sont ouvertes, dès que le pus s'écoule librement, la pression cesse et avec elle l'absorption; les toxines ne pénètrent plus dans le sang; il n'y a plus septicémie, et la fièvre tombe. Cependant, après un traumatisme, on voit parfois la fièvre éclater sans qu'on puisse découvrir la présence de germes et l'inoculation possible de la plaie. On l'a constatée sous les pansements antiseptiques les plus rigoureux et dans des foyers traumatiques fermés, à l'abri de tout contact impur. Mais la thèse de Maunoury établit que bien des fièvres survenues après le traumatisme ne procèdent qu'indirectement de ce traumatisme; il a démontré qu'à côté de la fièvre d'inoculation septique, il y a une série d'états hyperthermiques indépendants auxquels Verneuil a donné le nom de fièvres *épitraumatiques*.

Il en existe trois variétés : dans une première catégorie, nous mettrons les fièvres épitraumatiques dues à une phlegmasie intercurrente provoquée *indirectement* par la violence extérieure. Ainsi, à la suite des blessures de la langue et du voile du palais, des amygdales et du pharynx, des gencives et de la muqueuse buccale et des opérations qu'on pratique dans ces régions, on peut voir apparaître une angine ou une amygdalite; une arthrite succède parfois aux lésions faites aux alentours des jointures; des adénites, des pneumonies, des méningites, des vaginalites, des péritonites, des pleurésies naissent aussi par un mécanisme analogue, et la fièvre qui les accompagne ne mérite à aucun titre le nom de fièvre traumatique dont on les décorait avant les recherches de Gabriel Maunoury. La deuxième comprend les fièvres qui traduisent le rappel d'une maladie fébrile antérieure. On sait, depuis Verneuil, qu'un traumatisme peut provoquer chez un rhumatisant ou un goutteux une attaque de rhumatisme ou de goutte, un accès intermittent chez un paludique. Que de fois, à la suite d'une plaie accidentelle ou opératoire, la température monte à 39, 40, 41 degrés au milieu d'un violent frisson; on craint un érysipèle, l'invasion d'une infection purulente..., mais un interrogatoire précis permet d'établir que le blessé est atteint d'impaludisme qu'un traumatisme a rappelé. Il n'est pas un clinicien qui ne connaisse cet accident. La troisième catégorie renferme les fièvres suscitées par l'inflammation simple de l'organe blessé. Cette variété prétendue représente pour nous la fièvre traumatique proprement dite; on pouvait la classer à part, lorsque l'origine parasitaire de la plupart des inflammations traumatiques et de toutes les suppurations observées en chirurgie n'était pas démontrée; nous savons aujourd'hui que l'inflammation et la suppuration proviennent d'une inoculation au même titre que l'érysipèle, la septicémie gangréneuse, la pyohémie; les fièvres inflammatoires n'ont plus leur place parmi les fièvres épitraumatiques. Nous n'acceptons pas à cet égard la classification de Maunoury et de Verneuil.

Les fièvres qui éclatent à l'occasion d'un traumatisme rentrent-elles toutes dans ces diverses catégories? Il est des cas où le foyer est fermé, où le pansement s'est opposé à la pénétration des germes; la fièvre n'est donc pas due à l'inoculation; ce n'est pas la fièvre traumatique proprement dite. Mais, d'une part, on ne trouve aucun noyau phlogosé aux environs; d'autre part, on ne constate le rappel d'aucune maladie fébrile antérieure; la fièvre n'est donc pas épitraumatique, et pourtant au deuxième, au troisième, au cinquième jour d'un traumatisme, plus tôt, plus tard, on note une ascension traumatique de 1, 2 ou 3 degrés qui le plus souvent dure peu, mais pourrait aussi persister plus longtemps. Dans quelques cas il s'agit de « fièvre nerveuse », de « fièvre hystérique », du retentissement d'une émotion morale sur les centres modé-

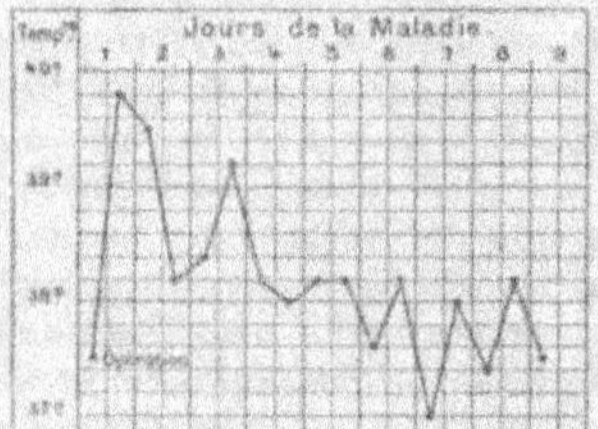

Fig. 29. — Fièvre traumatique consécutive à une opération pratiquée dans un foyer morbide (Jeannel).

rateurs de la calorification, fait que nous avons déjà rappelé d'après Bouchard. Enfin on a vu la fièvre éclater par l'effusion, dans une séreuse, d'un vaste épanchement sanguin. Les hémorragies internes, celles qui s'accumulent dans le péritoine, ne s'accompagnent pas toujours d'une hypothermie comme l'ancienne clinique le proclamait, mais bien parfois d'une élévation de température sur la nature de laquelle on n'est pas encore fixé.

Grâce à ce qui précède : on s'explique pourquoi la fièvre traumatique est exceptionnelle depuis la rigueur des méthodes antiseptiques; on comprend pourquoi, jadis, elle était plus fréquente et plus vive à la ville qu'à la campagne, et dans nos hôpitaux qu'en clientèle privée; pourquoi elle était fatale lorsque la plaie, par son étendue, offrait une large surface à l'absorption, lorsque des corps

étrangers la souillaient et que ses anfractuosités empêchaient le libre écoulement
des liquides contaminés ; on s'explique pourquoi, comme l'ont établi Maunoury
et Verneuil, la température s'élève dès les premières heures, lorsque la blessure
porte sur des tissus malades, habités par des microbes et baignés par leur
toxine, sur des tumeurs ramollies, sur un séquestre, un clapier, une fistule,
une vieille collection purulente : les vaisseaux ouverts par le traumatisme permettent l'absorption du poison déjà élaboré et la fièvre éclate. Pour l'éviter, il
faut, avant toute intervention chirurgicale, désinfecter les parties avec une rare
persistance.

Symptômes. — Après les phénomènes qui peuvent suivre immédiatement
le traumatisme, sidération, choc, délire nerveux, on voit, lorsque les plaies ou
les blessures sont mal pansées, survenir, vers la fin du deuxième jour ou au
commencement du troisième, un mouvement fébrile qui ne débute que rarement par un frisson. Le pouls est rapide, large et plein ; la température s'élève
de 1, 2 et même 5 degrés et, en vingt-quatre heures, atteint son maximum,
puis elle s'abaisse, et la longueur totale de la courbe entre les deux normales
ne dépasse guère sept à huit jours. Le blessé est mal en train ; il a de la courbature, de la céphalalgie, une soif vive ; l'appétit est nul, la langue saburrale ;
les urines, rares et colorées, contiennent de l'urée
en plus grande abondance et la dénutrition est
active. On constate quelques modifications du
côté de la plaie : le foyer se tuméfie, la zone mortifiée commence à s'éliminer et la suppuration
s'établit.

Tel est le type *foyer* ; mais on observe des formes
plus *graves*, surtout, dit Billroth, lorsque le foyer
traumatique est vaste, car la fièvre serait en raison directe de l'étendue de la plaie. Il faut tenir
compte de cet élément, mais il n'est pas le seul,

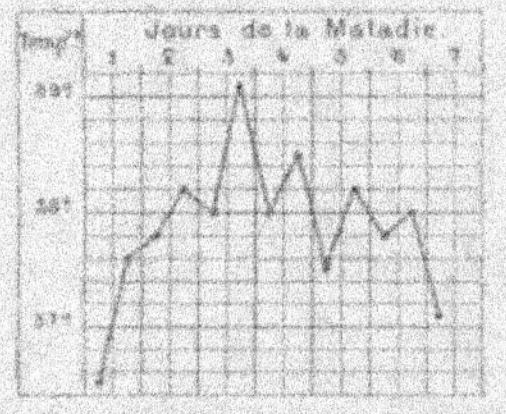

Fig. 50. — Fièvre traumatique.
(Jeannel.)

et les différences individuelles, l'irritabilité plus grande de quelques organismes, leur réaction plus intense jouent un rôle important. D'une manière
générale, la fièvre est plus vive dans les plaies contuses, dans les blessures par
armes à feu, lorsque le choc a été considérable, la douleur forte, la perte de
sang abondante, chez les faibles, les surmenés, les cachectiques. Le milieu est
souvent coupable : la fièvre est plus fréquente dans les hôpitaux, les casernes,
les chambres où plusieurs malades sont entassés.

Les tracés de la température n'ont rien de caractéristique ; cependant, voici,
d'après Championnière, la courbe la plus souvent observée : au deuxième jour,
ascension de la ligne qui, au troisième jour, atteint son maximum, 39, 39 1/2 et
même 48 degrés ; elle redescend directement ou par étapes jusqu'au niveau
normal : le cycle a duré de deux à sept jours. Parfois la haute température se
maintient, ou bien il se produit une ascension rapide suivie d'une défervescence
brusque ou de grandes oscillations. Qu'on se méfie alors : ce n'est plus la
fièvre traumatique bénigne, mais une complication infectieuse, l'érysipèle, la
lymphangite ou l'une des diverses formes de la septicémie. Il est probable que
l'irrégularité de la courbe signalée par la plupart des auteurs, tient aux confusions des chirurgiens, qui ont pris pour une fièvre traumatique les phlegmasies
de voisinage et les affections rappelées.

[P. RECLUS.]

Traitement. — Pour instituer le traitement, il faut savoir si l'on est en présence d'une fièvre traumatique ou d'une fièvre épitraumatique. Verneuil insiste sur la difficulté de les distinguer. Nous avons vu que le tracé de la température est insuffisant pour établir le diagnostic étiologique : il sera nécessaire de lui adjoindre l'analyse minutieuse de toutes les conditions présentes et passées. On n'oubliera pas que la nature de la fièvre peut changer plusieurs fois, que la même forme peut reparaître à diverses reprises et que, souvent, chacune des variations du thermomètre traduit ces substitutions.

Le traitement sera surtout prophylactique ; les fièvres traumatiques n'ont pas cette nécessité inéluctable à laquelle croyaient les anciens : « Dieu la donne », disaient-ils. On sait maintenant quel est le fait d'une inoculation, et toute la pratique de l'antisepsie apprend à éviter celle-ci. Plus d'ensemencement de la plaie, plus de fièvre traumatique : une excessive propreté de la blessure, un lavage attentif, l'asepsie des pièces de pansement, du chirurgien et de ses aides, et surtout de leurs mains et de leurs instruments, voilà la meilleure sauvegarde. Aujourd'hui, de longues séries d'opérations sont pratiquées sans que la fièvre éclate. Si elle survient, il faut inspecter le pansement, dépister les collections purulentes qui se forment, les ouvrir, les drainer pour que les poisons septiques ne puissent pénétrer dans le sang.

2° SEPTICÉMIE AIGUE

C'est la fièvre traumatique prolongée et aggravée : l'absorption des toxines a été plus massive et la fièvre, au lieu de s'atténuer, se maintient et s'exagère.

Historique. — Nous l'avons ébauché à propos de la fièvre traumatique, considérée comme une septicémie atténuée ou à ses débuts. Les observateurs avaient noté depuis longtemps la fièvre des blessés, la fièvre vulnéraire. Vers la fin du siècle dernier, on accuse de ces accidents l'absorption, par les plaies, des liquides putréfiés qui en souillent la surface ; les expériences inaugurées par Gaspard et reprises plus tard par Panum, Bataillé, Otto Weber, Coze et Feltz, Bergmann, donnent une base à cette hypothèse. Puis, après les recherches de Pasteur, on se demande si, au lieu d'incriminer les substances chimiques, un alcaloïde, la sepsine, il ne faut pas rendre les micro-organismes responsables des septicémies, et bientôt les découvertes des bactériologistes démontrent le bien fondé de cette théorie. Mais une fois la nécessité de l'inoculation microbienne reconnue, on en revient, par un détour inattendu, à la doctrine ancienne et l'on s'aperçoit que la septicémie est due non pas aux germes, mais aux substances chimiques sécrétées par eux, aux toxines qui pénètrent dans le sang. Parmi les travaux les plus importants publiés sur les septicémies, nous citerons :

CHAUVEAU, Pathologie générale des virus et des maladies virulentes. In *Revue scientifique*, p. 562, 1871. — DAVAINE, VERNEUIL, GOSSELIN, CHASSAIGNAC, VULPIAN, etc., Discussion de 1872 et de 1873 devant l'Académie de médecine. — COZE et FELTZ, Recherches cliniques et expérimentales sur les maladies infectieuses. Paris, 1872. — NEPVEU, Du rôle des organismes inférieurs dans les lésions chirurgicales. In *Gazette méd. de Paris*, p. 579, 1876. — DUCLAUX, art. FERMENTATION. In *Dict. encycl. des sciences méd.*, 4e série, t. I, p. 544, 1877. — Ferments et maladies. Paris, 1882. — TÉDENAT, Étude critique sur la septicémie et la pyohémie. — VERNEUIL, Doctrine septicémique. In *Mémoires de chir.*, t. XI, 1880. — PERROT, De la septicémie. Thèse d'agrégation en médecine. Paris, 1880. — CHAUVEL, art. SEPTICÉMIE. In *Dict. encycl.*

[P. RECLUS.]

des sciences méd., 3° série, t. VIII et IX, 1880 et 1881. — Alphonse Guérin, art. Septicémie. In Nouveau Dictionnaire de médecine et de chirurgie prat., t. XXXIII, p. 182, 1882. — Jeannel, De la septicémie. In Encyclopédie internationale de chirurgie, t. I, p. 511, 1885. — Jeannel et Laclanie, Pathogénie de la septicémie. Congrès français de chirurgie, 1885. — Cornil et Babes, Les bactéries, 2° édit., 1886. — J.-L. Faure, Septicémies. In Traité de chirurgie clinique et opératoire, p. 190, 1896. — Jalaguier, Péritonite septique diffuse. In Bull. de la Soc. de chir., 31 juillet 1895.

Elle se déclare surtout dans les plaies profondes et anfractueuses, irrégulières et déchiquetées, lorsque les os sont brisés au milieu de tissus contus et broyés, stupéfiés ou mortifiés, lorsque des réseaux veineux abondants sont ouverts : sans doute, l'absorption des toxines est alors plus rapide et les micro-organismes se développent mieux à l'abri du contact de l'air. La septicémie aiguë succède encore aux piqûres anatomiques ; Richet a signalé sa fréquence dans les fractures du maxillaire inférieur dont le foyer communique avec la cavité buccale, milieu humide et chaud où pullulent des myriades de germes pathogènes. Comme pour toutes les complications des traumatismes, l'infection sera d'autant plus facile, rapide et dangereuse, que l'organisme du blessé sera débilité par quelque tare viscérale.

Cette grave complication débute en général du deuxième au cinquième jour de la blessure et s'annonce par des modifications de la plaie ; elle devient grisâtre, elle ne se déterge pas, ou, si les bourgeons charnus existent, ils s'affaissent et se dessèchent. Au lieu de pus franc, il s'écoule un liquide sanieux fétide et parfois, au moindre choc, à la plus petite déchirure de la membrane granuleuse, ou même sans provocation, on voit des suintements sanguins baigner par intervalles les pansements ; ce sont les hémorragies néocapillaires septicémique de Verneuil. Un frisson violent n'ouvre presque jamais la scène, mais souvent le malade éprouve une sensation de froid répétée ; la température, déjà à 38 ou 39 degrés, grâce à la

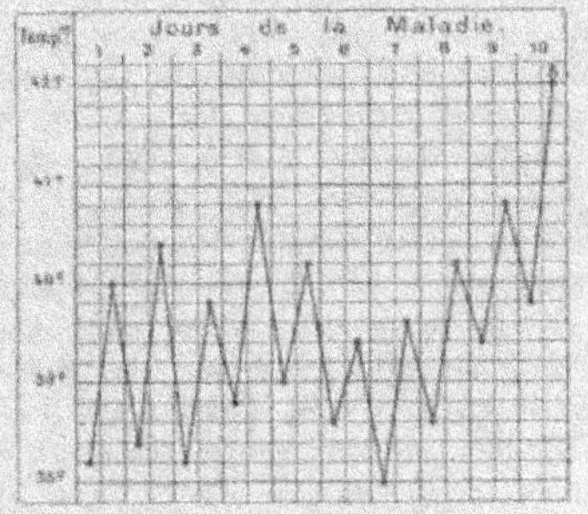

Fig. 51. — Septicémie aiguë.

fièvre traumatique du début, monte jusqu'à 40 et 41 degrés le soir ; le matin, elle s'abaisse sans toutefois descendre jusqu'à l'apyrexie complète ; l'écart habituel entre l'ascension vespérale et la chute du matin est de 1 degré 1/2 à 2 degrés ; cette fièvre rémittente dure huit, dix, quinze jours, et, si les symptômes ne s'amendent pas, la mort survient tantôt en hyperthermie, 40 ou 41 degrés, tantôt en hypothermie, 36 ou 35 degrés.

Ici encore les phénomènes généraux sont ceux d'une intoxication rappelant celle de la fièvre typhoïde : le blessé ne se plaint guère que d'une céphalalgie vive ; il est indifférent, somnolent, tranquille ; il ne sort de sa torpeur que si on lui adresse une question pressante et impérative ; son délire est monotone, les dents et les lèvres se recouvrent d'un enduit fuligineux ; il y a quelquefois des vomissements, de la constipation d'abord, puis une diarrhée profuse ; les selles peuvent être sanguinolentes, la soif est vive, les urines sont rares, on y a souvent trouvé de l'albumine ; la dyspnée s'accuse ; la peau, sèche et terreuse, se recouvre d'éruptions singulières, d'érysipèles bâtards ou de pustules dont le pronostic est alarmant, comme l'ont montré Gubler, puis Verneuil, Bonnard, Braidwood et Gousset.

Jalaguier a donné de la septicémie péritonéale consécutive à l'appendicite un tableau remarquable qui mérite d'être résumé dans une étude générale de la septicémie aiguë. « .... La température qui s'élève vers 39 degrés pendant les premières vingt-quatre ou trente-six heures s'abaisse d'ordinaire à partir du deuxième ou du troisième jour, à 37 degrés, 37°,5 dans le rectum; la fréquence du pouls augmente pendant que sa force diminue; il est irrégulier et le nombre et la force des pulsations varient d'une heure à l'autre. Cette dissociation de la température et du pouls est d'une importance capitale. La respiration est accélérée, mais presque toujours régulière. La langue est habituellement humide, saburrale, rouge à la pointe et sur les bords. Le facies est caractérisque : il est terreux, plombé; souvent les sclérotiques prennent une vague coloration jaunâtre, ocreuse. On a l'impression que l'organisme est profondément touché. » Et cette gravité extrême contraste avec la tranquillité du malade qui ne souffre plus; cette indolence jointe à l'abaissement de la température pourrait en imposer aux débutants et leur faire espérer une guérison lorsque la mort est imminente.

Le traitement est surtout prophylactique et nous ne connaissons guère plus la septicémie depuis que l'asepsie est le mot d'ordre de la pratique contemporaine. Maintenant tout doit être propre, le chirurgien, ses aides, ses instruments, les pièces de pansement; on ne laisse plus une « fissure », par où se glisseraient les germes pathogènes. Mais si, malgré ces soins, le mal a éclaté, si l'on est appelé lorsque le blessé ou l'opéré est en pleine infection, quel traitement instituer contre l'intoxication septique? On a songé à l'emploi des antiseptiques à l'intérieur; cette méthode paraît avoir échoué : l'acide phénique en potions, en lavements, en injections sous-cutanées n'a donné que des déboires; ainsi de la créosote, des sulfites, de l'aconit. Le sulfate de quinine seul paraît efficace; on l'administrera à haute dose, 1 gramme ou même 2 grammes; si l'estomac est intolérant, on le prescrira en injections sous-cutanées. Le sulfate de quinine est un tonique et un antithermique en même temps qu'un antiseptique : ces trois titres l'imposent.

Se rappelant que le foie, les reins, la peau et la muqueuse intestinale sont des filtres par où s'éliminent les microbes et leurs toxines, on essayera d'exciter leurs fonctions, et le rein sera stimulé par des diurétiques; le régime lacté peut rendre de grands services : on prescrira le lait simple ou additionné d'eau alcaline. Pour dégager le tube intestinal, on aura recours aux purgatifs et aux lavements. Mais le traitement local est plus important encore : le foyer traumatique sera désinfecté jusque dans ses recoins les plus profonds par le spray, les bains antiseptiques prolongés, les irrigations continues; les surfaces sanieuses seront touchées avec une solution de chlorure de zinc au 1/5 ou « jambonnées » avec l'acide phénique à 5 pour 100. Souvent même il sera nécessaire de nettoyer la plaie en y promenant le cautère actuel. Mais nous n'insistons car le traitement des septicémies graves est à peu près celui de la pyohémie. Nous y verrons les heureux résultats que paraît promettre la sérothérapie antistreptococcique et les injections massives de sérum artificiel. Ces injections intra-veineuses et très lentes de sérum artificiel — eau stérilisée 1000 grammes, chlorure de sodium 10 grammes et sulfate de soude 5 grammes — à la température de 38 degrés centigrades et à la dose de 700 à 1200 grammes, répétées, s'il le faut, pendant quatre ou cinq jours consécutifs, ont produit quelques résultats merveilleux, de véritables résurrections dans les mains de Lejars, de Tuffier, de nous-même, et l'on ne saurait trop la recommander dans les septicémies et le tétanos.

3° SEPTICÉMIE CHRONIQUE

Ce serait une fièvre lente à type rémittent, que provoque la rétention des liquides putrides dans des cavités naturelles ou pathologiques. Elle correspond à l'ancienne fièvre hectique. Mais l'accord n'est pas fait et Chauvel ne la classe point parmi les septicémies.

Sa pathogénie n'est pas celle des septicémies ordinaires : les ferments organisés jouent dans l'intoxication un rôle moins considérable que les principes solubles du pus fétide absorbé. On l'observe lorsqu'il existe de vieux clapiers, des fistules à trajets multiples, de vastes poches d'abcès froids ouverts, des nécroses étendues, des tumeurs blanches suppurées, de gros polypes utérins à la période de ramollissement, tous cas où les liquides n'ont qu'un écoulement imparfait. Dans ces clapiers, dans ces galeries, dans ces foyers anfractueux, le chirurgien, s'il peut parfois désinfecter les plus superficielles de ces cavités, ne saurait faire pénétrer les antiseptiques dans les plus profondes où le sang, le pus et les sérosités se putréfient.

La fièvre a des débuts variables : elle succède souvent à une fièvre traumatique, à des atteintes de septicémie aiguë ; puis l'hyperémie semble céder, mais le blessé n'entre pas en convalescence ; il y a des reprises du mal, des accès qui deviennent plus fréquents et l'hecticité s'établit. On constate un léger amaigrissement, un peu de fréquence du pouls, une élévation de température après le repas et dans la soirée ; bientôt les paroxysmes se rapprochent, mais demeurent irréguliers ; le teint est animé, la chaleur marquée à la paume des mains et à la plante des pieds. Dans la matinée la fièvre s'apaise ; la faiblesse et la maigreur augmentent ; il y a des alternatives de constipation et de diarrhée ; le malade est tourmenté par la soif ; ses joues se colorent après qu'il a mangé, le reste de la face devenant pâle ; la respiration s'active par les causes les plus légères ; le sommeil, troublé par des songes, entrecoupé d'insomnies, cesse d'être réparateur. Puis on note des sueurs nocturnes, abondantes au front, à la tête, dans la région épigastrique ; les tempes se cavent, les yeux s'enfoncent, les extrémités et le tronc s'infiltrent ; la peau terne, bistrée, plombée se couvre d'une poussière adhérente et le malade s'éteint dans le marasme. Les stéatoses viscérales sont alors avancées et le foie est complètement graisseux.

Quel rôle jouent les toxines dans cette foule d'accidents qui forment le tableau clinique tracé d'après les auteurs du *Compendium*? Il ne faut pas croire que les bactéries soient tout : « La présence des microbes n'est pas toujours nécessaire, dit Cornil ; les bactéries se rencontrent souvent, il est vrai, dans le sang des individus qui succombent à la septicémie, mais dans d'autres cas elles font défaut. L'intoxication est le fait de la présence, dans le sang, d'un poison, sepsine, alcaloïdes, ptomaïnes qui résultent de la décomposition des matières organiques au sein du foyer putride. Les bactéries déterminent la fermentation primitive, mais certaines d'entre elles, étant anaérobies, ne vivent pas dans le sang et n'y entrent pas. Seules les substances chimiques toxiques y pénètrent et déterminent un empoisonnement. »

[P. RECLUS.]

Ces théories sont admises bien qu'on ait voulu, dans ces derniers temps, substituer à la fièvre par toxines la fièvre par microbes dans le sang. Mais Senator, Klebs, Uegel, Schiemedelberg et Bergmann attribuent l'état fébrile à des produits de putréfaction, d'autres pensent qu'il n'est pas besoin d'invoquer l'existence de substances pyrétogènes; les solutions d'hémoglobine, le sang d'animaux sains, le liquide d'hydrocèle, le sérum sanguin pur, l'eau distillée, même le bouillon stérilisé, des extraits d'organes injectés dans le sang y produisent de la fièvre; il n'y a pas de produits bactériens dans la fièvre aseptique de Volkmann; il n'y en a pas non plus dans le cas d'extravasations sanguines, de contusions graves, de fractures à grand fracas, mais non compliquées d'oblitération vasculaire; il n'y a pas d'intervention microbienne et cependant la fièvre éclate.

Cette fièvre doit être attribué à la pénétration dans les liquides interstitiels de produits de destruction des tissus en nécrobiose; on peut supposer que le processus fébrile est le même dans tous les cas : les prétendues substances pyrétogènes agissent en détruisant les globules sanguins et en mettant en liberté le ferment fibrineux lié aux globules blancs, que cette mise en liberté dépende d'un traumatisme ou d'une action bactérienne. La fièvre peut encore être produite par des agents de putréfaction. On la voit éclater après l'injection de liquide putréfié stérilisé, de mygdaléine, de foin, de chymosine, de myrosine, d'émulsine, de bière altérée, de viande faisandée, d'eau stagnante, même lorsque par la filtration on enlève les microbes. De même les toxines résorbées au niveau de la plaie élèvent la température; et vraisemblablement il ne faut pas faire intervenir ici une seule toxine, mais un mélange de plusieurs toxines agissant d'autant mieux qu'elles sont associées; ne sait-on pas qu'un microbe inoffensif augmente la virulence d'un microbe pathogène? On peut répondre que c'est un microbe atténué; mais alors pourquoi l'intensité de la fièvre et des symptômes généraux?

Les produits bactériens puisés dans les cultures pures stérilisées provoquent, quand on les injecte dans le sang, les mêmes effets que l'inoculation de microbes vivants; Charrin a démontré qu'un microbe pathogène, même cultivé dans un milieu inerte produit une substance dont l'injection a un animal sain provoque un état fébrile. Ces produits agissent-ils par des phénomènes de vaso-dilatation consécutifs à une influence quelconque sur le système nerveux, comme le pensent Gley et Bouchard? ou ne faut-il pas voir plutôt dans la fièvre une conséquence de l'activité des macrophages? ou l'impossibilité de la diapédèse des globules blancs?

Il nous faut discuter la fièvre septicémique que produisent les microbes résorbés par des plaies et passant dans le sang. Le streptocoque a été incriminé à l'exclusion de tous les autres. Ces idées ont été surtout soutenues et défendues en Allemagne où, identifiant les cavernes tuberculeuses avec les plaies, on essaya de démontrer que la fièvre hectique qui se montre dans les deux cas est identique et produite par le streptocoque passant dans le sang. Dans tous les cas de fièvre hectique on a retrouvé le streptocoque ou le staphylocoque en prenant après stérilisation le sang du bout du doigt. Des recherches semblables ont été faites en France, par Straus, Vaquez, Mangin; elles ont été négatives dans tous les cas; il est vrai que le sang était pris directement dans une des veines du bras après stérilisation; pourquoi voudrait-on qu'un seul microbe produise une septicémie aussi lente que celle de la fièvre hectique? car dans la plupart des cas, quand on découvre un microbe pathogène dans le sang, on peut annoncer la mort rapide.

[P. RECLUS.]

X

INFECTION PURULENTE

On nomme *pyohémie, infection, fièvre, diathèse, absorption et résorption purulentes*, une maladie produite par la pénétration dans les vaisseaux du pus, de ses
toxines et de ses microbes qui vont, emportés, par le sang, coloniser au loin
dans les tissus en y provoquant des suppurations secondaires. — La pyohémie
est donc une « septicémie embolique », selon la concise définition de Verneuil.

Historique. — Depuis le commencement du siècle, elle a provoqué les
discussions les plus vives et l'on trouve à chaque ligne de son histoire les noms
des chirurgiens marquants de tous les pays. Jusqu'en 1871, n'était-elle pas la
plus meurtrière et la plus fréquente des complications des plaies? Elle emportait
les deux tiers de nos grands blessés et de nos grands opérés. Malgré de si
sérieuses recherches, les obscurités sont grandes, et Verneuil confessait naguère
être moins fixé sur sa pathogénie que dix ans auparavant. La doctrine des
germes, qui a fait la lumière sur la plupart des autres complications des plaies,
n'a pu suffire à éclairer tous les points. Parmi les publications importantes,
nous citerons :

Rima, Exposé sommaire de quelques recherches anatomiques, physiologiques et pathologiques. In *Mémoires de la Soc. méd. d'émulation*, t. VIII, p. 622, 1816. — Travers, Essay on
wounds and ligatures of veins. In *Astley Cooper and Travers' surgical essays*, t. I, p. 280. London, 1818. — Breschet, De la phlébite. In *Journal complém. du Dict. des sciences méd.*, t. II,
p. 325. Paris, 1818. — Gaspard, Mémoire physiologique sur les matières purulentes et
putrides. In *Journal de Magendie*, 1822. — Velpeau, Des abcès tuberculeux chez les individus
qui succombent aux grandes opérations. In *Revue médicale*, t. IV, p. 382, 1828. — Blandin,
Mémoires sur quelques accidents très fréquents à la suite des amputations. In *Journal hebd.*,
t. II, p. 379, 1829. — Dance, Abcès métastatiques. In *Dict. de méd. en 30 vol.*, t. I, p. 86, 1833.
— Dietrich, De la suppuration, de ses sources, de ses conséquences. In *Mémorial des hôpitaux du Midi*, t. I, p. 581, 1829. — Sédillot, De l'infection purulente ou pyohémie. Paris,
1849. — Cruveilhier, Traité d'anatomie pathologique, t. I, p. 103, 1849. — A. Duplay, Quelques observations tendant à éclaircir l'histoire de la phlébite. In *Arch. gén. de méd.*, t. XI,
p. 58, 1856. — Alquié, Des abcès viscéraux à la suite des grandes opérations. In *Gazette méd.
de Paris*, p. 236, 1856. — Tessier, Mécanisme de l'infection purulente. In *Gazette médicale de
Paris*, p. 385, 1842. — D'Ascer, Recherches sur les abcès multiples. Thèse de Paris, 1842. —
Castelnau et Ducrest, Sur les abcès multiples. In *Mémoires de l'Acad. de méd.*, t. XII, p. 1,
1846. — Alphonse Guérin, De la fièvre purulente. Thèse de Paris, 1847. — Gosselin, Sur les
fractures en V et sur les phénomènes toxiques graves qui les accompagnent. In *Mémoires de
la Soc. de chir.*, t. V, p. 147, 1865. — Virchow, Pathologie cellulaire, trad. de Picard, 1860. —
Roux, Des amputations secondaires à la suite des coups de feu. In *Bull. de l'Acad. de méd.*,
t. XXV, 1859-1860. — Chauvel, Essai historique et critique sur les doctrines de l'infection
purulente. Thèse de Strasbourg, 1865. — Braidwood, On pyæmia or suppuration fever, trad.
par Alling. Paris, 1870. — *Discussion à l'Acad. de méd.*, 1869 et 1871. — Ranvier, Note sur
l'infection purulente. In *Lyon médical*, p. 688, 1871. — Hayem, Des embolies capillaires dans
la pyohémie. In *Gazette hebd.*, p. 229, 1871. — *Discussion à la Soc. clinique de Londres*. 1874. —
Lister, *British med. Journal*, t. II, p. 709, 1875. — Jeannel, L'infection purulente ou pyohémie.
Paris, 1880. — Art. Infection purulente. In *Encycl. intern. de chirurgie*, t. I, p. 582, 1883. —
Buen-Duclaux, Contribution à l'étude de la pyohémie sans plaies exposées. Thèse de Paris,
1884. — Terrier, Éléments de pathologie chirurgicale, p. 472, 1887. — Antoing et Chantre,
Étude sur l'origine microbienne de l'infection purulente chirurgicale. Acad. des sciences,
14 août 1893. Congrès de Rome, 1894.

Anatomie pathologique et pathogénie. — Le foyer traumatique est, comme dans les septicémies, le siège de désordres profonds : la couche granuleuse des bourgeons charnus qui, vers le huitième jour, nivellent et réunissent les tissus divisés, se fond ; les muscles grisâtres, violacés, friables et déchiquetés baignent dans un liquide fétide ; ils sont décollés, des fusées sanieuses infiltrent leurs lambeaux, pénétrent dans les traînées conjonctives et séparent les aponévroses molles, ternes et frangées ; les os sont dénudés, d'un blanc mat ou recouverts d'un enduit noirâtre, les esquilles sont mobiles et une bouillie putride soulève le périoste ; les veines sont béantes dans les clapiers ; leurs tuniques sont enflammées et leurs cavités distendues par des caillots d'âge, d'aspect et de consistance variables ; les uns, rouges ou noirs, sont de date récente ; d'autres, gris ou jaunes, ont un centre ramolli et puriforme ; on y trouve des vibrions, des bactéries de toutes sortes ; parfois les coagulations remontent loin et nous verrons le rôle que, dans l'histoire de la pyohémie, on a fait jouer à ces phlébites et à ces thromboses.

Les lésions caractéristiques sont les collections purulentes des séreuses et les abcès métastatiques. La *suppuration des séreuses* est si générale qu'on pourrait faire rentrer cette lésion dans la définition de la pyohémie. Elles ne sont pas toutes atteintes avec une égale fréquence ; les synoviales articulaires et les plèvres sont le plus souvent prises ; puis viennent le péritoine, le péricarde, les bourses muqueuses sous-cutanées et les gaines des tendons. Les jointures les plus mobiles et les plus actives fournissent le plus gros contingent, le poignet, l'épaule, le coude, le genou, l'articulation temporo-maxillaire, comme si les mouvements les prédisposaient à la suppuration. Le liquide qu'elles contiennent est abondant, mais mal lié et strié de traînées sanguinolentes ; la synoviale est ecchymotique, épaissie, tomenteuse, tapissée et cloisonnée de fausses membranes infiltrées de leucocytes ; les cartilages peuvent être érodés. Parfois le gonflement est péri-articulaire, la synoviale alors est intacte ; le pus se collecte autour de la jointure, et non dans sa cavité.

L'*infarctus*, le futur abcès métastatique, se rencontre dans tous les points du corps, mais avec une fréquence inégale ; le poumon est le viscère le plus atteint, 90 fois sur 100 cas d'infection purulente d'après Billroth, et 99 fois sur 100 d'après Sédillot ; autant dire qu'il en contient toujours. Le nombre en est souvent considérable et, si parfois, il n'y en a que 1 ou 2, on en a trouvé jusqu'à 50, développés un peu partout, mais d'habitude en plus grande abondance à la périphérie de l'organe, sur son bord postérieur et sur son lobe inférieur. Leur volume est variable, on en signale de microscopiques ; dans le service de Broca, par contre, nous en avons vu dans la cavité ramollie duquel on aurait pu mettre un poing d'adulte ; il était dû à la convergence et à la fusion de plusieurs abcès voisins. Après le poumon, le foie est l'organe où se présentent de préférence les infarctus, dans la proportion de 10 pour 100, d'après Billroth ; la statistique de Braidwood porte ce chiffre à 50 pour 100 et celle de Waldeyer à 80 pour 100. Ils sont en général petits, mais là, comme au poumon, leur confluence peut former de volumineux abcès. On ignore si l'embolie s'arrête dans l'artère ou dans la veine hépatique. Les abcès métastatiques seraient moins fréquents dans la rate ; on en noterait une proportion de 5 pour 100, d'après Waldeyer ; de 20 pour 100, d'après Billroth ; de 50 pour 100, d'après Braidwood. Ils sont plus rares dans le rein et dans le cerveau. Waldeyer les y a observés 1 fois sur 60, mais Braidwood parle de 6 cas sur 15 ; ils sont exceptionnels dans le cœur, l'estomac, la parotide, l'intestin, la prostate, les muscles.

[P. RECLUS]

le tissu cellulaire; d'autre part, il n'est guère d'organe ou de région qui n'en aient fourni quelques exemples : on en a vu dans le larynx, dans les amygdales, les ganglions, l'œil, la mamelle, partout, excepté peut-être dans le tissu osseux.

L'infarctus débute par une ecchymose qui peut être microscopique, mais dont le diamètre ordinaire varie de celui d'une lentille à celui d'une pièce de 2 francs. Elle est vermeille sur ses bords et rouge foncé au centre. A la coupe, son tissu résiste; il ne contient, à ce moment, qu'une accumulation de globules rouges dans les capillaires et un peu de suffusion sanguine. Bientôt le noyau rouge se modifie; on trouve en son milieu un point jaunâtre, ramolli, une gouttelette puriforme qui s'accroît, une collection se forme qui refoule et désorganise les parois dont la régression constitue un abcès. D'abord de forme pyramidale comme l'infarctus, il devient sphérique sous la pression du liquide. Plusieurs dépôts voisins peuvent se réunir en une seule collection. Elle présente quelques différences, selon les tissus où elle se développe. Au poumon, son siège habituel, elle apparaît presque toujours sous la plèvre, comme un point circonscrit de pneumonie catarrhale; puis la partie centrale se liquéfie, une collection se forme qui s'ouvre rarement dans la séreuse, dont les deux feuillets se sont oblitérés au niveau de l'infarctus; le tissu pulmonaire est congestionné, œdémateux, hépatisé; la muqueuse des bronches est rouge, ulcérée, baignée d'une sécrétion catarrhale. A la rate, une semblable tache ecchymotique grossit au milieu des tissus indurés; une cavité se creuse, remplie d'un pus brunâtre ou noirâtre, mêlé à la boue splénique. Au foie, hypérémié et stéatosé, on trouve un piqueté rose jaunâtre, puis de petites taches en saillie; elles se tuméfient, blanchissent, plusieurs des collections voisines se réunissent et l'abcès commun est rempli d'un pus jaune à grumeaux bruns et rouges. Au cerveau, le pus des abcès est épais, crémeux et verdâtre.

Telles sont les lésions qui caractérisent l'infection purulente : on parle encore d'accumulation de caillots dans les cavités du cœur; le sang est souvent d'une couleur blanchâtre, ce qui avait accrédité l'ancienne croyance à la suppuration du sang. Virchow a démontré qu'il s'agit d'une leucocytose comparable à celle qui se produit dans les cas de suppuration abondante; le liquide se putréfie dans les vaisseaux et y devient poisseux. La peau est terreuse, coloration qu'on ne saurait toujours attribuer à l'oblitération des canaux biliaires par le bouchon muqueux quelquefois observé; elle peut exister sans lésion du foie. Nous avons signalé, à propos des septicémies, des éruptions bizarres, érythèmes, taches de purpura, érysipèles bâtards, sudamina; on les observe aussi au cours de l'infection purulente.

Étiologie. — C'est celle qui semble présider à toutes les complications infectieuses des plaies et nous avons à répéter ce que nous disions pour les septicémies. Le *milieu* est d'une grande importance; la maladie éclate surtout dans les points où l'on accumule des blessés; elle a été longtemps endémique dans nos services hospitaliers de Paris, et en 1869, nous avons vu les moindres lésions, un furoncle, un ongle incarné, provoquer une pyohémie mortelle; en 1871, pendant la Commune, dans un des services de clinique de la Faculté, elle emporta tous les opérés, au nombre de plus de 100; seul un désarticulé de l'épaule, empaqueté dans la ouate d'Alphonse Guérin, échappa à la mort. Le *blessé* et ses états constitutionnels jouent un rôle sérieux; les surmenés, les alcooliques, les diabétiques et ceux dont le moral est déprimé, les soldats en déroute, sont une proie facile. Enfin la *blessure* entre en ligne de compte et les plaies à grands fracas, anfractueuses, et dont le pus s'écoule mal, celles qui atteignent les tissus riches en réseaux veineux comme l'utérus, la prostate et le rectum, et qui déchirent les vaisseaux du périoste et de la moelle osseuse, ont de tout temps passé pour plus dangereuses. Une solution de continuité des téguments ne serait même pas indispensable pour que se produisît l'infection purulente; on l'a vue survenir à la suite d'ostéomyélites, de phlébites et d'endocardites ulcéreuses sans foyers traumatiques ouverts. Quelques observations citées par Domec (¹) semblent l'établir sur des bases solides, malgré l'opposition d'Alphonse Guérin. J'ai soigné, avec Féréol, une femme de trente-neuf ans qui, au cours d'une suppuration de l'oreille moyenne, a été prise de phénomènes généraux graves, fièvre intense, frissons violents, températures élevées suivies de défervescences brusques; des abcès ont dû être ouverts à l'épaule, au genou, au niveau du coude, dans le cuir chevelu. Ces pyohémies sans traumatismes, se sont multipliées depuis les épidémies de grippes malignes.

On est d'accord, ou à peu près, sur tous ces points, mais, où l'on ne s'entend plus, c'est sur la nature, l'origine de l'infection purulente; toutes les hypothèses ont été avancées, défendues et abandonnées. Une des plus anciennes est celle de la « métastase »; le sang du foyer traumatique passait en nature dans les vaisseaux sanguins qui le transportaient dans les divers points de l'organisme où il donnait naissance aux abcès métastatiques. Depuis Ambroise Paré, cette opinion prévalut sous diverses formes, mais les divergences et les obscurités commencèrent lorsqu'il s'agit d'expliquer le mécanisme de la pénétration et de montrer la voie que suit le pus dans le système circulatoire, pour aborder les cavités des jointures ou le parenchyme des viscères; la lutte sur ce point de pathogénie a été vive à la fin du xviiiᵉ siècle et pendant tout le xixᵉ.

Plusieurs, comme Boyer, Velpeau, Denonvilliers, Sédillot, Bérard, Bonnet, admettaient le mode de pénétration le plus simple : les vaisseaux ouverts dans le foyer traumatique, les veines mal oblitérées par quelque caillot sanguin fragile et mobile, sont des conduits où s'engage le pus sécrété par la plaie; il y entrerait à la suite des fractures, comme les gouttelettes graisseuses qui vont former embolie dans les poumons; mais cette théorie ne semble guère plausible : le pus, dans le foyer, n'est soumis à aucune pression; comment pénétrerait-il dans les veines où une certaine tension existe? On ne saurait accepter cette hypothèse que dans les cas où un abcès, à parois closes de toutes parts, s'ouvre dans une veine. Virchow admet la possibilité de cette « intravasation ». Mais ces ruptures de collections purulentes sont trop rares pour qu'on puisse asseoir sur elles une théorie générale, et l'hypothèse de la pénétration directe fut abandonnée.

La théorie de la « phlébite suppurée », exposée et défendue par Ribes, Cruveilhier, Dance, Blandin, Sédillot et Broca, eut une longue vogue et satisfit longtemps des esprits difficiles. Les vaisseaux du foyer traumatique sont oblitérés par des caillots, phlébite qui va être le point de départ de tous les accidents. Ces caillots ne tardent pas à se modifier; ils étaient d'abord cruoriques, mais leur centre se ramollit, devient blanc et le contenu de la veine ressemble à celui d'un abcès. Est-ce du pus? Les recherches de Virchow ont montré qu'il

(¹) Domec, *De l'infection purulente des plaies exposées.* Thèse de Paris, 1877.

[P. RECLUS]

s'agit là d'une régression particulière et que le caillot ramolli est non purulent, mais puriforme. Telle n'était pas l'opinion primitive : pour Cruveilhier et Broca, c'était du pus qui, dans la veine, se mêlait au sang qu'il adultérait, rendant possible l'apparition des abcès métastatiques dans l'épaisseur des viscères. Sur ce point, la théorie devenait vague : on ne montrait pas comment le pus déposé dans les veines donnait naissance à l'abcès métastatique.

Les travaux de Virchow sur l'embolie devait combler cette lacune ; le caillot des veines thrombosées, miné par le flot sanguin qui vient le battre, est entraîné par le courant ; il arrive dans l'oreillette droite, puis dans le ventricule qui le lance dans les poumons où le débris s'arrête dès que son diamètre dépasse celui des vaisseaux qu'il parcourt. Ce mécanisme explique les gros infarctus échoués dans l'artère pulmonaire, mais on ne comprend plus les abcès métastatiques du foie, de la rate et des autres viscères. Pour gagner le cœur gauche et la grande circulation, comment l'embolie aurait-elle pu franchir les capillaires si fins du réseau pulmonaire? La théorie de Virchow n'y suffit pas. On a invoqué la persistance du trou de Botal, mais elle est trop rare pour expliquer tous les cas. Aussi voyons-nous surgir une hypothèse nouvelle, l'absorption endosmotique défendue par Breschet, Villermé et Velpeau, mais qui devait se transformer à la suite des découvertes de Cohnheim sur la diapédèse.

D'après cette théorie, il n'y a plus de pénétration du pus en nature ; les vaisseaux n'ont plus besoin d'être ouverts dans le foyer traumatique ; les leucocytes, animés de quelques mouvements, traversent la membrane embryonnaire des capillaires qui rampent dans les bourgeons charnus et gagnent ainsi les réseaux veineux par où ils arrivent jusqu'au cœur droit et sont projetés dans les poumons. Là, comme Hayem l'a montré, ces globules moins actifs, moins souples que les vrais leucocytes, circulent difficilement, s'arrêtent dans les capillaires, les obstruent et forment çà et là des obstacles au cours du sang ; des artérioles terminales sont ainsi fermées à l'abord du liquide nourricier, et l'infarctus avec ses toxines et ses microbes se constitue de toutes pièces. Grâce à la diapédèse « en sens inverse », du globule blanc qui rentre dans les vaisseaux après en être sorti ou qui, suivant une théorie complémentaire, se charge de substance septique dans la veine thrombosée, on s'explique la plus grande fréquence des abcès métastatiques dans le poumon : ce viscère, le premier, sur le passage du sang chargé des globules blancs de la plaie, retient les leucocytes malades ; il les filtre. Mais il ne les garde pas tous : des leucocytes infectieux quelques-uns pénètrent dans le cœur gauche et la grande circulation, et provoquent l'apparition d'infarctus dans le foie, la rate, le cerveau, la parotide, le cœur, les muscles, et dans toutes les variétés de séreuses.

Bientôt ces théories mécaniques se modifient sous l'influence des découvertes bactériologiques. Déjà les injections de pus pratiquées par Gaspard, Magendie, d'Arcet, Ducrest et Castelnau avaient fait admettre une intoxication du sang dans la pyohémie ; on avait essayé d'isoler un poison chimique ; on le trouva ; on en trouva même plusieurs, mais qui ne suffisaient pas à expliquer le syndrome si complexe de l'infection purulente. Après les recherches sur le charbon, les investigations se portèrent du côté des micro-organismes : là fut la solution du problème. Vogt et Eberth découvrirent des bactéries dans le pus des abcès métastatiques ; Birch-Hirschfeld dans le sang des pyohémiques ; on constata que les vaisseaux oblitérés par les embolies sont remplis de micrococques. On voulut alors déterminer le genre de ces germes ; Klebs décrivit un *Microsporon septicum* et Backert un « microbe pyohémique » proche parent du *Bacterium termo*. La voie était tracée ; Cornil a trouvé que les vaisseaux qui abordent les abcès métastatiques sont obstrués par des microcoques réunis en zooglées ; ils forment des thromboses où bactéries et leucocytes sont cimentés par de la fibrine. Ces germes ne sont pas spécifiques ; leur forme et leur aspect sont variables : on constate l'existence de microcoques, de streptocoques et de staphylocoques ; ils agissent chacun pour leur propre compte ; aucun n'est spécifique et il est probable que toutes les bactéries pyogènes peuvent engendrer l'infection purulente, bien que le streptocoque semble devoir être le plus souvent incriminé.

La théorie générale de la pyohémie, obscure dans ses détails, n'en paraît pas moins assise sur des bases solides, et l'on peut constater que chacune des théories exclusives qui autrefois avaient cours dans la science, a contribué, pour sa part, modeste ou considérable, à l'édification de la pathogénie définitive. Certes, le travail a été lent, et, pour résumer la série des suppositions émises sur la nature de l'infection purulente, Jeannel n'a pas écrit moins de 100 pages de deux colonnes. Nous devions être plus bref ; aussi avons-nous négligé bien des théories et bien des hypothèses, mais à cette heure, nous pourrions résumer en quelques paragraphes la doctrine générale de l'infection purulente. Lorsque la couche protectrice des bourgeons charnus a été déchirée par quelque plaie accidentelle, ou s'est fondue sous l'influence de causes mal déterminées, la barrière qui s'opposait à l'absorption est levée ; le pus, et les microbes qu'il contient, les poisons qu'il dissout, peuvent pénétrer jusqu'aux viscères par trois mécanismes différents. D'après le premier, mis en lumière par Virchow, un caillot ou un débris de caillot est arraché par le courant sanguin à une veine enflammée du foyer traumatique ; il va s'échouer dans une des ramifications de l'artère pulmonaire. Ce sont les grosses embolies, rares et qui jouent un rôle restreint dans la production de l'infection purulente. Mais il peut y en avoir de petites et les leucocytes chargées de microbes pénètrent aussi dans le sang par les réseaux capillaires déchirés qui tapissent le foyer traumatique. Ces minuscules embolies seront, dans les viscères, le noyau du futur infarctus.

Le deuxième mode a surtout été étudié par Wagner et Gosselin. Dans les fractures des os, lorsque la cavité médullaire est ouverte, des corpuscules de graisse, devenus libres par la déchirure, sont absorbés par les veines et arrivent jusqu'aux poumons où ils forment des embolies : le fait n'est plus contesté. Les gouttelettes huileuses sont même assez fines pour traverser les réseaux capillaires ; cette théorie ne se heurte pas aux difficultés de la précédente qui explique les infarctus du poumon, mais restent muettes sur ceux de la rate et du foie. Elle n'a qu'un tort, c'est de ne s'appliquer qu'aux pyohémies consécutives à des lésions profondes de l'os. Dans le premier comme dans le second cas, qu'il s'agisse de débris de caillots ou d'embolie graisseuse, les uns et les autres ne sont que des véhicules ; ils entraînent avec eux les leucocytes gorgés de microbes puisés dans la plaie, et ce sont, en définitive, les bactéries, non le sang ou la graisse, corps indifférents, qui provoquent l'infection purulente.

Aussi pourrait-on ne parler ni d'embolie graisseuse, ni d'embolie sanguine et ne s'occuper que du troisième mode de pénétration, le plus fréquent, et sur lequel ont insisté Hayem et Cornil. Les leucocytes, devenus globules de pus depuis leur infiltration par les microbes, roulent dans les vaisseaux après la désorganisation de la membrane granuleuse ; ils pénètrent dans les veinules des bourgeons charnus déchirés, puis ils arrivent au cœur et sont projetés dans les poumons. Là, ces globules moins actifs, moins souples que les vrais leucocytes, circulent difficilement, s'arrêtent dans les capillaires, les obstruent par leur agglomération. Alors entrent en jeu les micro-organismes qu'ils ont remorqués : streptocoque, staphylocoque, germes pyogènes de toute sorte; leur puissance septique s'exerce: les bactéries pullulent; les globules blancs s'accumulent et forment un abcès, justifiant le vieil aphorisme : le pus appelle le pus.

Les embolies septiques ne sont pas seulement phlogogènes, elles sont aussi pyrogènes, par les toxines qu'elles contiennent. Leur pénétration dans le sang provoque un frisson, mais cette pénétration n'est pas continue, les frissons sont irréguliers. Cette théorie permet d'accepter les observations de pyohémie sans foyer traumatique ouvert : une phlébite suppurée, une endocardite ulcéreuse, une ostéomyélite peuvent verser dans la circulation des leucocytes contaminés par les bactéries et qui, agglomérés par la fibrine, vont former les embolies septiques des viscères. Ces microbes seront entrés dans l'économie par la muqueuse respiratoire ou par la muqueuse digestive dont l'épithélium sera tombé sous l'influence de quelque catarrhe : ce sont ces germes qui, échoués en quelque point, y provoquent la phlébite, l'endocardite, l'ostéomyélite, cause première de l'embolie. Mais la pullulation des micro-organismes, autant dire l'apparition de l'infection purulente, doit dépendre de l'activité des bactéries; elles n'ont pas toutes la même puissance d'envahissement: leur virulence peut s'altérer et si la pyohémie était si fréquente avant l'ère antiseptique c'est que, dans toutes les agglomérations européennes, nos pansements défectueux avaient favorisé la culture intensive des microbes.

Symptômes. — Dans quelques cas assez rares, on a observé des prodromes : la plaie devient blafarde, sanieuse, la suppuration diminue et prend une odeur caractéristique, mais ces signes, lorsqu'ils existent, sont déjà mis sur le compte de la fièvre traumatique ou de la septicémie qui précède les infections purulentes. Le début soudain est fréquent, et c'est vers la fin de la première semaine de la blessure, quelquefois plus tôt, presque toujours plus tard, qu'elle éclate par un frisson, premier symptôme, signe « solennel », comme l'ont dit quelques auteurs.

Ce frisson est violent, semblable à celui des fièvres paludéennes, les dents claquent, les membres se rétractent, la peau s'horripile, et le tremblement est si intense que le lit en est remué; la sensation de froid est grande; mais au bout de quinze à trente minutes, le stade de chaleur survient; la température monte; elle atteint 40 ou 41 degrés; puis elle redescend, et au bout d'une heure, une heure et demie, deux heures, l'accès a disparu, laissant, comme vestige de son passage, une sensation de fatigue extrême, une altération profonde des traits, un vague effroi, souvent une crainte marquée de la mort. Les modifications de la plaie s'accentuent; les bords se décollent, les bourgeons charnus s'affaissent, la surface granuleuse est le siège d'une exhalation sanguine qui précède parfois tout autre signe. La sécrétion purulente est tarie : une sérosité louche et d'odeur fade la remplace.

En dehors de cet aspect de la plaie et de ce sentiment de profonde lassitude, tout paraît rentrer dans l'ordre, la température est tombée et l'apyrexie est complète, lorsque quelques heures après, la nuit suivante, le lendemain,

[P. RECLUS.]

au bout de deux jours, un nouveau frisson secoue le malade et le laisse plus abattu; puis un troisième, un quatrième éclate à des intervalles irréguliers. Après chacun d'eux l'état général s'aggrave; le malade maigrit, l'anorexie est complète; la peau, rugueuse, se recouvre d'un enduit pulvérulent; elle est bistrée, plombée, subictérique; le nez se pince, les narines sont sèches, pulvérulentes; la langue est grillée, la muqueuse buccale fuligineuse, et l'haleine prend une odeur que les uns comparent à celle du foin humide, les autres à celle du pus, et qui, pour Bérard, était caractéristique de l'infection purulente.

A ce moment, le blessé ne souffre pas: la crainte des premiers jours s'est évanouie; il se trouve même bien et sa quiétude est parfaite; mais sa respiration s'embarrasse, ses idées s'enchaînent mal et il ne répond guère aux questions qu'on lui adresse; la nuit, survient un délire tranquille, monotone; parfois cependant il s'agite, il veut sortir de son lit, retourner à ses travaux. On a observé un délire violent; peut-être s'est-il formé quelque infarctus dans les centres nerveux ou un épanchement dans les méninges. C'est à de semblables lésions du poumon qu'on attribue les troubles dyspnéiques, la respiration anxieuse et oppressée; la percussion et l'auscultation peuvent révéler dans ces cas les signes d'un noyau pneumonique ou d'une pleurésie parfois purulente d'emblée. L'expectoration sanguinolente et la toux viennent s'ajouter aux signes physiques, à la matité, au souffle, au râle crépitant ou sous-crépitant.

Le foie est souvent douloureux, congestionné; il déborde les fausses côtes; les reins et la rate sont tuméfiés, et la palpation, à leur niveau, provoque de vives souffrances. Les séreuses ne sont pas épargnées; nous avons parlé de pleurésie purulente; la péricardite s'observe, et surtout les arthrites. La jointure grossit, rougit; on y constate de l'empâtement, de la fluctuation; la moindre pression est douloureuse; le membre prend une attitude vicieuse. Les phlébites sont presque de règle; les troncs veineux qui émanent du foyer sont durs, et, sur le trajet connu des vaisseaux, on sent un cordon qui roule sous le doigt; des abcès se développent dans la parotide, la cavité orbitaire, même le globe de l'œil, dans les traînées celluleuses, les muscles; il n'est pas un tissu, un organe qui n'ait été une fois ou l'autre le siège d'un infarctus.

L'adynamie s'accuse; des eschares apparaissent au sacrum, les yeux se cavent, la respiration est précipitée, la teinte ictérique plus marquée, le malade tombe dans le coma et meurt de huit à quinze jours après le premier frisson; car la marche est rapide et la terminaison fatale, si nous en croyons quelques auteurs. Cependant, les observations de Sédillot, de Brunet, de Follin, de Guérin, de Trélat, prouvent qu'on peut guérir; nous avons vu, dans le service de Broca, un palefrenier qui, à la suite d'une morsure de cheval, eut vingt et un grands frissons, des troubles respiratoires intenses, un ictère prononcé, une arthrite purulente du coude, des phlébites étendues autour du foyer traumatique...; il en réchappa. Nous pourrions citer deux autres observations semblables, recueillies au temps où la pyohémie était endémique dans nos hôpitaux.

Et qu'on n'invoque pas les erreurs de diagnostic, car il n'est guère de maladie qu'on puisse confondre avec l'infection purulente: les grands frissons, les symptômes typhoïdes, les phlegmasies des viscères, surtout du poumon et du foie, les déterminations articulaires empêchent toute erreur. Et puis la courbe de température est caractéristique: « Tandis que la courbe septicémique revêt le type rémittent avec oscillations amples et régulières, et sans jamais que la température reste fébrile, c'est-à-dire descende au-dessous de 38, la courbe pyohémique est franchement intermit- tente; je signale encore la différence entre la courbe de l'infection purulente et celle de l'érysipèle ou de la lymphangite; dans ces dernières, à la suite d'un frisson, il se produit une ascension brusque de 40 à 41 degrés, mais dans la première, la réaction est également brusque et se pro- duit au bout d'une heure ou deux, tandis que dans l'érysipèle et la lymphangite, le maximum se maintient vingt-quatre ou quarante-huit heures, quelquefois plus, pour aboutir à une descente graduelle. »

En résumé donc, si, au premier fris- son, on peut prendre pour une pyohémie un érysipèle, une lymphangite, ou même une fièvre intermittente « rappelée »,

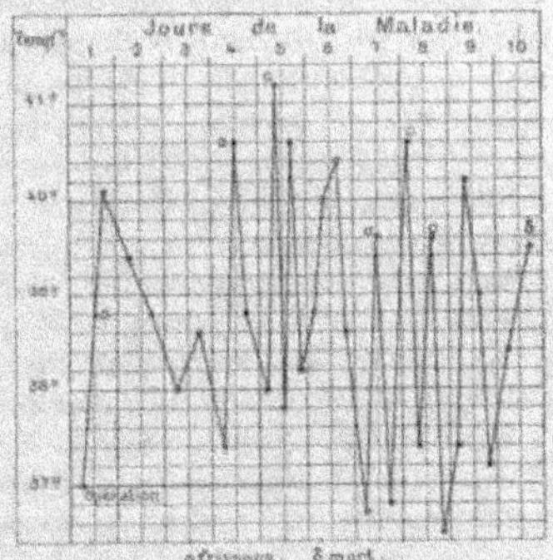

Fig. 32. — Infection purulente.

dès le deuxième, troisième ou quatrième jour, la courbe de température ne saurait laisser le moindre doute. La distinction d'avec la septicémie est plus délicate; le frisson est d'un grand secours pour établir le diagnostic; mais il peut manquer dans l'infection purulente, passer inaperçu ou n'être que frissons erratiques sans grande importance; puis, dans la septicémie, les écarts thermo- métriques s'accentuent parfois, tandis qu'ils s'atténuent dans certaines pyohémies. Ces maladies confondent souvent leurs limites, s'entremêlent, se compliquent : il y a des septico-pyohémies. La pathogénie avait conduit à cette conclusion.

Traitement. — Il se confond avec celui de la septicémie ; le chirurgien est à peu près désarmé : lorsque ces deux affections sont nettement établies, les débridements profonds de la plaie, les cautérisations énergiques au perchlorure de fer, la destruction par le fer rouge du foyer traumatique ont pu donner quelques succès, mais ils sont rares et l'application de ces remèdes n'est pas applicable dans toutes les régions. Comment poursuivre jusqu'en tissu sain les germes infectieux dans un membre en proie à la septicémie foudroyante? Com- ment, dans la pyohémie, atteindre le sommet du caillot qui oblitère un tronc veineux? Que faire contre les abcès métastatiques viscéraux? Les amputations même n'ont donné que de médiocres résultats. Les antiseptiques à l'intérieur sont restés inefficaces. L'aconit, préconisé par Tessier, n'a pas fait ses preuves; le sulfate de quinine, employé par Alphonse Guérin, serait plus actif et, à la dose de 1 à 2 grammes, suivant la tolérance, on aurait obtenu quelques bons résultats; il ne faudrait pas trop y compter, pas plus que sur les potions et les lavements à l'acide phénique et au salicylate de soude. On en essayerait pourtant et, dans 100 grammes d'eau alcoolisée, on mettrait 50 centigrammes d'acide phénique pour un lavement répété trois ou quatre fois par jour. Mais il ne faut pas oublier que la surveillance doit être rigoureuse : il s'agit là de substances toxiques : on a vu des empoisonnements survenir par suite de doses peu élevées.

Par les recherches de Charrin et de Roger, de Marmorek, la sérothérapie a fait un progrès décisif ; l'essai thérapeutique a suivi l'étude expérimentale. En immunisant, au degré maximum, et grâce à des cultures streptococciques de virulence exaltée, des animaux de forte taille, on a pu préparer des quantités de sérum suffisantes pour en tenter l'application à l'homme. Dans la séance du 25 février 1895, Charrin et Roger ont fait connaître à la Société de biologie les résultats obtenus dans 8 cas de septicémie puerpérale. Ces 8 cas peuvent se diviser en deux groupes, suivant la quantité de sérum injecté. Dans le premier se trouvent les cas où le liquide a été employé en quantité suffisante, 50 à 200 centimètres cubes, répartis en plusieurs injections. Ces cas sont au nombre de 6. Les 6 malades ont guéri. Les autres cas, au nombre de 2, sont ceux où le sérum a été injecté en quantité insuffisante. Dans l'un, la terminaison fatale n'a pas été évitée. Dans l'autre, où la malade avait des lésions locales marquées — gangrène de la vulve, lymphangite pelvienne — le processus a pris une marche subaiguë et a été guéri en trois semaines.

Voici, d'après Roger, ce qu'on observe après des injections de sérum. C'est d'abord « la prompte amélioration de l'état général et le sentiment de bien-être qu'ont éprouvé les malades quelques heures après l'injection ». Ce fait s'est confirmé depuis. L'état général s'améliore. Tantôt la température n'est pas influencée. Dans la première observation publiée par Charrin et Roger, une injection de 8 centimètres cubes n'amena aucun abaissement thermique : la température continua à osciller entre 39 degrés et 40°,5. Une deuxième injection de 25 centimètres cubes, fut suivie d'une chute à 37°,7 et de la rapide guérison. Dans d'autres cas, la courbe thermique est heureusement influencée par la sérothérapie. Dans un délai qui varie de douze à trente-six heures, la température revient à la normale. Et il est remarquable de constater que, si le traitement est interrompu, la température ne tarde pas à remonter : le processus pathologique n'est d'abord qu'enrayé. Il n'est guéri qu'après des injections multiples. Le pouls suit une marche parallèle à la température. L'état local n'est pas moins amélioré que l'état général : une malade présentait des fausses membranes pénétrant jusque dans le vagin ; après la première injection de sérum, celles-ci se détergèrent, la plaie prit meilleur aspect, puis bourgeonna. Pinard, appelé en consultation, constata qu'il se produisait exactement la même chose que pour les fausses membranes diphtériques, après injection de sérum. Enfin, chez toutes les malades, la convalescence, d'ordinaire si longue dans la fièvre puerpérale, fut remarquablement courte (¹).

XI

GANGRÈNE GAZEUSE

On nomme *gangrène gazeuse*, une maladie provoquée par la pénétration dans les tissus d'un microbe anaérobie, sans doute, le vibrion septique de Pasteur et que caractérise une décomposition putride envahissante, la production de gaz fétides et l'empoisonnement de tout l'organisme. — Peu de maladies ont une synonymie plus abondante : on la nomme encore *septicémie gangréneuse, septicémie suraiguë, emphysème traumatique, emphysème gangréneux, gangrène avec*

(¹) FORGUE et RECLUS, *Thérapeutique chirurgicale*, 2e éd., p. 195, 1896.

emphysème, érysipèle bronzé; œdème aigu purulent; panphlegmon; gangrène foudroyante, envahissante, instantanée, galopante; pneumohémie putride; intoxication chirurgicale; septicémie aiguë à forme gangréneuse; enfin *septicémie gangréneuse,* dénomination qui, avec celle de gangrène foudroyante, est une des plus fréquemment employées.

Historique. — Malgré l'observation typique de Fabrice de Hilden où l'on trouve tracé en quelques lignes le tableau complet de la septicémie gangréneuse, malgré les faits rapportés par Quesnay, malgré la description précise de Boyer et de Dupuytren, celle de Martin, de Bazas et de Renault, l'étude de cette intoxication date réellement de la seconde moitié de ce siècle avec les recherches de Chassaignac, de Maisonneuve et de Salleron. Puis on aborde les questions de pathogénie, et, grâce aux découvertes des professeurs Chauveau et Arloing, l'origine parasitaire de la gangrène gazeuse est prouvée sans conteste; on a isolé et cultivé son microbe, et son inoculation chez les animaux donne des résultats positifs. Parmi les travaux les plus importants publiés sur ce sujet, nous citerons la remarquable thèse de notre collaborateur Forgue.

VERNEUIL, De l'emphysème primitif dans les fractures des membres (érysipèle bronzé). In *Union médicale*, p. 58, 1855. — SALLERON, *Archives de méd. militaire*, t. XXI, p. 500, 1858. — MAISONNEUVE, Des intoxications chirurgicales. In *Comptes rendus de l'Académie des sciences*, t. LXIII, p. 586, 1866. — BLUM, De la septicémie chirurgicale aiguë. Thèse de Strasbourg, 1870. — NERVEU, Thèses de Paris, 1870. — TERRILLON, Septicémie aiguë à forme gangréneuse. In *Archives de méd.*, t. XXIII, p. 159, 1874. — MORAND, De la septicémie gangréneuse aiguë. Thèse de Montpellier, 1877. — TUFFRAUD, De la gangrène gazeuse foudroyante. In *Revue de chirurgie*, p. 776, 1883. — CHAUVEAU et ARLOING, Étude expérimentale sur la septicémie gangréneuse. In *Bull. de l'Acad. de méd.*, t. XIII, p. 604, 1884. — FORGUE, Des septicémies gangréneuses. Thèse d'agrégation en chirurgie, 1886. — MERCIER, Quelques cas de septicémie gangréneuse. Thèse de Paris, 1891. — CARBILLAUX, Contribution à l'étude clinique de la septicémie aiguë gazeuse. Thèse de Paris, 1894.

Anatomie pathologique et pathogénie. — La décomposition cadavérique est presque immédiate, aussi faut-il hâter la nécropsie afin que la putréfaction n'ait pas encore détruit tous les tissus. L'emphysème s'accentue après la mort, et le cadavre bouffi, tuméfié, ballonné ressemble à une outre distendue. Le tympanisme est exagéré, surtout au niveau du ventre et dans les points où, comme aux paupières, au scrotum, au cou, le tissu cellulaire est lâche. La peau qui recouvre cet emphysème est verte, bleue ou noire et sillonnée d'arborisations brunes qui dessinent les réseaux veineux où circulent des gaz fétides. Ces gaz, on les retrouve dans les mailles conjonctives sous-cutanées et mêlés à un liquide roussâtre et spumeux; leur analyse a été faite : ils paraissent être un mélange d'hydrogène, d'air atmosphérique et d'hydrogène carboné. Les altérations envahissent le tissu musculaire, ramolli, pâle, décoloré, infiltré d'un liquide brunâtre qui en dissocie les fibres et qu'on retrouve sous les aponévroses, dans les gaines péri-vasculaires et même sous le périoste dont il soulève la trame œdémateuse. Les viscères sont congestionnés : l'encéphale est rouge, gorgé de sang, friable; les ventricules sont distendus par de la sérosité louche; les poumons, en état d'hypostase, sont violacés et crépitants; la plèvre, dépolie, ardoisée, parsemée d'adhérences molles, renferme un épanchement séro-sanguin; le cœur est mou, flasque, affaissé ou rempli d'un sang noir et fluide. Rarement il contient des gaz; cependant il en existait dans un cas de Parise. Le foie, la rate, les reins sont congestionnés et turgides; des ecchymoses, des

[P. RECLUS.]

foyers apoplectiques, des infarctus marbrent le parenchyme de nervures plus foncées.

Ces altérations sont produites par un agent infectieux dont on soupçonnait depuis longtemps l'existence. Après les découvertes de Pasteur, on abandonna l'idée d'une substance chimique qui, fabriquée par la plaie, empoisonnait le sang, et l'hypothèse d'un ferment prit une grande consistance. Nepveu et Davaine, Bottini qui, le premier, en tenta l'inoculation, Terrillon constatèrent dans les liquides de la plaie et même dans le sang, des filaments droits, rigides et mobiles paraissant appartenir au genre *Bacterium termo*. Tédenat avait aussi signalé la présence de bacilles sporulés. Mais le sujet ne se dégage de son obscurité, et la septicémie gangréneuse n'entre dans le cadre des maladies virulentes, qu'après les travaux de Chauveau et Arloing : leurs communications successives ont entraîné la conviction de tous. Ils ont démontré que le vibrion septique de Pasteur est la cause de la septicémie gangréneuse. Ils l'ont isolé, cultivé, ensemencé; ils ont su reproduire la gangrène gazeuse sur les animaux inoculés. Ces micro-organismes se retrouvent surtout dans les lames du tissu cellulaire et, dans les séreuses, entre les faisceaux musculaires; leur forme n'est pas toujours identique et le même germe, anaérobie et que l'oxygène tue, se présente tantôt sous l'aspect de microcoques mobiles de 1 à 2 μ de diamètre, tantôt sous celui de bactéries cylindroïdes, courts, sporulés à une de leurs extrémités et larges de 6 à 10 μ; ils peuvent se débarrasser de leurs spores, s'allonger en minces filaments et mesurer jusqu'à 12 et même 50, 55 et 65 μ dans les séreuses où ils se segmentent en articles non sporulés.

Ils ne prennent ce développement qu'à l'abri du contact de l'oxygène dans les cavités telles que la plèvre, le péricarde et le péritoine et lorsque la maladie n'a pas eu une terminaison trop rapide. Dans ce cas, le vibrion anaérobie peut se retrouver dans le sang, malgré la présence de l'oxygène, mais il est alors punctiforme, comme atténué et son diamètre ne dépasse pas 1 ou 2 μ. De toutes ces variétés morphologiques, la plus fertile correspond aux filaments courts et sporulés. « Ils sont doués de la plus forte énergie septique, puisqu'ils représentent la forme la plus commune dans les organes où l'on trouve les lésions les plus intenses et la virulence la plus accentuée. » Ces résultats acquis en France sont contestés en Allemagne. Wicklein[1] a trouvé dans 5 cas

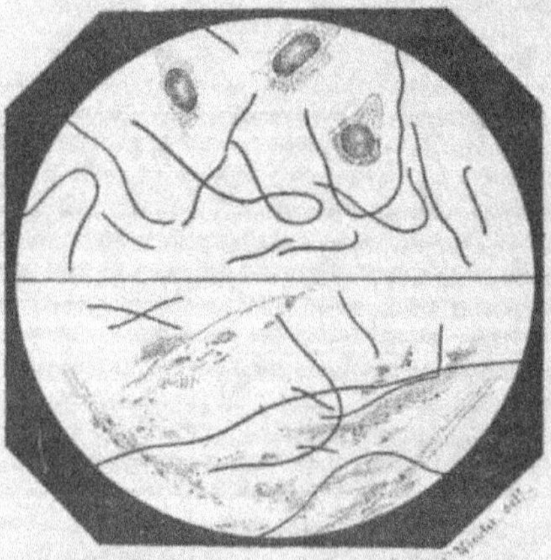

Fig. 55. — Vibrion septique (septicémie de Pasteur).

A, vibrion septique en culture pure.
B, inoculation au cobaye, filaments trouvés à la surface du foie.

[1] WICKLEIN, *Centralblatt für Chirurgie*, 26 janvier 1895.

de septicémie gazeuse, un microbe différent du vibrion septique de Pasteur et pense que la maladie peut être déterminée par des bactéries analogues, mais pas toujours identiques. Fraenkel a isolé un bacille qui ne serait pas celui qu'ont trouvé Arloing et Chauveau. Bien que de même famille, il s'en éloignerait par quelques caractères. Mais un point reste hors de discussion c'est la nécessité, pour que dans la gangrène gazeuse se produise, de l'inoculation d'un microbe anaérobie analogue, sinon identique, au vibrion septique de Pasteur.

La pullulation de ces vibrions est-elle la cause unique de l'intoxication? Le poison chimique invoqué par les anciens auteurs ne pourrait-il jouer un rôle quelconque dans les phénomènes morbides observés? Depuis les recherches sur les toxines, on a pensé que ces alcaloïdes fabriqués par les bacilles ne sont pas étrangers à quelques-uns des accidents de la septicémie gangréneuse. Cette idée a fait son chemin : elle a contre elle une expérience de Jeannel et de Laulanié, qui arrosent impunément d'un liquide septique une plaie granuleuse intacte; bien qu'elle absorbe les ptomaïnes, on ne note aucun phénomène d'empoisonnement. De même Chauveau et Arloing ont montré qu'on injecte sans danger, dans les veines d'un animal, la sérosité des septicémies gangréneuses, débarrassée par la filtration de ses éléments figurés. D'autre part, Roux et Chamberland ont montré que la sérosité tirée des membres d'un cobaye mort de gangrène gazeuse est toxique mais à dose considérable et il faut une injection massive, pour tuer un autre cobaye. Si donc il y a sécrétion de toxines, elle est peu abondante.

Si les leucomaïnes n'ont qu'une action secondaire dans la toxémie, comment les micro-organismes pourront-ils entraîner la mort? On a pensé qu'ils provoquent une obstruction capillaire, des thromboses microscopiques; la circulation s'arrête dans les réseaux correspondants et la gangrène en est la conséquence. Mais aucun de ces problèmes n'est élucidé; on ne sait même pas si le vibrion septique est seul coupable des accidents observés et si la maladie n'exige pas le concours simultané de deux bacilles qui font, chacun de son côté, « une besogne pathogénique différente, l'un occupé à la septicémie et l'autre travaillant à la gangrène ». Koch semble avoir démontré cette œuvre en partie double pour la septicémie de la souris. Ces associations bactériennes se retrouveraient en pathologie humaine; à côté du vibrion septique, on constate le staphylocoque et le streptocoque. Le bacille du tétanos, si commun dans le sol, serait souvent inoculé en même temps que le microbe de la gangrène gazeuse et Verneuil a publié 3 observations, l'une de Lebet et deux de Tédenat où une septicémie arrêtée dans sa marche fit place à un tétanos mortel.

Quant aux conditions étiologiques qui favorisent la prolifération des micro-organismes septiques, elles avaient été indiquées par l'ancienne chirurgie : les plaies profondes, anfractueuses, décollées, les foyers contus, à l'abri du contact de l'air, sont un terrain favorable au développement de la maladie. On connaît l'expérience de Chauveau, qui injecte des vibrions septiques dans les veines d'un animal chez lequel il pratique le bistournage ; la gangrène se localise aussitôt dans le testicule où le sang ne circule plus. Donc, la septicémie foudroyante se déclarera surtout dans les larges plaies contuses, dans les blessures de guerre, les écrasements par les roues de camions, les tamponnements. Parfois le chirurgien peut déterminer dans quelles conditions s'est inoculé le vibrion septique qui pullule dans le fumier, dans la terre et sur le sol des grandes villes; nombre d'observations montrent les plaies souillées d'humus se compliquant de septicémie foudroyante.

[P. RECLUS.]

Le blessé, sa constitution, ses diathèses, l'alcoolisme, la glycosurie ont aussi leur influence sur le développement du mal : le surmenage, les fatigues de la guerre, toutes les misères qui suivent les défaites, sont un facteur sur lequel ont insisté les chirurgiens militaires. Depuis les recherches de Verneuil, cette question du « terrain » est si connue que nous n'y reviendrons pas. De même pour le « milieu » ; les casernes, les hôpitaux, les locaux infectés multiplient les chances d'inoculation. Autrefois certains de nos hôpitaux : Saint-Louis et l'Hôtel-Dieu, certaines salles de Lyon avaient le triste privilège des septicémies gangréneuses. Avec l'antisepsie, cette complication n'est plus guère qu'une maladie de laboratoire, et nous ne croyons pas que, dans l'agglomération parisienne, on en observe un cas par an.

Symptômes. — La septicémie suraiguë aurait parfois des prodromes ; Salleron, Mollière, Morand ont signalé des troubles prémonitoires, la persistance du choc traumatique, de l'anxiété respiratoire, de l'arythmie cardiaque, puis de l'insomnie, de l'incohérence dans les idées, un sentiment indéfinissable de terreur, la crainte d'une mort prochaine. Mais, le plus souvent, ces signes précurseurs font défaut, les accidents éclatent tout à coup et presque toujours dans la première semaine qui suit la blessure ou l'opération ; « sur 65 amputés morts de gangrène foudroyante, Salleron l'a vue se déclarer 58 fois dans les premiers huit jours et 7 fois seulement après le huitième jour ». En général, c'est entre le premier et le deuxième jour que les septicémies se montrent, avant que la plaie soit protégée par la membrane granuleuse. C'est ce qu'établissent les relevés de Jubin, de Terrillon, de Morand et de Triffaud.

La plaie, normale ou déjà sanieuse, devient le siège d'une douleur expansive, d'une tension extrême, et la souffrance est telle que le blessé veut arracher son appareil ; un gonflement œdémateux, dur et envahissant, occupe la région dont la peau tendue, luisante et blanchâtre, se teinte des nuances les plus variées ; elle se sillonne de traînées d'un bleu livide, qui dessinent les arborisations veineuses ; elle se marbre de plaques violettes, rouges ou brunes qui rappellent la couleur du bronze florentin ; de là le nom d'érysipèle bronzé donné par Velpeau à la septicémie gangréneuse. Des phlyctènes soulèvent l'épiderme ; elles crèvent et laissent suinter un liquide ichoreux ; l'existence de ces vésicules est inconstante. Cette peau livide crépite sous le doigt ; elle est soulevée par des gaz qui s'infiltrent où le tissu cellulaire est le plus lâche et s'accumulent en poches énormes à la racine des membres, à l'aine, à l'aisselle, puis dans les flancs, sous le grand pectoral, au cou ; ils gagnent, se généralisent, et le membre entier, le tronc lui-même est envahi et rappelle une outre insufflée et qui résonne sous le doigt. Des bulles putrides s'échappent par les fissures des téguments ulcérés, par les pertes de substance gangréneuse pour éclater à la surface de la bouillie sanieuse ; la progression de l'emphysème est si rapide qu'on peut en entendre le bouillonnement ; dans l'espace d'une heure, Triffaud l'a vu s'avancer de 15 centimètres le long de la saphène interne.

L'extension se fait par des traînées de sphacèle, par des fusées de mortification. Mais on voit aussi apparaître des foyers secondaires loin du foyer gangréneux primitif. La peau y est froide et l'abaissement thermique peut atteindre 8 à 10 degrés ; elle est cadavérisée, insensible, sa cautérisation provoque à peine de la douleur, soit que les terminaisons nerveuses aient été détruites, soit que l'intoxication septicémique ait déjà paralysé les centres cérébraux. Alors cessent les souffrances, les élancements ; la sensation de constriction disparaît. Ces signes se développent au milieu de symptômes généraux graves, et le malade, d'abord anxieux sur son sort, loquace, en proie à l'insomnie, devient d'une indifférence résignée : il ne souffre plus. Y a-t-il de la fièvre au cours de la septicémie foudroyante?... Verneuil, Perrin, Poncet répondent par l'affirmative et dans ses 12 cas Campenon a observé une ascension thermique. Mollière, Terrillon, Frémy, adoptent la négative. Mais « la septicémie gangréneuse était rarement observée à l'état simple et sans coexistence morbide ; elle s'associait à l'érysipèle, se compliquait d'infection purulente, se combinait aux diverses fièvres chirurgicales ». Or, depuis que nos pansements l'ont isolée de ses complications et que la gangrène gazeuse « pure » a pu être étudiée, l'apyrexie est la règle. L'expérimentation conclut de même, et Triffaud, ayant inoculé chez les animaux de la sérosité pure, recueillie dans les phlyctènes, a vu, après une courte pointe ascensionnelle, une dépression thermique s'accusant jusqu'à l'hypothermie finale.

Tandis que la chaleur s'abaisse, le pouls devient rapide et la respiration s'accélère. Les courbes de Triffaud montrent la dissociation qui s'établit entre la température d'une part, les mouvements cardiaques et respiratoires de l'autre. « On voit, dit Forgue, les trois courbes, qui ont suivi au début une marche parallèlement ascendante, se disjoindre au moment où la gangrène apparaît ; le tracé thermique tombe par brisures inégales et s'affaisse par une chute brusque ; la courbe respiratoire, au contraire, indice graphique de l'agonie dyspnéique, continue son ascension par oscillations irrégulières ; le tracé du pouls monte de son côté en ligne assez régulière. Aucune description ne peut rendre la netteté de ce graphique à triple caractère ; tendance à l'hypothermie finale, dyspnée progressive et contraction cardiaque de plus en plus accélérée. »

La durée de la maladie varie suivant ces formes : dans la plupart des cas, la gangrène gazeuse est bien nommée « foudroyante ». Sur les 65 amputés de Salleron, la terminaison fatale est arrivée, en moyenne, de la vingt-cinquième à la trentième heure. On cite des cas où quelques heures ont suffi. D'autre part, il existe des formes traînantes : parfois la mort ne survient qu'en trois et quatre jours, si le milieu est peu infecté, si l'intoxication n'est pas « massive », si l'individu présente une résistance particulière. On peut douter du diagnostic dans les cas où le mal aurait duré sept jours comme dans l'observation de Velpeau, et vingt et un comme dans celle de Nepveu. « Il s'agit souvent alors, dit Forgue, de phlegmons gangréneux, de gangrène traumatique avec septicémies, de ces formes morbides complexes. » Verneuil a bien étudié ces « phlegmons bronzés » qui se développent chez les diabétiques ; sur ce terrain propice on voit les microbes pyogènes habituels associés au vibrion septique provoquer ces gangrènes gazeuses étendues et qui se terminent par la mort.

Traitement. — La septicémie gangréneuse, fréquente autrefois, a été une des premières infections à disparaître devant la méthode antiseptique. Et cependant le vibrion est partout, il est dans la terre qui souille tant de blessures, et ses spores offrent une particulière résistance à nos agents antiseptiques. Il y a là un résultat paradoxal que Besson, poursuivant les recherches de Vaillard et Rouget relatives à l'étiologie du tétanos, nous explique : inoculées à l'état pur, les spores du vibrion sont englobées par les leucocytes polynucléaires et l'organisme est préservé ; supprime-t-on la défense phagocytaire, les spores germent et la septicémie éclate. Or, parmi les causes qui entravent la phagocytose, il faut compter les associations microbiennes, les germes, surtout pyogènes, qui, présents dans la terre et inoculés avec elle, diminuent l'action destructive des phagocytes. Mais ces microbes associés sont moins résistants que les spores septiques aux différents moyens désinfectants. On s'explique, dès lors, qu'après souillure d'une plaie, le pansement antiseptique, en empêchant le développement des bactéries favorisantes, fasse du même coup obstacle à la germination des spores qu'il livre aux phagocytes.

Donc, redoubler d'antisepsie, à l'égard des plaies souillées de terre, c'est le moyen d'atteindre indirectement le microbe de la gangrène gazeuse. Bien que cette maladie soit à peu près éteinte, il faut savoir la combattre : pour la ramener parmi nous, il suffirait d'une guerre avec ses fatigues, ses privations, l'encombrement des ambulances infectées. On se rappellera qu'elle s'abat de préférence sur les foyers traumatiques non protégés encore par la couche des bourgeons charnus ; lorsque son apparition est plus tardive, il faut qu'une déchirure de la membrane granuleuse ait ouvert la porte aux micro-organismes. Comme prophylaxie, on désinfectera donc les plaies récentes, surtout quand elles se trouvent en tissus contus et broyés, quand elles sont anfractueuses et irrégulières, dans les régions riches en lames celluleuses où se complaît le bactérien anaérobie ; le foyer sera drainé et tamponné à l'iodoforme, antiseptique de choix contre les vibrions, ainsi que l'ont montré les expériences de Forgue. N'oublions pas que les plaies souillées de terre sont le plus souvent atteintes ; aussi redoublera-t-on de précautions si le foyer traumatique a été en contact avec le sol.

Si l'infection éclate en dépit de ces soins, faut-il, avec Salleron, proclamer « l'incurabilité absolue du mal » et renoncer à toute thérapeutique? Non, car il est des observations où une médication énergique a été suivie de succès. Maisonneuve, Deguise, Robert, Bottini, Maurice Perrin, Hueter, Mollière, Le Dentu, Humbert, nous-même, dans un cas sur lequel nous reviendrons, pourrions affirmer que la désespérance de Salleron n'est pas justifiée et l'intervention donnerait une proportion de 5 pour 100 de guérisons. Peut-être appartiennent-elles presque toutes à ces formes relativement chroniques, où le sphacèle est plus lent, où les symptômes généraux s'attardent, où la température oscille autour de 38 degrés. Le siège de la blessure aurait aussi quelque influence : la gangrène du membre supérieur serait un peu moins grave que celle du membre inférieur.

Quoi qu'il en soit, on se hâtera d'ouvrir par des incisions multiples, les tissus gangrenés : le fer rouge est supérieur au bistouri, et Percy, Larrey, Dupuytren, ont préconisé le cautère actuel, dont Labbé et Verneuil ont vulgarisé l'emploi. Humbert, par ce moyen, a obtenu un beau succès. Mais il est des cas où cette thérapeutique ne suffit plus, et si le foyer gangreneux siège sur un membre et que le tronc ne soit pas envahi, c'est à l'amputation qu'il faut avoir recours ; il faut aller plus vite qu'un mal dont on connaît la marche aiguë, et Maisonneuve, un jour, sectionna les parties molles pendant qu'un aide courait chercher la scie et qu'un autre préparait les pièces du pansement. Son opéré guérit. Lorsque l'œdème et l'emphysème ont atteint ou dépassé la racine du membre, l'amputation est-elle inutile? Pas toujours, puisque Larrey, Roux, Robert, Duplay, Trélat, ont sauvé leur blessé par une ablation du membre, bien que le couteau portât en plein foyer gangreneux.

Nous pouvons citer un fait personnel : « un terrassier tombe d'une hauteur de 30 mètres au fond d'une carrière ; on nous l'apporte avec une fracture du radius, en bas, au niveau du cartilage de conjugaison; l'os a perforé la peau, il est souillé de terre; nous le lavons et nous le réduisons après l'avoir gratté à la curette, passé à la solution phéniquée forte et saupoudré d'iodoforme. Au bout de quarante-huit heures, à dix heures du matin, on constate que la main est gangrenée, l'avant-bras sillonné d'emphysème; quatre heures après, le bras est livide, noir, couvert de bulles infectes, l'aisselle est soulevée par un œdème crépitant. Avec le couteau de Paquelin, j'incise la peau à l'union du mort et du vif, à 7 centimètres de l'interligne articulaire de l'épaule; sous les téguments, je trouve les muscles mortifiés, je les extirpe au thermocautère, puis je scie l'os aux limites de la jointure. J'ouvre l'aisselle d'où s'écoule une sérosité trouble et fouettée de gaz. Je promène partout le platine rougi, autour des vaisseaux, autour des nerfs, dans les interstices musculaires, je brûle systématiquement toutes les graisses dont la nappe bouillante baigne les tissus calcinés, et cela pendant cinquante-sept minutes. Le lendemain, les lèvres de l'opéré étaient couvertes d'herpès; une poussée furonculeuse avait envahi les fesses et notre malade pissait, pendant la nuit, 1 litre 1/2 d'une urine boueuse. Il guérit, mais il avait dix-sept ans seulement; ses viscères et ses glandes intacts avaient permis à l'organisme de se débarrasser du poison septique. »

Pour le charbon symptomatique, si voisin de la septicémie gangréneuse, on obtient l'immunisation expérimentale; Duenschmann a établi que le sérum des réfractaires, qui est doué d'un pouvoir préventif, a aussi une propriété anti-toxique curative : le sérum des immunisés suspend ou amoindrit les effets de la toxine. Or, des cobayes et des lapins immunisés contre le charbon symptomatique le sont aussi contre la septicémie vibrionienne : Roux a annoncé ce fait. Et le sérum des animaux réfractaires à la première affection, mélangé au virus septique, empêche son action : Duenschmann croit l'avoir établi. On voit quelles espérances s'ouvrent devant la sérothérapie de la septicémie vibrionienne, soit qu'on utilise la propriété anti-toxique démontrée des immunisés contre la bactérie de Chauveau, agent du charbon symptomatique, soit qu'on cherche à réaliser l'action antitoxique des réfractaires au vibrion de Pasteur. Malheureusement, cet espoir ne saurait convenir qu'aux formes lentes : quand il s'agit des types suraigus, les toxines abondamment sécrétées font un empoisonnement sans antidote possible [1].

XII

ÉRYSIPÈLE TRAUMATIQUE

On nomme *érysipèle* une maladie fébrile que caractérisent des plaques rouges de la peau limitées par un relief sensible et que produit un agent infectieux, — le streptocoque — introduit dans l'organisme à l'occasion d'une plaie ou d'une excoriation épidermique.

Historique. — L'érysipèle a été connu de tout temps; Hippocrate en donne une description, fort obscure à vrai dire; c'est au cours du xixe siècle qu'on a

[1] FORGUE et RECLUS, *Traité de thérapeutique chirurgicale*, 2e éd., 1896.

pu le séparer des affections qui le simulent; ce premier et indispensable travail accompli, on en montre la nature contagieuse; puis les recherches bactériologiques se vulgarisent; on isole, on cultive, on inocule le microbe pathogène de l'érysipèle, désormais classé parmi les maladies parasitaires; entre temps on étudie son anatomie pathologique et l'on s'occupe de sa thérapeutique. Toutes ces découvertes sont relatées dans un nombre considérable de mémoires, parmi lesquels nous citerons :

RENAULDIN, Sur l'érysipèle. Thèse de Paris, 1802. — Art. ERYSIPÈLE. In *Diction. en 60 vol.*, t. XIII, p. 253, 1815. — CHOMEL et BLACHE, art. ERYSIPÈLE. In *Dictionnaire en 30 vol.*, t. XII, 1835. — BLANDIN, De la nature et du traitement de l'érysipèle. In *Gazette des hôp. de Paris*, p. 75, 1844. — DESPRÈS, Traité de l'érysipèle. Paris, 1862. — BLIN, Note sur la contagion de l'érysipèle; rapport de Gosselin. In *Bull. de l'Acad. de méd.*, t. XXX, p. 509, 1864-1865. — VERNEUIL, Sur les causes et le mécanisme des érysipèles précoces. In *Bull. de la Soc. de chir.*, p. 190, 1872. — L'érysipèle et la méthode antiseptique. In *Bulletin de l'Acad. de méd.*, p. 234, 1885. — GOSSELIN, art. ERYSIPÈLE. In *Nouveau Dict. de méd. et de chir. prat.*, t. XIV, p. 1, 1871. — VULPIAN, Sur un cas d'érysipèle. In *Archives de physiol.*, t. I, p. 514, 1868. — NEPVEU, Note sur la présence des bactéries dans le sang des érysipélateux. In *Comptes rendus de la Soc. de biol.*, t. II, p. 174, 1871. — OURU, *Arch. f. exper. Pathol. und Pharm.*, t. I, 1873. — LOUDEREAU, Thèse de Paris, 1873. — CADIAT, Examen histologique des lymphatiques dans l'érysipèle. In *Bull. de la Soc. anat.*, t. XVIII, p. 154, 1873. — JOSEPH RENAUD, Thèse de Paris, 1874. — FEHLEISEN, *Deutsche Zeitschrift für Chir.*, t. XVI, p. 391, 1881-1882. — STILLÉ, Érysipèle. In *Encycl. intern. de chir.*, t. I, 1865. — DENUCÉ (fils), Thèse de Paris, 1885. — TERRIER, Érysipèle. In *Éléments de pathol. chirurgicale*, p. 506, 1867. — CORNIL et BABES, Les bactéries, p. 297, 2e éd., 1888. — SPILMANN, art. ERYSIPÈLE. In *Dictionnaire encycl. des sciences méd.*, 1re série, t. XXXV, p. 464, 1867. — ACHALME, Considérations pathogéniques et anatomo-pathologiques sur l'érysipèle. Thèses de Paris, 1895. — F. WIDAL, Streptococcie et érysipèle de la face. In *Traité de médecine et de thérapeutique*, t. I, p. 515, 1895.

Anatomie pathologique. — Les lésions de l'érysipèle étaient inconnues avant les recherches microscopiques inaugurées dans la deuxième moitié de notre siècle, en 1868, par le mémoire de Vulpian et par le travail de Volkmann et Steudner. L'inventaire des acquisitions antérieures sera vite fait : Desprès avait signalé la formation de caillots mous dans les oreillettes et les ventricules et Borsieri la fluidité du sang; il a fallu les investigations de Norton Whitney[1], de Moxon et de Goodhart[2], pour préciser la nature de ces altérations; la proportion des globules blancs est augmentée de 1 à 15 dans un fait, de 1 à 50 dans un autre, et paraît en rapport avec l'élévation de la température. « Dans les cas graves, les globules rouges s'agglomèrent, leurs contours sont indécis, ils font l'effet de traînées d'un liquide jaunâtre traversant le champ du microscope; ils deviennent plus rapidement crénelés et montrent une tendance marquée à se grouper par masses et non en pile. »

Cette description n'a pas été confirmée par les recherches de Denucé, Malassez et Hayem. Les globules rouges ne seraient modifiés ni dans leur forme ni dans leur volume; au moment de la défervescence se produirait un nombre considérable d'hématoblastes dont l'accumulation dans le sang durerait peu, car leur transformation en hématies est rapide. Au début de l'érysipèle, les leucocytes semblent plus abondants dans le sang de la circulation générale, mais cette légère augmentation n'est qu'apparente; elle est due à la diminution positive des globules rouges, et le sang des vaisseaux du foyer érysipélateux contient près de deux fois moins de leucocytes que celui des portions saines; enfin la fibrine est en proportion plus grande. Cette assertion, émise par Andral, Gavarret, Becquerel, a été confirmée par Hayem.

[1] NORTON WHITNEY, Thèse inaugurale de l'université de Pensylvanie, 1881.
[2] GOODHART, *Guy's Hospital Reports*, t. XX, p. 240, 3e série.

[P RECLUS]

Verneuil a insisté sur la stéatose rapide des viscères; on a noté une congestion intense des reins, du poumon et de la rate. Déjà Pilhan-Dufeuillay avait montré que cet organe se tuméfie pendant la vie; en 1873, Friedreich est revenu sur ce symptôme qu'il a constaté dans un cas où la rate flottante pouvait être saisie sous la paroi abdominale; cela permit d'apprécier les modifications qui se produisirent dans son volume. Les lésions du tube intestinal sont connues depuis Larcher (¹), qui a rencontré des ulcérations duodénales aux environs de l'orifice du canal biliaire; elles mesurent 5 à 6 millimètres de diamètre et n'intéressent que la muqueuse; elles ont la plus grande analogie avec les ulcérations observées dans les brûlures. Malherbe (²) en a signalé dans le jéjunum et même dans l'iléum.

Les altérations locales ne sont sorties que depuis peu du champ des hypothèses. Ribes et Cruveilhier croyaient à une inflammation du réseau veineux des téguments; pour Blandin, les lésions atteignaient la trame de la peau et les lymphatiques qui en émanent : il y avait cutite et lymphangite, assertion confirmée par les recherches contemporaines, puisque Cornil et Babes ont pu définir l'érysipèle une dermite superficielle œdémateuse causée par des bactéries spéciales. La démonstration en a été faite et nous allons voir les étapes qu'a parcourues la question sous l'impulsion de Vulpian, de Volkmann, de Steudner, de Joseph Renaut, de Nepveu, de Huëter, de Fehleisen, de Cornil, de Denucé, d'Achalme et de Widal.

Les examens doivent être faits sur des lambeaux de peau érysipélateuse extirpée pendant la vie : on la trouve épaissie, gorgée de liquide; l'infiltration y est considérable et due à une diapédèse des leucocytes, abondants surtout autour des vaisseaux sanguins dilatés; ils forment un manchon si régulier que Cadiat les croyait contenus dans une gaine périvasculaire; ils gagnent, cheminent dans les interstices des lames cellulaires, s'y agglomèrent en flots blancs que traversent des capillaires fourmillant d'hématies. Cette diapédèse est le phénomène capital, et, depuis que Vulpian l'a décrite, tous les auteurs ont renchéri sur son importance. Mais elle n'est pas seule à former l'exsudat qui gonfle les mailles du derme érysipélateux : Joseph Renaut a démontré que les cellules fixes prolifèrent et apportent leur contingent d'éléments embryonnaires.

On constate un gonflement des cellules plates qui tapissent les faisceaux du tissu conjonctif; leur noyau « se vésiculise »; leur protoplasma devient granuleux, puis la segmentation s'opère, active surtout dans les travées qui limitent les îlots des leucocytes agglomérés et sur le pourtour des bulbes pileux. Les cellules adipeuses rajeunissent et concourent à la genèse des éléments qui vont grossir l'amas des globules blancs. Ces lésions sont surtout marquées au centre de la plaque érysipélateuse; visibles encore au niveau du bourrelet, elles s'atténuent vite et, à la périphérie, la diapédèse est presque nulle : on ne trouve qu'une infiltration séreuse, un œdème de peu d'importance. Il en est de même en profondeur : les couches inférieures du derme sont moins atteintes, cependant les lames du tissu conjonctif sous-cutané sont épaissies et parfois gorgées de cellules embryonnaires.

Joseph Renaut a étudié l'état des lymphatiques dans le foyer de l'érysipèle; les lacunes, origines des vaisseaux blancs, sont remplies de leucocytes, les

---

(¹) Larcher, *Archives gén. de méd.*, p. 688, 1864.
(²) Malherbe, *Archives gén. de méd.*, p. 725, 1865.

réseaux superficiels en contiennent aussi ; quant aux troncs qui rampent dans la profondeur de la couche dermique, ils foisonnent de globules blancs. Cette absorption des cellules contaminées par les microbes réagit sur l'endothélium des lymphatiques ; les cellules se tuméfient, leurs vasa-vasorum se dilatent : une angioleucite se forme : aussi n'est-il pas rare d'observer, sur le pourtour de la plaque érysipélateuse, des traînées rouges qui se traduisent au toucher par de petites cordelettes et se dirigent vers les ganglions douloureux. Demmé a constaté un épaississement de leur capsule, une périadénite accusée, une dissociation du stroma par l'abondance des cellules migratrices et l'impossibilité de différencier la région caverneuse de la substance folliculaire.

Du côté de l'épiderme, on observe des modifications bien étudiées par Ranvier : des phlyctènes peuvent apparaître ; elles se développent entre les papilles et le corps muqueux de Malpighi ; les cellules s'altèrent et ne contiennent plus d'éléidine, leurs noyaux subissent une transformation vésiculeuse par dilatation des nucléoles ; l'évolution normale des cellules en est troublée ; la matière cornée ne se produit plus et la desquamation commence ; des espaces se creusent au-dessus des papilles et se remplissent de sérosité ; les phlyctènes se constituent, nombreuses surtout au niveau du bourrelet ; leur liquide tient en suspension des leucocytes, quelques hématies et parfois des microcoques ; un réseau de fibrine cloisonne la cavité. Dans certains cas, des pustules ou de grosses vésicules apparaissent, qui se dessèchent en laissant à la surface de l'épiderme des squames et des croûtes.

La bactériologie a déterminé les points où se trouvent les micro-organismes. On rencontre à peine quelques streptocoques au centre de la plaque érysipélateuse, et il faut un examen attentif pour en découvrir quelques nids dans les vaisseaux lymphatiques. Mais leur nombre augmente à mesure qu'on se rapproche du bourrelet marginal, centre de la pullulation des microbes ; ils s'engagent dans les espaces inter-fibrillaires et l'on voit leurs chaînettes remplir les lacunes originelles des vaisseaux lymphatiques. Le derme n'est pas seul envahi et les streptocoques entraînés par les leucocytes se voient aussi dans les vaisseaux blancs qui rampent dans le tissu cellulaire. Vers l'épiderme on en rencontre encore : peu ou pas primitivement dans le liquide des phlyctènes. Achalme a démontré leur existence dans les squames ; mais leur virulence y semble atténuée. Enfin des observations positives ont prouvé, dit Achalme, que, dans certains cas, le sang roule des streptocoques.

Que se passe-t-il dans l'intimité des tissus lorsque le mal évolue vers la guérison ? Au centre du foyer, les leucocytes diminuent, ils semblent se rapprocher des vaisseaux lymphatiques autour desquels ils forment un manchon comparable à celui qui enveloppait d'abord les canaux sanguins ; puis ils pénètrent dans leur intérieur et c'est par cet apport incessant que les vaisseaux blancs sont gorgés de leucocytes. Nous assistons ici à la contre-partie de la diapédèse : les leucocytes sortis du torrent circulatoire par les veines y rentrent par les lymphatiques ; voilà, du moins, l'opinion de Vulpian et de Renaut, car rien n'est plus difficile que d'assister à ce double mouvement. Quant aux éléments jeunes dus à la segmentation des cellules fixes, ils se désorganisent, régressent, se fondent, et finissent par être résorbés par les lymphatiques.

Telle est l'évolution de l'érysipèle franc ; il disparaît par « délitescence », comme on disait autrefois. Mais telle n'en est pas toujours la terminaison, et Joseph Renaut a montré qu'il peut laisser après lui un œdème persistant. Or cet œdème prédispose à de nouvelles poussées dont la succession fréquente modifie les tissus : l'issue des leucocytes à travers la paroi des vaisseaux et la prolifération des cellules fixes continuent ; les faisceaux conjonctifs dissociés se résorbent, la graisse disparaît, et bientôt la peau et la trame cellulaire sous-cutanée modifiée, elle aussi, dans sa structure, s'unissent en une couche unique de tissu infiltré, lardacé, d'une épaisseur considérable, riche en sucs et en éléments embryonnaires irrigués par des vaisseaux à parois fragiles. Cette dermite hypertrophique, cet éléphantiasis, fréquent surtout au scrotum et aux membres inférieurs, se développe plus souvent dans les pays chauds que dans nos zones tempérées.

Une autre terminaison de l'érysipèle est la suppuration, assez rare comme Lordereau et Denucé l'ont démontré. Où se développent ces abcès ? Le plus souvent, dit-on, dans les veines ou dans les lymphatiques ; d'autres ajoutent : dans les lacunes dues à la dissociation des faisceaux conjonctifs, cavités parfois appréciables à l'œil nu et où s'accumulent leucocytes, éléments embryonnaires et sérosités exsudées des vaisseaux. Les collections purulentes dues à la suppuration des veines sont exceptionnelles, bien que Lordereau ait trouvé une inflammation des veinules du derme ; leur endothélium était tuméfié et leur lumière oblitérée par des caillots fibrineux et des leucocytes. Les abcès des troncules lymphatiques sont connus depuis les observations de Cruveilhier, de Gosselin, de Cadiat, de Lordereau et de Liouville ; Bouillaud, Broca, Després, et avant eux Thoinnet, ont vu les ganglions suppurer.

Toutes choses égales d'ailleurs, les suppurations sont d'autant plus faciles que le tissu où naît l'érysipèle est plus lâche ; les abcès sont plus fréquents au scrotum qu'au membre inférieur, aux paupières que sur un autre point de la face ; les germes de la suppuration trouvent moins de résistance dans les mailles peu serrées des lames conjonctives, au milieu des sérosités qui s'y accumulent. Ne sait-on pas que les érysipèles nés dans les régions œdématiées par une dyscrasie, une albuminurie, la cachexie cardiaque, donnent souvent naissance, non à de petits abcès circonscrits, mais à de vastes suppurations. De même pour la gangrène, dont il faut distinguer deux variétés. Dans l'une, la mortification survient par la distension exagérée d'un tissu cellulaire lâche et peu vasculaire ; comme la suppuration, on l'observe surtout au scrotum et aux paupières. C'est une complication locale, indépendante de l'état général du malade et de la gravité de la maladie. Dans l'autre, le sphacèle peut apparaître en toutes régions ; on trouve des eschares au-dessous de phlyctènes et de pustules distendues par de la sérosité roussâtre ; le processus érysipélateux et la mortification semblent marcher du même pas.

Étiologie et pathogénie. — La vieille discussion sur l'érysipèle médical et l'érysipèle chirurgical est close : tous donnent à l'un et à l'autre une commune origine, ou mieux tous nient l'existence d'un érysipèle médical, né dans l'organisme, sans solution primitive de la peau ou d'une muqueuse. Cette solution de continuité peut être minime ; pas n'est besoin d'une blessure étendue, d'une plaie opératoire ou accidentelle — une simple éraillure, une excoriation des téguments, une desquamation épidermique, le cratère d'un furoncle, un bouton d'acné, une plaque d'eczéma, les bourgeons nés d'une incarnation de l'ongle, y suffisent. Nous n'insisterons pas, car depuis l'avènement de la doctrine parasitaire, les derniers défenseurs de l'érysipèle médical ont rendu les armes.

(P. RECLUS.)

Ce premier point acquis. — l'existence préalable d'une solution de continuité des téguments, petite ou grande, profonde ou superficielle, accidentelle ou opératoire, — quelles causes déterminent l'éclosion de l'érysipèle? Nous serons bref sur les questions de sexe et d'âge, de température et de saison; les statistiques sont contradictoires, partant, sans intérêt. L'érysipèle est de tous les âges, de tous les sexes et de toutes les saisons; il apparaît en été et en hiver, par les temps secs et par les temps pluvieux; il frappe les diverses races et sévit dans tous les pays. Si, jusqu'en 1845, au dire de Stillé, on ne l'avait pas observé à l'état d'épidémie, aux États-Unis d'Amérique, il a su prendre sa revanche. Certaines conditions mésologiques favorisent son développement; il frappe certains individus et en épargne certains autres; tels organismes sont prédisposés, tels autres sont réfractaires. Mais ces problèmes ne sauraient être résolus, et nous nous bornerons à étudier les résultats qui se dégagent des recherches contemporaines. L'érysipèle est une affection parasitaire, due à l'inoculation d'un microbe, le streptocoque de Fehleisen, qu'on a isolé, cultivé, et dont l'inoculation a reproduit l'érysipèle. L'expérience a été faite sur l'homme, par erreur quelquefois, souvent aussi volontairement et après s'être entouré de toutes les précautions pouvant assurer la démonstration du fait.

La science possède de nombreuses relations d'épidémies d'érysipèle; Nunneley et Daudé en ont fourni de remarquables; en Angleterre on en a signalé en 1777, en 1800, en 1821. En France, elles ont été nombreuses; il y en a eu une en 1750, et celle de 1861 fut très grave. Des épidémies locales se montrent parfois dans une ville, dans un hôpital, dans une maison; il n'est pas de chirurgien qui, avant l'ère antiseptique, n'en ait observé. En même temps qu'il est épidémique, l'érysipèle est contagieux; cette proposition fut plus longue à se faire accepter; antérieurement aux recherches contemporaines, les observations de Trousseau, de Marlin, de Gosselin l'avaient démontré. L'accord est maintenant unanime. Nous ne connaissons d'impénitent que M. Després, et M. Després n'a jamais craint d'être seul de son avis.

Nous ne reviendrons sur aucun de ces faits, laissant de côté les observations accumulées depuis le commencement du siècle et qui montrent comment s'est produite la contagion. Dans les salles d'hôpital, on a souvent constaté que le transport de l'érysipèle d'un malade à l'autre suivait l'ordre dans lequel se renouvelaient les pansements; les lits d'un externe étaient infectés, ceux d'un autre externe ne l'étaient pas. Bientôt les preuves devinrent plus directes; d'une manière involontaire, Neudorfen inocula plusieurs fois l'érysipèle avec une seringue de Pravaz dont il s'était servi pour injecter une solution phéniquée dans une plaque érysipélateuse; Hueter, Lœnig citent des cas où la contagion se fit par des pièces de pansement. Enfin Fehleisen a inoculé, chez l'homme, et reproduit l'exanthème fébrile avec son cycle et son évolution caractéristiques.

Nepveu et Hueter, en 1868, montrèrent, le premier, qu'il existe des micro-organismes dans les plaques érysipélateuses, et, le second, qu'on trouve des bactéries dans la sérosité des phlyctènes et dans le sang des individus atteints de l'exanthème fébrile. Orth, Recklinghausen, Cornil, Lukomski, Rosenbach multiplièrent les recherches, qui se précisèrent avec le mémoire de Fehleisen[1]. Dès ce moment, la pathogénie reposa sur des bases indiscutables. Les travaux

---

[1] Fehleisen, *Ætiologie des Erysipeles*, Berlin, 1883.

subséquents n'ont fait que les rendre plus solides; tout au plus se demande-t-
on si le microbe en chaînettes, le streptocoque de l'érysipèle est différent du
streptocoque de la suppuration. Nous allons voir, en effet, que ces deux micro-
organismes ont le même aspect; leur ressemblance est telle que, d'après Cornil,
« il est à peine possible de les distinguer ».

Sur les coupes examinées au microscope, disent Cornil et Babes, on voit,
parmi les cellules migratrices amassées dans la trame du derme, autour des
vaisseaux sanguins et des réseaux lymphatiques, à la périphérie des lobules
graisseux, les microcoques de l'érysipèle. Colorés au violet de méthyle, ils apparaissent réunis deux par deux ou formant des chapelets dans les espaces interfasciculaires, dans les vaisseaux blancs, dans le protoplasma des cellules adipeuses et autour des follicules pileux. Le liquide des phlyctènes en contient
parfois; Nepveu les y a constatés, mais leur existence est loin d'être constante;

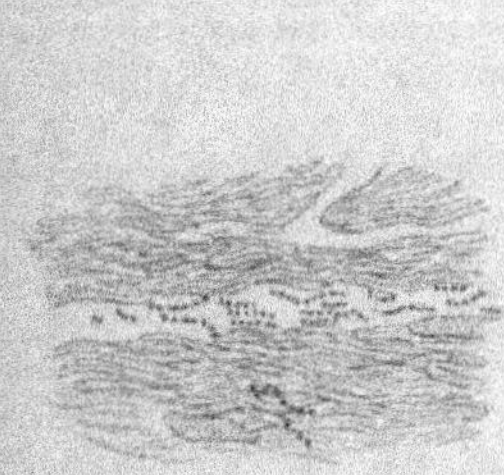

Fig. 34. — Coupe du derme : espace interfasciculaire rempli de diplocoques et de
chaînettes (d'après Cornil).

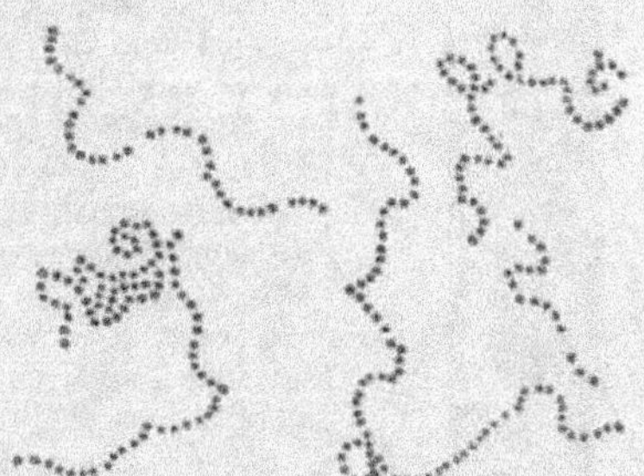

Fig. 35. — Streptocoques et chaînettes dans le pus.

il en est de même pour le sang; Fehleisen les y a cherchés en vain, mais
d'autres ont été plus heureux et Nepveu, dès 1868, puis Wilde, Billroth, Ehrlich, Cornil et Denucé ont trouvé des bactéries dont la présence explique les
altérations des hématies, les dégénérescences des cellules endothéliales, les
infiltrations diffuses des parois décrites par Ponfick et les lésions des fibres
musculaires du cœur. Ils peuvent être en suspension dans les urines et ils
encombrent les viscères atteints de complications congestives, les poumons et
les méninges dans la pneumonie et la méningite, les reins dans la néphrite des
érysipélateux.

Les microcoques, dont chaque grain ne mesure guère que $0\mu,5$, sont abondants au niveau du bourrelet qui limite la plaque érysipélateuse; au centre du
foyer ils sont parfois introuvables, comme au delà du bourrelet; cependant,
avec un grossissement suffisant, on trouve les espaces lymphatiques remplis de
germes en voie de multiplication. Fehleisen a su les isoler et les cultiver à l'état
de pureté sur la gélatine et l'agar-agar. Les streptocoques de l'érysipèle forment
des stries blanches comparables à des feuilles de fougère ou d'acacia, compa-
raisons qui, selon Achalme doivent être tenues pour forcées. C'est un microbe
à la fois aérobie et anaérobie. Est-il spécifique; son inoculation ne produirait-
elle que l'érysipèle, rien que l'érysipèle? Cette notion semblait acquise par les
expériences, téméraires et fort douteuses au point de vue professionnel, que

Fehleisen institua. Arguant de ce fait que l'érysipèle peut avoir une utilité thérapeutique, — n'a-t-on pas insisté sur son rôle « curateur » dans les dermatoses rebelles et dans les tumeurs malignes? — Fehleisen a pratiqué sept inoculations sur sept malades atteints de cancer du sein, de sarcomes multiples de la peau ou de lupus de la face ; l'insuccès thérapeutique fut complet, mais, des sept inoculations faites avec des cultures de la quatorzième à la dix-septième génération, six furent positives : on vit apparaître et se développer un érysipèle franc et légitime.

Les vieux cliniciens insistaient sur les rapports de l'érysipèle avec la fièvre puerpérale, l'infection purulente, certaines angines « putrides ». Graves, Trousseau, Pihan-Dufeuillay, Hervieux ont parlé des connexions étroites qui existent entre ces diverses maladies et multiplié les relations d'épidémies de l'une qui provoquèrent des épidémies de l'autre ; parfois la fièvre puerpérale de la mère se traduit par l'érysipèle de l'ombilic du nouveau-né ; l'érysipèle apporté par un médecin chez une femme en couches engendre une fièvre puerpérale, et la fièvre puerpérale passant d'une salle d'obstétrique dans une salle de chirurgie, s'y transforme en érysipèle. Ce n'est pas tout ; certains opérés ou certains blessés atteints d'érysipèle sont morts avec tous les signes des septicémies ou de l'infection purulente : il n'était pas rare, avant l'antisepsie, de voir suppurer des érysipèles ; de leur foyer irradiaient des phlegmons diffus, des lymphangites et des phlébites.

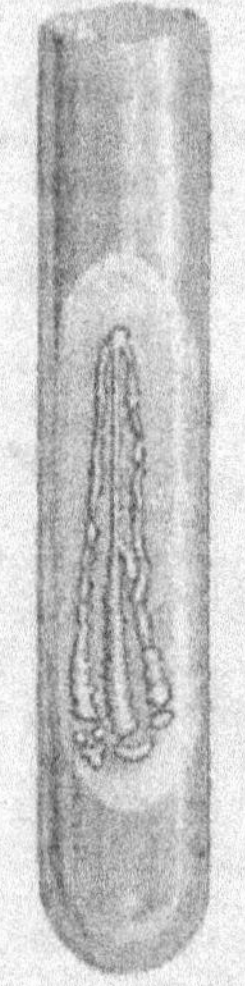

Fig. 56. — Streptocoques cultivés sur de l'agar-agar.

Ces observations indiscutables sont un argument solide pour combattre la spécificité des germes pathogènes de l'érysipèle, et tandis que dans la première édition de cet ouvrage nous admettions avec la plupart des auteurs que le streptocoque de l'érysipèle ou de Fehleisen est autre que le streptocoque de la suppuration ou de Rosenbach, nous devons, à cette heure, avec les expérimentateurs plus récents, avec Widal, Doyon, Cars, Fraenkel, Achalme, conclure à l'identité des deux germes. Les différences que les expérimentateurs avaient notées dépendaient non du microbe lui-même, mais de sa virulence qui, selon son énergie actuelle, peut provoquer des accidents dissemblables. Les résultats variables des inoculations suivant la virulence des germes ont été bien vus par Achalme : « L'affection la plus grave et qui indique l'existence d'une grande exaltation de la virulence streptococcique est la septicémie sanguine généralisée, sans accident local au point d'inoculation ; puis, en descendant, on trouve l'existence d'une septicémie mortelle, consécutive à un accident local plus ou moins marqué, puis l'érysipèle localisé et enfin l'abcès local sous-cutané, la simple rougeur cutanée qui peut être de moins en moins marquée. Dans certains cas enfin, la virulence disparaît et n'amène aucune réaction ni locale ni générale ». Widal avait affirmé déjà que l'infection puerpérale, la *phlegmatia alba dolens* et l'érysipèle sont produits par un microbe unique, le streptocoque pyogène, identique, quoi qu'on en ait dit, au streptocoque érysipélateux. Aussi ce saprophyte vulgaire de notre surface cutanée et surtout de nos cavités naturelles a-t-il mérité, à raison de son ubiquité et de la variété des lésions qu'il occasionne, d'être appelé par Peter : « le microbe à tout faire (¹). »

Cette exaltation de la virulence explique comment, avant le règne de l'antisepsie, l'érysipèle « chirurgical » présentait une gravité plus grande que l'érysipèle « médical ». Nous savons maintenant que l'un et l'autre sont le produit d'un même streptocoque; mais l'érysipèle malin, l'ancien érysipèle opératoire, celui dont on mourait dans nos salles, n'est pas l'érysipèle pur, légitime; c'est une maladie complexe où le microbe érysipélateux se mêle aux substances putréfiées qui fermentent dans le foyer morbide. L'expérimentation le démontre : « Dans les cas, dit Achalme, où nous avons fait agir simultanément sur un lapin des produits de putréfaction et un streptocoque atténué, nous avons pu constater l'augmentation énorme de virulence qui en résulte pour ce dernier et nous avons facilement amené la mort de l'animal avec des doses qui restaient inoffensives pour les animaux témoins. » Quant au mode d'action du streptocoque sur l'économie, l'ignorance la plus absolue règne sur ce point. Faut-il faire intervenir la sécrétion, par les microbes, d'une toxine dont l'absorption a pour conséquence une intoxication de l'organisme entier? On ne peut répondre à cette question.

L'inoculation du streptocoque au niveau d'une solution de continuité de la peau semble indispensable pour qu'un érysipèle apparaisse. Cependant Achalme, après Paget, pense que l'inoculation peut se faire avec un épiderme intact. Le plus souvent, on peut établir comment s'est faite l'infection et d'où provient le germe pathogène. Parfois cette filiation ne saurait être retrouvée : l'exanthème éclate dans des maisons isolées, chez des individus séquestrés et qui n'ont été, ni de près, ni de loin, au contact d'érysipélateux. Pour expliquer ces cas, Verneuil(²) a développé l'hypothèse du « microbisme latent ». On sait que les microbes adultes meurent vite en dehors de leur terrain de culture; pour durer, leurs générations doivent se remplacer sans relâche. Leurs spores, au contraire, sont douées d'une vitalité excessive; elles résistent au chaud et au froid, au sec et à l'humide, aux hautes et aux basses pressions et, tombant sur un sol fertile, elles se développent. Ainsi de celles de l'érysipèle. Nous pouvons les porter sur nous et même en nous, dans nos cheveux, dans notre barbe, dans les replis de l'épiderme et les streptocoques peuvent être « nasicoles, auricoles, pharyngicoles. » Achalme les a trouvées dans les lymphatiques deux mois après l'extinction de l'érysipèle. Qu'une solution de continuité se fasse et que l'organisme se défende mal, l'inoculation est positive et l'érysipèle éclate.

Que devient le streptocoque lorsque se montre la délitescence. On ne peut invoquer que des hypothèses; la plus séduisante est celle de Metchnikoff que nous avons indiquée dans notre chapitre sur l'inflammation. Lors de l'invasion des tissus par les microbes, les leucocytes ou « microphages » sortent des vaisseaux et courent sus aux agresseurs qu'ils dévorent et digèrent; ils meurent de leur victoire; les cellules fixes, éléments volumineux à gros noyaux, les « macrophages » absorbent à leur tour les microphages, puis ils régressent et leurs débris sont absorbés par les réseaux lymphatiques. Dans l'érysipèle, les leucocytes triomphent presque toujours. Mais dans les cas où la mort survient, Metchnikoff a trouvé peu de globules blancs hors des vaisseaux; les streptocoques sont libres dans les espaces interfasciculaires.

(¹) Widal, *Traité de méd.*, t. I, p. 515.
(²) Verneuil, *Société de chirurgie*, 14 oct. 1885, et *Thèse de Joubert*, 1886.

[P. RECLUS]

Symptômes. — Après une période d'incubation dont il est difficile de déterminer la longueur et qui d'après d'anciennes observations semble durer de vingt-quatre à quarante-huit heures, mais qui pourrait atteindre sept jours, le mal éclate. Le tableau clinique en est net lorsqu'on prend l'érysipèle pur, et non ces formes hybrides où l'exanthème fébrile s'allie à toutes les variétés possibles des septicémies. On divise la maladie en trois stades. Le premier est caractérisé par quelques prodromes, un malaise général, de la lassitude, une courbature prononcée, de la céphalalgie, parfois une sensation amère dans la bouche, du dégoût des aliments, des nausées, voire des épistaxis, une légère tension, de la pesanteur, de la douleur à la pression autour de la plaie. Mais souvent ces symptômes manquent : le mal débute tout à coup par un grand frisson dont l'importance est si grave, que, lorsqu'il éclate chez un blessé ou un opéré, on doit immédiatement songer à l'érysipèle.

Ce frisson est violent, comme celui de la fièvre urineuse ou d'un accès paludique ; il se caractérise par une sensation de froid, des claquements de dents ; la peau s'horripile et se rétracte. Il est en général unique, mais il peut se renouveler plusieurs fois, chaque frisson correspondant à une poussée nouvelle. Sa durée serait d'autant plus longue que l'intoxication est plus grave ; d'ordinaire, il persiste trois quarts d'heure ; d'après Ritzmann [1], il est d'un quart d'heure au moins et de deux heures et demie au plus. Il n'y a guère d'érysipèle sans frissons, et si Ritzmann les a vus manquer 54 fois sur 146 cas, c'est qu'il n'a pas tenu compte de petits frissons erratiques et surtout que, dans ses statistiques, il a mis, à côté des érysipèles légitimes, des plaques survenues au cours de quelque autre affection fébrile. Bientôt la sensation de froid disparaît ; la température s'élève ; elle atteint 40 degrés ; la chaleur est insupportable ; le malade s'agite en proie à un extrême malaise. La céphalalgie est intense, un cercle de fer étreint la tête ; il peut y avoir une extrême excitation cérébrale, du délire furieux, surtout chez les alcooliques ou les anémiques ; on constate des vomissements ; le pouls est rapide et fort ; la langue saburrale, chargée d'un enduit pâteux ; les urines sont rares, la soif est intense. En même temps la plaie se modifie, les bords sont tuméfiés ; les bourgeons charnus, jusqu'alors rouges et humides, se sèchent ; la suppuration se tarit. Parfois des traînées rouges marquent le trajet des vaisseaux blancs et cette lymphangite tronculaire, qui peut manquer, aboutit aux ganglions volumineux et douloureux. L'adénopathie, surtout à cette période, est loin d'être constante malgré ce qu'affirme Chomel.

Dix, quinze ou vingt-quatre heures ne se sont pas écoulées depuis le frisson, que la rougeur apparaît sur les bords de la plaie ; elle forme une bande, un arc de cercle de 1 à 2 centimètres de large, tache cramoisi, parfois plus sombre, lie de vin, dont la coloration peut disparaître sous la pression du doigt pour reparaître aussitôt. Cette exploration réveille une douleur vive, une sensation de cuisson, surajoutée à la chaleur âcre et mordicante, à la tension dont la plaque érysipélateuse est le siège. Celle-ci varie d'aspect selon les régions ; elle est à peine rosée au cuir chevelu ; sa coloration s'atténue dans les parties pigmentées, au scrotum ou dans les tissus qui se laissent distendre par l'œdème, au niveau des paupières, au pénis, sur les grandes et les petites lèvres.

Lorsque la plaque érysipélateuse est établie, commence la deuxième période ;

<hr>

[1] RITZMANN, *Beiträge zur Ætiologie des Erysipèles*. Zurich, 1872.

les troubles généraux, les douleurs de tête, le délire, les vomissements semblent s'atténuer, mais persistent encore; la température reste élevée; elle atteignait 40 ou 41 degrés dès le premier frisson; elle descend un peu dans la matinée suivante, mais cette rémission n'est pas d'un demi-degré, et la courbe, avec son ascension vespérale à 40, 40,5, 41 degrés, sa descente matutinale à 39, 39,5 persiste ainsi pendant la deuxième phase de l'érysipèle. Cependant Stillé a vu des rémissions du matin dépasser 2 degrés. La défervescence survient au bout de six à huit jours; la descente est brusque et la température arrive presque à la normale; parfois une nouvelle ascension a lieu qui traduit une poussée nouvelle, une rechute ou bien une complication. En pleine convalescence, il est vrai, on peut noter une ascension de 1 degré à 1°,5 qui dure un jour à peine et dont on ne saurait donner d'explication plausible.

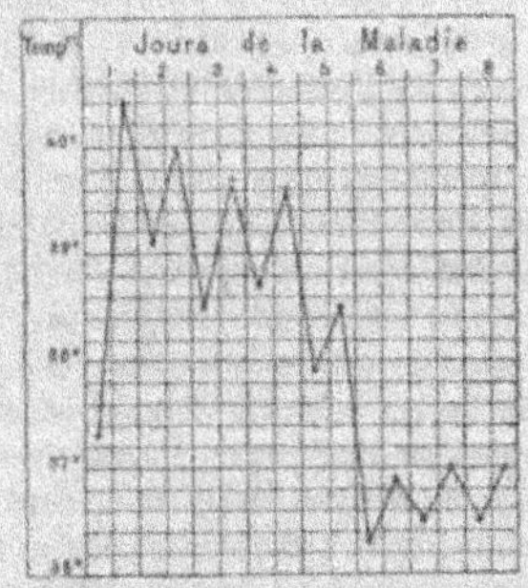

Fig. 57. — Courbe thermométrique de l'érysipèle.

Plusieurs poussées successives peuvent se faire, mais on remarque que les périodes fébriles correspondant à l'apparition des premières plaques, sont plus longues que pour les plaques suivantes; ces courbes partielles sont de plus en plus courtes. Dans certaines formes dites « abortives », la fièvre dure à peine deux ou trois jours; dans d'autres, au contraire, jusqu'à plusieurs semaines; d'autant plus forte et tenace que l'intoxication est plus grave, elle baisse quand l'infection s'arrête, elle persiste ou s'accroît aussi longtemps que continue l'envahissement des tissus. Dans les cas, où l'érysipèle emporte le malade, la température peut s'élever après la mort : Tillmanns rapporte que Blass institua à ce propos des expériences intéressantes. Sur un sujet mort d'érysipèle à dix heures deux minutes, il observa une température de 39°,7 à dix heures quarante minutes, de 40°,2 quatre minutes après, de 40°,7 après trois nouvelles minutes, de 41°,2 à midi; de 39°,9 à une heure. Cet observateur admet que la température ne revient à la normale qu'au bout de quatre à six heures après la mort [1]. Dans d'autres exemples, celle-ci survient dans l'hypothermie. S'il n'y a pas de dyscrasie spéciale, de complications vasculaires ou cardiaques, le pouls monte et descend avec la température.

Pendant cette période d'augment, et au milieu des phénomènes généraux que nous avons signalés, l'érysipèle se développe, la rougeur augmente; elle recouvre un large espace d'une teinte rouge uniforme et, à ses limites, on trouve un relief, un bourrelet plus sensible au toucher qu'à la vue. Dans les peaux épaisses, dans les régions pigmentées ou velues, il est peu apparent ou même ne se trahit par aucun signe appréciable; mais, chez les individus à peau fine, il se détache nettement et forme comme un feston soulevé dont la teinte rouge jaune, lisse, tendue et luisante, tranche sur la blancheur des téguments voisins. Cette limite se déplace sans cesse; le relief s'avance, empiète sur les tissus sains, à la manière d'une tache d'huile sur une feuille de papier. L'érysipèle ne s'arrête que lorsque les microbes ont épuisé leur virulence.

[1] VAUTRIN, art. ÉRYSIPÈLE. In *Dict. encycl. des sciences méd.*, 1re série, t. XXXV.

[P. RECLUS.]

C'est le mode de progression le plus ordinaire; la rougeur gagne de proche en proche en suivant les réseaux blancs dans le sens du courant de la lymphe; aux membres, la rougeur se dirige presque toujours vers le tronc; les envahissements rétrogrades sont loin cependant d'être exceptionnels et les lois posées par Pfleger[1] loin d'être toujours constantes; il n'est pas exact que, du point où est née la rougeur, on puisse déduire les régions qui seront envahies plus tard. L'invasion s'opère suivant plusieurs modes d'après lesquels on distingue plusieurs variétés d'érysipèle; celui que nous venons de décrire, où la rougeur s'étend d'une manière continue, d'une seule traînée et forme une tache régulière s'appelle érysipèle *fixe*. Velpeau nomme *serpigineux* celui qui s'avance par soubresauts; une plaque nouvelle apparaît à quelque distance de la première, indépendante ou à peine unie par l'extrémité d'une mince dentelure; trois, quatre ou cinq taches peuvent ainsi apparaître et recouvrir un large espace. L'érysipèle *migrateur* ou *ambulant* marche sans solution de continuité; la tache envahit les tissus, ne laissant derrière elle aucun segment intact; on cite des cas où, en moins de cinq jours, il s'est étendu sur la face, le cou, le dos, la poitrine, l'abdomen, les membres inférieurs. Sa courbe peut être encore plus rapide, les tissus tarés, l'organisme cachectisé ne résistant pas à l'agression; l'érysipèle est alors *soudain*, selon l'expression de Verneuil et de son élève Dehenne.

Il est *erratique, vague* ou *multiple* lorsqu'il est discontinu comme l'érysipèle serpigineux, migrateur comme l'érysipèle ambulant; une plaque apparaît, puis une autre, puis une autre encore, mais plus ou moins éloignée de la plaque primitive développée autour de la plaie, lieu de l'inoculation première. Il diffère donc de l'érysipèle *à distance* étudié par Verneuil et décrit par Barbanneau[2]; celui-ci n'a pas plusieurs foyers; il ne possède qu'une plaque, apparue dans une région autre que celle où siège la plaie originelle. Les taches de l'érysipèle erratique sont simultanées ou successives; dans ce cas, elles ont chacune leur évolution propre, chacune a sa courbe thermométrique particulière; elles peuvent reparaître dans un point par elles occupé une première fois. Serait-ce un érysipèle de retour? se demande Vautrin. Est-ce une manifestation nouvelle vers un lieu de moindre résistance? Un réveil de la puissance bactérienne non épuisée localement?

Ce sont là des formes basées sur le mode de progression de l'érysipèle pendant la période d'augment; d'autres correspondent à certaines particularités anatomiques de médiocre importance: l'érysipèle est *œdémateux* lorsqu'il se développe en des régions où le tissu cellulaire, lâche, se laisse infiltrer, ou lorsqu'il apparaît dans des tissus distendus par de la sérosité, chez les cachectiques, les brightiques et les cardiaques. L'érythème fébrile est alors grave. L'érysipèle *phlycténoïde, bulleux, pemphigoïde* se caractérise par la formation de bulles ou de phlyctènes; le pronostic ou le traitement du mal n'est nullement modifié par cette légère exsudation séreuse. L'érysipèle est *hémorragique* ou *ecchymotique* lorsque des infiltrations sanguines se font dans l'épaisseur de la plaque; il ne se développe que chez les vieillards et les cachectiques; à ce titre cette forme serait sérieuse. Mais pour Verneuil, il y aurait plus: ce purpura traduirait un état septicémique grave et des lésions viscérales profondes.

L'évolution de la plaque érysipélateuse n'est pas la même dans chacune de ces

---

[1] Pfleger, *Arch. für klin. Chir.*, t. XIV, 1872.
[2] Barbanneau, Thèse de Paris, 1876.

variétés. Mais dans les cas simples, on voit la tache rester stationnaire quelques jours après avoir atteint ses limites, pâlir à son centre, puis s'effacer jusqu'à ce qu'elle ait disparu vers le milieu de la seconde semaine. Quelquefois la défervescence est plus rapide et, surtout chez les enfants, ou dans les érysipèles à répétition, la rougeur se dissipe en moins de trois jours. Dans ces manifestations bénignes, l'étendue de la plaque n'a pas grande importance et l'on connaît le fait de Renauldin où un érysipèle qui parcourut tout le corps ne mit que quelques jours à s'éteindre. Il n'en est plus de même dans les cas où, au lieu de tourner vers la guérison, l'érysipèle se termine par la mort, qui peut survenir au cours de cette deuxième phase et pendant la période d'augment.

Mais alors les symptômes du début, la céphalalgie, les vomissements, le délire, la fièvre, ne s'apaisent pas; ces phénomènes persistent; la diarrhée survient, l'état typhoïde s'accentue chaque jour: la langue se sèche, la muqueuse buccale se recouvre d'un enduit fuligineux, le ventre se ballonne, le teint devient ictérique, le coma succède au délire et le malade est emporté au milieu des phénomènes adynamiques. Cette terminaison, fréquente autrefois, est maintenant exceptionnelle, et ne survient que chez les vieillards ou chez les cachectiques; en dehors de ces conditions, l'érysipèle ne tue que s'il se complique d'une autre septicémie et si, aux streptocoques, se mêlent d'autres germes attaquant l'organisme pour leur propre compte.

Lorsque l'érysipèle est de forme bénigne, il entre, vers la fin de la première semaine ou au commencement de la seconde, dans la troisième période ou période de déclin. Déjà tous les phénomènes généraux se sont atténués ou ont disparu; la température, par une brusque défervescence, est tombée à 38 ou 37 degrés; le pouls ne dépasse guère 70 pulsations, le sommeil revient, l'appétit, la force; le malade est en pleine convalescence. Les modifications locales ne sont pas moins remarquables : la rougeur de la plaque s'est effacée, l'œdème se dissipe, la peau reprend sa souplesse, puis l'épiderme ne tarde pas à se détacher comme dans certaines fièvres éruptives auxquelles Trousseau se plaisait à comparer l'érysipèle; la desquamation se fait tantôt par larges lamelles, tantôt par petites parcelles, une poussière qui se soulève au moindre frottement; l'exfoliation alors passe inaperçue.

Le tégument reste quelque temps d'un rouge vif; plus tard, après avoir repris sa teinte normale, il se colore plus facilement que la peau voisine; cette parésie vaso-motrice dure souvent plusieurs mois. Cependant, aux membres inférieurs, au scrotum, chez les vieillards ou même chez les jeunes, surtout dans les pays chauds, des poussées successives laissent un œdème persistant qui, sous l'influence d'atteintes nouvelles, se transforme en un éléphantiasis. Les cheveux et les poils, tombés en même temps que l'épiderme, repoussent, et nous avons vu chez des individus jeunes, après un érysipèle de la tête, la chevelure reparaître plus abondante, plus soyeuse et plus ondulée; le docteur Mansiaki parle de cheveux noirs succédant à des cheveux blancs; le cas contraire est plus habituel. Les urines sont redevenues normales, mais elles peuvent contenir quelque temps de l'albumine, des cylindres fibrineux et des bactéries dont le sang se débarrasse.

À côté de ces érysipèles à marche régulière, on signale des formes graves dont les deux principales sont l'érysipèle *phlegmoneux* et l'érysipèle *gangreneux*. On n'est pas d'accord sur la définition qu'il faut donner du premier, et bien des maladies différentes ont été décrites sous ce nom. Nous écarterons

[F. RECLUS.]

les phlegmons diffus qui se compliquent de rougeurs érysipélateuses de la peau sans influence sur la marche de l'inflammation ; elles témoignent d'une intoxication grave, survenue chez des diathésiques, attaquant des organismes tarés. Nous élaguons ensuite les érysipèles bronzés à suppurations putrides, où la santé est fouettée de bulles gazeuses. Cette maladie, nous la tenons pour la plus grave des septicémies.

L'érysipèle phlegmoneux véritable est celui qui, avec les allures de l'érysipèle, se complique, vers son déclin, de suppurations ; une ou plusieurs collections se forment dans le tissu cellulaire, au dessous des plaques ; elles paraissent le plus souvent développées dans le trajet des troncs lymphatiques qui en sont probablement le point de départ ; leur nombre peut être considérable et on en ouvre simultanément ou successivement 5, 10, plus encore ; Volkman en a compté 50, Landouzy père 65, Lordereau, Fredet, Vincent, Colin, Tillmanns ont rapporté des observations de ce genre ; parfois, plusieurs de ces abcès se réunissent ; leurs poches se fusionnent et constituent une cavité dont l'ouverture donne issue à une quantité considérable de pus. Gosselin insiste sur la bénignité de son pronostic ; le pus se forme, on l'évacue, ou bien il s'ouvre lui-même un orifice d'écoulement, ou bien encore, mais rarement, il se résorbe ; la plupart des malades ont guéri, la formation du pus ayant été suivie d'un amendement notable des symptômes généraux.

L'érysipèle *gangréneux* est plus grave. La mortification, comme l'a démontré Gosselin, se montre sous deux aspects : dans l'un, la gangrène n'apparaît que du cinquième au dixième jour ; on constate sur la plaque rouge une eschare noire et que soulèvent quelques phlyctènes sanguinolentes ou des bulles remplies d'un liquide roussâtre ; le sphacèle s'étend et le malade succombe aux progrès de l'adynamie, car des troubles typhoïdes alarmants se sont développés d'un pas égal à celui des lésions locales. Cette forme qu'on signale chez les cachectiques, les alcooliques, les brightiques, est du plus mauvais augure. L'autre est moins sévère ; on l'observe seulement aux paupières et au scrotum, en des points où le tissu cellulaire est lâche et la peau mal nourrie ; la mortification est surtout mécanique et la septicémie n'y joue qu'un rôle secondaire ; aussi la mort est-elle moins à redouter.

A propos de la courbe thermométrique, nous avons dit que l'érysipèle présente souvent un retour offensif ; une plaque s'éteint, puis une autre se montre après la disparition de la première ; lorsque la poussée nouvelle n'est séparée de l'ancienne que par un intervalle de peu de jours, on peut l'attribuer à l'inoculation primitive ou à une rechute ; mais si un temps plus long s'est écoulé, il faut croire à une récidive et conclure à une nouvelle intoxication. Mais quelle limite tracer à chacun de ces érysipèles et d'après quel nombre de jours dire que dans un cas il y a rechute, et dans une autre récidive? Rien n'est plus arbitraire ; pour nous il y a rechute, *érysipèle de retour*, selon l'expression de Gosselin, lorsqu'une rougeur se montre avant la guérison complète de la première atteinte. Les symptômes locaux et généraux persistent quoique atténués, le malade n'est pas en convalescence que survient une agression nouvelle ; céphalalgie, nausées, courbature générale, frisson..., puis la rougeur se montre et l'érysipèle se développe avec ses caractères ; la rapidité de la période d'invasion distingue seule cet érysipèle de retour, un ou deux jours lui suffisent et la défervescence est prompte ; il ne faut pas plus de quatre ou cinq jours pour que l'évolution soit complète ; une troisième, une quatrième poussée sont possibles, et Mortier a cité des exemples de cette facilité aux rechutes, phénomène d'autant plus déplorable que ces atteintes répétées peuvent laisser après elles des tissus œdémateux; Renaut a montré que les éléphantiasis, si fréquents dans les pays chauds, n'ont pas d'autre origine.

Les érysipèles à *répétition* sont bien connus et les observations en abondent. Heyfelder a publié un fait où l'érysipèle apparut 7 fois en sept mois, de variété ambulante et parcourant tout le corps au milieu de symptômes généraux intenses. Verneuil a traité un malade qui en était à son cent quinzième érysipèle; probablement, en pareil cas, l'individu trouve en lui ou sur lui les germes nécessaires pour chaque inoculation nouvelle. Les spores du streptocoque sont sans doute « nasicoles » ou « auricoles »; ils se cachent dans les anfractuosités de la peau et profitent de la moindre excoriation pour inoculer de nouveau l'organisme. Parmi ces érysipèles à répétition, on cite surtout ceux qui, liés aux menstrues, sont périodiques comme elles, puis les érysipèles intermittents qui naissent chez les individus infectés par la malaria.

Les érysipèles à répétition constituent des *formes atténuées* du mal; il semble qu'une première atteinte n'a pas conféré l'immunité mais a rendu le milieu moins propice à la culture du streptocoque. Jaccoud insiste sur cette vaccination partielle. Dans ces variétés bénignes, il faut ranger l'*érysipèle atténué primitif* de Juhel Rénoy et l'*érysipèle abortif* qui tourne court et s'efface au bout de quarante-huit ou soixante heures. Les érysipèles *menstruels* ont une longue histoire, et, au siècle dernier, Hoffmann en donnait des observations, puis Renaudin dans sa thèse de 1802. Godot (¹) a montré que l'érysipèle périodique est tantôt complémentaire et tantôt supplémentaire des règles; dans le premier cas, il accompagne les règles normales, dans le second, il apparaît lorsqu'elles font défaut; sa périodicité est régulière ou irrégulière suivant qu'il se montre ou non à chaque époque; il est l'apanage des femmes dysménorrhéiques et cesse avec la vie génitale; la forme en est abortive, l'évolution incomplète et le pronostic peu grave. Il n'en est pas de même de l'érysipèle des *nouveau-nés* qui se déclare sur la plaie succédant à la chute du cordon ombilical; il peut apparaître plus tard et se développer alors sur un point quelconque des téguments. Ces variétés ont à peu près disparu avec l'antisepsie. Il n'était pas rare de voir l'inoculation du streptocoque se traduire chez la mère par une fièvre puerpérale et chez l'enfant par un érysipèle. L'érysipèle *malarique* évolue au milieu des phénomènes généraux de la fièvre intermittente à type quotidien ou même tierce; l'exanthème occupe le plus souvent la face et la quinine le guérit. Il est rare, bien que Devancleroy, à lui seul, en ait observé 56 en six mois; Tillmanns, Rayer, Vernois, Volkmann, en ont cité des exemples.

Complications. — Cet article pourrait être un véritable traité de pathologie interne, car peu d'organes échappent à l'action de l'érysipèle et nous pourrions assister à l'évolution de toutes les phlegmasies viscérales: on a décrit des *stomatites*, des *pharyngites*, des *rhinites*, des *otites*, des *laryngites*, des *péricardites*, des *endocardites* et des *myocardites* érysipélateuses; des dégénérescences des parois des *vaisseaux*, une *néphrite*, qui mériterait une description spéciale à cause de sa fréquence et de son importance; on la connaît de vieille date par

<hr>

(¹) Godot, Thèses de Paris, 1883.

son symptôme le plus apparent, l'albuminurie qui, d'après Da Costa, existerait dans près de la moitié des cas; Blechmann, Capitan, ont repris cette étude, puis Denucé, et l'on sait que l'épaississement, la congestion, l'inflammation diffuse de la substance glandulaire sont provoqués par les streptocoques roulant dans le sang; on en trouve dans tout le filtre rénal, artères, veines, capillaires, glomérules, dans les tubes et jusque dans l'urine. Mêmes altérations dans le *foie*; Verneuil avait parlé de stéatose, mais c'est le dernier terme, et il faut, pour la produire, une longue durée de l'érysipèle; on n'a constaté au début qu'un état congestif. Billroth, Tillmanns, Denucé, ont trouvé des microcoques dans les vaisseaux; la *rate*, le *pancréas*, l'*estomac*, l'*intestin grêle*, présentent les mêmes plaques congestives qui peuvent aller jusqu'à l'ulcération, observée surtout au niveau du duodénum; ces altérations des muqueuses expliquent quelques-uns des troubles gastriques et intestinaux constatés au cours de l'érysipèle. L'*encéphale* n'y échappe pas. Nous avons cité la *péritonite érysipélateuse*; ajoutons-y la *pleurésie* de même nature.

Les déterminations *articulaires* ont été bien étudiées par Bourcy [1] et par Tillmanns; elles sont de deux sortes : les unes fréquentes, bien que Ritzmann ne les ait rencontrées que 5 fois sur 150 observations, et se produisant au voisinage de l'érysipèle; les autres, plus rares, se montrent à distance. Les premières se traduisent par une exsudation séreuse de la synoviale, des produits plastiques, ou même une sécrétion purulente qui réclame une intervention rapide. La deuxième forme, l'arthrite à distance, comprend deux variétés : tantôt l'érysipèle semble avoir réveillé la diathèse rhumatismale sous l'influence de laquelle se prend une jointure d'abord, puis d'autres sont atteintes, qui se dégonflent sous l'influence du salicylate de soude; tantôt une seule articulation est affectée; il s'est fait dans la synoviale une décharge microbienne, et l'on trouve dans la séreuse un liquide où Schüler a constaté l'existence de streptocoques.

Pronostic. — L'érysipèle, longtemps une des complications les plus redoutables des plaies, est aujourd'hui bénigne. Dans 6 cas observés en 1867, lors d'une suppléance d'une année à l'Hôtel-Dieu, nous avons vu l'affection évoluer sans provoquer de troubles profonds de l'économie; tous les orateurs qui, en 1885, prirent la parole à l'Académie de médecine, ont comparé l'innocuité actuelle de l'érysipèle à son ancienne gravité. Trélat, Verneuil, Cornil, ont montré que l'antisepsie l'a rendu non seulement plus rare, mais moins sévère. Je ne dis pas qu'on ne connaisse plus l'érysipèle qui tue, mais le développement en est exceptionnel; l'érysipèle de nos jours est un érysipèle vrai, de culture pure pour ainsi dire; il n'est plus l'infection hybride observée avant l'antisepsie, cette infection où la lymphangite, le phlegmon diffus, l'infection purulente prenaient une importance de premier ordre, et, en fin de compte, amenaient la mortalité de près de 50 pour 100 dont on chargeait alors l'érysipèle.

Maintenant que l'érysipèle est séparé de cette promiscuité dangereuse, la léthalité en est moindre. Verneuil a eu l'idée de comparer aux cas relevés par Gosselin dans un service de la Pitié, pendant les trois années 1862, 1863, 1864, ceux qu'il a observés lui-même en 1877, 1878, 1880, dans le même service où il a succédé à Gosselin. Tandis que celui-ci constatait 135 érysipèles, dont 54 mortels, Verneuil, sous le régime d'une antisepsie encore primitive, n'en compte que 50,

[1] Bourcy, Thèse de Paris, 1883.

dont 7 ont une terminaison funeste. Nous regrettons de ne plus avoir la statistique actuelle du professeur de la Pitié, mais nous sommes certains qu'en 1886, 1887, 1888, il a eu moins de 50 érysipèles et moins de 7 morts provenant d'érysipèle. Depuis trois ans, nous occupons à la Pitié les salles voisines et nous n'en avons pas observé un seul cas même sur les plaies mal surveillées, fistules, vieux clapiers, ulcères. L'érysipèle n'est grave que lorsqu'il éclate chez des individus affaiblis ou dyscrasiques. Ces points sont établis sur des bases trop solides et les travaux de Verneuil, de Bruchet, de Maldant, de Sigaut, de Blaise, sont trop connus, leurs conclusions trop évidentes, pour que nous y revenions : l'individu frappé meurt, non de son érysipèle, mais de son état constitutionnel antérieur. Lors donc que Vautrin accuse pour l'érysipèle, sous le régime de l'antisepsie, une léthalité de 11 à 20 pour 100, nous pensons que nombre d'hybrides se sont glissés dans cette statistique : il ne s'agissait pas seulement d'érysipèle légitime ou, du moins, dans plusieurs cas, quelque tare viscérale avait affaibli le malade.

Nous ne voudrions pas exagérer; aussi nous contenterons-nous de réclamer des statistiques nouvelles basées sur des observations où se fera le départ exact de toutes les responsabilités : l'érysipèle sera peut-être innocenté de plusieurs des morts dont on l'accuse. Mais, d'autre part, « les bienfaits » dont on s'est plu à le gratifier naguère, paraîtront assez légers; impossible de faire fond sur le prétendu érysipèle « curateur ». Ne disait-on pas qu'il pouvait guérir les maladies mentales, l'asthme, le rhumatisme, l'anasarque consécutif aux affections des reins et du cœur, l'éléphantiasis, les cals exubérants, les névralgies, les scrofuloses et surtout le lupus, les dermatoses syphilitiques, les ulcérations phagédéniques, les vieux clapiers purulents, les fistules, les plaies fongueuses, les tumeurs malignes, sarcome, épithélioma, lymphadénome et carcinome? Quelques dermatoses ont bien été détergées, quelques suppurations se sont taries, quelques sarcomes exubérants ont vu fondre leurs champignons végétants, mais l'effet est nul dans l'immense majorité des cas : si nous avons vu un lymphadénome et un cancer diminuer de moitié au cours d'un érysipèle, le mal reparut après la guérison de l'exanthème. A l'avenir de dire ce que donnera dans le traitement des néoplasmes malins non plus l'érysipèle lui-même mais le sérum « antistreptococcique ».

Traitement — Les mesures prophylactiques sont aujourd'hui si bien prises et d'une efficacité si indiscutable, que nous ne connaissons plus l'érysipèle opératoire. C'est sur les vieux ulcères, les foyers cancéreux, les clapiers mal désinfectés qu'il se développe encore, et bien rarement. L'érysipèle guérit tout seul lorsqu'il n'existe aucune tare viscérale qui mette l'organisme à la merci du premier accident. Le chirurgien peut assister « les bras croisés » à l'évolution du mal; cependant un léger purgatif, quelques onctions avec de la vaseline où l'on incorpore de l'acide borique et de la cocaïne pour calmer la cuisson, puis une alimentation légère dont le bouillon et le lait feront les frais, pourront être prescrits d'après une tradition médicale ancienne. Plusieurs préconisent les alcools et un régime tonique, la potion de Todd et l'extrait mou de quinquina. Si la fièvre était intense, on donnerait du sulfate de quinine. Abercorn a vanté le benzoate de soude à la dose de 15 à 20 grammes par jour dans un mucilage et prétend avoir obtenu, dans 50 cas, un abaissement rapide de la température et une incontestable amélioration.

Le traitement local est simple, et Marc Sée vante les applications de sous-nitrate de bismuth sur la plaque érysipélateuse. A tous les topiques on préférera la vaseline boriquée et cocaïnisée; cependant une mention spéciale est due aux pulvérisations prolongées qui, dans 14 cas rapportés par Verneuil, ont maîtrisé l'érysipèle, même chez des dyscrasiques. La chute de la température a été prompte, sauf une fois où les plaques envahirent tout le corps et où la congestion pulmonaire emporta la malade. Le spray a donc une action incontestable. Est-ce par l'absorption de l'acide phénique? Dobson le croit sans doute, puisqu'il injecte les antiseptiques dans les plaques érysipélateuses; des mouchetures peu profondes les scarifient; il ne craint pas d'empiéter sur la peau saine; quelques auteurs, entaillent le derme de façon à évacuer les exsudats inflammatoires, à diminuer la tension des tissus et à ouvrir aux antiseptiques les espaces interfasciculaires, les réseaux lymphatiques, les aréoles conjonctives où pullulent les germes. Telle est la méthode de Kraske : la peau envahie par l'érysipèle est lavée; on la crible de ponctions et l'on pratique des incisions longues de 1 centimètre dont la plupart sont superficielles; une, pourtant, par centimètre, doit traverser toute l'épaisseur de la peau; les petites incisions sont multipliées surtout au niveau du bourrelet marginal, point par où l'érysipèle se diffuse; on les y prolonge de 1 à 2 centimètres jusqu'en peau saine. Du liquide séro-sanguin, puis du sang pur s'écoulent en abondance; lorsque la région est dégorgée, on l'irrigue avec une solution phéniquée forte et l'on applique des compresses trempées dans une solution faible et renouvelées matin et soir.

Riedel([1]) exagère les scarifications qu'il fait longues de 6 à 8 centimètres, à cheval pour ainsi dire sur le bourrelet marginal, une moitié intéresse la plaque érysipélateuse et l'autre moitié la peau saine. Les incisions, distantes d'un demi-centimètre, sont obliquement croisées par d'autres disposées en séries inverses; le point d'intersection est placé sur l'ourlet de telle sorte que la plaque soit cernée par une bordure quadrillée. Pour un érysipèle du sein, par exemple, il faut 200 à 500 scarifications disposées en zone d'enceinte. Autour d'un membre, on décrira un bracelet complet, si l'on veut éviter qu'une pointe érysipélateuse s'insinue par l'ouverture de la barrière d'investissement, ainsi que Riedel a pu le constater. Les parties scarifiées sont couvertes de compresses chaudes trempées dans la liqueur de Van Swieten et renouvelées trois fois par jour. Cette méthode et celle de Kraske donneraient les meilleurs résultats; les symptômes généraux s'apaisent, la température tombe et deux jours suffiraient pour éteindre l'érysipèle.

Cette thérapeutique agressive ne nous séduit pas : elle nécessite l'emploi du chloroforme; les scarifications laissent des traces; peu applicable aux érysipèles serpigineux et ambulants qui couvrent une large région, elle n'a guère été employée que pour les cas légers qui guérissent seuls; dans de plus graves, Kühnast a eu trois récidives; chez les enfants, il faudrait redouter les effusions sanguines; puis les intoxications seraient à craindre sur une surface cruentée aussi large. Aussi réserverons-nous cette méthode pour les érysipèles phlegmoneux qu'accompagne un œdème considérable, chez des individus vigoureux, à filtre rénal intact. Les scarifications semblent alors préférables aux injections hypodermiques imaginées au premier temps de la doctrine infectieuse, et pra-

---

([1]) RIEDEL, voy. CLASSER, *Centralblatt für Chir.*, 7 mai 1887.

[P. RECLUS]

tiquées par Bœckel et Hueter. Elles n'ont donné que des résultats médiocres.

A l'heure actuelle, la sérothérapie de l'érysipèle nous ouvre d'autres espérances : en 1894, Gramakowski avait traité par le sérum antistreptococcique deux érysipélateux ; le 30 mars 1895, Marmorek communiquait à la Société de biologie le résultat de ses premières injections de sérum antistreptococcique ; sa statistique portait sur « 46 cas, tous graves ». Les malades ont guéri. La statistique de Chantemesse montre une proportion de guérisons supérieure à celle de toutes les autres méthodes. Ce que Roger remarquait chez ses puerpérales, Marmorek et Chantemesse l'ont constaté chez les érysipélateux : prompt abaissement de la température, amélioration rapide de l'état général, disparition de l'albuminurie. Localement, on obtient une desquamation des plaques érysipélateuses et la disparition des phénomènes inflammatoires. — Charrin et Roger ont fourni, sur ce point, la formule sage : « Si les faits recueillis sont trop peu nombreux pour justifier une conclusion définitive touchant l'action curative du sérum, ils permettent d'affirmer son innocuité. On est donc autorisé à en poursuivre l'usage dans les diverses affections relevant du streptocoque et à commencer le traitement spécifique dès le début des accidents. »

XIII

POURRITURE D'HOPITAL

On nomme *pourriture d'hôpital, gangrène nosocomiale, ulcère putride, sordide ou gangréneux, mal d'hôpital, typhus traumatique, diphtérie, diphtérite ou diphtéroïde des plaies*, une affection locale, contagieuse, probablement parasitaire, caractérisée par la production, à la surface d'une plaie ou d'une cicatrice, d'une exsudation pseudo-membraneuse sous laquelle les tissus s'ulcèrent et se gangrènent.

Historique. — Les plus anciens chirurgiens l'ont vue ; A. Paré y fait allusion ; mais on n'en donne de descriptions précises qu'à partir du XVIIe siècle. Pouteau, qui avait contracté la pourriture d'hôpital, lorsqu'il était élève de l'Hôtel-Dieu de Lyon, a publié sur ce sujet un travail remarquable ; Dussaussoy poursuit les recherches de son prédécesseur. Les guerres de la République et de l'Empire nous valent, de la part des chirurgiens français, anglais et allemands, des recueils d'observations, parmi lesquels nous citerons les mémoires de Delpech, qui trace de la maladie un tableau demeuré classique, et de Guthrie, qui, aux six derniers mois de 1815, dans les lazarets de l'armée anglaise, ne recueille pas moins de 1644 cas, dont 512 mortels. Chaque guerre nouvelle fait éclore de nouvelles recherches : celle de Crimée, les mémoires de Salleron, de Legouest, de Quesnoy, de Bonnard ; celle de 1870, les travaux de Socin, d'Eberth, de Pirogoff, d'Esmarch et de Nussbaum. Les investigations contemporaines ont trait surtout à la pathogénie, mais leurs résultats sont loin d'être définitifs. En somme, peu d'affections ont été plus étudiées, et Terrier en donne une bibliographie où l'on peut se rendre compte du nombre des travaux publiés sur ce sujet :

[P. RECLUS.]

Pouteau, Œuvres posthumes, t. III, p. 227. Paris, 1783. — Dussaussoy, Dissertation et observations sur la gangrène des hôpitaux. Genève, 1786, et Lyon, 1787. — Béget, Sur la gangrène d'hôpital. Thèse de Paris, 1804. — Delpech, Mémoire sur la complication des plaies et des ulcères connue sous le nom de pourriture d'hôpital. Paris, 1815. — Blackadder, Observation on phagedæna gangrenosa. Edinburgh, 1818. — S. Cooper, art. Hospital gangrene, in *Dict. of pract. surgery*, 5e édit. London, 1818. — Percy et Laurent, art. Pourriture d'hôpital. In *Dict. des sciences méd.* en 60 vol., t. XLV. 1820. — Guthrie, On gunshot wounds, 2e édit. London, 1820. — Ollivier, Traité expérimental du typhus traumatique, gangrène ou pourriture des hôpitaux. Paris, 1822. — Bégin, art. Pourriture d'hôpital. In *Diction.* en 15 vol., t. XIII, p. 555, 1835. — Dupuytren, Leçons sur les blessures d'armes de guerre, t. II, p. 108, 1834. — Baudens, Clinique des plaies d'armes à feu. Paris, 1836. — Robert, Considérations nouvelles sur l'étiologie et le traitement de la diphthérite des plaies. In *Bull. gén. de thérap.*, t. XXIII, p. 26, 1847. — Pitha, *Prager Viertelj.*, t. XXX, p. 27, 1851. — Bonnard, De la pourriture d'hôpital. In *Recueil et mémoire de méd. militaire*, t. XVI, p. 502, 1855. — Marcy, Étude clinique sur la pourriture d'hôpital. In *Gazette méd. de Strasbourg*, t. XVII, p. 65, 1857. — Salleron, Mémoire sur l'emploi du perchlorure de fer contre la pourriture d'hôpital. In *Recueil des mémoires de méd. militaire*, t. II, p. 279, 1859. — Legouest, Traité de chirurgie, p. 848, 1863. — Pirogoff, Grundzüge der allgem. Kriegschirurgie, p. 1010. Leipzig, 1864. — Fischer, Der hosp. Brand. In *Charité Ann.*, t. XIII, p. 8. Berlin, 1865. — Neudörfer, Handbuch der Kriegschirurgie, t. I, p. 202, 1867. — Paul Berger, Pourriture d'hôpital. In *Revue des sciences méd.*, t. VI, p. 617. Paris, 1875. — Jules Rochard, Pourriture d'hôpital. In *Nouv. Dict. de méd. et de chir. prat.*, t. XXIV, p. 481. — Jeannel, Pourriture d'hôpital. In *Encycl. internat. de chir.*, t. I, p. 511. Paris, 1885. — Terrier, Éléments de pathologie chirurgicale générale, p. 522, 1887. — Chauvel, art. Pourriture d'hôpital. In *Dict. encycl. des sc. méd.*, 2e série, t. XXVII, p. 354, 1885. — Delorme, Chirurgie de guerre, t. I. Paris, 1891. — Forgue et Reclus, Traité de thérapeutique chirurgicale, p. 508, 2e édit. 1896.

Étiologie. — La pourriture d'hôpital mérite-t-elle son nom et ne se développe-t-elle que là où l'on agglomère les blessés? On l'a cru pendant longtemps, et l'on prétendait que les influences mésologiques peuvent, à elles seules, provoquer l'éclosion de la maladie. L'encombrement dans un espace restreint, les salles humides, froides, sans air et sans soleil, ont une influence déplorable sur le développement de la maladie; n'était-elle pas, il y a trente ans, endémique dans les services de chirurgie du vieil Hôtel-Dieu? N'est-ce pas là qu'on a observé les derniers cas parisiens? les parties les plus sombres des salles de clinique, les rangées de lits situées dans les points les plus obscurs où n'arrivait pas la lumière, étaient celles où le mal apparaissait avec la plus grande intensité. Il n'en est pas moins vrai que la gangrène putride atteint aussi des malades isolés, en bon air, en pleine lumière. Après les batailles autour de Sedan, nous l'avons observée sur nos blessés soignés dans les maisons particulières. Mais nous l'apportions de l'hôpital et des ambulances! Nous ne saurions nier l'influence des circonstances extérieures; l'encombrement, la malpropreté, l'humidité, les salles basses, étroites, mal aérées, ont une telle influence que, même pendant la guerre, après les combats malheureux, on a vu les épidémies perdre de leur gravité, s'atténuer sous les tentes et dans les baraquements élevés en bon air. L'expérience de la guerre de Crimée le prouve, ainsi que les faits recueillis pendant la guerre franco-allemande et pendant la Commune.

Voilà pour le milieu, mais l'état du blessé joue aussi un rôle et chez les gens surmenés par les longues marches, découragés par la défaite, affaiblis par les privations ou par quelque maladie, dysenterie ou scorbut, la diphtérite éclate et son envahissement est rapide. La blessure n'est pas indifférente : le mal frappe de préférence les plaies récentes, celles que ne protègent pas les bourgeons charnus. Jeannel croit même que si la gangrène putride se développe après le huitième jour, lorsque la membrane granuleuse est constituée, il faut qu'un traumatisme ait déchiré cette barrière. C'est une exagération; dans certains cas, il est vrai, on trouve une violence extérieure ou une altération d'ordre pathologique pour amener la destruction des bourgeons charnus et pour expliquer l'apparition de la diphtérite, mais dans d'autres, elle s'abat sur les plaies les mieux abritées. On l'a vue naître sur des cicatrices récentes. Quant à la peau et aux muqueuses intactes, saines, sans la moindre excoriation, elles échappent, quoi qu'en ait dit Delpech, aux pseudo-membranes diphtéroïdes.

Bien que la moindre perte de substance de l'épiderme puisse fournir prétexte à l'invasion, on a reconnu que les larges blessures anfractueuses, les plaies contuses, les foyers profonds avec éclats des os, les coups de feu à zones mortifiées étendues, sont le sol de prédilection de la gangrène nosocomiale; elle trouve une proie facile dans les tissus fibreux, les tendons, les aponévroses, les régions péri-vasculaires qui se défendent mal contre l'invasion de l'agent virulent. Car on ne saurait douter de l'origine parasitaire de la pourriture d'hôpital : elle est contagieuse; les dénégations de Richerand, de Percy, de Pitha, sont tombées devant les faits, et les constatations de Delpech, de Guthrie, d'Ollivier, ne sauraient être mises en doute; il est avéré que le mal s'inocule et se communique par les doigts du chirurgien et de ses aides, par les instruments malpropres, par les éponges, les topiques, la literie, peut-être même par l'air ambiant.

On a la preuve directe de la contagion; l'inoculation pratiquée dans un assez grand nombre de faits a le plus souvent été positive; une des premières expériences est celle de Pouteau, au siècle dernier; puis Blackadder, Otto Weber ont tenté, avec le même succès, la même insertion du virus sur eux-mêmes. En 1822, Ollivier se fit inoculer des produits diphtéroïdes sous la peau de l'épaule; l'infection fut assez grave pour que la pourriture envahissante nécessitât des cautérisations au fer rouge. Les inoculations sur les animaux, tentées par Fischer sur les chiens, par Thomassi sur les porcs, ont eu des résultats analogues. Les échecs de Wolff, de Colin et Terrier prouvent que certaines races d'animaux sont réfractaires, ou même certains individus dans une race inoculable. Mais toutes les tentatives pour isoler le microbe pathogène sont restées stériles. Au milieu des bactéries innombrables que le microscope décèle dans le putrilage de la pourriture d'hôpital, on n'a pu encore reconnaître l'agent actif de l'infection : les essais de culture de Heine sont demeurés négatifs.

Ollivier, en 1822, puis Robert, Virchow, Demme, ont considéré les fausses membranes de la pourriture comme semblables à celles de la diphtérie des muqueuses. Heine a défendu cette opinion et l'a rajeunie en l'appuyant sur quelques faits cliniques, rares et contestables, et sur l'anatomie pathologique; mais les raisons qu'on invoque ont paru chétives à Billroth, à Roser, à Terrier et à Chauvel. En effet, la coïncidence des deux épidémies n'est nullement prouvée; il y a toujours quelque cas de croup à l'hôpital Trousseau, dans les salles de médecine; or, dans celles de chirurgie, on ne constate pas de pourriture d'hôpital; outre qu'elles sont ordinairement négatives, les expériences sur les animaux n'ont aucune valeur dans l'espèce; enfin l'identité des fausses membranes semble une assertion gratuite : si le microscope révèle des analogies, il y a aussi des différences; sous la fausse membrane du croup et de l'angine, la muqueuse est intacte; sous celle de la pourriture d'hôpital, les bourgeons charnus sont détruits. Malgré les cas de Weber et de Simon, la clinique démontre que l'angine couenneuse ou le croup n'est jamais une des manifestations de la pourriture d'hôpital, même dans les épidémies les plus meurtrières. Enfin on n'a jamais signalé parmi les micro-organismes des foyers de gangrène nosocomiale le bacille de Klebs-Löffler, producteur de la diphtérie.

Symptômes. — La période d'incubation n'a pu être appréciée que dans un nombre de cas restreint. Elle aurait été de huit heures dans une série de faits analysés par Brugmann, de vingt-quatre à quarante-huit d'après l'estimation de Heine ; les premiers symptômes éclatèrent trois jours après l'inoculation qu'Ollivier fit pratiquer sur lui-même. Dupont, dans quatre cas d'inoculation, indique trois et quatre jours, Wolff cinq jours et Bonnard huit. Il résulte de l'examen de ces faits, également bien observés, que l'incubation n'est pas la même chez tous, et qu'elle doit dépendre de la fertilité du terrain et de l'activité de la graine, plus virulente peut-être, en certaines épidémies qu'en d'autres.

Survient la période d'invasion : le blessé éprouve une gêne, un engourdissement du membre, de la cuisson, une vive douleur dans la plaie, dont la surface se sèche et se recouvre d'une pellicule mince, transparente, opaline ; les bords de la solution de continuité sont blafards, les bourgeons charnus grisâtres, œdémateux, ecchymotiques. Puis la fausse membrane devient plus épaisse, gélatiniforme ; elle prend différents aspects qui donnent lieu à la division clinique de la pourriture d'hôpital en forme *ulcéreuse* et en forme *pulpeuse*. On a voulu ajouter la forme *vésiculo-pustuleuse* qui représente tout au plus une phase de la maladie : lorsque la diphtérite envahit une cicatrice ou apparaît à la suite d'une inoculation, l'exsudat qui soulève l'épiderme produit une phlyctène ; celle-ci se rompt, laisse échapper le liquide qu'elle contient et, sur la surface dénudée du derme, se développe la fausse membrane qui revêt le caractère ulcéreux ou pulpeux.

La forme *ulcéreuse*, bien décrite par Legouest, est rare ; elle se déclare sur les plaies déjà granuleuses ; sous la mince pellicule opaline apparaissent des points rouges, ecchymotiques, du volume d'un grain de mil ; ils se désorganisent et font place à de petites pertes de substance creusées en godet ; elles sont en général confluentes et ne tardent pas à se confondre en une ulcération grisâtre, plate, sanieuse, recouverte d'un détritus semi-fluide, bouillie fétide au-dessous de laquelle on trouve un fond tantôt lisse, tantôt velouté et comme pelucheux. Les bords de la plaie se déchiquettent en échancrures semi-circulaires qui les rongent ; ils se décollent, se renversent, se ramollissent, se désagrègent et, que la forme primitive soit ulcéreuse ou pulpeuse, la marche de la pourriture est la même désormais.

La forme *pulpeuse* est plus fréquente : la fausse membrane s'épaissit, elle recouvre la plaie d'une couche grisâtre, infiltrée quelquefois de sang et ressemblant alors à un caillot étalé ; elle se boursoufle, se soulève, se désagrège et livre passage à un ichor brunâtre d'une extrême fétidité. La fonte se poursuit sous cette couenne gangréneuse, et lorsqu'elle tombe lambeau par lambeau, on trouve à sa place un ulcère anfractueux d'une « fœteur cadavéreuse », comme disait Ambroise Paré. Les bords, livides, s'œdématient, leur infiltration précède le ramollissement qui s'étend de proche en proche pour envahir, en profondeur et en superficie, des espaces considérables ; des régions entières sont ainsi désorganisées par la gangrène nosocomiale. Quand le derme est détruit, quand la pourriture gagne le tissu cellulaire sous-cutané, elle s'y propage vite et les lésions marchent d'un pas rapide : les muscles grisâtres, gonflés, infiltrés de sang, d'une odeur infecte, se putréfient les premiers ; les parois des vaisseaux ne résistent guère, et l'ouverture des artérioles et des veinules donne lieu à des suintements sanguins incessants. On a vu s'ulcérer la radiale, l'humérale, la tibiale, l'axillaire, la sous-clavière, et des hémorragies foudroyantes en être la conséquence. Les aponévroses et les tendons résistent et l'on aperçoit, dans le pultilage, leurs faisceaux blanchâtres devenus plus ternes; les nerfs sont dissé- qués par la fonte putride de leur gaine cellulause, mais ils vivent et c'est à l'in- tégrité de leurs tubes baignés dans la sanie qu'on attribue les douleurs atroces accusées par les blessés.

Dans certains cas, la marche de la gangrène nosocomiale est presque fou- droyante; en quarante-huit heures, Ollivier, Delpech, les anciens chirurgiens ont vu des membres entiers envahis par le sphacèle; les téguments, les muscles, les vaisseaux se désagrègent jusqu'au squelette; la capsule articulaire, les liga- ments résistent un peu plus, mais la synoviale cède vite; on cite des cas où les grandes cavités se sont ouvertes; les parois thoraciques et abdominales ont été détruites et le poumon, le cœur, les viscères splanchniques mis à nu. Une trachée-artère a été disséquée et, sous les yeux de Delpech, les téguments, les muscles de la fesse se sont putréfiés jusqu'à la fosse iliaque ouverte et à l'articulation coxo-fémorale entamée. Dans les cas sporadiques, la marche est moins brutale et le chirurgien peut intervenir avant que les désordres s'accusent à ce point. L'infiltration se limite, les fusées s'arrêtent; puis la fausse membrane, les détritus tombent, la plaie se déterge et de nouveaux bourgeons charnus se forment; la suppuration se tarit et la cicatrisation commence.

Les auteurs qui décrivent la pourriture d'hôpital, non comme une complica- tion locale, mais comme la manifestation au niveau de la plaie d'une intoxication de l'organisme entier, insistent sur les symptômes généraux. Salleron, Bourot, ont décrit une période prodromique caractérisée par du malaise, de l'abatte- ment, de l'insomnie, des troubles gastriques, de la fièvre; puis ces phénomènes s'accentuent; la diarrhée survient, la sueur; des troubles cérébraux éclatent; le délire apparaît; la température, qui, d'après Jeannel, dépasse rarement 39 degrés, pourrait atteindre 40, 41°,5. Nussbaum aurait vu la maladie débuter par cette température. A la période d'état, lorsque le foyer putride s'étend, on observerait des phénomènes adynamiques. Mais cette fièvre, ces troubles digestifs, l'anxiété respiratoire, les accidents nerveux qui peuvent se montrer, sont le fait, non de la pourriture, mais des complications intercurrentes, érysi- pèles, lymphangites, phlegmons diffus, infection purulente, arthrites ou pneumonies.

Pronostic. — L'intoxication est grave ou légère; elle atteint une plaie super- ficielle ou profonde, petite ou étendue, dans une région dangereuse ou au niveau de laquelle ne se trouve aucun organe important; elle frappe un individu robuste, à tissus sains, à viscères sans tare, ou un cachectique. C'est dire que les conditions pronostiques sont variables et dépendent de trop de circon- stances pour qu'on puisse les formuler en bloc. Mais, d'une manière générale, la pourriture d'hôpital est une maladie grave, sans tendance à la guérison spontanée, d'autant plus dangereuse qu'elle se déclare dans des milieux plus encombrés et chez des individus éprouvés par d'autres maladies. Les statisti- ques des diverses guerres sont instructives. Guthrie, dans la campagne d'Es- pagne, en 1815, a observé 1614 cas sur lesquels il compte 512 morts; dans les hôpitaux de Constantinople, la léthalité fut de 50 à 60 pour 100; mais à Prague, en 1850, elle ne fut que de 28 pour 100 et de 18 à Berlin. Dans cette même ville,

[P. RECLUS]

elle tomba à 6 pour 100 au cours de la guerre de 1870, chiffre supérieur à celui qu'a noté le Dr Sockeel dans la petite épidémie qu'il observa, en 1884, aux environs d'Oran.

Traitement. — La pourriture d'hôpital est un accident que nous ne voyons plus; en France les dernières observations datent de la guerre allemande. Les progrès de l'hygiène, le meilleur aménagement de nos services hospitaliers et surtout la vulgarisation de la méthode antiseptique l'ont fait disparaître; à peine, de temps en temps, les plaies se recouvrent-elles d'une légère exsudation, d'un mince enduit grisâtre que détergent un badigeonnage au jus de citron et, encore mieux, des applications sur la plaie d'eau à la température de 50 à 55 degrés, méthode personnelle qui nous a donné des succès remarquables. En résumé, on s'en tient à la prophylaxie de la gangrène nosocomiale, et cette méthode a réussi au point que la maladie a disparu.

Mais elle pourrait reparaître avec la guerre, aussi faudra-t-il savoir la combattre. Se rappelant que la pourriture d'hôpital est contagieuse, on isolera les premiers infectés; ils auront leurs infirmiers spéciaux; toute communication sera rompue entre eux et les autres blessés. Le traitement variera suivant la gravité de la forme clinique; pour la diphtérite des plaies, la légère pellicule opaline qui les recouvre, le jus de citron et l'eau chaude suffiront; pour les fausses membranes plus épaisses, la cautérisation au thermo-cautère devient utile; la surface en sera « torréfiée » jusqu'au contact des tissus sains; puis on appliquera sur le foyer un pansement antiseptique et compressif, la ouate de Guérin, par exemple. La cautérisation par la teinture d'iode, les acides ont leurs partisans : le fer rouge paraît plus maniable et plus efficace.

Lorsqu'il s'agit de pourriture d'hôpital véritable, mais de forme bénigne encore, on pourra essayer du traitement de Sockeel, le nitrate d'argent combiné à l'iodoforme : on commence par cautériser la plaie à la pierre infernale, puis on répand de l'iodoforme à sa surface; un dégagement de gaz se produit sur toute la partie saupoudrée, et le résultat est excellent; notre collaborateur, le docteur Forgue, en aurait retiré un vrai bénéfice. Lorsque la forme clinique est plus grave, que le foyer traumatique est encombré de végétations colloïdes, translucides ou ecchymotiques, ces masses énormes de la variété dite gélatineuse par Legouest, on nettoiera la surface; le cautère actuel sera promené dans la plaie jusqu'à ce que le fond du foyer soit constitué par une eschare dure, sèche et d'un brun clair. La destruction doit être radicale; à ce prix seul on obtiendra le succès : la température s'abaissera et le blessé entrera en convalescence.

Lorsque la région parcourue par de gros vaisseaux et des troncs nerveux importants n'est plus accessible au fer rouge, si l'application du cautère actuel y était « irrationnelle et téméraire », on aurait recours au perchlorure de fer qui, dans les mains de Salleron, a donné de brillants résultats; après avoir enlevé les fausses membranes, après un copieux lavage antiseptique, on assèche le foyer avec de la ouate hydrophile et, pendant vingt-quatre heures, on applique sur les tissus un gâteau de charpie imbibée de perchlorure de fer pur. Cette pratique est douloureuse et les souffrances durent de quinze à trente minutes. « Il faut du courage, dit Rochard, il faut une conviction profonde pour infliger une pareille torture à des malheureux qui, se souvenant du supplice de la veille, vous supplient de les épargner. Mais la guérison est à ce prix. »

Lorsque les dégâts sont irréparables; lorsque les muscles sont ramollis et transformés en une masse gélatineuse, lorsque les os sont dénudés, la veine principale du membre et l'artère altérées au point de ne plus supporter la striction du fil, lorsqu'une grande articulation est ouverte, une seule ressource reste : l'amputation; on la pratiquera avec des précautions particulières pour ne pas inoculer le moignon. La réunion immédiate ne sera recherchée que si l'on taille en tissu sain; mais si les limites du mal ne sont pas dépassées, si les lambeaux sont pris dans les tissus œdématiés, on en touchera les surfaces avec le fer rouge et l'on aura recours au pansement ouvert. — On n'oubliera pas que la pourriture d'hôpital s'attaque surtout aux blessés débilités, en pleine misère physiologique. Le traitement local serait donc impuissant s'il n'était secondé par une alimentation réparatrice et un régime tonique. On se rappellera enfin que les pertes de substance sont souvent énormes; que la cicatrice est lente à se former et de tissu précaire. Aussi, faudra-t-il recourir aux greffes dermo-épidermiques. La réparation en est hâtée et les tissus nouveaux sont d'une solidité remarquable.

XIV

TÉTANOS TRAUMATIQUE

On nomme *tétanos* ou, plus improprement, *trismus* et *mal des mâchoires*, une affection due à la pénétration dans l'organisme du bacille de Nicolaïer; elle est caractérisée par une contraction permanente et douloureuse avec redoublements convulsifs, qui commence dans les muscles de la mâchoire et de la nuque pour gagner la plupart des groupes volontaires.

Historique. — Le tétanos est décrit dans les plus vieilles annales de la médecine, et l'on trouve dans Hippocrate, Celse, Galien, l'indication de ses principaux symptômes; mais son histoire précise ne commence guère qu'à la fin du dernier siècle avec les observations de Bajon dans la Guyane, le grand travail de Heurteloup qui résume les connaissances de son époque; Fournier Pescay les étend et montre la possibilité de la guérison des tétaniques. Pendant les guerres de l'Empire, les faits se multiplient et inspirent à D. Larrey des descriptions fort nettes. Notre siècle a voulu, surtout dans sa seconde moitié, établir l'étiologie du mal. Il n'est pas prématuré de dire qu'il vient d'atteindre ce but, laissant aux générations nouvelles le soin de trouver une thérapeutique efficace, car le tétanos reste à cette heure la complication la plus redoutable des traumatismes. Nous citerons parmi les travaux les plus remarquables :

HEURTELOUP, Précis sur le tétanos. Paris, 1795. — FOURNIER-PESCAY, Du tétanos traumatique. Bruxelles, 1805. — Art. TÉTANOS. In *Dict. en 60 vol.*, t. LV, 1821. — REGIS, art. TÉTANOS, in *Dict. de méd. et de chir. prat.*, t. XV, 1856. — COLLES, On traumatic spasms. In *Dublin court journal*, t. XIII, p. 33, 1852. — GIMELLE, Du tétanos. Paris, 1856. — LOCKHART-CLARKE, On the pathology of tetanus. In *The Lancet*, t. II, p. 291, 1851. — ARLOING et TRIPIER, Recherches expérimentales et cliniques sur la pathogénie et le traitement du tétanos. In *Arch. de physiol.*, p. 238, 1870. — VERNEUIL, Tétanos traumatique guéri par le chloral. In *Comptes rendus de l'Acad. des sciences*, t. LXV, p. 375, 1870. — VERNEUIL, BROCA, GUYON, LE FORT, PANAS, GIRALDÈS, DEMARQUAY, etc., Discussion sur le tétanos à la Société de chirurgie. In *Bulletin*, 2e s., t. XI. — ROSE, PITHA et BILLROTH, Bd I, Abth. 2, 1870. — MICHAUD, Recherches anat. path. sur l'état du système nerveux central et périphérique dans le tétanos traumatique. In *Arch. de phys.*, 1871-1872. — RICHELOT, Pathogénie, marche et terminaison du tétanos traumatique, Thèse d'agrég. de chir. Paris, 1875. — LAVERAN, Contr. à l'anat. path. du tétanos et de la névrite ascendante. In *Arch. de physiol.*, p. 65, 1877. — CURTIS, Micro-organisms found in the blood in a case of tetanus. In *Chicago med. journal and examiner*, t. XLV, p. 445, 1882. — PONCET, art. TÉTANOS. In *Nouv. Dict. de méd. et de chir. prat.*, t. XXXV, 1885. — CARLE et RATTONE, Acad. di med. di Torino, Marzo, 1884. — NICOLAIER, *Deutsche med. Woch.*, 22 décembre 1884. — Discussion sur le traitement du tétanos. In *Bull. et mém. de la Soc. de chir.*, p. 527, 1885. — MATHIEU, art. TÉTANOS. In *Dict. encycl. des sc. méd.*, 3e série, t. XVI, 1886. — ROSENBACH, Quinzième congrès de chirurgie allemande, Berlin, 7 avril 1886. — TERRIER, Éléments de pathologie chirurgicale générale, 1887. — RENÉ COLIN, De la nature infectieuse du tétanos en général. Thèse de Paris, 1888. — VERNEUIL, COLLIN, NOCARD, etc. Discussion sur la pathogénie du tétanos. In *Acad. de méd. de Paris*, 1889. — SANCHEZ-TOLEDO et A. VEILLON, Recherches microbiologiques sur le tétanos. In *Arch. de méd. expér. et d'anat. path.*, 1er nov. 1890. — PAUL RECLUS, Tétanos céphalique, cliniques chirurgicales de la Pitié, 1894. — ROUX et VAILLARD, Contr. à l'étude du tétanos. In *Arch. de l'Inst. Pasteur*, p. 65, 1895. — COURMONT et DOYON, *Revue de méd.*, 11 janvier 1894.

Étiologie et pathogénie. — A l'exemple de Richelot dans sa thèse de 1875, et de Mathieu dans son article du *Dictionnaire encyclopédique*, nous chercherons les causes du tétanos en interrogeant successivement la blessure, le blessé et le milieu.

Et d'abord, toute *blessure* peut provoquer cette complication, mais certaines y prédisposent d'une manière plus particulière : le siège n'en est pas indifférent ; les plaies des extrémités inférieures et supérieures, des orteils et des doigts auraient le triste privilège de déterminer le trismus ; le fait est indiscutable, mais les auteurs ne s'entendent pas quand il s'agit d'en établir la proportion ; aussi, tandis que pour Poland et pour Yandell, plus de la moitié des cas sont dus à des traumatismes des extrémités, Friederich, Demme et les historiographes de la guerre de Sécession accusent un chiffre plus restreint. Puis viennent les organes génitaux de l'homme et de la femme : on a vu le mal éclater après la circoncision, les ponctions d'hydrocèles, mais surtout après la castration et l'ovariotomie. Ensuite prennent rang la tête et le visage ; les blessures du tronc occupent la dernière place.

Le genre de la blessure a aussi été invoqué comme cause prédisposante : il ressort des relevés de Mathieu que les plaies par armes à feu, à foyer et confus, puis les plaies par arrachement, les écrasement par les machines, les roues de voiture, seraient plus graves ; les coupures franches échapperaient moins malaisément, bien que le tétanos ne soit pas rare après les amputations régulières. Les brûlures, accidentelles ou opératoires, provoquées par le cautère actuel ou une substance chimique, et les congélations, les froidures ont été la cause du tétanos ; la plaie laissée par la chute du cordon chez le nouveau-né et par le placenta chez la femme en couches peut aussi lui ouvrir la porte. On a voulu faire une encéphalopathie urémique des accidents nerveux qui éclatent alors ; mais cette thèse, vraie dans quelques cas, ne saurait être généralisée.

L'étendue et la profondeur de la blessure sont des facteurs sans importance : on a pu même défendre ce paradoxe que, plus une plaie est superficielle, plus le tétanos est à redouter, et, de fait, on l'a vu éclater après des lésions insignifiantes : une piqûre d'aiguille, une injection hypodermique, une piqûre d'abeille, une morsure de serpent, la pénétration d'une épine dans les chairs, d'un clou, l'extirpation d'un cor, l'avulsion d'une dent, le percement du lobule de l'oreille, la vaccination, la saignée, l'application d'un cautère, une écorchure du nez, une arête de poisson implantée dans l'arrière-gorge, la dilatation du canal nasal, l'ablation d'un ongle incarné, l'ouverture spontanée d'un abcès ganglionnaire,

un bouton d'acné éraillé ; il n'est si faible solution de continuité, accidentelle
ou opératoire, qui n'ait été prétexte à tétanos. Mais il éclate plus volontiers à
la suite des blessures profondes, des plaies anfractueuses où, aux lésions des
parties molles, s'ajoutent des écrasements. De tout temps, on a insisté sur la
gravité particulière des blessures des nerfs ; on pourrait faire une moisson
d'observations de ce genre, rien qu'en feuilletant les auteurs, depuis la seconde
moitié du dernier siècle jusqu'à nos jours. Les cas de Larrey et de Dupuytren
sont célèbres : les accidents ont souvent éclaté après la striction d'un nerf, et
c'est l'argument que l'on objecte à la ligature en masse du cordon : c'est elle qui
serait surtout coupable de l'apparition du tétanos après la castration ; la ligature du pédicule dans l'ovariotomie aurait parfois les mêmes conséquences.

Signalons comme prédisposant au tétanos, la présence de corps étrangers
dans la plaie, projectiles de guerre, épines, échardes, aiguillons d'insectes,
débris de fer oxydé, esquilles osseuses enfoncées dans les chairs. Il n'est pas
jusqu'au mode de pansement qui n'ait son importance : on a incriminé les irrigations continues à la surface des blessures ; ne refroidissent-elles pas l'organisme et un changement brusque de température n'est-il pas un des facteurs
les plus actifs de l'apparition du tétanos ? On s'imaginait que, sous le pansement
compressif ouaté qui conserve à la région une température constante, le mal des
mâchoires serait inconnu ; il y est rare ; pourtant dans ces circonstances, Verneuil
l'a vu survenir six fois !

Jusqu'ici nous avons parlé de la blessure. Une plaie est-elle donc nécessaire,
pour que le tétanos traumatique se développe ? Des observations existent dans
la science où le mal a éclaté bien que le foyer fût à l'abri du contact de l'air.
On connaît le fait de Morgagni dont le malade fut atteint de tétanos à la suite
d'une contusion de la région dorso-lombaire ; Silbermann, Bouchut, Macleod,
Giraldès, Martin, Pedro l'ont vu éclater après une chute sur la nuque, la fesse,
le testicule, la plante des pieds, la paume de la main, la hanche et la cheville.
Dans un cas, il fut provoqué par un violent effort pour éviter une chute. Les
fractures fermées et les luxations simples ont le même résultat et, pour sa
thèse d'agrégation, nous avons communiqué à Richelot une observation dans
laquelle la dissection de l'articulation montra les deux nerfs collatéraux tendus sur l'extrémité luxée de la phalange, comme deux cordes de violon sur
le chevalet. Mais Verneuil pense que ces faits sont mal observés et qu'on a,
par un examen inattentif, méconnu la fissure par où l'inoculation s'est produite. Cette erreur est d'autant plus probable qu'on a le tort de ne chercher
la porte d'entrée que sur le tégument externe ; elle peut exister aussi sur le
tégument interne, muqueuse respiratoire et muqueuse digestive. Je ne suis
pas le seul à avoir observé un tétanos céphalique consécutif à l'ulcération de
la muqueuse buccale par un chicot à bord tranchant. Ces tétanos consécutifs à des lésions cachées, contusions, fractures et luxations ne sont pas très
rares, puisque Wallace en aurait relevé 15 cas sur 124 observations de tétanos
recueillies dans les Indes. Ces faits pourraient être rapprochés de ceux où le
mal ne s'est déclaré qu'après cicatrisation de la blessure. Ainsi que Cooper,
Annandale, Larrey, Langenbeck, Mollière, en ont cité des cas d'une incontestable valeur ; la dissection a démontré plusieurs fois que des extrémités nerveuses ou même des tissus importants étaient alors englobés ou comprimés
dans le tissu cicatriciel.

Le *blessé* est plus ou moins prédisposé à l'invasion du tétanos : la race, le sexe, l'âge, les états constitutionnels et les prédispositions morales jouent un rôle dont on ne saurait méconnaître l'importance. Les races colorées seraient plus souvent atteintes que les races blanches; les nègres, les Hindous, les Malais, les insulaires de Tonga et de Fidji auraient une prédisposition malheureuse et, malgré les affirmations de Bajon, il faut admettre, avec la plupart des chirurgiens de marine, que, toutes choses égales d'ailleurs, dans un même pays où blancs et noirs sont en présence, le noir est plus souvent frappé que le blanc; on a pu le constater pendant la guerre de Sécession. La race blanche ne serait pas atteinte dans tous ses rameaux avec la même énergie, et des statistiques tendraient à prouver que, dans les batailles, les Russes, les Autrichiens et les Espagnols meurent moins du tétanos que les Italiens et que les Français.

Le tétanos est une maladie des adultes; les enfants cependant peuvent en être atteints, et si l'on en croit les auteurs de la fin du xviiie siècle et du commencement du xixe, Bajon, Madier et Fournier Pescay, les nouveau-nés pourraient être frappés dans des proportions effrayantes : à Cayenne, les deux tiers seraient emportés par le mal des mâchoires. « Je connais même un habitant qui m'a assuré que, sur dix ou douze enfants qui naissaient sur sa plantation, à peine en échappait-il deux ou trois. » A la Jamaïque, d'après Fournier Pescay, un quart des négrillons succomberait dans les huit jours qui suivent l'accouchement, et la proportion ne serait guère moindre dans d'autres régions de la zone torride, le Mexique et le Sénégal. Mais de semblables épidémies séviraient aussi en Europe. Madier, praticien du Vivarais à la fin du dernier siècle (¹), dit qu'à Bourg-Saint-Andéol, un dixième au moins des enfants mourait de la « sarette », nom populaire du tétanos. Même affirmation pour Dublin, Londres, Stockholm, Copenhague, Saint-Pétersbourg, Stuttgart.

L'ulcération que laisse après elle la chute du cordon ombilical, la plaie de la circoncision, seraient les causes habituelles du tétanos chez les nouveau-nés et, s'il était plus fréquent autrefois, on peut incriminer les détestables conditions hygiéniques des classes pauvres à cette époque, leur pauvreté excessive, leur misère physiologique, et, pour les nègres, la saleté qui régnait dans leurs huttes. Néanmoins, le tétanos sévit encore : Wallace, en dix ans, en a recueilli 55 observations à l'hôpital de Calcutta, et si de pareils faits sont exceptionnels chez nous, on en cite de temps à autre. La tendance a été grande de les rejeter en bloc après les recherches de Parrot sur la forme convulsive de l'encéphalopathie urémique; on a voulu le voir dans tous les cas de tétanos des nouveau-nés, une éclampsie, une méningite spinale, un ramollissement de la moelle. L'erreur doit être fréquente, mais le mal des mâchoires n'en existe pas moins chez les enfants, bien qu'il faille conclure avec Mathieu que, même sous les tropiques, il frappe surtout les adultes.

Les hommes sont atteints plus souvent que les femmes, sans doute parce que leurs occupations les exposent plus aux blessures; et que les plaies de guerre, si favorables à l'éclosion du tétanos, leur sont exclusives. La proportion varie selon les auteurs; elle serait de 1 femme pour 10 hommes d'après Follin, chiffre à peu près semblable à celui qu'accusent les observations relevées à Londres pendant dix ans. Mais Poland ne trouverait plus que 5 hommes contre 1 femme, et Bryant 7 contre 1. Wallace verrait les chiffres presque s'égaliser et, à Calcutta, il a recueilli 54 cas de tétanos traumatique chez la

<hr>

(¹) MADIER, Faits rapportés par Dazelle. *Observation sur le tétanos*, p. 165. Paris, 1788.

femme pour 67 chez l'homme. Cette moindre fréquence du tétanos féminin est d'autant plus remarquable que la puerpéralité se complique parfois de cet accident, surtout dans les accouchements difficiles et lorsqu'une intervention a été nécessaire. En dehors de l'état puerpéral, les blessures de l'utérus et de ses annexes peuvent provoquer le tétanos : on en a cité des cas après l'amputation du col, sa dilatation avec des éponges préparées, l'ablation de polypes et l'ovariotomie.

Nombre de chirurgiens ont insisté sur l'état moral et constitutionnel du blessé comme jouant un rôle dans l'éclosion du tétanos. Les soldats fatigués, surmenés, sous le coup de la défaite, seraient une proie plus facile pour le mal ; les émotions vives suffiraient parfois pour le faire éclater : « Un bruit soudain, aigu, importun ou excitant, un appel subit aux armes pendant les veillées du bivouac, des coups de fusil et surtout des coups de canon, le son des cloches pendant la nuit, occasionnent un ébranlement qui, plus d'une fois, a déterminé l'invasion. » C'est possible, mais les statistiques n'apportent qu'un témoignage négatif à ces affirmations. En 1870, les assiégés de Strasbourg, de Metz et de Paris, dit Mathieu, ont dû ressentir des émotions plus vives que les assiégeants, et ces derniers ont été en plus grand nombre frappés du tétanos ; les vaincus n'en ont pas été atteints plus que les vainqueurs et si, après Waterloo, les armées alliées furent moins éprouvées que les corps français, nous voyons que, dans la guerre de Sécession, les confédérés ne signalent pas un cas de tétanos, tandis que les armées du Nord en comptent 505.

Nous en dirons autant des maladies antérieures et des états constitutionnels du blessé ; on a incriminé l'alcoolisme, les individus dont les viscères sont malades ; mais n'a-t-on pas soutenu par contre que les hommes vigoureux et dans la fleur de l'âge étaient plus souvent atteints ? La prédominance du système nerveux central n'est pas mieux prouvée malgré les affirmations de Long et les pesées de Bose « qui, en comparant le poids du cerveau de neuf tétaniques, de race et d'âge communs à ceux d'individus dans les mêmes conditions, a obtenu un excédent de poids assez notable en faveur des tétaniques » Nous n'accorderons non plus qu'une importance médiocre au paludisme. Coural semble avoir démontré qu'il existe « un tétanos intermittent, de nature paludéenne, véritable fièvre larvée, curable par le sulfate de quinine ». Mais, pour y voir autre chose qu'une des mille formes des accidents de la malaria, il faudra de nouvelles observations contrôlées par la bactériologique.

L'influence du *milieu* est plus importante ; n'attribuait-on pas naguère à quelques-unes des causes rangées sous cette rubrique, le pouvoir de faire naître le tétanos et de le créer de toutes pièces ? L'étiologie n'invoquait-elle pas le climat, les variations de température, l'humidité, le vent ; n'est-ce pas la conjonction de quelques-unes de ces influences qui peut engendrer ces épidémies infestant parfois certaines habitations, certains villages et même certaines contrées ? L'influence du climat est indiscutable : le tétanos, qui peut éclore sous toutes les latitudes, est par excellence un mal des pays chauds ; les Antilles, la Guyane, le Sénégal et la Gambie, Ceylan, Java ont une réputation qui n'est plus à faire ; les relevés de Mathieu montrent que Wallace a observé en dix ans 121 cas de tétanos traumatique à l'hôpital de Calcutta, tandis qu'en trente-deux ans, Poland, au Guy's Hospital de Londres, n'en réunit pas 72. Même concordance pour les statistiques militaires. En 1813, en Espagne, les Anglais ont 1 tétanique sur 80 blessés ; ils en avaient eu 1 sur 40 en 1782, aux Indes occidentales. Les blessés de la guerre du Maroc eurent 1 cas de tétanos sur 920 dans les hôpitaux du littoral espagnol et 1 sur 56 en terre africaine.

En effet, dans les climats humides se manifeste avec une intensité particulière une des causes de tétanos les mieux établies : les brusques variations de température ; le chiffre des tétaniques augmente avec la différence entre la chaleur du jour et le froid de la nuit. Mais, pour être moins marqués, ces écarts s'observent dans nos pays et favorisent l'invasion du tétanos ; Larrey en a donné des exemples, à propos des guerres de la République et de l'Empire. L'abaissement subit de la température après les batailles de Dresde et de Bautzen accumula les tétaniques dans les ambulances ; ainsi, à Nice et à Gênes, au rapport de Desgenettes et, plus tard, dans les guerres d'Afrique. L'humidité, surtout l'humidité chaude, agit dans le même sens : depuis Larrey, on cite l'épidémie qui s'abattit sur les blessés de la bataille d'Elchingen, gisants au milieu des brouillards de l'île Lobau. Les phénomènes électriques qui accompagnent les orages auraient une semblable influence ; de même les vents de mer saturés de vapeur d'eau, ceux qui passent sur les rivières.

Aussi l'habitation est-elle de la plus haute importance ; et quand elle est humide, exposée aux courants d'air, aux vents mauvais, aux brusques variations de température, le tétanos peut l'envahir. Pour être souvent supérieurs aux salles obscures et froides, les tentes et les baraquements ont leurs dangers. Les églises sont renommées pour être les plus redoutables des ambulances ; après Iéna, le tétanos sévit particulièrement sur les blessés apportés dans les églises, et, en 1859, après Brescia, après Castiglione ; en 1870, lors des batailles livrées autour de Sedan, nous avons pu constater plusieurs cas de tétanos chez des blessés déposés par nous dans l'église de Mouzon pendant la durée du combat et pendant la nuit suivante. Des épidémies se manifestent, en dehors des conditions spéciales qu'engendre la guerre. Colin en cite des exemples nombreux ; il passe en revue contrées, villes, villages, maisons, hôpitaux, granges, églises, ambulances, lits même, et l'immense dossier qu'il a rassemblé avec son maître Verneuil jette le plus grand jour sur la pathogénie de ce mal.

On invoquait naguère deux théories pour expliquer la production du tétanos : d'après la théorie *nerveuse*, les filets sensitifs, déchirés ou contus, exciteraient les centres qui réagiraient par des spasmes et des contractions musculaires. La névrite que Brown-Séquard aurait observée, l'apparition si fréquente du tétanos dans les blessures des mains et des pieds si riches en terminaisons nerveuses, dans les plaies des nerfs ou dans les contusions des tissus irrités par des corps étrangers, les quelques succès de la névrotomie, plaideraient en faveur de cette hypothèse, d'ailleurs très obscure ; elle n'en a pas moins été défendue par des hommes d'un grand mérite. Ils regardent le tétanos comme « un réflexe ayant pour point de départ une irritation nerveuse périphérique, pour condition une suractivité fonctionnelle des parties supérieures de la moelle et pour effet des contractions musculaires avec ou sans élévation de température ».

D'après la théorie *humorale* soutenue par Simson, Travers fils, Roser, Billroth, Heilberg, cette maladie résulterait d'une intoxication spécifique dont les effets retentiraient sur la moelle ; une substance chimique, fabriquée par la plaie ou venue du dehors, serait absorbée par le foyer traumatique, pénétrerait dans le sang en y provoquant un empoisonnement que traduiraient les contractures et les redoublements convulsifs. Mais cette hypothèse devait subir une évolution analogue à celle que nous avons notée pour l'infection purulente. Sous l'influence de la doctrine des germes, l'idée d'un poison chimique fut abandonnée, et on se demanda si des micro-organismes, inoculés à la surface de la plaie, n'étaient pas seuls coupables de l'apparition du tétanos. Lister apportait un appoint sérieux à cette opinion en écrivant que, depuis l'application de sa méthode, il n'avait observé, en six ans, que deux cas de tétanos, et encore, à l'occasion de plaies septiques.

Les premières expériences tentées par Arloing et Tripier furent négatives; de même pour celles de Nocard, Brower et Curtis trouvaient des micro-organismes dans le sang des tétaniques, mais ne s'agissait-il pas là de germes banals, sans relation avec la maladie? En 1884, un pas décisif est fait : Carle[1] et Rattone inoculent à des lapins une émulsion provenant de la macération dans l'eau distillée d'un fragment de peau pris sur un sujet mort du mal des mâchoires; les résultats furent positifs. Ils en conclurent que le tétanos est une maladie infectieuse, mais ils n'en purent ni voir, ni cultiver le parasite. Vinrent alors les recherches de Nicolaier[2]; il étudia les microbes du sol de l'institut d'hygiène de Gœttingue, et y trouva un bacille en forme d'épingle qui, inoculé aux animaux, provoqua le tétanos. Les inoculations faites avec la terre recueillie dans les rues de Berlin, de Leipzig, de Wiesbaden, eurent un résultat identique.

Rosenbach[3] contrôla ces expériences en se servant de tissus pris au voisinage d'une gangrène du pied et que compliqua le trismus; il inocula quelques fragments de peau dans la cuisse de deux cobayes, qui moururent de tétanos. Il tenta des cultures qu'il ne put obtenir pures, mais avec lesquelles il réussit cependant à l'inoculer; Socin obtenait aussi des résultats positifs, tandis que Pointaillon, Vaslin, Larger, Jeannel, échouaient encore. Ferrari, Hochsinger, furent plus heureux; Bonome, Di Vesta, Giordana, vérifièrent les expériences de Rosenbach, puis Shakespeare. Enfin Nocard[4], en France, obtint des inoculations positives; il reçut de M. Berre des casseaux imprégnés de sang et de pus desséchés et ayant servi à la castration de chevaux morts tétaniques; il en racla la surface; la

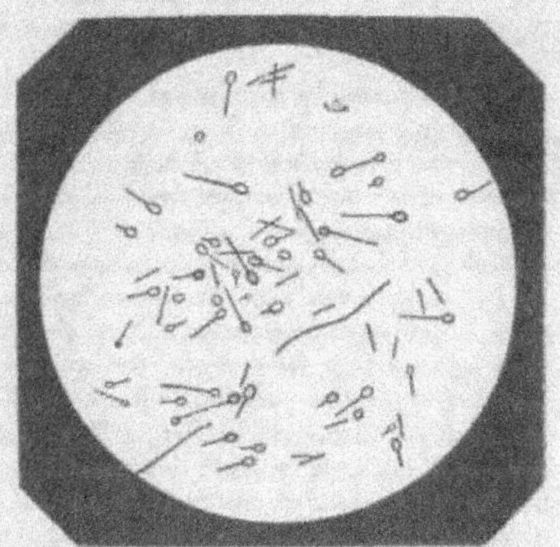

Fig. 53. — Bacilles du tétanos, sporulés.

poussière fut délayée dans du bouillon stérilisé et injectée sous la peau de la cuisse de lapins et de cobayes. Le succès fut incontestable.

Depuis, Ohlmüller et Goldsmidt, Beumer, Peiper, Lampiasi, Reuter ont confirmé ces expériences; Lumniczer[5] surtout les a multipliées; ses inocula-

[1] Carle et Rattone, Giornale internazionale delle scienze mediche, t. X, Torino, 1884.
[2] Nicolaier, Ueber infectiösen Tetanus. In Deutsche med. Woch., déc. 1884.
[3] Rosenbach, Deutsche med. Zeitung, p. 341, 1886, et Quinzième congrès de la Société allemande de chirurgie. In Semaine médicale, p. 145, 1886.
[4] Nocard, Recueil de méd. vétérinaire, t. IV, p. 617, 1887.
[5] Lumniczer, Wiener med. Presse, n°s 10, 11 et 12, 1885.

[P. RECLUS]

tions ont été positives dans la proportion de 38 sur 40. Il a pu faire une étude précise du bacille. Sa forme, quoique un peu variable suivant le milieu où il pullule, est caractéristique; elle rappelle celle d'un clou de fer à cheval, d'une baguette de tambour ou d'une épingle comme l'avait vu Nicolaïer; la

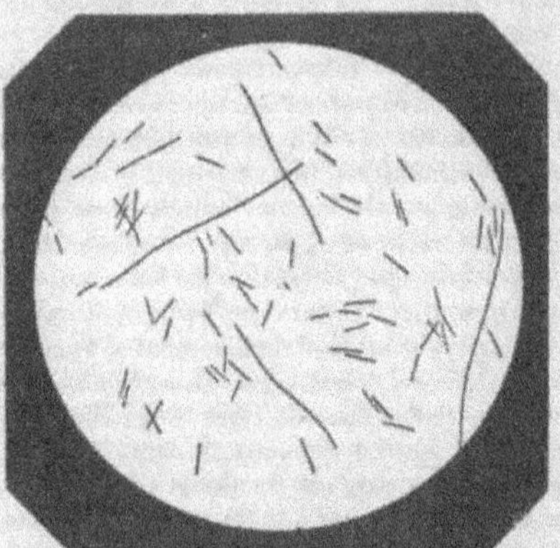

Fig. 39. — Bacilles du tétanos, sans spores; culture jeune.

longueur en est de 3 à 4 µ. La tête est ovale et semble contenir une spore entourée d'une substance gélatineuse. Il est mobile et présente des mouvements tremblés et peu actifs, grâce auxquels cependant il se déplace assez vite; il ne végète guère sur l'agar-agar, mais il pullule dans l'eau de condensation qui recouvre celui-ci. Les cultures exhalent une odeur comparée par Sanchez Tolèdo et Veillon à celle de la corne brûlée. Le sérum est le milieu de culture qui lui convient le mieux. C'est un microbe anaérobie, résistant et qui conserve longtemps son action pathogène; Sanchez Toledo et Veillon ont constaté qu'une terre souillée par le bacille était encore virulente malgré une exposition de sept mois à l'air et à la lumière diffuse du laboratoire. Une telle vitalité « explique les contagions à longue échéance et le réveil des épidémies dans des localités autrefois infectées ». Le tétanos comme le charbon a donc ses « champs maudits ».

D'où provient ce germe dont la morphologie commence à être si bien connue? Un fait ressort avec évidence : il se trouve dans la terre qui avoisine les habitations. C'est là que l'a découvert Nicolaïer, et, depuis, on a souvent constaté que, pour provoquer le tétanos chez les lapins et les cochons d'Inde, il suffit de leur inoculer de la terre recueillie dans nos jardins, nos rues et nos basses-cours. Un cas fort connu de Beumer a la plus grande valeur : une écharde pénètre dans le doigt d'un individu qui meurt du tétanos; on trouve dans sa plaie le bacille de Nicolaïer et on l'isole également dans la terre qui souillait le morceau de bois d'où provenait l'écharde. Aussi parle-t-on de la genèse « tellurique » du tétanos.

Verneuil, dans une série de mémoires et dans la thèse de son élève René Colin, a cherché à établir l'origine « équine » du tétanos. Si la terre des villes et des villages, des jardins et des champs cultivés est le réceptacle des germes tétanogènes, c'est parce qu'elle reçoit les déjections du cheval, ses excréments et sa litière. Le tétanos frappe plus souvent les palefreniers, les garçons d'écurie, les charretiers; il est surtout fréquent après des chutes de cheval, des coups de pied de cheval. S'il est rare sur les navires, c'est que les navires n'ont que des contacts peu fréquents avec les chevaux, si « parfois il éclate en pleine mer, c'est que le vaisseau où le mal se montre a transporté des chevaux ». Le nombre de faits amassés sur tous les points du monde est considérable, et nous connaissons peu d'enquêtes menées avec une plus tenace persévérance. Toutes ces assertions

sont exactes, mais il n'en est pas moins vrai qu'il faudrait renverser la proposition de notre maître et si le cheval est « tétanigène » c'est à cause de son
contact incessant avec le fumier, le sol des chemins et des terres labourées, le
pavé des rues où, d'après tous les expérimentateurs, le bacille de Nicolaïer
abonde; l'infection par le cheval ne serait qu'un cas particulier, un dérivé de
l'infection tellurique.

Il en serait de même de la plupart de nos animaux domestiques, surtout des
herbivores, bœufs, moutons, chèvres, lapins qui absorbent des herbes ou du
foin souillés par ces spores du bacille de Nicolaïer; ceux-ci traversent le tube
digestif sans y provoquer d'infection, mais sans y perdre leur virulence. De là le
danger du fumier. On peut retrouver le germe ailleurs que sur le sol; on l'a
décelé dans les étrilles, sur des casseaux qui avait servi à châtrer des chevaux,
sur des toiles d'araignée dans des écuries, sur les rideaux des salles d'hôpital.
Sanchez Toledo l'a découvert dans les raclures du plancher de notre hôpital
Broussais où deux de nos opérés étaient morts du tétanos. La crainte de ces
milieux suspects sera d'autant plus légitime que la désinfection est d'une difficulté extrême à cause de la résistance particulière des spores qui défient la
plupart de nos antiseptiques usuels.

Une fois introduit dans les tissus, le bacille de Nicolaïer, va proliférer si
certaines circonstances favorisent cette multiplication. En dehors des conditions
de race, d'humidité, de froid, on a mis en évidence l'influence des associations
microbiennes. D'autres germes pathogènes peuvent, en absorbant l'oxygène, au
sein du foyer morbide préparer le terrain à la pullulation du bacille de
Nicolaïer qui est anaérobie. Il s'y cantonne et n'essaime jamais; mais la toxine
qu'il fabrique emportée au loin par le courant sanguin et lymphatique atteindra
les centres nerveux et les accidents tétaniques apparaîtront. Brieger (¹),
Faber, Tizzoni et Cattani, Vaillard et Vincent ont montré que cette toxine est
de la nature des diastases et que des doses infinitésimales suffisent pour
provoquer l'intoxication. Elles ne la produiraient pas directement, et d'après
Courmont et Doyon le ferment soluble sécrété par les bacilles serait inerte par
lui-même, mais il jouirait de la propriété de faire fermenter certaines substances
de l'organisme et c'est cette action seconde qui aurait pour conséquence
le syndrome tétanique.

De ce qui précède, il découle que les anciennes théories nerveuse et humorale
avaient chacune leur part de vérité : la doctrine humorale n'est pas tout à fait
fausse, puisque le bacille de Nicolaïer agit par les toxines qu'il sécrète et qui
empoisonne le sang. La doctrine nerveuse est presque vraie, puisque ces toxines
atteignent les centres nerveux sur lesquels elles se réfléchissent en provoquant
la contracture des divers groupes musculaires.

Anatomie pathologique. — Nous serons bref sur ce chapitre, le plus
contradictoire qui soit, car les lésions que l'on trouve à l'autopsie paraissent
banales ou secondaires. Malgré les recherches de médecins et d'anatomistes du
plus grand mérite, on n'a pu déceler aucune lésion caractéristique du tétanos.

Les centres nerveux, encéphale, méninges et moelle, ont été incriminés;
on a signalé la congestion du cerveau, la réplétion des gaines lymphatiques, une

(¹) Brieger, Société de méd. interne de Berlin, 4 avril 1887. — *Deutsche med. Woch.*, 1887,
et *Semaine médicale*, p. 147, 1887.

augmentation de poids de la substance cérébrale, un épaississement de l'épendyme des ventricules latéraux, l'hyperplasie du tissu conjonctif des ganglions cérébraux, la prolifération des éléments cellulaires du corps strié, la dégénérescence colloïde du cervelet. Puis on s'est rejeté sur les méninges : on a parlé d'une méningite bulbo-spinale, d'une injection de la pie-mère épaissie et adhérente, d'un hématorachis ; phénomènes plus fréquents et que Matuzzynsky aurait vus 16 fois sur 20. Mais que de cas où les autopsies sont négatives, où le cerveau, le cervelet, les méninges ont été trouvés, même sans congestion, accident secondaire du tétanos et qu'expliquent la haute température, les contractures, les convulsions, l'asphyxie de la période terminale !

On a cru rencontrer dans la moelle l'altération primitive ; des observations anciennes la montraient rouge, ramollie, enflammée ; puis les histologistes, Rokitansky, Demme, Wunderlich, constatèrent une prolifération de la névroglie, une sclérose ascendante du névraxe. Lockhart Clarke insiste sur sa congestion et sur une « désintégration granuleuse » de son tissu propre, accentuée surtout dans la substance grise et dans les cornes postérieures ; Bouchard décrit une prolifération des gaines adventices des capillaires et de la névroglie, une pigmentation des cellules des cornes antérieures ; Broca, une diffluence de la substance médullaire occupant le renflement lombaire lorsque le tétanos est né d'une plaie des membres inférieurs, du renflement cervical lorsque le foyer traumatique intéresse le membre supérieur. Charcot et Michaud trouvèrent une myélite centrale suraiguë que caractérisait, à l'œil nu, une coloration uniforme d'un rouge hortensia ; outre la congestion, la dilatation des gaines lymphatiques infiltrées de leucocytes, la dégénérescence granuleuse du parenchyme nerveux, Woods, en 1878, puis Amidon, signalaient des altérations au niveau de l'émergence de l'hypoglosse, du spinal, du pneumogastrique, de l'auditif et du glosso-pharyngien.

Mais ces lésions, qui eussent donné la clef de quelques symptômes du tétanos, trismus, dysphagie, contractures, spasmes laryngés, n'ont pu être retrouvées dans une série d'autopsies. Joffroy n'a réussi à constater que la congestion, « la seule lésion qui existe à coup sûr dans le tétanos ». Mêmes réserves exprimées par Copland, Quinquaud, Liouville, Poncet de Cluny. Leyden et Billroth vont plus loin : leur examen cadavérique demeure négatif ; Vulpian, Ranvier, Hayem ne sont pas plus heureux dans d'autres cas ; aussi leur conclusion est-elle que les lésions qu'on a rencontrées dans le cerveau, les méninges, la moelle, sont secondaires, et ne jouent aucun rôle dans les phénomènes d'invasion du tétanos. Nous en dirons autant de la névrite ascendante incriminée par Brown-Séquard, après Monod, Jobert, Curling, mais innocentée par Michaud, Poncet et Ranvier. Achard (1) a décrit une névrite d'origine centrale des rameaux qui se distribuent dans le territoire blessé.

Il resterait à décrire ces lésions secondaires, les congestions qui atteignent non seulement les centres nerveux, mais la plupart des viscères, pharynx, œsophage, larynx, estomac, poumons, sur l'hyperémie desquels a insisté Verneuil. Une broncho-pneumonie, une pneumonie, une bronchite capillaire, de l'œdème, des noyaux apoplectiques se développent parfois, et quelques-unes de ces phlegmasies expliqueraient l'élévation de température qui se manifeste dans certains cas. Le foie, les reins subissent les mêmes altérations ; aussi a-t-on

(1) Achard, *Note sur les lésions des nerfs dans le tétanos.* In *Arch. de méd. expér.*, p. 858, 1892.

noté de l'albuminurie. Les modifications du sang sont mal connues, malgré les recherches entreprises sur ce point particulier. Enfin les muscles peuvent se rompre dans les convulsions tétaniques; rupture d'autant plus facile que la fibre musculaire aura subi des dégénérescences cireuses.

Symptômes. — Il ressort des tableaux dressés par un grand nombre de pathologistes que le tétanos éclate surtout du cinquième au quinzième jour du traumatisme, et, plus spécialement, du cinquième au onzième; les statistiques de Mathieu, qui portent sur 650 faits, le prouvent jusqu'à l'évidence. Pourtant, il guette le blessé pendant toute l'évolution de la blessure, et si, après le quinzième jour, on en voit la fréquence décroître, il peut cependant survenir au vingtième, au trentième jour, et même lorsque la plaie est cicatrisée; Dupuytren, A. Cooper, Annandale, Gintrac en ont recueilli des exemples parmi lesquels celui de Heincke mérite d'être cité : deux ans après la blessure d'un nerf sciatique par une balle restée dans la cicatrice, sous le névrilème, le mal des mâchoires s'est déclaré. Même remarque si l'on remonte vers la première période de la blessure; le mal peut se développer au quatrième, au troisième, au deuxième, au premier jour du traumatisme, mais ces faits sont rares. On cite des cas où quelques heures ont suffi; tel celui de Bardeleben : Un nègre se blesse au pouce avec un éclat de porcelaine et meurt du tétanos un quart d'heure après; chez un malade de Terrier, le tétanos éclate un quart d'heure après l'amputation d'un orteil; ici, la mort ne survint que le deuxième jour. Une femme observée par Bertrand est prise cinq heures après la blessure; un soldat de Bautzen, deux heures; deux heures aussi, un militaire dont Fournier Pescay raconte l'histoire.

Le tétanos pourrait être précédé de prodromes: on en a signalé de bien vagues, des bâillements, du malaise, une sensation d'effroi et de tristesse, de la céphalalgie, des troubles du côté de la plaie, la dessiccation de la membrane granuleuse, mais aussi des douleurs vives à son niveau, signe d'une grande importance et que Fabrice d'Aquapendente, Larrey, Dupuytren, Arloing et Tripier, Blain, Verneuil, ont constaté. C'est le seul symptôme qui, sans être constant, précède et annonce l'invasion du tétanos, comme une sorte d' « aura » parti de la blessure et s'irradiant vers le centre en élancements, en contractures convulsives des muscles, et en soubresauts des tendons. Puis éclatent les accidents caractéristiques.

La constriction de la mâchoire, le trismus, est le premier symptôme; les muscles masticateurs se contractent et les deux arcades dentaires se serrent convulsivement, surtout lorsqu'on essaye de les disjoindre. En même temps les extenseurs de la nuque se raidissent et le blessé ne peut fléchir la tête; cette « rigidité », selon le mot de M. A. Séverin, précède exceptionnellement le trismus. Puis vient le tour des muscles de la face, qui, par leurs contractions, attirent les commissures des lèvres, relèvent les ailes du nez, plissent le front, ouvrent les orbiculaires; ce masque grimaçant reste fixe tandis que les yeux conservent leur mobilité; la physionomie en prend un aspect singulier : c'est le « rire sardonique » des vieux auteurs. A ce moment, la base de la langue, le pharynx commencent à se prendre et la dysphagie n'est pas rare. Les muscles volontaires du reste du corps se contractent bientôt; on cite des cas exceptionnels où tous les groupes sont atteints, les muscles extenseurs comme les fléchisseurs. Leurs contractures synergiques maintiennent le corps dans la rectitude et ce tétanos général a été nommé *orthotonos* ou tétanos droit par

H. Larrey. Toutefois, du moins au début, il respecte les membres supérieurs et les muscles de la respiration ; le plus souvent, après le trismus et la tigedite, on voit s'affecter les masses sacro-lombaires et les muscles extenseurs des membres inférieurs ; le corps se recourbe en arrière et forme un arc dont les deux extrémités, les talons et la tête, reposent seules sur le plan du lit ; c'est l'*opisthotonos*, la forme la plus habituelle, surtout dans ses variétés incomplètes, lorsque la contracture reste limitée aux muscles de la nuque et du tronc.

L'orthotonos, l'opisthotonos, ne sont pas les seules variétés ; les fléchisseurs peuvent se prendre, la tête est inclinée sur la poitrine, les membres inférieurs sont repliés et le blessé a l'attitude du fœtus dans la matrice ; c'est l'*emprosthotonos*, le tétanos en boule, forme peu connue en Europe, où nombre de chirurgiens ne l'ont jamais observée, mais qui, au dire de Larrey, serait en Égypte plus fréquente que l'opisthotonos. Enfin, on nomme *pleurosthotonos* celle dans laquelle les muscles de tout un côté se contractent ; le corps prend la forme d'un croissant ouvert à droite ou à gauche selon que sont raidis les muscles du côté droit ou du côté gauche. On a prétendu que le siége de la blessure en arrière, en avant, à droite ou à gauche et les plaies d'outre en outre déterminaient la forme du tétanos et provoquaient un opisthotonos, un emprosthotonos, un pleurosthotonos droit ou gauche, un orthotonos. Cette assertion est contestable.

Ces contractions sont plus ou moins énergiques ; parfois elles cessent et le tétanos est *discontinu* ; lorsque le relâchement musculaire est nul, le tétanos est *continu* ; malgré leur continuité, ces contractions subissent, à intervalles irréguliers, des exacerbations ; le moindre mouvement, le moindre ébranlement donné au lit, le moindre effort pour avaler, le souffle le plus léger, l'impression la plus fugitive, provoquent un redoublement convulsif, des spasmes, et l'effroi de leur retour est la terreur permanente du malade. Dans nombre d'observations, la plaie est le point de départ de ces spasmes ; un éclair douloureux s'élance de la blessure, remonte vers le centre, puis s'irradie sur les muscles volontaires ; Larrey, Bégin, Verneuil, Richelot ont publié des observations où les crises convulsives avaient cette origine. Les masses musculaires tendent parfois au point de se rompre.

Pendant ce temps, le pouls bat de 100 à 140, car le nombre des pulsations est en rapport avec l'intensité des contractures ; normal au début du tétanos, il peut monter, au témoignage de Giraldès, jusqu'à 180 dans les cas mortels. Remarque identique pour la température ; elle s'élève surtout pendant les accès convulsifs et si, dans certains cas, elle ne dépasse pas 37 ou 38 degrés, dans d'autres, elle atteint 41, 42, 43 et même 44,7 comme dans un fait de Wunderlich. Mais que d'exceptions a cette loi générale! Un amputé d'orteil observé par Terrier meurt en deux jours, et la température rectale ne dépasse pas 38°,5 ; Rose et Verneuil ont signalé des cas semblables. Il n'en reste pas moins établi que les hautes températures caractérisent le tétanos grave ; les grandes oscillations et les chutes thermiques rapides ne sont pas d'un pronostic favorable.

On a discuté sur les causes de l'hyperthermie qui peut s'accentuer après la mort ; on a invoqué les contractions musculaires et les oxydations plus abondantes que nécessite l'exagération de cette activité fonctionnelle ; Béclard a surenchéri en montrant que les contractions statiques, sans travail effectif, celles que l'on constate dans le tétanos, produisent plus de chaleur que les contractions dynamiques. Mais comment expliquer, par cette théorie, l'absence d'hyperthermie dans des cas où les contractures sont constantes? En s'appuyant sur des faits indiscutables, Thomas a pu dire qu'il y a « un désaccord formel entre les variations de la température et les variations de la contracture musculaire ». Verneuil a vu une température normale avec une contracture généralisée, et Charcot une hyperthermie considérable, lorsque les convulsions avaient cessé et que le blessé était dans le coma. Une autre hypothèse invoque les lésions de la moelle, centre régulateur de la chaleur animale. Mais la myélite, le ramollissement, les congestions, les proliférations cellulaires signalées par quelques anatomistes, ont été niés par d'autres, et, chose plus grave, ils n'ont pas été retrouvés à l'autopsie de tétaniques morts avec élévation thermique? Verneuil insiste sur l'existence d'une phlegmasie intercurrente, surtout d'une broncho-pneumonie, mais les poumons étaient sains, de blessés morts avec une hyperthermie des plus nettes. L'influence des altérations du sang, de l'asphyxie, n'est pas mieux prouvée. Aussi faut-il se garder d'une doctrine exclusive, et, tout en faisant appel à de nouvelles recherches, nous admettrons, pour expliquer les ascensions thermiques, des causes multiples et souvent associées.

La respiration, normale au début et dans les intervalles des accès, devient précipitée pendant les redoublements convulsifs; lorsqu'elle atteint ou dépasse 40 appels d'air par minute, le pronostic est sombre et la mort approche. Les fonctions du tube digestif sont entravées : le trismus s'oppose à la mastication, les spasmes des muscles de l'isthme du gosier et du pharynx empêchent la déglutition; la salive et les liquides s'écoulent hors de la bouche, parfois la langue insinuée entre les arcades dentaires est mordue par le resserrement brusque des mâchoires; on a noté des vomissements, puis de la constipation; on signale une dysurie qui peut aller jusqu'à la rétention; les urines sont moins abondantes, sans doute parce que l'excrétion de la sueur est augmentée; les analyses qu'on en a faites ne sont pas concordantes; l'urée est tantôt normale, tantôt augmentée et tantôt diminuée; il n'y a pas de sucre, et l'albumine, rare, n'apparaît guère que dans la période asphyxique. Le tétanos présente dans sa marche des différences assez grandes pour que, à ce seul point de vue, on en distingue plusieurs formes. Les auteurs du commencement du siècle avaient parlé de tétanos aigu et de tétanos chronique; quelques nosographes ont multiplié les variétés et décrit un tétanos suraigu, aigu, subaigu et chronique. Mais les limites en sont mal tranchées et nous conserverons la division en tétanos aigu et en tétanos chronique. Le tétanos *aigu* se caractérise par la précocité de son apparition; il se déclare dès les premiers jours de la blessure, il contracture d'abord les mâchoires, la nuque; aussitôt après il atteint les muscles pharyngiens, d'où une dysphagie précoce sur la gravité de laquelle Gosselin insiste. Un grand nombre de groupes musculaires sont pris successivement; le ventre s'excave par rétraction des obliques et des transverses, on sent la raideur des muscles droits, et le malade éprouve une douleur en ceinture; la température monte au-dessus de 40 degrés; le pouls est rapide, la respiration s'accélère et la mort survient en moins de quatre jours. Quelques heures y suffisent dans le tétanos suraigu ou foudroyant, plus fréquent qu'on ne se l'imagine, surtout sous les tropiques et sur les champs de bataille. Ritcher, dit Mathieu, trouve, sur 155 cas, 6 morts le premier jour. Dans la guerre des États-Unis, sur 358 cas, 69 sont emportés dans les vingt-quatre heures, et, pour les hôpitaux civils de Londres, Poland en relève 26 sur 262.

Le tétanos *chronique* se distingue par son apparition tardive, par l'absence d'aura ou d'hyperesthésie du côté de la plaie; le trismus est peu accentué; les contractures se limitent à des groupes restreints; les redoublements convulsifs sont rares; de véritables rémissions laissent le blessé au repos pendant quelques heures; la dysphagie est peu marquée; les ascensions thermiques sont rares et légères, la respiration est normale. Cet état reste stationnaire avec quelques alternatives d'aggravation et d'amélioration, puis, ou les accidents s'exagèrent et le tétanos prenant une forme aiguë, le malade succombe; ou les phénomènes s'amendent et la guérison devient possible; mais la convalescence est longue et semée d'écueils; les rechutes ne sont pas rares: il y a des récidives : un tétanique de Dupuytren, guéri en huit jours, est repris au bout de vingt-sept et meurt; cas analogues de Chenevier et de Richelot; dans la guerre de Sécession on en signale même un de double récidive. Les chances de guérison augmentent avec la durée du mal, qui, sauf exceptions, n'est plus mortel après la troisième semaine. Malheureusement, le tétanos chronique, qui peut guérir dans la proportion de 40 à 50 pour 100, est rare et, en réunissant plusieurs statistiques, Mathieu montre que la forme chronique est à la forme aiguë : : 88 : 400.

Il reste donc établi que la mortalité du tétanos est considérable; les auteurs du siècle dernier lui croyaient une terminaison toujours fatale. Heurteloup n'aurait jamais vu guérir un malade. Les observations où le blessé a survécu ne manquent pas aujourd'hui, peut-être parce que le tétanos a un peu perdu de son intensité, peut-être parce que son traitement a fait quelques progrès. Mathieu fournit un tableau intéressant : sur 2084 tétaniques des guerres de Crimée, d'Italie, d'Amérique, de Bosnie, 1795 sont morts, soit une léthalité de 88 pour 100, et par conséquent une survie de 12 pour 100. D'après Roux et Vaillard, dans l'ère chirurgicale actuelle, elle serait de près de 50 pour 100.

Par quel mécanisme survient la mort? Ce point de clinique est mal éclairci et, comme pour les causes de l'hyperthermie, nous en sommes réduits aux hypothèses. Une des plus probables est la mort par asphyxie, cette asphyxie provoquée elle-même par un spasme laryngien : les muscles de la glotte se contractent et la suffocation est immédiate; nous avons vu trépasser ainsi un blessé atteint de tétanos aigu, mais dont la mort était loin de paraître imminente; la mort par la compression du larynx qui, dans l'extension exagérée de l'opisthotonos, s'applique contre la colonne vertébrale; il est porté en haut et détermine l'abaissement de l'épiglotte et par conséquent l'oblitération de la glotte. Verneuil insiste sur ces mécanismes : arrêt du diaphragme, contraction progressive des muscles inspirateurs, enfin phlegmasies des voies respiratoires. Une dernière cause, plus rare, serait l'arrêt du cœur par spasme ou par paralysie, arrêt qui, comme celui du diaphragme, n'est pas démontré. On a invoqué l'épuisement nerveux, l'excès de contracture, l'hyperthermie, l'inanition sur laquelle insistent les vieux cliniciens, mais qui n'a qu'une importance presque nulle. L'empoisonnement du sang par les toxines aurait une influence prépondérante.

Variétés. — On a décrit plusieurs formes de tétanos: nous avons parlé de celles qui reposent sur la contracture de tels ou tels groupes musculaires, orthotonos, opisthotonos, emprosthotonos et pleurothotonos; nous connaissons aussi celles qui dérivent de la marche de l'affection, le tétanos aigu et le tétanos chronique. Il en est d'autres qui répondent à l'existence ou à la prédominance d'un symptôme et l'on signale comme variété le *trismus unilatéral* où la contracture des masticateurs ne frappe qu'un côté de la face au lieu de les atteindre tous les deux; mais il s'agit à peine d'un mode de début insolite, car le deuxième côté se prend et le mal des mâchoires suit son cours habituel; nous en dirons autant du tétanos *avec prodromes* qui, malgré l'existence d'un aura ne mérite pas d'avoir son article distinct, à moins qu'on ait en vue une forme que Colles et Follin avaient séparée du tétanos sous le nom de *spasmes traumatiques généralisés*.

Cette variété que Verneuil ne veut pas distraire du tétanos vrai, est caractérisée par l'apparition précoce d'une douleur intense dans la plaie d'où part un éclair, un élancement rapide qui se dirige vers le tronc et la tête. En même temps, les muscles de la région se contractent et sont agités de mouvements convulsifs; puis les masticateurs, les groupes de la nuque s'affectent, puis d'autres encore, et le mal prend l'allure du tétanos ordinaire; le pronostic en est cependant différent, car l'amputation, la névrotomie même, que nous voyons sans effet sur le tétanos, suffisent parfois pour enrayer le mal et on a relevé des guérisons incontestables. C'est dans cette forme qu'on a constaté une particularité bizarre; la mâchoire peut ne pas se contracturer et le trismus faire défaut; Dupuytren en a cité un exemple.

Le tétanos *hydrophobique* ou *céphalique* a des caractères particuliers, comme l'ont établi les observations de Rose qui le premier l'a décrit, en 1870, de Bernard, de Lépine, de Wahl, de Terrillon et Schwartz, de Villar, de Janin; nous-même en avons publié plusieurs cas. Il présente trois caractères : d'abord la blessure qui l'engendre porte sur le territoire des nerfs craniens; puis le nerf facial est paralysé, généralement du côté correspondant à la blessure; enfin les contractures se localisent d'habitude dans les muscles innervés par les paires craniennes; cependant il n'est pas rare de voir les muscles du tronc et des membres envahis à leur tour. Comme les parois pharyngiennes et le larynx sont dans la zone atteinte, une dysphagie invincible, des spasmes de la glotte surviennent dès que le malade essaye d'avaler le moindre liquide; l'idée même en provoque l'accès, la vue d'un verre, d'un bol, d'une cuiller, d'un objet brillant; le malade anxieux, en proie à des douleurs atroces, à des accès d'apnée, congestionné, hagard, ressemble aux victimes de l'hydrophobie.

Ce sont les seules formes qui paraissent mériter une description ou même une mention spéciale; nous ne suivrons donc pas les auteurs qui parlent du tétanos *partiel* que caractériseraient l'existence du trismus et des spasmes légers de la nuque; lorsqu'il disparaît vite et spontanément, ce serait le tétanos *éphémère*; le tétanos *abortif* peut avoir une longue durée, mais les contractures sont peu intenses et il n'y aurait pas de redoublements convulsifs. Les formes basées sur l'étiologie n'ont pas une existence mieux établie et le tétanos *opératoire*, le tétanos développé *sous les tropiques*, le tétanos des *nouveau-nés*, le tétanos *puerpéral* ne présentent aucun trait qui n'ait été étudié dans notre description générale.

Traitement. — Le tétanos, disons-nous avec Forgue [1], représente, parmi les infections chirurgicales, le type de la maladie par intoxication. La toxine qui l'engendre est fabriquée par le bacille végétant au lieu d'inoculation, et c'est de ce foyer d'élaboration qu'elle diffuse dans les humeurs. La production du poison dure autant que la culture microbienne. — L'intoxication ne se révèle pas immédiatement; entre le moment où le poison s'absorbe et celui où apparaissent

[1] Forgue et Reclus, *Traité de thérapeutique chirurgicale*, 2e édit., 1896.

[P. RECLUS]

les symptômes fonctionnels s'écoule un intervalle de durée variable. Quand le tétanos se déclare, dit Vaillard, la toxine a donc depuis un certain temps produit son impression sur le système nerveux; à cette action première s'ajoute celle des nouvelles doses que le microbe continue à sécréter. — L'intensité de l'empoisonnement est proportionnelle à celle de la végétation bacillaire : à une culture abondante répond une intoxication mortelle à bref délai; si la floraison est médiocre, l'intoxication prend une allure chronique, mais la persistance du bacille dans la plaie entraîne la sécrétion continue de la toxine et, par suite, l'aggravation progressive des accidents.

« De ces connaissances, comme le formule Vaillard, découlent les trois grandes indications du traitement : 1° supprimer le foyer où le poison s'élabore; 2° détruire le poison introduit dans l'organisme; 3° agir sur les éléments nerveux déjà frappés pour les ramener à l'état normal. Dans les cas où l'intoxication est modérée, il pourra suffire de remplir les deux premières indications pour assurer la guérison; mais, dans les tétanos graves où l'intoxication est d'emblée intense, la guérison ne sera possible que si l'on parvient en outre à réparer les lésions déjà produites par les poisons dans les cellules nerveuses. »

Première indication : agir sur le foyer infecté. Cette action a surtout une valeur prophylactique. L'antisepsie réduit les chances de l'infection. Ce ne sont pas les spores pathogènes qui peuvent être détruites, car leur résistance dépasse les doses tolérables à nos tissus. Mais nous savons, depuis les expériences de Vaillard, la part des associations microbiennes dans la pathogénie du tétanos; c'est à la faveur de certaines bactéries, introduites dans la plaie avec les germes spécifiques, que ceux-ci peuvent se multiplier et faire du poison. Quel que soit le mécanisme par lequel ces microbes, « complices », facilitent la pullulation du bacille tétanique, qu'ils agissent en occupant les phagocytes et en les empêchant d'englober les spores ou en créant dans les tissus des lésions favorables, le fait est acquis et comporte un enseignement thérapeutique : c'est sur ces microbes « favorisants », plus vulnérables, que s'exerce surtout l'activité des antiseptiques. Privé du secours des espèces bactériennes associées, le bacille de Nicolaïer devient la proie des phagocytes.

Les foyers anfractueux offrent des clapiers qui facilitent la vie abritée de l'anaérobie tétanique; les plaies avec infiltrations sanguines et nécrose des tissus créent un milieu de culture où ses spores poussent avec activité; les corps étrangers souillés et irréguliers servent à l'agent pathogène de support et de protection. Voilà autant de conditions propices à l'infection, et il convient d'y parer par un redoublement de précautions : débridement des anfractuosités, excision des tissus mortifiés, ablation de la terre, de la paille, du fumier, dont nous savons la puissance tétanigène. Si le tétanos est, le plus souvent aujourd'hui, provoqué par des plaies insignifiantes, c'est que les traumatismes graves appellent un large usage des antiseptiques; les plaies légères ne sollicitent pas l'attention et ne sont pas l'objet de soins suffisants.

Le tétanos une fois déclaré, l'action locale sur le foyer bactérien doit être radicale, si elle veut être efficace. En chirurgie des membres, c'est l'amputation; en tout autre point, cette éradication n'est réalisable que par l'excision des tissus souillés, la thermocautérisation des parois, le curage des plaies creuses. L'ablation du foyer d'infection doit être faite au moment où le bacille n'a point encore déversé dans l'organisme une dose mortelle de toxine; elle reste sans effet si d'emblée la culture intensive du microbe a lancé dans les humeurs la

[P. RECLUS]

quantité de poison suffisante pour entraîner la mort. « Malheureusement, dit Vaillard, ce dernier cas est fréquent dans le tétanos aigu, comme l'établit l'expérimentation. » Malgré l'incertitude du résultat, cette méthode garde ses indications. S'il s'agit d'une lésion de doigt ou d'orteil, il n'y a point à hésiter devant l'amputation. A-t-on affaire à une blessure entraînant le sacrifice du membre, la gravité de la mutilation ne saurait peser d'un poids suffisant en balance des risques de l'infection; si la désinfection « à fond » est irréalisable, il faut amputer. Sans doute, il est des cas bénins où pareille mutilation pêchera par excès; mais sait-on, quand un tétanos commence, quel en sera le pronostic? Les prévisions les plus justifiées en apparence sont maintes fois déçues. Grâce à l'anesthésie, l'amputation n'ajoute rien à l'excitation des centres nerveux. Mais, pour être utile, l'amputation doit être hâtive; Forgue a perdu un malade qu'il avait amputé la veille du jour où se montrèrent les premiers signes de trismus; il était donc en avance d'un jour sur les symptômes; l'homme succomba cependant à un tétanos suraigu.

Le sérum d'un animal rendu réfractaire au tétanos neutralise la toxine tétanique; telle est la découverte par laquelle Behring et Kitasato ont ouvert à la thérapeutique du tétanos une ère pleine de promesses. L'expérience a la netteté d'une réaction chimique. « Versons, dit Roux, dans une série de verres, un volume connu d'une toxine très active, qui tue une souris à la dose de 1 millième de centimètre cube, et ajoutons dans chacune des quantités variables de sérum dont le pouvoir préventif égale un trillion. Une partie de ce sérum suffit à rendre inoffensives 900 parties de toxine; 1 demi-centimètre cube du mélange injecté à un cobaye ne lui donne pas le tétanos, bien qu'il ne renferme qu'un dix-huit centième de centimètre cube de sérum. » En réalité, il ne s'agit point là d'une neutralisation chimique, où une quantité donnée d'un corps sature une quantité donnée d'un autre. C'est la défense cellulaire qui entre en action, sollicitée par les antitoxines, que Metchnikoff appelle des « stimulines ».

Cette notion comporte des applications pratiques : d'une part, l'emploi préventif de la sérothérapie, pour prévenir l'infection tétanique; d'autre part, son emploi curatif pour combattre l'infection déjà réalisée. — Le premier de ces résultats est établi; l'expérience démontre que les animaux peuvent être préservés par l'injection de sérum de sujet immunisé. Pourquoi, ainsi que le demande Vaillard, le médecin appelé à soigner une plaie contuse, souillée de terre, n'emploierait-il pas l'injection précoce de sérum antitoxique? « De petites doses suffisent à prévenir, de grandes doses ne guérissent pas. » Ce sérum est inoffensif même à doses considérables. Chaque service, chaque ambulance en temps de guerre, serait muni d'une provision de sérum desséché; cette dessiccation ne diminue pas son efficacité et permet sa conservation indéfinie; il suffit de redissoudre dans 6 fois son poids d'eau le résidu sec pour reconstituer le liquide initial. En chirurgie vétérinaire, sur les conseils de Nocard, cette méthode prophylactique est entrée dans la voie d'application; nous y avons recours dans le traitement des grands écrasements des membres et nous n'avons qu'à nous louer de cette pratique.

En 1891, Kitasato venait, après Behring, affirmer que le sérum antitoxique guérit les souris tétaniques, même très malades. A la suite de cette communication, on vit relater, en Italie, une série d'observations de tétanos humain guéri avec le sérum préparé par Tizzoni et Cattani. En France, dit Vaillard, l'application de la méthode n'aboutissait guère qu'à des insuccès. « 9 essais

[P. RECLUS]

donnaient, en effet, 7 morts et 2 guérisons. Ces dernières avaient trait à des tétanos chroniques, c'est-à-dire susceptibles de guérir par toutes les médications; il était dès lors difficile de dire si le sérum avait eu une influence heureuse sur la durée des contractures. Dans le travail où il a été rendu compte de ces tentatives nous avons dû conclure que, malgré l'activité du sérum employé et l'abondance des doses injectées, ce moyen de traitement se montre impuissant dans les formes graves de la maladie. Ces résultats étaient conformes à ceux que donnait l'expérimentation : 75 morts et 10 guérisons sur 85 animaux traités, 59 morts et 4 guérisons sur 45 animaux témoins. »

Les belles statistiques des médecins d'Italie sont explicables : au dire d'Albertoni, plusieurs décès n'ont point été publiés et les cas de guérison se rapportent à des tétanos curables. « Malgré ces échecs sur l'homme et sur l'animal, écrit Vaillard, nous n'avons pas cru devoir, Roux et moi, juger la méthode d'après les premiers résultats. Peut-être, en effet, un sérum d'une activité supérieure pouvait-il fournir des résultats plus favorables. Poursuivant ces recherches, nous nous sommes appliqués à augmenter l'activité du sérum fourni par les animaux immunisés et nous avons obtenu des liquides dont le pouvoir immunisant, réellement prodigieux, dépasse tout ce qu'il est permis de prévoir. Ces sérums si actifs ont été appliqués au traitement du tétanos déclaré, soit chez l'homme, soit chez les animaux, et, dans ces essais inédits, nous avons eu le regret d'aboutir aux mêmes conclusions défavorables que précédemment. Jusqu'ici, entre nos mains, le sérum des animaux immunisés par des procédés variés s'est montré impuissant à guérir le tétanos aigu ou grave. »

En faut-il conclure à la « banqueroute » de la sérothérapie? L'affirmation serait prématurée. Behring affirmait à Roux et Vaillard, lors de son récent passage à Paris, qu'il était arrivé à préparer un sérum réellement curateur. Dans ce jugement, il est sage de tenir compte de l'intensité dans la culture bactérienne, de la massivité dans les doses toxiques, du siège profond de l'inoculation, de la promptitude dans les injections de sérum. La vaccination antirabique ne guérit point dans tous les cas; cela ne l'empêche pas d'être une des conquêtes de notre temps. Au moment où se manifestent les premiers symptômes du tétanos, la toxine a déjà agi sur les éléments cellulaires des centres et ceux-ci peuvent être assez frappés par le poison pour que le contrepoison arrive trop tard. Mais, dans les formes moins sévères, le sérum actionne les toxines qu'il rencontre dans l'organisme et, d'autre part, en rendant le sang antitoxique, il permet à celui-ci d'annuler les doses de toxine ultérieurement sécrétées; il a donc une action de neutralisation immédiate et de préservation à venir. Si, par surcroît, une médication sédative ramène l'ordre dans les fonctions nerveuses, le succès est possible.

Agir sur les éléments nerveux atteints par le poison, telle est la troisième indication. La matière médicale est riche en substances capables d'apaiser l'hyperexcitabilité des centres, et deux du moins ont fait leurs preuves, l'opium et le chloral. L'opium s'emploie, sous forme de morphine, en injections hypodermiques; on a dit qu'il hyperémiait le névraxe, mais l'expérience et l'observation ont répondu et, grâce à son association au chloral, il est devenu le traitement de choix du tétanos; ces deux médicaments se complètent et donnent le sommeil et la résolution musculaire. Mais les centres nerveux d'un tétanique leur opposent une résistance inattendue, et les doses doivent être massives et prolongées. Aussi, dès les premiers symptômes, dès que la nuque s'enraidit et que les masséters se contractent, on ne craint pas d'injecter 5 centigrammes de morphine et d'administrer 10 à 15 grammes de chloral par jour. Ces doses, suffisantes dans les cas moyens, seront augmentées si les convulsions persistent, et l'on a prescrit jusqu'à 25 grammes de chloral dans les vingt-quatre heures.

Le chloral et l'opium doivent être aidés dans leur œuvre d'apaisement nerveux. Le blessé sera isolé; on lui assurera le calme et le silence; le frôlement d'une robe de soie, le grincement d'un chandelier sur le marbre, réveillaient les secousses convulsives chez des malades de Dupuytren. Aussi reléguera-t-on les tétaniques dans une chambre obscure, où d'épais tapis étoufferont le bruit des pas; à l'hôpital, la suite tumultueuse des élèves s'arrêtera au seuil de la salle d'isolement. On ne fera point parler le malade, on lui épargnera les moindres mouvements. Verneuil conseille de l'immobiliser dans une épaisse lame d'ouate et de le coucher dans une gouttière de Bonnet; cet enveloppement maintient le tétanique dans une moiteur continue, et le protège contre les impressions extérieures. La gouttière permet de le soulever pour les besoins du pansement, des selles et de la miction, pour recevoir des lavements alimentaires ou médicamenteux. Cette immobilité, l'absence d'excitations cutanées, l'obscurité, le silence calment la moelle, les secousses tétaniques s'espacent, et Renzi affirme qu'un malade qui, dans des conditions ordinaires aurait dix-huit crises convulsives, n'en aura pas dix, grâce à l'ensemble de ces précautions. Cette thérapeutique, pour n'être que palliative, n'en est pas moins utile. Elle fait durer le malade, et le temps, c'est ici la guérison. Quant aux autres procédés névrotomie, névrectomie et élongation des nerfs, ils sont périlleux et méritent l'oubli.

CHAPITRE IV

BRULURES — FROIDURES — CICATRICES

I

BRULURES

On nomme *brûlures* les lésions produites sur nos tissus par la chaleur et par certaines substances dites caustiques. — Nous signalerons à peine les désordres que provoquent les agents de cette dernière catégorie : les brûlures d'origine chimique sont rares, et parmi elles, les plus nombreuses, peut-être, sont celles que fait le chirurgien pour atteindre un but thérapeutique.

Historique — Leur histoire scientifique commence avec Fabrice de Hilden qui, en 1607, publia un traité des brûlures. A la fin du xvIII[e] siècle et au commencement du xixe, Heister, Callisen et Boyer en complétèrent l'étude. Dupuytren modifia l'ancienne division et, où l'on décrivait trois degrés, il en établit six; pour avoir été adoptée presque unanimement, cette classification n'en est pas moins peu clinique. Gerdy insiste sur ce point, que l'étendue de la brûlure joue dans le pronostic un rôle plus important que la profondeur. Mais la division qu'il base sur ce principe n'a pas prévalu. En Angleterre, Long, puis Curling, Erichsen et Wilks dégagent quelques faits intéressants d'anatomie pathologique. Enfin, depuis les méthodes antiseptiques, les brûlures ont bénéficié d'un traitement plus efficace. Parmi les travaux que nous avons consultés nous citerons :

Petit, art. Brulures. In *Dict. en 60 vol.*, t. III, p. 524, 1812. — Boyer, Traité des maladies chirurgicales, t. I, p. 159, 1814. — Dupuytren, Leçons sur les brûlures. In *Clinique chirurgicale*, 2ᵉ édit., t. IV, p. 505, 1839. — Marjolin et Ollivier, art. Brulures. In *Diction. en 30 vol.*, t. VI, p. 74, 1834. — Denonvilliers, art. Brulures. In *Dict. des études méd. pratiques*, t. II, p. 622, 1838. — Long, On the post mortem appearances found after burns. In *London med. gaz.*, t. XXV, p. 743, 1840. — Curling, On ulceration of the duodenum in cases of burns. In *Med. chir. trans.*, t. XXV, p. 260, 1842. — Erichsen, On the pathology of burns. In *London med. gaz.*, t. I, p. 544, 1843. — Genuy, De la brûlure. In *Bull. de la Soc. de vice.*, t. III, p. 115, 1852-1853. — Wilks, Sur les causes de la mort à la suite de brûlures chez les enfants. In *Arch. gén. de méd.*, 5ᵉ série, t. XVII, p. 641, 1861. — Lacoin, art. Brulures. In *Nouv. Dict. de méd. et de chir. prat.*, t. V, p. 757, 1866. — Legouest, art. Brulures. In *Dict. encycl. des sciences méd.*, t. XI, p. 184, 1870. — Holmes, art. Burns. In *Holm's System of surgery*, 2ᵉ édit., t. II, 1872. — Morrox, Brûlures. In *Encycl. internat. de chirurgie*, t. II, p. 767, 1883. — Mme Nageotte, Traitement antiseptique des brûlures. Thèse de Paris, n° 207, 1893. — Boyer et Guinard, Les brûlures. In *Recherches expérimentales*, in-8°, 1895. — Le Dentu, art. Brulures. Traité de chirurgie et de thérapeutique, t. I, p. 227, 1896.

Étiologie. — Le calorique rayonnant ne détermine que des brûlures superficielles; c'est ainsi que la chaleur solaire trop intense provoque de légers érythèmes sur les parties découvertes du corps; parfois, il est vrai, des accidents redoutables éclatent, des *insolations*, des *coups de chaleur* dont nous dirons un mot au cours de cet article, bien que l'étude didactique en revienne aux traités de pathologie médicale. Les érythèmes qui succèdent aux *coups de soleil* ont une marche aiguë différente de celle des érythèmes chroniques observés sur les cuisses des femmes qui abusent de la chaufferette, et sur la figure des verriers qui soufflent le verre. Il s'agit là d'un ensemble de faits n'ayant rien à voir avec la chirurgie.

C'est par contact, par application directe du corps brûlant sur les tissus, que surviennent les brûlures; elles sont causées par des solides, par des liquides, par des gaz ou des vapeurs. Ces dernières n'ont pas la même action que les gaz: elles entraînent avec elles des particules d'eau à une haute température, qui non seulement se condensent sur la peau et la désorganisent, mais qui peuvent être respirées; elles pénètrent alors jusque sur les muqueuses de la langue, de la bouche et des poumons, où elles déterminent des accidents de gravité variable. Toute une série de brûlures a une étiologie plus complexe : dans les incendies des théâtres, les individus, avant d'être carbonisés par la température excessive, paraissent être asphyxiés en quelques secondes par le dégagement de l'oxyde de carbone. Les *gaz* déterminent des accidents par la flamme qu'ils produisent : les artificiers, les droguistes, les chimistes, les employés à l'éclairage, les vidangeurs, les mineurs, tous ceux que leur métier expose aux explosions, sont souvent atteints de brûlures assez superficielles, mais redoutables par leur étendue; les vêtements prennent feu; on ne peut les séparer du corps, la peau se carbonise, la graisse sous-cutanée s'allume, et les aliments de la combustion en sont accrus; c'est une « crémation » véritable, et ces cas, rapportés par les journaux, ont fait croire à la « combustion spontanée »; on pensait qu'il pouvait y avoir imbibition des tissus vivants par l'alcool qu'absorbent les voies diges-

tives; les ivrognes auraient pris feu à la manière d'une mèche; on sait ce qu'il
faut penser de cette hypothèse, qui heurte de front toutes les lois de la chimie.

Les *liquides*, lorsqu'ils n'atteignent pas 100 degrés, ne provoquent qu'un
érythème peu grave. L'eau ordinaire entre en ébullition à 100 degrés; l'eau
salée, l'huile exigent une plus grande quantité de calorique, et, par cela seul,
sont plus redoutables. Ils s'étendent, imprègnent les vêtements, adhèrent au
corps où leur action a le temps de s'exercer à loisir. On a signalé des brûlures
des muqueuses rectale et vaginale par des injections et des lavements trop
chauds; des muqueuses buccale, pharyngienne et œsophagienne par du lait et
du thé presque bouillants versés par ces aiguières à long bec dont on se sert
pour les malades et pour les nourrissons; dans ces cas la mort est souvent la
conséquence d'un œdème de la glotte. Les liquides caustiques, eau de javelle,
acide sulfurique, potasse avalée par mégarde ou dans des tentatives de suicide,
agissent sur les mêmes muqueuses et nous n'insisterons pas ici sur les accidents primitifs ou secondaires qui en résultent.

Les *solides*, surtout les métaux portés au rouge, provoquent des lésions
profondes, mais peu étendues, car la brûlure se limite au point d'application,
du moins lorsqu'il ne s'agit pas de substances qui, en se fondant, adhèrent aux
tissus comme le phosphore, le soufre, les résines. La puissance des métaux en
fusion est exceptionnelle; Follin cite le cas d'un malheureux qui, ayant plongé,
par mégarde, son pied dans un flot de fonte, n'en retira qu'un moignon carbonisé. Nous ne parlerons pas ici des « caustiques thérapeutiques », nitrate d'argent, pâte de Vienne ou de Canquoin, pâtes arsenicales; leur brûlure est voulue
par le chirurgien, qui la limite à son gré. Ajoutons que, si la nature du corps
brûlant — gazeux, liquide ou solide — joue un des premiers rôles pour l'étendue
de la blessure et sa profondeur, la durée de son application n'est pas d'une
importance moindre : on comprend la gravité des lésions chez les épileptiques,
les apoplectiques et les ivrognes dont la sensibilité est émoussée ou nulle et qui
tombent dans un brasier. Chacun sait l'histoire de ce berger vaudois, qui, pris
de sommeil près d'un poêle, subit une brûlure si profonde que la calotte
crânienne se détacha tout entière; il n'en mourut point.

Dans une thèse inspirée par Terrier (1), Carlos Oliveira Mery, avec la collaboration du docteur Dubousquet-Laborderie, étudie les caractères qui assignent
un chapitre spécial aux brûlures causées par l'électricité industrielle : 1° ces
brûlures ne sont pas douloureuses, qu'elles soient superficielles ou profondes;
2° elles ont une évolution apyrétique et ne donnent lieu à aucune réaction générale; 3° elles ne suppurent pas et semblent être aseptiques lorsqu'elles sont protégées par un pansement dès leur production; 4° leur cicatrisation se fait bien
et vite.

Divisions et symptômes. — Depuis Fabrice de Hilden, on divise les brûlures
en degrés qui s'élèvent non avec l'étendue, mais avec la profondeur des lésions;
il en comptait trois, Dupuytren en distingue six; c'est cette dernière division,
universellement acceptée, que nous exposerons ici.

Le *premier degré*, le plus léger, est provoqué par une flamme restée un temps
fort court au contact de la peau, par un liquide ou un corps solide dont la
température n'atteint pas 100 degrés. Il est caractérisé par de la rougeur, de

(1) *Étude clinique sur brûlures causées par l'électricité industrielle.* Steinheil, éditeur, 1895.

la douleur et de la tuméfaction. La rougeur est intense, pourpre ou cramoisie; elle s'efface sous la pression du doigt, puis reparaît aussitôt; elle est mal limitée et se fond par dégradation insensible avec les teintes des téguments voisins; la douleur est vive au début, cuisante, intolérable et peut provoquer du délire; si le mal n'est pas trop étendu, elle s'atténue pour s'éteindre au bout de quelques heures; la tuméfaction est de courte durée. En somme, les accidents qui accompagnent le premier degré de la brûlure sont fugaces; après eux, l'épiderme se desquame. Lorsqu'ils ont pour cause la radiation solaire, ils prennent le nom de « coups de soleil ».

Le *deuxième degré*, amené, lui aussi, par une flamme dont le contact a été plus long, par un corps solide à 100 degrés, mais surtout par l'eau en ébullition, désorganise le corps muqueux de Malpighi. L'épiderme est soulevé par des phlyctènes analogues à celles que déterminent les toiles vésicantes; un liquide séreux, citrin, ambré, s'accumule au-dessus des papilles, soulève les lames cornées et forme des « cloches » de grandeur variable; parfois les bulles se déchirent; un frottement intempestif, un vêtement arraché ouvre la phlyctène et, si l'épiderme est enlevé, la couche des papilles mises à nu est le siège d'une douleur intense; la surface s'inocule et s'enflamme; elle suppure, et il est à craindre que la réparation ne laisse, comme vestiges, de légères dépressions, des cicatrices qu'on aurait évitées si l'épiderme fût resté en place après l'écoulement de la sérosité.

Le *troisième degré*, souvent provoqué par le contact d'un corps métallique porté au rouge, par l'application prolongée de la flamme, par un liquide tel que l'eau salée ou l'huile dont l'ébullition ne se fait qu'à une température supérieure à 100 degrés, se caractérise par la désorganisation de l'épiderme, du corps muqueux de Malpighi et des papilles elles-mêmes; les couches superficielles du derme sont entamées; les phlyctènes, larges et nombreuses, renferment, non de la sérosité citrine, comme dans la division précédente, mais un liquide sanguinolent, brunâtre et louche; d'autres fois, ce sont des eschares sèches, noires ou jaunes, dures, déprimées, insensibles, qui sonnent sous le choc du stylet; souvent l'une et l'autre de ces variétés coexistent : on trouve l'eschare en un point, et, sur un autre, la phlyctène trouble. La douleur est vive; elle s'apaise après le premier jour, mais reparaît vers le sixième ou le septième, lorsque l'eschare se détache, laissant au-dessous d'elle une surface granuleuse dont la cicatrice sera déprimée et blanche comme celle d'anciens vésicatoires.

A partir du *quatrième degré*, la division devient plus arbitraire et les lésions sont moins caractérisées; la destruction de la peau est complète; le tissu cellulaire sous-cutané est même atteint et l'on signale une eschare sèche, noire, plus étendue que celle du troisième degré, sonnant comme elle à la percussion. Elle s'entoure d'un cercle blanc limité par une zone rouge dont les teintes décroissantes se confondent avec celles des tissus voisins. La douleur est moins vive que celle des degrés précédents, car les nerfs sont, non irrités, mais détruits. Les couches sphacélées se détachent et provoquent parfois une inflammation vive; toutes les complications des plaies peuvent s'abattre sur le foyer ouvert et, avant l'ère antiseptique, les phlegmons diffus, les lymphangites, les érysipèles, les septicémies, l'infection purulente étaient fréquents. Le tétanos s'observe. La cicatrice est lente à se faire, même sous nos pansements actuels; elle est profonde, irrégulière et soulevée par des brides saillantes.

Dans le *cinquième degré*, la peau, le tissu cellulaire sous-cutané, les muscles sont détruits, de gros troncs vasculaires et nerveux sont souvent compris dans la masse brûlée. Des cavités articulaires et splanchniques s'ouvrent parfois lors de la chute des eschares plus sèches, plus sonores, plus étendues que celles du quatrième degré. Des arthrites purulentes, des phlegmasies viscérales, des hémorragies foudroyantes peuvent survenir lorsque se détachent les parties sphacélées. Les métaux portés au rouge, le contact prolongé d'un brasier, provoquent les lésions profondes du cinquième degré; certaines substances chimiques, employées dans un but thérapeutique, ont pu dépasser les limites que le chirurgien s'était tracées, et nous avons vu, dans le service de Labbé, la cavité thoracique d'un individu ouverte par une pâte arsenicale appliquée pour détruire un épithélioma végétant.

Le *sixième degré* entraîne avec lui la destruction complète du membre; tous les tissus sont carbonisés et répandent une odeur de viande grillée; le périoste est détruit, l'os dénudé ou nécrosé. Lorsque celui-ci sera tombé ou que le chirurgien l'aura séparé, le moignon se cicatrisera d'une façon plus ou moins régulière, selon la quantité de peau restant pour recouvrir les parties sous-jacentes. Pour que ces brûlures, du reste infiniment rares, ne soient pas toujours mortelles, il faut qu'elles soient bien limitées; alors, elles siègent le plus souvent à l'extrémité du membre. Nous avons cependant signalé le cas de ce berger chez qui se détacha la voûte crânienne, et qui survécut malgré cette perte de substance si énorme, et dans une région si dangereuse. On cite un certain nombre d'observations de ce genre.

Ces six degrés, conventionnels d'ailleurs, n'ont rien de fixe et, presque toujours, ils se combinent les uns avec les autres; d'habitude, le degré supérieur s'accompagne de tous les degrés inférieurs; une brûlure au deuxième degré présente à ses limites les lésions du premier degré; une brûlure au troisième montre, vers ses confins, de la vésication et de l'érythème. Le foyer de chaleur provoque la désorganisation la plus profonde à son point d'application, mais il agit aussi à distance, et, par dégradation plus ou moins lente, on arrive des tissus atteints aux tissus normaux. L'irrégularité est la règle dans les brûlures, et l'on ne saurait établir de lois générales.

Aux signes locaux que nous venons de décrire s'ajoutent des phénomènes *généraux* plus ou moins intenses suivant l'étendue ou suivant la profondeur de la blessure et dont l'évolution comprend trois périodes : la première, caractérisée par la *congestion* et la *douleur*; la deuxième, par la *réaction inflammatoire*; la troisième, par la *suppuration*. Autrefois, toute brûlure étendue passait par ces trois phases que les pansements antiseptiques ont heureusement modifiées.

La *première période* cesse à la fin du second jour : lorsque la blessure est grave, les douleurs sont vives, intolérables, telles parfois que leur excès même éteint la souffrance : le patient tombe dans le coma; il semble calme, ne parle plus, se meut à peine et meurt souvent sans sortir de sa somnolence; c'est une forme de cet état particulier que Dupuytren attribuait à une intoxication générale par suppression des fonctions cutanées et que d'autres mettent sur le compte de l'ébranlement du système nerveux. On l'appelle volontiers « choc traumatique » et nous l'avons étudié plus haut; la face est grippée, la peau livide et couverte d'une sueur visqueuse; la température s'abaisse et peut descendre de plusieurs degrés; le pouls est imperceptible, les mouvements respiratoires sont irréguliers; il y a de l'anurie; on observe un minimum de réactions

[F. RECLUS]

vitales. Par contre, on note quelquefois de l'excitation, un délire furieux et des convulsions.

La *deuxième période* est caractérisée par une fièvre intense due à l'inflammation de la brûlure et aux congestions viscérales, aux phlegmasies profondes qui l'accompagnent. On note, du côté du tube digestif, un dégoût profond pour les aliments, de la constipation, puis une diarrhée opiniâtre et des selles dysentériformes. Les voies respiratoires se prennent et on a les signes d'une bronchite généralisée, d'une broncho-pneumonie ou d'une pleurésie; la congestion des reins se traduit par la présence d'albumine dans l'urine : Morton l'a constatée dans tous les cas où les brûlures avaient été assez graves pour allumer la fièvre; enfin, les congestions ou les inflammations cérébrales, les épanchements séreux dans les ventricules ou sur la pie-mère expliquent quelques-uns des phénomènes nerveux.

Dans la *troisième période*, qui commence à la chute des eschares, des désordres graves peuvent être causés par une suppuration trop abondante et trop prolongée. Le malade s'affaiblit, en proie à une déchéance graduelle; ses viscères s'infiltrent de dépôts amylacés, la cachexie survient et il meurt dans l'hecticité. Les complications les plus redoutables ne s'abattent-elles pas parfois sur la plaie elle-même? On conjure l'infection purulente et l'érysipèle: mais les hémorragies secondaires et le tétanos sont encore fréquents, et le nombre est légion des accidents qui peuvent provoquer la mort, sans compter celle, de nature si mal définie, qu'amène le choc, ou bien celle que déterminent certaines embolies, l'ouverture d'une cavité splanchnique ou d'une jointure, les phlegmasies viscérales, la méningite et la néphrite. N'a-t-on pas vu l'œdème de la glotte dans les brûlures du pharynx, et la péritonite par perforation du duodénum?

Nous n'avons pas parlé des désordres souvent mortels que peut causer l'irradiation solaire et connus sous le nom d'*insolation* ou *coup de chaleur*. Les grands foyers incandescents artificiels, les chaudières à vapeur, dans les navires par exemple, ont parfois provoqué des accidents semblables, à ce point que, dans la mer Rouge, la marine militaire française renonce à employer ses chauffeurs et a recours à des indigènes recrutés sur la côte. Rares dans nos climats, les coups de chaleur s'observent souvent sous les tropiques et frappent les Européens qui veulent y conserver leur intempérance. Les nègres y échappent d'ordinaire, grâce à leur chevelure touffue, à leur sécrétion sudorale et sébacée; les jaunes, Malais ou Chinois, y sont sujets. En France, on publie chaque année quelques cas qui frappent des moissonneurs ou des soldats en marche pendant les chaudes heures des journées de juillet et d'août. Il semble ressortir des chroniques de Froissart que la folie de Charles VI fut le résultat d'une insolation.

On en décrit deux formes : l'une est précédée de prodromes; l'autre débute tout à coup par une perte de connaissance. Dans la première, le patient éprouve une soif ardente, une chaleur insupportable à la peau, une céphalalgie intense, de l'accablement, une grande tendance au sommeil; la transpiration est supprimée; il y a de la dysurie, du ténesme vésical, souvent une miction abondante, des vomissements, une douleur vive à l'épigastre. Les jambes fléchissent et ne peuvent plus supporter le corps qui s'affaisse; il survient des hallucinations, du délire, puis la perte de connaissance. Dans la seconde, on note des convulsions, des raideurs musculaires; la face est pâle, la respiration, les battements du cœur s'accélèrent pour se ralentir bientôt; la peau se refroidit, bien que la tem-

pérature monte à 40, 42, même à 45 degrés dans un cas de Wood. Enfin des convulsions cloniques se déclarent, des accès épileptiformes précurseurs d'une mort
imminente. L'évolution de ces phénomènes dure de quelques minutes à vingt-
quatre ou quarante-huit heures.

La mort est une terminaison fréquente du coup de chaleur, mais lorsque la
guérison doit se faire, le malade reprend connaissance, la transpiration se rétablit, le pouls remonte, redevient plus ample, plus régulier, et tout rentre dans
l'ordre en un, deux, trois, six ou huit jours. On signale des cas où des maux de
tête persistants, une certaine faiblesse musculaire, des troubles intellectuels ont
été la conséquence de cette affection. Son évolution, sa marche particulière, les
conditions dans lesquelles elle s'est développée, ne permettent pas de la confondre avec une hémorragie cérébrale et une congestion pulmonaire. Mais il
faut se rappeler, comme l'indique Morache, que, chez les soldats exposés à la
radiation solaire, surtout s'ils ont pour coiffure des casques métalliques ou des
shakos sans couvre-nuques, une hypérémie cérébrale peut survenir, caractérisée
par des vertiges, des céphalées, une chute sur le sol, la rougeur de la face,
l'atrésie des pupilles, la réplétion des vaisseaux des conjonctives : il s'agit là,
non d'une insolation, mais d'une congestion classique dont on retrouve les
lésions à l'autopsie.

Malgré les recherches des physiologistes, la pathologie des insolations est
obscure. On pense cependant que, sous l'influence de la chaleur, il y a d'abord
une excitation des fibres musculaires; les vaisseaux se contractent et provoquent
la pâleur de la face, la suppression de la sueur et l'anémie cérébrale. Puis, à
l'excitation succède la dépression; les muscles cardiaques et diaphragmatiques
perdent leurs propriétés contractiles; la circulation et la respiration s'arrêtent
et la mort est rapide. Les lésions trouvées à l'autopsie sont trop nombreuses et
trop contradictoires pour que nous voulions les énumérer ici.

Anatomie pathologique. — En dehors des désordres trouvés dans le foyer et
déjà décrits à propos des signes, on signale surtout les altérations qui procèdent
des complications des plaies, fièvres purulentes, abcès, gangrènes, phlébites et
abcès métastatiques. Cependant Curling a montré, dans le duodénum, près du
pylore, des ulcérations circulaires ou ovales, parfois irrégulières, et dont les
dimensions égalent celles d'une pièce de 1 franc ou de 50 centimes; on les
aurait observées 16 fois sur 125 cas de brûlures mortelles. Comme l'ulcère rond
de l'estomac auquel elle ressemble, cette lésion serait le fait d'un infarctus de
la paroi intestinale que le suc gastrique désorganiserait par une autodigestion.
La congestion des voies respiratoires et digestives, celle des centres nerveux,
sont de règle dans les brûlures, et Dupuytren attire l'attention sur ces hypéré-
mies qui peuvent s'élever jusqu'aux inflammations les plus graves. On a noté
de la néphrite, une dégénérescence aiguë du foie, des ecchymoses, des foyers
sanguins dans le tissu cellulaire et dans les cavités splanchniques, sous la plèvre,
le péricarde et le péritoine, des épanchements liquides dans les grandes articulations et dans les grandes séreuses. Ponfik a décrit une altération profonde
des globules rouges, dont la stase provoquerait des embolies capillaires, des
infarctus, surtout dans le rein. Ce serait même une hypoglobulie poussée à ses
extrêmes limites, qui déterminerait ces morts soudaines, si fréquentes après
les brûlures. Guinard et Boyer ont essayé de démontrer que « l'organisme des
brûlés élabore des poisons dont l'intervention doit être considérable dans le

développement des symptômes généraux ». On trouverait dans l'urine une substance, pyridine, quinoline ou ptomaïne spéciale qui donnerait à ce liquide des propriétés toxiques. Injectée à un animal, une petite quantité suffirait pour amener la mort.

Traitement. — Il est curieux d'observer avec quelle lenteur la thérapeutique des brûlures a suivi le progrès contemporain. Alors que, pour toutes les plaies, la méthode antiseptique avait force de loi, maints chirurgiens continuaient pour elles l'emploi de topiques spéciaux, sans valeur microbicide. Et, dans la période toute récente, quand le traitement antiseptique s'est imposé, nous nous sommes longtemps contentés de l'antisepsie du pansement, sans y joindre les précautions d'aseptisation préalable, obligatoires pour toute plaie [1].

Pour une brûlure, les chances d'infection sont multiples. La surface cutanée est habitée par de nombreux micro-organismes pyogènes, que la combustion temporaire de l'accident ne suffit pas à stériliser et qui cultivent sur la peau dépouillée de son épiderme. Sans doute, l'eschare d'une brûlure est stérile; mais, autour d'elle, est une zone brûlée où l'ensemencement septique peut se faire; plus tard, quand le sillon d'élimination va se creuser et la partie morte se mobiliser, ce seront de nouvelles occasions d'infection secondaire. Le péril est d'autant plus grand que les éléments anatomiques atteints en leur vitalité luttent avec moins de résistance et que les lambeaux épidermiques des phlyctènes abritent les germes. Il faut, en outre, considérer que les brûlures atteignent surtout des ouvriers à téguments sales; que, dans le désarroi de l'accident, des contacts malpropres menacent la surface brûlée.

De même que la réunion immédiate des plaies est devenue le résultat normal, de même nous devons poursuivre la cicatrisation sans pus des brûlures. Le nettoyage est la condition première du succès. Puis, c'est affaire au pansement de protéger la surface contre toute contamination secondaire. Le nettoyage comporte des soins minutieux, longs, douloureux : triple raison pour recourir à l'anesthésie générale, surtout chez les enfants, afin de donner à cette toilette le temps et la perfection nécessaires. Les règles en ont été bien formulées par Mme Nageotte. Le nettoyage doit être à la fois complet et doux afin de ménager les éléments anatomiques épargnés par la lésion première; il commencera par les parties avoisinantes, de façon à ne point ramener des malpropretés sur la brûlure, lorsqu'on s'occupera de celle-ci et surtout de ses limites.

La brûlure au premier degré n'ouvre point de porte à l'infection. Mais assez souvent après quelques heures, des phlyctènes se forment, qui peuvent permettre une inoculation. La toilette de la région constitue une utile précaution. Au deuxième degré, lorsque l'épiderme est soulevé en phlyctènes, on doit ménager ce couvercle épidermique. Savonnez toute la région, la zone saine d'abord, le point brûlé ensuite : employez une solution alcoolique de savon et légèrement, avec une compresse de gaze stérile, faites un « shampoing » à l'eau chaude sur les téguments avoisinants, savonnez à la brosse; lavez à l'éther ou à l'alcool les peaux grasses, les plis macérés des mains et des pieds; finissez par une copieuse lotion à l'eau boriquée ou salée tiède. Si l'épiderme est intact, on laisse les phlyctènes entières dans les cas où l'on n'est pas sûr de l'asepsie de la surface : la lame épithéliale constitue une protection. Mais nous avons vu souvent que,

[1] Fonaux, *Traitement des brûlures. In Nouveau Montpellier médical*, 1895.

[P. RECLUS.]

sous la bulle séreuse exsudée, la néoformation épidermique est moins rapide et moins solide. Il y a donc avantage à ponctionner, au point le plus déclive, avec un instrument aseptique, les cloques volumineuses. Quand l'épiderme est déchiré, quand la brûlure a subi des pansements suspects, n'hésitez point à détacher la pellicule cornée, à enlever ses lambeaux contaminés; c'est une garantie pour l'asepsie et ce n'est point un obstacle à la cicatrisation.

Les surfaces ainsi dénudées supportent le lavage au permanganate de potasse et même le savonnage, sans dommage anatomique; mais l'anesthésie est indispensable. S'agit-il d'une brûlure suppurante, les débris épidermiques seront ébarbés, les surfaces savonnées et baignées, en ayant soin de ne point infecter quelque coin non suppuré encore : « Il ne faut pas promener le tampon ou la compresse d'un bout à l'autre de la brûlure; il faut la désinfecter par petits cantons et surtout ne pas faire de frictions de pus, ne pas faire pénétrer le pus superficiel dans les glandes de la peau. » Ainsi traitée, une brûlure fraîchement infectée est assainie après quelques pansements : à chacun d'eux on renouvelle les bains, les lotions, l'irrigation, de mieux en mieux tolérés à mesure que l'inflammation s'apaise et que la cicatrisation se poursuit. — Dans les brûlures au troisième degré, soignez le nettoyage des eschares, de leur marge où se creuse le sillon d'élimination; quand la plaie est infectée, le mieux est d'ébarber l'eschare, terrain de culture microbienne.

Sur une brûlure aseptique, dit Mme Nageotte, les substances microbicides sont au moins inutiles et le pansement pourra être simplement aseptique. Mais combien le cas est rare de cette asepsie intégrale! Le plus souvent, la brûlure a été exposée à des contaminations; son aseptisation reste incertaine; maintes fois, elle arrive à notre traitement en pleine suppuration : l'antisepsie du pansement est alors de rigueur. D'autant que plusieurs de nos antiseptiques sont analgésiques et que la douleur est le symptôme dont la sédation est le plus urgente. Il est exact que l'état stérile d'une plaie est le plus puissant des analgésiques. Mais nous ne saurions admettre, avec Mme Nageotte, que « les brûlures qui ne suppurent pas ne sont le siège d'aucune douleur, quelle que soit leur étendue, aussitôt qu'elles sont mises à l'abri de tout contact et du froid ». Cela s'observe, mais cela n'est point la règle; et le pansement, par le choix de ses topiques, par le soin de son application, joue un rôle dans la sédation des souffrances.

Sa première qualité, c'est la rareté : plus l'asepsie initiale a été rigoureuse, plus les pansements peuvent être raréfiés. Il doit employer des substances dont le derme supporte le contact et qui puissent concourir le mieux à la réparation épidermique : c'étaient les deux conditions formulées par Hervez de Chégoin. Nous savons que la néoformation épidermique risque d'être enrayée par des antiseptiques dont l'action est mordante sur les jeunes cellules épithéliales : tels l'acide salicylique, l'acide phénique, le phénosalyl. L'iodoforme et l'acide borique sont, à cet égard, d'une parfaite neutralité; l'ichtyol, le baume du Pérou, le styrax, l'acide picrique, le thiol se recommandent par leurs qualités kératoplastiques. Le pansement gras retarde l'épidermisation; les pansements humides la contrarient plus nettement encore; le pansement sec la favorise.

Le degré de la brûlure dicte le mode de pansement. S'agit-il d'un deuxième ou troisième degré, avec phlyctènes et lésion superficielle du derme, le cas est-il resté aseptique ou a-t-il été aseptisé, on peut se contenter de l'enveloppement dans l'ouate stérile; mais nous préférons y joindre un pansement au thiol ou à

[P. RECLUS.]

l'ichtyol dont nous avons, après Bidder et Nageotte, constaté l'influence heureuse sur la kératinisation. Le thiol est, comme l'ichtyol, un mélange de carbures sulfurés et non de produits bien déterminés; la solution aqueuse à 40 pour 100 employée seule ou mélangée avec du sous-nitrate de bismuth et une faible quantité d'iodoforme; le thiol liquide se concrète en un vernis. L'application du thiol ne donne lieu qu'à une faible douleur; la cuisson provoquée par l'ichtyol est plus vive. Sous ce pansement, les phlyctènes restées entières se fanent, le liquide exsudé se résorbe; vers le septième ou le huitième jour, l'épiderme est affaissé et le liquide se coagule en une masse sèche, sous l'épiderme ridé et ratatiné. Au-dessous de ces squames, l'épiderme jeune s'est reconstitué; pendant trois à quatre semaines, il garde une teinte rosée. Lorsque la brûlure aseptique a été privée de son épiderme, il semble que l'épidermisation en soit accélérée : l'épithélium, n'étant pas maintenu humide par la pellicule protectrice de l'ancien épiderme, est dans de meilleures conditions pour la formation de la couche cornée.

Un nouveau topique vient d'être recommandé par Thiéry et Tillaux (¹) : c'est l'acide picrique, en solution saturée. Des compresses de tarlatane, bouillies, sont imbibées de la solution picriquée dont on exprime l'excès : elles sont appliquées en plusieurs épaisseurs sur la surface brûlée qu'elles débordent; une couche d'ouate les enveloppe. Le pansement sera renouvelé, suivant l'état aseptique de la brûlure, tous les trois, quatre ou six jours; l'irrigation et l'imbibition préalables des compresses empêcheront toute traction blessante sur les points adhérents de la surface brûlée; les débris épidermiques abondants, colorés en jaune par l'acide picrique, sont laissés à la desquamation spontanée de façon à ménager l'épiderme jeune et fragile. L'acide picrique est un antiseptique; sa valeur analgésique est réelle; son action fixatrice sur les éléments anatomiques est démontrée par la technique histologique et nous explique le durcissement qu'il produit; il est vraisemblable même qu'il est doué de propriétés kératoplastiques; deviendra-t-il le topique de choix pour les brûlures superficielles? Les résultats obtenus dans le service de Tillaux, les succès que nous venons de lui devoir permettent d'en affirmer les bons offices.

La tendance est de renoncer aux pansements gras et aux applications humides qui eurent, jusqu'à présent, la vogue : le pansement sec n'est-il point devenu, pour toutes les plaies aseptisées, le traitement par excellence? Cela n'empêche que les topiques gras ne gardent leurs indications : la vaseline, la lanoline, le rétinol, auxquels s'incorporent des antiseptiques faibles comme l'acide borique, persistants comme les essences ou fortement dilués, des substances sédatives de la douleur, comme l'antipyrine ou l'analgésine, font, aux surfaces brûlées, un pansement doux, isolant, analgésique. Ces topiques conviennent aux brûlures superficielles infectées, aux degrés plus profonds qui entraînent de longues éliminations d'eschares. Nous avons employé avec avantage une pommade ainsi formulée : vaseline, 40 grammes; acide borique, 5 grammes; antipyrine, 5 grammes; iodoforme, 50 centigrammes ou 1 gramme, suivant l'étendue de la plaie ou la susceptibilité du malade. Sur des compresses de tarlatane stériles, on étend une couche épaisse de cette pommade aseptisée — par bouillissage — et l'on enveloppe d'un manchon d'ouate; le pansement se

---

(¹) FILLEUL, *Traitement des brûlures superficielles par la solution saline d'acide picrique.* Thèse de Paris, 1894.

[P. RECLUS.]

détache sans traction douloureuse, sans blessure des granulations. Dès que commence l'épidermisation, il faut panser à sec, avec le thiol ou le sous-nitrate de bismuth.

La balnéation chaude continue, à la manière d'Hebra (¹), a été longtemps regardée comme le seul moyen de calmer les douleurs des grandes brûlures. Billroth (²) conseille d'installer une large baignoire « dans laquelle est suspendu, par des chaînes, un châssis garni de sangles métalliques; on y couche le malade enveloppé d'une couverture. A l'aide d'un cabestan, châssis et brûlé sont, à volonté, tirés hors de l'eau ou replacés dans le bain, dont la température, de 30 à 31 degrés, doit être progressivement portée jusqu'à 38 et 40, sans quoi le malade éprouverait une vive sensation de froid. » Dans ce milieu à température uniforme, le patient est à l'aise, tranquille, sans souffrances, à l'abri des contacts irritants. Si les brûlures sont tellement étendues que la mort soit inévitable, l'agonie est plus douce. Mais les difficultés d'installation et de surveillance sont grandes. Pitha a conté l'histoire de l'archiduchesse Mathilde : l'eau stagnait et prenait une odeur infecte; on fut obligé de l'enlever avec des tasses, car la malade ne supportait pas le moindre courant d'eau; la macération provoqua une suppuration profonde; l'insomnie, la douleur croissante firent renoncer au bain continu.

Une brûlure infectée et détergée bourgeonne : son traitement devient celui de toutes les plaies à cette période de leur évolution. Rien n'active la cicatrisation comme le changement fréquent des topiques : nitrate d'argent en solution pour réprimer les bourgeons exubérants; thiol; iodoforme. Les greffes à la Thiersch et l'autoplastie italienne trouvent ici de bienfaisantes indications. Il ne faut pas oublier que la cicatrisation demande la plus active surveillance; on sait à quels dangers elle expose.

Il est des cas où le membre tout entier a été carbonisé, et il ne reste d'autre ressource que l'amputation. Celle-ci peut être primitive, en toute sécurité on taille les lambeaux jusqu'aux limites des téguments gangrénés. Il ne faut pas attendre l'élimination spontanée, car, outre le temps qu'elle exige et les périls septiques auxquels elle expose, le moignon est irrégulier et conique. On n'imposera donc pas au brûlé cette lente et périlleuse réparation, et l'intervention sera d'autant plus nécessaire à la chute des eschares profondes, que l'artère principale du membre est parfois ouverte: on a cité des cas d'hémorragies foudroyantes.

Pour peu que de larges surfaces soient atteintes, le blessé est menacé de complications viscérales. Dans le pronostic des brûlures, l'étendue est un facteur prépondérant. Aux premières heures, les grands brûlés sont exposés à succomber à des phénomènes d'épuisement : c'est le choc nerveux de Sonnenburg; il est dû à l'intense excitation des nerfs sensitifs. Les malades meurent de douleur, comme le pensait Dupuytren. Dans les explosions, la commotion, le traumatisme mécanique jouent, au surplus, un rôle important. A cette phase, le traitement est celui du choc en général : injections de caféine; transfusion du sérum artificiel; inhalations d'oxygène, d'autant mieux indiquées que parfois comme dans l'incendie du Ring-théâtre à Vienne, les symptômes asphyxiques dominent. Combattre la douleur qui tue; s'abstenir de refroidir le brûlé pour

(¹) HEBRA, *Ueber continuirliche Bäle*. In *Med. Wiener Zeits.*, t. VI, p. 43-44, 1861.
(²) BILLROTH et WINIWARTER, In *Traité de thérapeutique chirurgicale générale*.

[P. RECLUS]

ne pas aggraver l'hypothermie nerveuse : ces deux indications sont remplies, au début, par le bain chaud ou l'enveloppement dans l'ouate stérile chauffée.

Quand le brûlé échappe à ces premiers accidents, il n'est point hors de péril : le pouls demeure petit, la dépression nerveuse persiste, la respiration est anxieuse et sans amplitude, les vomissements et la diarrhée sont fréquents, l'hémoglobinurie s'observe. Une théorie paraît, à l'heure actuelle, rendre compte des symptômes qui marquent cette phase : il s'agirait, comme Fränkel, Silbermann, Reiss, Kijanitzin, Boyer et Guinard l'ont admis, d'un empoisonnement par des toxines issues du sang altéré, des déchets de cellules, des tissus détruits ou en voie de destruction. S'il survient de l'agitation, de l'inquiétude, du délire bruyant, qu'on ne se hâte pas d'administrer le chloral ou la morphine, lorsqu'en même temps on constate de l'hypothermie ; dans ces cas, le blessé se déprime, le pouls devient filiforme, la respiration superficielle, et le malade tombe dans le coma. Si l'on a affaire à un grand brûlé, mis au bain continu, il faut, dès que le coma se déclare, le sortir de la baignoire et le laisser mourir au lit ; sinon, la tête ballante, il « boit » et risque de se noyer. Tout ce qui peut activer l'élimination toxique doit être employé : régime lacté et bains tièdes pour favoriser la diurèse ; transfusion sanguine si possible, pour compenser la destruction globulaire constatée par Wertheim, Ponfick et autres ; ou tout au moins transfusion de sérum artificiel pour relever la tension vasculaire et actionner les émonctoires ; peut-être quelques purgatifs au déclin de cette période pour solliciter la décharge intestinale ; dans tous les cas, inhalations d'oxygène pour parer à l'anoxémie résultant de l'appauvrissement du sang en globules sanguins. Car, il semble bien que les altérations dominantes portent sur les éléments figurés du sang, atteints en leur structure et en leur réaction microchimique.

II

DES FROIDURES

On nomme *froidures*, *gelures* ou *congélations* les lésions que le froid produit sur nos tissus.

Historique. — Signalées par les anciens auteurs, connues de Fabrice de Hilden, d'Ambroise Paré, de Hévin, de Callisen, de Chélius, elles ont été décrites surtout par les chirurgiens militaires : Larrey, dans ses mémoires, a laissé des documents recueillis pendant la retraite de Russie, puis vinrent les recherches de Bégin ; Legouest, après la guerre de Crimée, a publié un travail remarquable, bientôt suivi de celui de Valette. Les observations amassées pendant la guerre franco-allemande ont été consignées dans un certain nombre de thèses. Germain, en 1879, a montré que des troubles trophiques et sensitifs peuvent succéder aux congélations. Tédenat a réuni ces matériaux dans une bonne étude des effets du froid sur l'économie. Citons, entre les meilleurs travaux :

LARREY, Mémoires sur la chirurgie militaire, t. IV, p. 91, 1817. — GERDY, De l'influence du froid sur l'économie animale. Paris, 1823. — GUÉRARD, art. FROID. In *Dict. en 30 vol.*, t. XIII, 1873. — LACONBIÈRE, Traité du froid. Paris, 1859. — LEGOUEST, Des congélations observées à Constantinople. In *Recueil et mém. de méd. militaire*, 3e série, t. XVI, p. 273, 1855. — VALETTE,

Mémoire sur la congélation des mains et des pieds. In *Ibidem*, t. XXI, p. 213, 1857. — LARREY, art. CONGÉLATION. In *Nouv. Dict. de méd. et de chir. prat.*, t. IV, p. 8, 1868. — HEURTEAUX, art. ENGELURES. In *Nouv. Dict. de méd. et de chir. prat.*, t. XIII, 1870. — LEGOUEST, Brûlures et congélations. In *Traité de chirurgie d'armée*, 2e édit. Paris, 1872. — SEDILLOT, art. CONGÉLATION. In *Dict. encycl. des sciences méd.*, t. XIX, 1875. — LAVERAN, art. Froid. In *Ibidem*, 4e série, t. VI, p. 150, 1880. — GRANT, Gelure or congelation. In *Encyclop. intern. de chirurgie*, t. II, 1885. — TÉRENAY, Thèse d'agrég. en chir. Paris, 1880. — TERRIER, Gelures. In *Éléments de pathol. chir. gén.*, p. 516, 1885. — USCHINSKY, Les effets du froid sur les différents tissus. In *Ziegler's Beitrage z. path. Anat.*, t. XII, p. 115, 1892. — LE DENTU, art. FROIDURES. In *Traité de chirurgie clinique et opératoire*, t. I, p. 248, 1896.

Étiologie. — Les gelures atteignent surtout les extrémités : sur 496 cas rassemblés par Fremmert, les pieds seuls ont été saisis 355 fois et les mains seules 105 ; 58 fois les mains et les pieds furent lésés en même temps. Le gros orteil et le petit doigt sont particulièrement susceptibles. Les oreilles et le nez, qui offrent par leur large surface et leur exposition à l'air prise aux refroidissements, deviennent souvent le siège des froidures. Les faibles, les vieillards, les enfants, ceux qui se fatiguent trop ou ne mangent pas assez, les soldats en campagne, sont plus accessibles. Voilà pourquoi les médecins militaires ont eu plus que les médecins civils l'occasion d'étudier les froidures. Les alcooliques, dont la circulation des réseaux périphériques laisse à désirer, paraissent plus enclins aux congélations, d'autant que la torpeur qui frappe les ivrognes s'oppose à l'activité musculaire : on sait combien l'engourdissement favorise l'arrêt circulatoire.

Les relevés de Larrey et les observations de Charles Martins, divers récits de voyageurs polaires, semblent établir que les méridionaux supportent mieux que les gens du Nord les températures basses. Le froid humide est plus dangereux que le froid sec ; l'absence ou la coexistence du vent joue un rôle considérable : par — 10 degrés avec une brise légère, il a pu se produire des congélations plus étendues que par — 25 avec un temps calme. Il faut tenir compte des brusques écarts de température et les engelures se développent surtout chez les gens qui, venus du dehors, exposent leurs pieds ou leurs mains à la chaleur du feu, brusquement et sans transition. Ces mêmes engelures paraissent surtout tenaces chez les enfants strumeux, aussi certains praticiens assurent-ils les guérir par l'huile de foie de morue prise à l'intérieur.

Anatomie pathologique. — Elle est mal connue. Chez les scorbutiques, il est vrai, Legouest a montré des ecchymoses étendues, de véritables épanchements sanguins ; l'action du froid produit un resserrement des vaisseaux qui peut aller jusqu'à l'oblitération de leur lumière ; le sang ne circule plus et la région devient blanche, puis la réaction arrive ; le réseau se dilate assez pour que la circulation se ralentisse ; des thromboses se font, dont les caillots peuvent se détacher et provoquer les phénomènes de l'embolie ; Michel a cité un cas où la mort fut amenée par un bloc migrateur échoué dans l'artère pulmonaire. Valette a signalé l'oblitération des artères que l'on trouve dures et aplaties ; mais sur 16 cas étudiés par Tillaux, aucune altération ne fut observée sur les gros troncs ; seuls les petits vaisseaux sont épaissis et rétrécis. Uschinsky a étudié sur les animaux, les lésions que provoque la réfrigération artificielle ; il a trouvé les vaisseaux gorgés de globules rouges ; au bout de douze heures s'ajoute, à la stase vasculaire, une accumulation de leucocytes dans les vaisseaux, hors des vaisseaux et dans l'épiderme creusé de petites vacuoles. Si l'action du froid a été plus intense et plus prolongée, on constate des hémorragies dans le corps papillaire. En somme, les désordres ne différeraient de ceux des brûlures que par plus de sécheresse et une plus grande infiltration de globules blancs.

Tous les tissus peuvent être atteints : dans les muscles, on a trouvé quelques foyers de myosite, des suppurations dans les articulations et dans les os, quelques lésions congestives du côté des viscères. Mais les altérations des nerfs sont les plus fréquentes : on a signalé des ruptures des vasa-nervorum et des hémorragies interstitielles ; Laveran, Tillaux, Grancher, parlent d'une dégénérescence granulo-graisseuse de la myéline des tubes nerveux qui expliquerait l'atrophie des muscles, la douleur vive, les ulcères trophiques consécutifs aux froidures et les anesthésies prolongées de la peau. Terrier et Germain ont vu la névrite devenir ascendante et s'accompagner de lésions médullaires. Enfin Gubler, Landrieux, Mathieu et Urbain ont décrit des embolies capillaires et lymphatiques, dont les congestions viscérales seront la conséquence. Dans les cas de mort par action du froid sur l'organisme entier, on a insisté sur la stase du sang dans les organes internes, sur la présence de caillots encombrant les veines caves et pulmonaires, l'aorte et les artères pulmonaires. Ogston a trouvé, au sang accumulé dans le cœur, une coloration claire spéciale.

Divisions et symptômes. — Le froid peut n'exercer son action que sur des points limités du corps ; mais on observe aussi des cas où l'organisme est frappé tout entier. De là une première division en froidures *locales* et en froidures *générales*. Les froidures locales offrent plusieurs variétés : Fabrice de Hilden et Boyer admettaient trois degrés pour les brûlures ; les froidures ont hérité de cette classification sur laquelle, malgré des tentatives répétées, n'a pu mordre la division de Dupuytren. Au premier et au deuxième degré des gelures correspondent le premier et le deuxième degré des brûlures ; le troisième, le quatrième, le cinquième et le sixième degré de celles-ci embrassent le troisième degré de celles-là. Cette réunion était d'autant plus nécessaire que les congélations atteignant les muscles et les os sont rares.

Nous serons bref sur les gelures *générales*, rarement observées dans nos climats. Lorsque le froid agit sur l'organisme entier, la circulation s'active d'abord et la température s'élève, mais cette excitation tombe, les membres s'engourdissent, la vue se trouble, on est saisi d'une lassitude générale, d'un besoin irrésistible de sommeil, le corps chancelle, les jambes fléchissent, les paupières se ferment, puis la respiration s'embarrasse, le cœur se ralentit, cesse de battre, et le patient s'affaisse et meurt. Les auteurs citent cependant des faits authentiques, d'après lesquels des individus demeurés quatre, six et même huit jours enfouis dans la neige, auraient été relevés vivants. Il est vrai que, sauf pour un vieillard de soixante-douze ans, enseveli vingt-quatre heures, et qui serait sorti de cette terrible aventure sans autre dommage qu'un peu de sphacèle aux orteils, un traitement mal dirigé a, dans les autres observations, provoqué une réaction inflammatoire intense ; les malheureux n'ont été rappelés à la vie que pour être la proie de la gangrène. Desgenettes a signalé des faits où il survient des raideurs musculaires, des contractures qui se propagent à tout le tronc ; les individus sont emportés dans une crise épileptiforme. Enfin, on a vu l'introduction d'un air trop froid dans les poumons provoquer une douleur excessive, un resserrement des narines et même un arrêt brusque de la respiration.

Les froidures *locales* sont fréquentes ; le *premier degré, érythème ou rubéfaction,* se caractérise par une rougeur vineuse de la peau, une teinte violacée qui

[P. RECLUS]

disparaît sous la pression des doigts. La circulation sanguine devient paresseuse ; le sang stagne dans les réseaux capillaires périphériques : le derme
s'épaissit, le tissu cellulaire s'infiltre et les parties atteintes, presque toujours
les orteils et les doigts, parfois aussi les oreilles et le nez, sont tuméfiées. A ce
niveau, les téguments sont engourdis ; dès qu'on les expose à la chaleur du lit
ou d'un foyer, ils deviennent le siège de démangeaisons. En général, les phénomènes durent peu ; ils s'éteignent au bout de quelques jours ; mais si l'on
s'expose à des récidives, l'affection devient chronique et constitue ces engelures
rebelles qui s'éternisent pendant l'hiver aux orteils, aux doigts, aux nez et aux
oreilles.

Le *deuxième degré* se caractérise par des lésions analogues à celles que la
vésication produit sur la peau. Des ulcérations se montrent qui, dans la forme
aiguë, surviennent d'emblée, et l'on voit, peu après l'exposition au froid, l'épiderme soulevé par de la sérosité citrine ou sanguinolente. Cette pellicule cornée
se détache et laisse des pertes de substance violacées, grisâtres, atones, sans
tendance à la cicatrisation. La cuisson y est vive et remplace la démangeaison
du premier degré. Dans la forme chronique, la peau est infiltrée, tuméfiée, œdémateuse ; elle se fissure, se craquèle, et l'on y trouve des crevasses étroites, peu
profondes, d'où s'écoule un liquide jaune ou brun qui se concrète et forme des
croûtes soulevées par du pus séreux et sanguinolent ; cette sécrétion s'éternise,
les solutions de continuité s'agrandissent et les *engelures ulcérées* sont constituées, rebelles surtout chez les enfants strumeux.

Le *troisième degré* est plus grave ; non seulement le derme est frappé de mort,
mais parfois une grande épaisseur des tissus sous-jacents est atteinte. Les téguments sont livides, comme marbrés et parsemés de phlyctènes larges et distendues par une sérosité roussâtre, surtout chez les scorbutiques qui, d'après
Legouest, présentent des épanchements sous-cutanés. Dans d'autres cas, les
eschares sont sèches, dures, décolorées ou noires. Bientôt l'inflammation élimi-
natoire se déclare ; lorsqu'elle est modérée, le lambeau sphacélé se détache et
découvre un ulcère saignant dont les bourgeons mollasses cachent les lésions
profondes des os sous-jacents. Grant dit avoir vu, au Canada, des exemples
d'amputation spontanée chez les bûcherons gelés, restés pendant des semaines
au fond des bois, sous leur abri en planches. Mais, si la gelure est exposée subi-
tement à la chaleur, la réaction est intense et une gangrène peut frapper la
portion du membre atteinte par le froid

Ces lésions, surtout celles du premier degré et du deuxième, évoluent souvent
sans provoquer de troubles généraux. Cependant, chez les soldats en campagne,
surmenés, mal nourris, démoralisés, chez les cachectiques et chez les vieillards,
on a noté une teinte subictérique de la peau, un œdème de la face et des paupières, provenant d'une albuminurie observée par plusieurs auteurs, et entre
autres par Landrieux. Les accidents des plaies peuvent survenir au cours de la
suppuration et, dans les statistiques de Fremmert, où la mortalité s'élève à près
de 9 pour 100 des individus atteints de gelures, la septicémie et la pyohémie sont
la cause principale de la terminaison funeste. Enfin, la guérison est lente, la
cicatrisation s'arrête et le derme de formation nouvelle s'ulcère ; des bulles, des
phlyctènes, tous les troubles trophiques s'y montrent facilement.

On a noté des ulcères rebelles, des cicatrisations incomplètes et souvent compromises, une atrophie des membres. Duplay a signalé le mal perforant, Germain
et Terrier, des phlyctènes qui apparaissent sans motif ou que provoque une

[P. RECLUS.]

pression légère. Les téguments restent noirs, bronzés ; le pigment s'accumule sur la couche cornée ; la sécrétion sudorale s'exagère ou diminue, l'épiderme est rugueux, les poils épais, rudes, sont plus cassants, les ongles sont modifiés dans leur forme et dans leur nutrition ; les articulations sont atteintes ; elles suppurent ; des fistules s'établissent, les os mêmes peuvent être détruits au-dessous d'un ulcère perforant dont le processus gagne jusqu'au squelette. Ces dystrophies s'accompagnent d'anesthésie, d'analgésie, rarement d'hyperesthésie, de retard dans les sensations, tous phénomènes qu'explique la névrite qui frappe les rameaux du territoire gelé. Tillaux et Laveran ont constaté une rupture de vasa-nervorum, des hémorragies interstitielles et une dégénérescence granulo-graisseuse de la myéline. Terrier cite un cas où une ataxie locomotrice s'est montrée à la suite d'une gelure ; Desnos [1] montre que les paraplégies ou les troubles trophiques observés sur le membre opposé à la gelure s'expliquent par une névrite ascendante et une myélite consécutive.

Traitement. — Nous pouvons conjurer les gelures par quelques précautions : on ne les observe sous nos climats que chez les insouciants ou les misérables, et dans le désarroi et les privations de la guerre. Une alimentation dont la graisse, le lard, les viandes huileuses sont la base, permet aux habitants des régions polaires de lutter contre la congélation. L'alcool est un stimulant qui relève le courage d'une troupe en marche et ranime sa gaîté, mais il faut le distribuer à faible dose, car l'ivrogne se déprime et se refroidit : les voyageurs des mers arctiques, sir John Richardson, Goodsir, Kind, Kane, Hayes, en étaient avares pour leur équipage.

Les vêtements seront de laine souple, bien tissée, en plusieurs doubles, pour opposer une barrière au vent qui refroidit la peau ; les fourrures épaisses sont lourdes, mais efficaces. Les chaussures réclament une attention spéciale, car elles protègent les pieds au contact du sol et plongés dans la neige, d'ailleurs loin du cœur et abordés par un sang refroidi. Elles seront donc solides et imperméables, larges, vu que les gelures se développent de préférence sur les points comprimés où la circulation se fait mal. On oindra la figure et les mains de substances grasses qui diminuent les évaporations cutanées ; l'usage en est constant dans les régions polaires ; Montaigne dit que « Annibal, dans une bataille près de Plaisance, avait fait distribuer de l'huile aux soldats afin qu'ils s'incrustassent leurs pores contre les coups de l'air, et du vent qui tirait lors ».

L'exercice est une des meilleures façons de lutter contre le froid ; la contraction de nos muscles produit du calorique. On le savait avant la découverte de la transformation des forces. « Quiconque s'assied s'endort, disait Solander à ses compagnons, et quiconque s'endort ne se réveille plus. » Et, quelques instants après, il suppliait qu'on le laissât s'arrêter, se coucher et dormir. C'est que, sous l'influence du froid aigu, la somnolence devient invincible, la marche est incertaine et titubante, les jambes fléchissent et il faut une énergie peu commune pour résister à l'engourdissement. C'est dans ces cas qu'on reconnaît la nécessité d'un chef qui entraîne par la parole et par l'exemple.

Le traitement des accidents généraux est renfermé dans le précepte formel d'éviter le refroidissement brusque du corps : une réaction trop vive peut pro-

---

[1] Desnos, *Troubles médullaires consécutifs à une gelure des membres inférieurs*. In *Revue mensuelle de médecine et de chirurgie*, p. 575, 1879.

[P. RECLUS]

voquer la congestion des viscères, la stase sanguine et la mort. « Malheur, dit
Larrey, à l'homme engourdi par le froid et chez qui les fonctions animales
étaient près de s'anéantir, chez qui surtout la sensibilité extérieure était éteinte,
s'il entrait dans une chambre trop chaude ou s'il s'approchait trop près d'un feu
de bivouac !... L'individu était tout à coup suffoqué par une sorte de turgescence qui paraissait s'emparer du système pulmonaire et cérébral. C'est ce qui
arriva au pharmacien en chef de la garde, M. Sureau, qui était arrivé à Kowno
sans accidents. Seulement ses forces étaient affaiblies par l'abstinence. On lui
offrit une chambre très chaude; à peine eut-il passé quelques heures dans cette
atmosphère nouvelle pour lui, que ses membres qu'il ne sentait plus se tuméfiè-
rent, et bientôt après il expira dans les bras de son fils sans pouvoir prononcer
une seule parole. »

Donc, pour éviter les thromboses et les embolies, on donnera le calorique à
doses fractionnées; on ne réchauffera pas, on dégèlera graduellement l'individu
par des frictions générales avec de la neige ou de l'eau froide. Pendant l'hiver
de l'an X, vingt prisonniers autrichiens furent perdus vingt-six heures dans les
neiges du mont Cenis; ils étaient sans vie apparente; on les frotta avec des
linges trempés dans de l'eau froide et ils guérirent. A mesure que la circulation
se rétablit, on substitue des frictions sèches et excitantes aux frictions froides et
humides; on donne quelques cuillerées d'alcool, du thé au rhum à basse température. On échauffe peu à peu le corps par des couvertures, des édredons, de la
flanelle; on administre quelques boissons tièdes, puis chaudes; un petit feu
clair sera allumé dans la chambre, mais on évitera les bouillottes, les fers, les
briques chauffées, les foyers ardents, car il faut, dit Tédenat, « réveiller soit
dans la partie gelée, soit dans tout l'organisme, la chaleur physiologique et
éviter l'apport d'une chaleur artificielle ».

Mêmes principes pour les congélations locales; la réaction trop vive suffit à
provoquer la gelure, et les soldats de la campagne d'Eylau qui, sans accidents,
avaient campé plusieurs jours dans la neige, furent frappés de froidures, lorsque, du 9 au 10 février, le thermomètre monta de — 15 à + 6 degrés. Les frictions avec de la neige, voilà le grand moyen : pendant la retraite de Russie, les
soldats qui se surveillaient réciproquement, l'employaient dès qu'ils voyaient les
oreilles ou le nez d'un compagnon pâlir et prendre une teinte de vieille cire
blanche. Mêmes manœuvres lorsque la congélation atteint un membre entier.
« La jambe d'un Esquimau, dit Hayes, était gelée jusqu'au-dessous du genou;
elle était blanche, raide et sans vie. Elle fut baignée dans l'eau glacée pendant
deux heures, puis enveloppée dans des fourrures pendant trois ou quatre heures;
à ce moment, on commença des frictions avec une peau d'oiseau, puis avec de
la neige, et on fit alterner les frictions et les enveloppements pendant près de
vingt-quatre heures; enfin, on laissa la jambe dans les fourrures, et la température de la maison de neige fut graduellement élevée au moyen de lampes: le
troisième jour, le malade fut transporté dans sa hutte, où la température était
de 21 à 27 degrés. Soixante-dix heures après, il pouvait marcher. »

Quand la gelure est faite, le rôle de la thérapeutique est restreint. Pour le
premier degré, il suffit de quelques lotions irritantes au vin aromatique ou à
l'alcool camphré. Si la rougeur et l'œdème persistent, on appliquera du collodion riciné, mais jamais en anneau complet autour du doigt ou d'un orteil; on
apaisera les douleurs avec quelques onctions au glycérolé d'amidon morphiné.
Chez les enfants, surtout lorsqu'ils sont lymphatiques, les engelures récidi-

vantes sont combattues par des lotions astringentes, des infusions de feuilles de noyer, de la pâte d'amande mélangée à de la farine de moutarde. Les fissures du derme, les crevasses, les ulcères atoniques seront pansés avec une pommade à l'iodoforme, à l'acide borique et au tannin à 1 pour 100, à la glycérine neutre avec 1 gramme de tannin pour 20. Si la cicatrisation tarde, on appliquera quatre gouttes de glycérine pour une de teinture d'iode. Enfin, on n'oubliera pas l'huile de foie de morue, l'iodure de fer, les bains chlorurés sodiques pour combattre la scrofule latente ou patente. Le deuxième degré peut se caractériser par des épanchements sanguins abondants, des infiltrations dans l'épaisseur du derme et du tissu cellulaire sous-cutané; on évitera les incisions, car le sang ne s'écoulerait pas; on attendra la chute de l'eschare; lorsque des ulcères saignants se sont formés, l'iodoforme, la glycérine iodée, les cautérisations activent le processus. Si l'ulcération gagne les articulations et les os pour y produire des ostéo-arthrites qui dévient et ankylosent les orteils, le lavage antiseptique suivi de l'application d'un pansement ouaté, donne d'excellents résultats à cause de la compression élastique qu'il exerce et de la température constante qu'il maintient. Mais, avant l'enveloppement ouaté, il est bon de déterger la surface atone de l'ulcère par l'immersion répétée du membre dans de l'eau à 50 degrés.

Lorsque la désorganisation des tissus atteint les couches sous-cutanées, la question d'intervention peut se poser : si elle se résout par l'affirmative, il faut discuter la valeur de l'amputation immédiate et de l'amputation consécutive. Au temps de la guerre de Crimée, l'abstention était de rigueur, car la mortalité opératoire était trop considérable pour qu'on ne s'en remît à la nature du soin de tuer elle-même, mais plus lentement, les malheureux frappés de gangrène. Depuis la révolution listérienne, tous les chirurgiens admettent que l'expectation est plus dangereuse que l'intervention, car l'élimination des parties sphacélées exige un trop long temps d'un organisme débilité. Ce n'est pas tout : lorsqu'après une attente de plusieurs semaines ou de plusieurs mois le gelé a échappé à ces périls, la cicatrice qui s'est formée est des plus précaires; elle s'ulcère au moindre prétexte, elle est fragile, irrégulière, douloureuse, intolérante à la pression et aux appareils prothétiques, et la question d'amputation se pose de nouveau. Mais l'intervention sera-t-elle primitive ou secondaire? La réponse est difficile, car la zone mortifiée se double d'une zone stupéfiée, à vitalité douteuse et qui menace de se gangrener si le couteau la laisse au milieu du lambeau. Verneuil, Pirogoff, Tédenat, Ladureau, ont insisté sur ce point, et l'opérateur se trouve placé dans cette alternative : ou faire une section incomplète, tailler en plein foyer morbide et s'exposer à recommencer plus tard une nouvelle amputation, ou dépasser hardiment les limites du mal en sacrifiant peut-être des tissus qui ne demandaient qu'à vivre.

Il paraît donc plus sage d'attendre; on entourera le membre de substances antiseptiques, et, lorsque le sillon se creusera entre le mort et le vif, il sera temps d'intervenir. Mais il ne faut pas espérer suivre une technique régulière et dessiner un lambeau classique; la gangrène frappe où elle veut et peut détruire une large étendue des téguments dorsaux surtout, minces et mal irrigués. Les amputations à travers le métatarse pour les gelures du pied donnent un excellent résultat pourvu que les téguments plantaires soient suffisants. La rétraction secondaire est, en effet, considérable dans les cas de congélation, et, dès que la mortification dépasse la moitié antérieure du métatarse, il faut recourir au

Lisfranc. Cette recommandation est d'autant plus sérieuse que les os de petit volume sont généralement atteints, et qu'après l'amputation de la partie présumée morte, on voit survenir des complications secondaires. Le Chopart est rarement indiqué; le renversement de son moignon, l'intégrité nécessaire de la plante du pied pour la taille du lambeau en fait une opération peu applicable en pareil cas, et dès que le froid détermine le sphacèle des téguments du métatarse et d'une partie du tarse, il faut choisir, dit Legouest, entre l'amputation sus-malléolaire et l'amputation au lieu d'élection. Certainement « on doit ôter le moins possible », mais une amputation trop économique pourrait avoir la conicité comme conséquence, la mortification d'une partie du lambeau, un moignon douloureux ou impotent. Le blessé ne peut marcher qu'à genoux, sans se plier, et porte alors, suivant l'expression d'Ambroise Paré, « trois jambes au lieu de deux ».

III

PATHOLOGIE DES CICATRICES

On nomme *cicatrices* les tissus de formation nouvelle qui réparent une perte de substance ou une solution de continuité. — Chaque tissu, les muscles, les nerfs, les os, les cartilages, les tendons ont leurs cicatrices qui seront étudiées en temps et lieu; mais il est d'usage de décrire, à la suite des chapitres consacrés au traumatisme, les lésions qui peuvent atteindre les cicatrices de la peau. Nous conservons ici cet article conventionnel, qui permet d'insister sur certains détails de thérapeutique dont nous n'avons pas parlé : les *greffes cutanées* surtout, qui rendent des services considérables.

Avant le commencement de ce siècle, la pathologie des cicatrices n'avait été l'objet d'aucune recherche de quelque importance, lorsque parurent les travaux de Delpech, de Dupuytren et de son élève Paillard sur les difformités consécutives aux cicatrices de brûlures. Hawkins étendit la question et étudia les lésions qui peuvent s'abattre sur les tissus néoformés. Follin décrit la végétation des cicatrices et des ulcères; puis Wernher, Reed, Pedraglia; Flower, Humphry, Demarquay, les cancers épithélioma ou carcinome. Enfin, Panas et Legouest, donnent une description d'ensemble qui, suivant une division classique, comprend deux catégories : les *cicatrices difformes* et les *cicatrices malades*. D'ordinaire, on ajoute à leur étude celle des *difformités par cicatrices*.

Hawkins, On warty tumour in cicatrices. In *London med. gaz.*, t. XIII, p. 454, 1872. — Path. and surg. writings, t. I, p. 149. London, 1874. — Largeu, art. Cicatrice et Cicatrisation. In *Dict. en 30 vol.*, t. VII, 1854. — Gibelle, Tumeurs développées sur des cicatrices. In *Bull. de l'Acad. de méd.*, t. VIII, p. 552, 1842-1843. — Follin, Études sur la végétation des cicatrices et des ulcères. In *Gaz. des hôp.*, p. 255, 1845. — Wernher, Carcin. Dege einer alten Narbe. In *Zeits. f. die ges. Medecin*, t. XII, p. 524. Hamburg, 1843. — Humphry, Four cases of epithelial cancer occuring on cicatrices. In *Med. Times and Gaz.*, t. I, p. 62. London, 1861. — Lunax, Tumeur squirrheuse enkystée. In *Gaz. des hôp.*, p. 590, 1662. — Demarquay, Cancer des cicatrices. In *Gaz. des hôp.*, p. 529, 1865. — Panas, art. Cicatrice et Cicatrisation. In *Nouv. Dict. de méd. et de chir. prat.*, t. XII, 1867. — Clément, Cancroïdes des cicatrices. Thèse de Strasbourg, 1868. — Guibert, Des cicatrices scrofuleuses. In *Revue photographique des hôp. de Paris*, t. V, p. 20, 1873. — Duguet, Rapport sur la chéloïde. In *Bull. de la Soc. anat.*, p. 65, 1873. — Legouest, articles Cicatrice et Cicatrisation. In *Dict. encycl. des sciences méd.*, 1re série, t. XVII, 1875. — Heurtaux, *Bull. de la Soc. anat. de Nantes*,

[P. RECLUS.]

1879, t. II, p. 49, 57, 67. — Berdel, Trois observ. d'épithélium pavimenteux, développés sur la cicatrice d'un moignon. In *Gaz. hebd.*, p. 754, 1879. — Paul Berger, De l'autoplastie par la méthode italienne. Cinquième congrès français de chirurgie, 1889. — Autoplastie en cravate. In *Bull. de la Soc. de chir.*, p. 195, 1890. — Heydenreich, Des greffes appliquées à la guérison des difformités par cicatrice. Quatrième congrès français de chirurgie, p. 759, 1895. — Forgue et Reclus, Pathologie des cicatrices. In *Traité de thérapeutique chirurgicale*, 2e édit., 1896.

1° CICATRICES DIFFORMES

La cicatrice normale n'a pas la structure de la peau qu'elle remplace ; son tissu ne possède ni follicules pileux, ni glandes sébacées, ni glandes sudoripares ; les éléments jeunes qui constituent sa trame ne tardent pas à se rétracter et à oblitérer les vaisseaux qui la parcouraient au début. Aussi la cicatrice est-elle bientôt blanche, lisse, glabre et sèche. Maurice Letulle[1] en a donné une description que nous suivrons pas à pas : le tissu conjonctif néo-formé, remarquable par sa richesse élémentaire et par son énorme vascularisation, assure largement au début ses échanges nutritifs ; sa substance intermédiaire mucoïde est peu stable et facilement résorbable. Mais bientôt l'âge arrive ; les cellules connectives acquièrent des caractères mieux tranchés, leur noyau volumineux en karyokinèse ou non, leur protoplasme granuleux plus abondant, affectent une forme de moins en moins arrondie, puis polyédrique, anguleuse, fusiforme, et comme elles rappellent les cellules épithéliales des muqueuses on a proposé de les nommer cellules épithélioïdes. Ce sont elles qui vont se mettre à construire les charpentes conjonctives et élastiques nouvelles. Elles donnent naissance ou s'accolent à des fibrilles conjonctives néo-formées qui se réunissent en faisceaux connectifs et reconstituent ainsi la charpente interstitielle.

Les cellules ne tardent pas à présenter tous les signes d'une déchéance visible avancée ; un grand nombre de vaisseaux néo-formés s'affaissent, s'atrophient et disparaissent sans laisser d'autres traces que quelques rares cellules amincies et quelques canalicules capillaires ; ces dernières, à peine reconnaissables, peuvent être imperméables et plus étroites que le moindre des hématoblastes. Ainsi se produit le tissu de cicatrice, tissu desséché, autant que le tissu de granulation, son générateur était succulent, ischémié autant que l'autre était largement irrigué, dense grâce à ses trousseaux fibreux, autant que son prédécesseur était lâche et peu résistant, pauvre enfin en cellules plates atrophiées autant que le tissu granuleux était vivant. Bref, le tissu jeune a fait place à un tissu de sclérose : c'est la cicatrice qui peut être colorée, saillante ou adhérente.

Les cicatrices *colorées* ne réclament un traitement que lorsqu'elles siègent sur une région exposée et que leur teinte est désagréable, comme celle de ces tatouages consécutifs aux brûlures par la poudre. Dans ces cas, et à l'aide de l'aiguille à cataracte, on peut tenter la patiente extraction des grains non désagrégés ; on use des applications d'acide acétique, dont on frictionne les parties piquetées. Souvent les personnes tatouées désirent faire disparaître ces signes fâcheux. Rien n'est plus difficile. Variot y est parvenu cependant : il badigeonne les parties de peau tatouée avec une solution concentrée de tannin, puis à l'aide d'un jeu d'aiguilles, il fait des piqûres serrées sur la surface de peau qu'il veut décolorer, en ayant soin d'empiéter sur la peau incolore. Il introduit ainsi dans la partie superficielle du derme une certaine quantité de tannin. Il passe, en frottant sur

[1] Maurice Letulle, *De l'inflammation*, p. 93, 1895.

les parties qu'il a piquées au tannin, un crayon de nitrate. Il laisse pendant quelques instants la solution concentrée de sel d'argent agir sur le derme, jusqu'à ce qu'il voie les piqûres se détacher en noir foncé. Il essuie alors la solution caustique; la surface tatouée est devenue noire par la formation d'un tannate d'argent qui s'est produit dans les couches superficielles du derme. Il convient d'assurer la dessiccation de l'eschare pendant les premiers jours, en la saupoudrant avec de la poudre de tannin. C'est le meilleur moyen d'éviter le détachement prématuré de la croûte et la suppuration qui s'ensuivrait. Les suites en sont simples. Dans les deux premiers jours, il y a une légère réaction inflammatoire, avec une sensibilité variable. Puis, les jours suivants, les parties piquées au tanin et cautérisées au nitrate d'argent prennent une teinte noire et forment une croûte adhérente aux parties profondes. En une seule séance, il ne convient d'enlever qu'une plaque de tatouage grande comme une pièce de 2 francs.

Les cicatrices *saillantes* demandent une intervention plus active, non pas s'il s'agit seulement d'une exubérance de bourgeons charnus que modèrent ou répriment les cautérisations au nitrate d'argent, à la teinture d'iode, ou même au thermo-cautère, et l'emploi d'une compression méthodique, mais lorsqu'on se trouve en présence de ces masses végétantes, multilobées, de consistance fibreuse, et que l'on désigne sous le nom de « fausses chéloïdes ». Ici on a d'abord recours au traitement médical, du moins lorsque l'exubérance tient à quelque diathèse, surtout à la syphilis ou à la scrofule; le mercure et l'iodure de potassium dans le premier cas, dans le second les eaux chlorurées sodiques, l'huile de foie de morue, les frictions sèches, une nourriture reconstituante, peuvent provoquer l'affaissement de la cicatrice. Gintrac et Bazin ont obtenu de bons résultats par les bains de mer; Wilson a réussi avec la liqueur de Donovan. Il faut y ajouter un traitement topique : Hébra et Kaposi sont sceptiques à l'endroit de la teinture d'iode et de la glycérine iodée; mais ils recommandent un mélange de 15 grammes d'emplâtre de Vigo et de mélilot étendus sur un linge et saupoudrés de 1 gramme 1/2 d'opium pur. Les bandelettes de Vigo, appliquées en cuirasse sur la cicatrice exubérante, nous ont donné deux succès chez deux petites scrofuleuses de sept et neuf ans, brûlées au visage et dont la peau était soulevée par des brides saillantes ; en moins de trois mois, cette occlusion, aidée de frictions sèches et salées, d'arsenic à faible dose et d'huile de foie de morue, amena une guérison parfaite.

Lorsque la chéloïde est sessile, indolore, peu saillante, et qu'elle repose sur un plan osseux, une compression persévérante a produit quelques résultats. Mais, outre que la réunion de ces conditions est rare, que souvent la cicatrice est pédiculée, irritable, sans point d'appui osseux, la méthode est contre-indiquée chez les malades à peau fine, intolérante, qui ne demande qu'à faire du sphacèle, chez les enfants à téguments délicats, les diabétiques et les affaiblis. Lorsqu'on pourra recourir à la compression, la cicatrice exubérante, recouverte de bandelettes imbriquées de Vigo, sera refoulée par des rondelles d'amadou superposées et maintenues par de la ouate et des tours de bandes. On s'est servi de plaquettes de bois ou de gutta-percha pour la compression des parties libres, de collodion iodoformé, de la bande élastique.

Doit-on *extirper* les chéloïdes lorsque leur siège, leur forme et leur étendue semblent se prêter à l'intervention? C'est là un point de pratique débattu, et beaucoup y répondent par la négative ; il est des cas où la récidive est fatale :

[P. RECLUS]

une tumeur plus exubérante succède à la cicatrice primitive. Gimelle en cite un exemple fameux, et connaît-on un chirurgien qui n'ait vu le néoplasme se reproduire? Néanmoins, depuis que l'antisepsie donne des réunions immédiates linéaires, l'intervention s'impose lorsqu'une chéloïde est volumineuse, disgracieuse, gênante, douloureuse et qu'on n'a plus rien à espérer de la rétraction.

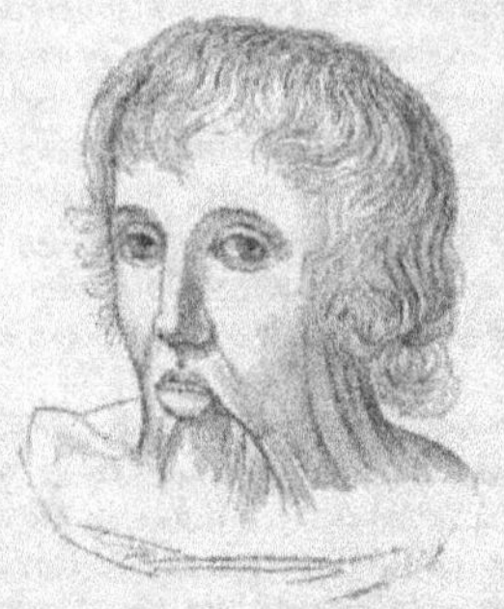

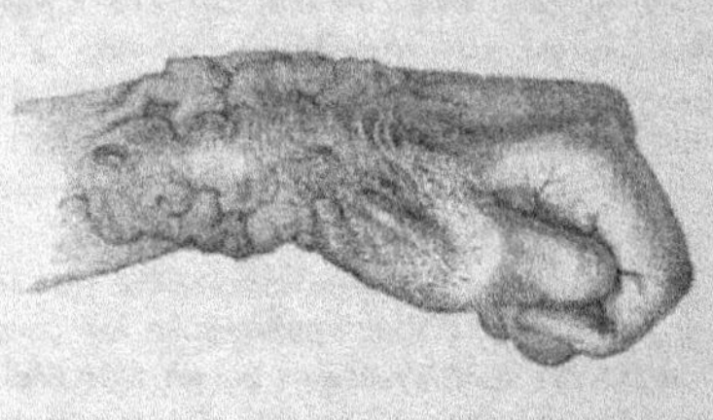

Fig. 40. — Cicatrices saillantes et rétractiles   Fig. 41. — Hypertrophie d'une cicatrice de brûlure
        du cou à la suite d'une brûlure.   au poignet.

L'ablation doit être complète, la suture méthodique, la réunion immédiate, et l'on prendra soin de comprimer la jeune cicatrice.

Mais la repullulation est trop fréquente, et les chéloïdes sont trop souvent diffuses pour qu'on n'ait point recherché de méthodes plus efficaces. Vidal a proposé — procédé paradoxal — la scarification de la cicatrice, et Guyard(¹) a publié un certain nombre d'observations concluantes. Brocq donne le manuel opératoire : pas d'anesthésie locale par l'éther — la chéloïde durcie saigne et se distingue mal des tissus sains — les injections à la cocaïne sont préférées. A la lancette ou avec l'instrument de Vidal, lame étroite de 2 centimètres de long sur 2 millimètres de large et terminée en pointe triangulaire, on fait des scarifications rapides, par traits parallèles, que l'on quadrille de hachures obliques dépassant les limites de la tumeur en profondeur et en surface. Dans les premières séances, les incisions sont espacées de quelques millimètres; mais, à mesure que la chéloïde se tasse, les scarifications se rapprochent et ne sont plus distantes que de 1 millimètre. Lorsqu'un tampon de ouate hydrophile aura asséché les sillons, un emplâtre de Vigo recouvrira le champ opératoire dans l'intervalle des séances. Sous l'influence du traitement, la chéloïde devient indolore, puis la saillie s'affaisse; Guyard cependant ne relate qu'un cas où la guérison fut complète. Souvent on se lasse : douze, dix-huit séances espacées de semaine en semaine sont de longs délais pour des malades impatients. On aura, du moins, le bénéfice d'une diminution de volume. Aussi conseillons-nous la méthode de Vidal, efficace et sans danger, en adoptant la modification proposée par Besnier: la galvano-scarification, plus prompte nous semblant préférable aux incisions sanglantes.

Les cicatrices *froncées, capitonnées* ou *adhérentes*, s'observent à la suite des longues suppurations, des inflammations articulaires ou osseuses, des abcès

---

(¹) Guyard, *Traitement des chéloïdes.* Thèse de Paris, 1886.

[P. RECLUS.]

dentaires, des pertes de substances étendues; elles sont disgracieuses et souvent douloureuses : aussi a-t-on proposé leur libération au ténotome par la méthode sous-cutanée, puis la mobilisation de la cicatrice, pour empêcher une adhésion nouvelle. Cette opération est simple, et rien n'est plus facile que de raser l'os, dans la profondeur et de couper le tractus fibreux qui fixe le « capiton ». Mais elle est souvent inutile, car, si la fistule est tarie, il n'est pas rare de voir la bride se résorber et la cicatrice se libérer, soit spontanément, soit aidée par des douches, des bains, du massage, des exercices modérés. Nous en avons vu des exemples au niveau du scrotum, dans les épididymites caséeuses, sur les joues et le cou, à la suite de périostites alvéolo-dentaires.

2° *DIFFORMITÉS PAR CICATRICES*

Les *difformités par cicatrices* sont dues à deux causes : d'abord à la rétractilité des tissus de formation nouvelle : lorsque la cicatrice vieillit, la trame inodulaire se fronce, oblitère les canaux, les orifices naturels, et provoque des déviations ou des adhérences, dont Delpech[1] et Dupuytren[2] ont tracé un tableau qui n'a pas vieilli. Aussi, selon la remarque de Panas, l'opération doit-elle compter « avec cette rétraction comme avec un élément vital et organique ». Les difformités sont encore dues à la tendance que les nappes bourgeonnantes ont à se souder entre elles, et c'est ainsi qu'on voit les doigts voisins s'accoler, le bras se fixer au tronc, les paupières, les lèvres se fusionner, les narines mêmes, comme nous venons d'en observer un exemple.

La disposition des parties, leurs rapports, certaines attitudes, peuvent favoriser cette coalescence de deux organes voisins : on l'observe dans les points où les tissus se rencontrent à angle, au niveau de plis et de commissures, aux doigts et aux orteils, aux jointures dans le sens de la flexion, dans les sillons interfessier, génito-crural et costo-mammaire, dans les culs-de-sacs de la conjonctive, du prépuce et des gencives. Il faudra donc une surveillance attentive pour empêcher ces adhésions. On corrigera les attitudes dangereuses : « On donnera, dit Dupuytren, une position opposée à celle qui favoriserait la cicatrisation de la plaie par le rapprochement de ses bords » de façon à compenser par avance la perte par rétraction inodulaire; aux membres, on arrive à ce résultat par l'application d'attelles et d'appareils à extension. A la face, il est moins facile d'empêcher l'occlusion partielle des orifices naturels : on aura soin de comprimer et d'isoler les commissures, et une bandelette de gaze iodoformée réussirait parfois à empêcher la coalescence des deux lèvres opposées. La réunion immédiate a diminué le danger de ces adhérences : ne suffit-il pas d'un point de suture qui juxtapose la peau à la muqueuse au niveau de l'angle commissural, pour assurer la cicatrisation isolée des deux paupières ou des deux lèvres, éloignées l'une de l'autre par les pièces du pansement antiseptique?

Si, malgré ces mesures, on observait un peu de rétraction, on agirait sur les canaux et sur les orifices à l'aide des dilatateurs, sondes et canules de toute sorte; on essaierait d'assouplir la cicatrice, « de ramollir le cuir », comme disait Fabrice d'Aquapendente, par des douches chaudes, des embrocations hui-

[1] Delpech, *Chirurgie clinique*, t. II.
[2] Dupuytren, *Leçons orales*, t. IV, p. 300.

leuses, des massages, des manœuvres gymnastiques, des manipulations, un pétrissage de la trame inodulaire. Mais nous ne croyons guère à un succès durable, et les assertions de Neumann[1] n'ont pas été confirmées, qui prétendait que les cicatrices les plus dures s'assouplissent « en quelques semaines ou en quelques mois au plus tard ». D'autant qu'on sait la prédisposition des tissus de faible vitalité à s'ulcérer, et Neumann lui-même convient que des massages trop énergiques ont provoqué la destruction des cicatrices. Hebra[2] vient de vanter, pour l'assouplissement des cicatrices, les injections sous-cutanées de thiosinamine, en solution alcoolique à 15 pour 100.

La *greffe épidermique* est, depuis 1870, la meilleure ressource contre les cicatrices retardantes et les cicatrices vicieuses : elle abrège la durée de la cutanisation ; elle diminue le pouvoir rétractile des tissus inodulaires, et s'oppose à la soudure des surfaces granuleuses voisines. Aussi est-elle d'un usage courant pour réparer les vieux ulcères, reliquat de brûlures ou de traumatismes ; elle est employée dans le lupus, dans l'épithélioma cutané après l'ablation du tissu néoplasique ; à la suite des autoplasties, la perte de substance laissée par le lambeau d'emprunt est recouverte, séance tenante, par des lanières dermo-épidermiques.

Lorsqu'une plaie bourgeonne, il n'est pas rare de voir, sur la membrane granuleuse, un ou plusieurs îlots épidermiques, qui sont — Billroth l'a montré — des résidus épithéliaux échappés à la destruction : ils deviennent des centres et concourent avec le liséré périphérique au travail de cicatrisation qui tend à recouvrir la perte de substance d'une couche cornée de formation nouvelle. Reverdin[3] eut le premier l'idée d'appliquer ce fait d'observation à la « maturation artificielle » des cicatrices, et le greffage épidermique fut inventé. Guyon, Gosselin, Duplay, Hergott, l'école lyonnaise y eurent recours, et de nombreux succès vulgarisèrent la méthode. A Strasbourg, Auguste Reverdin et Hergott soignaient un brûlé qui, après sept mois et demi de traitement, présentait une plaie de 28 centimètres de long sur 12 de large ; onze greffes furent appliquées qui, en quelques semaines, provoquèrent une cicatrisation complète.

Les greffes sont de plusieurs ordres, et Marduel[4] en classe les diverses variétés : elles sont prises sur l'*homme* ou empruntées sur un *animal*. Les greffes humaines se divisent en greffes *cutanées* et en greffes *muqueuses* ; les greffes cutanées comprennent les greffes *cornées*, les greffes *épidermiques*, les greffes *dermo-épidermiques* et les greffes *cutanées totales*. La greffe *cornée* a eu son jour de succès : Marc Sée[5] en France, Fiddes et Hodgen[6] en Angleterre, ont voulu faire de la peau en semant sur la membrane granuleuse des raclures épidermiques ; Studer, assistant de Hodgen, et Brilach déclarent que ces lamelles séchées, la mince rognure détachée d'un cor au pied, jouissent d'une activité plus grande qu'un lambeau épidermique. Mais les recherches de Goldie, de Czerny, de Reverdin, démontrent l'inefficacité de ces semis : les cellules mortes ne peuvent donner le branle à l'épidermisation des bourgeons charnus. Sans

[1] Neumann, *Schwedische Heilgymnastike Notizen*, p. 755, 1870.
[2] Hebra, *Wiener med. Presse*, n° 11, 1892.
[3] Reverdin, *Bull. de la Soc. de chir.*, 1869 ; *Gaz. des hôp.*, janvier 1870 ; *Arch. gén. de méd.*, t. I, p. 276, 555, 703, 1872.
[4] Marduel, *Des greffes médicales*. In *Lyon médical*, t. II, p. 93, 1872.
[5] Marc Sée, *Gaz. hebd. de Paris*, 50 juillet 1880.
[6] Hodgen, *Saint-Louis med. and surg. Journal*, p. 289, juillet 1871.

doute elles ont parfois créé quelque îlot cicatrisant, mais on avait alors greffé des débris de la couche malpighienne, éléments vivants indispensables.

Reverdin insiste sur la taille du lambeau qu'il veut surtout *épidermique*; mais il est presque impossible que l'opérateur n'enlève pas, avec le corps muqueux, le sommet vasculaire des papilles. « C'est à la face interne de la jambe que je prends mes lambeaux : avec le pouce et l'index, je tends la peau sur la surface plane du tibia, et j'introduis la pointe d'une lancette un peu large, parallèlement à l'os, à une profondeur de 1/2 millimètre environ; je pousse ma lancette, toujours parallèlement, et sa pointe ressort à 3 ou 4 millimètres plus loin. En continuant de pousser, le petit lambeau achève de se couper sur les bords de l'instrument; la petite plaie est le siège d'une fine rosée sanguine. J'applique ma lancette chargée de sa greffe sur les bourgeons charnus que j'ai choisis, et je fais glisser sur eux le lambeau avec la pointe d'une épingle. Il se trouve ainsi en rapport avec les bourgeons par sa face profonde; je m'assure, en le faisant cheminer de côté et d'autre, qu'aucun de ses bords n'est enroulé, car il est nécessaire qu'il soit étalé. » La lancette a un désavantage reconnu par Reverdin[1] : il faut relever successivement chacun de ses bords pour détacher les deux extrémités du pont résultant de la ponction, et il arrive que le premier bord libéré se recroqueville dans ce mouvement. Reverdin emploie une sorte de cuiller pointue, de forme losangique, à bords tranchants, sur la face concave de laquelle le petit lambeau se charge naturellement. On peut ainsi tailler des greffes dont la périphérie présente un biseau mince, qui s'adaptent à merveille sur les granulations, les « happent », se collent à elles comme en témoigne le froncement de leurs bords.

Les greffes, appliquées suivant la méthode de Reverdin, seront *petites* et *nombreuses*. Nelson n'a-t-il pas signalé et Reverdin confirmé « que les îlots qui succèdent à la greffe ne peuvent pas s'accroître indéfiniment, de même que, dans une plaie, plus la cicatrice s'éloigne du bord, plus elle perd les caractères de la peau, plus elle est fragile et mince, difficile et défectueuse? Dans le plus grand nombre de cas, les îlots atteignent les dimensions d'une pièce de 20 et de 50 centimes; je me suis rarement mis dans les conditions nécessaires pour en voir de plus grands, cherchant à guérir le plus vite possible les malades par la coalescence des îlots. »

La marche de la greffe est connue : au bout de vingt-quatre heures le lambeau paraît plus blanc, gonflé et ramolli; au bout de quarante-huit, il est cerclé d'une bordure gris pâle, qui rougit le quatrième jour, et devient gris nacré le cinquième; puis une nouvelle aréole rouge l'entoure, et les îlots vont s'accroissant, tandis que le liséré marginal marche à leur rencontre. Quelquefois la greffe se desquame et semble disparaître, mais sa couche profonde demeure et suffit au développement de l'îlot. C'est par sa périphérie que le lambeau agit, sans doute par contact de cellules épidermiques avec les éléments embryonnaires de la membrane granuleuse. De là l'indication de multiplier les centres d'épidermisation, et Reverdin ne craint pas d'en mettre de quinze à vingt, de 3 ou 4 millimètres chacun, sur des plaies de moyenne étendue. Le développement de la greffe se fait toujours du côté où elle aura le moins de chemin à parcourir pour rejoindre, soit le liséré marginal, soit un autre îlot épidermique.

---

[1] REVERDIN, *Transplantation de peau de grenouille sur des plaies humaines.* In *Arch. de méd. expérim.*, t. IV, p. 139, 147, 1895.

[P. RECLUS]

Les greffes de Reverdin sont donc *superficielles*, entamant le moins possible le sommet des papilles, *petites* et *multiples*; mais pour assurer leur prise, il est certaines conditions indispensables. Les lambeaux ne prendront pas sur des granulations pâles, gorgées de sérum, insuffisamment vivaces. Il faut que la surface soit rouge, grenue, les bourgeons réguliers, sans exubérance : ceux-là seuls sont recouverts d'une couche d'éléments embryonnaires « indifférents », prêts à recevoir l'impulsion que leur donnent les cellules de Malpighi pour les transformer en épiderme. Il est d'un bon pronostic, dit Reverdin, que la cicatrice marginale s'avance précédée d'un sillon accusé. — Le terrain doit être mis en état. Les bourgeons exubérants seront réprimés par le nitrate d'argent ou la teinture d'iode. Un pansement aux bandelettes de Vigo ou au styrax excelle à les aplatir. Nous avons obtenu des résultats excellents par la balnéation biquo-

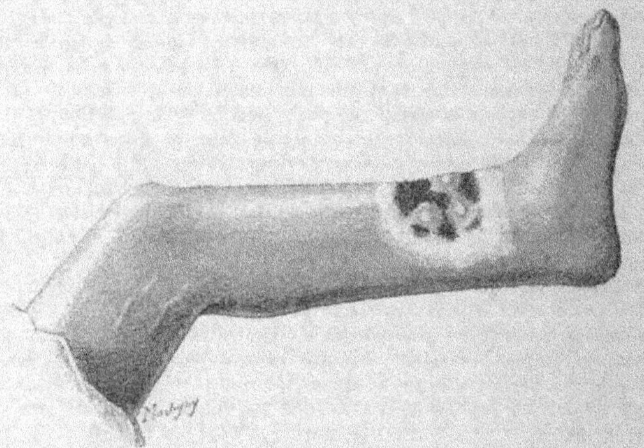

Fig. 42. — Greffes dermo-épidermiques sur un ulcère de jambe.

tidienne dans de l'eau à 50 degrés; la membrane granuleuse se vivifie. Mais, dès ce moment, on renoncera aux substances coagulantes, à l'acide phénique, au phénosalyl, au sublimé, dont il faut craindre la causticité; on aura recours à l'iodoforme, à l'acide borique, à l'ichtyol, à la solution de sel marin à 7 pour 1000 et récemment bouillie, aux pansements secs. Ajoutons que, si les plaies sont virulentes, il y a peu à compter sur la réussite : Callender, Coulson, Reverdin ont pratiqué des greffes sur des ulcérations tertiaires, et Drom sur un chancre syphilitique; mais, dans ces cas, le traitement général reste l'agent de réparation le plus actif. Les greffes trouveront cependant un utile emploi dans les vastes pertes phagédéniques de substance : encore faudra-t-il que la virulence y soit éteinte.

Aux greffes petites, minces et nombreuses de Reverdin, Ollier[1] préfère la transplantation de larges lambeaux *dermo-épidermiques*. Il ne cherche pas à créer des centres multiples, mais il veut substituer à la pellicule fragile des cica-

_____
[1] OLLIER, *Bull. de l'Acad. de méd.*, 2 août 1872

trices ordinaires un vrai morceau de peau normale, épaisse, résistante, non rétractile, et qui n'offre pas la tendance à l'ulcération nouvelle que montrent les cicatrices obtenues par le procédé de Reverdin. « En transplantant de larges lambeaux cutanés et en les multipliant, je puis, dit l'auteur, recouvrir, en une seule séance, la plus grande étendue de la surface d'une plaie, et la guérison a lieu par un processus autre que dans les greffes appliquées jusqu'ici. » Mais parfois cette greffe se détache. Dès 1874, Thiersch[1] expliquait ces échecs par les hémorragies et les exsudats provoqués par les causes les plus légères dans les bourgeons fragiles sur lesquels repose le lambeau. Or, si l'on considère une surface bourgeonnante, on y voit les vaisseaux disposés suivant deux couches, l'une profonde, à réseaux vasculaires horizontaux, l'autre superficielle, qui constitue les bourgeons charnus, et dont les capillaires sont perpendiculaires aux mailles sous-jacentes. Thiersch affirme que le danger des hémorragies vient de cette couche : aussi n'applique-t-il les greffes cutanées qu'après sa destruction préalable. Par ce point important, par la technique détaillée qu'il en a fixée, par le large emploi qu'il en a fait, Thiersch a fait entrer, dans la pratique, l'opération d'Ollier : il est juste d'associer leurs deux noms.

Voici, d'après les mémoires de Plessing[2] et Urban[3], et d'après notre pratique personnelle, la technique de ces greffes à grands lambeaux. Il faut préparer : un rasoir d'histologiste, à large lame, une spatule large, coudée, comme on l'emploie dans les services allemands : bistouri, pinces fines, ciseaux, des gâteaux d'ouate ou des compresses de gaze en plusieurs épaisseurs, qu'on exprime après les avoir imbibées de solution chlorurée sodique bouillie à 70 pour 100, des lames de protective de 2 centimètres de largeur. La plaie a été mise en état : attaquez à coups de curette ses granulations ou abrasez leur couche avec un rasoir affilé, tangentiellement conduit ; si les bords sont indurés, emportez-les au bistouri, faites comprimer la surface saignante avec des gâteaux d'ouate ou de gaze stérile, imbibés de solution chlorurée sodique.

Pendant que cette spongio-pressure assure l'hémostase, procédez à la taille des greffes. Elles sont prises sur la face antérieure de la cuisse. La région a été savonnée, brossée à l'alcool, essuyée avec une compresse stérile. Un aide placé à la racine du membre empaume sa face postérieure avec ses deux mains aux doigts joints ; la peau se tend en avant. Accentuez cette tension et égalisez-la en appuyant sur le bas, vers la rotule, avec le bord cubital de la main gauche. De la droite, entamez franchement avec le rasoir la peau de la cuisse, dans la moitié de son épaisseur environ, et continuez votre trait en descendant, dans le même plan de clivage, par un rapide et régulier mouvement de va-et-vient, « en archet ». Si la greffe est bien taillée, un ruban de constante largeur — de 1 à 2 centimètres — finement dentelé, non opaque, blanc rosé, se ramasse sur la lame ; on l'arrête à la longueur convenable en relevant d'un coup net le tranchant appuyé sur le pouce ; avec l'habitude, on arrive à tailler des lanières de 15 à 20 centimètres.

Dans le service de Thiersch, les aides se partagent en deux équipes : l'une préposée à la taille des lambeaux, l'autre chargée de leur mise en place ; c'est

[1] Thiersch, *Arch. f. klin. chir.*, Bd. XVI, p. 525, 1874.
[2] Plessing, *Hautverpflanzung nach Thiersch*. In *Archiv für klin. Chirurgie*, Bd. XXXVII, p. 52, 1886.
[3] Urban, *Hautverpflanzung nach Thiersch*. In *Deutsche Zeitschrift f. Chirurgie*, Bd. XXXIV, p. 187, 1892.

[P. RECLUS]

le moyen d'accélérer la besogne. Les lanières sont portées par glissement, sur une large spatule coudée; on en profite pour rectifier les plis qui ont pu se produire. La spatule chargée est approchée du bord de la plaie par son extrémité; le placement des lanières se fait suivant le grand axe de la surface à recouvrir. Fixez avec une sonde cannelée le bout du lambeau sur la marge même de la plaie et éloignez la spatule en sens inverse; la lanière se déploie et s'applique. Avec le rasoir, la manœuvre est la même; le passage se fait de la lame à la surface greffée. Placez ainsi côte à côte les bandelettes, elles doi-

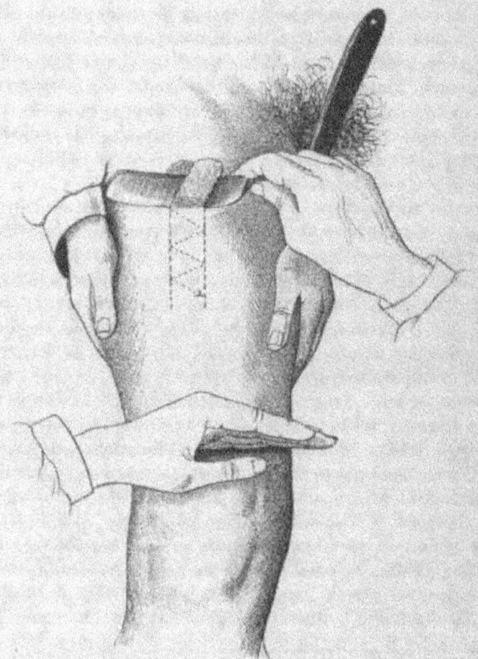

Fig. 45. — Taille des lambeaux dans la greffe de Thiersch.

vent déborder les marges de la plaie et être mutuellement tangentes, — se recouvrir même par une mince lisière; cette couverture exacte est un point capital. Avec une aiguille montée, une pince fine, rectifiez l'application des lanières, étalez leurs bords, corrigez les plissements. Les lambeaux mal taillés, les « rognures » seront employés à combler les angles, à faire du remplissage. A mesure que les bandelettes sont juxtaposées, un aide les « colle » à la plaie, sous la pression douce d'une compresse de gaze mouillée de solution chlorurée sodique.

Le pansement doit être aseptique; il faut craindre l'action kératolytique des agents désinfectants. Couvrez la surface greffée de petites lames de protective,

larges de 1 à 2 centimètres, régulièrement imbriquées; par-dessus une série de
bandelettes de gaze mouillées de la solution physiologique de chlorure de
sodium, puis un manchon d'ouate. Le membre sera isolé dans une gouttière.
La plaie superficielle résultant de l'emprunt des transplants sera pansée avec
la gaze iodoformée; elle gardera pendant quelque temps des « zébrures », puis
ces traces s'effaceront. Retardez le premier pansement jusqu'au huitième jour;
la formation des néocapillaires ne se produisant que vers le quatrième jour, suivant les recherches de Djatschinsko [1], il convient de ne point rompre cette
adhésion naissante. Thiersch insiste sur l'importance de l'immobilité de la région
greffée : « Si l'on veut de fermes épidermisations, comptez sur un mois de
repos; aux membres inférieurs surtout, l'échec et la fragilité de la cicatrice
viennent de la précocité des mouvements. »

Et ce que nous savons de l'évolution histologique des greffes explique la
valeur de ces règles; Garre [2] a bien étudié ce point, les recherches de Jungengel [3], Karg [4] et Goldmann [5], en ont confirmé les résultats. Entre les
deux surfaces vives est une couche formée par un réticulum fibrineux qui contient du plasma et des globules rouges. Plus cette lame est mince, plus l'adhésion des greffes est sûre; de là l'utilité d'une exacte hémostase. Aux premières
heures, on observe, du côté de la surface greffée, une prolifération des cellules,
du côté de la greffe, des cellules migratrices. La greffe à ce moment est peu
vivace; dès la neuvième heure, Garre a vu des cellules à noyaux multiples y
pénétrer en suivant les anciens vaisseaux; elles y arrivent de la plaie, après
avoir traversé le réticulum. Au deuxième et au troisième jour, les éléments fibro-
plastiques sont abondants, les globules sanguins disparaissent. Vers le quatrième jour, des vaisseaux de nouvelle formation abordent la face profonde de
la greffe qui est le siège d'une prolifération, aboutissant à la formation de bourgeons moulés sur la surface cruente de la plaie, pendant que l'exsudat intermédiaire se résorbe. Dès ce moment, la greffe est nourrie par ses néocapillaires.
Vers le quatrième et le cinquième mois, l'exsudat intermédiaire a disparu; ces
délais toutefois se subordonnent à son abondance, et comme il fait place à du
tissu conjonctif, on conçoit que, moins il a été abondant, moins la peau nouvelle
est menacée de rétraction. Une double indication s'en déduit : assécher la couche
avivée des bourgeons, et épargner toute irritation à la jeune cicatrice.

Les transplants demandent une vingtaine de jours pour prendre; sur les
plaies fraîches, cette prise s'accélère. On reconnaîtra à leur couleur jaunâtre
les lambeaux flottants qui ne greffent point; ceux qui sont viables sont roses et
dès le quatrième jour, leur adhérence est capable de résister à une légère friction. Sous le protective, vous trouverez, aux premiers pansements, la couche
cornée, sous la forme de détritus blanchâtres. Si les greffes n'ont point été
exactement juxtaposées, des espaces linéaires les séparent; ils correspondent à
des granulations intercalaires. Même dans le cas d'une greffe parfaite, les lignes
tangentes des transplants forment des traînées plus colorées. La résistance de
ce nouveau tissu est variable; il est solide sur les plaies fraîches; il demeure

---

[1] DJATSCHINSKO, Centralblatt für die med. Wissenschaften, n°° 55, 56, 1890.
[2] GARRE, Ueber die histologischen Vorgänge bei der Anheilung der thierischen Transplanta-
tionen. In Beiträge zur klin. Chir., Bd. IV, p. 625, 1889.
[3] JUNGENGEL, Verhandlungen der physikalisch-medicinischen Gesellschaft zu Würzburg, Bd. IV.
[4] KARG, Studien über transplantierte Haut. In Archiv für Anat. und Phys., 1888.
[5] GOLDMANN, Ueber das Schicksal der nach dem Verfahren von Thiersch verpflanzten Haut-
stückchen. In Beiträge zur klin. Chir., t. XI, p. 229, 252, 1891.

fragile après la greffe des vieilles brûlures, dans les régions exposées à des frottements ou à des contusions et sur les jambes des variqueux.

Ces greffes ne sont pas sans quelque danger lorsque, au lieu de les prendre sur le malade, on les emprunte à une personne étrangère. Czerny estime qu'elles peuvent transmettre la syphilis et la tuberculose. Il a rapporté deux cas d'inoculation tuberculeuse par la greffe. L'un des deux faits est contestable, l'autre paraît exact et concerne un homme qui succomba avec des lésions pulmonaires quelques mois après la greffe de lambeaux empruntés à des membres amputés pour carie. En octobre 1881, Debel a communiqué un fait de syphilisation par la greffe. Aussi sera-t-il prudent de choisir les sujets qui fournissent des lambeaux. L'âge ne serait pas indifférent, et Dobson raconte que, les lambeaux autoplastiques pris sur un vieillard, ne réussissant pas, on emprunta des greffes à un élève du service et l'on vit rapidement se former des îlots cicatriciels; d'après Colrat, Laroyenne aurait observé un cas semblable.

Les *zoo-greffes* ont été empruntées à la peau du cobaye, par Dubreuil [1] et Létiévant [2], par Redaad aux téguments de l'aisselle et de l'aile du poulet, par Czerny et Houzé de l'Aulnois [3] à la muqueuse buccale du chien et du lapin, par Kiriac à l'épiploon du mouton, par de Wecker et de Grammont à la conjonctive oculaire du lapin, par d'autres au mésentère de cet animal, par Amat à la membrane coquillière de l'œuf. Nous avons essayé toutes les variétés de ces greffes animales; elles sont inférieures aux greffes dermo-épidermiques de Thiersch. Et nos résultats confirment les conclusions de Berezowski [4] qui a étudié les processus histologiques observés dans la transplantation de lambeaux cutanés sur des animaux d'espèces différentes.

Les zoo-greffes ont cependant leurs indications; il est des sujets timorés qui ne consentent point à la taille de larges transplants ou des plaies étendues qui nécessitent de trop grands emprunts. En pareil cas, la muqueuse linguale du lapin et la peau de grenouille peuvent remplacer la peau humaine. La muqueuse buccale du lapin est difficile à détacher; pour la peau de grenouille, la technique est simple : les lambeaux se dissèquent aisément sous l'eau — dans la solution à 70 pour 100 de chlorure de sodium — en les empruntant aux régions les moins colorées, à la paroi abdominale, à la face antéro-interne des cuisses. Ils ne doivent guère mesurer plus de 1 centimètre dans tous les sens et on les dispose en mosaïque sur la membrane granuleuse. Vincent [5] a recouvert de lambeaux de peau de 1 centimètre carré, découpés sur l'abdomen et les cuisses d'une grenouille, les plaies consécutives à la libération d'adhérences cicatricielles des doigts chez un enfant de deux ans, et a obtenu en dix jours une réparation complète. Baratoux et Dubousquet-Laborderie [6] y ont eu recours, et, dans une de leurs observations, des greffes humaines furent appliquées comparativement; le résultat fut à l'avantage de la cicatrice due à la peau de grenouille. Reverdin a fait la même constatation; en dix jours, il obtenait l'épidermisation de deux plaies étendues. Revues à distance, ces cicatrices sont en bon état; elles ne sont jamais ulcérées et jouissent d'une mobilité marquée sur les parties profondes. De place en place, persiste une coloration brunâtre, révélant la pigmentation

[1] DUBREUIL, *Gaz. des hôp.*, 30 juillet 1882.
[2] LÉTIÉVANT, *Société des sciences médicales de Lyon*, 1871.
[3] HOUZÉ DE L'AULNOIS, *Union méd.*, p. 115, 1872.
[4] BEREZOWSKI, *Zieglers Beiträge zur path. Anat.*, t. XII, p. 15, 1892.
[5] VINCENT, *Lyon médical*, 20 mars 1887.
[6] BARATOUX et DUBOUSQUET, *Progrès médical*, 9 avril 1887.

des greffes. « En comparant, dit Reverdin, ce résultat à ceux que je connais, je me demande si, mettant autant de peau humaine que j'ai mis de peau de grenouille, j'aurais eu une réparation aussi rapide et aussi bonne : jamais je n'ai vu de cicatrisation marcher avec une telle vigueur. »

La *transplantation de larges lambeaux non pédiculés*, comprenant toute l'épaisseur des téguments, se heurte à une première difficulté : comment se procurer l'étoffe nécessaire? Sera-ce aux dépens de l'opéré? Mais, comme il faut ici de grandes pièces, laissant des pertes de substances énormes, on hésite d'autant plus que les lambeaux diminuent après leur taille, et qu'il faut, suivant Ollier, compter sur un retrait de moitié. Empruntera-t-on le lambeau à un membre que l'on vient de couper? Mais on n'a pas toujours une amputation à faire, une amputation traumatique, partant inattendue, chez un sujet sain. Jusqu'à présent, bien qu'on dise que les Hindous réussissaient à faire des nez avec des morceaux de fesse, les chirurgiens contemporains avaient souvent échoué. Mais à l'heure actuelle, la question mérite d'être reprise. La cocaïne rend la dissection des lambeaux indolore, la suture méthodique permet la réunion immédiate des surfaces répondant aux lambeaux empruntés, et pour éviter de les tailler trop amples, on peut les faire multiples; enfin l'asepsie assure la prise des transplants et diminue le retrait cicatriciel qu'ils subissaient autrefois.

Aussi, à l'étranger, cette méthode est soumise à de nouveaux essais et les résultats en sont encourageants; elle a sur la méthode italienne l'avantage de ne point contraindre le patient à une contention trop souvent intolérée. Hirschberg [1] recommandait la transplantation de la peau avec sa nappe de tissu cellulaire sous-jacente. Krause [2] conseille de ne prendre que la peau. L'asepsie doit être absolue; l'usage des antiseptiques irritants réservé; l'hémostase soignée. L'opération se fait à sec; les surfaces à recouvrir sont désinfectées, grattées et avivées si elles granulent. Krause ne pratique de sutures que si la disposition anatomique de la région ne permet pas le maintien du lambeau par le pansement. — Pendant les premiers jours, le lambeau a une teinte pâle et livide. L'épiderme se fronce, prend une teinte brunâtre et se détache en un ou plusieurs morceaux. Au-dessous de lui, le derme apparaît comme une surface mollasse, « assez semblable à la pâte d'un camembert bien fait »; il semble que cette masse va subir une fonte complète et l'on s'attend à ne pas la retrouver le lendemain. Le lendemain elle présente à sa surface un ou deux petits points rouge vif. Le surlendemain ces points se sont étendus et bientôt la greffe a pris une coloration rosée. Ces transformations sont dues à de petits vaisseaux qui ont pénétré la greffe par sa profondeur pour l'alimenter. La guérison et l'adhérence complète du lambeau demandent de trois à six semaines. Sur 100 lambeaux empruntés aux différentes régions du corps, dont quelques-uns mesuraient de 20 à 25 centimètres de longueur sur 6 à 8 centimètres de largeur, Krause n'a constaté que 4 fois le sphacèle. Kouznetchoff a pu combler, par la transplantation de 9 lambeaux, une perte de substance de 58 centimètres de long sur 15 de large.

La méthode autoplastique est une transition entre les greffes superficielles et les procédés d'autoplastie. Ici une question se pose : après une exérèse étendue, et afin d'éviter une difformité par défaut, le chirurgien comblera-t-il sur l'heure la brèche qu'il vient de faire? ou bien attendra-t-il que cette difformité se pro-

[1] Hirschberg, *Archiv für klin. Chir.*, XLVI, 1.
[2] Krause, *Ueber die Transplantation grosser ungetheilter Hautlappen.* In *Archiv für klin. Chir.*, XLVI, 1.

[P. RECLUS.]

duise? On invoque, en faveur de l'intervention immédiate, les avantages d'une plaie fermée d'emblée aux accidents infectieux et une guérison plus rapide, sans les ennuis d'une seconde opération. Mais il ne faut point méconnaître l'effort dont la nature est capable dans les régions à tissu cellulaire lâche, à peau abondante et mobile : livrées à la cicatrisation spontanée, les pertes de substances se réparent d'une façon surprenante, et, comme disait Roux, « à la face et au scrotum, il n'y a rien d'impossible en fait de restauration ». Si elles ne se comblent pas entièrement, les brèches sont si bien réduites qu'une opération légère y remédiera : il faut savoir attendre; quand l'attraction des téguments voisins, quand les progrès de l'épidermisation centripète ont donné ce qu'ils peuvent, c'est le moment d'intervenir. De même, après les brûlures, après les grands dégâts traumatiques, si l'on sait varier les pansements, manier la greffe épidermique, surveiller la cicatrisation, on arrivera à des succès inespérés.

Nous ne décrirons pas les procédés *autoplastiques*, c'est l'affaire de la médecine opératoire; disons seulement qu'on peut réparer la brèche : 1° par la méthode de Celse, qui permet le glissement des téguments voisins disséqués et mobilisés; 2° par la méthode hindoue, qui taille un lambeau amené sur la plaie tout en restant attaché aux parties environnantes par un pédicule tordu sur lui-même; 3° par la méthode italienne, qui prend son lambeau à distance, mais qui lui conserve une base d'implantation; c'est par des attitudes souvent contraintes, qu'elle met en rapport le lambeau et la brèche. On n'attendra pas, pour intervenir par l'autoplastie, que le tissu inodulaire soit complètement rétracté, que la cicatrice soit « parfaite », comme disait Delpech, surtout chez les enfants; ainsi que l'a montré Chassaignac, la cicatrice, moins extensible que la peau saine, et de moins large croissance que les parties profondes, en entrave le développement et exagère la difformité. Pour de simples *brides*, une grande opération n'est pas toujours nécessaire : on pourra se contenter, surtout lorsqu'elles sont étroites et longues, de les sectionner : Decès, Sedillot, les ont entaillées par des incisions en zigzags, angulaires, obliques, ou ondulées; on a pu ainsi les allonger, et redresser un doigt ou un segment de membre maintenus dans une flexion permanente.

Lorsque la bride est large, on pratique sur elle des incisions convergentes qui circonscrivent un lambeau triangulaire : il se rétracte, par une dissection légère, et laisse une plaie en forme d'accent circonflexe Λ qu'on transforme en une plaie en V par une suture, et ce qu'on gagne par cette manœuvre égale la longueur même de cette suture. Ce procédé a réussi à Verneuil (¹) dans un cas de symphyse thoraco-brachiale. Les parties sont étendues dans une direction opposée à celle où les maintenait la bride, et fixées dans leur position nouvelle par un bandage ou un appareil. Si elles sont enraidies, si la surface cicatricielle est mince et fragile, c'est par une extension graduelle, qu'on la ramènera à une attitude correcte (²). Lorsqu'il existe des *adhérences*, il faut, après leur désinsertion, exercer une compression avec des bandelettes de gaze iodoformée sur l'angle d'union des parties divisées; on cherche à obtenir la cicatrisation isolée des surfaces opposées de façon à prévenir toute soudure nouvelle. Un lambeau autoplastique au niveau des commissures est parfois nécessaire.

Dans les cicatrices vicieuses du cou, dans les adhérences inodulaires de l'ais-

<hr>

(¹) Verneuil, *Mémoires de chirurgie*, t. I, p. 646.
(²) Von Hecken, *Arch. für klin. Chir.*, XXXVII, p. 91.

selle fixant le bras au tronc, on peut tirer un parti avantageux soit de l'autoplastie par glissement, soit de l'emploi d'amples lambeaux taillés au tronc sur
les limites de la cicatrice et amenés par pivotement sur la plaie qui résulte de
l'excision des brides et du redressement des parties. Mais il arrive que dans les
régions voisines de la cicatrice, surtout après les brûlures, les téguments rétractiles, tendus, peu vasculaires, sont hors d'état de servir à l'autoplastie. Il faut
alors chercher au loin, sur d'autres membres ou au tronc, la matière propre à la
réparation. Dans d'autres cas, il s'agit d'une partie exposée à des actions mécaniques répétées : telles, la saillie rotulienne ou olécranienne, le talon; telles
encore l'aisselle et l'aine, la région poplitée, qui sont les « charnières » de mouvement. Il faut que ces points soient recouverts d'une cicatrice ferme, offrant la
constitution normale de la peau. Ce sont là les indications dominantes de la
transplantation de lambeaux pédiculés pris à distance; et nous assistons à un
renouveau de la méthode italienne.

Jusqu'à ces dernières années, comme Berger le résume en un remarquable
chapitre, l'adaptation de lambeaux frais, taillés sur une région éloignée et adhérents par un pédicule, n'avait réussi que pour la rhinoplastie, entre les mains
de Graefe et de Fabrizzi; pour les ulcérations et les déformations cicatricielles
des membres, l'échec avait été constant. Avec l'antisepsie, la vieille opération de
Branca et de Tagliacozzi, cessant d'être un simple procédé rhinoplastique,
devait prendre le rang d'une méthode générale, méritant bien, suivant le mot
de Tagliacozzi, le nom de *chirurgia curtorum* — chirurgie des peaux insuffisantes. — Déjà de Graefe avait réalisé un progrès en procédant à la suture
immédiate du lambeau. Fabrizzi eut le mérite de pratiquer cette application
générale de l'autoplastie italienne; mais c'est dans la période contemporaine que
la chirurgie l'a employée aux restaurations les plus diverses. Berger[1] s'est
constitué chez nous le défenseur de cette méthode : il en a écrit l'histoire et
réglé la technique.

Le choix de la région où sera taillé le lambeau est commandé par des règles
exactes. « Il faut, dit Berger, que la partie à laquelle on emprunte puisse être
amenée et maintenue au contact de la partie qui emprunte, sans efforts, sans
tension douloureuse, et que l'attitude dans laquelle ce contact est réalisé puisse
être soutenue sans trop de fatigue. Il faut que la dissection du lambeau ne détermine, sur la partie à laquelle on emprunte, qu'une perte de substance qui puisse
être réparée par première intention ou par granulation sans laisser de cicatrice
gênante; qu'elle n'intéresse aucun organe important et qu'elle ménage les gros
troncs veineux et les nerfs superficiels. Il faut que la peau du lambeau soit aussi
semblable que possible par ses caractères, épaisseur, revêtement pileux, coloration, à celle de la partie sur laquelle elle doit être fixée. En cherchant à
remplir ces conditions, on reconnaîtra qu'à une autoplastie portant sur une
région donnée, correspondra presque toujours un lambeau pris sur une région
facile à déterminer à l'avance : c'est ainsi que, pour les transplantations à faire
sur une jambe, la peau sera presque toujours empruntée soit à la jambe, soit
à la cuisse opposée, dans quelques cas plus rares, à la cuisse correspondante.
Pour les restaurations portant sur le membre supérieur, les lambeaux seront
pris au tronc, en général à la peau du dos, s'il s'agit de réparer une perte de

[1] Berger, *Bull. et mém. de la Soc. de chir.*, 17 mars 1880, 22 février 1882. — *Bull. de l'Acad.
de méd.*, t. XV, p. 838. — *Bull. et mém. de la Soc. de chir.*, t. XIV, p. 29, 1888. — Congrès
français de chirurgie, 1889.

[P. RECLUS.]

substance de la face palmaire ; à celle de la région antérieure du tronc, s'il s'agit de la face dorsale de la main. Les autoplasties de la face, sauf de rares exceptions, emprunteront les matériaux de la restauration au bras et surtout à la région bicipitale. »

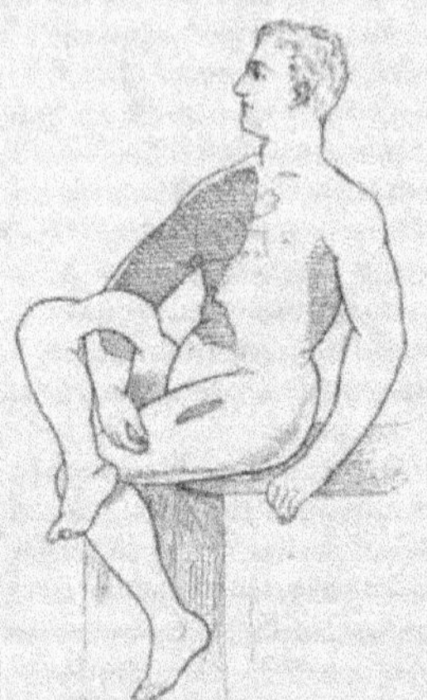

Fig. 44. — Cicatrice du coude restaurée avec une bande cutanée de la cuisse.

Le lambeau sera dessiné à l'avance : sa dimension et sa forme seront estimées suivant celles de la perte de substance, après avivement et correction des points cicatriciels dont l'excision s'impose. Taillez, dans une compresse stérile, un patron assez ample pour compenser la rétraction probable qui est d'un quart environ ; superposez-le à la perte de substance et rapprochez jusqu'à son contact la partie à laquelle sera emprunté le lambeau : c'est au point où le bord du patron est tangent à cette partie que vous placerez le pédicule du lambeau ; dessinez-le, et achevez, sur cette base, de figurer le contour de la pièce autoplastique. Vérifiez-en l'ampleur suffisante ; assurez-vous que le pédicule ne sera ni tordu, ni comprimé, ni trop tiré et qu'il répond à l'abord des vaisseaux qui irriguent ce territoire.

L'attitude à donner au membre, après l'opération, doit être fixée, dit Berger, avec une précision mathématique. « Des essais répétés pendant des jours et parfois des semaines sont nécessaires pour établir ces données ; on met à profit ce temps pour habituer le malade à subir

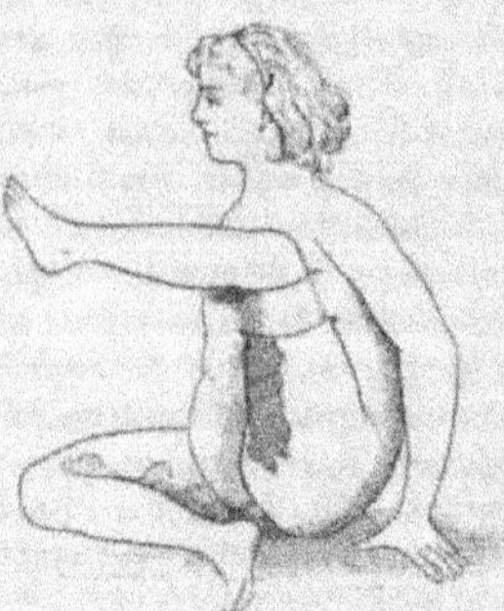

Fig. 45. — Cicatrice du creux poplité restauré avec une bande cutanée de la paroi thoracique.

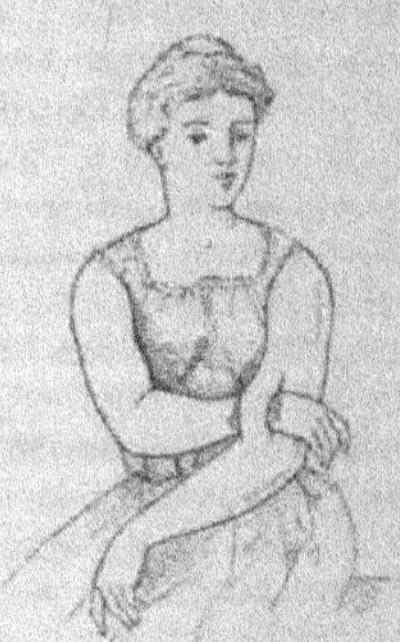

Fig. 46. — Cicatrice du poignet restaurée avec une bande cutanée du bras.

l'immobilisation qu'il devra supporter. Il faut s'assurer comment, dans cette position, pourront s'accomplir les différentes fonctions, sommeil, alimentation, évacuations, et quelquefois accoutumer par des exercices gradués un membre à se faire à une attitude forcée qu'il ne pourrait pas supporter tout d'abord : cela est nécessaire, surtout quand on veut rapporter un lambeau pédiculé de la cuisse ou de la fesse à la jambe correspondante, ce qui ne peut se faire que grâce à la flexion excessive du genou. Au bout d'une heure de cette attitude, les sujets qui la subissent pour la première fois déclarent qu'ils ne pourront jamais la soutenir; et cependant après une semaine ou deux pendant lesquelles ils s'exercent à rester de plus en plus longtemps la jambe maintenue fléchie sur la cuisse par un bandage roulé, ils finissent par passer la nuit dans cette situation, et ils sont prêts à supporter douze ou quinze jours d'une immobilité qu'on n'aurait jamais pensé pouvoir leur infliger. »

Dans la position exacte où seront maintenues les parties, on moulera des attelles ou des valves plâtrées amovibles qui, après l'opération, seront réappliquées et fixées par des liens bouclés, des bandes ou des bracelets plâtrés. Pour le transport des lambeaux du bras sur la face, il faut recourir à des appareils fabriqués : corsets en cuir moulé, pourvus de gouttière articulée maintenue par des vis à pression; ou bien une capeline, coiffant la tête, se rattachant à un corset, et sur laquelle l'avant-bras et le bras se fixent au moyen d'un long gantelet. L'avivement, quand il s'agit de plaies en granulation, peut se faire par le simple grattage à la curette; mais il est préférable de disséquer au bistouri les couches fibreuses néoformées, sur lesquelles repose le lit de bourgeons, et les marges calleuses. Dans le cas de cicatrices bridantes, il faut les exciser assez pour obtenir le retour des parties à la position normale. Un suintement sanguin en résulte : il s'arrête par la compression au moyen de tampons aseptiques. — Le lambeau dessiné est disséqué du sommet à la base avec sa doublure de tissu cellulaire sous-cutané; le « dégraissement » du lambeau réduit sa vitalité; sur les bords, on peut toutefois rogner la graisse exubérante. Plus tard, si le panicule adipeux forme une saillie anormale, il sera possible de faire des retouches. — Le lambeau, ajusté, est cousu au crin de Florence. Avant le pansement, veillez à ce que le pédicule ne soit ni tiraillé, ni comprimé; interposez entre les deux membres des coussins d'ouate aseptique. Enveloppez dans un épais pansement iodoformé-ouaté, méthodiquement compressif.

Vers le quinzième jour, on fera la section du pédicule : l'intolérance du malade, les difficultés de l'alimentation peuvent conduire à abréger ces délais. Il est possible, à ce moment, de pratiquer l'avivement nécessaire pour insérer ce pédicule à la place qu'il doit occuper; ou bien, on peut remettre à quelques jours de là cette autoplastie complémentaire. — Des manipulations travailleront le lambeau, qui, manquant d'abord de mobilité et de souplesse, se confondra de plus en plus avec les environs cutanés et, obéissant à la traction excentrique, pourra en quelques mois doubler ses dimensions. Cette autoplastie rajeunie a donné d'excellents résultats. Elle a un désavantage : c'est le maintien prolongé des parties dans une immobilité rigoureuse; et il faut une docilité rare pour garder, comme certains opérés de Von Hacker, l'attitude que figurent ses dessins. Pour les difformités cicatricielles des membres, partout où il faut une pièce de bonne étoffe et non une fragile cicatrice, dans les points où se font des frottements, des appuis, dans les plis de flexion ou sur les saillies exposées, c'est une ressource précieuse qu'il faut préférer aux greffes épidermiques; hormis ces indications, ces dernières, sans donner une peau aussi mobile et aussi résistante, fournissent, en général, une suffisante couverture.

5° *CICATRICES MALADES*

Nous n'insisterons pas sur les démangeaisons, le prurit qui, si le malade se gratte avec excès, peut produire des *ulcères* rebelles, des *ruptures* de la cicatrisation; sur l'*œdème*, les *ecchymoses*, les *dilatations variqueuses*, accidents exceptionnels et sans gravité; nous serons bref sur les *douleurs* qui souvent sont vives et tantôt dues à des filets nerveux inclus et comprimés dans les tissus rétractiles, tantôt à des néoplasmes, à des névromes qui se développent à l'extrémité sectionnée des nerfs dans les amputations, tantôt à l'adhérence de la cicatrice qui, chez certains malades, provoque des souffrances intolérables. Enfin il est des cas où rien n'explique la névralgie; on doit se demander si l'hygrométricité si remarquable des cicatrices n'est pas pour beaucoup dans sa production, et, de fait, on l'a souvent vue disparaître par l'application, dans les temps humides, de lames de ouate ou de peau de cygne. On aura recours, suivant la circonstance, à l'excision des névromes, à la libération des cicatrices et, lorsqu'il s'agit de névralgies simples, à l'emploi de narcotiques, belladone, aconitine, chloroforme et morphine.

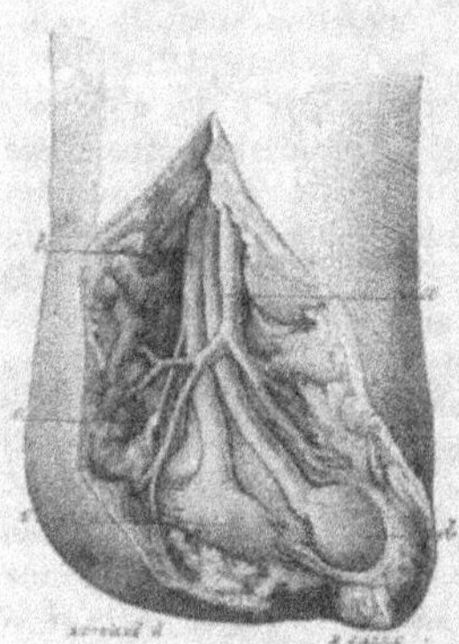

Fig. 47. — Développement névromatique des nerfs plantaires externes et plantaires internes dans la cicatrice d'une amputation tibio-tarsienne pour un écrasement du pied (pièce déposée par Jules Roux et Verneuil au musée Dupuytren).

a, artère tibiale postérieure. — *b*, nerf tibial postérieur. — *c*, névrome en plaque du nerf plantaire interne. — *d*, névrome arrondi du nerf plantaire interne. — *e*, petit névrome sur un filet du nerf plantaire externe. — *f*, cicatrice du moignon.

Comme les autres tissus, les cicatrices peuvent être envahies par des néoplasmes; on a signalé le développement de *cornes*, et Martin en a vu une de 10 centimètres et contournée en spirale; ces tumeurs apparaissent à l'extrémité des moignons; elles tombent spontanément, mais en laissant parfois, au point d'implantation, des ulcérations rebelles. On cite des *carcinomes*, le plus souvent secondaires, et qui se montrent après une ablation incomplète; ils constituent aux seins le genre de récidive le plus ordinaire. On y rencontre aussi des *cancroïdes* primitifs, et Chaintrac a publié sur ce sujet une série d'articles dans la *Gazette médicale*. Ces épithéliomas se développent, tantôt dans un tissu cicatriciel, et tantôt au milieu d'un tissu bourgeonnant, plaie, ulcère, surface lupeuse; ils succèdent aux irritations et affectent la forme papillaire ou la forme ulcéreuse. Ce sont des épithéliomas lobulés typiques qu'il faut extirper. Enfin Nicaise et nous, avons signalé des *dépôts tuberculeux*, Nicaise dans des cicatrices consécutives à l'ouverture d'un abcès froid de la cuisse, et nous dans le cordon fibreux, vestige de fistule épididymaire.

CHAPITRE V

MALADIES VIRULENTES

Les *maladies virulentes* sont provoquées par l'introduction dans l'organisme d'une substance appelée *virus*, que les recherches contemporaines assimilent aux ferments. — Les virus sont donc constitués par des êtres microscopiques dont la multiplication est si rapide que, en peu de temps, ils peuvent infecter toute l'économie.

L'existence de ces microbes n'est pas prouvée dans toutes les maladies que la clinique accepte comme virulentes. Depuis les travaux de Pasteur, la démonstration de l'origine parasitaire exige la découverte d'un germe dans l'organisme, son isolement par des cultures successives, puis la reproduction de la maladie primitive par son inoculation sur un autre individu. Cette série de preuves n'a pas été donnée pour la rage et la syphilis, les maladies virulentes par excellence ; on ne l'a guère administrée que pour le charbon, les septicémies, la morve, la tuberculose, le tétanos, l'érysipèle, les inflammations ; pour la pourriture d'hôpital on n'a pas encore fourni les preuves directes, et c'est par voie détournée qu'on arrive à une démonstration péremptoire.

Le chapitre des maladies virulentes est devenu le plus important de la chirurgie : nous ne parlerons ici que du charbon et de la tuberculose, d'abord parce que beaucoup d'affections parasitaires, la rage, la syphilis, la morve, sont surtout étudiées dans les traités de pathologie interne, puis parce que nombre d'autres, la suppuration, l'érysipèle, la septicémie, l'infection purulente, la pourriture d'hôpital, le tétanos, l'actinomycose, ont été décrites ou le seront dans d'autres chapitres. Nous ne présenterons aucun tableau d'ensemble des maladies virulentes, renvoyant pour cette étude à une série de livres ou d'articles parmi lesquels nous citerons :

DAVAINE et RAYER, Comptes rendus à l'Académie des sciences, 1850. — PASTEUR, Étude sur le vin, ses maladies, etc. Paris, 1866. — Étude sur la bière, avec une théorie nouvelle de la fermentation, 1867. — Étude sur les maladies des vers à soie, 2 vol., 1870. — Études sur la maladie charbonneuse, 1877. — Sur le choléra des poules, 1880. — Sur le rouget du porc, 1882. — Sur la rage, 1882, 1885, 1886. — CHAUVEAU, Nature du virus-vaccin. In *Comptes rendus de l'Acad. des sciences*, février 1868. — PASTEUR, CHAMBERLAND et ROUX, Note sur l'étiologie du charbon. — KOCH, Beiträge zur Biologie der Pflanzen, t. II, 1876. — EBERTH, *Virchow's Archiv*, 1880. — FEHLEISEN, Ætiologie des Erysipèles, 1883. — BOUCHARD, CAPITAN et CHARRIN, Notes sur le microbe et la maladie. In *Bull. de l'Acad. de méd.*, p. 1339, 1885. — DUCLAUX, Fermentation et maladies. Paris, 1882. — Le microbe et les maladies, 1886. — GAUTIER, Ptomaïne et leucomaïne. In *Bull. de l'Acad. de méd.*, 1886. — LAVERAN, Traité des fièvres palustres, 1884. — MALASSEZ et VIGNAL, Sur le micro-organisme de la tuberculose zoologique. In *Arch. de phys. norm. et path.*, t. IV, 1884. — MIQUEL, Thèse de Paris, 1883. — TYNDALL, De la fermentation et de ses rapports avec les maladies, Glasgow, 1876. — *Ann. de l'Inst. Pasteur*, de leur publication, 1887 à 1886.

[P. RECLUS.]

I

TUBERCULOSE

La *tuberculose* est une maladie que caractérise l'apparition, dans les tissus, d'une néoplasie spéciale, le follicule tuberculeux, constitué par une cellule géante centrale, une zone de cellules épithélioïdes intermédiaires, une zone d'éléments embryonnaires périphériques, et provoqué par l'introduction dans l'organisme d'un germe particulier, le bacille de Koch.

Historique. — Elle n'est connue que depuis le commencement du siècle. Laënnec en admit deux formes, la forme *infiltrée*, caractérisée par l'existence de « nappes », de masses blanches ou jaunes, et la forme *miliaire*, dans laquelle les tissus sont parsemés de petits corps isolés, sorte de poussière tuberculeuse, les « granulations grises ». Lebert admit ces deux variétés et, comme il avait déjà décrit la fameuse cellule, élément pathognomonique du cancer, il chercha et trouva le corpuscule tuberculeux, élément spécifique de 6 à 12 μ, irrégulier, anguleux, sans noyau, légèrement gonflé par l'acide acétique. Il ne fallut pas de nombreuses recherches à ses successeurs pour prouver qu'il s'agissait là des débris de cellules desséchées et fragmentées.

Virchow vint tout à coup nier la forme infiltrée de Laënnec : pour lui, les nappes dégénérées ne sont que les vestiges d'une inflammation ; le vrai tubercule est la granulation grise, qui n'a rien de commun avec les hépatisations caséeuses. Cette doctrine dualiste, accentuée par Niemeyer, acceptée en France par quelques rares cliniciens, eut une durée éphémère, et les travaux de Grancher, de Charcot, de Thaon, lui portèrent un coup mortel. On tient pour acquis que les infiltrations en nappe et les tubercules miliaires ne sont que les formes dérivées d'une même maladie. Mais déjà s'était posée une question nouvelle : La tuberculose est-elle une maladie virulente ? — Les expériences de Villemin, puis celles de R. Koch, y répondirent par l'affirmative, et nous entrons dans la période contemporaine, marquée par les découvertes les plus fécondes :

Villemin, Communication à l'Académie de médecine, 5 décembre 1865. — Étude sur la tuberculose, in-8°. Paris, 1868. — Communication à l'Académie de médecine, 8 avril 1868. — Hérard et Cornil, De la phthisie pulmonaire, in-8°. Paris, 1867. — Chauveau, Transmission de la tuberculose par les voies digestives. In *Bull. de l'Acad. de méd.*, 1874. — Grancher, De l'unité de la phtisie. Paris, 1872. — Hippolyte Martin, Recherches anatomiques, pathologiques et expérimentales sur la tuberculose. Thèse de Paris, 1879. — Pseudo-tuberculose expérimentale. In *Arch. de phys.*, 1880 et 1881. — Faisans, Revue générale sur la tuberculose. In *Rev. des sciences méd.*, 1881. — Hanot, art. Phtisie pulmonaire. In *Nouv. Dict. de méd. et de chir. prat.* — R. Koch, Communication faite le 24 mars à la Soc. phys. de Berlin, et publiée dans le *Berl. klin. Woch.*, 10 avril 1882. — Mittheilungen des k. Gesundheitsamtes. Berlin, 1884. — Malassez et Vignal, Société de biologie, séances du 12 mai et du 5 juin 1883. — *Arch. de physiol.*, 15 avril 1884. — Cornil et Babès, Les Bactéries, Tuberculose, p. 658. Paris, 1886. — Congrès de la tuberculose. Paris, 1888, 1891 et 1895. — Lannelongue, La méthode sclérogène. In *Bull. de l'Acad. de méd.*, 3° série, t. XXVI, p. 41, 1891, et *Tuberculose chirurgicale* (coll. des aides-mémoires de Léauté), 1894. — Bonnel, Tuberculose pulmonaire expérimentale et tuberculose expérimentale du rein. In *Ann. de l'Inst. Pasteur*, p. 588, 1893, et p. 85, 1894. — Straus, Tuberculose et infection secondaire. In *Sem. méd.*, 30 mai 1894, et la Tuberculose et son bacille. Paris, 1895.

[P. RECLUS.]

Étiologie et pathogénie. — La tuberculose était pour les pathologistes, le type des maladies « spontanées » lorsque, le 5 décembre 1865, Villemin, devant l'Académie de médecine, la déclara inoculable et par conséquent contagieuse. En insérant des produits tuberculeux dans les tissus de plusieurs lapins, il leur avait communiqué la tuberculose, et l'expérience fut répétée par lui et par ses imitateurs un trop grand nombre de fois avec un résultat identique, pour que le résultat pût en être mis en doute. On objecta bien que le traumatisme léger, nécessité par l'inoculation, suffisait pour faire naître la tuberculose chez le lapin, animal « follement » prédisposé à la tuberculose, mais une double série d'expériences eut raison de cet argument. On eut recours non plus au lapin, mais au cochon d'Inde, au chat, au chien, aux singes même; puis, au lieu d'insérer les substances tuberculeuses dans une plaie cutanée, Chauveau, puis Pauli, les firent manger à des animaux chez qui le développement de la maladie en prouva la transmission par les voies digestives sans traumatisme préalable.

Battus sur ce point, les adversaires de l'inoculabilité montrèrent que, dès 1867, Lebert et Wyss avaient provoqué l'infection tuberculeuse chez des animaux, en injectant sous la peau du pus, des débris de cancer, du parenchyme pulmonaire enflammé; des expériences d'Empis, de Colin, de Cohnheim, vinrent à l'appui de cette affirmation que semblaient corroborer certains faits de Brown-Séquard. N'avait-on pas vu des poudres inertes comme le lycopode, des substances irritantes comme le poivre rouge et la cantharide, provoquer, dans les tissus de l'animal, des granulations semblables à celles de la tuberculose? Pour avoir raison de ce nouvel argument, il ne fallut rien moins que les recherches d'Hippolyte Martin, dont les travaux ont fini par dissiper les derniers

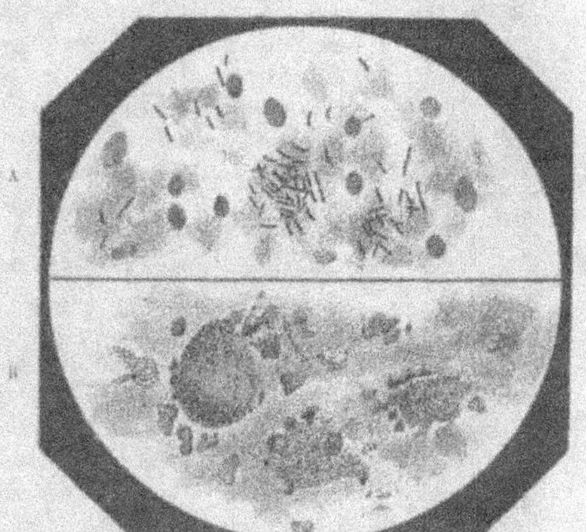

Fig. 45. — A. Pseudo-tuberculose zooglétique. (Poumon de poule. B. Tuberculose. (Foie de faisan.)

doutes. L'inoculation de produits tuberculeux et celle de substances inertes peuvent, l'une et l'autre, amener le développement de nodules miliaires d'apparences identiques. Mais tandis que les granulations qui dérivent d'une inoculation non tuberculeuse perdent bientôt toute activité, et, inoculées à leur tour, n'amènent dans les tissus qu'une prolifération presque nulle, les autres, celles qui sont nées d'une infection tuberculeuse, conservent leur puissance initiale, et la dixième comme la deuxième inoculation reproduira le nodule. Le virus se revivifie, il fait souche dans chacun des organismes où on le dépose.

Il existe donc un tubercule « infectant, un tubercule légitime », d'une essence différente de celle des nodules nés de produits non spécifiques. Plusieurs expérimentateurs, après avoir contrôlé les recherches d'H. Martin, en affirmèrent la réalité; Toussaint alla même jusqu'à déclarer que l'inoculation en série des produits tuberculeux en augmente l'énergie ; ils deviennent d'autant plus actifs que leurs passages sont plus nombreux à travers des organismes différents. Ces faits établissent sans conteste que l'inoculation transmet d'animal à animal, un virus nécessaire à l'éclosion de la tuberculose : il ne s'agissait plus que d'isoler ce contage. A la vérité, le terrain était préparé par la découverte fondamentale de Villemin, et Koch n'avait plus qu'à trouver pour la tuberculose ce que Rayer et Davaine avaient établi pour le charbon ; Pasteur pour le choléra des poules et le rouget du porc ; Bouchard, pour la morve ; Nepveu et Huëter, pour l'érysipèle.

Robert Koch a démontré qu'il existe dans les nodules tuberculeux des bacilles de forme spéciale et désormais connus sous le nom de bacilles de la tuberculose ou bacilles de Koch ; ils ont pu être isolés, ensemencés dans des bouillons stérilisés, et les germes de ces cultures, injectés aux animaux, ont provoqué chez eux le développement de la tuberculose ; la démonstration est donc complète et

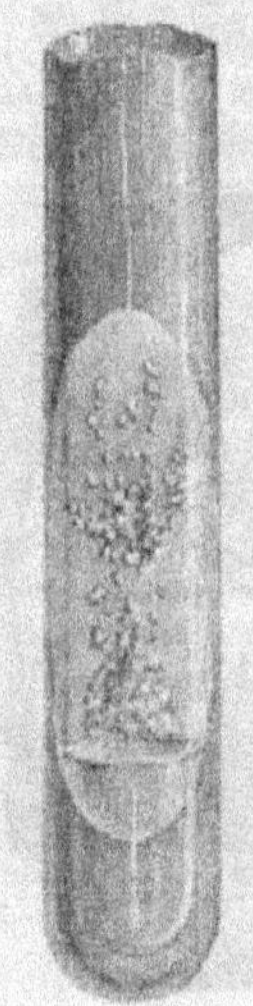

Fig. 49. — Culture du bacille de Koch.

la série de preuves a été fournie, qu'on exige pour classer une affection au rang des maladies virulentes. Les méthodes de préparation que proposait Koch pour démontrer l'existence dans les tissus des germes de la tuberculose étaient compliquées ; Ehrlich [1] les a modifiées : rien n'est plus facile aujourd'hui, en traitant les tissus par la fuchsine et le violet de méthyle, que de déceler les bacilles de Koch, qui apparaissent colorés en rouge au milieu des cellules violettes.

Ce sont des bâtonnets d'une longueur moyenne de 3 à 4 μ. Les plus petits peuvent n'avoir que 2 μ, les plus longs ne dépassent pas 6 μ. Leur largeur, plus uniforme, est de 0μ,5 à 0μ,5. Ces bacilles, en général, homogènes, sans renflement appréciable à leurs extrémités, sont souvent recourbés en crochets ou infléchis sur eux-mêmes ; ils contiennent parfois dans leur intérieur des grains dont l'un, situé soit à l'extrémité du bacille, soit en un point quelconque de sa longueur, constitue un nœud ou un renflement dont le diamètre dépasse le diamètre moyen du micro-organisme ; ce sont probablement des spores. Leur résistance aux agents de destruction est extrême. « Ils se retrouvent, disent Cornil et Babès, pendant un temps indéfini, dans les crachats qu'on laisse putréfier ; au bout de trois mois ils y étaient aussi nombreux et aussi caractéristiques » et jouissent de leur virulence, puisque, injectés dans les tissus d'un lapin, ils provoquèrent le développement d'une tuberculose. Malassez et Vignal ont insisté sur cette vitalité ; non seulement ils résistent à la putréfaction, mais au desséchement prolongé et à l'action du suc gastrique.

Leur culture fut faite par Koch, dans le sérum sanguin du bœuf ; des colonies apparaissent qui peuvent servir pour des cultures nouvelles ; ces ensemencements continuent d'une manière indéfinie, et les germes prélevés sur un quelconque des tubes de la série provoquent le développement de la tuberculose. Malassez et Vignal ont cherché vainement le bacille de Koch dans 4 cas de tuberculose inoculée ; ils ont trouvé dans les tissus malades des microcoques immobiles, éléments de 0μ,6 à 1 μ de longueur sur 0μ,5 d'épaisseur, tantôt isolés,

[1] Ehrlich, *Deutsche med. Wochenschrift*, 1882.

[P. RECLUS.]

tantôt réunis deux par deux ou même allongés en courtes chaînettes de trois, quatre ou cinq grains; ils se groupent en « zooglœes »; Malassez et Vignal les ont vus rayonner et s'étendre excentriquement. Est-ce là un microbe nouveau? Faut-il admettre qu'à côté du bacille de Koch, des zooglœes de Malassez et Vignal, il y aurait encore le *monas tuberculosum* de Klebs, le microbe de Toussaint et d'Anfrecht, certains grains signalés par Cornil et Babès? L'unité de la tuberculose est-elle menacée ou ces diverses variétés ne seraient-elles qu'une des phases du bacille ordinaire? Toutes questions auxquelles on ne répond pas encore.

Comment les bacilles de la tuberculose, répandus partout où se trouvent des agglomérations humaines, pénètrent-ils dans l'organisme? La porte d'entrée la

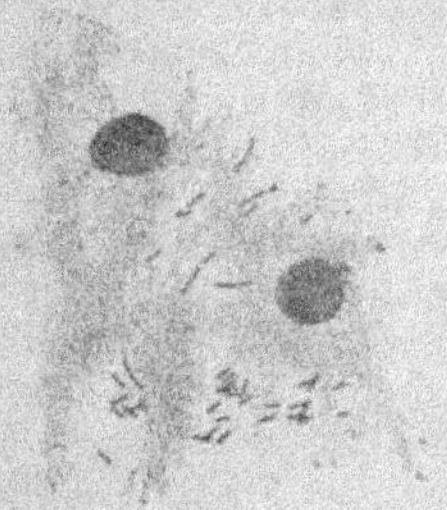

Fig. 50. — Crachats de phtisique.

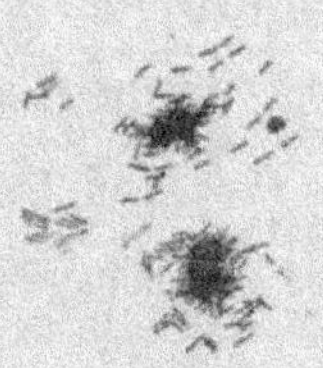

Fig. 51. — Culture du bacille de Koch.

plus habituelle est la voie pulmonaire; les germes flottant dans l'atmosphère, sans doute avec les débris des crachats desséchés, sont absorbés pendant la respiration et vont se déposer sur la muqueuse nasale, le pharynx, le larynx, la trachée, les bronches, les alvéoles pulmonaires; si ces tissus sont recouverts de leur épithélium, l'inoculation n'a pas lieu, mais si une inflammation préalable, un catarrhe a desquamé la muqueuse, la pénétration peut se faire et les germes coloniser, à moins que les éléments ne parviennent à repousser l'agression. La clinique et l'expérimentation s'accordent pour considérer l'invasion par le poumon comme la plus fréquente. Ne voyons-nous pas presque toujours les voies respiratoires les premières atteintes et le plus gravement? N'a-t-on pas rendu les chiens tuberculeux en pulvérisant dans leur niche des crachats de phtisiques? Smith a trouvé des bacilles dans de la ouate au travers de laquelle il avait fait respirer un malade atteint de cavernes.

La peau entamée, ouverte par un traumatisme ou par un processus inflammatoire et ulcéreux, livre passage à l'ennemi. Verchère(¹) en cite de nombreux exemples, multipliés depuis, et l'on n'a plus besoin de recourir au cas de Laënnec; l'inoculation se fait tantôt sur place, le bacille colonisant au point où il aborde les tissus, tantôt à distance, les microbes emportés par les lymphatiques échouant dans les ganglions dont ils provoquent la régression caséeuse. Mais nous avons déjà insisté, après Besnier, Vidal, Hanot, Merklen, P. Raymond, Nocard, sur le danger de toucher aux produits tuberculeux quand le tégument externe porte des excoriations. Verneuil, Cohnheim, Verchère et Fernet ont pensé que les organes génitaux pouvaient, au cours du coït, ouvrir la voie aux

<hr>

(¹) Verchère, *Des portes d'entrée de la tuberculose*. Thèse de Paris, 1884.

bacilles. Nous avons combattu cette opinion (1). D'abord, les faits cliniques invoqués n'ont aucune valeur; puis nos statistiques personnelles comprenant 12 cas recueillis dans la clientèle privée, nous ont permis d'affirmer que dans aucune de ces observations la tuberculose génitale n'avait pour origine le coït entre tuberculeux; tous les cas d'ovarite et d'épididymites survenus chez des enfants vierges en témoignent; ajoutons que si le sperme peut contenir des bacilles, comme Weigert l'a soutenu, ce sperme contaminé souille la vulve et le col de l'utérus, où devrait se produire l'inoculation directe; or, on sait combien sont exceptionnelles les ulcérations tuberculeuses de la vulve, du vagin et du col. Les conditions sont plus défavorables chez l'homme : en supposant que le pénis rencontre un mucus utéro-vaginal peuplé de bacilles, ainsi que Babès en a signalé, quel voyage faudrait-il au micro-organisme pour atteindre l'épididyme où la tuberculose se développe, car le gland et le canal uréthral ne sont pour ainsi dire jamais frappés! Est-il raisonnable d'admettre qu'un microbe immobile, sans mouvement propre, accomplisse ce long trajet avant d'être balayé par le flot d'urine, qui, plusieurs fois par jour, fait irruption dans le canal?

L'infection par les voies digestives est indiscutable depuis les expériences de Chauveau et de Pauli; les animaux nourris de matières tuberculeuses n'ont pas tardé à contracter la tuberculose, dont les lésions atteignent d'abord la muqueuse intestinale. Des poules qui picorent des crachats de phtisiques sont envahies par les granulations. Au second congrès de la tuberculose, on a publié des observations qui montrent l'infection produite dans l'organisme humain par l'ingestion provenant de bestiaux malades; tous les médecins ont été unanimes à reconnaître les dangers de l'absorption du lait des vaches pommelières. En 1884, Hippolyte Martin avait inoculé le péritoine du cobaye avec du lait vendu par des fournisseurs de Paris et obtenu 5 fois sur 9 des résultats positifs. Ce n'est donc pas seulement parce qu'elles sont chétives qu'on repoussera les nourrices phtisiques.

La question de l'hérédité tuberculeuse est agitée depuis plusieurs années : les bacilles de la mère peuvent-ils traverser les vaisseaux du placenta et infecter l'embryon ou le fœtus? Les recherches de Landouzy et Martin (2) semblaient prouver que, chez les animaux, ce passage est possible. Cette assertion a été contestée, et Sanchez Toledo (3) nous dit : « Tous les faits expérimentaux établissent la non-transmissibilité du bacille de la tuberculose de la mère au fœtus. » Cependant la théorie de Landouzy et Martin, adoptée par Weigert, qui a trouvé le bacille de Koch dans le sperme, et par Baumgarten, qui a décelé sa présence dans l'ovule artificiellement fécondé, n'a pas sombré; la clinique montre certains cas indiscutables de tuberculose génitale; nous avons vu naître d'une mère phtisique, et qui mourut quelques semaines après l'accouchement, un enfant dont la peau et le tissu cellulaire étaient infiltrés de gommes tuberculeuses. Le mémoire de Landouzy et Queyrat ne saurait laisser subsister de doute, et l'inoculation de la mère au fœtus est hors de conteste.

Mais cette contamination directe est exceptionnelle, et nous ne pensons pas, avec Cohnheim, que les bacilles, transmis au fœtus par le père ou la mère,

(1) PAUL RECLUS, *Recherches chirurgicales de l'Hôtel-Dieu*. Paris, 1888.
(2) LANDOUZY et H. MARTIN, *Faits cliniques et expérimentaux pour servir à l'histoire de l'hérédité de la tuberculose*. In *Revue de méd.*, 1885.
(3) SANCHEZ TOLEDO, *Transmission de la tuberculose de la mère au fœtus*. In *Arch. de méd. expérim.*, 5 juillet 1885.

(P. RECLUS.)

restent dans l'organisme à l'état latent jusqu'à ce que sonne l'heure, souvent tardive, de leur envahissement. Nous croyons que si, par exception, les ascendants transfèrent aux descendants « la graine » de la tuberculose, d'ordinaire ils leur lèguent surtout « le terrain » propre à la germination de cette graine. Si le bacille est la condition indispensable de la tuberculose, il n'en est pas la condition suffisante; il faut que l'organisme « consente » à l'invasion, qu'il offre un sol favorable où les germes puissent pulluler. Nous les avons non seulement autour de nous, mais en nous. Ils arrivent dans nos poumons avec l'air, dans nos voies digestives avec les aliments, dans notre sang à travers le placenta maternel; notre peau, nos muqueuses, ont des éraillures par où ils abordent nos tissus.

Si donc nous ne sommes pas tous infectés, c'est que nos éléments anatomiques se défendent; il faut, pour que l'organisme succombe, certaines déchéances étudiées par les anciens cliniciens. Toutes les causes qui peuvent nous déprimer : la respiration d'un air vicié, une nourriture insuffisante, une habitation humide, les excès, les fatigues, l'absence de sommeil, les passions tristes, les maladies antérieures, coqueluche, fièvre typhoïde, rougeole, scarlatine, peuvent mener droit à la tuberculose, et c'est en ce sens que l'hérédité joue un rôle considérable : les alcooliques, les syphilitiques, s'ils sont débilités, les tuberculeux donnent naissance à des affaiblis, terrain de choix où les germes vont prospérer. Vidons enfin la vieille querelle des relations de la scrofule et de la tuberculose : la scrofule serait un état constitutionnel, un vice de nutrition qui rendrait imminente la pullulation du bacille. Ainsi, les individus à peau blanche et fine, à cheveux roux, « les Vénitiens », seraient, selon Landouzy, tout comme ceux qu'aurait frappés autrefois la variole, un sol fertile au développement du microbe : il faudrait, chez eux, recourir à l'hygiène la mieux suivie, à la thérapeutique la plus minutieuse pour modifier et fortifier l'organisme.

La tuberculose envahit souvent plusieurs tissus à la fois; le poumon est d'ordinaire le premier atteint; les autres viscères se prennent à leur tour. Mais ce n'est pas toujours le cas, et les néoplasies peuvent se déposer en un point où elles évolueront sans se généraliser; il n'est même pas rare d'observer la guérison spontanée de ces foyers infectieux. Ce sont là les *tuberculoses locales*, sur lesquelles Cruveilhier avait si justement insisté, et sur l'importance desquelles nous sommes revenu un des premiers dans notre thèse de 1876(¹). Depuis, leur existence a été mise hors de doute par une série de travaux sur les gommes scrofuleuses de la peau et du tissu cellulaire sous-cutané, sur les synovites fongueuses, les arthrites, les ulcères de la langue; grâce à elles, nous avons à nous occuper ici de la tuberculose; en effet, en se montrant sous la forme d'un foyer circonscrit, accessible à l'opérateur, elle passe dans le domaine de la pathologie externe et, de tous les côtés, elle touche maintenant à la chirurgie.

Tandis que l'organisme reste sain, un tissu ou un organe peut s'affaiblir; il devient un « lieu de moindre résistance » où se cantonnera la tuberculose. L'inflammation et le traumatisme créent ces « tares » locales et « font un lit à la tuberculose ». Parfois même, ils sont la cause de l'infection : Verneuil, et nous après lui, avons insisté sur ces auto-inoculations interstitielles qui permettent de comprendre comment sont envahis les viscères, rate, cerveau, œil, articulations, os, tous les organes, enfin, qui ne sont directement recouverts ni par la

(¹) PAUL RECLUS, *Du tubercule du testicule et de l'orchite tuberculeuse.* Thèse de Paris, 1876.

[P. RECLUS]

peau ni par les muqueuses. Les bacilles pénètrent par quelque fissure du tégument externe, par une desquamation, des voies aériennes et digestives. Ils peuvent s'arrêter en ce point et y créer une colonie; mais ils peuvent aussi arriver jusqu'à un vaisseau; le courant lymphatique ou sanguin les emporte; ils roulent, sans doute à l'état de spores, car le bacille anaérobie ne saurait vivre au milieu des globules rouges chargés d'oxygène.

Qu'un traumatisme survienne : la rupture d'un vaisseau verse les spores dans les mailles des tissus ainsi ensemencés; mais les germes restent souvent stériles; ils tombent dans un terrain infécond ou, d'après une autre métaphore, au milieu d'éléments anatomiques qui savent se défendre contre les assaillants. Si, au contraire, ces tissus sont atteints de quelque tare, d'une déchéance organique, une prolifération des bacilles aura lieu sur ce point, qui deviendra le siège d'une tuberculose primitive, qui tantôt se localise et tantôt envahit d'autres régions. L'expérience de Max Schüler montre le mécanisme de cette auto-inoculation. On contusionne la jointure d'un chien : une arthrite traumatique se développe, mais si, dans les veines de l'animal, on injecte en même temps des crachats tuberculeux ou des détritus de poumons dégénérés, les follicules types apparaissent bientôt dans les bourgeons de la synoviale enflammée, et c'est une arthrite bacillaire qui se développe.

Anatomie pathologique. — Il existe deux formes anatomiques de la tuberculose : dans l'une, les granulations sont isolées; dans l'autre, elles sont confluentes, juxtaposées, sans tissu sain intermédiaire. Mais l'analyse histologique démontre que la tuberculose infiltrée et la tuberculose miliaire sont composées de cellules groupées en une série de corps nommés par Charcot *follicules tuberculeux*. Si les follicules microscopiques sont réunis en quantité suffisante, il en résultera une masse visible à l'œil nu, le nodule miliaire, granulation grise, dure, à relief notable, d'un volume qui ne dépasse guère 1 millimètre, semi-transparente à sa périphérie, opaque à son centre, entourée souvent d'une zone vascularisée. Si ces granulations se fusionnent, si elles s'entassent sans ordre dans une masse de tissu embryonnaire, on a la tuberculose infiltrée, et c'est ainsi qu'on revient au point de départ : les deux formes de la tuberculose sont réductibles au follicule tuberculeux dont l'étude demeure le point important.

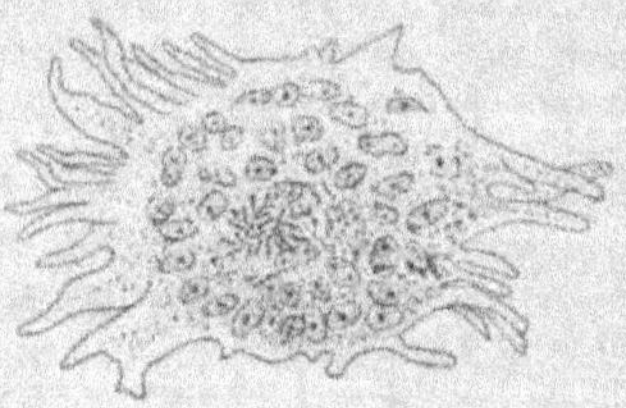

Le centre en est constitué par une ou plusieurs cellules géantes, d'un diamètre énorme, arrondies ou irrégulières et munies alors de prolongements protoplasmiques; elles sont opaques et le nombre de leurs noyaux est souvent considérable. Leur fréquence dans les follicules est telle, qu'elles sont presque caractéristiques de la tuberculose, bien qu'on les ait rencontrées dans d'autres productions pathologiques. On discute sur leur origine, que les expériences de Borrel paraissent avoir quelque peu éclairée : si l'on injecte dans une veine de l'oreille d'un lapin une culture pure de tuberculose humaine et si l'on sacrifie sans tarder l'animal, on trouve, dans les capillaires du poumon, les bacilles contenus dans des leucocytes polynucléés. Ceux-ci s'accumulent en certains points et, vers le

Fig. 32. — Cellule géante, d'après Cornil; çà et là on aperçoit, entre les noyaux, des amas de bacilles.

cinquième jour, la petite masse qu'ils forment, se fragmente, se désagrège en une poussière nucléaire ; les bacilles victorieux dans leur lutte contre les leucocytes polynucléaires sont désormais libres au milieu des débris des noyaux et du protoplasma. Alors accourent les leucocytes mononucléés qui incorporent les bacilles et la cendre des grosses cellules détruites, puis ils se rejoignent, s'agglomèrent, et fusionnent leur protoplasma en une masse unique qui va constituer la cellule géante, le centre du tubercule initial. Ce processus s'observe soit dans l'intérieur d'un capillaire, soit, moins souvent, dans un alvéole ; des lymphocytes les enveloppent bientôt et augmentent d'autant le follicule en formation. Mais sa durée est éphémère ; dès le vingtième jour, sa caséification commence, ces leucocytes mononucléaires accumulés en cellule géante se désagrègent à leur tour, et les bacilles, une seconde fois libérés, sont saisis par les grandes cellules qui circulent dans le réseau lymphatique et qui vont les porter près ou loin pour une colonisation nouvelle et l'apparition de nouveaux follicules.

Cette pathogénie, adoptée par Metchnikoff, est contestée par d'autres, et les cellules géantes ont peut-être une origine multiple ; elles seraient dues, soit à la coalescence de plusieurs cellules lymphatiques, soit au bourgeonnement vasculaire des éléments vaso-formateurs, soit à l'hypertrophie et à la confluence des cellules épithéliales de certaines glandes ou des cellules endothéliales des petits vaisseaux ou des séreuses. Au demeurant, dès que les bacilles de la tuberculose se trouvent au contact d'une des cellules épithéliales ou endothéliales ou des globules blancs, ces éléments s'hypertrophient, se fusionnent, et la cellule géante est constituée. On y trouve des bacilles, tantôt rares, tantôt assez nombreux pour en remplir l'élément.

Autour de la cellule géante, on voit, formant comme une collerette, deux ou trois rangées concentriques de cellules dites épithélioïdes, remarquables par le volume de leur protoplasma ; elles sont granuleuses et leur noyau a disparu par dégénérescence ; parfois il est des plus nets. Enfin, en dehors des cellules épithélioïdes, on rencontre la zone des cellules embryonnaires dont l'étendue est souvent considérable ; elles s'infiltrent dans les tissus voisins auxquels elles se substituent ; leurs traînées les plus éloignées se continuent avec les zones embryonnaires des follicules adjacents et forment des dépôts volumineux, noyaux conglomérés, masses tuberculeuses qui ne tardent pas à subir des modifications importantes : tantôt, et c'est le cas le plus rare, le nodule devient fibreux, tantôt il régresse et l'on assiste à la fonte caséeuse du tubercule.

La *réformation fibreuse*, sur laquelle insiste Grancher, est rare ; les éléments embryonnaires contenus dans le nodule s'organisent ; la petite masse devient résistante, dure, et le microscope la montre constituée par une trame dense, homogène, renfermant des cellules atrophiées et peu abondantes ; les vaisseaux ont disparu et les tumeurs pâles, grises, semblables à de petites perles, restent stationnaires au milieu des tissus, sans présenter de modifications nouvelles. Dans d'autres cas, le dépôt se dessèche ; la graisse se décompose en acides gras et en cholestérine ; puis des granulations calcaires se déposent au milieu des tissus résorbés ; elles se soudent les unes aux autres et constituent ces concrétions d'une dureté de pierre et désignées sous le nom de « tubercules crétacés ».

Mais, le plus souvent, l'amas de tubercules subit la *dégénérescence caséeuse* ; les tissus néoformés se ramollissent ; ils se liquéfient en quelque sorte, et la tumeur primitive est remplacée par une matière puriforme confondue autrefois avec le contenu des abcès chauds, mais qui en diffère même à l'œil nu. C'est une sérosité plus fluide, tenant en suspension des particules solides, des flocons blancs ou jaunes qui peuvent atteindre la grosseur d'une amande; ils adhèrent aux parois de la cavité ou flottent sous forme de lambeaux membraneux. On connaît le mécanisme d'après lequel cette matière liquide succède à la masse solide du néoplasme primitif: les cellules des conglomérats folliculaires sont privées de vaisseaux, l'oblitération du canal sanguin étant de règle dans les néoplasies tuberculeuses; les éléments, mal nourris par une imbibition insuffisante, deviennent opaques, se remplissent de granulations graisseuses, se fragmentent et se transforment en un liquide séro-purulent dont la quantité s'accroît à mesure que la mortification détruit la tumeur. Nous n'insisterons pas sur les destinées de ces collections puriformes; nous ne montrerons pas comment s'organise la membrane qui les enveloppe et comment ce tissu nouveau se détruit à son tour, agrandissant d'autant la caverne tuberculeuse; il nous faudrait entrer dans les cas particuliers et quitter l'anatomie pathologique générale. Mais les données précédentes nous mettront en mesure d'aborder les tuberculoses locales, celles qui atteignent les os, les articulations, l'œil, le larynx, le voile du palais, le pharynx, la région anale, le testicule, l'épididyme, la mamelle et la peau. Nous nous contenterons de décrire les abcès froids, après avoir esquissé le traitement de la tuberculose en résumant l'étude que Forgue et nous en faisons dans notre Traité de thérapeutique.

Si la tuberculose atteint une seule région et s'y localise, ne pourrait-on, en se hâtant d'extirper le foyer primitif, préserver l'organisme des inoculations secondaires, qui partiront de ce foyer pour envahir l'économie? Les bacilles migrent par des voies diverses, et leur présence au milieu des tissus est un danger permanent. Aussi, lorsqu'un os, une articulation, ou un ganglion lymphatique, la muqueuse ou la peau, la langue ou le testicule sont pris sans altération concomitante des viscères, pourquoi ne pas trancher le mal avant qu'il gagne le poumon? — De ce jour, l'ablation totale comptait des partisans d'autant que cette révision doctrinale coïncidait avec le progrès de l'antisepsie; la tuberculose était entrée dans la chirurgie au même titre que le cancer.

Elle n'en est pas sortie; mais l'observation clinique a modifié les lignes originelles de cette doctrine, et l'assimilation entre la tuberculose et le cancer ne pouvait tenir devant les faits. D'abord on sait que l'évolution de la première ne conduit pas, comme le second, vers une mort certaine; le nodule spécifique a une double tendance, l'une plastique et l'autre destructive; en dehors des cellules centrales qui meurent se trouvent, à la périphérie, des éléments jeunes qui peuvent s'organiser en tissus fibreux; ils forment des strates épaisses autour du noyau caséeux; la résorption des liquides et des particules solides en régression graisseuse s'accentue, et du foyer tuberculeux il ne reste qu'un nodule cicatriciel. La bactériologie a fait pénétrer dans l'intimité de ce processus de guérison qui n'est, au total, qu'un travail de défense phagocytaire. Au contact d'un foyer bacillaire, les premières cellules mobilisées pour la phagocytose sont tuées par les produits bactériens; elles sont atteintes d'une nécrose de coagulation. Ainsi se forment les masses caséeuses. Mais, au pourtour, les cellules, appelées pour la lutte, vivent et s'organisent en une barrière de couches conjonctives.

On ne compte plus les observations de ce genre, et, au hasard des autopsies, les reliquats d'une tuberculose éteinte ont été rencontrés dans les poumons, et

même dans le cerveau ou les méninges. Il n'est guère d'organe où l'on n'ait
noté ces cicatrices : nous les avons étudiées dans la glande spermatique, où
l'aspect du foyer guéri diffère suivant qu'il siège dans l'épididyme et le testicule.
Dans l'épididyme, la masse crayeuse est sèche, presque pulvérulente et entourée d'une coque fibreuse dont les parois mesurent parfois plus de 1 centimètre
d'épaisseur. Dans le testicule, on aperçoit, au milieu de la substance séminifère
un peu sclérosée, des nodules opalins, laiteux, semblables à des perles. La disparition du foyer peut se faire par transformation kystique. Les parois qui entourent la masse caséeuse se transforment en une membrane ; le contenu devient plus
fluide ; le liquide, chargé de particules graisseuses, se clarifie ; il est d'abord
jaune, puis il se décolore et finit par être transparent. Il peut y avoir disparition
complète de la lésion : Charcot [1] affirme que, dans un cas, « il lui fut impossible de découvrir sur le cadavre la place occupée quelques mois auparavant
par une gomme scrofuleuse de la région malaire ». Cette guérison spontanée
est d'une importance telle que Grancher a cru devoir la fixer dans la définition
même du tubercule, qui est pour lui « une néoplasie inflammatoire à tendance
fibro-caséuse ».

La tuberculose ne tue donc pas fatalement comme le cancer ; elle peut même
guérir, et c'est le premier argument qu'on opposa à ceux qu'armait une chirurgie trop entreprenante. Verneuil [2] en formula un second : Le dépôt tuberculeux est un foyer infectieux où le traumatisme opératoire n'est pas sans danger ;
ce traumatisme peut inoculer les tissus périphériques sains, en y insérant des
germes échappés de la masse caséeuse ; il ouvre les vaisseaux blancs et rouges,
voies que pourront parcourir les bacilles, soit pour former là des colonies secondaires, soit même pour envahir tous les viscères ou se jeter sur toutes les
séreuses. Cette récidive sur place, cette production de foyers secondaires et cette
infection généralisée répondent aux trois modes d'auto-inoculation établis par
Verneuil et acceptés par Volkmann et König [3].

La récidive locale est fréquente ; il ne s'agit pas toujours d'auto-inoculation :
on avait laissé dans la plaie quelque traînée tuberculeuse, source d'abondante
repullulation. Ce mécompte peut survenir dans les interventions les plus larges.
« Vous faites un évidement osseux, dit Trélat [4], vous avez appliqué la bande
d'Esmarch, et vous y voyez clair ; vous croyez l'opération complète : l'os offre à
votre vue l'aspect, à vos instruments la résistance de l'os sain. Dans ces conditions, si rassurantes en apparence, vous pouvez vous être trompé, parce qu'il
existait sur les confins de votre champ opératoire des lésions que rien ne vous
permettait de reconnaître, ni votre œil, ni votre instrument, pas plus que vous
ne pouvez deviner qu'une poutre brûle silencieusement sous votre plancher
intact. »

L'anatomie pathologique explique ces insuffisances opératoires. Lannelongue
a montré, dans la paroi des abcès froids, les bourgeonnements périphériques,
les diverticules tuberculeux qui s'insinuent dans les interstices musculaires, le
long de la gaine des vaisseaux ou des tendons, et dans les espaces celluleux où
foisonneront les bacilles. Ollier [5] apprend la difficulté d'établir les limites

[1] Charcot, Revue de chirurgie, 1882.
[2] Verneuil, Études sur la tuberculose, 1er fasc. p. 246.
[3] Volkmann, Deuts. Zeits. für Chir., XXIV, 3 et 4, p. 475, 1886.
[4] Trélat, Leçons cliniques sur la tuberculose. In Progrès médical, p. 550, 25 juin 1886.
[5] Ollier, Tuberculose articulaire. In Revue de chirurgie, p. 181, 1885.

exactes de la lésion dans les ostéo-arthrites fongueuses : on ne diagnostiquera pas toujours les dépôts profonds, « quelque soin que l'on prenne de rechercher à la surface de l'os les godets ou les érosions qui peuvent conduire le stylet dans les foyers centraux »; d'autant qu'il faut compter avec les amas sous-chondraux et sous-périostiques. Verneuil a vu, dans les ostéo-arthrites des interlignes radio-carpiens et tibio-tarsiens, les gaines tendineuses bourrées de fongosités que criblent des follicules : ces lésions échappent à des amputations parcimonieuses. Debove et Bouilly ont prouvé que les bacilles sont parfois abondants dans les tissus qui entourent la zone malade et dont l'aspect paraissait sain. Enfin Hanot dit qu'il est souvent impossible de décider où s'arrête l'inflammation tuberculeuse et où commence l'inflammation de voisinage.

Aussi, dans la plupart des cas, la récidive a pour origine un reliquat de la lésion primitive. L'hypothèse de l'inoculation de la plaie opératoire par le virus est difficilement admissible. Certes on peut semer le bacille dans le curage des abcès froids et dans les sections nettes et les opérations réglées; mais l'expérience a démontré combien sont infertiles ces infections directes, dont la clinique ne fournit que de rares exemples. Armand Lefèvre en a réuni 50 observations; mais, outre que beaucoup sont contestables, ce nombre est infime quand on songe à la fréquence de la tuberculose : nous la côtoyons, nous la touchons tous les jours, et les excoriations de la peau, les plaies ne sont pas exceptionnelles. La réceptivité du tégument externe et du tissu cellulaire est décidément peu considérable.

La récidive locale est donc le fait de l'insuffisance opératoire, et l'auto-inoculation de la plaie n'est, d'ordinaire, pour rien dans ce retour offensif. Mais elle joue un rôle dans l'apparition des foyers à distance et dans les infections généralisées. Sans doute un noyau peu éloigné a parfois pour origine un bourgeon pariétal, une galerie fistuleuse, une traînée néoplasique détachée comme un rameau secondaire de la lésion primitive; mais il faut compter aussi avec le courant lymphatique : comme dans les néoplasmes malins, les colonies bacillaires émigrées du « tuberculome » peuvent suivre la voie des vaisseaux blancs. Velpeau et Duhar ont signalé les adénites de l'aisselle provoquées par des noyaux caséeux de la glande mammaire; Charvot a vu les mêmes adénites compliquer une ostéo-périostite tuberculeuse de la région pectorale; Hervouet a montré l'envahissement des ganglions bronchiques et médiastinaux consécutifs à la phtisie pulmonaire; Cauchois cite un cas d'adénite inguinale après une tumeur blanche du genou, et Trélat d'adénite pelvienne après une rectite; Charvot a noté la transformation en « boudins fongueux » des lymphatiques émanés d'un abcès froid de la région anale, et l'on connaît les observations de Lannelongue, qui a vu des gommes scrofuleuses s'échelonner sur l'avant-bras et le bras d'enfants dont la main correspondante était atteinte de spina ventosa.

Le traumatisme peut provoquer aussi une infection généralisée : on extirpe un foyer tuberculeux, et, tout à coup, éclatent les signes d'une atteinte viscérale ou les symptômes d'une granulie : loin d'enrayer le mal, l'intervention l'aggrave, et tel individu, qui pouvait vivre avec une gomme indolore, une fistule, un noyau épididymaire, un point de carie, un ganglion induré, meurt de l'opération qui devait le guérir. On admet, sans expliquer cette infection subite, que les vaisseaux blancs et rouges ouverts dans la plaie absorbent les microbes; le sang charrie les germes tuberculeux, comme l'ont constaté Wesener et Durand-Fardel, qui a coloré, dans les anses glomérulaires du rein, des embolies bacillaires. Il y aurait une « bacillémie », selon le terme de Benda. Mais cette étiologie est souvent improbable, et on est forcé d'invoquer la « stimulation traumatique » ou le « coup de fouet » donné à la diathèse par l'intervention. Cette hypothèse est non moins précaire, mais sa médiocrité n'infirme pas la réalité du fait, l'infection généralisée. C'est en 1885 que Verneuil exposa ses idées sur l'infection tuberculeuse généralisée par le traumatisme : au milieu des satisfactions opératoires du moment, elle parut n'être qu' « une révélation importune »; mais, en dépit des oppositions, un fait ressortit du débat : le retentissement sur l'économie que peut avoir chez un tuberculeux une intervention, si limité que soit le foyer primitif, si insignifiant que paraisse l'acte chirurgical. Il fut établi qu'ici, comme pour toutes les maladies constitutionnelles, le traumatisme peut *éveiller*, *réveiller* ou *aggraver* la diathèse.

En effet, trois catégories se rencontrent : ou bien, *sans lésion viscérale préexistante*, l'extirpation d'un foyer tuberculeux provoque des accidents pulmonaires, méningitiques ou péritonéaux mortels; ou bien quelques granulations *vieilles et inertes*, des noyaux caséeux *inoffensifs et stationnaires* se rallument à l'occasion du traumatisme et mettent l'existence en péril; ou bien une *altération viscérale en activité*, mais d'une évolution *torpide et lente*, s'accélère sous l'influence de l'opération. A la phtisie pulmonaire, lentement destructive, succède la granulie, qui jette dans les viscères et sur les séreuses des foyers bacillaires sans nombre. Des exemples ne manquent pas qui prouvent la réalité de ces trois catégories : Demars [1] cite deux malades qui, lors de leur castration, ne présentaient aucun indice de tuberculose pulmonaire; l'acte opératoire fut court : or, dans un cas, au bout de dix jours, et dans l'autre, au bout de vingt-cinq, surviennent les hémoptysies. Même intégrité antérieure des viscères chez un malade de Quénu [2]; cependant, huit jours après le grattage d'un hygroma tuberculeux de la patte d'oie, apparaissent des crachements de sang qui, au douzième jour, amènent la mort. Poncet [3] pour un raclage d'abcès froid, Verneuil [4] pour le redressement d'un membre, Szuman [5] pour la rupture d'une ankylose, Trélat [6] pour l'évidement d'un grand trochanter provoquent, chez des individus indemnes de lésions viscérales, des méningites, des granulies et des phtisies pulmonaires mortelles. « Il a suffi de trente-cinq jours, dit ce dernier auteur, pour transformer un vigoureux terrassier en un misérable tuberculeux. »

Dans le deuxième groupe, l'autopsie montre des lésions anciennes, à côté de la poussée tuberculeuse récente. Un malade de Verneuil succombe à une granulie dix jours après l'extirpation des ganglions axillaires tuberculeux. A l'autopsie, on retrouve, dans le poumon droit, deux noyaux crétacés, et, dans les méninges, de vieilles granulations, tandis qu'il existe, tout autour, des nodules jeunes et dont l'éruption avait été provoquée par l'acte chirurgical. Mêmes lésions de dates différentes chez un enfant opéré par Socin. Aussi Verchère et Métaxas [7] peuvent-ils dire que la méningite éclate surtout chez les anciens

[1] DEMARS, *Études cliniques sur la tuberculose*, 1er fasc., p. 259.
[2] QUÉNU, *Eodem loco*, p. 244.
[3] PONCET, *Ibid.*, p. 207.
[4] VERNEUIL, *Ibid.*, obsv. IV.
[5] SZUMAN, *Centralblatt für Chirurgie*, p. 561, 1885.
[6] TRÉLAT, *Progrès médical*, p. 552, 1886.
[7] VERCHÈRE et MÉTAXAS, *De la méningite post-traumatique*. In *Études sur la tuberculose*, 3e fasc., p. 341.

tuberculeux guéris lorsqu'on les soumet à une intervention, même légère. « À l'autopsie, on trouve des tubercules aux deux extrêmes de leur existence, sans intermédiaire, des vieux et des jeunes. » La troisième catégorie fournit le plus grand nombre de victimes : il ne s'agit plus de prédisposés ou de tuberculeux guéris, mais d'individus en proie à la diathèse. Cependant la nutrition était conservée, la marche lente, ou l'état stationnaire, lorsque l'opération vient aggraver les symptômes. Un malade de Verneuil tousse, il a maigri, et l'on constate quelques craquements : la cuisse est amputée, le moignon paraît se cicatriser ; mais bientôt les lambeaux se désunissent et les hémoptysies surviennent ; les signes pulmonaires s'accentuent à tel point qu'un mois à peine après l'intervention les deux sommets sont infiltrés. Souvent la nouvelle poussée se fait sur les méninges, rarement vers le péritoine ou la plèvre ; plus rarement encore, la granulie envahit tous les viscères et toutes les séreuses.

Ces généralisations opératoires ont, à chaque âge, une localisation préférée ; l'enfant fait surtout de la méningite aiguë ; la séreuse de l'encéphale, au contraire, est rarement atteinte chez l'adulte, et, lorsqu'elle l'est, il s'agit presque toujours d'une tuberculose à marche lente. Si nous joignons nos relevés aux statistiques de Schürer : sur 44 cas, la méningite post-opératoire a éclaté 8 fois entre 1 et 5 ans, 11 fois entre 5 et 10 ans, 9 fois entre 10 et 20 ans, 6 fois entre 20 et 30 ans, 6 fois entre 30 et 40 ans et 5 fois entre 40 et 50 ans. En résumé, 28 cas de 1 à 20 ans et 13 de 20 à 50 ans. L'âge interviendrait pour hâter l'apparition des accidents, et, sur 41 réséqués au-dessous de 15 ans et morts de tuberculose, 37 ont été emportés avant la guérison de la plaie chirurgicale.

Il serait d'un intérêt primordial de connaître les conditions étiologiques qui président à ces complications ; mais sur ce point notre ignorance est absolue. L'état général du malade paraît indifférent : un opéré vigoureux, sans tare appréciable, sera la proie de la granulie ; un autre, déjà cachectique, bénéficiera de l'intervention. L'influence des fautes opératoires et l'importance du traumatisme sont problématiques : la simple ponction d'un abcès épididymaire n'a pas moins de dangers que la plus laborieuse des résections. Prengrueber[1] traite deux coxalgies : l'une est redressée sans violence ; l'autre nécessite une double ténotomie ; et les os ne sont qu'à grand'peine replacés en situation correcte : la première entraîne la mort, et la seconde guérit sans encombre. Qu'on consulte le tableau des 55 méningites post-opératoires dressé par Verchère et Métaxas : les grosses interventions ne peuvent être incriminées que dans 18 cas.

Nous nions volontiers ce que nous ne pouvons expliquer, et plusieurs ont émis des doutes sur la réalité des infections post-opératoires : il s'agirait non d'une généralisation tuberculeuse, mais d'une intoxication par l'iodoforme, à laquelle la méningite ressemble. Que l'erreur ait pu être commise, nous le voulons ; mais qu'elle soit fréquente, nous ne le croyons pas. Un diagnostic exact est possible, et de nombreuses autopsies ont dépisté l'existence de granulations grises dans les viscères et sur la séreuse. On objecte un argument plus troublant : il n'y aurait qu'une coïncidence, la pleurésie, la pneumonie, la péritonite, la méningite ou la granulie éclatant *après* une intervention, mais non *à cause* de l'intervention. Une tuberculose locale laissée à sa marche spontanée présente de ces exacerbations subites, que rien ne justifie. « Il n'est pas de chirurgien, écrit Ollier,

---

[1] Prengrueber, *Les Études sur la tuberculose*, p. 274.

qui n'ait vu la granulie se développer sur des malades qu'il se proposait d'opérer, mais qu'il n'avait pas encore touchés. »

Pour notre part, nous croyons à cette influence du traumatisme opératoire : dans tel ou tel cas d'une détermination impossible en l'état actuel de la science, l'intervention exerce une action incontestable sur la marche du mal, sur sa généralisation soudaine ou rapide. Et cela se rapproche des faits étudiés par les médecins : Weigert, Kelsch, ont vu des granulies succéder à l'ouverture dans un vaisseau d'un vieux foyer caséeux. Cela équivaut à une injection intra-vasculaire d'une culture bacillaire chez le tuberculeux opéré. Une zone de défense cellulaire cernait le foyer bacillaire et isolait ses produits toxiques : le traumatisme est venu contrarier ce travail de préservation, libérer les bacilles dont la résistance est tenace, ouvrir les vaisseaux et permettre l'infection sanguine. Mais nous pensons aussi qu'on a trop incriminé l'acte opératoire, qui souvent est insignifiant et qui, dans la majorité des cas, est suivi d'une réparation normale. Ces complications sont possibles ; mais elles demeurent rares : ce sont, comme le disait Trélat, « de douloureuses surprises de la clinique ». Il serait illogique d'en conclure à une restriction de l'intervention chez les tuberculeux. L'enseignement qui en découle est qu'il faut s'abstenir des interventions inopportunes, ne pas toucher à ceux que des lésions viscérales avancées condamnent, aux malades qui font des poussées fébriles inexpliquées par la rétention du pus, et qu'il convient de ne point négliger le traitement pré et post-opératoire des tuberculeux.

Le *traitement médical* est tantôt un adjuvant de l'intervention chirurgicale, tantôt il constitue à lui seul toute la thérapeutique possible, et c'est le cas dans les deux catégories cliniques extrêmes : lorsque la lésion est inopérable ; lorsqu'elle est légère et peut guérir spontanément. Nous n'interviendrons pas si la tuberculose n'a qu' « effleuré le malade », bien en chair et de robuste apparence ; nous laisserons évoluer sa gomme profonde, son adénite torpide, son noyau épididymaire de marche lente qu'enkystera probablement une enveloppe fibreuse. Il n'y aura qu'à aider la nature, en empêchant la déchéance physiologique de l'individu et en augmentant la résistance de ses tissus aux invasions bacillaires. La contre-indication opératoire sera d'autant plus formelle, que l'organe atteint est important ou difficilement accessible : nous nous désintéresserons d'un noyau caséeux cutané, sous-cutané ou muqueux, qu'on pourra extirper ou respecter à loisir ; mais, s'il s'agit d'un foyer profond et dont l'ablation nécessite un délabrement étendu, nous serons aussi réservé que s'il fallait toucher à l'œil, à la glande spermatique ou à l'un de nos grands viscères.

L'état stationnaire des lésions, leur marche lente, leur torpidité, l'absence de réaction inflammatoire, leur peu de retentissement sur la nutrition générale, sont les indices d'une guérison possible, et commandent l'abstention ; nous pouvons citer plus de 10 exemples de tuberculoses génitales guéries depuis sept, dix, douze, vingt et même trente ans. La tête ou la queue de l'épididyme contient des noyaux durs, de résistance ligneuse et qu'un médecin inattentif prendrait pour un foyer en activité ; mais l'histoire du malade montre qu'il s'agit d'un processus éteint, et dans les cas où nous avons pu étudier les lésions, nous avons trouvé une épaisse capsule fibreuse autour d'un amas crayeux. « Nombre d'abcès froids ou de lésions osseuses, maints engorgements ganglionnaires tuberculeux par leur développement, leur aspect, le terrain sur lequel ils évoluent, aban-

[P. RECLUS.]

donnés à eux-mêmes se terminent, dit Bouilly (¹), par une guérison spontanée. »

A l'autre limite de la série sont les lésions diffuses. Jusqu'où faudrait-il porter le couteau et dans quelles régions dangereuses? Suivra-t-on une chaîne ganglionnaire jusque dans le médiastin, autour des gros troncs nerveux et vasculaires? L'organisme est envahi de toutes parts; l'état général est mauvais, et l'individu condamné par ses lésions viscérales : que pourrait notre intervention, sinon créer un danger nouveau? Aussi, avant d'opérer, faut-il établir « le bilan du malade ». Lorsque nous avons constaté l'affection locale pour laquelle on nous sollicite, examinons les poumons, le foie, dont nous savons reconnaître la dégénérescence depuis les travaux de Hanot et Lanth; les reins, que le bacille aborde tantôt par voie circulatoire, et tantôt par voie uréthrale, à la suite d'une cystite ou d'une orchi-épididymite. Pour dépister cette néphrite ascendante, interrogeons la sensibilité rénale, recherchons les hématuries, assurons-nous si les urines contiennent de l'albumine, des cylindres hyalins ou même des bacilles. Une auscultation attentive pourra révéler des adhérences pleurales, et l'on se méfiera, malgré l'intégrité apparente du poumon, car on sait combien les pleurésies primitives sont rares. Les manifestations, même anciennes et légères, du côté des méninges doivent être tenues pour suspectes : elles sont peu fréquentes, mais qu'on se rappelle ce malade de Verneuil atteint d'un fongus bénin du testicule : une première opération provoque du délire, de l'engourdissement; il se rétablit; quatre mois plus tard, une seconde opération a pour conséquence une méningite foudroyante. Enfin, les viscères des tuberculeux subissent parfois la dégénérescence amyloïde, compagne fréquente des suppurations intarissables et des arthrites fongueuses. Dans tous ces cas, l'intervention sera repoussée.

Elle doit l'être aussi chez les vieillards, et pour une double raison : d'abord les traumatismes sont plus graves; puis la tuberculose revêt plus souvent la forme fibreuse, dont l'évolution tend vers la guérison spontanée. Autre indication de chirurgie conservatrice chez les très jeunes : car ils sont sujets aux complications méningitiques, et leurs lésions sont accessibles à la médication générale. Comme les opérations économiques donnent chez eux d'excellents résultats, nous aurons des raisons pour intervenir rarement. L'abstention est souvent de règle au cours des *fièvres tuberculeuses* de Landouzy : l'infection est si discrète que les viscères paraissent sains. Mais il existe une pyrexie continue à type irrégulier, à tracé capricieux; il y a de l'amaigrissement, de la faiblesse, quelques sueurs : méfiez-vous! car la lésion locale ne suffit point pour expliquer cet état fébrile, et, comme dit Ollier, « le malade est en pleine floraison tuberculeuse; une granulie s'accomplit ou se prépare ». Donc, en ces cas, le chirurgien doit se résigner à n'être qu'un médecin : il instituera un traitement à la fois ferme et souple, et qui se modifiera au gré des formes de la tuberculose et des convenances du tuberculeux. Les moyens sont innombrables; mais il est deux points sur lesquels appuiera l'effort : l'alimentation et l'hygiène.

L'alimentation doit être variée, appropriée au goût, tonique, abondante, plus abondante même que ne l'admet l'appétit du malade. En effet, l'appétit et le pouvoir digestif, parallèles à l'état normal, se dissocient dans la tuberculose : le premier se perd sans que le second diminue. Or, on sait l'avenir réservé au tuberculeux qui ne se nourrit plus : « son budget organique est en complet déficit », ruiné qu'il est par les pertes que provoquent la fièvre, les sueurs no-

---

(¹) BOUILLY, *Revue de chirurgie*, p. 881.

[P. RECLUS]

turas, les diarrhées profuses, les expectorations, les secousses de la toux, la douleur. Il faut, passant par-dessus l'appétit perdu, s'adresser au pouvoir digestif intact, et c'est sur ce principe qu'est basée la suralimentation proposée par Debove [1]. On a recours, pour « gaver » le malade, au tube de Faucher, dans l'entonnoir duquel on verse le mélange alimentaire. Ce tube est flexible, de direction malaisée ; aussi convient-il d'habituer pendant quelques jours le tuberculeux à le déglutir, l'accoutumance ou un badigeonnage à la cocaïne a raison des nausées. La sonde de Debove, plus rigide, est d'une introduction plus facile. On peut se servir encore de la sonde uréthrale en caoutchouc rouge introduite par le nez ; car, pour qu'elle soit déglutie, la purée nutritive n'a besoin d'être conduite qu'au tiers de l'œsophage. Les doses alimentaires sont graduelles : on commence par vingt-cinq grammes de poudre de viande, un œuf et 1/2 litre de lait ou de bouillon, pour arriver à 5 litres de lait, à douze œufs et 500 grammes de poudre de viande, en trois repas espacés dans les vingt-quatre heures. Cette suralimentation ne s'adresse qu'à des tuberculeux désespérés, et que leurs vomissements rendent incapables de lutter contre la dénutrition croissante. Comme l'a vu Debove, comme le montrent Wiss et A. Broca [2], l'amélioration est souvent immédiate, la fièvre diminue, les sueurs s'arrêtent, la diarrhée se suspend, l'appétit revient, et l'augmentation de poids peut être rapide. Mais, lorsque le mal est moins grave, le gavage n'est pas indispensable et les poudres de viande, préparées avec plus de soin, sont absorbées directement ; on délaie avec un peu d'eau froide, 25 ou 50 grammes de poudre dans une tasse de lait chaud, que l'on aromatise avec un peu de thé, une cuillerée de rhum, de curaçao, de kirsch ou de cognac.

Cette méthode a joui d'une vogue considérable, mais sans doute en avait-on trop généralisé l'usage ; les échecs ont été nombreux, et peut-être s'est-on découragé outre mesure. Il en est de la suralimentation comme de la plupart des procédés dont nous aurons à parler : on les accueille, on les acclame, on les applique à tous les cas, puis surviennent les déceptions, et on les abandonne, tandis qu'ils seraient une précieuse ressource dans quelques cas spéciaux à établir d'après une clinique exacte. Nous avons conservé, de la suralimentation, l'habitude de prescrire à nos tuberculeux la viande crue, grattée ou râpée, réduite à l'état de pulpe, qu'on prend dans un peu de bouillon tiède ou que l'on incorpore à de la purée de lentilles. Le lait et la viande crue composent toute l'alimentation des tuberculeux anorexiques. Nous conseillons la gelée de viande, les œufs frais « gobés » en dehors des repas. Les œufs ne sont-ils pas un de ces « analeptiques » consacrés par la tradition ?

Parmi ces médicaments, l'*huile de foie de morue* est restée classique ; malheureusement l'usage en est impossible l'été. Mais pendant les cinq mois les plus froids de l'année nous y avons recours, et nous ne craignons pas d'en élever les doses jusqu'à sept et huit cuillerées à soupe par jour. On a signalé des accidents, certaines dégénérescences du foie, mais nous n'avons rien observé de semblable. Tous ne le supportent pas, dit-on. Le fait est exact ; cependant le nombre des réfractaires est moins grand qu'on ne le suppose. Nous avons vu des malades chez qui tout essai avait été infructueux jusqu'alors, les plus petites doses étaient rejetées ; or, nous leur avons fait atteindre nos quantités

[1] Debove, *Bulletin général de thérapeutique*, t. CI, 1881.
[2] Broca et Wiss, *Bulletin général de thérapeutique*, p. 289.

maxima, et cela grâce à l'emploi simultané de la bière, surtout des bières fortes d'Angleterre et de Hollande. On met dans un verre l'huile que l'on veut faire prendre, le premier jour une demi-cuillerée ou une cuillerée seulement : on verse au-dessus la bière un peu mousseuse; l'huile, moins dense, vient se placer entre la bière et la mousse, et on l'avale sans s'en douter. Peu à peu, on augmente la dose, et la progression est rapide, sauf dans les cas où les susceptibilités de l'estomac et de l'intestin sont excessives. D'autres prennent l'huile avec le jus d'une orange, avant le repas, d'autres mélangent à des quantités croissantes d'huile de foie de morue de petites doses de caviar; on pourra aussi, suivant le conseil de Peter, l'associer à des sardines conservées en boîte.

Nous donnons d'ordinaire, aussi bien l'été que l'hiver, une petite quantité d'iodure de sodium, suivant une formule de Potain : chaque matin notre malade doit prendre, dans une tasse de lait tiède, une cuillerée à café d'une solution qui contient, pour 100 grammes d'eau, 10 grammes de bromure de sodium, 10 grammes de chlorure de sodium et 1 ou 2 grammes seulement d'iodure de sodium. L'usage doit en être longtemps continué. Il est indispensable, pour que cette dose quotidienne de 5 à 20 centigrammes d'iodure de sodium agisse sur l'organisme, de l'absorber à jeun. Un excellent mode de prescription, recommandable surtout dans les tuberculoses infantiles, consiste à saupoudrer des tartines beurrées d'iodure de potassium et de chlorure de sodium dont on variera les doses suivant les besoins. Quand la réparation organique est plus urgente, les injections sous-cutanées de sérum artificiel ou de glycéro-phosphates de chaux peuvent rendre de bons services.

La stimulation de la peau est de première importance. Matin et soir, frictions sèches sur tout le corps avec le gant et la ceinture de crin, après lotions chaudes avec des éponges imbibées d'eau salée. La circulation périphérique s'active, la perspiration cutanée s'opère plus facilement, et l'exercice que nécessite cette petite manœuvre n'est pas sans influence sur la santé. C'est par leur action de contact, par l'irritation nerveuse superficielle, et non par l'absorption des principes minéraux que les bains salés actionnent les centres, modifient la nutrition des tuberculeux. Chez les scrofuleux à peau torpide, sèche, mal circulante, le bain salé fait merveille; à Salies-de-Béarn, à Biarritz nous avons obtenu de surprenantes transformations. A domicile, le bain s'improvise : le degré de saturation saline doit se proportionner à l'impressionnabilité cutanée du malade; chez celui-ci, l'effet physiologique est produit par une solution à 1 pour 100; chez un autre, il faut des bains à 3 et 4 pour 100 pour un résultat équivalent. Les eaux mères de Salies sont, avec avantage, ajoutées au gros sel de cuisine pour la confection de ces bains. — Enfin, le soleil, la brise de mer, la cure d'air dans les montagnes (*), sont un efficace remède pour le tuberculeux; le jour où nos malades pourront quitter le lit d'hôpital pour des sanatoria sur la plage ou la montagne marquera, pour la clientèle des pauvres, un progrès de thérapeutique et d'humanité.

Avec l'avènement des doctrines sur la virulence de la tuberculose, la médecine espéra des moyens plus rapides. On chercha quelle substance pourrait atteindre le bacille dans la profondeur des tissus; le brome, la créosote, l'acide phénique, l'élénine, l'eucalyptol, le thymol, l'iode, l'iodure mercurique, l'acide

<hr>

(*) Forgue, *Une visite aux sanatoria de la Suisse,* In *Nouveau Montpellier médical,* janv. 1896.

[P. RECLUS.]

borique ont été essayés; Vallin a vu le bacille sensible au sublimé, Niepce et Pilate à l'acide sulfhydrique et aux solutions d'acide fluorhydrique à 1 pour 5000. Ces substances sont de goût désagréable, en peu de jours elles altèrent les fonctions de l'estomac et l'appétit se perd; aussi a-t-on renoncé vite à la voie buccale, et l'on a préconisé l'absorption par la muqueuse intestinale ou par le tissu cellulaire sous-cutané, les lavements et les injections hypodermiques. Un instant, on a cru que les lavements gazeux de Bergeon avaient résolu le problème; mais la désillusion a été prompte. Plus tard les injections de vaseline ont été en faveur; cet excipient dissout à doses fortes des substances antiseptiques insolubles dans l'eau, l'iode, l'iodoforme, l'eucalyptol. Les bénéfices thérapeutiques ont été éphémères; on n'a pas encore trouvé l'antiseptique qui tuera le bacille sans atteindre nos cellules organiques; peut-être, cependant, le tanin, préconisé par Raymond et Arthaud (¹), et administré à la dose de 1 à 2 grammes par jour, a-t-il quelque efficacité, principalement dans les formes aiguës; il est mieux toléré, il arrête les sueurs, ralentit la dénutrition. Mais la « médication spécifique », la « thérapeutique microbicide », est à chercher, et les vieilles méthodes, l'hygiène, l'alimentation, les substances « eutrophiques », doivent garder la première place.

Les notions acquises sur la biologie du bacille de Koch paraissaient comporter un progrès thérapeutique à brève échéance. Nous avons eu une phase d'espoir quand fut prônée la tuberculine de Koch, extrait glycériné tiré des cultures pures du bacille. La chute en fut rapide; en dehors de quelques tuberculoses superficielles, comme le lupus, elle n'a qu'une valeur de diagnostic, décelant par la réaction fébrile la tuberculose latente. Mais, à ce titre, elle intéresse surtout l'art vétérinaire. A l'étranger, on ne s'est point découragé; quelques expérimentateurs se sont attachés à l'épuration de la tuberculine de Koch. C'est maintenant l'« antiphtisine » de Klebs qu'on recommande. Il était normal qu'on fît à la tuberculose l'application de la sérothérapie. On a tenté de la vaccination avec le sérum d'animaux doués d'une immunité naturelle à l'égard du bacille. Mais nous ne croyons plus aux propriétés antituberculeuses du sérum de chien, du sang de chèvre ou d'âne. Ces animaux ne sont pas réfractaires à la tuberculose humaine et n'ont de résistance qu'à la tuberculose aviaire; or, ce sont sinon deux espèces distinctes, au moins deux variétés assez éloignées pour que l'on ne puisse conclure de l'une à l'autre. — Puisque ces animaux ne sont pas réfractaires au bacille de Koch, on a essayé de leur conférer une immunisation artificielle. Mais nous sommes loin de la solution : Courmont et Dor, Héricourt et Richet, Koch, Hammerschlag et Maffucci ont poursuivi cette vaccination par l'injection des produits solubles. Hammerschlag n'a obtenu aucun effet immunisant par l'inoculation de vieilles cultures de bacilles humains stérilisés par la chaleur; Maffucci est arrivé au même résultat négatif. Courmont et Dor avancent qu'ils ont pu, par l'inoculation intra-péritonéale ou intra-veineuse des produits solubles des bacilles aviaires, prémunir le lapin contre l'infection tuberculeuse humaine. Richet et Héricourt ont constaté aussi, chez des chiens vaccinés avec le bacille de la tuberculose aviaire, une résistance contre la tuberculose humaine. Broca et Charrier, utilisant le sérum de chien tuberculeux, ont noté l'amélioration de certaines ulcérations bacillaires. La communication de Maragliano vaut peut-être mieux que l'accueil

---

(¹) RAYMOND et ARTHAUD, Études sur la tuberculose, 1er fasc., p. 56.

qui vient de lui être fait. Si ces résultats se précisent, ils ouvrent une porte à l'espérance et à des essais ultérieurs.

Si la médication n'a pu donner vis-à-vis du bacille l'antisepsie du milieu intérieur, du moins nous avons obtenu, dans les tuberculoses externes, d'encourageants résultats par la désinfection sur place du foyer bacillaire. Toute la gamme des agents bactéricides a été employée à ces injections parenchymateuses. Il en est sur lesquels l'expérience a prononcé : il faut abandonner le thymol qui fut un moment prôné par Verneuil et Kocher, l'acide lactique, l'acide fluorhydrique. L'acide phénique expose à des intoxications possibles. Le sublimé est un agent anti-bacillaire éprouvé ; son énergie le rend précieux dans les tuberculoses ouvertes, où se sont réalisées des infections mixtes. Le baume du Pérou n'est point à rejeter dans la tuberculose articulaire et osseuse. Mais l'agent par *excellence* c'est l'iodoforme ; son action cicatrisante sur les lésions fongueuses est hors de conteste et s'exerce par l'iode mis en liberté. Il s'emploie sous la forme d'éther, d'huile ou de glycérine iodoformés et convient surtout aux collections froides ou ossifluentes. Le naphtol camphré est venu faire concurrence à l'iodoforme ; son action sur les foyers de tuberculose locale est remarquable. Mais nous nous contentons de pousser, avec la seringue de Pravaz, 1 à 2 grammes de ce liquide par plusieurs piqûres interstitielles ; les séances peuvent n'être renouvelées que tous les huit jours, puisqu'il est démontré que pendant ces délais l'action du naphtol s'exerce et que les urines en renferment des traces.

D'autres méthodes, délaissant l'action bactéricide qui, aux doses mortelles pour le microbe, devient offensive aux tissus, se sont inspirées du procédé naturel de guérison des lésions tuberculeuses. Kölischer, se fondant sur la cure des tubercules pulmonaires par calcification spontanée, a proposé des injections interstitielles avec une solution stérile de phosphate de chaux, à 0,5 pour 100 contenant 1 pour 100 d'acide phosphorique libre. Les résultats auraient été excellents, mais Dittel et Sprengel n'ont point eu à s'en louer, l'injection est douloureuse ; dans un cas, Kölischer a vu une plaque de gangrène cutanée en résulter. La *méthode sclérogène*, proposée par Lannelongue, s'autorise de résultats concluants. L'idée maîtresse en est conforme au processus normal de guérison des tuberculomes. Agir sur la zone saine aux confins de la néoplasie ; atteindre, à ce niveau, les sources de sa nutrition, les vaisseaux qui l'alimentent et, partant, modifier ses conditions trophiques ; provoquer, sur ce point, un afflux d'éléments embryonnaires qui ont un rôle multiple : exercer sur la colonie bacillaire une action de phagocytose ; fabriquer autour du tissu morbide une trame fibreuse peu favorable à la résorption des toxines, et opposant une résistance à l'envahissement par continuité de tissu : tels sont les effets de la méthode sclérogène. Ce travail artificiel d'isolement par sclérose périphérique n'est-il point la reproduction de ce que fait la nature quand elle réalise l'enkystement d'un foyer tuberculeux ? La technique en est simple ; elle consiste à injecter à la périphérie des lésions une solution de chlorure de zinc au dixième ou au quinzième, à cerner la néoplasie d'une série de piqûres, à ne pas craindre d'atteindre dans la même séance des doses fortes de 40, 60, 80 gouttes.

Le *traitement chirurgical* est utile quand le mal, limité d'ailleurs, n'a aucune tendance à la guérison spontanée. L'instrument dépasse la zone suspecte ; il n'y a pas de récidive sur place, et, par un traumatisme sans importance, on a sur

l'heure débarrassé l'organisme d'un foyer morbide inquiétant. La plaie se cicatrise vite. On a depuis longtemps insisté sur la fréquence des réunions immédiates chez les tuberculeux, du moins lorsqu'on supprime les tissus malades;
sans cela, il n'est pas rare d'observer, sur la membrane granuleuse vermeille,
un îlot grisâtre qui suffit pour inoculer à nouveau le foyer opératoire. Parfois,
même, la réparation semble terminée; mais, sous la cicatrice fragile et tendue,
on sent un point mou qui s'ulcère, et des fongosités en surgissent. Malgré
que la suppression n'ait pas été radicale, on peut espérer le succès; les interventions économiques, les évidements et les grattages n'ont pas la prétention d'extirper jusqu'au dernier follicule tuberculeux, mais on compte sur l'inflammation
substitutive, sur certains topiques, sur le nitrate d'argent, le fer rouge, qui
réprimeront les fongosités, et les cas sont nombreux où, par ces modifications
patientes, on a éteint le foyer.

L'intervention peut être utile, bien que l'état général ait souffert et qu'il existe
des lésions indiscutables du poumon. Nous reconnaissons les dangers que présente le traumatisme opératoire; il aggrave souvent le mal. Mais l'effet contraire
s'observe aussi, et il n'est pas de clinicien qui n'ait vu des patients renaître,
après l'extirpation d'un foyer tuberculeux. Schürer, sur 149 observations de
tuberculeux atteints à la fois de manifestations pulmonaires et périphériques, a
vu 60 cas où l'intervention a guéri le mal local, amené la disparition des accidents pulmonaires ou leur amélioration durable, et fortifié l'état général. La
proportion est de 40 pour 100; mais, si nous y ajoutons les opérés chez lesquels la phtisie n'a repris sa marche et provoqué la mort qu'un an au maximum après la cicatrisation de la plaie opératoire, nous portons notre premier
chiffre à 75, soit 50 pour 100, et nous arrivons à cette conclusion que, dans la
moitié des cas, l'intervention a eu pour résultat une amélioration sensible; chez
plusieurs elle a été sans influence, et l'affection thoracique a continué à évoluer
du même pas; enfin, chez un petit nombre, elle a, sans conteste, accéléré la
marche du mal.

Où est la règle qui guidera notre intervention? Les cliniciens la cherchent.
Pour Howard Marsh la difficulté n'existe pas, et, comme il n'a jamais eu la
preuve que les opérations aient activé les lésions viscérales, « il ne se prive pas
d'une intervention qui est exempte de danger et a souvent donné les plus beaux
résultats ». C'est une pratique que nous n'approuvons pas: nous tenons pour
la formule de Trélat, et « lorsque, chez un tuberculeux, l'une des localisations aggrave l'état général, il faut, si c'est possible, supprimer cette localisation par une exérèse; si, au contraire, ce sont les lésions viscérales qui
dominent la scène, il faut s'abstenir de toute opération; mais la répartition de
ces influences est toujours délicate, souvent difficile, parfois trompeuse ». En
effet, où est la limite? à quel moment les lésions viscérales dominent-elles la
scène? Des observations montrent la guérison rapide des lésions pulmonaires
dès qu'une opération a tari le foyer suppurant d'une tuberculose périphérique:
Cadeau a vu guérir deux malades qui présentaient des craquements humides;
le sommet droit était creusé d'une caverne dans un cas de Howard Marsh, et
cependant, un mois et demi après une amputation de cuisse, l'embonpoint était
revenu. Les restrictions que Trélat donne à sa formule sont des plus justes:
on ne s'en tiendra pas à l'exploration pulmonaire; l'enquête portera sur les gros
viscères, sur les fonctions importantes: existe-t-il de l'amaigrissement, de la
torpeur digestive, des pertes sudorales, de la diarrhée ou de la fièvre?

[P. RECLUS]

La fièvre surtout doit inquiéter, car, tant qu'elle persiste, la vie est en question. Mais il faut distinguer les poussées irrégulières et qui révèlent une granulie imminente, des montées thermométriques qui surviennent tous les soirs à heure à peu près fixe. Celles-ci traduisent la rétention purulente dans des foyers tuberculeux abcédés : dès que leur détersion est assurée, la fièvre tombe et l'on voit s'améliorer l'état général, qui, d'après Jaccoud, efface en importance toutes les autres conditions. « C'est la force organique qui résiste, c'est la force organique qui répare : c'est donc le degré de l'hyper ou de l'hypotrophie qui, pour chaque phtisique, donne le bilan de sa situation et la mesure de ses chances bonnes ou mauvaises. »

Le chirurgien se décide à intervenir; mais, comme ces opérations se présentent rarement avec un caractère d'urgence, il doit se préparer à l'intervention par un *traitement préopératoire*, sur lequel insiste Verneuil. « S'il y a une lésion profonde non ouverte, telle qu'une articulation malade à redresser, des ganglions à enlever, je prescris l'iodoforme par la bouche à la dose de 5 à 15 centigrammes par jour, suivant qu'il s'agit d'un enfant ou d'un adulte. S'il y a une lésion ouverte, ulcération, fistule, je saupoudre la plaie avec l'iodoforme finement pulvérisé, ou j'y introduis des crayons d'iodoforme solidifié, ou encore j'y injecte une quantité suffisante d'éther iodoformé à 5 pour 100. Les jours suivants, j'examine les urines, et lorsqu'elles présentent la réaction caractéristique avec l'acide nitrique et le chloroforme, je me crois en mesure d'intervenir. Cette pratique a des chances de détruire le virus dans le foyer morbide où j'ai introduit l'iodoforme; mais, n'étant pas sûr d'avoir réalisé cette destruction, ni d'avoir empêché la pénétration, la dissémination, le transport du virus dans le torrent circulatoire, j'ai l'espoir, du moins, d'avoir modifié le sang de façon à le rendre peu favorable à la prolifération des bacilles. »

Ces précautions prises, on procède à l'opération. Prendra-t-on l'instrument tranchant ou le thermocautère? Si l'on est en droit d'obtenir la réunion immédiate, la question est résolue, et on aura recours au bistouri ou à la cuiller tranchante, et l'on suivra la pratique de Bouilly, qui asperge le champ opératoire avec une solution de chlorure de zinc à 5 pour 100, de façon à tuer les bacilles; ou bien, surtout pour les grattages, les évidements, la vidange d'un foyer tuberculeux, on agit, si possible, dans un bain antiseptique : on y perd en commodité, mais on y gagne en sécurité; on se garde contre l'infection de la plaie, rendue presque impossible sur les membres par l'emploi de la bande d'Esmarch. Comme le remarque Ollier, l'ischémie artificielle arrête la circulation en retour, et, du même coup, le libre parcours des bacilles. Mais lorsque la réunion immédiate ne peut être tentée, c'est au fer rouge qu'il faut avoir recours : avec lui on n'a plus à craindre l'auto-inoculation; les vaisseaux sont oblitérés en même temps qu'ouverts, et les bacilles tués sur place et à distance par la chaleur rayonnante. Verneuil, Besnier, nous-même, avons insisté sur la remarquable innocuité des interventions au thermocautère. Destruction de la zone infectée et modification de la zone suspecte, tels sont les deux avantages du feu; la détersion du foyer est lente; mais si l'intervention n'a pas été complète, la plaie, toujours ouverte, permet « des retouches opératoires »; on surveille les récidives.

Le succès chirurgical est alors obtenu; mais il doit avoir comme complément le succès thérapeutique, que seul peut assurer le *traitement post-opératoire*. La

[P. RECLUS.]

diathèse n'est pas une quantité négligeable : vaincue en un point, elle peut faire ailleurs un retour inoffensif. Aussi faut-il considérer chaque guérison opératoire comme un armistice qui donne le temps d'instituer une médication réparatrice, condition de rigueur pour détruire les localisations tuberculeuses à mesure de leur apparition. Nous avons vu un malade qui, dans l'espace de huit années, a subi l'amputation du pied, puis de la jambe, à droite; du poignet, puis du bras, à gauche; la résection de deux côtes, d'une partie du sternum, l'extirpation de ganglions indurés, l'ouverture d'un grand nombre d'abcès tuberculeux, et qui, à cinquante-quatre ans, après ces interventions incessantes, jouissait d'une santé générale assez satisfaisante. Un malade de Trélat a présenté une coxalgie gauche, un mal de Pott dorso-lombaire, un abcès ossifluent; un an après, on résèque la tête fémorale et le col, on évide la cavité cotyloïde et l'ischion; puis, au bout de trois mois, on incise et on racle un abcès froid de la cuisse. Or, en dépit de ces tuberculoses multiples, l'enfant revient de Salies-de-Béarn engraissé, et ne conservant de ces interventions qu'une fistulette, bientôt tarie.

Cette thérapeutique post-opératoire, nous la connaissons; c'est la médication tonique et reconstituante : l'alimentation active, l'hygiène, l'aération large, les milieux purs et les milieux curatifs, les hauts sommets, les plages maritimes, les forêts résineuses, les thermes sulfureux et arsenicaux, les eaux chlorurées sodiques. Quels succès notre établissement de Berck n'a-t-il pas assurés à nos opérés de l'hôpital? Combien les résultats seraient plus beaux encore si nous pouvions, suivant la forme de la tuberculose, ou même suivant la saison, diriger notre malade vers le Nord ou vers le Sud, vers la mer ou vers la montagne! C'est dans l'impossibilité de cette hygiène qu'il faut chercher la raison de notre impuissance chez ces tuberculeux des grandes villes qui traînent dans tous les services leurs lésions renaissantes. Sachons d'ailleurs que, même avec tous les conforts que donne la fortune, en dépit de l'hygiène la mieux entendue, de la médication la plus rationnelle, des efforts les plus persévérants, certaines formes poursuivent leur évolution, et rien ne les retarde ou ne les modifie. Et les cas s'en observent souvent. « En matière de tuberculose, dit Trélat, les succès durables sont rares et les insuccès sont fréquents. » Comme le proclamait Pidoux, devant elle, la médecine doit être modeste.

II

CHARBON

On nomme *charbon* une maladie provoquée par l'introduction dans l'organisme et la pullulation d'un germe spécifique, la bactéridie charbonneuse. — Elle s'attaque à l'homme et à diverses espèces d'animaux, mais tandis que, chez ceux-ci, elle revêt de prime abord les allures d'une infection généralisée, chez celui-là elle débute par un accident primitif qui peut se présenter sous trois formes : la *pustule maligne* souvent, rarement l'*œdème malin*, exceptionnellement la *mycose intestinale* ou *pulmonaire*. Mais mycose pulmonaire ou intestinale, œdème et pustule ne diffèrent que dans la première période de leur évolution; les trois variétés ont la même étiologie.

[P. RECLUS.]

Historique. — Le charbon et la pustule maligne, sa forme habituelle chez l'homme, n'ont été reconnus que dans la seconde moitié du xviii° siècle. En 1762, Morand publie l'observation de deux bouchers de l'Hôtel royal des Invalides atteints d'une affection singulière pour avoir débité un bœuf mort du « sang de rate ». En 1780, l'Académie de Dijon met au concours l'étude du charbon et couronne le mémoire de Chambon et Thomassin ; puis, pour mettre fin à une discussion violente, la même Académie propose de nouveau ce sujet et, en 1785, accueille les recherches d'Énaux et Chaussier. Mieux que ses prédécesseurs, Chabert marque les limites du charbon et le sépare des autres inflammations gangréneuses. Dans notre siècle, l'Association médicale et vétérinaire d'Eure-et-Loir se place sur le terrain de l'expérimentation et fournit des notions étiologiques positives. Mais la constatation de la bactéridie faite par Rayer et Davaine, les mémorables découvertes de Pasteur, ont ouvert une voie autrement féconde : le charbon est déclaré parasitaire et les méthodes qui en établissent la démonstration servent pour l'étude des autres maladies virulentes. Les premiers travaux sur le charbon sont les assises du plus grand monument qu'ait élevé la science contemporaine.

Depuis la seconde moitié du xviii° siècle, des mémoires importants ont été publiés, et, dans les trente dernières années surtout, les recherches se sont multipliées sous l'impulsion des travaux de Pasteur, et il serait difficile de compter les livres traitant de cette question. Nous en citerons seulement quelques-uns, et parmi eux, en bonne place, les leçons du professeur Straus sur « le charbon des animaux et de l'homme », monographie remarquable qui nous a servi pour la rédaction de cet article.

Chabert, Traité du charbon ou anthrax dans les animaux. Paris, 1780. — J. Frank, art. Charbon. In *Traité de pathologie interne*, t. II, p. 90. — Énaux et Chaussier, Méthode... suivie d'un précis de la pustule maligne. Dijon, 1785. — Bidault de Villiers, OEuvres posthumes. 1828. — Bouquoix, *Dict. en 30 vol.*, t. XXVI. — Delafond, Traité sur les maladies du sang des bêtes à cornes. Paris, 1843. — Rayer, Inoculation du sang de rate. In *Comptes rendus et mémoires de la Soc. de biol.*, p. 141, 1850. — Comptes rendus de l'association médicale d'Eure-et-Loir, 1849-1852. — Salmon et Malsourky, Mémoire sur l'inoculation de la pustule maligne. In *Recueil de méd. chir. et pharm. milit.*, 1859. — Raimbert, Traité des maladies charbonneuses, p. 19. Paris, 1859. — Bourgoin, Traité de la pustule maligne. Paris, 1861. — Davaine, Recherches sur les infusions du sang dans la maladie connue sous le nom de sang de rate. In *Gaz. méd. de Paris*, 1863, 1864, 1865. — Pollender, Mikroskopische, etc., etc. In *Casper's Viertelj. f. gerichtl. u. öffentl. Med.*, t. VIII, p. 102-114, 1855. — Brauell, *Virchow's Arch. f. path. Anat.*, 1857, et *Arch. gén. de méd.*, t. X, p. 474, 1857. — Bollinger, Beiträge zur vergl. Pathol. und pathol. Anatomie. Munich, 1872. — Davaine, Action de la chaleur sur le virus charbonneux. *Comptes rendus de l'Acad. des sciences*, 1875. — Pasteur, Joubert, Roux et Chamberland, *Comptes rendus de l'Acad. des sciences*, 1877 et 1878. — Arloing, Cornevin et Thomas, *Lyon médical*, 1882. — Straus et Chamberland, Société de biologie, 1882. — Chamberland et Roux, Atténuation de la bactéridie charbonneuse. In *Bull. de l'Acad. des sc.*, 1883. — Chauveau, Inoculation préventive, etc. In *Bull. de l'Acad. des sc.*, 1883. — Straus, Le charbon des animaux et de l'homme. Paris, 1887. — Roger, art. Charbon. In *Traité de méd. de Charcot, Bouchard et Brissaud*, t. I, 1891. — Hamkin et Wesbrook, Sur les albuminoses et les toxalbumines sécrétées par le bacille du sang de rate. In *Ann. de l'Inst. Pasteur*, p. 665, septembre 1892. — Delamotte, Les affections charbonneuses. Paris, 1894. — Chamberland, Résultats pratiques des vaccinations. In *Ann. de l'Inst. Pasteur*, t. VIII, p. 5, 1894.

Étiologie. — Le charbon, ou mieux la pustule maligne, sa manifestation la plus fréquente chez l'homme, lui est communiquée par les animaux et spécialement par le mouton et le bœuf ; l'âne, le mulet et le cheval, moins atteints, sont des véhicules plus rares de l'infection, bien qu'ils la propagent encore trop souvent. Chaussier cite le cas d'un lièvre et Thomassin d'un loup dont le contact aurait amené l'éclosion des accidents; passe pour le lièvre, un rongeur comme le lapin dont on connaît la réceptivité aux germes du charbon, mais pour le loup c'est difficile : il doit être aussi réfractaire que le chien, les inoculations fussent-elles multipliées. D'après certains auteurs, les poules et coqs peuvent d'un coup de bec provoquer la maladie, mais malgré les contradictions de Koch, les expériences de Pasteur semblent prouver que, chez les oiseaux, la température est trop élevée pour que les bactéries pullulent à l'aise dans leur sang; il faut quelques cas exceptionnels pour qu'elles y colonisent; depuis le professeur de Berlin, plusieurs observateurs, Straus entre autres, ont inoculé le charbon à des pigeons et à des moineaux; mais pour réussir à coup sûr, on doit, à l'exemple de Pasteur, abaisser la température du sujet, et l'on connaît la célèbre expérience de la poule chez laquelle l'inoculation devient positive dès qu'on plonge l'oiseau dans un bain à 37 ou 38 degrés. Il est vrai que, sans être charbonneux eux-mêmes, ces animaux peuvent transmettre le charbon si leur bec a déchiqueté une charogne crevée du sang de rate.

L'homme peut passer le charbon à l'homme, et les faits positifs de Thomassin, de Mancourt, de Hufeland et Raimbert ne sont pas infirmés par les faits négatifs de Gemina, de Bonnet et par l'histoire que raconte Rayer de cet étudiant qui s'inséra sous l'épiderme de la sérosité de pustule maligne sans en éprouver de dommage. Neydig a publié le cas d'un garçon d'amphithéâtre qui fut atteint de pustule après avoir autopsié un individu mort du charbon, et, en 1874, Fraenkel et Orth ont observé un fait analogue. Le pus des ulcères charbonneux, la sérosité des vésicules, la salive, les mucosités bronchiques, peuvent contenir l'élément virulent, mais surtout le sang qui, sous ce rapport, jouit d'une activité particulière; le poil, la peau, les détritus de cadavres conservent des bactéridies et surtout des spores, et cela longtemps après la mort, car rien n'est faux comme le vieil adage : « Morte la bête, mort le venin ».

Les recherches les plus récentes ont montré que les bactéridies charbonneuses, et leurs spores surtout, peuvent vivre dans le sol. Pasteur a prouvé que « les champs maudits » où les troupeaux ne sauraient paître sans que le charbon s'abatte sur eux, renferment des fosses où ont été enfouies les charognes de moutons ou de bœufs tués par le sang de rate. Les germes ramenés par les vers de terre à la surface du sol souillent les herbes que broute l'animal; l'inoculation est possible, pour peu qu'un point de la bouche soit blessé par les piquants des tiges desséchées. Cette théorie étonnante, vivement attaquée par Koch, s'appuie sur un nombre tel d'observations qu'il faut l'accepter pour exacte. Que de fois n'a-t-on pas retrouvé, dans les cylindres de terre moulés par l'intestin des vers, des spores charbonneuses qui, insérées sous la peau de lapins ou de souris, ont provoqué l'apparition de la fièvre charbonneuse!

Les anciens auteurs affirment que le tannage des cuirs ne suffit pas pour enlever aux peaux infectées leurs propriétés virulentes. Parise a vu la pustule maligne se développer sur le pied de paysans qui auraient mis de la peau de mouton pour brides à leurs sabots; W. Koch, dans un article de 1886, affirme que les cas de pustule maligne sont plus nombreux dans l'armée russe depuis l'introduction des parements en peau de mouton. La ténacité de la virulence est telle que, non seulement les cordonniers, les selliers, les pelletiers, les gantiers peuvent contracter la pustule maligne dans l'exercice de leur profession, mais aussi les ouvriers qui manipulent le suif, les savonniers eux-mêmes, dit Straus; Carjanico, cité par Heusinger, et Virchow admettent que la colle-forte prove-

[P. REGLER]

nant de débris d'animaux morts de fièvre charbonneuse a parfois communiqué l'infection.

Aussi la pustule maligne sera-t-elle fréquente dans les centres industriels où l'on utilise les peaux, les poils, les cornes des animaux tués par le charbon et dans les provinces où le bétail est souvent frappé par cette épizootie. A Paris, on l'observe dans les quartiers populeux, mais de préférence sur les bords de la Bièvre et près de la Halle aux cuirs, autour desquelles se groupent les tanneurs et les mégissiers; il n'est pas d'année où l'on n'en reçoive plusieurs cas dans les hôpitaux voisins : nous en avons recueilli 9 observations pendant un séjour de trois ans à la Pitié. Le sol classique de la pustule est la Beauce, puis la Bourgogne et la Provence, où le bétail travaille; elle est rare en Normandie, où il est parqué et où on l'élève pour la boucherie; la grande fatigue, le surmenage, préparent le terrain à la pullulation du microbe, pour peu qu'il pénètre dans les tissus : c'est en été, au retour des foires et après de longues courses, que le mal s'abat sur les bœufs.

Chauveau ([1]) établit que toutes les variétés d'une même espèce ne sont pas également atteintes; les moutons d'Algérie sont réfractaires aux inoculations charbonneuses. On affirmait qu'après un assez long acclimatement, le sang de rate pouvait les menacer, et que, par contre, les moutons de France importés en Afrique y conquéraient l'immunité, phénomène attribué par quelques auteurs aux plantes odoriférantes qui abondent sous ces climats, et par d'autres à l'absorption de bactéridies bénignes, mais douées d'un pouvoir vaccinal. Malheureusement pour ces théories, le fait lui-même est controuvé; Chauveau a montré par des expériences sur un petit troupeau de mérinos venus de France, bien acclimaté, imprégné du milieu algérien depuis douze ans et déjà à la cinquième génération, que les inoculations de charbon sont positives. Ajoutons, toujours d'après Chauveau, que la résistance de la race barbarine n'est que relative : si un mouton est réfractaire à une dose qui tuerait un mouton français, il prend le sang de rate et succombe, si l'on augmente la masse des germes introduits dans l'économie. On affirmait autrefois que les virus n'agissaient que par leur qualité; il faut faire intervenir aussi leur quantité.

Enfin, dans une même race, quelques individus peuvent être réfractaires; chez l'homme, il est probable que beaucoup d'inoculations sont restées inconnues parce qu'elles ont été négatives. En tous cas, nous verrons certaines pustules malignes, évoluant sur place sans infecter l'organisme, prouver que le sol humain n'est pas toujours fertile pour les bactéridies. Le mode d'inoculation de l'animal à l'homme se fait de bien des manières : tantôt il est direct, et Bayle cite un officier de santé qui se piqua en disséquant une mule : ce fut l'origine d'une pustule maligne; tantôt le virus pénètre à travers quelque excoriation de la peau, tantôt on accuse les mouches, le taon, le stomox, les guêpes carnassières qui, après avoir piqué quelque animal charbonneux, viennent se poser sur l'homme; Davaine a trop insisté sur cette propagation possible, mais rare. Rigabert a constaté la transmission chez une femme par un ixode de la classe des Arachnides. On comprend pourquoi l'affection a pour siège les parties découvertes du corps, cou, nuque, face, poitrine, et pourquoi elle se montre surtout chez les garçons de ferme, les vétérinaires, les bouchers, les équarrisseurs, les mégissiers et les tanneurs.

([1]) Chauveau, *Comptes rendus de l'Acad. des sciences*, t. LXXXIX, p. 555, 1887.

[P. RECLUS.]

Nous n'avons parlé jusqu'ici que de l'étiologie de la pustule maligne ; l'inoculation se fait par l'insertion de l'agent virulent au niveau d'une solution de continuité de la peau ; mais des observations positives ont démontré que, chez l'homme comme chez les animaux, l'infection peut emprunter la voie intestinale et peut-être la voie pulmonaire. Le premier de ces faits remonte à 1861 et le deuxième à 1864 ; mais Wahl et Recklinghausen, qui les ont publiés, n'avaient su, à cette époque, en donner la signification véritable, de même pour les cas ras de Bull en 1868. En 1871, Waldeyer relatait deux nouveaux exemples, et, comme dans l'un des deux, le malade était un employé de l'abattoir, il soupçonna l'origine du mal. Enfin Münch[1], en 1871, « fit paraître, dit Straus, une note intitulée « Mycose intestinale du charbon », où, pour la première fois, la nature de cette mycose est formellement indiquée. Comme prosecteur de l'hôpital de Moscou, il eut l'occasion de pratiquer 28 autopsies d'individus morts du charbon, dont 11 ne présentaient pas de manifestation externe. Chez ces 11 sujets, dont plusieurs étaient des ouvriers en crin, les lésions se montrèrent identiques à celles décrites par Bull et Waldeyer sous le nom de « mycose intestinale ».

Depuis, la question a subi le contrôle d'un grand nombre d'examens microscopiques et les faits cliniques se sont accumulés : Wagner[2], Leube et Müller[3], Albrecht[4], Kelsch, tous cités dans les leçons de Straus, publient des cas dans lesquels le charbon décèle son existence par des symptômes d'une certaine gravité, par une fièvre charbonneuse, et où l'autopsie révèle l'existence des lésions gastriques et intestinales que nous aurons à décrire plus loin. Inutile de discuter la façon dont l'inoculation a eu lieu ; chez l'homme comme chez les animaux, les spores et les bactéridies charbonneuses ont été introduites dans le tube digestif par l'ingestion de substances qu'ont souillées ces agents infectants qui n'avaient pas été tués par le suc gastrique ; ils ont profité de quelque éraillure pour franchir la barrière épithéliale, et la colonisation s'est effectuée.

L'infection par la voie pulmonaire est plus rare. Le charbon qu'elle engendre est connu à Vienne sous le nom de « maladie des chiffonniers », et en Angleterre sous celui de « mal des trieurs de laines ». La maladie des chiffonniers fut décrite en 1875 par Schlemmes, Klob, Heschl et Frisch, qui l'attribuèrent à l'inhalation des poussières virulentes émanées de chiffons de provenance russe. Étiologie analogue pour le mal des trieurs de laine de Bradford ; le poil de chèvre et de chameau venu d'Asie, surtout de la province de Van, provoqua à la fois le charbon externe et le charbon interne, comme le prouvent les relevés de Bell[5], de Spear et de Greenfield ; en dix mois, il y eut à Bradford 9 cas de pustule maligne et 25 de *woolsorters' disease*. « Les poussières dégagées pendant le triage des laines, dit Straus, contenaient des spores qui, pénétrant par inhalation dans les voies respiratoires, déterminaient chez les ouvriers une infection anthracique grave, comparable au charbon provoqué chez la souris par l'inhalation des poussières charbonneuses, dans les expériences de M. H. Buchner[6]. » L'autopsie démontra dans les poumons l'existence d'une « mycose bronchiale ».

[1] MÜNCH, *Mycosis intestinalis und Milzbrand.* In *Centralbl. f. med. Wissenschaften*, p. 802, 1871.
[2] WAGNER, *Arch. der Heilkunde*, t. XV, p. 1, 1875.
[3] LEUBE und W. MÜLLER, *Arch. f. klin. Med.*, t. XII, p. 547, 1874.
[4] ALBRECHT, *Petersb. med. Woch.*, n° 45, 1879.
[5] BELL, *The Lancet*, t. I, p. 872, 1880.
[6] STRAUS, *loc. cit.*, p. 208.

Pathogénie et anatomie pathologique. — Le charbon est d'origine parasitaire; il est la première des maladies où le microbe ait été découvert, isolé, cultivé, où ses propriétés pathogènes aient été mises hors de doute. Aussi le charbon est-il devenu le type des affections virulentes. Avant 1850, on savait ce mal épidémique et contagieux; Barthélemy, en 1823, avait pratiqué des inoculations positives; Leuret, l'année suivante, puis Gerlach, enfin l'Association médicale et vétérinaire d'Eure-et-Loir, avaient établi l'existence d'un virus dans le sang des animaux emportés par le sang de rate, mais on ignorait la nature de ce virus, lorsque Rayer, dans une note communiquée à la Société de biologie, prouva l'existence, dans le sang de moutons morts de fièvre charbonneuse, « de petits corps filiformes ayant environ le double de longueur d'un globule sanguin. Ces petits corps n'offraient pas de mouvements spontanés ».

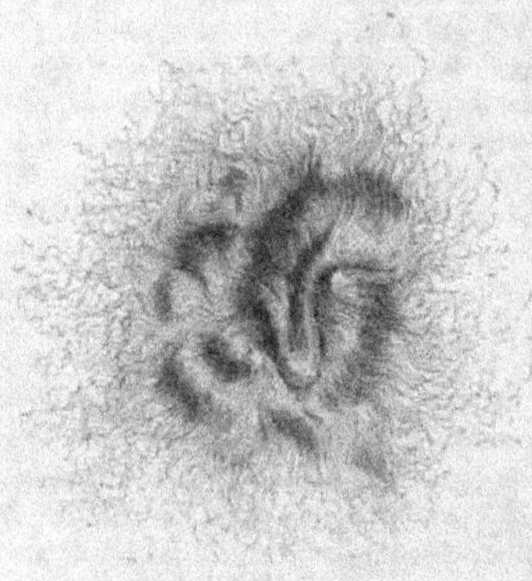

Fig. 35. — Colonie de charbon sur gélatine.

Cinq ans plus tard, Pollender examine le sang de vaches mortes du charbon et y constate « une innombrable quantité de corps en forme de bâtonnets extrêmement fins, parfaitement droits »; il donne leur longueur, leur largeur, leur aspect, leur réaction, et se demande s'ils ne « constitueraient pas la matière infectieuse », le virus du charbon; mais il avoue ne savoir répondre à cette question, pas plus que Branell qui, en 1857, retrouva les bâtonnets signalés par Rayer et Pollender, et sur lesquels, en 1858, Leisering et, en 1860, Delafond, devaient insister à nouveau; mais, comme le remarque Straus, ces auteurs n'accordent à ces « bâtonnets », à ces « bacilles », à ces « corps charbonneux » qu'une valeur diagnostique : ils peuvent servir à déceler la maladie, mais on leur refuse toute signification étiologique.

C'est de la communication de Davaine à l'Académie des sciences, en 1863, et d'une série de mémoires subséquents, que datent les recherches fécondes sur la pathogénie du charbon; il décrit avec minutie les bâtonnets que, en 1850, il avait vus avec Rayer; il leur donne le nom de « bactéridies » et prouve qu'elles sont « le virus » charbonneux, la cause unique de la maladie. Quelques faits, en apparence contradictoires, trouvèrent leur explication lorsque Koch eut découvert l'existence des spores, corps punctiformes, d'aspect banal, mais graines de microbes; il vit apparaître ces spores au sein des bactéridies, réussit à les cultiver, montra leur allongement progressif jusqu'à formation d'une génération nouvelle. Le professeur de Berlin établit que, tandis que la bactéridie résiste mal au froid, au chaud, à divers antiseptiques, la spore, presque indestructible, se joue du temps et de la plupart des agents physiques.

Le microbe pathogène du charbon ne prend pas seulement la forme bacillaire et la forme sporulaire; on en décrit une forme filamenteuse. La première s'observe lorsque, au cours de la maladie, on examine au microscope une gouttelette de sang : au milieu des hématies agglutinées et des leucocytes plus abondants qu'à l'état normal, on voit « des bâtonnets droits, flexibles, cylindriques, immobiles, homogènes, transparents comme du verre; les uns paraissent constituer un bâtonnet unique, les autres sont formés de deux ou trois articles placés bout à bout, séparés par une scissure nette. L'épaisseur des bâtonnets est d'environ 1 à 1,27 μ; la longueur est variable entre 5 et 20 μ ». Mais lorsqu'on place les bactéridies dans un milieu nutritif approprié, hors de l'économie, à une certaine température et en présence de l'oxygène de l'air; en un mot, si on les cultive, elles peuvent s'allonger considérablement, prendre la forme filamenteuse et devenir des éléments longs, cylindriques, non ramifiés, onduleux, tordus quelquefois les uns sur les autres ou enchevêtrés comme des paquets de corde. Sur les préparations colorées, on constate que ces filaments sont formés par une gaine hyaline, délicate, renfermant une rangée de masses protoplasmiques, cubiques ou allongées, séparées les unes des autres par des cloisons transversales, et chacune d'elles représente une cellule végétative.

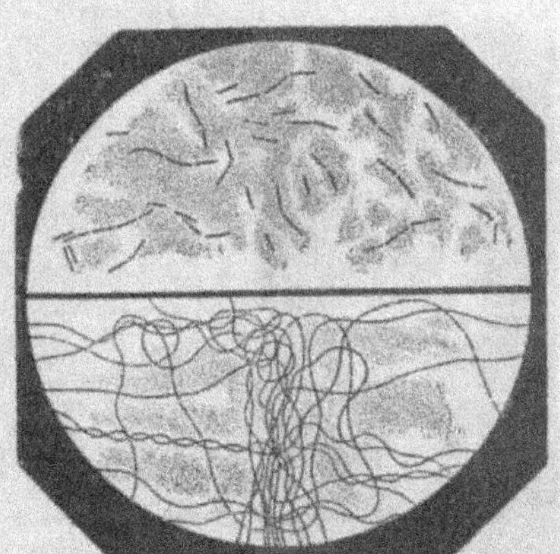

Fig. 51. — Culture de la bactéridie. — Bactéridies dans la pulpe de la rate.

C'est dans l'intérieur de ces cellules que les spores vont apparaître comme une granulation réfringente, petite, puis plus volumineuse, allongée et ovoïde. Lorsque le milieu n'est pas favorable à la germination, la spore conserve cet aspect, mais si la température est propice et que le milieu nutritif s'y prête, elle se gonfle, perd sa réfringence, se tuméfie à l'un des pôles du grand axe; la membrane d'enveloppe qu'on lui attribue se déchire sans doute, et le protoplasma s'exprime au niveau de cette déhiscence; la bactéridie vient de naître; elle s'allonge et prend la forme de bâtonnets que nous avons décrits. Avide d'oxygène, elle ne végète que dans les milieux neutres ou faiblement alcalins et meurt dans les milieux acides; l'humidité lui est nécessaire; 35 degrés est la température qui lui convient le mieux; les spores pullulent alors à profusion, tandis qu'à 18 et à 45 degrés, leur production s'arrête; la lumière solaire, indifférente aux spores, tue les bactéridies.

Les bactéridies, dans le cas de pustule maligne ou après une inoculation expérimentale, pénètrent sans doute dans les vaisseaux blancs, car on les retrouve en abondance dans les ganglions tributaires des lymphatiques correspondants. Mais bientôt ils franchissent cet obstacle et, au bout de peu d'heures, on les signale dans les vaisseaux rouges au milieu des hématies crénelées, agglutinées et ne se présentant plus sous forme de piles; le sang est noir et poisseux, il engorge les viscères congestionnés, en particulier les poumons, le foie et la rate, dont la tuméfaction et la diffluence sont telles que cette lésion, constante chez les animaux, a fait donner au charbon le nom de *sang de rate*; le péricarde, la plèvre, le péritoine, les enveloppes du cerveau contiennent souvent des exsudations sanguinolentes, et l'on trouve parfois des noyaux hémorragiques dans l'épaisseur des muscles ramollis; mais, bien que l'on constate la présence des bactéridies sous l'eschare de la pustule maligne, dans la sérosité des vésicules et même dans les produits de sécrétion, lait, urine et bile, leur abondance dans les réseaux capillaires de la rate, du foie, des reins et des poumons, est l'altération caractéristique. Les associations bactériennes ne s'observent pas ici. Le bacille du charbon ne vit pas en « symbiose » et les microbes pyogènes nuisent à son développement. La suppuration au cours de la pustule maligne est donc à peu près inconnue.

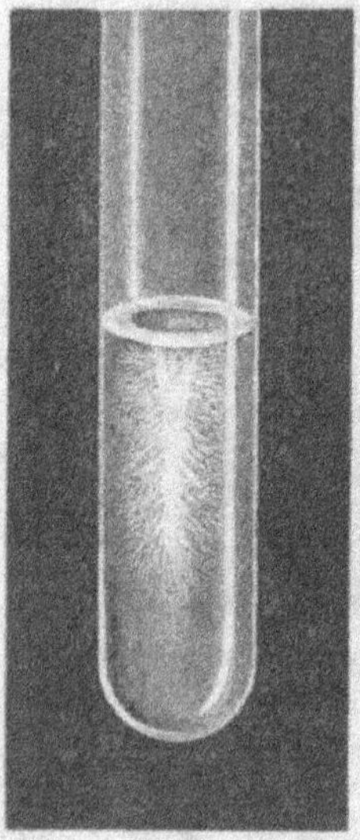

On a signalé souvent, chez des individus emportés par la pustule maligne, des lésions de l'estomac, de l'intestin grêle et du gros intestin; il ne faut pas les confondre avec les accidents primitifs de « mycose intestinale ». On les connaissait depuis longtemps, et Rayer, Houël, Verneuil, Gallard en avaient publié des observations; Straus donne le résultat d'une autopsie qu'il a pratiquée sur une femme morte d'une pustule maligne de la joue droite : « L'estomac présente quelques ecchymoses sous la séreuse, la muqueuse est soulevée çà et là par des plaques saillantes, rouge foncé, ressemblant à des furoncles, les unes de la dimension d'une pièce de 50 centimes, les autres plus nombreuses, du diamètre d'une lentille; le centre de ces furoncles est d'un rouge presque noir entouré d'une zone d'un rouge plus clair. » Mêmes lésions, mêmes furoncles sur le jéjunum et l'iléon; sur le cæcum, à 6 centimètres au-dessous de la valvule, on constate une plaque d'aspect gangréneux, jaune foncé au centre, ressemblant à un bourbillon et entourée d'une auréole ecchymotique. Ces plaques gangréneuses étaient infiltrées par un nombre énorme de bactéridies.

Fig. 55. — Culture de la bactéridie.

Dans la forme dite *charbon interne, fièvre charbonneuse, charbon intestinal,* les altérations viscérales sont primitives; la muqueuse gastro-intestinale est parsemée de saillies d'apparence furonculeuse ou pustuleuse, d'abord ecchymotiques; puis leur sommet s'ulcère et montre un cratère déchiqueté, gangréneux, jaunâtre, au fond duquel se trouve une masse bourbillonneuse : ce sont de véritables foyers de bactéridies; ces lésions s'accompagnent de tuméfaction et de ramollissement des ganglions mésentériques; la rate est diffluente; les poumons et les reins sont congestionnés; le péritoine est rempli d'une sérosité louche; les plèvres sont soulevées par des ecchymoses. Lorsque l'inoculation se fait par le poumon, lorsqu'il y a *charbon pulmonaire,* on note une infiltration gélatiniforme des médiastins, un épanchement abondant des deux plèvres, une tuméfaction hémorragique des ganglions bronchiques; la muqueuse de la trachée et des bronches est soulevée par des épanchements sanguins; elle est baignée par des mucosités sanguinolentes, et les bactéridies foisonnent dans les réseaux capillaires correspondants.

Symptômes. — L'incubation de la pustule maligne n'est pas nettement déternée; elle oscille dans des limites assez étendues, de quelques heures à dix ou quinze jours; deux ou trois jours seraient le terme habituel. Certaines circonstances activeraient l'effet du virus : le pus qui s'échappe des tumeurs gangréneuses, la sérosité qui suinte des vésicules, auraient une action rapide, surtout dans la saison chaude et lorsque ces substances sont mises au contact du derme excorié. Le mal débute par une petite tache rouge, « la puce maligne » des médecins de Bourgogne; elle est le siège d'une vive démangeaison, d'un prurit incommode; le malade se gratte et déchire une vésicule remplie de sérosité limpide. Bientôt la démangeaison se calme, la tache subit des modifications et l'on entre dans la *deuxième période* de la pustule.

Au niveau de la puce maligne se développe un petit noyau inséré dans les téguments; il est mobile avec eux, dur, aplati; c'est un tubercule lenticulaire qui grossit; on ne pouvait que le *sentir* avec le doigt, on *voit* maintenant une plaque légèrement surélevée et dont la surface est grenue, semblable à l'écorce du citron, d'une couleur grisâtre, livide, puis brune ou noire. A son pourtour, la peau, chaude et rouge, forme ce que Chaussier appelait l'aréole. L'aspect est alors caractéristique : aux limites de la petite eschare, au point où commence l'aréole, et sur cette aréole, apparaissent des phlyctènes transparentes rangées autour de l'eschare « comme un collier de perles fines ». Ce collier peut être incomplet en certains points; en d'autres, il se forme un deuxième

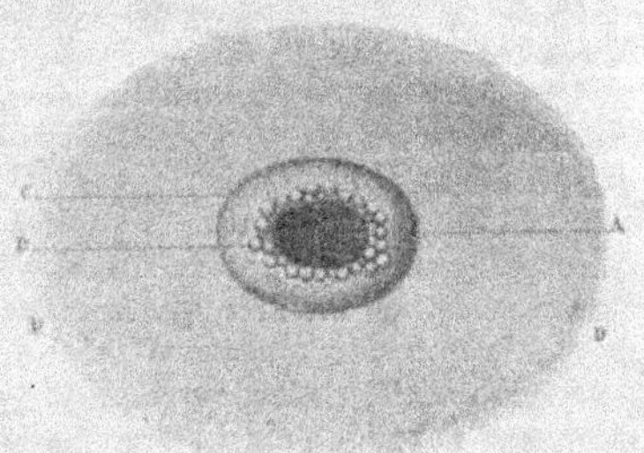

FIG. 65. — Pustule maligne.
A, eschare centrale. — B, couronne vésiculaire. — C, noyau d'induration de la pustule. — D, aréole érythémateuse.

et même un troisième rang. La pustule maligne présente à ce moment trois zones : une centrale constituée par le noyau gangréneux; une intermédiaire, la couronne de vésicules; une périphérique, la zone inflammatoire.

La troisième période est caractérisée par l'extension de l'eschare. La plaque gangrénée chasse devant elle l'aréole qui s'agrandit et devient plus violacée, tuméfiée, luisante; elle forme un bourrelet dur et saillant au-dessus de l'eschare, qui paraît déprimée; mais déjà, au niveau de la zone érythémateuse, les tissus s'œdématient et leur tuméfaction s'étend souvent fort loin; dans les pustules malignes de la face, de la poitrine, du cou, le gonflement peut provoquer des phénomènes d'asphyxie qui ont suffi pour entraîner la mort. L'enflure est énorme, la gangrène gagne, le tissu cellulaire se boursoufle, soulevé par des liquides putrides et des gaz; des phlébites, des angioleucites partent du foyer et suivent la direction des vaisseaux rouges et blancs; les ganglions lymphatiques correspondants sont engorgés; aussi observe-t-on des thromboses de l'ophtalmique, des sinus de la dure-mère et toutes les complications méningo-encéphaliques qui peuvent en découler.

Les phénomènes généraux ont éclaté : le pouls est petit, irrégulier, fréquent; la peau est sèche; il y a de la fièvre, des frissons, une température qui peut dépasser 40 degrés. Cependant Verneuil a signalé des cas, terminés par la mort, où la fièvre faisait défaut; il attribue l'ascension thermique aux inflammations concomitantes, lymphangites, adénites, phlébites, congestions viscérales. La céphalalgie est intense ; la bouche est pâteuse, amère ; il y a des vomissements glaireux ou bilieux ; de la diarrhée, plus rarement de la constipation ; les urines sont rouges ; la respiration s'accélère et devient inégale ; on note du hoquet, des douleurs à l'épigastre, dans l'abdomen ; le ventre se météorise ; l'anxiété augmente, le pouls se déprime ; la face, hippocratique, prend, ainsi que les mains, la teinte de celle des cholériques ; la peau refroidie se recouvre d'une sueur visqueuse ; enfin la mort survient, sans agonie, sans délire, au milieu de la connaissance la plus parfaite. Dans des cas publiés par Reynier, la terminaison fatale fut la conséquence du tétanos. Maurice Gazaigne en a observé un fait.

Comment la bactéridie peut-elle entraîner la mort? Pasteur invoque la désoxygénation du sang : les bactéridies restées dans le torrent circulatoire s'empareraient de l'oxygène des globules. Mais ne voit-on pas la mort survenir lorsque les microbes sont peu nombreux dans le sang? Les symptômes que l'on observe ne sont nullement ceux de l'asphyxie. La mort n'est pas due non plus, comme le prétend Toussaint, à des embolies bacillaires obstruant les capillaires du poumon et du cerveau : cette théorie est passible des mêmes objections que la précédente. Elle n'explique point les cas où les micro-organismes sont rares dans le sang ; en outre on ne rencontre pas les infarctus, que provoqueraient les embolies capillaires. Au cours de ses expériences sur les moutons d'Afrique, Chauveau a essayé de montrer que la mort survient par empoisonnement : la bactéridie fabrique une substance soluble, qui se diffuse dans le sang et dont l'extrême toxicité ne tarde pas à provoquer la mort, si la quantité en est suffisante. On s'explique ainsi l'issue funeste observée dans les cas où l'examen du sang y démontre l'absence des bactéridies ; les colonies bacillaires des vaisseaux blancs, des ganglions, de la rate sécrètent le poison en assez grande abondance pour tuer l'individu.

La mort n'est pas toujours la conséquence de la pustule maligne : la guérison peut survenir sans traitement et d'une manière spontanée. Nous en avons publié un cas des plus nets où la culture de la bactéridie ne pouvait laisser aucun doute (¹). Bourgeois, Raimbert, Planteau en ont signalé un certain nombre. L'eschare se limite, l'aréole cesse de s'agrandir ; le mort se sépare du vif et, lorsque tombe le derme gangrené, il laisse à nu la couche de bourgeons dont la cicatrisation est rapide. Le charbon ne présenterait pas partout la même gravité, et en Hongrie, dans la vallée de la Theiss, il serait plus bénin qu'en France. La thérapeutique peut en arrêter la marche ; par malheur, l'eschare peut dénuder des tendons, des nerfs, des vaisseaux, et une cicatrice difforme est trop souvent la suite de pareils délabrements.

L'*œdème malin*, dans sa période initiale, diffère de la pustule maligne. Bourgeois d'Étampes a, le premier, signalé cette forme du charbon : il ne l'avait rencontrée qu'aux paupières, où elle est assez fréquente, mais on l'a constatée depuis à la langue, aux lèvres, sur la poitrine, et sur les membres supérieurs. Cette affection reconnaît la même origine que la pustule maligne, l'inoculation, en un point, de la bactéridie charbonneuse que l'on retrouve dans le sang. Seules, les premières périodes de l'évolution du mal présentent des différences, et dès que les eschares sont constituées, œdème malin et pustule maligne ont

(¹) Paul Reclus, *Clinique et critiques chirurgicales*. Paris, 1884.

une marche identique. Lorsque l'œdème apparaît aux paupières, ces voiles membraneux se tuméfient et recouvrent le globe oculaire dont la conjonctive infiltrée forme un chémosis séreux. Le gonflement, qui atteint de préférence la paupière supérieure, est diffus et indolore; à peine le malade y ressent-il une légère démangeaison. L'œdème est mou, tremblotant, demi-transparent et bleuâtre; puis il s'accroît, distend la peau, dure maintenant, quelquefois lisse, mais le plus souvent inégale et comme chagrinée; des phlyctènes à liquide sanguinolent soulèvent l'épiderme, se crèvent et au-dessous se montrent les eschares; dès ce moment il prend les allures de la pustule maligne.

À la langue, aux lèvres, la maladie est mal connue; les organes se gonflent, oblitèrent l'orifice buccal, la respiration est gênée, le corps peut se recouvrir de bulles et de plaques gangréneuses. Au tronc, l'œdème est diffus, mou, pâteux, tremblotant, sans changement de coloration de la peau; du deuxième au troisième jour, l'épiderme se soulève, les phlyctènes se gonflent, les eschares se forment et les symptômes généraux éclatent. Cette affection, assez fréquente, a même étiologie, même anatomie pathologique, même traitement et, dans ses dernières périodes, même symptomatologie que la pustule maligne. Son diagnostic, au début, est malaisé, et il est difficile de distinguer l'œdème malin de l'œdème simple des paupières ou de certains érysipèles séreux. La profession du patient, l'analyse minutieuse des symptômes, la courbe thermométrique et surtout l'apparition des eschares feront disparaître les doutes.

Le *charbon interne* est mal connu. Il diffère de la pustule et de l'œdème en ce que la pénétration du virus se fait par la muqueuse gastro-intestinale et broncho-pulmonaire. L'inoculation est due, soit au contact avec les vésicules pulmonaires d'un air chargé d'émanations charbonneuses, soit à l'arrivée et au séjour dans l'estomac et les intestins de la chair d'animaux morts de sang de rate. Murisier a relaté, en 1895, une épidémie de mycose intestinale; elle frappa près de 200 personnes qui avaient mangé de la viande contaminée. Ici les phénomènes généraux constituent toute la maladie, et la guérison ou la mort survient avant que se soit produit le moindre sphacèle des téguments; mais si l'individu meurt, l'autopsie révèle une « mycose intestinale » ou les altérations déjà décrites de la muqueuse respiratoire. Les phénomènes généraux ont beaucoup de rapport avec la gastro-entérite typhoïde. Le patient éprouve des vertiges, des éblouissements, de la céphalée, de la rachialgie, une faiblesse extrême, de la courbature; puis la fièvre s'allume, la langue est saburrale au centre et rouge sur les bords; l'anorexie est complète; il y a des vomissements bilieux, des douleurs à l'épigastre, autour du nombril, et parfois des souffrances telles, qu'on croit à un iléus. Le ventre se météorise, des syncopes surviennent, une oppression extrême, du délire, des convulsions; la peau se sèche, se couvre de sueur, les extrémités se refroidissent et le malade meurt.

Lorsque des manifestations antérieures ont eu le temps de se produire, on voit apparaître un gonflement des ganglions de l'aisselle, une tuméfaction des parotides; puis, çà et là sur la peau, des phlyctènes soulèvent l'épiderme et se remplissent d'une sérosité sanguinolente; enfin des eschares se montrent, qui débutent tantôt par des tubercules douloureux, entourés d'un cercle inflammatoire, tantôt par des taches blanches ou bleues; une tumeur se forme, dure, chaude, dont le centre est livide ou noir, tandis que l'aréole est rouge vif, éclatante, luisante comme du cuivre neuf. Un œdème étendu l'entoure. L'eschare se limite parfois et le mort se sépare du vif; parfois aussi le sphacèle progresse, les tissus s'infiltrent de liquides putrides et de gaz; ces manifestations gangréneuses se font sur tous les points du corps : aux membres, elles sont moins redoutables qu'à l'abdomen, au thorax et surtout qu'à la tête et au cou. Lorsque ces eschares ne se produisent pas — et le plus souvent l'individu meurt avant qu'elles apparaissent — il est difficile de connaître la cause de cette gastro-entérite adynamique, et l'on a pu croire à des fièvres typhoïdes ou à certains empoisonnements.

Traitement. — De l'étiologie il ressort que tout animal charbonneux doit être d'abord isolé, puis, s'il meurt, incinéré ou enterré loin des habitations, à une profondeur de plus de 3 mètres; Raimbert ajoute qu'il faut jeter dans la fosse, avec la terre sur laquelle il a succombé, une quantité suffisante de chaux vive : les hommes seront de cette manière à l'abri de la contagion, et bien mieux encore si l'on prévient le développement du charbon chez les animaux, résultat qu'on peut attendre des vaccinations de Pasteur.

Au premier stade de son développement, la pustule maligne est une affection locale : les bactéridies colonisent au point même où a porté l'inoculation, et, dans le corps muqueux de Malpighi, le microscope les montre en groupes isolés que séparent des cellules épithéliales normales; elles forment un feutrage épais, dont les prolongements pénètrent jusque dans les papilles du derme, puis sous l'eschare centrale, d'où elles migrent dans les tissus œdématiés. Mais déjà commence le second stade : les germes envahissent les réseaux lymphatiques et leurs ganglions où la prolifération est peu active, car l'oxygène nécessaire à leur activité fait à peu près défaut; puis ils sont emportés par le courant sanguin, qui les diffuse dans toute l'économie, les poumons, l'estomac, les reins, le foie, et leur permet de pénétrer dans les diverses humeurs, bile, urine, lait. Straus a prouvé qu'à travers le placenta ils passent de la mère au fœtus.

Cet envahissement est le plus souvent annoncé par des troubles graves, une fièvre intense, des nausées; l'examen du sang, puisé en une région éloignée de la pustule, à la main ou au pied, y décèle la présence des bactéridies; pourtant, dans plusieurs cas d'infection généralisée, Cornil et Babès n'ont pu retrouver les micro-organismes. La pustule maligne n'a pas toujours une évolution fatale, elle peut même guérir spontanément, et, d'après Bourgeois cette terminaison surviendrait dans les deux tiers des cas. De même, à l'occasion d'un fait étudié par l'un de nous, Planteau a réuni 7 observations authentiques, portées à 8 par Delassus, où sans traitement, il y a eu cicatrisation légitime. Frappé de cette fréquence, Nicaise a essayé, dans la thèse de Coulom, de donner les caractères de ces « pustules avortées ou ébauchées », selon l'expression de Guérin, et qui, d'après Tuffier et Gallois, verseraient dans le sang et dans la sérosité des vésicules des microcoques et non des bactéridies. Mais les signes sont précaires; le diagnostic reste incertain. Or, comme la guérison spontanée a été observée non seulement dans des cas atténués, mais chez les malades qui présentaient, outre des phénomènes locaux intenses, une fièvre élevée, de l'abattement, de l'anorexie, de la prostration, se tenir sur l'expectative dans une affection qui peut enlever l'inoculé en deux ou trois jours serait plus que téméraire : il faut donc agir sans retard.

Deux indications sont à remplir : détruire le foyer virulent au point d'inoculation, lorsque les bactéridies ne sont pas disséminées, et arrêter la pullulation dans l'organisme lorsque le mal s'est généralisé. L'excision, la cautérisation, certaines injections hypodermiques s'adressent à la première indication; à la seconde, les antiseptiques à l'intérieur et les toniques. Ce sont là les seuls modes de traitement dont nous nous occuperons; nous laissons de côté les méthodes anciennes et les « préjugés thérapeutiques », y compris les fameuses feuilles de noyer, défendues par Nélaton, et qui, en 1872, auraient donné au docteur Raphaël 75 succès sur 77 cas. Malgré l'antisepticité des feuilles de noyer, reconnue par Lucas-Championnière, il est probable que, parmi ces guérisons, bon nombre étaient spontanées.

L'*extirpation*, mise en honneur par Fournier et Marché à la fin du siècle dernier, a été délaissée en France : le mal recommençait au delà de ses premières limites. Cependant cette méthode, reprise en Angleterre, aurait donné 8 succès à Bryant et Baker, et la guérison a été obtenue, même dans des cas où il y avait un œdème étendu et des engorgements lymphatiques prononcés. Les auteurs circonscrivent la pustule, dont ils dépassent le pourtour, dissèquent le lambeau et l'excisent, après avoir cautérisé le foyer, soit avec le thermocautère, soit avec l'acide phénique pur. A la condition d'être précoce et de s'adresser à des pustules de moyen diamètre, l'extirpation mérite qu'on l'emploie. Les expériences de laboratoire prouvent que la bactéridie charbonneuse ne se développe bien que vers 37 degrés, et qu'elle périclite ou meurt au-dessus de 60 degrés et au-dessous de 20. Davaine, se basant sur ces principes, a traité des pustules malignes par l'application d'un marteau porté à 50 degrés : les résultats ont été nuls. D'après la thèse de Knoll, Zimberlin aurait obtenu quelques succès par les basses températures que détermineraient les pulvérisations d'éther. Ces méthodes ont été éphémères, et deux thérapeutiques sont seules en présence : les cautérisations et les injections antiseptiques.

Les *cautérisations* se font à l'aide du fer rouge ou de substances chimiques. Parmi celles-ci, Enaux et Chaussier avaient choisi le chlorure d'antimoine liquide, dont ils imbibaient des boulettes de charpie appliquées sur la zone vésiculaire et dans la cavité résultant de l'excision de l'eschare; Bourgeois d'Étampes, pendant une ou deux minutes, promenait sur le foyer un morceau de potasse dont il laissait un petit fragment sur l'eschare; Desprès fend celle-ci par deux incisions en croix, et la remplit d'un morceau d'amadou trempé dans une solution de 8 grammes de chlorure de zinc pour 15 grammes d'eau et séché ensuite; il aurait obtenu 9 succès; les médecins de la Beauce préfèrent le sublimé en morceaux dans l'eschare excisée, en poudre sur l'aréole vésiculaire; Roméi recouvre la pustule et sa zone inflammatoire d'un mélange de sel mercurique et d'essence de térébenthine : le pansement reste en place vingt-quatre heures, et, si l'eschare n'est pas suffisante, il fait une seconde application, suivie, quatre jours après, d'une incision cruciale qu'il saupoudre de sublimé : il aurait eu 80 guérisons sans accidents consécutifs.

Le sublimé cautérise comme le fer rouge; il est de plus un parasiticide énergique, puisque, à la dose de 15/1000, il détruit la bactéridie charbonneuse. La pratique beauceronne n'est donc pas à dédaigner; mais Pibrac, Enaux et Chaussier, Regnier de Semur, ont observé des cas d'hydrargyrisme et même d'empoisonnement. Et puis ce caustique est peu maniable; son action est lente, souvent insuffisante : deux et trois applications sont nécessaires; il provoque des douleurs prolongées, parfois des hémorragies et il laisse après lui des cicatrices souvent adhérentes aux parties profondes : aussi beaucoup lui préfèrent-ils le fer rouge, qui délabre autant mais qui va plus vite ; Denonvilliers, Verneuil, Labbé et Lancereaux citent chacun une observation de guérison dans des cas désespérés. Le *fer rouge* est remplacé par le *thermocautère*, d'un maniement plus commode : avec le couteau chauffé au rouge sombre, on extirpe la pustule, puis on débride, sur le pourtour, tous les tissus œdématiés : il faut opérer largement. Théophile Anger, qui paraît avoir abandonné les injections iodées pour en revenir au thermocautère, fit, dans un cas de pustule maligne de la région temporale avec œdème de la tête et de la face, neuf incisions de 10 centimètres de long, et qui comprenaient toute l'épaisseur de la peau. Les résultats sont bons.

Davaine, Déclat, Arloing, Cornevin et Thomas ont montré que, pour arrêter les développements de la bactéridie, il suffit d'un cent-soixante-dix millième de teinture d'iode, un cent-cinquante millième de sublimé, un douze-millième d'acide salicylique, un deux-centième d'acide phénique ; viennent ensuite par ordre de puissance, le chlorure de sodium, la potasse caustique, le permanganate de potasse, l'ammoniaque, le nitrate d'argent, le sulfate de cuivre et l'acide borique. Moins énergiques sont le chloral, l'acétate d'alumine, l'acide benzoïque, l'essence d'eucalyptus et la décoction de feuilles de noyer, qui tuent seulement le virus frais, et sont sans action sur le virus sec. L'alcool à 90 degrés, l'alcool camphré saturé, le borate de soude, l'hyposulfite, l'acide tannique, l'iodoforme et le chlorure de zinc n'altèrent en rien l'activité du virus sec ou frais.

La clinique a profité de ces recherches de laboratoire. En Russie, Gonjou a essayé de l'acide salicylique ; Slessarewski, du sublimé ; en France, on n'a guère recours qu'à l'acide phénique et à la teinture d'iode. Les injections phéniquées à 1 ou 2 pour 100 ont donné des succès ; la solution à 1/2 pour 100 est la meilleure : elle est active et ne provoque pas de sphacèle. Le manuel est le même que pour les injections iodées : aussi n'insisterons-nous pas, car ces dernières sont d'un emploi plus fréquent. L'idée en est de date ancienne, puisque, en 1855, Boinet proposait de pratiquer une injection sous-cutanée de teinture d'iode, après avoir appliqué sur la pustule une ventouse pour empêcher l'absorption du virus. Davaine et Stanislas Cézard y recoururent les premiers, et obtinrent la guérison d'un œdème malin de la face ; à leur suite, Raimbert, Rémy, Chipault, Th. Anger, Verneuil, Richet, enregistrent de nombreux succès, que Coulom et Demesse recueillent dans leurs thèses ; depuis, Beugnies-Corbeau, Sereins et Rollin ont publié des faits nouveaux.

Le titre des solutions est variable ; celles de Davaine et de Cézard furent au quatre-millième, puis au deux-millième, puis au cinq-centième, puis au quatre-centième ; celles de Verneuil, au deux-centième ; celles de Sereins, au centième ; celles de Richet, à parties égales d'iode et d'eau iodurée ; enfin Th. Anger a employé la teinture d'iode pure sans provoquer le moindre accident. Le manuel est simple : comme l'iode détruit la bactéridie sur place, il faut que les injections forment un cercle complet autour de la pustule, et constituent une barrière antiseptique que le virus ne pourra franchir. Donc, au delà de la zone vésiculaire, à 2 centimètres autour de l'induration, on injecte la solution choisie en des points assez rapprochés pour que, lorsque survient la réaction inflammatoire, les noyaux formés au niveau de chacune d'elles se touchent et se confondent ; aussi le nombre des injections dépend-il de l'étendue de la pustule ; en général, 6, 8 ou 10 suffisent.

P. RECLUS.]

L'aiguille de la seringue traversera la peau, et le liquide sera poussé avec lenteur dans le tissu cellulaire. Th. Anger injecte deux ou trois gouttes de teinture pure; Richet, quinze gouttes de sa solution. Mais, avant d'enlever l'aiguille, on soulèvera le piston de la seringue, afin de ne pas laisser de teinture dans l'épaisseur du derme : des accidents sérieux pourraient en être le résultat. On répète ces injections matin et soir, en faisant, chaque fois, des cercles excentriques aux premiers; on ne suspend que lorsque l'amélioration s'accuse par une diminution de l'œdème, une décroissance de l'auréole inflammatoire, l'affaissement des vésicules, une certaine souplesse de la peau, l'apparition du pus au-dessous de l'eschare, et surtout la chute de la température. L'injection est peu douloureuse; elle provoque une induration nodulaire, sans réaction appréciable : à peine une légère teinte rosée de la peau et de faibles élancements : le noyau persiste une quinzaine de jours, et disparaît sans laisser de traces. C'est donc à peu de frais qu'on jugule la pustule maligne, car le résultat du traitement est rapide si l'intervention n'a pas été trop tardive. Cette méthode réussit même dans des cas où les symptômes étaient si graves que l'on proposait l'amputation du membre. Beaugnies-Corbeau a guéri une pustule de la face, compliquée d'œdème de la glotte.

Le traitement mixte, proposé par Verneuil, allie aux injections de teinture d'iode les cautérisations ignées. Vers la vingt-quatrième heure de son développement, la pustule maligne comprend trois zones concentriques : au centre, l'eschare et sa couronne de vésicules; en dehors, l'auréole enflammée, entourée elle-même par une troisième zone œdémateuse d'une étendue illimitée. Chacune de ces régions nécessite un traitement spécial : l'eschare doit être détruite au thermocautère; l'auréole menacée de gangrène sera soumise à une révulsion énergique; pour la zone œdémateuse, on réserve les injections interstitielles de substances antiseptiques. On endort le malade; le thermocautère au rouge sombre circonscrit l'eschare en dehors de la couronne vésiculeuse, aux limites du mort et du vif; on enlève cette eschare, et on cautérise la surface cruentée que laisse son excision : puis on larde l'auréole de pointes de feu, distantes de la plaie de 1 centimètre et séparées les unes des autres par un intervalle de 1 à 2 centimètres. Elles doivent avoir près de 1 centimètre de profondeur et atteindre le tissu cellulaire après avoir traversé la peau; ces ponctions donnent issue à une petite quantité de sang et de sérosité. C'est alors qu'on injecte dans la zone œdémateuse des solutions iodées au deux-centième. Les piqûres sont faites « en quinconce », à la distance de 5 et 6 centimètres, et doivent atteindre les limites des tissus sains, où l'on pousse la valeur d'une demi-seringue environ. On continue les injections deux ou trois jours, surtout si l'œdème augmente; de fréquentes pulvérisations phéniquées sur la plaie complètent le traitement local. Cette méthode a donné de bons résultats : la température baisse, l'œdème diminue, l'état général s'améliore; aussi ne saurions-nous trop recommander cette thérapeutique, qui n'offre aucun danger et dont le manuel opératoire est simple. Il faut y joindre une médication reconstituante : de l'alcool, de l'extrait mou de quinquina, du café, des potions qui renferment de l'acétate d'ammoniaque.

De ces méthodes quelle est la meilleure?... Toutes ont à leur actif un certain nombre de succès et peu d'échecs; mais les désastres sont rarement publiés, et les statistiques étendues font défaut pour juger le problème. La pustule maligne guérit parfois spontanément, et une série heureuse peut fournir un appoint

(P. RECLUS.)

favorable à des procédés sans valeur, comme semblent l'attester les 77 cas traités par Raphaël de Provins avec la feuille de noyer. D'un tableau où nous avons rassemblé toutes les observations récentes, en laissant seulement de côté les 80 guérisons que le sublimé aurait données à Roméi, nous pouvons conclure que l'excision, la cautérisation profonde et étendue, sont d'excellents moyens, mais les délabrements qu'ils exigent sont tels qu'on est autorisé, dans certaines régions spéciales, à la face par exemple, à recourir aux antiseptiques seuls, ou du moins à la méthode mixte dont les preuves ne sont plus à faire.

Il semblait, *a priori*, que le charbon réservait, à la sérothérapie, des applications fécondes. Jusqu'à présent, nous en restons à ce résultat, acquis dès 1880, la vaccination préventive des animaux contre la bactéridie. Au point de vue du progrès agricole et de la raréfaction de la maladie, la conquête est de premier rang. Mais pourrons-nous passer de la vaccination prophylactique à l'inoculation curative, au moyen du sérum des animaux immunisés? Les faits expérimentaux n'en donnent point la démonstration. Behring, Hankin, Ogata, avaient cru établir les propriétés bactéricides du sang du rat blanc, qu'ils considéraient comme réfractaire au charbon; Roux et Metchnikof ont prouvé que cette immunité naturelle n'est point constante chez ces animaux. L'étude est à poursuivre au moyen du sang d'animaux artificiellement immunisés. Mais il serait logique de tenter, dans le cas d'une infection charbonneuse sévère, le traitement par le sérum d'un animal vacciné. Les expériences de Marchoux[1] autorisent cet essai : un mouton a reçu en dix mois 1400 centimètres cubes de charbon virulent et a fourni un sérum dont l'activité préventive est de 1/2000, c'est-à-dire que 1 centimètre cube protège un lapin de 2 kilogrammes contre $0^\text{gr},25$ de charbon virulent. Non seulement le sérum est préventif, mais il est curatif : toutefois, la guérison n'est possible que tant que l'œdème ne s'est pas établi d'une façon manifeste. Il reste à augmenter l'énergie de ce sérum et il est d'autant plus permis de compter sur cette ressource que, chez l'homme, le charbon demeure longtemps localisé à l'état de pustule maligne.

[1] Marchoux, *Sérum anticharbonneux*, Société de biologie, 2 novembre 1895.

[F. RECLUS.]

DES TUMEURS

Par le Dᵣ QUÉNU

Chirurgien des hôpitaux. — Professeur agrégé de la Faculté de Paris.

CHAPITRE PREMIER

TUMEURS EN GÉNÉRAL [1]

Longtemps on a désigné sous le nom de tumeurs toutes les productions anormales [2] en saillie, telles que les phlegmons, les œdèmes, les hernies, les anévrysmes, les squirrhes, etc. Peu à peu on a séparé ce qui n'est que simple tuméfaction de ce qui est tumeur : on est convenu d'attacher à ce dernier terme une signification spéciale, celle d'une production de tissu nouveau, d'une néoformation. Une tumeur est donc une néoformation, un néoplasme. La définition reste toutefois incomplète, elle englobe en effet tous les produits inflammatoires tels que les bourgeons charnus, les néomembranes, les fongosités, etc., dont l'évolution est bien différente : toute tumeur tend à persister et à s'accroître tandis que les produits inflammatoires, « ou s'organisent en reproduisant le tissu même où ils sont nés, ou disparaissent peu à peu par suppuration, par état caséeux, etc. » [3]. Nous définirons donc les tumeurs *des néoformations distinctes d'un processus inflammatoire.*

Ainsi sont éliminées les inflammations chroniques infectieuses ou non, telles que les noyaux de sclérose, les ecchondroses, les ostéophytes, les gommes syphilitiques, les amas tuberculeux, etc., et, à plus forte raison, tout ce groupe que Virchow a désigné, dans sa classification, sous le nom de tumeurs par exsudation (épanchements sanguins, hygromas, etc.) et de tumeurs par dilatation ou rétention. Cette définition a bien évidemment le tort de toutes les définitions basées sur des caractères négatifs, nous ne pouvons malheureusement lui en substituer une meilleure jusqu'au jour où nous posséderons enfin quelques

[1] BARD, *Archives de physiol.*, 1886. — BILLROTH et WINIWARTER, *Path. chir. gén.*, 1887. — BROCA, *Traité des tumeurs.* — BUTLIN, *Encycl. internat. de chir.* — CORNIL et RANVIER, *Manuel d'histologie pathol.*, 1881. — CRUVEILHIER, *Anat. path.* — FOLLIN et DUPLAY, *Pathol. externe.* — HEURTAUX, *Dict. de méd. et de chir. prat.* — JAMAIN et TERRIER, *Manuel de pathologie chir.* — LAENNEC, *Mémoire sur l'anat. pathol.* In *Bibliothèque méd.*, t. XIII, et art. ANATOMIE PATHOLOGIQUE et ENCÉPHALES du *Dict. des sciences médicales.* — LANCEREAUX, *Anat. pathol.* — LEBERT, *Physiol. path.* et *Traité d'anat. pathol.* — LUCKE, in *Pitha et Billroth.* — MECKEL, *Handbuch der pathol. Anat.*, 1812-1817. — MULLER, *Ueber den feinen Bau und die Form der kranken Geschw.*, 1838. — PAGET, *Lect. on tumours.* — RINDFLEISCH, *Hist. pathol.*, 1888, et *Élém. de pathol.*, 1886. — VIRCHOW, *Path. cell. et path. des tumeurs.* — VOGEL, *Icones histol. path.*, 1843.

[2] Et même jusqu'à la fin du XVIIIᵉ siècle les saillies normales, telles que l'utérus gravide, les mamelles en lactation, etc., voy. l'historique dans Broca.

[3] CORNIL et RANVIER, *Loc. cit.*

notions nettes sur l'étiologie et la pathogénie. Le chapitre *Tumeurs* n'a cessé d'englober des productions dissemblables ; c'est, si j'ose dire, un chapitre d'attente, une réserve, où l'on entasse les néoformations dont la cause nous échappe : mieux vaut encore, toutefois, confesser notre ignorance que de le démembrer prématurément pour en rattacher sans preuve suffisante les débris à une théorie d'actualité, quelque séduisante qu'elle puisse paraître.

Quelle est la composition d'une tumeur? Je laisse de côté toutes les théories qui se sont fait jour depuis Galien jusqu'à Laennec et Müller, pour dire avec ce dernier : *Toute tumeur est formée d'un tissu ayant son analogue dans l'organisme normal soit à l'état embryonnaire, soit à l'état de complet développement* (loi de Müller) [1]. Il n'y a donc pas lieu de diviser les tumeurs en « celles qui ont des analogies avec les tissus naturels de l'organisme (homologues [2] de certains auteurs, homœomorphes de la plupart) et celles qui n'ont pas d'analogues avec ces tissus (hétérologues ou hétéromorphes). Laennec [3], qui a introduit cette classification, a certainement commis une erreur en admettant l'existence de tissus hétéromorphes, mais il faut reconnaître que sa conception renfermait une part de vérité, et que, venant après les doctrines humorales plus ou moins adaptées aux notions physiologiques de l'époque, elle avait ce grand mérite de montrer que bon nombre de tissus accidentels tels que les productions osseuses, fibreuses, cartilagineuses, adipeuses, etc., se rapprochent des tissus normaux [4]. Les tumeurs ou néoplasmes (on emploie généralement ces deux mots l'un pour l'autre) ont donc avec les tissus normaux une analogie de composition, et l'observation microscopique a permis de conclure qu'elles sont comme eux composées de cellules ; on se trouve ainsi amené à leur appliquer les mêmes lois de développement général.

On devine que chaque progrès dans les études d'histologie normale a eu son contre-coup dans l'histoire anatomo-pathologique des néoplasmes. Un des plus grands est certainement résulté de la conception de Remak, un peu modifiée par Virchow, que toute cellule vient d'une cellule, « *omnis cellula e cellula* [5] » Remak a bien compris la portée générale de sa découverte, car il écrivait en 1852 : « Je hasarde la conjecture que les tissus pathologiques sont les descendants ou les produits des tissus normaux. » Il est évident en effet que si toute cellule vient d'une cellule, les cellules qui constituent les tumeurs ne peuvent dériver que des cellules normales, et non naître de toute pièce au milieu d'une exsudation pathologique ou blastème. La théorie par développement cellulaire de Remak, formulée plus nettement et développée par Virchow [6], est connue sous le nom de *loi du développement continu*; elle refuse à aucune substance amorphe le droit de s'organiser. Admise sans conteste aujourd'hui, elle a été longtemps niée et combattue par l'école française, par Lebert, Robin, Broca, etc. Broca consacre tout un chapitre à démontrer la réalité des blastèmes : « Il y a, dit-il, autant de blastèmes que de tissus pathologiques, et chaque blastème pos-

[1] MÜLLER, *Loc. cit.*

[2] Vogel, Lebert et Broca, Virchow ont chacun donné un sens différent aux termes *homologues* et *hétérologues*; ces distinctions subtiles n'ont plus qu'un intérêt historique.

[3] LAENNEC, *Mém. sur l'anat. pathol.* In *Journal de méd.*, an XIII. — Les termes *homœomorphe* et *homologue* ont été créés par d'autres que Laennec et longtemps après lui.

[4] Un seul observateur avant Laennec s'était douté que dans certaines productions, il entre du tissu semblable à un tissu normal. (LITTRÉ, *Sur une tumeur graisseuse de la cuisse*. In *Acad. des sciences*, 1704.)

[5] Remak avait dit : *Omnis cellula in cellula*. REMAK, *Müller's Arch.* Berlin, 1852.

[6] Virchow, *Cellular Pathologie*. Berlin, 1859.

sède une tendance particulière à s'organiser d'une certaine façon, mais il subit aussi l'action de voisinage des tissus au contact desquels il s'est épanché en obéissant à la loi *d'analogie de formation* de Vogel : « La matière qui s'organise « se trouve ainsi sollicitée par deux influences essentiellement différentes, l'une « intrinsèque, formant la tendance propre de chaque blastème, l'autre extrin- « sèque, émanée des parties environnantes ». Ces idées sur la formation des néoplasmes se retrouvent encore dans le premier volume du *Traité de pathologie* de Follin, qui date de 1869.

En résumé, *une tumeur est composée de cellules provenant des cellules qui con- stituent les tissus normaux.* Cette proposition ramène la formation des tumeurs à un phénomène de développement anormal spécial des tissus, et je dirais volon- tiers avec Bard [1], et sans préjuger des doctrines, que les tumeurs ont leur origine dans *une monstruosité du développement cellulaire.*

CLASSIFICATION

La nomenclature actuelle des tumeurs est basée sur la loi de Müller, c'est-à- dire sur leur analogie avec les tissus normaux : de là les noms de *chondromes, ostéomes, névromes, myomes, épithéliomes,* appliqués aux tumeurs formées par du tissu cartilagineux, osseux, nerveux, musculaire, épithélial. On appelle *sar- comes* les néoplasmes constitués par du tissu analogue au tissu conjonctif embryonnaire, *myxomes* les tumeurs formées de tissu muqueux, et *carcinomes* (cancers) une classe de tumeurs longtemps rangées dans les productions d'ori- gine conjonctive, mais qu'on tend de plus en plus aujourd'hui à rattacher aux néoformations d'origine épithéliale.

Le classement des tumeurs est une des tâches les plus ardues de la patholo- gie ; c'est en tenant compte de la nature des éléments, de leurs proportions et de leur agencement, que la plupart des auteurs sont arrivés à établir des groupes rationnels ; en outre, il existe actuellement une certaine tendance à rechercher les bases d'une classification non plus dans l'étude exclusive des caractères ana- tomiques, mais dans le développement primitif des tissus.

On sait que les cellules dont l'ensemble constitue le blastoderme finissent à un certain moment par se grouper de manière à former deux couches, l'une extérieure ou feuillet externe (ectoderme, épiblaste), l'autre intérieure ou feuillet interne (endoderme, hypoblaste). Entre les deux apparaît plus tard un troisième feuillet, le feuillet moyen (mésoderme, mésoblaste), dont l'origine est encore discutée : ce dernier subit une sorte de clivage d'où résulte une fente, la fente pleuro-péritonéale, et c'est sur les bords de cette fente, en un point spécial appelé *éminence germinative,* qu'apparaîtront les épithéliums génitaux. Or, il semblait établi pour bon nombre d'embryologistes qu'à partir de la formation des trois feuillets, la différenciation des éléments est complète et que les déri- vés de l'un ne seront plus jamais les identiques des dérivés de l'autre. Au feuillet externe reviennent, d'après cette vue, l'épiderme et ses annexes, le système nerveux et les parties essentielles des organes des sens ; au feuillet interne l'épi- thélium intestinal et les glandes qu'il forme, tandis que du foyer moyen ressortit la plus grande masse de l'embryon, c'est-à-dire le squelette osseux et cartilagi- neux, les muscles et les vaisseaux.

[1] Bard, *Arch. de physiol.*, 1885.

S'inspirant de ces données embryologiques, plusieurs anatomo-pathologistes, au nombre desquels Rindfleisch (¹), Lancereaux (²), etc., avaient divisé les néoplasmes en deux groupes fondamentaux, comprenant l'un, toutes les tumeurs dérivées du feuillet moyen, c'est-à-dire les fibromes, les myomes, les lipomes, les enchondromes, etc., l'autre, les tumeurs dérivées des feuillets interne et externe, c'est-à-dire les épithéliomes et les carcinomes. Mais la théorie dite des trois feuillets, ou théorie de Remak, ne peut plus être maintenue dans les termes rigoureux où elle a été jadis formulée. On a soulevé contre elle cette grande objection, que du feuillet moyen naissent non seulement les tissus de substance conjonctive, mais des épithéliums, les épithéliums germinatifs, qui ne sont pas les moins fertiles en proliférations pathologiques : faut-il donc séparer de la classe des tumeurs épithéliales un épithélioma de l'ovaire, sous prétexte qu'il appartient au feuillet moyen? Personne n'y songe.

Le développement des feuillets du blastoderme a été dans ces dernières années l'objet de nouvelles recherches et de nouvelles interprétations, et ici je fais allusion aux travaux de His (³), des frères Hertwig (⁴), etc., dont il me paraît utile de dire un mot, en raison même des applications qu'on a cherché à en faire au développement des tissus pathologiques.

His ne rapporte pas tous les tissus de l'embryon à la segmentation de l'ovule fécondé : un certain nombre auraient primitivement une origine extra-embryonnaire et proviendraient de la segmentation du vitellus de nutrition; les premiers sont appelés par His tissus *archiblastiques*, ils fourniraient l'épiderme, le système nerveux, les muscles, la notocorde et l'endoderme; les seconds, appelés *parablastiques*, donneraient naissance au sang, au tissu conjonctif, aux endothéliums et au squelette.

Modifiant sa classification pour l'adapter à cette théorie de la duplicité d'origine des tissus, Rindfleisch (⁵) adopte la division des néoplasmes en deux groupes : un groupe de tumeurs archiblastiques qui embrasse les adénomes, les épithéliomes et les carcinomes, et un groupe de tumeurs parablastiques où prennent place les fibromes, les lipomes, les enchondromes, les endothéliomes, les angiomes et les sarcomes, c'est-à-dire tout ce qui dérive de l'appareil de nutrition, de l'appareil vasculo-connectif.

Malheureusement la doctrine commode du parablaste et de l'archiblaste ne paraît pas devoir être confirmée par l'observation. Kowalevsky et les frères Hertwig ont démontré que chez les animaux inférieurs il n'y a primitivement qu'un seul feuillet, l'ectoderme, que l'endoderme en provient, et que de l'endoderme naissent les protovertèbres ou somites, matrices des muscles, des vaisseaux sanguins, etc. Chez d'autres animaux, les deux feuillets ecto- et endodermiques une fois constitués, le feuillet moyen se forme par plissement de l'hypoblaste, mais en outre il y aurait une sorte d'émigration individuelle de cellules se détachant des deux feuillets et portant le nom de cellules primordiales du mésenchyme : c'est aux dépens de ces cellules que se formerait le mésenchyme, c'est-à-dire un tissu particulier qui donnera naissance à tous les tissus de substance conjonctive, au tissu musculaire, aux vaisseaux et aux éléments figurés du sang

(¹) Rindfleisch, *Traité d'histol. pathol.*, 1875.
(²) Lancereaux, *Loc. cit.*
(³) His, *Arch. für Anat. und Entw. Gesch.*, 1882.
(⁴) Hertwig, *Die Cœlomtheorie*, In *Zeitschrift fur Natur.*, 1882, et Fol, *Revue de la Suisse romande*, 1884.
(⁵) Rindfleisch, *Éléments de pathologie*, 1886.

[QUÉNU]

En résumé, il paraît admis à l'heure qu'il est, par les embryologistes qui ont le plus de compétence, que le feuillet moyen n'a pas une origine différente, qu'il n'est pas de provenance extra-embryonnaire, mais qu'il dérive soit de l'ectoderme, comme l'a soutenu Kölliker, soit plus vraisemblablement de l'endoderme, comme le pensent M. Duval, Hertwig, etc. Donc tous les feuillets dérivent l'un de l'autre et, comme on l'a dit parfois, tout est d'origine épithéliale.

On peut néanmoins remarquer que l'individualité des feuillets externe et interne est plus nettement accusée et que la différenciation de leurs éléments est singulièrement plus précoce. Le feuillet moyen reste pour ainsi dire plus longtemps embryonnaire que les autres : ne donne-t-il pas naissance à ces cellules embryonnaires par excellence, l'ovule et le spermatoblaste? n'est-il pas, d'autre part, l'origine de ces éléments moins différenciés que les autres et qui gardent toute la vie un caractère embryonnaire, le globule blanc, la cellule ronde du tissu conjonctif?

Que faut-il conclure de ces récentes acquisitions de l'embryologie? Signifient-elles que les éléments ne gardent rien de leur origine première, que chaque cellule vivante peut, comme le dit Billroth (¹), rétrograder à son état de cellule formatrice indifférente et édifier de l'épithélium aussi bien que du tissu conjonctif? Retournons-nous à la doctrine de Virchow, qui fait du tissu conjonctif le tissu indifférent par excellence, transformable sous diverses influences en tissus les plus divers? Aucunement : tout ce que nous avons dit plus haut signifie seulement que la spécificité des trois feuillets n'est plus admissible, et qu'un ordre déterminé de cellules de mêmes propriétés et de même type, telles que les cellules épithéliales par exemple, peut provenir de deux feuillets différents. Mais si la question de la spécificité des trois feuillets semble résolue, et cela dans le sens négatif, il n'en est pas de même de la question de la fixité ou, au contraire, de l'indifférence de l'espèce cellulaire. Nous touchons ici à un point d'histogénèse des plus controversés, mais aussi des plus importants par les conséquences qu'on peut en tirer dans la solution des problèmes tant d'histologie normale que d'anatomie pathologique.

Il n'est pas besoin de rappeler que la doctrine de l'indifférence a été surtout enseignée par Virchow, qui a fait du tissu conjonctif un tissu d'où peuvent dériver tous les autres; Cohnheim n'a fait qu'attribuer à la cellule migratrice, au globule blanc du sang, le rôle générateur universel dont Virchow avait doté la cellule conjonctive. Billroth concilie les idées de Virchow et de Cohnheim en professant que chaque cellule vivante peut retourner à son état de cellule formatrice indifférente, et en considérant comme types de cellules formatrices indifférentes, les corpuscules blancs du sang, les cellules endothéliales et avant tout les cellules fixes du tissu conjonctif.

En France, Cornil et Ranvier ne craignent pas de déclarer, dans leur étude de la cicatrisation des plaies, que, « d'une façon générale, les cellules *épidermiques* résultent d'une transformation des cellules *embryonnaires* de la couche superficielle des bourgeons charnus. »

Au contraire Robin a toute sa vie défendu la spécificité des éléments anatomiques et combattu la théorie de la cellule embryonnaire susceptible d'édifier indifféremment, suivant l'influence du milieu, de l'os ou de l'épithélium. C'est la même thèse qu'a récemment soutenue, et non sans talent, M. Bard dans une série

(¹) BILLROTH et WINIWARTER, *Pathol. chir. génér.*, 1887.

d'articles (¹) ; il a bien résumé sa profession de foi en ajoutant au fameux *Omnis cellula e cellula* les deux mots *ejusdem naturæ*, et en déclarant « que toute tumeur tire son origine d'un groupe cellulaire de même type de l'organisme normal ».

Il est actuellement difficile de prendre position entre ces deux doctrines diamétralement opposées.

Néanmoins, à l'encontre de Virchow et de Billroth, nous ne craignons pas d'accepter comme formelle la distinction du tissu épithélial d'avec les tissus conjonctif et musculaire ; nous ne croyons pas que la cellule embryonnaire, que le corpuscule du tissu conjonctif puisse se transformer jamais en une cellule épithéliale. M. le professeur Duval n'admet pas cette transformation (²) dans le domaine de l'histologie normale, le professeur Thiersch ne l'admet pas davantage dans celui de l'anatomie pathologique ; pour celui-ci, l'épiderme qui se forme à la surface des plaies provient toujours de l'épiderme ancien, il aurait le droit d'invoquer à l'appui de cette opinion l'exemple des greffes épidermiques (³). En somme, je pense que le courant actuel tend à reconnaître la différenciation définitive entre les tissus épithéliaux et les tissus conjonctifs ou leurs dérivés pathologiques.

Doit-on aller plus loin et supposer entre les divers éléments cellulaires de la substance conjonctive la même ligne de démarcation tranchée qu'entre ceux-ci et les épithéliums, ou au contraire admettre partiellement la théorie de la cellule embryonnaire en la réservant aux tissus vasculo-connectifs ? Nous sommes tentés de nous rallier à cette dernière vue, au moins jusqu'à nouvel ordre, car Billroth a bien raison de dire qu'avec les travaux d'histogenèse actuels toute opinion énoncée avec trop d'affirmation court le risque de devoir être bientôt modifiée dans un sens ou dans l'autre. Il est certain qu'en outre des raisons d'analogie de structure qui justifient le rapprochement de l'os, du cartilage, du tissu conjonctif proprement dit, etc., on peut invoquer, en faveur du groupement de ces tissus sous un même titre, les notions nouvelles que nous avons exposées plus haut au sujet du mésenchyme. Aucune autre hypothèse, d'autre part, ne rend actuellement mieux compte de la communauté de caractères qu'on observe entre les tumeurs dérivées de ces différents tissus, de leur association, de leur développement et de leurs transformations.

Les généralités sur l'histogenèse, que je viens d'exposer un peu longuement peut-être, trouveront à chaque pas des applications dans l'étude du développement des tumeurs en particulier ; déjà elles nous permettent de constituer nettement deux groupes de tissus :

Un groupe de tissus de provenance épithéliale ;

(¹) *Anatomie pathol. générale des tumeurs.* In *Arch. de physiol.*, 1885. — *Spécificité cellulaire.* In *Arch. de physiol.*, 1886. — M. Bard ajoute une conception vraiment originale de la différenciation cellulaire. « On peut penser, dit-il, que la prolifération cellulaire n'est pas toujours un processus de multiplication véritable, mais qu'elle est aussi dans certains cas un processus de dédoublement. » La multiplication aboutit à la formation de deux cellules semblables, il peut ne pas en être de même dans le processus de dédoublement. La cellule mère est une cellule complexe « qui réunit dans une sorte d'association instable les éléments originels de plusieurs cellules spécifiques différentes ; le dédoublement a pour effet de dissocier ces éléments et de rendre à chacun, avec ses caractères particuliers, la liberté de son développement typique ultérieur ». L'auteur en déduit que la cellule une fois dédoublée ne revient pas en arrière, et que telle est la raison de la fixité du type cellulaire dans les tumeurs de l'adulte. M. Bard appelle théorie de l'arbre histogénique l'hypothèse précédente, au moyen de laquelle il essaie d'expliquer, tout en tenant compte de la spécificité cellulaire absolue, la constitution des tissus différenciés.

(²) Communication orale.

(³) Ce sont de véritables ensemencements d'épiderme.

Un groupe de tissus dérivés du mésenchyme ou tissus vasculo-connectifs (1).

Je garde en dehors de ces deux groupes, jusqu'à nouvel ordre, deux tissus bien différenciés, le tissu nerveux et le tissu musculaire (leur importance est faible du reste au point de vue des néoplasmes), et je diviserai les tumeurs en :

Tumeurs du type épithélial;

Tumeurs du type connectif;

Tumeurs du type nerveux;

Et tumeurs du type musculaire.

En dehors de ces quatre grandes classes il ne me reste à énumérer que les tumeurs complexes ou tératoïdes, qui forment un groupe bien distinct.

Dans chacune de ces classes, et spécialement dans les deux premières, le tissu pathologique se montre tantôt sous forme embryonnaire (épithéliomes, sarcomes, etc.), tantôt avec une ébauche d'organisation (adénome, fibrome, etc.). La plupart des auteurs ont mis à profit cette particularité importante pour établir des subdivisions entre les néoplasmes d'une même classe (2); je crois plus utile de renvoyer à l'étude des tumeurs en particulier la justification de ces classements secondaires.

CLASSIFICATION DES TUMEURS

I

TUMEURS DU TYPE ÉPITHÉLIAL . . . . $\left\{\begin{array}{l}\text{Adénomes.}\\\text{Épithéliomes.}\\\text{Carcinomes}\end{array}\right.$

II

TUMEURS DU TYPE VASCULO-CONNECTIF . . . $\left\{\begin{array}{l}\text{Sarcomes.}\\\text{Myxomes.}\\\text{Fibromes.}\\\text{Lipomes.}\\\text{Endothéliomes.}\\\text{Chondromes.}\\\text{Ostéomes.}\\\text{Lymphadénomes.}\end{array}\right.$

III

TUMEURS DU TYPE MUSCULAIRE . . . . Myomes $\left\{\begin{array}{l}\text{à fibres striées.}\\\text{à fibres lisses.}\end{array}\right.$

IV

TUMEURS DU TYPE NERVEUX . . . . $\left\{\begin{array}{l}\text{Gliomes.}\\\text{Névromes adultes.}\end{array}\right.$

V

TUMEURS COMPLEXES . . . . $\left\{\begin{array}{l}\text{Kystes dermoïdes.}\\\text{Tumeurs kystiques.}\\\text{Tumeurs solides.}\end{array}\right.$

(1) La division essentielle des tumeurs est donc la division en deux groupes, le groupe épithélial et le groupe vasculo-connectif, aussi la retrouvons-nous, malgré la différence des points de départ et des interprétations, dans toutes les classifications récentes : classification récente de Birch-Hirschfeld. Heurtaux (*Dict. Jaccoud*, art. TUMEUR), Bard (*Arch. de physiol.*, 1885), Butlin (*Churgd internat. de chir.*, art. TUMEUR, 1884), etc.

(2) VIRCHOW, Tumeurs où les tissus atteignent leur parfaite maturité, et tumeurs où les tissus ne l'atteignent pas.

Évolution générale des tumeurs.

Une tumeur quelconque n'est pas seulement composée des éléments de son tissu type, elle renferme encore, à l'instar des organes normaux, des vaisseaux sanguins accompagnés de leur tissu de soutènement habituel, le tissu conjonctif; ces vaisseaux sont des capillaires tantôt réduits à leur tunique endothéliale, tantôt doublés d'une gaine conjonctive et développés par bourgeonnement aux dépens des vaisseaux préexistants; la plupart des artères ou veines qu'on peut rencontrer dans l'épaisseur du tissu pathologique ne lui appartiennent pas en propre, ce ne sont autre chose que les anciens vaisseaux des tissus envahis, dont les parois et le calibre ont pu se modifier en subissant des conditions de circulation nouvelle. Certaines tumeurs sont en communication avec les réseaux lymphatiques; Cornil et Ranvier (¹) l'ont démontré expérimentalement pour le cancer.

Aucune tumeur ne possède de nerfs se distribuant à ses éléments; le système nerveux ne peut donc exercer sur leur nutrition qu'une action indirecte (si toutefois il en exerce une) et par l'entremise du système circulatoire; on s'explique par suite dans une certaine mesure qu'il n'y ait aucun parallélisme entre l'état de la nutrition générale et l'état de la nutrition locale d'une tumeur; un individu porteur d'un lipome peut subir un amaigrissement considérable, son lipome ne maigrit pas.

L'accroissement des néoplasmes peut avoir lieu de deux manières: il peut résulter de l'envahissement des parties périphériques saines et par suite de la

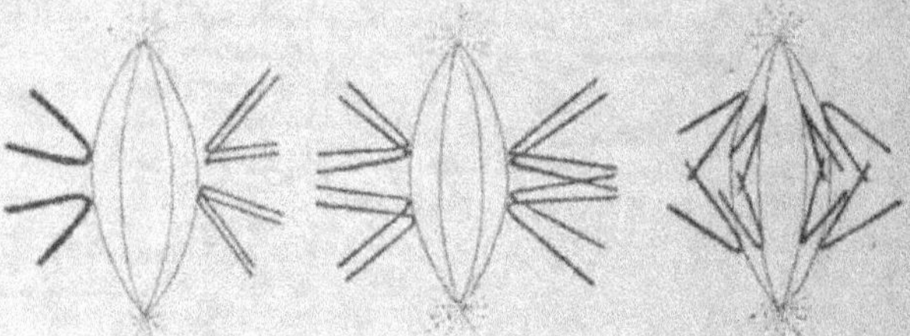

Fig. 57. — Figures schématiques de la karyokinèse (d'après Flemming).

participation de ces parties à la prolifération cellulaire; il peut aussi tenir à une sorte d'accroissement interstitiel, c'est-à-dire à la prolifération des éléments constituant la masse elle-même.

Le mode de multiplication des cellules dans les néoplasmes mérite de nous arrêter un instant. Remak avait le premier constaté, en 1841, sur les globules sanguins d'embryons, que les cellules se multiplient par la formation d'une sorte d'étranglement de leur noyau, qui entraîne l'étranglement, puis la segmentation complète du corps cellulaire; c'est là le phénomène connu sous le nom de division directe de la cellule. Or, les travaux de Strasburger, de Fol, de Flemming (²), Guignard, etc., nous ont appris qu'il existe, pour les cellules des

---

(¹) Injectant par piqûre les alvéoles d'un carcinome, ils ont vu le bleu de Prusse pénétrer dans les vaisseaux lymphatiques.
(²) Voy. Thèse d'agrég. de Gillis, 1886.

tissus normaux, un autre mode de division, la division indirecte ou *karyokinèse*. Lorsqu'une cellule va entrer en division indirecte, les deux substances du noyau, la substance chromatique et la substance achromatique, subissent certaines métamorphoses [1]. Le filament [2] qui constitue la première se rétracte, puis se fragmente en bâtonnets incurvés en forme de V, qui viennent se grouper vers l'équateur, en figurant une étoile dont les rayons seraient tournés vers la périphérie. Alors chaque bâtonnet se fissure longitudinalement et le sommet du V s'oriente vers les pôles. Pendant ce temps-là la substance achromatique s'est disposée en filaments pâles dont l'ensemble figure un fuseau. Aux extrémités du fuseau qui correspondent aux pôles de la cellule, s'observent des radiations protoplasmiques connues sous le nom d'*asters*. A ce moment les

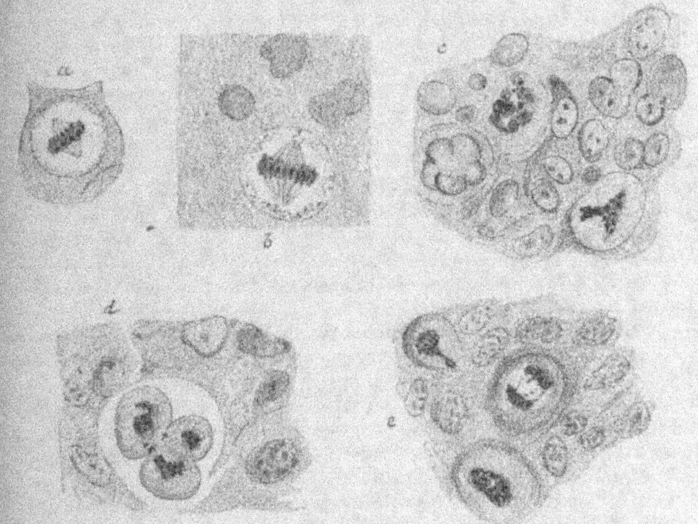

Fig. 88. — Division indirecte des noyaux et des cellules dans les tumeurs épithéliales.
(F. d'après Cornil, Arch. de phys., 1886.)

bâtonnets, comme guidés par les filaments du fuseau achromatique, quittent l'équateur en deux groupes qui gagnent chacun leur pôle. Là s'opèrent des phénomènes de reconstitution de la substance chromatique, les bâtonnets se réunissent et reforment un filament plus ou moins pelotonné. Tel est le processus compliqué [3] qui donne naissance à deux *noyaux-filles*. Alors le corps de la cellule se divise à son tour tantôt par simple étranglement comme dans la division directe, tantôt par cloisonnement.

La karyokinèse est un des modes de multiplication cellulaire des plus généraux, on l'a observée dans les cellules de presque tous les tissus normaux, il

[1] Voy. fig. 11.
[2] Ou les filaments.
[3] Je ne relate ici que les principales phases.

était à prévoir qu'on la retrouverait dans les tissus pathologiques [1] et en particulier dans les tumeurs. Et en effet, Arnold [2] a montré la division indirecte dans les hypertrophies ganglionnaires, Brigidi et Tafani [3] dans le sarcome, Martin [4] dans le cancer, Brigidi [5] dans le myome et enfin Cornil [6] dans les épithéliomes.

Cornil a observé dans les tumeurs épithéliales non seulement la division indirecte d'un noyau en deux noyaux-filles, mais encore et souvent la division en trois noyaux [7]. Les figures étaient aussi nettes ; et le fuseau des filaments achromatique aussi parfait que dans les tissus normaux.

Il n'est pas besoin d'insister sur l'importance de ces recherches, qui peuvent à un jour donné jeter un peu de lumière sur le développement des tumeurs. Je puis déjà en signaler un exemple : Cornil, dans deux cas de carcinomes, a recherché les images karyokinétiques; il ne les a trouvées que dans les cellules épithélioïdes intra-alvéolaires, le tissu conjonctif n'en présentait aucune trace : n'est-ce pas un indice que le tissu conjonctif ne préside pas à l'accroissement du carcinome? N'est-ce pas un argument de plus en faveur de la théorie épithéliale du cancer?

Nous avons dit plus haut qu'une néoformation vasculaire accompagnait le développement des tissus néoplasiques; les deux processus ne sont pas toujours proportionnés l'un à l'autre, il se peut que la néoformation des vaisseaux l'emporte : on assiste alors à une transformation télangiectasique de la tumeur, ou qu'au contraire elle ne suive que très lentement la multiplication des cellules : il en résulte pour celle-ci une diminution de vitalité. Il est d'ailleurs d'autres causes susceptibles de compromettre la nutrition d'une tumeur, telles sont en particulier les inflammations septiques, les thromboses vasculaires, certaines formes d'artérite [8], etc.; nous y trouvons la raison suffisante des hémorrhagies interstitielles et des métamorphoses régressives telles que les dégénérescences graisseuse, caséeuse, calcaire, etc.

D'autres modifications, telles que les transformations colloïde et muqueuse, semblent plutôt dépendre de la nature même des éléments proliférés. Enfin, la formation de cavités kystiques peut être la conséquence de foyers hémorrhagiques, de désintégrations partielles ou d'actions mécaniques exercées par le tissu morbide sur des organes cavitaires préexistants ou de nouvelle formation.

La marche des tumeurs est progressive, elles tendent toutes à accroître leur masse aux dépens des tissus sains, mais en se comportant différemment vis-à-vis d'eux; les unes, telles que les adénomes, les fibromes et quelques sarcomes, etc., sont encapsulées et ne peuvent mêler leurs éléments à ceux des tissus normaux, elles se contentent de refouler les organes, de les comprimer ou de les englober entre leurs lobes; les autres, au contraire, et c'est la règle pour les carcinomes et la plupart des épithéliomes, sont envahissantes dès leur origine, elles infiltrent les tissus et en dissocient les éléments. Ces dernières se font

[1] M. Guignard a observé la karyokinèse dans les tissus morbides végétaux, et en particulier dans les productions pathologiques d'origine parasitaire, telles que les galles (Thèse de Gillis).

[2] ARNOLD, Arch. de Virchow, 1879.
[3] Lo Sperimentale, 1880.
[4] MARTIN, Virchow's Arch., 1881.
[5] BRIGIDI, Lo Sperimentale, 1886.
[6] CORNIL, Acad. des sciences et Arch. de phys., 1886.
[7] La division par trois a été signalée quelquefois dans les tissus normaux (Cornil).
[8] MAYOR et QUÉNU, De l'artérite chronique dans le cancer, in Revue de chir., 1891.

remarquer par la rapidité de leur accroissement, et par le développement à distance de colonies cellulaires reproduisant la structure du néoplasme initial, non seulement dans ses caractères essentiels, mais encore dans ses détails et ses variétés, elles aboutissent souvent à la généralisation. Cette différence dans l'évolution a inspiré aux cliniciens la division des tumeurs en *bénignes* et en *malignes*. Les premières sont en général encapsulées, à contours distincts, souvent mobiles, elles respectent le système lymphatique et se comportent comme une lésion purement locale.

Les tumeurs malignes sont primitivement diffuses ou le deviennent, elles se détachent mal du tissu de l'organe envahi, elles sont adhérentes, s'ulcèrent, infectent les voies lymphatiques ou sanguines et tendent à se généraliser; l'intervention opératoire est la plupart du temps suivie d'une reproduction du néoplasme soit dans la cicatrice, soit à distance, soit dans les viscères (³).

A une certaine époque, on avait été plus loin, et on avait tenté d'établir un rapport étroit entre l'évolution d'une tumeur et sa structure; on formulait une équation entre l'homologie et la bénignité, entre l'hétérologie et la malignité; les désillusions vinrent vite : on s'aperçut que des tumeurs réputées bénignes, telles que les adénomes et les fibromes, pouvaient, à un moment donné, se comporter comme des tumeurs de mauvaise nature, que les enchondromes eux-mêmes étaient susceptibles de généralisation, et qu'enfin il fallait dans le pronostic faire entrer en ligne de compte non seulement la structure, mais le siège du néoplasme et l'âge du sujet. Malgré tout, il reste bien des incertitudes; on ne peut plus songer à grouper les tumeurs d'après l'ensemble des caractères cliniques et anatomo-pathologiques. Billroth, qui a été un ardent défenseur de cette idée, a reconnu lui-même que ses efforts étaient stériles et il y a renoncé. Il n'y a pas en réalité de bénignité et de malignité absolues (⁴).

Étiologie générale des tumeurs.

D'une façon générale, on peut dire que depuis Laennec et Cruveilhier jusqu'à ces dernières années, les études anatomiques avaient principalement absorbé l'attention des pathologistes. Il semble aujourd'hui que, mettant en œuvre tous les matériaux acquis, les chercheurs se tournent de préférence et avec passion vers les questions de pathogénie : l'étiologie n'est-elle pas, en somme, l'avant-dernière étape à franchir avant d'arriver au but thérapeutique? Mais aussi quelles transformations depuis dix ans dans la façon de concevoir l'inflammation, les fièvres et surtout cette affection à manifestations multiples et si diverses qu'on doutait de son unité, la tuberculose! Or, dans le domaine des

---

(³) Thiersch établit plusieurs catégories de récidive : la récidive est *continue* quand elle survient au siège de l'opération, l'extirpation n'ayant pas probablement été complète (récidive par continuation de Broca); elle est *régionnaire* quand elle se produit dans la cicatrice ou à côté d'elle, mais assez tardivement pour qu'on puisse supposer que l'opération a été complète (récidive par repullulation de Broca), enfin elle est dite *récidive par infection* quand la région opérée restant saine, il se produit une infection ganglionnaire ou viscérale. Billroth a soin de séparer de la récidive les cas où, quelque temps après une extirpation totale, il se produit dans un autre endroit du corps un néoplasme analogue au premier, sans infection ganglionnaire intermédiaire, il y voit un fait de simple répétition d'un néoplasme. — Je me crois autorisé à admettre, dans des cas exceptionnels, que par suite d'une prédisposition, l'organisme a été deux fois le siège d'une néoplasie, de même que l'on peut être atteint deux fois du typhus, sans qu'il faille pour cela considérer la seconde atteinte comme une récidive ».

(⁴) Billroth.

tumeurs, les recherches non plus n'ont pas manqué : jusqu'ici les résultats sont minimes et on peut, hélas! écrire avec presque autant de raison que Follin : « Les tumeurs naissent et se développent en vertu de causes générales qui nous sont encore inconnues ». Les uns, frappés par les analogies des tumeurs avec la tuberculose et quelques autres maladies chroniques infectieuses, telles que le rhinosclérome et l'actinomycose, ont repris en la modernisant l'ancienne théorie du parasitisme; les autres sont restés fidèles à la conception du néoplasme envisagé comme une simple aberration histogénique.

Telles sont les deux hypothèses qui partagent actuellement les esprits. Les partisans de la première, en dehors des analogies qu'ils ont eu à cœur de développer entre les maladies infectieuses chroniques et les tumeurs, ont de nouveau invoqué les processus mêmes d'infection et de généralisation des tumeurs malignes et les phénomènes d'auto-infection; ils ont repris les expériences d'inoculation de Langenbeck et les tentatives de greffages; ils auraient découvert et cultivé les microbes pathogènes du cancer et du sarcome.

Leurs raisonnements et leurs expériences ont eu plus spécialement le cancer pour objet; la discussion du parasitisme dans les tumeurs viendra donc plus à propos à l'article Carcinome.

La seconde hypothèse rallie encore la plupart des anatomo-pathologistes, elle a été rajeunie et formulée d'une façon bien séduisante par Conheim.

Conheim suppose qu'à une période de la vie embryonnaire, il se produit fréquemment des inclusions des feuillets primitifs et qu'il en résulte une dissémination dans les tissus de masses cellulaires : celles-ci peuvent toute la vie garder leur caractère embryonnaire et demeurer à l'état latent: mais un jour, sous une influence que nous ignorons, ces flots cellulaires, ces germes reprennent leur activité et donnent lieu, par leur développement hétérochronique et souvent hétérotopique, à une tumeur.

Il est incontestable que dans maintes régions il existe des débris d'organes embryonnaires et que ces débris ont une grande aptitude à devenir le point de départ de tumeurs : il me suffit pour le prouver de rappeler les mémoires de Malassez (¹) sur le rôle des débris épithéliaux dans l'origine des tumeurs maxillaires, le mémoire de Tourneux (²) sur les tumeurs congénitales du coccyx, etc., et les différentes et nombreuses publications relatives à la pathogénie des tumeurs du testicule, de l'ovaire, du parovaire, du vagin, etc. (³). La conception de Conheim a été fertile en résultats, elle a en particulier fourni à la théorie épithéliale du cancer une arme puissante en lui permettant d'expliquer l'hétérotopie apparente d'une foule de productions épithéliales (⁴), mais il ne faut rien de plus lui demander, et se garder, comme beaucoup l'ont fait, de lui rapporter, par une généralisation imprudente, la pathogénie de toutes les productions néoplasiques : un débris embryonnaire quelconque est un terrain des plus propices à l'éclosion d'une tumeur, voilà tout ce qu'il est permis de dire.

En dehors de ces vues spéculatives, on a cherché par la simple observation clinique à déterminer quelles sont les conditions qui favorisent le développement des tumeurs. Ici encore, les observateurs se sont divisés en deux camps : ceux-ci considèrent une tumeur comme une affection purement locale au

---

(¹) Malassez, *Arch. de physiol.*, 1874 et 1888.
(²) Tourneux, *Journal d'anat.*, t. XXIII.
(³) Voy. l'indic. bibliogr. de la pathologie particulière de ces organes.
(⁴) Pilliet, *Tribune médicale*, 1889.

[GUÉNU]

début [1], ceux-là en font le résultat d'un état constitutionnel ; la plupart concilient les deux opinions ; ils admettent un état constitutionnel prédisposant en même temps qu'ils souscrivent à l'influence déterminante exercée par une cause locale.

Il me paraît difficile, à l'heure qu'il est, de ne pas accepter cette dernière solution, les divergences ne peuvent guère porter que sur le plus ou moins d'importance attribuable à l'une ou à l'autre de ces deux notions étiologiques.

A l'appui des *influences générales*, on peut invoquer deux faits principaux : la multiplicité des tumeurs chez un même individu et l'hérédité. Les exemples de tumeurs bénignes multiples sont extrêmement communs : qu'il me suffise de citer les observations de Marjolin et d'Alibert (lipomes), de Houel [2] (névromes), etc., et d'en appeler aux souvenirs de tous ceux qui ont opéré des adénoïdes du sein. Chose étrange, la multiplicité primitive du carcinome est exceptionnelle ; mais, suivant la remarque de Broca, « si la multiplicité est l'indice d'une cause plus ou moins générale, il n'en résulte nullement que les tumeurs uniques soient pour cela dues à des causes purement locales ». Cette multiplicité est d'ailleurs peut-être moins exceptionnelle qu'on ne l'a cru : j'ai pu observer l'apparition simultanée de noyaux cancéreux dans les deux seins, l'épithélioma ovarique est fréquemment bilatéral ; il est intéressant enfin d'insister sur certains faits qu'on a particulièrement signalés dans ces derniers temps, à savoir le développement simultané de tumeurs appartenant à des types différents, ou encore d'épithéliomas d'espèces diverses, la coïncidence par exemple d'un épithélioma cylindrique du cholédoque avec un épithélioma pavimenteux de l'œsophage [3], ou celle encore d'un épithélioma cylindrique du gros intestin postérieurement à un carcinome glandulaire du sein [4]. Quant à l'hérédité, elle ne peut plus être mise en doute : l'exemple cité par Broca d'une famille où, en moins de soixante-dix ans, 16 membres sont morts cancéreux, les observations de Paget [5], de Moore [6], de Walshe [7], de M. C. Anderson [8], de Cameron [9], et des centaines d'autres, démontrent qu'on ne saurait imaginer une pure coïncidence. L'influence de l'hérédité chez les cancéreux a été notée dans la proportion de 15 pour 100 par Lebert, de 9 pour 100 par Combes, de 14 pour 100 par Paget, de 16 pour 100 par West [10].

---

[1] Les partisans de la théorie parasitaire sont nécessairement localistes ; les partisans de Cohnheim ne le sont pas moins ; tous sont bien obligés d'accepter une prédisposition individuelle.

[2] Cités par Broca.

[3] Cournont, *Lyon méd.*, 15 avril 1895.

[4] Lequel est d'origine ectodermique (observation personnelle). Frenkel (Thèse de Paris, 1895) a rassemblé un assez grand nombre d'observations d'épithéliomes de types différents simultanés ou consécutifs, parmi lesquelles je citerai : Billroth, *Cancer de l'estomac à la suite d'un cancer du pavillon de l'oreille opéré.* — Baud, *Cancer primitif du col utérin, type corné et cancer du pancréas à type cylindrique.* In *Arch. gén. de méd.*, 1892. — Kaufmann, *Cancer des glandes sébacées de la paupière, plus tard rétrécissement cancéreux du rectum par épithéliome cylindrique.* In *Arch. de Virchow*, 1879. — Beck, *Épithéliome pavimenteux de l'utérus et épithéliome cylindrique du côlon.* In *Med. Woch.*, 1885, nᵒˢ 18 et 19. — Israël, *Carcinome de la langue, type pavimenteux, et carcinome de l'intestin.* In *Berl. med. Woch.*, 1885. — Kuster, *Cancer glandulaire du sein et cancroïde.* Thèse inaug. de Michelsohn, Berlin, 1889. — Frenkel, *Épithéliome pavimenteux de l'œsophage, épithéliome cylindrique de l'intestin.* Thèse de Paris, 1895.

[5] Paget, *Lectures on tumours.*

[6] Moore, *The antecedent conditions of cancer.* In *British med. Journ.*, 1865.

[7] Walshe, *The Cyclopædia of practical surgery*, 1861.

[8] et [9] *Glasgow med. Journ.*, 1886.

[10] Picot, *Grands processus morbides*, t. II.

La transmission héréditaire n'est pas moins évidente pour les tumeurs bénignes (Broca [1], Verneuil, Virchow, Puyg. Billroth [2], etc.).

Ceci posé, il faut se demander si, en passant d'une génération à une autre, les tumeurs conservent le même type, comme le croyait Broca, ou si au contraire il y a transmission héréditaire fréquente de tumeurs appartenant à un type différent. Les cas anciens de Paget, Lebert, Virchow, et surtout ceux de Verneuil et de ses élèves [3] plaident éloquemment en faveur de la seconde thèse; Verneuil en conclut [4] « qu'une mère cancéreuse peut léguer à ses enfants un épithéliome, un lipome, un fibrome, tout aussi bien qu'un carcinome et réciproquement ». D'autre part, Verneuil a appelé l'attention sur la coexistence de tumeurs bénignes et malignes sur un même sujet, nous-même citions plus haut quelques faits de tumeurs épithéliales différentes chez un même malade; cette pluralité de néoplasmes différents, chez l'individu et dans la famille, l'amène à déclarer qu'il existe entre tous ces néoplasmes une certaine parenté, qu'ils sont tous le résultat d'une même aptitude constitutionnelle, d'une même diathèse qu'il appelle la *diathèse néoplasique* [5].

L'hypothèse d'un état constitutionnel commun pour expliquer le fait réel de la transmission héréditaire de tumeurs différentes n'est pas acceptée par tout tout le monde. Bard compare une tumeur à une malformation locale. Or invoque-t-on une diathèse pour expliquer la transmission d'une malformation ou d'un *signe*? Ces malformations héréditaires néoplasiques ne peuvent-elles être multiples et diverses au même titre que les malformations que nous observons chez les nouveau-nés? Est-il besoin de rappeler la coexistence fréquente du bec-de-lièvre avec le pied bot, le *spina bifida*, etc.? Pour Bard, en effet, la tumeur est à son origine une maladie locale, et l'hérédité n'est qu'une hérédité locale ou un ensemble d'hérédités locales; « on peut se représenter la cause intime de la lésion sous la forme d'une tare locale imprimée dès l'origine au sein même de la cellule reproductrice sur l'élément moléculaire déjà spécialisé qui est la souche atavique des cellules qui seront plus tard malformées. Dans les dédoublements [6] successifs et méthodiques qui se produisent par la suite, la tare suit tout naturellement les éléments qui la portent, et quand les dédoublements sont achevés, elle n'a pas changé d'élément, elle acquiert seulement, par l'épanouissement des cellules qu'elle a modifiées, l'évidence qui lui manquait jusque-là » [7]. En somme, c'est toute une théorie de l'hérédité en général que nous donne M. Bard : quel qu'en soit le degré d'exactitude, qu'il faille ou non qualifier de diathèse, la prédisposition qu'ont les enfants d'hériter des qualités pathologiques de leurs parents, il n'en est pas moins vrai que nous sommes autorisés à déduire de ce qui précède que :

1° *Le fait d'être issu de parents atteints de tumeurs, paraît prédisposer un individu à en être atteint lui-même;*

[1] Exemple cité par Broca de trois filles atteintes comme leur mère d'adénomes de la mamelle.

[2] L'individu chez lequel se produit un néoplasme appartient à une race pathologique.

[3] Thèse de Ricard, 1885.

[4] Verneuil, *Communications au Congrès de Copenhague*, 1884. In *Revue scientifique*, 1884, et *Semaine méd.*, 1884.

[5] Cette diathèse néoplasique dériverait elle-même de l'arthritisme (voy. plus loin la discussion de ces doctrines à *l'Étiologie du carcinome*).

[6] Voy. note p. 19, *Théorie de l'arbre histogénique*.

[7] Bard, *Arch. de phys.*, 1886, et Puyg, *Sur l'hérédité des tumeurs*, Thèse de Lyon, 1885.

2° Les tumeurs observées chez les enfants et chez les ascendants n'ont pas toujours la même structure.

Les causes locales des tumeurs sont inflammatoires ou traumatiques.

Rôle de l'inflammation. — Par une réaction justifiée contre les doctrines de Broussais, qui rangeait toutes les tumeurs dans les phlegmasies chroniques, on avait peut-être un peu trop négligé le rôle que peuvent jouer les irritations répétées dans la production des tumeurs, lorsque Virchow et O. Weber sont venus de nouveau appeler l'attention sur ce point. Nous trouverons de nombreuses preuves de cette influence quand nous étudierons l'étiologie spéciale du cancer et de l'épithélioma. Je me borne ici à signaler l'interprétation qu'en donne Bindfleisch : pour lui, l'inflammation prédispose aux tumeurs, parce qu'elle laisse à sa suite un tissu de moindre vitalité. Il y a donc là une faiblesse locale acquise, à rapprocher des faiblesses locales innées telles que les verrues, les nævi, les ectopies testiculaires, etc. Cette faiblesse locale serait elle-même le résultat d'un affaiblissement local du système nerveux. N'a-t-on pas dit que les nerfs commandent à la nutrition et exercent sur elle une sorte d'action modératrice? Ce n'est là, j'ai hâte de le dire, qu'une vue de l'esprit nullement confirmée par l'observation : les sections nerveuses ont produit des atrophies, des troubles vasculaires, mais jamais rien qu'on puisse même rapprocher d'un néoplasme [1].

Rôle du traumatisme. — L'influence des traumatismes sur le développement des tumeurs a donné lieu à non moins de controverses : M. Verneuil [2], si partisan de l'influence diathésique, si *constitutionnelliste*, n'a cessé néanmoins d'accorder à la contusion une grande importance; il en est de même de Virchow, Campbell, de Morgan et de tous les localistes; avant eux, Velpeau, Desault, Gensoul s'étaient également montrés favorables au rôle des violences extérieures. La lumière est loin d'être faite sur cette question : il est clair que si l'on veut aboutir à une conclusion nette, il ne faut pas mêler l'inflammation au traumatisme et ranger dans les influences traumatiques les irritations incessantes qui s'exercent dans certaines régions, il faut n'avoir en vue que les chocs véritables, qu'ils aient été répétés ou uniques.

En outre, il serait bon de rechercher (en ne tenant compte que des cas où les commémoratifs sont absolument précis) si les traumatismes ne favorisent pas plus spécialement le développement de certains néoplasmes et dans quelles proportions. Il nous a semblé, en nous en rapportant surtout aux observations un peu récentes, que l'évidence de l'influence traumatique existait surtout pour les sarcomes, témoin (sans parler des deux observations de Broca où il se développa un sarcome mélanique à la suite d'une forte contusion) les cas de Verneuil, de Stich [3], de Barette [4], etc., témoin surtout la statistique de Gross [5] où, sur 144 cas d'ostéosarcomes, l'auteur a trouvé que le traumatisme était intervenu d'une façon manifeste 63 fois [6]. Malgré tout, cette question d'étiologie appelle de nouvelles recherches.

[1] Je suis loin de nier pour cela l'influence prédisposante de la dépression nerveuse générale : j'aurai à y revenir à propos du cancer.

[2] VERNEUIL, *Revue de médecine et de chirurgie*, 1877, et *Académie de méd.*, 1876. Thèse de Le Clerc, 1885.

[3] STICH, *Quatre cas de tumeurs nées à la suite d'un traumatisme bien évident, trois fois il s'est agi de sarcomes.* In *Berl. klin. Woch.*, 1875.

[4] *Revue de chir.*, 1885.

[5] TH. SCHWARTZ, *Des ostéosarcomes des membres*, 1880.

[6] Soit 45 pour 100.

CHAPITRE II

TUMEURS ÉPITHÉLIALES [1]

D'après les considérations générales dans lesquelles nous sommes entrés, toute tumeur épithéliale présente ce double caractère d'être composée de tissu épithélial et de provenir d'une surface épithéliale.

Dans les unes, le processus rappelle celui qui préside normalement au développement des glandes ; une invagination épithéliale refoule le tissu conjonctif qui se modifie à son contact, elle aboutit à des formations glandulaires plus ou moins parfaites qu'on appelle *adénomes* (hypertrophies glandulaires de Lebert). Dans les autres, le processus est plus actif, les bourgeons épithéliaux forment des masses irrégulières, sans aucune forme bien définie ; les cellules qui composent ces bourgeons ont entre elles une certaine cohésion, leur nature épithéliale est évidente ; tels sont les caractères essentiels et généraux des *épithéliomes*. Enfin, dans une troisième classe, on observe encore des bourgeons cellulaires, mais les cellules sans cohésion gardent uniformément un caractère embryonnaire, elles s'éloignent assez comme apparence des épithéliums, pour qu'on leur donne le nom d'*épithélioïdes* ou encore de *méta-typiques* ; elles sont comme infiltrées et disséminées entre les faisceaux du tissu conjonctif, tantôt sur un seul rang, tantôt en colonnes le plus souvent remplissant des cavités (ou alvéoles) à parois conjonctives, en communication les unes avec les autres. Les tumeurs de cette classe portent le nom de *carcinomes*.

On voit que nous ne faisons pas de la structure alvéolaire un caractère fondamental du cancer, et qu'il suffit pour qu'il y ait carcinome que des cellules d'origine épithéliale soient infiltrées entre les faisceaux du tissu conjonctif. En somme, le carcinome ne représente qu'une manière d'être des épithéliomes. Le carcinome est un épithéliome diffus, la parenté qui les relie ne fera que ressortir davantage de l'étude ultérieure de leur origine et de leur évolution.

Par ce qui précède, on peut remarquer que, dans le groupe des tumeurs épithéliales, nous ne faisons aucune place aux papillomes, à l'encontre de la plupart des ouvrages classiques et de Cornil et Ranvier en particulier.

On entend généralement par papillomes une hypertrophie des papilles soit de la peau, soit d'une muqueuse : or s'il est vrai que ces productions sont recou-

---

[1] En dehors des mémoires indiqués à propos de chaque fait, voyez les travaux suivants : BENNET, *On cancer and canceroid growth.* Edinbourg, 1849. — BROCA, Thèse de Paris, 1849. — BROCA, *Anat. pathol. du cancer.* In *Mém. de l'Académie de méd.*, 1852. — *Discussion sur la curabilité du cancer.* In *Bull. de l'Acad. de méd.*, 1854-1855. — CORNIL, *Mém. de l'Acad. de méd.*, 1866. — DEMOUCHY, *Sur l'épithéliome pavimenteux.* Thèse de Paris, 1867. — FOLLIN, *Traité de path. externe* et *Arch. de méd.*, 1864. — HEURTAUX, art. CANCER et CANCROÏDE. In *Dict. de méd. et de chir. prat.* et Thèse de Paris, 1860. — LEBERT, *Traité pratique des maladies cancéreuses*, 1851. — MAYOR, *Rech. sur les tum. épid.* Thèse de Paris, 1846. — MICHON, *Du cancer ratant.* Thèse de conc., 1848. — OLLIER, *Rech. anat. path.* Thèse de Montpellier, 1856. — WAGNER, *Arch. für Physiol.*, 1857, et *Wunderlich's Arch.*, 1858. — WEBER, *Arch. f. path. Anat. u. Physiol.*, 1864. — VIRCHOW, *Entwickelung des Krebses.* In *Arch. für path. Anat.*, 1847 et 1849. — Voy. pour la bibliographie ancienne JAMAIN et TERRIER.

vertes d'un revêtement épithélial, il n'est pas moins certain, comme l'observe Heurtaux, que leur masse presque entière provient du derme; aussi cet auteur n'hésite-t-il pas à en faire des fibromes, après Virchow, du reste. D'autres, comme Forster, frappés surtout par le développement des anses vasculaires au sein des papilles hypertrophiées, ont voulu les rapprocher des angiomes, tandis que, pour Bard, les papillomes ne seraient que les tumeurs adultes et bénignes de l'épithélium glandulaire.

En réalité, on a décrit sous le nom de papillomes les affections les plus diverses ayant ce caractère commun, l'hypertrophie papillaire, mais bien de cause et de nature différentes. On y range les condylomes à côté des tubercules anatomiques, des cors et des verrues!

Pour nous, le papillome n'a rien à faire avec les néoplasmes, il n'est qu'une lésion banale occasionnée par une irritation du derme, tantôt simple, tantôt de nature septique ou virulente, parasitaire ou non. Dans quelques cas, on semble autorisé à rapporter l'origine des papillomes à des troubles trophiques, mais rien dans leur évolution ne rapproche les papillomes des tumeurs; ils sont d'essence inflammatoire, ne se généralisent jamais, et peuvent un beau jour disparaître spontanément sans traitement aucun. Ce qui a pu donner le change sur leur nature véritable, c'est que parfois sur un papillome il se développe un épithélioma, mais la même transformation ne s'opère-t-elle pas au niveau des cicatrices et de tous les points de la peau qui sont irrités chroniquement? (Plaques de fumeurs, psoriasis, eczéma chronique, etc.) En outre, une cause d'erreur peut faire paraître plus fréquente qu'elle n'est en réalité la transformation des papillomes simples en épithéliomes, elle est excellemment signalée par Renaut et Mollière [1]. On observe, disent-ils, sur la peau et sur les muqueuses et spécialement aux lèvres, des tumeurs qui, au point de vue morphologique, ressemblent absolument aux papillomes simples, leur évolution est si lente que leur bénignité semble évidente, mais il ne s'agit plus ici de véritables papillomes : le derme sous-jacent ou papilles, loin d'être sain comme dans le papillome simple, est déjà envahi par l'involution épidermique; ce sont dès leur origine des épithéliomes véritables à forme papillaire [2]. Cette forme papillaire se rencontre dans l'épithéliome cylindrique comme dans l'épithéliome ectodermique, il me suffit de citer les épithéliomes papillaires du rectum et de l'ovaire, mais n'est-il pas abusif de tirer de la forme d'une production la création d'une espèce particulière de tumeurs, quitte à les confondre pêle-mêle avec les végétations de la métrite ou celles de l'arthrite déformante!

[1] *Dictionnaire des sciences médicales.*
[2] Voy. pour les papillomes : CORNIL et RANVIER, *Histologie pathologique.* — VIRCHOW, *Pathologie des tumeurs.* — LÜCKE, *Pitha et Billroth.* — HEURTAUX, art. TUMEUR. In *Dictionnaire de médecine et de chirurgie pratique.* — MAURIAC, art. VÉGÉTATION. In *Ibidem.* — MOLLIÈRE, art. PAPILLOMES. In *Dictionnaire des sciences médicales* — SECHEYRON, *Archives de médecine*, 1886. — BESNIER, note ajoutée dans *Kaposi*, t. II. — NOTTA, Thèse de Paris, 1885. — OUNKOWSKY, *Organismes dans les néoplasmes papillaires*. Paris, 1886. — MAJOCCHI, *Tumori cruenti*. In *Anatomie pathologique*, t. I, 1882.

I

ADÉNOMES

Les adénomes sont des tumeurs formées de tissu glandulaire, ils se développent dans les points où les glandes existent ; aussi Lebert, qui en a eu le premier une conception nette, leur donnait-il le nom d'*hypertrophies* glandulaires. On les observe dans les glandes qui dépendent des revêtements cutanés ou muqueux et dans les glandes viscérales. Les adénomes se distinguent des épithéliomes par la régularité des formations épithéliales, leur ressemblance intime avec les glandes normales, la présence d'une membrane propre sur laquelle repose l'épithélium et la lenteur de leur développement : ils n'ont, à l'inverse des épithéliums, aucune tendance à envahir le système lymphatique et à se généraliser. leur bénignité est donc réelle.

On peut ajouter à ces caractères : 1° que les adénomes deviennent volontiers le siège de formations kystiques ; 2° qu'ils tendent généralement à s'isoler du tissu où ils ont pris naissance. Ils réalisent cet isolement tantôt en se pédiculisant à la surface de la peau ou des muqueuses (estomac, intestin, utérus, etc.), tantôt en se pédiculisant dans la profondeur des parenchymes où ils s'enkystent (sein, corps thyroïde, etc.).

Ainsi envisagés, les adénomes ont été décrits dans la peau et les muqueuses dermo-papillaires, dans les muqueuses à épithélium cylindrique et dans les grosses glandes annexées aux différents appareils tels que la mamelle, le foie, les seins, le corps thyroïde, etc., nous allons en faire une rapide revue.

Adénomes dépendant de la peau et des muqueuses dermo-papillaires.

Les adénomes de la peau sont développés les uns aux dépens des glandes sébacées, les autres aux dépens des glandes sudoripares ; on peut leur rattacher les adénomes de la mamelle.

Les *adénomes des glandes sébacées* ont été signalés par Broca sous le nom de polyadénomes sébacés [1]. Les seules descriptions histologiques sont celles de Balzer [2] et Ménétrier. Ces derniers auteurs ont observé l'adénome sébacé à la face et à la tête, sous formes de petites tumeurs multiples, grosses comme une tête d'épingle ou comme une lentille, presque toutes sessibles, mais ayant une tendance à se pédiculiser. Elles étaient composées de lobules parfaitement circonscrits par du tissu fibreux et divisibles eux-mêmes en culs-de-sac branchés sur un conduit excréteur. En certains points, on pouvait voir des lobules néoplasiques se réunir à des culs-de-sac sébacés absolument sains ; ce caractère, joint à celui de l'évolution sébacée des cellules, a permis d'affirmer l'origine spéciale du néoplasme [3].

[1] Broca divisait les adénomes en monoadénomes ou adénomes proprement dits, et polyadénomes ou adénomes multiglandulaires c'est-à-dire constitués par l'hypertrophie simultanée d'un très grand nombre de glandes de même nature.

[2] Balzer et Ménétrier, *Arch. de physiol.*, 1885. — Balzer et Grandhomme, *Arch. de phys.*, 1886. — Voy. également : *Jahrbuch der gesammten Med.*, 1872, et Bock, *Virchow's Arch.*, 1886 (cités par Darier).

[3] Les adénomes sébacés, d'après la description de Balzer, n'offrent pas en tous leurs points les mêmes apparences. Ils mériteraient le nom d'acineux d'après ce qui a été dit plus

La première mention des *adénomes sudoripares* date de 1849; elle est due à Führer[1], d'Iéna, qui, examinant plusieurs tumeurs pédiculées que Langenbeck avait enlevées dans le sillon naso-labial sur une femme de soixante ans, reconnut qu'elles étaient constituées par des glandes sudoripares hypertrophiées. Cinq ans après, Verneuil[2] publia dans les *Archives de médecine* un important mémoire où il décrivit trois formes d'hypertrophie des glandes sudoripares : une hypertrophie kystique, une hypertrophie générale et une hypertrophie avec infiltration de cellules d'épiderme. Cette dernière, la plus fréquente, est considérée aujourd'hui comme un épithélioma tubulé; bien plus, il n'est pas même démontré que ce qui est décrit couramment par les chirurgiens comme adénome ou épithélioma sudoripares ait ces glandes pour point de départ : d'abord dans tout épithélioma de la peau, les glandes au voisinage de l'ulcération émettent des bourgeons épithéliaux, mais rien ne dit que ce processus ne soit pas secondaire; en outre, la forme des bourgeons épithéliaux n'est aucunement démonstrative, puisque Verneuil concède qu'ils peuvent être lobulés, bien qu'ils proviennent des glandes sudoripares, et que les adénomes sébacés peuvent être tubulés. Sans doute, il était satisfaisant pour l'esprit d'expliquer par une localisation glandulaire primitive la longue bénignité de certaines tumeurs de la peau : La lésion, disait-on, demeure stationnaire tant que les parois du tube glandulaire résistent; dès qu'elles cèdent, les boyaux cellulaires se diffusent et l'épithélioma est constitué. Les analyses histologiques rapprochées des observations cliniques ne vérifient pas cette vue de l'esprit; l'allure bénigne des épithéliomas n'est pas essentiellement liée à une forme histologique, ni surtout à une localisation donnée; c'est là un point que Mathieu a bien mis en lumière et que nous-même nous avons pu vérifier sur ses préparations et sur les nôtres[3].

En résumé, on ne peut affirmer aujourd'hui que la troisième variété d'adénomes sudoripares de Verneuil soit ni un adénome, ni même *toujours* une tumeur d'origine sudoripare.

Il n'en est peut-être pas de même des deux autres variétés, et il est possible que celles-là méritent de garder la place que leur a donnée Verneuil; on peut en effet rapprocher sa description de petites tumeurs multiples molles et pédiculées de la peau, de son observation III, de l'observation récente que Jacquet et Darier[4] ont intitulée hydradénomes éruptifs et où il existait à la région antérieure du tronc et à la face interne des membres toute une série de petits boutons rouges, gros comme une tête d'épingle ou comme un petit pois. L'analyse histologique leur a montré que chacune de ces petites tumeurs était constituée par des tractus épithéliaux cylindriques, ramifiés au milieu du tissu conjonctif et offrant de petites dilatations kystiques. Les boyaux épithéliaux composés de cellules polygonales offraient au premier abord l'apparence d'un

haut, mais en d'autres points leur tissu est formé de tubes pleins, ramifiés et anastomosés en un réseau compliqué. Ailleurs les cellules sont tassées en masses irrégulières ou réunies en tubes isolés et flexueux, rappelant les tubes sudoripares. La disposition acineuse, la forme tubuleuse et même la forme réticulée se trouvent donc ainsi réunies dans la même tumeur.

[1] Führer, *Deutsche Klinik*.

[2] Verneuil, *Études sur les tumeurs de la peau. De quelques maladies des glandes sudoripares*, in *Arch. méd.*, 1854.

[3] Mathieu, *Arch. méd.*, 1891. — Ajoutons que les glandes sudoripares n'offrent rien de spécial dans la peau du nez, tandis que les glandes sébacées y sont extrêmement développées; il est probable que bon nombre d'épithéliomes dits sudoripares sont des épithéliomes sébacés à forme tubuleuse.

[4] Jacquet et Darier, *Ann. de dermat.*, 1887.

épithélioma tubulé, mais d'autre part la disposition du tissu épithélial sous forme de tubes glandulaires était manifeste, les cellules étaient disposées en revêtement et l'anatomie aussi bien que la clinique concluaient en faveur d'un adénome. Restait à démontrer l'origine sudoripare. Or, dans aucune des coupes qui ont été multipliées à l'infini, aucun bourgeonnement ne partait du revêtement épidermique ou des appareils pilo-sébacés ; au contraire, un bourgeon épithélial se détachait de l'embouchure d'une glande sudoripare ; ces petites tumeurs méritent donc bien le nom d'épithélioma adénoïde des glandes sudoripares. Dans un nouveau travail paru dans les *Archives de médecine expérimentale* (1889), Darier nous signale un second cas d'hydradénome éruptif en tout semblable au premier et observé par Jacquet. Il nous a paru que, dans ce second mémoire, Darier avait quelque hésitation à classer cette tumeur soit dans les adénomes, soit dans les épithéliomes. Cette hésitation se trahissait déjà dans le

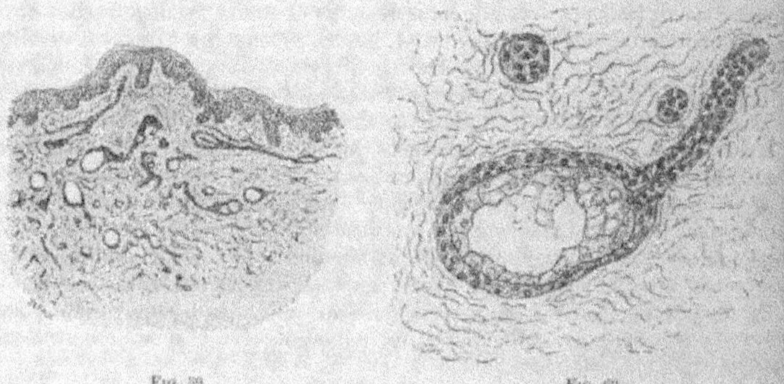

Fig. 59.   Fig. 60.

Fig. 59 et 60. — Adénomes sudoripares (d'après Jacquet et Darier, *Ann. de dermat.*, 1887).

mémoire des *Annales de dermatologie*, par la dénomination même d'*épithélioma adénoïde* qu'il employait au cours de sa description. De son côté, Jacquet a fait au Congrès de dermatologie de 1889, une communication dans laquelle il renonce à l'idée d'un point de départ de ces tumeurs dans les glandes sudoripares ; il rappelle les communications récentes de Quinquaud [1] et d'Unna, et comme Toroch qui a fait l'examen histologique dans le cas d'Unna, il admet la nature congénitale de l'affection et pense qu'il s'agit de tumeurs épithéliales développées aux dépens de débris épithéliaux émanés à la période embryonnaire de la face profonde de l'ectoderme. On voit par là que la classe des adénomes cutanés se réduit de plus en plus et tend à se confondre avec les épithéliomes d'origine ectodermique, certains cependant pourraient être des malformations congénitales, telles ceux que Villard et Pariot ont présentés au Congrès de médecine de Bordeaux en 1895 et qui s'accompagnaient de développements vasculaires tels, que les auteurs les ont appelés tumeurs sudoripares næviformes.

Dans les muqueuses dermo-papillaires, je ne ferai que signaler les adénomes de la glande lacrymale (Lebert), du voile du palais, de la muqueuse

[1] *Cong. dermat.*, 1889.

[GUÉNU.]

labiale (Broca) [1] et du pharynx ; ils appartiennent tous à la variété acineuse.

À la suite des adénomes cutanés doit venir l'étude des adénomes de la mamelle. Les *adénomes du sein* seraient d'une extrême fréquence si nous y rangions les petites productions dures bien isolées au milieu du parenchyme glandulaire mobile, qui constituent le type des tumeurs bénignes du sein. Les coupes microscopiques nous montrent une série de cavités les unes petites, régulièrement circulaires, les autres agrandies jusqu'à former des kystes déformés, tapissées toutes par un épithélium cubique. Entre ces cercles d'apparence glandulaire est répandu du tissu conjonctif qui, plus développé par places, proémine alors sous forme de végétations irrégulières dans l'intérieur des cavités devenues kystiques ; à la périphérie, le tissu conjonctif épaissi forme une véritable capsule à peine interrompue au niveau du ou des hiles qui relient par des vaisseaux les tumeurs adénoïdes au reste de la glande. Le tissu conjonctif bourgeonne parfois au point de prendre un développement tel que l'hypertrophie glandulaire semble accessoire ; il en résulte que maints anatomo-pathologistes, frappés par ce développement conjonctif lui donnent le principal rôle, ils ne nient pas qu'il y ait un travail de prolifération épithéliale, mais ils le considèrent comme secondaire à la néoformation qui, d'après eux, a porté primitivement sur le stroma ; les adénomes interprétés de la sorte méritent, pour Virchow, Cornil, Ranvier, Labbé et Coyne, etc., le nom de fibromes du sein ; ainsi une tumeur conjonctive (fibrome, sarcome ou myxome) se développe primitivement dans le tissu périacineux, et cette prolifération interstitielle entraîne une prolifération en même temps qu'une élongation et une déformation des culs-de-sac, de là ces cavités irrégulières, tapissées d'épithélium qu'on appelle kystes lacunaires. Le même raisonnement peut d'ailleurs s'appliquer à la glande lacrymale, à la parotide, etc., dont certaines tumeurs deviendront des adénomes ou des chondromes, suivant qu'on rapportera le processus initial à l'élément conjonctif ou à l'élément épithélial. Cornil et Ranvier présentent à l'appui de leur interprétation un argument d'une grande valeur : « Lorsque, disent-ils, on enlève une tumeur du sein contenant beaucoup d'acini glandulaires hypertrophiés, et que cette tumeur récidive, la nouvelle tumeur ne contient plus de glandes », preuve évidente qu'il s'agissait bien là d'un sarcome et non d'un adénome, et que l'hypertrophie des glandes dans la tumeur primitive était un fait accessoire ; « si la tumeur primitive avait été un adénome, elle aurait, en effet, récidivé sur place avec la structure de l'adénome. » La plupart des tumeurs du sein, dites adénomateuses, ne seraient donc que des tumeurs conjonctives, les vrais adénomes de la mamelle seraient extrêmement rares, de petit volume et confondus avec la masse de la glande ; c'est ainsi qu'un auteur allemand qui les a étudiées spécialement, Dreyfuss [2], n'en cite que deux observations authentiques dont une personnelle et une autre de Billroth [3].

Dans l'observation de Dreyfuss, la tumeur, du volume d'une pomme, était nettement séparée du reste de la glande mammaire par une enveloppe conjonctive. Dreyfuss décrit à sa tumeur une charpente conjonctive parcourue par des bourgeons épithéliaux assez irréguliers. Ces bourgeons se composent de plusieurs rangées cellulaires dont les plus extérieures sont cubiques. L'existence d'une lumière au centre de ces cordons n'est évidente que dans quelques rares points

[1] Soc. de chir., 1896.
[2] Dreyfuss, *Virchow's Arch.*, et *Anat. pathol.*, 1er sept. 1888.
[3] Billroth, *Langenbeck's Arch.*, 1896.

de la tumeur : là seulement reparaît nettement le type glandulaire avec sa lumière centrale, sa membrane propre, et son revêtement épithélial. L'auteur décrit et figure avec la membrane propre, des éléments cellulaires fusiformes, à noyaux saillants, rappelant les éléments que Ranvier a signalés à la face interne de la membrane propre des glandes sudoripares; l'épithélium de revêtement est disposé en deux couches. En résumé, d'une part, le tissu conjonctif ne végète aucunement et reste à l'arrière-plan; d'autre part, il n'existe aucune infiltration du tissu conjonctif par des traînées épithéliales : il s'agit donc bien d'un adénome vrai analogue à celui que Billroth a classé parmi les adénomes tubuleux.

Que dire d'une variété de néoplasmes dont les exemples se réduisent à deux? il nous est au moins difficile, jusqu'à plus ample informé, d'en faire un type bien défini.

L'interprétation de Cornil et Ranvier ne nous paraît pas davantage devoir être généralisée.

Nous ne voulons en aucune façon méconnaître l'existence des fibromes et des sarcomes du sein, mais on a vraiment lieu de s'étonner de voir au centre même d'un fibrome des culs-de-sac glandulaires en aussi grand nombre; un fibrome naissant dans le tissu périacineux, encapsulé dès son origine, et se développant ensuite aux dépens de son propre tissu, ne devrait-il pas refouler à sa périphérie les culs-de-sac de la glande? Et ne devrait-on pas, en fin de compte, trouver une tumeur purement conjonctive coiffée en un point de sa surface de culs-de-sac aplatis, comme on a trouvé l'épididyme déformé et atrophié à la surface de certaines tumeurs conjonctives du testicule? Peut-être faut-il considérer de tels néoplasmes comme résultant d'une cause qui primitivement a exercé une action simultanée sur les deux tissus conjonctif et épithélial, comme de véritables tumeurs mixtes, en un mot, constituant une espèce spéciale, et pouvant évoluer suivant des circonstances indéterminées vers le type épithélial ou vers le type conjonctif.

A l'opposé des doctrines précédentes qui, en somme, continuent à envisager les tumeurs dites adénoïdes du sein comme de véritables néoplasmes, M. Delbet [1] essaie d'opposer une théorie qui renferme, je le crois, quelque part de vérité, mais que je considère comme beaucoup trop absolue : elle consiste à attribuer à *tous* les adénomes une origine inflammatoire, nous reviendrons dans un instant sur cette interprétation.

Adénomes dépendant des muqueuses à épithélium cylindrique.

Les adénomes de cette classe ont des caractères communs, ils forment des tumeurs généralement molles et peu vasculaires, composées de tubes à revêtement épithélial cylindrique et d'une faible proportion de tissu conjonctif, ça et là, on observe des dilatations kystiques où prédomine l'épithélium caliciforme [2].

Bon nombre ont de la tendance à se pédiculiser; c'est ainsi que se forment

[1] *Traité de chirurgie clinique et opératoire*, t. I, p. 563.
[2] Cornil et Ranvier indiquent comme moyen de diagnostic différentiel avec les épithéliomes à cellules cylindriques les caractères suivants : « Les épithéliomes à cellules cylindriques ne présentent jamais de petits kystes réguliers, ils montrent en outre des aberrations de forme des tubes et des cellules qui les éloignent du type normal. De plus ils envahissent les tissus profonds alors que les adénomes toujours superficiels ont de la tendance à prendre la forme de polypes. »

certains polypes de l'utérus et du rectum. Les adénomes cylindriques s'obser-

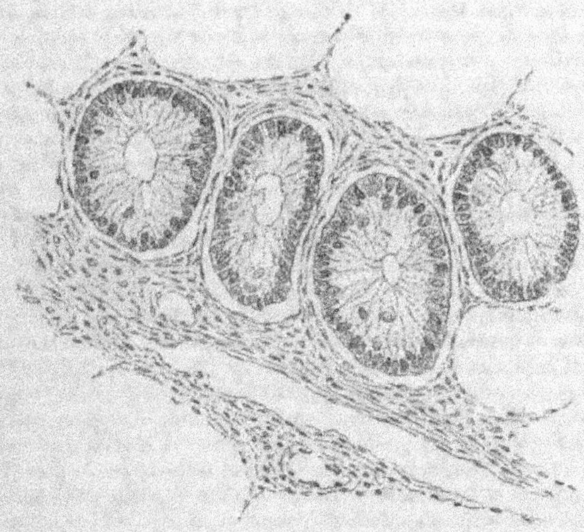

Fig. 61. — Adénome cylindrique du rectum (préparation de Nicolle).

vent partout où existent des glandes à épithélium cylindrique; j'ai déjà cité

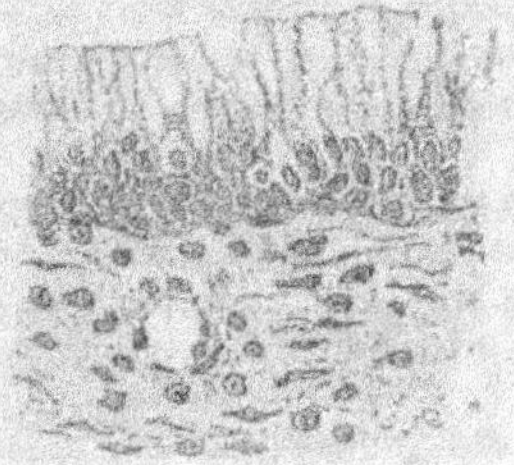

Fig. 62. — Adénome cylindrique du rectum à un plus fort grossissement (préparation de Nicolle).

l'utérus et le rectum, je dois ajouter l'estomac, l'intestin et les fosses nasales.

Adénomes des grosses glandes annexées aux différents appareils

L'adénome du foie et des reins nous arrêtera d'abord. L'étude de *l'adénome du foie*, après les travaux de Griesinger [1], Rindfleisch [2], Lancereaux [3], Kelsch et Kiener [4], a été de nouveau reprise par Sabourin [5].

[1] GRIESINGER, *Archiv der Heilkunde*, 1864.
[2] RINDFLEISCH, *Archiv der Heilkunde*, 1864.
[3] LANCEREAUX, *Gaz. méd.*, 1868.
[4] KELSCH et KIENER, *Arch. de physiol.*, 1876.
[5] SABOURIN, Thèse de Paris, 1881, et *Arch. de physiol.*, 1882.

Kelsch et Kiener, rapprochant leurs deux observations personnelles de l'observation de Griesinger, avaient décrit comme types d'adénome du foie, des tumeurs enkystées dans le parenchyme hépatique et d'une structure spéciale ; ces nodosités enkystées se composaient en effet de cylindres pleins formés de cellules épithéliales cubiques ; dans les petites nodosités, on voyait les cellules des cylindres épithéliaux se continuer avec les cellules du lobule hépatique et garder avec celles-ci une grande similitude. A l'exemple de Kelsch et Kiener, Sabourin sépara ces tumeurs des épithéliomes et en fit des adénomes ; mais, au lieu de voir dans la cirrhose du foie qui accompagne ces productions une lésion purement concomitante, il admit que cette cirrhose est primitive et bien la cause fondamentale du processus adénomateux. De même la sclérose du rein engendrerait une évolution spéciale des tubes urinifères susceptible d'aboutir à la formation de kystes ou encore de tumeurs épithéliales (adénomes du rein).

L'évolution clinique de l'adénome du foie ne répond pas à l'idée que nous nous faisons en général de l'adénome. Toujours, en effet, la maladie s'est terminée par la mort en moins de deux ans ; souvent les éléments épithéliaux ont envahi les veines sus-hépatiques, poussant parfois leurs prolongements jusque dans la veine cave, et même jusqu'au cœur ; aussi des doutes se sont-ils élevés au sujet de la nature exacte de ces productions hépatiques et rénales. Lancereaux n'hésite pas à les rapporter au carcinome ; Hanot et Gilbert [1] nous démontrent que, si le groupement et les caractères individuels des éléments épithéliaux décèlent l'origine glandulaire des cordons adénomateux, il n'en est pas moins vrai que les cellules des nodosités diffèrent des cellules hépatiques, par leurs dimensions presque toujours plus petites, par la faible quantité du protoplasma, son aspect moins granuleux et ses réactions colorantes. Il est bien difficile, après avoir lu leurs descriptions minutieuses et regardé leurs belles planches, de ne pas conclure comme eux que cette affection du foie ne mérite pas le nom d'adénome, mais qu'il s'agit d'un épithéliome qu'on peut indifféremment qualifier de tubulé ou de trabéculaire.

Les tumeurs de l'ovaire ne nous semblent pas davantage mériter le titre d'adénome : outre que l'organe n'a rien de glandulaire, ses néoformations n'arrivent jamais à rien édifier qui se puisse comparer à un follicule de de Graaf, elles gardent constamment un caractère embryonnaire qui permet seulement de les rapprocher des cordons de Pflüger : à ce titre, ce sont bien des tumeurs épithéliales embryonnaires, des épithéliomas en un mot.

Parmi les grosses glandes, je ne vois plus à signaler comme siège d'adénomes que les glandes salivaires et le corps thyroïde. Je renvoie pour les premières aux généralités du début [2].

Quant au *corps thyroïde*, on sait qu'il est souvent le siège de tumeurs, variables d'aspect et de structure, qu'on réunit sous le nom générique de goitres. Certains goitres sont de véritables hypertrophies partielles du tissu glandulaire : on voit, en effet, les cordons folliculaires bourgeonner comme au moment du premier développement, puis subir des étranglements et former des follicules nouveaux ; il en résulte des lobules et des lobes qui se circonscrivent et s'isolent, constituant, ainsi que l'admet Wölfler [3], de véritables adénomes du corps thyroïde

<hr>

[1] Hanot et Gilbert, *Études sur les maladies du foie*, 1888.
[2] Je ne connais pas de description histologique d'un adénome vrai de la parotide ou de la glande sous-maxillaire.
[3] Wölfler, *Entwickelung u. s. w. der Schilddrüse*. Wien, 1880, et *Langenbeck's Archiv*, 1885.

INTERPRÉTATION ET PATHOGÉNIE DES TUMEURS DITES ADÉNOMES

Cette courte revue des adénomes étudiés dans les différents organes où ils ont été décrits nous laisse évidemment cette impression que cette classe de tumeurs a primitivement englobé des productions très différentes qu'on a peu à peu différenciées, puis mises à part au point de réduire à un très petit nombre les cas dignes d'y figurer encore.

Dans la peau, les vrais adénomes, les sébacés ou sudoripares, demeurent des faits exceptionnels et peut-être sont-ils destinés à disparaître. Dans les grosses glandes, je ne trouvais déjà dans la 1re édition de ce livre, comme méritant le nom d'adénomes, que les tumeurs goitreuses du corps thyroïde; j'acceptais l'interprétation de Wölffler; il est possible qu'il faille en rabattre. En 1891, Jaboulay [1] ensemençant des fragments de goitre obtint des cultures de staphylocoques; se basant, d'autre part, sur le développement du corps thyroïde à la suite des maladies infectieuses : fièvre typhoïde, fièvre puerpérale, influenza, angines répétées, sur les excellents résultats des injections antiseptiques, telles que l'iode, l'éther iodoformé, etc., puis sur la persistance possible chez un certain nombre d'individus, du canal qui, chez l'embryon, fait communiquer la cavité buccale avec le thyroïde, Jaboulay en conclut que le goitre était d'origine infectieuse. Ces idées ont été reprises dans la thèse de Rivière [2]. Continuant les recherches de Jaboulay, Rivière a soumis 15 cas de goitre à l'examen bactériologique; or, 12 fois, il a rencontré du staphylocoque doré ou blanc, 1 fois un strepto-bacille, 1 fois un staphylocoque cereus albus de Passet, 1 fois un coccus indéterminé; il est important de noter que les tumeurs dont on s'est servi pour faire les inoculations étaient bien des goitres et non des thyroïdites.

Ces recherches sont à coup sûr très intéressantes; elles n'entraînent pas cependant la conviction d'une manière absolue : il ne suffit pas de trouver des micro-organismes dans une néoformation pour être en droit d'affirmer que cette dernière en a été la conséquence. Nous savons que les néoplasmes s'infectent secondairement aussi bien que les tissus normaux; rien ne prouve donc que les staphylocoques rencontrés par Jaboulay et Rivière n'aient pas été postérieurs à la formation du goitre et n'y aient pas été consécutivement amenés. Toute incertitude disparaîtrait si, au moyen d'inoculations faites aux animaux, on était capable de provoquer la formation d'un goitre; or, les auteurs précédents ont toujours échoué dans leurs tentatives, alors que pourtant ils s'adressaient à des animaux tels que le chien et le mulet, qui sont susceptibles d'être atteints spontanément d'hypertrophie thyroïdienne.

C'est cette théorie de l'inflammation comme origine des adénomes, que M. Delbet, ai-je dit plus haut, a généralisée, en traitant plus spécialement de l'étude des adénoïdes du sein. Voici quelle est sa conception des adénomes du sein : l'inflammation chronique a le pouvoir de provoquer dans la mamelle la formation d'acini et celle de nodules fibreux : la prédominance de l'un des deux processus détermine la morphologie fibromateuse ou acineuse; dans les formes diffuses, la prédominance acineuse aboutit à la *maladie kystique* de la mamelle (dite de Reclus), la prédominance de l'élément fibreux aboutit à la *maladie*

[1] Rivière et JABOULAY, *Bull. de la Soc. des sc. méd. de Lyon*, février 1892.
[2] Thèse de Lyon, 1892-1893, n° 814.

noueuse de Tillaux. L'auteur ajoute qu'il a constamment trouvé dans le liquide des kystes du staphylocoque blanc [1]. De même, Gaudier et Surmont [2], observant un cas de maladie noueuse, ont obtenu par la pression des conduits galactophores, un liquide séro-purulent qui renferme du *staphylococcus albus*.

Delbet prévoit bien qu'on lui objectera qu'il a eu affaire à des mammites chroniques et non à de véritables néoplasmes; malheureusement il ne nous donne aucune preuve convaincante du contraire. Il est bien évident aujourd'hui que certaines altérations du sein rangées parmi les tumeurs doivent en être distraites et être rattachées au chapitre des inflammations; tels sont en particulier, je ne dirai pas tous les cas de maladies kystiques de la mamelle, mais bon nombre d'entre eux. A ce point de vue, j'ai précédé M. Delbet de cinq ans, car, dès 1888 [3] (le mémoire de Delbet dans les *Bulletins de la Société anatomique* n'est que de 1893), j'éliminai du cadre des tumeurs certains faits dits « maladies kystiques de la mamelle » pour les rattacher aux inflammations, les appelant *scléroses épithéliales* ou *cirrhoses épithéliales* du sein pour avertir « qu'un processus irritatif s'est produit dans le tissu conjonctif au contact même des acini » et que « l'irritation épithéliale est le fait capital et primitif ». Je démontrais donc que l'inflammation est susceptible de donner naissance à de fausses tumeurs du sein; j'ai, de mon côté, rencontré des nodosités kystiques ou fibreuses circonscrites, qu'on était en droit de regarder comme de nature inflammatoire. J'ai enlevé en 1894 un adénoïde, dans les kystes duquel M. Lesage découvrit du pneumocoque; or, la malade avait eu, quelques mois auparavant, une grave atteinte d'influenza. On sait d'ailleurs, depuis les travaux de Nocard, que certains noyaux de mammite chronique chez les vaches laitières, sont le résultat de l'inoculation de la mamelle par un microbe pathogène. Tous ces exemples ne prouvent qu'une chose : c'est que certaines productions simulant la tumeur sont de nature inflammatoire; ils ne prouvent pas que tous les adénoïdes soient de même; alors même que nous démontrerons que les véritables adénoïdes renferment du staphylocoque, cela n'entraînerait pas la conviction, car ce staphylocoque se rencontre très fréquemment dans le lait de femme, même quand les mamelles sont absolument saines [4]. Je conclus que la preuve expérimentale du développement des adénoïdes par le staphylocoque blanc n'étant pas jusqu'ici apportée, l'opinion de Delbet n'est qu'une hypothèse généralisant pour tous les adénomes mammaires ce que d'autres et moi nous soutenons pour un petit nombre de productions que nous avons précisément distraites des tumeurs.

Je pense que le terme d'adénome devra peu à peu disparaître de la nosologie comme celui de papillome, car il ne désigne comme ce dernier qu'une forme, qu'un arrangement spécial des éléments, et non une structure spécifique; il rassemble côte à côte les produits nettement inflammatoires des épithéliomes typiques, des tumeurs conjonctives à retentissement épithélial, et peut-être des tumeurs complexes, il en résulte, qu'appliquant un même mot à des productions qui n'ont de commun que la morphologie initiale, on arrive à des divergences comme celles qui se sont produites pour l'interprétation de la maladie kystique de la mamelle.

[1] En collaboration avec Longuet.
[2] *Bull. de la Soc. de biol.*, 2 février 1895.
[3] Soc. de chir., 1888. Séance du 22 février.
[4] Charrin (Soc. de biol., 1895) a pu cultiver du lait fourni par 41 nourrices de la Maternité, vigoureuses et bien portantes, et dont les enfants étaient en parfaite santé; or, 27 fois les cultures ont donné abondamment des *staphylococcus albus* à l'exclusion de tout autre microbe.

[SUENU.]

Le même raisonnement serait applicable aux « adénomes à cellules cylindriques ». Un certain nombre, comme ceux qu'on observe dans les gastrites, les endométrites, etc., sont manifestement de nature inflammatoire; d'autres sont de véritables néoplasmes, ou des malformations congénitales; de l'analogie, ou même de l'identité apparente de structure, vous ne pouvez conclure à l'identité de nature, car aussi bien certaines coupes d'adénomes types du rectum pris chez les enfants sont superposables à des coupes d'épithéliomes cylindriques des plus malins, et vous aboutiriez à soutenir que le cancer du rectum n'est qu'une lésion inflammatoire.

II

ÉPITHÉLIOMES

L'épithéliome et le carcinome sont des tumeurs à parenté étroite, toutes deux d'origine épithéliale. Tel est le premier fait que je dois établir, je donnerai ensuite une description séparée de leurs caractères anatomiques et cliniques, mais j'envisagerai en commun leur étiologie et leur thérapeutique.

ORIGINE ÉPITHÉLIALE DU CANCER

Aujourd'hui, l'origine épithéliale du cancroïde [1] semble à peine avoir besoin d'être énoncée, elle a été soupçonnée dès les premières applications du microscope à l'étude anatomique des tumeurs. Ainsi, dès 1852, Hannover [2] avait publié une monographie sur l'épithélioma, dans laquelle il affirmait que les cellules de ces tumeurs ne peuvent venir que de l'épithélium préexistant. Mais c'est Thiersch [3] qui, d'une façon définitive, a établi l'origine épithéliale des cancroïdes. Thiersch a, non sans raison, insisté sur l'analogie du processus pathologique avec celui des involutions de l'ectoderme chez l'embryon.

Il est encore facile de vérifier cette origine en examinant des portions de peau dans la zone d'envahissement de la tumeur; on voit au niveau d'un espace interpapillaire des bourgeons épithéliaux partir du corps muqueux de Malpighi et s'enfoncer dans le derme. L'origine épithéliale ne ressort pas moins de l'analyse des éléments qui constituent les épithéliomas cutanés : on constate la plus grande analogie, sinon l'identité, entre les éléments des épithéliomas lobulés et les cellules de l'épiderme; leur évolution est parallèle et aboutit à la formation de produits cornés identiques, par le même procédé, c'est-à-dire par l'élaboration au sein des cellules de gouttelettes d'une substance très réfringente, l'éléidine.

L'origine épithéliale n'est pas moins certaine pour les tumeurs qui se développent aux dépens des muqueuses à épithélium cylindrique telles que la muqueuse gastro-intestinale : elle est en effet aussi évidente pour les épithéliomes à cellules cylindriques que pour les adénomes, c'est là un fait que Cornil [4] a mis en lumière en 1868.

[1] Ou épithéliome de la peau.
[2] HANNOVER, Das Epithelioma. In Jenaische Zeitschrift, Bd. VI, 1852.
[3] THIERSCH, Der Epithelialkrebs, namentlich der Haut. Leipzig, 1865.
[4] CORNIL, Journal d'anat., 1865.

L'origine épithéliale du cancer proprement dit ou carcinome, a eu plus de peine à s'établir; mais aujourd'hui on peut dire que la démonstration en est complète.

A l'époque où l'on croyait aux blastèmes, il n'était pas question de rechercher aux dépens de quelles cellules naissent les cellules cancéreuses, on ne soupçonnait entre les cellules du cancer et les cellules normales aucune espèce d'analogie : le cancer était un type de tumeur hétéromorphe, ses cellules avaient quelque chose de spécifique et naissaient au sein d'un blastème lui-même spécifique, le blastème cancéreux. Telle était la doctrine de Lebert, Broca et Follin.

En Allemagne, on avait fait un grand pas en avant en adoptant pleinement la loi de Müller, et l'on recherchait quels pouvaient être les éléments normaux dont la transformation donnait naissance au carcinome. Virchow fut frappé par un détail de structure, la disposition d'éléments polymorphes dans des loges ou alvéoles à parois conjonctives; il fit de cette structure alvéolaire la caractéristique du cancer et avança que le contenu des alvéoles comme leurs parois provenaient des cellules du tissu conjonctif. La théorie de Virchow eut un immense succès, elle a régné en maîtresse jusqu'en ces dernières années ; c'est elle qu'on retrouve enseignée dans l'histologie pathologique de Cornil et Ranvier[1].

Ce sont, il faut le reconnaître, les beaux travaux de Waldeyer qui ont le plus fait pour renverser la doctrine de Virchow; c'est de Waldeyer que date réellement le triomphe de la doctrine du cancer d'origine épithéliale. Cela ne signifie pas qu'il ait inventé la doctrine; il avait eu deux précurseurs, Robin et Cornil.

Examinant une tumeur du sein considérée comme cancéreuse, Robin notait en 1853 que cette tumeur était constituée par l'hypertrophie des culs-de-sac et l'hypergenèse de leur épithélium; mais, imbu des idées de l'époque, au lieu de déduire de ses observations que le cancer pouvait bien être d'origine épithéliale, il en avait conclu que les productions qu'il examinait devaient être séparées de la classe des cancers et constituer un groupe spécial, le groupe des hétéradénomes[2].

A l'exemple de Robin, Cornil établit[3] que, dans les tumeurs de la mamelle qu'on désigne sous le nom de squirrhe, les altérations du début consistent dans une hypergenèse de cellules épithéliales des conduits excréteurs et des culs-de-sac de la glande. Il a fait un pas de plus dans un autre mémoire publié la même année[4] en écrivant : « Les tumeurs comprises dans le groupe du carcinome et du cancroïde ont pour caractère commun d'être constituées en majeure partie par des éléments semblables à des cellules épithéliales existant à l'état normal; et, en raison de ce caractère essentiel, nous leur donnerons le nom de *tumeurs épithéliales.* »

Plus tard, Cornil se rallia à la théorie de Virchow, et la doctrine épithéliale ne devait plus être réhabilitée que par Waldeyer. Ce que Thiersch avait fait pour l'épiderme et ses annexes, Waldeyer[5] le fit pour les muqueuses gastrointestinale et utérine et pour les grosses glandes; il montra que, dans la mamelle, dans le foie et dans l'ovaire, comme dans l'utérus et l'estomac, des involutions

____

[1] CORNIL et RANVIER, *Histologie pathol.*, édit. 1881.

[2] ROBIN et LABOULBÈNE, *Mémoire sur trois productions non décrites.* In *Bull. de la Soc. de biol.*, 1853. — ROBIN et LORAIN, *Mémoire sur deux nouvelles observations de tumeurs hétéradéniques.* In *Bull. de la Soc. de biol.*, 1854. — ROBIN et MARCÉ, *Note sur un nouveau cas de tumeur hétéradénique.* In *Bull. de la Soc. de biol.*, 1854. — ROBIN, *Mémoire sur le tissu hétéradénique.* In *Bull. de l'Acad. des sc.*, 1855, et *Gaz. hebd.*, 1856.

[3] *Loc. cit.*

[4] CORNIL, *Du cancer et de ses caractères anatomiques.* In *Mém. de l'Acad. de méd.*, 1865.

[5] WALDEYER, *Virchow's Archiv*, 1867 et 1872.

partent de l'épithélium normal et par des modifications successives conduisent
au carcinome alvéolaire.

La question de l'origine du cancer est tellement grosse de conséquences, qu'il
nous a paru indispensable d'en donner le résumé historique. A partir de 1872, les
observations en faveur de la théorie épithéliale se multiplièrent; je ne fais que
citer ici les travaux de Malassez[1] et de son élève Deffaux[2], d'Herrmann et Tourneux[3], élèves de Robin, de Rindfleisch[4], de Lancereaux[5], Desfosses[6], etc.

La démonstration de l'origine épithéliale du cancer consiste principalement à
faire voir que les tumeurs décrites sous le nom de carcinomes alvéolaires ne sont
que des épithéliomes diffus, et que sur une même pièce on peut retrouver toutes
les transitions entre une néoformation bien nettement épithéliale, simulant même
l'adénome, et les formes les plus typiques du carcinome[7]. Les exemples n'en
sont pas rares à la mamelle, mais ils sont aussi nets dans les autres parenchymes,
témoin l'observation suivante, qui va me servir de type de démonstration[8].

Une femme de quarante-sept ans, malade depuis peu de temps, succombe dans
le service de M. Bucquoy à des troubles dyspnéiques. On trouve à l'autopsie que
les poumons sont infiltrés de cancer et que les ganglions bronchiques et les
plèvres sont également infectés. M. Malassez analyse toutes ces tumeurs, il
trouve que spécialement dans les plus petites, il existe de petites cavités kystiques tapissées d'un revêtement épithélial bien régulier, tantôt plat, tantôt cubique
ou cylindrique. La nature épithéliale de la tumeur, ici, n'est pas douteuse (fig. 50 a).
Mais plus loin les cellules se stratifient et prennent des formes anormales : on ne
peut cependant leur refuser le caractère épithélial, car elles se continuent par
places avec un revêtement régulier. Ailleurs enfin, les amas épithéliaux sont
pleins : constitués par de grandes cellules polymorphes, ils forment des boyaux
anastomosés et ramifiés et finissent par prendre tout à fait l'aspect alvéolaire du
carcinome (fig. 50, c, d, e, f). On peut conclure que dans cette tumeur, tantôt
les cellules épithéliales rappellent la forme et les dispositions de l'épithéliome
type (épithélioma typique de Malassez), et que tantôt, proliférant davantage et
n'atteignant pas leur développement complet, ces cellules restent à l'état embryonnaire et infiltrent le tissu conjonctif (épithéliomas métatypiques de Malassez).

Dans certains cas, la tumeur primitive se montrant avec tous les caractères
d'un épithélioma, les tumeurs secondaires affectent la structure alvéolaire.
L'inverse a quelquefois lieu[9].

Je pourrais multiplier les exemples, et citer entre autres celui du cancer primitif du foie où l'on assiste, étape par étape, aux différentes phases que parcourent les cellules hépatiques avant d'arriver à l'état d'élément cancéreux[10].
De toutes ces constatations, jointes à ce fait qu'il n'existe pas une seule observation irréprochable de carcinome *vrai* développé primitivement dans un organe

[1] Malassez, *Arch. de physiol.*, 1876.
[2] Deffaux, Thèse de Paris, 1877.
[3] Herrmann et Tourneux, *Journal d'anat.*, 1876.
[4] Rindfleisch, *Traité d'histol. pathol.*, 1878.
[5] Lancereaux, *Traité d'anat. pathol.*, 1879.
[6] Desfosses, *Sur la théorie épithéliale du cancer*, Thèse de Paris, 1881.
[7] C'est ce qu'ont fait : Waldeyer pour la plupart des organes, Malassez pour le poumon
et l'ovaire, Cornil pour le corps thyroïde (*Arch. de phys.*, 1875), Laveran pour l'estomac (*Arch.
de phys.*, 1876), Deffaux et Malassez, Rindfleisch, Herrmann et Tourneux, etc. pour le sein.
[8] *Mém. de Malassez*. In *Arch. de phys.*, 1876.
[9] Voy. Thèse de Desfosses, p. 37.
[10] Hanot et Gilbert, *loc. cit.*

dépourvu d'épithélium, il ressort bien que le carcinome est un épithéliome au
même titre que le cancroïde. Ces deux néoplasmes se rapprochent donc par une
commune origine; mais, bien plus, leur structure elle-même n'est pas en réalité
tellement différente; la disposition alvéolaire, ainsi que le remarque Brault,
n'est nullement caractéristique du carcinome : d'une part, il arrive souvent que
dans le cancer, les alvéoles se réduisent à de simples fentes où les cellules s'ali-
gnent sur un seul rang; d'autre part, la structure alvéolaire s'observe dans les

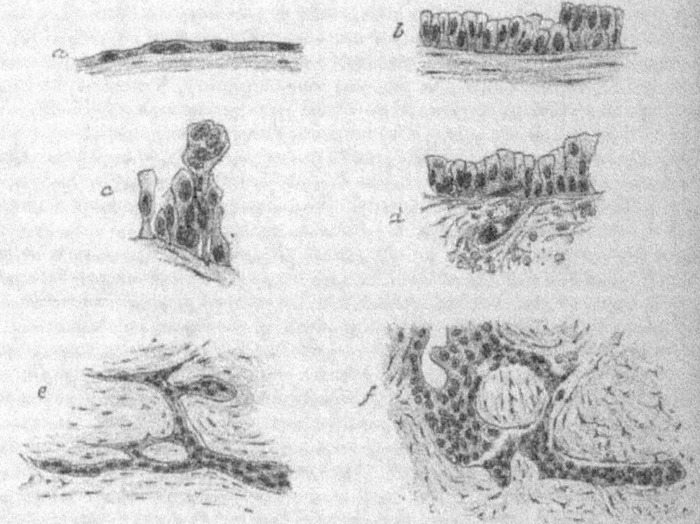

Fig. 65. — Épithéliome du poumon (d'après Malassez, Arch. de phys., 1876).

épithéliomes de la muqueuse digestive et même dans certains cancroïdes :
Brault[1] cite l'exemple d'un cancroïde du front riche en globes épidermiques
dans sa partie superficielle et qui prenait à sa face profonde l'aspect alvéolaire.
Nous-même nous avons pu faire des constatations analogues sur un épithéliome
de la langue enlevé par Bouilly en 1879.

On a objecté, il est vrai, que la marche et l'évolution étaient différentes dans
l'un et l'autre néoplasme. Sans doute il est de règle que l'infection cancroïdale
reste localisée aux voies lymphatiques et aux tissus en rapport direct avec
l'organe primitivement envahi, tandis que le cancer infecte à distance des
organes viscéraux qui n'ont aucun lien anatomique avec son point de départ.
Toutefois, il existe des exemples de cancroïdes généralisés : on a observé des
noyaux secondaires d'épithéliome pavimenteux dans le foie (Brault), dans les
poumons (Bard)[2], les plèvres, la rate (Babinski)[3], les os, etc. Bien moins

[1] BRAULT, Arch. méd., 1885.
[2] BARD, Arch. de phys., 1885.
[3] Soc. anat., 1885.

[GUÉNU.]

exceptionnels encore sont les généralisations des épithéliomes cylindriques : elles s'observent même assez fréquemment dans les épithéliomes du tube digestif.

De tout ce qui précède, il résulte que le carcinome n'a réellement rien de spécifique et qu'il n'est séparé des épithéliomes proprement dits par aucun caractère absolu et tranché ; ce n'est pas à dire qu'il faille confondre complètement leur étude, mais au moins est-il permis de conclure que, dérivés du même tissu, le tissu épithélial, cancroïdes et carcinomes appartiennent bien à une même famille.

ÉPITHÉLIOMES PROPREMENT DITS

Anatomie pathologique.

Les épithéliomes proprement dits ont presque toujours pour siège les téguments et les muqueuses.

DIVISION. — Toute surface tégumentaire ou muqueuse peut en être le point de départ. Naturellement ils empruntent à leur origine leur morphologie particulière, et l'on peut adopter pour leur division, la division même des épithéliums de revêtement. Les épithéliums de revêtement se partagent en deux grandes classes, les *épithéliums stratifiés pavimenteux*, auxquels appartiennent l'épiderme et l'épithélium de certaines muqueuses, et les *épithéliums à une seule couche de cellules cylindriques*. Nous aurons, par suite : des épithéliomes pavimenteux stratifiés de la peau ou épidermiques, des épithéliomes pavimenteux stratifiés des muqueuses, et des épithéliomes à cellules cylindriques. Les épithéliomes pavimenteux des muqueuses se rapprochent beaucoup des épithéliomes épidermiques, et leur étude peut être confondue : nous n'avons donc à établir que deux grandes divisions, les épithéliomes pavimenteux stratifiés et les épithéliomes cylindriques [1].

1° *ÉPITHÉLIOMES PAVIMENTEUX STRATIFIÉS*

Ces tumeurs ont été aussi décrites sous le nom de *cancroïdes* ; elles peuvent occuper tous les points des téguments, il semblerait même que les parois dermoïdes de certains kystes ovariques puissent leur donner naissance [2], mais leur siège de prédilection est au voisinage des orifices naturels, à la peau des lèvres, de la joue, du nez, des paupières, au prépuce, au scrotum, aux parties génitales externes chez la femme. Pour les muqueuses, on doit signaler le col de l'utérus, le rectum, la langue, la bouche, l'isthme du gosier, l'œsophage, le larynx, etc. Est-il besoin de déclarer que, à l'encontre de Virchow, nous ne croyons pas aux épithéliomes primitifs des os? Sans doute on a trouvé des épithéliomes dans l'épaisseur du tibia et des mâchoires, mais les uns n'étaient que des productions secondaires, les autres s'expliquent parfaitement par la persistance au

[1] Le nombre des variétés de tissus épithéliaux est très considérable ; ils n'ont d'autres limites que le nombre des variétés des types normaux des cellules épithéliales. Chaque type ne saurait trouver de meilleure dénomination que celle de son origine physiologique ; et il y a lieu de distinguer autant de types d'épithéliomes anormaux qu'il y a d'épithéliomes normaux, et autant d'épithéliomes glandulaires qu'il y a de classes différentes (Bard).

[2] BROCA, Soc. anat., 1884. Le fait est connu pour les kystes sébacés.

centre des maxillaires de débris épithéliaux d'origine embryonnaire (Verneuil, Reclus, Malassez).

L'épithéliome pavimenteux est séparable en deux espèces : dans l'une, les cellules subissent une évolution semblable à celle de l'épiderme; dans l'autre, l'évolution cornée est absente. A la première appartiennent les épithéliomes pavimenteux lobulés, à la seconde les épithéliomes pavimenteux tubulés.

Épithéliome pavimenteux lobulé

C'est particulièrement à ces tumeurs que s'applique le terme *cancroïde* employé par les cliniciens. Elles se présentent tantôt sous formes de plaques superficielles d'aspect papillaire, tantôt sous forme de tumeurs occupant l'épaisseur du derme. Leur tissu se déchire facilement (cancer friable de Cruveilhier); il est blanchâtre, granuleux et ne donne pas de suc laiteux au raclage. En le

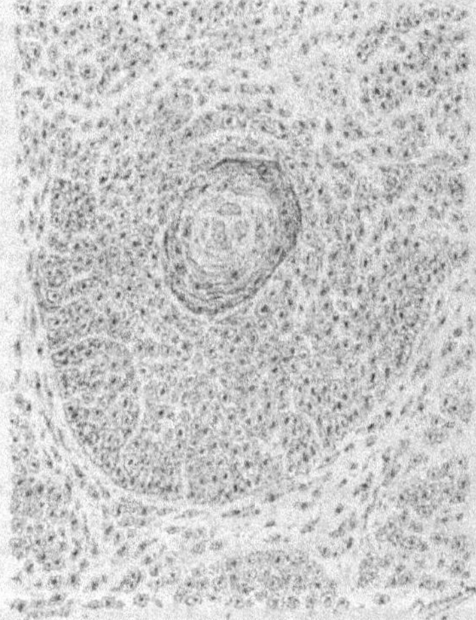

Fig. 84. — Cancroïde de la face.

pressant, on fait souvent sourdre de petits filaments analogues à du vermicelle. Par le raclage, on obtient, la plupart du temps, des espèces de grumeaux qu'on peut désagréger et au milieu desquels se trouvent de petits globes caractéristiques décrits par Lebert sous le nom de globes épidermiques. Ces globes épidermiques se composent de cellules cornées, imbriquées en couches concentriques. Sur les coupes, on retrouve ces globes épidermiques au centre des bourgeons épithéliaux. Ceux-ci sont disposés au milieu d'un tissu conjonctif vasculaire, sous forme de lobules réunis par des travées épithéliales. Chaque lobule se compose de cellules qui reproduisent de la périphérie au centre l'évolution des cellules du corps muqueux de Malpighi : on trouvera donc, tout à fait à la périphérie, des cellules cylindriques, puis des cellules dentelées, puis la couche granuleuse ou *stratum granulosum*, et enfin la couche cornée représentée par les globes épidermiques. La couche granuleuse est plus épaisse dans les épithéliomas que dans l'épiderme normal (1), les cellules renferment des gouttelettes d'éléidine plus volumineuses et plus nombreuses.

Il existe une variété d'épithéliome pavimenteux lobulé dans laquelle les cellules, au lieu de subir la kératinisation habituelle, deviennent colloïdes au centre des lobules ; alors elles ne renferment plus d'éléidine ; ces épithéliomes portent le nom d'*épithéliomes muqueux*. On peut rencontrer dans une même tumeur, d'une part, des lobules à évolution muqueuse et des lobules à évolution cornée, d'autre part, des lobules à évolution mixte, tels par exemple que le centre renferme une goutte colloïde entourée de cellules cornées, ou inversement (2).

Cornil et Ranvier décrivent, à côté et à la suite des épithéliomes lobulés, une variété rare de tumeurs connues depuis Cruveilhier sous le nom de *tumeur perlée*. Ces tumeurs sont formées de lobules dans lesquels, au lieu des couches de cellules stratifiées ordinaires, on ne rencontre qu'une seule couche de cellules aplaties et à noyaux atrophiés, entourant une série de lamelles épidermiques soudées entre elles et constituant les perles.

La nature épithéliomateuse de ces productions est encore et de plus en plus contestée.

On les a rencontrées non seulement à la peau, mais dans l'iris, dans l'oreille, dans la muqueuse de la bouche, du palais, de la trompe, dans l'ovaire, etc.

Il est probable qu'on a rassemblé sous le même nom des tumeurs de nature différente; je n'en veux qu'une preuve, c'est leur confusion avec les endothéliomes des méninges (sarcomes angiolithiques de Cornil et Ranvier). Les épithéliomes et les tumeurs perlées n'ont qu'un seul point commun, c'est la présence de cellules épidermiques emboîtées comme les squames des bulbes d'oignons. La perle rappelle en plus gros le globe épidermique; mais rien dans l'évolution et les caractères cliniques ne les rapproche et il me suffit de dire que jamais ici ne s'observent la récidive locale et l'infection ganglionnaire. D'autre part, les recherches récentes ont jeté sur ces productions un jour tout nouveau. Les travaux de Rothmund (3) avaient signalé que dans les tumeurs perlées de l'iris, on retrouve constamment un traumatisme dans les antécédents. Masse a pu, en greffant de petites portions de conjonctive dans la chambre antérieure de lapins, voir se développer de véritables tumeurs perlées de l'iris. De même les observations de tumeurs perlées des doigts mentionnent fréquemment l'existence de traumatismes antérieurs. Peut-être faut-il, par analogie, admettre avec Gross (4) qu'à la suite d'une contusion ou d'une piqûre, une petite parcelle du corps muqueux de Malpighi peut se trouver refoulée dans le tissu cellulaire souscutané, et y végéter. Gross accepte que certaines tumeurs perlées sont indépendantes de tout traumatisme, il leur considère alors une origine congénitale et leur applique la théorie de Conheim; par suite, c'est tout au plus si ces dernières productions méritent d'être comptées au nombre des tumeurs.

(1) Ranvier, *Bull. de l'Acad. des sc.*, 1879.
(2) Stechan, *Arch. de phys.*, 1882.
(3) *Klinische Monatsblätter für Augenheilkunde*, 1872.
(4) Gross, *Revue méd. de l'Est*, 1884.

Épithéliome pavimenteux tubulé.

Les épithéliomes tubulés s'observent dans la peau et dans les muqueuses à épithélium pavimenteux. Ils sont caractérisés sur les coupes par un stroma conjonctif soit embryonnaire, soit muqueux ou fibreux, et par des cordons pleins d'épithélium pavimenteux anastomosés les uns avec les autres. Les cellules des cordons ont nettement le caractère épithélial et on y retrouve le plus souvent

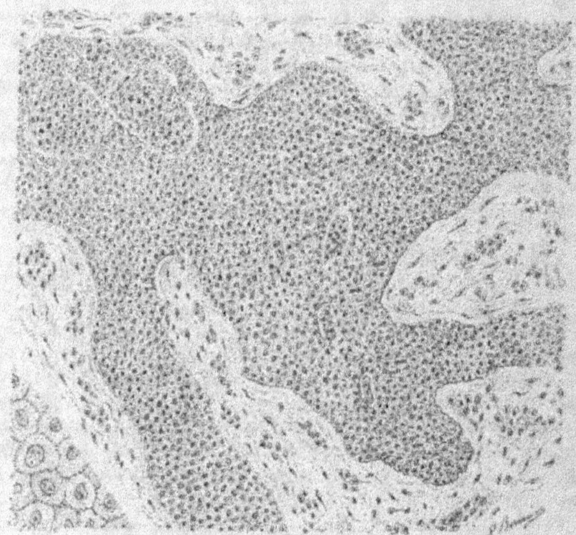

Fig. 65. — Épithéliome tubulé de la peau (préparation de Toupet).

les dentelures caractéristiques des cellules du corps muqueux de Malpighi. Il peut se faire que, dans quelques points de la tumeur, l'épithélium subisse la kératinisation et rapproche ainsi l'épithéliome tubulé de l'épithéliome lobulé.

Épithéliome calcifié.

A la suite de l'épithéliome tubulé je crois devoir placer une variété d'épithéliomes décrite par Malherbe ([1]) sous le nom d'*épithéliome calcifié*. Ce sont des tumeurs arrondies, dures, toujours encapsulées, siégeant à la face profonde de la peau ou dans le tissu cellulaire sous-cutané et pouvant atteindre le volume du poing. Elles se composent d'une trame conjonctive et de boyaux épithéliaux analogues à ceux de l'épithéliome tubulé, seulement les cellules sont calcifiées,

([1]) MALHERBE et CHENANTAIS, *Bull. de la Soc. anat.*, 1880, et *Arch. de phys.*, 1881. — Thèse de Chenantais, 1881. — MALHERBE, *Recherches sur l'épithéliome calcifié des glandes sébacées*, 1882. — *Arch. de méd.*, 1885.

[SUITE]

et le stroma généralement fibreux peut subir une véritable ossification. Cette production paraît bien constituer une variété à part, et non un simple mode de terminaison des épithéliomes vulgaires (¹); elle serait, en effet, calcifiée dès son origine, et jamais elle n'aboutirait à une infection même locale. Il est remarquable encore de noter qu'elle a toujours été observée chez des sujets jeunes (de neuf à vingt ans); Malherbe en place l'origine dans une glande sébacée déjà kystique.

ORIGINE ET ÉVOLUTION DES ÉPITHÉLIOMES PAVIMENTEUX

L'épiderme ne forme pas seulement le revêtement de la peau; à une certaine époque de la vie embryonnaire, il envoie dans son épaisseur des bourgeons épithéliaux qui s'organisent et forment, les uns, les appareils producteurs des poils, les autres, des appareils glandulaires, tels que les glandes sudoripares et les glandes sébacées. Or, une première question se pose, c'est de savoir si les annexes de l'épiderme ne sont pas susceptibles de donner également naissance à des bourgeons pathologiques.

Le développement le plus habituel des épithéliomes pavimenteux résulte d'un bourgeonnement des cellules du corps muqueux de Malpighi au niveau du fond d'un espace interpapillaire (Thiersch). La limite entre le derme et l'épithélium devient alors moins nette, et il semble que l'involution des bourgeons épithéliaux provoque immédiatement à son contact une prolifération des éléments conjonctifs des papilles. Ce fait a pu faire croire à la transformation des cellules embryonnaires en cellules épithéliales.

On peut s'assurer, sur des coupes pratiquées dans la zone d'envahissement des épithéliomes, que les follicules pileux et les glandes sébacées participent au processus d'envahissement : dans les deux cas, la membrane limitante finit par céder comme avait cédé la membrane basale qui recouvre les papilles. De même, les glandes sudoripares concourent à former les masses épithéliales de la tumeur; l'épithélium, qui ne formait qu'une seule couche de revêtement au tube sudoripare, remplit bientôt celui-ci, rompt la membrane propre et va produire des îlots d'épithéliome lobulé ou tubulé (²).

Mais il est une question tout autre : Le développement *primitif* de l'épithéliome peut-il se faire ailleurs que dans les espaces interpapillaires? Existe-il des épithéliomes primitifs des glandes sudoripares et des glandes sébacées? Et s'ils existent, ont-ils une physionomie qui les distingue?

Nous avons déjà, à propos des adénomes de la peau, touché un mot de la question des tumeurs sudoripares et rappelé les travaux de Verneuil. Pour ce qui va suivre, nous avons mis à contribution un fort intéressant travail de Darier (³) où cet auteur passe en revue les observations d'Hénocque et Souchon (⁴), de Christot (⁵), de Chandelux (⁶), Liénaux (⁷), Cornil, etc. Il a raison de

(¹) Comme le croit Trélat, voy. LEJARS, *Arch. méd.*, 1885.
(²) CORNIL, *Journal d'anat.*, 1865. — WALDEYER, *Virchow's Arch.*, 1867.
(³) DARIER, *Contribution à l'étude de l'épithéliome des glandes sudoripares*, in *Archives de méd. expér.*, 1889.
(⁴) HÉNOCQUE et SOUCHON, *Gaz. hebd.*, 1866.
(⁵) CHRISTOT, *Gaz. hebd.*, 1866.
(⁶) CHANDELUX, *Arch. de phys.*, 1882.
(⁷) LIÉNAUX, *Ann. de méd. vétér.*, 1888.

dire que ce sont là des exemples de tumeurs épithéliales d'*origine très probablement sudoripare*, mais on ne peut rien affirmer de plus. En effet, la plupart du temps, sur quoi s'est-on basé pour affirmer l'origine sudoripare d'une tumeur? Sur deux idées fausses, l'une relative à l'évolution et à la bénignité des tumeurs glandulaires de la peau, l'autre relative à la structure présumée identique des tumeurs sudoripares. Or, pour le premier point, lorsqu'on a examiné au microscope des tumeurs que leur marche lente et leurs signes cliniques avaient fait ranger dans les adénomes sudoripares, on a été surpris de constater que les espaces interpapillaires et peut-être les glandes sébacées avaient dû donner naissance aux bourgeonnements morbides (Mathieu) : on ne saurait donc arguer de la bénignité d'un épithéliome pour le localiser dans une glande.

Pour le second point, voici ce que nous apprend l'examen des tumeurs au développement desquelles les glandes sudoripares ont pris une part active sinon primitive; on a constaté dans ces cas qu'il s'agissait d'épithéliomes, tantôt tubulés, tantôt lobulés, avec ou sans globes épidermiques, tantôt diffus. Comme, d'autre part, la variété tubulée peut avoir une origine malpighienne [1] ou sébacée (Darier), il faut conclure que, pour les tumeurs des glandes sudoripares, il n'existe pas plus de constante anatomique qu'il n'existe de constante clinique.

Je n'en déduis pas qu'une involution épithéliale ne puisse jamais commencer par les tubes sudoripares; j'ai admis ce point de départ pour certains adénomes que Verneuil a eu le mérite de signaler [2] et pour les hydradénomes de Jaquet et Darier; ce point de départ est probable pour les cas d'Hénocque, Christot, etc., mais il est évident que la variabilité des caractères cliniques et anatomiques des tumeurs sudoripares leur enlève beaucoup d'intérêt et nous détourne, contrairement à Verneuil, d'en faire une variété bien distincte.

Les épithéliomes primitifs des glandes sébacées étaient regardés comme fréquents par Broca; il faut, au contraire, avec Darier, regarder comme rares les observations dans lesquelles on a pu démontrer l'origine sébacée des épithéliomes, en dehors des cas où la tumeur a débuté dans une glande déjà kystique.

Dans la plupart des observations bien nettes d'épithéliomes sébacés primitifs, il existait, en effet, antérieurement des lésions des glandes. C'est dans une glande formant déjà une petite loupe que Malherbe place le développement de son épithéliome calcifié : de même, il n'est pas exceptionnel de voir un kyste sébacé longtemps stationnaire prendre à un moment donné l'allure d'un néoplasme malin, et infecter les ganglions lymphatiques [3]. De même aussi, diverses lésions des glandes sébacées peuvent subir la dégénérescence cancroïdale, c'est ce que dans leurs thèses Audouard [4] et Rigand ont démontré pour cette affection du visage assez commune chez les vieillards (acné sébacée partielle) qui se manifeste sous forme de plaques recouvertes de croûtes grasses. Si on ne l'irrite pas, cette lésion peut guérir d'elle-même : dans d'autres conditions, elle peut devenir le point de départ d'un épithéliome.

---

[1] Baretzki, *Épithélioma tubulé de la fesse.* In *Bull. de la Soc. anat.*, 1884.

[2] Voy. p. 355.

[3] Nous avons observé à l'hôpital Beaujon une malade qui portait depuis l'âge de six ans un petit kyste sébacé de la cuisse au-dessus de la rotule. Pendant dix-huit ans la tumeur resta stationnaire, puis grossit en gardant ses caractères. Vingt-six ans après le début elle devint douloureuse, et les ganglions cruraux se prirent; la malade mourut. L'examen histologique fit reconnaître l'existence d'un épithéliome développé dans un kyste sébacé et généralisé aux ganglions de l'aine.

[4] Thèse, 1878.

Si maintenant nous recherchons les observations de tumeurs épithéliales sébacées ayant pris naissance dans des glandes non malades auparavant, nous nous heurtons à des difficultés analogues à celles que nous avons déjà rencontrées dans l'étude des glandes sudoripares; nous reportons-nous à l'analyse des tumeurs sébacées, nous lisons que les masses épithéliales sont tantôt lobulées, tantôt tubulées; l'évolution épidermique manque ou existe, et arrive ou non à la formation de globes épidermiques. Toutefois, dans un petit nombre de cas, on peut reconnaître que les cellules épithéliales qui constituent un lobule ou un cordon cylindrique renferment dans leur protoplasma des gouttelettes brillantes dont l'acide osmique révèle la nature graisseuse, on assiste pour ainsi dire à une tentative d'évolution sébacée qui peut mettre sur la voie du diagnostic anatomique.

Quel que soit son point de départ, l'épithéliome pavimenteux (sauf dans les variétés calcifiées et perlées) [1] tend à prendre une marche envahissante : la rapidité de son évolution semble moins en rapport avec la nature de l'organe envahi primitivement, qu'avec différentes conditions telles que le voisinage des surfaces muqueuses et des zones mixtes des orifices naturels [2], les irritations continuelles, les conditions de circulation lymphatique, l'âge du sujet, l'évolution des éléments, etc.

L'épithéliome s'accroît à la fois aux dépens de sa masse et par envahissement des tissus voisins.

Lorsqu'il s'est développé au voisinage des muscles striés [3], il est remarquable de voir avec quelle rapidité les cellules épithéliales s'infiltrent dans les interstices des faisceaux, à distance du foyer primitif : les faisceaux musculaires s'atrophient ou subissent la dégénérescence graisseuse et vitreuse; en même temps le tissu conjonctif interfasciculaire présente les lésions banales de l'inflammation, de même du reste que n'importe quel tissu en contact avec les bourgeons épithéliaux, que ce soit du derme ou de l'os.

C'est encore par infiltration de leur tissu par des éléments soit embryonnaires, soit épithéliaux, que se fait l'envahissement des nerfs [4], des veines et des artères : pour les veines, on peut observer un refoulement, puis une destruction de la tunique interne, suivie de la pénétration dans le vaisseau des bourgeons néoplasiques; la thrombose s'observe fréquemment. Les parois des artères offrent plus de résistance, mais elles peuvent à la longue se laisser détruire.

Les lésions vasculaires paraissent jouer un rôle important dans le phénomène de l'ulcération de la peau ou des muqueuses : les oblitérations qu'elles déterminent aboutissent à de véritables petites gangrènes partielles de la tumeur et par conséquent du derme qui en est infiltré. Il ne tarde pas à s'y ajouter des altérations banales d'inflammation plus ou moins septique, la surface ulcérée suppure et laisse suinter un liquide séro-sanguinolent; souvent le tissu conjonctif végète sous forme de bourgeons plus ou moins vasculaires et toujours friables, donnant une forme papillaire à la tumeur.

Ce qu'il importe de mettre en lumière, c'est que, au delà des limites appréciables à l'œil nu de la tumeur, il existe toujours une zone d'envahissement

<hr>

[1] Si tant est que l'épithéliome perlé soit un épithéliome.
[2] Besnier, Ann. de dermat., 1881.
[3] Cornil, Arch. de physiol., 1887.
[4] On a observé le long des nerfs de véritables petites embolies épithéliales à distance du foyer primitif (voy. Derex, Bull. de la Soc. anat., 1885).

dans laquelle les cellules épithéliales infiltrent et dissocient les tissus qui les entourent.

Un autre mode d'extension tout aussi constant et tout aussi important doit nous arrêter, c'est celui qui s'accomplit à distance par l'intermédiaire des voies lymphatiques. Il est de règle en effet, pour les épithéliomes pavimenteux, et je pourrais dire pour la plupart des tumeurs épithéliales, d'observer, à une période plus ou moins précoce, que les ganglions dont les lymphatiques de la région malade sont tributaires présentent des noyaux identiques à la tumeur primitive. On est à peu près unanime à voir dans ces tumeurs secondaires le résultat de véritables greffes épithéliales transportées par le courant de la lymphe; les premiers ganglions envahis deviennent à leur tour des foyers d'infection pour toute la chaîne : distinctes et mobiles au début, les glandes lymphatiques finissent par se fusionner, et là, comme dans tous les autres tissus, la marche de l'infection est d'autant plus rapide qu'il s'y joint plus d'irritation par des causes quelconques, septiques ou autres.

L'infection générale est rare dans l'épithéliome pavimenteux; j'ai déjà indiqué, à propos de l'origine épithéliale du cancer, dans quels viscères on a observé des noyaux secondaires.

2° ÉPITHÉLIOMES CYLINDRIQUES

Les épithéliomes cylindriques sont des tumeurs qu'on a jadis confondues avec le carcinome. Ils se caractérisent par des cavités plus ou moins régulières, tapissées de une ou plusieurs couches de cellules cylindriques [1]. Leur stroma peut offrir toutes les variétés du tissu conjonctif.

Le siège le plus commun de cette variété d'épithéliome est la partie du tube digestif qui s'étend du cardia jusqu'à l'anus, mais on peut la rencontrer partout où il existe à l'état normal un épithélium cylindrique, par exemple dans le foie, dans la mamelle, dans les fosses nasales, dans l'utérus et enfin dans l'ovaire et le testicule. Les parenchymes en sont donc le point de départ aussi bien que les muqueuses. Dans l'intestin, le *développement* de l'épithéliome cylindrique paraît se faire aux dépens des glandes : Klebs et Fursber ont, en effet, montré que les premières modifications consistent dans l'allongement et la ramification des glandes de Lieberkühn. Peut-être en est-il de même dans l'utérus? Dans le foie, l'origine prête encore à discussion : la plupart l'ont attribuée à une prolifération des canaux biliaires; sans nier la possibilité du fait, Hanot et Gilbert le croient exceptionnel; ils ont vu, en tout cas, les cellules hépatiques se transformer progressivement en cellules cylindriques. Il n'y a là, en somme, rien qui doive surprendre, puisque cellules hépatiques et cellules biliaires ont une même origine embryogénique; mais ce changement morphologique cellulaire nous a paru un fait des plus intéressants à signaler. Quant aux épithéliomes de l'ovaire, on les considère comme le résultat d'involutions anormales de l'épithélium qui tapisse la surface de l'organe, involutions qui rappelleraient la formation des tubes de Pflüger et le développement primitif de l'ovaire. Du reste, ces épithéliomes ovariques que Malassez rapproche de certaines tumeurs kystiques du testicule,

---

[1] Nous avons indiqué, p. 557, d'après Cornil et Ranvier, quels sont les caractères anatomiques différentiels de l'adénome cylindrique et de l'épithéliome cylindrique.

constituent une variété tout à fait spéciale, remarquable à la fois par la transformation colloïde de ses éléments et par son évolution kystique. Celle-ci peut devenir prédominante au point de masquer les liens qui rattachent ces productions à la famille épithéliale. Ces liens ont même été longtemps méconnus, mais

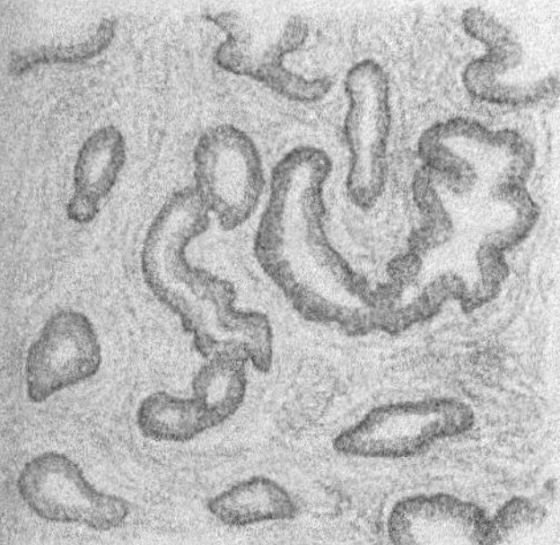

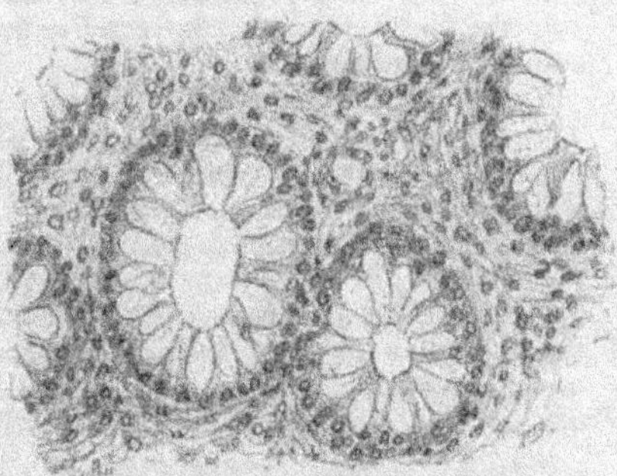

Fig. 66. — Épithélioma cylindrique du rectum (préparation de Brault).

Fig. 67. — Préparation de la figure à un plus fort grossissement (préparation de Brault).

aujourd'hui personne ne les conteste depuis qu'il a été démontré que certains kystes ont pu donner naissance à des productions secondaires et à de véritables généralisations [1]. Dans les tumeurs ovariques, les productions secondaires ont

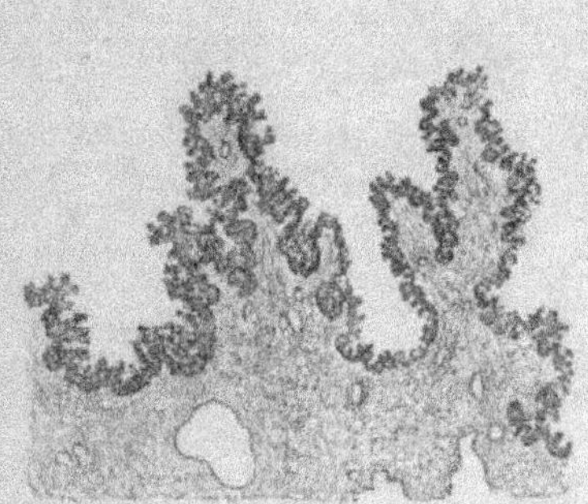

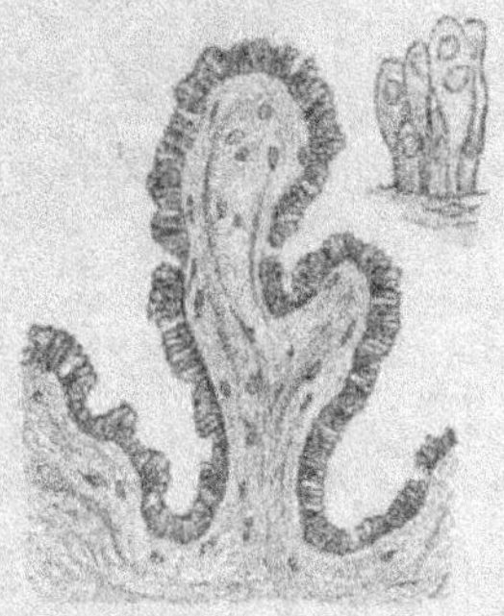

Fig. 68. — Épithélioma de l'ovaire.

Fig. 69. — Épithélioma de l'ovaire d'après Fig. Poupinel (Arch. de phys., 1888).

presque toujours eu le péritoine pour siége, ce qui s'explique si l'on admet (ce qui ne semble pas douteux) que des cellules détachées de la surface du néoplasme ont le pouvoir de vivre, de se greffer sur un point quelconque de la séreuse et d'y fonder de véritables colonies [2].

[1] W. Fox, Med. chir. transactions, 1864. — Waldeyer, Arch. gyn. Berlin, 1870. — Malassez, et de Sinéty, Archives de physiologie, 1878, 1879, 1884. — Quénu, Thèse, 1884. — Poupinel, Thèse, 1886.

[2] Dans une observation de Ménétrier il a été constaté que les cellules épithéliales libres dans la cavité abdominale présentaient des phénomènes de segmentation attestant leur vitalité (Thèse de Poupinel).

La généralisation des épithéliomes intestinaux se fait le plus fréquemment dans le foie, en raison des connexions vasculaires de cet organe avec le tube digestif, mais elle peut avoir lieu aussi dans le poumon, dans les os, et sans oublier, bien entendu, les ganglions lymphatiques, car le système lymphatique reste la voie privilégiée pour la dissémination des néoplasies épithéliales. Cette voie n'est pas d'ailleurs exclusive, les embolies peuvent se faire par les veines et même par les artères [1].

En résumé, si la généralisation est rare dans certaines variétés d'épithéliomes cylindriques (kystes de l'ovaire), il n'en est pas moins vrai qu'elle peut s'observer. Dans toutes également, même dans celles de l'ovaire, il est possible de constater des formes intermédiaires qui conduisent de l'épithéliome à forme adénoïde à l'épithéliome infiltré, c'est-à-dire au carcinome.

Tels sont les caractères anatomiques essentiels des deux grandes classes d'épithéliomes. J'ai omis à dessein de faire rentrer dans l'une ou l'autre deux variétés rares, d'interprétation difficile, et dont il importe néanmoins de dire un mot : je veux parler du cylindrome et de l'épithéliome polymorphe.

Cylindromes. — On donne le nom de cylindromes à des tumeurs épithéliales qu'on a rencontrées presque exclusivement à la face, au niveau des joues, des lèvres, de la région parotidienne et, dans quelques cas, à la région frontale,

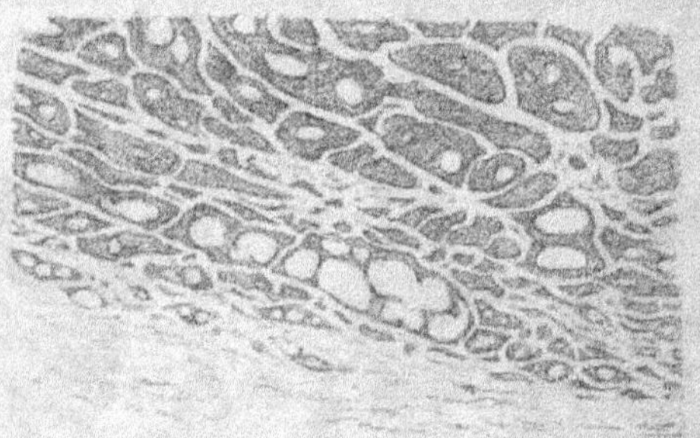

Fig. 70. — Cylindrome de la parotide (préparation de Darier).

dans l'orbite, etc. Ces tumeurs, dont le volume peut varier de celui d'une noix à celui du poing, occupent le tissu cellulaire sous-cutané, et sont généralement encapsulées ; elles sont histologiquement caractérisées par l'existence, au milieu de cylindres et lobules épithéliaux, de corps réfringents oviformes ; c'est ce qui les avait fait décrire par Robin en 1853, sous le nom de tumeurs hétéradéniques à corps oviformes [2]. Maintes publications ont été faites sur ces tumeurs depuis le travail de Robin, on les trouvera très complètement analysées dans un excellent mémoire de Malassez (*Archives de physiologie*, 1883). Malassez a eu de plus l'occasion d'examiner lui-même plusieurs pièces ; il nous paraît être l'auteur qui en a donné l'interprétation la plus satisfaisante.

Lorsqu'on étudie la structure d'un cylindre, on le trouve à l'œil nu entouré

[1] Voy. observ. Brault, p. 481, *Arch. de méd.*, 1885.
[2] ROBIN et LABOULBÈNE, *Bull. de la Soc. de biol.*, 1853.

[QUÉNU.]

d'une enveloppe conjonctive et décomposé par des travées fibreuses en lobes
et lobules. Dans chaque lobule on rencontre des néoformations épithéliales,
tantôt disposées en revêtement sous forme de cavités tapissées d'épithélium
cylindrique, tantôt disposées en cordons pleins ou en amas de formes variées.
Au centre des néoformations épithéliales, on observe de distance en distance
des corps très réfringents réunis çà et là les uns aux autres par des prolongements hyalins; ce sont les corps oviformes. Mais, en outre, le stroma présente
les signes d'une transformation en un tissu hyalin, myxomateux.

Quelle interprétation convient-il de donner aux corps oviformes?

Il ne faut pas les considérer comme de nature épithéliale, comme des cellules
épithéliales qui auraient subi la dégénérescence colloïde. En effet, « ces productions offrent parfois une structure complexe (membrane d'enveloppe, vaisseaux, etc.), que ne peut posséder un produit de sécrétion ou de dégénérescence
épithéliale » (Malassez). D'après Malassez, le phénomène initial serait une
néoformation épithéliale, puis sur cette néoformation viendrait se greffer un
bourgeonnement myxomateux du stroma pénétrant au sein des amas épithéliaux
et y constituant les amas réfringents.

Cornil et Ranvier rangeaient le cylindrome à côté des épithéliomes tubulés,
ils en faisaient par suite une variété d'épithéliome pavimenteux. Malassez le
regarde comme appartenant au type endodermique, observant que dans les
points où la néoformation atteint son développement le plus élevé, elle apparaît
sous forme de cavités tapissées d'épithélium cylindrique.

Par suite le cylindrome serait une variété d'épithéliome cylindrique, il en
représenterait une forme embryonnaire à disposition alvéolaire.

Nous ne connaissons rien de précis sur le point de départ des cylindromes.
D'après la remarque de Malassez, ces tumeurs s'observent à leur début dans
le tissu cellulaire sous-cutané ou sous-muqueux; il n'est pas probable qu'il
faille incriminer l'épithélium cutané ou muqueux, et peut-être aurait-on plus de
raisons de songer à un point de départ, soit dans une glande, soit dans des
débris d'épithélium fœtal.

Le cylindrome a une marche lente, loin de s'infiltrer dans les tissus comme
les autres variétés d'épithéliomes, il les refoule et détermine leur atrophie;
toutefois, il peut à la longue ulcérer la peau et prendre l'aspect d'un cancroïde;
il existe même des cas de généralisation aux ganglions, à la plèvre, aux poumons et au foie, etc. (Tommasi). Ces faits sont exceptionnels; la récidive locale
elle-même est rare et ne survient que dans le 1/5 des cas (Malassez); ce sont
donc des tumeurs d'une demi-malignité. Il est bon de savoir que les Allemands
donnent aussi le nom de cylindromes à des tumeurs de la peau du nez ayant
pour point de départ l'endothélium des voies lymphatiques, connues encore
sous le nom d'endothéliomes hyalogènes; ces néoplasmes rentrent, on le voit,
dans la classe des tumeurs conjonctives [1].

Épithélium polymorphe. — Malherbe a décrit sous ce nom une variété d'épithéliome caractérisée par le polymorphisme des éléments aussi bien conjonctifs
qu'épithéliaux; il n'en cite que deux observations, dont une du professeur
Trélat. Dans celle-ci la trame était composée à la fois de tissu conjonctif adulte
et embryonnaire, de tissu osseux et de cartilage réticulé; l'élément épithélial

[1] Van Bambeke, *Acad. de méd. de Belgique*, 17 avril 1895, et *Sem. méd.*, mai 1895.

était représenté par des cavités pleines d'écailles épidermiques comme on en trouve dans les loupes, par des amas de cellules analogues, ici aux masses de l'épithéliome lobulé, là aux cordons de l'épithéliome tubulé, là enfin aux cavités de l'épithéliome cylindrique. La seconde observation ressemble en plus d'un point à la première.

On s'est basé sur la présence de débris de glandes sébacées pour affirmer que ces glandes sont le point de départ de la tumeur ; cette raison n'est pas suffisante, et à voir justement le polymorphisme des éléments, la présence côte à côte d'épithéliums pavimenteux et cylindriques, le mélange d'os et de cartilage au tissu conjonctif, nous sommes bien plus tentés d'attribuer à ces néoplasmes une origine fœtale. Si notre hypothèse se vérifiait, en même temps que celle de Malassez sur les cylindromes, ces deux variétés, l'épithéliome à corps oviformes et l'épithéliome polymorphe, mériteraient de rentrer dans un même groupe et de former une classe spéciale d'épithéliomes, les épithéliomes d'origine fœtale(¹).

Caractères cliniques des épithéliomes proprement dits.

Nous prendrons comme type l'épithéliome de la peau et des muqueuses dermo-papillaires. Cet épithéliome débute sous deux formes : tantôt il se présente à l'observation comme une plaque superficielle ne paraissant intéresser que la couche papillaire du derme, tantôt il occupe d'emblée toute l'épaisseur de la peau ; on sent alors comme un noyau induré qui, souvent même, fait saillie dans le tissu cellulaire sous-cutané. Dans le premier cas c'est une fissure, une petite excoriation dure qui attire en premier lieu l'attention, ou bien sur un point du visage il se forme des petites croûtes jaunâtres ou brunâtres qui, grattées par le malade, tombent et laissent à leur place une petite surface excoriée. D'autres fois encore il apparaît comme une petite verrue dans un point où il n'en existait pas auparavant, ou bien une verrue préexistante grossit et accuse sa disposition papillaire. Quelle qu'ait été l'apparence initiale, le mal aboutit après un laps de temps variable à l'ulcération.

L'ulcère cancroïdal est généralement recouvert de croûtes formées par le liquide desséché qu'il sécrète mêlé à des débris épithéliaux, *il repose sur une base dure*; ses bords durs eux-mêmes, taillés à pic ou renversés, se relèvent en indurations vasculaires, parfois recouvertes d'écailles épidermiques. Tantôt le fond de l'ulcération se creuse sans bourgeonner, tantôt il donne naissance à des végétations et prend l'aspect d'un véritable chou-fleur. En pressant sur les bords d'un ulcère épithélial, on réussit parfois à faire sourdre de la surface de petits filaments blanchâtres analogues à des vers (vermiothes) ; une dissociation rapide permet de reconnaître au microscope que ces filaments sont composés de cellules épithéliales mélangées à de la graisse.

L'épithéliome superficiel s'étend en surface et en profondeur. Peu à peu il atteint les couches sous-cutanées et se confond avec la forme profonde.

L'épithéliome profond ou tubéreux donne naissance à des nodosités qui infiltrent la peau et envoient à distance dans son épaisseur des prolongements indurés : les noyaux enchâssés dans le derme se ramollissent, la peau qui les

---

(¹) Il conviendrait alors de ranger les épithéliomes polymorphes parmi les tumeurs complexes.

recouvre prend une teinte rouge, s'amincit et s'ulcère, mettant à nu une cavité
profonde, cratériforme, à fond irrégulier et végétant.

Tels sont les deux principaux types cliniques de l'épithéliome : l'épithéliome
tubéreux a généralement une marche plus rapide, l'infection ganglionnaire y est
beaucoup plus précoce. Mais bon nombre d'épithéliomes superficiels s'étendent

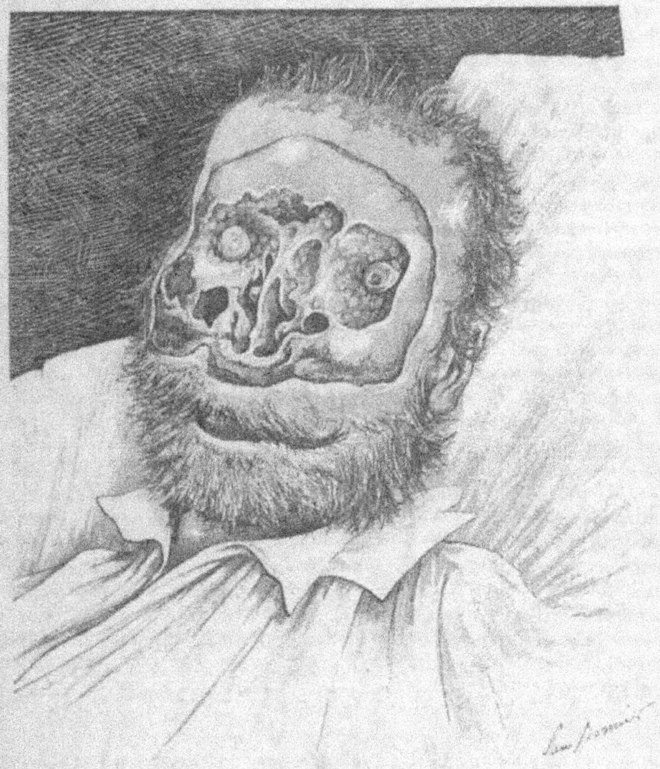

Fig. 71. — Cancroïde de la face.

rapidement à toute l'épaisseur de la peau et se comportent ensuite comme des
épithéliomes profonds d'emblée, se propageant comme ceux-ci, aux muscles,
aux os, défonçant les cavités de la face, etc. Toutefois il est des épithéliomes
qui demeurent superficiels et dont l'extension se fait avec une extrême lenteur ;
ils mettent plus d'une année à ulcérer 2 ou 3 centimètres de peau et n'amènent
que tardivement l'engorgement ganglionnaire ; ces formes s'observent le plus
souvent chez les vieillards, à la face, sur l'aile du nez ; elles sont parfois telle-

ment bénignes qu'on a pu douter de leur nature et qu'on a songé à les distraire du groupe des tumeurs [1].

Nous savons, d'autre part, qu'on a cherché à expliquer la lenteur de leur évolution par une localisation primitive du néoplasme dans les glandes sébacées et sudoripares: je ne puis que renvoyer à ce que j'ai dit au sujet de l'adénome et de l'épithéliome des glandes de la peau [2].

Il serait difficile de donner une description générale des troubles de la sensibilité provoqués par les épithéliomes: les phénomènes douloureux varient beaucoup en effet suivant la localisation du néoplasme. La plupart du temps un épithéliome ne détermine que peu de douleurs tant qu'il n'est pas ulcéré; une fois l'ulcération produite, la douleur est proportionnelle aux irritations incessantes auxquelles l'ulcère est soumis par la fonction même de l'organe. Il va sans dire qu'il faut, en outre, et surtout, compter avec les propagations de l'épithéliome aux troncs nerveux.

L'envahissement ganglionnaire se traduit dans l'épithéliome par l'apparition d'une petite glande sensible, très dure et d'abord isolable, puis les glandes se fusionnent, s'ulcèrent et amènent en quelques semaines plus de gêne fonctionnelle et plus de douleurs que la tumeur primitive n'en avait jusqu'alors déterminé. Des phénomènes inflammatoires avec production de pus ou de liquide puriforme, en petits foyers ou infiltrés, peuvent venir s'ajouter aux symptômes antérieurs.

Les malades atteints d'épithéliomes meurent tantôt de cachexie, tantôt et le plus souvent de complications provoquées par le mauvais fonctionnement d'un organe essentiel atteint primitivement ou secondairement, tantôt enfin d'hémorragies répétées, voire même, mais plus rarement, d'une seule hémorragie grave provoquée par l'ulcération d'une artère volumineuse.

La durée peut varier d'un an (cancer de la langue) à plus de vingt ans (*ulcus rodens*). Nous avons observé un de ces cancroïdes qui avait détruit 12 ou 15 centimètres de la peau de la face antérieure de la cuisse sans donner lieu au moindre engorgement des ganglions de l'aine au bout de quinze ans. Les cancroïdes de la face se font spécialement remarquer par la lenteur de leur évolution et l'absence d'infection locale ou générale, ils arrivent ainsi à ulcérer toute une moitié de la face, à détruire le nez, vider les orbites tout en restant une affection purement locale: tel était le cas d'un vieillard que nous avons observé à Bicêtre et que reproduit notre figure 71.

Le pronostic des épithéliomes est très variable et nécessite qu'on prenne en considération chacune des conditions suivant lesquelles ils se développent. L'âge avancé du malade, le siège à la peau, dans une région où le mal échappe aux causes inflammatoires et irritatives [3], la forme superficielle avec tendance des cellules à se rapprocher de l'évolution normale, voilà autant de conditions favorables à la bénignité du pronostic. Au contraire, doivent être réputés graves tous les cancroïdes des muqueuses ou des zones intermédiaires, les formes profondes sans délimitation nette, dans des régions riches en lymphatiques et en vaisseaux sanguins, chez des sujets de moins de soixante ans.

Dans ces derniers cas, une opération même précoce ne tarde pas à être suivie

---

[1] Les Anglais les ont décrites sous le nom d'*ulcus rodens*.
[2] Voy. p. 344 et 360.
[3] Peut-être faut-il aussi faire intervenir la densité du chorion comme pouvant opposer une résistance à l'envahissement épithélial.

d'une récidive soit au lieu même de l'opération, soit dans les ganglions de la région. Dans les formes bénignes, au contraire, on peut espérer, pour certains cas, une guérison radicale. Billroth ne met pas en doute que la cure ne puisse être complète et définitive à la suite de l'extirpation. Bien plus, des dermatologistes distingués [1] admettent que les cancroïdes superficiels peuvent guérir spontanément ou à la suite de traitements purement médicaux [2].

Je ne m'arrêterai peu au diagnostic différentiel des épithéliomes pavimenteux; il trouvera plus naturellement sa place à l'étude des tumeurs de chaque organe; je me bornerai à insister sur l'importance de l'induration sur laquelle repose l'ulcère épithélial, et de l'ourlet induré qui le borde. Les ulcères qui peuvent prêter à confusion sont principalement les ulcères syphilitiques, puis les ulcères tuberculeux, les ulcères simples, etc.

Je n'ai que quelques mots à ajouter sur la marche clinique des autres variétés d'épithéliomes dont j'ai déjà indiqué assez complètement l'évolution au chapitre d'anatomie pathologique.

L'*épithéliome calcifié*, à l'inverse du cancroïde vulgaire, se développe presque toujours chez des sujets jeunes (de 9 mois à 7 ans, 18 ans, 20 ans, etc.) [3]. Il constitue une tumeur dure, mobile sous la peau, grosse comme un pois ou comme une grosse noix; en somme, il présente les caractères cliniques d'un kyste sébacé à contenu très dur.

Son pronostic est des plus bénins, il grossit très lentement, s'enkyste, ne récidive pas et n'infecte jamais les ganglions lymphatiques.

L'*épithélium cylindrique* du tube digestif, du foie ou de l'utérus, n'est guère cliniquement distinct du cancer; nous savons du reste que la plupart des tumeurs décrites sous le nom de cancers colloïdes ne sont autre chose que des épithéliomes cylindriques. Ces tumeurs ont donc un pronostic grave à la fois par les entraves qu'elles apportent au fonctionnement des organes [4] et par leur généralisation fréquente.

Il n'y a peut-être d'exception à faire que pour la variété mucoïde; ici l'évolution kystique semble éteindre le travail néoformateur; en tout cas la récidive est plus rare et la généralisation assez exceptionnelle.

Les *épithéliomes à corps oviformes ou cylindromes* ont presque toujours été rencontrés à la face ou dans la région parotidienne, néanmoins on en a signalé à la main (Lucke), au périnée (Paquet et Herrman) [5] et au dos [6]; leur volume, souvent égal à celui d'une fève ou d'une noix, peut s'élever à celui du poing; leur surface est arrondie, parfois lobulée. Ces tumeurs sont assez mobiles et s'énucléent facilement du tissu cellulaire où elles sont comme encapsulées,

[1] KAPOSI, *Maladies de la peau*, 1881.

[2] Le pronostic est tellement variable d'après le siège du mal, qu'il nous paraît rationnel de renvoyer à la pathologie spéciale l'étude statistique du pronostic des épithéliomes. Il est intéressant de noter que certains ulcères présentent au moins partiellement les phénomènes d'une cicatrisation spontanée (voy. BLUM et DUVAL, *Du cancroïde de la peau*, in *Archives de méd.*, 1885).

[3] MALHERBE, *Loc. cit.*

[4] Cornil et Ranvier rapportent l'histoire de trois cas d'épithéliomes cylindriques de l'utérus, dans lesquels le néoplasme avait envahi les parties voisines, les ganglions; la vessie et le rectum dans un cas, les nerfs sciatique et crural dans un autre.

[5] Thèse de Thiéry. Lille, 1908.

[6] *Idem.*

mais après s'être longtemps contentées de refouler les tissus, elles finissent par
envahir les parties voisines, érodent les os, et parfois amènent l'ulcération des
téguments : alors ces ulcères prennent tout à fait l'aspect des ulcères can-
croïdaux de la face.

La marche du cylindrome est progressive, mais lente. La récidive après
l'opération s'observerait dans un cinquième des cas ; la généralisation est rare,
mais elle a été observée une fois sur vingt. En somme, ce sont, suivant la
remarque de Malassez, des tumeurs d'une demi-malignité et pour lesquelles
l'opération doit être large et précoce.

L'*histoire de l'épithéliome polymorphe* n'est faite que d'après deux observations.

Dans celle de M. Lerat, prise chez un vieillard de soixante-dix ans, la tumeur,
grosse comme le bout du petit doigt, était située sur le dos du nez ; son début
datait de douze ans ; elle était mobile, indolente, molle par places, mais çà et là
présentait des points durs. Deux mois avant l'opération la tumeur s'était accrue
rapidement et avait augmenté d'un tiers [1].

Dans l'observation de Trélat [2], il s'agissait d'un homme de trente-neuf ans
portant depuis quatre ans à la lèvre inférieure, sur la ligne médiane, à 1 centimètre du rebord muqueux, une tumeur du volume d'une noisette, indolente,
sèche et dure. La tumeur était implantée par un pédicule qui s'enfonçait à
1 millimètre de la surface muqueuse, et enchâssée dans une sorte de cupule
cutanée d'où elle fut aisément énucléée.

En somme, par plus d'un point, les caractères cliniques de ces tumeurs se
rapprochent de ceux de l'épithéliome calcifié. Mais ces deux observations sont
véritablement insuffisantes pour permettre de poser les règles du diagnostic, et
d'établir le degré de bénignité de ces néoplasmes.

III

CARCINOME

Anatomie pathologique.

On définit classiquement le carcinome une tumeur dont le stroma fibreux
délimite des alvéoles communiquant entre eux et renfermant des cellules indépendantes les unes des autres.

Il est résulté de notre étude générale des tumeurs épithéliales, que la structure alvéolaire n'est ni suffisante, ni nécessaire pour caractériser le carcinome.
Il faut nommer carcinomes toutes les tumeurs dans lesquelles, avec ou sans
structure alvéolaire, des cellules d'origine épithéliale sont infiltrées dans les
tissus, soit en foyers, soit isolément ; c'est donc la diffusion de cellules épithéliales en voie d'accroissement monstrueux qui constitue le carcinome. De la
sorte, le carcinome ne devrait pas être envisagé comme une espèce à part dans
la famille épithéliale, mais comme un mode de terminaison possible ou tout au

[1] MALHERBE, *Arch. de méd.*, 1885.
[2] LEJARS, *Arch. de méd.*, 1885.

moins comme une manière d'être, de la plupart des variétés d'épithéliomes. Ce mode de terminaison, rare pour l'épithéliome pavimenteux, l'est moins pour l'épithéliome cylindrique; il est fréquent pour l'épithéliome glandulaire, aussi trouvons-nous chez un certain nombre d'auteurs le carcinome décrit sous la rubrique « épithéliome glandulaire ». Je le répète, l'infiltration et la diffusion s'observent dans toutes les variétés, aussi bien dans l'épithéliome cylindrique que dans l'épithélium glandulaire.

Donc, si dans ce chapitre j'ai particulièrement en vue les épithéliomes glandulaires, ce n'est pas que les glandes aient le monopole de l'évolution carcinomateuse, elles en ont tout au plus la spécialité. En même temps qu'une forme épithéliale est plus ramassée et plus lente dans sa marche, elle est composée de cellules qui se rapprochent davantage des épithéliums normaux; est-elle d'allure rapide et infiltrée dans les tissus, ces cellules ne subissent aucune des transformations qui rappellent l'évolution physiologique; elles restent à l'état embryonnaire, et c'est là une des raisons qui ont fait méconnaître à la fois la vraie origine des carcinomes et la parenté des épithéliomes glandulaires et tégumentaires. On pourrait, en somme, mettre en regard de l'épithéliome glandulaire typique de Malassez le cancroïde à évolution épidermique ou sébacée, ou encore l'épithéliome cylindrique avec formations tubulaires, de même qu'on pourrait rapprocher de l'épithélium glandulaire atypique les formes diffuses du cancroïde et les formes infiltrées de l'épithélium cylindrique.

On voit par là que le carcinome cesse d'être à nos yeux une entité morbide. Anatomiquement, il ne peut être caractérisé par la disposition alvéolaire, puisque, même dans les cancers types, celle-ci est parfois remplacée par une dissémination des éléments entre les faisceaux conjonctifs, et que d'autre part cette disposition alvéolaire s'observe dans les cancroïdes.

Cliniquement, il ne peut être caractérisé par son évolution rapide ou sa tendance à la généralisation, puisque beaucoup d'épithéliomes cylindriques et quelques épithéliomes pavimenteux l'égalent en malignité et se généralisent comme lui. Peut-être vaudrait-il mieux revenir aux anciens usages et ne plus conserver au mot *cancer* ou *carcinome* qu'un sens purement clinique, celui de tumeur épithéliale maligne. J'ai suffisamment insisté sur l'évolution des épithéliomes, des téguments et des muqueuses pour ne plus avoir à revenir sur leur forme infiltrée; il ne me reste donc à étudier au chapitre CARCINOME que l'épithéliome glandulaire (¹).

Épithéliome glandulaire.

L'épithéliome glandulaire peut être primitif ou bien résulter soit de l'envahissement de proche en proche, soit de la généralisation d'un épithéliome, d'une muqueuse ou de la peau. Je puis citer, parmi les glandes ou parenchymes le plus fréquemment envahis, la mamelle, le testicule, la parotide, l'ovaire, le rein, la prostate, etc., plus rarement le foie (²), le pancréas, le corps thyroïde, etc.

L'épithéliome glandulaire se présente à l'œil nu sous des aspects très différents : tantôt la tumeur est volumineuse, arrondie, bosselée, vasculaire, de

(¹) J'entends par là l'épithéliome des grosses glandes, car à vrai dire l'histoire de toute une série d'épithéliomes glandulaires a été faite avec les épithéliomes de la peau et des muqueuses.
(²) Je parle, bien entendu, du cancer primitif.

cohésion faible. La coupe montre un tissu d'un gris rosé ou d'un blanc laiteux, assez analogue au tissu de l'encéphale ; si l'on racle la tranche avec le dos d'un scalpel, on ramasse en abondance sur la lame un suc lactescent auquel on a donné le nom de suc cancéreux et qu'on a longtemps considéré comme pathognomonique du cancer. Ces sortes de tumeurs ont été désignées depuis par Laennec sous le nom d'*encéphaloïdes* ou encore de *cancers médullaires*. Tantôt le néoplasme moins volumineux prend l'aspect d'un tissu très dur, d'un gris transparent, criant à la coupe, moins riche en suc cancéreux ; on dit alors vulgairement qu'il s'agit d'un squirrhe. Au fond, la structure intime est la même, la différence d'aspect ne tient qu'à une proportion diverse des éléments et à la façon différente dont a réagi le tissu conjonctif envahi par le bourgeonnement épithélial ; qu'il s'agisse de l'une ou de l'autre forme, le point essentiel à noter dans l'étude macroscopique du carcinome, c'est sa non-limitation, c'est l'absence d'une capsule conjonctive et la pénétration intime du tissu de l'organe par le tissu pathologique sous forme de prolongements multiples dont l'étendue ne peut être appréciée qu'au microscope. C'est là un fait capital sur lequel je ne saurais trop insister et que le chirurgien ne saurait trop avoir présent à l'esprit.

L'étude microscopique d'une tumeur carcinomateuse doit être toujours faite par les deux méthodes usitées en histologie, c'est-à-dire par la dissociation et par les coupes.

Pour la dissociation, on peut justement se servir du suc cancéreux obtenu immédiatement après l'ablation, et étudier ainsi les éléments épithéliaux isolés et frais. Le suc cancéreux se compose en effet d'un liquide qui tient en suspension le contenu des alvéoles ; mieux que sur des coupes, il est permis de se rendre bien compte de la diversité offerte par les éléments cellulaires, tant au point de vue de la forme que des dimensions. La plupart des cellules sont irrégulièrement polygonales, beaucoup présentent une extrémité renflée et une extrémité effilée, ce qui les a fait

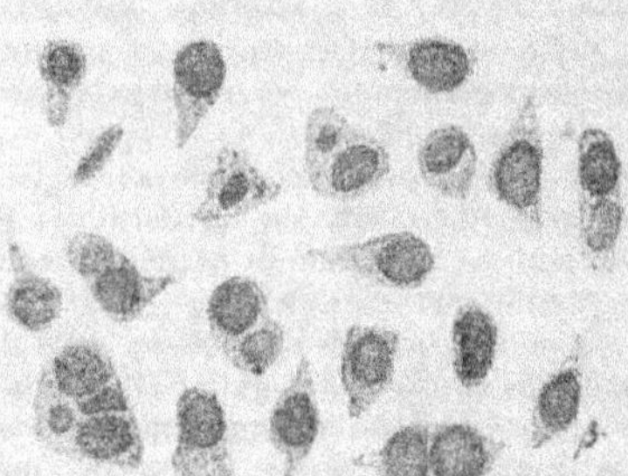

Fig. 72. — Suc cancéreux dissocié (cancer du sein).

comparer à des raquettes ; d'autres sont arrondies ou fusiformes. Les dimensions de ces éléments peuvent varier de 9 à 40 μ. Leurs noyaux participent à l'hypertrophie et peuvent atteindre jusqu'à 50 μ, alors que leurs nucléoles mesurent 5 et 8 μ (Cornil et Ranvier). En outre, on observe dans les cellules et dans les noyaux tous les signes d'une prolifération excessive, un grand nombre présentent les signes karyokinétiques ; la division indirecte se fait par deux ou par trois. Parfois la division des cellules ne suit pas celle des noyaux et l'on a des cellules polynucléées qui renferment jusqu'à quinze noyaux. Muller [1] a relevé beaucoup d'exemples de division directe des cellules dans les cancers : un grand nombre de cellules dans les portions de tumeur qui en sont le siège deviennent hydropiques ; dans le protoplasma de ces cellules

____

[1] MULLER, *Arch. für path. Anat.*, CXXX, 3.

les noyaux sont parfois entourés d'une zone claire qui peut donner l'illusion de parasites inclus. Dans les cas de division indirecte, les phénomènes karyokinétiques se passent d'une façon anormale [1]; les corpuscules chromatiques peuvent tous converger vers l'un des pôles pendant que l'autre en reste dépourvu, ou bien une partie de ces corpuscules persiste à l'équateur; enfin les filaments qui composent le noyau offrent çà et là des épaississements anormaux. Fabre-Domergue [2] a également noté la prédominance dans certains épithéliomes de la division directe sur la division karyokinétique. Cet observateur a insisté en outre sur un point qui lui paraît fort important : c'est la désorientation de la cytodiérèse : au lieu de s'opérer comme dans un épithélium normal de la profondeur à la surface, elle s'accomplit dans toute l'épaisseur de l'épithélium et dans toutes les directions. Le protoplasma cellulaire contient en général des granulations de nature encore douteuse et qu'on retrouve à l'état libre dans le liquide péricellulaire [3]. *Polymorphisme, hypertrophie* et *hypergenèse, asymétrie de la cytodiérèse* [4], voilà donc les termes qui caractérisent les éléments cancéreux.

Sur les coupes, nous retrouvons ces mêmes éléments au milieu d'un stroma conjonctif. La variété morphologique du contenu alvéolaire est moins évidente à cause de la pression réciproque exercée par les cellules les unes sur les autres. Les cellules cancéreuses ne sont pas soudées les unes aux autres comme les cellules dentelées de l'épithélium pavimenteux, elles ne sont que juxtaposées, aussi est-il fréquent sur des coupes d'apercevoir des alvéoles vides de leur contenu. Il en résulte qu'en se servant du pinceau, d'après la méthode de His, on peut facilement chasser les cellules épithéliales du stroma et faire de celui-ci une étude plus facile; le stroma se montre alors sous forme de travées conjonctives circonscrivant des espaces ovalaires en communication les uns avec les autres :

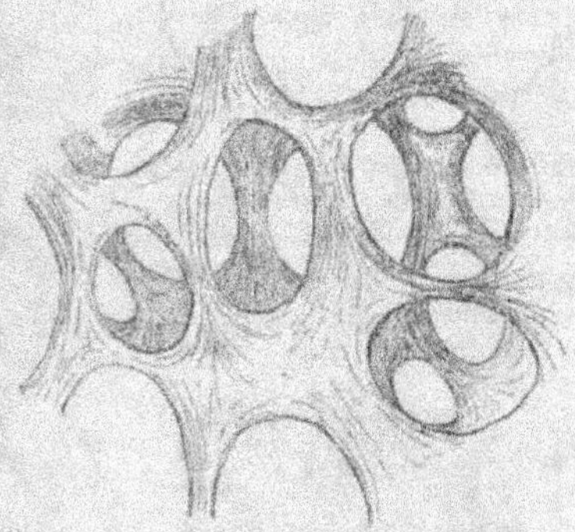

Fig. 75. — Stroma du carcinome dont les cellules ont été chassées au pinceau (d'après Cornil et Ranvier).

il rappelle ainsi la structure du tissu caverneux.

C'est dans les travées conjonctives que se trouvent les vaisseaux de la tumeur. Les artères et les veines paraissent bien n'être que les vaisseaux des organes envahis, tandis que la néoformation des capillaires n'est pas douteuse. Nous reviendrons plus loin sur les altérations que présente le système vasculaire dans le cancer.

Quant à l'existence des lymphatiques, elle est admise par Ranvier, qui sou-

<hr>

[1] Hansemann insiste sur l'asymétrie de la mitose; cette asymétrie ne se retrouverait pas dans les sarcomes et serait, par suite, caractéristique du carcinome.

[2] *Bull. de la Soc. de biol.*, février 1892.

[3] Güssenbauer dit avoir trouvé des molécules très réfringentes qu'il considère comme les véritables agents de l'infection.

[4] Je rappelle que Lebert attribuait aux cellules cancéreuses une spécificité absolue, et qu'il les faisait naître d'un blastème lui-même spécifique.

tient même, en se basant sur les résultats obtenus avec des injections de bleu de Prusse, « que les alvéoles du cancer sont en pleine communication avec les vaisseaux lymphatiques ».

L'importance et la disposition du stroma sont loin d'être toujours les mêmes, l'aspect macroscopique et jusqu'à un certain point la marche du néoplasme résultent de la façon dont le tissu conjonctif a lutté et réagi contre le bourgeonnement épithélial; il est donc naturel qu'on ait fait entrer en ligne de compte l'état du stroma lorsqu'on a établi des variétés dans les tumeurs carcinomateuses.

VARIÉTÉS

Nous savons déjà que les deux variétés les plus communes sont le cancer mou ou encéphaloïde et le cancer dur ou squirre. Dans le *cancer encéphaloïde*, le stroma tient moins de place; les alvéoles sont plus grands; les cellules, très abondantes, s'éloignent du type épithélial. La vascularisation est souvent considérable.

Dans le *cancer fibreux* ou *squirre*, les travées conjonctives sont très épaisses, les traînées cellulaires paraissent souvent comme resserrées et étouffées entre des bandes fibreuses atrophiantes [1].

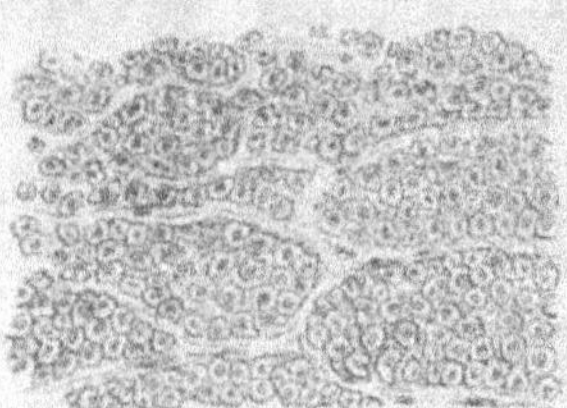

Fig. 74. — Carcinome encéphaloïde.

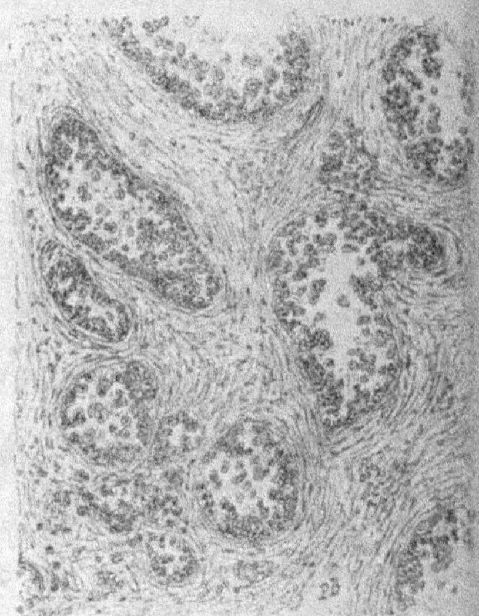

Fig. 75. — Carcinome fibreux de l'ovaire.

Les dégénérescences diverses qui peuvent atteindre soit le stroma, soit les cellules épithélioïdes, ont fait, en dehors des précédentes, décrire des variétés *télangiectasiques*, *lipomateuses* ou *colloïdes*. Dans ces dernières, des gouttelettes de mucine se déposent dans les cellules des alvéoles, dans les espaces alvéolaires et même dans les travées qui les limitent; il en résulte pour la tumeur un aspect gélatineux spécial.

[1] Le stroma peut encore se montrer sous une autre forme, celle d'un réticulum à mailles étroites, dont les espaces ne renferment que très peu de cellules. Enfin on a décrit un carcinome mélanique, il est beaucoup plus rare que le sarcome mélanique, et peut-être mérite-t-il d'être interprété comme un sarcome alvéolaire mélanique (voy. *sarcome mélanique*, p. 417).

ORIGINE ET ÉVOLUTION DU CARCINOME

L'origine du carcinome a été suffisamment discutée au début de ce chapitre pour que je n'aie pas besoin d'y revenir : tout carcinome est d'origine épithéliale, l'épithélium dont il procède peut appartenir à une surface de revêtement, à un organe, glandulaire ou non, ou encore à des débris épithéliaux aberrants d'origine congénitale.

Le carcinome ne s'accroît que par le développement de ses propres éléments; de même que les épithéliomes des téguments et d'une façon plus marquée encore, il s'infiltre dans les tissus et envoie au loin des prolongements. Tout autour des bourgeons épithéliaux il existe une zone conjonctive en pleine irritation, mais ni les éléments conjonctifs, ni les leucocytes, ne se transforment en cellules épithélioïdes du contenu alvéolaire; ils n'interviennent que pour constituer les parois des alvéoles. Des phénomènes inflammatoires accompagnent ce processus d'envahissement, ils s'observent dans les os comme dans le tissu conjonctif; tantôt les cellules conjonctives restent à l'état embryonnaire, tantôt elles s'organisent en tissu fibreux analogue au tissu cicatriciel et doué comme lui de rétractilité. Lorsque cette transformation porte sur les faisceaux fibreux de la face profonde du derme, elle peut amener une série de rétractions partielles donnant au tégument une ressemblance avec la peau d'orange. Ainsi, il existe une sorte de sclérose cancéreuse notée surtout dans le squirre; souvent il s'y ajoute une sorte d'infiltration du tissu conjonctif par un liquide incolore, et parfois un véritable œdème de l'organe et des téguments qui le recouvrent. Dans la mamelle en particulier, cet œdème accompagne plus fréquemment le cancer en masse et coïncide toujours avec un envahissement de toute la chaîne ganglionnaire; il est permis de supposer que les altérations ganglionnaires doivent nuire à la circulation lymphatique et être pour quelque chose dans la production de cet œdème. Je puis citer à l'appui de cette vue l'observation d'une malade de M. Millard, atteinte de cancer de l'estomac et d'*adénopathie cancéreuse de l'aisselle*; il existait de l'œdème du sein correspondant sans qu'il y eût trace de dégénérescence cancéreuse de ce dernier organe [1].

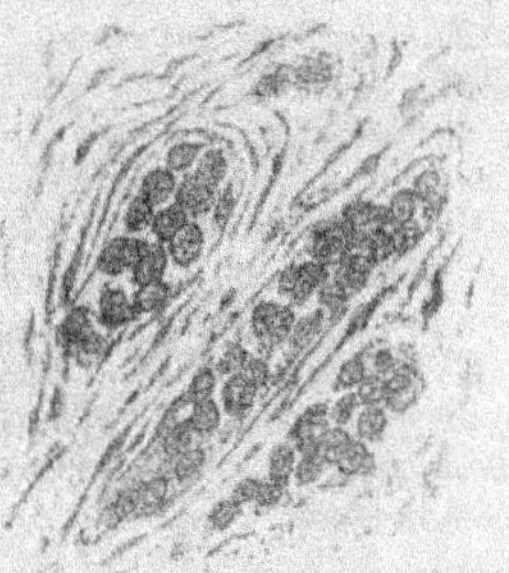

Fig. 76. — Cancer du sein, traînées épithéliales.

L'extension des épithéliomes glandulaires suit la même marche que celle des autres épithéliomes, mais avec plus de rapidité; elle s'opère à la périphérie sous forme de traînées ou de semis de cellules [2]; mais on ne retrouve pas toujours dans ces traînées la structure typique du carcinome. Snow [3] a signalé l'immi-

[1] Sans œdème du membre supérieur et sans thrombose quelconque. Thèse de Berlin, 1888.
[2] Christiani a montré, dans un mémoire intéressant des *Archives de physiologie*, 1887, que le tissu musculaire envahi par une tumeur cancéreuse ne se comporte pas toujours de la même manière; dans certains cas, les fibres s'atrophient avec ou sans prolifération de leurs noyaux; dans d'autres cas, les cellules épithéliales pénètrent dans l'intérieur de la fibre musculaire, et la détruisent en la creusant; le même fait se produirait dans le sarcome.
[3] Snow, *Semaine méd.*, 11 août 1894.

gration extrêmement abondante de leucocytes autour des tumeurs ; cette leucocytose favoriserait l'infiltration du cancer en amenant la désintégration des
tissus fibreux qui forment une barrière relative au néoplasme. Mais la propagation se fait essentiellement par les voies lymphatiques. Parfois les lymphatiques se présentent comme des cordons remplis d'une matière crémeuse dont
voici la structure d'après Troisier (¹) : tout contre la paroi du lymphatique, il
existe une couche de cellules polyédriques pressées les unes contre les autres ;
au centre du vaisseau, les cellules sont irrégulières, déchiquetées, granulo-
graisseuses, mêlées à des granulations libres et à des leucocytes dégénérés. On
peut, comme Troisier, considérer ces lésions comme de véritables lymphangites
cancéreuses ; toutefois, il y a tout lieu de croire que, parmi les cellules du contenu, quelques-unes au moins proviennent non de l'endothélium lymphatique,
mais du transport de cellules cancéreuses émanées du foyer primitif ou d'un
foyer secondaire ; d'autre part, l'extension se fait à distance par les vaisseaux
lymphatiques et par les vaisseaux sanguins.

L'envahissement des lymphatiques et des ganglions est un fait pour ainsi dire
fatal dans le carcinome ; la raison en est, d'après Cornil et Ranvier, *que les
alvéoles du carcinome sont en pleine communication avec les vaisseaux lymphatiques*. Peut-être aussi faut-il accorder, avec Bard, une certaine importance à la
faible cohésion des cellules cancéreuses. Quoi qu'il en soit, on peut considérer
que les lymphatiques aident à l'infection ganglionnaire de deux façons : d'une
part, les parois du vaisseau lymphatique peuvent subir de proche en proche
l'envahissement néoplasique ; il n'est pas rare d'observer, entre les ganglions
axillaires et la mamelle atteinte de carcinome, de véritables cordons qui ne sont
autre chose que des traînées cancéreuses développées dans les lymphatiques et
autour d'eux ; d'autre part, les lymphatiques transportent à distance, vers les
ganglions et sans lésions intermédiaires de leurs parois, les éléments morbides
qui ont pénétré dans leur intérieur ; il se fait donc par les lymphatiques de véritables embolies de cellules cancéreuses qui gardent leur vitalité, s'arrêtent dans
les ganglions et y colonisent. Un cancer viscéral peut de la sorte arriver de
proche en proche, de ganglion en ganglion jusqu'au canal thoracique (²).

Le transport de ces cellules, si l'on en croit Troisier, pourrait être rétrograde (³). Quel qu'en soit le mécanisme, on a reconnu depuis longtemps que des
adénopathies cancéreuses s'observent assez fréquemment à distance de l'organe
primitivement atteint. La dégénérescence des ganglions du cou dans les cas de
cancers du poumon avait été déjà signalée par Chomel. On a de même cité dans
le cancer de *l'estomac* les adénopathies claviculaire (⁴), inguinale (⁵) et sous-
maxillaire (⁶) ; dans le cancer du foie les adénopathies cervicales, axillaires et
inguinales ; dans le cancer de l'utérus, les adénopathies de la plupart des ganglions abdominaux et sus-claviculaires, etc. On conçoit aisément que le canal

---

(¹) Troisier, *Recherches sur les lymphangites pulmonaires*. Thèse, 1874.
(²) Weichselbaum, *Cancer de l'estomac*. In *Soc. impér.-roy. des méd. de Vienne*, 2 juin 1894.
(³) Cet auteur explique ainsi le privilège dont jouissent les ganglions sus-claviculaires
gauches d'être infectés à la suite du cancer de l'estomac. Il s'agit, bien entendu, des cas où
il existe un cancer de l'estomac et une adénopathie cancéreuse sus-claviculaire gauche, sans
lésion des ganglions intermédiaires ; mais on admet alors que les cellules cancéreuses ayant
pénétré dans le canal thoracique peuvent remonter par une sorte de reflux dans les afférents
des ganglions sus-claviculaires.
(⁴) Troisier, *Bull. de la Soc. méd. des hôp.*, 1886. — Belix, Thèse, 1888.
(⁵) Strauss, *Arch. de phys.*, 1886.
(⁶) Observation Dreyfous. Thèse de Belin.

thoracique n'échappe pas à l'infection, et non exceptionnelles en effet sont les observations dans lesquelles on a constaté la présence d'éléments cancéreux dans l'intérieur de ce conduit.

L'extension du carcinome se fait encore par le système vasculaire sanguin ; à ce point de vue, je commencerai par passer en revue les altérations que le cancer détermine dans les artères, dans les capillaires et dans les veines.

Nous avons mentionné déjà, à propos des épithéliomes tégumentaires, l'envahissement des parois des artères par la néoplasie, et la possibilité d'embolies épithéliales dans ces vaisseaux [1] ; mais, en dehors de ce processus, les artères sont susceptibles de subir diverses dégénérescences : Thiersch [2] avait reconnu qu'à la périphérie des tumeurs épithéliales leurs parois sont hypertrophiées ; nous avons, Mayor et moi, repris cette étude et constaté les lésions d'une artérite chronique spéciale [3].

L'altération paraît débuter par l'endartère, dont le tissu devient hyalin et s'épaissit ; peu à peu les deux autres tuniques participent à cette transformation hyaline ; en même temps il se produit une véritable hypergenèse du tissu élastique dans les trois tuniques, et il arrive que certains vaisseaux sont transformés en une masse offrant les réactions microchimiques de la substance élastique. Il résulte souvent de cette artérite tantôt une simple diminution de calibre, tantôt une oblitération par thrombose.

Ces lésions artérielles ne sont pas spéciales à l'épithéliome glandulaire, nous les avons rencontrées dans l'épithéliome pavimenteux et dans l'épithéliome cylindrique ; la plupart des tumeurs que nous avons examinées appartenaient à des formes à marche rapidement envahissante.

Les altérations des capillaires ont été plus spécialement notées dans les formes télangiectasiques du cancer [4] ; les capillaires se montrent tantôt avec une série de dilatations fusiformes échelonnées sur leur trajet, tantôt avec des dilatations sphériques ou fusiformes occupant le sommet des courbes qu'ils décrivent. Nepveu [5] a relevé une notable augmentation de volume de leurs endothéliums qui sont en pleine karyokinèse.

Le rôle des veines dans la dissémination des éléments cancéreux est plus important que celui des artères et des capillaires : il a été mis en lumière par tous ceux qui ont écrit sur le cancer depuis le commencement de ce siècle, et en particulier par Velpeau [6], Bérard [7], Cruveilhier [8], Broca [9], Lucke [10], etc. Le néoplasme peut se borner à infiltrer de ses éléments les parois veineuses et à déterminer des coagulations sanguines, mais il peut aussi pénétrer par effraction dans l'intérieur d'une veine, non préalablement thrombosée ; dans ces conditions, le courant sanguin finit par détacher quelque débris de la végétation intra-veineuse, et ce débris vivant, emporté par la circulation, pourra franchir le cœur droit et aller coloniser le poumon. Je citerai comme exemple une

---

[1] Observation de Brault déjà citée.
[2] Thiersch, *Der Epithelialkrebs*.
[3] Mayor et Quénu, *De l'artérite chronique dans le cancer*, In *Revue de chir.*, 1881.
[4] Cornil, *Mémoire sur le cancer*, In *Bull. de l'Acad. des sc.*, t. XXVII, 1865-1866.
[5] Nepveu, *Marseille méd.*, 1894.
[6] Velpeau, *Union méd.*, 1824.
[7] Bérard, art. Cancer, In *Diction. en 50 vol.*
[8] Cruveilhier, *Comp. méd.*
[9] Broca, *Mém. de l'Acad. de méd.*, t. XVI.
[10] Lucke, *Handb. der allg. und spec. Chirurgie*, Erlangen, 1867.

observation de Feltz (¹) dans laquelle on trouva dans la veine jugulaire interne
un caillot cancéreux venu du corps thyroïde; le poumon présentait des noyaux
de même nature. Des observations analogues ont été faites dans le système
porte : Cruveilhier, Rokitansky, Frerichs, nous ont, les premiers, montré que,
dans le cancer de l'estomac avec envahissement secondaire du foie, les branches
de la veine porte sont remplies d'éléments néoplasiques.

On conçoit que cette pénétration des veines par les bourgeons épithéliaux
favorise singulièrement la généralisation du cancer; elle lui ouvre, suivant l'expression de Lebert, la porte de l'économie tout entière, tandis que le charriage
par la lymphe trouve dans les ganglions lymphatiques de véritables barrières
qui, pour un instant, retardent l'infection générale.

Il est difficile de dire dans quelles proportions relatives le système lymphatique et le système veineux prennent part à la généralisation du cancer; il est
vraisemblable que, dans la plupart des cas, le système lymphatique ouvre la
marche à l'infection; reste à savoir si le plus souvent celle-ci devient générale
par l'intermédiaire unique du canal thoracique. Au fond, le résultat est toujours
le même, c'est le déversement dans le sang veineux d'une foule d'éléments néoplasiques, et l'apparition de noyaux secondaires dans des organes que ne relient
aucun lien anatomique, aucune communauté de circulation locale. Tous les
tissus, tous les parenchymes peuvent être le siège de ces dépôts; je citerai,
en dehors des viscères, parmi les plus souvent atteints, les séreuses, le tissu
osseux, la peau, etc. Parmi les viscères le foie vient en première ligne, la rate,
suivant la remarque de Tillman (²), est plus rarement atteinte.

Au lieu de se faire progressivement et chroniquement, la généralisation du
carcinome peut prendre une allure rapide et se manifester sous forme d'un véritable semis de granulations miliaires qui envahissent à la fois les viscères, tels
que le poumon, le foie, le rein, l'endocarde et surtout la plèvre et le péritoine.
On a affaire alors à ce qu'on a appelé la carcinose miliaire aiguë. Lorsqu'on
fait l'autopsie, on trouve la cavité péritonéale remplie par une ascite souvent
sanguinolente; les épiploons, le mésentère, le péritoine viscéral et pariétal sont
parsemés d'une infinité de granulations grisâtres, tantôt disséminées, tantôt
agglomérées en plaques; les plus petites ont le volume d'un grain de millet,
d'autres peuvent avoir le volume d'une cerise, toutes présentent la structure
de l'encéphaloïde.

En résumé, le carcinome aboutit à l'infection de tout l'organisme par l'intermédiaire de la lymphe et du sang. Il était naturel qu'on eût l'idée de rechercher
si ces liquides et en particulier le liquide sanguin ne présentaient pas des
traces de cette contamination; il s'agit ici, bien entendu, du sang pris dans un
point quelconque de l'appareil circulatoire et loin de toute production primitive
ou secondaire. Lucke (³) aurait trouvé dans le sang des cancéreux de petites
cellules fusiformes; ces résultats ont besoin d'être confirmés. Les travaux d'hématologie ont eu surtout pour objet de rechercher si le carcinome n'apporte
pas des modifications au nombre des éléments figurés, et en particulier au
nombre des globules blancs; après Andral (⁴), Chaillou (⁵), Sappey (⁶), etc.,

(¹) Thèse de Savouret. Nancy, 1879.
(²) Vingt-quatrième Congrès de la Soc. allem. de chir., 1895.
(³) Loc. cit.
(⁴) Traité d'hématologie clinique.
(⁵) Thèse de Paris, 1865.
(⁶) Sappey, Éléments figurés du sang, 1880.

Hayem [1] a constaté l'augmentation de ces globules chez les cancéreux. En évaluant à 6000 le nombre normal des leucocytes par millimètre cube, Hayem a trouvé que ce chiffre s'élevait en moyenne à 11400 chez 14 malades atteints de squirre du sein; à 11500 chez des malades atteints d'encéphaloïde; la leucocytose était, au contraire, insignifiante dans les cas d'épithéliomes non glandulaires.

A un autre point de vue, Quinquaud [2] a recherché quelle est l'influence du cancer sur la richesse du sang en hémoglobine; il conclut que de toutes les maladies ce sont la carcinose et la chlorose qui en font le plus baisser le chiffre. A l'état normal, 1000 grammes de sang humain renferment 125 grammes d'hémoglobine, or ce chiffre peut descendre dans le cancer à 28 grammes et même à 25 grammes, alors que les malades n'ont eu que des hémorragies insignifiantes.

Après avoir exposé l'évolution générale du cancer, décrit les altérations des vaisseaux et noté en quelques lignes le peu que nous savons des modifications du sang, il ne me reste, pour compléter l'anatomie pathologique, qu'à mentionner brièvement les dégénérescences qu'on est à même d'observer dans les tumeurs carcinomateuses.

Une tumeur cancéreuse peut, en totalité ou partiellement, subir la dégénérescence graisseuse; non seulement les cellules intra-alvéolaires, mais encore le stroma et les vaisseaux capillaires participent à l'altération, les portions atteintes se ramollissent et peuvent devenir le siège d'hémorragies qui désagrégent de plus en plus le foyer dégénéré; il en résulte des cavités kystiques remplies d'une bouillie granulo-graisseuse mêlée à du sang.

Lorsqu'un foyer cancéreux plus ou moins dégénéré se trouve en rapport avec une source d'infection septique quelconque (l'extérieur, cavités intestinale, urinaire, génitale, etc.), il devient pour les micro-organismes un excellent terrain de culture; à la dégénérescence aseptique s'ajoute l'inflammation, le tissu conjonctif végète et suppure, des particules sont gangrenées et s'éliminent, la tumeur s'ulcère.

A notre sens, les modifications des tumeurs cancéreuses, et je pourrais dire des tumeurs en général, sont régies par deux facteurs principaux : l'artérite et l'infection septique [3].

Caractères cliniques du carcinome

Le carcinome se présente en général sous la forme d'une tumeur unique dure, irrégulière, mal limitée dès le début; on sent que la masse morbide n'est pas enkystée et indépendante au milieu de l'organe où elle s'est développée, mais qu'elle y a jeté d'emblée des racines. La peau peut ne pas encore adhérer, elle est déjà moins mobile, moins facile à plisser; plus tard, sa surface se chagrine et la fait ressembler à une peau d'orange; parfois elle s'œdématie rapidement, presque toujours elle accuse, par le développement de ses veines, à une époque plus ou moins précoce, que derrière elle se passe un processus actif de néoformation.

[1] Hayem, Bull. de la Soc. de biol., 1887, et Thèse Alexandre, 1887.
[2] Quinquaud, Clinique pathologique.
[3] Un abcès peut se produire entre la tumeur et la peau, et précéder ainsi le phénomène de l'ulcération; dans les autres cas, la peau s'ulcère par le même mécanisme que pour l'épithéliome tégumentaire.

[A SUIVRE]

Puis la peau devient adhérente, elle fait corps avec la tumeur, se vascularise, rougit et s'ulcère; du fond de l'ulcération s'élèvent des bourgeons fongueux, saignant facilement et laissant suinter un liquide ichoreux, fétide, mélangé à des particules sphacélées. Toujours à cette période, et souvent bien longtemps avant l'ulcération des téguments, les ganglions lymphatiques sont envahis; quelques-uns ne présenteraient qu'un engorgement inflammatoire, il faut quand même s'en défier; leur diminution, si on la constate, ne prouverait qu'une chose, c'est qu'il y avait en jeu un élément inflammatoire, elle ne démontre pas qu'ils soient indemnes de tout envahissement néoplasique; les ganglions dégénérés sont durs, parfois agglomérés, leurs caractères rappellent ceux de la tumeur primitive. Cependant celle-ci progresse, s'étend en profondeur comme en surface, gagne les muscles, dont le tissu semble éminemment favorable à son développement, adhère aux os, qu'elle détruit, et envoie des prolongements dans tous les sens, spécialement là où le tissu conjonctif est lâche, autour des vaisseaux et des nerfs.

La plupart des tumeurs cancéreuses déterminent des phénomènes douloureux et des troubles fonctionnels; ceux-ci sont en rapport avec les fonctions de l'organe envahi, et consistent le plus souvent en signes d'obstruction (tube digestif, voies respiratoires, voies urinaires, etc.). Les phénomènes douloureux manquent souvent au début et pendant une période assez longue; il n'est pas rare de voir des malades atteints depuis plus d'un an d'un cancer du sein ou de l'utérus, et qui, en raison même de l'indolence de leur lésion, n'ont pas voulu consulter un chirurgien. Les douleurs éclatent à l'occasion de l'ulcération, de la propagation aux filets nerveux voisins ou encore de l'infection ganglionnaire; alors le tableau change : tantôt ce sont seulement des souffrances locales déterminées par le contact de l'ulcère avec des corps étrangers (bouche, estomac, rectum, etc.) ou par l'accomplissement d'une fonction (mastication, miction), tantôt il s'ajoute des douleurs irradiées, signe d'une névrite cancéreuse qui peut englober tout un plexus, ou signes d'une généralisation qui s'est étendue à la colonne vertébrale ou aux centres nerveux eux-mêmes [1].

Parmi les phénomènes communs du cancer, je citerai encore l'hémorragie. L'hémorragie peut être précoce, précéder l'ulcération; alors elle se lie aux modifications d'ordre mécanique ou réflexe que le néoplasme a apportées dans la circulation de l'organe; l'hémorragie due à l'ulcération est souvent peu abondante, elle puise sa gravité dans sa répétition. Dans quelques cas le dénouement est brusqué par l'ouverture d'une artère importante.

Tel est le tableau clinique du carcinome en général; il peut être plus ou moins complet, il peut même se réduire, en l'absence de tout phénomène douloureux ou fonctionnel, à d'uniques modifications de l'état général; on dit alors qu'il y a cancer latent, et l'on ne porte le diagnostic que d'après les signes de la cachexie spéciale engendrée par le carcinome. On s'est demandé si les cellules cancéreuses ne fabriquaient pas un principe susceptible de produire une sorte d'intoxication chronique et analogue aux substances virulentes sécrétées par les micro-organismes; des recherches ont été récemment faites dans cette voie; Griffiths [2] a rencontré dans l'urine des femmes atteintes de cancer de

[1] A côté de ces névrites dues à un envahissement d'un nerf par le néoplasme, il existe parfois, d'après Auché (*Revue de méd.*, 10 oct. 1896), des névrites survenant dans la période cachectique n'ayant rien de spécifique et devant être attribuées à une altération des liquides nutritifs déterminée dans l'organisme par le cancer.

[2] Griffiths, *Acad. des sc.*, 1894.

l'utérus une ptomaïne qu'il appelle la *cancérine*, très vénéneuse, produisant de la fièvre et amenant rapidement la mort : l'exemple est malheureusement mal choisi, car les cancers utérins sont toujours infectés de suppuration et de gangrène, et il eût mieux valu choisir les cas de cancers sans ulcération. Cependant Gaudier [1] et Hilt ont retrouvé cette augmentation de la toxicité urinaire chez les porteurs de tumeurs malignes.

Le malade subit un amaigrissement considérable, l'appétit se perd, les forces s'affaiblissent, son moral est profondément atteint; mais, au milieu de cet affaiblissement général, l'intelligence reste intacte.

La peau sèche, décolorée, prend peu à peu une teinte jaune paille, bien différente de la teinte pâle et terreuse engendrée par les hémorragies. A cette période, la généralisation peut se trahir par un symptôme à distance : une région devient douloureuse, indolente jusque-là; un membre se fracture dans un simple mouvement exécuté dans le lit; la peau devient le siège d'une éruption de petites granulations cancéreuses [2]. Les ganglions d'une région s'indurent et grossissent sans cause locale reconnue; enfin, soit isolé, soit lié à d'autres symptômes, un jour apparaît le signe sur lequel Trousseau a tant appelé l'attention, la *phlegmatia alba dolens*.

Parfois localisé à la face ou à l'un des membres supérieurs, l'œdème des cancéreux occupe en général les membres inférieurs. De même que pour les autres thromboses marastiques, on a invoqué diverses pathogénies, le ralentissement de la circulation, des modifications dans la densité du plasma, etc. ; il est possible qu'on ait désormais à faire entrer en ligne de compte un autre facteur, l'action sur la paroi veineuse de microcoques auxquels l'ulcération cancéreuse a ouvert une porte d'entrée [3].

Pronostic.

Le cancer abandonné à lui-même est toujours une maladie incurable. Nous discuterons au traitement la question de la cure radicale par l'intervention opératoire. Les malades succombent tantôt aux seuls résultats de la localisation cancéreuse, tantôt aux progrès de la cachexie, à moins qu'une complication ne vienne hâter le dénouement.

La *durée* est très variable, elle peut être de quelques semaines dans la carcinose aiguë, elle peut s'étendre à quinze, vingt et trente ans dans certaines formes de squirres atrophiques. En général, la rapidité de la marche est accrue par le jeune âge, par le siège de la tumeur dans une région où celle-ci est constamment soumise à des irritations, par la grossesse [4] et enfin par la forme histologique du néoplasme; l'encéphaloïde mérite sa réputation de malignité, il évolue plus rapidement encore dans les cas où il apparaît, non à l'état

[1] GAUDIER et HILT, *Bull. de la Soc. de biol.*, 1894.

[2] La généralisation péritonéale s'annonce par des douleurs abdominales, les vomissements, parfois de la fièvre; le ventre augmente de volume par suite de l'ascite et de la tympanite; alors, en palpant attentivement les parois abdominales et en particulier les régions herniaires, on peut arriver à sentir dans l'épaisseur de la paroi des *grains cancéreux* (Millard), ou derrière la paroi des plaques ou des tumeurs multiples.

[3] Voy. WIDAL, *Étude sur l'infection puerpérale, la « phlegmatia alba dolens » et l'érysipèle.* Thèse de Paris, 1889.

[4] Voy. Thèse de Blesson. Paris, 1896.

de noyau, mais sous forme d'une masse qui d'emblée infiltre tout un organe. L'évolution du squirre est d'ordinaire plus lente [1].

Diagnostic.

Le diagnostic du cancer trouvera mieux sa place à propos des tumeurs de chaque organe ; je me bornerai ici à résumer les signes au moyen desquels on a cherché à rendre possible le diagnostic d'une tumeur cancéreuse échappant à l'exploration par sa situation profonde ou son siège dans un viscère.

Je ne reviendrai pas sur l'importance des adénopathies externes, telles que celles du creux susclaviculaire ou de la région inguinale, dans les cas où l'on soupçonnerait un carcinome viscéral ; je veux seulement m'arrêter aux données que peut fournir au diagnostic l'examen du sang ou des urines.

La *leucocytose* ne crée qu'une présomption en faveur du carcinome, encore ne doit-on lui attribuer de valeur que si l'on s'est bien assuré qu'il n'existe nulle part aucune suppuration, aucune inflammation ni aucune perte de sang.

L'absence de leucocytose ne doit pas faire exclure l'idée de carcinome ; son existence peut être une raison à invoquer pour le diagnostic « tumeur maligne » [2], mais voilà tout ; j'en dirai autant de la diminution notable d'hémoglobine constatée en l'absence de toute hémorragie. Dans la période du début, l'hémoglobine descend au-dessous de 84 grammes [3] (Quinquaud), et bientôt tombe au-dessous de 60 pour s'abaisser dans la période de cachexie à 50 et 25 grammes.

Il ne faut pas davantage espérer tirer un signe pathognomonique de l'examen des urines, néanmoins cet examen devra toujours être fait ; il peut, en somme, donner des indications utiles. Un médecin belge, Rommelaere [4], nous a montré que, dans le carcinome, il y a à la fois diminution dans le chiffre de l'urée et diminution dans la proportion des prosphates ; il y a, suivant son expression, *hypoazoturie* et *hypophosphaturie*.

L'*hypoazoturie* serait constante, quel que soit le siège du néoplasme malin, et jusqu'à un certain point indépendante de l'alimentation. Les observateurs, qui ont voulu contrôler les résultats de Rommelaere, ont tous en somme reconnu qu'en effet le carcinome abaisse considérablement le chiffre de l'urée rendue en vingt-quatre heures. De même que l'auteur précédent, Thiriar [5] a vu les proportions d'urée tomber à 15 grammes, à 20 grammes et au-dessous.

En France, Grégoire [6], Kirmisson [7], concèdent que l'excrétion d'urée est généralement diminuée. Kirmisson a pris au hasard 24 malades affectés de cancers divers : chez 19, on n'a trouvé dans l'urine de vingt-quatre heures que 12 grammes d'urée et souvent moins ; mais tous ces auteurs s'élèvent contre l'absolu des conclusions du médecin belge. On a pu relever chez des cancéreux les chiffres de 72 grammes (estomac, Grégoire) ; de 24 à 26 grammes (estomac,

[1] On pourrait placer par ordre de gravité croissante : l'épithéliome superficiel de la peau ; l'épithéliome profond de la peau ; l'épithéliome pavimenteux des muqueuses ; l'épithéliome cylindrique ; l'épithéliome glandulaire, à forme atrophique ; l'épithéliome glandulaire nodulaire ; l'épithéliome glandulaire massif.

[2] Nous verrons, en effet, plus loin, que les sarcomes, aussi bien et mieux que les carcinomes, produisent la leucocytose.

[3] Le chiffre normal étant de 125 à 150 grammes par 1000 grammes de sang.

[4] ROMMELAERE, *Journal de médecine de Bruxelles*, 1883 et 1884.

[5] THIRIAR, *Presse médic. belge*, 1884.

[6] GRÉGOIRE, Thèse de Paris, 1883.

[7] KIRMISSON, Congrès de chirurgie, 1883.

Robin); de 36 et 40 grammes (foie, Robin). D'autre part, Kirmisson cite des exemples de tumeurs bénignes où le chiffre de l'urée n'atteignait par jour que $8^{gr},7$ (kyste de l'ovaire), 13 grammes (lipome de l'épaule) et $10^{gr},7$ (tumeur fibreuse). On doit donc avec lui conclure « qu'il est impossible de se fonder sur le chiffre de l'urée excrétée, pour admettre qu'une tumeur est de nature bénigne ou maligne ».

La proportion des chlorures serait elle-même réduite, mais d'une façon moins constante [1].

L'hyperphosphaturie serait la règle, d'après Rommelaere, et, de $2^{gr},30$, l'acide phosphorique rendu en vingt-quatre heures descendrait à 90, 80, 45 et 40 centigrammes.

Duplay et Cazin [2] ont fait, avec juste raison, observer que, dans les recherches sur l'urologie des cancéreux, on ne s'est pas suffisamment préoccupé de leur alimentation, tant au point de vue de la qualité que de la quantité; l'hypoazoturie ne serait, d'après eux, que liée à l'insuffisance habituelle de l'alimentation; l'influence du régime sur la phosphaturie serait non moins manifeste. Quoi qu'il en soit de cette interprétation, nous pouvons admettre que, comme l'hypohémoglobine, l'hypoazoturie et l'hypophosphaturie, quand elles existent, révèlent une dépression profonde dans le travail de la nutrition.

ÉTIOLOGIE DES ÉPITHÉLIOMES [3]

La plus grande incertitude règne encore sur l'étiologie des épithéliomes; néanmoins, si l'essence du mal est restée inconnue, il est permis déjà de grouper un certain nombre d'influences qui en favorisent le développement. Ces influences sont les unes générales, les autres locales.

Les influences générales sont relatives à l'âge, au sexe, à la constitution, à la race, etc. Ce sont non pas les plus discutables, mais les plus obscures et parfois les plus difficiles à préciser.

Age. — L'épithéliome peut se développer à tout âge, mais c'est surtout à partir de quarante-cinq ans qu'il devient plus fréquent. Le tableau suivant, emprunté aux statistiques anglaises [4], est très démonstratif, il comprend les chiffres de mortalité par le cancer en Angleterre et dans le Pays de Galles, pendant trente années. Sur 56 926 décès par suite de maladies cancéreuses [5] :

Ils ont eu lieu chez des sujets		au-dessous de 5 ans.
56	—	de 5 à 14 ans.
176	—	de 15 à 24 —
559	—	de 25 à 34 —
1 501	—	de 35 à 44 —
3 436	—	de 45 à 54 —
5 560	—	de 55 à 64 —
7 389	—	de 65 à 74 —
7 936	—	au-dessus de 74 ans [6].

[1] Élimination des chlorures chez les cancéreux. — Senûrr, *Deutsch. med. Woch.*, n° 46, 1889.
[2] Duplay et Cazin, *Acad. des sciences*, juin, 1865.
[3] Ce chapitre d'*étiologie* s'applique à toutes les tumeurs épithéliales.
[4] *British med. journ.*, 1884.
[5] Dans 1469 cas l'âge n'a pas été déterminé. Il est probable que cette statistique comprend non seulement des épithéliomes, mais encore des sarcomes : elle n'en garde pas moins, prise en bloc, un grand intérêt.
[6] Voy. encore pour ce genre de statistique la Thèse de Gallard, 1891.

Sexe. — Sur un relevé de 549 cancers, Lebert a trouvé 151 hommes et 218 femmes; d'Espine, sur 66 cancéreux, a indiqué 23 hommes et 43 femmes; enfin Walshe ne donne pour le sexe masculin que la proportion de 26 pour 100[1].

Il ressort de ces chiffres une plus grande fréquence du carcinome chez la femme, c'est ce que confirment les statistiques de Williams[2]. Sur 1974 cas d'épithéliomes, il a noté 841 épithéliomes proprement dits et 1133 carcinomes alvéolaires: les premiers ont été observés chez 438 hommes et chez 403 femmes; les seconds chez 72 hommes et 1061 femmes. En résumé, sur 1974 cancéreux, on a compté 510 hommes et 1464 femmes[2]. Cette disproportion entre les deux sexes est peut-être plus apparente que réelle; chez la femme, en effet, la mamelle et l'utérus sont les deux localisations les plus fréquentes. Elles n'échappent qu'exceptionnellement à l'attention et au diagnostic, tandis que maints cancers profonds et viscéraux peuvent passer inaperçus[4].

Hérédité et constitution. — La majorité des pathologistes[5] admettent l'hérédité du cancer. Ils invoquent à l'appui de leur opinion les exemples aujourd'hui nombreux de familles où plusieurs membres ont été successivement atteints de carcinome[6]. On a voulu préciser davantage et recourir aux statistiques: Williams[7] s'est livré à Middlesex hospital à une minutieuse enquête sur les antécédents héréditaires et sur la famille de 255 femmes atteintes de cancer du sein ou de l'utérus.

Sur 100 malades atteintes de cancer de l'utérus, 86 avaient perdu leur père, 80 leur mère.

Des 86 pères décédés, pas un seul n'avait succombé au cancer; 4 étaient de familles cancéreuses.

Des 80 mères décédées, 8 étaient mortes cancéreuses; 5 autres appartenaient à des familles de cancéreux.

En résumé, 9,5 pour 100 seulement des malades étaient issus de parents cancéreux, mais 19,7 pour 100 étaient de familles cancéreuses.

Le même calcul appliqué à 135 cancers du sein a donné une proportion de 9,6 pour 100 de malades issus de parents cancéreux et une proportion de 28,9 pour 100 environ de malades issus de familles cancéreuses.

Paget, d'après les données de sa clientèle, estimait à 1 sur 3 la proportion des cancéreux à antécédents héréditaires, ce qui fait 32 pour 100; ce chiffre se rapproche de celui de la seconde série de Williams (29 pour 100).

H. Snow[8] a fait porter ses recherches sur un nombre de malades plus considérable encore. Sur 1075 cas de tumeurs malignes (dont 57 sarcomes), il a rencontré du cancer dans les antécédents (père, mère, grand-père, etc.), 169 fois, soit une proportion de 15,7 pour 100. Mais alors, s'adressant à des gens bien portants (78), il découvre que 17 à 19 pour 100 possèdent dans leur famille un

---

[1] Emprunté à Follin.
[2] *Cancer hospital Brompton.* In *British med. Journal,* 1884.
[3] C'est à peu près la proportion de Walshe.
[4] Néanmoins Wilkinson King a constaté que, dans un total de 1000 autopsies faites à Guy's hospital pendant quarante ans, la moitié des femmes mortes aux environs de quarante ans avaient du cancer, tandis que les hommes n'étaient atteints que dans la proportion d'un huitième.
[5] Lebert, Velpeau, Paget, Verneuil, etc.
[6] Voy. à l'*Étiologie* des tumeurs en général.
[7] *The family history of cancerous patients.* In *British med. Journ.,* 1884.
[8] Snow, *Chirurgien à Cancer hospit.* In *British med. Journal,* 1888. — Voy. également Fussinger, *Revue de médecine,* 1895. — Guelliot, *Gaz. des hôpitaux,* 1892.

membre cancéreux ; ses conclusions sont donc défavorables à l'hérédité, mais on peut lui faire cette objection ; quel âge avaient ces 78 sujets bien portants? Ils n'avaient pas de cancer, mais ils y avaient droit encore, et il n'eût fallu tirer de conclusion de ces chiffres qu'après leur mort [1].

Il semble, en somme, bien prouvé qu'un individu appartenant à une famille entachée de cancer a plus de chances qu'un autre de devenir cancéreux.

Maintenant faut-il à cette prédisposition appliquer le terme « hérédité »? Y a-t-il transmission par les parents d'un germe spécifique, comme cela peut se concevoir pour la syphilis? ou l'hérédité ne consiste-t-elle que dans la transmission de tissus ayant des qualités et des aptitudes semblables? Je me rallierais plus volontiers à cette dernière interprétation, qui est celle d'Hutchinson [2]. Il faudrait dire alors non pas que le *cancer est héréditaire*, mais que la prédisposition au cancer, et mieux encore que *la prédisposition aux néoplasmes est héréditaire*. Il en serait des tumeurs comme des différentes maladies infectieuses, que des espèces animales, des races d'hommes, voire même des familles, ont une aptitude spéciale à contracter. En d'autres termes encore, il y aurait hérédité non du cancer, mais de la constitution apte à la dégénérescence cancéreuse.

Peut-on aller plus loin et dire quelle est cette constitution apte aux néoplasmes? Les « constitutionnellistes » l'ont tenté. Bazin [3], observant que le cancer se rencontre fréquemment chez les personnes qui ont présenté à plusieurs reprises des éruptions dartreuses, a fait du cancer une manifestation tardive de la dartre et de l'arthritis, une sorte d'aboutissant de ces diathèses. Hardy [4] n'accepte pas cette identité de nature, il se borne à constater la fréquence des éruptions dartreuses chez les cancéreux, et à considérer l'existence antérieure de ces éruptions comme indiquant une prédisposition au cancer. Il me semble être dans le vrai ; il est inutile, à mon sens, de créer ou de supposer une diathèse cancéreuse ou néoplasique : la prédisposition aux néoplasmes me paraît résulter de conditions multiples, au premier rang desquelles on peut placer tous les processus qui amènent une déviation dans les phénomènes nutritifs des éléments anatomiques et des tissus : l'arthritisme est un de ces processus, voilà tout ce qu'il est actuellement permis de dire [5].

CAUSES GÉNÉRALES DIVERSES. — Je n'hésite pas à placer, à la suite des causes diathésiques, les *influences capables de déprimer le système nerveux*, en particulier les émotions tristes, les chagrins répétés, etc. Des exemples cités par Lasègue dans ses leçons cliniques m'avaient beaucoup frappé. Deux auteurs, H. Snow et Hughes [6], viennent d'attirer à nouveau l'attention sur ce point. On peut d'ailleurs soutenir que la dépression nerveuse n'a d'importance que par les troubles dans la nutrition qu'elle entraîne.

C'est de même que pourrait s'interpréter l'*influence du régime et de l'alimenta-*

[1] Il est curieux de noter que, d'après les différentes statistiques, la transmission cancéreuse paraît se faire surtout par le côté maternel.

[2] Un homme sans richesse peut transmettre à son fils les capacités intellectuelles qui le feront riche (COATS, *Glasgow med. Journ.*, 1886). Cette opinion est d'ailleurs celle de Williams, de Maylard, Percy, Dunn, etc.

[3] BAZIN, *Leçons sur les affections cutanées.* Paris, 1860.

[4] HARDY, *Leçons sur les maladies dartreuses.* Paris, 1858 ; et *Dict. Jaccoud.*

[5] Tuffier (*Arch. de méd.*, 1888) a noté la coïncidence fréquente des néoplasmes et du diabète ; il l'explique par l'arthritisme dont relèveraient l'un et l'autre.

[6] HUGHES, *Saint-Louis med. and surg. Journal*, 1887.

tion. On a supposé, plutôt que prouvé, qu'un régime trop animalisé prédispose au cancer : on sait que Leblanc [1] a soutenu que le chat et le chien y étaient plus sujets que les herbivores. On a cité encore l'excessive rareté du carcinome chez les Trappistes [2] et chez les Carmélites, auxquels l'usage de la viande est interdit, tandis que les Augustines, qui usent d'un régime animal ou mixte, seraient assez souvent atteintes. Van den Corput explique par la différence d'alimentation la plus grande fréquence du mal dans les pays froids où la nourriture est riche en phosphates, en azote et en sel, tandis que, dans les pays chauds, ce régime est végétal et exclut les salaisons : ce serait la cause de la rareté du cancer en Égypte, dans la Perse, dans l'Inde, etc.

Verneuil [3] avait soupçonné, sinon admis, que la viande de porc prédispose au cancer; cette opinion n'a reçu des faits aucune sanction [4]. Un autre auteur, Arnaudet [5] (de Cormeilles), remarquant que le cancer sévit dans certaines régions du Calvados et de l'Eure, s'efforce de prouver que l'eau, et spécialement l'eau qui sert à la fabrication du cidre, est le principal agent de la propagation du cancer. Une enquête faite par Brunon [6] n'a aucunement confirmé l'hypothèse d'Arnaudet.

Il faut bien se garder d'exagérer l'importance de toutes ces causes : d'après P. Dunn, le cancer est inconnu aux îles Færoë et en Islande, dont les habitants ne sont pas des végétariens; d'autre part, les herbivores ne sont nullement indemnes de tumeurs malignes : sans compter le sarcome mélanique, on a cité chez le cheval des cas d'épithéliome du fourreau de la verge, de la vessie, de la conjonctive, de la rate [7]; il y a des exemples de carcinome mammaire chez les biches, et les vaches n'échappent pas aux kystes de l'ovaire [8]. Il est possible que la plus grande fréquence des néoplasmes chez les chiens et les chats ne soit qu'apparente et tienne à ce qu'on laisse en général parcourir à ces animaux le cycle entier de leur existence [9].

Le carcinome n'est pas davantage l'apanage des animaux à sang chaud; Formad signale l'histoire d'un python du Zoological Society garden qui mourut de cachexie, et chez lequel on trouva, à l'autopsie, des nodules de carcinome alvéolaire dans les ovaires, dans les poumons, les reins et le foie.

L'influence de la race sur le développement du cancer semble *a priori* un corollaire des idées émises sur l'influence de la famille, mais la complexité du problème devient plus grande encore. Les individus d'un même pays obéissent aux mêmes habitudes, ont une alimentation analogue et vivent dans des milieux climatériques absolument semblables; il faudrait faire le départ de chacune de ces influences avant d'attribuer à la race la part légitime qui lui revient. Par exemple, d'après Jourdanet, les tumeurs malignes sont à peine connues dans les terres chaudes du Mexique, tandis que dans les hautes régions elles atteignent

[1] Cité par Follin.
[2] Van den Corput, *Bull. de l'Acad. roy. de méd. de Belgique*, 1865.
[3] Verneuil, *Gazette hebdomadaire*, juin 1895.
[4] Bauly, Congrès de Lyon, 1894.
[5] Arnaudet, *Normandie médicale*, 1889 et 1890.
[6] Brunon, Enquête sur le cancer en Normandie, Rouen, 1895. — Niguet, Recherches sur les causes du cancer en Normandie. Thèse de Paris, 1895.
[7] Sutton, *Journal of anat. and phys.*, 1884-1885.
[8] Formad, *Journal of comparative med. and surgery*, 1881.
[9] Duchaussoy dit avoir donné des soins à une colonie de Suisses végétariens chez lesquels il a constaté deux cas de cancer (Soc. de méd. prat., 1888).

une fréquence aussi grande qu'en Europe ; ici le facteur race doit nécessairement être mis au second plan (¹).

Nous n'avons pas davantage de notion bien certaine sur la fréquence plus ou
moins grande des néoplasmes suivant le milieu social : on avait dit que les gens
riches fournissent un plus lourd tribut au carcinome ; cette assertion est démontrée fausse par les statistiques anglaises et par celle d'Hofmeier, de Berlin, qui
trouve une proportion de cancéreux de 5,6 pour 100 dans la classe pauvre, et
une proportion de 2,18 dans la classe riche.

On s'est demandé, dans plusieurs pays, si la mortalité par le cancer restait
stationnaire ou si elle avait subi quelque modification. Voici le résultat brut des
statistiques anglaises, d'après le registre général déjà cité.

Il y a eu en Angleterre et dans le pays de Galles une mortalité par le cancer :

De 7 107 de	1851 à 1860.
8 688 de	1861 à 1870.
11 133 de	1871 à 1880.

L'accroissement semble formidable à première vue, il n'est pas en réalité absolument sûr qu'il existe : les statistiques sont mieux faites et mieux acceptées
par la masse des médecins qu'elles n'étaient jadis, et en outre une plus grande
précision dans le diagnostic doit nécessairement augmenter l'actif du carcinome : du moins, c'est là une interprétation que les médecins anglais eux-
mêmes reconnaissent.

Les chiffres nous apprennent encore que la mortalité est excessive à Londres,
mais il y a l'attraction exercée par le nom des chirurgiens et le nombre des
hôpitaux.

Les causes *locales* des épithéliomes sont plus saisissables que les précédentes.
Elles peuvent ainsi se résumer :

*1° Tout changement apporté soit à la situation, soit à la structure normale
d'un organe ou d'une portion d'organe, y crée une prédisposition au néoplasme ;
2° Toute irritation prolongée d'un revêtement épithélial favorise la tendance de
celui-ci à devenir le point de départ d'un épithéliome.*

Les ectopies se rangent en deux classes, les congénitales et les acquises. Les
premières ont surtout de l'importance au point de vue qui nous occupe ; pourtant je dois signaler que, d'après les remarques des pathologistes, les reins
mobiles deviennent plus fréquemment que d'autres le siège de tumeurs ; quant
aux ectopies congénitales, on sait que leur influence prédisposante est réelle,
les tumeurs du testicule retenu le long de leur trajet ont été communément
observées. Il m'est permis de rapprocher de ces ectopies d'organes ce que je
pourrais appeler des ectopies de tissus ; tout cordon épithélial, à l'état d'inclusion, présente les plus grandes tendances à l'involution et à la prolifération anormales : je me borne ici à rappeler comme exemple les épithéliomes térébrants et
les productions kystiques des mâchoires dont Malassez a si bien démontré l'origine aux dépens de germes épithéliaux paradentaires, les épithéliomes ovariques, etc. On sait d'ailleurs que la théorie de Conheim n'est qu'une généralisation fort contestable d'une étiologie applicable à quelques cas.

(¹) Il n'en paraît pas moins certain que les habitants de quelques pays présentent une
immunité bien singulière.

A côté des inclusions de germes dont quelques-unes peut-être ne sont que des arrêts d'un processus atrophique, nous pouvons placer les malformations de tissus telles que les nævi, certains papillomes congénitaux, etc. Telle est la part qu'il convient de faire à la *congénitalité* dans l'étiologie des épithéliomes.

Les causes non congénitales se rapprochent des précédentes, en ce sens qu'elles ne favorisent pour la plupart le développement des épithéliomes qu'en déterminant préalablement une altération chronique de la surface tégumentaire ou glandulaire.

Je passerai successivement en revue l'influence des maladies de peau, l'influence des lésions d'ordre inflammatoire et celle des cicatrices.

On a maintes fois remarqué le développement des cancroïdes au niveau d'un papillome, d'une verrue, d'une plaque de psoriasis ou d'eczéma.

De même l'épiderme se met à proliférer anormalement au contact d'une tumeur bénigne telle qu'un *molluscum pendulum* (¹); un kyste sébacé devient plus aisément l'origine d'un épithéliome qu'une glande sébacée normale; on sait qu'une altération particulière de ces glandes, l'acné sébacée particulière, prédispose spécialement au cancroïde (²).

Certaines substances, telles que la suie de cheminée, la paraffine, le coal-tar, etc., amènent, chez les ouvriers qui travaillent à leur fabrication, une irritation chronique de la peau, sous forme d'érythème squameux, d'acné, de séborrhée pouvant aboutir à l'épithélioma. Chez les ramoneurs en particulier, l'affection se localise de préférence au scrotum, mais Waston cite l'histoire d'un jardinier qui, ayant semé de la suie à la surface de ses plates-bandes, fut atteint d'un épithéliome de la main (³).

Paget rapporte qu'on observe à Cashmir des cancers de l'abdomen et de la cuisse chez les individus qui ont l'habitude de porter des brasiers chauds sur ces parties.

Les altérations chroniques de nature inflammatoire de la peau et des muqueuses agissent comme les causes précédentes.

Les malades atteints de phimosis paraissent plus souvent que d'autres atteints d'épithéliomes du prépuce. On cite des observations d'épithéliomes développés sur des ulcères variqueux, sur des ulcères syphilitiques (⁴), sur des ulcères de lupus (⁵), dans un trajet fistuleux urinaire (⁶), anal (⁷), osseux (⁸), etc. Les épithéliomes de la bouche et en particulier ceux des lèvres et de la langue sont surtout fréquents chez les malades dont la muqueuse est incessamment soumise à des causes d'irritation, à la fumée de tabac par exemple; il n'est pas rare alors que la production néoplasique naisse sur de petites plaques blanches luisantes qu'on a improprement appelées psoriasis (leucoplasie buccale). Sur 75 cancéreux de la langue, Barker (⁹) a compté 71 fumeurs; l'épithéliome s'observe

---

(¹) CHAMBARD, *Ann. de dermatol.*, 1883.
(²) TH. AUDOUARD, *Loc. cit.*
(³) Cité par Cameron (*Journal de Glasgow*, 1886).
(⁴) Professeur LANG, *Wiener med. Blätter*, 1886
(⁵) BAYHA (Tübingen), vingt-six cas.
(⁶) GUYARD, *Ann. des org. génito-urin.*, 1883.
(⁷) CAMERON, *Loc. cit.*
(⁸) LISTER, cité par Cameron. — QUÉNU, Thèse de Durand, 1888, et MARCKRAUT, Thèse 1886 — FRIEDLANDER, *Deutsche Zeits. für Chir.*, t. XXXVIII, p. 4 et 5.
(⁹) 15 fois sur 55, MORRIS a vu la leucoplasie précéder l'épithéliome de la langue (*British med. Journal*, 1888).

fréquemment chez les individus malpropres qui négligent les soins hygiéniques
de la bouche, des dents, etc. (¹).

Les dégénérescences épithéliales des cicatrices sont bien connues depuis le
premier travail d'Hawkins (²). Durand a pu en réunir 90 observations, et encore
a-t-il omis les épithéliomes développés sur des cicatrices de lupus, qu'ont
signalés Devergie, Langenbeck, Esmark, etc. (³). La plupart du temps, les
cicatrices qui dégénèrent sont des cicatrices anciennes ou des cicatrices qui
ont mis longtemps à se former : celles qui succèdent aux brûlures (⁴) y sont le
plus exposées (40 sur 90), puis celles qui suivent les plaies contuses (11) et les
cicatrices ombilicales (12).

Les documents relatifs à l'étiologie locale des épithéliomes des glandes et
des viscères sont beaucoup plus rares. Pour la mamelle, par exemple, nous
savons seulement que, dans un certain nombre de cas, l'apparition du squirre
est précédée d'une affection de l'aréole décrite pour la première fois par
J. Paget. Cette affection consiste en une éruption de l'aréole et du mamelon
rappelant tantôt l'eczéma aigu, tantôt l'eczéma chronique ordinaire. Chez les
malades observées par Paget, le carcinome est survenu deux ans et plus
souvent un an après l'affection cutanée sans jamais débuter par la peau. Il
résulte des constatations histologiques de Butlin (⁵) que l'irritation cutanée se
transmet à l'épithélium des conduits galactophores et de là à la glande. La
maladie de Paget est loin d'accompagner tous les cas de carcinomes mammaires : sur 505 cas de cancer du sein, Morris n'a observé l'eczéma de l'aréole
que 2 fois (⁶).

Nous ne sommes pas non plus très édifiés sur l'action prédisposante que
peut ou non exercer sur l'organe l'absence ou l'abus de la fonction. Sur
712 femmes à sein cancéreux, Gross note 16,09 femmes stériles et 85,91 femmes
ayant eu des enfants. Sur 55, Hildebrandt n'en trouve que 9 stériles. Il faudrait,
avant de tirer de là une conclusion quelconque, rechercher si ces proportions
ne sont pas justement celles des femmes stériles et des femmes mères (⁷).

Au sujet des viscères, de l'estomac, de l'intestin, de l'utérus, etc., j'admets
que toute inflammation chronique antérieure est une cause prédisposante au
néoplasme; à signaler, par exemple, l'influence manifeste des calculs biliaires
sur le développement des épithéliomes des voies biliaires; la fréquence du
cancer dans les organes ou portions d'organes plus exposées aux infections
m'en semble une preuve convaincante. Je répéterai encore que l'épithélium
d'un adénome est probablement plus apte à évoluer vers l'épithéliome (⁸) que
l'épithélium d'une surface saine, glandulaire ou non, et, renvoyant aux généralités pour ce qui est de l'influence des traumatismes, je résumerai toute

---

(¹) Holme's, *Syst. of surgery.*
(²) Hawkins, *On scarty tumors in cicatrices.* In *London med. Gazette,* 1854. Voy. l'historique
et les indications bibliographiques dans la Thèse de Durand, 1888.
(³) Voy. Raymond, *Ann. de dermatol.,* 1887.
(⁴) Durand.
(⁵) Butlin, *Med. chir. transact.,* t. LIX. — Darier a tout récemment démontré la nature
parasitaire de la maladie de Paget (voy. note, p. 465).
(⁶) H. Morris, *Transact.,* t. LXIII.
(⁷) Le cancer du sein est plus fréquent chez les femmes non mariées (M. C. Anderson,
Glasgow med. Journ., 1886). — Le cancer est plus fréquent chez les femmes qui ont eu beaucoup d'enfants et qui ont nourri (M. Ewes, *Glasgow med. Journal,* 1886). Sur 250 cancers du
sein observés par Gross, 75 pour 100 avaient nourri, 20 pour 100 n'avaient pas nourri.
(⁸) Voy. p. 350.

l'étiologie locale des épithéliomes en disant : *Ces tumeurs se développent dans les points de l'organisme qui présentent une défectuosité congénitale ou acquise.*

Pathogénie et nature des épithéliomes.

Une influence constitutionnelle mal déterminée, une altération locale de structure le plus souvent d'ordre inflammatoire, voilà à quels termes essentiels se ramène et se réduit l'étiologie générale du carcinome. *Constitutionnalistes* et *localistes* semblent, au premier abord, ne différer que par la prédominance qu'ils attribuent à l'un de ces deux facteurs. Les seconds veulent bien admettre que l'épithéliome a besoin pour se développer d'un terrain propice, d'une prédisposition des tissus. Les premiers, Paget en tête, concèdent que l'aptitude au cancer est favorisée dans un tissu par les coups, les irritations continues. Au fond, la scission est très grande entre les deux camps.

Dans l'esprit de Paget, le sang est, dès le début, contaminé, les causes locales ne font que déterminer la localisation d'une maladie générale [1]; un squirre du sein, de même que l'accident primitif de la syphilis, est déjà une manifestation d'une maladie constitutionnelle.

Les localistes objectent que l'épithéliome débute rarement à la fois en plusieurs points, que son extension se fait de proche en proche par des voies bien nettement tracées et que la généralisation ne survient que secondairement, après infection du sang; la maladie serait donc purement locale au début.

On devine quelles conséquences entraîne cette dernière doctrine au point de vue de la curabilité des épithéliomes.

Avant de rechercher si les résultats de la thérapeutique chirurgicale apportent quelque lumière dans la question, j'exposerai les opinions qui se sont fait jour sur la nature du cancer, et les expériences entreprises pour les étayer.

Le cancer résulte d'une prolifération épithéliale désordonnée, monstrueuse, envahissante jusqu'à la généralisation. Quelle est la cause intime de cette prolifération?

THÉORIE DE THIERSCH. — Thiersch a proposé l'explication suivante : il existerait à l'état normal, entre les cellules épithéliales et les tissus sous-jacents, une sorte de lutte incessante; l'équilibre ne serait maintenu que grâce à l'égale activité des deux tissus. Dans la vieillesse, les tissus sous-épithéliaux subiraient les effets affaiblissants de l'âge, tandis que les épithéliums, conservant leur énergie et ne trouvant plus la même résistance, envahiraient le tissu conjonctif et y végéteraient. Cette théorie s'appuie sur une série d'hypothèses et n'explique pas grand'chose. Pourquoi un des tissus subirait-il les effets de la décrépitude, tandis que l'autre verrait augmenter son pouvoir de reproduction?

THÉORIE DE CONHEIM. — La théorie de Conheim a rencontré plus de partisans. Monod et Arthaud [2] n'hésitent pas à la décorer du nom de loi : *Toutes les véritables tumeurs sont le résultat d'un vice de développement embryonnaire;* mais qu'explique-t-elle davantage? En admettant qu'il y ait partout des germes non utilisés, enfouis au milieu des tissus (ce qui est une pure hypothèse), en admettant que ces germes aient conservé intacte jusque dans la vieillesse leur

[1] PAGET, *The Morton lecture on cancer.* In *British med. Journal,* 1887.
[2] MONOD et ARTHAUD, *Rev. de chir.,* 1887.

activité embryonnaire, en quoi les proliférations désordonnées du carcinome ont-elles jamais ressemblé aux processus évolutifs des éléments de l'embryon? Où on suppose, suivant la réflexion de M. Graw (¹), des particules d'ectoderme égarées dans le mésoderme, elles y feront un carré de peau et non une véritable tumeur, et, pour qu'il se produise un néoplasme, Conheim reconnaît lui-même la nécessité que quelque chose de nouveau, qu'un *stimulus* intervienne! Et puis, lorsqu'un cancroïde apparaît sur une cicatrice, là où une brûlure a jadis tout détruit, peau et tissu cellulaire, où sont les germes embryonnaires (²)? On ne peut réellement voir dans les débris embryonnaires, quand ils existent, que des défectuosités congénitales offrant un terrain plus favorable aux néoplasmes, et rien de plus. Qu'il s'agisse d'éléments adultes ou d'éléments perdus au milieu des tissus, on arrive toujours, en dernière analyse, à supposer un *primum movens* à tous ces troubles de développement cellulaire (³).

Metchnikoff a encore fourni une objection d'une réelle valeur aux adversaires de la théorie de Conheim. Si, pour produire un cancer, il ne faut qu'un fragment de feuillet blastodermique égaré, on ne comprendrait guère que les Invertébrés en demeurassent indemnes; or, on ne connaît pas de cancers chez les Invertébrés.

THÉORIE PARASITAIRE. — La vive lumière jetée sur toute l'histoire de la tuberculose par la notion de la contagiosité et du parasitisme ne pouvait manquer de suggérer à nouveau aux pathologistes qu'il pouvait en être de même pour le cancer. N'avait-on pas depuis longtemps signalé des analogies dans la marche et l'extension des deux maladies? Le tubercule n'était-il pas décrit, il y a peu de temps encore (⁴), au chapitre des tumeurs, de même, du reste, que ces deux autres affections, l'actinomycose et le rhinosclérome, dont la nature parasitaire est aujourd'hui hors de doute?

L'idée d'envisager le cancer comme une maladie infectieuse est déjà bien ancienne, puisqu'en 1774 Peyrilhe tentait la cancérisation des chiens en leur injectant des débris de tumeurs, et qu'en 1802 le « comité du cancer de Londres » (⁵) posait la question suivante : « Est-il prouvé que le cancer soit contagieux? » Depuis, des tentatives de toutes sortes (⁶) ont été faites pour greffer ou inoculer le carcinome; dernièrement même, on crut en avoir démontré la nature microbienne et en avoir isolé l'agent actif.

Trois ordres de preuves, comme le fait remarquer Kirmisson (⁷), ont été mis en avant pour démontrer la nature parasitaire du carcinome :

1° Des preuves cliniques;

2° Des preuves expérimentales;

(¹) M. Graw, *Medical record*, New-York, 1885.

(²) Monod et Arthaud considèrent les expériences de Masse comme une démonstration *a posteriori* de l'hypothèse de Conheim, mais justement Masse ne produit nullement une tumeur artificielle, il produit un kyste dermoïde, ce qui est bien différent.

(³) On peut encore objecter que certaines races échappent au cancer. Ces races sont-elles donc dépourvues de germes? Dans son rapport sur l'étiologie du cancer au Congrès de Lyon 1894, Bard attribue à M. Duval cette opinion : que les tumeurs reconnaîtraient pour cause un ovule mal fécondé et se développant cependant, mais anormalement. Ce serait là une théorie du développement parthéno-génétique du cancer. Or, à la séance du 18 août 1894, M. Duval déclare à la Société de biologie que, sous aucune forme et sans aucun prétexte, le développement parthéno-génétique n'a rien à voir avec l'anatomie pathologique du cancer ni avec l'anatomie pathologique des tumeurs en général.

(⁴) Follin et Duplay, Cornil et Ranvier (1884), etc.

(⁵) Cité par Broca.

(⁶) Voy. une indication très complète de ces travaux dans PILLIET, In *Rev. de chir.*, 1887.

(⁷) KIRMISSON, *Bull. médical*, 1888; voy. aussi LEDOUX, *Arch. de méd.*, 1885.

3° Des preuves tirées de la constatation dans les tumeurs cancéreuses d'un parasite spécifique.

1° *Preuves cliniques.* — On fait observer d'abord que les parties les plus exposées à l'infection sont le plus souvent atteintes : telles la bouche, l'estomac, le rectum, l'utérus, le sein (sur 7881 carcinomes primitifs, Andrews[1] n'a trouvé que 200 cas où le cancer avait envahi des parties du corps non accessibles aux agents du dehors); on insiste sur le mode d'extension qui cadre si bien avec l'hypothèse du transport d'un agent infectieux; on cherche en dernier ressort à démontrer que certains cas sont des exemples probants de contagion. Kirmisson rappelle les 5 observations de Hall, dans lesquelles le mari et la femme ont été atteints l'un après l'autre de néoplasmes, une observation de cancer du pénis de Demarquay (sur 134), où la contagion était invoquée, 5 ou 4 cas analogues de Langenbeck, 1 de Gaillard Thomas, 1 de Czerny, 1 de Duplong (existence simultanée chez l'homme d'un cancer de la verge, chez la femme d'un cancer de l'utérus).

Watson et Mayo, cités par Mac Ewen, rapportent également chacun deux observations de cancers du pénis chez des hommes dont les femmes avaient ou eurent plus tard un cancer de l'utérus. Mac Ewen[2] y ajoute quatre autres faits analogues et cite plusieurs exemples où le cancer coexista dans différents organes chez des personnes vivant en commun. Lucas[3], Guelliot, Arnaudet Fabre[4], ont de même relaté des exemples de cancers atteignant des personnes vivant en commun mais sans aucune parenté. Guelliot en cite 25 faits inédits, il y aurait donc pour cette affection de véritables petites épidémies, et, ainsi qu'on l'a dit, il existerait des *maisons à cancer*. Ces petites épidémies, au lieu de se localiser à une maison, pourraient affecter un groupe de maisons, un village, une région. Dans certains villages du Soissonnais[5] le cancer ferait 14 fois plus de victimes qu'à Paris ou qu'à Reims.

Ces faits sont encore trop restreints pour entraîner la conviction. Quant à l'auto-contagion ou auto-inoculation, elle semble bien réelle; je fais allusion ici non aux cas d'épithéliomes qu'on a vu siéger en face l'un de l'autre (lèvre supérieure et lèvre inférieure, parois opposées de la vessie, de l'intestin, etc.), mais à ceux où, à la suite de la ponction d'une ascite de nature cancéreuse, on vit se développer du cancer sur la plaie faite par le trocart; ceci ne prouve, du reste, qu'une chose : c'est la possibilité du greffage des cellules cancéreuses chez un même sujet[6].

2° *Preuves expérimentales.* — Les faits de développement d'épithéliomes au point blessé par un trocart constitueraient déjà une véritable expérience de greffe, mais ici il importe de distinguer les faits de transmissions entre animaux de même espèce et ceux de transmissions entre animaux d'espèces différentes.

Transmission entre animaux de même espèce ou de l'homme à l'homme[7]. — Un grand nombre d'expériences sont restées négatives : telles celles d'Alibert

[1] Andrews, *Journal of Amer. med. Assoc.*, 1889, p. 758, d'après Guelliot, *Union méd.*, 1891.
[2] Mac Ewen, *Glasgow med. Journal*, 1886. — Voy. également W. Blyth, *Comm. sur la contagion du cancer. In Lancet*, 1888.
[3] Lucas, *Lancet*, 1887.
[4] Fabre, De la contagion du cancer. Thèse de Lyon, 1892.
[5] Guelliot, *Loc. cit.*
[6] Fait incontestable dont les tumeurs développées dans la cavité péritonéale fournissent mille exemples.
[7] Cette question est bien traitée dans la Thèse de Cazin : *Des origines et des modes de transmission du cancer*, 1894.

sur lui-même, de Leblanc, P. Bert, Rinne, Cazin du chien au chien, de P. Bert
du chat au chat, etc.

Un petit nombre cependant ont donné des résultats positifs, tels les inoculations de Goujon sur un cobaye, de Wehr (1) sur le chien, de Hanau (2) sur les
rats et de Moran (3) sur les souris blanches. Inoculant à des chiens dans le tissu
sous-cutané de petits fragments de carcinome, Wehr vit se développer dès le
huitième jour de petits noyaux qui s'agrandissaient peu à peu et qui présentaient la texture du carcinome; ces noyaux restaient quelque temps stationnaires, puis diminuaient et disparaissaient complètement en huit semaines;
cependant un des chiens serait mort de carcinome généralisé (4).

Hanau (de Zurich) transplanta dans la tunique vaginale du testicule, chez
deux rats, des fragments de ganglions provenant d'un cancroïde vulvaire
d'une femelle : chez un des rats mort après sept semaines, l'autopsie fit voir une
généralisation du cancer au péritoine; les glandes axillaires étaient également
atteintes, leur structure reproduisait le même type de carcinome que celui du
néoplasme inoculé. Cazin a eu sous les yeux les préparations histologiques
qui ne laissent aucun doute sur la nature des tumeurs décrites par Hanau.

Moran greffa dans l'aisselle et dans l'aine, chez des souris, des fragments d'un
épithélioma cylindrique pris chez une autre souris : il obtint un résultat prompt
et la tumeur secondaire présenta tous les caractères histologiques de la tumeur
primitive. Poursuivant ses greffes en série, l'auteur obtint des généralisations
viscérales.

Chez l'homme, Hahn (de Berlin) (5) transplanta à une malade atteinte de
cancer incurable, dans une région saine, une nodosité carcinomateuse : cette
nodosité s'y greffa et s'y développa engendrant tous les caractères histologiques
de la tumeur première.

Cette expérience condamnable fut répétée en France par un chirurgien qui
crut, non sans raison, devoir garder l'anonyme (6), elle donna le même résultat.

Transmission entre animaux d'espèces différentes ou de l'homme aux animaux.
— Les expériences faites depuis Peyrhile en 1774, jusqu'à nos jours, en passant
par Dupuytren, Langenbeck, Lebert, Billroth, Villemin, etc., ont été innombrables. On a usé de la greffe sous la peau ou dans le péritoine, on a eu recours
aux injections de suc dans le tissu cellulaire sous-cutané ou dans les muscles.
Les résultats anciens sont peu concluants en l'absence d'examens histologiques
suffisants. Francotte et de Rechter (7) ont repris les tentatives en s'adressant à
la souris blanche.

Chez une des souris au moins il se développa un carcinome au point d'inoculation et des métastases dans les ganglions. En 1893, Mayet (de Lyon) (8)
choisit le rat blanc pour des expériences d'inoculation; les greffes se résorbèrent; alors, changeant sa technique, il tritura les fragments de cancer du
sein dans de la glycérine pure et fit des injections de cette solution glycérinée
étendue d'eau.

(1) Wehr, Dix-septième Congrès de la Soc. allem. de chir. *Semaine méd.*, 1888, p. 156.
(2) Hanau, Huitième Congrès de Méd. int. de Wiesbade, *Semaine méd.*, 1889, p. 159 et 142.
(3) Moran, *Semaine méd.*, 1891, p. 191 (Soc. de biol.); *Arch. de méd. expérim.*, 1893 et 1894,
t. VI, p. 5, 16 et 525 (Acad. des sc.).
(4) *Arch. für klin. Chir.*, 1889 (d'après Cazin).
(5) Hahn, Dix-huitième Congrès de la Soc. allem. de chir., 1889.
(6) Communiqué par Cornil à l'Académie de médecine, 1892.
(7) Francotte et de Rechter, *Acad. roy. de Belgique*, 1892.
(8) Académie des sciences, 1895.

Un des rats présentait, onze mois après, dans le rein droit, deux noyaux gros comme un pois. L'examen des lésions rénales montra qu'il s'agissait d'un néoplasme épithélial. Néanmoins l'étude des coupes histologiques ne parut pas très démonstrative à Cazin, à qui elles furent montrées; il plane donc un grand doute sur tous ces faits, et jusqu'à nouvel ordre la transmissibilité du cancer de l'homme aux animaux demeure absolument problématique [1].

5° Preuves tirées de la constatation dans les tumeurs cancéreuses d'un microbe spécifique. — En 1887, il sembla un instant que toutes les incertitudes relatives à la nature du cancer dussent disparaître; coup sur coup, une série de publications nous annoncèrent que le microbe du cancer venait enfin d'être mis au jour. Rappin [2] (de Nantes) découvre dans l'intimité des carcinomes et des sarcomes des microcoques qu'il cultive!

Scheurlen [3] fait plus: non seulement il isole et cultive la bactérie du cancer, mais il inocule le liquide de culture et prétend obtenir la reproduction d'un néoplasme. Domingos Freire [4] va plus loin encore: dans une lettre lue à la Société de médecine de Berlin, il ajoute aux inoculations heureuses de Scheurlen la découverte d'un traitement préventif!

Les études de Scheurlen [5] comprennent deux points très différents :

1° L'observation d'un microbe et de spores sur des préparations microscopiques;

2° La culture et l'inoculation de ce microbe.

Scheurlen a injecté, dans la glande mammaire de chiennes, une émulsion de ses cultures : chez une des chiennes il a vu, *au bout de quinze jours*, que l'injection avait déterminé une tumeur molle grosse comme une noix d'abord, puis se rapetissant jusqu'au volume d'un haricot; à l'examen microscopique, on constata une abondante prolifération cellulaire et la présence de cellules épithélioïdes pleines de spores. La marche de ce prétendu néoplasme et même sa structure ne sont guère faites pour convaincre les sceptiques.

Qu'on puisse trouver parfois des microbes dans les tumeurs, cela est possible: non seulement Rappin et Scheurlen, mais Schill [6], Lampias [7], Francke [8], Nepveu [9], P. Kübasoff [10], etc., en ont observé; toute la question est de savoir si ces microbes sont causes ou simplement témoins du trouble cellulaire, et même encore si ces microbes n'ont pas, dans certains cas au moins, été introduits par une imperfection de technique. Senger [11], qui a fait 550 inoculations dans ses éprouvettes, n'a réussi à cultiver quoi que ce soit. Pour lui, le microbe de Scheurlen vient non du néoplasme, mais du bouillon : il a injecté en vain à des chiens des liquides de culture préparés par Scheurlen lui-même; mais qu'on vienne à inoculer une pomme de terre avec un morceau de cancer, on

<hr>

[1] M. Boinet (Congrès de Lyon, 1894) a fait une série d'expériences sur le rat, le lapin et le cobaye et conclut que rien n'autorise à se prononcer en faveur de la transmission du cancer de l'homme aux animaux.

[2] RAPPIN, *Recherches sur l'étiologie des tumeurs malignes*, 1887.

[3] SCHEURLEN, Soc. de méd. de Berlin, 1887.

[4] Cité par Kirmisson.

[5] Voy., pour l'analyse critique de tous ces travaux, DUCLAUX, *Ann. de l'Inst. Pasteur*, 1888.

[6] SCHILL, Soc. méd. de Berlin, 1887.

[7] LAMPIAS, cité par Kirmisson.

[8] FRANCKE, *Münch. med. Wochenschr.*, 1888.

[9] NEPVEU, *Bull. de l'Acad. des sc.*, 1888.

[10] KUBASOFF, Moscou, *Proceed. of the third meeting of Russian med.* Saint-Pétersbourg, 1889.

[11] SENGER, *Berliner klin. Wochenschrift*, 1888.

obtient du bacille en abondance ; le microbe de Scheurlen ne serait autre chose que le bacille de la pomme de terre.

De même Ballance et Shattock [1], qui au début avaient obtenu des cultures en se servant de différentes tumeurs, ont vu de plus en plus leurs ensemencements rester stériles, au fur et à mesure que leur technique se perfectionnait ; finalement « ils ont montré, à la séance du 17 mai 1887 de la Société de pathologie de Londres, 58 fragments de tumeurs dont 59 de carcinomes restés stériles après un séjour d'un mois à l'étuve » [2].

Nous sommes forcés de conclure de tout ce qui précède que rien ne démontre *aujourd'hui* la nature parasitaire du carcinome ; telles étaient les conclusions auxquelles nous arrivions en 1889 ; nous terminions cependant notre étude en appelant l'attention sur la découverte que venait de faire Darier [3] d'un parasite intra-cellulaire, en pleine couche de Malpighi, dans cette maladie du mamelon et de l'aréole si voisine de l'épithélioma qu'on appelle « maladie de Paget ». Ces parasites se montraient sous forme de corps ronds, munis d'une membrane épaisse et réfringente : leurs caractères tranchés sans forme de transition avec les cellules normales, leur capsule, leur distribution, mais surtout leur siège intra-cellulaire, conduisent forcément à y voir des corps étrangers à l'organisme, les parasites en d'autres termes, Darier retrouva ces parasites, qu'il considérait avec Malassez comme des psorospermies ou coccidies, dans les bourgeons d'un épithélioma du mamelon et rappela, dans sa présentation à la Société de biologie, que chez le lapin, les organismes analogues provoquent un bourgeonnement de l'épithélium des voies biliaires, que chez l'homme ils sont la cause de l'acné sébacée, concrète. Dans une séance précédente, Albarran avait montré des préparations de deux épithéliomes de la mâchoire dans lesquels il existait des psorospermies analogues à celles du foie du lapin : un grand nombre de glandes épidermiques présentaient comme centre de formation une psorospermie.

Darier et Albarran avaient eu un précurseur, Pfeiffer [4], qui, en 1888, avait décrit des formes qu'il compare aux corpuscules de la pébrine. Telle est l'origine de la théorie psorospermique du cancer ; succédant à la théorie microbienne, cette théorie a suscité non moins de travaux et de recherches ; elle a compté et compte encore des partisans parmi des hommes de science de haute valeur, elle mérite donc que nous nous y arrêtions un instant.

Les coccidies [5] appartiennent à la famille des sporozoaires ; ce sont des êtres uni-cellulaires sous forme de masses protoplasmiques, amœboïdes, quelquefois munies de flagella, susceptibles de s'entourer d'une membrane, et se multipliant « par segmentation locale ou partielle de leur masse en un nombre variable de spores nucléées ». Les coccidies ont par suite, outre l'état adulte, un stade kystique, un stade sporulaire et un stade embryonnaire ; dans le cancer, les stades kystiques et sporifères auraient surtout été retrouvés.

A la suite des travaux de Darier et de son élève Wickham [6], parurent les

[1] BALLANCE et SHATTOCK, *British med. Journ.*, 1887.
[2] DUCLAUX.
[3] DARIER, *Soc. de biol.*, 1889, et *Ann. de dermatol.*
[4] PFEIFFER, *Zeitschr. für Hyg.*, 1888.
[5] FAURE DOMERGUE, *Ann. de micrographie*, 1894, t. VI.
[6] WICKHAM, *Thèse de Paris*, 1890. Nous avons mis largement à contribution, pour en faire le résumé, le consciencieux et intéressant travail de Faure Domergue déjà cité.

recherches de Thoma [1], de Nils Sjöbring [2], de Clarke [3], de Soudakewitch [4], de Foa [5], Ruffer [6], Russell, etc. Les descriptions de tous ces observateurs, tous partisans de l'origine coccidienne des épithéliomes, sont loin de concorder; cette variabilité dans la description des parasites rend une brève exposition presque impossible, nous insisterons sur celles de Soudakewitch, Podwyssozki et Sawtschenko, qui se sont principalement efforcés de retrouver, dans les éléments observés au sein des cancers, les stades de reproduction caractéristiques des Sporozoaires. Soudakewitch figure en particulier des inclusions avec corps falciformes, ce qui répond à un stade important de certaines coccidies. Ces croissants sont retrouvés et décrits également par Podwyssozki et Sawtschenko. Ces derniers [7] décrivent des coccidies à l'extérieur et à l'intérieur des cellules; celles-ci ont la forme « de petites masses rondes encapsulées renfermant un ou plusieurs grains de chromatine dans un protoplasma homogène »; ces grains sont arrondis ou disposés en fuseaux ou croissants; à l'extérieur des cellules s'observent les formes dites sporocystes et les formes libres.

Les adversaires de la théorie coccidienne du cancer ne contestent pas la réalité de la plupart des figures représentées par ses partisans, mais ils donnent de ces figures une interprétation différente; ils les considèrent comme de simples altérations cellulaires ou comme des formes anormales de la division indirecte : c'est la conclusion qu'ont adoptée successivement Borrel [8], Cornil [9], Fabre Domergue [10], Cazin [11], etc.

« Parmi les pseudo-coccidies, il en est qui ne sont que des noyaux cellulaires en voie de régression pure et simple » [12], d'autres ne sont que des cellules épithéliales qui se sont entourées d'une membrane d'enveloppe; cette formation d'une membrane d'enveloppe peut avoir lieu non seulement autour d'une cellule, mais autour des cellules endogènes et des noyaux eux-mêmes ou encore de globes colloïdes intracellulaires; par suite, l'existence d'une capsule autour d'une cellule ou autour de corps arrondis à l'intérieur d'une cellule ne saurait

[1] Thoma, *Fortschr. der Med.*, 1889.

[2] Nils Sjöbring, *Fortschr. der Med.*, 1890.

[3] Clarke, *Transact. of the path. Soc. of Lond.*, 1892.

[4] Soudakewitch, *Ann. de l'Inst. Pasteur*, 1892 (sous l'inspiration de Metchnikoff).

[5] Foa, *Fortschr. der Med.*, 1889. — Voy. encore Podwyssozki, Sawtschenko, *Centralblatt für Bakt.*, 1892.

[6] Ruffer décrit le parasite dans le noyau de la cellule, il a même pu le voir vivant semblable à une amibe encapsulée, animé de mouvements d'expansion et de retrait (*Brit.*, 1892).

[7] D'après le résumé de Fabre Domergue.

[8] Borrel, *Arch. de méd. expérim.*, 1890.

[9] Cornil, *Journal de l'anat. et de la physiol.*, 1894.

[10] Fabre Domergue, *Ann. de micrographie*, t. VI, 1894, n° 2-4, 11 et 12.

[11] Cazin, *Loc. cit.* — Duplay et Cazin, *Transact. of the seventh intern. Congr. of hyg. and demography*, vol. II (Londres, 1894).

[12] Fabre Domergue.

5. a, noyau enkysté avec une petite portion de protoplasme. Le kyste contient des produits de dégénérescence nucléaire. — c, grain de chromatine. — 6. Cellule cancéreuse (?) contenant un noyau déjà très altéré n, coloré en rose violacé. Cette cellule s'est formé une sorte de kyste dans la substance protoplasmique environnante. — 7, 8, k, noyaux à un stade de dégénérescence avancé, ne contenant plus de substance chromatique. — 9. *Idem*. Un noyau n a été refoulé par l'hypertrophie du second noyau k. — 10. *Idem*. Au moment de subir la dégénérescence, le noyau s'est fragmenté, et chacune de ses parties s'est entourée d'une enveloppe kystique secondaire. — 11, 12. *Idem*. Fragmentation plus complète. — c, dernier vestige de chromatine. — n, noyaux sains refoulés par le noyau dégénéré. — 13. Cette figure représente une portion d'épithélium cylindrique cancéreux, dans lequel la plupart des noyaux ont subi la même dégénérescence. — n, noyaux presque normaux. — n', noyaux déjà très hypertrophiés, dans lesquels la chromatine se fragmente. — k, divers stades de dégénérescence. — d, noyau altéré. — 14. Figure montrant la tendance vacuolaire du protoplasme altéré. — c, cellules cancéreuses normales. — n, cellules dégénérées dont les noyaux encore entiers sont emprisonnés dans des vacuoles. — k, kyste vacuolaire contenant un noyau très altéré.

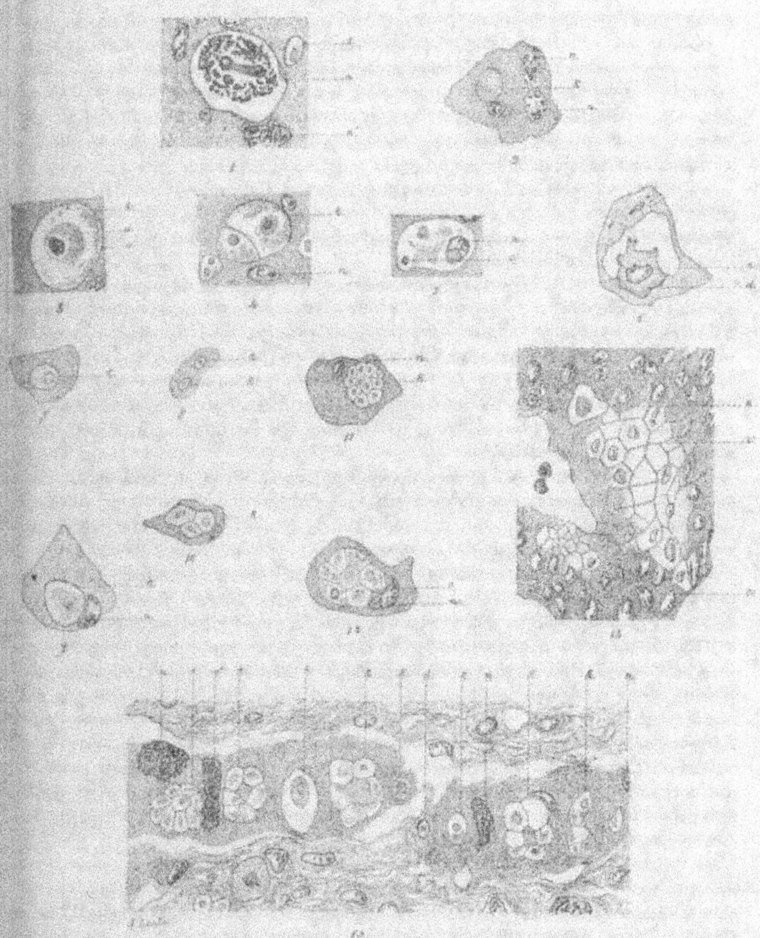

Dessins faits d'après les préparations du cancer de l'ombilic de M. Landel.

FIG. 77. — Fixation par la liqueur de Flemming (nouvelle formule). Inclusion à la paraffine. Coloration par la safranine, suivie du mélange colorant de Binda (vert lumière + violet acide en solution alcoolique). — Dessins à la chambre claire. Zeiss apochromatique object. 4, ocul. 6. — (N. B. Les demi-teintes représentent une coloration bleue; les teintes noires, une coloration rouge foncé).

1. Cellule cancéreuse en voie de dégénérescence — a, noyau hypertrophié, formé d'énormes grains de chromatine; ce noyau s'est déjà rétracté et le protoplasme ambiant lui a constitué une enveloppe kystique — a', second noyau repoussé par a. — b, troisième noyau à un stade de dégénérescence avancé. — 2. a, noyaux contenant encore de la chromatine, et déjà modifiés dans leur structure. On aperçoit seulement l'enveloppe kystique. — b, stade beaucoup plus avancé. La chromatine a complètement disparu — 3. Noyau en voie de dégénérescence. — b, enveloppe kystique. — d, matière colloïde déjà formée aux dépens du noyau. — e, reste de la chromatine. — 4. Dégénérescence nucléaire analogue. — b, enveloppe kystique; le kyste est dédoublé par une cloison transversale. — a, noyau non altéré. —

(Voy. suite de la légende page 398.)

[GUÉNU]

être invoquée comme suffisante pour démontrer la nature parasitaire d'un élément.

D'autre part, le protoplasma cellulaire subit dans le cancer certaines dégénérescences donnant lieu à des formes intracellulaires qui simulent les coccidies. Dans la dégénérescence colloïde en particulier, si commune dans les épithéliomas cylindriques, la transformation hyaline peut envahir toute la cellule, qui devient un globe homogène, ou n'est que partielle, donnant naissance à des globules disséminés dans le noyau ou la cellule.

En outre, la substance chromatique du noyau s'altère, elle peut disparaître ou se fragmenter à l'intérieur du noyau en petits corps tantôt arrondis, tantôt disposés à la périphérie sous forme d'une calotte « dont la coupe optique donne l'impression de corps falciformes » (¹).

D'autres formes cellulaires reconnaissent pour point de départ le bourgeonnement des noyaux, si fréquemment observé dans les carcinomes glandulaires. En effet, les noyaux secondaires perdant par exemple leur substance chromatique, leur ensemble représente un amas de sphérules claires, capables d'en imposer pour un amas de sporocystes; en résumé, les apparences coccidiennes ne sont que des inclusions cellulaires, des formations endogènes irrégulières et dégénérées que Soudakewitch, Podwissozki, Sawtschenko et Foa ont « élevées au rang de sporozoaires ».

Quelques partisans de la thèse psorospermique ont cherché, puisque la morphologie des éléments s'appliquait aussi bien à une dégénérescence cellulaire qu'à une coccidie, s'il n'était pas possible de démontrer la nature parasitaire de certains éléments intracellulaires, au moyen de réactions histo-chimiques; c'est ainsi que Russel (²), colorant ses coupes au moyen d'une solution phéniquée de fuchsine et d'une solution phéniquée de vert d'iode, fit voir qu'il existait soit à l'intérieur, soit en dehors des cellules, de petits corps arrondis de 0µ5 à 14µ, homogènes et réfringents. Russel en fit le champignon parasite du cancer. Cazin qui avait poursuivi les mêmes recherches à la même époque que Russel, avait également réussi à colorer de petits globules hyalins identiques aux « corps à fuchsine » de l'auteur anglais, mais il les interprète comme de simples petits globules hyalins résultants d'une dégénérescence cellulaire; entre autres arguments, il invoque celui-ci : c'est que ces corps à fuchsine ne sont pas spéciaux aux cancers comme l'avait cru Russel, on les a rencontrés dans des tissus tuberculeux, dans des lésions purement inflammatoires, dans un ulcère simple de l'estomac, etc. (³).

En résumé, les formations intra ou extracellulaires successivement décrites depuis Pfeiffer et Darier jusqu'à Russel n'ont entre elles aucune ressemblance, elles n'ont que ce lien unique d'avoir été interprétées comme étant des parasites; mais toutes ces formations paraissent répondre à des évolutions anormales de cellules en voie de multiplication endogène, ou à des dégénérescences de ces cellules.

Les partisans de la théorie coccidienne reconnaissent que les premières observations ont pris, en effet, pour des coccidies des dégénérescences cellulaires; c'est ainsi que Metchnikoff a qualifié de *pseudo-croissants* les prétendus corps

(¹) Fabre Domergue.
(²) Russel, *British med.*, décembre 1898.
(³) *Journal de l'anat. et de la physiol.*, 1890. — En employant la technique de Vincent (*Sem. méd.*, 1890), c'est-à-dire en traitant les causes par l'ammoniaque colorant par la safranine et décolorant par l'acide acétique et l'alcool.
(⁴) Letulle, *Bull. de la Soc. d'anat.*, 1895.

[GUÉNU]

falciformes décrits dans le premier mémoire de Podwyssozki et Sawtschenko, mais les nouveaux corps (²) nouvellement vus et décrits par Sawtschenko seraient tout autres ; « autant les premiers étaient irréguliers et donnaient l'impression de détritus de dégénérescence, autant les seconds ne peuvent s'expliquer par l'hypothèse d'une dégénérescence cellulaire ». La comparaison des formes dessinées par Sawtschenko avec les « stades d'évolution du coccidium oviforme que Podwyssozki vient d'étudier dans un mémoire récent » serait très démonstrative ; « les ressemblances sont frappantes : même aspect des vacuoles, des corpuscules arrondis et des corps falciformes » ; nous ne pouvons mieux faire que de mettre sous les yeux du lecteur une note qu'a bien voulu rédiger pour nous M. Metchnikoff :

« Dans tous les cancers, on trouve des corps ronds et ovales, présentant une structure particulière. Ce sont tantôt de tout petits corpuscules, composés d'une substance amorphe, semblable au protoplasma, et d'un nucléole bien net, tantôt de corps plus volumineux se colorant d'une façon particulière et donnant toutes les réactions de la mucine. Entre les deux catégories de ces corps, on trouve toutes les formes intermédiaires.

Les corps en question ont été pour la première fois décrits par Sjöbring en 1890. Depuis ils ont été étudiés surtout par Foa, Soudakewitch, Ruffer, etc. Les corps se trouvent toujours dans leur protoplasma, quelquefois aussi dans le noyau.

Quelle est leur signification ? Il est impossible de les considérer in toto comme des produits de dégénérescence de cellules ou de noyaux cancéreux. Les corps les plus petits, c'est-à-dire les jeunes, sont déjà très nettement distincts du protoplasme ou du cytoplasme environnant. Pour leur indépendance plaident surtout la structure et notamment la présence du nucléole. *Ces corps intracellulaires sont de petites cellules qui de tous les objets connus présentent la plus grande analogie avec des parasites unicellulaires de la classe des Sporozoaires.* On est par conséquent en droit d'établir la théorie d'après laquelle les cancers sont le siège d'un parasitisme de la part de ces Protozoaires. Récemment, plusieurs orateurs italiens, surtout MM. Sanfelice et Roncalli, ont émis l'opinion d'après laquelle les corps ronds intracellulaires des cancers, découverts par Sjöbring, doivent être rangés dans le groupe des blastomycètes ou levures. Il est à signaler que, d'après la découverte de M. Busse en Allemagne et de M. Curtis en France, dans certains cas, diagnostiqués comme tumeurs (cystosarcome dans le cas de Busse), on a prouvé l'existence, dans des masses molles, de quelques tumeurs d'une quantité de cellules qui présentent toutes les propriétés de levures ou de torulas. Les auteurs mentionnés ont obtenu des cultures pures de ces champignons et ont provoqué avec ces derniers la formation de tumeurs glaireuses chez des Rongeurs. M. Busse a constaté dans son cas une généralisation du champignon dans tout l'organisme de sa malade. Il désigne par conséquent cette maladie sous le nom de *Saccharomycosis hominis* et la compare à l'actinomycose. Conclure de ces faits, bien établis, à la même origine des corps ronds des cancers, comme le font les auteurs italiens cités, est tout à fait inexact. Les corps de Sjöbring ni ne donnent de cultures ni ne produisent aucun changement morbide chez les animaux inoculés. D'un autre côté, les

(²) A. Mance, *Recherches sur la question du cancer.* Thèse de Paris, 1895. (Thèse faite sous l'inspiration de Metchnikoff, qui reste un des principaux défenseurs de la théorie coccidienne.

[AVÉNU]

dernières recherches de M. Sawtschenko, exécutées avec un soin particulier, établissent dans les corps ronds des cancers, l'existence d'un véritable stade de croissant qui présente la plus grande analogie avec les formes de croissant des Sporozoaires. Il démontre l'existence dans les cellules cancéreuses d'une forme sphérique du parasite et d'une forme en croissant, également munie d'un petit nucléole. Autour du parasite il se produit une sécrétion muqueuse très abondante qui produit la métachromasie signalée par plusieurs auteurs comme caractéristique des corps intracellulaires dans le cancer. S'il faut admettre que la question du parasitisme dans le cancer n'est pas encore définitivement et totalement résolue, il est impossible de nier la très grande analogie des corps de Sjöbring et des croissants de Sawtschenko avec divers représentants de la classe des Sporozoaires. »

En tout cas, en supposant que la démonstration de la nature parasitaire du cancer ne soit pas absolument faite, on n'est aucunement autorisé à prétendre que l'hypothèse doit être définitivement abandonnée et que les tumeurs ne sont ni virulentes, ni parasitaires [1]; j'avoue ne pas saisir la valeur des arguments de Bard [2] et de Brault [3] contre la théorie parasitaire; ils prouvent que les tissus tuberculeux, syphilitiques et autres n'ont rien de commun avec les néoplasmes, et c'est tout.

Je préfère la réserve de J. Paget; comme lui, je ne vois pas *a priori* d'impossibilité absolue à ce qu'un jour il soit prouvé que dans la pathogénie du cancer il intervient soit un micro-organisme, soit une substance virulente quelconque. On a dit que dans les maladies infectieuses il n'y avait que des processus d'enkystement et de destruction, et non formation d'un tissu permanent comme dans les tumeurs. On peut répondre à cela qu'il n'y a aucune nécessité à ce que toutes les maladies infectieuses se ressemblent; peut-être y aurait-il quelque intérêt à établir un rapprochement entre les néoplasmes des tissus animaux et les productions végétales anormales. On sait qu'un certain nombre de celles-ci, connues sous le nom de *galles*, sont le résultat de la piqûre d'insectes et du venin déposé par eux au sein des tissus; or ces venins ou virus possèdent une véritable spécificité, de telle sorte que si trois ou quatre virus différents sont déposés sur une même plante, il poussera trois ou quatre galles différentes. Il faut encore, pour que le virus produise son effet, qu'il s'adresse à une certaine portion du végétal et que ce végétal soit d'une espèce déterminée : nous retrouvons ici comme dans les tumeurs la prédisposition créée par les propriétés locales du terrain et les propriétés générales de l'individu. Mais nous avons en plus la notion d'une cause déterminante précise, ce qui nous échappe totalement lorsqu'il s'agit des néoplasmes développés sur les animaux [4].

ALBARRAN, *Semaine méd.*, 1889. — DARIER, *Bull. de la Soc. de biol.*, 1889, p. 251 et 265. — DARIER, *Ann. de dermatol. et de syphil.*, 1889. — MALASSEZ, *Soc. de biol.*, 1889. — ROSENTHAL, *Ann. de l'Inst. Pasteur*, 1889, et *Zeitsch. für Hyg.*, t. V; *Ann. de l'Inst. Pasteur*, 1889, t. II, p. 84;

[1] La nature parasitaire des épithéliomes admise, il est difficile d'expliquer ce fait qu'un épithéliome cylindrique atypique en s'approchant de la peau détruit l'épiderme, se substitue à lui mais n'y détermine pas la genèse d'un épithéliome pavimenteux; il faudrait donc supposer que le *primum movens* n'est pas le même pour les épithéliomes pavimenteux que pour les épithéliomes cylindriques? Sinon le parasite inoculé à l'épithélium malpighien devrait faire bourgeonner celui-ci.

[2] BARD, *Arch. de phys.*, 1885.

[3] BRAULT, *Loc. cit.*

[4] Voy. CH. NABIAS, Thèse d'agrég., 1886.

Revue critique sur le carcinome et le sarcome. — THOMA, *Fortschr. der Med.*, 1890. — BONNET, *Arch. de méd. expér.*, 1890. — N. CAZIN, *Journal de l'anat. et de la physiol.*, 1890. — NILS SJÖ-BRING, *Fortschr. der Med.*, 1890. — WICKHAM, Thèse de Paris, 1890. — BAURY, Congrès de Lyon, 1891. — BARD, Congrès de Lyon, 1891. — MAYET, Congrès de Lyon, 1891. — CAZIN, *Bull. de la Soc. d'anat.*, mai 1891. — FOA, *Gaz. med. di Torino*, 1891. — PILLIET, *Trib. méd.*, 1891. — STEINHAUS, *Arch. für path. Anat.*, t. CXXVI, 1891. — CLARKE, *Transact. of the path. Soc. of London*, 1892. — BONNET, Thèse de Montpellier, 1892. — DUPLAY, *Acad. des sc.*, 1892. — — GUILLOT, *Gaz. des hôp.*, 1892. — METCHNIKOFF, *Annales de l'Inst. Pasteur*, p. 159, 1892, et *Revue génér. des sc.*, sept. 1892. — NOGGERATH, in-4, Wiesbaden, 1892. — PODWYSSOZKI et SAWTSCHENKO, *Centralblatt für Bakt.*, t. XI, nos 16, 17 et 18, 1892. — PLIMMER, *British med.*, déc. 1892. — RUFFER et H. WALKER, *British med.*, 1892. — SOUDAKEWITCH, *Annales de l'Inst. Pasteur*, 1892, p. 145. — FABRE DOMERGUE, *Soc. de biol.*, 1892. — MAYET, *Acad. des sc.*, 1893. — MORAU, *Acad. des sc.*, 1893. — CLARKE, *Soc. path. de Londres*, fév. 1893; *Mercredi méd.*, 1893. — FREUDINGER, *Revue de méd.*, p. 17, 1893. — SAWTSCHENKO, *Bibliotheca medica*, 1893. — ALB. POWER, *Assoc. med. Brit.* (Session de Bristol), 1894. — BINAUD, *Arch. clin. de Bordeaux*, juillet 1894. — BOINET, *Marseille méd.*, n° 15, 1894, et Congrès de Lyon, 1894. — DUPLAY, TÖRÖK et ARLOING, Congrès de Pesth, 1894. — N. CAZIN, *Des origines et des modes de transmission du cancer*, in Soc. d'édition scient. Paris, 1894. — FABRE DOMERGUE, *Ann. de micrographie*, t. VI, 1894. — GRATIA et LIÉNAUX, *Acad. de méd. de Belgique*, 1894. — MORAU, *Arch. de méd. expér. d'anat. path.*, sept. 1894. — TILLMANNS, Vingt-quatrième Congrès de la Société allemande de chirurgie, *Sem. méd.*, 1895. — Voy. la thèse de Marie pour la bibliographie complète.

Traitement des épithéliomes.

Je ne puis ici faire l'histoire complète de tous les procédés thérapeutiques préconisés contre le cancer; cette histoire serait d'ailleurs plus instructive au point de vue philosophique qu'au point de vue chirurgical (¹). Je me bornerai à passer rapidement en revue, pour ce qui a trait au traitement médical, les quelques substances qui ont eu leurs quelques jours de vogue.

TRAITEMENT MÉDICAL. — En tête de ces préparations il faut citer la ciguë, qu'on a administrée à l'intérieur sous différentes formes, et qu'on a aussi appliquée localement; les alcalins, les mercuriaux, les arsenicaux (²), etc. Je mentionne en passant l'opinion d'Hutchinson, pour qui l'administration prolongée de l'arsenic serait susceptible de déterminer le développement d'une forme de cancer.

On a encore préconisé à l'intérieur le carbonate de chaux, l'eucalyptus, la résorcine, le chlorate de potasse, un produit térébenthiné, le chian turpentine, le trèfle rouge, les teintures de thuya, de condurango et d'hydraste, etc.

Quant au chian turpentine, il a été de nouveau recommandé par le professeur Clay (de Birmingham), qui aurait vu, à la suite de son administration prolongée, des guérisons de cancers de l'utérus et du rectum. Lewis (³), chirurgien de New-York, n'a constaté aucun des merveilleux effets de ce médicament.

TRAITEMENT CHIRURGICAL. — Tout récemment le traitement du cancer subit une orientation nouvelle : d'une part, on venait d'étudier les effets importants que produit sur l'économie l'injection de certains sucs organiques, tels que l'extrait thyroïdien, l'extrait de thymus, de testicule, etc.; d'autre part, les études bactériologiques avaient engendré toute une thérapeutique nouvelle : la

(¹) On retrouve presque toujours au fond des pratiques les plus bizarres une idée répondant aux doctrines d'une certaine époque. C'est ainsi qu'il faut évidemment rapporter à l'idée primitive et naïvement formulée du parasitisme ces applications sur la tumeur de viande d'animaux fraîchement tués destinées à la nourrir, ou de crapauds vivants, enveloppés, sauf la tête, dans des sacs de toile, destinés à sucer le néoplasme.

(²) LANNOIS, *Sem. méd.*, 1895, p. 256.

(³) D. LEWIS, *New-York med. Journal*, 1888.

sérumthérapie ; on ne pouvait manquer d'appliquer ces découvertes générales à la cure du carcinome. De fait Brown-Sequard et ses élèves injectèrent du suc testiculaire aux cancéreux ; d'autres usèrent du suc thyroïdien et l'état général sembla amélioré dans certains cas, il n'y eut aucun effet spécifique sur la lésion locale.

Les succès éclatants obtenus par le sérumthérapie dans le traitement de diverses maladies infectieuses et en particulier de la diphtérie devaient aussi, étant donné les tendances générales à envisager le cancer comme une maladie parasitaire, provoquer certaines tentatives. En 1894, W. Coley [1] fit connaître les résultats qu'il avait obtenus dans le traitement des tumeurs malignes avec des toxines de l'érysipèle et du prodigiosus. L'idée de s'adresser à l'érysipèle n'était pas absolument nouvelle ; depuis longtemps les cliniciens avaient remarqué que l'érysipèle est susceptible de modifier avantageusement certaines ulcérations dartreuses, Ricord et Fournier, Després [2], etc., avaient spécialement noté cette action salutaire sur le chancre phagédénique, c'était l'*érysipèle curateur*. En 1866, Busch réussit à produire un érysipèle chez une femme atteinte de sarcome de la face, et, à la suite, il fut assez heureux pour voir disparaître les tumeurs [3]. En 1881, Fehleisen [4] traita une femme atteinte de sarcomes cutanés multiples par une inoculation d'une culture de streptocoque l'érysipèle qui s'ensuivit amena une diminution des tumeurs. Trois ans après, Fehleisen refit une tentative du même genre [5] (en collaboration avec Jœnicke), mais en s'adressant cette fois non plus au sarcome mais à un carcinome glandulaire du sein récidivé : l'inoculation fut suivie d'un érysipèle mortel.

Indépendamment de ses graves dangers, l'inoculation d'un érysipèle, loin d'amener constamment une amélioration locale, paraît avoir en certains cas donné un coup de fouet au streptocoque ; c'est ce qui ressort de l'observation d'Axel Holst [6] et de celle de Nellsen [7] : dans cette dernière une évolution rapide d'un cancer coïncida avec l'apparition fortuite d'un érysipèle.

Les tentatives de Coley [8] furent différentes : d'abord il se servit de cultures de streptocoques mais il remarqua que, même dans le cas où il ne parvenait pas à développer un érysipèle, les tumeurs subissaient une véritable rétraction ; il en conclut que l'influence salutaire appartenait non aux microbes mais aux toxines sécrétées par eux et qu'il y avait, par suite, tout avantage à substituer les toxines aux cultures ; il suffisait pour cela de filtrer ces cultures et d'injecter le produit de filtration. Plus tard enfin, sachant, par les expériences de Roger publiées dans la *Revue de médecine* de 1892, que la virulence du *coccus érysipélateux* s'accroît notamment quand on y ajoute du prodigiosus, il arriva de la sorte à traiter des néoplasmes avec des filtrations de cultures mixtes.

Les résultats ont été différents pour les sarcomes et pour les tumeurs épithéliales : j'exposerai plus tard les premiers, les seconds n'ont jamais consisté que dans une simple amélioration, jamais dans une disparition de la tumeur.

[1] W. COLEY, *American Journal of the med. sc.*, juillet 1894.
[2] DESPRÉS, *Acad. de méd.*, juillet 1870.
[3] BUSCH, *Berlin. klin. Woch.*, 1866, et BENDER, *France méd.*, novembre 1895.
[4] FEHLEISEN, *Deutsche med. Woch.*, 1881.
[5] FEHLEISEN, *Centralblatt für Chir.*, 1884 (d'après la *Revue intern. de thérap. et de pharm.*, 15 juin 1895).
[6] AXEL HOLST, *Centralblatt für Bakt.*, t. III, 1888. — In *Ann. de l'Inst. Pasteur*, 1889.
[7] NELLSEN, *Centralblatt für Chir.*, 1884.
[8] COLEY, *American Surg. Assoc.*, 1894.

Friedrich a répété les inoculations de Coley; il les a trouvées sans valeur en cas de carcinomes.

Czerny [1] a remarqué que l'érysipèle tantôt imprime une marche plus rapide à la tumeur et que tantôt il en ralentit la croissance. Chez une femme atteinte d'un cancer de la parotide qui avait obstrué le conduit auditif et paralysé le facial, l'injection du sérum de Coley amena un ratatinement de la tumeur tel qu'on put examiner le tympan, que les douleurs de tête et d'oreilles disparurent. Dans ces différentes tentatives Czerny a observé, à la suite des injections, de la fièvre, de l'anorexie, de l'amaigrissement de l'anémie et de l'apathie.

Emmerich et Scholl [2] modifièrent profondément la méthode de Coley; ils allèrent puiser leur substance à injecter non plus dans les cultures pures de streptocoques préalablement filtrées, mais dans le sérum de moutons préalablement infectés par des inoculations de cultures streptococciennes [3]. Ils injectent autour de la tumeur de 1 à 4 et jusqu'à 25 centimètres cubes chaque jour, proportionnant la dose au volume du néoplasme. Les effets au niveau de la piqûre consistent en l'apparition, au bout de quelques heures, d'un pseudo-érysipèle (érysipèle aseptique) d'une durée d'un à deux jours. L'état général n'est aucunement impressionné d'une manière fâcheuse; bien au contraire le malade ressent du bien-être, ses forces et son appétit augmentent, il n'a de fièvre que si les doses ont dû être considérables. L'effet spécifique sur la tumeur serait rapide et notable et dépendrait moins de la variété histologique que de la précocité du traitement; cet effet consisterait en une diminution et de la tumeur et des ganglions, voire même en une disparition complète. Malheureusement cette action curatrice du sérum d'Emmerich n'a été obtenue que par ses inventeurs; les résultats ont été négatifs dans les mains de Friedrich, de Lauenstein [4], de Bruns [5]. Bien plus, ce dernier, opérant dans six cas avec le sérum préparé par Emmerich et Scholl, non seulement n'observa aucun effet salutaire, mais encore nota des accidents cardiaques et pulmonaires, de la fièvre, des vomissements, de la prostration, de telle sorte qu'il conclut que ce prétendu agent thérapeutique n'est ni utile, ni inoffensif. Plus récemment, M. Schuller [6] aurait obtenu un succès dans un cas de tumeur du sein datant de cinq ans; l'observation ne nous dit rien de l'examen histologique, et de plus la guérison complète n'était pas encore obtenue au moment de la publication.

[1] Czerny, Münch. med. Woch., 1895, n° 56 (d'après la Revue internation. de thérapeutique, 15 oct. 1895).

[2] Scholl, Deutsche med. Woch., 22 avril 1895.

[3] Voici la technique pour la préparation du sérum anticancéreux d'après Scholl (Sem. méd., 20 nov. 1895) : « Les érysipélocoques sont cultivés dans un mélange à parties égales de bouillon de bœuf et de cheval additionné de 20 pour 100 de peptone Witte. Après le passage à l'étuve (50 degrés) pendant trois jours, on injecte 15 centimètres cubes dans le péritoine d'un lapin qui meurt. On extrait le sang du cœur, on le cultive et ces cultures sont injectées au mouton. Au bout de six à huit semaines d'injections on saigne l'animal, on filtre le sérum qu'on additionne de tricrésol (0,4 pour 100) afin de tuer les coques qui auraient échappé à la filtration ». Emmerich paraît avoir encore modifié sa méthode et être revenu, pour certains cas au moins, à l'emploi des cultures pures et virulentes de streptocoques en bouillons, mais après injections préalables de son sérum; il développa de la sorte, chez un malade atteint d'un carcinome inopérable de la langue, un érysipèle atténué mais gardant son action efficace sur le cancer (?) (Sem. méd., 30 octobre 1895).

[4] Lauenstein, Vingt-quatrième Congrès de chirurgie allemande, 1895.

[5] Bruns, Deutsche med. Woch., n° 20, 1895.

[6] Schuller, Deutsche med. Woch., n° 57, 1895 (d'après la Rev. intern. de thérap., 15 oct. 1895).

En France peu de tentatives ont été faites avec des cultures soit de Coley, soit d'Emmerich; nous ne connaissons que celles de Berger [1], dont les résultats sont peu encourageants.

Le 29 avril 1895, MM. Richet et Héricourt firent à l'Académie des sciences une communication qui eut un grand retentissement; laissant de côté le sérum érysipélateux, Richet et Héricourt se servirent d'un sérum dit anticancéreux qu'ils obtenaient de la façon suivante : broyant une tumeur enlevée par les chirurgiens [2], après l'avoir additionnée d'un peu d'eau, ils filtraient sur toile et injectaient à des animaux, âne ou chien. Cinq ou sept jours après on saignait ces animaux et on recueillait du sérum. Les premiers malades [3] reçurent dans le tissu cellulaire, autour de la tumeur, une quarantaine d'injections de 5 centimètres cubes chaque et quotidiennement faites. Le 28 juillet suivant, M. Richet communique à la Société de biologie les résultats obtenus par M. Boureau de Tours. Depuis, des essais nombreux ont été faits par les différents chirurgiens de Paris; il ressort de leurs observations, comme des déclarations récentes de M. Richet à l'Académie des sciences [4], qu'aucun cas de carcinome avéré et histologiquement reconnu n'a été guéri par le sérum dit anticancéreux. Il semble cependant qu'une certaine amélioration ait été obtenue : on a noté la sédation des douleurs, une diminution dans le volume de la tumeur, mais surtout une sorte de résorption de l'engorgement périnéoplasique, un affaissement de la tuméfaction ganglionnaire; ces effets thérapeutiques ne sont que temporaires et bientôt la maladie reprend son cours.

Nous ferons remarquer que ces mêmes effets de résorption partielle ont été très nettement obtenus par les injections streptococciques, soit de Coley, soit d'Emmerich. Il est probable que les agents de résorption s'adressent moins aux cellules néoplasiques elles-mêmes qu'à la zone d'irritation qui accompagne la plupart des tumeurs et qui est d'autant plus prononcée que cette tumeur s'est ulcérée et infectée; il est possible que les différentes toxines anticancéreuses provoquent une leucocytose abondante devenant l'agent de cette résorption. Quoi qu'il en soit de cette hypothèse, on a pu utiliser ces effets du sérum pour combattre et atténuer les troubles mécaniques occasionnés par une tuméfaction de la langue, du larynx ou de l'œsophage cancéreux. Il ne faut pas s'imaginer du reste que ces bons effets soient constants. Il y a peu de jours j'ai été appelé à trachéotomiser un malade chez lequel les injections n'avaient aucunement enrayé l'envahissement du larynx et empêché l'asphyxie; il serait en tous cas très utile que les observateurs prissent soin de noter deux points essentiels : 1° le malade traité avait-il un carcinome épithélial ou une tumeur conjonctive? 2° le sérum a-t-il été obtenu en broyant un épithéliome ou un sarcome [5]? jusqu'à nouvel ordre le traitement chirurgical est encore le seul qui ait donné les guérisons sinon définitives, du moins de longue durée.

TRAITEMENT LOCAL OU CHIRURGICAL. — Je laisse de côté différentes pratiques dont l'utilité n'a pas été démontrée, telles que les compresses, la ligature des

[1] BERGER, *France méd.*, 15 nov. 1895.
[2] Le premier sérum fut obtenu en broyant un ostéosarcome de la jambe enlevé par Reclus.
[3] Ceux de Terrier et Reclus.
[4] *Acad. des sc.*, 21 oct. 1895. — *Bull. méd.* du 30 oct. 1895.
[5] Il serait non moins intéressant d'étudier l'action du simple sérum de différents animaux, non préalablement inoculés; un médecin, Magnant, rapporte avoir guéri un carcinome de la lèvre par les injections de lymphe humaine faites autour de la tumeur (*Revue méd. de l'Est*, 1er juillet 1892).

artères, la section des nerfs, les applications de glace, et j'envisagerai successivement le traitement des épithéliomes par les injections interstitielles, par
l'application de quelques topiques, l'électrolyse et enfin les divers moyens
d'exérèse.

La pratique des injections interstitielles est déjà ancienne : on a injecté des
acides, des solutions alcalines ou salines diverses, de la pepsine[1], etc.; je ne
m'arrêterai qu'à certaines substances dont l'usage a été tenté ou repris en ces
dernières années. Je laisse de côté les solutions arsenicales dont l'application
a été faite surtout aux lymphadénomes. Les différents antiseptiques, acide phénique, sublimé, etc., ont été essayés sans grand profit; on a adapté au traitement du cancer le principe de la méthode sclérogène, injections d'alcool[2], de
chlorure de zinc autour du néoplasme. Dans une autre voie, on a cherché à
modifier ou à détruire les cellules épithéliomateuses, en s'adressant aux substances dont l'affinité pour les épithéliums a été reconnue : de là l'emploi de
l'acide salicylique et des différentes matières colorantes usitées dans les labo-
ratoires d'histologie. L'acide salicylique, expérimenté en premier lieu par Bern-
hart[3] (de Munich) dans les cas de cancers inopérables de l'utérus, aurait
amené une amélioration locale considérable, les couleurs d'aniline auraient
donné plus encore dans les mains de Mosetig[4] : Mosetig se servit de solutions
de violet de méthyle à 1/500; ses premières injections s'adressèrent à des cas de
sarcomes; peu après il pratiqua les mêmes injections de pyoctanine[5], dans les
carcinomes épithéliaux : les effets auraient été une disparition des douleurs
névralgiques et une atrophie graduelle des néoplasmes. Billroth[6], Meyer[7]
n'ont observé que des résultats nuls ou palliatifs; la plupart de mes collègues
à la Société de chirurgie[8], et moi-même avons abouti aux mêmes conclusions :
ces injections interstitielles, quelle que soit la substance usitée, ne diffusent
pas autant qu'on pourrait l'espérer et n'atteignent qu'une faible portion de la
masse.

Dans l'étude du traitement des épithéliomes par des topiques appliqués à
leurs surfaces, il faut distinguer les épithéliomes cutanés, les épithéliomes des
muqueuses et les épithéliomes glandulaires; les traitements modificateurs
n'ont donné de bons résultats que dans les premiers, c'est-à-dire dans les cancroïdes cutanés et spécialement dans ces formes à marche lente, à envahissements ganglionnaires tardifs que Verneuil avait pris pour des adénomes
sudoripares et dans les formes très superficielles. Dans ces cas spéciaux les
cautérisations avec l'acide lactique, avec l'acide acétique, le chlorure de zinc
voire le galvano-cautère[9], ont donné de bons résultats et des guérisons com-

[1] Billroth a essayé le nitrate d'argent, les préparations d'or, les acides chromique,
osmique, le suc gastrique, etc. (Soc. imp. roy. de Vienne, 31 janv. 1891).
[2] VELLIET, *Wiener med. Pres.*, 1894, n° 20, et *Revue intern. de thérap.*, 1894, n° 16.
[3] BERNHARDT, *Centralblatt für Gynæc.*, 1895, n° 59. — Analyse dans *Revue intern. de thérap.*,
octobre 1895 :

Acide salicylique	6 grammes
Alcool à 90°	100 —

Injecter 2 centigrammes.

J'ai essayé ce traitement il m'a paru douloureux et peu efficace.
[4] MOSETIG, Soc. imp. des médecins de Vienne, janv. 1891.
[5] 3 à 6 grammes de sa solution à 1/500.
[6] BILLROTH, Soc. imp. roy., 1891.
[7] MEYER, *Ann. of Surgery*, nov. 1895.
[8] Soc. de chir., mai 1891.
[9] DAMER, *Ann. de dermatol.*, 1895.

plètes; il en a été de même avec la résorcine [1] et les couleurs d'aniline.
Les applications de pyoctanine trouvent ici leur place et l'on peut avec avantage suivre la technique minutieuse qu'a donnée Darier [2]. Darier commence par débarrasser les surfaces ulcéreuses de leurs croûtes au moyen de cataplasmes antiseptiques au sublimé : s'il existe un bourrelet dur autour de l'ulcère, il le touche au galvano-cautère afin de permettre aux agents chimiques de pénétrer. La surface ayant été détergée et anesthésiée à l'aide de la cocaïne [3], on l'imbibe avec un pinceau trempé dans la solution suivante :

Bleu de méthyle.		1 gramme.
Alcool.	} āā 5	—
Glycérine.		

Les parties teintes en bleu sont ensuite touchées légèrement avec un stylet trempé dans une solution d'acide chromique à 1/5; il se produit une coloration pourpre; on réapplique du bleu et on lave. Le pansement se compose de cataplasmes de fécule au sublimé; les attouchements sont répétés tous les deux ou trois jours, puis, après quatre ou cinq semaines, on ne se sert plus que du bleu de méthyle jusqu'à ce que le derme n'absorbe plus la couleur. Le traitement dure de trois semaines à deux mois.

Nous ne voyons aucun inconvénient à *essayer* cette thérapeutique pour les petits épithéliomes sans tendance envahissante ou pour les épithéliomes non justiciables du bistouri en raison de leur étendue et en profondeur et en surface. Pour les autres il faut d'emblée recourir à l'extirpation [4].

On a, bien entendu, appliqué à l'extirpation du carcinome tous les moyens d'exérèse connus : la ligature, le cautère actuel, le bistouri, les caustiques, etc. Parmi les caustiques on a recommandé l'arsenic, la potasse, la pâte de Vienne et tout particulièrement le chlorure de zinc [5]. Ce dernier, ainsi que les arsenicaux (pâte du frère Côme) sont restés en honneur auprès de quelques chirurgiens [6], pour le traitement des cancroïdes; je ne m'explique pas bien, pour ma part, cette préférence pour les caustiques, car, à moins d'admettre qu'ils aient un pouvoir électif sur les éléments malades, on peut leur faire ce reproche

[1] BECK et UNNA, *Monatsch. für prakt. Derm.* 1891, t. XII.
[2] DARIER, *Loc. cit.*
[3] À 10 pour 100.
[4] Je ne fais que mentionner les prétendues guérisons d'épithéliomes des muqueuses obtenues avec le chlorate de potasse ou le chlorate de soude.
[5] A l'état de solution ou de pâte.
[6] LABBÉ, Congrès de chirurgie, 1888. — Le docteur Hue (de Rouen) (*Normandie méd.*, n° 21) a tenté de remettre en honneur le traitement par la pâte arsenicale du frère Côme un peu modifiée :

Acide arsénieux	1 gramme.
Gomme arabique	1 —
Talc pulvérisé	12
Chlorh. cocaïne	1
Cochenille . .	traces.

Il faut appliquer la pâte sur l'ulcère et ses bords et laisser tout en place jusqu'à ce que la croûte tombe d'elle-même (presque un mois); il admet, sans en donner aucune démonstration, que l'acide arsénieux a une sorte de spécificité pour le tissu du cancroïde. Partant de là, Hue s'est avisé d'injecter une solution d'acide arsénieux au 1/1000 (liqueur de Boudin) en plein tissu cancéreux tous les deux jours ou deux fois par semaine. Des succès plus ou moins complets auraient été ainsi obtenus; remarquons que les cancroïdes de la face sont ceux qui guérissent le plus facilement et par diverses médications, l'auteur avoue d'ailleurs qu'à côté des cas où il y a eu bénéfice, il y en a nombre d'autres où l'effet paraît avoir été nul. Je demeure aussi sceptique, quant à l'action du *Phylotacca decandra*, en applications locales sur la tumeur cancéreuse (*Sem. méd.*, 18 sept. 1895).

[GUÉNU]

qu'ils détruisent à l'aveugle, ou trop ou trop peu ; avec l'hémostase assurée par les pinces à forcipressure et avec l'antisepsie, l'opération recommandable est l'extirpation par le bistouri.

Quand et dans quels cas faut-il opérer? — Il faut opérer toute tumeur épithéliale au début et dès que le diagnostic en a été fait [1]. Je ne ferai exception que pour les croûtes multiples de la peau qu'on observe chez les vieillards et qui sont justement justiciables du chlorate de potasse. Mais toutes les tumeurs épithéliales ne sont pas opérables. La règle générale à suivre est celle-ci : il ne faut proposer une intervention dite radicale, que lorsqu'il est possible d'enlever très largement tout le mal, y compris ses dépendances ganglionnaires.

Alors même que l'ablation totale est possible, nombre de chirurgiens conseillent l'abstention dans les formes diffuses (Tillaux), dans le cancer atrophique [2] (Butlin), et dans les cas de tumeurs cancéreuses multiples. D'autre part, on est autorisé à pratiquer une opération partielle à titre palliatif, dans le but de calmer la douleur, de faciliter l'antisepsie d'un ulcère, de remédier aux hémorrhagies, ou encore d'aider au rétablissement d'une fonction compromise.

L'indication admise, on doit faire une exérèse aussi large que possible, inciser dans les tissus sains à distance des limites du mal, sacrifier tout ce qui est suspect et enlever en bloc et sans les disséquer, à la fois, les ganglions et les tissus qui les relient à la tumeur.

Il y a toujours intérêt à s'assurer directement de l'état des ganglions et à en faire l'extirpation en cas de doute. La réunion primitive devra toujours être recherchée; en cas de pertes de substance, l'autoplastie immédiate est préférable.

Résultats fournis par l'ablation des épithéliomes. — Il faut ici établir de nombreuses distinctions : le pronostic opératoire est tout différent, suivant qu'on considère les épithéliomes de la peau, les épithéliomes des muqueuses ou les épithéliomes glandulaires. Ces deux derniers groupes tournent plus facilement à l'atypie, au carcinome; les plus beaux succès sont relatifs à des épithéliomes cutanés, à des cancroïdes; là encore les chances de récidive varient avec la localisation dans telle ou telle région, suivant la forme superficielle ou non, suivant la réaction localisatrice du tissu conjonctif environnant, suivant l'âge du malade et bien entendu aussi et avant tout, suivant l'étendue ou l'absence d'une propagation par les voies lymphatiques. Les épithéliomes des muqueuses récidivent plus facilement que les épithéliomes cutanés, d'autant plus facilement que leur surface a été irritée avant l'acte opératoire, et aussi plus infectée par des microbes quelconques, il est certain que toute infection banale d'une tumeur favorise grandement les embolies épithéliales et les propagations à distance; on tiendra ici encore compte du siège et de la forme de la lésion, le pronostic opératoire est avant tout un pronostic régional.

Quant au cancer véritable, c'est-à-dire au cancer alvéolaire, à l'épithéliome atypique, qu'il ait débuté par une surface muqueuse ou par les glandes, ses

[1] Je dirai même volontiers avec M. Ewen, si le diagnostic n'est pas certain, ne pas attendre qu'il le devienne.

[2] J'omets à dessein toutes les contre-indications tirées de l'état général et de l'âge, et qui ne sont pas spéciales aux épithéliomes. Plus délicate est la question de l'intervention pendant la grossesse. Malgré les risques d'un avortement, je pense que l'intérêt d'une intervention précoce est tel, étant donnée surtout la mauvaise influence exercée par la grossesse sur la marche des tumeurs, que le chirurgien est autorisé à agir, après toutefois avoir prévenu des conséquences possibles.

chances de récidive sont infiniment supérieures aux précédentes, à tel point que bien des pathologistes arrivent à douter de la curabilité absolue.

La récidive apparaît tantôt dans la cicatrice, tantôt et le plus souvent à côté d'elle, fréquemment dans les ganglions. Souvent précoce, il lui arrive de se manifester avant même que la cicatrisation de la plaie opératoire ne soit achevée ; ailleurs la durée de la trêve se prolonge jusqu'à 2 et 5 ans, rarement au delà. De là vient que les chirurgiens se hâtent, une fois le cap de la troisième année doublé sans récidive, d'inscrire le cas parmi les guérisons définitives [1].

Il est juste de reconnaître qu'après 5 ans, les chances de longue survie augmentent de plus en plus [2] : Winiwarter (175 cas) et Oldekop (250 cas), n'ont eu de récidive qu'une fois après la troisième année accomplie ; la statistique de Bergmann [3] est un peu différente ; elle nous apprend, ainsi que bien d'autres encore, que toute sa vie, le malade reste exposé à voir le mal réapparaître : en effet, des exemples de récidive existent après 15, 16, 20 et 25 ans (Gouley) [4], 50 ans (Verneuil [5]), 54 ans et même 40 ans (Gouley).

Les exemples de longues trêves que j'ai rapportés prouvent bien avec quelle réserve il faut accepter le terme « guérison radicale du cancer ». *La période durant laquelle la récidive est possible paraît être hélas indéfinie*. Il n'en faut pas moins compter à l'actif de la chirurgie les longues survies observées à la suite des opérations. Je citerai comme exemples celles de 5, 7, 8 et 10 ans dans les épithéliomes de la langue (Trélat, Quénu, Mac Ewen [6], J. Bœckel [7], Cameron [8] ; de 7 et 8 ans dans les épithéliomes du larynx (Hahn, Bœckel) ; de 8 et 16 ans dans les épithéliomes de la lèvre (Deith), de 11 ans 1/2 dans les épithéliomes du rectum (Hahn, Bœckel), de 54 ans (Verneuil), de 10, 24, 57 et 40 ans (cités par Gouley), dans le cancer du sein [9] ; de 6 à 7 ans dans les cancers de l'utérus (Terrier, Quénu).

En résumé, avouons que les résultats définitifs des opérations pour cancers ne sont pas très satisfaisants, mais sans admettre, avec Kortenweg [10], que l'intervention ne procure aucun bénéfice aux malades. En comparant les statistiques d'Oldekop, de Henry, de Winiwarter, de Sprengel, relatives au cancer du

---

[1] VOLKMANN. — Monod écrit, avec un optimisme certainement outré : « On peut dire avec Volkmann que, au bout d'un an écoulé sans récidive, on peut commencer à espérer qu'elle ne se produira pas ; au bout de deux ans la guérison définitive est probable ; au bout de trois ans, elle est presque certaine. »

[2] Voy. les statistiques de Winiwarter, 1878, de Oldekop, Sprengel, Kuster, etc., in Monod, *Leçons cliniques*, 1884. — S. Gross, *Med. News*, 1882.

[3] Sur 67 cas de cancer du sein opérés, Bergmann a vu 55 malades mourir de récidive dans la première année ; des 14 autres, 7 moururent avant la fin de la deuxième année, 4 avant la fin de la troisième année, 5 succombèrent quatre, six et onze ans après l'opération. Dans la statistique de Gross, qui porte sur 519 cas, il y avait absence de récidive entre trois ans et demi et six ans dans 52 cas ; entre sept ans et neuf ans et demi dans 7 cas ; entre dix ans et quinze ans et demi dans 8 cas.

[4] GOULEY, *New-York med. Journal*, 1888.

[5] VERNEUIL, Congrès de chirurgie, 1888. Les faits de récidive dans les ganglions après que plusieurs années se sont écoulées, portent à admettre « que déjà au moment de l'opération des germes pathogènes existaient dans ces organes, qu'ils y sont restés latents pendant une période plus ou moins longue, et qu'à un moment donné ils ont produit en évoluant la récidive ganglionnaire. » (Verneuil.)

[6] MAC EWEN, *Loc. cit.*

[7] BŒCKEL, Congrès de chirurgie, 1888.

[8] CAMERON, *Loc. cit.*

[9] On ne peut soutenir, devant de pareils noms, qu'il ait pu y avoir erreur de diagnostic ; d'ailleurs dans la plupart des cas, l'examen microscopique a été pratiqué et, dans un certain nombre, la récidive est venue tardivement confirmer la nature du mal.

[10] KORTENWEG, *Arch. für klin. Chir.*, 1886.

sein, Monod arrive à cette conclusion que, chez les opérées, la durée totale de
la maladie a été en moyenne de 58 mois, tandis qu'elle n'a été que de 27 mois
chez les non opérées; c'est donc une moyenne de près d'un an de survie accordée
aux cancéreux, sans compter les chances sinon d'une guérison absolue, au
moins d'une vie très prolongée.

On ne saurait trop répéter que la plupart des opérations pour cancers sont
trop tardives; nos statistiques se sont déjà beaucoup améliorées, au point de
vue de la survie, depuis que le pronostic opératoire devenant bénin, la confiance
des malades s'en est accrue et les a poussés à se confier plus vite au chirurgien.
Il est encore quelques recommandations sur lesquelles il est bon d'insister. Il
convient d'abord de ne pas trop répéter les explorations manuelles et la palpation des tumeurs avant l'opération.

L'opération elle-même doit être conduite de manière à éviter la section des
néoplasmes, il vaut mieux enlever tout d'un bloc et ne pas morceler; il est
possible, en effet, que, suivant la remarque de Sabatier (*), l'incision favorise les
greffes; il est important aussi de ne pas se borner à enlever les ganglions par
énucléation simple; il faut enlever tout d'une pièce l'ensemble des ganglions
avec la graisse qui les entoure, enlever même, s'il est possible, les parties molles
entourant les lymphatiques qui relient la tumeur préventive aux ganglions infectés.

A ces précautions générales, quelques chirurgiens ont ajouté quelques pratiques particulières, dont les unes portent sur le régime alimentaire, qu'ils
recommandent végétal, ou sur l'administration périodique d'arséniate de soude
ou d'autres substances médicamenteuses; l'action préventive de tous les agents
thérapeutiques est à démontrer.

Dans une autre voie, le docteur Hasse (*) a cherché à rendre la récidive moins
fréquente en modifiant préalablement la région à opérer. Pour cela, il pratique
pendant plusieurs semaines des injections d'alcool au pourtour du néoplasme
(50 parties d'alcool absolu pour 70 parties d'eau distillée 2 fois par semaine); la
quantité d'alcool injecté peut être portée à 20 seringues de Pravaz. Ces injections auraient pour effet de diminuer le volume de la tumeur et de l'entourer
d'une zone scléreuse capable d'empêcher la migration des germes infectieux.
Hasse fait en dernier lieu, après Verneuil du reste, une recommandation à
laquelle je ne puis souscrire, c'est de ne pas chercher la réunion primitive et de
laisser la plaie complètement se cicatriser par seconde intention.

Doit-on opérer les récidives?

Les indications générales restent les mêmes que pour l'opération primitive; il
faut avec plus de soin encore s'assurer qu'il n'y a pas de généralisation viscérale
ou d'extension trop grande aux lymphatiques voisins; l'utilité d'une seconde,
troisième, etc., opération me semble très démontrée par l'observation suivante,
que j'emprunte à Gouley : « Une malade est opérée en 1850 d'un cancer au
sein; elle subit pour des récidives successives une deuxième opération en 1870,
une troisième en 1872, une quatrième en 1884. En 1887, l'opérée était tout à
fait bien portante.

(*) SABATIER, Congrès de chirurgie, 1888, p. 287.
(*) HASSE, Sem. méd., 1893, p. 441.

CHAPITRE III

TUMEURS DU TUBE VASCULO-CONNECTIF

On sait qu'à l'état normal les cellules du tissu conjonctif se montrent successivement sous trois aspects : d'abord arrondies et composées d'un noyau qu'entoure une faible quantité de protoplasma, elles sont analogues, sinon identiques aux globules blancs ; puis le protoplasma de la cellule augmente et s'allonge en fuseau, ou bien encore prend l'aspect étoilé. Dans une troisième phase enfin, la cellule s'aplatit et forme ici la cellule du tissu conjonctif adulte, là la cellule adipeuse ou encore l'endothélium qui tapisse les séreuses ou les vaisseaux. A ces états différents de la cellule correspondent des états différents du tissu interstitiel : peu abondant et amorphe autour des cellules rondes fusiformes ou étoilées, il devient peu à peu fibrillaire et fasciculé.

Chacune de ces phases normales du développement possède sa reproduction permanente dans la série des tumeurs conjonctives. A celles qui sont formées de cellules conjonctives embryonnaires convient le nom de *sarcomes*; les autres sont des tumeurs conjonctives adultes, elles portent le nom de *fibromes* si leur tissu rappelle celui du tissu conjonctif fasciculé, de *lipomes* lorsque le tissu graisseux les constitue, elles méritent le nom d'*endothéliomes* si les cellules plates seules participent à son développement.

D'après cette division, les sarcomes comprennent donc des tumeurs à cellules rondes, des tumeurs à cellules fusiformes, des tumeurs à cellules étoilées ou rondes, entourées du tissu muqueux. Ces dernières ont toujours été décrites à part sous le nom de *myxomes* : il nous paraît d'autant plus rationnel de les rapprocher des sarcomes, que, dans maints néoplasmes, les deux tissus s'associent et se succèdent (¹). Notre groupe des tumeurs conjonctives comprendra donc : des tumeurs conjonctives embryonnaires, *sarcomes* et *myxomes*, et des tumeurs conjonctives adultes, *fibromes, lipomes, endothéliomes.*

Constamment dans les formes embryonnaires, et assez fréquemment dans les formes adultes, il arrive qu'au développement anormal du tissu conjonctif s'ajoute un développement parallèle de vaisseaux sanguins rappelant le développement embryonnaire, c'est-à-dire qu'il s'accomplit soit aux dépens des capillaires préexistants, soit aux dépens d'éléments analogues aux cellules vaso-formatives de l'embryon (myéloplaxes). Mais souvent les tumeurs conjonctives sont plus complexes encore, il s'y mêle du cartilage ou de l'os : en cela, une fois de plus, le néoplasme ne fait que reproduire, mais sans règle et sans ordre, ce qui se passe en certains points déterminés à l'état physiologique. Il peut même devenir malaisé, en face de plusieurs tissus associés, de donner une étiquette précise à un néoplasme donné ; dans la série conjonctive plus souvent encore que dans la série épithéliale, nous avons affaire à des tumeurs mixtes. En général pourtant, un des tissus domine et donne pour ainsi dire sa marque à l'ensemble.

____

(¹) Voy. figure 78.

[GUÉNU]

Il est parfois possible de retrouver dans une influence de voisinage la raison d'être d'une transformation ou d'une association de tissus, mais assurément l'hypothèse de cellules indifférentes en donne mieux que toute autre, une explication suffisante, nous avons admis cette indifférence en la limitant aux tissus vasculo-connectifs. Il est possible que la source de ces cellules soit multiple,

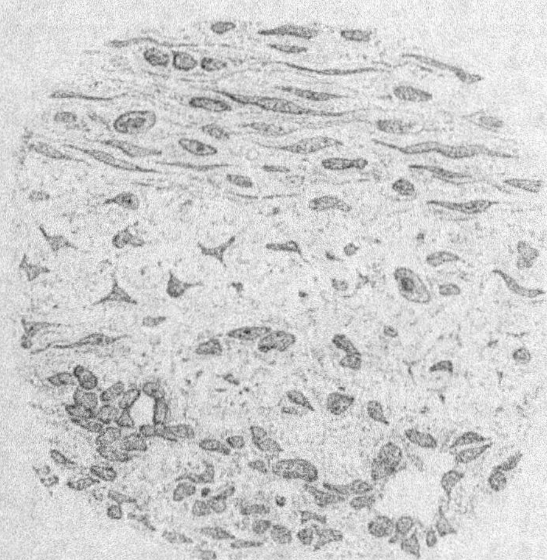

Fig. 78. — Sarcome myxomateux.

que les cellules fixes, les cellules endothéliales, etc., puissent leur donner naissance, le globule blanc nous paraît en être le type. Nous acceptons donc dans une certaine mesure ce qu'on a appelé la métaplasie des tissus, mais en limitant à ceux qui sont véritablement apparentés, aux tissus de substance conjonctive.

Nous devons enfin ranger dans le groupe vasculo-connectif toute cette série de tumeurs dont l'histoire est encore bien obscure, je veux parler des tumeurs dont la structure rappelle la composition du tissu lymphatique, les lymphadénomes.

TUMEURS DU TYPE VASCULO-CONNECTIF

TUMEURS CONJONCTIVES EMBRYONNAIRES.	Sarcomes. Myxomes.
TUMEURS CONJONCTIVES ADULTES	Fibromes. Lipomes. Endothéliomes.
TUMEURS CARTILAGINEUSES	Chondromes.
TUMEURS OSSEUSES	Tumeur à ostéoblastes. Ostéomes.
TUMEURS LYMPHATIQUES	Lymphadénomes.

I

SARCOMES [1]

Les sarcomes forment des tumeurs charnues, généralement volumineuses, arrondies, bosselées et entourées d'une capsule fibreuse. On les observe partout où il existe du tissu conjonctif, c'est-à-dire dans tous les organes; ils ont toutefois quelques sièges de prédilection, parmi lesquels je dois mettre en première ligne les os, les aponévroses, les muscles [1], la peau et, parmi les glandes ou les viscères, le sein, le testicule, l'utérus et le rein.

Mentionnons encore le poumon, la parotide, l'œil, les nerfs, la vessie. Sa localisation dans l'ovaire, la langue, l'œsophage et surtout dans le foie, est beaucoup moins fréquente.

Les sarcomes ont pour caractéristique d'être composés de cellules conjonctives embryonnaires; il ne faut pas, bien entendu, en conclure que tout amas de cellules conjonctives embryonnaires, que tout tissu de granulations est du sarcome : les bourgeons charnus, les fongosités ont une structure fort analogue à celle des sarcomes globo-cellulaires; leur nature et leur évolution sont différentes. J'admets encore que la tuberculose donne naissance à des produits simulant de toutes pièces le sarcome [2], que le diagnostic clinique et même que le diagnostic anatomique sont susceptibles d'offrir de réelles difficultés.

Les mêmes réflexions s'appliquent aux granulomes de nature syphilitique. Esmarch [3] a remarqué que certaines tumeurs, en tout semblables au sarcome, guérissaient par le traitement anti-syphilitique. Rose a fait des observations du même ordre. La pierre de touche, pour ces derniers, c'est le traitement spécifique; pour les autres, pour les granulomes tuberculeux, c'est non la constatation de tubercules élémentaires, de cellules géantes ou d'amas caséifiés, tout cela peut se rencontrer dans certaines variétés de sarcomes [4]; la pierre de touche, c'est l'inoculation au cobaye, c'est le développement d'une tuberculose typique après l'inoculation. Que vient-on nous parler de séparer les tumeurs tuberculeuses et syphilitiques des sarcomes vrais [5]? il y a beau temps que cette séparation est faite, du moins dans nos livres français.

Que nous soyons encore exposés à commettre des erreurs cliniques ou histologiques, c'est incontestable; mais il y a loin d'une erreur de diagnostic à une confusion nosologique. La première n'est que le résultat d'une insuffisante observation et le fait d'une erreur personnelle. Le même raisonnement peut s'appliquer aux pseudo-tumeurs engendrées par l'actinomycose. On sait que

---

[1] FOLLIN, *Arch. de méd.*, 1854. — LANNELONGUE, *Histoire des tumeurs fibroplastiques*, in *Mém. de l'Acad. de méd.*, 1868. — E. NÉLATON, *Tumeur à myéloplaxes*. Thèse et bibliographie des tumeurs en général, 1860.

[2] GUITTON, Thèse de Paris, 1894.

[3] D'ailleurs les deux productions peuvent exister côte à côte. Témoin l'observation de Labbé à la Société d'anatomie, 29 avril 1895. Chez un tuberculeux il se développa un sarcome du corps thyroïde. A l'autopsie on trouva dans le poumon des foyers tuberculeux et des nodosités sarcomateuses bien distincts des précédents.

[4] Vingt-quatrième Congrès de la Soc. allemande de chirurgie, 19-20° année, Berlin, 1895.

[5] Voy. plus loin les sarcomes à myéloplaxes.

[6] DELBET, *Traité de chirurgie clinique*, p. 628.

primitivement ces tumeurs, occupant la mâchoire ou le poumon, et observées principalement chez le bœuf, furent considérées comme des sarcomes. Aujourd'hui nous savons qu'elles ne sont autre chose que la réaction des tissus devant un champignon d'origine végétale, l'actinomyces ([1]).

Donc le démembrement de *l'ancienne classe de sarcomes* est chose fort ancienne; ce qui est nouveau, c'est d'éliminer, non seulement du groupe des sarcomes, mais encore du cadre des tumeurs, les productions connues sous le nom de tumeurs ou sarcomes à myéloplaxes. Ce serait de pures lésions inflammatoires ([2]).

Mais dans l'état actuel de nos connaissances, qu'est-ce qu'une lésion inflammatoire, sinon un mode de réaction des tissus devant un micro-organisme ou une substance étrangère introduite dans l'organisme? Or, avons-nous quelque notion sur cette substance ou sur ce micro-organisme? va-t-on se baser sur une simple analogie de lésions anatomiques? c'est un mauvais critérium.

On a constaté la présence des myéloplaxes dans la moelle osseuse normale dont ils forment un élément important; on les a rencontrés dans les granulomes syphilitiques ou tuberculeux, dans de simples et banales inflammations : Monod et Malassez les considèrent comme des cellules vaso-formatrices arrêtées dans leur évolution; quelques-uns, en effet, présentent des points d'accroissement et sont creusés de cavités remplies de globules rouges, seulement leur protoplasme devient exubérant, au lieu de se développer en vaisseau : les myéloplaxes seraient de véritables vaisseaux métatypiques. C'est évidemment cette interprétation des cellules géantes, étant donnée leur présence en plus ou moins grand nombre dans toutes les variétés de sarcomes, qui a suggéré à Pilliet ([3]) sa conception du sarcome en général, considéré essentiellement comme un tissu formateur de vaisseaux. Mais inversement, Désiré de Fortuné, élève de Bard ([4]), s'appuyant sur la présence des cellules géantes dans les produits d'inflammation vulgaire, en conclut que les sarcomes à myéloplaxe ne sont que des néoplasies inflammatoires. Quelque important que soit un élément, il ne saurait suffire, par sa présence, à caractériser nettement une lésion : le raisonnement qu'on a fait pour la myéloplaxe, on pourrait l'adapter à la cellule ronde, à la cellule fusiforme; elles aussi se rencontrent dans les inflammations banales. Ce raisonnement aboutirait non plus au démembrement, mais à la suppression des sarcomes.

J'admets cependant que les tumeurs à myéloplaxes présentent une évolution qui les différencie notablement des sarcomes globo et fuso-cellulaires; elles jouissent d'une bénignité relative, récidivent moins après une extirpation complète, et se généralisent rarement, mais ce n'est là qu'une affaire de degré; j'ai vu des épulis (reconnues à myéloplaxes par l'examen histologique) récidiver malgré une large résection du point d'implantation alvéolaire; il est des cas avérés de généralisation ([5]).

Jadis on eût regardé comme une monstrueuse confusion que d'établir un lien quelconque entre les sarcomes, dits encéphaloïdes, et les fibromes, aujourd'hui,

[1] Voy. une excellente revue sur l'actinomycose par Chrétien. *Sem. méd.*, janv. 1895, p. 17.
[2] Bard, Delbet.
[3] L'auteur dit en propres termes que les sarcomes dérivent des tissus angioblastiques et qu'il faut les rattacher aux angiomes. *Bull. de la Soc. d'anat.*, 1894, p. 621.
[4] Désiré de Fortuné a soin d'ajouter que les considérations qu'il expose auraient besoin d'un contrôle expérimental. *Revue chir.*, 1887, p. 786.
[5] Terrillon et Bez, Soc. d'anat., mars 1872.

[SUIVU]

le rattachement des fibromes et des sarcomes à une même famille de néoplasmes est devenu fait admis et classique; nous ne voyons plus, entre ces productions, en apparence bien plus séparées que les globo-cellulaires ne sont des tumeurs à myéloplaxes, qu'une différence d'évolution et non une différence de nature. La clinique elle-même nous a appris que des tumeurs d'aspect fibreux, stationnaires pendant des quinze et vingt ans, tout d'un coup subissaient un développement vers le type embryonnaire et se généralisaient : c'est ce qu'on appelait autrefois la transformation des tumeurs. Il n'en demeure pas moins vrai que les fibromes, *tumeurs conjonctives adultes*, sont des tumeurs bénignes, curables par l'extirpation, curables même spontanément.

Ne pourrait-il exister entre les différentes tumeurs à myéloplaxes, des différences analogues, réelles, sinon aussi tranchées? C'est là une opinion qu'a émise Heurtaux [1] dans son intéressante étude des myélomes des gaines tendineuses, et qu'ont reprise mes deux élèves, Longuet et Landel [2]. Les tumeurs que ces différents histologistes appellent myélomes seraient nettement caractérisées par les trois éléments suivants : 1° la prédominance des cellules à noyaux multiples ou myéloplaxes; 2° l'existence de tissu conjonctif *adulte* au sein de la tumeur; 3° l'organisation parfaite ou la sclérose des parois des vaisseaux du néoplasme. Il y aurait donc des tumeurs à myéloplaxes embryonnaires et des tumeurs à myéloplaxes adultes ou myélomes, celles-ci manifestant leur type adulte par l'absence de lacunes et de capillaires embryonnaires, la présence, au contraire, de vaisseaux à parois scléreuses; j'ajoute à ce qu'ont dit Heurtaux, Longuet et Landel, *manifestant* leur *type adulte* par la dégénérescence granulo-graisseuse des cellules comme par la production du tissu fibreux au sein du néoplasme. La double évolution fibro-caséeuse n'est pas spéciale au tubercule ou à la syphilis, elle est l'aboutissant possible, à des degrés divers, je l'accorde, de toute réaction conjonctive à l'égard des inflammations banales dont nous connaissons la cause, comme à l'égard des productions, dites néoplasmes, dont nous ignorons l'essence : elle ne saurait suffire à distraire une néoplasie de la classe des tumeurs.

Anatomie pathologique [3].

Au point de vue anatomique, nous décrirons quatre variétés de sarcomes principales : 1° des sarcomes à cellules rondes, encore appelés *encéphaloïdes*, *globo-cellulaires*; 2° des sarcomes à cellules fusiformes ou *sarcomes fuso-cellulaires* ou encore *fasciculés*; 3° des sarcomes riches en cellules angio-plastiques ou *sarcomes à myéloplaxes*, *sarcomes myéloïdes*; 4° des sarcomes à cellules chargées d'un pigment noir spécial ou *sarcomes mélaniques*.

[1] Heurtaux, *Arch. gén. de méd.*, 1891, p. 50 et 160.

[2] Longuet et Landel, Sarcomes à myéloplaxes de la gaine des péroniers latéraux, *Arch. de méd. expér.*, 1895.

[3] Le sarcome a été confondu jusqu'au milieu de ce siècle avec les tumeurs cancéreuses. Lebert l'en a le premier différencié en le désignant sous le nom de tumeur fibroplastique. Deux hommes, Robin et Paget, ont complété l'œuvre anatomo-pathologique de Lebert. Robin a fait voir, en effet, que le groupe des tumeurs fibroplastiques contient, en outre des tumeurs à corps fibroplastiques, des tumeurs à cellules rondes qu'il appela embryoplastiques, et des tumeurs renfermant des éléments spéciaux, signalés par Muller, de véritables plaques cellulaires, auxquelles il imposa le nom de myéloplaxes. De son côté, Paget avait observé dans les os et décrit sous le nom de tumeurs myéloïdes, les tumeurs à myéloplaxes de Robin.

1° SARCOMES A CELLULES RONDES. — Ces tumeurs, dont l'aspect a été comparé à la laitance de poisson (Rindfleisch) ou à la chair de lapin (Lancereaux), pré-

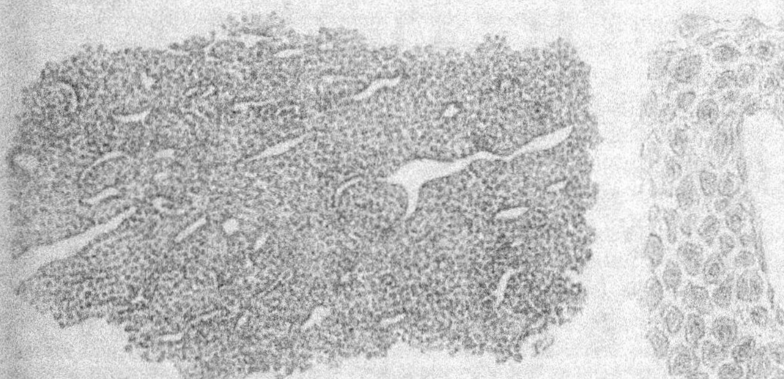

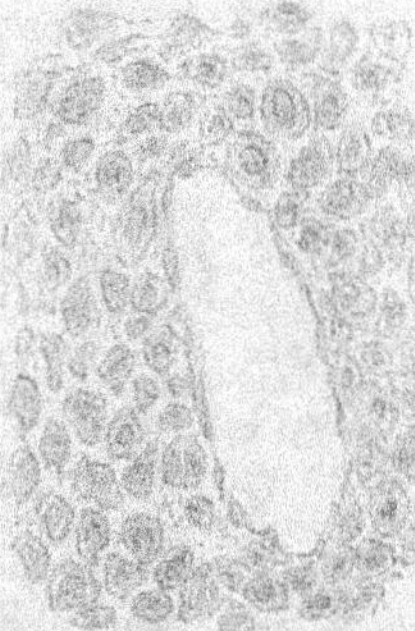

Fig. 79. — Sarcome à petites cellules (préparation de Neelet).

Fig. 80. — Sarcome à petites cellules (à un plus fort grossissement).

sentent à la coupe une surface lisse, rougeâtre, ne donnant par le raclage qu'une très petite quantité de suc chair et pauvre en éléments figurés. Elles sont com-

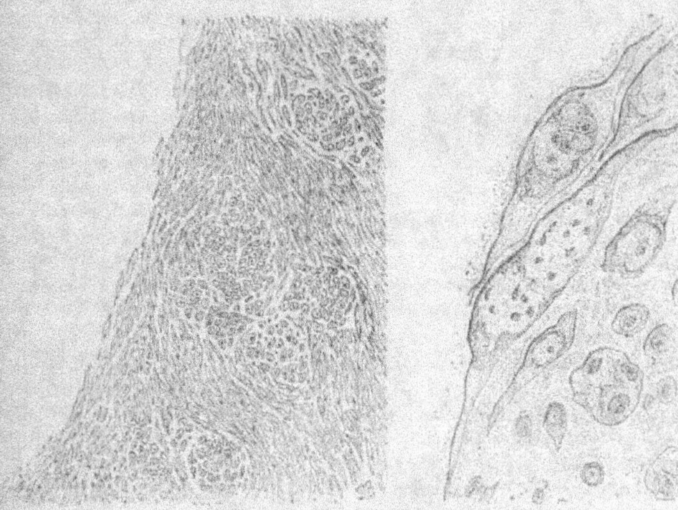

Fig. 81. — Sarcome fuso-cellulaire.

Fig. 82. — Cellules sarcomateuses (à un plus fort grossissement).

posées de cellules rondes à protoplasma peu abondant et à noyau relativement volumineux, d'une faible quantité de substance intercellulaire et de vaisseaux

[GUÉNÉ.]

capillaires à parois minces embryonnaires : cette structure rappelle exactement celle des bourgeons charnus.

Quelques anatomo-pathologistes [1] nient l'existence des sarcomes globo-cellulaires, sous le prétexte qu'il n'est pas de tumeurs exclusivement composées de cellules rondes, et qu'il existe toujours, soit disposées en faisceaux, soit disséminées, des cellules fusiformes. Cette dernière assertion, fût-elle exacte, n'impliquerait évidemment pas l'élimination du cadre des sarcomes de la variété globo-cellulaire. Il est bien entendu, en effet, que, pour toutes les variétés de sarcomes, c'est la large prédominance d'un élément et non sa présence exclusive qui fournit la caractéristique anatomique.

2° SARCOMES A CELLULES FUSIFORMES OU FASCICULÉS. — Dans cette variété, les cellules sont effilées à leurs deux extrémités, elles forment par leur réunion des faisceaux à directions différentes qui prennent sur les coupes des apparences de tourbillons (sections en travers), ou de bandes longitudinales (sections en long). La direction des faisceaux paraît elle-même déterminée par la direction et la division des vaisseaux sanguins. De même que dans les sarcomes à cellules rondes, les vaisseaux sont des capillaires à parois embryonnaires, comme creusés dans la substance même du néoplasme.

3° SARCOMES A MYÉLOPLAXES. — On peut rencontrer des myéloplaxes dans toutes les variétés; néanmoins il est des tumeurs dans lesquelles ces éléments prédominent, elles seules méritent le nom de tumeurs à myéloplaxes. Ce sont essentiellement des tumeurs des os; leur siège de prédilection est le maxillaire. En général, leur consistance est faible, elles se laissent facilement déchirer; leur coloration est rougeâtre et en rapport avec une vascularité ordinairement considérable. Les myé-

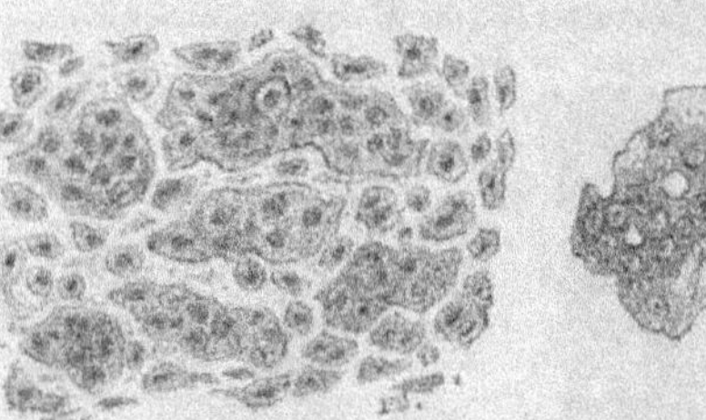

Fig. 83. — Sarcome à myéloplaxes (préparation de Branlt).

loplaxes sont loin de former à elles seules toute la structure, il s'y ajoute en nombre variable des cellules rondes [2], des cellules fusiformes et des vaisseaux. Je renvoie à la page 396 pour l'interprétation des éléments et les tumeurs qui les renferment.

4° SARCOMES MÉLANIQUES. — Le sarcome mélanique n'est autre chose qu'un sarcome à la fois fuso et globo-cellulaire, dont les cellules ont été envahies par des granulations spéciales. Ces granulations sont grises ou noires, très réfringentes, parfois réunies en petits blocs; on n'est pas encore bien fixé ni sur leurs réactions chimiques, ni sur l'origine de leur matière colorante [3]. Robin insistait sur la résistance qu'elles présentent à l'action des agents chimiques, tels que l'acide sulfurique, la potasse, etc.

Quant à l'origine du pigment, les uns en font un dérivé de l'hémoglobine [4],

<hr>

[1] Snow, Société de pathologie, Londres, 5 nov. 1895. — Sem. méd., 13 nov. 1895.
[2] Robin les considérait comme des médulocelles.
[3] On la désigne sous le nom de mélanine.
[4] Langhans, Gussenbauer, Rindfleisch, etc.

les autres l'attribuent à l'activité du protoplasma cellulaire [1] : ceux-ci ne manquent pas de faire observer qu'un pigment identique existe chez des animaux tels que la seiche, dont le sang manque de globules rouges. Tout récemment encore, Berdez et Nencki [2] ont recherché les caractères différentiels de la mélanine et de l'hémoglobine : la première contiendrait une énorme quantité de soufre et pas de fer; il est vrai que les analyses de Morner [3] aboutissent à une conclusion opposée. Heitzmann [4], enfin, adopte une sorte d'opinion mixte : le pigment proviendrait, d'après lui, non des transformations du sang extravasé, mais de l'élaboration des hématoblastes; il serait donc bien un produit de la matière vivante, tout en ayant une origine hématique.

Le sarcome mélanique a presque toujours son point de départ soit dans la peau, soit dans le globe oculaire; sur 114 cas obtenus en additionnant différentes statistiques, Cornil et Trasbot [5] ont trouvé comme siège primitif de la mélanose 47 fois la peau, 50 fois l'œil [6] et 17 fois les organes internes.

Les tumeurs mélaniques partagent les caractères de forme, de lobulation, de consistance, etc., des sarcomes en général. Elles se caractérisent, à l'œil

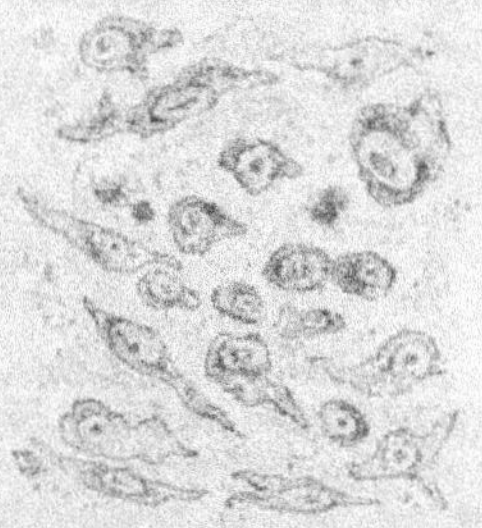

Fig. 91. — Sarcome mélanique.

nu comme au microscope, par leur coloration : celle-ci peut être uniforme et communiquer une teinte noire à toute la masse, elle peut dans d'autres cas être irrégulière, partielle; certains lobes sont à peine tachetés, de sorte que sur une coupe cette apparence éveille la comparaison d'une pièce *truffée*.

A côté de ces quatre grandes variétés de sarcomes s'en placent d'autres moins importantes; je ne ferai que les passer en revue.

Dans certains sarcomes fasciculés les cellules fusiformes atteignent une longueur qui peut aller jusqu'à 100 μ : on leur donne le nom de sarcome fuso-cellulaire *à grandes cellules*.

Dans d'autres [7], il existe une combinaison des types fuso et globo-cellulaires; parfois enfin le tissu interstitiel se modifie et ressemble au tissu muqueux, ou bien se dispose sous forme de cavités renfermant des amas de cellules *que ne relie plus aucune substance* fondamentale (*sarcome alvéolaire*).

Dans ces dernières années, on a décrit sous le titre de *déciduomes malins*, certaines tumeurs développées dans la muqueuse utérine à la suite d'avortements et plus spécialement de grossesses molaires, et qui paraissent devoir être rattachées au groupe des sarcomes, d'où le nom de *sarcomes chorio-cellulaires* qui leur a été donné par Gotschalk.

Ces tumeurs sont constituées par des cellules volumineuses, rappelant les cellules géantes de la caduque, polymorphes, les unes arrondies, les autres

---

[1] Virchow, Baumgarten, Lebert, Robin, Cornil et Ranvier, etc.
[2] Berdez et Nencki, *Arch. f. exper. Pathol.*, t. XX.
[3] Morner, *Zeitschrift. f. phys. Chie.*, t. XI.
[4] Heitzmann, *Journal of cut. diseases*, New-York, 1888.
[5] Cornil et Trasbot, *Mém. de l'Acad. de méd.*, 1868.
[6] Dans l'œil le sarcome mélanique peut avoir pour points de départ la cornée (très rarement), la conjonctive, l'iris et surtout le segment postérieur de la choroïde.
[7] Le tissu des sarcomes peut subir différentes modifications qui ont fait considérer d'autres sous-variétés : celles-ci sont énumérées dans les pages qui ont trait à l'évolution.

polygonales, d'aspect épithélioïde, quelques-unes présentent des prolongements plus ou moins ramifiés. Les noyaux des cellules sont tantôt uniques, tantôt multiples ; les noyaux uniques sont ordinairement volumineux, irréguliers et bourgeonnants, extrêmement riches en substance chromatique ; les cellules forment de petits groupes entre les éléments conjonctifs et musculaires de l'utérus, et dans certains points sont disposées en amas tellement considérables qu'elles paraissent former un revêtement épithélial d'où la possibilité de les confondre avec les éléments d'un épithéliome utérin. Gothschalk [1] envisage ces tumeurs comme des sarcomes, des villosités placentaires : d'où le nom de sarcome chorio-cellulaire, sous lequel il les désigne.

ORIGINE ET ÉVOLUTION DU SARCOME

Le développement primitif de la tumeur est difficilement observable, on a plutôt étudié et décrit sous ce nom les différentes phases d'accroissement du sarcome. Histologiquement, le développement suivi sur les parties périphériques rappelle exactement celui du tissu inflammatoire [2] : c'est ainsi qu'on assiste à la prolifération des cellules conjonctives [3], à la formation d'un tissu embryonnaire à la disparition du tissu adipeux, à la résorption du tissu osseux, etc.

Contrairement à Pilliet [4] nous ne croyons pas que la fibre musculaire puisse *in situ* subir la transformation en tissu néoplasique ; cette fibre s'atrophie et ne joue qu'un rôle absolument passif.

L'accroissement se fait principalement aux dépens des propres éléments de la tumeur ; il est à la fois périphérique et interstitiel. Sous la capsule, en effet, on observe une zone embryonnaire dont la vie est très active et qui tend à refouler et parfois à infiltrer la membrane d'enveloppe. Dans l'épaisseur du sarcome il existe toute une série de petits foyers de prolifération qui semblent avoir pour centre un vaisseau à parois embryonnaires [5]. On peut admettre que les cellules rondes qui bordent la coupe du capillaire embryonnaire viennent par diapédèse de ce vaisseau ou bien encore qu'elles résultent de la segmentation de l'endothélium vasculaire, c'est à cette dernière interprétation que se sont rattachés récemment maints anatomo-pathologistes qui font du sarcome un véritable endothéliome (Monod et Arthaud).

Dans un certain nombre de cas, les éléments sarcomateux franchissent la capsule et infiltrent les tissus voisins : l'observation de ce processus est surtout aisé dans les cas de sarcomes mélaniques ; on peut ici observer que, à distance d'une tumeur à limites précises, il existe des éléments morbides reconnaissables à leur pigmentation. Ces éléments appartiennent-ils à la tumeur? Ont-ils des mouvements propres qui leur ont permis d'émigrer? ou bien proviennent-ils de

---

[1] GOTHSCHALK, *Berliner klin. Woch.*, 1893. Voy. un mémoire de NOVÉ, JOSSERAND et LACROIX dans les *Ann. de gyn.*, mars 1894. — PAVIOT, avril 1894. — KLEIN, *Arch. für Gyn.*, 1894. — SANGER, PFEIFFER, cités par Nové, Josserand, etc.

[2] Cornil et Ranvier.

[3] Le mode de prolifération par division indirecte y a été observé.

[4] PILLIET, Thèse de Guilton.

[5] Cette disposition était manifeste dans un ostéosarcome que nous avons examiné en 1880. Voy. TH. SCHWARTZ, *Sur l'ostéosarcome des membres*, p. 249.

la transformation sur place d'éléments normaux qui ont reçu une incitation morbide de nature infectieuse ou non ?

Les sarcomes, en se développant, exercent sur les parties environnantes une action de compression et de refoulement; ils arrivent ainsi à distendre les muscles et à les atrophier, à englober les vaisseaux et les nerfs entre leurs lobes, etc.; les artères restent en général perméables, les veines sont plus gênées dans leur circulation et la thrombose n'y est pas rare. Quant aux os, ils subissent l'action érosive du néoplasme et peuvent se fracturer. Le cartilage résiste et forme longtemps une barrière protectrice pour l'articulation voisine.

Le sarcome des glandes, de la peau et des muqueuses a souvent une tendance à bourgeonner et à prendre la forme papillaire, le même fait s'observe dans les sarcomes de la mamelle.

A la longue, les sarcomes peuvent s'ulcérer : il faut admettre que parfois le processus ulcéreux s'accomplit, comme dans l'épithélioma, par un envahissement de la peau suivi de la nécrobiose de ses éléments; mais le plus souvent c'est par suite de la distension, aidée d'un processus inflammatoire, que la peau cède et livre passage aux bourgeons pathologiques.

La circulation dans les sarcomes est extrêmement active, à en juger par l'élévation locale de la température et la vascularisation apparente des tissus voisins, de la peau en particulier; toutefois il est une remarque très importante qu'il convient de faire : la tumeur est pauvre en vaisseaux artériels, tandis que les capillaires et les veines atteignent en nombre et en dimension un degré d'accroissement des plus considérables.

Les veines arrivent à former de véritables sinus ou lacs sanguins, d'où partent à la périphérie des troncs plus gros parfois que le doigt et même que le pouce [1].

Il est probable que les vaisseaux sanguins de ces tumeurs présentent également des altérations de structure, et que celles-ci commandent les différentes dégénérescences qu'on y observe; ces lésions vasculaires ont été peu étudiées, on a signalé néanmoins la dégénérescence hyaline des petits vaisseaux.

La dégénérescence la plus commune est la dégénérescence graisseuse; les cellules sont d'abord infiltrées de granulations, puis leurs limites cessent d'être précises et elles finissent par se détruire; souvent cette transformation régressive s'accompagne de ruptures vasculaires, le sang épanché trouve alors moins de résistance et c'est par ce mécanisme que se forment un certain nombre de cavités kystiques.

On peut encore observer l'inflammation suppurative, une transformation muqueuse partielle et enfin la dégénérescence calcaire.

Je range à part d'autres modifications des sarcomes auxquelles conviendrait peu le terme dégénérescence; telles sont les transformations vasculaire, osseuse et ostéoïde.

La transformation vasculaire est l'essence même du sarcome, son exagération aboutit aux formes télangiectasiques. Dans les os, la dilatation des vaisseaux peut atteindre de telles limites que le sang « y circule dans un véritable système caverneux » (Cornil et Ranvier) [2].

La tendance à l'ossification s'observe principalement dans les sarcomes des

[1] Voy. les sarcomes de l'utérus et de l'ovaire.
[2] La plupart, sinon tous les anévrysmes des os, se rapportent à cette variété de sarcome.

os, et encore dans ces petites productions pédiculées des gencives connues sous
le nom d'épulis. Toutes ces tumeurs trouvent, en somme, la raison de leur ossification dans le voisinage de tissus normalement riches en éléments ostéogéniques ou ostéoblastes.

Il faut se garder de confondre les sarcomes ossifiants avec une variété tout
à fait spéciale, connue sous le nom de tumeur ostéoïde [1]. Dans la *tumeur
ostéoïde*, en effet, on observe, non de l'os véritable, mais un tissu spécial ainsi
constitué : une sorte de charpente composée de trabécules fines, réfringentes
et infiltrées de granulations calcaires, limite des espaces remplis de cellules

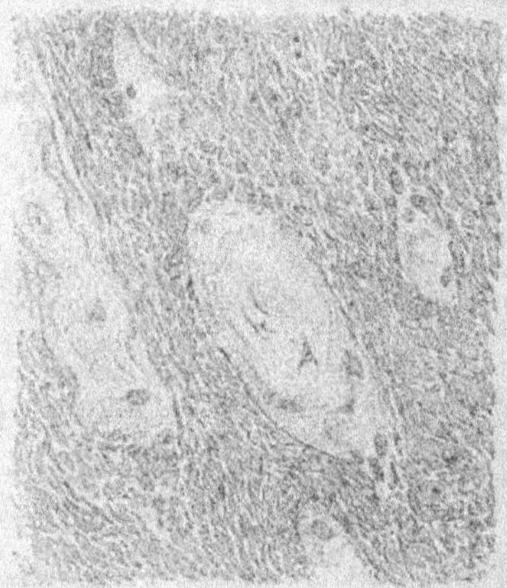

Fig. 85. — Sarcome ostéoïde.

rondes ou fusiformes en tout semblables aux cellules du sarcome. Dans l'épaisseur des trabécules sont plongés des cellules de forme angulaire et des vaisseaux capillaires, mais on ne retrouve ni l'ostéoblaste, ni la stratification en
lamelles caractéristiques du tissu osseux. D'autre part, on n'est pas en droit
d'envisager le tissu ostéoïde comme le résultat d'une simple calcification : la
calcification est en général un phénomène régressif, partiel et tardif, tandis que
la transformation ostéoïde apparaît primitivement, et se retrouve avec tous ses
caractères dans les différentes productions secondaires. L'évolution si spéciale
du sarcome ostéoïde suffirait à elle seule pour nous prouver qu'il faut en faire
une variété bien distincte.

J'ai envisagé jusqu'ici l'extension de proche en proche du sarcome et les
différentes modifications qu'il est susceptible de subir sur place, mais de même
que dans les épithéliomes l'envahissement peut s'opérer à distance; à ce point
de vue, nous examinerons successivement le rôle des vaisseaux lymphatiques et
des vaisseaux sanguins. Auparavant il convient d'établir le fait même de l'infection à distance et de la généralisation, et d'indiquer dans quelles formes on
l'observe spécialement.

L'existence d'une zone d'infection autour de la tumeur est démontrée par le

<hr>

[1] Th. Durar, *Essai sur la sarcomatose ostéoïde*, 1888.

fait des récidives qui surviennent à la suite d'opérations successives, alors même que l'exérèse paraît avoir porté au delà des limites du mal.

Le siège des productions secondaires n'est pas le même que pour les épithéliomes. Gross [1] a observé 25 cas de sarcomes du sein suivis de généralisation : or celle-ci s'est faite :

Dans les poumons	10 fois.
Dans le foie	4 —
Dans le cerveau	3 —
Dans la dure-mère	1 —
Dans le tissu rétro-péritonéal	1 —
Dans le médiastin	1 —
Dans la plèvre	1 —
Dans le cœur	1 —
Dans le rein	1 —
Dans les muscles	1 —
Dans les os	1 —

La généralisation peut s'étendre à la peau [2], que la tumeur primitive ait été cutanée ou viscérale; elle peut même s'y montrer généralisée d'emblée sous forme de petites nodosités infiltrées dans le derme, ou sous forme de noyaux hypodermiques. Mais, en somme, le siège de prédilection des noyaux secondaires c'est le poumon : cette proposition est aussi vraie pour les ostéosarcomes que pour les sarcomes des parties molles du poumon. Les embolies sarcomateuses peuvent gagner le cœur droit et s'y greffer [3].

La généralisation dans les os paraît plus rare que pour le carcinome [4]; elle peut, quand elle existe, s'étendre à la plupart des pièces du squelette; il paraît en outre exister pour les os une sarcomatose généralisée primitive.

La plupart des auteurs s'accordent à reconnaître la rareté relative de l'infection ganglionnaire [5] : dans l'ostéosarcome on l'observerait 7 à 8 fois sur 100, d'après Gross et Schwartz; elle est encore plus rare dans les tumeurs de la mamelle et du larynx; ces derniers exemples suffisent à nous montrer qu'on ne saurait chercher la raison de l'immunité ganglionnaire dans la pauvreté en lymphatiques de l'organe envahi.

Par contre, le système lymphatique serait fréquemment atteint [6], dans les sarcomes du testicule, de l'amygdale et du rein; mais on sait que les Allemands confondent avec le sarcome certaines tumeurs lymphadénoïdes [7], et il y aurait lieu de rechercher à nouveau dans quelles limites cette fréquence de l'infection ganglionnaire est applicable au sarcome vrai. Il est toutefois une variété dans laquelle les ganglions sont fréquemment envahis, c'est le sarcome mélanique : d'ordinaire le tissu des ganglions se montre chargé de pigment comme la tumeur primitive; le fait n'est cependant pas absolu, nous avons observé un sarcome mélanique de la lèvre inférieure avec envahissement des ganglions par les cellules du sarcome sous-maxillaire, mais sans pigment.

Nous devons conclure que, s'il peut être envahi, le système lymphatique n'est

[1] Gross, Americ. Journal med. sc., 1887.
[2] Praux, De la sarcomatose cutanée. Thèse, 1880.
[3] Bernheim, Sarcome primitif de la 8e côte, sarcome secondaire du poumon, polype sarcomateux du cœur droit. Bull. de la Soc. d'anat., 1890, p. 225.
[4] Schwartz, Thèse, 1880.
[5] Il ne faut pas inférer de la tuméfaction ganglionnaire à leur envahissement par un sarcome.
[6] Butlin, Encyclop. de chir.
[7] Voy. Rindfleisch, p. 185.

pas la voie habituelle de l'infection ; cette voie habituelle en effet c'est le système veineux : il n'est pas rare d'observer la pénétration des troncs veineux par les bourgeons du sarcome ; alors le courant sanguin vient en détacher des parcelles qui cheminent vers le poumon et s'y greffent [1].

L'embolie et la greffe restent donc les procédés d'infection à distance dans le sarcome comme dans l'épithéliome, les voies seules diffèrent : dans celui-ci, c'est en suivant le cours de la lymphe ; dans celui-là, c'est en suivant le cours du sang que la génération s'effectue ; en fin de compte, la tumeur conjonctive gagne directement l'intérieur des vaisseaux sanguins, tandis que le plus souvent l'épithéliome n'y accède que par une voie détournée et après maints arrêts dans les appareils ganglionnaires ; aussi, s'il est vrai que le sarcome reste parfois longtemps une tumeur locale, il est susceptible en revanche d'accomplir sa généralisation avec une rapidité extraordinaire. Gross cite l'observation d'un malade qui mourut avec des dépôts secondaires sept mois après le début de la maladie.

L'aptitude à la généralisation n'est pas la même dans toutes les formes, il faut placer en première ligne le sarcome mélanique. La tumeur mélanique se distingue des autres sarcomes non seulement par sa malignité, mais encore par sa tendance à envahir les lymphatiques, elle se comporte vis-à-vis des ganglions comme le carcinome, puis bientôt la dissémination survient sans qu'on puisse saisir de relation quelconque avec la région primitivement atteinte, toute la surface du corps peut être recouverte de tumeurs [2]. La pullulation atteint les viscères, les os, les muscles ; le pigment se répand jusque dans le sang lui-même [3].

L'aptitude à la généralisation pour les autres variétés ne dépend pas seulement de la structure histologique, mais encore de la localisation. Par exemple, d'après les statistiques de Gross, l'ostéosarcome fuso-cellulaire *périostique* se généralise dans la proportion de 100 pour 100, alors que l'ostéoïde du périoste ne le fait que dans la proportion de 66 pour 100 et le sarcome à cellules rondes dans la proportion de 65 pour 100. Mais ce même sarcome fuso-cellulaire développé au centre de l'os voit sa faculté généralisatrice tomber à 25 pour 100, celle du sarcome globo-cellulaire à 55 pour 100. Dans tous les cas la tumeur à myéloplaxes est celle qui se généralise le moins [4].

Caractères cliniques du sarcome.

En général, les sarcomes ont une configuration arrondie et nettement limitée ; ils sont lobulés, mobiles sous la peau et assez distincts des organes voisins, qu'ils refoulent sans se mêler intimement à eux [5].

Les autres caractères n'ont rien de général, et sont susceptibles de se modifier non seulement suivant la forme anatomique, mais encore suivant le siège de la tumeur. Telle est la consistance, qui peut être molle, pulsatile, fluctuante

[1] Dans un cas de sarcome du coude, Rémy a trouvé les poumons farcis de petits nodules : or, à ce niveau, les vaisseaux étaient remplis d'éléments analogues à ceux de la tumeur (cité par Schwartz).

[2] On en a compté 165 et jusqu'à 361. — Perrin, *Loc. cit.*, p. 129.

[3] Nepveu, *Bull. de la Soc. de biol.*, 1872.

[4] La généralisation a été observée 20 fois 1/2 pour 100 dans le sarcome fuso-cellulaire du sein, 25 fois pour 100 dans le globo-cellulaire (Gross).

[5] Les ostéosarcomes ont nécessairement une physionomie clinique spéciale ; je ne puis que renvoyer au chapitre où sont traitées les tumeurs des os.

(même sans qu'il y ait de kystes), ou qui peut offrir la dureté du fibrome. Les glandes lymphatiques sont parfois tuméfiées et sensibles sans qu'on y trouve d'éléments néoplasiques.

Le sarcome des parties molles est en général, au début, une tumeur indolente; 4 fois 1/2 pour 100 seulement, d'après Gross[1], l'attention du malade a été éveillée par la douleur; plus tard (55 pour 100) celle-ci peut tenir à des compressions diverses ou à l'inflammation et au processus ulcératif de la peau.

Dans l'ostéosarcome, au contraire, la douleur est la plupart du temps un symptôme initial, surtout s'il s'agit d'une tumeur ayant débuté par le centre de l'os.

Je n'insiste pas sur les différents troubles que les sarcomes sont susceptibles d'occasionner par leur volume, et je signale seulement pour terminer deux signes non constants, il est vrai, mais qui ont quelque intérêt, l'élargissement des veines cutanées et l'élévation de la température locale. Ce dernier signe a été indiqué par Estlander[2], il existe principalement dans les néoplasmes à marche rapide, alors la différence de la température des points correspondants des deux membres peut s'élever jusqu'à 1/2 degré, 1 et même 2 degrés.

Au bout d'un temps variable la tumeur s'ulcère[3]; la peau s'enflamme, s'amincit et livre bientôt passage à des fongosités rouges et saignantes; l'ulcère est généralement circulaire et non limité par ces bords indurés qu'on observe dans le carcinome et qui attestent l'infiltration de la peau par les éléments de la tumeur.

Les bourgeons sarcomateux s'élèvent au-dessus du niveau des parties voisines et saignent facilement, il en résulte une nouvelle cause de déperdition des forces qui hâte l'apparition de la cachexie. Les hémorragies prennent plus d'importance encore dans les formes pulsatiles : ici une simple ponction expose à un tel écoulement sanguin que l'hémostase a pu devenir difficile et nécessiter la ligature de la principale artère du membre.

Les malades atteints de sarcome succombent en général aux progrès d'une cachexie qu'est venue hâter la généralisation; des tumeurs parfois innombrables[4] apparaissent dans différentes régions, ou bien de la dyspnée, des hémoptysies répétées, annoncent l'envahissement du parenchyme pulmonaire. Je ne puis même passer en revue les signes spéciaux qui peuvent résulter de la généralisation dans des organes tels que la colonne vertébrale, le cerveau, le rein, etc.

La *marche* des sarcomes présente une grande variabilité. Dans quelques cas elle est excessivement lente, et une tumeur peut mettre dix-huit et quarante ans avant d'atteindre le volume d'une tête de fœtus[5].

D'autres fois, la tumeur reste stationnaire pendant des années, pour acquérir ensuite en quelques mois un volume énorme ou se généraliser; tel est, parmi beaucoup d'autres, le cas de Tillaux[6] : une tumeur du sein qui avait gardé le

---

[1] Dans les cas de sarcomes du sein.

[2] VERNEUIL, *Revue de chirurgie*, 1878. — Dans les cas de sarcome à marche rapide, Verneuil a décrit une élévation de la température générale, une véritable fièvre.

[3] 29 fois sur 156 cas de sarcomes du sein (Gross).

[4] Dans une observation de Darier (tumeur primitive dans la parotide), la mamelle renfermait plus de 50 nodules. Soc. anat., 1895.

[5] PICK, *Transact. path. Soc. Lond.*, t. XX, cité par Gross.

[6] CARDEN, Thèse, 1880. — Nous-même, quand nous étions interne chez M. Desnos, avons observé une malade de trente-neuf ans, qui portait à l'épaule depuis l'âge de douze ou treize ans une tumeur grosse comme un œuf de pigeon; quelques mois auparavant sa tumeur avait un peu grossi; la malade vint mourir d'un sarcome de la plèvre.

volume d'un œuf pendant treize ans, devint en peu de mois grosse comme une tête d'adulte.

Cette particularité dans l'évolution se retrouve maintes fois dans les sarcomes mélaniques; nous avons observé un malade qui garda pendant douze ans une petite plaque cutanée noire sans aucune autre tumeur, puis brusquement les mélanomes envahirent tous les tissus, tous les organes et amenèrent la mort en six mois. Nous lisons dans les *Bulletins de la Société anatomique* [1] un fait plus démonstratif encore de généralisation, survenant chez un malade, porteur d'une petite tumeur mélanique du cuir chevelu depuis vingt-quatre ans.

L'accroissement peut aussi se faire par poussées successives, avec des intervalles d'état stationnaire [2].

Souvent l'augmentation brusque de volume est attribuable à une dégénérescence du tissu néoplasique, à la dégénérescence kystique en particulier; dans quelques cas il faut accuser la production d'une hémorragie interstitielle.

Toutes ces remarques relatives à la marche du sarcome s'appliquent aux tumeurs osseuses aussi bien qu'aux tumeurs des parties molles. Schwartz cite dans sa thèse des observations d'ostéo-sarcomes qui, restés stationnaires pendant sept, treize et trente ans [3], prirent en quelques mois un accroissement rapide.

A ces formes où la période initiale se prolonge si longtemps, il convient d'opposer celles où, dès le début, l'évolution est si rapide, que la durée totale se juge par quelques mois et que le néoplasme a pu être confondu avec des affections phlegmoneuses [4]. On conçoit, par suite, qu'il soit impossible de déterminer d'une façon générale la durée des sarcomes; je n'ai, en effet, envisagé que la tumeur elle-même et indépendamment de son siège, mais la vie est souvent abrégée par les complications de toutes sortes qu'amène une localisation spéciale.

Diagnostic.

J'ai indiqué plus haut les caractères généraux du sarcome, ils suffisent le plus souvent à le différencier cliniquement du cancer épithélial. Mobilité plus grande, absence de racines (*appréciables*) dans les tissus, aspect différent de l'ulcération quand la peau est atteinte (et elle ne l'est en général que tardivement), respect des glandes lymphatiques et mode de généralisation spécial par les veines : tel est le tableau clinique auquel on peut opposer les observations que nous avons déjà faites sur le carcinome et qu'on peut résumer dans ces mots : infiltration des tissus par les éléments de la tumeur, envahissement précoce de la peau et du système lymphatique.

Mais si, dans certaines variétés et à certaines périodes, le sarcome touche au cancer par sa marche et sa malignité, il se rapproche au début de son évo-

---

[1] GAUCHE, Soc. anat., 18 juin 1895.

[2] CORDIER, *Loc. cit.* — Une femme portait une tumeur du sein, qui, après avoir eu le volume d'une aveline, mit trois ans à devenir grosse comme un œuf de poule; alors l'état resta stationnaire pendant quatre ans, puis, en six mois, le volume devint celui d'une tête d'adulte.

[3] TH. SCHWARTZ, *Loc. cit.*, p. 134.

[4] Quelques auteurs ont décrit une véritable forme aiguë du sarcome. Billroth cite un cas de sarcome de la paroi abdominale dont la marche fut si rapide que tout d'abord, on posa le diagnostic furoncle. J'ai observé avec M. Perier un enfant de deux ans chez lequel on vit apparaître une tumeur de la région temporale, qui évolua et entraîna la mort en moins de deux mois.

[*A SUIVRE.*]

lation de tout un groupe de tumeurs bénignes, telles que l'« adénome », le fibrome, etc. Je ne puis que renvoyer à la pathologie de chaque région, de même que pour le diagnostic différentiel du sarcome avec les affections non néoplasiques telles que l'ostéomyélite ; je me contenterai de rappeler encore à cette place la signification importante de l'élévation de la température locale et j'ajouterai un dernier signe, l'augmentation du nombre des globules blancs dans le sang.

A propos de l'étude du sang dans les épithéliomes, nous avons vu déjà que le cancer s'accompagne d'une leucocytose légère ; cette leucocytose est au contraire très accusée dans le sarcome et spécialement dans l'ostéosarcome. Hayem [1] a vu le chiffre des globules blancs s'élever de 6000 (par millimètre cube état normal) à 19500 et dans un cas à 52700 [2].

Étiologie.

De même que dans l'étiologie des tumeurs épithéliales, nous envisagerons successivement des causes générales et des causes locales.

CAUSES GÉNÉRALES. — *Âge.* — Les sarcomes surviennent à tout âge. On les a observés à la naissance [3] et chez des enfants de trois, de quinze, dix-huit et trente-quatre mois, etc.

Dans le jeune âge, le sarcome a certaines localisations préférées, telles que le rein, l'œil, le testicule ; on l'a encore observé dans la parotide [3], dans le vagin [4], dans le médiastin [5], le cervelet [6], la vessie [7], etc. Sa fréquence ne croît pas indéfiniment avec l'âge comme celle de l'épithéliome, elle atteint son maximum vers l'âge de trente ans, pour presque s'éteindre à partir de soixante-cinq ans. Si l'on cherche à être plus précis, on s'aperçoit que le maximum de fréquence n'a pas lieu au même âge dans toutes les formes [8], et surtout qu'il varie avec la localisation. C'est au moins ce qui ressort des deux tableaux ci-joints, empruntés à Gross et à Schwartz ; le premier [10] a trait à 148 cas de sarcomes du sein, le second à 190 cas d'ostéosarcomes.

SARCOMES DU SEIN		OSTÉOSARCOMES	
A 9 ans	1 cas.	De 0 à 10 ans	3 cas.
Entre 10 et 19 ans	11 —	10 à 20 ans	45 —
— 20 et 29 ans	16 —	20 à 30 ans	60 —
— 30 et 39 ans	40 —	30 à 40 ans	50 —
— 40 et 49 ans	39 —	40 à 50 ans	22 —
— 50 et 59 ans	25 —	50 à 60 ans	10 —
— 60 et 69 ans	11 —	60 à 70 ans	5 —
A 75 ans	1 —	70 à 80 ans	3 —

[1] HAYEM, *Loc. cit.*

[2] Quelques auteurs ont noté une diminution dans le nombre des globules rouges (ABBE, *Brit. med. Journal*, 1887).

[3] *Centralblatt für Klin.*, 1887. — TSCHER, *Sarcome de la parotide*, Société anat., 1868. — SAINT-GERMAIN, *Chirurgie des enfants*, 1884 (*Sarcome du tibia*).

[4] TSCHER, *Ibidem.*

[5] SCHUCKARDT, Congrès de la Soc. gyn. de Halle, et KAREWSKI, Soc. de méd. int. de Berlin, décembre 1894.

[6] *Sarcome du médiastin chez un enfant de quinze mois.* In *Brit. med. Journal*, 1888.

[7] HUTCHINSON, *Enfant de quinze mois.*

[8] *Medical record*, 1888.

[9] Les tumeurs mélaniques s'observent plus tardivement, et principalement de quarante à soixante ans d'après le relevé de Cornil et Trashot.

[10] GROSS, *Loc. cit.*

Ces chiffres tendraient à montrer que la tumeur conjonctive s'attaque de préférence aux organes, au moment où ils jouissent de leur pleine activité formatrice ou fonctionnelle.

Sexe. — Schwartz a relevé une prédisposition notable du sexe masculin au sarcome des os (sur 196 cas, 122 hommes et 74 femmes).

Hérédité et constitution. — Nous manquons de documents pour, je ne dirai pas établir, mais discuter l'influence de l'état constitutionnel sur le développement du sarcome; je ne puis que mentionner les affinités étiologiques des tumeurs conjonctives et épithéliales [1], et rappeler que chez les ascendants des sarcomateux on a souvent noté l'existence d'épithéliomes divers.

Causes locales. — Je pourrais reprendre au compte du sarcome les propositions que j'ai formulées relativement à l'étiologie locale des épithéliomes: Tout changement de structure d'un organe ou d'une portion d'organe y crée une prédisposition au néoplasme; toute irritation favorise et développe cette même prédisposition. On a observé en effet que le sarcome de la peau se développe facilement au sein des cicatrices, sur un nævus une simple verrue. On connaît de même nombre d'observations qui démontrent la transformation sarcomateuse du molluscum [2] ou d'une façon plus générale du fibrome. Mais ici l'interprétation peut être différente et il est permis de soutenir avec Rindfleisch que le fibrome et le sarcome ne sont pas à vrai dire des tumeurs différentes, qu'il n'y a pas par conséquent transformation, mais simple évolution ou rajeunissement d'un néoplasme.

Je m'étendrai peu sur l'influence des traumatismes [3] : il *paraît démontré* que la contusion joue un rôle important dans le développement primitif des tumeurs qui nous occupent, il est en tout cas incontestable qu'elle a l'influence la plus néfaste sur son évolution, et que, chez les sarcomateux, on assiste à de véritables poussées d'accroissement à la suite d'un coup, d'un choc, parfois de simples manipulations.

Pathogénie et nature du sarcome.

De même que pour le cancer, avec lequel du reste le sarcome a été si longtemps confondu, les pathologistes se sont séparés en deux camps : les partisans de la théorie de Cohnheim et les partisans de la théorie microbienne. Les mêmes arguments ont été de part et d'autre mis en avant, les mêmes expériences ont été entreprises ; qu'il me suffise de rappeler les tentatives de greffage et d'inoculation de tous ceux qui ont expérimenté à la fois sur le carcinome et sur le sarcome. Des essais de culture restés sans résultats entre les mains de Ballance et Shattock [4] auraient réussi au laboratoire de Francke [5]; ce dernier auteur décrit le micro-organisme du sarcome, il donne les dimensions du bacille (5 μ de long) et de ses spores (1 μ, 5) et prétend que les milieux acides lui sont favorables [6]; malheureusement ses inoculations n'ont jamais pu reproduire la maladie.

[1] Voy. *Tumeurs en général.*
[2] Malassez, 1875. — A. Chambard, *Ann. de dermat.*, 1885.
[3] Voy. *Étiologie des tumeurs en général.*
[4] Ballance et Shattock, *Loc. cit.*
[5] Francke, *Loc. cit.*
[6] Dans ce milieu le microbe du sarcome formerait un pigment rouge brun.

Bien d'autres recherches analogues sont demeurées stériles, et pourtant si quelque chose peut éveiller l'idée d'une maladie infectieuse, n'est-ce pas l'évolution si singulière de la sarcomatose généralisée de la peau et, surtout, celle de la sarcomatose mélanique (¹)? Dans ces dernières années de nouvelles tentatives ont été faites; on peut dire que les études sur les parasites du sarcome ont été menées parallèlement à celles des parasites du carcinome et parfois calquées sur elles.

Pendant que Moty (²) restait fidèle à l'origine microbienne du sarcome, Paulowsky (³), Clarke (⁴), lui donnaient pour point de départ des sporozoaires. Moty a fait l'analyse du sang des sarcomateux, il y trouve un micrococque aérobie facultatif qu'il a cultivé. « Ce micrococque n'est pas apparent dans les tumeurs, parce qu'il se colore difficilement »; cependant l'auteur, en employant le violet de méthyle, a pu voir dans les coupes des amas granuleux. Moty n'a pu malheureusement reproduire de sarcomes par ces inoculations.

Paulowsky décrit dans les cellules sarcomateuses des corpuscules sphériques « ayant tous les caractères des spores ». En se développant les spores s'entourent de protoplasma, se divisent, formant alors des demi-lunes ou croissants réunis par des filaments nucléaires, le parasite du sarcome serait pour Paulowsky un sporozoaire microsporidie; cet auteur, injectant de la substance sarcomateuse dans le sac lymphatique de la grenouille, aurait, au bout de cinq jours, constaté la présence de spores entre les cellules dégénérées; les résultats furent négatifs chez le lapin.

La description de Clarke est passablement différente. Clarke décrit bien encore dans les cellules du sarcome les corpuscules, il les place dans le noyau. On les distingue nettement, grâce à leur coloration en jaune rougeâtre par l'hématoxyline éosinée. La plupart de ces corpuscules auraient leur surface hérissée de petits cils renflés en massue. Quelques corpuscules sortent du noyau, grandissent, sont pénétrés de chromatine, et formeraient de la sorte des cellules géantes; les parasites du sarcome seraient d'après Clarke, des protozoaires suceurs.

Il serait fort intéressant de reprendre pour les sarcomes l'étude détaillée de toutes les modifications qu'amènent dans le protoplasma et surtout dans le noyau les différentes phases d'une karyokinése anormale, il est permis de supposer que cette étude pourrait, comme elle l'a fait pour le cancer épithélial, donner la clef de toutes les apparences parasitaires jusqu'ici décrites.

(¹) Virchow admet depuis longtemps que la tumeur mélanique primitive renferme un principe infectieux capable de produire des tumeurs secondaires. Kleucke (cité par Haushalter) dit avoir inoculé avec succès de la mélanose du cheval à un chien; Lebert et Vyss auraient réussi des inoculations de cheval au lapin (*Gaz. hebd.*, 1867). Bard, invoquant la présence des granulations pigmentaires autour des foyers de propagation, pense que les granulations sont véritablement l'organisme parasitaire du mal, et qu'il s'agit peut-être de spores analogues à celles qui produisent l'actinomycose (Bard, *Lyon médical*, 1885). Une autre preuve du rôle important joué par ces granulations réside dans ce fait que les granulations mélaniques peuvent s'accumuler non plus dans des éléments de nouvelle formation, mais dans les éléments normaux préexistants qui finissent par se détruire. Des masses mélaniques se forment ainsi, infiltrent le tissu cellulaire sous-cutané, s'étendent et se généralisent aux muqueuses, aux viscères, aux muscles, etc.; il paraît s'agir d'infection sans tumeur, c'est-à-dire sans réaction proliférative des éléments atteints.

(²) Moty, Société de chir., nov. 1894.

(³) Paulowsky, *Arch. für path. Anat.*, t. CXXXIII. p. 5. In *Revue Hayem*, 1894.

(⁴) Clarke, Soc. path. de Londres, 2 avril 1895. Analysé dans le *Mercredi méd.*, 10 avril 1895.

Traitement et pronostic.

Le pronostic du sarcome est en général grave : livrée à elle-même, la tumeur s'accroît au point de créer localement un danger, si les progrès de la généralisation lui en laissent le temps.

Traitée par les méthodes chirurgicales, elle reparaît trop souvent dans la cicatrice ou à distance. Hâtons-nous d'ajouter que l'avenir est parfois moins sombre, que la survie a été souvent longue, et que bien moins rarement que dans le carcinome épithélial, malgré même une série de récidives locales, la guérison définitive a pu être obtenue par l'extirpation du mal. Mais avant d'aborder les indications opératoires, nous devons rechercher ce que peut et donne le traitement médical.

L'une des médications le plus fréquemment employées a été la médication arsenicale. On aurait par l'usage de l'arsenic à l'intérieur obtenu la disparition des tumeurs sarcomateuses, c'est du moins ce qu'affirme Hayes[1], qui présenta à la Société de médecine de Buda-Pesth un malade chez lequel on avait assisté à la résorption d'*un grand nombre de nodules*, l'auteur *ne dit pas de tous* les nodules. Le cas du docteur Samter[2] (de Kœnigsberg) semble plus probant : il s'agissait d'un sarcome de la tête du péroné extirpé à deux reprises différentes; on fit prendre des pilules de 2 mgr. à d'acide arsénieux : on augmentait les doses jusqu'à atteindre 10 pilules par jour. Au bout de neuf mois, les ganglions inguinaux et axillaires avaient considérablement diminué, la plaie s'était réduite et, après un curettage et un traitement de deux ans, la guérison devint complète.

Nous sommes très peu convaincu de la réalité d'un sarcome qui évolue de la sorte, qui s'accompagne d'adénopathies non seulement inguinales mais axillaires et qui a besoin d'un curettage pour ressentir l'action bienfaisante de l'arsenic : comme Esmarch, nous pensons que les sarcomes qui cèdent au traitement arsenical ne sont que des syphilomes ou des tuberculomes ; aux partisans de l'arsenic de nous offrir des observations à l'abri de toute critique. Nous ne nions pas cependant qu'une médication générale puisse aider à la résorption ou à la diminution d'une tumeur sarcomateuse.

Nous devons tenir un grand compte d'observations, comme celles de Kaposi[3], où l'on vit des tumeurs sarcomateuses ou tout au moins analogues à celles qu'on trouve dans la sarcomatose de la peau, subir une semblable régression ; de Gluck[4], où des tumeurs que l'examen histologique fait après excision, démontra être de nature sarcomateuse, développées dans l'humérus, la mâchoire et le grand trochanter, rétrocédèrent après l'usage des arsenicaux : mais cette rétrocession fut suivie du développement d'une nouvelle tumeur dans l'orbite.

Les *traitements sérothérapiques*, dont les résultats ont été si incomplets pour ne pas dire problématiques dans les carcinomes[5], ont-ils plus réussi dans les sarcomes? C'est ce que nous allons examiner.

Nous rappelons que Coley (de New-York)[6], qui a repris le traitement systé-

[1] Hayes, *Soc. de méd. de Buda-Pesth*, 4 mars 1895.
[2] Samter, *Sem. méd.*, 26 sept. 1894.
[3] Kaposi, *Soc. imp. roy. de méd. de Vienne*, nov. 1895.
[4] Gluck, *Soc. de méd. berlinoise*, 11 juillet 1891.
[5] Voy. p. 401.
[6] *Amer. Journal of the med. sc.*, déc. 1894.

matique des tumeurs par la sérothérapie, après avoir employé les cultures vivantes du microbe de l'érysipèle, s'est ensuite servi des toxines sécrétées soit par les streptocoques seuls, soit par un mélange de streptocoques et de *bacillus prodigiosus*.

De décembre 1893 à juin 1894, Coley dit avoir traité de la sorte 25 sarcomes. Nous relevons en particulier : une disparition complète des tumeurs dans un cas de sarcome récidivant du dos et de l'aine, et dans un cas de sarcome inopérable de la paroi abdominale ; sur les 25 cas traités, on aurait le droit de compter sur 8 guérisons définitives, les sarcomes à cellules fusiformes seraient particulièrement justiciables des toxines de l'érysipèle.

Nous ne pouvons douter de ces disparitions de tumeurs, ou de leur diminution, les cas de régression à la suite d'érysipèles paraissent également authentiques [1] ; mais après qu'on aura établi d'une manière indiscutable par les examens histologiques, par les résultats négatifs du traitement syphilitique et par les inoculations qu'il s'agissait de sarcomes authentiques, il faudra encore nous donner la preuve que ces résorptions partielles ou totales signifient guérison réelle, qu'il n'y eut pas récidive ou apparition précoce de tumeurs sur d'autres points.

Emmerich et Scholl [2] ont naturellement appliqué au sarcome leur traitement du cancer au moyen du sérum de moutons préalablement infectés par des cultures streptococciques. Ils ont obtenu dans un cas de sarcome de l'épaule, datant de six ans, un ramollissement et une diminution notable de la tumeur après trois semaines de traitement, mais ils ne parlent pas de guérisons complètes. Bruns [3] a expérimenté le sérum d'Emmerich dans un cas de sarcome du temporal. En quatre semaines on fit 20 injections de sérum, en tout 80 centigrammes. Réactions locales nulles, des symptômes de dyspnée, d'accélérations du pouls et de vomissements obligèrent à supprimer le traitement, la tumeur avait augmenté de volume [4] pendant ce temps.

De Witt [5] a traité par des injections de toxines érysipélateuses un sarcome récidivant de la paroi abdominale ; la tumeur n'a subi qu'un temps d'arrêt, puis elle a reprogressé. Czerny [6] a essayé non le sérum d'Emmerich, mais celui de Coley obtenu avec des cultures mixtes stérilisées et non filtrées : il note à la suite de ses injections de la fièvre, un état gastrique quelquefois du délire, et à la suite d'injections répétées, de l'anorexie, de l'amaigrissement, de l'anémie et de l'apathie. Il admet que les injections peuvent exercer une action spécifique sur les tumeurs sarcomateuses et en amener la guérison ; toutefois il conclut que « *comme les résultats fournis par cette méthode de traitement sont encore très incertains* », celle-ci ne saurait présentement supplanter l'intervention opératoire et qu'elle n'est provisoirement indiquée que dans les cas de tumeurs inopérables.

MM. Héricourt et Richet ont naturellement utilisé leur sérum pour le traite-

[1] Petersen et Bruns, cas de guérison d'un sarcome du sein par un érysipèle intercurrent. *Deutsche med. Woch.*, 1895, p. 313.
[2] Emmerich et Scholl, *Deutsche med. Woch.*, avril 1895.
[3] Bruns, *Deutsche med. Woch.*, mai 1895, n° 29. Analyse dans la *Revue intern. de thérap.*, 15 juin 1895.
[4] Dans une étude critique parue en 1888, Bruns (*Die Heilung des Erysipels auf geschwülste*, klin. Chir., t. III, p. 443) était arrivé à conclure que les cas des sarcomes guéris à la suite d'un érysipèle intercurrent se réduisaient à trois. (*Revue int. de thérap.*). *Loc. cit.*
[5] Watt, *Northwestern Lancet*, 15 mars 1895, et dans la *Revue int. de thérap.*
[6] Czerny, *Münchener med. Woch.*, 1895, n° 36, et *Revue int. de thérap.*, 1894.

ment du sarcome. Malheureusement le départ entre les tumeurs épithéliales et les tumeurs conjonctives n'est pas suffisamment indiqué dans leurs communications [1] ; nous relevons seulement que, dans un cas d'ostéosarcome du fémur non ulcéré, la diminution du volume a été considérable, mais qu'elle cessait dès que les injections étaient suspendues, pour recommencer quand les injections étaient reprises. Richet et Héricourt avouent dans leurs conclusions que l'amélioration qu'ils ont constatée (dans le cancer en général) ne va pas jusqu'à la guérison.

Au point de vue des indications opératoires, la règle, d'une façon générale, est la même que pour le cancer : il ne faut intervenir que lorsqu'un examen minutieux de la région atteinte a démontré (en l'absence de toute généralisation) que l'on *peut tout enlever*. *A priori*, il n'est pas toujours facile d'être assuré du radicalisme de son intervention ; je ne puis ici que formuler des préceptes généraux.

Pour les tumeurs des parties molles, il faut bien se pénétrer de cette vérité, que la capsule fait partie de la tumeur ; une simple énucléation est donc une opération incomplète et une mauvaise opération, on doit disséquer l'enveloppe et en pratiquer l'ablation.

Pour les ostéosarcomes, on a le devoir d'être plus radical encore : l'excision simple devient une mauvaise opération. La résection elle-même est la plupart du temps insuffisante et seulement applicable aux tumeurs à myéloplaxes bien nettement caractérisées ; il faut aller jusqu'au sacrifice du membre et préférer la désarticulation à l'amputation.

Malgré tout, le malade n'est pas à l'abri de tout danger.

Voici, au point de vue des résultats opératoires dans le sarcome des parties molles, un tableau que j'emprunte à Gross :

Sur 94 opérées des sarcomes du sein, 52 n'avaient pas de récidive.

Au bout de 4 à 12 mois	4 fois.
— 1 à 2 ans	5 —
— 2 à 3 ans	7 —
— 3 1/4 à 4 ans	3 —
— 4 à 5 ans	5 —
— 7 ans et 5 mois	1 —
— 8 ans et 5 mois	1 —
— 9 ans et 11 mois	1 —
— 10 ans	1 —
— 10 ans et 4 mois	1 —
— 10 ans et 5 mois	1 —
— 10 ans et 9 mois	1 —

Sur 45 cas où il y eut récidive locale, celle-ci est survenue :

En moins de 3 mois	11 fois.
Après 3 à 6 mois	13 —
— 6 à 12 mois	5 —
— 12 à 18 mois	4 —
— 18 à 24 mois	5 —
A 29 mois	1 —
32 mois	1 —
36 mois	1 —
48 mois	1 —

Ainsi que le fait observer Gross, plus de la moitié des récidives sont survenues

[1] La note du 21 oct. 1895 de l'*Acad. des sc.* est intitulée : « De la Sérothérapie dans le traitement du cancer ». Ce mot paraît n'avoir qu'un sens purement clinique dans l'idée des auteurs.

moins d'un an après l'opération ; après deux ans, les chances de guérison sont relativement considérables, et il n'a pas d'exemple [1] de récidive après quatre ans : 12 malades sur 91 opérés auraient donc obtenu la guérison définitive.

En face d'une récidive locale, le chirurgien ne doit pas rester inactif : il est des observations de Bryant [2], d'Erichsen, Billroth et Riedel [3], etc., etc., où 5 et 6 opérations successives ont été entreprises avec succès. Dans une observation de Gross, 54 opérations ont été faites en quatre ans, pour 55 tumeurs récidivées, soit dans la cicatrice, soit à côté d'elle ; or, dix ans et neuf mois après la dernière opération, la malade était en parfaite santé.

Ces divers exemples nous démontrent d'une façon évidente que, au moins dans un bon nombre de cas, la malignité du sarcome est essentiellement une malignité locale ; il importe du reste de faire entrer en ligne de compte le siège et la structure histologique.

Les sarcomes viscéraux, en dehors des accidents que comporte leur localisation, paraissent jouir d'une plus grande aptitude infectante.

Les ostéosarcomes sont toujours des lésions graves, mais parmi eux, à structure égale, ceux qui occupent le centre de l'os récidivent et se généralisent moins souvent que ceux qui siègent dans le périoste [4].

Si l'on dresse une échelle de malignité d'après la structure, il faut mettre en première ligne le sarcome mélanique ; le pronostic en serait absolument fatal, d'après Cornil et Trasbot ; pourtant Panard [5] a observé 4 cas de guérison persistant cinq, six et vingt-deux ans après l'intervention.

Ranvier a écrit : « Un sarcome est d'autant plus grave que son organisation est moins élevée », il range ainsi par ordre de gravité décroissante : l'encéphaloïde, le mélanique, le colloïde, le lipomateux, puis les sarcomes fasciculés, ossifiants, etc.; ainsi formulée, cette proposition est inexacte ou au moins trop générale ; il est bien vrai que les sarcomes myéloïdes, qui ressemblent, dit Ranvier, à la moelle des os, sont plus bénins que les autres, mais le sarcome fasciculé du périoste surpasse tous les autres en malignité. Gross l'a toujours vu se généraliser ; Schwartz, dans ses recherches bibliographiques, n'a trouvé qu'un seul cas de guérison durable [6]. Il faut donc, pour établir son pronostic, tenir compte de plusieurs facteurs, en particulier de l'âge du sujet [7], du siège du néoplasme et enfin de sa structure [8]. Ces réserves faites, on peut dans une certaine mesure admettre la loi de Ranvier et dire que, en général, les encéphaloïdes sont plus graves que les fasciculés et surtout que les myéloïdes.

Quant aux ostéoïdes, leur fâcheuse tendance à la dissémination avait été déjà depuis longtemps reconnue par Virchow.

[1] Sur les 91 cas qu'il a rassemblés.
[2] Bryant, cité par Gross.
[3] *Centralblatt für Chir.*, 1885.
[4] Voy. la statistique de Gross.
[5] Panard, cité par Heurtaux, *Dict. Jaccoud.*
[6] Le malade a été revu au bout de quinze ans (observ. Th. Schwartz).
[7] Le jeune âge paraît aggraver le diagnostic.
[8] Le développement des kystes serait d'un mauvais augure, d'après Gross.

II

MYXOMES

Les myxomes sont des tumeurs molles, d'apparence gélatineuse, composées de tissu muqueux.

La plupart des tumeurs conjonctives sont susceptibles de subir une transformation myxomateuse; il en résulte une certaine difficulté de toujours les séparer bien nettement des myxomes proprement dits; jusqu'à Virchow cette confusion a été faite; on convient, depuis Virchow, de réserver le nom de myxomes aux productions *exclusivement formées* de tissu muqueux.

On les rencontre partout où il existe du tissu cellulo-adipeux, en particulier dans le tissu cellulaire sous-cutané et dans les espaces intermusculaires; ils peuvent aussi s'observer dans la peau, dans certaines muqueuses (notamment la muqueuse des fosses nasales), dans les glandes (glandes salivaires, mamelle, rein), la vessie, le poumon[1], le placenta, l'encéphale, les nerfs et enfin dans les os.

Anatomie pathologique.

Les myxomes sont généralement des tumeurs circon-scrites, arrondies, lobulées, d'un volume qui peut atteindre et dépasser celui du poing. Leur consistance est molle : lorsqu'on les coupe, on obtient par le raclage un liquide incolore analogue à la gomme arabique et se comportant chimiquement comme du mucus.

Histologiquement on distingue plusieurs variétés : le myxome type est le *myxome hyalin*, caractérisé par une substance fondamentale transparente dans

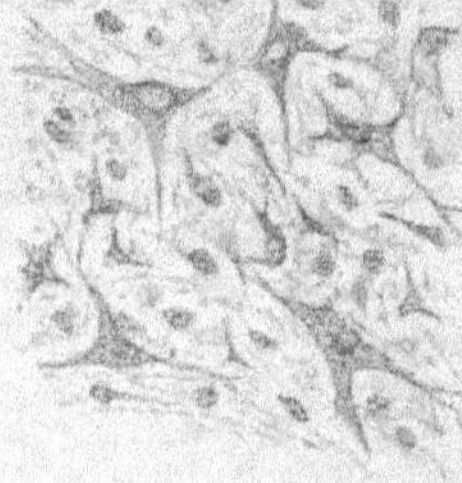

Fig. 86. — Myxome (préparation de Brault).

laquelle on aperçoit des cellules ramifiées ou des cellules rondes.

Parfois la substance fondamentale est traversée de fibres élastiques ou envahie par les cellules adipeuses (myxome lipomateux).

Quelle que soit la variété, les myxomes possèdent un caractère des plus importants, c'est d'être pauvres en vaisseaux capillaires.

Leur évolution présente quelques différences suivant le siège.

Les myxomes des muqueuses revêtent ordinairement la forme papillaire ou polypeuse; ceux qui occupent le tissu cellulaire sous-cutané ont une tendance à refouler la peau et à se pédiculiser.

Dans les parties molles, les myxomes s'accroissent par la formation et le développement de lobules qui refoulent devant eux les tissus voisins dont ils restent séparés par leur capsule conjonctive.

Dans quelques cas[2] le néoplasme rompt son enveloppe et se propage le long

[1] Virchow.
[2] Rafin, *Myxome diffus.* Thèse de Lyon, 1885.

des vaisseaux et des nerfs sous forme de fusées qui dissocient les faisceaux musculaires et les tendons, sans toutefois infiltrer les organes de leurs éléments.

Les myxomes des os[1] tireraient le plus souvent leur origine de la moelle des os (Lücke, Virchow); ils naissent aussi sous le périoste et dans le tissu spongieux (Cornil et Ranvier).

Les myxomes peuvent s'enflammer, subir la dégénérescence graisseuse ou muqueuse[2] et présenter dans leur intérieur des kystes par ramollissement de leur tissu.

Ils respectent presque toujours[3] le système lymphatique et n'amènent en général aucune infection à distance; néanmoins, il y a des exemples de myxomes qui se sont généralisés, tels celui de Virchow[4], où une tumeur du genou fut suivie de productions secondaires dans le sternum et le poumon, et encore les observations de G. Simon, Lücke, etc.

Je me borne à signaler, au point de vue de la nature du myxome, une communication faite à la Société de biologie (9 novembre 1895) par M. Giard au nom de M. Curtis (de Lille). Ce dernier a rencontré dans une tumeur *cataloguée comme myxome* un gros *coccus* entouré d'une enveloppe glutineuse et qu'il a appelé *Megalococcus myxoides*[5].

Symptômes. — Diagnostic et Pronostic.

Les symptômes sont tellement variables suivant le siège, qu'il est difficile d'en donner une description générale. Comment comprendre, en effet, dans une même description clinique, les petites tumeurs molles, pâles, polypeuses, qui remplissent les fosses nasales, les tumeurs des nerfs, celles des glandes, du tissu conjonctif, des os, etc. Ce que l'on peut dire, c'est que les myxomes offrent d'ordinaire des caractères d'indolence, de limitation et de mobilité qui leur sont communs avec les tumeurs bénignes. La plupart du temps leur consistance est molle, presque fluctuante, capable de les faire confondre avec un lipome ou une collection liquide; mais ailleurs leur dureté peut faire croire à une tumeur fibreuse ou sarcomateuse.

Les myxomes sont rangés parmi les tumeurs bénignes : il est habituel en effet qu'ils évoluent lentement, restent des productions purement locales, et ne reparaissent pas après l'ablation, quand celle-ci a été complète; mais la règle est loin d'être absolue. Volkmann et Virchow[6] ont publié des observations de myxomes envahissant à la fois plusieurs nerfs; le système nerveux semble même un siège de prédilection des myxomes multiples, il n'en a pas toutefois le monopole, et une certaine malignité, s'accusant par la récidive ou la généralisation, peut s'observer dans les tumeurs de la parotide et dans celles des aponévroses. Malherbe[7] a vu le myxome des aponévroses récidiver sous forme d'un sarcome

[1] *Myxome des os.* In *Montpellier médical*, 1884.
[2] La dégénérescence porte sur les cellules.
[3] Dans l'observation de Simon, citée par Tedenat, un myxome de la grande lèvre se généralisa aux ganglions de l'aine, au foie, à la clavicule et au sternum.
[4] Virchow, *Virchow's Archiv*, t. XXXII.
[5] Voy. également ce qui est relatif à la saccharomycose; de même qu'il a fallu distraire des sarcomes de faux sarcomes dus à l'actinomyce, de même il faudrait séparer du myxome des productions d'apparence myxomateuse occasionnées par une larme de saccharomyces.
[6] Volkmann et Virchow, cité par Tedenat.
[7] Malherbe, Annotation de Butlin, *loc. cit.*

à marche rapide : il n'est pas douteux pour nous qu'il puisse exister entre le myxome et le sarcome la même filiation qu'entre ce dernier et le fibrome.

Il convient donc d'apporter une certaine réserve dans le pronostic, et cette réserve se justifie encore mieux s'il s'agit d'un myxome diffus des membres. Ici, en effet, l'opération nécessite de vastes dissections intermusculaires et des dénudations étendues; et malgré tout, la récidive locale est fréquente. En effet, dans les 7 ou 8 observations rassemblées par Rafin[1], l'ablation simple a toujours été suivie de récidive : la conclusion qui ressort nettement de son travail, c'est que l'amputation du membre s'impose dans le myxome diffus[2]; je n'ai pas besoin d'ajouter que le traitement du myxome circonscrit devra être moins radical et se borner à une extirpation de la tumeur.

III

FIBROMES [3]

Les fibromes (tumeurs fibroïdes, corps fibreux) représentent la néoplasie conjonctive à son état de développement le plus complet; ils ont pour caractéristique d'être exclusivement composés de tissu fibreux, ce qui les distingue d'autres tumeurs où le tissu musculaire entre pour une grande part (fibromyomes).

Anatomie pathologique.

Les fibromes s'observent dans la peau, dans le tissu conjonctif sous-cutané, les aponévroses, les tendons, le périoste, etc., dans les glandes, dans les nerfs et dans les os.

Les *fibromes cutanés*[4] (molluscum fibreux) occupent tantôt la couche superficielle du derme, tantôt sa couche profonde; parfois sessiles, d'une forme aplatie ou arrondie, ils sont le plus souvent pédiculisés et pendent, suivant la comparaison classique, semblables à des grains de raisin ridés (*Molluscum pendulum*). Leur nombre est le plus souvent considérable, il peut dépasser la centaine. Leur volume, en général minime, peut néanmoins s'élever jusqu'à celui du poing et même d'une tête d'enfant[5].

Sous la peau, on rencontre de petites tumeurs sphériques, dures, secondairement enkystées; de même que toutes les productions sous-cutanées à évolution lente, elles arrivent en soulevant le tégument et en proéminant de plus en plus, jusqu'à la pédiculisation complète.

Les *fibromes des glandes* s'observent spécialement à la mamelle : les uns rentrent tout à fait dans notre description, leur masse est homogène et purement

---

[1]. RAFIN. Je déduis naturellement celle où l'opération primitive a été suivie de mort.

[2]. Dans l'observation 5, due à M. Poncet, un malade, porteur d'un myxome du bras, finit par être désarticulé de l'épaule après avoir subi 56 opérations. Il mourut trois ans après avec des signes de généralisation.

[3]. VERNEUIL, Soc. de biol., 1885. — CHEUVEILHIER, *Corps fibreux de la mamelle.* In *Bull. de l'Acad. de méd.*, 1884. — PAGET, *Lectures on surgical pathology.* London, 1865. — LEBERT, *Physiol. pathol.* — VIRCHOW. — RINDFLEISCH — CORNIL et RANVIER. — BILLROTH. — BUTLIN.

[4]. RANVIER, *Dermato-fibromes.* In *Ann. de dermat.*, 1880.

[5]. Virchow (*Path. des tumeurs*) cite le poids de 52 livres 1/2.

fibreuse; les autres s'accompagnent d'une prolifération de l'épithélium glandulaire, ce sont de véritables tumeurs mixtes.

Les *fibromes du périoste* sont très communs, spécialement sur les os du crâne.

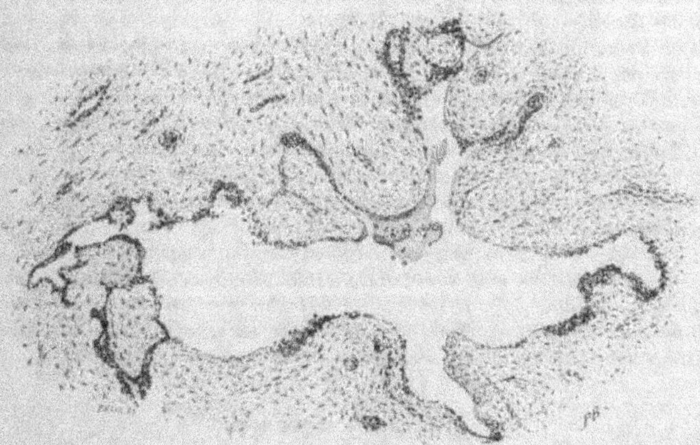

Fig. 87. — Fibrome lacunaire du sein.

de la face, du tibia, de la clavicule; *ceux des os*, beaucoup plus rares, se développent surtout dans l'épais-
seur des maxillaires.

D'une façon générale, les
tumeurs fibreuses sont des
tumeurs parfaitement circonscrites et comme enkystées
au milieu du tissu qui leur a
donné naissance; leur forme
est arrondie, lisse, souvent
vallonnée par l'existence de
lobes multiples; leur consistance est ferme, comme élastique (fibrome dur), sauf dans
les cas où le tissu a subi l'infiltration œdémateuse (fibrome
mou); leur volume ordinairement petit et comparé à celui
d'une noisette, d'un œuf de
poule, etc., peut atteindre celui d'une tête d'adulte (¹).

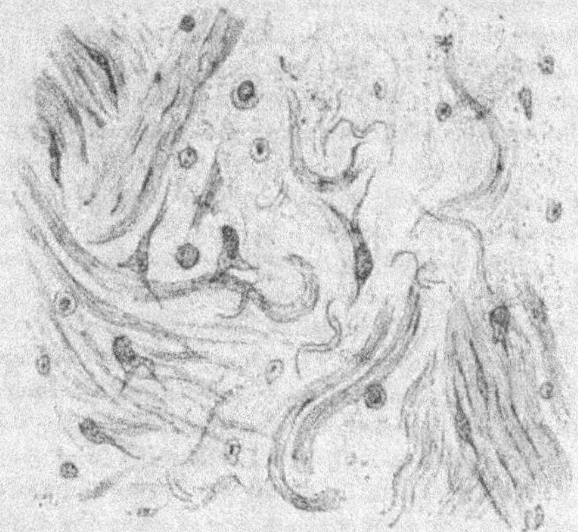

Fig. 88. — Fibrome molluscum de la grande lèvre infiltré
de sérosité.

Lorsqu'on coupe un fibrome, on le trouve formé d'un tissu blanc grisâtre,
sec, criant sous le scalpel, à fibres concentriques ou entre-croisées. Ces fibres
résultent de l'assemblage de faisceaux conjonctifs tassés les uns contre les

____

(¹) Paget cite l'exemple d'une tumeur fibreuse du poids de 71 livres.

autres et séparés par des cellules plates. Les fibres élastiques manquent [1].

La vascularité des fibromes est variable; les uns renferment à peine quelques vaisseaux, les autres sont creusés d'un véritable réseau caverneux d'où émergent des veines énormes. On peut ainsi assister à une véritable transformation érectile des fibromes [2].

Une irrigation artérielle insuffisante, une gêne de la circulation veineuse, amenée par le poids même de la masse et peut-être des lésions vasculaires, voilà autant de causes probables de dégénérescences diverses. Parmi celles-ci, les plus fréquentes sont les transformations séreuse, muqueuse, graisseuse et calcaire.

L'*infiltration séreuse* est habituelle dans les molluscum.

L'*infiltration muqueuse*, combinée ou non avec la *transformation graisseuse* des faisceaux et des cellules, peut aboutir au ramollissement partiel du parenchyme et à la formation de kystes.

La *calcification* est fréquente et commence toujours par le centre des lobules.

Enfin, les fibromes sont susceptibles d'inflammation et de gangrène.

Je ne reviendrai pas sur l'évolution sarcomateuse possible des fibromes. Le fait me paraît solidement établi : maintes fois, on a vu l'ablation d'un fibrome adulte suivie de la récidive d'un fibrome embryonnaire [3] (ou sarcome).

Symptômes et pronostic.

La plupart des tumeurs fibreuses s'observent chez des sujets adultes; un certain nombre néanmoins se rencontrent chez l'enfant : les molluscum en particulier ont parfois une origine congénitale, et l'hérédité ne serait pas sans influence sur leur développement. Virchow a cité un cas où trois générations successives en ont été atteintes. Tilbury Fox a rapporté un fait du même genre.

Faut-il attribuer à l'inflammation un rôle important, ou même un rôle quelconque dans le développement des fibromes? Il est certain que parfois les nodules fibreux ont pour centre de développement un petit foyer inflammatoire, de nature staphylococcienne (cas de Walther, cité par Delbet) ou de nature bacillaire (bacille de Koch), comme dans un cas que nous avons eu l'occasion d'observer avec Longuet [4], etc. Nous ne faisons aucune difficulté à admettre que certains nodules fibreux de la mamelle sont d'origine inflammatoire; tout enkystement du corps étranger ou du microbe peut aboutir à la formation d'un noyau fibreux. Mais, est-ce là un fibrome? en aucune façon; la structure histologique peut paraître identique, la cause, l'essence et l'évolution sont différentes.

Les caractères cliniques varient beaucoup avec le siège : en général, ces productions se rencontrent sous forme de petites nodosités nettement séparables du tissu ambiant, mobiles, rondes, dures et indolentes, sauf le cas où elles affectent un rapport spécial avec un filet nerveux voisin (fibrome sous-cutané douloureux); les fibromes périostiques et ceux des aponévroses n'ont pas les caractères de mobilité présentés par les fibromes glandulaires.

---

[1] Cornil et Ranvier.

[2] Nous omettons à dessein de parler du fibrome cornéen qu'on observe sous forme de plaques, à la surface du foie ou de la rate; ce sont là véritablement des lésions d'inflammation chronique et non des néoplasmes. Il en est de même de la plupart des productions qu'on a décrites sous le nom de fibromes diffus.

[3] Malherbe, *Loc. cit.*

[4] Longuet. Il s'agissait d'un ovaire.

Lorsqu'ils augmentent de volume, ou lorsqu'un obstacle s'oppose à leur libre développement (fibromes des cavités), les fibromes déterminent des accidents divers. Ailleurs ils sont capables de distendre la peau qui, à la longue, s'amincit, s'enflamme et s'ulcère; des hémorragies graves sont alors possibles [1].

L'évolution des corps fibreux est très lente, leur pronostic bénin; certains, il est vrai, peuvent constituer une affection grave à cause de leur siège (fibromes naso-pharyngiens, fibromes de la ceinture pelvienne, de l'ovaire, etc.); mais, en tant que tumeurs, ce sont des affections bénignes, purement locales, non récidivantes. Telle est l'opinion classique. Follin affirme que le fait de la récidive n'est pas établi sur des preuves solides. Butlin rejette également le groupe des fibromes malins et les considère comme des carcinomes ou plus souvent encore comme des sarcomes ayant subi en grande partie la transformation fibreuse. Nous avons, pour notre part, admis la transformation possible du fibrome en sarcome, aussi bien pour les fibromes glandulaires que pour les molluscums de la peau. Il convient donc, à notre sens, de légèrement modifier le pronostic des fibromes et de seulement dire que *presque toujours* ce sont des tumeurs bénignes. Nos réserves n'en justifient que mieux le traitement par l'extirpation.

IV

LIPOMES

Le lipome est une tumeur formée de tissus adipeux.

Toute accumulation anormale de cellules adipeuses dans un point donné de l'organisme n'est pas un lipome : dans un certain nombre de processus inflammatoires ou trophiques, on voit le tissu adipeux se substituer peu à peu au tissu normal, au tissu musculaire, par exemple, au rein, etc., mais alors ce tissu participe aux oscillations générales de la nutrition, tandis que le lipome garde jusqu'à un certain point une vitalité indépendante [2].

Anatomie pathologique.

Les lipomes forment en général des tumeurs bien circonscrites qui ont pour siège ordinaire le tissu cellulaire sous-cutané : on les observe de préférence dans les régions abondamment pourvues de graisse, à la face dorsale du cou et du tronc, aux épaules, aux fesses, etc. On peut les rencontrer à la tête, à l'état isolé ou multiples [3].

Aux membres, ils deviennent d'autant plus rares qu'on envisage des segments plus éloignés du tronc; néanmoins on en a signalé quelques exemples à la paume de la main et même aux doigts [4].

On peut ranger à côté des lipomes sous-cutanés ceux qui se développent dans le tissu cellulaire sous-muqueux : ils ont été surtout signalés dans le tube digestif, par exemple sous la muqueuse de la langue, de l'estomac et de l'intes-

---

[1] Observations de Stanley, Birkett, citées par Heurtaux.
[2] ENGELBACH. *Phlegmons périnéphrétiques, substitution lipomateuse.* Soc. anat., 1888.
[3] COMBAULT. Les lipomes péricrâniens. In *Médecine moderne*, 7 déc. 1895.
[4] FOLLIN.

tin; nous avons, étant prosecteur, rencontré sur un cadavre un lipome de l'intestin, gros comme un œuf de pigeon, qui n'était plus rattaché à la muqueuse que par un mince pédicule.

Le lipome ne se développe pas seulement dans le tissu cellulaire sous-cutané, il peut apparaître partout où il existe des cellules adipeuses, spécialement sous les séreuses [1], dans les espaces intermusculaires, etc., et dans les muscles eux-mêmes [2]; on en a rencontré dans la langue, le triceps crural, le biceps, les pectoraux, l'éminence thénar, etc.

Les lipomes sous-péritonéaux présentent un intérêt tout particulier : les uns siègent sous le péritoine pariétal et paraissent jouer un rôle important dans la production de certaines hernies (lipomes herniaires), les autres siègent sous le péritoine viscéral, tantôt dans les appendices épiploïques du gros intestin, qui parfois se détachent et forment une tumeur libre dans la cavité abdominale [3], tantôt entre les lames du mésentère. Ces derniers, dont Terrillon [4] a rassemblé 15 observations, peuvent atteindre un volume énorme et peser jusqu'à 24, 35 et 57 livres.

Parmi les lipomes sous-aponévrotiques, il faut citer ceux du creux axillaire [5], du bras, de la cuisse, de la joue [6]; quelques-uns sont rattachés au squelette par une sorte de pédicule [7]. La tumeur est généralement intermusculaire, parfois cependant elle siège dans l'épaisseur même du muscle [8], par exemple dans la langue [9], dans le couturier, le vaste interne, le biceps brachial, etc., et même le cœur.

Enfin il faut ranger parmi les cas exceptionnels les lipomes des nerfs ou des centres nerveux [10] et ceux qui prennent naissance dans l'épaisseur des os [11].

Le lipome est d'ordinaire unique chez un même sujet, mais il est facile aujourd'hui de réunir un grand nombre d'exemples de lipomes multiples : Follin en a observé une trentaine chez une femme qui les portait sur le tronc, les cuisses et les avant-bras; Broca en a compté jusqu'à 2080 sur le même individu, et plus d'un auteur, en raison même de cette multiplicité, a invoqué une véritable diathèse lipomateuse. Une certaine variété de lipomes multiples présente un grand intérêt à cause des théories dont elle a été le point de départ, c'est la variété dite lipomes symétriques [12]. Ces lipomes siègent spécialement au cou, qu'ils entourent en formant une sorte de collier [13]; on les rencontre toutefois aux membres et sur le tronc [14].

[1] Lipomes sous-synoviaux ou lipomes arborescents.
[2] Fait déjà signalé par CRUVEILHIER, *Ann. de dermat.*, t. III. — Voy. TH. RIBET, *Des lipomes intra-musculaires*. Paris, 1850. — TH. MALENÇON, Paris, 1895. — POLLOSSON, *Progrès médical*, 1888.
[3] SUTTON, *Med. surg. transact.*, 1885.
[4] TERRILLON, Soc. de chir. 1886.
[5] MENON, QUÉNU, Soc. de chir., 1888.
[6] Villar (Soc. anat. 1888) a pu rassembler 13 exemples de lipomes de la boule graisseuse de Bichat.
[7] Sutton cite des lipomes adhérents à l'ischion ou coccyx, à la tête du radius, à la clavicule, etc.; nous avons eu l'occasion nous-même, en 1879, d'observer dans le service de Bouilly un vaste lipome intermusculaire adhérent au petit trochanter.
[8] TH. RIBET, 1886.
[9] POZZI, Soc. de chir., 1885.
[10] SUTTON.
[11] Follin en cite deux exemples développés dans les maxillaires. Cornil et Ranvier rapportent un cas de lipome du fémur.
[12] MADELUNG, *Arch. Langenbeck*, 1888. — Thèse de Bouju, 1892.
[13] HUGUIER, Soc. de chir., 1855. — MATHIEU, *Arch. de méd.*, *loc. cit.*, etc.
[14] KATZENELLENBOGE, Thèse de Paris, 1895.

[QUÉNU.]

Le volume est très variable et dépend le plus souvent de l'époque plus ou moins tardive à laquelle le malade s'est décidé à l'opération. J'ai déjà parlé de lipomes du mésentère pesant 57 livres. Aux membres et surtout au tronc il n'est pas rare d'enlever des tumeurs graisseuses de 4 ou 5 livres; il en a été observé de 11 (Pelletan) (1) et 22 kilogrammes (J.-L. Petit) (2).

La forme est arrondie et lobulée : la face qui est tournée vers l'aponévrose est presque plane, tandis que celle qui regarde la peau, de même que la circonférence de la tumeur, est traversée de sillons qui la décomposent en lobes plus ou moins saillants. A la face profonde, et dans l'interstice des lobes, on peut trouver du tissu cellulaire très lâche et même de véritables bourses séreuses.

La plupart des lipomes forment des tumeurs circonscrites, ils sont le type des néoplasmes bien encapsulés et s'énucléent le plus facilement du monde dès qu'on a incisé leur enveloppe. Lorsqu'ils sont sous-cutanés, ils refoulent peu à peu les téguments en même temps qu'ils les distendent, et à la longue se pédiculisent plus ou moins; d'autres se déplacent sous la peau et apparaissent dans une région éloignée de celle où on les avait reconnus tout d'abord (3).

Les lipomes profonds suivent en général les vaisseaux et les nerfs, ils se

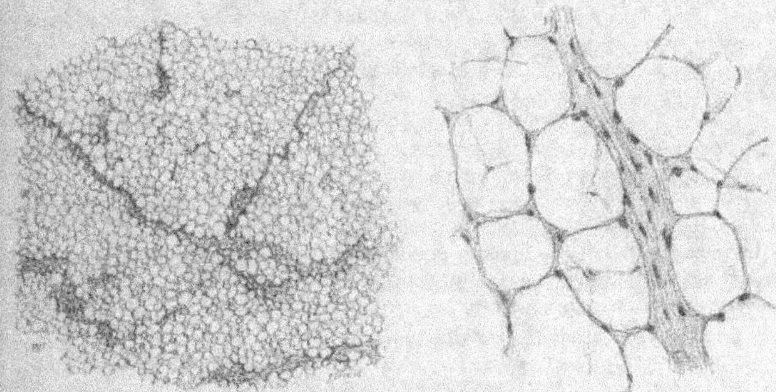

Fig. 89 et 90. — Lipome.

portent en somme vers les points où ils rencontrent le moins de résistance; mais il arrive que, malgré un encapsulement parfait, des organes importants tels que les artères et les troncs nerveux d'une région soient englobés entre les lobes de la tumeur et rendent son extirpation plus délicate (4).

Toutes les tumeurs graisseuses ne sont pas encapsulées, il en est de diffuses dont les limites se confondent avec le tissu cellulo-graisseux de la région : on les a spécialement observées à la nuque, dans la région mastoïdienne, et aussi au bras, à l'avant-bras, au scrotum et dans la paroi abdominale (5). Le plus

(1) CRUVEILHIER.
(2) Cités par Follin.
(3) Paget (cité par Follin) parle d'une tumeur qui pendait au périnée, entre le scrotum et la cuisse, et qui dix ans auparavant se trouvait dans l'aine.
(4) QUÉNU, Soc. de chir., 1888. — Cruveilhier a observé un lipome au devant du sternum qui envoyait des prolongements à travers les espaces intercostaux.
(5) M. BAKER, Royal med. and chir. Soc. In British med. Journal, 1885.

remarquable de ces lipomes diffus est celui qui occupe le cou et la nuque, formant une véritable cravate susceptible de gêner la respiration et la circulation, et affectant une sorte de symétrie. Les lipomes diffus sont parfois uniques, et il semble, dans un certain nombre de cas, que l'absence de limites précises et de mobilité soit un fait tardif comme si la capsule isolante avait secondairement contracté des adhérences avec le tissu enveloppé. Nous avons observé des cas de ce genre où un lipome n'était que partiellement confondu avec le tissu cellulo-graisseux après avoir été, du reste, mobile de toutes parts pendant un certain nombre d'années. Mais à côté de ces lipomes secondairement diffus, il en est de primitifs et alors on peut se demander si ces accumulations partielles de graisse méritent vraiment le nom de lipomes, ou s'il ne s'agit pas plutôt de troubles locaux dans la répartition du tissu cellulo-adipeux en rapport avec un état dystrophique général ou local, constituant une adipose localisée et non un lipome.

La structure du lipome est celle du tissu adipeux, elle se compose de cellules adipeuses plus volumineuses toutefois qu'à l'état normal [1] et groupées en lobules; ces lobules, également plus grands qu'à l'état physiologique, se réunissent pour former des lobes que séparent des cloisons de tissu conjonctif lâche ; c'est dans ces cloisons que rampent les vaisseaux qui vont ensuite se répandre en un réseau dont les mailles entourent une ou plusieurs cellules adipeuses. Les vaisseaux qui alimentent le lipome pénètrent en général sa surface par plusieurs points : il est rare qu'il existe une sorte de hile unique.

En résumé, trois éléments prennent part à la constitution du lipome : la cellule adipeuse, le faisceau conjonctif et l'élément vasculaire; la prédominance du stroma conjonctif crée une variété, le lipome fibreux; le développement exagéré des capillaires donne naissance au lipome télangiectasique et serait un des modes pathogéniques de l'angiome simple sous-cutané [2].

On a encore décrit des lipomes myxomateux dans lesquels du tissu muqueux sépare les vésicules adipeuses, et un lipome osseux dans lequel des travées osseuses parcourent la tumeur [3].

ORIGINE ET ÉVOLUTION

Le lipome procède du tissu embryonnaire ou du tissu muqueux dont les cellules se remplissent progressivement de gouttelettes graisseuses. Sans nier en aucune façon la transformation érectile des lipomes, nous croyons que le processus inverse est peut-être plus commun [3]. Nous invoquons pour preuves les exemples de plus en plus nombreux de lipomes soit congénitaux, soit observés à peu de distance de la naissance, dans lesquels le développement des vaisseaux était considérable, et mieux encore ceux dans lesquels on a vu manifestement une tumeur graisseuse se développer au lieu et place d'un nævus [4].

Nous serions tenté d'étendre cette pathogénie et de l'appliquer au développement du lipome chez l'adulte.

[1] VERNEUIL., Soc. de biol., 1854.
[2] MONOD, Thèse, 1875.
[3] Un seul cas (Cornil et Ranvier).
[4] Admis déjà par Broca.
[5] LABOULBÈNE, Thèse. — BUTLIN, *Loc. cit.* — LANNELONGUE, Thèse Sénac, 1885.

[QUÉNU.]

Verneuil (¹) a noté la fréquence du lipome de la nuque chez les forts de la halle, celle du lipome sacro-lombaire chez les porteurs de bandages; Lardier (²) nous dit qu'il a vu assez souvent des lipomes sus-claviculaires chez les meuniers qui portent habituellement des sacs de farine sur l'épaule gauche.

D'autre part, il ne manque pas d'exemples de processus inflammatoires aboutissant à la formation de véritables productions lipomateuses, et la même transformation pourrait s'opérer aux dépens des parties molles des fœtus parasitaires (³).

Il est probable que toutes ces causes ont pour intermédiaire la production d'un tissu embryonnaire et une néoformation de vaisseaux, et que cette espèce de vascularisation transitoire devient un terrain favorable, au même titre qu'un nævus, au développement exagéré du tissu adipeux. Nous pourrions donner à cette théorie du développement des lipomes le nom de *théorie vasculaire*, voulant dire par là que la vascularisation est le phénomène initial et obligé, aboutissant tantôt à une simple formation de tissu fibreux, tantôt à la formation exagérée de cellules adipeuses. Une autre hypothèse (*théorie nerveuse*) attribue le développement des lipomes à un trouble de nutrition dépendant du système nerveux: elle s'appuie, en particulier, sur la symétrie de certains lipomes multiples; elle invoque l'influence des troubles nerveux sur l'accumulation de la graisse, etc., l'apparition de lipomes dans le cours du tabes ou de toute autre affection médullaire, etc. Cette théorie se fusionne avec la *théorie diathésique*, car ici encore reparaît l'arthritisme, qui n'est qu'une dystrophie névropathique(⁴).

Il me paraît intéressant de signaler à côté des précédentes la pathogénie de Grosch (⁵), pour lequel les régions les plus exposées aux lipomes seraient les plus pauvres en glandes sébacées et sudoripares; la formation des lipomes serait la conséquence d'un trouble sécrétoire des glandes cutanées qui, en diminuant l'excrétion de la graisse par la peau, favoriserait son accumulation dans la couche sous-cutanée; les causes locales n'intéressant que la sécrétion d'un territoire limité donneraient lieu au lipome solitaire, les causes générales influençant les centres nerveux engendreraient les lésions multiples.

Nous sommes tout disposés à admettre l'influence générale du système nerveux sur la production des pseudo-lipomes diffus, symétriques ou non, qui ont été signalés chez des dystrophiques rhumatisants (⁶), névralgisants, tabétiques, etc. Mais, jusqu'à quel point est-on autorisé à confondre les lipomes vrais, tumeurs encapsulées, indépendantes et dans leurs rapports et dans leur nutrition du tissu cellulo-graisseux ambiant avec les pseudo-lipomes? voilà ce qu'il faudrait éclaircir.

Dire avec Chuffart (⁷) que le lipome n'est probablement que l'état adulte du pseudo-lipome ne me paraît pas avancer beaucoup la question; dire que le

(¹) VERNEUIL, Thèse Leclerc, *Loc. cit.*

(²) LARDIER, *Revue méd. de l'Est*, 1884.

(³) SUTTON, *Loc. cit.* — Il s'agit, dans les observations citées par l'auteur (obs. de Smith, Berger, etc.), non de dégénérescences graisseuses, mais de lipomes vrais. — VIRCHOW, *Pathol. des tumeurs.* — HARTMANN, *Bull. de la Soc. anat.*, 1885. — TUFFIER, *Soc. anat.*, 1888.

(⁴) Voy. pour la théorie nerveuse: MATHIEU, *Arch. de méd.*, novembre 1885, et *Gaz. des hôp.*, juillet 1891. — BRÉGUET, *Soc. méd. des hôp.*, juin 1891. — DESNOS, *Soc. méd. des hôp.*, 1891. — POTAIN, *Soc. méd. des hôp.*, 1891. — BOUIN, *Des lipomes multiples symétriques d'origine nerveuse*, Thèse de Paris, 1892.

(⁵) GROSCH, *Deutsche Zeitsch. für Chir.*, t. XXVI, et Thèse Katzenellenbogen, 1875, n° 355.

(⁶) A. SOREL, *Soc. méd. des hôp.*, juin 1892.

(⁷) CHUFFART, Thèse d'agrég. Paris, 1886.

lipome est une anomalie de la nutrition locale par opposition à l'adipose qui est une anomalie de la nutrition générale, n'est que constater un fait; nous sommes obligés, en fin de compte, d'avouer que la cause des lipomes nous échappe; nous pouvons les séparer, dans une certaine mesure, des autres néoplasmes et les rapporter à une dystrophie locale ou générale, mais sans aller plus loin.

La tumeur adipeuse peut s'enflammer et suppurer; d'autres fois le processus est chronique, les travées conjonctives deviennent fibreuses et se rétractent.

La nutrition du lipome peut être compromise quand le lipome se pédiculise de plus en plus en même temps qu'il grossit; enfin, signalons l'infiltration calcaire et la transformation graisseuse : dans cette dernière, « les cellules se fragmentent et se réduisent en granulations fines, et le tissu prend l'aspect du sarcome ou du carcinome en dégénérescence graisseuse » (Cornil et Ranvier).

Symptômes et évolution clinique.

Le lipome s'observe à tout âge; les exemples de lipomes congénitaux sont loin d'être exceptionnels [1]; assez souvent diffus, ils sont quelquefois très volumineux; tel celui qu'observa Molk [2] chez un enfant mort-né, qui s'étendait du périnée jusqu'au mollet après avoir envahi le petit bassin. Les lipomes sont moins rares chez les enfants qu'on ne l'a prétendu, et, d'après Murchison [3] et quelques autres, la transmission héréditaire serait soutenable pour quelques cas. J'ai déjà fait, à propos de l'évolution anatomique, allusion au rôle étiologique des traumatismes et spécialement des traumatismes répétés, etc. Broca, qui n'admettait pas le rôle de la contusion dans la pathogénie des néoplasmes en général, faisait exception pour les lipomes [4].

Les symptômes accusés par les malades sont généralement peu prononcés : ils ne consistent guère qu'en de la gêne quand le néoplasme devient volumineux, ou dans un peu de douleur quand la peau s'enflamme, mais ordinairement, je tiens à le répéter, le *lipome est une tumeur indolente*. Les lipomes douloureux, en dehors de tout processus inflammatoire, sont exceptionnels; ils existent toutefois : les uns sont en rapport avec des filets nerveux et constituent une variété de tumeurs sous-cutanées douloureuses [5]; les autres *ne paraissent* pas avoir de connexion avec les nerfs : chez une femme de trente ans observée par Eve [6], il existait 5 tumeurs du bras et de l'avant-bras du côté droit et 2 du côté gauche : or ces productions, qui mesuraient 3 pouces de long sur 2 de large, bien que ne siégeant pas sur le trajet des nerfs, déterminaient cependant des phénomènes douloureux assez accentués pour empêcher tout travail. La pression était douloureuse.

L'accroissement du lipome se fait avec lenteur et d'une façon régulière : une tumeur peut mettre ainsi dix et douze années avant d'atteindre le volume du

[1] Bryant, *Surg. of children*, 1868. — Langenbeck, *Deutsche Klinik*, 1850. — Holmes, etc.

[2] Molk, Thèse de Strasbourg, 1868.

[3] Murchison, cité par Sénne.

[4] A ce dernier point de vue, du reste, il avait été précédé par Cruveilhier, Duchaussoy, etc., Soc. anat., 1859. Voy. aussi rapport de A. Broca sur une observation de Reboul, Soc. anat., 1888.

[5] J'en ai observé, en 1892, un exemple à l'Hôtel-Dieu, dans le service du professeur Richet, suppléé alors par Richelot.

[6] Eve, *Transact. of the Path. Soc. of London*, 1887. Il est bien probable néanmoins que ces tumeurs devaient être en connexion avec des filets nerveux.

poing ; ailleurs, cet accroissement subit de véritables poussées. Quoi qu'il en soit, l'état général n'est guère influencé que dans les cas rares où la peau se sphacèle dans une certaine étendue et suppure, ou bien dans ceux plus exceptionnels encore où un abcès siège au centre même de la tumeur.

La transformation du lipome en cancer n'est guère démontrée : les faits qu'on a présentés comme tels ont été incomplètement étudiés ou sont susceptibles d'une autre interprétation. Il faut savoir, par exemple, qu'il est possible de prendre pour un lipome diffus certains sarcomes ou myxomes atteints de dégénérescence graisseuse.

Les caractères cliniques du lipome peuvent être assez tranchés pour qu'aucune erreur ne soit possible : tels sont les cas où un malade porte depuis plusieurs années, dans les régions préférées du lipome, une tumeur indolente, mobile, lobulée, fluctuante.

Dans d'autres circonstances, le diagnostic n'est pas toujours des plus aisés : la lobulation étant absente, la fluctuation peut être telle qu'on croit avoir affaire à un kyste ou à un abcès froid. En cas de doute, il n'y aurait jamais d'inconvénient à pratiquer une ponction exploratrice.

Je signale en terminant deux signes présentés par les lipomes : lorsque le lipome est pur et suffisamment saillant pour que l'exploration soit possible, on arrive assez facilement à constater de la transparence comme s'il s'agissait d'un kyste. En appliquant de la glace à la surface de la tumeur, on peut, s'il s'agit d'une tumeur graisseuse, la congeler et déterminer des modifications de consistance caractéristiques (¹).

Traitement.

Il me paraît peu intéressant de passer en revue tous les procédés opératoires préconisés dans le traitement des lipomes : on a, bien entendu, fait ici, l'application de tous les modes d'exérèse; il n'en est guère qu'un d'appliqué aujourd'hui, c'est l'ablation par le bistouri. Je rappelle pour mémoire le procédé très brillant et très rapide de Gensoul : il consiste à passer à la base de la tumeur et au-dessous d'elle un bistouri à longue lame, puis, retournant le tranchant vers soi, à inciser d'un coup la tumeur et la peau : il ne reste plus alors qu'à faire avec les doigts l'énucléation de chaque moitié. Lorsque le malade est anesthésié, il est aussi simple de procéder en incisant directement d'avant en arrière et en énucléant la masse non préalablement divisée.

Lorsque la peau est distendue et amincie, on a tout intérêt à en enlever un segment d'une certaine étendue; inutile de dire qu'il faut réunir la plaie par première intention : le drainage serait commandé dans les cas où la cavité résultant de l'extirpation serait assez grande pour rendre l'affrontement des surfaces imparfaites. L'extirpation des lipomes diffus est loin d'être aussi facile, les particularités opératoires, de même que celles qui regardent les lipomes profonds, ne peuvent être étudiées que dans la chirurgie régionale.

Les lipomes ne récidivent pas.

(¹) Lorsqu'il s'agit de lipomes diffus, on observe une masse sans limites précises, disposée presque toujours symétriquement à la nuque ou à la région sous-maxillaire; cette masse est molle sans élasticité et non déplaçable sur la couche sous-jacente (RAUER, *Loc. cit.*).

[GUÉNU.]

V

ENDOTHÉLIOMES

On désigne sous le nom d'endothéliomes des tumeurs formées par la multi-plication et l'agglomération des cellules endothéliales (Rindfleisch).

Ces productions ont été rencontrées spécialement dans les séreuses, le péri-toine, la plèvre et surtout l'arachnoïde. Elles ont été décrites sous le nom de tumeurs fibro-plastiques de la dure-mère par Cruveilhier, d'épithéliomas des séreuses par Robin, de psammomes par Virchow, de sarcomes angiolithiques par Cornil et Ranvier. On en a rapproché tout récemment certaines tumeurs primitives des ganglions lymphatiques [1], de la rate [2] et de la rétine [3]. Toutes ces productions auraient pour lien commun leur communauté d'origine aux dépens des cellules endothéliales. D'autre part, si l'on admettait que les cellules du sarcome proviennent de l'endothé-liome vasculaire [4], on serait amené à ranger également les sarcomes par-mi les endothéliomes, d'autant plus qu'il est possible de trouver toute une série d'intermédiaires entre ces deux productions. Seulement le sarcome serait un endothéliome embryonnaire ou atypique, de même que le carci-nome représente la forme atypique de l'épithéliome [5].

Jusqu'ici les endothéliomes de l'a-rachnoïde, pris comme types, n'ont présenté qu'un intérêt purement théo-rique. On les a observés sous la forme

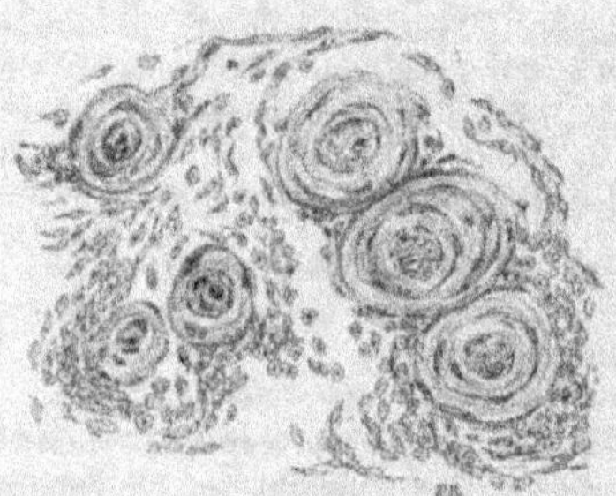

FIG. 91. — Endothéliome de l'arachnoïde (préparation Darier).

de tumeurs ordinairement solitaires, grosses comme une lentille ou même comme un petit œuf de poule [6], ovoïdes, ordinairement sessiles. Leur consis-tance est molle, à moins qu'ils ne soient entourés d'une coque fibreuse. Leur coloration est rosée ou d'un gris pointillé en rouge.

L'endothéliome est composé de masses arrondies dont les éléments consti-tuants offrent une disposition concentrique. Ces éléments sont des cellules minces, aplaties, irrégulièrement polygonales; au centre des petits globes endo-théliaux, il existe une petite masse calcifiée. Les vaisseaux, assez nombreux, offrent ceci de remarquable, que leur paroi est composée de cellules semblables

<hr>

[1] CHAMBARD, *Revue méd.*, 1880.

[2] GAUCHER, Thèse, 1885.

[3] MONOD et ARTHAUD, *Revue chir.*, 1886.

[4] Nous avons admis, avec beaucoup d'autres, le développement périvasculaire du sar-come; mais il est difficile d'affirmer que les cellules des îlots périvasculaires viennent des endothéliums et des capillaires plutôt que de l'intérieur même de ces vaisseaux.

[5] MONOD et ARTHAUD. — Ce rapprochement est ingénieux, il revient à dire que l'endothé-liome est une forme adulte de tumeur conjonctive. — Notons que Monod et Arthaud font à tort ranger par Malassez le cylindrome vrai parmi les formations endothéliales.

[6] LANCEREAUX.

[QUÉNU]

à celles de la production tout entière, et que leur lumière se prolonge souvent au centre même et dans la cavité des petits globes endothéliaux.

Il est impossible de présenter une description clinique générale de l'endothéliome; je ne puis que renvoyer, pour le peu qu'on sait des symptômes, aux traités de pathologie spéciale.

VI

CHONDROMES [1]

On désigne sous le nom de chondromes [2] des *tumeurs* constituées par du cartilage. Il ne suffit donc pas qu'une production possède une structure cartilagineuse pour mériter le nom de chondrome, il faut que cette production soit une tumeur et non le simple résultat d'un processus inflammatoire ou trophique. Ces restrictions nous permettent d'éliminer de notre cadre les saillies hypertrophiques qu'on a signalées sur les cartilages articulaires, sur les cartilages costaux, les cerceaux de la trachée, les disques intervertébraux, l'apophyse basilaire, la symphyse pubienne, les cartilages épiphysaires, etc.; ce sont là des *ecchondroses* et non des chondromes.

Il est remarquable justement de constater que, à l'inverse des autres, ces derniers ne se développent pas aux dépens des cartilages préexistants, mais qu'ils prennent naissance dans des organes où, normalement, il ne devrait pas à cette époque exister de cartilage.

Anatomie pathologique.

Les chondromes siégent tantôt dans les os, tantôt dans les parties molles.

Les enchondromes des os sont les plus communs : en effet, sur 125 cas rassemblés par Lebert, 104 fois le mal atteignait le squelette, et 21 fois seulement les parties molles [3].

Parmi les os atteints, il faut noter en première ligne les phalanges des doigts et les métacarpiens, puis les mâchoires, les os du bassin, le fémur, le tibia, les métatarsiens, l'humérus, l'omoplate, etc.

Dans les parties molles, le chondrome a pour siége de prédilection deux organes, la parotide et le testicule; mais on l'observe aussi dans les autres glandes salivaires, dans la mamelle, le poumon, etc. Je mets à part, bien entendu, les tumeurs mixtes où le cartilage n'entre que pour une part dans la constitution de la masse totale.

Les chondromes des os sont tantôt uniques, tantôt multiples, spécialement s'ils siégent à la main et aux doigts. Muller a, le premier, établi que leur point

---

[1] BENNETT, *Rech. ulcér. et hist. sur l'enchondrome*, In *Arch. de méd.*, 1852. — DOLBEAU, *Mém. sur les tumeurs cartilagineuses des doigts et des métacarpiens.* In *Arch. de méd.*, 1858. — *Tumeur cartilagineuse de la parotide.* In *Gaz. hebdom.*, 1858. — *Mém. sur l'enchondrome du bassin,* In *Progrès méd.*, 1859 et 1860. — O. FAVAN, Th., 1856. — HEURTAUX, art. CHONDROME. In *Diction. de méd. et de chir.* — MULLER, *Loc. cit.*

[2] Ou enchondromes.

[3] FOLLIN.

de départ pouvait se faire au centre même de l'os ou bien à sa surface. Dans le premier cas, la tumeur est entourée d'une coque osseuse qu'elle refoule et amincit de plus en plus à mesure qu'elle s'accroît, de sorte qu'à la longue il peut n'en rester que quelques plaques ; dans le second cas, elle a le périoste pour enveloppe.

Les chondromes des parties molles sont en général circonscrits et encapsulés par une membrane fibreuse ; en somme, quel qu'en soit le point de départ, ces tumeurs ont peu de tendance à devenir diffuses.

Leur forme est arrondie, leur surface recouverte de bosselures inégales que séparent des sillons ; ces bosselures répondent à autant de lobes qui s'accroissent irrégulièrement et peuvent comprendre dans leur intervalle des tendons, des vaisseaux ou des nerfs.

Le volume est nécessairement variable, mais il importe de dire, que de tous les néoplasmes, le chondrome est peut-être celui qui est susceptible d'atteindre les dimensions les plus considérables, témoin l'observation de Lugol et Nélaton, où la tumeur mesurait 1^m,75 de circonférence, et celle de Philip Crampton, où cette circonférence s'élevait à 2^m,15.

La consistance est tantôt ferme, élastique, comme celle du cartilage d'encroûtement, tantôt molle et franchement fluctuante.

On peut prendre une idée grossière de la structure en pratiquant une section sur la totalité d'un chondrome : on n'aperçoit en effet sur cette coupe que des bandes fibreuses où rampent des vaisseaux sanguins, partageant la tumeur en lobes inégaux, énucléables, indépendants les uns des autres ; chacun d'eux peut offrir une consistance et un aspect différents, ils sont en général sur la coupe demi-transparents et d'une teinte grise à reflet bleuâtre.

Toutes les variétés de cartilage peuvent se rencontrer dans les enchondromes ; on y trouve même, suivant la remarque de Ranvier, une variété qui n'existe pas chez l'homme à l'état normal, c'est le cartilage à cellules ramifiées, sans capsule, que l'on peut étudier dans la tête des céphalopodes.

Ordinairement, le cartilage hyalin prédomine ; il se montre avec ses caractères habituels sous forme de petits îlots arrondis, ayant une tendance à se transformer en fibrocartilage à leur périphérie ; souvent les capsules ne sont pas bien distinctes, les cellules sont volumineuses, arrondies, la substance fondamentale est molle, en un mot, le tissu morbide se rapproche du cartilage embryonnaire. Ailleurs, du

Fig. 92. — Chondrome hyalin.

tissu fibreux s'interpose en assez grande quantité pour valoir à l'ensemble le nom de chondrofibrome (Virchow).

On peut ainsi multiplier les variétés ; je ne m'arrêterai qu'à deux d'entre elles : le chondrome diffus et le chondrome ostéoïde.

Dans le chondrome diffus, il n'existe pas de lobules : le tissu morbide ayant la plupart du temps les caractères du cartilage embryonnaire (Ranvier), s'étend sans limites précises et peut ainsi, d'un bout à l'autre, envahir le canal médullaire d'un os.

Les chondromes ostéoïdes [1] sont caractérisés par l'apparition au sein d'un tissu cartilagineux d'une variété quelconque, de trabécules d'une substance homogène, infiltrée de granulations calcaires, et parsemée de corpuscules anguleux analogues à des ostéoplastes. De plus, les vaisseaux sanguins ne limitent pas leurs trajets aux cloisons interlobulaires, ils pénètrent au sein même des trabécules ossiformes ; le tissu des chondromes ostéoïdes ressemble, on le voit, au tissu ostéoïde du rachitisme et à celui que nous avons déjà décrit dans une variété de sarcomes ; s'il se rapproche, à certains égards, du tissu osseux, il s'en éloigne par le développement incomplet de ses cellules et l'absence d'une stratification parfaite de la substance fondamentale. Les chondromes ostéoïdes sont le plus souvent des tumeurs diffuses, à tendances génératrices des plus marquées.

ORIGINE ET ÉVOLUTION

Le chondrome, dans l'hypothèse de Conheim, naîtrait de débris cartilagineux de la période embryonnaire ; ainsi s'expliquerait la fréquence de ces tumeurs dans les os ; quant aux chondromes de la parotide et du testicule, ils proviendraient, les premiers, des débris du cartilage de Meckel ; les seconds, des cellules cartilagineuses des vertèbres primitives, « qui se trouveraient englobées dans le testicule alors situé au devant du rachis [2] ; valable peut-être pour les os, cette théorie nous semble bien chancelante dès qu'on l'applique aux parties molles, elle ne nous donne pas plus satisfaction pour les tumeurs du testicule que pour celles de la mamelle, du poumon, des lèvres [3], etc.

D'après Cornil et Ranvier, le développement du chondrome dans un tissu, qu'il s'agisse du tissu conjonctif ou du tissu osseux, se traduit au début par une transformation embryonnaire des éléments normaux : ainsi les cellules de la moelle des os prolifèrent et échancrent les trabécules osseuses, il se produit un véritable travail de médullisation. Alors, entre les cellules embryonnaires, apparaît une substance fondamentale transparente qui les écarte ; ainsi se trouve constitué un premier îlot de cartilage. L'accroissement ultérieur s'opère par une multiplication des cellules cartilagineuses d'après le mode habituel, et par la formation de nouveaux îlots.

Les chondromes sont exposés à subir diverses altérations : leur substance fondamentale peut se modifier et se prêter à une véritable transformation en tissu myxomateux [4] ; il s'agit moins, il est vrai, dans ce cas, d'une dégénérescence nutritive que d'une véritable métamorphose. Ailleurs, le ramollissement du chondrome est dû à une dégénérescence graisseuse des éléments cellulaires qui entraîne une sorte de dissolution [5] muqueuse de la substance fondamentale. Il résulte de ce processus la formation de kystes à contenu gélatineux.

Mentionnons encore l'infiltration calcaire et l'ossification ; celle-ci se produit

---

[1] WALDEYER, Thèse de Paris, 1878. — ESTOR, Thèse de Montpellier, 1884.
[2] HALLOPEAU, *Éléments de pathol. générale.*
[3] ROBINSON, *Chondrome de la lèvre supérieure.* In Americ. dermat. associat., 1886.
[4] RINDFLEISCH.
[5] RINDFLEISCH.

comme dans les cartilages normaux, mais le tissu osseux formé n'a généralement qu'une existence transitoire[1].

Le plus ordinairement, le chondrome reste une tumeur locale; néanmoins il est capable d'infecter le système lymphatique et le système veineux, et d'aboutir à une véritable généralisation. En 1882, Michaloff[2] avait pu réunir 15 observations[3]; si nous joignons celles qu'il a omises ou qui ont paru depuis, c'est-à-dire celles de Verneuil, Poinsot[4], Dauvé[5], Heurtaux[6] et Vergely[7], nous arrivons à un total de 18 cas, et nous omettons à dessein ceux très nombreux dans lesquels le cartilage était mêlé au sarcome ou au carcinome. Dans ceux qui nous occupent, la tumeur primitive était tantôt de l'enchondrome pur, tantôt, et beaucoup plus fréquemment, de l'enchondrome ostéoïde; mais, fait remarquable, dit Michaloff, quelle qu'ait été la structure de la tumeur primitive, « les tumeurs secondaires ont été pour tous les cas connus, à l'exception de celui de Virchow, des enchondromes hyalins ».

Les métastases ont été constatées principalement dans les poumons, la plèvre, puis dans le cœur, la rate, le grand épiploon, le foie, le cerveau, etc., ou dans des pièces osseuses éloignées du siège primitif. Les tumeurs secondaires du poumon (qui sont presque constantes dans les cas de généralisation) s'observent sous forme de petits nodules multiples, dont le volume peut ne pas dépasser celui d'un grain de millet, ou bien sous celle de noyau volumineux dont le poids peut atteindre 1400 et 2400 grammes[3]. Dans un certain nombre de cas, une dissection minutieuse a fait retrouver dans les rameaux de l'artère pulmonaire les mêmes productions cartilagineuses, aussi est-il permis d'admettre que, de même que pour le sarcome, la généralisation s'opère par le mécanisme de l'embolie et de la greffe : les prolongements d'un chondrome quelconque pénètrent par effraction dans les veines d'un certain calibre, des parcelles en sont détachées par le courant sanguin et s'en vont coloniser le poumon ou le cœur; c'est ainsi que dans un chondrome du bassin, Weber a retrouvé des masses cartilagineuses dans les veines iliaques primitives et dans les iliaques externes.

Les veines ne sont pas d'ailleurs la seule voie suivie par l'embolie. L'envahissement du système lymphatique a été parfois noté, témoin le malade de Paget atteint d'un chondrome testiculaire, et chez lequel la masse cartilagineuse pénétrait dans les vaisseaux lymphatiques du cordon, celui de Weber[9], dont les ganglions lymphatiques du bassin étaient remplis de cartilage, etc.

Enfin, de même que dans les épithéliomes, les germes néoplasiques paraissent pouvoir pénétrer dans les artères avoisinant la tumeur primitive (cas de Baum et Weber, de Wartmann) et favoriser ainsi la production d'une récidive locale[10].

<hr>

[1] CORNIL et RANVIER.
[2] MICHALOFF, Thèse de Genève, 1882.
[3] Ces observations sont celles de Virchow, Mullert, Richet, Volkmann, Paget, Baum et Weber, Forster, Weber, Arnott, Birch-Hirschfeld et Wartmann.
[4] POINSOT, cité par Marion. Thèse, 1881.
[5] DAUVÉ, Bull. de la Soc. de chir., 1861.
[6] HEURTAUX, Dict. Jaccoud.
[7] VERGELY, Lyon méd., 1886.
[8] Observ. de Birch-Hirschfeld. — Onzième observ. Thèse de Michaloff.
[9] WEBER, Enchondrome du bassin.
[10] MICHALOFF.

Symptômes et évolution clinique.

Le chondrome se montre de préférence chez les jeunes sujets, il pourrait être d'origine congénitale[1]. Il faut toutefois se garder de prendre pour des chondromes les différentes productions cartilagineuses rencontrées sous forme de noyaux ou de baguettes dans l'épaisseur du cou; ce sont là des débris embryonnaires dont la transformation en chondromes, à la rigueur possible, n'a jamais reçu, en somme, de complète démonstration. Il est à remarquer que les chondromes des os, celui de la main et des doigts en particulier, se développent de préférence pendant la jeunesse, tandis que ceux des parties molles, et surtout du testicule, s'observent à l'âge adulte.

Nous ne connaissons rien ou presque rien sur l'étiologie de ces tumeurs, elles se développent en général lentement et d'une façon insidieuse, sans provoquer aucun phénomène douloureux ni altérer l'état général.

Les troubles fonctionnels sont nécessairement en rapport avec le siége, ils résultent de l'obstacle mécanique apporté au fonctionnement d'un organe par une masse plus ou moins dure et plus ou moins volumineuse : aux membres, aux doigts par exemple, les mouvements des jointures sont limités et gênés, mais les surfaces articulaires restent indemnes.

Les chondromes ont une forme arrondie, bosselée, tubéreuse ; leur consistance est dure, souvent élastique, ou bien molle et franchement fluctuante ; mais même dans ces derniers cas, il est quelquefois permis de retrouver çà et là quelque point dur dont l'élasticité met sur la voie du diagnostic.

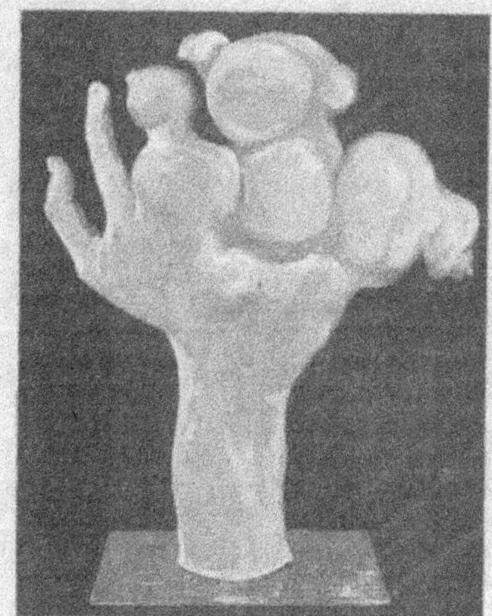

Fig. 95. — Chondrome des doigts et de la main (d'après une pièce du Musée Dupuytren).

Les tumeurs cartilagineuses des os sont naturellement adhérentes aux pièces osseuses et immobiles, celles des parties molles ont les caractères de limitation des contours et de déplacement facile propres aux tumeurs bénignes en général.

L'ensemble de ces signes, joints à l'indolence, à la pression, à la lenteur de l'évolution et à l'intégrité du système lymphatique, rendra assez souvent possible un diagnostic dont les difficultés d'ailleurs, suivant la remarque d'Heurtaux, sont toutes différentes, selon que le néoplasme occupe les extrémités osseuses, les grands os ou les parties molles. Le diagnostic d'un chondrome des doigts ou

[1] Billroth.

des métacarpiens se fait pour ainsi dire à distance; pour les autres, l'hésitation est souvent permise avec le fibrome ou le sarcome.

La marche de l'enchondrome est progressive, mais tout particulièrement lente; vingt et trente ans peuvent s'écouler avant que le néoplasme ait acquis un gros volume; certains paraissent même pouvoir garder un état stationnaire pendant quelques années. La peau qui recouvre les tumeurs reste presque toujours intacte; à la longue cependant, et par suite d'une distension excessive qui altère sa vitalité et sa résistance aux traumatismes, elle s'amincit, s'enflamme et s'ulcère; l'ulcération peut ainsi devenir une cause d'infection septique pour la tumeur et en amener le ramollissement, la suppuration et même le sphacèle.

A côté de ces chondromes bénins à évolution lente, nous devons signaler ceux dans lesquels la tumeur a pris en quelques mois une marche rapide, et où la mort est survenue trois et quatre ans, et même moins d'une année après l'apparition du mal[1]. Dans ces cas, les malades semblent avoir succombé aux progrès de la cachexie et du fait de la généralisation.

Il paraît bien difficile, à l'heure qu'il est, de pouvoir distinguer le chondrome bénin du chondrome malin; il n'existe pas plus de caractéristique absolue pour le clinicien que pour l'anatomo-pathologiste; le siège dans les os ou dans les parties molles ne fournit pas lui-même de grandes indications : nous notons en effet que, sur les 14 cas rassemblés par Michaloff, la tumeur primitive occupait les os du bassin (5 fois), la partie thoracique (2 fois), l'humérus, le fémur, le péroné, le métacarpe, la parotide (2 fois), la mamelle et le testicule (2 fois).

Sans doute, ce tableau nous démontre la moins grande fréquence de la généralisation dans les chondromes des extrémités[2], mais il n'en est pas moins vrai que, dans l'observation de Volkmann, le mal avait débuté par le métatarse. Il ressort également que, contrairement à l'affirmation d'Heurtaux, la réserve est de commande, aussi bien pour les tumeurs cartilagineuses de la parotide que pour les autres.

Pronostic et traitement.

Le pronostic du chondrome est en général favorable, mais on ne saurait trop répéter avec Virchow que « le beau rêve de la bénignité du chondrome doit s'évanouir ». Butlin est, je pense, le seul à s'élever contre cet arrêt; il soutient que les tumeurs à marche maligne ne sont pas des chondromes, mais des sarcomes chondrifiants; à mon sens, ce n'est là qu'une distinction subtile.

Le seul traitement rationnel de l'enchondrome est l'extirpation.

Mais au point de vue des indications opératoires, il est utile d'établir une distinction entre les chondromes des parties molles et ceux des os. Pour les premiers, je crois qu'il y a tout intérêt à intervenir, la tumeur fût-elle petite et d'un accroissement lent. D'autre part, le volume énorme et l'immobilité ne créent pas une contre-indication absolue : cette immobilité n'implique pas l'adhérence, mais l'enclavement de la tumeur et, par des manœuvres qui pourront varier, voire même par le morcellement, on sera capable, la plupart du temps, de mener à bien l'amputation des plus grosses masses.

[1] Observation personnelle de Michaloff.
[2] Comme l'avait remarqué Paget.

Le chirurgien peut être plus embarrassé s'il a affaire à certains chondromes des os. Si la tumeur occupe l'épaisseur même de l'os, il est évident que la seule thérapeutique est l'énucléation ou la résection, celle-ci devant être réservée aux cas où le néoplasme est bien limité à l'extrémité épiphysaire[1]. J'ajoute que si pendant l'acte opératoire il était possible de s'assurer qu'il s'agit vraisemblablement d'un chondrome ostéoïde, je n'hésiterais pas à transformer la résection en désarticulation.

Lorsque la tumeur s'est développée dans les parties superficielles de l'os, lorsque surtout elle est multiple et siège dans les os de la main, il faut s'efforcer d'enlever le mal sans faire le sacrifice de l'organe, et depuis Sédillot l'évidement a donné plus d'un succès. On conçoit même que si l'évidement était impossible, on s'abstienne en face de chondromes multiples des doigts, quitte à pratiquer l'amputation du poignet ou de l'avant-bras le jour où la main ne serait plus qu'un fardeau pour le malade.

Il est encore un moyen de faire de la conservation quand il s'agit de chondromes périphériques et non centraux des doigts, c'est de fendre à la scie longitudinalement la phalange atteinte, de façon à en conserver la moitié[2]. J'ai présenté à la Société de chirurgie un cas traité de la sorte.

L'opération peut être suivie de récidive sans qu'il s'agisse pour cela de la forme maligne; la récidive locale commande évidemment une exérèse plus étendue.

<h1 style="text-align:center">VII</h1>

OSTÉOMES

Les tumeurs composées de tissu osseux méritent seules le nom d'ostéomes; elles se différencient des tumeurs ostéoïdes en ce que dans celles-ci le tissu morbide semble correspondre aux phases préliminaires de l'ossification sans que jamais l'apparition d'ostéoblastes conduise à la formation de vrais ostéoplastes et à la *stratification* de vraies lamelles osseuses; ces tumeurs ostéoïdes appartiennent, nous le savons, les unes aux sarcomes, les autres aux chondromes. Nous séparons également des ostéomes les ossifications partielles qui peuvent s'observer dans toute tumeur conjonctive et plus spécialement dans les ostéosarcomes. Ainsi réduite, la classe des ostéomes comprend des tumeurs embryonnaires et des tumeurs adultes.

Ostéome embryonnaire.

L'ostéome embryonnaire ou tumeurs à ostéoblastes n'est guère représenté dans la science que par l'observation de Bouveret[3]. En voici le résumé :

Un homme de trente-trois ans entra, au mois de janvier 1877, dans le service de Broca; il était porteur, depuis dix-huit mois, d'une tumeur de la région laté-

[1] Nélaton a fait avec succès la résection de l'extrémité supérieure de l'humérus (cité par Heurtaux).
[2] Sans craindre bien entendu d'ouvrir les articulations.
[3] Bouveret, Thèse de Paris, 1878.

rale droite du thorax. Depuis trois mois, différentes tumeurs sont apparues sur plusieurs points du corps, sous la peau, dans les régions mammaire, dorsale, temporale, etc. L'état général était très mauvais au moment de l'entrée à l'hôpital, et le malade succomba cinq mois après aux progrès de la cachexie, après avoir présenté un affaiblissement extrême, une perte complète de l'appétit et une diarrhée persistante; à l'autopsie, on constata que la tumeur principale, grosse comme deux têtes d'adulte, s'était développée aux dépens des côtes. Des tumeurs secondaires étaient disséminées dans les muscles de la gouttière vertébrale, de l'épaule, dans le cœur, dans le tissu sous-péritonéal de la fosse iliaque, dans le mésentère, dans les deux reins, dans le cubitus, etc.; les poumons en étaient exempts.

Parmi les tumeurs secondaires, les unes étaient formées d'un tissu mou présentant au centre un ou plusieurs noyaux osseux; les autres étaient composées de tissu spongieux, d'autres enfin ne renfermaient que du tissu osseux en grande partie compact.

Nulle part, l'examen microscopique ne décela de cartilage. Dans les portions molles de la tumeur, le tissu pathologique consistait en éléments cellulaires d'apparence épithéliale, de grande dimension, les uns arrondis et ovalaires, les autres polyédriques ou rectangulaires, rangés le long de trabécules osseuses formées ou en voie de formation. Ces éléments rappelaient à s'y méprendre, et par leur morphologie et par leur évolution, les cellules qui jouent le rôle essentiel dans l'ossification, les ostéoblastes; ils étaient la caractéristique de toutes les tumeurs observées. Bouveret s'est ainsi cru autorisé à faire de sa tumeur un ostéome malin reproduisant le type de l'ossification dans le tissu conjonctif.

Ostéome adulte.

La plupart des pathologistes confondent les ostéomes avec les exostoses, et c'est ainsi que, pêle-mêle, prennent rang dans cette classe les exostoses syphilitiques, les ossifications des cartilages permanents, des aponévroses ou des muscles, les productions osseuses consécutives à toutes les variétés d'ostéite possibles, subaiguës ou chroniques, les exostoses de croissance, les cals luxuriants, etc. Il faut bien avouer que la plupart de ces productions osseuses n'ont rien à faire avec les tumeurs : les unes sont le résultat d'un travail hyperplasique d'ordre inflammatoire, ce sont les plus communes; les autres sont le résultat de troubles trophiques de causes diverses. Nous réservons le nom d'ostéomes aux tumeurs osseuses indépendantes de tout processus inflammatoire. Notre cadre ainsi restreint se trouve ne plus comprendre (et encore jusqu'à nouvel ordre) que les exostoses de développement ou exostoses ostéogéniques, et certaines énostoses. On trouvera l'histoire complète de ces ostéomes au chapitre traitant les maladies des os; je me bornerai ici à les définir.

Les *ostéomes ostéogéniques* siègent dans la portion épiphysaire de la diaphyse des os longs, et de préférence à l'extrémité inférieure du fémur et à l'extrémité supérieure de l'humérus; ils sont constitués, en partant de la surface, par le périoste, par une couche de cartilage et enfin par du tissu osseux; ils semblent résulter d'une sorte d'hypertrophie du cartilage de conjugaison, et peut-être mériteraient-ils mieux le nom d'ecchondroses ossifiantes que celui d'ostéomes.

Les vrais ostéomes sont les ostéomes des fosses nasales ou de leurs dépendances, les sinus frontaux et maxillaires. Ce sont bien là de vraies tumeurs; leur tendance à subir un accroissement progressif sans jamais rétrograder, l'absence de toute cause inflammatoire ou infectieuse, paraissent nous en donner la preuve. Elles n'ont que peu ou pas de connexions avec le squelette et se développent, semble-t-il, dans l'épaisseur de la muqueuse pituitaire (1). Recouverts par une membrane muqueuse, les ostéomes des fosses nasales sont composés de tissu osseux normal, tantôt dur, éburné, tantôt spongieux.

VIII

LYMPHADÉNOMES (2)

On donne le nom de lymphadénome (3) à toute tumeur composée de tissu adénoïde.

Les lymphadénomes se développent de préférence dans les organes qui sont, à l'état normal, essentiellement constitués par ce tissu, tels que les ganglions lymphatiques, les follicules clos, la rate, le chorion de certaines muqueuses, l'amygdale, etc. On les rencontre aussi dans les organes qui en sont accessoirement pourvus ou même qui en manquent, ainsi dans les os, la peau, le poumon, le foie, les muscles, les reins, le corps thyroïde, le testicule, l'ovaire, le pancréas, le cerveau, etc.

On a rangé à tort parmi les lymphadénomes les productions dites « hypertrophies simples » des ganglions : la plupart du temps, ces prétendues hypertrophies ne sont que des adénites entretenues par une cause permanente ou plus souvent encore des ganglions tuberculeux. On conçoit que pratiquement, même les pièces en main, même armé du microscope, on puisse hésiter à différencier un tissu ganglionnaire enflammé chroniquement d'un néoplasme véritable; mais, en principe, la séparation des deux productions est facile et ressort de notre définition des tumeurs.

Il n'en est pas de même lorsqu'il s'agit d'établir d'une façon précise les rapports des tumeurs lymphatiques avec le sarcome.

La plupart des histologistes allemands, en effet, décrivent parmi les variétés du sarcome une forme qu'ils appellent sarcome lymphadénoïde (Rindfleisch), dans laquelle le tissu pathologique est formé d'un réticulum délicat, où sont emprisonnées des cellules rondes, différentes surtout des cellules lymphatiques par leur volume, qui peut atteindre 20 et 25 μ : cette variété de sarcome

(1) Voy. maladies de l'appareil olfactif.
(2) ALGLAVE, *Du lymphosarcome*. Thèse, 1872. — BERGERON, Thèse d'agrég., 1872. — CORNIL, *De l'adénie*. Revue crit. in *Arch. de méd.*, 1865. — DEMANGE, *De la lymphadénie*. Thèse, 1874. — GILLOT, *Du mycosis fongoïde*. Thèse, 1868. — GOULIOSO, *Du lymphosarcome crut*. Thèse, 1874. — GOCELIER, *Du lymphadénome*. Thèse, 1875. — HODGKIN, *Méd. chir. transact.*, 1832. — JACCOUD et LABADIE-LAGRAVE, art. LEUCOCYTHÉMIE, in *Nouv. Dict. de méd. et de chir.* — LANGHANS, *Arch. de Virch.*, t. LIV. — LEGALLAIS, *Lymph. du cou*. Thèse, 1875. — POTAIN, Thèse d'agrég., 1869. — SPILLMANN, *Revue sur l'adénie*, 1867. — THÉLAT, *Des lymphosarcomes*. Soc. de chir., 1872. — TROUSSEAU, Adénie. In *Clin. méd. de l'Hôtel-Dieu*. — VERNEUIL, *Gaz. hebdom.*, 1854. — WINIWARTER, *Arch. für klin. Chir.*, 1875. — WUNDERLICH, *Arch. der Heilkunde*, 1866. — ZAHN, *Arch. der Heilkunde*, 1874.
(3) Ou lymphome, maladie de Hodgkin, etc.

s'observerait non seulement dans les ganglions, mais dans le tissu cellulaire sous-cutané, sous-aponévrotique, intermusculaire et dans la peau[1], etc. Il y aurait donc lieu, d'après cette vue, partagée par Butlin, de distraire du lymphadénome un certain nombre de néoplasmes composés de tissu lymphatique et de les rattacher au sarcome : ainsi, d'après Butlin, on devrait considérer comme des sarcomes globo-cellulaires « toutes les formations *primitivement hétérologues* de tissu lymphatique », c'est-à-dire toutes les formations qui s'écartent primitivement du tissu adénoïde pur, ce que nous pourrions encore appeler les formes *métatypiques* du tissu lymphatique, et ce qu'on appelle habituellement des lympho-sarcomes. Ceux qui réclament de rattacher au sarcome la tumeur lymphatique métatypique sont bien obligés de convenir que ce sont là des sarcomes « dont la structure est modifiée dans le sens du tissu ganglionnaire »[2]. Nous ne voyons pas, pour notre part, grand avantage à ces distinctions subtiles, et à l'exemple de Birch-Hirschfeld, Conheim[3], Ranvier, Humbert[4], etc., nous réunirons dans une même description tous les néoplasmes à la constitution desquels, pur ou plus ou moins modifié, prend part le tissu adénoïde. On peut, si l'on veut, conserver le mot de *lymphadénie* de Virchow pour désigner l'ensemble des productions lymphadénoïdes, quitte à décrire, suivant la localisation, une lymphadénie osseuse, intestinale, cutanée, ganglionnaire, etc. Souvent la lymphadénie s'accompagne d'une exagération considérable dans le nombre des globules blancs ; Virchow et Bennet, qui en firent les premiers la remarque, crurent que l'altération du sang primait le reste et donnèrent à la maladie générale les noms de leucémie ou de leucocythémie. Depuis, de nombreuses observations (Bonfils, Wunderlich, Leudet, Hérard, etc.) ont prouvé que la leucocytose n'accompagne pas toujours les formations anormales de tissu adénoïde. Bien plus, il n'est même pas exact de dire[5] que la leucocythémie est une forme d'adénie avec leucocytose : nous avons vu, en faisant l'étude du sarcome, que le sang des sarcomateux présentait fréquemment une augmentation énorme dans le nombre des globules blancs. En réalité, la leucocythémie est une altération secondaire du sang qu'on peut rencontrer dans des affections différentes.

Chacune des localisations lymphadéniques que nous avons signalées peut être primitive ou secondaire : une lymphadénie intestinale peut être limitée au tube digestif et amener la mort avant toute génération viscérale[6] ; il en est de même des lymphadénies osseuse, cutanée, etc.

Nous aurons principalement en vue dans notre description (tout en tenant compte des autres) la lymphadénie ganglionnaire ; c'est celle qui intéresse plus spécialement les chirurgiens[7].

---

[1] Il est bien évident qu'un grand nombre de tumeurs de la peau ont été rangées parmi les sarcomes qui, en réalité, ressortissent du lymphadénome. Tels sont les cas de Gilbert, où les coupes « traitées par le pinceau, montraient par places, au sein des amas cellulaires, un pus réticuleux », de Besnier, etc. (Thèse de Perrin, p. 65 et 69.)

[2] BUTLIN.

[3] CONHEIM, cité par Humbert.

[4] HUMBERT, Thèse d'agrég., 1878.

[5] HUMBERT.

[6] Thèse de Gilly, 1887, Thèse de Demange, 1874.

[7] L'histoire spéciale du lymphadénome du testicule sera faite à propos des maladies de cet organe.

Anatomie pathologique.

Avant d'aborder l'anatomo-pathologique du lymphadénome, nous croyons utile d'indiquer sommairement les différentes phases par lesquelles a passé son histoire [1].

Hodgkin [2] peut être considéré comme ayant donné la première description clinique du lymphadénome : il décrivit, en effet, une maladie caractérisée par l'hypertrophie plus ou moins généralisée des ganglions.

Treize ans plus tard, en 1845, Bennett [3], et un mois après, Virchow [4], découvrant que cette affection, dans laquelle on venait déjà de décrire, à côté des engorgements ganglionnaires, l'hypertrophie du foie et de la rate, s'accompagnait d'une augmentation du nombre des globules blancs du sang, crurent que cette *leucocytose* était le fait primitif et donnèrent à la maladie le nom de *leucémie* ou de leucocythémie. Virchow admit deux formes de leucémie : l'une, liée à l'hypertrophie ganglionnaire, *leucémie lymphatique*, et l'autre, liée à l'hypertrophie de la rate, *leucémie splénique*.

Un peu plus tard, de 1845 à 1857, paraissent, tant en France qu'en Allemagne, une série d'observations parmi lesquelles il faut signaler celles de Bonfils [5], Trousseau, Barth, etc., qui démontrent que les tuméfactions ganglionnaires peuvent exister sans leucocytose. Inversement Isambert et Robin [6] avancent, avec observations à l'appui, que la leucocythémie n'accompagne pas fatalement l'hypertrophie ganglionnaire généralisée.

Ces dernières séries de faits amoindrissaient sans conteste la portée de l'œuvre de Virchow : la leucocythémie ne pouvait plus être regardée comme la caractéristique d'une maladie, puisqu'elle n'était pas constante. C'est à ces cas d'hypertrophies ganglionnaires qu'on donna le nom de *pseudo-leucémie* ou d'*adénie* [7]. L'unité de la maladie semblait compromise : y avait-il donc deux affections distinctes, l'adénie et la leucocythémie ?

Trousseau avait rapporté dans ses cliniques l'histoire d'un malade atteint d'adénie sans leucémie. Or, chez ce malade, une nouvelle analyse du sang, faite peu de temps avant la mort, décela une augmentation considérable des globules blancs : cette observation et d'autres analogues vinrent resserrer entre l'adénie et la leucocythémie des liens qui semblaient près de disparaître, tout en faisant passer cette dernière au second plan.

Les travaux ultérieurs étendent considérablement le domaine du lymphadénome. On savait déjà, par les observations de Craigie et de Schreiber, que les origines splénique, hépatique et ganglionnaire ne sont pas les seules à incriminer, que la muqueuse gastro-intestinale peut être un point de départ assez fréquent. Ranvier [8] ajoute à l'estomac et à l'intestin le tissu osseux et la peau ;

[1] Cet historique est très complètement exposé dans un mémoire de Brousses et Girardin, couronné par l'Académie de médecine (1888).
[2] HODGKIN, *Med. chir. Transact.*, 1832, t. XVIII.
[3] BENNETT, *Edinb. méd. and surg. Journal*, 1845.
[4] VIRCHOW, *Virchow's Archiv*, 1845.
[5] BONFILS, *Rec. des trav. de la Soc. méd. d'observ.*, 1856, t. I (d'après Brousses et Girardin, loc. cit.).
[6] *Soc. de biol.*, 1855.
[7] Leçons cliniques de Trousseau.
[8] RANVIER, *Journal d'anat. et de thérap.*, 1867 et 1872.

son élève Gillot [1] fait rentrer le mycosis fongoïde dans le cadre du lymphadénome. Ensuite Trélat et Verneuil, à la Société de chirurgie (1872 et 1877), et
leurs élèves dans différentes thèses, introduisent une notion nouvelle : c'est que
le lymphadénome peut rester longtemps une lésion locale; l'amygdale, la rétine,
le testicule (Malassez) sont des origines possibles, etc.; toutes ces productions
si diverses dans leur siège, leurs manifestations symptomatiques et leur évolution, et même leur structure apparente, sont reliées par un caractère anatomique fondamental, l'hypergenèse de leur réticule.

Le lymphadénome ganglionnaire se montre le plus souvent au cou, notamment dans les régions parotidienne et sous-maxillaire; il peut, du reste, primitivement apparaître dans l'aisselle, le creux poplité, le médiastin, etc. [2]

Presque toujours les tumeurs sont multiples; tantôt isolées, sans adhérences,
peu volumineuses, elles rappellent une pléiade de ganglions hypertrophiés ou
enflammés, ailleurs elles atteignent des dimensions considérables, dépassent le
volume du poing et se fusionnant plus ou moins les unes avec les autres,
adhèrent aux organes voisins. Au début de son évolution, le néoplasme ne diffère d'un ganglion normal que par ses dimensions et peut-être une consistance un peu plus molle; dans d'autres cas, la consistance est dure et peut en imposer pour un ganglion tuberculeux.

Sur une coupe, le tissu pathologique apparaît grisâtre, lactescent, parsemé de points rouges; parfois il a une teinte jaunâtre, caséiforme [3].

Le suc, très abondant, est constitué par des cellules rondes, de dimensions variables, dont beaucoup sont multinucléées.

L'étude histologique du lymphadénome ne peut être faite que sur des coupes traitées par le pinceau d'après la méthode de His : alors le réti-
culum caractéristique du tissu lymphatique apparaît, tantôt avec son type normal, tantôt épaissi
et comme fibreux. Parfois les capillaires sanguins

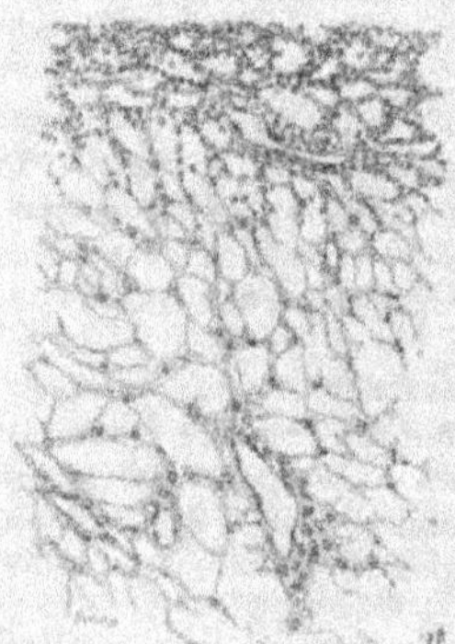

Fig. 96. — Lymphadénome du foie (préparation Darier).

renferment plus de globules blancs qu'à l'état normal, il y a leucocythémie. Dans
les mailles du réticulum sont logées des cellules lymphatiques ou des cellules
plus volumineuses atteignant 20 μ de diamètre et chargées de noyaux (Ranvier).

[1] GILLOT, Thèse de Paris, 1869. Plus tard, en 1874, Thèse de Demange sur la *Lymphadénie cutanée.*

[2] Sur 111 cas de lymphadénie à début ganglionnaire, rassemblés par Broussais :

Les ganglions du cou furent les premiers atteints.	65 fois.
Ceux d'aisselles.	18 —
Ceux des aines	16 —
Ceux de l'abdomen, du mésentère, etc.	11 —
Ceux du thorax et du médiastin	11 —

En dehors des ganglions lymphatiques, la lymphadénie peut débuter par la rate, par les
amygdales, par le testicule, l'intestin, les os, la peau, la base de la langue, plus exceptionnellement par le foie (1 cas), le pancréas, etc.

[3] Nous avons enlevé, chez une femme, en 1884, à l'hôpital Beaujon, des ganglions axillaires offrant tellement l'aspect caséeux que le doute n'existait pas pour nous relativement
à leur nature tuberculeuse : deux ans après, cette femme vint nous retrouver avec une
récidive dans l'aisselle et un envahissement des ganglions du cou. Elle succomba avec les
signes indéniables d'un lympho-sarcome.

On a tenté d'établir anatomiquement deux variétés de lymphadénome, *un lymphadénome proprement dit*, reproduisant la structure normale du tissu ganglionnaire, et *un lympho-sarcome* s'éloignant de ce tissu soit par le volume de ses éléments cellulaires, soit par les modifications diverses du réticulum [1], de là la division de Brousses et Girardin en lymphadénome à type régulier et lymphadénome à type irrégulier.

Lymphadénome à type régulier. — Au premier appartiennent les cas où les diverses parties constituantes du ganglion, tissu réticulé et contenu cellulaire, se développent parallèlement en conservant leurs proportions normales.

Lymphadénome à type irrégulier. — Dans les lymphadénomes à type irrégulier, la prolifération prédomine sur l'un des éléments constituants, soit sur le réticulum qui peut devenir fibreux, soit sur les cellules qui abondent tantôt petites et rondes (lymphadénome à petites cellules, lymphadénome mou), tantôt grosses et polymorphes (lymphadénome à grosses cellules, lymphosarcomes, sarcome lymphadénoïde.

Tel est, d'une façon générale le tissu lymphadénique. Si on l'envisage maintenant au point de vue de ses rapports avec le tissu normal au milieu duquel il se développe, on constate que le plus souvent et spécialement dans les gan-

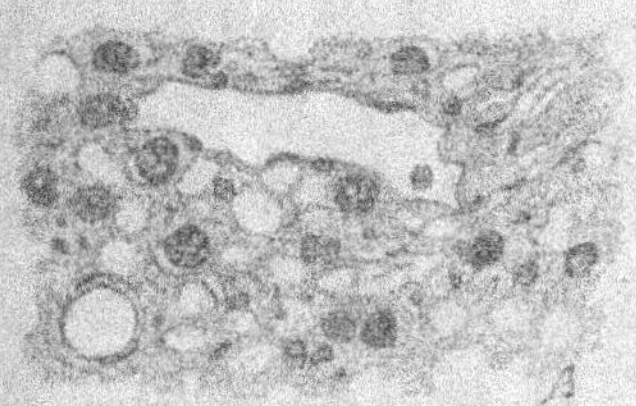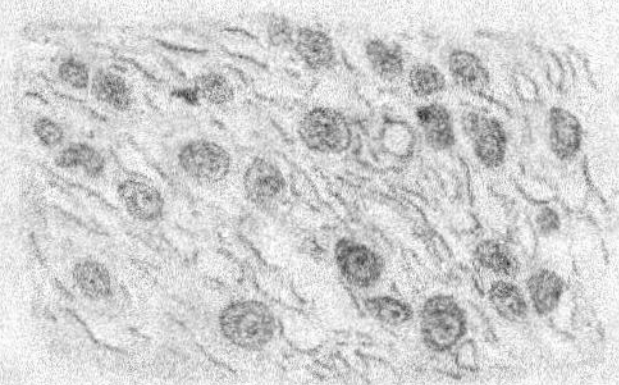

Fig. 35 et 36. — Lymphosarcome du poumon (consécutif à un lymphosarcome du cœur).

glions lymphatiques, le tissu pathologique est diffus et comme infiltré au milieu des éléments normaux. Les follicules clos sont augmentés de volume, et la substance médullaire du ganglion est en quelque sorte remplacée par la substance corticale » (Lancereaux).

Cette même hypertrophie de la substance folliculeuse se retrouve dans les lymphomes de la rate.

Dans la lymphadénie intestinale [2], toujours accompagnée de l'altération des ganglions mésentériques, les productions apparaissent sous formes de plaques disséminées sur toute la longueur de l'intestin grêle et de dimensions variables [3] ou sous forme d'une tumeur unique ayant pour point de départ soit les follicules clos, soit le tissu lymphoïde d'un segment quelconque de la muqueuse [3]; celle-ci présente constamment une ulcération profonde. Gilly a raison de noter que, dans toutes ces variétés et quelque considérable que soit l'infiltration des parois, il n'y a pas de réduction du calibre intestinal.

Les tumeurs lymphatiques de l'estomac présentent la plus grande analogie avec celles de l'intestin; ce sont des tumeurs bosselées et molles, iné-

[1] Thèse de Gilly.
[2] Forme hyperplasique diffuse (Gilly).
[3] Forme folliculo-hypertrophique et néoplasique (Gilly).

gales, ou bien des plaques très étendues, épaisses et ulcérées qu'on pourrait aisément confondre avec un carcinome encéphaloïde ou un épithéliome cylindrique [1].

La *lymphadénie osseuse* se caractérise par des productions tantôt diffuses, disséminées dans l'épaisseur des os [2], tantôt circonscrites et simulant presque toujours un ostéo-sarcome [3] : leur structure est celle d'un tissu réticulé dont les mailles sont remplies de cellules lymphatiques [4].

Dans la *lymphadénie cutanée*, on observe toute une éruption de petites productions grosses comme un pois ou comme une noisette, dures, élastiques et d'un rouge qui les a fait comparer par Alibert à des tomates mûres (Lancereaux) ; ces productions résultent de la transformation du derme en tissu lymphatique. Cette affection de la peau, décrite par Alibert sous le nom de *mycosis* et bien étudiée par Bazin, a été tour à tour considérée comme appartenant au lymphadénome (Ranvier [5], Bazin, etc.), puis au sarcome (Kœbner, Heitzmann et Kaposi [6]). Aujourd'hui, une nouvelle opinion se fait jour qui tend à rejeter le mycosis fongoïde, non seulement de la classe des lymphadénomes, mais encore du cadre des tumeurs.

On avait depuis longtemps constaté que certaines de ces petites grosseurs, non seulement restent stationnaires, mais disparaissent spontanément au bout d'un temps plus ou moins long ; cette évolution avait déjà éveillé des doutes sur leur nature, lorsque Rindfleisch [7] et Auspitz [8] publièrent la même année un mémoire dans lequel ils affirmaient la nature parasitaire de la maladie. Rindfleisch a rencontré un streptococcus dans les capillaires de la partie atteinte. Auspitz l'a vu dans les cellules épithéliales et dans les follicules pileux. Geber [9], contrairement à Rindfleisch, n'a rencontré aucune trace de germes dans les vaisseaux, mais en dehors il existait des diplocoques et des streptocoques. Toutefois, loin d'attribuer une influence pathogène à ces micro-organismes, Geber les regarde comme un accident de préparation ; Kœbner [10] partage l'opinion de Geber relativement aux microbes d'Auspitz ; la solution du problème est d'autant plus délicate que, à la surface de ces petites tumeurs, « la peau est malade, amincie, excoriée et se laisse pénétrer par les micro-organismes vulgaires » (Malherbe) ; la nature parasitaire du mycosis fongoïde n'est donc pas jusqu'ici démontrée, et comme il se caractérise anatomiquement par la production de tissu réticulé dans des points où ce tissu n'existe pas à l'état normal, il mérite jusqu'à nouvel ordre d'être considéré comme une variété de lymphadénome [11].

[1] Cornil et Ranvier.
[2] Observations de Kelsch, Lannelongue. Thèse Périer, 1884.
[3] Observations de Th. Anger, Ranvier.
[4] L'anatomie pathologique du lymphadénome des os a été faite par Ranvier en 1866. Soc. anal.
[5] Gillot, Thèse, 1869.
[6] Cité par Perrin. Thèse, *loc. cit.*
[7] Rindfleisch, *Deutsche med. Wochenschrift*, 1885.
[8] Auspitz et Bochstenger, *Vierteljahrschrift für Dermat. u. Syphil.*, 1885.
[9] Geber, Congrès de Berlin, sept. 1886.
[10] Kœbner, *Du mycosis fongoïde* (d'après Malherbe), Thèse de Paris, 1885.
[11] Malherbe, *Loc. cit.*

ORIGINE ET ÉVOLUTION DU LYMPHADÉNOME

Ranvier recommande d'étudier le développement du lymphadénome dans les organes où le tissu adénoïde n'existe pas à l'état physiologique, par exemple dans le foie, le rein, les os, etc.

Il décrit, comme première phase de ce développement, la production d'un tissu embryonnaire aux dépens des cellules conjonctives et peut-être des cellules lymphatiques sorties des vaisseaux sanguins. Secondairement apparaît le réticulum qui emprisonne les cellules rondes entre ses mailles.

Les tumeurs lymphatiques sont des productions ordinairement diffuses qui infiltrent le tissu de l'organe où elles apparaissent, elles s'accroissent à la fois par l'envahissement des tissus voisins et la multiplication de leurs propres éléments. Dans les ganglions, elles sont quelque temps arrêtées par l'enveloppe conjonctive; elles finissent, après un laps de temps très variable, par la dissocier et par se fusionner avec les ganglions voisins. Il est probable, en outre, que le premier ganglion envahi infecte toute la chaîne par l'intermédiaire du courant de la lymphe, et que des cellules morbides entraînées par ce courant vont déterminer çà et là la formation du tissu lymphadénique.

Les lymphadénomes ont peu de tendance à subir les diverses dégénérescences que nous avons rencontrées dans les épithéliomes et les sarcomes. Ils sont souvent le siège d'hémorragies diffuses que Ranvier attribue à la réplétion des capillaires par des globules et à leur rupture ultérieure; la dégénérescence caséeuse a été plusieurs fois observée.

Les lymphadénomes ganglionnaires s'ulcèrent rarement; il n'en est pas de même des tumeurs lymphatiques des muqueuses intestinale et stomacale.

Quelle que soit son origine première, le lymphadénome a les tendances les plus grandes à se généraliser; la généralisation se fait à la fois du côté des ganglions lymphatiques et des viscères; il n'est pas rare de trouver à l'autopsie l'envahissement de presque tout le système ganglionnaire et de voir, depuis la racine du cou jusque dans le petit bassin, une longue chaîne de néoplasmes; les ganglions du médiastin et mésentériques sont parmi les plus fréquemment dégénérés. La généralisation viscérale affecte de préférence le foie et la rate, puis les poumons, les reins, la muqueuse gastro-intestinale, etc. L'altération secondaire du foie s'observe dans plus de la moitié des cas[1]. L'augmentation de volume est telle que le poids de l'organe peut s'élever jusqu'à 7 et 8 kilogrammes.

L'hypertrophie de la rate a été constatée dans le tiers des cas d'adénie; ses dimensions normales peuvent être doublées et même triplées.

Signalons enfin l'envahissement secondaire de la peau, du système osseux, du testicule, etc.

Le sang est fréquemment modifié chez les individus atteints de lymphomes multiples. Nous savons déjà que cette modification consiste principalement dans un excès de globules blancs, et qu'elle est loin d'être constante; elle peut manquer dans la lymphadénie ganglionnaire et osseuse, elle manque souvent dans la lymphadénie intestinale et surtout dans la lymphadénie cutanée.

Lorsqu'elle existe, la leucémie peut varier dans des limites assez étendues, elle peut être telle qu'on trouve : 1 globule blanc pour 10, pour 4, et même

[1] EHRLICH, cité par JACCOUD, art. LEUCOCYTHÉMIE, in *Dict.*

pour 2 globules rouges. Il est difficile, à l'heure qu'il est, d'affirmer la pathogénie et même le siège de cette leucocytose ; il est probable que la multiplication des cellules lymphatiques se fait aussi bien dans le sang que dans les
organes lymphoïdes.

Symptômes et évolution clinique.

Cette revue rapide des lésions de la maladie lymphadénique nous fait néanmoins entrevoir, qu'en clinique, le lymphadénome doit se montrer sous les
aspects les plus différents ; je laisserai de côté les formes viscérales pour ne
m'attacher qu'à celles où il y a une tumeur apparente, celles en un mot qui
sont plus spécialement du ressort des chirurgiens.

Les *lymphomes primitifs des os* sont rares ; ils se traduisent d'une part par
un état d'affaiblissement général sans amaigrissement notable, et d'autre part
par l'apparition d'une tumeur adhérente à l'os et simulant l'ostéo-sarcome. On
a donné (¹) comme signes différentiels entre les deux productions, la marche
plus rapide du lymphadénome, l'absence de crépitation parcheminée et la leucocythémie. Ces données seront la plupart du temps insuffisantes, car nous
connaissons des sarcomes à marche extrêmement rapide et nous savons, d'autre
part, que la leucocytose (dans des limites plus restreintes, il est vrai) existe
également dans l'ostéo-sarcome.

Le *lymphadénome ganglionnaire* apparaît au début comme une petite tumeur
indolente, mobile, et qui semble n'être qu'un simple ganglion tuméfié ; peu à
peu, souvent en l'espace de quelques mois, les ganglions de la région se prennent, sans déterminer d'ailleurs aucune réaction locale ni générale : la plupart
du temps, la tumeur primitive est considérée par le malade et par le médecin
comme une simple hypertrophie d'origine irritative ou scrofuleuse. Parfois, au
moment où il est appelé, et alors même que les glandes de la région d'abord
atteinte n'ont pas encore pris un développement considérable, le chirurgien
découvre déjà en des régions éloignées de la première ou du côté opposé, des
chapelets de ganglions hypertrophiés.

Cependant la tumeur primitive, qui était mobile et indépendante, ne tarde pas
à contracter des adhérences avec les tumeurs voisines ou avec les organes
qui l'entourent, et à acquérir un volume de plus en plus considérable. Alors
le lymphadénome forme, au cou, par exemple, une masse bosselée, sans limites
précises, uni ou bilatérale, étendue depuis la région parotidienne jusqu'à la
clavicule.

Il existe beaucoup d'incertitude sur la durée de cette première période ; il
semblerait, d'après les descriptions classiques, que des ganglions atteints de
lymphadénie demeurent assez fréquemment plusieurs années en conservant
leur indolence, leur mobilité et leur petit volume ; cela est possible (²), mais je
dois faire observer que les ganglions tuberculeux sont susceptibles eux aussi
de rester très longtemps sans altération apparente ; Butlin nous dit que bien

---

(¹) Péreu, *loc. cit.*
(²) Nous avions observé la longue durée de ce stade dans un cas de lymphadénome testiculaire ; nous avions diagnostiqué, à cause de la durée (cinq ans), une tumeur bénigne.
M. Tillaux, à qui nous montrâmes le malade, crut à un testicule tuberculeux et fit la castration ; le mal récidiva dans la cicatrice et emporta le patient en quelques mois. L'analyse
microscopique démontra qu'il s'agissait d'un lymphadénome.

des fois, chez des jeunes sujets, il a cru avoir affaire à de l'hypertrophie vraie
ou à une véritable tumeur lymphatique, et que, l'ablation faite, il a reconnu
soit à l'œil nu, soit à l'aide du microscope, qu'il s'agissait de ganglions
tuberculeux.

Il paraît au contraire résulter de la plupart des observations de lymphadénome vrai, que le stade de la tumeur unique et mobile est relativement court et
qu'en moins d'un an, parfois en trois ou quatre mois, le néoplasme est capable
d'acquérir d'énormes dimensions. J'ai dit plus haut que cet accroissement s'ac-
complissait ordinairement sans aucune réaction générale; il est des exceptions
à cette règle. Langhans [1] a signalé dans les formes rapides des élancements
douloureux et quelquefois un peu de fièvre; j'ai observé avec Terrier un malade
atteint de lymphadénome du cou, chez lequel une élévation de température très
notable accompagnait chaque poussée nouvelle [2].

Dans une seconde période qu'on pourrait appeler période du fusionnement,
les lymphadénomes ganglionnaires forment une masse immobile, diffuse, qui ne
tarde pas à provoquer de la douleur, des troubles fonctionnels et des désordres
généraux.

Les phénomènes douloureux et fonctionnels ne résultent pas simplement de
la compression des nerfs et des organes par une tumeur plus ou moins volumineuse : on n'a pas, à mon sens, suffisamment insisté sur ce fait, c'est que, à
l'exemple du carcinome, le lymphadénome s'accompagne souvent d'un processus
sclérosique subaigu ou chronique, qui enserre les cordons vasculaires et nerveux et s'ajoute à leur envahissement par le tissu néoplasique. Dans le lymphadénome du cou, les malades accusent en particulier de vives douleurs le long
des branches du plexus cervical et des troubles du côté de la respiration,
de la voix, des pupilles, etc.; lorsque les tumeurs occupent le creux axillaire,
tout le membre supérieur devient le siège de douleurs névralgiques intenses,
et d'un œdème violacé, dur, qui distend la peau et amène une impotence
incomplète.

Avec l'envahissement du médiastin, de nouveaux symptômes s'ajouteront aux
premiers; ce sont surtout des troubles cardiaques, vocaux et respiratoires, de la
dysphagie, de la cyanose et de l'œdème de la face du tronc, etc.

Cependant l'état général s'altère, le teint prend une couleur de cire; la perte
des forces est particulièrement accentuée et nullement en rapport avec l'amaigrissement, qui peut être tardif. Tantôt les phénomènes dyspnéiques prédominent et le malade succombe aux progrès de l'asphyxie ou à un accès de suffocation (tumeur amygdalienne, compression des récurrents, des bronches, etc.),
tantôt la nutrition semble plus profondément atteinte dans son essence, la
diarrhée est continuelle et la mort survient après une période de cachexie ordinairement courte.

Dans cette phase terminale divers symptômes peuvent se manifester : on a
signalé des accès de fièvre à forme intermittente ou rémittente, des hémorragies nasales, des éruptions papuleuses, eczématiformes, etc. Il ne faut pas
confondre celles-ci avec la généralisation cutanée. Ces éruptions se font par
poussées, puis disparaissent en laissant une sorte d'œdème rouge des téguments; j'ai observé une malade atteinte de lymphadénome axillaire chez laquelle
ces poussées eczématiformes se sont reproduites pendant plus d'une année à

[1] LANGHANS, cité par Humbert.
[2] Voy. l'observation dans *Bull. de la Soc. anat.*, 1880, par Dagron.

la face et aux deux membres supérieurs. Peut-être y aurait-il lieu de rapprocher ces éruptions de celles qui marquent la période initiale du mycosis fongoïde (éruptions prémycosiques [1]).

A cette phase avancée du lymphadénome, la tumeur primitive est parfois devenue adhérente aux téguments comme dans le carcinome; mais, à l'inverse de celui-ci, l'ulcération est rare, elle avait même été niée : il en existe néanmoins des observations incontestables, que l'ulcère soit résulté d'un coup de bistouri donné sur un point fluctuant ou qu'il se soit produit spontanément. Le lymphadénome a une marche progressive tantôt avec une allure uniforme, tantôt par poussées.

La terminaison fatale peut survenir en quelques mois, elle serait en moyenne de deux à trois ans. J'ai même cité un cas de lymphadénome testiculaire où l'affection s'était prolongée pendant six années.

Les tumeurs lymphadéniques présentent parfois une évolution toute spéciale et sur l'importance de laquelle on ne saurait trop insister; certaines tumeurs cutanées subissent une sorte de régression et s'atrophient même au point de disparaître complètement. L'atrophie commence souvent par le centre, de sorte que le néoplasme s'aplatit et prend la forme d'un collier. Gillot, Landouzy, Dubois, Heurtaux, Fabre, Hillairet [2] ont relevé des faits de ce genre; lorsque la tumeur cutanée a complètement disparu, on trouve à sa place une tache plus ou moins pigmentée ou même une plaie d'apparence saine; il importe cependant de ne pas se fier à cette apparence. Gilbert [3] en effet a « trouvé dans la peau paraissant absolument saine des amas de cellules sarcomateuses ». En outre, pendant que s'accomplit cette rétrocession, il apparaît en d'autres points de nouvelles tumeurs. La rétrogression des tumeurs lymphadémiques n'a pas été observée qu'à la peau. J. Paget [4] l'a vue se produire à l'aisselle et à l'aine. En même temps du reste qu'apparaissait une hypertrophie des ganglions thoraciques qui amena la mort. Brousses et Girardin citent un grand nombre de faits analogues, empruntés à Verneuil, Marchand, W. Gull, etc.; ces rétrogressions surviennent parfois au cours d'un traitement arsenical ou induré, ou après un érysipèle, et ce qui montre bien qu'il n'y a pas eu erreur clinique, c'est qu'après avoir diminué ou disparu la néoplasie se montre à distance sur un autre point ou sous autre une forme.

Telle est l'évolution clinique générale du lymphadénome. On a cherché à établir un certain nombre de variétés cliniques correspondant aux formes pures du tissu pathologique (lymphadénome vrai) ou aux formes atypiques (lymphosarcome). La première me paraît correspondre au lymphosarcome mou de Langhans, la seconde au lymphadénome dur du même auteur. Cette dernière variété clinique se traduirait, d'une part, par une localisation momentanée du mal à un groupe ganglionnaire (de préférence cervical) et une généralisation plus tardive, d'autre part, par l'importance des troubles locaux et des phénomènes de compression.

Je ne crois pas que ce dernier fait soit dû, ainsi que le dit Terrier [5], « à ce que la généralisation plus lente de la lésion lui donne le temps d'agir locale-

[1] Voy. Thèse de Malherbe, *loc. cit.*
[2] Cités par Brousses et Girardin.
[3] Gilbert, Thèse de Périer, p. 43.
[4] J. Paget, cité par Brousses et Girardin.
[5] Terrier, *Pathologie chirurgicale.*

ment sur les parties voisines ». Je pense plutôt que la cause en est due au développement dans certains cas d'un tissu fibreux rétractile, d'une sorte de sclérose subaiguë qui accompagne la néoplasie adénoïde comme elle accompagne certaines formes de carcinome épithélial, les formes de cancer en masse par exemple [1]; je crois de plus que cette altération conjonctive n'est pas le monopole d'une variété distincte, je l'ai observée chez des malades dont les ganglions étaient restés pendant longtemps distincts et mobiles, sans extension aux chaînes voisines, et qu'à des périodes différentes on aurait classés d'abord dans les lymphadénomes mous, puis dans les lympho-sarcomes durs.

Ce qu'il est permis de se demander, c'est si ces tumeurs longtemps localisées aux ganglions, dures, adhérentes, diffuses, ne sont pas des sarcomes primitifs des ganglions? C'est ce qu'admet Billroth, qui propose de rayer de la littérature le terme lympho-sarcome pour adopter celui de sarcome des ganglions lymphatiques, comme on dit sarcome du sein, etc.; ces sarcomes seraient cliniquement distincts des lymphomes mous ou durs, il existerait deux affections distinctes des ganglions lymphatiques : un sarcome primitif de ces ganglions et un lymphadénome ganglionnaire.

Étiologie et nature.

Je m'attarderai peu sur l'étiologie et en particulier sur les rapports du lymphadénome avec les principales diathèses : chacune d'elles a été mise en cause sans grande preuve; nous savons simplement que la lymphadénie s'observe à tout âge, ainsi qu'il ressort du tableau suivant, emprunté à Gowers [2].

Sur 100 cas on en a observé :

Au-dessous de 10 ans	16
Entre 10 et 20 ans	14
— 20 et 30 ans	20
— 30 et 40 ans	15
— 40 et 50 ans	5
— 50 et 60 ans	22
— 60 et 70 ans	7
— 70 et 80 ans	5

L'influence du traumatisme et de la grossesse nous paraît s'exercer sur l'évolution plutôt que sur le développement primitif de la lymphadénie; quant à l'action de l'impaludisme, de la tuberculose, de la syphilis, de l'alcoolisme, etc., rien de certain n'a été établi à ce sujet.

L'obscurité la plus grande règne encore sur l'étiologie et la nature du lymphadénome. La confirmation de la découverte d'Auspitz eût permis ou de distraire une variété de néoplasie adénoïde du chapitre des tumeurs ou de faire rentrer toute la lymphadénie dans les maladies parasitaires. M. Delbet vient de tenter cette généralisation. L'argument le plus sérieux qu'on puisse invoquer en faveur de la nature parasitaire est précisément cette régression sur laquelle nous avons tant insisté, régression qui éloignerait le lymphadénome des autres tumeurs, puisque avec Cornil nous avons introduit dans la définition même des tumeurs ce caractère important de tendre à persister et à s'accroître.

[1] Celles qui simulent si bien la mammite chronique.
[2] Gowers, *Lancet*, 1878 (d'après Humbert).

On peut répondre avec Cornil et Ranvier que si la néoplasie locale disparaît, la néoplasie considérée dans son ensemble persiste et reparaît. En outre nous sommes, avouons-le, peu sensibles aux arguments *rationnels* pour ou contre le parasitisme des tumeurs, ce parasitisme ne peut être démontré que par la mise au jour du ou des parasites. Delbet a réédité, pour le lymphadénome, la confusion qu'il nous a déjà faite pour le sarcome. Quand il trouve réunies « les hypertrophies ganglionnaires généralisées, la leucocytose et la cachexie, il se croit forcé de ranger ces faits dans le lymphadénome. Or comme ce tableau clinique a été offert et causé par des lésions tuberculeuses, comme, d'autre part, différents microbes vulgaires ou nouveaux ont été rencontrés dans le sang et les ganglions, staphylocoques, streptocoques, bacille de Paulowski, Delbet en conclut que le lymphadénome n'est pas une maladie spécifique et qu' « il est vraisemblable qu'un très grand nombre de microbes pathogènes, le bacille de Koch, le streptocoque et le staphylocoque sont capables de produire le lymphadénome (¹) ». Les adénites vulgaires, les tuberculeuses et les lymphadénomes ganglionnaires les plus malins seraient « des lésions de même nature et de même cause », les différences d'évolution tenant au degré de virulence de l'agent pathogène et au degré de réceptivité de l'organisme; il faut avouer que jamais confusion plus immense n'a été faite en pathologie : non seulement le lymphadénome n'est plus une tumeur, ce n'est qu'une conséquence particulière et banale d'une infection ganglionnaire quelconque.

Chose curieuse, ces conclusions de Delbet sont tout à fait en contradiction avec le postscriptum qu'il ajoute à son chapitre du lymphadénome (²). Delbet dit avoir trouvé, et il en a fait depuis l'objet d'une communication à l'Académie des sciences (³) un bacille particulier mobile, sporifère, aérobie, dans le sang de la rate chez une femme atteinte de lymphadénome généralisé; il a obtenu des cultures de ce bacille et il a fait des inoculations à doses « énormes et répétées »; le chien injecté a présenté des abcès aux points injectés. On constata après la mise à mort une hypertrophie des ganglions thoraciques et prévertébraux, de l'aine et des aisselles. Ces ganglions renfermaient le bacille inoculé. Delbet en conclut « que l'animal était évidemment atteint de lymphadénome généralisé ». La seule conclusion légitime à notre avis est que le chien est mort avec une adénopathie généralisée; si vous admettez la spécificité de votre microbe, que deviennent vos conclusions précédentes? et si vous ne l'admettez pas, quoi d'étonnant à ce que des doses massées et répétées de microbes pyogènes aient donné lieu à des adénopathies multiples?

Pour être démonstrative votre expérience eût dû provoquer la formation du tissu réticulé où il n'en existe pas à l'état normal.

Diagnostic.

Le diagnostic différentiel du lymphadénome osseux, testiculaire, etc., sera fait à propos des maladies des os, du testicule, etc. Je n'esquisserai ici que le diagnostic des tumeurs ganglionnaires.

En présence d'une augmentation de volume d'un ganglion, il est de règle de

(¹) p. 597.
(²) p. 602.
(³) Acad. des sciences, 7 juin 1895.

rechercher d'abord s'il ne s'agit pas d'une inflammation simple. Pour cela les commémoratifs, le développement récent et accompagné d'un peu de douleur, et surtout la recherche d'une porte d'entrée pour l'infection dans la sphère des ganglions malades, suffiront en général à fournir les données nécessaires au diagnostic.

La même recherche, minutieusement faite, jointe aux caractères de dureté, de petit volume [1] et de sensibilité à la pression, permettent de découvrir qu'il s'agit d'un ganglion cancéreux consécutif à une ulcération épithéliale d'une muqueuse voisine.

La principale difficulté est presque toujours de distinguer un ganglion tuberculeux d'un lymphadénome. La pléiade peut exister dans les deux cas. Tous deux sont indolents et ce n'est ni l'âge ni le siège qui autorisent à incliner vers l'un ou vers l'autre. Le ganglion tuberculeux tend au ramollissement, mais pas toujours; d'autre part, le lymphadénome présente parfois, lui aussi, des points ramollis [2] qui simulent la fluctuation. Il faudra pour se guider interroger minutieusement les antécédents personnels et héréditaires des malades, tenir compte de la dureté généralement plus grande de la tumeur dans la tuberculose à la *période de mobilité* et d'indépendance, examiner les crachats, interroger les autres organes, etc.; très souvent il sera prudent de rester dans le doute.

Pronostic et traitement.

Le pronostic de la lymphadénie est des plus graves [3]; les résultats opératoires sont généralement si lamentables, que beaucoup de chirurgiens interventionnistes, dans les cas de carcinome, s'arrêtent et gardent l'expectation devant une tumeur lymphadénique; la récidive est constante et à bref délai [4].

D'autres ont cherché à enrayer la maladie au moyen de divers traitements généraux, en particulier par l'administration à l'intérieur de phosphure de zinc (par jour 2 à 8 pilules de 8 milligrammes chaque) (Verneuil) [5], d'iode, de fer ou d'arsenic (Billroth, Israel, etc.). Billroth combine l'usage de la liqueur de Fowler à l'intérieur avec l'injection interstitielle [6]. Il débute par 10 gouttes à l'intérieur et injecte en même temps 2 gouttes dans la tumeur. Tous les trois jours la dose interne est augmentée de 2 gouttes et la dose d'injection est portée à 4 et 6 gouttes [7]. Billroth aurait observé dans beaucoup de cas des résultats éclatants; diverses observations de guérison définitive ont été publiées. Brousses et Gérardin ont analysé la plupart des travaux parus sur le traitement arsenical des lymphadénomes. Ils notent dans les observations publiées que si sous l'influence du traitement arsenical, les tumeurs parfois s'atrophient, la guérison n'est souvent que temporaire et que la récidive ne tarde pas. Ils citent un cas personnel observé chez Terrillon, dans lequel les tumeurs diminuaient de volume chaque fois que le traitement était régulièrement suivi pour reprendre

[1] Au moins au début.
[2] Sans qu'il y ait de liquide.
[3] Nous n'acceptons en aucune manière cette proposition de Brousses et Gérardin, que le pronostic du lymphadénome primitif localisé est relativement bénin au cou, au testicule, etc.
[4] On a toutefois cité à la Soc. de chir., dans une séance récente, quelques exemples d'assez longue survie et peut-être (?) de guérison définitive (Terrier, Verneuil).
[5] D'après RECLUS, *Manuel de pathol. ext.*
[6] BILLROTH, *Path. chir.*, 1887.
[7] On change de place et de tumeur, on en diminue les doses si l'intoxication apparaît.

leur volume initial dès qu'on cessait l'usage du médicament. Dans aucun des cas la guérison n'a été obtenue[1].

D'autre part, Lucke[2] aurait employé avec succès l'injection inter-stitielle de teinture d'iode.

J'ai vu tenter et j'ai tenté moi-même l'usage de l'arsenic; j'avoue partager pleinement le scepticisme de Reclus et, comme lui, j'ai grande tendance à croire que les succès des Allemands sont le fait d'une erreur de diagnostic[3] ou d'interprétation.

[1] LION, Soc. de biol., 1895. Malade atteint de lymphadénie avec leucocythémie; sous l'influence des injections de liqueur de Fowler le malade recouvre toutes les apparences de santé et la leucocythémie disparaît. Au bout de quelques mois l'homme revient avec des accidents pulmonaires dus à un lymphadénome du poumon que vérifia l'autopsie.

[2] LUCKE, cité par Billroth.

[3] Une observation ne saurait être à peu près probante que si antérieurement au traitement par l'arsenic l'extirpation d'un ganglion malade a permis de faire un examen histologique et de tenter (au point de vue de la tuberculose et des autres infections) des inoculations et des cultures. Reclus paraît être revenu de son opinion : il a présenté à la Société de chirurgie (1889) un certain nombre d'exemples de guérison de lymphadénomes par le traitement arsenical. Terrier et moi avons fait des réserves sur la possibilité d'affirmer cliniquement, à l'heure qu'il est, la nature lymphadénique d'une tumeur; il existe tout un groupe de productions ganglionnaires, dites hypertrophies simples, qui ne sont vraisemblablement que des adénites chroniques, qu'on a le tort de qualifier de lymphadénomes bénins. Les cas de guérison s'appliquent probablement à ces lésions mal déterminées. Voy. Discussion à la Société de chirurgie, novembre 1889, et Congrès de chirurgie, 1889 (Ricard).

CHAPITRE IV

TUMEURS DU TYPE MUSCULAIRE

MYOMES [1]

Les myomes sont des tumeurs composées de tissu musculaire. Il existe des myomes à fibres striées (rabdomyomes de Zenker) et des myomes à fibres lisses (léiomyomes).

Les myomes à fibres striées ont été rencontrés dans la langue, dans le rein, l'ovaire, le testicule, la région lombaire, etc.; la plupart du temps il s'agissait de tumeurs congénitales et le tissu musculaire strié était mélangé à d'autres tissus tels que le tissu fibreux, le cartilage, etc., contribuant ainsi à former ces tumeurs complexes appelées ainsi tumeurs à tissus multiples.

Les léiomyomes ont été longtemps confondus avec les tumeurs fibreuses [2]. Lebert, en 1852, établit le premier leur véritable nature, qui fut vérifiée par Virchow, Rokitansky, etc. Ces tumeurs sont communes dans l'utérus et la prostate, elles peuvent s'observer partout où il existe à l'état normal des fibres musculaires lisses, par exemple dans les parois de l'œsophage, de l'estomac et de l'intestin, dans les trompes de Fallope et les ovaires, dans le derme cutané, etc.

Anatomie pathologique.

Les myomes sont parfois uniques, la plupart du temps on en rencontre plusieurs enchâssés dans l'organe qui en est le point de départ. A la peau ils peuvent être assez nombreux pour simuler une véritable éruption et faire penser à une lymphadénie cutanée généralisée [3].

Les myomes multiples de la peau sont de très petit volume; on en trouve de gros comme un grain de plomb à côté d'autres qui atteignent le volume d'une lentille. Dans l'utérus [4] et ses annexes, les tumeurs musculaires tendent géné-

[1] Rénocor, art. Myome. In *Dict. encycl. des sciences méd.* — Lebert, Soc. de biol., 1852. — Wessner, *Zur Casuistik der Geschwülste.* In *Virchow's Archiv,* t. CXIII. — Zastrow, Diss. Breslau, 1875.

[2] Follin ne leur accorde pas de description spéciale.

[3] Besnier, *Ann. de dermat.,* 1880 et 1885. — Besnier divise les myomes de la peau en dermato-myomes ou myomes développés dans l'épaisseur de la peau, et en myomes dartoïques, les seuls qu'admettait Virchow. Les premiers sont très petits, multiples et subissent facilement la transformation angiomateuse; les seconds sont habituellement solitaires et atteignent parfois le volume du poing. Tous les éléments musculaires de la peau pourraient être l'origine de myomes; c'est ainsi que Babès, cité par Besnier, distingue : 1° des myomes développés par prolifération des éléments musculaires des vaisseaux; 2° des myomes par prolifération des rétracteurs des poils; 3° des myomes dartoïques. Babès distingue, enfin, des myomes ayant pénétré secondairement dans la peau.

[4] Follin range dans les myomes les cas d'hypertrophie générale de l'utérus et de la prostate, et distingue par suite des tumeurs continues et des tumeurs discontinues, c'est-à-dire distinctes du tissu de l'organe.

ralement vers de grandes dimensions, et il est habituel d'en observer qui pèsent
de 10 à 20 livres; certaines ont atteint 30, 40 et 80 livres.

Leur forme est arrondie, essentiellement lobulée; elles sont entourées d'une
capsule de tissu conjonctif et ordinairement énucléables; sur une coupe on

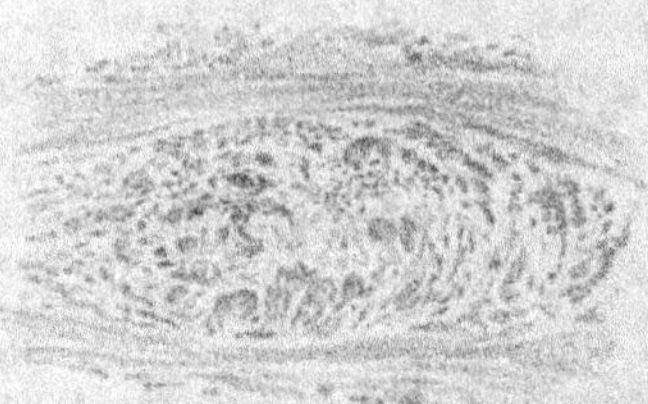

Fig. 97. — Myxome utérin (préparation de Brandt).

retrouve l'aspect général et la disposition pelotonnée des fibromes. De même
que dans ces derniers, les vaisseaux sont rares au centre, plus nombreux à la
périphérie, où ils se montrent sous la forme de sinus veineux, analogues aux
sinus utérins.

Pour démontrer la nature musculaire d'une tumeur, Cornil et Ranvier con-

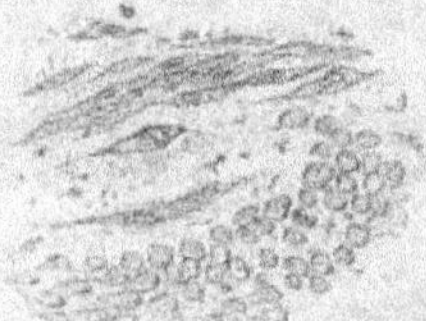

Fig. 98. — Myxome utérin.

Fig. 99. — Coupe d'un vaisseau.

seillent d'en faire macérer de petits lambeaux dans une solution de potasse
caustique à 40 pour 100; les fibres-cellules sont ainsi dissociées et apparaissent
avec leurs noyaux en bâtonnets caractéristiques. Les coupes permettent de
reconnaître la direction et l'arrangement des éléments et la présence de cloisons
conjonctives entre les faisceaux musculaires.

ORIGINE ET ÉVOLUTION

On connaît peu de chose sur le développement primitif de ces tumeurs; leur
tissu résulterait toujours « d'une néoformation de cellules musculaires et non de
l'hyperplasie des cellules musculaires préexistantes » (Cornil et Ranvier).

Les myomes peuvent subir la transformation muqueuse; il en résulte un
ramollissement partiel et la formation de kystes ou géodes. Dans d'autres conditions les cellules musculaires subissent la dégénérescence graisseuse. L'infiltration calcaire est assez communément observée. Enfin les vaisseaux peuvent
acquérir une importance prédominante et donner ainsi lieu à une variété télangiectasique. Insistons, pour terminer ce qui a trait à l'évolution, sur la tendance

[QUÉNU.]

qu'ont les myomes à s'isoler du tissu ambiant ; cette tendance se traduit particulièrement à l'utérus par une pédiculisation de la tumeur du côté soit de la
cavité abdominale, soit de la cavité utérine, c'est ainsi que se forment les polypes.

Symptômes et évolution clinique.

Les myomes sont des tumeurs de l'âge adulte, qu'on observe surtout chez les
femmes à partir de l'âge de trente ans. Elles se comportent absolument comme
des tumeurs bénignes sans présenter aucune tendance à l'infection locale ou
générale, leur symptomatologie résulte principalement des troubles locaux
qu'elles engendrent par leur masse et ne saurait être exposée d'une façon générale [1]. Je mentionnerai seulement l'espèce d'involution que les myomes semblent subir soit spontanément, soit sous l'influence de certains traitements, et
leur terminaison possible par suppuration et gangrène.

[1] Je renvoie à l'étude des corps fibreux utérins, de l'hypertrophie prostatique, des tumeurs
des nerfs, etc.

CHAPITRE V

TUMEURS DU TYPE NERVEUX

NÉVROMES

Les névromes sont des tumeurs composées de tissu nerveux. Oubliant les règles de la nomenclature, presque tous ceux qui ont écrit sur ce sujet, depuis Odier (de Genève) jusqu'aux chirurgiens actuels, ont appliqué le terme *névrome* à toute espèce de tumeur développée sur le trajet d'un nerf. La plupart des prétendus névromes ne sont que des fibromes, des myxomes, des sarcomes, voire même des myomes et des lipomes des nerfs. Si cette confusion a persisté, cela tient, il faut l'avouer, aux difficultés que rencontrent les histologistes à pouvoir toujours affirmer qu'il existe dans une production néoplasique une formation nouvelle de tissu nerveux. D'autre part, au point de vue symptomatique, le seul fait pour un néoplasme d'avoir pris naissance dans un nerf ou à son contact donne lieu à une série d'accidents analogues, quelle que soit la nature du néoplasme. De là la tentation d'en faire un groupe clinique auquel malheureusement on a donné le nom de névromes[1].

Nous acceptons pleinement, pour notre part, la définition restrictive de Cornil et Ranvier, et nous admettons la nécessité d'une nouvelle formation de tissu nerveux. Toutefois nous nous séparons de ces deux auteurs quand ils rangent et décrivent parmi les névromes les productions douloureuses observées dans les moignons des amputés. On sait en effet qu'à la suite des amputations de membres, il peut se produire, à l'extrémité des nerfs sectionnés, des tumeurs globuleuses qui deviennent la source d'accidents douloureux intenses, et qui sont connues sous le nom de névromes des moignons. Presque toujours ces productions ne sont autre chose que des névrites, qu'on observe moins souvent depuis que les plaies ne sont plus infectées; j'en ai analysé histologiquement, pour ma part, un certain nombre, et je n'ai jamais vérifié la néoformation de tubes nerveux. J'admets néanmoins qu'il puisse se faire un bourgeonnement de tubes nerveux dans un moignon, comme il s'en produit un à l'extrémité du bout central d'un nerf sectionné et en voie de régénération. Est-ce là une tumeur? nullement ; on a devant soi un simple processus de réparation anormale, une cicatrice de nerfs douloureuse et en aucune façon un névrome, ou bien alors il faudrait ranger le cal, les cicatrices des tendons, etc., parmi les néoplasmes.

Anatomie pathologique.

Normalement le tissu nerveux se présente sous deux formes, à l'état de cellules nerveuses et à l'état de tubes nerveux; à ces deux groupes d'éléments on a

[1] Poinsot (*Dict. Jaccoud*) prétend qu'en donnant au mot *névrome* un sens restreint, il est à craindre qu'il ne naisse une confusion regrettable et que cela menace de nous faire retomber « dans le chaos terminologique ». C'est justement pour éviter ce chaos qu'il est indispensable de limiter le sens du mot *névrome*; sinon, pourquoi ne pas appeler ostéomes toutes les tumeurs des os, myomes toutes les tumeurs des muscles, etc.?

opposé deux genres de névromes : des névromes ganglionnaires (ou à cellules nerveuses) et des névromes fasciculés (ou à tubes nerveux); nous allons les passer successivement en revue.

NÉVROMES GANGLIONNAIRES. — Cornil et Ranvier ne comptent au nombre des névromes ganglionnaires ou médullaires que les rares tumeurs rencontrées par Virchow à la surface de l'encéphale ou de la moelle, que d'autres ont vues dans les corps striés et à la surface des ventricules. Robin y faisait, non sans raison, rentrer les gliomes sous le nom de tumeurs à myélocytes : c'est là une conception qui a été reprise et rajeunie tout récemment par Bard[1] et que nous adoptons sans réserves.

Les *gliomes* sont des tumeurs d'une consistance molle analogue à de la glu, dont la structure se rapproche du tissu névroglique; ils ont été observés au milieu de la substance grise ou blanche du cerveau et de la moelle, le long de certains nerfs crâniens et en particulier dans le nerf optique ou dans son épanouissement, la rétine. Or il y a peu de temps encore, on considérait la névroglie comme une variété de tissu conjonctif; il était donc naturel de ranger les gliomes parmi les tumeurs conjonctives et d'y voir une simple variété de sarcome, mais aujourd'hui on a sur la névroglie des idées différentes. Il paraît bien prouvé que ce tissu névroglique dont on avait fait tour à tour du tissu conjonctif lâche (Virchow, Ranvier), du tissu adénoïde, du tissu muqueux (Golgi), etc., n'est autre chose qu'un tissu

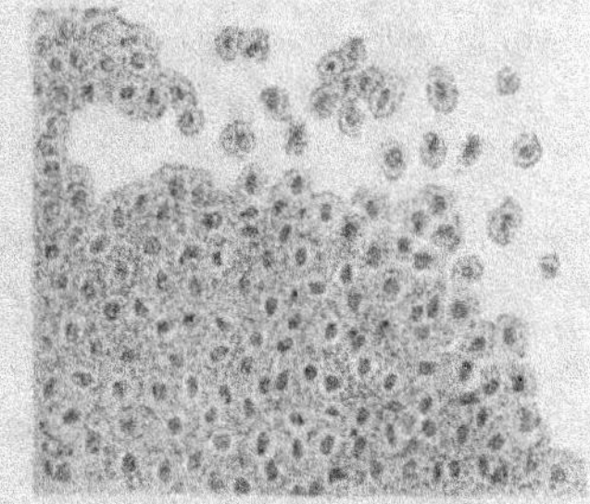

Fig. 101. — Gliome.

épidermique différencié en organe de soutien (à l'exemple des cellules de soutènement, des corpuscules gustatifs ou des fibres de Müller, de la rétine, etc.), au lieu de l'être en cellule nerveuse[2].

La cellule en araignée de la névroglie a donc, d'après cette conception, la même origine que la cellule nerveuse; elle provient comme elle d'une cellule nerveuse embryonnaire ou neuroblaste[3], qui n'est autre chose que le myélocyte de Robin : la tumeur à myélocytes devient dès lors une tumeur formée d'éléments nerveux embryonnaires, un névrome. Et de fait, lorsqu'on fait l'analyse histologique des gliomes, on y observe des cellules dont la morphologie rappelle exactement celle des éléments de la moelle embryonnaire (Bard). Ces cellules, avait-on dit jusqu'ici, sont formées d'un noyau et d'une faible quantité de protoplasma. Bard considère au contraire ce protoplasma comme très abondant, mais très altérable, et s'il paraît tout autre, c'est que ses contours s'effacent par suite des modifications cadavériques ou des procédés de durcissement.

Les gliomes ont une grande tendance à s'étendre localement; c'est ainsi qu'on a vu des gliomes de la rétine gagner la base du crâne et le cerveau, ou bien

[1] Bard, *Arch. de physiol.*, 1885.
[2] Chez les Vertébrés supérieurs les vaisseaux amèneraient avec eux du tissu conjonctif (Renaut, *Arch. de physiol.*, 1882).
[3] Vignal, *Arch. de physiol.*, 1884.

encore se propager du côté des fosses nasales, du sinus maxillaire et jusque dans les fosses temporales[1].

Ordinairement les ganglions lymphatiques restent indemnes, la généralisation a été principalement observée dans le système osseux, et en particulier dans les os du crâne et de la face.

Telle est la forme embryonnaire de la tumeur nerveuse.

Il existe dans les centres nerveux d'autres tumeurs dans lesquelles cette fois le tissu arrive à l'état adulte; on pourrait les désigner sous le nom de *névromes médullaires adultes*, par opposition aux névromes médullaires embryonnaires ou gliomes.

Dans le névrome médullaire adulte, on constate un mélange de cellules nerveuses, nettement reconnaissables, et d'éléments névrogliques adultes. Il ne faut pas confondre avec ces tumeurs les cas de malformations congénitales du

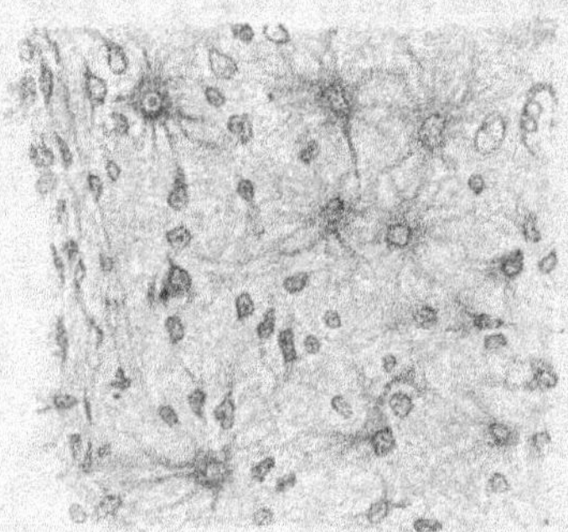

FIG. 101. — Tumeur à cellules en araignée (d'après Lesage et Legrand).

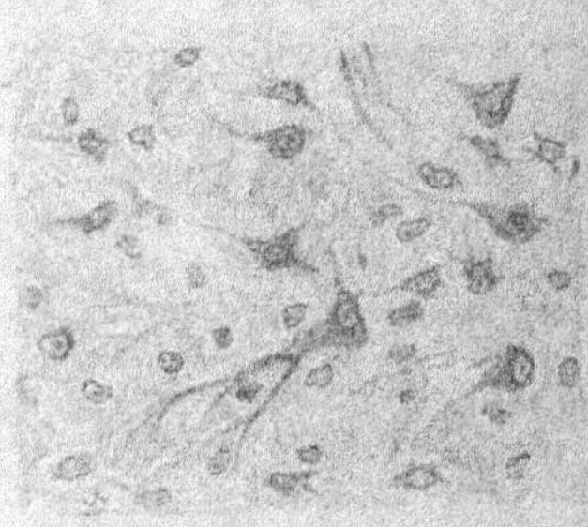

FIG. 102. — Tumeur à cellules ganglionnaires (d'après Lesage et Legrand).

système nerveux, les encéphalocèles, etc.; dans notre cadre rentrent l'observation de Hayem, les deux cas de Lancereaux, celui de Renaut (de Lyon) et la belle observation de Lesage et Legrand[2]. Dans tous ces faits, la trame névroglique est manifeste et bien développée; on pourrait rapprocher de quelques-uns d'entre eux les gliomes durs, bénins de Virchow. Dans quelques autres (Renaut, Bard, Lesage et Legrand, etc.), les cellules nerveuses sont nettement différenciées; elles se montrent sous la forme de cellules anguleuses ou étoilées, rappelant parfois les cellules pyramidales (Bard), munies d'un prolongement de Deiters (Renaut, Lesage). Ces névromes vrais adultes ont été principalement rencontrés dans le centre ovale et encore dans la région fronto-nasale, sans connexion avec l'encéphale et les nerfs (Lesage); ils atteignaient dans plusieurs cas le volume d'une orange.

NÉVROMES FASCICULÉS. — Les névromes fasciculés siègent toujours sur le trajet d'un nerf; sur des coupes on les trouve « composés de tubes nerveux en grand

<hr>

[1] PANAS, art. RÉTINE. In *Dict. Jaccoud*.
[2] LESAGE et LEGRAND. Voy. un intéressant mémoire de ces deux auteurs (*Archives de physiologie*, 1888).

nombre, diversement entre-croisés, et séparés par du tissu conjonctif » ; suivant que ces tubes nerveux sont à myéline ou sans myéline, on dit que le névrome est *myélinique* ou *amyélinique* (Cornil et Ranvier).

Telle est la description classique : je crois qu'il convient de diminuer encore le domaine de ces névromes fasciculés : Virchow et Forster proclamaient leur fréquence, Cornil et Ranvier déclarent qu'ils sont très rares et pourtant ils admettent au rang des tumeurs les névromes des moignons. Billroth doute qu'il existe d'autres névromes que sur les moignons d'amputés. Je suis bien de l'avis de Billroth, et comme je rejette du cadre des tumeurs les cicatrices douloureuses des nerfs sectionnés, je vais plus loin que lui et je doute de l'existence même des névromes fasciculés. Il ne suffit pas, en effet, d'avoir constaté la présence de filets nerveux dans une tumeur pour affirmer qu'il s'agit d'un névrome, il faudrait démontrer que ces filets nerveux sont de nouvelle formation ; de la plupart des descriptions il ne ressort qu'une chose : c'est que le tissu cellulaire intra-fasciculaire en prolifération a refoulé à la périphérie ou dissocié en tous sens des tubes nerveux préexistants.

Bien plus, j'avoue que je ne conçois pas très bien comment une tumeur développée le long d'un nerf pourrait être composée de tubes nerveux nouvellement formés. Les cylindres-axes ne sont, en somme, que des prolongements des cellules nerveuses, et à moins d'admettre un bourgeonnement des fibres se produisant au niveau des segments interannulaires (ce qui n'a jamais été constaté, que je sache, dans les tumeurs dites névromes), la néoformation de tubes nerveux doit ne pouvoir se produire que là où il existe des cellules nerveuses, c'est-à-dire dans les centres nerveux centraux[1] ou dans les centres nerveux périphériques. Je crois pouvoir en déduire qu'il y a des fibromes, des myomes, etc., douloureux, mais que l'existence des névromes vrais fasciculés n'a pas encore reçu de démonstration parfaite. Que dire de ces productions signalées par Valentine Mott[2] et décrites pour la première fois par Verneuil[3] sous le nom de névromes plexiformes? On trouve, sur le trajet des nerfs qui se rendent à la peau, une série d'épaississements, tantôt cylindriques, tantôt moniliformes ; cette hypertrophie des nerfs qui se poursuit jusque dans l'épaisseur du derme s'accompagne d'une sorte d'éléphantiasis de la peau. « On ne sait pas encore si, dans ces cas, il y a une formation nouvelle de fibres de Remak (Cornil et Ranvier). Il est donc au moins permis d'émettre un doute sur la nature névromateuse de ces productions[4].

En résumé, nous arrivons à conclure que les seuls névromes incontestables sont les névromes ganglionnaires. Je renvoie, pour leurs symptômes et pour toute la partie clinique, aux articles de chirurgie régionale.

----

[1] Elle a été constatée, en effet, dans des néoplasies nerveuses ganglionnaires (observation de Renaut).

[2] VALENTINE MOTT, *Medico-chir. Transact.*, t. XXVII.

[3] VERNEUIL, *Arch. de méd.*, 1880.

[4] Voy. pour les névromes plexiformes : CHAMPION, *Gaz. hebdom.*, 1870. — CARRAZ, *Arch. de méd.*, 1873.

CHAPITRE VI

TUMEURS COMPLEXES OU A TISSUS MULTIPLES

Nous réservons le nom de *tumeurs complexes* aux tumeurs qui résultent de la combinaison de plusieurs tissus, sans qu'il soit possible d'attribuer à l'un ou à l'autre une priorité bien évidente dans le processus néoformatif; elles ont été successivement décrites sous le nom de tératomes ou tumeurs tératoïdes (Virchow), de tumeurs mixtes (Cornil et Ranvier), de tumeurs congénitales, de tumeurs à tissus multiples (Bard), ou polykystiques (Verneuil). Si nous préférons la dénomination de tumeur complexe, c'est qu'elle est plus générale et ne nous entraîne d'avance vers aucune théorie, tout en marquant assez bien qu'il s'agit d'autre chose que du simple rapprochement dans une même masse de tissus pathologiques différents. Souvent, en effet, il apparaît dans ces tumeurs complexes comme une ébauche, ou tout au moins comme une tentative d'organisation, ce qui leur avait justement fait donner le nom de tératoïdes ou d'organoïdes par Virchow, par opposition aux tumeurs purement histioïdes.

La plupart des tumeurs complexes sont congénitales, on pourrait même soutenir qu'elles le sont toutes, et que celles au développement desquelles on assiste chez l'adulte, existaient déjà à l'état de germes depuis la naissance; cette thèse a été généralisée, comme on le sait, par Conheim, qui a répandu partout de nombreux germes inutilisés, susceptibles de donner naissance à tous les néoplasmes aussi bien simples que complexes. Restreinte aux tumeurs complexes, la séduisante théorie de l'inclusion de Conheim nous paraît devoir être pleinement admise. Il y aurait, par suite, deux sortes de tumeurs : des tumeurs développées aux dépens des tissus de l'adulte, c'est-à-dire de tissus parfaitement différenciés, et des tumeurs développées aux dépens de germes embryonnaires, c'est-à-dire aux dépens d'éléments, pouvant tenir de leur origine une pleine et entière indifférence. Cette indifférence complète ou incomplète, suivant l'âge où le germe a été déposé, nous expliquerait l'existence et le mélange, dans une même masse néoplasique, de tissus que nous avons, dans nos généralités, considérés comme absolument indépendants et non transformables les uns dans les autres, à partir de la formation des trois feuillets, c'est-à-dire des tissus de substance conjonctive, des tissus nerveux, musculaire et épithélial. Nous accepterions bien volontiers pour toutes ces tumeurs le titre de congénitales, s'il était entendu qu'il signifie tumeur développée aux dépens d'un germe congénital [1]. Dans les tumeurs de l'adulte, le mélange et la combinaison des tissus n'ont lieu que dans les limites de l'indifférence cellulaire, telle que nous l'avons admise chez l'adulte, c'est-à-dire de l'indifférence restreinte aux tissus de substance conjonctive; de là, les combinaisons si fréquentes des tissus myxomateux, fibreux, lipomateux, sarcomateux, etc., qui ont fait inventer les noms de chondro-fibromes, fibro-sarcomes, etc.; on rangerait à tort ces productions parmi les tumeurs

---

[1] De même qu'on appelle hernie congénitale toute hernie développée, par suite d'une malconformation d'une région herniaire, à une époque plus ou moins éloignée de la naissance.

complexes, ce sont des tumeurs simples, car elles sont formées de tissus de
mêmes types, la tumeur complexe doit être formée de tissus de types différents.

Nombre de tumeurs épithéliales sont, il est vrai, composées de tissus de types
différents, telles sont le carcinome, l'adénome, les faux adénomes, etc.; mais il
a été entendu, dès le début de cet article, que le développement des tissus multiples devrait être simultané, parallèle, et non la conséquence d'une influence
réactionnelle exercée par l'un d'eux sur les autres; nous savons à qui revient la
priorité évolutive dans le carcinome et l'adénome vrai; nous ne le savons pas
aussi exactement dans les tumeurs adénoïdes, nous avons même gardé une certaine réserve au sujet du classement de ces tumeurs, nous demandant si elles
ne devaient pas constituer une espèce particulière de tumeurs mixtes ou complexes. Il est vrai qu'on ne peut raisonnablement faire remonter leur apparition
à la naissance; mais, d'autre part, la mamelle est un organe spécial qui reste
embryonnaire jusqu'à la poussée imprimée par la première grossesse, et il y
aurait peut-être lieu de faire des tumeurs dites adénoïdes une classe de néoplasmes intermédiaires aux tumeurs congénitales proprement dites et aux
tumeurs de l'adulte.

Anatomie pathologique.

Presque toutes ces tumeurs sont kystiques; la néoplasie peut être représentée
par un *kyste simple*, par un kyste multiloculaire, par une véritable *tumeur kystique*, composée en partie de kystes et de parties solides, plus rarement enfin
par des *productions purement solides*.

1° KYSTES

Simples ou composés, les kystes qui forment le plus grand nombre des
tumeurs complexes sont les kystes dermoïdes et les kystes dits mucoïdes.

Kystes dermoïdes [1]. — On appelle kystes dermoïdes des kystes dont la paroi
est constituée par un épiderme appliqué sur un derme analogue au derme cutané;
souvent cette paroi renferme des glandes sébacées et des follicules pileux, plus
rarement on y remarque des papilles et des glandes sudoripares.

Les kystes dermoïdes s'observent principalement au pourtour de l'orbite et
dans l'ovaire. Ceux du pourtour de l'orbite siègent de préférence au niveau de
la queue du sourcil. On en a rencontré à la surface du crâne, à la face (principalement au niveau de la racine du nez), au cou, dans le plancher de la bouche,
dans les parois du thorax et de l'abdomen, aux membres, etc. Il faut y joindre
les kystes de la cavité thoracique, du scrotum, des maxillaires et de la région
sacro-coccygienne.

Le *volume* des kystes dermoïdes est très variable; il en existe de très petits,

[1] CRUVEILHIER, *Anat. path.* — LEBERT, *Soc. de biol.*, 1852, et *Anat. path.* — CUSSET, Thèse
de Paris, 1877. — TRÉVOUX, Thèse de Lyon, *Loc. cit.* — LANNELONGUE, *Traité des kystes congénitaux*, 1886. — HEURTAUX, art. KYSTES, in *Dict. Jaccoud*. (Voy. Lannelongue pour la bibliographie très complète.)

atteignant à peine la grosseur d'une noisette, d'autres dépassent de beaucoup le
volume d'une tête d'adulte [1].

La *structure* a été indiquée dans la définition; la paroi se compose d'un derme
dense analogue à celui de la peau, et d'un épiderme dont les cellules subissent
l'évolution cornée [2]. Dans l'épaisseur de cette paroi véritablement cutanée, on
observe souvent des appareils sébacés, d'où émergent des poils plus ou moins
longs et gros. Le contenu se compose surtout d'une matière sébacée mélangée
à des touffes de poils et à du liquide séreux; d'autres fois, ce contenu est hui-

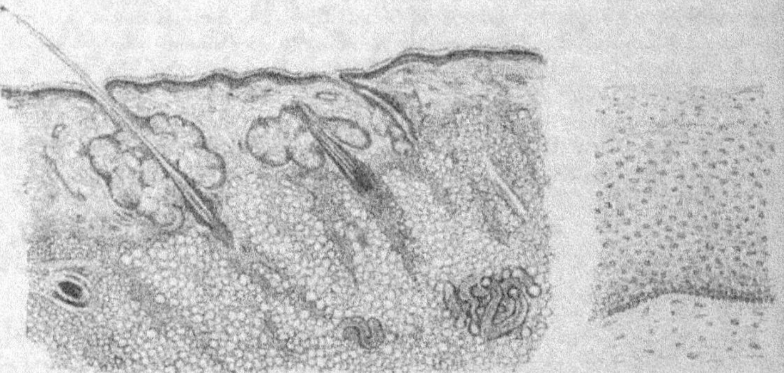

Fig. 103 et 104. — Kyste dermoïde de l'ovaire (préparation de Brault).

leux [3], clair comme de l'eau de roche [3], calcaire, etc. La structure de la poche
peut offrir quelques variétés; Forster y a signalé des cornes, d'autres des productions verruqueuses des nerfs et des cellules nerveuses, des fibres musculaires
lisses, du cartilage, de l'os et enfin des dents. Les dents sont surtout très communes dans les kystes de l'ovaire; elles sont tantôt libres dans la cavité, tantôt
adhérentes à la paroi fibreuse ou bien encore implantées dans une pièce osseuse;
toutes les variétés (incisives, molaires, etc.) s'y rencontrent avec leurs caractères
normaux. Le nombre de ces organes peut être considérable et atteindre les
chiffres de 100 et même de 500 [4].

Je n'ai parlé jusqu'ici que des kystes simples, uniloculaires; d'autres sont
à plusieurs loges et méritent le nom de multiloculaires : tels sont spécialement certains kystes dermoïdes de l'ovaire et du cou, de la région sacro-
coccygienne, etc.

Kystes mucoïdes. — Ce sont des kystes dont la paroi, au lieu d'être dermo-
épidermique, est dermo-épithéliale; on pourrait, par conséquent, les appeler
encore dermoïdes muqueux par opposition aux dermoïdes cutanés que nous
venons de décrire. Lannelongue, à qui nous devons d'avoir appelé l'attention

[1] Principalement dans l'ovaire.
[2] Nous avons vu, au chapitre des *Épithéliomes*, qu'un dermoïde pouvait devenir le point
de départ d'un cancroïde.
[3] Broca, *Arch. d'ophtal.*, 1885.
[4] Giraldès, cité par Lannelongue.
[5] Cas de Plouquet, cité par Heurtaux. Tübingen, 1798.

sur cette variété, fait observer que tantôt le kyste est mucoïde dans sa totalité, que tantôt il est en partie muqueux et en partie cutané.

Comme exemple des premiers, nous pouvons citer les kystes du cou où l'on a trouvé un revêtement épithélial à cils vibratiles [1]; comme exemple des seconds, les cas où des cavités à parois de muqueuses ont été constatées dans des tumeurs dermoïdes de l'ovaire, du scrotum, du coccyx, etc.

Je ne pense pas qu'il faille, à l'exemple de Trévoux [2], confondre avec ces kystes dermoïdes muqueux, les kystes prolifères qui forment la plupart des

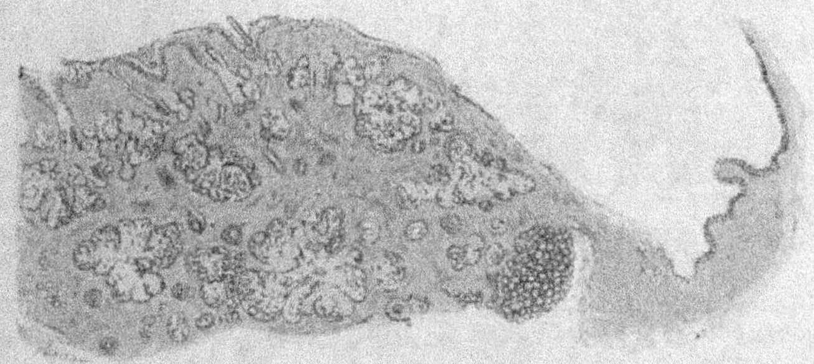

Fig. 196. — Tumeur kystique de l'ovaire (d'après Pouplard). Continuité d'un revêtement épithélial cylindrique avec un revêtement épidermique.

kystes ovariques que nous opérons [3]; c'est aller bien loin dans la spécificité cellulaire que de ranger ceux-ci parmi les tumeurs à tissus multiples, sous prétexte qu'on y rencontre trois sortes d'épithéliums adultes (cylindrique simple, caliciforme, cylindrique à cils vibratiles), non transformables les uns dans les autres. En réalité, ces productions ne méritent le nom de complexes que lorsqu'elles viennent s'ajouter à un dermoïde [4]; sinon j'aurais plus de tendance à les rapprocher des adénoïdes de la mamelle et d'en faire une classe de tumeurs intermédiaires aux tumeurs simples et aux tumeurs complexes.

2 TUMEURS KYSTIQUES

Nous pouvons prendre comme types les tumeurs sacro-coccygiennes : ordinairement ces tumeurs renferment des parties solides et des kystes.

Les parties solides se composent de fibres musculaires lisses et striées et de masses osseuses, conjonctives et cartilagineuses; çà et là existent parfois des traînées de cellules épithéliales rappelant les formations glandulaires [5]. Les poches kystiques sont plus ou moins nombreuses, inégalement développées; les unes sont tapissées par un véritable épiderme; dans les autres, les épithéliums

[1] Nélaton, Houel, Tapret, cités par Lannelongue.
[2] Trévoux, *Des tumeurs à tissus multiples*. Thèse de Lyon, 1888.
[3] C'est pour éviter cette confusion qu'au sujet d'une communication de Lannelongue à la Soc. de chir., 1889, je m'étais élevé contre le terme « mucoïde », et que j'avais proposé celui de dermoïde muqueux.
[4] Pourinel, *Arch. de phys.*, 1887.
[5] Observation Tourneux. Thèse Lachand, 1885. — Observation Ranvier.

cylindriques, ciliés ou non, prédominent ; d'autres enfin n'ont pour revêtement qu'un endothélium et forment de véritables kystes séreux. En somme, ces pro-

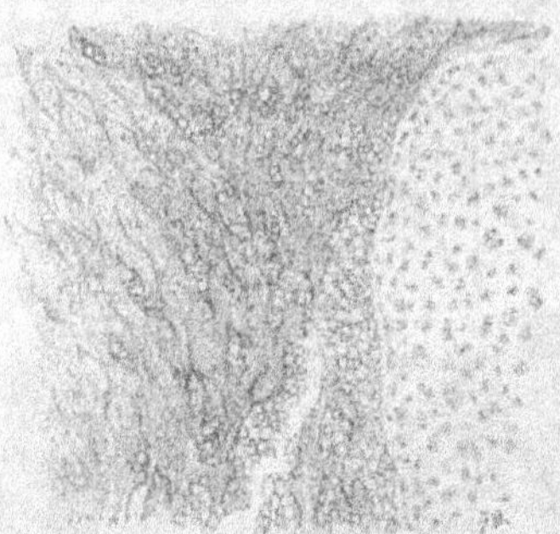

Fig. 105. — Tumeurs à tissus multiples (d'après Nicolle, faible grossissement).

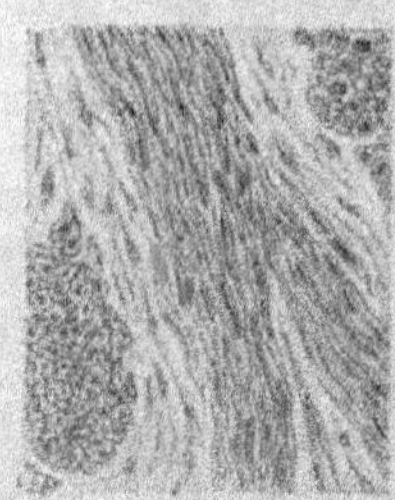

Fig. 107. — Fibres lisses.

ductions ne diffèrent des kystes dermoïdes que par la variété et la multiplicité des poches et par la prédominance des tissus que nous avons déjà étudiés dans

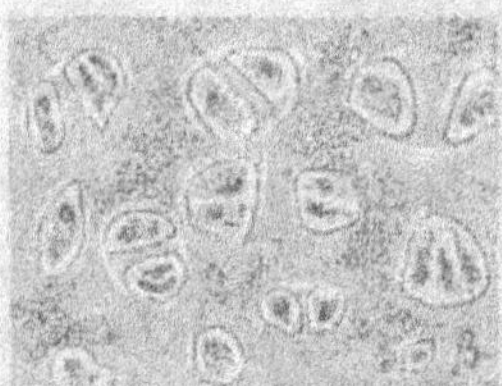

Fig. 108. — Cartilage.

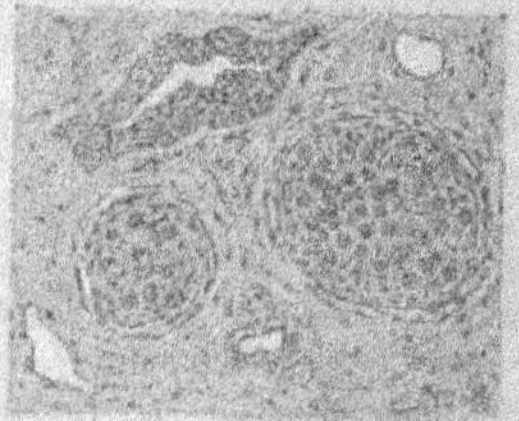

Fig. 109. — Troncs nerveux.

les parois des kystes uniloculaires ; on peut d'ailleurs facilement retrouver tous les intermédiaires entre le dermoïde le plus simple et la tumeur la plus complexe.

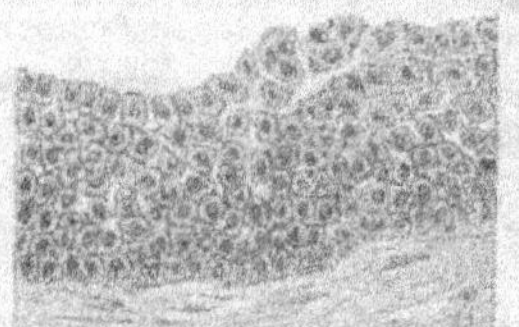

Fig. 110. — Paroi de kyste.

Le siège de cette variété à la région sacro-coccygienne est le plus commun ; mais on peut l'observer sur d'autres points, et en particulier dans le scrotum [1], dans le cordon ombilical [2], à la voûte du palais [3], au cou, au maxillaire inférieur, etc.

Dans certaines tumeurs complexes, et spécialement dans celles qu'on a observées chez le fœtus (Trévoux), les tissus embryonnaires sont en plus grande abondance, et on trouve, par exemple, au milieu de masses kystiques, des noyaux de

[1] VERNEUIL, Arch. de méd., 1845, et Soc. de chir., 1878.
[2] BUDIN, Arch. local, 1888.
[3] ARNOLD, Arch. de Virchow, cité par Trévoux.

myxome de sarcome ou de carcinome; dans une observation de Braune [1], on rencontrait, disséminés dans la même tumeur sacro-coccygienne d'un fœtus, du carcinome, du sarcome, du lipome, de l'enchondrome et des kystes [2], ces productions complexes ont généralement été présentées sous le nom de kysto-sarcomes-congénitaux.

5° TUMEURS SOLIDES

Les tumeurs complexes solides sont plus rares : on peut y ranger (à côté des productions précédentes dans lesquelles les kystes seraient restés à l'état microscopique), certains chondromes de la parotide, des tumeurs, développées aux dépens des éléments embryonnaires des dents, les odontomes (Trévoux), etc.; j'en écarte les fibro-chondromes branchiaux, car ce sont plutôt des malformations de l'appareil branchial que de véritables néoplasmes. Je sais bien d'ailleurs qu'il n'est pas toujours facile de distinguer ces deux processus l'un de l'autre, et nous allons en trouver la preuve dans l'étude de la pathogénie des tumeurs complexes.

Pathogénie.

Presque toutes les tumeurs complexes, sinon toutes, sont d'origine congénitale; elles sont susceptibles de rester longtemps stationnaires à l'état latent pour ainsi dire, pour prendre à un moment donné un accroissement plus ou moins rapide; aussi paraissent-elles parfois se développer primitivement chez l'adulte alors que leur existence remontait jusqu'à la naissance (Frænkel) [3], (Lannelongue).

Bien des théories ont été émises pour expliquer l'origine des tumeurs complexes : la plupart ont le grave défaut de ne s'appliquer non seulement qu'à une variété, mais encore qu'à une localisation spéciale d'une variété. Presque toutes parlent de l'origine congénitale de ces tumeurs et recherchent par suite la raison de leur formation dans une anomalie du développement.

Nous avons vu que certaines tumeurs complexes présentent comme une ébauche d'organisation, qu'elles renferment des tissus d'un ordre élevé, tels que des muscles striés, de la peau, et même des éléments nerveux (tubes et cellules); or, il est possible de trouver toute une série d'intermédiaires entre ces productions et d'autres plus complexes encore qui contiennent des portions de fœtus nettement reconnaissables; il y aurait donc ainsi une véritable échelle tératologique commençant au kyste dermoïde simple et aboutissant à l'inclusion fœtale. On a admis, par suite, que toutes ces tumeurs rentrent dans les faits de diplogenèse avec inclusion [4] : deux fœtus se sont développés simultanément aux dépens du même œuf, l'un d'eux s'est arrêté dans son développement, et ce sont ses débris plus ou moins organisés suivant la période de l'arrêt, que nous retrouvons inclus chez son frère, le porteur de la tumeur

[1] BRAUNE, cité par Trévoux.
[2] Voy. également observ. Panas, Soc. de chir., 1879.
[3] FRÆNKEL, Wiener med. Wochenschrift, 1885.
[4] PICNÉ, Soc. anat., 1846. — CORNIL et BRISSON, Arch. de phys., 1885.

complexe. Cette pathogénie paraît vraie si l'on se contente de l'appliquer aux cas où l'on a observé de véritables segments de membres; elle est inapplicable à la plupart des kystes dermoïdes, sans compter qu'elle ne donnerait nullement la clef de certains détails, tels que le nombre considérable des dents, l'existence d'un kyste dermoïde dans chaque ovaire, etc.; nous devons admettre avec Broca, Lebert, Lannelongue, etc., que la théorie de la *diplogenèse* ne paraît convenir qu'à des cas exceptionnels.

Beaucoup plus satisfaisante est la nouvelle théorie que vient d'exposer Repin dans sa thèse [1]. Pour Repin, à l'origine de tout kyste dermoïde il y a un ovule; chaque kyste représente un embryon rudimentaire, mais cet embryon ne provient pas d'un ovule fécondé, il provient du développement parthénogénétique de l'ovule : La segmentation du vitellus et la formation d'un blastoderme en dehors de toute fécondation sexuelle, est un fait général dans toute la série animale; elle peut aller chez les Articulés jusqu'à la génération d'un animal viable; dans l'espèce humaine, Morel a observé des ovules dans lesquels la segmentation était aussi dessinée que dans les œufs fécondés. « Dans cette manière de voir, les dermoïdes de l'ovaire résulteraient d'une dégénérescence spéciale de l'ovule associée le plus souvent (puisque ces kystes sont mixtes en général) à une prolifération consécutive de l'épithélium du follicule de de Graaf. »

Je ne m'arrête pas à discuter la théorie de l'*hétérotopie* de Lebert, qui suppose la formation de toutes pièces, au sein des organes, de tissus aussi différenciés [2], ni celle de la *grossesse extra-utérine*.

J'arrive à une pathogénie plus solide, émise pour la première fois en 1852 par Verneuil, et que cet auteur a tenté dans la suite de généraliser : je veux parler de la théorie de l'*enclavement*. Verneuil, frappé par la fréquence des kystes dermoïdes au voisinage de l'orbite et au cou, c'est-à-dire en des points où existent chez l'embryon les fentes branchiales, émit cette idée que, dans un travail anormal d'occlusion de ces fentes [3], il pourrait se produire un pincement du tégument externe et par suite un enclavement d'un petit sac cutané; ce petit sac se développant avec tous ses éléments deviendrait un kyste dermoïde.

Cette théorie s'est plus tard un peu modifiée en s'adaptant à une connaissance plus complète de l'évolution branchiale [4]. Les fentes branchiales doivent disparaître par fusionnement de leurs bords; que ce fusionnement soit incomplet, et il pourra se produire, suivant les cas, un kyste dermoïde (muqueux, cutané, ou cutanéo-muqueux), ou une fistule branchiale.

J'ai montré, dans ma thèse d'agrégation [5], que, d'après les travaux des embryologistes modernes, le développement des arcs branchiaux n'est pas aussi simple qu'on l'avait supposé, et fait beaucoup de réserves sur les descriptions un *peu théoriques* [6] qu'on a données de la disparition normale ou anormale des fentes branchiales. Pour moi, le grand mérite de Verneuil a été de chercher dans une anomalie locale du développement l'explication des productions qui nous occupent : j'admets avec lui qu'il existe une relation

---

[1] REPIN, *Origine parthénogénétique des kystes dermoïdes de l'ovaire.* Thèse de Paris, 1882. Repin a repris en développant une idée de M. Duval.
[2] Acceptée par Follin.
[3] La cause fréquente serait une adhérence du tégument aux pièces du squelette.
[4] GUSSET, Thèse de Paris, 1877.
[5] Des arcs branchiaux chez l'homme. Thèse d'agrég., 1886.
[6] Pour ne pas dire fantaisistes.

étroite de cause à effet, entre les kystes dermoïdes du cou et de la tête et le développement de l'appareil branchial; je ne suis pas aussi sûr qu'il faille toujours invoquer le pincement et l'enclavement, je me demande s'il ne faut pas dans une large mesure faire entrer en ligne de compte un processus d'*involution épithéliale* ([1]).

Du reste, les défenseurs de l'enclavement sentent bien actuellement que cette pathogénie ne peut être généralisée sans quelques modifications; si, à la *rigueur*, les kystes du scrotum et de la région sacro-coccygienne peuvent s'y rattacher, les dermoïdes de l'ovaire, de la cavité thoracique, etc., y échappent. Aussi le terme d'enclavement est devenu plus général (sous la plume de Lannelongue), et s'applique au développement normal des ovisacs aux dépens des tubes de Pflüger. N'est-ce pas sortir de la théorie purement mécanique de Verneuil et de ses élèves, et tendre vers celle à laquelle nous faisions allusion plus haut, c'est-à-dire à la théorie d'une involution épithéliale anormale aboutissant à la formation de germes qui resteront ou non stationnaires dans la suite. C'est, en somme, la théorie de Conheim appliquée et limitée, comme nous le disions au début de cet article, aux tumeurs à tissus multiples.

La théorie de la *cellule nodale* de Bard ([2]) se rapproche, bien qu'il s'en défende, de la théorie de Conheim; comme ce dernier, Bard suppose au sein d'un organe la persistance d'éléments embryonnaires, seulement il applique à ces cellules sa théorie du développement cellulaire par dédoublement successif, théorie très ingénieuse et que je vais exposer en quelques mots : chez l'adulte, les types cellulaires sont nettement différenciés, il n'y a que des processus de prolifération cellulaire; chez l'embryon, les cellules plus complexes ne font pas que se multiplier, elles se dédoublent pour ainsi dire pour donner naissance aux divers types qu'elles renfermaient en germe : type épithélial, musculaire, nerveux, etc., c'est à ces cellules complexes de l'embryon que Bard donne le nom de cellules nodales. Les tumeurs à tissus multiples étant nées pendant la période embryonnaire, ne peuvent descendre que des cellules nodales et, suivant que leur origine remontera à une époque plus ou moins rapprochée de la formation primitive des feuillets blastodermiques, leurs cellules nodales, moins dédoublées, donneront naissance à des tissus de plus en plus complexes.

ÉVOLUTION DES TUMEURS COMPLEXES

Je ne puis présenter ici l'histoire clinique des tumeurs à tissus multiples; elle sera faite avec plus de profit dans les articles de pathologie régionale, je ne ferai qu'insister sur l'époque tardive à laquelle ces productions prennent tout leur accroissement et attirent ainsi l'attention du malade et du médecin. Il existe donc une *période latente*, prouvée par les résultats d'autopsies d'ovaires faites chez des petites filles, et une *période d'accroissement*.

D'une façon générale, les tumeurs complexes observées après la naissance,

---

[1] Lannelongue présente comme une preuve de la théorie de l'enclavement les résultats des expériences de Masse, qui a greffé des lambeaux de peau dans le péritoine de jeunes rats blancs : les expériences de Masse ne prouvent à mon sens qu'une chose, c'est que les greffes cutanées qu'on a réussi à obtenir, s'enkystent, elles ne démontrent nullement que les dermoïdes résultent dans tous les cas d'un déplacement et d'une inclusion de la peau.

[2] Bard, *Lyon médical*, 1888, et Th. Thévoux, *Loc. cit.*

ont un développement lent et constituent des tumeurs bénignes, sans tendance à l'infection locale ou générale; on remarquera toutefois que les tissus d'origine congénitale sont susceptibles de se comporter comme les tissus correspondants de l'adulte; une paroi cutanée de kyste peut devenir l'origine d'un épithéliome pavimenteux [1], une paroi muqueuse du kyste ovarique complexe, peut donner naissance à des productions mucoïdes en tout semblables à celles qui se développent sur un ovaire normal d'adulte. Il se produit ainsi une superposition de tissus néoplasiques d'adultes et de tissus néoplasiques d'embryon, avec toutes les conséquences possibles au point de vue de la généralisation [2] : comme le dit Trévoux, *ce sont des tumeurs de tumeurs*.

Si les tumeurs complexes observées chez l'adulte sont en général bénignes [3], il n'en est pas de même de toutes celles qu'on a rencontrées chez le fœtus [4]. Il existe, nous le savons, chez le fœtus, des tumeurs à tissus multiples dont les éléments sont tous à l'état embryonnaire : ces tumeurs ont la plupart du temps un volume énorme, elles ne tardent pas à amener la mort soit avant la naissance, soit peu de temps après.

[1] Babinsky et Cornil, Soc. anat. *Loc. cit.*
[2] Observ. de Coster. In *Obstetr. Soc. of London*, 1884.
[3] J'entends par là tumeurs à évolution bénigne, quelle que soit la gravité des accidents locaux.
[4] Th. Trévoux.

CHAPITRE VII

APPENDICE AUX TUMEURS

À l'exemple des traités classiques, j'aurais dû placer au chapitre des Tumeurs une description générale des kystes et l'histoire de l'angiome et du lymphangiome.

Pour ce qui est des kystes, j'éprouve un peu d'embarras : il existe assurément dans la plupart des néoplasmes un processus de formation kystique, je l'ai mentionné à propos de chaque espèce. Il ne me resterait à décrire qu'un certain nombre de kystes congénitaux à contenu séreux; cette description trouvera en partie sa place à la pathologie régionale (¹). Je renonce à parler, à propos des tumeurs, de tous les kystes en général, qu'ils soient néogènes ou progènes; je ne vois en aucune façon l'utilité d'écrire un chapitre de pathologie qui rassemble des productions aussi dissemblables que les kystes hydatiques, les dermoïdes, les hygromas, les loupes, les hydropisies tuberculeuses des gaines synoviales, etc.

Quant aux angiomes et aux lymphangiomes, la question est plus délicate; assurément, au sens propre de la définition, ce sont des tumeurs; il y a production d'un tissu nouveau, le tissu vasculaire, qui tend à persister et à s'accroître; remarquons toutefois qu'un certain nombre de taches et même de tumeurs érectiles sont susceptibles de disparaître spontanément. « Le professeur Depaul estime que le tiers des enfants nés à la Clinique ont des taches érectiles plus ou moins larges, sans saillie ou très légèrement saillantes, qui disparaissent pour la plupart spontanément au bout de quelques jours ou de quelques mois (²) ». L'angiome paraît bien plus se rapprocher de la malformation que de la tumeur proprement dite, c'est une malformation locale du système vasculaire, ordinairement congénitale, susceptible de s'arrêter et de rétrograder ou de s'accroître jusqu'à donner naissance à toute une série de dilatations artérielles (anévrysmes cirsoïdes) (³). Il importe de distinguer des angiomes les productions vasculaires qui accompagnent le développement de tout néoplasme, et dont l'exagération nous a donné dans chaque espèce les formes dites télangiectasiques. Cette distinction (⁴) est facile, lorsqu'il s'agit des télangiectasies des tumeurs malignes, sarcomes ou carcinomes; elle l'est moins lorsque c'est une tumeur bénigne qui subit la transformation angiomateuse, et l'on conçoit par exemple qu'il puisse être anatomiquement impossible de différencier un lipome en voie de transformation érectile, d'un angiome lipomateux. Quoi qu'il en soit, je n'aurai en vue dans ma description que le processus angiomateux observé en dehors des tumeurs (⁵).

(¹) Voir plus loin les lymphangiomes kystiques.

(²) LANCEREAUX, *Anat. path.*

(³) A ce titre, l'anévrysme cirsoïde devrait rentrer dans la description des tumeurs; c'est l'avis de Billroth qui, néanmoins, se conformant aux habitudes reçues, traite ces deux maladies dans un chapitre différent.

(⁴) La plupart des chirurgiens anglais, au commencement de ce siècle, ont fait la plus grande confusion des tumeurs érectiles avec les cancers vasculaires qu'ils désignaient sous le nom de *fungus hæmatodes.*

(⁵) De même que le lipome, le fibrome subit assez fréquemment la transformation angiomateuse ou plutôt caverneuse (polypes naso-pharyngiens).

I

ANGIOMES [1]

On définit les angiomes des productions principalement constituées par des vaisseaux de nouvelle formation; on les appelle encore *angionomes* et, plus habituellement, *tumeurs érectiles* [2].

Anatomie pathologique.

La grande majorité des angiomes ont pour siège la peau et le tissu cellulaire sous-cutané, d'autres occupent les muqueuses, les muscles, les os [3], les glandes telles que les glandes salivaires, le foie, les reins, la rate, etc.

Les angiomes cutanés ou sous-cutanés ne se rencontrent pas indifféremment dans tous les points du corps, ils affectent une prédilection marquée pour certaines régions telles que les régions crânienne et faciale.

Ainsi, sur 520 cas, Parker [4] a indiqué comme siège [5] :

La face	95 fois
Le cuir chevelu	94 —
Le tronc	96 —
Les membres	42 —
Les organes génitaux	12 —

Sur 151 cas, Porta avait noté :

La tête	107 fois
Le cou	6 —
Le tronc	16 —
Les membres	17 —
Les organes génitaux	5 —

Tantôt la production érectile est limitée à la peau ou bien au tissu cellulaire sous-cutané, tantôt, et plus souvent, elle est à la fois cutanée et sous-cutanée. Dans la forme cutanée, elle peut se réduire à une simple tache plus ou moins étendue en surface, d'un rose vif ou lie de vin; à cette forme s'appliquent

[1] BELL, *Surg. works*, t. I. — BILLROTH, *Élém. de pathol.* — BŒCKEL, art. ERECT. In *Dict. Jaccoud.* — BROCA, *Traité des tumeurs.* — DEBIERRE, art. ERECT. In *Dict. Dechambre.* — FOLLIN, *Traité de pathol.* — HOLMES COOTES, *Med. Gaz.*, 1858. — LANOUILLÉINE, *Thèse sur le nævus*, 1854. — LALLEMAND, *Arch. de méd.*, 1855. — LANCEREAUX, *Anat. pathol.* — MONOD, *Étude sur l'angiome simple.* Thèse, 1873. — J.-L. PETIT, *Œuvres posthumes*, 1774. — PORTA, *Dell' angiectasia.* Milano, 1861. — ROBIN, *Mém. sur l'anat. des tum. érect.*, et Soc. de biol., 1855. — TERRIER, *Anév. cirsoïde.* Thèse d'agrég., 1872. — VIRCHOW, *Ueber cancer. Geschw. und Telang.* In *Arch. für pathol. Anat.*, 1854.

[2] Le nom de tumeurs érectiles leur a été donné par Dupuytren, celui d'angiomes par Virchow. On les a encore appelés loupes variqueuses (J.-L. Petit), anévrysmes par anastomoses (Bell), angiectasies (de Graefe). J.-L. Petit a le premier indiqué la nature vasculaire des tumeurs érectiles; avant lui on ne connaissait que les taches érectiles ou signes (seing d'A. Paré).

[3] Les tumeurs érectiles des os ne sont peut-être que des sarcomes angioplastiques.

[4] PARKER, *Transact. of the Clinical Soc. of London*, 1880.

[5] Virchow a fait remarquer la fréquence des angiomes sur le trajet des fentes branchiales (angiomes fissuraux).

spécialement les dénominations de *signes*, *taches érectiles*, *nævi materni*; il ne faut pas les confondre avec certaines taches ou certaines productions verruqueuses, plus ou moins colorées, connues sous le nom de nævi pigmentaires; on trouvera la description de ces derniers dans la littérature dermatologique[1]. Ici le fait prédominant est la production de pigment, la mélanodermie, la télangiectasie qui s'y ajoute parfois n'est pas constante et paraît secondaire.

La classification des angiomes a beaucoup varié suivant le point de vue où l'on s'est placé. Les uns, tenant principalement compte de la nature du tissu envahi, ont distingué des angiomes cutanés et sous-cutanés, des angiomes des muqueuses et des angiomes viscéraux; d'autres, frappés surtout par la différence de coloration que présentent les tumeurs érectiles, avaient cru pouvoir en inférer leur origine dans telle ou telle partie du système circulatoire et les avaient divisés en tumeurs artérielles, veineuses et mixtes ou intermédiaires[2]. Nous verrons à l'étude de l'évolution des angiomes que c'est là une conception erronée. La division la plus scientifique est sans contredit celle de Virchow[3]; elle est basée sur des caractères anatomiques facilement appréciables. Parmi les angiomes, en effet, on trouve des productions formées de vaisseaux nettement isolés, à parois distinctes : ce sont les *angiomes simples*; d'autres ne sont plus simplement composées de capillaires juxtaposés et dilatés, on y observe un véritable tissu aréolaire analogue à celui des organes érectiles : ce sont les *angiomes caverneux*.

Angiomes simples. — L'angiome simple consiste essentiellement en une réunion de capillaires dilatés et flexueux : leur dilatation est tantôt assez régu-

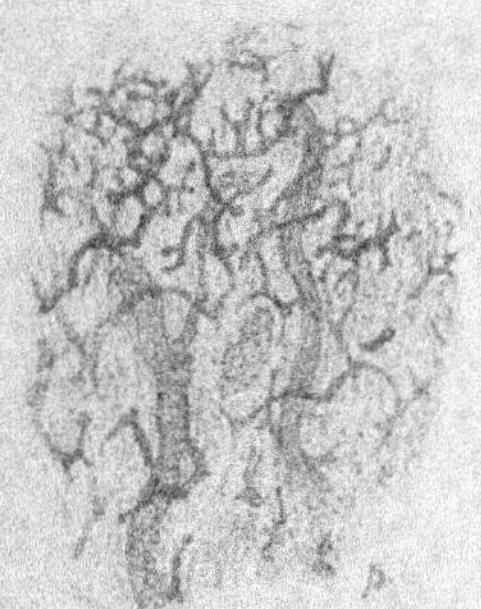 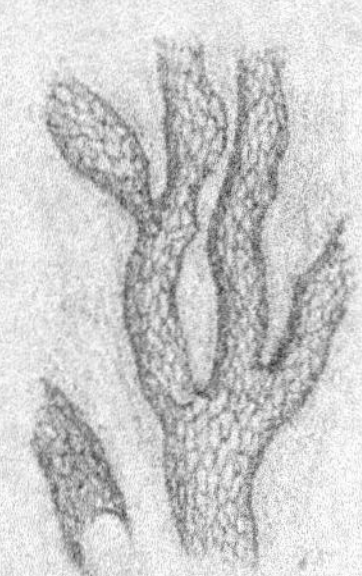

Fig. 111 et 112. — Anévrysme cirsoïde traité par la nitratation
(préparation de Malassez, observation Terrier).

lière, cylindrique, tantôt inégale et bosselée; elle porte à la fois sur la largeur et sur la longueur. Il est assez difficile, à cause du retrait des parties, d'apprécier exactement le degré de dilatation en largeur; celle-ci paraît devoir souvent atteindre et dépasser 40, 50 et 60 μ; il est fréquent, du reste, de trouver côte à

[1] Voy. Bärensprung, *Ann. der char. Krank.*, Bd. III, 1863. — Simon, *Arch. f. Derm. und Syph.*, 1872. — Campana, *Arch. d. malat. vener. et pell.*, 1876. — Hyde, *Journal of cut. and ven. dis.* New-York, 1885. — White, *Journal of cut. and ven. dis.* New-York, 1885.
[2] On voit que le mot « tumeur érectile mixte » a été appliqué dans deux sens différents; pour les Anglais, tumeur mixte veut dire tumeur érectile à la fois cutanée et sous-cutanée.
[3] Elle a été adoptée par la plupart des pathologistes.

côté des vaisseaux d'inégal calibre. La dilatation en longueur se traduit par les flexuosités et les pelotonnements des capillaires dont l'enchevêtrement échappe à toute description. On admet généralement que ces pelotons vasculaires ne sont pas seulement le résultat de la dilatation des vaisseaux préexistants, mais

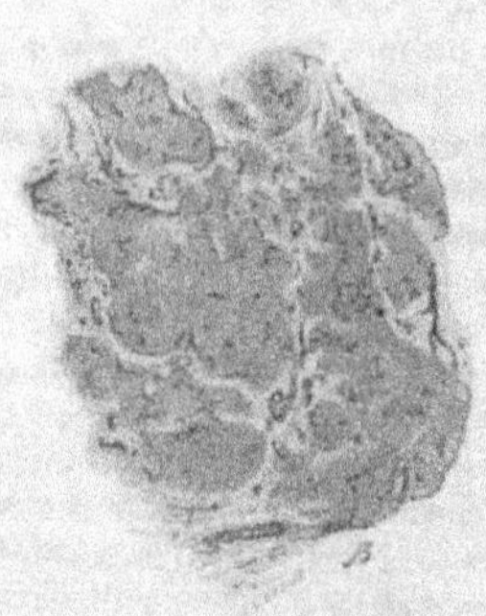

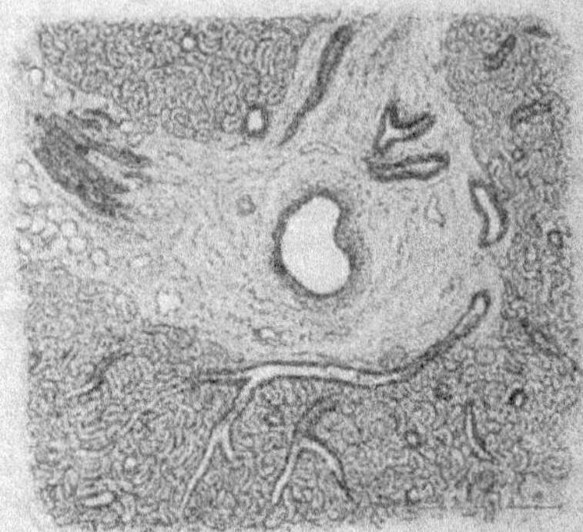

FIG. 113. — Angiome de la peau (préparation Brault), faible grossissement montrant seulement la disposition des lobules.

FIG. 114. — Cloisons conjonctives séparant les lobules.

qu'il y a une production nouvelle de capillaires : cette néoformation paraît en effet probable, à en juger par le grand nombre de vaisseaux qu'on trouve en certains points tassés les uns contre les autres. On suppose plutôt qu'on ne

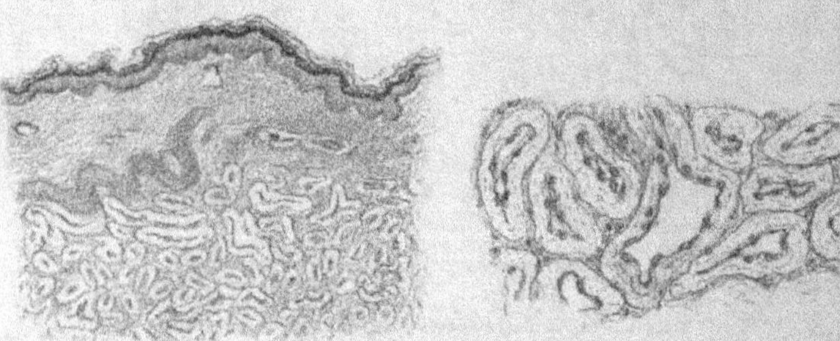

FIG. 115 et 116. — Même préparation que dans la figure 113 à un plus fort grossissement.

démontre que cette multiplication s'opère par bourgeonnement des parois vasculaires. On n'a guère non plus, que je sache, découvert dans la substance des angiomes simples, des cellules vaso-formatives, dont le protoplasma se creuserait de cavités et dont les pointes iraient se mettre en communication avec la cavité des capillaires anciens. Je rappelle que ce processus a été au contraire observé nettement dans certaines variétés de sarcomes appelés angioplastiques; il est possible qu'il existe ici et que son observation nous soit seulement masquée.

[QUÉNU.]

En général, l'angiome simple ne présente pas de limites précises; il n'est pas, à l'instar des tumeurs bénignes, entouré d'une capsule qui l'isole des tissus environnants; c'est à peine si, dans certains cas, on a mentionné à sa face profonde une mince toile celluleuse.

Lorsqu'on étudie sa structure à l'aide des dissociations, on y observe assez souvent de petites granulations du volume d'un grain de mil et même d'un pois; l'origine de ces granulations signalées par Porta[1] a reçu de Billroth l'interprétation suivante : On sait que les petits appareils annexés à la peau, glandes sudoripares, follicules pileux et glandes sébacées, ont chacun une distribution vasculaire dans une certaine mesure indépendante; chacun de ces petits systèmes vasculaires devenant angiomateux, il en résulterait une configuration lobulée de la masse totale. La lobulation dépendrait donc du développement simultané de l'angiectasie dans plusieurs petits départements vasculaires distincts; il est possible aussi qu'elle soit due dans quelques cas à la réaction du tissu conjonctif au milieu duquel se trouve le bourgeonnement vasculaire.

Cette division des angiomes en lobules s'apprécie très bien sur les coupes. On peut constater en effet à un faible grossissement que la tumeur érectile est décomposable en îlots uniquement formés de vaisseaux capillaires et séparés les uns des autres par du tissu conjonctif; à l'intersection de trois ou quatre îlots, on aperçoit des espaces conjonctifs plus importants, véritables espaces interlobulaires (qui rappellent de loin les espaces portes hépatiques), et où sont situées les artérioles et veinules; ces derniers vaisseaux sont anormalement dilatés et envoient des branches vers chaque lobule. Les espaces interlobulaires représentent donc bien le hile de chaque îlot vasculaire. Dans chaque lobule on observe la coupe transversale, longitudinale ou oblique des capillaires; en général ces vaisseaux se présentent avec une tout autre apparence qu'à l'état normal; ils ne sont pas seulement dilatés; leurs parois sont extrêmement épaissies, au point de les faire ressembler à des sections de conduits excréteurs glandulaires. Ces parois se montrent composées d'une rangée de cellules endothéliales que vient doubler une tunique hyaline[2] ou légèrement striée, parfois parsemée çà et là de cellules rondes. Dans d'autres cas, un certain nombre de capillaires paraissent seuls hypertrophiés et munis d'une couche hyaline; les autres sont réduits à leur tunique endo-

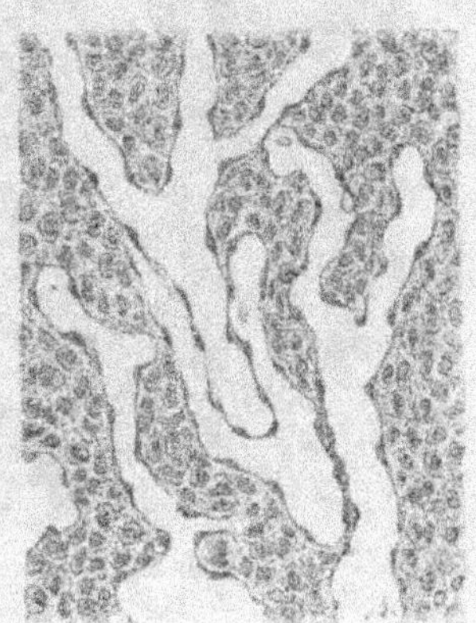

théliale[3]. L'espace qui sépare les capillaires les uns des autres est très variable; dans certaines préparations, les vaisseaux se touchent presque et ne sont séparés que par un peu de tissu conjonctif vaguement fibrillaire; ailleurs,

[1] Porta, *Dell' angiectasia*. Milano, 1861.
[2] Cette description a été faite d'après des préparations de tumeurs érectiles prêtées par Brault et d'après des préparations personnelles.
[3] Voy. fig. 116. Dans ces préparations certaines parties de la tumeur sont en voie de transformation caverneuse.

ce stroma est plus important et consiste surtout en cellules rondes, de sorte que certaines coupes ressembleraient assez exactement par endroits à la coupe de bourgeons charnus dont les vaisseaux seraient dilatés. Notons encore que les cellules rondes se rencontrent spécialement à la face externe et le long des capillaires, comme si elles provenaient d'une prolifération des endothéliums vasculaires [1].

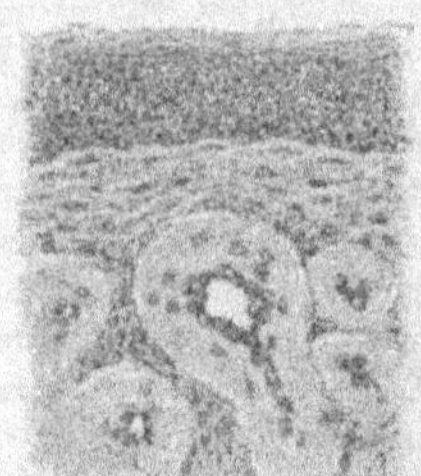

Fig. 118. — Angiome dont le tissu a envahi une grande partie de l'épaisseur du derme.

Il est intéressant d'observer les limites des lobules qui confinent à l'épiderme : parfois le tissu érectile arrive jusqu'au contact du revêtement épidermique et n'en est plus éloigné que par un mince liséré conjonctif ; dans d'autres cas, la peau se présente avec tous ses éléments et ses annexes pileux et glandulaires : les vaisseaux de tous ces organes et ceux des papilles du derme participent, bien entendu, au processus de dilatation, et quelques appareils pilo-sébacés entourés d'une légère gaine fibreuse se montrent véritablement plongés au milieu du tissu vasculaire.

Quelques lobules sont bordés de cellules adipeuses ; il existe là une zone

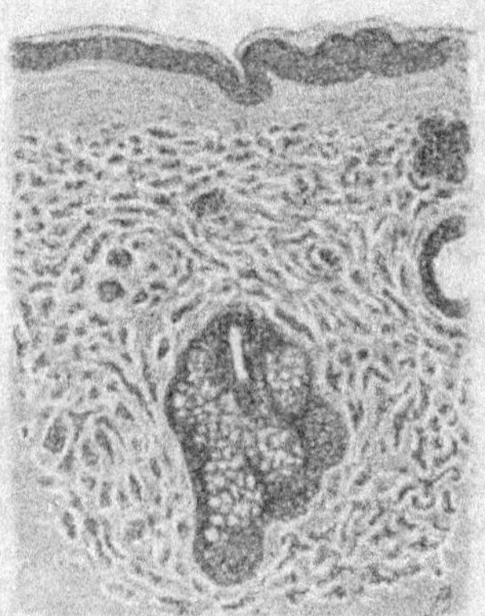
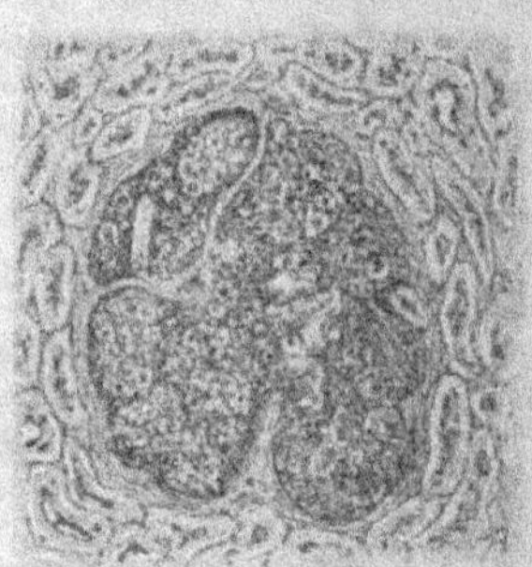

Fig. 119 et 120. — Glande sébacée entourée de tissu angiomateux.

d'envahissement dans laquelle on voit des cellules rondes infiltrées entre les vésicules graisseuses et, au milieu d'elles, des capillaires dilatés.

Dans quelques observations [2] on note que le bourgeonnement vasculaire s'est étendu aux vaisseaux des muscles sous-jacents à la peau.

Nous connaissons peu les altérations des fibres contractiles qui peuvent être la conséquence de cet envahissement, de même que celles du tissu glandulaire, quand une glande est le foyer initial du processus angiomateux. Ces altérations

---

[1] Cet épaississement des capillaires avait fait croire à Broca que nombre de capillaires se transformaient en artérioles ; or ce fait n'a jamais été démontré.

[2] PARKER, *Loc. cit.*

[GUÉNU]

paraissent être d'ordre atrophique, du moins cela résulte d'une analyse faite par Darier d'un cas d'angiome de la parotide [1].

Nous avons peu de documents relatifs à la structure des angiomes simples des muqueuses [2]. Des examens pratiqués par Cornil (thèse d'Arragon), il paraît ressortir que les tumeurs érectiles des muqueuses sont dues à la dilatation des vaisseaux papillaires et du réseau délicat de la couche sous-épithéliale.

Angiomes caverneux. — Les angiomes caverneux ont été observés dans la peau, dans le panicule adipeux sous-cutané (angiomes lipogènes de Virchow), dans les muqueuses, dans les muscles [3], dans les glandes [4], dans le rein et surtout dans le foie.

Sur une coupe, le tissu de ces tumeurs rappelle exactement le tissu caverneux de la verge; il apparaît, sous la forme de trabécules blanchâtres, d'inégale épaisseur, délimitant des lacunes en communication les unes avec les autres.

Les trabécules sont formées de tissu fibreux et des restes du tissu dans lequel l'ectasie caverneuse s'est développée (Billroth); on y a signalé des fibres élastiques, des fibres musculaires lisses et striées, des cellules adipeuses, des *vasa vasorum* et même des filets nerveux [5].

Les cavités limitées par ces trabécules sont tapissées par un endothélium analogue à celui des veines; elles se montrent sur les préparations, tantôt vides et affaissées, tantôt (si l'on a eu soin de plonger la pièce dans l'alcool absolu) distendues par des globules sanguins [6]. Cornil et Ranvier ont fait une

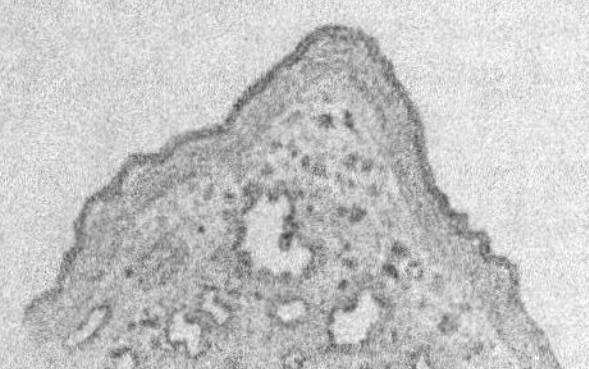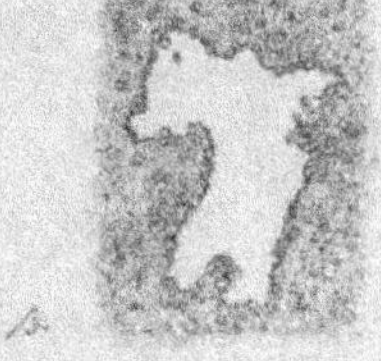

Fig. 121 et 122. — Nævus de la joue (préparation de Darier).

remarque importante, c'est qu'il existe peu de globules blancs au milieu des globules rouges, ce qui semble indiquer une circulation très active.

Cette description des angiomes caverneux s'applique exactement à une série de productions vasculaires, qui pourtant ne méritent pas le nom d'angiomes. La confusion a été faite en particulier avec les formations du tissu caverneux

[1] « Dans les parties éloignées de la tumeur, on retrouve le tissu glandulaire normal; dans son voisinage, les acini sont plus petits, tassés les uns contre les autres; seuls les conduits sécréteurs semblent avoir résisté au processus atrophique. » (Mémoire inédit communiqué par M. Hartmann.)
[2] Voy. Th. Foucher, Paris, 1862. Th. Arragon, 1885. *Mém. de Robin*, Soc. de biol., 1855.
[3] Dans le vaste interne (Robin), dans les muscles de l'éminence Thénar (Virchow), dans le long supinateur (Demarquoy), dans le grand pectoral (Quénu), etc.
[4] Rein parotide.
[5] Esmarck, cité par Cornil et Ranvier.
[6] Sur une coupe de nævus communiquée par Darier, le tissu érectile se montrait sous forme de lacunes irrégulièrement arrondies et entourées de cellules rondes; ces lacunes, espacées les unes des autres, paraissaient appartenir aux capillaires des papilles. Voy. fig. 120 et 121.

qu'on observe dans quelques papillomes de l'urèthre chez la femme, et dans le parenchyme hépatique; c'est ce qui fait que les uns proclament la rareté des angiomes du foie, tandis que d'autres affirment leur fréquence [1].

L'identité de structure n'entraîne en aucune façon l'identité de nature; on conçoit très bien que toute gêne à la circulation veineuse amène une ectasie des veinules, puis des capillaires, et que ceux-ci, d'une *façon toute passive*, arrivent, en fusionnant leurs parois, à faire du tissu caverneux.

L'angiome est avant toute chose une formation vasculaire active, et ce qu'on appelle angiome du foie n'est qu'une angiectasie. Cette interprétation n'est d'ailleurs pas nouvelle, c'est à peu près celle de Journiac [2], c'est celle de Chervinsky [3] et de Hanot et Gilbert [4]. Ces derniers auteurs font observer que ces prétendus angiomes caverneux présentent la plus grande ressemblance avec les plaques congestives du tissu hépatique et qu'ils coïncident le plus souvent avec la congestion du foie, avec des infarctus viscéraux, les affections cardiaques et l'athérome artériel. En résumé, il s'agit d'un processus tout différent de celui de l'angiome.

Il existe néanmoins des angiomes véritables du foie, mais ils sont d'une excessive rareté. Hanot n'en cite que deux cas, celui de Steffen [5] et celui de Chervinsky. Dans ces deux cas, observés chez des enfants, le foie avait subi une augmentation de volume considérable et cliniquement appréciable.

Dans l'observation de Chervinsky, on trouva à l'autopsie un grand nombre de tumeurs dont le volume variait depuis celui d'une lentille jusqu'à celui d'un œuf de poule. Chacune d'elles était entourée d'une enveloppe conjonctive envoyant dans l'intérieur toute une série de bandes fibreuses anastomosées, de façon à circonscrire de petites cavités irrégulières tapissées d'endothélium et remplies de globules sanguins.

ORIGINE ET ÉVOLUTION DES ANGIOMES

La plupart des angiomes, sinon tous, ont une origine congénitale : ils se montrent à la naissance, soit déjà sous forme de tumeur, soit sous forme d'une simple tache cutanée; celle-ci peut rester stationnaire jusqu'à l'adolescence, disparaître même, ou bien se développer, envahir toute l'épaisseur du derme et du tissu cellulaire sous-cutané. Nous avons admis dès notre définition que l'angiome se caractérisait par une néoformation vasculaire; or on sait que les vaisseaux se forment suivant deux procédés : tantôt ils résultent du bourgeonnement d'une anse capillaire, tantôt ils se forment en dehors des vaisseaux préexistants, aux dépens de cellules dites vaso-formatives. Ces cellules, d'abord peu distinctes des globules blancs, s'agrandissent, se creusent de cavités où apparaissent des globules rouges, puis émettent des prolongements ramifiés qui s'anastomosent avec ceux des cellules voisines [6] : ainsi se forme un réseau de capillaires sans circulation, qui, ultérieurement, va se mettre en communi-

---

[1] Lancereaux dit avoir rencontré 25 cas d'angiomes du foie en dix ans.
[2] Journiac, *Contribution à l'étude des angiomes du foie.* In *Arch. de phys.*, 1879.
[3] Chervinsky, *Arch. de phys.*, 1883.
[4] Hanot et Gilbert, *Étude sur les maladies du foie* (loc. cit.).
[5] Steffen, *Ueber Angiom der Leber.* In *Jahrb. f. Kinderheilk.*, 1882.
[6] Cornil et Ranvier.

cation avec les réseaux capillaires où le sang circule. Il est probable que dans l'angiome, la néoformation a lieu d'après le premier procédé, sans qu'on puisse toutefois nier d'une façon absolue l'existence des cellules vaso-formatives, puisque ces dernières existent bien dans certaines tumeurs ([1]).

Les vaisseaux nouvellement formés s'ajoutent aux vaisseaux anciens dilatés et déformés, et peu à peu étouffent les divers éléments du tissu au milieu duquel ils se sont développés ; les éléments glandulaires s'atrophient, les cellules adipeuses disparaissent et bientôt les capillaires arrivent au contact. Alors peut se produire une modification intéressante de la tumeur, sa *transformation d'angiome simple en angiome caverneux*. Broca a très bien vu que l'angiome caverneux n'est, en somme, qu'une terminaison de l'angiome simple, et non une variété absolument distincte. La transition de l'un à l'autre s'observe particulièrement bien dans le tissu adipeux : à côté de lobules où les capillaires sont seulement dilatés et recouverts de nombreuses cellules

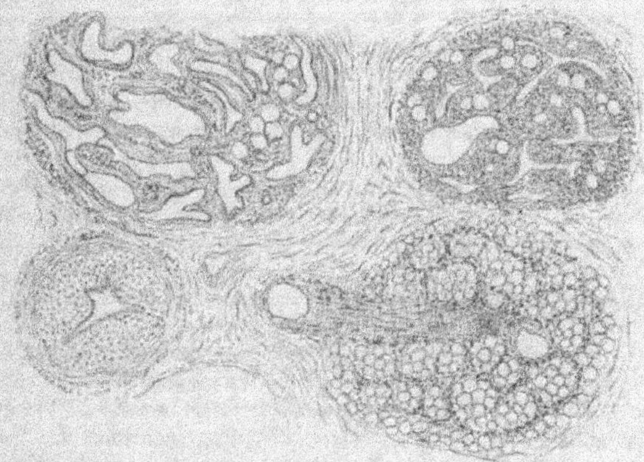

Fig. 125. — Développement d'une tumeur caverneuse dans le tissu adipeux de la joue
(d'après Rindfleisch).

rondes, on trouve d'autres lobules où les capillaires dilatés sont arrivés au contact les uns des autres en formant un système à grandes dilatations caverneuses, le tissu intermédiaire aux vaisseaux disparaît par atrophie et finit par se perforer (Virchow) ([2]).

Simples ou caverneux, les angiomes sont soumis à différentes altérations. Des concrétions pierreuses analogues aux phlébolithes des veines variqueuses ont parfois été observées. Dans d'autres cas, les angiomes subissent les transformations fibreuse, adipeuse ou kystique.

[1] Chervinsky décrit, dans son étude sur l'angiome du foie, des îlots à éléments globo-cellulaires au milieu desquels se trouvent des vaisseaux capillaires : ce serait là de véritables taches laiteuses ; une partie des éléments servirait à faire du tissu conjonctif, l'autre partie à faire des vaisseaux sanguins.

[2] Bixdfleisch fait jouer dans la métamorphose un grand rôle au tissu fibreux ; ce tissu, en se rétractant, amènerait d'une façon mécanique la dilatation des vaisseaux ; la tumeur caverneuse serait ainsi le résultat d'une dégénérescence fibroïde du système capillaire sanguin.

La transformation *fibreuse* ne me paraît être, dans le plus grand nombre des cas, qu'une forme d'inflammation du tissu interposé aux capillaires : cette inflammation peut être le résultat d'irritations externes ou même des conditions nouvelles dans lesquelles s'accomplit la nutrition des éléments conjonctifs. Elle est susceptible d'amener la guérison par suite de la rétraction du tissu fibreux et de l'étouffement des vaisseaux.

La transformation *adipeuse* consiste dans l'infiltration d'un angiome par du tissu graisseux ; un certain nombre de lipomes congénitaux ne seraient autre chose que des tumeurs érectiles dégénérées. Comme, d'autre part, le tissu adipeux est un terrain favorable au processus angiomateux, on est obligé à une certaine réserve dès qu'il s'agit d'établir la priorité de développement de l'un des deux tissus.

La transformation kystique semble assez fréquente : elle est vraisemblablement due, comme le pensait Holmes Coote, à l'isolement d'un segment vasculaire et à sa dilatation consécutive. La constatation d'un endothélium à la surface de ces kystes plaide en faveur de cette pathogénie [1] ; le contenu des kystes est tantôt du liquide sanguinolent, tantôt du liquide séreux [1].

Pour terminer ce qui est relatif à l'évolution anatomique, il me reste à traiter une double et difficile question, celle de l'influence exercée par ces tumeurs sur les artères et veines en connexion avec elles, et le mode de circulation du sang dans les angiomes.

A priori, et toutes choses étant égales d'ailleurs, si entre un vaisseau afférent et un efférent, on allonge le double cône des capillaires, on diminue la vitesse du sang et on prolonge son contact avec les tissus. Mais si, en même temps qu'ils augmentent de longueur, les capillaires se dilatent, on conçoit que l'effet précédent puisse être annihilé, et que le cours du sang puisse même en devenir plus facile. On a enfin le droit de supposer que la dilatation excessive de quelques capillaires réalise l'hypothèse des vaisseaux dérivatifs et établisse une communication *par trop facile* entre les artères et les veines, comparable à celle qui résulte de l'anévrysme artério-veineux. A coup sûr, d'autres facteurs doivent intervenir : tels sont l'augmentation de *nombre* des capillaires, la contractilité propre de leurs parois [2], l'interposition de dilatations ampullaires, etc. Mais à dessein je simplifie et schématise pour faire comprendre comment un même processus, la transformation angiomateuse, est capable, suivant les cas, de gêner la circulation, de l'aider ou même de la favoriser à l'excès.

Un exemple du premier cas nous est donné par les tumeurs érectiles dites veineuses : la coloration violacée de ces tumeurs ne signifie qu'une chose, c'est que le sang y circule lentement, puisqu'il se surcharge d'acide carbonique ; elle n'implique en aucune façon la prédominance des vaisseaux de texture veineuse.

---

[1] D'après une autre opinion, il se formerait des kystes en dehors des vaisseaux et ces kystes se mettraient secondairement, par usure de leurs parois, en communication avec les vaisseaux.

[2] Je ne reviens pas sur la transformation des angiomes en cancers. Il en a été question à l'étiologie des tumeurs épithéliales. Je rappellerai seulement qu'il faut se garder de prendre pour une dégénérescence cancéreuse d'une tumeur érectile, une transformation télangiectasique d'une tumeur maligne.

[3] Voy. les travaux de Rouget, Acad. des sc., 1879. Stricker, *Sitzungsber der K. Wiener Akad. der Wissenschaften*, t. XLI, 1865, etc.

Pour la même raison, l'aspect d'un rouge vif de certains angiomes n'implique aucunement leur structure artérielle; en d'autres termes, il n'existe pas de tumeurs érectiles artérielles et veineuses, il y a des tumeurs érectiles capillaires dans lesquelles la circulation est rapide, et d'autres dans lesquelles elle est lente. Celles-ci ont, en général, une tendance à demeurer stationnaires, celles-là sont plus envahissantes et mènent à la dégénérescence cirsoïde.

La dégénérescence cirsoïde se caractérise par une dilatation des artérioles afférentes et des véinules, de telle sorte que l'ensemble de ces vaisseaux et des capillaires forme une tumeur, la tumeur cirsoïde : à cette tumeur et en dehors d'elle s'ajoute une dilatation des artères qui, de proche en proche, peut s'étendre aux plus gros troncs, et, partie d'un angiome insignifiant du doigt par exemple, peut gagner jusqu'à l'artère humérale. Il y a donc, comme le fait très bien observer Terrier[1], deux choses dans « l'anévrysme cirsoïde » : la tumeur cirsoïde et la dilatation[2] des troncs afférents.

Toutes ces altérations des artères et des veines nous paraissent, à n'en pas douter, être la conséquence de leur communication facile; c'est là le fait primordial[3], et des preuves existent à l'appui. Si, en effet, on compare les lésions des vaisseaux, veines et artères, dans l'anévrysme artéro-veineux et dans l'anévrysme cirsoïde, on constate que les lésions sont analogues; d'autre part, les phénomènes cliniques sont identiques.

Nous avons pu constater tout récemment cette analogie de lésions, grâce à l'obligeance de Terrier et Malassez. Nous avons observé dans le service de Terrier[4] deux malades porteurs d'une tumeur vasculaire du cuir chevelu; la seule différence capitale dans les signes qu'ils présentaient, était que chez l'un d'eux, en appliquant le doigt en un point précis de la tumeur, on faisait cesser les battements : chez ce malade, justement, l'examen de la pièce pratiquée par Malassez et suivant sa méthode[5], démontra anatomiquement la communication artério-veineuse. Or, en analysant la structure des artères et des veines dans cet

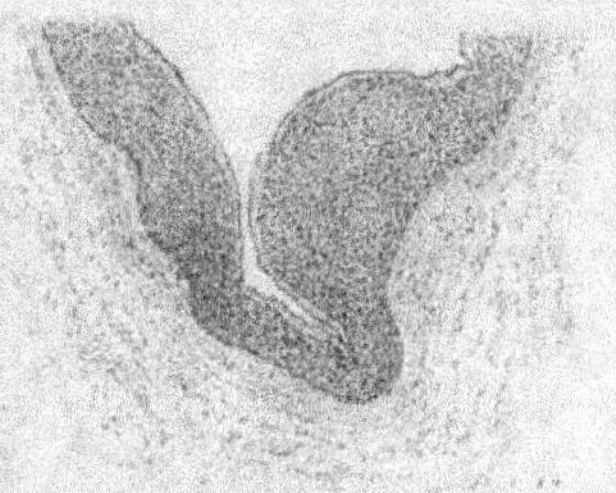

Fig. 124. — Anévrysme artério-veineux (préparation Malassez); coupe d'une veine.

anévrysme artério-veineux, nous trouvâmes des lésions tout à fait comparables à celles qui sont notées dans la tumeur cirsoïde, et que nous avons nous-même constatées sur des pièces.

Dans la tumeur cirsoïde, en effet, comme dans l'anévrysme artério-veineux, on constate du *côté des veines* une hypertrophie des parois des plus remarquables.

[1] Tenaun, *Des anévrysmes cirsoïdes*. Thèse d'agrég., 1872.
[2] Avec dégénérescence de leurs parois.
[3] Broca l'a établi le premier tandis que Heine, admettant que la tension artérielle est exagérée en amont de la tumeur érectile, attribuait à cette augmentation de tension la dégénérescence artérielle puis sa dilatation.
[4] Terrier doit en faire l'objet d'un mémoire.
[5] Injections de nitrate d'argent. Il existe de même un assez grand nombre d'observations dans lesquelles des malades, après un traumatisme du crâne, ont vu se développer au point frappé une tumeur pulsatile, qu'on a qualifiée d'angiome et qui n'était véritablement qu'un anévrysme artério-veineux. — Terrier en rapporte 6 exemples, nous pouvons y joindre l'observation de Larderich (*Arch. de méd. et de pharm. milit.*, 1885).

Dans les préparations d'anévrysmes artério-veineux de Malassez, l'épaisseur des veines est beaucoup plus grande que celle des artères correspondantes; cet épaississement n'est pas le simple fait d'une phlébite banale : il y a manifestement une hypertrophie de la couche musculaire qu'on saisit sur le vif et qu'on ne peut confondre avec une prolifération conjonctive, grâce à la forme en

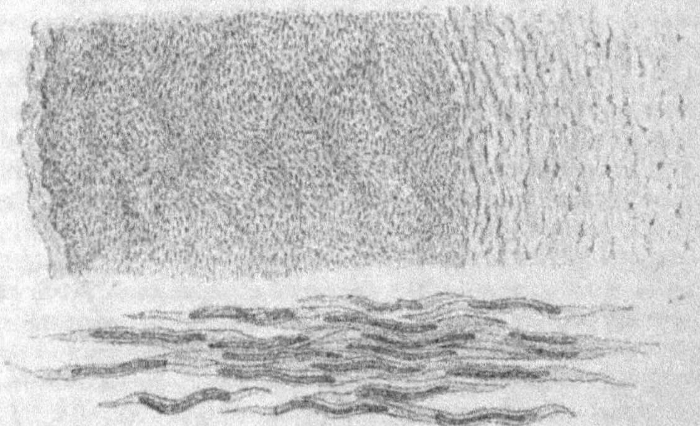

Fig. 124. — Paroi de la veineuse hypertrophiée; hyperplasie des fibres musculaires.

bâtonnet des noyaux([1]); dans certains points, les tuniques semblent envahies par du tissu muqueux mêlé à des fibres lisses embryonnaires.

D'autre part, les autopsies de Letenneur et de Cocteau([2]) établissent dans

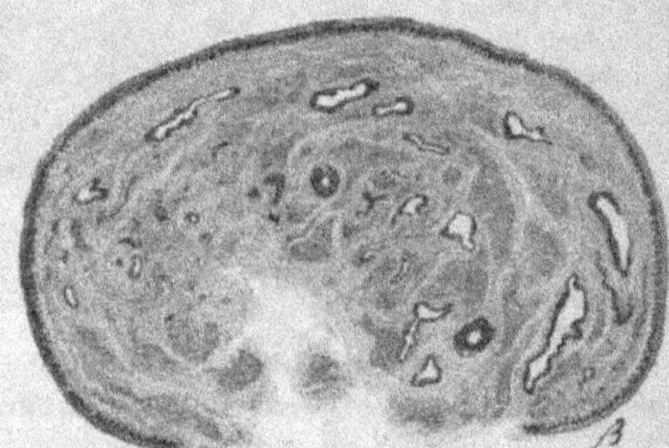

Fig. 125. — Anévrysme cirsoïde du doigt (préparation Darier); coupe d'ensemble.

l'anévrysme cirsoïde une hypertrophie des veines qu'ils caractérisent par le mot *artérialisation*.

Nous avons constaté microscopiquement cette hypertrophie sur des préparations de tumeur cirsoïde d'un doigt, remises à nous par Darier([3]). Sur d'autres pièces, telles que celles de Terrier([4]), l'hypertrophie musculaire n'est plus con-

([1]) Voy. fig. 125.
([2]) Cités par Terrier.
([3]) La pièce venait du service de Després, quelques veines présentaient dans leur tunique externe des paquets irréguliers de fibres élastiques.
([4]) Deuxième malade ayant cette fois une véritable tumeur cirsoïde.

statable, la lésion a subi une évolution plus avancée, et on observe, surtout sur les coupes, de gros vaisseaux à parois fibreuses, denses, pauvres en éléments contractiles et qui semblent des veines transformées.

Du côté des artères, les altérations dans l'anévrysme cirsoïde sont variables pour les mêmes raisons, suivant qu'on les examine à tel ou tel stade du pro-

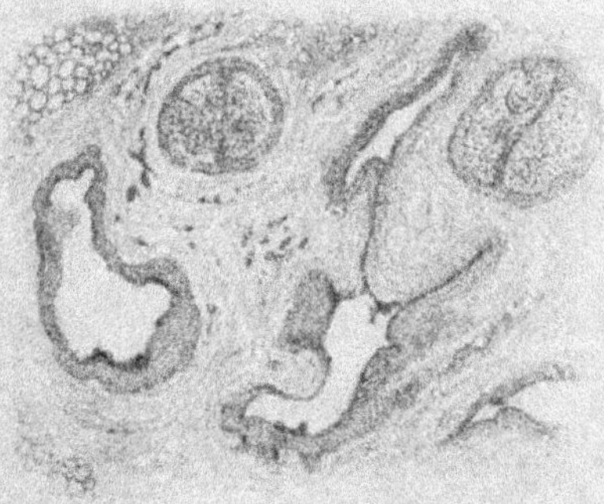

Fig. 127. — Anévrysme cirsoïde du doigt; coupes des veines hypertrophiées.

cessus pathologique : les uns ont constaté un épaississement des tuniques; les autres un amincissement, mais tous ont noté une altération de la structure

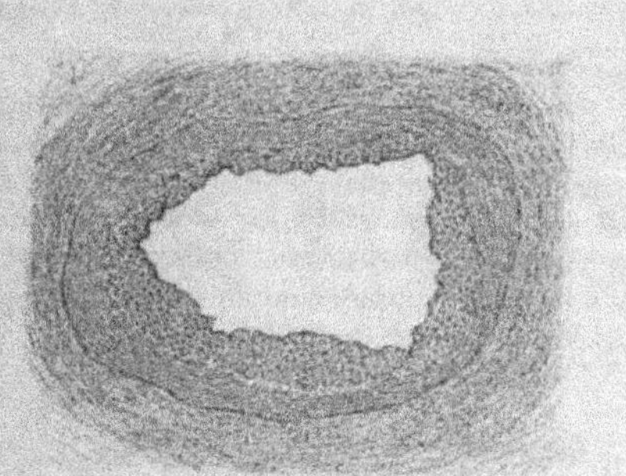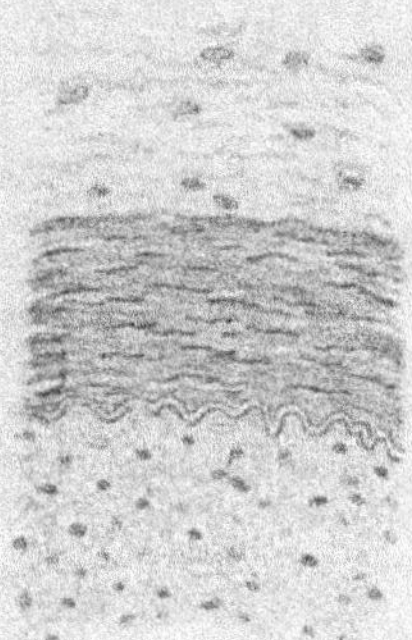

Fig. 128 et 129. — Anévrysme artério-veineux (Malassez), coupe d'une artère.

devant fatalement aboutir à une moindre résistance des parois et à leur dilatation définitive ([1]).

[1] Dans la pièce de Darier, les artères présentent un épaississement des parois dû à de l'endartérite; quelques artères sont thrombosées. Les nerfs sont altérés; on trouve, au centre des faisceaux primitifs, de petits cercles roses d'apparence conjonctive; quelques-uns présentent des striations concentriques et rappellent les globes des endothéliomes. Barling a publié une observation de nævus veineux diffus dans lequel les nerfs principaux étaient épaissis; le nerf tibial était aussi gros qu'un sciatique; le microscope démontra que cet épaississement était dû à de la périnévrite (*Journal of anat. und phys.*, 1885).

Dans la préparation d'anévrysme artério-veineux de Malassez, la tunique musculaire des artères est composée de fibres lisses pâles granuleuses, peu distinctes, sans aucun indice de travail prolifératif[1].

En résumé, à l'envisager dans son ensemble, le processus qui préside aux modifications des parois artérielles et veineuses est analogue dans la tumeur cirsoïde et dans l'anévrysme artério-veineux[2]; il est permis d'en conclure que *c'est le fait de la communication artério-veineuse plus ou moins facile qui domine l'histoire de la circulation des angiomes.*

En dernier lieu, un autre trait commun relie ces deux affections. On sait que

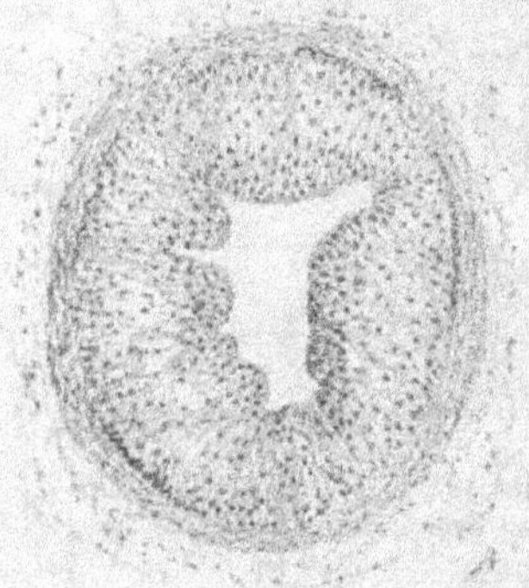

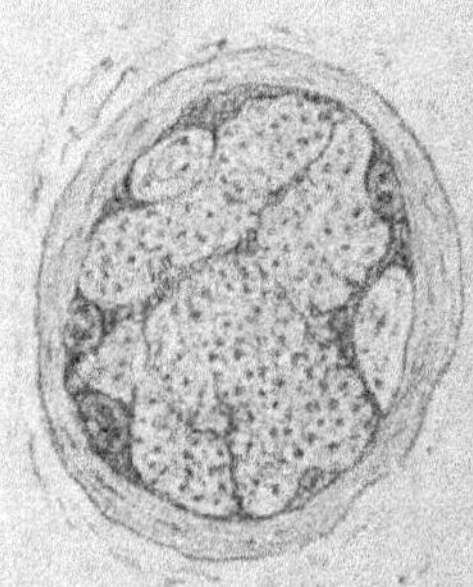

Fig. 150. — Anévrysme cirsoïde du doigt (Darier), coupe d'une artère.　　　Fig. 151. — Anévrysme cirsoïde du doigt, coupe d'un filet nerveux.

l'anévrysme artério-veineux peut être suivi, au bout d'un temps plus ou moins long, de troubles de nutrition, tels qu'une augmentation de volume des os, des muscles, de la peau et de ses annexes. Or, dans quelques angiomes superficiels des membres[3], on a constaté un certain degré d'éléphantiasis et un allongement hypertrophique des os qui peut atteindre 2 et même 4 centimètres pour les os des membres inférieurs. Duzéa a relevé des hypertrophies osseuses analogues dans certains cas de nævi superficiels de la tête et de la face[4].

Étiologie.

Les données étiologiques que nous possédons sont très restreintes : on s'accorde à reconnaître la congénitalité de la plupart, sinon de tous les cas. A la naissance, tout peut se borner à de petites taches minuscules, passant inaper-

[1] Ces altérations sont comparables à la dégénérescence graisseuse observée par Heine et Robin.

[2] Il est probable que les altérations des parois veineuses et artérielles résultent des modifications apportées à la circulation des væso-vasorum par la communication artério-veineuse, quel que soit le mécanisme de celle-ci.

[3] Duzéa. Thèse de Lyon, 1886. Sur quelques troubles de développement du squelette dus à des angiomes superficiels.

[4] L'allongement et l'hypertrophie ne s'observent pas dans les nævi purement pigmentaires et non vasculaires.

cues et qui se développeront plus tard. Il est possible aussi, suivant l'hypothèse
de Parker, que les tumeurs considérées comme acquises ne soient que des
angiomes primitivement sous-cutanés, qui, en se rapprochant graduellement
de la peau, ne sont devenus apparents qu'à une époque plus ou moins éloignée
de la naissance.

Sur 558 malades atteints d'angiomes observés par Parker :

205 avaient moins de.		3 mois.
185	—	6 —
72	—	9 —
38	—	12 —
41	—	2 ans.
9	—	3 —
2	—	4 —
3	—	5 —
1	—	7 —
1	—	11 —
1	—	15 —

D'après le même auteur, le sexe aurait une certaine influence et les filles
seraient plus souvent atteintes [1]. Lebert, Broca, Bœckel avaient fait les mêmes
remarques.

Lücke et Billroth ne mettent pas en doute l'hérédité des tumeurs érectiles.
Enfin il est intéressant de rappeler leur coïncidence dans bon nombre de cas,
avec des malformations telles que le bec-de-lièvre, divers autres arrêts de développement, et leur prédilection pour les régions où ont existé des fissures ou
des fentes branchiales (angiomes fissuraux de Virchow).

Symptômes.

Les tumeurs érectiles ne se manifestent d'ordinaire que par des signes locaux;
elles sont indolentes et n'exercent sur l'état général aucune influence fâcheuse,
cependant certains cas font exception. Trélat [2] a plusieurs fois observé des
angiomes donnant lieu à des douleurs irradiées.

Les signes locaux varient suivant qu'il s'agit d'une simple tache ou d'une
tumeur érectile.

Les *taches* érectiles, uniques ou multiples, sont parfois très restreintes, punctiformes, au point de ressembler à une piqûre de puce. Le plus souvent, la tache
a une certaine étendue, elle peut envahir toute une joue et former des plaques
diffuses légèrement élevées au-dessus de la peau. Leur coloration est des plus
variables et susceptible d'offrir toutes les nuances entre le rouge vif et la
lie de vin; c'est dans ces derniers cas qu'on prononce à tort le nom de tache
érectile veineuse.

Les *tumeurs* érectiles sont cutanées ou sous-cutanées.

Les *tumeurs cutanées* font plus ou moins relief à la surface de la peau; leur
saillie circonscrite, jointe à leur couleur, les a fait comparer à divers fruits, à
une cerise, à une mûre, etc.; leur consistance est molle, dépressible. Réductibles par la pression, elles se gonflent dès qu'on a enlevé le doigt et deviennent

[1] Sur 537 cas, Parker a eu 172 garçons et 365 filles.
[2] Trélat, *Gaz. hebd.*, 1874. — Terrillon, *Progrès méd.*, 1884.

turgescentes sous l'influence des cris et des efforts. Dans certains cas, on perçoit des battements isochrones à ceux du pouls ; on peut même sentir au palper et à l'auscultation un frémissement continu avec renforcement, mais alors la tumeur a subi la transformation cirsoïde.

Les *tumeurs sous-cutanées* ont pour caractère essentiel de laisser à la peau sa structure et sa coloration normales, sinon l'angiome est à la fois cutané et sous-cutané (angiome mixte des Anglais). On voit sous les téguments une petite masse molle, incomplètement réductible, donnant parfois la sensation du varicocèle.

Quelques-unes de ces productions sont diffuses et comprennent à la fois le tissu cellulaire sous-cutané et les tissus sous-jacents : tels sont un certain nombre d'angiomes de la région parotidienne qui paraissent s'étendre à la fois à la glande, aux muscles et à toutes les parties molles de la joue.

Nous avons vu que, parmi les angiomes, certains sont en communication facile avec les artères, ceux-là rentrent dans les anévrysmes cirsoïdes. D'autres, sans que la communication artério-veineuse soit anormale, s'accompagnent d'ectasies des troncs veineux ; ils sont réductibles, s'affaissent et se remplissent de sang avec la plus grande facilité, c'est à cette variété qu'on peut, à la rigueur, appliquer le nom de tumeurs érectiles veineuses. Nous pouvons présenter comme exemples les observations dans lesquelles un angiome du cuir chevelu communique avec les veines du diploé ou même avec les sinus crâniens [1]. On voit, par suite, qu'une tumeur érectile peut s'accompagner d'ectasies des veines dans deux conditions de circulation opposées, ou bien lorsque le passage du sang est trop facile : c'est ce que nous avons exposé à propos de l'anévrysme cirsoïde ou bien lorsque le cours du sang est ralenti et gêné ; dans ce cas, l'impulsion cardiaque s'épuise, la *vis a tergo* s'affaiblit et les circonstances sont comparables à celles qui existent dans les tumeurs malignes à développement rapide [2].

ÉVOLUTION CLINIQUE

La marche des angiomes ne présente rien de fixe. Les uns restent indéfiniment stationnaires ou même disparaissent peu à peu ; les autres, minimes au moment où ils ont été constatés, se mettent tout d'un coup à prendre un accroissement considérable ; cet accroissement serait favorisé par la grossesse, la menstruation, les traumatismes. Il est remarquable, étant donnée la ténuité des téguments qui recouvrent la plupart des angiomes, de les voir s'ulcérer aussi rarement. Parker n'a noté l'ulcération que 19 fois ; il insiste sur la rareté des hémorragies même dans ces cas d'ulcération : une seule fois la perte de sang a eu de l'importance et il s'agissait d'un enfant hémophile.

Le véritable danger des tumeurs érectiles consiste dans leur transformation en anévrysme cirsoïde ; celle-ci s'annonce par l'apparition de battements dans la tumeur et par la dilatation des vaisseaux périphériques ; elle peut être suivie d'accidents hémorragiques graves qui, à bref délai, sont susceptibles de compromettre la vie des malades. Cette complication toujours possible des angiomes

---

[1] LANNELONGUE, Congrès de chirurgie, 1886.
[2] On sait que ces tumeurs s'accompagnent d'une dilatation des veines souvent apparente à travers les téguments.

nous montre qu'il y a tout intérêt à surveiller leur évolution et à ne pas trop attendre pour entreprendre leur traitement ; mais, en somme, l'angiome est une affection ordinairement bénigne, sans tendance aucune à l'infection ni à la récidive quand l'ablation a pu être complète.

Traitement.

Toutes les productions érectiles ne comportent pas les mêmes indications thérapeutiques. Il ne faut pas se hâter d'intervenir parce qu'on a découvert un nævus chez un jeune enfant ; il est bon de se rappeler que ces taches disparaissent d'une façon spontanée (¹) ; on peut donc rester dans l'expectative, tant que l'affection reste stationnaire et ne manifeste aucune tendance envahissante. Au moindre indice d'extension en surface ou en épaisseur, il ne faut plus tarder à proposer un traitement actif.

D'autre part, l'étendue d'un nævus qui, sous forme de tache, occupe toute une partie de la joue ou de toute autre région de la face, peut créer une contre-indication. La plupart du temps, ces taches étendues, d'une coloration lie de vin, créent plutôt une difformité qu'un danger, il est rare qu'on puisse espérer obtenir un résultat par une méthode quelconque.

En dehors de ces cas spéciaux, petites taches observées dans les premiers mois de la naissance, ou plaques érectiles très étendues sans tendances envahissantes, le chirurgien ne doit pas rester inactif, ou il risque, en faisant de l'expectation, d'avoir plus tard la main forcée à pratiquer une opération plus importante et plus grave (²).

Avant de faire un choix dans les innombrables méthodes qui ont été proposées pour le traitement de l'angiome, je les passerai successivement en revue. Ces méthodes peuvent être rangées, suivant la remarque de Broca, en trois catégories : la *méthode atrophiante*, la *méthode perturbatrice* et la *méthode destructive*.

Méthode atrophiante. — On a cherché à obtenir l'atrophie des angiomes par divers procédés : celui qui devait venir le premier à l'esprit est la compression directe, c'est-à-dire appliquée sur la tumeur ; on l'a réalisée au moyen de diachylon, de plaques de plomb, etc. Ce procédé aurait réussi dans les mains de Pelletan, Abernethy, Roger, Dupuytren et de Dieffenbach (³) ; la plupart des chirurgiens qui l'ont essayé n'en ont obtenu aucun succès ; on cite toujours néanmoins l'exemple (⁴) heureux d'une mère qui guérit son enfant en lui comprimant avec le doigt, pendant plusieurs mois, la sous-cloison du nez.

Je passe sous silence la *ligature des branches artérielles* aboutissant à l'angiome, il est irréalisable dans la majorité des cas et sans aucune supériorité dans les autres.

La *ligature des troncs artériels* mérite de nous arrêter plus longtemps. Cette

---

(¹) BIRKETT, *Guy's hospital reports*, 1851. — MORRANT, *Pathologie externe de Vidal, Virchow, Chassat*, etc.

(²) Chose étonnante, cette question intéressante des indications opératoires dans l'angiome est peu discutée dans les ouvrages classiques, et pourtant les auteurs sont loin d'être d'accord. Duncan dit qu'il ne faut traiter un nævus que lorsqu'il s'accroît, alors que d'autres (Parker) conseillent de ne pas attendre.

(³) Follin.

(⁴) D'après Boyer.

méthode a été appliquée principalement dans les cas d'angiomes du cuir chevelu avec dégénérescence cirsoïde; on a lié tantôt la carotide primitive et tantôt la carotide externe; la ligature de la première n'est jamais une opération sûrement innocente, elle est loin de toujours suffire : la ligature de la seconde n'a pas donné de résultats bien encourageants [1]. On peut donc tout au plus les réserver pour les cas où les autres méthodes auraient échoué ou bien seraient impraticables.

On a rangé à tort dans la méthode atrophiante divers moyens tels que les applications d'astringents à la surface de l'angiome, les réfrigérants, etc.; il est à supposer que les diverses substances employées en applications locales ont plutôt agi comme agents perturbateurs que comme agents atrophiants.

Méthode perturbatrice. — Cette méthode a dû être inspirée par l'observation de malades chez lesquels on a vu la guérison survenir à la suite de l'inflammation ou de l'ulcération de leur tumeur érectile. Le mécanisme de la guérison est assez simple : la prolifération conjonctive qu'on détermine par les moyens nombreux dont je vais faire une courte énumération, aboutit à la formation d'un tissu cicatriciel, rétractile, qui étouffe les vaisseaux et amène leur oblitération. Ces différents moyens peuvent être rangés en deux catégories. Dans l'une d'elles, on se contente d'agir à la surface de l'angiome; dans l'autre, on fait porter la perturbation au centre même de la production vasculaire.

Moyens qui agissent à la surface. — Maints et maints topiques ont été mis en usage, on a eu recours aux badigeonnages de collodion, de teinture d'iode, d'alun, d'huile de croton, de préparations stibiées, d'acétate de plomb, de perchlorure de fer, d'acide nitrique, d'éthylate de soude, etc.; quelques-uns de ces topiques ont paru convenir à quelques nævi superficiels et limités [2]. Je rapproche leur action de celle des vésicatoires et de la vaccination. On a fait grand bruit des succès obtenus par cette dernière; or, pour peu que l'angiome occupe toute l'épaisseur de la peau, elle a des chances d'être insuffisante et incertaine; aussi la plupart de ceux qui l'ont recommandée ont-ils proposé d'introduire le vaccin au centre même de la tumeur; on détermine ainsi une suppuration qui peut être aussi bien provoquée autrement et qui laisse en tout cas derrière elle une cicatrice peu régulière [3].

Moyens qui agissent à l'intérieur de l'angiome. — Ce sont : les incisions, les excisions partielles, l'acupuncture, le séton, les injections de liquides caustiques ou coagulants, la cautérisation avec les caustiques ou avec le cautère, et enfin l'électrolyse.

Incision et excision partielle. — L'incision seule a été peu employée; il n'en est pas de même de l'excision partielle, qui trouve encore des partisans aujourd'hui. Lannelongue [4] s'en est servi avec succès, Dieffenbach la recommandait à

---

[1] Voy. Thèse de Terrier.

[2] Depuis quelques années on se serait servi avec succès d'une solution de sublimé dans le collodion à 4 pour 100 (Boiso, *Deutsche med. Wochenschr.*, 1886). L'auteur conseille de faire, à 2 centimètres au delà des contours de la tumeur, un badigeonnage tous les jours, pendant quatre jours; il se forme ainsi une couche blanchâtre épaisse qu'on peut enlever au bout de cinq à six jours avec une pince. Ce procédé serait particulièrement applicable aux angiomes de la face; il ne serait pas nouveau du reste, et le docteur Baginsky (de Berlin) l'aurait employé avec succès dans plus de 100 cas. Ce procédé se trouve décrit tout au long dans *Follin* et dans *Dublin hospit. Gaz.*, 1858.

[3] J'ai vu un certain nombre de tumeurs érectiles de la peau qui avaient été traitées par le vaccin : aucune n'en avait retiré un bénéfice quelconque.

[4] LANNELONGUE, Thèse de Gauly, 1888.

intervalles de cinq à six semaines pour les cas d'angiomes trop étendus pour qu'on pût songer à en faire l'ablation totale.

Acupuncture. — L'acupuncture a été jadis préconisée par Velpeau et Lallemand. Lallemand employait des épingles très longues comme celles dont se servent les entomologistes et les enfonçait à travers toute la masse en les disposant à une petite distance les unes des autres. D'autres chirurgiens, tels que Bérard, ont substitué aux épingles métalliques des tiges d'ivoire, de corne, etc.

Injections de liquide. — En 1815, Monteggia avait proposé d'injecter dans les anévrysmes différentes substances coagulantes; quinze ans plus tard, Lloyd réalisa cette méthode en injectant au centre des tumeurs érectiles, à l'aide d'une seringue d'Anel, quelques gouttes d'une solution d'acide nitrique ou de chlorure de chaux. Depuis, on s'est servi successivement d'alcool, de vin, de teinture d'iode, d'acides acétique, tannique ou citrique, etc. [1], de perchlorure de fer [2], d'hydrate de chloral, d'eau de Pagliari, de baume du commandeur et enfin de liqueur de Piazza. Le perchlorure de fer a eu surtout beaucoup de vogue à une époque donnée, mais il a donné lieu à bien des déboires; malgré la recommandation de n'injecter que quelques gouttes pendant qu'une compression circulaire faite autour de la tumeur est supposée immobiliser le sang et empêcher le départ des caillots, on a vu survenir des accidents mortels immédiats par migration de caillots sanguins [3]. Actuellement, les quelques chirurgiens qui ont eu recours à la méthode des injections coagulantes n'emploient que la liqueur de Piazza [4]. Cette liqueur n'est autre chose qu'une solution de perchlorure de fer à laquelle on a ajouté une certaine quantité de sel marin [5]. De Saint-Germain commence par faire la compression périphérique de l'angiome au moyen d'un anneau, puis il enfonce l'aiguille de Pravaz au centre de la tumeur et injecte 5 à 6 gouttes. On attend une minute avant de retirer l'aiguille. La substitution de la liqueur de Piazza au perchlorure n'a pas supprimé toutes les chances d'embolie et de mort subite [6]. Je n'hésite pas à rejeter complètement la méthode des injections comme une méthode aveugle, dangereuse et inférieure à d'autres procédés qu'il nous reste à examiner.

Caustiques chimiques. — La cautérisation à l'aide de caustiques chimiques est un des moyens les plus anciennement employés [7] : Graefe recommandait le nitrate d'argent pour les nævi petits et superficiels, Wardrop la potasse caustique en frictions, Bérard le caustique de Vienne. On a encore proposé de traverser la tumeur de flèches de Canquoin ou de sétons caustiques enduits de pâte de Vienne. L'inconvénient des caustiques est ici ce qu'il est partout : il est difficile de limiter exactement leur action, et ils exposent à des cicatrices étendues.

Cautérisation par le fer rouge. — Ce procédé est souvent employé contraire-

---

[1] Pétrequin, *Journal de méd. de Lyon*, 1848.

[2] Lallemand, *Arch. de méd.*, 1835.

[3] Observation de Teale, Smith, N. Crisp, Santesson, etc.; voy. Thèse de Didier, 1887. Les injections du perchlorure de fer ont été plus souvent encore suivies d'eschares étendues, d'abcès, etc.

[4] Anger l'employa pour la première fois en 1869, sur les conseils de Nélaton, dans le traitement d'une tumeur érectile. Verneuil, Saint-Germain s'en montrent partisans. Thèse de Didier.

[5]
Eau distillée	60 grammes.
Perchlorure de fer.	25 —
Chlorure de sodium	15 —

[6] Une observation de mort immédiate de Saint-Germain dans la Thèse de Didier.

[7] Voy. Follin.

ment à ce que ait Debierre [1]; s'il s'agit de petits nævi superficiels, on peut se contenter de les toucher en plusieurs points avec la plus fine pointe du thermo-cautère; s'ils sont plus étendus en profondeur et surtout s'ils ne siègent pas à la face, on ne doit pas craindre d'enfoncer le fin cautère à travers toute la production érectile, en ayant soin de maintenir l'instrument au rouge sombre; il est bon de pratiquer cette cautérisation en plusieurs endroits [2].

Électrolyse. — Ciniselli [3] paraît être le premier auteur qui ait appliqué l'électrolyse au traitement des tumeurs érectiles : cinq ans après, en 1867, White Cooper, Althaus, etc., utilisèrent l'électro-puncture dans le même but. Depuis, les observations se sont surtout multipliées en Angleterre et en Amérique; il est juste toutefois de citer, à côté des vulgarisateurs de la méthode Althaus, Duncan, Hume et Knott, Anderson, Brown, etc., les noms de Boeckel et de Monoyer (de Strasbourg).

En ces dernières années, l'usage de l'électro-puncture dans la thérapeutique des angiomes s'est tellement généralisé en France et à l'étranger, qu'on ne compte déjà plus les succès qu'elle a donnés; les insuccès ont été rares, et les quelques accidents qu'on a signalés, tels que la suppuration, l'érysipèle [4], ne sont pas vraiment imputables à la méthode.

D'une façon générale, ce traitement consiste à implanter en pleine tumeur érectile des aiguilles métalliques, à travers lesquelles on fait passer un courant électrique continu. On l'appelle indifféremment en pratique le traitement par l'électrolyse, l'électro-puncture ou la galvano-puncture, etc. J'étudierai successivement l'action du courant sur le tissu morbide, les différentes techniques opératoires proposées et les résultats cliniques obtenus.

L'action exercée par le courant électrique sur les tissus en général est essentiellement une action chimique, électrolytique : les acides qui résultent de la décomposition des liquides organiques se portent au pôle positif, les bases et les alcalis au pôle négatif; ces acides et ces bases déterminent la coagulation de l'albumine et de la fibrine, et la formation d'une eschare qui est dure et sèche au pôle positif, molle et humide, comme celle qui est produite par la potasse, au pôle négatif; l'eschare acide ou positive est adhérente, ne se détache que lentement en faisant place à un tissu rétractile; l'eschare alcaline ou négative est peu adhérente, molle et suivie d'une faible rétraction.

Ces considérations nous suffisent pour comprendre que cherchant non une action destructive rapide qui ne serait pas sans danger, mais une action modificatrice lente avec oblitération vasculaire, nous devons uniquement employer le pôle positif dans le traitement des angiomes.

L'outillage nécessaire se compose d'aiguilles, d'appareils producteurs d'électricité et d'un galvanomètre.

Les aiguilles sont généralement en acier, et recouvertes de vernis à quelques millimètres de leur pointe.

Au pôle négatif correspond soit une plaque d'étain recouverte de peau de chamois qu'on applique sur la cuisse ou sur le ventre après l'avoir mouillée,

---

[1] Debierre, art. Érectile. In *Dict. encycl.*
[2] J'ai obtenu, et tout le monde a obtenu, sans perdre une goutte de sang, la guérison de tumeurs érectiles assez volumineuses à l'aide du thermo-cautère. Les effets thérapeutiques ne sont en général complets qu'au bout de plusieurs mois, aussi ne faut-il pas se hâter de faire une seconde séance de cautérisation.
[3] Ciniselli, voy. pour l'historique Petit, art. Galvanopuncture. In *Dict. des sc. méd.*
[4] Thirten, *Arch. de méd.*, 1866.

soit une poignée que tient le malade, s'il s'agit d'un adulte. Les appareils producteurs d'électricité sont des piles au bioxyde de manganèse, au chlorure d'argent, etc.; une manette met le pôle positif en communication avec tel ou tel nombre d'éléments, suivant les indications fournies par le galvanomètre. L'aiguille du galvanomètre étant mise au zéro, la région opératoire ayant été lavée au savon et passée à l'acide phénique, on enfonce(¹) dans la tumeur les aiguilles qui ont baigné dans une solution d'acide phénique au vingtième; puis on les met en communication avec le fil du pôle positif, à l'aide de petites serres-fines; alors on tourne la manette à partir du 0 jusqu'à ce qu'on ait obtenu, d'après la déviation de l'aiguille du galvanomètre, le nombre de milliampères désiré. Lorsqu'on veut terminer la séance, il faut, suivant les recommandations de Boudet de Pâris(²), se garder d'interrompre brusquement le courant, sous peine d'exposer le malade à la syncope; il est préférable de diminuer peu à peu le nombre des éléments mis en activité. On retire alors les aiguilles avec un simple porte-aiguille; parfois il s'écoule quelques gouttes de sang, on exerce alors un peu de compression et on applique sur le trou qui est bordé d'une petite eschare noirâtre une couche de collodion iodoformé.

Deux questions sont à examiner : celle de l'intensité du courant et celle de la durée.

Les Anglais attachent peu d'importance à mesurer le courant employé; ils se basent sur les effets produits visibles du courant(³). De même Monoyer(⁴) s'attache à l'observation de ce qui se passe au bout de son aiguille; généralement, au bout de vingt à trente secondes, les piqûres s'entourent d'une zone blanche qui peu à peu grandit. Dès qu'elle a atteint 3 ou 4 millimètres de rayon, il retire l'aiguille et la place plus loin. Duncan utilise, dit-il, des courants de 40 à 80 milliampères, certains vont jusqu'à 100 milliampères. Boudet remarque qu'avec des courants plus faibles les caillots obtenus sont moins friables, et que pour les tumeurs érectiles en particulier il est préférable de ne pas dépasser 20 à 25 milliampères s'il y a moins de trois aiguilles. Mayor(⁵) a obtenu un résultat satisfaisant en se bornant à des courants de 6 et même de 2 milliampères. Redard(⁶) emploie le plus souvent 10 à 18 milliampères.

La durée doit nécessairement varier suivant l'importance de l'angiome; en général les séances sont de cinq à dix minutes.

Les suites sont des plus simples, la réaction locale est minime, la douleur cesse avec le passage du courant; au bout de quelques jours on observe à la place de l'aiguille un petit noyau induré, après huit ou dix jours on est autorisé à faire une deuxième séance.

Le nombre des séances nécessaires est évidemment des plus variables, une seule peut guérir de petits angiomes, la plupart du temps trois ou quatre suffisent à des angiomes de moyenne importance. Mais, dans les cas de tumeurs érectiles diffuses, il faut sans crainte multiplier les séances, en laissant de temps en temps quelques intervalles un peu plus longs afin de pouvoir juger mieux les points où la rétraction s'opère. C'est ainsi que Schwartz a fait subir en

(¹) On a inventé pour cela des pousse-aiguilles qui sont absolument inutiles.
(²) Congrès de chirurgie, 1888.
(³) DUNCAN, British med. Journal, 1888.
(⁴) MONOYER, cité par Piloy, Union méd. du Nord. Erlangen, 1886.
(⁵) MAYOR, Revue de la Suisse romande, 1886.
(⁶) REDARD, Congrès de Wiesbaden, 1888, et Congrès de chirurgie, 1888.

l'espace de deux ans 80 séances d'électro-puncture à un malade atteint d'un angiome de la moitié de la face. Un de nos malades en traitement depuis bientôt deux ans en est à sa cinquantième ou soixantième opération. C'est là justement un des reproches qu'on a adressés à l'électrolyse : d'une part, a-t-on dit, c'est un procédé long, à répétition ; d'autre part il est très douloureux.

La longueur du traitement dans les cas de Schwartz, dans le mien et dans les cas analogues, se justifie bien par la diffusion de la lésion vasculaire, et d'ailleurs quel autre traitement eût été possible?

L'objection tirée de la douleur est plus recevable : il est certain que les malades souffrent beaucoup pendant le passage du courant et surtout au moment de ses variations, à son établissement et à son extinction. Schwartz, pour atténuer cet inconvénient, a fait au préalable dans la région à électriser une injection de 4 à 5 centigrammes de cocaïne; s'il s'agit d'enfants de plus de huit à dix mois ou d'adultes pusillanimes, rien n'empêche de recourir à l'anesthésie chloroformique. Bergonié (congr. Pan, 1892) conseille l'électro-puncture bipolaire comme moins douloureuse. Les résultats de l'électro-puncture se font encore remarquer par le peu d'importance et souvent même par l'absence complète de cicatrice : c'est là un avantage capital quand il s'agit d'un angiome de la face.

Méthode destructive. — Je n'y place qu'un procédé, l'ablation; les destructions incomplètes, en effet, par excisions partielles ou cautérisations, rentrent bien plus légitimement dans la méthode perturbatrice.

L'ablation complète des angiomes est un excellent moyen de traitement : pratiquée aseptiquement, elle est suivie en peu de temps et d'un seul coup d'une guérison complète; la difformité est minime, puisque la réunion par première intention permet d'obtenir une cicatrice linéaire. Toutefois ce moyen n'est pas toujours applicable, il expose à l'hémorragie pendant l'opération et la moindre perte de sang peut avoir de l'importance chez les petits enfants. Malgré cette objection, qui du reste n'est pas absolue, l'ablation est le procédé de choix pour un bon nombre de chirurgiens. Parker, dont la pratique est si grande, puisqu'elle s'étend à 564 cas, déclare que l'extirpation n'est contre-indiquée que dans un très petit nombre de cas.

Lorsque la peau est envahie par la tumeur érectile, il est bon de la circonscrire par une incision elliptique et de l'enlever, sinon on peut se contenter de pratiquer une incision linéaire et d'en disséquer les bords. L'opération faite, les lèvres de la plaie sont réunies au moyen de catguts ou de crins de Florence.

Malgré que chaque procédé ait été suivi d'appréciations critiques, il me paraît utile, après ce long exposé([1]), de résumer brièvement les indications thérapeutiques de l'angiome.

S'agit-il de tout *petits nævi* cutanés, on peut les toucher avec une goutte d'acide nitrique fumant([2]) au moyen d'un pinceau de verre, ou bien encore y plonger une aiguille légèrement chauffée([3]), ou mieux une aiguille traversée par un faible courant (8 à 20 milliampères); on les traite par l'électrolyse si l'on a affaire non plus à une tache ni à un petit nævus, mais à une vraie tumeur *érectile*

([1]) J'en ai passé plus d'un sous silence, tels que l'extirpation à l'écraseur linéaire, la ligature simple de la tumeur érectile, la ligature multiple, la ligature sous les épingles, etc.

([2]) Parker déconseille l'emploi d'acides faibles qui amènent l'inflammation de la peau, mais ne détruisent pas la tumeur.

([3]) Telle qu'une fine pointe du thermocautère.

[QUÉNU]

cutanée ou sous-cutanée circonscrite. Le choix du procédé devra varier, à mon sens, suivant qu'il s'agit ou non de la face. *En dehors de la face*, et si l'enfant offre assez de résistance par son âge, son état de santé, etc., pour supporter une légère perte de sang, on peut opter pour l'extirpation ou s'adresser à la cautérisation par le thermocautère ou à l'électrolyse. *À la face*, l'électrolyse ou l'excision totale sont les procédés de choix. Enfin, dans les *variétés diffuses* l'électro-poncture est une ressource unique et des plus précieuses[1].

En cas d'angiomes en voie de dégénérescence cirsoïde, il faut intervenir sans perdre de temps : le procédé de choix est l'extirpation de la tumeur ; si celle-ci, ce qui est le plus fréquent, siège au cuir chevelu, il est un moyen très simple de n'avoir pas d'hémorragie pendant l'opération, c'est d'entourer le front et la tête d'un tube en caoutchouc ou d'une bande élastique qui fait office d'appareil d'Esmarch. On enlève la tumeur à blanc ; ensuite on place une couronne de pinces à pression sur les orifices béants des vaisseaux qu'on aperçoit sur la tranche de peau sectionnée. On enlève alors seulement la bande et il ne reste plus qu'à compléter l'hémostase par l'application de deux ou trois pinces supplémentaires[2].

Avant de se déterminer à l'ablation d'une tumeur cirsoïde, je ne verrais pas un grand inconvénient à tenter l'électro-poncture, malgré les insuccès de Chélius et de Denonvilliers[3] ; cette méthode en effet a réussi dans les mains de Nélaton[4], de Lœderich[5] et de Duncan[6], etc. Ce dernier auteur, qui rapporte plusieurs observations suivies de succès, s'en montre très partisan et la déclare sans hésitation la seule justiciable dans le traitement de l'anévrysme cirsoïde.

II

LYMPHANGIOME [7]

On devrait réserver le nom de lymphangiome aux productions composées de vaisseaux lymphatiques de nouvelle formation ; ainsi compris, le lymphangiome mériterait de prendre place à la suite des tumeurs, à côté des angiomes. Malheu-

[1] Je n'ai pas fait mention du traitement palliatif des taches érectiles étendues. Ce traitement consiste à chercher à masquer la coloration rouge ou vineuse au moyen d'un tatouage ; on s'efforce ainsi d'incruster dans la peau du blanc de céruse, différentes substances végétales, telles que la gomme-gutte, le curcuma, etc. ; les résultats obtenus sont fort incomplets (Follin). Voy. Cornil, *Revue médico-chir.*, t. IV, 1848.

[2] M. Terrier a opéré deux malades en 1887 et 1888, en utilisant ce petit moyen d'hémostase que je lui ai suggéré.

[3] Cités par Terrier.

[4] Nélaton, *Union méd.*, 1852.

[5] Lœderich, *Loc. cit.*

[6] Duncan, *Brit. med. Journal*, 1888.

[7] Th. Anger, Thèse de Paris, 1867, et Soc. de chir., 1888. — Chipault, Revue dans *Gazette des hôpit.*, 1888. — Cornil et Ranvier, *Manuel d'histol. path.* — Georgjevic, *Ueber Lymph. und Lymphang.* In *Arch. für klin. Chir.*, t. XII. — Ben Israel, *Ueber Lymph.* Würzburg, 1885. — Lannelongue, *Traité des kystes congénitaux.* — Lancereaux, *Anat. pathol.* — Lücke, *Handbuch der allgem. und spec. Chir.*, t. II. — Middeldorpf, *Arch. de Langenbeck*, 1885. — Müller, *Zur Casuistik der Lymph.* In *Arch. für klin. Chir.*, Tubingen, 1885-1884. — Nasse, *Arch. de Langenbeck*, 1889. — Nepveu, *Arch. de méd.*, 1872, t. II. — Virchow, *Virchow's Arch.*, 1854. — Wegner, *Arch. de Langenbeck*, 1869.

reusement, la démonstration d'un processus néoformateur est des plus difficiles à donner, plus difficile encore que pour les tumeurs érectiles sanguines. Cette difficulté est cause qu'on a englobé sous un même nom des altérations de nature différente. La simple dilatation des vaisseaux lymphatiques, qu'il s'agisse des réseaux ou des troncs, doit être évidemment éliminée du cadre des lymphangiomes [1] : Les lymphangiectasies ne sont pas plus des tumeurs que les anévrysmes, les varices ou certaines transformations caverneuses des tissus [2]. Il convient donc, au moins théoriquement, d'admettre comme vraie la distinction entre la varice lymphatique et le lymphangiome. Pratiquement, cette distinction rencontre des difficultés souvent insurmontables, et, pièces en main, il est la plupart du temps impossible de savoir s'il y a ou non une augmentation dans le nombre des lymphatiques d'un organe; on ne peut guère prendre comme base d'une description anatomique un caractère la plupart du temps non vérifiable, mais il en est d'autres à même de nous guider : c'est, d'une part, la forme circonscrite de la lésion, et, d'autre part, sa congénitalité. Il faut tenir pour suspectes les ectasies lymphatiques diffuses : les unes appartiennent à l'éléphantiasis, les autres sont le résultat d'un trouble mécanique dans la circulation de la lymphe ou d'un processus inflammatoire. Je fais les mêmes réserves pour les tumeurs lymphatiques acquises et pense qu'il y aurait tout intérêt à grouper *sous le nom de lymphangiomes toute une série de productions circonscrites congénitales et de nature manifestement lymphatique.*

Ces productions ainsi comprises ne méritent vraisemblablement pas le nom de tumeurs, elles me paraissent être des malformations du système lymphatique, de même que les angiomes ne sont probablement que des malformations du système vasculaire sanguin. Avec cette interprétation, il n'est plus nécessaire de démontrer la néoformation des vaisseaux lymphatiques pour être en droit de prononcer le mot lymphangiome. J'élimine, il est vrai, de la sorte, un certain nombre de variétés observées chez l'adulte [3], telles ces lésions des ganglions que Th. Anger a décrites sous le nom de *adéno-lymphocèles*, et que d'autres ont distinguées sous le nom de lymphangiomes ganglionnaires. Il nous semble que l'adéno-lymphocèle d'Anger est une affection spéciale et différente des lymphangiomes congénitaux; presque toujours il paraît s'agir de varices lymphatiques étendues jusqu'aux ganglions; en général, le lymphangiome inguinal s'accompagne de la dilatation des troncs lymphatiques lombo-aortiques [4]. Amussat [5], Petters [6], Trélat [7], ont observé des dilatations lymphatiques remontant jusqu'au diaphragme et parfois même intéressant le canal thoracique [8].

En outre, indépendamment des caractères anatomiques spéciaux (siège, dilatations lymphatiques concomitantes, etc.), l'adéno-lymphocèle se présente

---

[1] Cette distinction a déjà été faite par Lucke (*Handbuch der allgem. und spec. Chir.*, t. II).

[2] Il faut également se garder de donner le nom de lymphangiome aux tumeurs (telles que les fibromes par exemple) dans lesquelles il existe des dilatations plus ou moins considérables des vaisseaux lymphatiques.

[3] Chipault cite, il est vrai, un cas de Müller où il s'agissait d'une tumeur congénitale, mais ce prétendu lymphangiome ganglionnaire siégeait à la partie interne de la cuisse, sous le périnée : il est vraisemblable que les ganglions étaient hors de cause. En supposant même que les tumeurs lymphatiques des ganglions existent à la naissance, rien n'autorise jusqu'ici à les assimiler aux lésions de l'adéno-lymphocèle.

[4] AZÉMA, *De la lymphangite endémique des pays chauds.* Saint-Denis, 1878.

[5] AMUSSAT, Thèse d'agrég. de Broschet, 1856.

[6] PETTERS, *Prager Vierteljahrschrift*, t. IV, 1861.

[7] TRÉLAT, Soc. de chir., 1864.

[8] CHIPAULT, *Note sur deux cas de lymphangiome.* In *France méd.*, 1888.

avec une étiologie toute particulière. La plupart des cas ont été observés
dans les pays chauds ou chez des individus qui en venaient [1], et nombre de
médecins n'hésitent pas à en faire une maladie parasitaire due à la filaire de
Wucherer [2] On sait aujourd'hui que la présence de la filaire dans l'organisme
détermine certaines modifications du côté des lymphatiques, en même temps
qu'elle traduit sa présence par de la chylurie et de l'hématurie. Les modifications du système lymphatique consistent justement en dilatations variqueuses
des troncs et réseaux et en hypertrophies des ganglions avec dégénérescence
caverneuse de leur tissu; à ces altérations s'ajoute parfois de l'éléphantiasis [3].

La filariose débute en général [4] par les ganglions inguinaux superficiels,
puis gagne les ganglions profonds et arrive en suivant les ganglions lombaires
jusqu'au diaphragme et au canal thoracique. La plupart des affections dites
lymphangiomes ganglionnaires, sinon toutes, paraissent n'être que le résultat
de l'infection filarienne, elles méritent donc d'être étudiées à part et ne sauraient
être confondues avec les vrais lymphangiomes.

Anatomie pathologique.

Les lymphangiomes ont été séparés par Wegner [5] en trois groupes : 1° les
lymphangiomes simples; 2° les *lymphangiomes
caverneux*; 3° les *lymphangiomes kystiques*.
Cette division nous rappelle celle des angiomes; l'analogie semble se poursuivre dans
l'évolution, car il est possible sur certaines
pièces d'observer la transition entre deux variétés, preuve qu'elles ne sont pas trois affections distinctes, mais seulement les divers degrés d'un même processus.

Lymphangiome simple. — Le lymphangiome simple est constitué par un lacis de
capillaires lymphatiques dilatés. Parfois les
vaisseaux (ou les fentes) forment presque à
eux seuls toute la tumeur; d'autres fois il
persiste entre les réseaux vasculaires des débris de l'organe qui en est le siège.

Le lymphangiome simple a été surtout observé au périnée, à la région sacrée, dans le
creux axillaire, à la langue, aux lèvres, etc.;
les lymphangiomes congénitaux de la langue
et des lèvres portent le nom de macroglossie

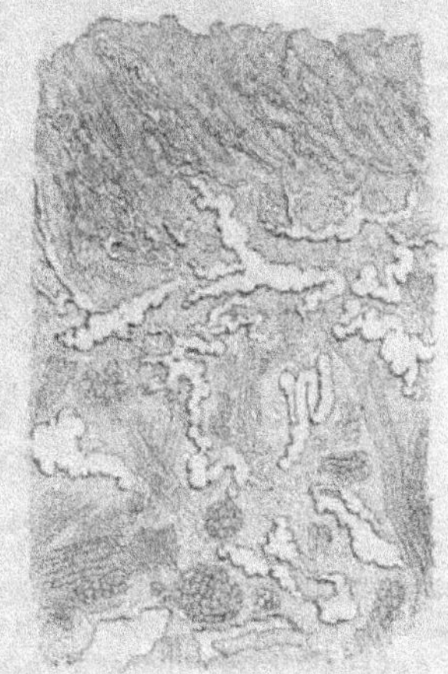

Fig. 152. — Lymphangiome simple (macroglossie) (d'après Wegner, pl. XVIII,
fig. 1).

et de macrocheilie; il ne faut pas les confondre avec les hypertrophies acquises, qui
présentent aussi des dilatations lymphatiques, mais qui ne sont que des lésions

[1] La maladie a été fréquemment observée à la Réunion. Voy. travail d'AZEMA, loc. cit.
[2] WUCHERER, *Gazeta med. de Bahia*, 1868.
[3] Spécialement l'éléphantiasis du scrotum (lympho-scrotum).
[4] LANCEREAUX, *Étude sur la filariose*. In *Semaine médicale*, 1888.
[5] WEGNER, *Ueber Lymphangiome*. In *Arch. für klin. Chir.*, t. XX, 1877.

éléphantiasiques. J'ajoute que tous les cas de macroglossie congénitale ne
paraissent pas être forcément des lymphangiomes. Maas[1] a constaté que dans
un cas il s'agissait d'une hyperplasie pure des différents tissus de la langue, de
sorte que, si la macroglossie congénitale appartient seule au lymphangiome, elle
n'est pas fatalement lymphangiomateuse; en d'autres termes, le lymphangiome
de la langue n'est qu'une variété de macroglossie congénitale.

Lymphangiome caverneux. — Le lymphangiome caverneux résulte d'une
transformation du lymphangiome simple : il consiste en un tissu spongieux
formé de cavités communiquant les unes avec les autres et dont les parois

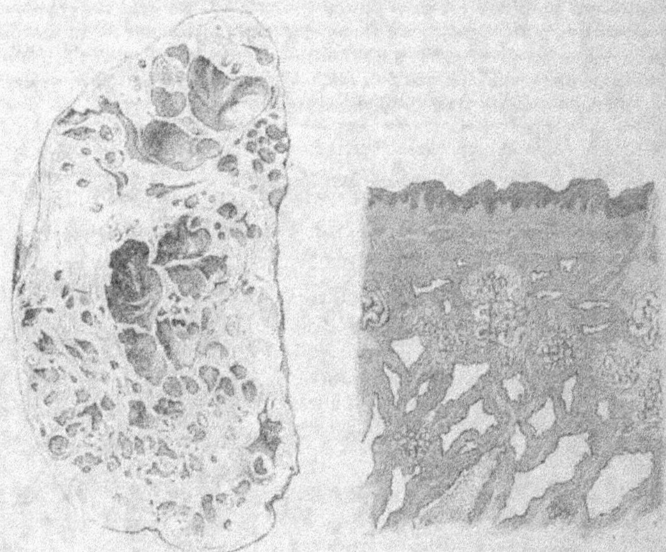

Coupe macroscopique.   Coupe microscopique.
Fig. 153 et 154. — Lymphangiome caverneux (du thorax) (d'après Wegner, pl. XVIII, fig. 2).

conjonctives sont tapissées d'un endothélium. Le contenu de ces cavités est un
liquide séreux assimilable à la lymphe.

Le lymphangiome caverneux a été observé spécialement au cou, à la région
sacrée, à la langue, aux lèvres, etc., mais on l'a rencontré aussi dans les différentes régions du corps, dans l'aisselle, dans la paroi thoracique, aux membres, etc. Il occupe parfois les couches superficielles telles que l'épaisseur de la
peau ou des muqueuses, plus souvent il est sous-cutané ou siège plus profondément encore. Son volume est variable, il peut atteindre et dépasser celui
d'un œuf de poule, d'une pomme, etc.; sa consistance est molle, ses limites
peu précises.

Lorsqu'on en fait l'examen microscopique, on le trouve composé d'un stroma

[1] Observation citée par Wegner.

conjonctif riche en cellules jeunes, et de fentes tapissées par un endothélium,
ainsi que le démontrent les imprégnations au nitrate d'argent; çà et là, des
lacunes irrégulières font suite aux fentes lymphatiques; dans la langue, les
dilatations se poursuivent jusque dans les papilles (¹).

Lymphangiome kystique. — Le lymphangiome kystique est une affection
congénitale caractérisée par une agglomération de kystes de volume variable,
renfermant un liquide analogue à la lymphe; leur paroi conjonctive est pourvue
d'un revêtement endothélial, leur cavité communique ou non avec les vaisseaux
lymphatiques. Il paraît légitime de rattacher ces productions aux lymphangiomes, car, ainsi que je l'ai dit plus haut, il existe toute une série d'intermédiaires formant une chaîne continue entre le lymphangiome le plus simple et le

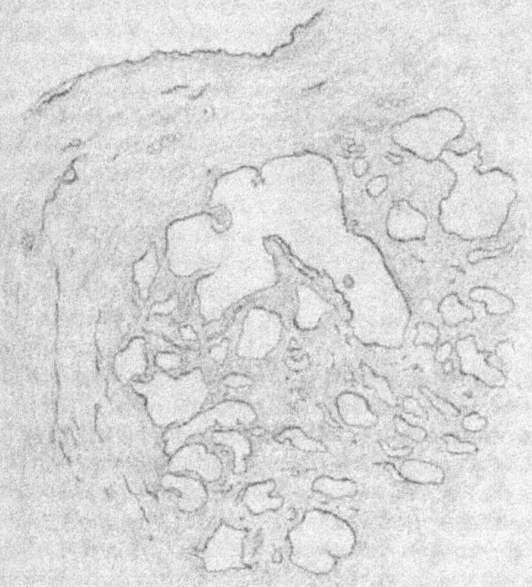

Fig. 124. — Kyste séreux multiloculaire du cou (coupe histologique) (figure d'après Lannelongue).

kyste séreux le plus complexe. Ainsi, dans certaines pièces de lymphangiome
caverneux, on observe, à côté du tissu spongieux lymphatique, des espaces
dilatés, complétement clos, de véritables kystes en un mot; dans d'autres cas, le
tissu caverneux manque, et les kystes forment à eux seuls toute la masse pathologique, mais il est permis de retrouver leur origine lymphatique grâce à leur
endothélium régulier, à leur contenu, parfois à la communication de certains
d'entre eux avec les vaisseaux blancs, parfois enfin à la présence dans la paroi
kystique d'un peu de substance folliculaire (²). En résumé, des caractères
communs semblent relier toutes ces productions (³) et justifier leur rapprochement dans un même chapitre.

(¹) NASSE, *Arch. de Langenbeck*, 1889.
(²) NASSE, *Loc. cit.*
(³) Ce fait a été énoncé pour la première fois par Virchow (*Arch. für path. Anat.*, 1854) et
accepté ensuite par Koster, Winiwarter, etc.

Les kystes séreux congénitaux s'observent principalement au cou, au périnée; mais on peut les rencontrer à peu près partout : à la fesse, à l'épaule, au bras, à l'avant-bras, dans la cavité abdominale, etc. Cette diffusion, sur laquelle insiste avec raison Lannelongue [1], nous démontre le peu de valeur des théories qui avaient attribué la formation des kystes séreux congénitaux à la dégénérescence d'organes à vésicules closes, tels que la glande de Luschka, le ganglion intercarotidien d'Arnold, etc.

Les kystes séreux congénitaux se présentent sous forme de masses irrégulières, non encapsulées, adhérentes le plus souvent aux organes au milieu desquels elles sont plongées et entre lesquels elles envoient des prolongements.

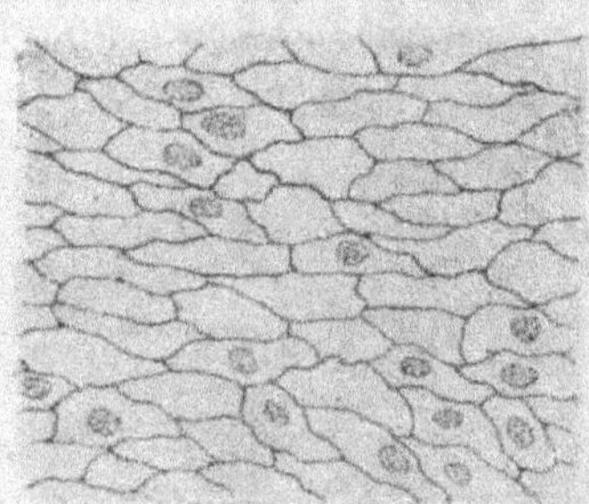

Fig. 156. — Endothélium d'un kyste séreux du cou (figuré d'après Lannelongue).

Leur forme est bosselée, en rapport avec l'agglomération des poches ou la multilocularité du kyste; leur volume, parfois égal à celui d'un œuf de poule ou d'une orange, peut atteindre et dépasser celui d'une tête d'enfant. Le nombre des poches est d'ordinaire considérable, il y en a quelquefois plus de 100. Leur paroi, composée de tissu conjonctif et d'un revêtement endothélial absent par places, renferme des vaisseaux sanguins très abondants et des lymphatiques; Lannelongue y a plusieurs fois observé des nerfs.

Le contenu se compose d'un liquide alcalin, albumineux, transparent, parfois comme de l'eau de roche, parfois citrin ou plus ou moins teinté de sang.

Je n'ajouterai que quelques mots sur des productions plus complexes dans lesquelles on a observé une combinaison du lymphangiome avec l'angiome sanguin ou bien du lymphangiome, avec des kystes à revêtement franchement épithélial.

Je puis citer comme exemples des premières une observation de Nasse, relative à une petite tumeur du volume d'un œuf de poule siégeant sur la ligne axillaire au niveau des 8e, 9e et 10e côtes, et constatée six semaines après la naissance. Cette tumeur se composait de petites loges, pleines de lymphe et tapissées d'endothélium, et de cavités plus grandes. Parmi ces dernières, les unes renfermaient du sang, les autres un mélange de sang et de lymphe, d'autres enfin de la lymphe pure. Il est difficile, ajoute l'auteur, de décider si, dans ce cas, il s'agit de la combinaison d'un angiome sanguin avec un lymphangiome, ou bien d'un lymphangiome kystique avec pénétration secondaire du sang dans les voies lymphatiques. C'est à cette dernière interprétation que se sont arrêtés un certain nombre d'auteurs et en particulier Wegner.

Les exemples de lymphangiomes kystiques avec des kystes mucoïdes ont été spécialement rencontrés au cou [2]. Lannelongue cite un cas de kyste séreux congénital avec cavités tapissées d'épithélium cylindrique et un autre cas où les cellules d'un kyste étaient cylindriques à cils vibratiles [3].

[1] LANNELONGUE, *Traité des kystes congénitaux.*
[2] LANNELONGUE.
[3] SAMTER, cité par Nasse, a de même observé une tumeur branchiale dans laquelle existaient côte à côte des kystes lymphatiques et des kystes épithéliaux.

Ces faits fort intéressants viennent à l'appui de notre conception du lymphangiome; le lymphangiome étant considéré comme une malformation d'une portion du système lymphatique, on comprend très bien que cette malformation existe seule, ou bien accompagne, en s'y mêlant, d'autres troubles du développement embryonnaire.

ORIGINE ET ÉVOLUTION DU LYMPHANGIOME

Nous sommes dans l'ignorance la plus complète sur la cause première de ces malformations du système lymphatique; on s'est demandé si la malformation ne portait pas primitivement sur les gros troncs lymphatiques; la tumeur lymphangiomateuse n'eût été alors que la conséquence mécanique d'un vice de construction affectant les gros canaux et amenant secondairement la dilatation des réseaux. On a cité à l'appui un certain nombre de faits où des dilatations lymphatiques existaient chez des sujets porteurs d'anomalies des gros troncs lymphatiques, mais il s'agissait alors de lymphangiectasies diffuses et non de lymphangiomes circonscrits. Il vaut donc mieux simplement confesser notre ignorance.

La lumière n'est pas faite non plus sur l'évolution et en particulier sur l'accroissement des lymphangiomes. Comme je n'ai cessé de le répéter, la néoformation des vaisseaux lymphatiques est difficilement démontrable. Langhaus [1] pourtant fait observer que le pannicule adipeux dans lequel se développent fréquemment les lymphangiomes est très pauvre en lymphatiques, il faudrait donc accepter leur formation nouvelle.

Wegner avait admis trois modes de développement pour les lymphangiomes. Ce développement résulterait de la dilatation des vaisseaux préexistants, de la néoformation de vaisseaux par bourgeonnement des endothéliums et enfin de la formation d'un tissu de granulations au milieu duquel prendraient secondairement naissance des espaces lymphatiques. Nasse n'est pas éloigné d'admettre le bourgeonnement endothélial ; sans avoir constaté comme Wegner une stratification des cellules endothéliales, il a observé sur plusieurs pièces des signes manifestes de multiplication cellulaire, mais c'est tout; le troisième mode admis par Wegner est encore moins facilement démontrable.

Il est vraisemblable que la transformation du lymphangiome simple en lymphangiome caverneux s'accomplit par le même mécanisme que dans l'angiome; nous ne savons rien de bien certain sur la pathogénie des formations kystiques.

Symptômes et diagnostic.

Il est difficile à l'heure qu'il est d'écrire une histoire clinique générale du lymphangiome; les tumeurs lymphatiques qui ont tout particulièrement attiré l'attention des chirurgiens français sont les tumeurs ganglionnaires; or nous savons que l'adéno-lymphocèle ne mérite pas de prendre place parmi les lymphangiomes. Il nous faut encore en déduire les varices des réseaux et des troncs; ainsi réduits, les lymphangiomes peuvent se diviser en deux groupes :

[1] Cité par Nasse.

les lymphangiomes proprement dits (simples ou caverneux) et les lymphangiomes kystiques [1] ou kystes séreux congénitaux.

Les *lymphangiomes proprement dits* s'observent en général peu de temps après la naissance, sous la forme de petites tumeurs molles, facilement confondues avec des lipomes. Parfois il s'écoule un certain nombre d'années avant que la petite production éveille l'attention des parents. Dans certaines régions, aux lèvres, à la langue, etc., l'aspect de la tumeur et les troubles fonctionnels qu'elle provoque présentent de telles particularités que leur étude doit être renvoyée aux chapitres de pathologie spéciale [2]. Ailleurs le lymphangiome se montre sous la forme d'une masse circonscrite, imparfaitement limitée, à contours unis, molle plutôt que fluctuante, réductible, se tuméfiant parfois sous l'influence des cris et des efforts, tantôt mobile sur les parties profondes, tantôt adhérente. La peau est saine ou légèrement amincie, d'autres fois encore elle adhère tellement à la tumeur qu'elle est comme fusionnée avec elle [3]. Dans certains cas on a noté la dilatation des veines superficielles.

Les lymphangiomes déterminent la plupart du temps peu de troubles (je parle, bien entendu, de ceux qui ne sont pas susceptibles par un siège spécial d'entraver une fonction). Certaines observations cependant notent quelques phénomènes douloureux [4], de la gêne dans les mouvements, etc.

Ces productions grossissent lentement et sans déterminer de réaction sur l'état général tant qu'elles ne sont pas le siège de poussées inflammatoires ni d'altérations de nature infectieuse; dans ce dernier cas, les phénomènes généraux peuvent devenir rapidement graves.

L'ulcération est rare, elle peut donner lieu à un écoulement de lymphe continu ou périodique [5].

La guérison spontanée par le mécanisme observé dans les angiomes est exceptionnel [6].

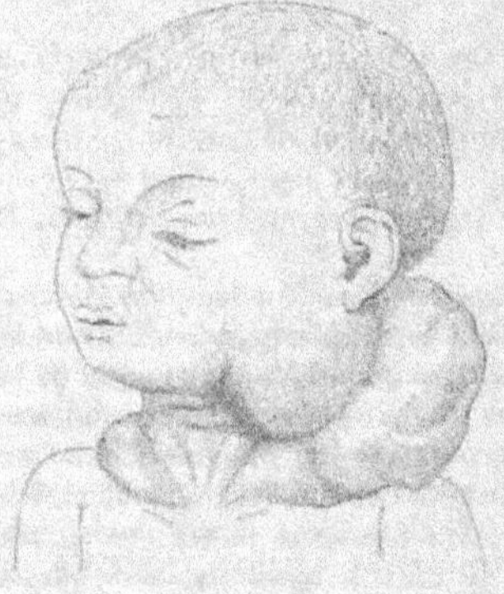

Fig. 157. — Kyste séreux multiloculaire bilatéral du cou (d'après Lannelongue).

Le *diagnostic* n'est pas toujours facile : la distinction d'avec l'angiome et le lipome congénital est spécialement délicate, d'autant que le lymphangiome peut être infiltré de graisse et subir une véritable transformation lipomateuse; la ponction peut quelquefois, mais non toujours, lever les doutes.

Le tableau symptomatique des *lymphangiomes kystiques* diffère notablement du précédent [7]. Les kystes séreux constituent des masses arrondies, proéminentes, tantôt nettement délimitables, tantôt contenues avec les parties voisines. La peau qui les recouvre est le plus souvent mobile, et présente parfois une

---

[1] J'entends par là des lymphangiomes avec cavités kystiques cliniquement appréciables.
[2] Voy. Maladies des lèvres, de la langue, etc.
[3] Observation de Monod. Congrès de chirurgie, 1888.
[4] NASSE, Observ. I.
[5] GRONOJEVIC, *Arch. de Langenbeck*, 1871.
[6] WEGNER.
[7] Nous empruntons les détails qui suivent à l'excellent traité de Lannelongue.

sorte de demi-transparence. La consistance est généralement mollasse, rarement dure et élastique; la sensation de fluctuation s'observe plus nettement
que dans les formes précédentes; en revanche, la réductibilité manque et les cris
et les efforts restent sans influence sur le volume et l'aspect de la tuméfaction,
sauf dans les cas où il s'agit de kystes cervicaux avec prolongements intra-
thoraciques.

Les troubles fonctionnels sont presque spéciaux aux lymphangiomes kystiques du cou, ils sont en rapport avec le refoulement de la langue et de

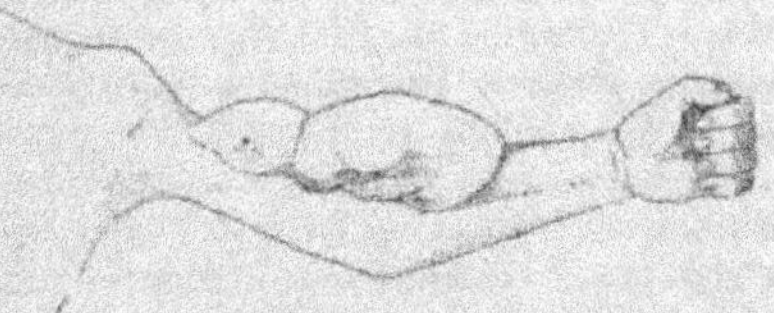

Fig. 158. — Kyste séreux congénital multiloculaire du bras et de l'avant-bras (d'après Lannelongue).

l'épiglotte, et portent par suite principalement sur la déglutition et sur la
respiration.

Le *diagnostic* se fait d'après l'origine congénitale, le siège, etc., et, il faut
bien le dire, d'après les résultats de la ponction exploratrice qui permet de
reconnaître non seulement la nature du liquide, mais encore la disposition
polykystique de la tumeur [1].

Le diagnostic différentiel avec l'angiome est parfois particulièrement difficile,
le diagnostic avec les tumeurs propres à chaque région trouvera mieux sa place
à la pathologie régionale.

Traitement.

Les méthodes thérapeutiques qui ont été employées contre les lymphangiomes peuvent être divisées en deux classes : celles qui ont en vue une modification curative des tumeurs lymphatiques et celles qui se proposent leur
destruction.

Les premières ont été calquées sur les procédés employés contre les tumeurs
érectiles sanguines; elles comprennent les ponctions avec injections de substances irritantes, les cautérisations au fer rouge, le drainage et l'électrolyse.

Par ces moyens, on cherche à provoquer une inflammation de la tumeur et
l'étouffement des vaisseaux lymphatiques par du tissu de granulations.

Les injections caustiques ont été pratiquées avec le chlorure de zinc, le
perchlorure de fer et la teinture d'iode. Le chlorure de zinc injecté à plusieurs
reprises a donné une guérison à Pinner [2]; il a été également employé par
Maas. Riedel [3] recommande de préférence l'injection iodée.

A priori nous admettons la ponction avec injections modificatrices dans des

[1] LANNELONGUE.
[2] PINNER, *Centralbl. für Chir.*, 1880. Il s'agissait d'un lymphangiome kystique du thorax
chez un enfant de quatre ans (cité par Chipault).
[3] Cité par Nasse.

cavités closes (¹); nous n'hésitons pas à les rejeter dans tous les cas de lymphangiomes caverneux, plus ou moins réductibles par la pression, pour les mêmes raisons qui nous ont fait bannir leur emploi de la thérapeutique des angiomes sanguins.

L'électrolyse mériterait d'être essayée, d'autant qu'elle pourrait constituer une ressource précieuse dans les cas où les méthodes destructives sont impraticables (²).

Citons, à côté de l'électrolyse et des cautérisations, le drainage avec tamponnement iodoformé, après incision; c'est là le procédé que Wölfler conseille chez les enfants, lorsque l'opération sanglante présenterait trop de dangers.

À tous ces moyens nous préférons les méthodes destructives et, parmi celles-ci, l'extirpation, quand elle est possible, nous paraît devoir être présentée comme le procédé de choix. Sans doute elle a été jugée défavorablement jadis. Nélaton l'avait frappée d'interdiction et, jusqu'aux jours de l'antisepsie, le lymphangiome a été regardé par le plus grand nombre des chirurgiens comme un *noli me tangere*. C'est qu'en effet la plupart des opérations dirigées contre des tumeurs lymphatiques étaient suivies de suppuration et que l'infection trouvait là des voies largement ouvertes. Actuellement il est permis d'avoir recours à l'opération sanglante, quand le lymphangiome est bien circonscrit et n'envoie pas de prolongements dans la profondeur. Malheureusement, il ne sera souvent possible d'en juger qu'au cours même de l'intervention, et celle-ci sera souvent incomplète. Cette méthode compte, en somme, de nombreux succès à son actif: Nasse rapporte dans son mémoire 9 observations de lymphangiomes extirpés chez des enfants; un seul mourut des suites de l'opération, qui resta inachevée. La statistique publiée par Lannelongue et relative à des kystes congénitaux est aussi bonne que celle de Nasse: sur une douzaine de cas elle compte 11 guérisons; un enfant n'a pas été revu et a probablement succombé.

Inutile d'ajouter que ces opérations sanglantes ne doivent être tentées que sur des enfants âgés de plusieurs mois et en état de supporter une certaine perte de sang (³).

____

(¹) Et surtout dans les cas de kystes uniloculaires ou pauciloculaires, observations de cas heureux par Fano, Tillaux, Thibierge, Lannelongue, Trendelenburg (cités par Lannelongue).

(²) Lannelongue cite l'insuccès de James Hardie, qui employa l'électrolyse pour un kyste congénital du cou: à la suite de la quatrième séance il survint une inflammation suppurative qui emporta le petit malade. Nous accuserons de cette mort moins l'intervalle rapproché des séances que l'insuffisance des précautions antiseptiques. Lannelongue a traité par l'électrolyse deux enfants atteints de kystes congénitaux: le premier sorti, à peu près guéri après quatre mois, le second succomba à la suppuration.

(³) Voy. aux *Maladies de la langue* la thérapeutique de la macroglossie.

DEUXIÈME PARTIE

MALADIES DES TISSUS

INFLAMMATIONS DIFFUSES
DU TISSU CONJONCTIF

PEAU ET TISSU CELLULAIRE SOUS-CUTANÉ

Par le D' A. BROCA

Chirurgien des hôpitaux. — Professeur agrégé à la Faculté de Paris.

PREMIÈRE PARTIE

INFLAMMATIONS DIFFUSES DU TISSU CONJONCTIF

Ces inflammations, d'ordinaire dues au streptocoque, sont aiguës ou chroniques.

L'inflammation aiguë constitue le phlegmon diffus.

L'inflammation chronique englobe les états éléphantiasiques.

I

PHLEGMON DIFFUS

Définition. — « On appelle phlegmon diffus, dit Follin, l'inflammation aiguë, non circonscrite, du tissu cellulaire, avec tendance à envahir de proche en proche les couches celluleuses voisines et à en produire la mortification. »

Historique. — On trouve dans les auteurs anciens quelques observations qu'on peut rapporter au phlegmon diffus. On cite celles d'A. Paré, de Fabrice de Hilden, de Dionis, etc., pour la plupart consécutives à la saignée. Ces chirurgiens invoquaient des explications qui aujourd'hui nous semblent bizarres : la blessure involontaire du nerf médian, du tendon du biceps. D'autres, plus près de nous, ont parlé de la phlébite, et en fait il est impossible de reconnaître, à la lecture des observations anciennes, quelle est la part exacte de l'inflammation veineuse. Puis, avec Abernethy, Travers, Ch. Bell, les lymphatiques sont intervenus. C'est vers cette époque que se place le travail remarquable d'Hutchinson (1814), bientôt suivi de ceux de Colles (1822), d'Andrew Duncan (1824). En France, la thèse de Fournier résuma, en 1827, les leçons de Dupuytren, de Béclard. A partir de ce moment, les descriptions classiques se sont succédé, dans nos principaux traités de pathologie externe, tandis que paraissaient des monographies, des leçons, et surtout celles de Chassaignac, de Dolbeau. Depuis une dizaine d'années, enfin, la bactériologie est intervenue et les résultats annoncés par Pasteur, par Ogston, par Rosenbach — pour ne rappeler que les initiateurs — ont été peu à peu perfectionnés. Il reste encore des recherches à entreprendre, mais il est établi que le *Streptococcus pyogenes* est la cause ordinaire du phlegmon diffus.

HUTCHINSON, On the treatment of erysipelas by incision. *Med. chir. Trans.* London, 1814, t. V, p. 278. — CH. FOURNIER. Dissertation sur le phlegmon diffus. Thèse de Paris, 1827, n° 151. — BÉRARD et DENONVILLIERS, *Compendium*, t. I, p. 210. Paris, 1845. — CHASSAIGNAC, Mémoire sur l'emploi du drainage dans le traitement du phlegmon diffus. *Gazette méd. de Paris*, 1856, p. 255, et *Traité de la Suppuration*, t. I, p. 273. Paris, 1859. — FOLLIN, *Loc. cit.*, t. II, p. 90, 1867. — JAMAIN et TERRIER. *Loc. cit.*, t. I, p. 554, 1876. — A. ISNARD, Étude sur le phlegmon diffus. Thèse de Paris, 1870, n° 84. — CADIAT. Note sur l'érysipèle phlegmoneux. *Journal de l'anat. et de la physiol.*, 1874, p. 410. — DOLBEAU, Leçons sur les inflammations du membre supérieur. *L'École de médecine*, 1875, p. 55. — CHEVALET, Des phlegmons angio-leucitiques du membre supérieur. Thèse de Paris, 1875, n° 127. — LE DENTU, art. PHLEGMON du *Nouveau Dict. de méd. et de chir. prat.*, p. 150, 1879. — KIRMISSON, art. PHLEGMON du *Dict. encycl. des sc. méd.*, p. 512, 1887.

Synonymie et nature. — Cette notion permet de prendre parti dans quelques discussions naguère encore sans solution précise.

A cause de sa tendance à la mortification, le phlegmon diffus a encore été appelé *phlegmon gangréneux* et l'on y range, dans les descriptions classiques, les infiltrations de bile et d'urine à côté des phlegmons stercoraux, des accidents provoqués par l'injection malheureuse de teinture d'iode dans le tissu cellulaire au cours du traitement d'une hydrocèle. La clinique protestait contre ces assimilations, et, dans ces derniers temps, la bactériologie lui a donné raison.

On a beaucoup discuté, en raison du plus ou moins de rougeur cutanée, sur les relations de l'érysipèle avec l'*érysipèle phlegmoneux* et le *phlegmon érysipélateux*. La clinique autorise jusqu'à un certain point ce rapprochement. La bactériologie a d'abord semblé lui donner un démenti formel, mais depuis elle paraît avoir démontré que le streptocoque de l'érysipèle n'est qu'une forme de celui de la suppuration ; je ne fais que rappeler ici ces faits, étudiés à propos de l'inflammation en général, de l'érysipèle, de la lymphangite.

D'autres débats ont eu pour but d'élucider les relations du phlegmon diffus et du phlegmon circonscrit. Faut-il faire une différence entre le vrai phlegmon diffus et le *phlegmon diffusé*? Depuis longtemps certains chirurgiens l'ont affirmé, faisant voir que ce phlegmon diffusé est indiscutablement moins grave, n'entraîne pas autant d'accidents généraux septiques. D'autres ne voyaient là qu'une question de degré. Or, il semble qu'en règle générale les inflammations diffuses aient le streptocoque pour cause, tandis que les circonscrites et les diffusées proviennent du staphylocoque. Il est vrai que les infections mixtes viennent compliquer la question.

Étiologie. — Le phlegmon diffus est avant tout une maladie de l'homme adulte, dans la classe ouvrière. Il est exceptionnel chez l'enfant. L'étude des causes efficientes et prédisposantes en donne aisément la raison.

Les *causes efficientes* peuvent se résumer en peu de mots : toute solution de continuité des téguments est capable de laisser entrer le micro-organisme pathogène. Il s'agit parfois d'un trauma grave : écrasements, plaies contuses, opérations chirurgicales diverses. Autrefois on craignait beaucoup les plaies, les ligatures des veines. Quel est alors, il est vrai, le rôle de la phlébite? Béclard et, après lui, les auteurs du *Compendium* insistent sur les fractures compliquées, même après cicatrisation; mais quelle est, en pareille occurrence, la part de l'ostéomyélite immédiate ou prolongée? Souvent la porte d'entrée est une plaie insignifiante, négligée. Ces plaies sont d'une fréquence extrême à la main, aux doigts, et de plus y sont exposées aux contacts les plus variés. Aussi le phlegmon diffus occupe-t-il surtout le membre supérieur. De ces plaies, les piqûres anatomiques sont le type. Le travail de Colles vise spécialement « les conséquences fatales des blessures légères que l'on se fait en disséquant », et déjà Colles remarque que les cadavres sont moins dangereux quand ils sont parvenus à un certain degré de putréfaction; ne savons-nous pas aujourd'hui que les micro-organismes virulents disparaissent alors? Enfin, il est définitivement prouvé, comme les cliniciens l'affirment depuis longtemps, que les cadavres sont plus ou moins dangereux suivant la cause de la mort, qu'on doit surtout se tenir en défiance aux autopsies des individus qui ont succombé à un processus pyohémique, des femmes en couche par exemple.

La petitesse usuelle de la porte d'entrée nous rend compte des faits naguère considérés comme prouvant le *développement spontané* du phlegmon diffus. D'autre part, Hutchinson a signalé de petites *épidémies* à bord de navires, dans des services hospitaliers; Maclachan, Duncan relatent des faits remarquables de *contagion*. Ces observations, tenues en suspicion il n'y a pas longtemps encore, sont aujourd'hui faciles à expliquer.

A côté de ces causes efficientes, il faut faire une large part aux *causes prédisposantes*. Il est en effet connu depuis longtemps, pour les piqûres anatomiques par exemple, que tous les individus ne sont pas égaux devant le même cadavre. Tous les auteurs insistent sur le rôle des fatigues, des surmenages, des marches forcées pour les phlegmons diffus du membre inférieur. Les alcooliques, les diabétiques, les albuminuriques, fournissent à l'infection un terrain favorable. Il y a quelques années, Bazy a signalé l'influence de la dilatation de l'estomac sur l'invasion des lymphangites septiques et des phlegmons diffus.

Anatomie pathologique. — Le phlegmon diffus atteint le plus souvent les membres, le supérieur principalement. Il y occupe surtout le tissu cellulaire sous-cutané, plus rarement le tissu cellulaire sous-aponévrotique. C'est à ces différences de siège que correspondent les divisions de Chassaignac en phlegmons diffus : panniculaire (celui du tissu adipeux sous-cutané), sus-aponévrotique ou par nappe purulente, sous-aponévrotique ou profond, total enfin, quand toutes ces couches sont prises à la fois.

Les lésions caractéristiques varient suivant la période où en est arrivé le mal, et comme le phlegmon diffus tend sans cesse à s'étendre, les diverses périodes coexistent sur le même malade. Supposons donc un phlegmon diffus parvenu à son complet développement et suivons l'évolution du mal de la périphérie vers le centre, en décrivant l'aspect du tissu conjonctif sur le vivant, sur les lèvres des grandes incisions qui constituent le traitement classique.

Sur les parties les plus récemment atteintes, la sérosité fluide de l'œdème infiltre le tissu conjonctif : incolore ou rosée, elle s'écoule en abondance par les incisions; la vascularité est déjà accrue dans les artères et dans les veines. Un peu moins près de la limite du gonflement, la sérosité est plus opaline, moins fluide, plus gélatiniforme; le tissu conjonctif doublé, triplé d'épaisseur, ressemble, dit Follin, à de la pulpe d'orange.

L'apparition du pus caractérise la deuxième période, mais ce pus n'est pas liquide. Étendu en nappe, infiltrant le tissu conjonctif, il est le plus souvent concret, jaune verdâtre et ne s'écoule pas par les incisions; on l'obtient par le raclage des surfaces de section, qui ne s'affaissent point. Un peu plus tard il devient fluide et s'écoule, mais toujours il est infiltré et non point collecté. A cette période, les aponévroses ont résisté; mais, lorsque sous elles le tissu profond est envahi, elles prennent une teinte verdâtre caractéristique, sur laquelle Chassaignac a attiré l'attention.

Un peu plus tard encore, dans les parties les premières atteintes, par conséquent, le pus est franchement liquide, contenu dans des poches plus ou moins vastes, dans des clapiers, des décollements; mais là encore aucune membrane pyogénique ne l'enkyste. Au milieu de ces poches purulentes, on voit les vaisseaux, les nerfs. Bientôt enfin survient le sphacèle du tissu conjonctif et de la peau. De là des perforations spontanées dans lesquelles s'engage le tissu cellulaire mortifié, en lambeaux comparés par Dupuytren à des écheveaux de filasse, par Duncan à de la peau de chamois mouillée. A cette période, il est de règle que les parties profondes soient envahies : les muscles, les tendons sont mortifiés; les os sont dénudés et même nécrosés; les articulations sont ouvertes et suppurent; les veines souvent sont enflammées, atteintes de phlébite; les artères résistent la plupart du temps, mais leur ulcération est possible.

Je m'en tiendrai à cette étude grossière et je n'entrerai pas dans les discussions sur la purulence d'emblée et sur la pathogénie de la gangrène inflammatoire, par diphtérite interstitielle, disait Chassaignac. De même pour le rôle de la lymphangite, dont l'adénite concomitante indique l'existence fréquente.

Symptômes. — Les auteurs du *Compendium* nous ont laissé du phlegmon diffus une description clinique à laquelle il n'y a à peu près rien à changer.

Le phlegmon diffus peut débuter par des troubles généraux assez graves : frissons, chaleur, fièvre intense, agitation, insomnie, délire, quelquefois vomissements réitérés, etc. Mais le plus souvent, comme le remarque Duncan, les désordres locaux apparaissent les premiers.

Au point qui va être envahi une douleur se déclare, légère d'abord, et le gonflement survient, rapide, diffus, quelquefois énorme. La rougeur qui l'accompagne est plus ou moins foncée; elle peut présenter toutes les nuances depuis la teinte rosée jusqu'au violet sombre. Elle n'est pas uniforme, mais sur le même sujet varie suivant les points; certaines places sont d'un rouge vif, d'autres livides, quelques-unes ardoisées. La rougeur et le gonflement sont d'ordinaire très étendus et n'ont pas de limites distinctes. Il y a parfois des phlyctènes remplies de sérosité limpide ou sanguinolente. Les lymphatiques forment des traînées rouges qui se rendent à des ganglions gonflés et douloureux. Les doigts, appliqués sur la partie malade, perçoivent une sensation qui rappelle, suivant Duncan, celle que ferait éprouver une substance ferme, douce et unie, recouvrant une partie spongieuse pleine de liquide; cette sensation, disait Béclard, tient le milieu entre la mollesse de l'œdème, la dureté du phlegmon et l'élasticité de l'emphysème. La douleur est excessive, elle précède quelquefois

tous les autres symptômes. Souvent le patient se plaint d'une sorte d'étranglement dans la partie affectée. La chaleur est quelquefois considérable; elle
produit parfois un sentiment de brûlure tellement violent que l'application du
froid est vivement désirée.

L'inflammation envahit de proche en proche et gagne de l'extrémité vers le
tronc, plus rarement dans la direction opposée. Arrivée au tronc, elle s'étend
soit en ceinture, soit sur la moitié correspondante du corps. La rougeur ne
marque pas toujours ses limites, et le tissu sous-cutané peut être frappé
de gangrène sans qu'à aucune époque on ait remarqué de rougeur superficielle.

Pendant cette *période inflammatoire*, la fièvre est constante, mais à des degrés
très variables, depuis la plus légère jusqu'à une apparence typhoïde. Ce qui
domine, c'est une faiblesse musculaire extrême, accompagnée d'agitation. Le
sommeil est inquiet, ou même perdu complètement, pendant plusieurs nuits
de suite, sans que les opiacés puissent produire le repos. La respiration est
gênée, sans que l'examen physique révèle cependant une lésion pleurale ou
pulmonaire. L'appétit est complètement perdu, la soif est vive, la langue rouge
et luisante; il y a des nausées, des vomissements bilieux, la diarrhée existe
souvent, parfois opiniâtre.

A cette période, la maladie pourrait se terminer par *résolution*, et Duncan
relate une observation, où, le malade étant dans le coma, une crise heureuse
survint, marquée par des sueurs fétides et noires. Le fait est rare, douteux
même. Une autre terminaison favorable, mais rare aussi, est la *formation d'abcès
isolés*. Presque toujours l'évolution naturelle aboutit à la suppuration diffuse
avec mortification.

Le début de la *période de mortification* est marqué, du quatrième au sixième
jour, par une rémission, dont on exagère parfois la netteté; c'est plutôt, comme
l'a dit Dupuytren, un état stationnaire, avec amendement de la douleur. Bientôt
la peau se décolle, s'ouvre spontanément en un grand nombre d'endroits, ou
bien le chirurgien pratique des incisions. Par les ouvertures s'écoule du pus
mal lié, séreux, visqueux, de la sanie rougeâtre. Les jours suivants, les plaies
fournissent une quantité de pus considérable et, de plus, apparaissent des
flocons de tissu cellulaire, des morceaux d'aponévroses, des tendons mortifiés.
Alors débute la *période d'élimination des escharres*. Les orifices cutanés s'élargissent, deviennent coalescents, et cela soit par ulcération des bords, soit par
sphacèle plus ou moins étendu de la peau décollée.

Dans quelques cas, du reste fort rares, un vaisseau est ulcéré et on observe
une hémorragie abondante; A. Bérard en cite un exemple.

Arrivée à cette époque, la lésion se présente sous l'aspect de vastes clapiers
que limitent superficiellement la peau décollée, et profondément des aponévroses, des muscles dénudés, des tendons, des os, etc. La suppuration est
excessivement abondante et semble intarissable. Si le malade échappe à ces
accidents, la peau finit par se recoller sur les parties sous-jacentes; mais le
tissu cellulaire détruit est remplacé par du tissu cicatriciel et le membre
émacié, atrophié reste trop souvent infirme, de par les adhérences inflammatoires, les destructions musculo-tendineuses, les ankyloses articulaires.

Pronostic. — Le phlegmon diffus est une maladie toujours grave, souvent
mortelle. La mort arrive à une quelconque des périodes. Dans les formes où

l'agent septique est d'une virulence extrême, dans certaines piqûres anatomiques surtout, les accidents généraux ouvrent la marche et le malade est emporté en quelques heures, sidéré pour ainsi dire, avant que les lésions locales n'aient eu le temps de parvenir à la mortification, et même à la suppuration. Plus souvent, l'évolution locale suit les stades précédemment énumérés et c'est pendant la période de mortification que le sujet périt, au milieu d'accidents septicémiques ou pyohémiques. Une fois la maladie enrayée, enfin, le malade peut être incapable de faire les frais de l'élimination, de la suppuration, de la réparation, et il succombe, lentement cette fois, dans l'hecticité et le dépérissement progressifs. Aussi va-t-il sans dire — comme pour les morts rapides — que, à virulence égale de l'inoculation causale, l'état général antérieur du patient a une importance pronostique considérable : les débilités et les diabétiques, prédisposés à l'invasion du phlegmon diffus, sont aussi ceux qui en meurent le plus aisément. De nos jours, cette importance pronostique s'est encore accrue, car la forme grave, le phlegmon diffus du *Compendium*, est devenu rare, ainsi que Reclus s'est attaché à le démontrer [1]. La forme bénigne, observée « dans quelques circonstances », dit le *Compendium*, est devenue la règle, car notre thérapeutique est d'une efficacité extrême et presque invariablement enraye l'inflammation en quelques heures si elle est instituée à temps et si le malade n'est pas entaché d'une tare organique trop grande. Peut-être aussi le phlegmon est-il moins malin, de son essence même, ainsi que Reclus tend à l'admettre, les microbes pyogènes, jadis florissants, étant maintenant pourchassés, raréfiés, atténués dans nos services hospitaliers.

Diagnostic. — Je ne ferai qu'énumérer les maladies avec lesquelles la confusion est possible. Il est inutile d'insister sur le *phlegmon circonscrit* et l'*abcès chaud*, caractérisés par leur circonscription même. Mais ils peuvent engendrer un *phlegmon par diffusion*, où l'état général est moins grave, où l'état local est moins envahissant et où la consistance, la rougeur sont celles du phlegmon circonscrit. Le diagnostic avec l'*érysipèle* est difficile pour les cas intermédiaires, appelés érysipèle phlegmoneux ou phlegmon érysipélateux, où il y a lésion à la fois de la peau, rouge, et du tissu sous-cutané, infiltré, œdémateux. Cependant, lorsque l'érysipèle suppure, Lordereau et Cadiat insistent sur ce fait que la suppuration est superficielle, en foyers isolés, sans mortification du tissu cellulaire. Cette distinction n'est pas toujours nette et la bactériologie nous explique qu'il puisse exister des formes de transition. Mais s'il est parfois malaisé de mettre sur la maladie une étiquette précise, l'examen local permet de reconnaître sans peine s'il y a ou non des phénomènes qui exigent le traitement du phlegmon diffus.

Pour le diagnostic et les relations avec la *lymphangite*, la *phlébite*, je renvoie au chapitre qui concerne ces maladies. De même, pour le phlegmon profond, à celui où il sera traité de l'*ostéomyélite*.

Traitement. — Le traitement prophylactique consiste à éviter les contacts septiques pour toutes les plaies et excoriations. Si la plaie est, comme les piqûres anatomiques, septique d'emblée, on la lavera d'abord avec grand soin; on la désinfectera par succion et par pression si c'est une simple piqûre. De

____

[1] P. RECLUS, *Gaz. hebd. de méd. et de chir.*, 1887, p. 579.

[A. BROCA.]

plus, à la moindre alerte inflammatoire, on prescrira des bains antiseptiques prolongés de toute la région menacée.

Pour le phlegmon diffus définitivement constitué, on a autrefois préconisé une foule de traitements abortifs où les divers chirurgiens associaient, en proportions diverses, l'élévation du membre (Gerdy), les applications de sangsues, les cataplasmes, les bains, la compression (Lheden, Bretonneau, Velpeau), les vésicatoires (Duncan, Dupuytren, Rigaut (de Strasbourg), les onctions d'onguent napolitain, etc. Une énumération suffit pour ces moyens abandonnés. De même pour les incisions multiples et superficielles que pratiquait Béclard, pour les mouchetures que vante Dobson. Le traitement actuel consiste presque toujours en larges débridements suivis de bains antiseptiques.

Les incisions comprenant toute l'épaisseur du derme et du tissu conjonctif malade sont vulgarisées depuis les mémoires de Hutchinson, Lawrence, Earle, Dupuytren, etc. Elles seront précoces, profondes, longues et nombreuses. On ne les rapprochera pas à moins de 4 centimètres d'intervalle, recommande Follin, pour éviter la gangrène de la peau intermédiaire. Elles fendront hardiment l'aponévrose, si elle a la teinte verdâtre, indice du phlegmon profond. De nos jours, on fait souvent ces larges débridements au thermo-cautère, et entre les incisions on enfonce la pointe rouge. Dans quelques cas exceptionnels, une incision a sectionné un vaisseau anormalement développé : Lawrence, A. Bérard, ont vu des malades succomber ainsi à l'hémorragie. En pareille circonstance, on a eu recours à la compression, ou mieux à la ligature, et parfois même à l'amputation. Par ces incisions, surtout s'il y a des clapiers, on passe des drains. Puis le membre est placé, pendant plusieurs heures, dans un bain chaud antiseptique, au sortir duquel on l'enveloppe de compresses humides, trempées dans un liquide antiseptique. Le bain sera renouvelé deux ou trois fois par jour.

Si les incisions ont été précoces, elles peuvent prévenir la mortification des tissus, ainsi qu'on s'en rend compte par celles que l'on pratique à la périphérie d'un phlegmon diffus complètement développé. Le membre dégonfle rapidement et les incisions bourgeonnent franchement. Lorsque la mortification a lieu, on favorisera l'élimination des lambeaux sphacélés (mais en évitant les tractions, les ruptures vasculaires), on réséquera les parties de peau gangrénées. On incisera et on drainera avec soin les collections purulentes qui peuvent se former. Une fois les tissus bourgeonnants, le pansement sera compressif, pour faciliter le recollement de la peau.

Lorsque les grandes incisions sont insuffisantes, et surtout lorsque les désordres locaux, les destructions cutanées, musculaires, articulaires sont très prononcés, on est parfois contraint de pratiquer l'amputation du membre.

Le *traitement général* a une grande importance. On a absolument renoncé à la diète, aux saignées autrefois en honneur pour prévenir, disait-on, les complications viscérales sans cela fréquentes. A toutes les périodes, on usera des toniques. L'alimentation sera à la fois réparatrice et facile à digérer ; on prescrira l'alcool, le quinquina, les excitants divers. C'est donc le traitement général de la septicémie et des suppurations prolongées.

[A. BROCA.]

II

DES ÉLÉPHANTIASIS

Définition. — On appelle éléphantiasis les augmentations considérables de volume engendrées par l'œdème inflammatoire chronique, œdème dur dans lequel le système lymphatique semble jouer le rôle prépondérant. Ernest Besnier, Brassac font entrer dans la définition le système veineux, dont l'intervention ne paraît pourtant pas indispensable.

Cette définition élimine, sans plus tarder, la lèpre, quoiqu'on l'ait appelée, il n'y a pas bien longtemps encore, *éléphantiasis des Grecs*, en raison des descriptions remarquables que nous en ont laissées les médecins grecs anciens. La lèpre, à part quelques rares localisations dont il sera peut-être fait mention à la chirurgie des régions, n'a pas d'intérêt chirurgical, et il n'en serait même pas question ici, si son nom d'éléphantiasis n'avait été la source de confusions.

Les auteurs arabes, en effet, et surtout Rhazès, ont étudié avec soin une affection qui, transformant pour ainsi dire les jambes en jambes d'éléphant, mérite bien le nom d'éléphantiasis. Il semble, sans doute, que cet état morbide ait été connu avant eux et corresponde à l'*elephas morbus* dont parle Lucrèce. Il est devenu néanmoins classique de l'appeler *éléphantiasis des Arabes*.

Cette similitude de noms entre deux maladies si différentes n'a pas tardé à causer une confusion complète, à partir surtout des compilateurs du moyen âge. On le comprend sans peine si l'on remarque que souvent ces éléphantiasis sont toutes deux endémiques dans les mêmes pays, et que ces pays sont situés hors de l'Europe. En sorte que les compilateurs européens amalgamaient ces maladies qu'ils n'avaient jamais observées, et les léproseries s'enrichissaient de quelques pensionnaires dont la lésion n'avait rien de lépreux.

De nos jours, la question a fait de grands progrès et, grâce aux voyages nombreux des médecins de l'armée et de la marine, l'endémie éléphantiasique des pays chauds est distinguée avec netteté de la lèpre. Mais il reste d'autres obscurités. Le motif principal est que l'on a trop souvent considéré l'éléphantiasis comme une maladie, alors que c'est seulement une lésion commune à plusieurs maladies. Dès lors on décrivait l'*éléphantiasis* en un chapitre unique réunissant tous les œdèmes un peu considérables à la fois fixes et durs, passant à chaque instant de l'éléphantiasis congénitale à l'éléphantiasis nostras, à l'éléphantiasis endémique des pays chauds. Une jambe atteinte d'ulcère variqueux devient énorme à la suite de poussées de lymphangite : éléphantiasis des Arabes. Les lymphangites qu'engendre la filaire du sang sont la source d'un gonflement chronique de la jambe : éléphantiasis des Arabes. C'est à peine si l'on ne qualifiait pas de « des Arabes » « l'éléphantiasis » du nez consécutive à l'acné, et certains fibromes diffus, mous, « éléphantiasiques » dont il sera dit quelques mots à propos du fibrome molluscum.

En réalité, il y a des *éléphantiasis*, des états éléphantiasiques, si l'on préfère. C'est un nom pittoresque, expressif, et partant bon à conserver, qui caractérise un aspect objectif remarquable ; d'autre part, il n'est pas mauvais de faire une étude d'ensemble de ces états, car ils correspondent à des lésions anatomiques comparables. C'est pour cela que je n'obéis pas à l'usage, qui tend à s'établir, de réserver le nom d'éléphantiasis, dans le sens absolu du mot, à l'éléphantiasis de la filariose, opposée ainsi aux états éléphantiasiques.

Si donc on voulait écrire un chapitre complet sur les éléphantiasis, il faudrait tracer un tableau de séméiotique générale et de pathogénie. Mais l'étude séméiotique ferait double emploi avec les descriptions cliniques de la filariose, des lymphangites chroniques et des obstructions lymphatiques, des complications des varices. Cette partie clinique sera donc négligée ici, et seule l'étude anatomique et pathogénique générale va être développée.

Ces recherches anatomiques ont été entreprises, il y a déjà plus de trente ans, par Vulpian, par Virchow, et poursuivies depuis par de nombreux auteurs. Je ne m'astreindrai pas à la mention de tous les travaux, même importants, qui ont paru sur la matière. On peut, en effet, trouver aujourd'hui la synthèse toute faite dans les descriptions du professeur Renaut (de Lyon).

Virchow, *Loc. cit.*, t. I, p. 295, 1867. — Besnier, De l'éléphantiasis. *Gazette des hôp.*, 1878, p. 1017 et suiv. — Boffeux. Sur l'anatomie pathologique de l'éléphantiasis des Arabes. *Revue de chirurgie*, 1882, p. 120. — Renaut, art. Dermatoses du *Dictionnaire encycl. des sciences méd.*, 1re série, t. XXVIII, p. 165 et 202, 1885. — A. Mathieu. Note pour servir à l'histoire du pseudo-éléphantiasis strumeux. *Bull. de la Soc. anat.*, 1885, p. 175. — Jeanselme, Des dermites et de l'éléphantiasis consécutifs aux ulcérations des membres variqueux. Thèse de Paris, 1887-1888, n° 117. — Th.-Ch. Floras (de Constantinople), Ueber einen Fall von Elephantiasis Arabum. *Arch. für klin. Chirurgie*, 1888, t. XXXVII, p. 508. — Sabouraud, Parasitologie de l'éléphantiasis nostras. *Annales de derm. et de syph.*, 1892, p. 592 et 620. — A. Follet, Thèse de doct. de Paris, 1895-1896, n° 1.

Anatomie pathologique générale et pathogénie. — Un examen grossier suffit à démontrer que l'éléphantiasis diffère de l'œdème : dans la première, une piqûre d'épingle donne issue à un liquide fibrineux, coagulable ; à de la simple sérosité dans le second. L'*œdème veineux* peut cependant conduire, conduit souvent à l'éléphantiasis, et cela par deux processus.

Lorsque le liquide de l'œdème fait irruption dans les mailles du tissu conjonctif, il est le plus souvent accompagné par une migration de leucocytes, migration qui, malgré Cohnheim, n'est pas un caractère pathognomonique de l'inflammation. Pourvu qu'elle ait quelque intensité, la dilatation neuro-paralytique des vaisseaux suffit à la provoquer. Le réseau des cellules fixes du tissu conjonctif est dilacéré par la pression qu'exerce dans ses mailles la sérosité épanchée, et de là une nutrition viciée, une irritation constante autour de ces cellules soumises à un vrai trauma ; de là des phénomènes d'inflammation chronique. C'est ainsi que l'*œdème ancien* tend à devenir dur, à se compliquer de dermite chronique, d'induration sous-cutanée, en même temps que le liquide exsudé devient fibrineux. Cet *œdème induré* s'observe, par exemple, chez quelques vieux cardiaques. Mais, en somme, c'est peu accusé et surtout peu chirurgical. Il serait donc déplacé d'y insister davantage.

Il était bon, toutefois, de signaler cet état, pour bien montrer que le tissu conjonctif ainsi atteint se nourrit mal ; d'autre part, les lymphatiques y sont béants, remplis de liquide. N'est-ce pas là des conditions favorables aux *inoculations septiques*? Et d'ailleurs, la clinique n'enseigne-t-elle pas avec quelle facilité naissent et se diffusent, sur les membres œdémateux, les *lymphangites* et les érysipèles, les phlegmons et les gangrènes? De là des phénomènes d'inflammation vraie : la peau s'épaissit et s'indure, l'hypoderme devient lardacé et les lobules adipeux y disparaissent ; le liquide exsudé devient franchement albumineux. Ces lésions inflammatoires ont leur siège principal dans le système lymphatique, et, à défaut de l'histologie, la preuve en serait fournie par les engorgements ganglionnaires si usuels dans ces cas. La résorption de ces produits inflammatoires se fait mal et finalement les troncs lymphatiques, les ganglions restent oblitérés ou tout au moins insuffisamment perméables. Alors s'établit l'œdème dur, typique, celui qu'on trouve sur les membres variqueux, par exemple, après des ulcères, des eczémas de longue durée. A mesure que la lésion s'aggrave, le terrain devient plus propice aux lymphangites aiguës ou chroniques; un vrai cercle vicieux s'établit.

Ainsi l'œdème dur, compliquant l'œdème veineux, est un œdème passif, par obstruction lymphatique d'origine inflammatoire. Il se fait ce que Renaut désigne avec clarté par le nom de « nœuds de lymphangite oblitérante », et, à partir de ce moment, l'éléphantiasis succède à l'œdème.

Mais l'œdème veineux n'est pas le préliminaire obligé, et plus souvent la lésion est d'*emblée lymphatique*. La preuve en est donnée par certains faits, rares mais remarquables, où les voies d'excrétion lymphatique des membres inférieurs font congénitalement défaut et où l'enfant vient au monde éléphantiasique. N'est-ce point encore le cas pour ces épaississements qui succèdent aux érysipèles dont la répétition est fréquente?

Ce qui est certain, c'est que les études microbiologiques entreprises depuis quelques années par Sabouraud, par Achalme, ont démontré dans ce tissu conjonctif chroniquement enflammé la présence du streptocoque; et d'après Achalme les poussées aiguës auxquelles sont sujet ces membres, sont souvent dus au réveil de microbes latents plutôt qu'à des inoculations successives.

Dans tous les cas, les lésions ont le même aboutissant : elles se caractérisent avant tout par une *dermite fibreuse hypertrophique*, par une véritable cirrhose de la peau et du tissu conjonctif.

Le derme alors est épaissi, parcouru de faisceaux fibreux hypertrophiés et multipliés. Les lymphatiques dilatés y apparaissent, sur les coupes durcies, sous forme d'espaces stellaires remplis de caillots de lymphe. Avec le derme fait corps le tissu sous-cutané dur, lardacé, où le tissu graisseux a disparu, étouffé, et où les veines, entourées de tissus indurés, restent béantes à la coupe.

Tel est l'ensemble des lésions; les détails varient. Sous l'épiderme aminci, desquamant souvent, on trouve parfois le corps papillaire atrophié; cet état caractérise l'*elephantiasis lævis seu glabra*. Ailleurs il est hypertrophié et l'on voit se développer une dermite papillaire dont le bourgeonnement est parfois extrême. Alors survient l'*elephantiasis verrucosa* de Virchow, où les papilles, quelquefois énormes, sont recouvertes d'un épiderme transformé en un véritable état corné. Ces papilles sont constituées par un tissu conjonctif embryonnaire à substance fondamentale muqueuse et sont, elles aussi, creusées de vastes trajets lymphatiques. Dans certains cas, il se forme, par agglomération de gros bourgeons papillaires, des tubercules, des nodures plus grosses que dans l'état verruqueux, et nous avons l'*elephantiasis tuberosa, seu nodosa*.

Il ne saurait entrer dans le plan d'un traité de chirurgie de développer davantage ces données de l'anatomie pathologique microscopique. Aussi bien les quelques mots qui précèdent suffisent-ils pour établir une classification pathogénique des éléphantiasis en général; classification qui n'a pas la prétention d'être rigoureuse, mais qui permettra peut-être de grouper certains faits.

Variétés étiologiques. — L'anatomie pathologique nous enseigne donc qu'il y a trois grandes catégories d'éléphantiasis : 1° l'œdème veineux entre seul en jeu ; 2° l'éléphantiasis est purement lymphatique ; 3° il y a association de lésions veineuses et de lésions lymphatiques.

1° Les *éléphantiasis purement veineuses* sont, je le répète, celles qui succèdent à l'œdème cardiaque prolongé, à la *phlegmatia alba dolens* ancienne. C'est pour remplir le cadre que je mentionne ces lésions médicales.

2° Les *éléphantiasis purement lymphatiques* sont de deux ordres, suivant que l'obstacle au cours de la lymphe est ou non d'origine inflammatoire.

Le type le plus simple de *l'obstacle non inflammatoire* nous est fourni par les cas, rares il est vrai, mais probants où, sur un nouveau-né partiellement ou totalement éléphantiasique, on constate, par la dissection, l'absence des canaux collecteurs de la lymphe, du canal thoracique par exemple. L'*éléphantiasis congénitale* existe donc, mais on l'a probablement surchargée de faits disparates, encore appelés parfois « hypertrophie congénitale des parties molles ». Je me bornerai à cette mention, car il est classique, pour le moment, d'attribuer ces « hypertrophies » au lymphangiome. Mais qu'est-ce que le lyphangiome? Est-ce ou non une tumeur? N'est-ce pas souvent une simple rétro-dilatation mécanique des voies lymphatiques et ne faut-il pas, avec Ch. Monod, distinguer le lymphangiome des lymphangiectasies, parmi lesquelles la macroglossie congénitale est une des plus fréquentes? Autant de questions encore obscures, qu'on trouvera débattues à l'article LYMPHANGIOME.

Parfois, chez l'adulte, on observe des éléphantiasis par *obstruction néoplasique des ganglions*. Le fait est relativement fréquent au membre supérieur, en conséquence des adénopathies axillaires secondaires au cancer du sein. Il est plus rare au membre inférieur, où cependant on peut citer une observation de Duplay, rapportée par Charcellay dans sa thèse (1879) : la lésion causale était un sarcome des ganglions inguinaux. Les observations de ce genre ne sont pas, il est vrai, d'une simplicité absolue, car les poussées inflammatoires sont fréquentes sur ces membres. Il en est d'ailleurs de même pour l'*éléphantiasis endémique des pays chauds*. Car s'il est démontré que chez ces malades on trouve un parasite spécial, la filaire du sang, en outre des lymphangites éclatent, à intervalles variables, et il est bien possible qu'il faille attribuer le rôle principal aux obstacles lymphatiques d'origine inflammatoire. J'en reste là sur ce sujet, car l'éléphantiasis endémique va faire l'objet d'un article spécial.

Les *obstacles d'origine inflammatoire*, les *nœuds de lymphangite oblitérante*, peuvent résulter de n'importe quelle lymphangite, quelle que soit sa nature. De là, pour les *lymphangites aiguës*, les dermites chroniques hypertrophiques, consécutives aux érysipèles à répétition ; les éléphantiasis qu'ont précédées des lymphangites palustres. Cette dernière variété mérite quelque attention, car on a voulu rattacher à la malaria l'éléphantiasis endémique des pays chauds. Je citerai encore la macroglossie acquise, lésion inflammatoire qui résulte d'une glossite aiguë, suppurée ou non, hydrargyrique surtout. C'est à côté de ces faits qu'on doit classer ceux où l'éléphantiasis succède à une fracture compliquée. Brassac en cite deux exemples personnels et en emprunte un à Clarac. Je signalerai enfin les cas où le gonflement éléphantiasique est la conséquence d'une arthrite chronique, tuberculeuse par exemple. Ainsi l'on trouvera dans la thèse de Charcellay des observations de Duplay, de Nægelé pour le genou, pour le cou-de-pied. Un fait analogue, quoique plus complexe, a été publié par Doyen à la Société anatomique, en 1882.

[A. BROCA.]

Y a-t-il eu, dans ces cas, oblitération par *lymphangite tuberculeuse* ou par lymphangite à streptocoques? Il y a quelques années, on ne songeait guère à ces constatations précises. Quelle est au juste la part des adénopathies spécifiques et des lymphangites banales, par excoriations labiales, pour expliquer l'œdème dur de la lèvre des scrofuleux? Quel est le rôle exact des lymphangites bacillaires dans le lupus hypertrophique, dans l'éléphantiasis strumeuse dont Mathieu a relaté une observation intéressante? Autant de points encore obscurs. J'ai vu, en 1884, à l'hôpital Saint-Louis, dans le service de Ch. Lailler, un adolescent de dix-sept ans atteint d'œdème dur du pied, de la jambe et même de la partie inférieure de la cuisse; le gonflement, ancien déjà, se compliquait, de temps à autre, d'abcès froids remarquables par leur disposition en ligne et par leur siège de plus en plus élevé; malgré l'absence d'autopsie, il est permis de penser, au nom de la clinique, à une lésion primordiale du système lymphatique.

5° L'*éléphantiasis lymphatico-veineuse* est celle où les lésions veineuses favorisent l'apparition et l'aggravation des lésions lymphatiques. Dans les obstructions néoplasiques des ganglions axillaires, par exemple, il est bien possible que la compression veineuse revendique une part dans la pathogénie du gonflement. Je répéterai enfin que l'œdème crée un terrain propice à l'évolution des lymphangites, et ici il y a un type bien connu : l'éléphantiasis variqueuse.

A lire les lignes précédentes, on se rend compte que la diversité est grande dans ce qu'on appelle classiquement *éléphantiasis nostras* : nom d'ailleurs des plus vicieux, car il évoque des idées géographiques qui n'ont rien à voir ici et, avec la meilleure volonté du monde, il est impossible de faire de *nostras* un synonyme de *sporadique*. Les éléphantiasis non filariennes, non endémiques par conséquent, existent sans doute dans les pays où sévit l'endémie et c'est probablement faute d'avoir fait ces distinctions qu'on a laissé des confusions s'établir.

ÉLÉPHANTIASIS ENDÉMIQUE ET FILAIRE DU SANG

Définition. — La *définition clinique* donnée par Brassac pour l'éléphantiasis en général s'applique bien à l'éléphantiasis endémique. C'est une affection à marche chronique, caractérisée par une altération hypertrophique du derme et des tissus sous-jacents, localisée principalement aux membres inférieurs ou aux organes génitaux, produite par des inflammations du système lymphatique (Brassac dit lymphatico-veineux), se montrant par paroxysmes sans périodicité régulière et dont le dernier terme est une déformation quelquefois monstrueuse des parties atteintes.

A cette définition clinique il faut ajouter une *caractéristique étiologique* : cette lésion est une des manifestations morbides qu'engendre la *filaire du sang*. Cette notion étiologique, aujourd'hui nettement établie, fera cesser bien des confusions. Dans les pays chauds, en effet, les diverses variétés d'éléphantiasis existent sans doute, et la recherche de la filaire dans le sang, menée concurremment à celle du streptocoque dans les tissus hypertrophiés, permettra seule de faire le départ de ce qui appartient à la vraie éléphantiasis endémique.

Historique. — Les auteurs anciens connaissaient sans doute l'éléphantiasis endémique, et lui attribuaient des causes climatériques. Lucrèce nous apprend que l'*elephas morbus* est engendré par les eaux du Nil : *Egypto in media neque* *praeterea propter.* Mais on en a appelé, depuis, de cet arrêt d'étroite limitation, et quelques siècles plus tard, les médecins arabes, Rhazès surtout, ont étudié ce « dha el fil » (jambe d'éléphant) qui existait dans divers pays de leur domination. Puis on a vécu sur leur description, et je ne ferai que rappeler les confusions qu'a produites le moyen âge. Plus tard, on trouve dans certains récits de voyageurs quelques mentions intéressantes, mais il faut arriver au xviii siècle pour rencontrer des descriptions médicales de quelque valeur. En 1714, Prosper Alpin étudie le scrotum volumineux des Égyptiens; la jambe, la maladie glandulaire des Barbades est décrite par B. Towne (1726), Hillary (1759), Hendy (1784). Puis, pendant la campagne d'Égypte, Larrey père observa avec grand soin l'éléphantiasis du scrotum et depuis cette époque de nombreux médecins, indigènes et étrangers, français surtout, ont, dans notre siècle, perfectionné peu à peu nos connaissances sur ce point ; on peut citer, par exemple, les noms de Mohamed Ali Bey père, Clot Bey, Godard, etc. En même temps les médecins anglais se mettaient à l'œuvre dans les diverses possessions britanniques, dans l'Inde principalement ; les Brésiliens de leur côté apportaient leur pierre à l'édifice.

Les observateurs de l'Inde et du Brésil n'ont pas tardé à faire une remarque clinique du plus haut intérêt ; à noter des affinités remarquables entre diverses manifestations morbides : le craw-craw, la chylurie, l'éléphantiasis. Quelques années après survinrent les découvertes helminthologiques de Wucherer et peu à peu ces faits permirent d'arriver à la démonstration scientifique de cette unité jusqu'alors soupçonnée au nom de la clinique; certaines discussions étiologiques tombaient du même coup. Plusieurs auteurs ont contribué à édifier la théorie, mais parmi eux Patrick Manson doit être mis hors de pair.

BARALLIER, art. ÉLÉPHANTIASIS du *Nouv. Dict. de méd. et de chir. prat.*, 1870. — A. LUTON, art. ENTOZOAIRES, *ibid.*, 1870. — KÖNIGER, Beob. über Elephantiasis auf Samoa. *Arch. f. klin. Chir.*, 1879, t. XXIII, p. 413. — ALFONSECA, De l'éléphantiasis des Arabes développée sur les organes génitaux de l'homme. Thèse de Paris, 1879, n° 316. — H. BARTH, De la filaire du sang, etc. *Ann. de derm.*, 1881, p. 516 et 677. — COUNIL, Éléphantiasis des Arabes; hypertrophie des nerfs et des ganglions lymph., néphrite album. Dég. amyl. du rein et de la rate. *Bull. de la Soc. anat.*, 1883, p. 155. — COUNIL et BASTIEN, Man. d'hist. path., 2e éd., 2e tirage, t. II, p. 780, 786, 1884. — LE DENTU, Des accidents occasionnés par la filaire du sang. *Bull. et mém. de la Soc. de chir.*, 1884, nouv. série, t. X, p. 806. — Orchite paludéenne, éléphantiasis du testicule, etc. *Ibid.*, 1887, t. XIII, p. 615. — BRISSAC, art. ÉLÉPHANTIASIS du *Dict. encycl. des sc. méd.*, p. 496, 1886. — DE TARONI, Contribution à l'étude de l'éléphantiasis du scrotum. Thèse de Bordeaux, 1886-1887, n° 75. — BOUTET-RONCIÈRE, art. HÉMATURIE du *Dict. encycl. des sc. méd.*, p. 101, 1888. — W. M. MASTIN, The history of the filaris sanguinis hominis. *Annals of surgery*, 1888, t. VIII, p. 541.

Étiologie. — Un des premiers faits connus est la circonscription de l'éléphantiasis endémique dans les pays tropicaux et circa-tropicaux, du 30e degré de latitude nord au 35e degré de latitude sud. Là, l'éléphantiasis existe en Asie, en Afrique, en Amérique, en Océanie, et l'on parle surtout de l'Inde inférieure, du Bas-Bengale, du Coromandel, de l'Indo-Chine et du Japon, de la Basse-Égypte, du Brésil, des Antilles. Presque tous les archipels de l'Océanie sont atteints, sauf pourtant l'Australie, la Tasmanie, la Nouvelle-Zélande. Dans certaines de ces régions, 1/10 de la population est malade; et dans les îles de la Société, à Samoa, la proportion irait à 50 pour 100.

Cette étude géographique sommaire serait incomplète si je n'ajoutais qu'à température égale, et même plus élevée, certains pays, voisins de pays infestés, présentent une immunité remarquable. Pourquoi la Nubie, le Soudan, l'Inde supérieure, les îles de l'Océanie précédemment nommées, pourquoi ces régions sont-elles indemnes? On s'est évertué à chercher des causes climatériques, à incriminer tel ou tel vent, telle ou telle disposition aux écarts de température; à expliquer ainsi comment le déboisement a été la cause de l'invasion des Barbades. Parmi ces faits contradictoires, un des mieux établis est l'influence de l'humidité : les pays de littoral, le delta du Nil, les pays de rizières sont plus aisément atteints. Les parties marécageuses de la Martinique, de la Guadeloupe, du Brésil sont bien plus exposées. Mais ce n'est pas le seul motif, car les Barbades ne présentent pas ces conditions telluriques spéciales.

Un fait autrement important est l'association fréquente de l'éléphantiasis à d'autres maladies des pays chauds : le craw-craw, éruption cutanée spéciale, et l'hémato-chylurie endémique. Dès 1835, Meirelles (de Rio de Janeiro) affirmait que les chyluriques sont prédisposés aux érysipèles et la proposition a été vérifiée au Brésil par Ferreira Pinto, Catta Preta, Souza Lima, etc.; dans les Indes, par Joseph Fayrer; en Europe, sur des sujets venus de pays chauds, par Caffe et Rayer à Paris, par W. Roberts en Angleterre.

On remarquera, sans doute, qu'aucune relation de ce genre n'est signalée par les médecins égyptiens quoique l'hématurie et l'éléphantiasis soient toutes deux endémiques en Égypte. C'est que l'hématurie d'Égypte n'est pas semblable à celle du Brésil; on sait, depuis 1851, grâce aux travaux de Bilharz, qu'un helminthe spécial, la *Bilharzia hæmatobia* est l'origine de la première, de même qu'au Cap, à Maurice. Mais en 1866, Otto Wucherer, à Bahia, trouva dans les urines chyleuses du Brésil un autre helminthe, une filaire cette fois, et peu à peu sa découverte fut vérifiée par Crevaux à la Guadeloupe (1870), par Lewis et Cunningham dans l'Inde (1870), par Cobbold, Sonzino, Fayrer en Afrique, où existent dès lors et le distome et la filaire, par Ch. Robin dans des urines venant de la Réunion (1875). Puis les parasites furent trouvés par Lewis, de 1872 à 1875, dans le sang de sujets chyluriques, pour la plupart en même temps éléphantiasiques. L'identité causale des diverses manifestations précédemment énumérées fut démontrée lorsque la filaire eut été rencontrée par F. dos Santos (1877), par S. Araujo et V. Pereira (de Bahia) dans le liquide provenant de lymphorragies éléphantiasiques; par S. Araujo dans le sang d'un sujet atteint de varices lymphatiques des bourses (1878). Un peu auparavant (1875), O'Neill sur des nègres de la Côte d'Or, S. Araujo à Bahia avaient vu la filaire dans le derme atteint de *craw-craw*.

Jusqu'en 1876, on ne connaissait que l'embryon de la filaire, qui seul existe dans le sang, dans la lymphe. En 1876, Bancroft recueillit la filaire adulte, femelle, dans un abcès lymphatique du bras, puis dans une hydrocèle du cordon; l'éléphantiasis a fourni des individus analogues, sinon semblables, à Lewis, à S. Araujo, à Manson. C'est en 1880 que ce dernier auteur a trouvé, en Chine, la filaire adulte. Mais, depuis 1877, il avait publié sur les maladies filariennes des recherches du plus haut intérêt, peu à peu complétées en 1883, en 1884. A l'aide d'observations patientes, d'expériences ingénieuses, il a établi une théorie des plus séduisantes et qui s'affirme de jour en jour.

La filaire est, comme tous les helminthes, un animal à transformations successives, qui doit changer de milieu, d'habitat, pour passer de l'état de larve à l'état adulte. Supposons logée dans le système lymphatique la filaire femelle fécondée. Elle y pond et ses œufs peuvent, dans cet organisme, passer à l'état de larves. Mais ces larves en resteront là tant qu'elles habiteront le sang humain. C'est dans le corps du moustique femelle qu'elles doivent subir leur métamorphose ultérieure. Or, les embryons sont cachés pendant le jour dans le sang des régions profondes de l'économie; c'est pendant la nuit seulement qu'ils s'aventurent dans les vaisseaux cutanés. C'est pendant la nuit, également, que le moustique s'abat sur l'homme. Il se gorge ainsi de sang filarié. Puis la femelle, repue, va s'échouer au bord d'une flaque d'eau pour y mourir après avoir pondu. Les embryons de filaire sont alors morts, pour la plupart, mais quelques-uns vivent, évoluent et arrivent, dans la flaque d'eau, à la forme sous laquelle l'animal pénètre dans le corps humain pour y parvenir à l'état parfait. C'est alors que, obstruant les vaisseaux et ganglions lymphatiques, le parasite engendre l'éléphantiasis.

Mais comment se fait la pénétration? Certains auteurs pensent qu'elle a pour origine une véritable inoculation externe. Cela irait bien avec certains faits étiologiques relevés depuis longtemps. Les noirs, spécialement prédisposés à l'éléphantiasis, marchent presque toujours pieds et jambes nus; des lésions cutanées sont alors facilement produites, et surtout les pieds, souvent écorchés, sont fréquemment au contact de l'eau infectée. La localisation scrotale est fréquente en Égypte et dans ce pays musulman les ablutions prescrites par le Coran se font, plusieurs fois par jour, dans une eau d'une propreté douteuse. Pourtant il est probable, quoique non démontré jusqu'à ce jour, que la pénétration a plutôt pour siège initial le tube digestif, le sujet buvant une eau filariée. Ce n'est pas d'aujourd'hui, d'ailleurs, qu'on incrimine les eaux. Un argument en faveur de cette doctrine est que, comme nous le verrons, elle a été démontrée par Fedchenko pour la filaire de Médine (ou dragonneau).

L'exposé précédent permet de reléguer parmi les curiosités historiques certaines relations étiologiques dont on a cherché à établir la réalité. Malgré Larrey père, Galtani, Pruner Bey, etc., la syphilis n'a rien à revendiquer ici. L'hérédité ne saurait se comprendre, malgré des faits de Duchassaing, de Godard, malgré les statistiques où Waring la note 40 fois sur 100, et Francis Bey (de Madras), 58 fois sur 100 : on a été leurré par l'identité dans le mode de vie, et si quelque chose est transmis, c'est simplement une prédisposition anatomique à recevoir et à cultiver le parasite.

Il fut un temps où l'on insistait sur les relations de l'éléphantiasis et de la malaria. On ne tenait pas compte de la rareté du paludisme en Océanie et on montrait que, dans d'autres pays, les deux endémies coexistent; que dans les pays paludiques, qu'au Brésil certains sujets soumis à des érysipèles de ce genre étaient parfois brusquement emportés par une lymphangite rapidement mortelle, par un vrai accès pernicieux; que le sulfate de quinine enfin avait une influence heureuse sur ces accès fébriles. Mais on oubliait que ces accès n'avaient pas une périodicité régulière, que les Européens en étaient atteints bien moins que les nègres. A présent, enfin, la coexistence des endémies n'est pas faite pour nous surprendre; les pays marécageux, et partant paludiques, sont l'habitation favorite des moustiques.

Il ne faudrait pas nier cependant l'éléphantiasis paludique des pays chauds. Les lymphangites paludiques sont aujourd'hui connues et c'est elles qu'on trouve à l'origine de certaines éléphantiasis dites nostras. Il serait étrange que le même effet ne pût pas être produit dans des régions où la malaria sévit avec une intensité inconnue dans nos pays. Mais le départ n'est pas encore fait, à ma connaissance au moins, et cette distinction entre les diverses éléphantiasis endémiques ne pourra être établie que par la recherche attentive des filaires et des divers micro-organismes.

Si la théorie parasitaire a ruiné quelques hypothèses, elle a, au contraire, permis de comprendre quelques faits bien observés, mais qui paraissaient bizarres. On se demandait pourquoi l'endémie avait, à un moment donné, atteint les Barbades ; sans doute un filarié est venu dans cette île où les moustiques existaient, et point n'est besoin que ce filarique ait été éléphantiasique. Avant la découverte de la filaire, on aurait vu là une sorte de contagion, que les Hollandais ont admise. Il est inutile d'insister pour faire voir qu'il n'y a pas là une vraie contagion, au sens actuel du mot. Aussi bien mari et femme peuvent-ils cohabiter sans s'infecter l'un l'autre ; et il est usuel de voir une mère éléphantiasique allaiter un enfant sain.

Mari et femme, pourtant, vivent de la même vie, boivent la même eau. C'est donc que, suivant les circonstances, le parasite prospère ou périclite. C'est donc que le milieu organique où il va être cultivé a de l'importance.

Ce n'est pas au sexe qu'il faut demander la raison de ces différences : dans les classes pauvres des Antilles les deux sexes sont également atteints. Mais il est constant que la condition sociale a une grande influence ; les classes pauvres, les débilités payent plus lourd tribut. De là le rôle des excès alcooliques et vénériens, des habitations malsaines, des alimentations défectueuses (dont on avait voulu faire, autrefois, une véritable cause efficiente).

Il faut aussi tenir compte de la race, et l'on ne saurait contester la prédisposition des nègres, soumis il est vrai à ces conditions hygiéniques vicieuses. Mais aussi il semble que, dans les pays chauds, le système lymphatique subisse une altération spéciale, lente à se produire, observée chez les nègres et chez les créoles, possible également, à la longue, chez les Européens « créolisés », dit Brassac. En tout cas, les Européens ne sont atteints qu'après un séjour assez prolongé. Mais ce fait peut s'expliquer autrement. On est en droit de se demander si ce n'est pas que la filaire, une fois introduite, ne cause que lentement l'éléphantiasis. On aurait vu, dans l'Inde, des natifs d'un pays franc de l'endémie se fixer dans une région voisine, mais infestée, et être atteints du mal, mais au bout de plusieurs années.

Les données relatives à l'âge conduisent à une conclusion analogue. Il y a bien quelques faits, de Moncorvo, de Betancès, qui concernent des enfants en bas âge. Mais c'est là une exception. En règle générale, l'enfant reste en bon état jusque vers sept ou huit ans ; à partir de ce moment il s'étiole et dans ses aines se développent des « glandes de croissance ». Puis se déclarent, à partir de la puberté surtout, des lymphangites qui peu à peu restent fixes, dégénèrent en éléphantiasis. C'est chez les adultes que le mal arrive à son maximum de fréquence. Il est rare qu'un vieillard, jusqu'alors exempt, en soit pris.

Lésions produites par la filaire. — La filariose est souvent compatible avec la santé. Dans les pays infestés, l'examen du sang révèle souvent l'existence de la filaire chez des sujets qui ne se plaignent d'aucun symptôme. D'autres sont atteints de la lésion cutanée appelée craw-craw, d'autres sont chyluriques. D'autres enfin, avec ou sans les manifestations précédentes, ont des lymphangites à répétition, sont éléphantiasiques ou ont des varices lymphatiques. Chez ceux qui sont seulement éléphantiasiques, les embryons n'habitent que rarement le sang ; c'est dans la lymphe des parties malades qu'il faut les chercher.

Les lésions de l'éléphantiasis endémique ne diffèrent pas, dans leur nature histologique, de celles de l'éléphantiasis en général. Elles en sont seulement le degré extrême. L'éléphantiasis est molle ou dure, suivant l'abondance plus ou moins grande du liquide exsudé. J'ai enfin déjà dit que dans les parties malades on trouve quelquefois la filaire adulte.

Le rôle de la filaire est tout mécanique, affirme Manson : elle bouche les lymphatiques qu'elle habite ; et surtout il faut tenir compte des embryons morts, non débarrassés de leur chorion et jouant le rôle de corps étrangers dans les ganglions lymphatiques qu'ils obstruent. Au premier degré, l'obstruction est partielle ; le résultat en est de simples varices lymphatiques (dont la chylurie est un symptôme), avec un peu d'adénopathie, la filaire existe dans le sang. Mais si l'obstruction est complète, les embryons ne peuvent plus passer en aval de l'obstacle ; ils restent dans les lésions produites en amont. Si les vaisseaux se rompent, on a, outre des varices lymphatiques, des lymphorragies avec plus ou moins d'éléphantiasis ; c'est la pachydermie lactifluente de Fuchs. Si les vaisseaux résistent, l'éléphantiasis simple se constitue, par engorgement rétrograde.

Mais pourquoi ces poussées lymphangitiques aiguës qui aggravent tant le mal, qui généralement le déterminent ? Sont-elles dues à la filaire elle-même ? On peut le penser, en se rappelant qu'on a attribué à la rupture de la filaire de Médine les accidents phlegmasiques aigus qui parfois compliquent sa présence. Mais n'y aurait-il pas là plutôt une prédisposition aux infections lymphatiques, comme dans tous les œdèmes durs ? On est en droit, jusqu'à un certain point, de l'admettre, et cela rendrait compte des prédispositions, déjà signalées, que créent la nudité des jambes, les refroidissements, les conditions sociales, la malpropreté. Cette question n'est pas encore tranchée, c'est à peine si elle est posée, et le dernier mot y appartiendra à la bactériologie.

Symptômes et marche. — Le *début* est généralement brusque. A la suite d'une fatigue, d'une marche forcée, d'une contusion, etc., quelquefois sans cause connue, un *accès lymphangitique éclate*. Après un frisson plus ou moins violent, la fièvre s'allume, pour durer de trente à cinquante heures, avec une ou deux rémissions, légères ou prononcées. La soif est vive, la céphalalgie est intense, l'agitation peut aller jusqu'au délire ; presque toujours existent des vomissements muqueux ou bilieux, de la douleur gastrique. Peu après les phénomènes généraux débutent les phénomènes locaux. Une souffrance s'accentue dans la région qui va être malade ; puis survient une rougeur uniforme ou en plaques, accompagnée d'un gonflement capable d'en imposer pour un phlegmon diffus. De là partent des traînées rouges et indurées, des cordes lymphatiques qui se dirigent vers les ganglions correspondant au territoire envahi, ganglions eux-mêmes engorgés. Bientôt la fièvre tombe et le corps se couvre de sueurs abondantes ; un peu plus tard cessent la rougeur et la douleur, un peu plus tard encore le gonflement.

Presque toujours, le mal ne tarde pas à sembler absolument guéri. Mais au bout d'un temps variable, un nouvel accès se déclare, puis un troisième, etc. A chaque fois, la région reste un peu plus empâtée et graduellement l'éléphantiasis se constitue à l'état de lésion chronique, sur laquelle se greffent, de temps à autre, des poussées aiguës, de plus en plus rares. Ces accès n'ont aucune périodicité régulière ; ils reviennent soit sans cause connue, soit à l'occasion de

(A. BROCA.)

provocations mécaniques, soit même à chaque émotion, d'après une observation de Godard.

Dès cette période, on note quelquefois des accidents insolites, des *phlegmons*, des *gangrènes*. Ou bien la première attaque, ou une des premières, est rapidement mortelle : cette *lymphangite pernicieuse* a fait établir un lien entre la malaria et l'éléphantiasis. Il est possible d'ailleurs que nous soyons destinés à apprendre que ces accès pernicieux sont bien liés à des lymphangites palustres, que l'on aurait longtemps confondues avec celles de la filariose.

Si l'exagération des symptômes est l'origine de quelques irrégularités dans le début, l'atténuation des accidents doit aussi être notée. Les poussées lymphangitiques peuvent être très légères, presque nulles, nulles même, dit-on ; et de là ce que Duchassaing a appelé la *forme apyrétique*. Certains auteurs doutent encore de cette forme, qui serait cependant fréquente pour le lymphoscrotum d'Égypte et, d'après Clarac, pour l'éléphantiasis des Antilles.

La *maladie confirmée* se caractérise par l'*éléphantiasis*, au sens propre du mot. Il faut lui consacrer d'abord une étude générale, mais il est utile de passer ensuite en revue les localisations principales.

A. Éléphantiasis en général. — La région malade est atteinte d'un gonflement chronique, destiné à ne plus disparaître. Ce gonflement est lent, régulier, apyrétique (abstraction faite des poussées déjà mentionnées). Des sillons plus ou moins profonds le dépriment là où le tissu cellulaire est dense, surtout au niveau des plis des jointures.

La peau est le plus souvent lisse, luisante, et l'*éléphantiasis glabra* serait le type de l'éléphantiasis endémique, avec une coloration, suivant les cas, rouge (*E. rubra*), brune ou noirâtre (*E. fusca vel nigricans*). Mais Brassac refuse de concéder à Renaut que l'éléphantiasis exotique soit toujours lisse. Il affirme y avoir noté les hypertrophies papillaires, filiformes ou verruqueuses, les saillies d'apparence cornée, les bourgeons à vif (*E. framboesides*) qu'on note dans les éléphantiasis dites nostras. De même encore pour les éléphantiasis tubéreuse et lobaire. Une objection surgit toutefois, actuellement sans réponse : les éléphantiasis des pays chauds ne sont pas toutes filariques, et dès lors n'y a-t-il pas un aspect spécial à l'éléphantiasis filarique?

La consistance est toujours celle d'un œdème dur, ne gardant pas l'empreinte du doigt. Mais il y a des variations considérables; tantôt en effet la dureté est ligneuse; ailleurs, au contraire, la mollesse est assez grande, la consistance est comme gélatineuse.

La palpation révèle encore — ce que souvent la vue démontre sans l'attendre — que les ganglions de la région forment des bubons indolents, quelquefois énormes. Cet engorgement est même, pour certains auteurs, le fait initial, et de là le nom de « glandes de Barbades » adopté par Hendy. La sensibilité des téguments malades est normale si le gonflement n'est pas trop intense. Elle s'émousse lorsque l'hypertrophie devient extrême.

Avec le temps, l'aspect se modifie, surtout lorsque le sujet manque de propreté. Des érosions se forment, par lesquelles s'écoule de la lymphe (pachydermie lactifluente), sur lesquelles se concrètent des croûtes, s'amassent des squames qui donnent à la région un aspect ichtyosique. Sur ces surfaces suintantes la sérosité agglutine des poussières. Tout est prêt alors pour que les érosions s'infectent, s'aggravent, dégénèrent en crevasses, en fissures, en véritables ulcères dont la sécrétion est infecte et qui creusent parfois jusqu'au squelette.

[A. BROCA.]

Mais tout n'est-il pas prêt aussi pour que se déclarent des complications infectieuses : des abcès occupant soit les ganglions engorgés, soit les tissus éléphantiasiques; des gangrènes s'étendant plus ou moins loin? C'est ce que l'on a appelé, à tort sans doute, les *formes* phlegmoneuse ou gangréneuse.

L'éléphantiasis, dont je viens d'esquisser la physionomie générale, occupe 95 fois pour 100 le segment inférieur du corps; et là elle atteint de 90 à 92 fois pour 100 les membres inférieurs; de 8 à 10 fois pour 100 les organes génitaux externes. Mais cette dernière proportion varie suivant les pays, et, en Égypte, l'éléphantiasis génitale est presque aussi fréquente que celle des jambes.

B. Éléphantiasis des membres inférieurs. — La lésion est le plus souvent unilatérale. Elle atteint surtout le pied, la jambe, mais peut remonter jusqu'à la paroi abdominale. Elle sert de type à la description générale de l'éléphantiasis dure; l'engorgement ganglionnaire occupe le jarret et l'aine. Dans quelques cas — et c'est la règle si le sujet a coutume de porter des chaussures — le pied garde un volume à peu près normal, étrange au-dessous d'une jambe énorme, d'un poteau qui peut avoir 1 mètre de tour. Toujours, lorsque le pied est atteint, le gonflement respecte la région plantaire.

On est étonné de voir que souvent, malgré une difformité énorme, la gêne fonctionnelle est modérée : le patient continue à travailler, ne ressentant qu'une pesanteur anormale. Mais la sensibilité propre du sujet joue à cet égard un rôle important. Les Chinois, les fellahs, les nègres sont endurcis et supportent sans trop de peine une lésion qui rend inaptes à la marche, à la station même, les Européens plus affinés.

Parmi les complications spéciales à cette localisation, lorsqu'il y a formation d'ulcères, il faut signaler les hyperostoses, les soudures des os de la jambe.

C. Organes génitaux de l'homme. — Le début a lieu par des poussées lymphangitiques, souvent atténuées en Égypte, quelquefois liées à des excès vénériens. Puis se forment des noyaux indurés multiples; le gonflement n'est pas d'emblée total. En général, c'est la forme molle qu'on observe; l'infiltration liquide est considérable et se traduit par des lymphorragies abondantes, aqueuses ou laiteuses, qui se font par des érosions spontanées ou sont provoquées par la piqûre. La peau est le plus souvent rugueuse, mamelonnée, croûteuse, ulcéreuse.

La localisation est parfois très circonscrite : au prépuce, qu'on a vu peser jusqu'à 1 kilogramme; à la verge, qui peut acquérir le volume d'un pénis de mulet; à la verge et au prépuce, qu'Esdaile a vus pendre jusqu'au sol, comme une trompe d'éléphant terminée par une énorme verrue.

Le siège scrotal est plus fréquent, et l'aspect diffère suivant que la verge participe au processus et pend en avant de la masse, ou est au contraire saine, avalée pour ainsi dire dans la tumeur sur la ligne médiane de laquelle, en avant, est un ombilic par lequel s'écoule l'urine. Dans ce gonflement, les testicules ne sont que rarement atrophiés; mais ils sont souvent entourés d'une hydrocèle. Quelquefois, ils sont hypertrophiés. L'hydrocèle est quelquefois constituée par un épanchement chyleux. Il est à noter (et Le Dentu y a insisté) que l'hydrocèle chyleuse et l'éléphantiasis testiculaire peuvent exister sans éléphantiasis scrotale. L'éléphantiasis testiculaire serait souvent confondue avec l'orchite paludéenne.

Le volume de la tumeur est très variable. Il est quelquefois énorme et la masse descend aux genoux, aux talons. On a enlevé des scrotums qui avaient 2 mètres de tour et pesaient 70, 80 kilogrammes (Titley); on conçoit qu'une tumeur semblable puisse empêcher tout mouvement; mais dans les races inférieures cette conséquence est tardive, et Brassac cite le cas d'un nègre qui continuait son labeur usuel avec un scrotum de dimensions telles que de temps en temps, fatigué, il s'en servait comme d'un escabeau pour s'asseoir.

D. ORGANES GÉNITAUX DE LA FEMME. — La lésion attaque dans quelques cas les petites lèvres, le clitoris; mais c'est surtout aux grandes lèvres qu'on la rencontre. La grossesse, la menstruation prédisposent aux aggravations du mal, qui s'établit le plus souvent sans phénomènes généraux et s'accroît de préférence après la puberté, gênant de plus en plus la marche, la miction, le coït. L'aspect extérieur ressemble beaucoup à celui du lymphoscrotum.

On discute sur la fréquence de cette localisation et quelques auteurs affirment qu'en Égypte l'éléphantiasis génitale n'existe guère que chez l'homme. Mais Godard dit tenir d'un médecin, mari de la sage-femme de Damiette, que les femmes du pays ont souvent les lèvres énormes, et que leur vulve ressemble volontiers « à une pastèque fendue par le milieu ». Mais les vêtements facilitent une dissimulation à laquelle invite la pudeur, à peu près spéciale à ce sexe. Godard a donc songé à s'enquérir auprès des hommes, mais sans grand succès, et il ne s'en étonne guère « car ils avaient intérêt à nier la vérité ».

E. LOCALISATIONS DIVERSES. — L'éléphantiasis des *mamelles* est rare, mais non exceptionnelle. Il faut l'étudier dans ses relations avec ce que l'on a appelé le fibrome diffus, ce qui sera fait dans le chapitre des maladies du sein.

C'est à peine si le *membre supérieur* est envahi dans 1/1000 des cas. Brassac en a recueilli 4 observations, toutes quatre à l'avant-bras. L'intégrité de la face palmaire de la main est constante.

Le siège dans d'autres régions du corps est exceptionnel, et même il y a probablement des confusions et les observations sont peu probantes pour le nez, pour les paupières, pour le cuir chevelu.

Diagnostic. — Il est classique d'établir un diagnostic différentiel avec la *lèpre*, ne fût-ce que pour excuser les erreurs de nos pères; avec la *sclérodermie*. Il faut à la vérité se battre les flancs pour trouver des ressemblances.

C'est à un autre point de vue que la question doit être posée.

1° A *la période de début*, on se demandera si l'on est en présence d'une lymphangite simple ou d'une éléphantiasis imminente. C'est plutôt une question de pronostic, car il y a indiscutablement une lymphangite; mais quelle est sa nature et quelles seront ses conséquences? Les différences cliniques que l'on cherche à énumérer sont bien vagues, et il sera indispensable de rechercher la filaire, les microbes dans le sang et dans les régions malades. D'autant plus que cette constatation permettra seule d'élucider certains problèmes que soulève l'étude de la lymphangite palustre.

2° A *la période d'état*, l'examen local et l'enquête anamnestique ne permettent pas une erreur sur la détermination de la lésion. Mais il faut alors se demander quelle est la nature de cette éléphantiasis. Dans nos pays, et pour un malade qui ne vient pas des pays chauds, il suffit de passer en revue les diverses causes qui ont été énumérées dans le chapitre précédent. Dans les pays chauds, il ne faudra pas en rester là, mais il faudra encore rechercher la filaire et ne pas dire — comme certaines descriptions tendent à le laisser croire — que dans les contrées infestées toute éléphantiasis est endémique. Alors seulement les dernières obscurités seront éclairées.

[A. BROCA.]

Pronostic. — *Terminaisons*. — Je n'ai pas à revenir sur les dangers qui peuvent résulter des complications à l'une quelconque des deux périodes. En général, toutefois, la maladie ne compromet pas directement la vie et l'éléphantiasis est compatible avec une longue existence, pendant laquelle elle n'entraîne guère que des troubles mécaniques. Mais le pronostic est sérieux, car, si l'on cite quelques guérisons spontanées, ces faits sont exceptionnels, et la maladie tend, au contraire, presque toujours à s'aggraver par un accroissement presque indéfini. D'autre part, le traitement simple par la compression est malheureusement infidèle et quand la masse est arrivée à un certain volume il faut l'attaquer par des opérations chirurgicales sérieuses. Il est vrai que ces interventions sont efficaces.

Traitement. — Le *traitement prophylactique* a une importance réelle : les soins hygiéniques, la propreté, la surveillance de l'eau des boissons, etc., préservent dans une large mesure.

La maladie une fois déclarée, Duchassaing, Labat, Godard l'auraient vue rétrocéder à la suite du *changement de pays*. Mais il n'y faut guère compter.

Le traitement des *accès du début* est simplement celui de toute lymphangite aiguë. Le sulfate de quinine modère la fièvre, mais, quoi qu'on en ait dit, n'a pas une action spécifique comme dans la malaria.

Lorsque l'*éléphantiasis est confirmée*, il est de pratique populaire en Égypte, au Malabar, de moucheter les parties malades; la tension diminue et le sujet a quelque soulagement. Mais le bénéfice est maigre — quoi qu'on parle de guérisons — et les inconvénients sont indiscutables. Ces piqûres sont aisément l'origine de phlegmons, d'ulcères. Aussi les chirurgiens n'aiment-ils plus à perforer le scrotum d'un séton, bien que Larrey admette les bons effets de cette pratique. Pourtant, dans un travail récent, M. Le Dentu affirme avoir tiré grand profit des scarifications faites à plusieurs reprises. Les malades n'ont pas guéri, mais les masses éléphantiasiques ont notablement diminué et l'extirpation a été facilitée par ce traitement préparatoire.

Les moyens que l'on a à sa disposition sont la compression; la ligature ou la compression digitale de l'artère principale; l'extirpation des parties malades. Aux membres, la *compression méthodique*, déjà nettement indiquée par Rhazès, est le traitement de choix. On aura surtout recours à la compression élastique, la seule en effet qui ne se relâche pas. On peut appliquer la bande de caoutchouc soit sur une couche d'ouate, soit directement au contact de la peau. Dans ce dernier cas, le caoutchouc exerce sur les téguments une action spéciale, dont il sera question à propos du traitement des ulcères et eczémas variqueux par le bandage de Martin.

A la compression, quelques auteurs adjoignent des moyens accessoires. Mestre conseille de soumettre tous les deux jours le membre à un massage énergique suivi d'une sudation locale; le reste du temps, le membre est comprimé et élevé. Bentley préconise les fomentations chaudes suivies d'applications de pommade mercurielle, puis le membre est comprimé : il aurait obtenu ainsi, en trois mois, une guérison presque complète, et deux ans après le résultat s'était maintenu.

La compression n'est que rarement curative, mais c'est un bon palliatif et souvent elle permet aux malades de vaquer à leurs occupations.

L'*électrisation* à l'aide des courants induits ou continus a été appliquée au

[A. BROCA.]

Brésil surtout, depuis près de cinquante ans. Depuis 1848, Moncorvo, Silva Araujo, Vieira de Mello ont fait tous leurs efforts pour en vulgariser l'emploi et le temps n'a fait qu'accroître leur ferveur, si l'on en juge par les résultats qu'ils ont publiés en 1881, en 1885, en 1884. C'est donc une méthode que l'on devra étudier avec soin et que l'on peut adjoindre à la compression.

On a essayé de *lier l'artère principale du membre*, pour diminuer l'apport du sang et restreindre, par conséquent, la rétention en amont de l'obstacle à la circulation en retour. Vers 1820, Labat a proposé cette opération à un malade qui l'a refusée. En 1851, Carnochan (de New-York) l'a pratiquée et a annoncé, de 1851 à 1857, 4 succès sur 4 cas. Mais ces beaux résultats n'ont pas été obtenus par les autres chirurgiens. Il est facile de s'en convaincre en examinant les observations et les statistiques publiées par G. Fischer en 1869, par Leisrink et par Rotter en 1874, par Leisrink en 1876 (¹). Il y a eu des améliorations, des guérisons même, mais le fait est rare, et de plus on n'en saurait rien conclure. Les opérations ont été dirigées contre les lésions les plus disparates, et le tout est réuni en un tableau unique. Peut-être y a-t-il certaines formes sporadiques, encore mal déterminées, où la ligature est utile. Mais pour l'éléphantiasis endémique, le jugement sévère de Fayrer semble justifié.

On en peut dire autant pour la *compression digitale*, tentée par Gosselin, par Vanzetti, pour la *compression instrumentale*, recommandée par Dufour.

Malgré ces tentatives, lorsque la méthode non sanglante n'est qu'un palliatif insuffisant, c'est à l'*extirpation des parties malades* qu'il faut s'adresser. Autrefois, Alard s'élevait contre cette pratique, car il redoutait que d'autres localisations, que des métastases ne se fissent. L'expérience clinique a bientôt réduit à néant ces craintes, et la théorie lui a donné raison plus tard.

Le manuel opératoire et les indications dépendent du siège du mal.

Aux membres, c'est la question d'amputation qui se pose, et dès lors il ne faut pas en être trop prodigue. Mais on n'hésitera pas à enlever une jambe ulcérée, douloureuse, fétide, infirme pour toujours. Pour l'éléphantiasis endémique, Mazaé-Azéma, Lherminier père, Brassac affirment que c'est souvent le meilleur traitement. Il en est peut-être de même pour certaines éléphantiasis sporadiques, variqueuses surtout, où l'on tend parfois à conserver quand même un membre qu'on ne réussira jamais à rendre réellement utile.

Aux organes génitaux, il n'y a pas de motifs pour hésiter, d'autant que la compression est difficile à appliquer si la tumeur n'est pas très grosse. C'est surtout l'*extirpation du scrotum* ou oschéotomie qui a été étudiée, et elle est préconisée à peu près par tous les auteurs qui ont observé dans les pays chauds, par Larrey père et fils, par Esdaile, par Fayrer, par Mohammed Ali Bey. Les procédés sont nombreux, dus encore à Delpech, à Partridge, à Clot Bey, etc., les uns avec et les autres sans anaplastie. Les décrire n'entre pas dans nos attributions, et nous n'avons pas à nous occuper ici de la médecine opératoire du scrotum. Mais les résultats nous intéressent. A part Fayrer, qui a perdu 6 opérés sur 28, tous les chirurgiens insistent sur la bénignité de cette intervention. En 1850, Esdaile (de Calcutta) ne comptait que 2 pour 100 de mortalité. Mohammed Ali Bey, bien avant l'antisepsie, n'avait qu'une mort sur 80 interventions. Si l'on veut agir avec sécurité, il ne faut pas laisser les

---

(¹) G. Fischer, *Virchow's Arch.*, 1869, t. XLVI, p. 528. — Leisrink, *Deutsche Zeitschr. für Chir.*, 1873, t. IV, p. 9 et 1876, t. VI, p. 345. — Rotter, *Ibid.*, t. IV, p. 514.

[A. BROCA]

bourses acquérir un volume par trop monstrueux. Hashimoto a vu succomber dans les vingt-quatre heures un Japonais qu'il avait allégé de 94 kilogrammes de scrotum.

La bénignité de l'intervention n'est pas le seul de ses avantages. Son efficacité n'est pas douteuse. On cite bien quelques récidives, mais elles sont l'exception, et la plupart des malades bénéficient d'une guérison radicale.

En terminant, je signalerai une particularité que la mode actuelle de l'hypnotisme rend intéressante. Déjà Esdaile se refusait à donner du chloroforme à ses malades; il les opérait sous l'influence du mesmérisme, auquel les Hindous sont, paraît-il, particulièrement sensibles.

DEUXIÈME PARTIE

PEAU ET TISSU CELLULAIRE SOUS-CUTANÉ

CHAPITRE PREMIER

LÉSIONS TRAUMATIQUES

Il est d'usage, dans les traités de pathologie externe, de ne rien ajouter, à propos de la peau, à ce qui a été dit des lésions traumatiques en général. Cette coutume, justifiée pour les violences de quelque intensité, devient vicieuse pour les actions extérieures superficielles. On en vient, par exemple, à ranger les cors et les durillons parmi les « hypertrophies épidermiques et papillaires », sans souci de leur origine indiscutablement traumatique. Je crois donc devoir consacrer un court chapitre aux lésions traumatiques de la peau.

Ces lésions sont produites par des agents mécaniques, thermiques et chimiques. Les altérations superficielles causées par les agents thermiques sont suffisamment étudiées avec les brûlures et les gelures en général. Restent donc les *actions mécaniques* et les *irritations chimiques*.

Avant d'entrer dans la description des cas particuliers, il est utile d'affirmer l'influence considérable que l'état général du sujet et l'état local préalable à l'action extérieure exercent sur l'évolution de ces lésions.

Les *localisations des manifestations diathésiques* autour d'une injure traumatique ont une grande importance. Tous les chirurgiens y insistent pour la syphilis. Ils s'occupent moins de certaines déterminations cutanées qui semblent bien relever d'une prédisposition générale, de l'arthritisme probablement. C'est une discussion avant tout dermatologique, que de se demander quel est le rôle exact des causes externes et internes dans la production de l'eczéma, du psoriasis. Mais, quelle que soit l'opinion théorique à laquelle on se rallie, le chirurgien

[A. BROCA.]

doit être averti, et cela surtout pour l'eczéma, que, sur un sujet prédisposé et avec l'aide d'une infection locale encore mal déterminée, une irritation extérieure peut provoquer une éruption tenace.

Une excoriation de cause mécanique peut avoir ces conséquences. Mais c'est surtout pour les irritants chimiques que ces notions ont de l'intérêt, car la plupart des substances employées pour les pansements antiseptiques ont une action irritante manifeste. De là des accidents locaux, dont les principaux ont la peau pour siège. Je ne veux pas entrer dans le détail (¹), mais je crois utile de bien montrer que ces complications cutanées sont de deux ordres. Les unes, douées d'une sorte de spécificité, si l'on veut, sont des dermites d'une forme particulière ; tout comme, par exemple, les frictions d'huile de cade provoquent une acné spéciale. Les autres sont, au contraire, des déterminations locales d'une cause générale, associées à plus ou moins de lésions d'ordre purement local. Parmi ces dernières dermatoses, l'eczéma est la plus importante, en raison de la facilité avec laquelle il est appelé par l'acide phénique, par le diachylon. Certains eczémateux sont incapables de supporter le contact de ces substances, atteints qu'ils sont, sans tarder, d'une éruption au point touché, éruption qui même tend parfois à se généraliser.

Ce rapide aperçu est suffisant. La description des lésions cutanées en particulier appartient au dermatologiste, et le chirurgien doit se borner à avoir l'esprit en éveil sur les quelques points de pathologie générale que je viens de signaler. Pour de plus amples détails, je renverrai aux leçons si remarquables de Bazin, *Sur les affections cutanées artificielles* (Paris, 1862).

J'en arrive donc à l'influence de certaines *prédispositions locales* et, avant tout, à l'action du système nerveux. Ici encore, il sera assez de quelques mots : un simple rappel de ce qui a été dit des ulcères en général ; une rapide préface à ce qui sera dit des complications des varices, des troubles consécutifs aux névrites, aux plaies des nerfs.

La division précédemment donnée pour les actions irritantes trouve encore son application. Sur les téguments qu'une innervation défectueuse transforme en lieux de moindre résistance, des éruptions diathésiques se localisent volontiers. Les jambes variqueuses en sont un excellent exemple, avec leurs eczémas, avec leurs syphilides. Mais ce n'est pas tout, et ces tissus infirmes sont prédisposés à des lésions locales où interviennent et des actions mécaniques et l'insuffisance de l'innervation. Sur ces membres, les durillons sont vulgaires, aux points qui supportent des pressions : c'est par un durillon que le mal perforant débute souvent, puis, par un procédé variable, une petite perte de substance a lieu qui, peu à peu, s'agrandit, parce que des micro-organismes pullulent sous ce derme et cet hypoderme à vitalité insuffisante. De même, sur un membre variqueux, la moindre solution de continuité tourne trop souvent en ulcère.

Pousser plus loin cette esquisse de pathologie générale serait sortir du cadre d'un traité de pathologie externe, et j'entrerai, sans plus tarder, dans l'étude des agents traumatiques principaux.

Des *irritations chimiques* il ne sera plus question : il suffit d'avoir signalé les deux variétés de lésions qu'elles peuvent engendrer.

Les *actions mécaniques* provoquent soit des contusions, soit des solutions de continuité.

____

(¹) Pour les descriptions spéciales, voy. F. Baex, Thèse d'agrég. en chir. Paris, 1886.

[A. BROCA.]

I

CONTUSION

Il serait superflu de revenir sur l'état de la peau dans la contusion quelque peu accentuée, sur les ecchymoses, les épanchements sanguins, les gangrènes. Mais *les pressions, les frottements répétés*, qui sont certainement un mode de contusion, provoquent quelques modifications spéciales de la peau et du tissu cellulaire sous-cutané. Celles du tissu sous-cutané sont même si spéciales qu'elles ont une pathologie propre : un chapitre est réservé aux maladies des *bourses séreuses*.

Les pressions et frottements répétés de la peau ont pour siège habituel la main et le pied : la main, en raison du maniement d'outils variés ; le pied, en raison du port de chaussures souvent mal ajustées, souvent aussi volontairement trop étroites. Mais les points les plus divers du corps y sont parfois soumis, presque toujours alors dans des conditions professionnelles spéciales.

Les lésions provoquées par les frottements sont de deux espèces : les unes, *aiguës*, sont des *phlyctènes*, vulgairement appelées ampoules; les autres, *chroniques*, sont les *durillons* et les *cors*.

I° *PHLYCTÈNES PAR FROTTEMENT OU AMPOULES*

Étiologie. — Les frottements de quelque intensité, agissant sur une peau non habituée aux pressions, y font élever des phlyctènes dont le siège presque constant est le pied ou la paume de la main et des doigts. A la main, elles ont pour cause le maniement d'un outil tenu presque toujours entre le pouce et les autres doigts; aussi les voit-on surtout juste au-dessus du pli digito-palmaire, c'est-à-dire au niveau de l'extrémité supérieure de la première phalange. Au pied, la localisation ordinaire n'est pas à la plante, dont l'épiderme, extrêmement épais, ne se laisse guère décoller, mais au talon et au cou-de-pied, où la peau est plus délicate, et, de plus, subit des frottements à chaque pas pour peu que la chaussure soit mal ajustée.

C'est donc à côté des épanchements traumatiques de sérosité qu'il faut ranger ces phlyctènes, véritables épanchements de ce genre entre l'épiderme et le corps papillaire, au niveau de la couche de Malpighi. Les épanchements classiquement décrits résultent des contusions où le corps contondant frappe très obliquement la surface atteinte : le va-et-vient du frottement n'est-il pas une série de contusions successives où l'instrument agit parallèlement à la surface touchée?

Symptômes. — Les ampoules se présentent à la main sous l'aspect de bosselures arrondies, assez régulières; moins régulières et beaucoup plus vastes au pied. Leur coloration est jaunâtre; leur contenu est une sérosité transparente, quelquefois hématique. Au pied, où les phlyctènes occupent surtout des régions à épiderme mince, il est assez rare de voir l'ampoule à sa période d'état. Elle se déchire le plus souvent pendant la marche et, lorsque le sujet se déchausse, c'est une excoriation qui apparaît, incomplètement recouverte de lambeaux épidermiques.

Tant que la bulle reste close, la douleur et les complications inflammatoires sont nulles. Mais que le derme dénudé soit mis au contact de l'air, et les souffrances s'éveillent, vives et cuisantes. De plus, si la région excoriée continue à subir le contact d'objets aussi malpropres que les chaussures ou les manches d'outils, l'inflammation peut se mettre de la partie, sous forme de tuméfaction rouge et douloureuse, de lymphangites, d'adénites, etc. Aussi ne faut-il pas oublier que, tant par les douleurs que par les complications septiques, les ampoules des pieds acquièrent une importance réelle chez les soldats en marche, surtout au début de la campagne.

Traitement. — On percera la lame épidermique au point le plus déclive de la phlyctène, en ayant soin de ne pas déchirer cette lame, qui se réapplique immédiatement sur les papilles dénudées et les met à l'abri des offenses extérieures, épargnant ainsi la douleur. Pour les soldats, le médecin doit se demander si les phlyctènes sont un obstacle absolu à la marche. En général, il n'en est rien, au prix de quelques légères précautions. La pratique la plus simple consiste à enduire les pieds blessés d'un corps gras qui atténue les frottements, ce qui, d'autre part, est un excellent prophylactique. C'est presque exclusivement au suif que les soldats ont recours. Cette substance n'est pas antiseptique; mais c'est la seule que l'on puisse avoir partout sous la main. A chaque étape, les pieds seront soigneusement lavés, et le sujet sera mis au repos.

L'immobilisation et les applications antiseptiques humides sont absolument indiquées dès la première alerte inflammatoire.

2° DURILLONS

Le durillon est un épaississement épidermique, caractérisé par une plaque jaunâtre plus ou moins saillante, arrondie, dont les bords se confondent souvent insensiblement avec l'épiderme voisin. Sa consistance est dure et sèche, mais offre d'assez grandes variétés.

Après l'avoir enlevé, on constate que sa face profonde est plane. Les recherches de Simon ont prouvé qu'il est formé simplement de couches épidermiques superposées. Il y a hypertrophie de la couche cornée. Le corps muqueux et le derme sont sains.

Le durillon a pour cause les pressions, les frottements répétés. Il se constitue peu à peu, mais d'emblée, lorsque la peau est déjà endurcie ou lorsque le frottement causal est minime. Dans les conditions inverses, il est précédé d'ampoules. Cette étiologie explique pourquoi les durillons s'observent presque toujours à la paume des mains et à la plante des pieds. La tendance à la formation des durillons est très grande sur les membres dont l'innervation est défectueuse.

Les durillons de la main sont souvent multiples; chacun connaît la main calleuse des manœuvriers. Dans certaines professions, le maniement d'outils spéciaux fait que des durillons se forment en des régions particulières, et cette notion a de l'importance en médecine légale pour déterminer l'identité d'un individu.

Au pied, un siège fréquent est la partie postérieure du talon; ou bien encore le côté interne de l'articulation métatarso-phalangienne du gros orteil. Cet *oignon* est constant sur les sujets dont le gros orteil est dévié en dehors.

Les troubles fonctionnels sont ordinairement nuls. Cette petite excroissance épidermique est indolente. Au bout de peu de temps, elle a acquis son maximum et elle persiste tant que la région atteinte continue à subir des pressions. Si ces pressions cessent, elle disparaît peu à peu. Quelquefois cependant le sujet accuse de réelles douleurs. Le fait s'observe principalement pour les durillons de la plante du pied et du talon, pour l'oignon.

Le principal inconvénient du durillon est sa transformation en *durillon forcé*, par inflammation et suppuration d'une petite bourse séreuse qui se constitue au-dessous de lui en ce point soumis à des frottements continuels. C'est une variété importante des phlegmons de la main.

Le *traitement* est à l'ordinaire nul. Si le durillon est douloureux, ou simplement gênant, on en pratiquera l'abrasion couche par couche, au bistouri, après en avoir provoqué le ramollissement par l'immersion prolongée dans l'eau chaude. Sur deux malades dont le durillon plantaire, très douloureux, repullulait avec une grande rapidité, Dechambre a obtenu un succès définitif en faisant suivre l'abrasion d'une cautérisation à la pâte de Vienne. Ce moyen énergique ne sera que rarement indiqué.

A la plante du pied, W. Dubreuilh (1) distingue du durillon la *verrue plantaire*, très spéciale par un centre mollasse, blanchâtre, que recouvrent et entourent les lames cornées.

3. CORS (2)

Le cor est une excroissance épidermique qui diffère du durillon par la présence d'un prolongement central qui fait saillie à sa face profonde et s'enfonce plus ou moins dans le derme. Ce noyau central, plus dur que le reste, ce *clou* est la caractéristique anatomique du cor et, comprimant le derme, il est la cause des douleurs si vives dont le cor est le siège habituel. Il peut y avoir plusieurs de ces prolongements, encore appelés racines.

Le cor est une lésion des pieds. Il y occupe les orteils, le cinquième surtout, à la partie moyenne de son bord externe. Il surmonte l'articulation phalango-phalangettienne des orteils en marteau. Il existe souvent (sous le nom d'œil-de-perdrix) dans les espaces interdigitaux. On le voit, mais plus rarement, aux points de pression de la plante, du talon.

Ces localisations s'expliquent par l'étiologie. Le cor est produit par les chaussures soit trop serrées, soit mal ajustées, soit en cuir trop dur. Le cor interdigital a la même cause; mais la chaussure trop étroite, au lieu d'agir directement sur la peau malade, comprime les deux orteils l'un contre l'autre. C'est donc bien souvent à vouloir faire petit pied que l'on gagne cette infirmité. Mais il ne faut pas exagérer et dire avec le peintre Eugène Delacroix : « Tant que j'ai eu un cordonnier j'ai aussi eu des cors ». Les chaussures larges et mal ajustées sont tout aussi nuisibles que les chaussures trop étroites.

Le cor est formé de deux parties : une périphérique, de largeur variable, simple durillon à lames épidermiques parallèles; un noyau central, bien plus

(1) W. Dubreuilh, *Ann. de dermat. et syph.* Paris, 1895, p. 141.
(2) Gillette, art. Cor du *Dict. encycl. des sc. méd.* Paris, 1877.

[A. BROCA.]

dur, autour duquel s'enchevêtrent les lames, bien plus tassées. Sous cette racine saillante, le derme est atrophié, ses papilles ont perdu de leur hauteur. Elles finissent par disparaître, et le degré extrême est un petit trou, formé par usure dans le derme.

L'aspect extérieur d'un cor est à peu près celui d'un durillon. La saillie est cependant plus haute, à bords plus limités. Les cors plantaires sont larges, rugueux, peu saillants. Les œils-de-perdrix, constamment macérés dans la sueur interdigitale, sont plats, ramollis, d'un blanc opaque. Leur centre est déprimé et on y voit, grisâtre, la tête du noyau central.

La douleur est le principal inconvénient des cors. Nulle au repos, provoquée par les pressions, parfois vive au point d'entraver la marche, elle est surtout intense pour les cors interdigitaux et plantaires. Elle est due à la compression exercée par le cône central sur le corps papillaire : le cor, en effet, est insensible par lui-même. Elle dépend pour beaucoup de la sensibilité individuelle du sujet. Elle est plus marquée par les temps humides.

Le cor peut, comme le durillon, se compliquer d'une bourse séreuse et d'un hygroma.

Traitement. — On a beaucoup écrit sur le traitement des cors, ce qui tient à l'inefficacité fréquente de la plupart des moyens.

Avant tout, le malade portera des chaussures faites avec soin, fabriquées exactement sur le moule même du pied, disait Thierry. Quelquefois, le cor disparaît alors. Le fait est rare cependant, et par la réforme de la chaussure on se borne presque toujours à faire cesser les douleurs.

Des *appareils* divers ont été inventés pour éviter les pressions. Ils se réduisent, en somme, à un anneau qu'on dispose de façon que la tête du cor réponde au vide du centre.

Les *topiques* les plus variés, pris surtout parmi les sucs végétaux, ont été employés empiriquement. Leur efficacité est, pour la plupart, médiocre.

Le moyen le plus vulgaire est le *grattage* après ramollissement par un pédiluve. Il faut le renouveler souvent, car il n'atteint pas le sommet de la racine. Mais, sauf très grande intensité des douleurs, c'est un excellent palliatif.

La guérison radicale s'obtient par les caustiques ou par l'extirpation.

Les *caustiques* ont parfois été appliqués avec trop d'énergie : A. Thierry a vu une femme à laquelle il dut amputer l'orteil; Fabrice de Hilden cite même une mort. Maniés avec prudence, les caustiques sont toutefois utiles. Les meilleurs sont l'acide nitrique et l'acide acétique; on trempe dans l'acide le bout d'une allumette, et on en frotte la surface du cor, en ayant soin de ne pas dépasser la région malade. Le cor imbibé tombe au bout de quelques jours. On ne traitera pas de la sorte les œil-de-perdrix, car on produit alors très souvent des brûlures interdigitales très pénibles.

A côté des caustiques, il faut signaler l'acide salicylique, dont l'action dékératinisante a été utilisée depuis quelques années. On badigeonne le cor avec une solution d'acide salicylique dans le collodion ou on applique sur lui, pendant quelques jours, un emplâtre salicylé.

L'*extirpation* donne de très bons résultats à condition que l'on enlève bien la ou les racines. Elle se fait soit avec un bistouri, soit à l'aide d'aiguilles spéciales qui constituent l'outillage des pédicures. C'est, en effet, à ces artistes spéciaux qu'on s'adresse presque toujours. Ce qui n'est pas un motif pour que le chirurgien méprise trop ces opérations insignifiantes : Casper parle d'un homme qui, s'étant lui-même curé un cor, mourut du tétanos ; A. Thierry relate un fait de gangrène mortelle, due à un garçon de bains.

Après ablation du cor, la récidive est constante si la région est de nouveau soumise à la compression.

II

PLAIES

Les plaies de la peau sont de deux espèces. Les unes divisent toute l'épaisseur de la membrane tégumentaire, les autres n'en traversent qu'une partie.

Sur les premières, tout a été dit à propos des lésions traumatiques en général ; on sera dit à propos des quelques régions (le scrotum, le cou, par exemple) où la disposition anatomique des parties, des muscles peauciers surtout, entraîne des conséquences chirurgicales importantes.

Les piqûres, les plaies incomplètes, les excoriations par frottement, les dénudations papillaires consécutives aux ampoules, n'ont, par elles-mêmes, aucun intérêt, mais elles sont souvent le siège de contaminations microbiennes. Il en est de même pour ces petites rugosités épidermiques, pour ces « envies » que l'on porte si souvent autour des ongles, et souvent sont arrachées, volontairement ou involontairement. A leur base est arrachée en même temps la couche la plus profonde de l'épiderme et le corps papillaire ; le derme, mis à nu, donne une gouttelette de sang, et par là peut se faire une inoculation.

Ces traumas insignifiants sont la source vulgaire de lésions chirurgicales sérieuses, graves même : tournioles et panaris, lymphangites et adénites, dermites circonscrites et phlegmon diffus. Là interviennent les micro-organismes de la suppuration. Mais ils ne sont pas seuls à entrer en jeu. A côté d'eux, j'aurai à parler, dans un instant, du rôle des portes d'entrée artificielles dans l'étiologie de maladies spécifiques telles que la tuberculose cutanée, le bouton d'Orient ; il a déjà été insisté sur ce rôle à propos de la pustule maligne. Une mention, enfin, est due à la syphilis, pour signaler les chancres extra-génitaux et leur étiologie.

Certaines plaies incomplètes de la peau sont compliquées de corps étrangers, poussières diverses incrustées dans le derme. Le fait s'observe pour les plaies par coup de feu à bout portant, pour les brûlures par explosion de poudre. De là un vrai *tatouage*, tout à fait comparable au tatouage volontaire, si répandu chez les sauvages et, chez les peuples civilisés, dans les classes inférieures.

De temps en temps, le médecin est prié de faire disparaître un ornement de ce genre [1]. Si le tatouage est peu étendu, le procédé de choix consiste à l'enlever comme une tumeur et à pratiquer la réunion immédiate. Mais cela est impraticable pour les vastes tatouages, qui sont très fréquents. Pour obtenir la cicatrice minima, il faut alors, à la faveur d'un nouveau tatouage, faire pénétrer superficiellement dans le derme un escharotique ; au bout de quelques jours, l'eschare,

---

[1] Varrot, *Bull. de la Soc. de biol.*, p. 650, Paris, 1888. — M. Baillot, Thèse de doct. Paris, 1893-1894, n° 106. — J. Brault, *Ann. de dermat. et syph.* Paris, 1895, p. 25.

très superficielle, tombe et si la région a été maintenue aseptique, la guérison
est rapide. Variot a conseillé de tatouer avec une solution de tanin, puis
d'appliquer du nitrate d'argent; M. Baillot préconise le bioxalate de potasse,
Sherwell, l'acide phénique, J. Brault le chlorure de zinc à 3/4.

CHAPITRE II

LÉSIONS INFLAMMATOIRES DUES AUX MICROBES PYOGÈNES

Le chapitre ancien des lésions inflammatoires est aujourd'hui scindé en sous-
chapitres multiples : la nature du microbe causal prime les autres données étiologiques, et nous sommes en droit, au nom de la spécificité parasitaire, d'étudier séparément les lésions engendrées par les microbes pyogènes divers, par le
bacille de la tuberculose, par des microbes variés dont les caractères spéciaux
sont peu à peu étudiés.

Les microbes pyogènes ordinaires, ceux dont les méfaits vont être étudiés
dans ce chapitre, sont les *staphylocoques* et les *streptocoques*. Ils peuvent agir
soit sur la peau, soit sur le tissu conjonctif. D'après le titre de notre article, on
pourrait s'attendre à trouver ici la description de l'érysipèle, lequel est une lymphangite cutanée spéciale due au streptocoque; mais l'érysipèle a trouvé place
parmi les complications des plaies. Il ne me reste donc à étudier que les suppurations circonscrites dues au staphylocoque.

Parmi ces suppurations, bon nombre sont du domaine de la dermatologie
pure : je n'en parlerai pas et je passerai même sous silence l'impétigo quoiqu'il
soit chirurgical, au moins par ses complications.

On trouvera étudiés ici :

1° Le furoncle et l'anthrax.

2° Les périfolliculites pilaires.

3° Les abcès sudoripares.

I

FURONCLE ET ANTHRAX

Il est aujourd'hui prouvé que du furoncle le plus simple à l'anthrax le plus
grave tous les intermédiaires existent. Cette notion est déjà relativement
ancienne, mais elle n'a acquis une démonstration absolue que du jour où la
bactériologie a vérifié les probabilités de la clinique. Il est bon toutefois, au
point de vue clinique, de séparer les deux descriptions, mais en sachant qu'au
point de vue de l'étiologie, de la physiologie pathologique, des complications,
les empiètements seront fréquents de l'une à l'autre.

Les travaux sur le sujet sont nombreux. Ceux de la période ancienne sont
résumés dans quelques articles classiques, à l'énumération desquels je join-

drai celle des principaux mémoires récents consacrés aux recherches bactériologiques.

F. WEBER, Ueber die carbunkelartige Entzündungen im Gesichte. *Virchow's Archiv*, 1857, t. VI, p. 290. — FOLLIN, *Traité de pathologie externe*, t. II, p. 29, 1865. — P. DENUCÉ, Des formes malignes du furoncle et de l'anthrax. *Comptes rendus du Congrès méd. de France*, Bordeaux, 5ᵉ session, 1865, p. 234, et art. FURONCLE du *Nouveau Dict. de méd. et de chir. prat.*, 1872. — A. GUÉRIN, art. ANTHRAX du *Nouveau Dict. de méd. et de chir. prat.*, 1865. — Société de chirurgie, discussion de 1865, 2ᵉ série, t. VI, p. 148 et suiv.; et 1881, nouvelle série, t. VII, p. 505 et suiv. — U. TRÉLAT, art. ANTHRAX du *Dictionnaire encycl. des sciences méd.*, 1866. — *Bull. de l'Acad. de méd.*, Discussion de 1866 (rapport de Gosselin), t. XXXI, p. 452; disc. p. 455 et 470; et 1888, 3ᵉ série, t. XIX, p. 57 et suiv. — VERNEUIL, Anthrax des lèvres, anthrax des muqueuses. *Gaz. hebdom.*, 1868, p. 724. — RAYNAUD, Recherches sur les causes de la gravité partic. des anthrax et des furoncles de la face. *Archives génér. de médecine*, 1870, t. I, p. 641, et t. II, p. 24 et 147. — LINDEMANN, Zur Behandlung des Carbunkels der Oberlippe. *Arch. für klin. Chir.*, 1878-1879, t. XXIV, p. 873. — L.-G. RICHELOT, art. FURONCLE du *Dict. encycl. des sc. méd.*, 1880. — L. PASTEUR, De l'extension de la théorie des germes à l'étiologie de quelques maladies communes. *Comptes rendus de l'Acad. des sc.*, 1880, t. I, p. 1033. — LABOULBÈNE, Le furoncle de l'oreille et la furonculose. *Progrès méd.*, 1881, t. I, p. 513, 528, 575, 611, 658, 665, et *Congrès français de chir.*, 1ᵉ session, 1885, p. 108. — DEMANGE, art. DIABÈTE du *Dict. encycl. des sc. méd.*, 1884, p. 502. — GARRÉ, Zur Ætiologie acuter eitriger Entzündungen. *Fortschritte der Med.*, 1885, t. III, n° 6, p. 165, et SOCIN, *Congrès français de chir.*, t. I, p. 105. — TRENDELEN-BURG, *Deutsche Chirurgie von Billroth und Lücke*, 35ᵉ livraison, p. 62, Stuttgard, 1886. — TROS-CHET, Du traitement chirurgical de l'anthrax chez les diabétiques. Thèse de Bordeaux, 1886-1887. — M. ROCKHART, Ueber die Ætiologie und Therapie der Impetigo, der Furunkels und der Sycosis. *Monatsehr. für prakt. Dermat.*, 1887, n° 10, p. 450. — JAMAIN et TERRIER, *Manuel de pathol. chir.*, t. I, p. 578, 1876, et t. III, p. 582, 1887 (bibliographie). — CHAMBARD, Contribution à la théorie infectieuse de la furonculose. Cas de pneumonie parasitaire furonculeuse. *Progrès méd.*, 1887, p. 77, 101, 117.

I. FURONCLE

Définition. — Le furoncle est une inflammation circonscrite de la peau due au *staphylococcus pyogenes aureus*. Son origine est dans l'appareil pilo-sébacé et il se caractérise par une petite tumeur conique, dure, douloureuse, suppurant presque toujours et laissant échapper avec le pus une petite masse molle, spongieuse, grisâtre, appelée bourbillon.

Anatomie et physiologie pathologiques. — Le bourbillon — auquel tous les auteurs s'accordent à donner place dans la définition même de la lésion — est la caractéristique anatomique du furoncle. Son existence a été constatée depuis longtemps par les cliniciens; depuis longtemps aussi on a cherché à déterminer son mode de constitution et sa cause de production.

Dans les livres classiques d'il y a quelques années, il était d'usage de consacrer d'assez longues discussions à l'étude de ces questions, qui maintenant semblent à peu près tranchées.

Ainsi, est-il bien besoin de réfuter encore l'hypothèse de Gendrin et Denonvilliers, de Nélaton? Pour eux le bourbillon est un véritable produit pseudo-membraneux, sécrété par la paroi des cavités du tissu conjonctif; le furoncle est une sorte d'hygroma aigu pseudo-membraneux d'une de ces séreuses minuscules que le tissu lamineux constitue, si l'on veut, dans les aréoles du derme. Cette fausse membrane adhère d'abord à la paroi du foyer morbide, puis est décollée par une sécrétion séro-purulente et s'élimine sous forme de bourbillon.

Cette conception purement théorique ne devait pas survivre aux constatations de l'histologie. Follin fut un des premiers à étudier le bourbillon au microscope et à en tirer des conclusions contre la doctrine de Gendrin : dans l'exsudat fibrineux, il trouva, en effet, des « fibres cellulaires ». L'existence de ces fibres conjonctives est bien une preuve que le bourbillon n'est pas seulement un produit pseudo-membraneux, mais que la mortification des éléments du derme entre en jeu pour le constituer. Quels sont donc les éléments mortifiés? Et quelle est la cause de cette mortification?

Pour Dupuytren déjà, le bourbillon était un produit de sphacèle. Les aréoles du derme sont limitées, dit-il, par des tractus fibreux inextensibles, et dans ces loges étroites le tissu cellulo-adipeux, que l'inflammation fait gonfler, ne tarde pas à s'étrangler, à se mortifier.

Les recherches de Follin ne contredisaient pas à l'hypothèse anatomique de Dupuytren et, en 1866, Hénocque pensa même l'avoir étayée sur des examens histologiques probants. Il soutint que, dans l'anthrax, les lésions les plus avancées étaient celles des aréoles du derme; que là, il y a destruction complète des pelotons adipeux, remplacés par des détritus purulents. L'appareil pilo-sébacé, au contraire, serait à peu près sain sur la périphérie de l'anthrax, là où les lésions sont à leur début; il n'y aurait de détritus glandulaires que dans les points où la peau est ulcérée.

Mais l'opinion d'Hénocque est passible d'une objection sérieuse. Les examens sur lesquels elle s'appuie ont trait à des anthrax. Or, tout en admettant l'analogie de nature entre le furoncle et l'anthrax, il n'en reste pas moins vrai que l'anthrax a précisément pour caractère une tendance à la diffusion des phénomènes inflammatoires; que la phlegmasie du tissu cellulaire, « cette grande route des inflammations », dit Trélat, peut alors, sans qu'il y ait lieu de s'en étonner, prendre le pas sur l'inflammation glandulaire primordiale.

Les recherches de Robin, de Richet, de Denucé tendent, en effet, à faire admettre que la phlegmasie d'un follicule pilo-sébacé est le phénomène initial. Le microscope décèle dans le bourbillon, au milieu des éléments conjonctifs et élastiques, des éléments cellulaires granulo-graisseux, vestiges de l'appareil pilo-sébacé. En outre, l'anatomie pathologique doit tenir compte des indications fournies par la clinique. Or, on sait que, sur un clou au début, un poil s'implante au sommet acuminé de la tumeur inflammatoire; que — tout en tenant compte de certaines réserves sur le furoncle de la plante des pieds, de la paume de la main, des muqueuses — les régions pourvues d'organes pilo-sébacés sont seules le siège ordinaire du furoncle; qu'assez souvent, enfin, des pustules d'acné concomitantes sont la preuve clinique d'une phlegmasie des glandes sébacées.

Le bourbillon est donc « une eschare glandulaire », pour emprunter encore une expression à Trélat. Mais pourquoi cette eschare se produit-elle?

Faut-il faire intervenir l'étranglement dans les aréoles du derme, c'est-à-dire adopter la théorie de Dupuytren, en remplaçant les pelotons cellulo-adipeux par les glandes sébacées? Les auteurs du *Compendium* s'élèvent contre cette doctrine. Ils font valoir contre elle la forme pyramidale à base profonde des aréoles du derme. Or, si « le tissu cellulo-graisseux intra-aréolaire enflammé et tuméfié vient à excéder les dimensions de la loge dans laquelle il est contenu, il trouvera assez facilement moyen de se développer du côté des parties profondes qui ne peuvent lui opposer qu'une médiocre résistance, et, d'autre part, les vaisseaux afférents ne pourront être non plus ni comprimés ni oblitérés, puisqu'ils arrivent par la base élargie de l'aréole, c'est-à-dire par l'endroit le moins susceptible de se resserrer et d'exercer une constriction. »

[A. BROCA.]

Cette argumentation est séduisante. Il y a cependant un fait clinique dont elle ne tient pas compte : la tendance du furoncle à la formation du bourbillon, tandis que dans les abcès des glandes sudoripares les productions mortifiées sont exceptionnelles. Or, les glandes sébacées habitent les parties superficielles, étroites, des aréoles du derme, tandis que les glandes sudoripares sont logées dans la base élargie. On cite quelques furoncles de la paume de la main et de la plante du pied : dans ces régions, où les glandes sudoripares existent seules, le plan sous-cutané a une structure particulièrement dense, est constitué par un tissu cellulo-adipeux comprimé entre des tractus fibreux qui vont du derme à l'aponévrose; dans ces aréoles la glande sudoripare enflammée ne doit pas s'étaler à l'aise. On a parfois objecté à la théorie pilo-sébacée, que le furoncle n'existe guère chez l'homme dans la partie des joues recouverte par des poils complètement développés, que, surtout, il n'existe pas au cuir chevelu : mais ne sait-on pas que plus le follicule pileux se développe et plus il s'enfonce dans le derme? Au cuir chevelu, sa base fait saillie dans le tissu sous-cutané, spécialement lâche, de la région.

Les considérations qui précèdent n'ont pas la prétention de démontrer que l'étranglement par les tissus fibreux joue un rôle dans la genèse du bourbillon. Mais peut-être sont-elles de nature à ne pas laisser enregistrer sans débat le jugement du *Compendium*. On aura soin de n'en pas exagérer la portée, car dans les péri-folliculites agminées, dues à l'action des mêmes microbes pyogènes sur les mêmes appareils pilo-sébacés, il y a simplement des phénomènes phlegmoneux, sans formation de bourbillon.

Les investigations modernes de la *bactériologie* sont venues jeter un grand jour sur la physiologie pathologique du furoncle. Elles ont démontré que cette inflammation est due à un micro-organisme.

Pasteur fut le premier, en 1880, à reconnaître qu'il existait dans le furoncle un microbe, dont il fit voir la similitude avec celui de l'ostéomyélite. Ces faits furent confirmés en 1881 par Loewenberg, pour le furoncle de l'oreille en particulier. Mais ces descriptions ont manqué de précision jusqu'au moment où, peu à peu, Ogston, Rosenbach, Kocher, Passet ont isolé dans les suppurations les divers staphylocoques et streptocoques. Le microbe du furoncle est le *staphylococcus pyogenes aureus*, c'est-à-dire celui des suppurations circonscrites en général et de l'ostéomyélite ordinaire.

Ces relations du furoncle et de l'ostéomyélite ont un intérêt clinique réel, car les sujets atteints d'ostéomyélite aiguë de l'adolescence ont parfois présenté, quelque temps auparavant, une éruption furonculeuse de confluence variable. Ne serait-ce point que l'infection glandulaire peut être la porte d'entrée d'une infection générale? Des faits de ce genre ont été récemment réunis par Voituriez[1] de Lille, et depuis P. Kraske[2] en a publié une observation intéressante.

Aussi bien les expériences importantes de Garré ont-elles mis en évidence que le pus de l'ostéomyélite, par son contact avec la peau, y peut provoquer l'éruption de furoncles et même d'anthrax. Garré s'est fait une friction à l'avant-bras avec une culture de *staphylococcus pyogenes aureus* provenant d'une ostéomyélite : il fut atteint d'un véritable anthrax, avec fièvre vive et adénite axillaire; et Socin, qui a entretenu de ces faits, en 1885, le Congrès français de chirurgie,

---

[1] Voituriez, *Journal des sc. méd. de Lille*, 1887, t. IX, p. 25.
[2] P. Kraske, *Arch. für klin. Chir.*, t. XXXIV, 1888, p. 701.

[A. BROCA]

nous apprend que le début a eu lieu par de petites pustules à la base des poils ; c'est donc en cheminant le long des poils que le microbe a envahi le derme.

Cela étant, la conception que l'on peut avoir du furoncle et de l'anthrax paraît assez simple. Dans le furoncle, l'organisme infectieux pénètre par l'orifice d'un follicule pilo-sébacé. Mais les lésions inflammatoires qu'il provoque s'étendent bientôt à toute l'aréole correspondante du derme. Si plusieurs aréoles voisines sont prises, le furoncle devient un anthrax, et à cette multiplicité des éléments primitivement atteints semblent se joindre une intensité et une diffusion plus grandes de l'inflammation du tissu conjonctif. De là des phénomènes de phlegmon, de mortification inconnus dans le furoncle.

Peut-être l'avenir démontrera-t-il avec netteté que là n'est pas la seule cause de gravité. Rosenbach, Kraske soutiennent que, dans l'ostéomyélite, il y a souvent infection mixte et que la gravité du mal, les chances d'infection générale mortelle sont grandes surtout dans le cas où, aux staphylocoques, se joint le streptocoque de la suppuration. En est-il de même pour l'anthrax? La chose est possible, mais non démontrée. Ce serait revenir, avec preuve à l'appui, à l'idée de Denucé : qu'il y a des anthrax malins de par leur essence même.

Étiologie. — Les lignes qui précèdent contiennent l'étude de la cause primordiale du mal, le staphylocoque. Mais ce microbe se développe à la faveur de causes secondes, qui sont locales ou générales.

Les *causes locales* sont nombreuses. Quelques-unes ont pour rôle de favoriser l'apport du microbe. Ainsi le contact avec des malpropretés diverses, et de là certaines influences professionnelles. Chez les soldats de cavalerie, la fréquence des furoncles est grande et ne saurait guère s'expliquer que par l'exposition aux poussières du pansage, et cette fréquence diminue, d'après Czernicki, pendant la saison où l'on mène les hommes aux bains froids. Il n'est pas rare que les anatomistes soient atteints de furoncles dans le bouquet de poils qui s'élève sur le dos de la première phalange. L'affection sévit volontiers, dit Denucé, sur les ouvriers qui manipulent les substances organiques en décomposition : tanneurs, bouchers, ouvriers des usines de chiffons, etc.

À l'ordinaire la peau normale semble se bien défendre contre l'invasion. Peut-être l'élargissement des pores sous l'influence des sudations excessives suffit-il à favoriser la pénétration des germes et de là, dit-on, les éruptions qui atteignent les Européens dans les pays tropicaux (Delioux de Savignac), les ouvriers des hauts fourneaux; de même le furoncle serait plus fréquent en été qu'en hiver. Mais surtout c'est le frottement qu'il faut incriminer : ainsi pour les furoncles du cou chez les conscrits peu habitués à la rigidité du col d'uniforme; de la fesse chez les cavaliers. Les poussières métalliques ne font-elles pas des traumas imperceptibles mais incessants sur les limeurs en métaux? Le grattage provoqué par le prurit n'est-il pas pour beaucoup dans la genèse des clous qui accompagnent si volontiers la gale, l'eczéma?

La doctrine microbienne explique l'épidémicité et la contagion, qu'autrefois on signalait sans les comprendre, ou que même on contestait.

La contagion directe, naguère encore tenue aisément en suspicion, est aujourd'hui hors de doute. En 1880, Trastour[1] en a relaté un bel exemple : cinq religieuses étaient chargées de soigner une de leurs compagnes atteinte

______

[1] Trastour, Sur la contagion du furoncle, *Acad. des sc.*, 1880, t. XCI, p. 825.

d'un anthrax de la fesse; quatre d'entre elles eurent des furoncles à la main, à la face. La cinquième fut exempte. Instruite par une contamination dont elle avait souffert quelques années auparavant, elle avait pris ses précautions : elle ne lavait les linges qu'après les avoir fait tremper pendant longtemps, et encore ne les maniait-elle qu'avec des morceaux de bois. A la Maternité de Nancy, Hergott[1] vit cinq accouchées présenter des anthrax aux fesses : l'épidémie cessa après un lavage au sublimé du bassin dont l'usage était commun à plusieurs lits. Ces faits sont absolument comparables à cette donnée d'observation banale qu'un premier furoncle a tendance à contaminer la peau qui l'entoure, et qu'on voit évoluer des foyers morbides successifs.

Pour l'épidémicité proprement dite, la question reste obscure, malgré les relations partout citées de Laycock, de Kinglake, de Tholozan, de Cazin. Trélat fait observer que quelques-unes au moins de ces épidémies ont trait à des fièvres de nature mal déterminée, et ces fièvres, dans leur convalescence, se compliquent souvent de furoncles.

Comme pour toute maladie microbienne, la *nature du terrain* a une importance considérable. La *prédisposition individuelle* joue un grand rôle, surtout lorsque le furoncle n'est pas un accident isolé dans la vie du patient. Souvent une série de furoncles se succèdent les uns aux autres, et le sujet reste exposé, dans l'avenir, aux attaques répétées de cette furonculose à l'occasion de causes générales variées : des écarts dans le régime alimentaire, trop animal, trop alcoolique, des fatigues, des préoccupations morales. L'éruption éclate volontiers aux changements de saisons, s'accompagne de troubles dyspeptiques, d'embarras gastrique, de constipation. On sait combien elle est banale dans la convalescence des fièvres éruptives, de la fièvre typhoïde, et là elle s'associe souvent à des lésions qui relèvent plutôt de l'ecthyma.

Parmi les *causes générales*, le diabète est celle qui offre le plus grand intérêt et la furonculose doit toujours engager le clinicien à pratiquer l'examen des urines. L'explication en est probablement fournie par une expérience d'Odo Bujwid : une dose de staphylocoque trop faible pour provoquer la suppuration devient suffisante si on l'additionne d'une certaine quantité de sucre. Il y a ici un rapprochement à établir avec les suppurations dermiques, le plus souvent ecthymateuses, qui sont banales chez les ouvriers des raffineries[2]. On a fait des réserves sur l'influence du diabète : c'est à propos de l'anthrax que nous exposerons ces opinions.

A côté du diabète, il faut signaler l'albuminurie, l'azoturie et même la polyurie simple. Marchal de Calvi a décrit les furoncles et anthrax dits uriques. Ces derniers faits nous amènent à parler de la goutte, de la diathèse arthritique. Cette diathèse, en effet, est une prédisposition évidente. Bazin, Delioux de Savignac, Verneuil y insistent. On a parlé d'un furoncle scrofuleux : mais cette opinion est inexacte.

Certaines *débilitations locales* sont à prendre en considération, et Matignon a observé une éruption furonculeuse limitée au côté paralysé chez un hémiplégique[3].

Siège. — Variétés. — Le furoncle siège partout où il y a des glandes

[1] A. Hergott, *Ann. de gynéc.*, 1886, t. XXVI, p. 161.
[2] Ch. Remy et A. Broca, *Revue de chir.*, 1896, p. 717.
[3] Matignon, *Méd. mod.* Paris, 1895, p. 31.

sébacées, sauf au cuir chevelu; il faut faire quelques réserves pour le furoncle de la paume de la main et de la plante des pieds. Verneuil et son élève Danielo-poulo ont décrit, dans la bouche, des furoncles et anthrax de la muqueuse : ces faits ne sauraient être admis.

La fréquence est surtout grande sur les régions découvertes ou soumises à des frottements. Parmi les cas un peu spéciaux, il faut signaler l'orgeolet (glandes de Meibomius), le panaris anthracoïde (dos de la première phalange des doigts). Enfin, les glandes cérumineuses du conduit auditif externe sont le siège de furoncles petits, mais très douloureux.

On doit établir, jusqu'à un certain point, des distinctions cliniques entre le furoncle isolé, les furoncles confluents et la furonculose. C'est le furoncle isolé qui servira de type à la description des symptômes locaux.

Symptômes. — La lésion débute par une petite tuméfaction, un peu prurigi-neuse. Si, à cette époque, on regarde de près le centre, on y verra souvent une vésicule roussâtre, circulaire, embrochée au centre par un poil : preuve évidente de la participation initiale de l'appareil pilo-sébacé. Au bout de trois à quatre jours, il existe une tumeur de couleur rouge vif, dure, à base relativement large, à sommet acuminé. C'est de cette forme, dit-on, que dérive l'appellation popu-laire de « clou ». A moins que ce ne soit de la douleur, qui à cette période est vive, térébrante, comparée par le malade à celle que provoque un clou enfoncé dans les chairs.

A ce degré le furoncle peut se résorber, après une induration de durée variable. Mais, même après un début de résolution, la suppuration est la règle.

Alors, du quatrième au sixième jour, le gonflement grossit encore, acquiert le volume d'une amande, quelquefois plus. La pointe s'élève davantage, en même temps qu'elle blanchit, puis tend à se recouvrir d'une croûte, que souvent le malade arrache. A ce moment commence le ramollissement du centre, tandis que la rougeur inflammatoire se diffuse un peu à la périphérie. Puis au centre se fait une étroite perforation peu à peu élargie : par ce cratère s'écoule un liquide séro-purulent, strié de sang, et l'on voit, au fond, le bourbillon grisâtre et mou. C'est du huitième au dixième jour que le bourbillon s'engage dans cet orifice et fait issue soit d'une seule pièce, soit en lambeaux. A partir de ce moment, la douleur cesse et la guérison est prompte. Il reste une cavité peu profonde, à fond irrégulier et jaunâtre, qui bientôt bourgeonne et se rétracte, marchant vers une cicatrisation rapide, en même temps que la tuméfaction inflammatoire diminue et que la rougeur disparaît. Ainsi se constitue une cica-trice qui pendant quelques jours sera violacée, un peu saillante, reposera sur un petit noyau induré, légèrement sensible à la pression, aux frottements. Dans certaines régions, il pourra en résulter une gêne assez persistante; au cou par exemple, à cause du frottement du col de la chemise.

Les accidents purement locaux du furoncle peuvent présenter quelques *parti-cularités dépendant du siège* de la lésion. La douleur est spécialement intense dans les petits furoncles des narines et surtout dans ceux du conduit auditif externe. Pour ceux-ci, elle semble être d'autant plus vive que le furoncle siège plus loin du méat. On sait combien les souffrances sont vives pour les clous les plus insignifiants de la région ano-périnéale, quels obstacles ils créent pour la station assise, quelle douleur surtout pour la défécation.

Il ne faudrait pas trop compter sur l'évolution simple que nous venons de décrire. Il est fréquent que le furoncle initial soit suivi d'autres éléments identiques, qui s'étendent peu à peu autour de lui en rayonnant, et constituent une véritable *plaque furonculeuse* dont la durée peut avoir une longueur désespérante, et même, si la confluence est grande, on observe un de ces cas intermédiaires au furoncle et à l'anthrax.

Dans cette dernière circonstance, ou lorsque, ce qui est rare, un furoncle isolé est très volumineux, il existe une légère réaction générale : un peu de fièvre, d'état saburral. Mais ces phénomènes généraux sont plutôt liés à la furonculose.

La *furonculose* est caractérisée par une véritable éruption de furoncles, dans les régions les plus diverses, ayant une confluence très variable, arrivant à des chiffres formidables, se comptant par plusieurs centaines et se répartissant en poussées successives sur une durée parfois de plusieurs mois. Le nombre est quelquefois tel, dit Boyer, que les malades ont peine à trouver comment reposer. Sur les sujets ainsi atteints, les troubles généraux sont à peu près constants et d'ailleurs ils ont, la plupart du temps, précédé les manifestations cutanées. Parmi ces symptômes, les troubles digestifs, la constipation, l'embarras gastrique dominent. Puis, une fois le sujet guéri, la convalescence est longue et la débilitation tend à se prolonger.

Lorsque les furoncles multiples sont liés à un état dyscrasique tel que l'albuminurie, le diabète, des accidents généraux graves, ataxo-dynamiques, ont été observés. Mais ces phénomènes sont plutôt réservés à l'anthrax.

Pronostic. — Complications. — Sauf pour les furoncles qui dépendent d'un état dyscrasique grave, le pronostic n'est sérieux que s'il survient des complications.

Le *furoncle gangréneux* est parfois lié au diabète. Son étude est identique à celle de l'anthrax gangréneux observé dans les mêmes conditions.

Certaines complications locales ont pour cause la propagation de l'inflammation. Ainsi la *lymphangite* et l'*adénite* non suppurées sont très fréquentes, et quelquefois elles suppurent. Ailleurs un empâtement phlegmoneux, bientôt suivi d'abcès, s'étendra plus ou moins loin sous le furoncle; un véritable *phlegmon circonscrit* s'est développé dans le tissu cellulaire sous-cutané.

Une disposition anatomique spéciale peut favoriser le développement des phénomènes phlegmoneux, et des accidents particuliers compliquent quelques furoncles siégeant au niveau d'une bourse séreuse sous-cutanée. On peut observer, dans ces conditions, un *hygroma aigu*, phlegmoneux, et même une diffusion de ce phlegmon dans le tissu cellulaire voisin. Ces complications ont été étudiées surtout par Verneuil, qui a publié de chacune d'elles un exemple pour des furoncles occupant les régions olécranienne et rotulienne.

La *phlébite* est d'un pronostic beaucoup plus sombre. Nous la retrouverons parmi les complications de l'anthrax, mais elle peut aussi aggraver, et même rendre mortel, un furoncle petit, en apparence insignifiant d'abord. Les furoncles de toutes les régions sont sujets à cet accident si grave. Scholtz a vu un clou du dos du pied qui a entraîné une phlébite de la saphène, bientôt suivie d'infection purulente. Mais la phlébite serait tout à fait exceptionnelle si le furoncle de la face ne venait lui donner une certaine fréquence. Fréquence à ne pas exagérer, d'ailleurs, comme on tend peut-être à le faire depuis une trentaine d'années. La plupart des furoncles de la face évoluent avec une grande simplicité : cette variété bénigne était la seule que connût Boyer, dont personne ne contestera la haute valeur clinique. De temps à autre on en voit un s'accompagner d'accidents d'une gravité extrême : ce n'est pas un motif pour se laisser aller à croire que tout furoncle de la face soit à courte échéance une menace pour la vie et nécessite un traitement dont la vigueur sera immédiatement extrême.

On dit indifféremment *furoncle* ou *anthrax de la face*. L'emploi ordinaire du terme *anthrax* provient de la gravité de l'affection; mais au sens strict du mot, le furoncle est plus fréquent que l'anthrax. La lésion initiale est en général de petit volume; si bien qu'il n'est pas rare d'avoir quelque peine à la trouver lorsqu'elle siège à la lèvre et lorsque le gonflement est intense.

Il y a près de quarante ans que le furoncle grave de la face a été signalé par Stanley (1851), par Lloyd (1852), puis par Wagner, par Weber, mais il faut arriver au mémoire de Trude, en 1860, pour voir ces faits mis en relief. Depuis cette époque, les travaux ont été nombreux, dus à Dubrueil, Nadaud, Guttenberg, Cavasse, Verneuil et Danielopoulo, Reverdin, Chabbert, etc., et l'étude clinique est aujourd'hui à peu près achevée.

Ces furoncles peuvent siéger en n'importe quel point de la face ou du cou; mais Reverdin a bien montré que ceux des lèvres ont une tendance particulière à s'aggraver. Sur 45 cas où des accidents ont éclaté, 24 fois les lèvres sont prises, la supérieure principalement.

A l'ordinaire, le mal débute par un clou dont rien ne fait prévoir d'abord la gravité. Puis, tout à coup, survient un gonflement énorme et la lèvre supérieure, siège habituel de l'affection, ne tarde pas à constituer une sorte de trompe fort dure, à partir de laquelle le gonflement, peu à peu plus œdémateux vers la périphérie, envahit la joue, la paupière, la région sous-maxillaire, précédé par la trainée violacée que dessinent sur la peau les veines malades; et durant ce temps le malade, en proie à une fièvre intense, est vite prostré en une adynamie profonde. Puis se déroulent souvent les symptômes spéciaux d'un phlegmon profond de l'orbite, d'une phlébite des sinus intra-craniens, d'une méningite. Trop souvent le malade succombe, soit à cette dernière lésion, soit à des accidents d'infection générale, de septicémie, de pyohémie.

Il est plus rare que l'allure soit dès le début maligne et que le gonflement local soit immédiatement intense, tandis qu'apparaissent des symptômes, à peu près immédiats aussi, d'intoxication générale.

Un sujet ainsi atteint meurt souvent, mais non toujours, surtout si l'on institue un traitement énergique et rapide. Mais la vie a toujours été compromise et, d'autre part, la guérison ne va pas sans de fréquentes difformités. Il y a eu des suppurations plus ou moins diffuses, des gangrènes plus ou moins étendues, des fontes purulentes de l'orbite et de l'œil. De là des pertes de substance, des cicatrices vicieuses, la destruction d'un œil, etc.

On a beaucoup discuté sur la nature exacte de ces accidents, sur leur cause intime, sur les lésions anatomiques qui y correspondent. Guyon et son élève Reverdin, puis Chabbert, ont mis en relief le rôle de la phlébite et ont insisté sur les raisons anatomiques qui prédisposent la région labiale à cet envahissement veineux. Les canaux à sang noir ne sont-ils pas ici d'une abondance extrême et situés, en outre, dans l'épaisseur même de la peau à laquelle ils adhèrent? L'anatomie pathologique confirme ces prévisions, en nous montrant souvent une phlébite suppurée évidente qui se propage à la fois vers la veine ophtalmique et les sinus de la dure-mère et, en sens inverse, vers les radicules originelles. Autour de ces veines se constituent des foyers purulents, et de là les abcès de la face, de l'orbite, tandis qu'autour des veinules se font de petits foyers miliaires dans l'épaisseur des muscles de la face.

Mais on aurait peut-être tort d'incriminer toujours la phlébite. Le *phlegmon diffus* peut exister, ainsi que l'a montré Richet, et dans un fait de Verneuil l'infiltration purulente s'étendait à toute la région et jusque dans la glande sous-maxillaire. Aussi bien serait-il contraire aux données actuelles de la pathologie générale de vouloir attribuer au seul système veineux la propagation et la diffusion de cette inflammation septique. Le phlegmon diffus se différencie cliniquement de la phlébite par l'absence des traînées veineuses violacées, des accidents orbitaires, intra-craniens; mais assez souvent phlébite et phlegmon diffus s'associent, formant un tout où le départ exact de ce qui revient à chacun est difficile à faire.

Quelques auteurs, antérieurs à Reverdin, ont pensé que les accidents ne sont pas seulement locaux. Pour F. Weber, pour Trude, le furoncle est la porte d'entrée de la *pyohémie*; et même, d'après Stromeyer, il y a d'emblée pyohémie dont le furoncle n'est qu'une manifestation. L'observation clinique ruine cette dernière hypothèse. Il n'en est pas toujours de même pour la première, et il semble bien y avoir des cas où l'infection générale est rapidement grave. Qui songera à s'en étonner, avec ce que nous savons aujourd'hui sur l'origine microbienne du furoncle? N'est-ce pas, au degré près, analogue aux abcès secondaires, lointains, consécutifs à l'anthrax? Et ne doit-on pas faire un rapprochement avec les observations où une éruption furonculeuse a précédé l'éclosion d'une ostéomyélite?

En résumé, le furoncle est presque toujours une inflammation purement dermique, bénigne, mais parfois l'inflammation se propage aux parties voisines : tissu cellulaire, lymphatiques, veines. Dans ces conditions, suivant les cas, elle reste relativement circonscrite, ou devient diffuse et maligne. Ailleurs, les phénomènes généraux passent au premier plan et le tableau devient celui de la pyohémie ou de la septicémie. Ces complications redoutables sont favorisées par certaines dispositions anatomiques (furoncles de la face), mais aussi il faut tenir compte de l'*état général du sujet*. Les malades que Kuchenmeister, Trude, Wagner, Denucé, Verneuil ont vu périr souffraient de glycosurie, d'albuminurie, de cirrhose du foie. C'est surtout en parlant de l'anthrax qu'il convient d'insister sur le rôle des états morbides antérieurs. Si j'ai tenu à montrer quels accidents peuvent se dérouler au cours d'un furoncle, c'est que le contraste est plus frappant entre la lésion initiale et les complications ultimes.

Diagnostic. — Il est classique d'établir, dans les traités de chirurgie, un diagnostic différentiel du furoncle. Il est rare cependant qu'on hésite à reconnaître la maladie. La ressemblance est nulle avec l'acné. Le *phlegmon circonscrit* est aplati, moins nettement délimité, et, une fois ouvert, ne donne pas issue à un bourbillon.

L'analogie serait plus grande entre une *pustule maligne* au début et un furoncle peu acuminé, dont le sommet serait coloré par une légère extravasation sanguine. Mais la pustule maligne commence par une vésicule sous laquelle est une eschare vraie, sans production de pus, et non un bourbillon; puis apparaît l'aréole vésiculaire. La lésion, d'autre part, reste indolente tandis que les troubles généraux sont rapidement intenses. Enfin on se guidera sur la profession du sujet. L'erreur et rare est surtout peu durable, mais elle peut être très préjudiciable au malade, si on laisse évoluer une pustule maligne dont on a méconnu la nature à l'époque où elle était aisément justiciable de la chirurgie. On hésitera quelquefois pour un furoncle facial compliqué d'inflammation et de gonflement diffus; il est vrai que les cautérisations profondes au fer rouge sont indiquées dans les deux cas.

En présence d'un furoncle, et surtout d'une éruption furonculeuse, le praticien devra toujours *rechercher la cause* du mal, scruter avec soin l'état général du malade, de façon à établir un traitement rationnel.

Traitement. — Le traitement du furoncle est local ou général.

Comme *traitement local*, on a préconisé une foule de *traitements abortifs*, que l'on a principalement conseillés pour les éléments naissants des éruptions furonculeuses. Les badigeonnages d'iode sont utiles, d'après Boinet, Gingeot. Bretonneau, au dire de Velpeau, cautérisait au nitrate d'argent le sommet excorié du clou. Tous les antiseptiques modernes ont été pulvérisés sur la région suspecte. Quelques chirurgiens ont conseillé de faire autour du furoncle deux ou trois injections interstitielles d'acide phénique dissous dans la glycérine (1). Il est indiscutable que ces applications réussissent à faire avorter des clous; chaque furonculeux connaît à cet égard un procédé dont il se loue plus ou moins. Pour les furoncles isolés, on applique sur la région malade des compresses maintenues par un taffetas gommé, ou mieux par un verre de montre. Pour la furonculose disséminée, on prescrira de grands bains antiseptiques, en particulier des bains au sublimé.

Si le traitement abortif échoue, on doit agir pour modérer l'inflammation (indication rare), et surtout pour calmer la douleur. C'est ici qu'autrefois le cataplasme régnait en maître, mais aujourd'hui on doit le proscrire. Tous les chirurgiens se refusent à employer ce milieu de culture où pullulent bientôt les staphylocoques, ainsi que le prouvent les furoncles successifs qui se développent sur les parties qu'il a recouvertes. Les pulvérisations, les compresses antiseptiques humides, recouvertes d'un taffetas imperméable, le remplacent avec tous ses avantages et sans ses inconvénients. Certains malades toutefois affirment que ces pseudo-cataplasmes ne calment pas aussi bien les douleurs.

On a beaucoup discuté autrefois sur les indications de l'incision simple ou cruciale. Dionis, Dupuytren la voulaient constante et rapide, pour combattre l'étranglement, cause de tout le mal. Mais on a reconnu que les furoncles incisés ne guérissaient pas plus vite que les autres. Il reste seulement démontré que l'incision de la tumeur, dans toute son épaisseur, atténue la douleur : la vivacité des souffrances est la vraie indication à l'incision du furoncle simple. Les larges débridements seront utiles lorsque surviendront des complications inflammatoires. A la face, on n'hésitera pas, pour peu que le gonflement se manifeste et l'on ne pensera pas, malgré Gosselin, que l'incision précoce soit, bien plutôt que le furoncle lui-même, l'origine des complications. Si le gonflement est notable, le thermocautère sera employé avec avantage.

Le traitement général a de l'importance. Non pas seulement pour amender,

(1) BIDDER, *Société méd. berlinoise*, 19 janvier 1887. — Voy. aussi l'analyse de travaux russes, dans la *Gazette hebd.*, 1887, p. 102.

par les moyens classiques, l'état cachectique, le diabète, l'albuminurie sur lesquels se greffe si souvent la furonculose; mais aussi on y aura recours pour ces éruptions qui surviennent au cours d'un de ces malaises indéterminés, de nature sans doute infectieuse. C'est l'état gastrique qui domine alors : aussi Ch. Bouchard recommande-t-il d'assurer l'antisepsie intestinale à l'aide du naphtol associé au salicylate de bismuth; et il relate des observations probantes [1]. Cette thérapeutique antiseptique semble être plus efficace que les médications diverses que l'on a proposées; les alcalins vantés par Denucé, par Hunter; les arsenicaux prônés par Schrœsch, par Bazin; la levure de bière dont Mosse se louait; le protoiodure de fer conseillé par Palasne de Champeaux [2]; les sulfureux employés par Gingeot [3], etc.

En cas de furonculose rebelle, on se trouvera parfois bien d'ordonner le changement d'air.

2° ANTHRAX

Historique. — ***Synonymie.*** — Pendant très longtemps, l'anthrax a été confondu avec les manifestations externes du charbon, et il faut arriver au milieu du siècle dernier, aux discussions de l'Académie de Dijon, pour voir étudier avec précision la pustule maligne, nettement différenciée des lésions qui peuvent la simuler. Il nous suffit d'esquisser cette étude historique, déjà développée à propos de la pustule maligne.

Ces distinctions une fois établies, on a décrit l'anthrax malin et l'anthrax bénin. Le premier est une manifestation du charbon, avec lequel le second n'a rien à voir. Cette division est celle qu'adopte Boyer. Mais on n'a pas tardé à reconnaître que l'anthrax non charbonneux ne méritait pas toujours d'être appelé bénin, et peu à peu l'usage s'est établi de réserver le nom d'anthrax aux lésions non charbonneuses, à l'anthrax bénin de nos devanciers. Cet usage, sans doute, heurte de front l'étymologie : ἄνθραξ signifiant charbon, il eût été logique de n'employer ce nom que pour désigner une manifestation charbonneuse. Mais il serait ridicule de renoncer à une dénomination que tout le monde comprend : même dans les langues étrangères où le nom d'*anthrax* est réservé au charbon, on appelle *carbuncle*, *Karbunkel*, cette affection que personne ne songe plus à assimiler au charbon.

Définition. — ***Rapports avec le furoncle.*** — Une fois l'anthrax différencié du charbon, on n'a pas tardé à reconnaître ses analogies avec le furoncle, et l'on a discuté pour savoir s'il fallait en faire, avec Jamain, un furoncle très étendu ou, avec Follin, une accumulation de furoncles. La multiplicité des foyers, des bourbillons, doit faire admettre aujourd'hui la seconde opinion. Mais aussi les mortifications, les propagations inflammatoires au tissu conjonctif prennent ici plus d'importance. Il en résulte une intensité bien plus considérable de la réaction générale, et cela d'autant plus que la lésion évolue volontiers sur un organisme débilité.

La définition donnée par Trélat exprime clairement ces notions. « L'anthrax

[1] Ch. Bouchard, *Société clinique de Paris*, 12 janvier 1888, et *France méd.*, t. I, p. 550.
[2] Palasne de Champeaux, *Arch. de méd. nav.*, 1886, t. VIII, p. 49.
[3] Gingeot, *Bull. gén. de thérap.*, 1885, et Thèse de Deloct, 1888-1889, n° 581.

est une tumeur inflammatoire, de volume variable, qui débute dans l'appareil glandulaire pilo-sébacé, s'étend au derme périphérique et au tissu cellulaire sous-jacent, détermine la mortification d'une partie de ce tissu, et s'accompagne de symptômes généraux souvent graves. »

L'étude anatomo-pathologique et pathogénique ayant été réunie à celle du furoncle, nous n'avons à nous occuper ici que de la partie clinique du sujet.

Étiologie. — Le *sexe* masculin est plus exposé à l'anthrax. L'*âge* aussi a de l'importance : c'est une affection rare dans l'enfance, fréquente chez le vieillard. Les *irritations locales* jouent un rôle : nous n'avons qu'à renvoyer à ce que nous avons dit du furoncle. De même pour la contagion, pour l'épidémicité, et, dans ces conditions, le furoncle s'associe souvent à l'anthrax, tout comme, d'ailleurs, lorsqu'une altération de l'état général est en cause.

L'*état général* a une influence majeure. Toutes les cachexies prédisposent à l'anthrax, et on signale l'inanition, les fatigues, les excès, les convalescences, etc. Mais c'est surtout sur le diabète qu'il convient d'insister.

C'est d'abord en Angleterre que l'attention a été attirée sur ce rôle du *diabète*, par Cheselden, Duncan, Carmichael, Adams, Prout. Mais ces faits n'étaient guère connus de nous avant les travaux de Marchal de Calvi. A partir de cette époque, les recherches se sont multipliées dans tous les pays, dues à Fauconneau-Dufresne, Wagner, Griesinger, Fritz, Trousseau, Charcot, M. Raynaud, etc.

Il a d'abord été reconnu que la glycosurie est relativement fréquente chez les individus atteints d'éruption furonculeuse et d'anthrax. C'est surtout au début du diabète, ou dans sa période d'état, que cette complication survient, et Lécorché montre bien que l'intensité du diabète n'a pas grande influence. Souvent c'est à l'occasion de la lésion cutanée que les urines sont examinées pour la première fois, et il paraît qu'au Brésil, d'après Jordao, le diagnostic du diabète est fréquemment posé de la sorte.

Ainsi, il est des cas indiscutables où un anthrax — ou une éruption furonculeuse — évolue sur des sujets glycosuriques à l'avance et le restant pendant et après la phlegmasie cutanée. Mais il y a des faits d'un autre ordre : Cheselden, Wagner, Philippeaux et Vulpian ont recueilli des observations où la glycosurie, constatée pendant qu'évoluait l'anthrax, a cessé une fois la cicatrisation obtenue. On en a conclu que, dans bien des cas, on a exagéré l'influence causale du diabète et qu'il fallait admettre, tout au contraire, la possibilité d'une glycosurie passagère engendrée par l'anthrax. Cette opinion, après avoir eu quelque faveur, n'est plus guère admise aujourd'hui que l'on est mieux au courant des allures si volontiers intermittentes du diabète au début. On ne compte plus les cas où la glycosurie, passagère, apparaît à chaque contrariété morale. Pourquoi un anthrax ne pourrait-il pas avoir une influence analogue? On objectera sans doute que, dans l'anthrax manifestement diabétique, le sucre disparaît parfois pendant que l'anthrax suit son cours, et reparaît ensuite. Mais Lécorché pense que cette modification des urines a simplement son origine dans la fièvre : on peut la noter dans tous les états fébriles. Il est même des auteurs qui contestent que la glycosurie puisse être ainsi influencée.

En somme, on ne doute plus guère de la réalité des anthrax diabétiques. Il reste à déterminer : 1° quelle est la fréquence de l'anthrax chez les diabétiques; 2° quelle est la fréquence du diabète chez les sujets atteints d'anthrax. On a bien établi sur ce point quelques statistiques, mais elles sont encore trop peu concordantes pour que je croie devoir m'y arrêter.

J'ai insisté sur le diabète. Mais il ne faudrait pas croire que, de toutes les cachexies, il soit seul à agir, et on doit mentionner l'action analogue, quoique certainement moins efficace, de l'albuminurie, du diabète phosphatique.

Siège. — Nombre. — Les anthrax dus à des irritations extérieures ont des sièges quelconques. Ils sont ordinairement peu importants. Les anthrax de cause interne, par diabète surtout, ont une prédilection marquée pour la nuque et le haut du dos; mais ils peuvent occuper n'importe quelle autre région. Je ne reviendrai pas sur l'anthrax de la face.

L'anthrax est ordinairement unique, mais il s'accompagne assez souvent d'une éruption furonculeuse plus ou moins abondante.

Symptômes. — La lésion locale est fréquemment précédée de *prodromes généraux*. Il y a du malaise, de la courbature, un peu de céphalalgie, un léger mouvement fébrile, des phénomènes dyspeptiques souvent accentués.

Puis survient, en une région fixe du tégument, une sensation de chaleur, puis bientôt une douleur vive, exaspéré par la pression; en ce point une rougeur se déclare, et bientôt les *symptômes locaux* se dessinent avec netteté.

C'est d'abord une tuméfaction de la peau, d'étendue limitée, mais augmentant peu à peu. Elle est dure au toucher, d'un rouge foncé au centre. Souvent cet état persiste pendant quelques jours. Puis la tumeur s'accroît, devient plus saillante et son sommet aplati, d'abord d'une teinte lie de vin, se soulève en une ou plusieurs phlyctènes sanguinolentes. A la périphérie, on voit décroître, en se diffusant, la rougeur et la tuméfaction, tandis qu'à la dureté du centre fait suite, vers la circonférence, une consistance œdémateuse. Bientôt les phlyctènes se rompent, et sous leurs lambeaux d'épiderme apparaît, à nu, le derme parsemé de points jaunâtres plus ou moins nombreux qui, s'agrandissant, se transforment en vrais cratères par lesquels font issue et du pus sanguinolent et des bourbillons. L'aspect est alors celui d'une écumoire, d'un guêpier.

Tout en reste là dans les petits anthrax dont, en somme, le processus est identique à celui du furoncle, et l'aspect est celui de furoncles coalescents. Pour les volumineux, autre chose s'ajoute. La tension est très intense, entre les cratères la peau s'ulcère, se gangrène, et de là de vastes orifices par lesquels les bourbillons ordinaires ne sont plus seuls à sortir; ils sont accompagnés de vastes lambeaux de tissu cellulaire mortifié.

A part la réaction générale, dont nous parlerons dans un instant, la *douleur* est le seul symptôme fonctionnel à noter. D'abord prurigineuse, puis lancinante, elle augmente avec la tuméfaction et devient, au bout de quelque temps, extrêmement pénible à supporter. Jusqu'à l'ouverture du guêpier, elle s'aggrave, et même après elle persiste, si la tumeur inflammatoire continue à s'étendre. Cette douleur est capable d'entraver le sommeil et de concourir ainsi, dans une large mesure, à l'affaiblissement des malades. Elle n'est pas constante, mais elle est fréquente, et, à un degré notable, elle est la source d'indications thérapeutiques importantes. Une fois l'envahissement arrêté, la douleur diminue, n'est plus réveillée que par la pression, puis elle cesse.

De la douleur dérivent quelques *troubles fonctionnels spéciaux à certaines régions*. L'anthrax de la paroi abdominale s'oppose aux efforts et entrave la

[A. BROCA.]

défécation ; celui du thorax gêne la respiration, celui du cou peut comprimer les vaisseaux de la région. Ces accidents sont pénibles plutôt que graves, mais ils ne sont pas négligeables et ils peuvent, surtout si les déterminations cutanées sont multiples, rendre sérieux un anthrax ou des furoncles qui, sans cela, eussent été d'une grande bénignité.

ÉVOLUTION. — ÉTAT GÉNÉRAL. — Il y a deux types bien distincts : l'anthrax circonscrit et l'anthrax diffus.

L'*anthrax circonscrit* est d'abord gros comme une noisette, comme une forte amande. Graduellement la rougeur et le gonflement s'étendent et au bout de six à dix jours la tumeur peut parvenir au volume d'un œuf, d'une petite pomme. Ce n'est donc plus là un petit anthrax, mais l'inflammation est circonscrite, c'est tout au plus si quelques furoncles vulgaires s'égrènent autour de son bord bien limité, reposant sur une peau d'un rouge jaunâtre, sans doute phlegmasiée, infiltrée, mais relativement souple. Puis, lorsque les cratères se sont établis, les bourbillons s'éliminent, accompagnés de peu de tissu cellulaire mortifié ; la rougeur, la tension ne tardent pas à diminuer et il reste une plaie rose, bourgeonnante, suppurant franchement et se recouvrant bientôt d'une cicatrice semblable, aux dimensions près, à celle du furoncle. Pendant cette évolution locale, la fièvre et le malaise du début se sont accentués tant que la tumeur s'accroissait, mais en restant toujours modérés, et leur chute est rapide une fois l'anthrax spontanément ouvert.

L'*anthrax diffus* est d'une tout autre gravité, locale et générale. C'est l'anthrax vrai d'Alphonse Guérin, par opposition à l'anthrax furonculeux dont nous venons d'esquisser les traits. Ici, le bord de la plaque enflammée n'a aucune tendance à se limiter. Toujours il gagne, dur, violacé, douloureux, et présente l'évolution caractéristique de l'anthrax. La tumeur s'étend ainsi jusqu'à acquérir des dimensions parfois énormes, jusqu'à 25, 30 centimètres de diamètre. On cite des cas où elle occupait toute la hauteur de la nuque et toute sa largeur, d'un acromion à l'autre ; ailleurs, tout le dos, toute la région lombaire, toute la face postérieure d'une cuisse, sont envahis. Ces anthrax, en effet, sont ceux qui ont une prédilection marquée pour les régions postérieures du corps. Dans ces tumeurs, qui jusqu'à l'établissement de la suppuration sont souvent d'une dureté ligneuse, l'envahissement continue parfois après que la masse morbide est largement ouverte par ulcération spontanée, ou par incision chirurgicale, alors que la partie centrale tend à se déterger. C'est dans ces anthrax diffus que le sphacèle du tissu conjonctif prend une grande importance.

Les *phénomènes généraux* sont en relation avec ces désordres locaux. La fièvre est grave, ardente ; on observe des alternatives d'agitation et de collapsus, de délire et de coma ; ou bien un état continu de somnolence, avec respiration profonde et anxieuse. Il y a de la diarrhée, le facies est jaune. Souvent alors la mort ne tarde point, quelquefois avec tout le cortège de la pyohémie. Pourtant la marche peut être enrayée, lorsque les accidents sont déjà d'une gravité extrême. L'état général s'améliore et l'envahissement local s'arrête, tandis que la détersion des surfaces déjà atteintes commence à s'effectuer. Il est vrai qu'il est possible, dans ces conditions, de voir les malades succomber lentement, incapables de subir une suppuration abondante.

C'est que, dans les cas favorables, la guérison est toujours lente. A. Guérin n'exagère pas en évaluant à deux mois le temps moyen qu'elle exige. Il faut longtemps pour que se détachent les bourbillons, les eschares. Puis il reste

(A. BROCA.)

une ulcération à bords amincis, irréguliers, déchiquetés, qui parfois se roulent sur eux-mêmes, d'où une gêne de la cicatrisation; qui ailleurs sont flottants et ne tendent guère à se recoller, qui même peuvent être détruits par une gangrène tardive. Si toutefois le malade survit, on est ordinairement frappé de la petitesse relative de la cicatrice, lorsque toute tuméfaction inflammatoire a disparu et lorsque a agi la rétraction inodulaire.

C'est parmi les anthrax diffus que se range souvent l'*anthrax diabétique*, dont la marche spéciale doit être rapidement ébauchée. Le début est lent, insidieux, sans la tuméfaction franchement inflammatoire de l'anthrax simple. La douleur est souvent médiocre, même quand la tumeur est volumineuse, et la fièvre est à l'ordinaire modérée. L'ulcération a lieu dans les délais usuels, mais la réparation est lente et quelquefois même, au Brésil, d'après Jordao, l'ulcère deviendrait persistant. Les complications de phlegmon, de gangrène sont fréquentes : le furoncle et l'anthrax, dit Marchal de Calvi, ouvrent la série des accidents gangréneux du diabète. Même sans cela la mort n'est pas rare, le malade ne pouvant faire les frais de la cicatrisation.

Complications. — Certaines complications ne sont que l'exagération des phénomènes de destruction qu'engendre tout anthrax. Cette destruction, en effet, ne dépasse que rarement la peau et le plan sous-cutané; mais quelquefois elle met à nu l'aponévrose d'enveloppe, la perfore même. C'est ainsi que P. Broca a vu un anthrax atteindre la protubérance occipitale et causer une phlébite du sinus latéral; un autre a ouvert le canal vertébral et le sujet est mort de méningite. Sur une femme observée par Schlieter, la paroi abdominale perforée a livré passage à une anse intestinale.

Parmi ces anthrax remarquables par leur tendance à la destruction, il faut accorder une mention spéciale aux *anthrax gangréneux*, diabétiques surtout, dans lesquels les phénomènes de mortification ont une rapidité et une intensité particulières. L'état général est grave, adynamique, et la mort est la règle.

Ailleurs, les *phénomènes phlegmoneux* proprement dits prennent un développement inusité, et un véritable abcès se forme sous l'anthrax, mais indépendant de lui et ne se vidant qu'au bout de quelques jours. Ou bien ces abcès siègent autour de l'anthrax et non directement sous sa base.

Cela nous conduit à signaler les *abcès lointains*, observés surtout à la période de déclin et comparés par Trélat à ceux de la convalescence des fièvres graves. Avec la théorie parasitaire, ces faits deviennent faciles à comprendre : il y a une infection générale légère, et ces abcès sont comme le premier degré de la *pyohémie* franche qui vient parfois emporter les malades. Verneuil a attiré l'attention sur ces faits et a fait voir que ces abcès lointains peuvent survenir lorsque l'anthrax initial est cicatrisé. Dans un cas, Gilbert a constaté que le pus de l'abcès secondaire contenait le microbe de l'anthrax, le *Staphylococcus pyogenes aureus*, et, depuis, cette constatation a été faite plusieurs fois [1].

L'*érysipèle* n'a rien de spécial. La *phlébite* a été rattachée au furoncle.

Pronostic. — Le pronostic de l'*anthrax circonscrit*, comme celui du furoncle, dépend des complications. Pour l'*anthrax diffus*, il n'en est plus de même. Aussi

[1] Verneuil, Des abcès profonds et lointains consécutifs à l'anthrax. *Comptes rendus de l'Acad. des sciences*, 1888, t. CVI, p. 112. — Broussaud, *Poitou médical*, 1887, d'après *France méd.*, 1888, t. I, p. 529. — Lehnt, *Bull. et mém. de la Soc. de chir.*, 1888, p. 572. — Ricard, *Gazette des hôp.* Paris, 1894, p. 1126. — Bougax, Th. de Paris, 1891-1892, n° 257.

ne saurait-on établir un pronostic d'ensemble, et cela d'autant plus qu'il est souvent impossible de reconnaître au début si un anthrax sera ou non diffus. C'est un point sur lequel Paul Broca, Trélat, Boinet ont insisté en 1865, devant la Société de chirurgie, dans une discussion où l'on a bien mis en relief cette *variabilité de pronostic*. De là les divergences d'auteurs tels que Velpeau, Denucé, Nélaton. Pour Nélaton, l'anthrax est une affection bénigne, qui ne mérite pas un traitement énergique; et Velpeau affirme n'avoir perdu que 14 malades sur 184. Mais Denucé en a vu succomber 6 sur 21, et l'on conçoit qu'il se soit demandé s'il n'existe pas, dans le Bordelais, une *forme maligne* de l'anthrax, hypothèse qui n'a d'ailleurs pas souri à la majorité des chirurgiens.

Ainsi, il est très délicat de porter le pronostic d'un anthrax. Il faut analyser avec grand soin les phénomènes locaux et généraux, l'âge, l'état constitutionnel et dyscrasique du malade.

Diagnostic. — Le diagnostic, presque toujours évident, ne mérite pas qu'on s'y arrête bien longtemps. La confusion avec le *furoncle* est une erreur de pronostic plutôt que de diagnostic; le tout est de ne pas faire prévoir la bénignité absolue d'un furoncle un peu gros tant que le mal n'est pas absolument limité, surtout si l'état général est défectueux.

Le *phlegmon* est sous-cutané et non pas cutané; à son niveau, la peau ne présente pas les points multiples, jaunes ou bruns, auxquels succéderont autant de perforations du derme.

Certains anthrax torpides ressemblent aux *périfolliculites agminées*, qui seront décrites plus loin.

L'anthrax est quelquefois pris pour une *pustule maligne*, erreur dans laquelle la frayeur joue un grand rôle, car les caractères distinctifs, exposés au diagnostic du furoncle, sont nettement tranchés. Cette erreur conduit à une thérapeutique trop active, sans doute, mais non point à une abstention aisément néfaste, comme quand on confond avec un vulgaire furoncle un début, bénin en apparence, de pustule maligne.

Traitement. — Le traitement de l'anthrax doit être général et local.

Le *traitement général* s'adresse à plusieurs indications. Au début, la santé générale étant préalablement bonne, on a conseillé de combattre l'état gastrique par un éméto-cathartique, aujourd'hui peu en faveur. Si les douleurs sont vives, causent de l'agitation, de l'insomnie, on administrera les opiacés. Pendant les périodes de suppuration et de cicatrisation, on insistera sur une alimentation abondante, sur la médication tonique; on voit ainsi se fermer des plaies jusque-là de mauvais aspect; la suralimentation à l'aide de la poudre de viande peut être indiquée. Une fois la guérison obtenue, on prescrira le traitement de la furonculose, pour tâcher d'éviter les récidives. Si le sujet est glucosurique, on instituera le traitement spécial du diabète.

Le *traitement local* comprend des moyens non sanglants et des méthodes chirurgicales proprement dites. Ces deux thérapeutiques ont chacune leurs indications particulières.

Les *topiques abortifs* n'ont pas ici la même efficacité que pour le furoncle. Malgré Marjolin, on a renoncé aux applications réfrigérantes; et les emplâtres compressifs divers ne sont plus guère employés. D'autre part, comme pour le furoncle, le *cataplasme* est aujourd'hui proscrit.

Les émollients sont cependant utiles et l'on ne saurait leur refuser une action sédative sur la douleur. Aussi a-t-on cherché, de nos jours, à utiliser l'humidité antiseptique et l'on a recommandé d'appliquer sur la région malade des compresses recouvertes d'une toile imperméable. Verneuil[1] a spécialement insisté sur les effets remarquables que, même dans des cas graves, il a obtenus par des séances répétées de pulvérisation antiseptique.

Le *traitement opératoire* de l'anthrax comprend d'abord quelques méthodes tout à fait abandonnées : la discision sous-cutanée, la destruction par les caustiques chimiques n'ont plus leur raison d'être depuis que nous savons nous mettre à l'abri des complications septiques des plaies. L'intérêt de toutes ces tentatives est devenu purement historique, malgré une tentative de Polaillon[2], par exemple, pour réhabiliter les flèches de chlorure de zinc.

La seule méthode actuellement recommandable est l'*incision large*. Pour un petit anthrax, on peut se contenter de le fendre dans toute son épaisseur, selon un seul de ses diamètres, mais il vaut mieux ériger en principe que l'incision *sera radiée*, simplement cruciale si l'anthrax est petit, à branches multiples, de nombre variable, s'il est volumineux. Les rayons doivent aller jusqu'à la limite des parties indurées et ils doivent, d'autre part, en comprendre toute l'épaisseur. Ils seront en nombre suffisant pour n'être pas, à la périphérie, distants de plus de 3 à 4 centimètres.

Les chirurgiens ne sont pas tous d'accord sur l'instrument auquel il faut donner la préférence pour pratiquer ces larges débridements : les uns préconisent le bistouri, les autres le thermocautère. Je ne crois pas qu'il faille être exclusif et, dans bien des cas, le mieux semble être d'associer les deux.

Le bistouri a l'inconvénient de créer des plaies qui saignent, qui sont aptes à absorber pendant quelques heures les produits infectieux accumulés dans l'anthrax; il a surtout le défaut de ne pas avoir, à distance, une action stérilisante comparable à celle que possède la chaleur dégagée par le fer rouge. Malgré les appréhensions de Verneuil qui, selon sa tendance générale, expliquait volontiers, ici comme ailleurs, par l'auto-inoculation traumatique des revers dus en réalité à une insuffisance d'antisepsie, malgré ces appréhensions, le bistouri n'est pas dangereux : il est seulement, dans certains cas tout au moins, d'une efficacité inférieure à celle du fer rouge. Mais, d'autre part, fendre au thermocautère un vaste anthrax est une opération parfois longue et laborieuse, capable de nécessiter une anesthésie prolongée. Il sera donc souvent indiqué de faire rapidement au bistouri les grandes tranchées, dans lesquelles on portera ensuite le couteau incandescent; puis à la périphérie, dans l'aire des secteurs enflammés et jusque dans la zone œdémateuse, on enfoncera des pointes de feu profondes.

Après ces larges débridements, on appliquera, bien entendu, des pansements humides à l'acide phénique ou au sublimé; si la région s'y prête, on fera précéder leur renouvellement, deux fois par jour, d'un bain antiseptique à 45 ou 50 degrés; mais la plupart du temps, vu le siège ordinaire des anthrax, cette balnéation sera impossible et on la remplacera par les pulvérisations phéniquées.

Pour aller plus vite en besogne, on a essayé l'ablation complète du mal, soit comme complément de l'incision, soit comme extirpation proprement dite. Par une ou plusieurs incisions intéressant toute l'épaisseur des tissus enflammés,

---

[1] VERNEUIL, *Bull. de l'Acad. de méd.* Paris, 1888, 2ᵉ série, t. XIX, p. 57.
[2] J. DEBOUT, Thèse de doct. de Paris, 1888-1889, n° 581. — BOUGAN, Thèse de doct. de Paris, 1891-1892, n° 257.

on peut exciser aux ciseaux toutes les parties malades. Il y a longtemps que cette opération a été faite par Blakley. En 1881, Le Fort a raconté à la Société de chirurgie qu'il avait vu des chirurgiens russes enlever l'anthrax à la curette après l'avoir incisé; lui-même s'était bien trouvé de cette pratique. L'extirpation proprement dite, pratiquée comme celle d'une tumeur, a été proposée par Paul Broca à la Société de chirurgie en 1865, et elle a été adoptée en principe par U. Trélat pour certains anthrax rapidement envahissants. En 1881, L. Labbé en a précisé une indication, pour les anthrax ligneux, trop durs pour être bien incisés au bistouri; l'incision n'atteint qu'à grand'peine la limite profonde du mal, et de plus, une fois qu'elle est pratiquée, elle n'a aucune tendance à bâiller, et ne donne issue à aucune parcelle purulente ou bourbillonneuse.

Tels sont les méthodes et procédés auxquels on a eu recours. Il reste à établir quelles sont les indications respectives de chacun, et sur ce sujet les discussions sont anciennes et nombreuses. Cette question a occupé l'Académie de médecine en 1866 et 1888, la Société de chirurgie en 1865 et en 1881, à ne parler que des débats importants devant les Sociétés françaises. De ces discussions ressort une notion capitale, sur laquelle, à diverses époques, ont insisté Velpeau, Michon, Trélat, Nicaise, Tillaux. Pas plus pour la thérapeutique que pour le pronostic il n'y a un anthrax : c'est des anthrax qu'on doit s'occuper. Il en est de grands et de petits, de douloureux et d'indolents, de circonscrits et de diffus. Avec les uns, l'état général est bon; avec d'autres, il est assez grave pour dominer la situation et exiger une désinfection immédiate et totale du foyer septique. On n'incisera pas les anthrax petits, circonscrits, des sujets jeunes et en bon état, si la vivacité des souffrances n'est une indication au débridement. On évacuera les collections purulentes, s'il s'en forme sous l'anthrax ou à côté de lui. On surveillera, pour les fendre à la première alerte, les petits anthrax de la face et du cou. Inversement, on doit sans tarder recourir aux incisions profondes et multiples dans les vastes anthrax diffus, à marche envahissante. Il semble, sans doute, que les pulvérisations antiseptiques puissent éviter l'intervention sanglante dans certains cas qui naguère relevaient à peu près sans conteste du bistouri ou du fer rouge; souvent, en effet, elle calme la douleur et limite l'envahissement; malgré cela, on ne saurait prétendre que tous les anthrax doivent s'ouvrir d'eux-mêmes et se déterger spontanément sous le spray phéniqué. Tout ce qu'on peut dire, c'est que, depuis quelques années, *lorsqu'il n'y a pas tendance à la diffusion*, on cherche à étendre le domaine des simples applications antiseptiques et à restreindre celui de la chirurgie sanglante. Mais on se gardera des exagérations abstentionnistes de Verneuil.

II

PÉRIFOLLICULITES PILAIRES

Les périfolliculites pilaires doivent être divisées en *agminées* et *isolées*. Les agminées seules ont quelque intérêt chirurgical.

Les périfolliculites agminées, à leur tour, offrent dans les diverses régions du corps des différences qui semblent tenir avant tout au degré de développement auquel parvient le follicule pileux. Les *périfolliculites des poils complètement développés* du cuir chevelu sont encore assez peu décrites. Celles des poils de la barbe constituent le *sycosis*, affection dont la connaissance est des plus anciennes. Pour les dermatologistes, cette variété est la plus importante, et pendant longtemps on ne s'occupait guère que d'elle, en ajoutant, toutefois, qu'une lésion analogue pouvait se déclarer en d'autres régions du corps. Depuis quelques années, on s'est attaché davantage à l'étude des *périfolliculites agminées des régions à poils de duvet*, et c'est même parmi elles que le chirurgien trouvera, presque exclusivement, les périfolliculites dont il aura à connaître.

HÉBRA, *Traité des maladies de la peau*, trad. Doyon, Paris, 1889, t. I, p. 755. — KAPOSI, *Leçons sur les maladies de la peau*, trad. Besnier et Doyon, Paris, 1881, t. I, p. 5, et t. II, p. 12, 31, 75, 408, 424, 440. — DUHRING, *Traité pratique des maladies de la peau*, trad. Barthélemy et Gelson, Paris, 1883, p. 324, 716, 741. — BAZIN, art. MENTAGRE du *Dict. encycl. des sc. méd.*, 1873. — BARTHÉLEMY, Sur un cas de sycosis non paras. généralisé, etc. *Annales de dermat.*, 1880, p. 525. — E. BESNIER, art. SYCOSIS du *Dict. encycl. des sc. méd.*, 1884. — H. LELOIR, Sur une variété nouvelle de périfolliculites suppurées, etc. *Bull. de la Soc. anat.*, 1884, p. 504, et *Ann. de dermat.*, 1884, p. 477. — PONCET (de Lyon), Impétigo sycosiforme du pouce, etc. *Ann. de dermat.*, 1887, p. 430. — PITTRAUX, Ueber eitrige durchlöcherude Hautentzündung. *Arch. für klin. Chir.*, 1888, t. XXXVII, p. 606. — J. PALLIER, Des périfolliculites agminées en plaques. Thèse de Paris, 1888-1889, n° 87 (bibliogr.).

1° SYCOSIS DE LA BARBE

Le sycosis de la barbe est caractérisé, à la période d'état, par des pustules acuminées, situées à la base des poils et, consécutivement, par la production d'indurations tuberculeuses cutanées et sous-cutanées.

On trouve dans les auteurs anciens, Pline, Celse, Galien, Paul d'Égine, Aétius, des descriptions qui se rapportent certainement au sycosis, parasitaire ou non, quoiqu'il y ait cependant des confusions évidentes avec d'autres lésions, syphilitiques peut-être, de la peau. Les premiers dermatologistes ont discuté sur son *élément* : tubercule pour Bateman, S. Plumbe ; pustule d'après Biett. Ces distinctions n'ont plus d'intérêt depuis que Cazenave a montré qu'il s'agit d'une inflammation des follicules pileux ; le sycosis est pustuleux si le seul conduit excréteur est enflammé ; il est tuberculeux si la lésion atteint la profondeur du cul-de-sac.

Si l'on considère au sycosis des degrés suivant la profondeur où s'étend l'inflammation du derme, on peut donc dire que le début a lieu par une pustule un peu prurigineuse, acuminée, traversée par un poil. Un liquide blanchâtre soulève l'épiderme. La lésion s'arrête parfois à ce stade. Mais souvent il survient dans la peau des nodures arrondies, des tubercules, pouvant arriver au volume d'une cerise et devenant alors un peu dépressibles. Ces tubercules sont isolés dans le sycosis noueux ; petits et confluents, ils constituent le sycosis anthracoïde, à surface granitée, montrant la série agminée des orifices pilaires et laissant sourdre, à la pression latérale, autant de gouttes de pus qu'il y a de follicules altérés. Il y a quelquefois de l'induration hyperplasique autour des follicules enflammés, et de là la variété rare dite sycosis chéloïdien. Au dernier degré enfin, les tubercules s'exulcèrent, se recouvrent de croûtes, tandis que, dans la profondeur, l'inflammation s'étend sous forme de furoncles, d'abcès intra ou sous-dermiques. Les lésions coexistent souvent aux divers états, elles évoluent par poussées successives et leur durée est indéterminée. La maladie est très

(A. BROCA)

rebelle. Les tubercules se terminent rarement par résolution; ils suppurent et laissent des indurations, des cicatrices et de là résulte, trop souvent, une atrophie ou même une chute définitive des poils.

Depuis longtemps, on a, avec Bazin, divisé le sycosis en *parasitaire* et *non parasitaire*, le parasitaire étant celui qui est lié à la trichophytie de la barbe. Mais, la teigne tondante ne se compliquant pas par elle-même d'accidents inflammatoires, on est conduit à admettre que ces accidents surviennent lorsqu'un agent pyogène pénètre dans le follicule à la faveur du trichophyton. Pour le sycosis non parasitaire, l'étiologie est analogue à celle des autres périfolliculites. Parmi les causes spéciales à la région, on note l'action d'un rasoir malpropre; dans la barbe se fixent facilement des poussières diverses chez les cardeurs de matelas, les fileurs de coton, les chiffonniers; enfin l'eczéma, très tenace dans les régions velues, semble jouer un rôle important, comme porte d'entrée.

L'existence du sycosis est facile à reconnaître; on ne sera pas induit en erreur par l'*impétigo*, dont les pustules aplaties, sans relation constante avec un poil, évoluent rapidement et se couvrent de croûtes flavescentes. L'*acné* siège là où il y a des poils de duvet et cause des pustules plus superficielles. La pustule d'*ecthyma*, rare à la face, est isolée, large, aplatie, se recouvre d'une croûte noire, saillante. Le diagnostic de la *syphilis* sera indiqué à propos des autres périfolliculites. Le *diagnostic de la nature* est très important. Le sycosis trichophytique se reconnaît à l'aspect du poil brisé, tortillé, se cassant au lieu de s'arracher; à la coexistence possible de plaques d'herpès tonsurant. Il ne faut pas trop se fier à la recherche du parasite, souvent difficile à trouver dans les follicules suppurés.

Outre le *traitement* des périfolliculites des autres régions, on doit ici se préoccuper des poils. L'épilation est indispensable pour le sycosis parasitaire. Pour le non parasitaire, on peut s'en passer et appliquer les topiques — émollients d'abord, puis antiseptiques — après avoir coupé les poils ras, aux ciseaux : le rasoir sera proscrit, car il favorise les inoculations de proche en proche.

2° PÉRIFOLLICULITES AGMINÉES

Les périfolliculites agminées des régions peu ou pas velues n'ont été que depuis peu isolées nettement parmi les inflammations phlegmoneuses de la peau. Les travaux qui leur ont été consacrés sortent surtout de l'hôpital Saint-Louis, dus à Quinquaud, Barthélemy, Leloir, Pallier. Mais les chirurgiens ne s'occupent guère de cette affection; une des rares observations recueillies par l'un d'eux est due à A. Poncet, et nous vient de Lyon, où la tradition est que les chirurgiens ne méprisent pas la pathologie cutanée. Un fait récent de Petersen prouve que cette tradition mérite d'être conservée, car cette *dermatitis cribriscans* dont le chirurgien de Kiel parle comme d'une nouveauté, semble être simplement une périfolliculite agminée.

Symptômes. — Dans la forme commune, la *lésion confirmée* est constituée par un placard saillant de 2 à 4 millimètres, plus ou moins irrégulièrement arrondi, ayant le diamètre d'une pièce de 50 centimes à celui d'une pièce de 5 francs ou plus, occupant, par exemple, tout le dos de la main. Ce placard est d'un seul tenant; ses bords, curvilignes, sont un peu encochés, mais non pas

découpés en carte de géographie. Au centre, partie la plus ancienne, la couleur
est bleuâtre avec des traînées violacées; à la périphérie apparaît une teinte d'un
rouge vineux à laquelle fait rapidement suite la peau saine. La surface est
mamelonnée, par places lisse, rugueuse, recouverte de croûtes jaunâtres plus
ou moins épaisses, avec du pus concrété ou liquide.

Lorsque, par un pansement antiseptique humide, on a fait tomber les croûtes,
on voit que la surface est criblée de trous, dont quelques-uns donnent issue
à un poil; et entre ces pertuis, surtout dans les points récemment attaqués, sont
de petites pustules qu'embroche de même un poil follet.

Le centre de la plaque est assez mou; la périphérie, au contraire, est dure.
Par pression latérale, on fait sourdre du pus par chaque orifice de l'écumoire,
et des pustules non encore crevées émerge comme un brin de vermicelle, puis
apparaît une petite cavité.

La lésion peut siéger en toutes les régions pourvues de follicules pilo-sébacés.
Le dos de la main et les avant-bras en sont le siège de prédilection.

La plupart du temps le placard est unique. Parfois il y en a deux ou trois;
exceptionnellement davantage. Barthélemy a publié une observation remarquable
par le nombre des placards.

Évolution. — Complications. — Au début, c'est souvent une démangeaison
qui attire l'attention du malade, et l'on voit soit une pustulette, soit, plus souvent, une petite élevure qui s'étend progressivement avec assez de lenteur. A
l'ordinaire, le placard a atteint ses dimensions définitives en huit à quinze jours,
il reste quelque temps stationnaire, suppurant en tous ses points à peu près
également. L'indolence est la règle, même à la pression. C'est tout au plus s'il
y a du prurit. La plaque enflammée reste mobile sur les plans sous-cutanés; le
stylet (ou la soie de sanglier) introduit dans les orifices suppurants reste perpendiculaire à la peau, et n'oblique dans aucun décollement. Il n'y a pas de
tendance à la formation d'un phlegmon sous-cutané, à l'invasion d'une lymphangite, d'une adénite. Bien traitée, la maladie guérit vite.

Mais, à cause de cette bénignité même, le malade trop souvent traite la lésion
par le mépris; ou, s'il la soigne, applique les topiques irritants que lui recommande un voisin quelconque, un pharmacien surtout. De là des aggravations
assez fréquentes.

Sous l'influence d'irritations médiocres, la surface devient rugueuse, un peu
papillomateuse. Un degré de plus, et la plaque est *phlegmoneuse*. Deux aspects
sont alors possibles. Dans l'un, l'inflammation est franche, la peau est rouge, le
centre proémine, le pus est abondant. Dans l'autre, l'inflammation est moindre,
mais il y a plus d'engorgement des tissus voisins et l'aspect est celui d'un
anthrax torpide stationnaire. Dans ces cas, de petits décollements du derme
peuvent se produire. La lésion s'aggravant encore, elle semble devenir ulcéreuse, *pseudo-ulcéreuse* plutôt, dit Pallier, car le corps muqueux de Malpighi
est conservé et il n'y aura que des cicatrices ponctuées, répondant aux orifices
des follicules. Enfin, chez quelques malades d'une incurie extrême, des poussées
successives éclatent à la périphérie du placard initial, tandis que le centre
s'amende, mais ne guérit pas. De poussée en poussée, cette forme *serpigineuse*
peut durer plusieurs mois.

Pour expliquer ces variétés relativement graves, devenant vraiment chirurgicales, les inoculations répétées suffisent, sans invoquer, comme Pallier, une
virulence spéciale. C'est dans ces conditions encore qu'interviennent des *com-*

plications, elles aussi inflammatoires : phlegmons, lymphangites, érysipèles.

Le *pronostic* dépend de la durée et des complications, du traitement par conséquent.

Après guérison, la peau reste pendant quelque temps un peu épaisse, rugueuse, violacée. Il n'y a souvent pas de cicatrice et, quand il y en a (sauf complication phlegmoneuse), on observe de simples points blancs arrondis.

Diagnostic. — L'*acné en plaques*, l'*acné cohérente enflammée* ressemblent aux périfolliculites agminées, mais leur sièges de prédilection sont la face, la nuque, les épaules; on voit, sur le reste de ces régions, des pustules isolées.

Les manifestations cutanées de l'*iodisme*, du *bromisme* surtout [1], sont parfois analogues aux périfolliculites agminées, mais on sera guidé par les commémoratifs, par la constatation d'autres éléments isolés.

Le diagnostic le plus important est celui de la *syphilis*. Avec le *chancre*, l'erreur a été faite dans les deux sens. Sur une malade de Fournier, un chancre de la face externe de la grande lèvre était entouré de petits abcès et avait absolument l'aspect d'un placard de périfolliculites; mais la malade était en pleine efflorescence secondaire, ce qui évita la méprise. Dans un autre cas, Fournier diagnostiqua un chancre de la lèvre, parce que la lésion reposait sur une base indurée et avait provoqué une adénopathie sous-maxillaire; E. Besnier hésitait entre une idrosadénite et un chancre; mais Vidal avait dit : sycosis, et l'événement ne tarda pas à lui donner raison.

La *syphilis tertiaire* cause en général des lésions plus dures, d'aspect jambonné, non prurigineuses, en groupes circinés. L'ulcération, puis la cicatrice, y sont la règle. L'aspect en écumoire est revêtu par certaines gommes en nappe. Israël, par exemple, en a publié une observation et Gamberini une autre. Ce dernier auteur invoque une lésion syphilitique des glandes sudoripares, ce qui n'est pas anatomiquement démontré [2].

Anatomie et physiologie pathologiques. — Des examens histologiques de Suchard, de Pallier, il résulte que le fait initial est une folliculite, suivie de périfolliculite; en 1877, pourtant, Robinson avait admis la filiation inverse. Les lésions portent sur les follicules pileux; plus tard, les glandes sébacées participent à l'inflammation, mais accessoirement. Les papilles tendent à s'hypertrophier. Les glandes sudoripares ont été trouvées saines par Leloir, Bard, Pallier.

Le début intra-folliculaire va bien avec les *notions bactériologiques* aujourd'hui acquises. Il ne s'agit pas d'un microbe spécifique; mais dans le pus, dans les tissus enflammés, on trouve le *Staphylococcus albus* et le streptocoque pyogène, ce dernier en faible proportion d'après les recherches de Pallier. Il est bien possible que les proportions changent d'un cas à l'autre.

Ces données rendent l'*étiologie* facile à comprendre. Les états constitutionnels ont peu d'action. En dehors des influences professionnelles, l'âge et le sexe sont indifférents. Les ouvriers, les cultivateurs touchent des substances malpropres et sont souvent atteints; les hommes qui sont en contact fréquent avec les chevaux, les blanchisseurs, les égoutiers, sont prédisposés. Cela est surtout vrai

[1] JACQUET, *Annales de dermat.*, 1886, p. 756.

[2] ISRAEL, *Arch. für klin. Chir.*, L. XX, p. 285. — GAMBERINI, d'après *Annales de dermatol.*, 1889, p. 100.

pour celles de ces professions qui obligent à travailler dans l'eau, car la macération de l'épiderme favorise l'infection des glandes.

La pénétration des micro-organismes se fait assez souvent à la faveur d'une petite plaie. A ce propos on peut citer une observation de Pallier; une autre, celle de Poncet, où le sujet, pour se soigner d'une entorse digitale, avait appliqué sur la partie malade « la sangsue de famille » d'un de ses amis.

Traitement. — La thérapeutique découle de ce qui précède. Le sujet sera mis au repos; on fera tomber les croûtes par des pulvérisations antiseptiques et des pansements humides. Puis on soumettra la région à des bains antiseptiques fréquents et prolongés, et dans l'intervalle des bains on appliquera des pansements au sublimé, à l'iodoforme. On peut incorporer les antiseptiques dans des pommades. Dans les cas les plus intenses, il sera parfois indiqué de recourir à l'ignipuncture, et même Poncet a dû faire précéder l'action du thermocautère d'un raclage à la curette. On n'abusera pas de cette thérapeutique énergique, qui rend inévitable une cicatrice indélébile.

III

ABCÈS TUBÉREUX (IDROSADÉNITE)

On observe au niveau de la peau et du tissu cellulaire sous-cutané de petits abcès arrondis, que depuis longtemps déjà Velpeau a rapprochés les uns des autres sous les noms d'abcès tubéreux, tubériformes, tuberculeux. A plusieurs reprises A. Verneuil s'en est occupé, et il a soutenu que ces abcès sont arrondis et circonscrits à leur début, parce qu'ils siègent dans les glandes sudoripares. Cette opinion est en général admise et cadre bien avec la plupart des notions étiologiques et cliniques; mais, malgré quelques dissections de Verneuil en 1854, la preuve anatomique n'est pas encore parfaite.

On divisait naguère ces abcès en aigus et chroniques. Les recherches modernes ont démontré que, malgré leur forme tubéreuse, les *abcès chroniques* n'ont rien à voir avec les glandes sudoripares. Comme le disait Bazin, c'est « d'écrouelles cellulaires » qu'il s'agit, aujourd'hui bien connues sous le nom de gommes scrofuleuses. Il ne sera question ici que des *abcès chauds*.

A. VERNEUIL, *Arch. gén. de méd.*, 1854, 5e série, t. IV, p. 447, 605; *Gaz. hebd. de méd. et de chir.*, 1855, p. 555; *Arch. gén. de méd.*, 6e série, 1864, t. IV, p. 557, et 1865, t. V, p. 327 et 457. — VERNEUIL et CLADO, *Gaz. hebd.*, 1888, p. 584.

Étiologie. — Toutes les irritations de la peau peuvent donner naissance aux abcès tubéreux. La malpropreté, les affections prurigineuses et le grattage, les médications topiques mal dirigées en sont les causes vulgaires. On les voit survenir, par exemple, comme conséquence de l'eczéma, de la gale, de la phthiriase. Pendant la saison chaude, les sueurs irritent l'anus, l'aisselle; et pour l'aisselle l'irritation est encore en jeu lorsque le coussin de Desault est appliqué pour traiter une fracture de la clavicule. Pendant la lactation, les crevasses sont fréquentes au niveau du sein. De nos jours, on invoque avant tout les inoculations septiques, et il est bien certain que les conditions précédem-

[A. BROCA.]

ment énumérées les favorisent. L'analogie est grande, en somme, avec l'étiologie des furoncles de cause externe, et la microbiologie en donne la raison ; comme dans le furoncle, en effet, Verneuil et Clado ont constaté que le microbe pathogène est ici le *Staphylococcus pyogenes aureus*.

Siège. — Les abcès tubéreux peuvent occuper toutes les régions du tégument. Verneuil les a vus sur les membres, au scrotum, aux grandes lèvres, etc. ; leurs sièges de prédilection sont l'anus, l'aisselle, l'aréole du mamelon, points où les glandes sudoripares acquièrent leur maximum de développement.

Symptômes et diagnostic. — Le début a lieu par une petite induration mobile, peu ou point rouge, peu douloureuse à la palpation, assez douloureuse à la pression entre deux doigts, pression qui fait sentir un petit corps arrondi, sous-cutané, mobile à la fois sous la peau et sur l'aponévrose. Au bout de quelques jours, la saillie est plus marquée et elle adhère à la peau, qui peu à peu se soulève, et la tumeur, hémisphérique, prend l'aspect « tubéreux ». Sa surface est régulière, lisse, sans implantation d'un poil central ; il ne saurait donc être question d'une erreur de diagnostic avec le furoncle.

La résolution est jusque-là possible. Mais, en général, la masse inflammatoire suppure, fluctue, prend une couleur uniformément jaunâtre, entourée d'une auréole rosée et s'ouvre spontanément au dixième ou douzième jour. La cicatrisation, après cela, est rapide, sauf pourtant quelquefois, d'après Verneuil, à l'aisselle et à l'anus. En ces points, il pourrait y avoir tendance à la formation d'une fistulette, ce que je n'ai d'ailleurs jamais observé.

A l'anus, au sein et surtout à l'aisselle, un des faits les plus importants est l'évolution successive de foyers multiples, quelquefois confluents, d'où, sur la peau axillaire, une véritable plaque phlegmoneuse, mamelonnée, indurée. Mais ces descriptions affectent trop de caractères spéciaux suivant la région considérée pour qu'il soit fructueux d'en parler ici. Il sera indispensable, en effet, d'entrer dans ces détails en étudiant les abcès de l'anus, du sein, de l'aisselle.

Le *pronostic* est d'une grande bénignité. Il faut seulement tenir compte de la tendance aux récidives. De plus, le foyer purulent subit parfois, à l'aisselle par exemple, une diffusion qui le rend assez grave.

Le *traitement* consiste dans l'incision de la petite collection purulente, avec la pointe d'un bistouri, dès que l'on a reconnu la présence du pus.

CHAPITRE III

TUBERCULOSE CUTANÉE

La plupart des traités de chirurgie, tous ceux même qui sont classiques en France, passent sous silence les lésions tuberculeuses de la peau et du tissu conjonctif. A propos des abcès froids ils disent, en passant, quelques mots des gommes scrofulo-tuberculeuses. Mais ils ne s'occupent pas du lupus. Quant aux tuberculoses ulcéreuse et papillomateuse, leur histoire date d'hier.

Mais les tuberculoses locales sont de plus en plus étudiées et traitées par le chirurgien : pour celles de la peau, comme pour les autres, les excisions, les

[A. BROCA]

grattages, les cautérisations, sont à l'ordre du jour. De plus, la lésion initiale une fois guérie, ses conséquences sont très souvent plus chirurgicales encore : ne faut-il pas faire des autoplasties pour reconstituer une lèvre, une paupière qu'un lupus a détruites ou vicieusement soudées? Il y a donc lieu, malgré l'usage, de faire rentrer *toutes* les formes de la tuberculose cutanée et sous-cutanée dans le cadre d'un traité de pathologie externe.

Il est impossible de réunir toutes ces formes en une description unique. Il faut séparer la tuberculose du *derme* et celle de *l'hypoderme.* A cette dernière se rattachent les *gommes scrofuleuses* et les *abcès froids sous-cutanés.* Quant à la tuberculose de la peau proprement dite, elle offre dans sa virulence des variétés remarquables et l'on doit étudier à part la *tuberculose franche* et le *lupus,* ou tuberculose atténuée. Entre les deux trouvera place la *tuberculose verruqueuse.* Mais si des descriptions cliniques distinctes sont nécessaires, on tend de plus en plus à mettre en relief l'inoculation directe dans l'étiologie de toutes ces variétés et ce serait s'exposer à des redites incessantes que de ne pas jeter un coup d'œil d'ensemble sur cette *tuberculose inoculée.*

JANISCH, Ein Fall von Tuberculose der Haut. *Viertelj. f. Dermat. und Syph.,* 1879, p. 205. — VERNEUIL, Inoculation tuberculeuse. *Bull. de l'Acad. de méd.,* 1864, 2ᵉ série, t. XIII, p. 118. — RIEHL et PALTAUF, Tuberculosis verrucosa cutis. *Viertelj. f. Dermat. u. Syph.,* 1886, p. 19. — VALLAS, Sur les ulcérations tuberculeuses de la peau. Thèse de Lyon, 1887-1888, n° 567. — A. LEFÈVRE, Sur la tuberculose par inoculation cutanée chez l'homme. Thèse de Paris, 1887-1888, n° 42. — CRONIER, De l'inoculation secondaire de la peau consécutive à des foyers tuberculeux sous-cutanés ou profonds. Thèse de Paris, 1888-1889, n° 309. — TOURNIER, Tuberculose inoculée par le tatouage. *Soc. des sc. méd. de Lyon,* d'après *Bull. méd.,* 1889, p. 1105. — Voy. encore des notes de HALLOPEAU; *Ann. de dermat. et de Syph.,* 1895, p. 1095; de DOUTRELEPONT, *Arch. f. Dermat. u. Syph.,* 1891, t. XXIX, p. 211; *Deut. med. Woch.,* 1892, p. 1055. — LELOIR, *Traité théor. et prat. de la scrofule tuberculose de la peau.* Paris, 1892.

De l'inoculation tuberculeuse sur la peau de l'homme. — Les inoculations de la tuberculose à la peau se font dans deux conditions absolument distinctes : 1° le sujet est tuberculeux et, à l'aide de produits que lui-même a fournis, il infecte une solution de continuité quelconque; 2° le sujet jusqu'alors indemne s'inocule accidentellement un véritable « chancre tuberculeux » capable d'être la source d'une généralisation bacillaire.

1° *Auto-inoculations locales des tuberculeux.* — Les premières ulcérations tuberculeuses constatées chez les phtisiques ont été celles des muqueuses. Celles de l'intestin n'intéressent guère le chirurgien, mais il est bon de rappeler que déjà Louis invoquait, pour les expliquer, l'action nocive des crachats déglutis. Celles de la muqueuse bucco-linguale sont bien connues et sont décrites depuis longtemps parmi les lésions chirurgicales de la langue.

Une des premières observations probantes d'ulcération tuberculeuse de la peau est due à P. Coyne, en 1871 : sur une phtisique, une ulcération occupait la région temporo-mastoïdienne et l'examen histologique démontra sa nature tuberculeuse. A partir de ce moment les faits se sont multipliés. Les ulcères tuberculeux des lèvres, de l'anus chez les phtisiques ont, à plusieurs reprises, attiré l'attention de la Société médicale des hôpitaux. Puis, en France comme à l'étranger, on a examiné les ulcérations des régions les plus diverses. Peu à peu le microscope, puis la bactériologie ont rendu indiscutable la nature tuberculeuse, naguère contestée, de ces solutions de continuité, et aujourd'hui il est possible de donner une description d'ensemble.

Les phtisiques sont ordinairement parvenus à une période avancée, lorsque se creusent sur leur peau des pertes de substance, dont les sièges de prédilection sont le pourtour des orifices naturels, les lèvres et l'anus; les doigts, les mains. Ce siège en des régions si volontiers exposées au contact des crachats, des selles, fait déjà supposer qu'il s'agit d'une inoculation directe, et non, malgré Ritzo, d'une localisation, par un trauma, de bacilles habitant le sang.

Parfois, d'ailleurs, la préexistence d'une solution de continuité est évidente. Aux lèvres comme à la langue, l'origine est assez souvent dans de petites plaies produites par une morsure, par les dents d'une fourchette, etc. Tout comme à la langue, Doutrelepont a vu le bacille s'implanter sur une syphilide, et Brons, au pharynx, sur une brûlure par potasse caustique.

Loin des orifices naturels, la même pathogénie est parfois certaine. Tel ce phtisique, observé par Raymond, qui suça une petite écorchure qu'il venait de se faire à la main; une ulcération spécifique s'y déclara. Une malade de Deschamps est plus remarquable encore, car à deux reprises elle fut atteinte de la sorte : une fois, à la fourchette, en conséquence d'une chute sur le périnée, puis, à un doigt, à la suite d'une brûlure au second degré.

Une semblable netteté n'est toutefois pas de règle, et souvent aucun commémoratif de ce genre n'est relevé. Mais l'inoculation directe n'est-elle pas probable sur ce malade chez qui, à l'occasion d'une ulcération bacillaire de la verge, on constata une tuberculose épididymaire?

Cette dernière observation appartient à une catégorie de faits plus rares que les ulcérations tuberculeuses des phtisiques; aux ulcérations qui viennent compliquer les *tuberculoses chirurgicales*.

On voit, de temps à autre, la peau s'inoculer autour de fistules de tumeurs blanches, d'ostéites bacillaires.

Les faits de ce genre sont rares : c'est, prétend Vallas, parce que, chez ces sujets moins cachectiques que les phtisiques, la peau résisterait mieux à l'invasion du bacille. Cet argument est difficile à soutenir, si l'on songe que ces malades, souvent affaiblis par des suppurations prolongées, sont de plus, en grand nombre, minés par la tuberculose pulmonaire. Il est plus plausible, nous souvenant que dans ces lésions « scrofuleuses » les bacilles sont à l'ordinaire peu abondants, d'admettre que ces tuberculoses, d'une virulence médiocre, s'inoculent avec quelque difficulté, d'autant plus que la peau leur fournit un terrain peu fertile. Aussi la lésion observée est-elle toujours une forme atténuée. Ce ne sera à peu près jamais la vraie ulcération tuberculeuse; ce ne sera même que rarement la tuberculose verruqueuse; une observation de Lyot et Gautier [1] est un exemple, assez rare, de cette seconde variété. Les cas les plus fréquents sont relatifs au lupus. Cette étiologie du lupus est signalée par Neumann; Leloir, Renouard y insistent. Des faits probants sont dus à Volkmann pour les fistules du *spina ventosa* et de la carie du calcanéum; à Leser pour la coxalgie; à Liebreicht pour une fistule anale; à Neumann pour des abcès scrofuleux divers. Jeanselme a publié, au Congrès pour l'étude de la tuberculose, six observations recueillies dans le service de Hallopeau à l'hôpital Saint-Louis, et Adenot [2] affirme qu'aux membres la plupart des lupus ont pour origine une tuberculose osseuse méconnue, guérie ou fistuleuse.

[1] Lyot et Gautier, *Bull. de la Soc. anat.*, 1898, p. 227.
[2] Adenot, *Rev. de chir.*, 1895, p. 852; *Congr. franç. de chir.*, 1895, p. 254; *Ann. de dermat. et de syph.*, 1895, p. 617.

[A. BROCA]

2° *Inoculation d'un sujet sain* (1). — Depuis bien longtemps on a proclamé qu'à faire des autopsies de phtisiques, on risque de gagner leur mal. Morton, Valsava, Morgagni redoutaient fort les piqûres contractées de la sorte.

Cependant, l'expérimentation sembla, au début, leur donner tort. Les essais d'Alibert, Hébréard, Guersant, Richerand furent infructueux. De même, plus près de nous, ceux de Chauveau (1872); et, en 1885 encore, alors que la virulence de la tuberculose était démontrée, Bollinger essayait en vain d'inoculer la tuberculose à la peau d'un animal sain. Il conclut que « la manipulation d'organes tuberculeux, l'abatage de bêtes phtisiques, les autopsies, ne constituent pas un danger au point de vue de l'inoculation par la peau ».

Les observations humaines toutefois empêchent de souscrire à un semblable optimisme. Sans doute, des inoculations expérimentales ont été tentées sans succès par Goodlad et Lespiau sur eux-mêmes, par Kortum sur un enfant. Mais de nombreux faits prouvent que ces imprudents eussent pu réussir et même provoquer une généralisation tuberculeuse.

Passons sous silence les cas où la preuve absolue n'est pas faite : celui de Laennec, mort phtisique vingt ans après s'être piqué en autopsiant un phtisique; celui où Verneuil nous montre un médecin atteint de mal de Pott après avoir contracté un tubercule anatomique. Dans ces cas, en effet, la nature bacillaire du tubercule anatomique n'a pas été directement démontrée ; or il n'est pas prouvé que *tous* les tubercules anatomiques soient de nature tuberculeuse; et d'autre part l'évolution, à longue échéance, d'une tuberculose à distance n'est pas une preuve irréfutable, étant donné surtout qu'aucun phénomène spécial ne s'est manifesté au niveau du tubercule anatomique.

Mais les observations incontestables abondent. Celle de Tscherning est une des plus complètes. Une fille vigoureuse se blessa au médius en brisant le crachoir en verre d'un phtisique; un panaris se forma, et il en resta un petit nodule, qui fut extirpé; mais quelque temps après la gaine des fléchisseurs se prit, en même temps que gonflaient les ganglions épitrochléens et axillaires. Stintgaard amputa le doigt et enleva les glandes engorgées : dans toutes ces parties furent trouvées des bacilles. L'infection n'a de même pas dépassé les ganglions axillaires sur un infirmier qui soignait les phtisiques et dont l'histoire est rapportée par Axel Host. Chez un garçon d'amphithéâtre, Karg a vu un tubercule anatomique se compliquer, à l'avant-bras, de petits abcès contenant des bacilles. Une malade de Merklen fut plus mal partagée encore, car la phtisie pulmonaire fut la conséquence d'un tubercule anatomique qui s'était accompagné de lymphangite tuberculeuse.

On pourrait multiplier les faits, citer ceux de Raymond, de Wahl, de Demme, etc. Il suffit d'avoir rappelé les principaux. Une mention spéciale est due, cependant, à la tuberculose inoculée par la circoncision rituelle des Hébreux. Quelquefois, le contage vient d'une source inconnue; ou bien il est fourni par l'entourage de l'enfant; mais presque toujours la cause est trouvée d'une manière précise, l'opérateur religieux étant phtisique et ayant pratiqué néanmoins sur la verge la succion prescrite par la Loi. Dans ces conditions, l'inoculation tuberculeuse réussit avec une fréquence remarquable : c'est qu'elle n'est pas faite dans la peau, mais bien dans le tissu cellulaire sous-cutané.

La tuberculose pulmonaire n'est pas seule la source de ces infections

---

(1) Debanne et Arcué, *Arch. de méd. expér.* Paris, 1890, p. 601.

cutanées. Quelquefois, mais plus rarement, des lésions dites scrofuleuses s'inoculent. Czerny créa des ulcérations tuberculeuses en pratiquant sur des plaies granuleuses des greffes avec la peau d'un membre amputé pour tumeur blanche. Un lupus semble bien avoir contaminé une plaie d'amputation sur un opéré de von Wahl.

Après tout ce qui vient d'être dit, il n'est pas utile d'insister sur l'importance des prédispositions professionnelles. Bon nombre de malades sont des médecins, des infirmiers (ou des sujets en faisant fonctions). Les autres cohabitent, pour la plupart, avec des phtisiques ou avec des personnes atteintes de lésions tuberculeuses externes. Il est certain cependant que la plupart des inoculations produites dans ces circonstances restent stériles. Quel médecin, quel infirmier ne s'est pas fait mainte piqûre avec des produits tuberculeux? Bien peu en subissent des inconvénients. C'est que la peau semble être pour le bacille un terrain de culture relativement défectueux. Dans quelques circonstances, une cause générale favorise peut-être le développement du microbe, et l'on ne saurait, dans cette mesure, dénier toute action à la débilitation générale, à l'alcoolisme, au surmenage notés dans les observations de Lesser, de Raymond, de Merklen.

I

TUBERCULOSE FRANCHE

Variétés cliniques de la tuberculose cutanée franche. — La tuberculose cutanée franche se présente sous des aspects divers, que l'on peut réduire à deux : 1° *L'ulcération tuberculeuse*, destructive, à marche rapide ; 2° la *tuberculose verruqueuse*, plus proliférante, à évolution lente.

Certains auteurs ont soutenu que l'étiologie dominait ces différences symptomatiques. D'après Vallas, d'après Ritzo, l'ulcération franche est l'apanage des individus déjà phtisiques ; l'inoculation des sujets sains amène la forme bénigne. Cette opinion est à peu près exacte, mais il ne faut pas la prendre au pied de la lettre. Vallas compte bien 55 phtisiques cachectiques sur les 55 observations d'ulcération qu'il réunit ; mais il ne parle pas des inoculations par circoncision. Le bacille, sans doute, y est introduit dans le tissu sous-cutané ; il n'en reste pas moins vrai qu'il en résulte une ulcération tuberculeuse. D'ailleurs, dans l'observation de Hanot, la phtisie s'est déclarée longtemps après le début d'une ulcération fort grave occupant la peau de l'avant-bras. Au rebours, chez certains phtisiques confirmés, la lésion reste à l'état verruqueux ; tel un des malades de Raymond.

Aussi, malgré la commodité qui en résulterait pour une description didactique, il ne semble pas qu'il faille établir de parallélisme entre les divisions de l'étiologie et celles de la symptomatologie. Jusqu'à nouvel ordre, on peut seulement dire que l'ulcération tuberculeuse est la forme de prédilection chez les phtisiques ; la tuberculose verruqueuse étant plus spécialement réservée aux sujets préalablement sains, ou porteurs de lésions dites scrofuleuses.

1° ULCÉRATION TUBERCULEUSE. — Le *siège* de la lésion a été déjà indiqué à propos de l'étiologie. La *multiplicité* n'est pas très rare. Plusieurs malades souffraient à la fois de la lèvre et de l'anus. La main et la langue furent prises sur un patient de A. Poncet; la fourchette et la main sur une femme vue par Deschamps.

Le *début* est quelquefois marqué par une blessure à laquelle aucune importance n'est attachée, mais qui cependant s'envenime peu à peu et dégénère en ulcération. Ou bien, le plus souvent, rien n'attire l'attention sur la région qui va être envahie et la lésion n'est reconnue que lorsqu'elle en est déjà à une période relativement avancée. Mais, en étudiant le mode d'extension, on peut, jusqu'à un certain point, juger du mode de début, par une petite papule rouge, dure, dont le sommet devient bientôt, par caséification, blanchâtre et mou. La base de cette papule est nette, la peau qui l'entoure est normale. Puis, spontanément ou par écorchure, la pellicule épidermique du sommet se rompt et une petite perte de substance apparaît, qui s'étend progressivement.

À la *période d'état*, on voit une ulcération de dimensions variables, plus petite en général aux lèvres, où le derme est adhérent et dense qu'aux membres où la laxité est plus grande. Raymond a mesuré un ulcère de 8 centimètres sur 10. La forme n'a rien de fixe, circulaire, sinueuse, serpigineuse. Les bords sont souvent polycycliques, en souvenir des ulcérations multiples dont la coalescence produit la lésion. Ils sont taillés à pic, entourés d'un étroit liséré un peu rouge, reposant sur une légère induration. Le fond est granuleux, raviné, papillomateux, atone, gris rougeâtre avec un pointillé jaune; il ne saigne guère, et sécrète un liquide séro-purulent qui rarement se condense en croûte.

Autour de la lésion principale existe souvent un semis de granulations qui, plus ou moins vite, s'ulcèrent, et se fusionnent avec l'ulcération principale. De là une tendance à l'extension en surface, tandis que le fond creuse à une profondeur notable.

Les ganglions voisins sont parfois engorgés, caséeux même. D'après Vallas, pourtant, ils sont en général indemnes; mais, si l'on en juge d'après ce que l'on observe à la lèvre, et surtout à la langue, il exagère un peu la fréquence de cette intégrité. L'étude des inoculations tuberculeuses à des individus sains conduit à la même conclusion.

Les signes fonctionnels sont diversement appréciés; pour Duhring, l'indolence est complète; pour Vallas, la souffrance est sévère. La vérité semble être entre ces deux extrêmes. Non irritée, l'ulcération ne cause que des douleurs médiocres. Mais, au niveau des lèvres, de l'anus, de la vulve, elle est soumise à des excitations multiples et elle devient le siège de douleurs intenses qui entravent les fonctions de la région malade.

Le *diagnostic* est évident pour une ulcération de mauvais aspect, chez un individu manifestement phtisique. De même lorsque, autour de l'ulcération principale, existe le semis des points caséeux peu à peu confluents.

Si ces éléments de diagnostic font défaut, on est exposé à confondre avec un *cancroïde* une ulcération tuberculeuse de la lèvre ou de l'anus. Cependant une analyse minutieuse conduira souvent au diagnostic, car le cancroïde fait plus tumeur, a des bords rugueux, irréguliers, éversés, plus durs, saigne facilement, bourgeonne davantage. Il est classique de dire que la précocité de l'engorgement ganglionnaire est un signe de cancer; mais il ne faut pas se fier à ce symptôme, dont on exagère la rareté dans la tuberculose. Dans quelques cas, on ne pourra poser le diagnostic qu'après avoir examiné histologiquement un fragment excisé et y avoir recherché les bacilles.

[A. BROCA.]

Il serait superflu d'insister sur le diagnostic du chancre mou, du chancre syphilitique, de la syphilis tertiaire, des ulcérations arsenicales, etc. Non pas que jamais on ne commette ces erreurs, mais parce que les cas où l'on y est exposé sont précisément ceux où font défaut les signes habituels, classiques, qui seuls pourraient être résumés ici. Dans ces cas douteux, l'examen histologique et bactériologique seul trancherait la question.

2° TUBERCULOSE VERRUQUEUSE [1]. — Le type le plus simple en est la lésion vulgairement appelée *tubercule anatomique*.

Les mains en sont le *siège* à peu près exclusif, surtout au niveau de la face dorsale des doigts, parmi lesquels le pouce et l'index sont les plus exposés.

La plaie initiale, à laquelle on remonte souvent, se ferme quelquefois, puis s'exulcère et végète; mais, en général, elle reste ouverte, d'abord insignifiante, puis peu à peu aggravée et elle acquiert des caractères spéciaux. Ou bien ces caractères ont été précédés d'accidents inflammatoires en apparence banaux, un panaris, un abcès qui laissent un reliquat tuberculeux; ou bien la plaie s'est ulcérée, devenant croûteuse et grisâtre; ou bien dès le début un bouton rouge s'est formé, dont le sommet devient blanc et s'ulcère.

A la *période d'état*, il n'y a pas d'ulcération, mais on voit une élevure rugueuse, assez sèche, d'aspect papillomateux, à papilles courtes et dures dont les sommets forment un piqueté noirâtre. Entre les bases des papilles sont quelques fissures un peu suintantes, peu croûteuses. Cette lésion est indolente. Autour d'elle la peau est saine, souple, de coloration normale.

Dans sa forme banale, le tubercule anatomique est une lésion bénigne. Il ne s'étend qu'avec une extrême lenteur, ne s'ulcère à vrai dire pas; les ganglions voisins ne s'engorgent pas et l'état général reste excellent.

Depuis longtemps Ernest Besnier, Vidal pensent cependant que cette lésion est de nature tuberculeuse et sur bien des pièces l'histologie en a fourni la preuve. Les follicules tuberculeux y ont été vus par Kolisko, les bacilles par Sanguinetti, puis les faits analogues se sont multipliés. Mais faut-il en conclure que, parmi les inoculations bactériennes, l'inoculation tuberculeuse puisse seule produire cette lésion? Quelques auteurs tendent à l'admettre, mais Pollosson le conteste, d'après quatre examens histologiques, où il n'a pu trouver ni bacille ni follicule.

Il reste établi, toutefois, que le tubercule anatomique est la forme la plus atténuée de la tuberculose verruqueuse par inoculation.

Mais la maladie n'en reste pas toujours à cette étape et chez quelques sujets elle est l'occasion d'une infection qui, par les lymphatiques, gagne de proche en proche. Alors se manifestent les symptômes de la lymphangite tuberculeuse, avec ses abcès froids superficiels, multiples, en ligne. Ailleurs, avec ou sans lymphangite appréciable, les ganglions s'engorgent, au-dessus de l'épitrochlée, puis dans l'aisselle. Un pas de plus, et le bacille est arrivé dans le torrent circulatoire : à ce moment surviennent des localisations tuberculeuses à distance, dont la phtisie pulmonaire est la plus fréquente; parmi lesquelles il faut encore mentionner les abcès ossifluents, la méningite tuberculeuse. En somme, la tuberculose se généralise et emporte le malade en un temps variable.

[1] Consultez sur ce sujet, outre le mémoire de Riehl et Paltauf: L. BATUT, *Ann. de derm. et de syph.*, 1894, p. 1085. — ETIENNE, *Rev. méd. de l'Est*, 1er mai 1894, p. 269. — E. KNICKENBERG, *Arch. f. Derm. u. Syph.*, 1894, t. XXVI, p. 305; J. HELLER et K. HIRSCH, *Ibid.*, p. 593. — J. ARRIVAT, Thèse de doct., Montpellier, 1890-91, n° 34. — H. ANGIBAUD, Thèse de doct., Paris, 1890-91, n° 281.

En résumé, il y a une inoculation cutanée qui est la porte d'entrée d'une infection d'abord tout à fait locale, puis atteignant les lymphatiques de la région, puis se généralisant. Le mal peut s'arrêter à l'un des deux premiers stades, et surtout on peut l'y enrayer si on agit avec une rapidité suffisante sur ce chancre tuberculeux dont l'éradication coupe court à l'infection ultérieure, même lorsqu'il y a déjà quelques ganglions dégénérés qu'on enlève en même temps. Au reste, rien ne varie comme la rapidité avec laquelle se dissémine l'agent infectieux; comme le laps de temps, par conséquent, pendant lequel l'intervention chirurgicale sera efficace.

Tout à côté du tubercule anatomique doit se ranger la lésion pour laquelle Riehl et Paltauf ont créé, il y a quelques années, la dénomination de *tuberculosis verrucosa cutis* et dont des observations ont été, depuis, recueillies par Merklen, Brissaud et Gilbert, Morel-Lavallée, Morrow, etc.

Cette tuberculose est constituée par des placards dont l'aspect est différent suivant qu'on les considère au centre, où la lésion est ancienne, ou à la périphérie, par laquelle se fait l'extension.

Tout à fait à la périphérie, dans la zone d'envahissement, existe un liséré érythémateux peu saillant, disparaissant sous la pression du doigt. La peau y est lisse, et les orifices glandulaires élargis. Plus en dedans, le liséré s'épaissit, devient brunâtre, et de-ci de-là quelques pustulettes s'y soulèvent, ou de petites croûtelles qui en sont les vestiges. Plus en dedans encore apparaît la zone centrale, saillante de quelques millimètres, irrégulière, papillomateuse. Les végétations papillaires sont d'autant plus longues qu'on se rapproche plus du centre. Entre elles se font des rhagades, des érosions, des pustules et, par pression latérale, on voit le pus sourdre comme d'une écumoire. A ce stade, les orifices glandulaires et les follicules pileux ne sont plus perceptibles; çà et là reste un poil lanugineux qui se laisse facilement arracher. La douleur à la pression est vive. Puis la région malade s'affaisse, les pustules se tarissent, les papilles se rétractent et il reste une cicatrice squameuse, remarquable par un aspect criblé, dû à un réticulum blanc qui tranche sur un fond violacé. Cette cicatrice peut se former au contraire alors que la périphérie est encore en activité.

Telle est la description de Riehl et Paltauf. A bien des points de vue elle est identique à celle de quelques papillomes dit inflammatoires, et le diagnostic clinique n'est pas encore établi avec certitude, mais l'histologie et la bactériologie lèvent tous les doutes. Riehl et Paltauf (et leurs recherches ont été confirmées par de nombreux auteurs) ont trouvé dans ces papillomes les follicules et les bacilles caractéristiques; ils ont constaté que, dans certains points, de petits abcès tuberculeux se forment dans les follicules pilo-sébacés; les glandes sudoripares, plus profondes, restent indemnes.

Ces données anatomiques mettent hors de doute la nature tuberculeuse de la lésion. Elles étaient indispensables, car l'étiologie et l'évolution du mal ne fournissaient guère de renseignements. Riehl et Paltauf disaient bien que leurs malades étaient pour la plupart en contact journalier avec des animaux ou des substances animales, mais aucun n'avait notoirement approché un phtisique. Tous étaient vigoureux, exempts de toute tare héréditaire. Un seul souffrait d'une adénopathie concomitante; chez tous, même au bout de longues années, l'état pulmonaire était aussi satisfaisant que possible. Mais, depuis, nombre de cliniciens ont pris sur le fait l'inoculation spécifique. On a surtout vu qu'il fallait malheureusement en appeler du jugement d'abord porté sur la bénignité de l'affection. Certains malades ont eu des abcès multiples de lymphangite tuberculeuse ; d'autres sont devenus franchement phtisiques.

Il n'y a donc pas là une différence essentielle avec la tuberculose inoculée ordinaire : c'est, en somme, une forme localement grave du tubercule anatomique et, dans un cas comme dans l'autre, la lésion peut rester localisée ou au contraire se généraliser. Lorsqu'elle se généralise, il est évident que l'infection a lieu par la voie lymphatique. De là résulte le pronostic.

Pronostic. — Le pronostic de la tuberculose inoculée à la peau dépend essentiellement de l'état général du sujet, et aussi du traitement mis en œuvre.

Pour les ulcérations spécifiques des phtisiques, il va de soi que la lésion cutanée s'efface devant la gravité de l'état général. La douleur seule est à prendre en considération, quand elle rend plus intolérable encore une existence déjà précaire. Là sera la principale indication thérapeutique, lorsque les souffrances deviendront vives, fait surtout noté aux lèvres, à l'anus ; mais il faudra compter sur un soulagement et non sur une guérison.

On ne doit pas cependant, avec Vallas et Ritzo, admettre que ces ulcérations sont toujours incurables, réservées qu'elles sont aux phtisiques confirmés. Dans quelques cas, rares à la vérité, l'ulcération atteint un sujet non phtisique et le pronostic est alors semblable à celui de la tuberculose verruqueuse.

Soit donc un chancre tuberculeux, envisagé indépendamment de sa forme clinique. Souvent (et la chose est usuelle pour le tubercule anatomique) les inconvénients locaux sont à peu près nuls, et les inconvénients généraux le sont absolument. Mais il y a là une menace et à un moment quelconque le pronostic est susceptible de s'assombrir, si les ganglions s'engorgent ; de devenir tout à fait sérieux, si la tuberculose éclate à distance. Un tubercule anatomique de nature tuberculeuse est donc une lésion parfois grave et toujours digne d'une surveillance attentive et d'une thérapeutique active.

Traitement. — Le traitement doit pallier les symptômes des ulcérations secondaires ; supprimer au plus vite les tuberculoses cutanées primitives, même lorsqu'elles ont déjà amené un début de retentissement pulmonaire.

Le traitement palliatif consiste essentiellement en pansements attentifs et surtout en applications de poudres narcotiques. On se trouvera bien d'associer la morphine à l'iodoforme et de pulvériser ce mélange sur l'ulcération d'abord détergée. Si les douleurs persistent, une destruction profonde au fer rouge sera quelquefois indiquée.

Le traitement curatif est très analogue à celui du lupus, avec cette différence qu'ici la lésion cutanée est plus circonscrite et que d'autre part on a davantage à s'occuper des ganglions.

L'éradication du mal est la méthode de choix. Suivant la profondeur et l'étendue de la tuberculose, l'opération sera très simple ou au contraire nécessitera une amputation, le sacrifice d'un doigt par exemple. S'il y a une adénopathie concomitante, l'extirpation des ganglions est indiquée.

Si l'ablation contraint à des dégâts hors de proportion avec la gravité du mal, on a de bons résultats par l'ignipuncture interstitielle ou par le grattage complet suivi de pansements à l'iodoforme. Ces méthodes sont fort bonnes pour les tubercules anatomiques simples des doigts, pour la tuberculose verruqueuse du dos de la main. La cautérisation au fer rouge semble être la meilleure.

[A. BROCA.]

Dans ces derniers temps, Morel-Lavallée a attiré l'attention sur les bons résultats fournis par l'injection répétée, dans le foyer et autour de lui, d'une solution d'iodoforme dans la vaseline liquide. Cette méthode s'applique d'ailleurs aussi bien, mieux peut-être, au lupus. De même un procédé de sérothérapie dont je parlerai à ce propos.

II

LUPUS

Depuis longtemps, les cliniciens ont réuni sous le nom générique de lupus diverses dermatoses graves caractérisées par une tendance à la formation d'une cicatrice indélébile et par une marche serpigineuse. Peu importe, d'ailleurs, que la cicatrice ait été ou non précédée d'ulcération.

Il est des lésions syphilitiques auxquelles cette définition s'applique, et d'assez nombreux auteurs, autrefois surtout, opposaient le *lupus syphilitique* au lupus dans lequel la vérole n'a aucun rôle, et dans lequel, au contraire, on n'a pas tardé à mettre en évidence l'étiologie scrofuleuse. Le *lupus scrofuleux* est aujourd'hui seul appelé lupus. On a peu à peu démontré qu'il est en réalité une forme atténuée de la tuberculose. Ou plutôt, la démonstration est faite pour certaines formes, mais quelques auteurs contestent qu'elle soit valable pour toutes. Car, ainsi que le vague de la définition le fait prévoir, il y a plusieurs formes cliniques du lupus. C'est par la description de ces aspects, sur lesquels tout le monde est d'accord, qu'il convient de commencer.

CAZENAVE, Lupus érythémateux, *Ann. des mal. de la peau et de la syph.*, 1852, t. IV, p. 116. — CAZENAVE, De l'acné atrophique, *Arch. gén. de méd.*, 1858, 5e série, t. XI, p. 384. — BAZIN, Leçons théor. et clin. sur la scrofule, *Revue méd.*, 1859; 2e éd. 1861, passim; et art. LUPUS du *Dict. encycl. des sc. méd.*, 1870. — HÉBRA, *Loc. cit.*, t. I, p. 100, 1860; t. II, p. 509, 559, 446 (par Kaposi), 1871-1878. — BESNIER, Le lupus et son traitement, *Ann. de dermat. et de syph.*, 1880, p. 980; 1883, p. 577. — H. MARTIN, *Ibid.*, 1883, p. 645; et voy. analyses diverses, *Ibid.*, 1885, p. 225; 1889, p. 246 et 528. — RENOUARD, Du lupus et de ses rapports avec la scrofule, Thèse de Paris, 1883-1884, n° 204. — RENAUT, art. DERMATOSES du *Dict. encycl. des sc. méd.*, 1re série, t. XXVIII, p. 243, 1885. — TRESOELENBURG, *Loc. cit.*, p. 71, 1886. — LAILLER et MATHIEU, Lupus et tuberculoses cutanées, *Arch. gén. de méd.*, 1886, t. I, p. 55 et 195.

Variétés cliniques. — Quelle que soit sa forme clinique, le lupus a la face pour *siège* de prédilection, surtout au niveau du front, du nez, des joues, de la commissure des lèvres. Puis viennent le cou, le tronc, les membres, les organes génitaux. La lésion est le plus souvent unique.

Les deux types principaux sont le *lupus tuberculeux* et le *lupus érythémateux*. Nous aurons aussi à dire quelques mots du *lupus génétique*, du *lupus papillomateux* et du *lupus hypertrophique*. Parfois ces diverses formes s'associent, et c'est même un des motifs principaux pour admettre leur identité de nature.

A. LUPUS TUBERCULEUX OU LUPUS PROPREMENT DIT. — « Le lupus, nous disent Lailler et Mathieu, est caractérisé cliniquement par l'existence de nodules spéciaux à la périphérie (tubercules des auteurs), par son extension centrifuge habituellement très lente, et par une cicatrice centrale. »

Les nodules élémentaires ont le volume d'un pois à une merise. Si l'épiderme est normal, leur couleur est jaunâtre et leur aspect luisant, translucide, rappelle

celui du sucre d'orge. Ils sont ternes, grenus, lorsque l'épiderme desquame à
leur surface. Autour d'eux, la peau est simplement congestionnée, mais fort
peu, et il n'y a pas trace d'inflammation. L'indolence à la pression est complète.
A la palpation, on sent une petite induration enchâssée dans le derme; plus
gros, le tubercule devient vite assez mou. La mollesse du tissu morbide est en
effet grande, ce qui dans les raclages permet un départ exact entre les parties
saines et les parties malades.

Le groupement de ces éléments est variable. Un tubercule unique — ordinairement situé au milieu de la joue — caractérise le *lupus solitarius* de Willan. En
général, les tubercules sont multiples et, plus ou moins nombreux, plus ou
moins confluents, ils constituent une efflorescence à marche centrifuge. Des éruptions nouvelles se font en effet, irrégulièrement, à la périphérie, tandis que le
centre devient cicatriciel. Cette cicatrice se forme par deux processus, suivant
qu'il y a ou non ulcération préalable du tubercule.

Dans un même lupus, les deux processus peuvent s'associer. Mais assez souvent un seul des deux existe, à l'exclusion de l'autre, ou à peu près. De là deux
formes : le lupus ulcéreux et le lupus non ulcéreux.

Dans le *lupus non ulcéreux*, les tubercules se rétractent à un moment donné,
se transforment en une cicatrice violacée, lisse, qui se fusionne avec celle des
éléments voisins et peu à peu se décolore. On décrit deux variétés. Dans l'une,
les tubercules restent petits; on ne les reconnaît pas à leur saillie, mais plutôt
aux taches brunes qu'ils dessinent sous l'épiderme et, en palpant, on constate
que la région est infiltrée. Sur ce *lupus plan*, l'épiderme desquame parfois, d'où
un aspect psoriasiforme, observé surtout aux membres. Dans le *lupus élevé*, au
contraire, les tubercules, avant de subir la rétraction cicatricielle, prennent un
développement notable, font une saillie de dimensions variables, acquérant
jusqu'au volume d'une noix, d'après Lailler et Mathieu. Autour, la peau est très
vasculaire, et de là quelque ressemblance avec l'acné rosée tubéreuse. Le masque,
dans les cas extrêmes, peut ressembler à celui de la lèpre; c'est ce que Bazin a
appelé *lupus hypertrophique*. Cette variété est rare et surtout il est exceptionnel
de voir toute la face se boursoufler de la sorte. D'autre part, il ne faudrait pas
l'attribuer exclusivement au lupus non ulcéreux. Je me souviens d'avoir vu,
dans le service de mon maître Lailler, un malade sur lequel, au-dessus d'une
lèvre supérieure énorme, remarquablement dure, un lupus ulcéreux avait rongé
le nez et envahi les fosses nasales.

Le *lupus ulcéreux* s'observe surtout, au dire de Lailler et Mathieu, chez les
individus « qui présentent au plus haut point le faciès lymphatique ». Les tubercules sont mous, deviennent d'un rouge livide, s'excorient, et ils sont remplacés
par des ulcérations extensives, presque aussitôt recouvertes de croûtes noirâtres.
Ces ulcérations élémentaires s'unissent entre elles et de là des surfaces à vif —
et plus tard des cicatrices — à bords irrégulièrement découpés. La plupart du
temps, le lupus est *serpigineux* et s'étend en surface, de proche en proche, plus
ou moins vite. Au centre est, suivant la période, une cicatrice ou une ulcération; autour, on voit des ulcérations arrondies, les unes à vif et les autres croûteuses. Plus loin encore se disséminent des nodules non ulcérés.

Lorsque le lupus siège autour d'un orifice naturel, il en échancre facilement
les bords sans être pour cela bien profond, cause des délabrements graves des
paupières, de l'aile du nez « usée comme à la pierre ponce » (Lailler et Mathieu).
Ou bien, sur une partie mince comme l'aile du nez, un tubercule, en s'ulcérant

sur les deux faces, crée une perforation rapide. La destruction est parfois plus profonde. Rongées par le *lupus térébrant*, une lèvre, la commissure labiale, les paupières, le nez disparaissent et les os sont atteints, nécrosés, en même temps que le mal se propage aux muqueuses de la bouche, des fosses nasales et jusque dans le pharynx et le larynx. Les ulcérations et destructions ont en général une marche plus lente; mais le *lupus vorax* existe, capable de détruire la face, à une grande profondeur, en un mois à six semaines. Ces ulcérations à marche rapide sont dues aux infections pyogènes surajoutées à l'agent tuberculeux spécifique, infections qui jouent toujours un rôle important dans l'évolution du lupus ulcéré [1].

Quelques accidents spéciaux sont en rapport avec le siège; c'est surtout, lorsque la paupière inférieure est détruite, l'ulcération et la perforation de la cornée mise à découvert. Ch. Lailler a vu cependant la paupière supérieure s'abaisser peu à peu, de façon à suppléer l'inférieure en voie de destruction.

On conçoit encore qu'une fois la cicatrice achevée il en résulte assez souvent des difformités contre lesquelles le chirurgien devra agir : des atrésies, des oblitérations, des ectropions, des pertes de substance, des soudures anormales. Pour les détails, je ne peux que renvoyer aux vices de conformations acquis des paupières, des lèvres.

Les *complications* sont celles de toutes les ulcérations et sont en grande partie dues à des infections secondaires. Quelques particularités méritent une mention.

La *lymphangite* [2] complique surtout les lupus mal soignés. L'ulcération s'enflamme, ses bords s'indurent et tendent à se renverser. De là part une lymphangite peu importante, et les ganglions correspondants s'engorgent.

L'*érysipèle* n'est pas très rare. Il débute par un frisson, cause une fièvre vive, une adénopathie rapide, mais les symptômes locaux sont peu graves. La peau reste assez pâle, le bourrelet est peu marqué. Alibert, Bazin, Hébra, Ch. Lailler, etc., ont vu cette phlegmasie intercurrente faire cicatriser le lupus. Il faut néanmoins, malgré une note récente d'Hallopeau [3], proscrire le traitement du lupus par les inoculations artificielles, car les effets nuisibles sont plus fréquents que les effets favorables. Quelquefois, en effet, il reste autour du foyer ulcéreux des infiltrations pâteuses qui s'ulcèrent et le lupus s'étend de la sorte, comme si des colonies bacillaires avaient été transportées au loin dans les lymphatiques malades.

Les *adénites* de la lymphangite simple ou de l'érysipèle ont parfois la même tendance. Hébra nous enseigne que l'inflammation simple peut faire place à un abcès froid ganglionnaire. C'est même un des arguments que l'on fait valoir pour démontrer la nature bacillaire du lupus. Il ne faudrait toutefois pas en exagérer la portée, car les recherches de Hipp. Martin [4] sur les gourmes ont démontré que l'eczéma initial n'est nullement spécifique par lui-même, et qu'il sert cependant de porte d'entrée au bacille : d'où les adénopathies de la seconde période.

Sur les ulcérations et les cicatrices de lupus se développent des *cornes*, des *épithéliomas* qui seront décrits plus loin.

Le *diagnostic* du lupus est le plus souvent facile, sauf avec certaines mani-

---

[1] P. THÉVENET, Thèse de Lyon, 1890-91, n° 598.
[2] H. LELONG, *Étude expérimentale et clinique sur la tuberculose*, Paris, 1898, t. II, p. 559.
[3] HALLOPEAU, *Ann. de dermat. et de syph.*, 1895, p. 1057.
[4] Hipp. MARTIN, *Revue de méd.*, t. IV, p. 775.

festations de la *syphilis tertiaire*; les syphilides tuberculeuses sèches ressemblent au lupus tuberculeux et les syphilides tuberculo-ulcéreuses au lupus ulcéreux. On se guidera d'abord sur les phénomènes objectifs. Les *tubercules syphilitiques* sont plus durs, plus foncés, plus cuivrés; ils n'ont pas la couleur sucre d'orge translucide des tubercules lupeux; leur tendance à se ranger en arcs de cercle est plus grande. Les *ulcérations syphilitiques*, elles aussi plus méthodiques dans leur disposition cerclée, sont entourées d'une auréole jambonnée et non bleuâtre; les croûtes sont plus homogènes, plus foncées, d'un brun verdâtre, souvent stratifiées; les bords sont accentués, durs, à pic, non décollés; le fond est anfractueux et souvent bourbillonneux. Mais tous ces signes sont faillibles, de même que les commémoratifs des accidents spécifiques antérieurs. Souvent l'examen général du sujet met sur la voie, en montrant des lésions concomitantes — en activité ou cicatrisées — sur la peau, les lèvres, la langue, la gorge. L'évolution du mal a aussi de l'importance. Les lésions rapides des os, des muqueuses, relèvent plutôt de la syphilis, moins « casanière » que le lupus, pour emprunter une expression au professeur Fournier. Un des principaux éléments du diagnostic est fourni par l'âge des malades : le lupus ne débute que chez des sujets jeunes. Ce serait fort bien si la *syphilis héréditaire tardive* ne venait embrouiller la question, et sans aller jusqu'à l'exagération que Bazin reproche tant à Cazenave, il faut reconnaître que l'erreur est souvent faite. Pour A. Fournier, les lupus guéris comme par enchantement par le traitement ioduré sont imputables à la vérole héréditaire. C'est dans le remarquable traité de ce maître qu'il faut étudier les traits principaux du diagnostic différentiel. On se fondera sur une enquête minutieuse du côté des parents, des frères, sur l'évolution des lésions, sur les cicatrices préexistantes, sur l'examen du squelette, des dents, des cornées. Aubert et Roussel insistent sur la valeur diagnostique d'ulcérations sur le côté de l'angle externe de l'œil. Malgré toutes ces investigations, on n'arrivera pas toujours à la certitude.

L'erreur de diagnostic avec le *cancroïde cutané* est plus rare. L'analogie objective est grande avec l'épithélioma, parfois multiple et serpigineux, consécutif aux « crasses des vieillards ». Cette forme est donc l'apanage de la vieillesse, et il y a là un élément précieux de diagnostic. Il existe de ces épithéliomas croûteux, qui se cicatrisent au centre tandis que la périphérie s'étend ulcérée. On hésite alors entre l'épithélioma, le lupus, la syphilis : Piffard a présenté un malade de ce genre à la Société dermatologique de New-York, dont les membres se sont divisés entre les trois diagnostics; de même la Société de chirurgie de Paris (1877, p. 98) à propos d'une malade de Ch. Lailler. L'erreur est possible encore pour un lupus enflammé dont les bords s'indurent, se renversent, tandis que les ganglions correspondants s'engorgent; mais l'aspect inflammatoire met en éveil, et les caractères nets du lupus reviennent vite par l'application de cataplasmes de fécule. Enfin, le lupus pouvant dégénérer en cancroïde, un point délicat à résoudre est de déterminer le moment précis de cette transformation. Ce cancroïde sera décrit plus loin.

B. LUPUS ÉRYTHÉMATEUX. — Le lupus érythémateux serait plus fréquent chez la femme, qu'il attaquerait principalement après la puberté. Toutes les régions lui sont soumises, mais la face est le siège de prédilection et surtout la joue. Il n'est pas rare que, symétrique, il soit constitué par deux plaques géniennes réunies par un pont qui franchit la racine du nez, si bien que l'on peut, avec Hébra, dire que la lésion affecte alors la forme d'un papillon aux ailes déployées. Mais toutes les régions du corps peuvent être atteintes, y compris la paume de la main et la plante des pieds.

Le début a lieu par une tache rouge, ou peu terne ou légèrement violacée, ressemblant alors à une engelure, à laquelle d'ailleurs (au bout du nez surtout) le mal peut succéder. En ce point n'existe pas un nodule, mais bien une infiltration diffuse. Sur cette plaque les poils ne tardent pas à tomber et l'épiderme desquame. Puis, ces caractères persistant à la périphérie, qui peu à peu s'étend excentriquement, le centre pâlit, se déprime, devient cicatriciel et de là une plaque blanche qu'entoure un liséré rouge de largeur variable.

Quelquefois, au lieu d'une tache, il y en a au début plusieurs. C'est ce que Besnier et Doyon ont appelé la *forme agminée*.

A l'ordinaire, la surface de la lésion en voie d'activité est recouverte de squames épidermiques grises, fines et sèches. Parfois cependant ces squames sont épaisses, constituent une véritable croûte séborrhéique, — et d'ailleurs histologiquement Neumann, Nepveu, ont démontré la participation des glandes sébacées, — une concrétion plâtreuse adhérente, envoyant par sa face profonde des prolongements dans les orifices agrandis des glandes sébacées. C'est seulement une fois la croûte ainsi enlevée que la surface rouge apparaît. Ce *lupus acnéique* a le lobule du nez pour siège de prédilection. Il s'associe souvent au lupus érythémateux proprement dit : de là un lupus *érythémato-acnéique*, avec tous les degrés possibles dans la proportion relative des deux éléments.

C'est à propos du lupus acnéique qu'il faut signaler une forme, quelquefois ulcéreuse il est vrai, où l'on voit le mal s'inoculer de proche en proche dans les follicules sébacés. Autour de la plaque sèche, rugueuse, mamelonnée du lupus acnéique, la peau de la face présente de nombreux comédons et près du pourtour de la lésion primitive quelques-uns de ces comédons, disséminés, se montrent volumineux, avec un orifice élargi, quelquefois un peu ulcéré. Là se forme une croûte qui s'unit bientôt aux bords de la croûte principale.

La clinique constate parfois l'association du lupus tuberculeux (ulcéreux ou non) et du lupus érythémateux. Ce *lupus érythémato-tuberculeux* (¹) offre un grand intérêt pour les discussions sur l'analogie étiologique de ces deux formes.

Le *diagnostic* du lupus érythémateux franc ne prête à aucune discussion. On s'occupe parfois des différences qui existent entre ce lupus et le *psoriasis*, l'*eczéma chronique des joues*, l'*herpès circiné*, etc. Il est inutile de s'y attarder.

Pour le lupus acnéique, la détermination exacte est parfois plus malaisée. La ressemblance est minime avec l'*acné rosacée* rouge, bourgeonnante, pustuleuse. Mais dans certains cas le diagnostic est à peu près impossible avec les crasses des vieillards subissant le début de la dégénérescence cancroïdale. La question est plus épineuse encore lorsque le lupus acnéique, lui aussi, se transforme en un épithélioma, et parmi les lupus il est un des plus prédisposés à cette évolution fâcheuse.

Nature du lupus. — A part les questions d'âge et de sexe qui ont été signalées, chemin faisant, dans les pages précédentes, l'étiologie a depuis longtemps déjà enseigné une notion capitale, qui n'a été que rarement contestée : malgré une apparence souvent vigoureuse, les sujets atteints de lupus sont des scrofuleux. Mais, depuis quelque vingt ans, la scrofule a été de plus

(¹) V. LACAVALERIE, Thèse de Paris, 1894-95, n° 271.

[A. BROCA]

en plus réunie à la tuberculose et, sans vouloir entrer ici dans la discussion encore pendante sur les relations exactes de ces deux maladies, on ne saurait contester que la plupart des lésions naguère dites scrofuleuses contiennent des follicules tuberculeux et des bacilles de Koch. En sorte que, depuis les recherches inaugurées par Köster, Friedländer, on tend de plus en plus à ranger le lupus parmi les *tuberculoses locales*. Les arguments sur lesquels s'appuie cette doctrine sont de trois ordres : cliniques, histologiques, bactériologiques.

La *preuve clinique* principale est que les lupeux payent un fort tribut à la tuberculose pulmonaire. C'est pour eux une cause vulgaire de mort, affirment E. Besnier, Renouard, H. Leloir, Haslund, J.-C. White, W. Smith, etc. Si Hyde, Vidal le contestent, c'est probablement qu'ils se fient trop à l'examen clinique des poumons pratiqué pendant que le lupus est en voie d'activité. Mais qu'on suive ces malades et souvent, que le lupus soit ou non cicatrisé, on les verra emportés par la phtisie. Les statistiques réunies dans la thèse de Renouard sont probantes.

Autre fait clinique : on constate des transitions entre le lupus et la tuberculose cutanée. Certains lupus tuberculeux deviennent papillomateux, prennent l'apparence de verrues. On voit alors des taches ou des saillies mamelonnées, rugueuses, hérissées d'excroissances verruqueuses, parfois cornées, séparées par des sillons, des fissures. Sur d'autres malades, ce *lupus séreux*, qu'ont décrit Vidal et Leloir[1], survient d'emblée, sans se greffer sur un lupus tuberculeux préexistant. Mais qu'est-ce alors, sinon la tuberculose verruqueuse de Riehl et Paltauf?

Les *constatations de l'histologie et de la bactériologie* vérifient ces données de la clinique. Ici, il devient nécessaire de distinguer le lupus tuberculeux et le lupus érythémateux.

Dans le *lupus tuberculeux*, les papilles apparaissent saillantes, irrégulières, séparées les unes des autres par des colonnes du corps muqueux, très développé. Les papilles et le derme sont infiltrés de petites cellules. Ces lésions sont celles de l'inflammation banale. Mais — tous les histologistes sont actuellement d'accord sur ce point — sous les papilles on trouve dans le derme des follicules tuberculeux très nettement caractérisés. Ce n'est pas tout, et depuis 1882 le bacille de Koch a été mis en évidence dans les coupes par Schuchardt et Krause, Cornil et Leloir, Pfeiffer, Doutrelepont, Demme, etc. Koch, parti d'un lupus, a obtenu une culture pure. Cornil et Leloir, H. Martin, Benson, etc., ont fait des inoculations positives avec du tissu lupique. Baumgarten, Weichselbaum ont même réussi avec le sang, dans lequel, d'ailleurs, le bacille aurait été vu par Doutrelepont, Weichselbaum, Meissels, Lustig[2].

Il est vrai que cette preuve bactériologique n'est pas toujours évidente. Les bacilles manquent quelquefois, souvent même dit Cornil; souvent aussi les inoculations restent sans résultat. Il n'y a pas lieu de trop se préoccuper de l'inconstance des bacilles dans les coupes : les tuberculoses locales en sont toutes là. L'inconstance des inoculations serait plus importante. Mais n'a-t-elle pas — pour certains cas tout au moins — une explication dans l'erreur de diagnostic, probablement fréquente, entre le lupus et la syphilis héréditaire? La

---

[1] VIDAL et LELOIR, *Bull. de la Soc. de biol.*, 1882, p. 705, et *Ann. de dermat.*, 1883, p. 414.
[2] SCHUCHARDT et KRAUSE, *Fortschritte der Med.*, 1885, p. 284. — CORNIL et LELOIR, *Arch. de phys.*, 1884, 3e série, t. III, p. 525.

[A. BROCA]

clinique n'a pas dit son dernier mot à ce sujet. Peut-être aussi faut-il tenir compte de la virulence atténuée.

Il n'y a plus guère d'opposants à la nature bacillaire du lupus tuberculeux, mais on n'en saurait dire autant du *lupus érythémateux*. Là, le microscope a révélé à Neumann, Hébra, Kaposi, Vidal et Leloir une infiltration diffuse, généralement superficielle, ayant grande tendance à se localiser autour des glandes. « Les glandes sébacées, entourées de tissu embryonnaire, sont elles-mêmes enflammées et sécrètent abondamment, ce qui donne au lupus un aspect spécial. Souvent ces glandes s'oblitèrent, deviennent globuleuses, s'enkystent et déterminent un relief de la surface de la peau[1] »; dans le lupus acnéique elles s'ulcèrent. Mais dans cette inflammation banale bien des auteurs n'ont pu trouver ni follicules spécifiques, ni bacilles. Les inoculations, d'autre part, sont restées souvent infructueuses. Aussi certains auteurs se refusent-ils encore à faire du lupus érythémateux une lésion tuberculeuse. Ils concèdent cependant que la clinique n'autorise pas à isoler les deux variétés du lupus en deux maladies distinctes. Leur nombre diminue d'ailleurs de jour en jour et la preuve définitive n'est pas loin d'être faite[2].

Si le lupus est une tuberculose locale, il est bien vraisemblable qu'il est dû à une *inoculation directe*[3]. La preuve n'est pas parfaite, mais il y a des arguments de valeur. On a vu quelques lupus se déclarer sur des cicatrices, des brûlures, des vésicatoires. Dans l'étude générale de la tuberculose inoculée, j'ai mentionné les lupus observés autour des fistules tuberculeuses. Dans le lupus acnéique, j'ai dit qu'on surprenait parfois, cliniquement, l'infection de proche en proche des follicules sébacés. Enfin, il faut tenir compte du siège si usuel à la face, et surtout autour des orifices naturels, là où les érosions sont fréquentes et les contacts manuels si banaux.

Mais pourquoi cette tuberculose subit-elle une atténuation si considérable? Il est certain, en effet, que la virulence est moindre encore que pour la tuberculose verruqueuse. Les complications lymphatiques, par exemple, sont bien plus rares. Or si quelquefois, autour des fistules osseuses ou ganglionnaires, il faut faire intervenir un affaiblissement préalable du virus, il semble démontré que le milieu de culture joue le rôle prépondérant. La peau est un pauvre terrain pour le bacille, qui y perd vite de sa puissance. La preuve en est dans les recherches de Vallas sur les ulcérations des phtisiques. Là, l'inoculation est faite par le bacille, fort actif, des crachats. Or trois fois Vallas, ayant inoculé les produits de ces ulcérations, a vu que le résultat était positif sur le cobaye, mais négatif sur le lapin, comme pour les lésions dites scrofuleuses, d'après les expériences d'Arloing. Cette constatation a un autre intérêt : n'explique-t-elle pas, en partie au moins, certains désaccords, signalés plus haut, dans les expériences d'inoculation faite avec le lupus? Il y a là un facteur dont on n'a peut-être pas tenu assez compte. Qui s'étonnera que le lapin supporte sans inconvénient l'inoculation du lupus franc, et surtout celle du lupus érythémateux, plus lent encore, après l'avoir vu résister au bacille de l'ulcère tuberculeux le mieux caractérisé?

[1] CORNIL et RANVIER, Man. d'hist. path., 2e éd., 1884, t. II, p. 849.

[2] H. LELOIR, Arch. de phys., 1890, p. 696. — Ann. de dermat. et de syph., 1891, p. 676. — HALLOPEAU et JEANSELME, Cong. de la tuberc. Paris, 1891, p. 685. — LEREDDE. Ann. de derm. et de syph., 1894, p. 658.

[3] Voy. des observations de : WOLTERS. Deut. med. Woch., 1892, p. 808. — W. T. CORLETT, Journal of cut. and genito-ur. dis., avril 1895, p. 146. — JANASSOUN, Arch. f. path. Anat. und Phys. 1890, t. CXXI, p. 210.

Pronostic. — Le pronostic du lupus est sérieux, au point de vue local et au point de vue général.

Au point de vue général, parce que c'est une tuberculose et que le sujet est exposé à la phtisie pulmonaire, et même à la granulie, malgré l'opinion, soutenue par Marfan, qu'une tuberculose locale atténuée confère à son porteur une immunité relative.

Localement, la lésion est grave. Dans sa forme ulcéreuse, elle cause parfois des délabrements hideux. Dans sa forme non ulcéreuse, elle laisse une cicatrice inévitable, fâcheuse surtout à cause de son siège si usuel à la face. Enfin, dans l'une comme dans l'autre, il faut toujours être réservé dans l'annonce de la guérison : bien des lupus sont rentrés en activité après avoir paru, pendant longtemps même, définitivement cicatrisés.

Le lupus, ulcéré ou cicatrisé, peut être le point d'appel d'un cancroïde cutané que je décrirai plus loin.

Traitement. — Le traitement du lupus est *général* et local.

Le *traitement général* est d'abord le traitement classique de la scrofule et de la tuberculose.

En outre, depuis quelques années, on a songé à employer des agents qui, introduits dans l'organisme par voie hypodermique, ont sur le tissu tuberculeux une action destructive, locale et élective. On a eu quelque espoir au moment des retentissantes recherches de Koch sur la tuberculine, et l'action de ce médicament sur les foyers de lupus est en effet incontestable ; mais ces modifications, d'un intérêt scientifique considérable, n'ont abouti à rien de pratique, par contre les dangers de ces inoculations sont graves, et la tuberculine, envisagée comme remède, est rentrée dans un oubli d'où elle ne paraît pas près de sortir [1].

Nous en dirons autant pour la cantharidine, dont Liebreich a vanté les effets; Liebreich a d'abord administré le produit par voie hypodermique, puis par voie stomacale. La plupart des auteurs qui ont cherché à vérifier ces faits n'ont pas confirmé les résultats annoncés par Liebreich [2].

A côté de ces tentatives, nous mentionnerons celles qui consistent, à titre de *traitement local*, en essais divers de *sérothérapie*. Tommasoli [3] a injecté tout autour des nodules de 2 à 6/10e de centimètre cube de sérum de chien, et il n'a obtenu que des résultats passagers. Hallopeau et Roger, partant de cette donnée que, parfois, un érysipèle accidentel fait cicatriser, en partie au moins, un lupus, ont inoculé sous les foyers morbides des toxines de streptocoques [4]. Hallopeau admet même, en principe, que l'on soit en droit d'inoculer un érysipèle, ce que je ne saurais admettre, car on ne sait jamais comment se termine un érysipèle, et d'autre part on favorise parfois ainsi des migrations lymphatiques.

Moi-même, avec mon ami Charrin, j'ai tenté une sérothérapie locale, en injectant sous des ulcérations tuberculeuses de 1 à 5 centimètres cubes de sérum de chiens, rendus localement tuberculeux. Il est incontestable que les tissus subissent une modification remarquable, et j'ai obtenu la cicatrisation de certaines

[1] G. Thibierge, *Ann. de dermat. et de syph.*, 1890, p. 941 et 1891, p. 55. — Bessier et Hallopeau, *Ibid.*, 1891, p. 129. — Lebermann, *Arch. f. Derm. u. Syph.*, 1891, p. 451.

[2] Discussion à la Soc. de méd. Berl., 20 et 27 février 1895; voy. *Berl. klin. Woch.*, 1895, p. 229, 235, 245. — Voy. aussi *Dermat. Zeitschr.*, 1895, t. II, p. 245.

[3] Tommasoli, *Riform. med.*, 20 et 22 mai 1895, p. 487 et 495.

[4] Hallopeau, *Ann. de derm. et de syph.*, 1895, p. 1111.

(BROCA.)

ulcérations tuberculeuses rebelles, mais dans un de mes cas les plus favorables la récidive n'a pas tardé. Elle a été légère, vite surveillée et vite traitée, mais elle suffit à prouver qu'on ne saurait parler de traitement définitivement curatif. Les résultats solides que j'ai obtenus ont trait non pas au lupus, mais à des ulcérations, rebelles aux pansements ordinaires, consécutives à l'extirpation incomplète, soit de ganglions tuberculeux, soit de plaques de lupus (¹).

Le *traitement local chirurgical* est d'une haute importance, mais il faut proclamer hautement qu'il n'y a pas de procédé réellement radical. Par tous les moyens proposés, on a des résultats réels, des cicatrisations, des trêves quelquefois prolongés, mais toujours on doit surveiller avec une attention extrême la récidive, à peu près inévitable.

Le traitement local le plus important est celui du *lupus tuberculeux ulcéré.*

Là, la première indication est d'arrêter les infections mixtes, ce qui se fait par les pansements habituels : pansement humide pour peu qu'autour des ulcérations il y ait de la réaction inflammatoire, ou bien s'il y a des croûtes qu'il faut faire tomber ; pansement sec une fois passées ces périodes.

Après avoir ainsi nettoyé le mieux possible les surfaces malades, on peut agir sur elles à l'aide de topiques variés, à action caustique plus ou moins élective. Mais pour l'emploi de ces divers moyens, depuis les chlorophénols jusqu'aux emplâtres de créosote, je renvoie aux traités de dermatologie ; de même pour l'action, si souvent heureuse, et pour les indications de la cautérisation au galvanocautère, des scarifications.

Le galvanocautère a pris le pas d'une manière générale sur les scarifications, surtout parce qu'on a observé après ces dernières des cas de généralisation qu'on a attribués à l'auto-inoculation traumatique : Aubert (de Lyon), en particulier, a publié des faits de ce genre. Je ne suis nullement convaincu qu'il faille, dans ces conditions, incriminer l'acte opératoire, comme on a eu tendance à le faire lorsque l'influence de Verneuil était prépondérante, et sans contester, à titre d'exception, la possibilité de ces auto-inoculations, je suis persuadé qu'on leur a attribué bien des désastres dont elles ne sont pas responsables. C'est une étude à reprendre sur des malades mis à l'abri des infections septiques, ce qui n'était certes pas le cas des opérés de Verneuil.

J'y insiste, parce qu'avec cet argument on a voulu faire obstacle à l'emploi de la méthode de Volkmann : ruginer à fond tous les tissus mous, cautériser au chlorure de zinc à 1/10° et panser antiseptiquement, à sec, avec de la gaze iodoformée. Or cette méthode est excellente. Elle exige l'anesthésie générale, ce qui est un défaut ; mais, quoi qu'on en ait dit, elle n'expose pas aux cicatrices difformes : cela n'est vrai que si la plaie suppure abondamment, ce qui ne doit pas avoir lieu. D'autre part, tous mes malades ont guéri sans encombre et je pense, avec mon maître E. Besnier qui me les a adressés pour la plupart, que pour les lupus étendus, ulcéreux, rebelles, c'est le traitement de choix, non point pour guérir radicalement le mal, dont la récidive est la règle, mais pour nettoyer en trois semaines une surface qui sans cela aurait exigé des mois et des années de labeur dermatologique : et sur cette surface on attaque à la pointe de feu les foyers de repullulation à mesure qu'on les constate.

L'*extirpation franche*, au bistouri, suivie de suture est certainement ce qu'il y a de mieux lorsque les dimensions de la surface malade s'y prêtent : j'ai obtenu

____

(¹) A. BROCA et A. CHARRIN, *Comptes rendus de la Soc. de biol.* Paris, 1895, p. 605.

ainsi plusieurs guérisons définitives, constatées à longue échéance. Mais les conditions où ce traitement est applicable sont rares et presque toujours les placards sont trop étendus pour qu'on puisse agir ainsi. On a alors conseillé, surtout aux membres, d'enlever le mal et de combler la plaie avec des greffes dermo-épidermiques de Thiersch. C'est un moyen qui donne des succès, mais qui, malgré ses apparences radicales, ne met pas à l'abri de la récidive.

Après cicatrisation, le lupus ulcéreux laisse des difformités cicatricielles, des ectropions, des atrésies, des destructions, auxquels s'adressent les divers procédés de la chirurgie plastique. Je n'ai pas à décrire ici ces procédés ; je dirai seulement que, dans le cas particulier, leur application est toujours difficile et aléatoire, car on a presque toujours des tissus durs, épaissis, ou bien cicatriciels et dans lesquels le processus tuberculeux n'est que rarement tout à fait éteint.

Dans le lupus érythémateux, l'action du traitement chirurgical est médiocre. Pourtant Vidal affirme les bons effets des scarifications sur le lupus acnéique, à condition d'inciser profondément. Pour le lupus érythémateux franc, le succès est plus aléatoire encore. La cautérisation interstitielle, elle aussi, est assez infidèle. Aussi est-ce dans cette forme surtout que l'on a tenté les applications locales d'acide acétique, de liqueur de Van Swieten, etc. Malgré tous ces essais, le lupus érythémateux est resté une affection très rebelle.

III

GOMMES SCROFULEUSES

Les gommes scrofuleuses — scrofulo-tuberculeuses, dit Besnier, pour que leur nom éveille l'idée de leur nature — sont une forme de tuberculose de la peau, de cette tuberculose atténuée qui, d'après les recherches d'Arloing, constitue les lésions proprement scrofuleuses. Ce qui les caractérise, c'est l'évolution vers la caséification, vers la formation d'un abcès froid. C'est la différence qu'il a avec le lupus, qui, lui aussi, est un scrofulo-tuberculome, mais évolue vers l'ulcération ou la sclérose, et non vers l'abcès froid. Les gommes scrofuleuses dermiques et hypodermiques doivent seules être envisagées ici, et je me limiterai à l'étude clinique, car des considérations historiques, étiologiques ou anatomiques feraient double emploi avec les chapitres consacrés aux abcès froids, à la tuberculose ostéo-articulaire, à la tuberculose ganglionnaire.

Les *gommes scrofuleuses dermiques*, nées dans le chorion, ont été décrites avec grand soin par Besnier dans son excellent article GOMME du *Dictionnaire encyclopédique* (1885).

Le début est caractérisé par « de petites infiltrations ou nodosités tuberculeuses correspondant à une tache rouge livide de la peau; indolentes, mais non indolores, et relativement aphlegmasiques. Plus ou moins rapidement, en quelques semaines ou en quelques mois, elles s'élèvent, s'étalent, s'étendent parfois en diverses directions, souvent selon une ligne à peu près droite; cheminent de la profondeur du derme vers sa superficie en se ramollissant sur un point ou sur plusieurs points à la fois, ou successivement; puis se perforent au centre du foyer de régression, constituant, dès ce moment, des cavités, des culs-de-sac à fond plus large que l'orifice, à voûte constituée par la plus grande partie du derme altéré (décollements, clapiers, trajets fistuleux), véritables cavernes dermiques. » Par ces orifices sort d'abord un magma caséeux, puis un pus séreux s'écoule. Des foyers voisins se fusionnent; les lambeaux de peau décollés se recroquevillent, « forment des sortes de festons irréguliers qui ne peuvent être séparés que par l'excision et le raclage. Ou bien les ponts intermédiaires se fondent sous le processus ulcéreux, et de là des ulcérations blafardes, saignantes, croûteuses, serpigineuses, bien décrites depuis longtemps par Delpech. »

L'évolution est quelquefois rapide, analogue à celle du lupus vorax. Mais Bazin exagère la fréquence de cette forme maligne, où fondent à vue d'œil, avec des phénomènes inflammatoires, les tissus atteints d'une infiltration diffuse. La plupart du temps, la marche est lente, très lente même.

En tout cas, une fois l'ulcération constituée, c'est par semaines et par mois que se chiffre la maladie, et l'on voit persister, rebelles, les ulcères à bords décollés, violacés. Puis la cicatrisation commence, mais souvent pour rester incomplète, avec de-ci de-là un décollement, une fistule. De temps à autre le foyer se rallume, dans la saison froide surtout, et certains sujets subissent ces poussées une ou deux fois l'an, avec une sorte de régularité.

Cette description de Besnier s'applique à peu près exclusivement aux lésions cutanées, observées surtout au cou, à la région massétérine, qui compliquent les adénopathies cervicales tuberculeuses devenues fistuleuses. Il y a en effet des cas où la lésion ganglionnaire s'efface, pour ainsi dire, devant ses conséquences dermiques; mais la thérapeutique ne sera efficace que si on la dirige à la fois contre la tuberculose ganglionnaire et contre la lésion de la peau. Ce point de diagnostic, qu'on établit par la palpation, est donc de haute importance.

A côté de ces gommes, une mention est due à celles qui se forment souvent, principalement aux membres et au tronc, chez les jeunes enfants. Avant de rien voir, on sent au palper sous la peau un petit nodule dur, qui peu à peu grossit et enfin envahit le derme, devient violacé, fluctuant, gros comme une noisette, parfois comme une noix. A une période quelconque de son évolution, ce nodule est susceptible de régression, ou bien après suppuration il s'ouvre au dehors. Mais dans un cas comme dans l'autre, lorsqu'une fois le derme a été atteint, une cicatrice blanche et punctiforme, qui pendant longtemps repose sur une petite induration, marque la trace indélébile du mal.

Le *diagnostic* de la première forme n'offre qu'une difficulté : reconnaître la scrofule de la syphilis. A la période de crudité, on n'aura souvent pour se guider que les commémoratifs, l'état général, les lésions concomitantes. A la période d'ulcération, les pertes de substance de la syphilis ont des bords à pic et non décollés, pigmentés ou jambonnés et non livides, violacés. A la période de cicatrisation, les cicatrices dans les deux cas ont des bords polycycliques, mais celles de la scrofule sont longtemps livides, vasculaires, souvent épaisses, vicieuses, et non blanches avec un liséré pigmenté, minces et souples comme celles de la syphilis. Mais il faut s'attendre à des cas où l'examen objectif pur sera en défaut, et où, en l'absence d'autres manifestations antérieures ou concomitantes, on n'aura pour guide que l'action du traitement « pierre de touche ».

Lorsqu'elles sont nombreuses — et parfois elles forment une sorte d'éruption — les gommes suppurées des nouveau-nés peuvent en imposer pour la syphilis héréditaire. Le fait est rare, cependant. Mais l'erreur est facile avec certains abcès presque froids, à staphylocoques, que l'on observe chez les nourrissons dyspeptiques ou chez les jeunes enfants convalescents de fièvres éruptives, de rougeole surtout. L'allure est toutefois moins torpide, on est guidé par les commémoratifs, et enfin, en cas de doute, il est aisé d'analyser bactériologiquement le pus.

Le *traitement général* est très important. Il n'a rien de spécial.

Le *traitement local* est celui des abcès froids. Dans la forme diffuse, après excision des bords décollés, après raclage des surfaces fongueuses, on fait des badigeonnages, des injections à la teinture d'iode, des cautérisations énergiques au nitrate d'argent. J'ai vu mon maître Lailler obtenir de très bons résultats par l'introduction dans les clapiers de flèches de pâte de Canquoin. Pendant douze à quinze heures, la douleur est très vive et il est bon de donner au malade, pour la nuit, une potion au chloral. Puis la souffrance se calme, devient nulle. Une eschare blanche se forme autour du caustique. Elle tombe au bout de huit à dix jours et laisse voir une surface franchement granuleuse, dont la cicatrisation est ordinairement prompte. La guérison par cette méthode est certainement plus lente que par le raclage, mais elle est plus durable; car après le raclage on voit souvent apparaître de petits foyers de récidive. S'il y a des ganglions fistuleux sous-jacents, il faut les extirper.

Les gommes isolées de l'enfant en bas âge doivent presque toujours être respectées, même lorsqu'elles se ramollissent : souvent le liquide se résorbe, ou il s'évacue spontanément par un fin pertuis et la lésion guérit. S'il se fait un abcès de quelque importance, on le traite par l'incision et le raclage ou mieux, toutes les fois que c'est possible, par l'excision suivie de suture.

CHAPITRE IV

PARASITES MICROBIENS DIVERS

I

BOUTON D'ORIENT

On appelle *bouton d'Orient* une lésion cutanée ulcéreuse, produite par un micro-organisme spécial, et observée dans les pays chauds, en Orient surtout, où elle est désignée par des appellations populaires diverses : *bouton d'un an*, en raison de sa durée; *maladie des dattes*, disent les Arabes; et c'est, pour les Égyptiens, l'*herpès du Nil* ou le *gros ulcère*.

Les premières notions quasi scientifiques que nous ayons eues sur ce sujet sont dues à des voyageurs, à Russel en 1756, à Volney en 1787 sur le *bouton d'Alep*. L'étude médicale commence en 1829, avec Alibert, à propos d'un malade observé à Paris; et la même année un élève d'Alibert allait à Alep examiner sur place cette dermatose, dont il s'occupait en 1833 dans sa thèse inaugurale.

Peu après, les médecins du corps expéditionnaire d'Algérie nous firent connaître un *bouton de Biskra*, spécial, pensaient-ils, à cette région, et dans sa thèse, en 1847, Poggioli établit un diagnostic différentiel entre le bouton de Biskra et le bouton d'Alep. A cette époque il y avait, outre ces travaux français, des descriptions anglaises de lésions analogues observées en Asie; à ces boutons de Delhi, de Bombay, on ajoutait ceux du Nil, du Caire, des Zibans, etc. Plus récemment les Russes ont observé dans le Turkestan, dans l'Afghanistan, la maladie des Sarthes et l'ulcère de Pendjeh. Enfin, le bouton d'Orient existerait en Colombie. Villemin est un des premiers, en 1854, à avoir réuni toutes ces variétés sous le nom unique de *bouton d'Orient*, et peu à peu les médecins ayant observé successivement dans les diverses régions qui viennent d'être nommées ont affirmé l'identité de ces ulcères, qu'on avait d'abord crus spéciaux à chaque pays. Ce fut là l'œuvre de Bertherand, Alix, Armand, Barallier, Hamel, pour ne citer que les Français, tandis que les Anglais arrivaient à la même conclusion. Cette identité, il est vrai, est un peu mise en doute par Poncet (de Cluny); mais, malgré cette note discordante, l'accord est à peu près parfait et la bactériologie a prouvé que c'est à bon droit.

Des observations ont été recueillies en Europe, dans ces dernières années surtout, mais toujours sur des sujets venus d'Orient. A l'hôpital Saint-Louis, elles sont dues à Brocq, Fournier, Vidal; au camp de Sathonay, Boinet et Deperet ont vu le clou de Gafsa; en 1886, Riehl a examiné un malade à Vienne; Chantemesse a entrepris des recherches bactériologiques sur un de nos confrères, arrivant du Caire.

BARALLIER, art. BOUTON D'ALEP du Nouv. Dict. de méd. et de chir. prat., 1866. — LE ROY DE MÉRICOURT, art. BOUTON D'ALEP du Dict. encycl. des sc. méd., 1869. — VANDYKE CARTER, Note on the Delhi Boil. Med. chir. Transactions, 1877, t. LX, p. 205. — E. GEBER, Erfahrungen aus meiner Orientreise. Viertelj. f. Dermat., 1874, p. 445. — A. LAVERAN, Contribution à l'état du bouton de Biskra. Ann. de dermat., 1880, p. 173. — DUCLAUX, Étude d'un microbe rencontré sur un malade atteint de clou de Biskra. Ann. de dermat., 1884, p. 577. — DUCLAUX et HEYDEN-REICH, Arch. de phys., 1884, t. II, p. 106. — RIEHL, Zur Anat. und Etiologie der Orientbeule. Viertelj. f. Dermat. u. Syph. 1886, p. 805. — L. THOMAS, L'ulcère de Pendjé. Gaz. hebd., 1886, p. 255. — HICKMANN, Delhi Boil. The Practitioner, 1886, t. XXXVI, p. 18. — BOUQUET, Du clou de Biskra. Thèse de Paris, 1886-1887, n° 227. — CHANTEMESSE, Note sur le bouton du Nil. Bull. de la Soc. anat., 1887, p. 567, et Ann. de l'Inst. Past., t. I, p. 476. — PONCET (de Cluny), Note sur le clou de Gafsa. Ibidem, p. 518, et Bull. de la Soc. de biol., 1887, p. 585. — RIETSCH, Les ulcères de l'Yémen. Congrès des Soc. Sav., 1889, d'après Gaz. hebd., p. 402. — MOTY, Remarques sur l'évolution, la pathogénie et le trait. du clou de Biskra. Ann. de dermatol., 1895, p. 571.

Étiologie. — Il est démontré aujourd'hui qu'un microbe est la cause efficiente. On ne peut cependant pas dénier toute influence aux causes qui naguère encore étaient seules invoquées. Non point qu'il faille ressusciter l'action des *ingesta*, qu'il s'agisse des dattes ou de l'eau. Mais il semble bien, affirme Moty, que dans tous les pays infestés existe le dattier. D'autre part, il est certain que la *saison* a de l'importance. La plupart des cas débutent de septembre à décembre; passé janvier, ils sont rares, et presque tous sont guéris en mars ou avril. Puis l'endémie, plus ou moins forte suivant les années, se calme jusqu'à l'automne. Elle est parfois très intense, et, sur un bataillon de 575 hommes, à Biskra, Weber a constaté la lésion sur plus de 50 pour 100 de l'effectif.

La *contagion* joue un rôle mis en relief par Weber, Laveran, Boinet et Deperet. Il y a longtemps déjà que Desgenettes avait, sans succès, tenté des *inoculations* à Alep. Mais plus tard Villemin avait obtenu des résultats positifs, confirmés par Weber, Boinet et Deperet, Chantemesse, Moty, etc.

L'inoculation relève, en clinique, de causes variées. En temps d'endémie, toute plaie tend à dégénérer, et Laveran insiste sur le rôle des vésicatoires, des érosions traumatiques diverses, de la vaccination, des pustules d'acné, d'impétigo. Les piqûres de cousin propagent aussi le mal, d'autant plus qu'elles entraînent des lésions concomitantes de grattage.

Cette étiologie explique pourquoi l'âge, le sexe, la nationalité ne comptent guère; cependant, au dire de Castaing, les nègres seraient relativement épargnés.

Cette notion de l'inoculation directe rend compte du *siège de prédilection* sur les parties découvertes. D'après les relevés de Villemin, Weber, Boinet, en première ligne viennent les mains et les avant-bras, les pieds et les jambes; puis la face et le cou. Les autres localisations sont rares.

Il est un autre caractère, enfin, qui cadre bien avec ce que nous savons aujourd'hui des maladies infectieuses : sur un sujet une fois guéri, la *récidive* serait rare, et, quand elle se manifeste, elle serait plus bénigne que l'atteinte première. Le mal aurait une évolution plus rapide, et on appelle à Alep « bouton neutre » une affection qui serait, d'après Villemin, une récidive atténuée.

La *bactériologie* n'a d'ailleurs pas tardé à découvrir l'agent contagieux. Vandyke Carter (1877), Weber ont d'abord parlé de spores. Puis Laveran a vu de nombreux microbes dans le pus. Il n'en a, il est vrai, isolé aucun. Boinet et Dépéret ont cru, un peu plus tard, avoir cultivé l'organisme spécifique : mais Chantemesse ne souscrit pas à leurs expériences quelque peu contradictoires. Les résultats obtenus par Duclaux et Heydenreich en 1884 semblent plus probants et ils ont été confirmés par Chantemesse en majeure partie. Ce dernier auteur n'a cependant pas trouvé le microbe dans le sang, malgré l'assertion de ses deux prédécesseurs. On peut, jusqu'à nouvel ordre, faire abstraction du bacille signalé par Poncet (de Cluny), du microcoque capsulé vu par Riehl, et admettre que le microbe pathogène est un microcoque qui ressemble un peu au *Staphylococcus pyogenes aureus*, mais en diffère toutefois par des propriétés de culture essentielles. En inoculant cette culture, on obtient un bouton caractéristique, dont le pus est fertile. Ce microbe est remarquable par l'atténuation rapide, avec le temps, de la virulence des cultures, virulence appréciée par les accidents généraux, souvent mortels, que détermine l'injection intra-veineuse. Il est à noter cependant que, dans un travail récent, Auché et Le Dantec[1] décrivent un microbe qui ressemblerait à un streptocoque. Peut-être faut-il tenir compte du polymorphisme de ce micro-organisme.

Tels sont les faits prouvés qui nous permettent de n'attribuer à certaines hypothèses — à la nature syphilitique du mal par exemple — qu'un intérêt purement historique, pas plus qu'il n'est de mise de se demander encore si c'est ou non un impétigo (Duteuil) ou un ecthyma (Sériziat).

Lorsque le parasite n'est pas inoculé à la faveur d'une excoriation accidentelle, il est probable qu'il pénètre par les orifices glandulaires et engendre une folliculite, puis une périfolliculite spécifique, lésion constatée au microscope, autour des glandes sudoripares surtout, par Kelsch, Laveran; autour des appareils pilo-sébacés par Riehl.

Symptômes. — Il faut décrire : 1° l'élément du début; 2° l'ulcère; 3° la cicatrice.

[1] Auché et Le Dantec, *Arch. clin. de Bordeaux*, 1894, p. 468.

1° *Période papulo-tuberculeuse.* — On voit d'abord une petite élevure conique, grosse comme une tête d'épingle, ressemblant assez à un début d'acné (et comme elle embrochée d'un poil dans les cas non traumatiques), mais évoluant bien moins vite et ne devenant pas pustuleuse en quelques jours. L'élément peut s'arrêter à cette période, puis se résorber après avoir duré deux ou trois mois. Mais, à l'ordinaire, le rose devient plus vif, se tache au centre d'un point grisâtre, puis d'une croûtelle jaunâtre que prolonge, sur la circonférence, une collerette épidermique. La papule initiale ne dépasse pas le volume d'une lentille, mais elle reste rarement isolée, et par la confluence de ces éléments se constituent des tubercules conglomérés où de simples élevures rugueuses rappellent la dissociation primordiale. Cette plaque atteint de 1 à 2 centimètres de diamètre, rarement plus; mais quelquefois elle acquiert 5 ou 6 centimètres. La rougeur augmente, la surface se couvre de squames sèches, gagnant du centre vers la périphérie, en même temps que sur ce centre ramolli se creusent des ulcérations. Autour, sur la peau rouge, épaissie, peuvent se développer de nouvelles papules.

Le prurit, d'abord assez vif, cesse, puis fait place à une douleur à la pression.

2° *Ulcération.* — Si l'on enlève la croûtelle centrale, *l'ulcération élémentaire* apparaît, plus profonde que large, grande comme une tête d'épingle ou comme une lentille. Sauf inflammation, sa base n'est ni rouge ni indurée. Sur une plaque, plusieurs petits godets se creusent, puis deviennent confluents et une grande ulcération se forme, montrant volontiers par ses contours polycycliques qu'elle se souvient de cette origine.

Sur la surface ulcérée, une *croûte* est enchâssée par une peau seulement un peu rouge, croûte moins jaune que celle de l'impétigo, moins verdâtre que celle des syphilides, épaisse parfois de 1 centimètre, quelquefois saillante, feuilletée en écaille d'huître et pouvant alors en imposer pour un rupia. Elle adhère à l'ulcération et saigne un peu quand on la détache. Abandonnée à elle-même, elle reste presque toujours en place pendant toute l'évolution du mal.

Sous cette croûte est l'*ulcération*, large de 1 à 4 centimètres. Ses bords à pic sont peu saillants, son fond est rosé, lisse, sécrète une humeur citrine, peu abondante, très concrescible. Lorsque la concrétion est purulente et fétide, la croûte tombe à plusieurs reprises et se reproduit humide. Ailleurs enfin, le fond végète et des masses papillomateuses détachent la croûte en la brisant.

Le plus souvent des tubercules, à divers stades, évoluent autour de l'ulcération, de plus en plus égrenés à mesure qu'on s'éloigne plus du centre. Par leur coalescence, l'ulcère peut s'agrandir peu à peu.

A cette période, la lésion non compliquée est indolente, sauf quand, siégeant au niveau d'un pli articulaire, elle est soumise à des tiraillements incessants. L'engorgement des ganglions correspondants est fréquent.

3° *Cicatrice.* — Le bouton et l'ulcère durent de cinq à six mois, quelquefois plus, puis la croûte tombe et la cicatrice apparaît, indélébile, d'abord rose, puis blanche, criblée de dépressions, vestiges des ulcérations élémentaires.

Si la cicatrisation a été sous-cutanée, la marque est légère, arrondie, et le tissu en est souple. L'analogie avec les cicatrices syphilitiques est considérable. Mais si la croûte est tombée trop tôt, si les parties ont été enflammées, la cicatrisation est lente et, une fois qu'elle est achevée, la cicatrice irrégulière, lente à se décolorer, étendue, peut gêner par sa rétraction le jeu du nez, des lèvres,

[A. BROCA]

des paupières, que de plus elle défigure à jamais. Hickmann parle même de nécrose des os sous-jacents, des cartilages du nez.

Évolution. — Pronostic. — Le *nombre* des lésions est des plus variables. Les boutons sont le plus souvent multiples, mais les chiffres de 20, 30, 40, signalés par Laveran sont rares. Les éléments coexistants ne sont pas simultanés; on les voit les uns à côté des autres, aux divers stades, aux divers états mentionnés à chacun de ces stades.

On s'est demandé quelle était la durée de la période d'incubation. Pour les boutons inoculés, elle est le plus souvent de trois jours, mais en clinique il n'en est pas ainsi : on a vu des sujets, revenant d'un lieu infesté, être atteints pour la première fois plusieurs semaines après leur retour, dans des faits de Goly-Bruilat, de Guilhou. Mais il faut alors prendre garde que l'inoculation peut provenir de vêtements souillés.

La durée moyenne est de six à sept mois. Les boutons inoculés expérimentalement ont une durée bien moindre que les boutons spontanés, ce qui tient peut-être à ce qu'on les traite dès le début avec attention. Sur le malade soigné par Vidal, l'évolution fut en effet celle des boutons artificiels et, au dire de Lubelski, l'ulcère de Pendjeh guérirait en moyenne en un mois.

Il n'est donc pas sûr que, comme on l'a dit, la maladie soit rebelle à la thérapeutique. Le pronostic doit pourtant être réservé, moins à cause de la durée du mal qu'en raison des *complications*, qui sont celles de toutes les plaies : lymphangites, érysipèles, adénites, phlegmons, abcès de voisinage (Boinet et Depéret), phlébite. Ces accidents sont quelquefois graves, et Weber a même enregistré un cas de mort par phlébite suppurée.

Diagnostic. — J'ai énuméré, chemin faisant, quelques-unes des lésions auxquelles ressemble le bouton d'Orient. J'y ajouterai, pour la période non ulcéreuse, le *furoncle*, l'*anthrax*, les *périfolliculites agminées*; pour la période ulcéreuse, l'*ecthyma*, le *chancre mou*, le *lupus tuberculeux ulcéré*, l'*impétigo* et l'*épithélioma cutané*. Enfin, et surtout, la *syphilis* à toutes ses périodes.

Si l'on se fondait sur le seul examen objectif d'un seul élément morbide, le diagnostic serait souvent à peu près impossible, principalement avec la syphilis, même si les commémoratifs spécifiques étaient nuls. On n'hésitera pas si l'on observe dans un foyer d'endémie. Même dans nos pays, les erreurs de diagnostic seront exceptionnelles si l'on tient compte du siège et de la dissémination des lésions, de leur auto-inoculabilité indéfinie, de leur évolution, et surtout si l'on établit que le malade vient d'un pays où la maladie est endémique, ou qu'il a été en contact avec un sujet contaminé.

Traitement. — Les indigènes des pays infestés respectent avec soin la croûte; si elle tombe, ils en favorisent la reproduction en saupoudrant la plaie avec du henné. Sur l'ulcération, les topiques populaires sont le jus de citron, le suc de prunellier, etc.

Les médecins, à leur tour, ont essayé de substances diverses. Weber, croyant à la nature parasitaire, a été un des premiers à affirmer que le problème consistait à trouver un parasiticide. On a mieux à faire, en effet, que de laisser évoluer le bouton pendant plusieurs mois. Il faut faire tomber les croûtes sous des pansements humides, puis on applique des pansements secs. Des succès rapides ont été obtenus par l'emplâtre de Vigo (Brocq), l'emplâtre de minium et cinabre (E. Vidal), les frictions avec une pommade à l'iodo-chlorure mercureux à 1/40 (L. Bard). Hickmann vante l'iodoforme, la teinture d'iode, le sublimé. On arrive, en somme, à cette notion que tous les antiseptiques sont bons. On réservera aux cas rebelles les cautérisations au fer rouge (Boinet et Depéret, Hickmann) ou à l'acide nitrique (Pollock), cautérisations efficaces, mais douloureuses.

Jadis on a préconisé des traitements internes au mercure, à l'arsenic, à l'iodure de potassium. Ils ne semblent pas avoir leur raison d'être.

II

PAPILLOMES

Il est classique de consacrer aux papillomes en général un chapitre dans l'étude des tumeurs. Notre collaborateur Quénu a cru, à bon droit, devoir rompre avec cette coutume surannée. Les papillomes sont en effet des lésions inflammatoires de la peau et des muqueuses, pour les muqueuses externes au moins, seules envisagées ici.

On peut définir d'un mot la structure des papillomes : ils sont formés par une hypertrophie des papilles normales, simples ou composées. Le corps de la papille est constitué de tissu conjonctif plus ou moins avancé en âge et où, au début, l'abondance des éléments embryonnaires met en évidence le rôle de l'inflammation. Dans ce tissu se développent des anses vasculaires dont le calibre et le nombre sont variables. Malgré l'importance du tissu conjonctif dans ces néoformations, on ne peut plus accorder à Virchow qu'il faille les ranger parmi les fibromes[1].

Sur les papilles est un revêtement épithélial, variable suivant la région atteinte. Dans les cas envisagés ici, ces cellules sont toujours pavimenteuses, mais elles subissent ou non l'évolution cornée. De là la division classique en papillomes muqueux et papillomes cornés.

L'étiologie générale des papillomes prouve leur nature inflammatoire. Les papillomes muqueux des organes génitaux externes, du gland et de la vulve, se prêtent particulièrement bien à la démonstration. Les discussions sur leur nature syphilitique sont aujourd'hui closes ; il est reconnu que leur cause est une irritation banale, sans contredit microbienne. La plus fréquente est la blennorrhagie jointe à la malpropreté ; mais la malpropreté suffit et, chez l'homme surtout, on voit souvent s'élever des « crêtes de coq » lorsque le sujet laisse s'accumuler du smegma entre le prépuce et le gland. Autour de toutes les ulcérations cutanées, des hypertrophies papillaires peuvent se produire, et l'on a voulu établir des distinctions entre ces dégénérescences papillomateuses et les papillomes proprement dits. Il est certain qu'en pratique on doit rattacher à la description des ulcérations syphilitiques, tuberculeuses, variqueuses, etc., les hypertrophies papillaires qui les entourent. Mais en théorie la différence est nulle, et c'est précisément pour cela qu'une description d'ensemble des papillomes est absolument artificielle. A mesure que l'étiologie se perfectionne,

[1] Virchow, *Pathogénie des tumeurs*, trad. Aronsohn, t. I, p. 551, 1867.

certaines variétés de papillomes sont individualisées. La tuberculose verruqueuse de la peau n'est, par exemple, qu'un papillome dû à une cause spécifique et, par sa nature même, essentiellement différent des autres papillomes, des verrues par exemple, elles aussi dues à un microbe spécial.

Un chapitre d'ensemble sur les papillomes n'a donc plus sa raison d'être et l'on doit se borner à décrire quelques types dont la connaissance importe au chirurgien. Il est, en effet, certaines hypertrophies papillaires diffuses, la plupart congénitales, dont l'intérêt est purement dermatologique. Pour les végétations des organes génitaux, je renverrai aux maladies des régions, c'est-à-dire du prépuce, du gland, des grandes et des petites lèvres. De même pour les condylomes de l'anus, pour les papillomes muqueux de l'urèthre, de la vessie, du rectum, etc. Les variétés qui vont être retenues sont seulement : la verrue proprement dite, la verrue plate des vieillards, et certains papillomes nettement inflammatoires mais de nature encore mal déterminée.

I. **Verrues**. — « On donne le nom de verrues, disent les auteurs du *Compendium*, à des excroissances de la peau pleines, dures, d'un aspect calleux, à surface lisse ou granulée, dépassant le niveau de cette membrane de quelques millimètres et insensibles par elles-mêmes. »

On distingue parmi ces excroissances plusieurs variétés, d'après leur forme.

Les *verrues proprement dites* sont petites, assez molles, d'une couleur jaune grisâtre ; leur base est étroite, si bien même qu'un pédicule peut se constituer dans la verrue dite *acrochordon*. Suivant la configuration extérieure, Follin divise encore les verrues en coniques, filiformes et aplaties ; on appelle *poireaux* les verrues plus dures, aplaties, chagrinées, à surface crevassée.

La surface est, en effet, lisse ou fendillée, ressemblant à un velours à poil ras, selon que le revêtement épithélial corné recouvre les papilles hypertrophiées, ou les laisse, au contraire, émerger plus ou moins. Dans un cas comme dans l'autre il est facile, d'ailleurs, de mettre en évidence l'hypertrophie papillaire. Si avec un rasoir on fait des coupes successives, parallèles à la peau, on voit sur la surface de coupe un pointillé manifeste. Lorsque la section est rapprochée de la base, ce pointillé est marqué par des gouttelettes de sang, car la base des papilles est vasculaire ; en même temps la douleur survient.

Étiologie. — Les verrues atteignent surtout les enfants et les jeunes gens. Elles ont pour siège de prédilection la main, les doigts, à la face dorsale principalement ; assez volontiers encore la face et le cou, quelquefois les pieds. Elles peuvent d'ailleurs siéger n'importe où. Elles sont isolées ou multiples et, dans ce dernier cas, peuvent former, à la main surtout, de véritables plaques confluentes, et c'est le plus souvent chez les sujets qui en ont aux mains qu'on en observe à la face, au pourtour des orifices naturels.

Ces constatations cadrent bien avec l'opinion vulgaire, d'après laquelle les verrues seraient contagieuses. Depuis longtemps les malades affirment qu'ils en voient s'élever sur les régions qu'a contaminées le sang au cours des opérations faites pour les débarrasser d'une de ces petites excroissances. Jusqu'à ces dernières années les médecins se bornaient à sourire de ces préjugés. Mais la bactériologie a démontré que les verrues sont parasitaires, dues au *Bacterium porri* décrit par Majocci, par Cornil et Babès [1].

[1] Cornil et Ranvier, *Loc. cit.*, t. I, p. 532, et t. II, p. 857. — Cornil et Babès, *Les Bactéries*, 2e éd., 1886, p. 647.

[A. BROCA.]

Ces données étiologiques expliquent pourquoi, malgré l'usage, je n'ai pas rangé parmi les verrues certaines excroissances telles que la « verrue cicéronienne » ayant, dit Bazin, le volume d'un pois chiche et offrant des poils à la surface. J'ignore de quelle nature était la tumeur qui agrémentait le nez du grand orateur, mais ce n'était pas une verrue au sens propre du mot.

L'*évolution* est caractéristique. Le plus souvent, en effet, après avoir formé une éruption abondante, les verrues disparaissent sans qu'on sache pourquoi et ne laissent aucune trace. On dit qu'elles peuvent, si elles persistent chez des gens âgés, dégénérer en épithélioma; il est probable que l'on a fait confusion avec les verrues séniles.

Le *pronostic* est donc bénin, et le principal inconvénient des verrues est d'être disgracieuses: la face, le dos des mains sont, en effet, des parties difficiles à dissimuler toujours. Dans ces conditions, chez les jeunes filles surtout, on sera parfois appelé à intervenir, et il va sans dire qu'une des premières règles du traitement sera d'éviter la formation d'une cicatrice quelque peu visible.

Traitement. — Le traitement médical a été employé avec succès et surtout certains auteurs ont vanté les bons effets de la magnésie[1], de l'arsenic[2] à l'intérieur, contre les verrues multiples. La dose de magnésie recommandée varie, suivant les auteurs, de 70 centigrammes à 6 grammes par jour.

Les applications externes les plus diverses ont été préconisées, et je n'énumérerai même pas tous les topiques populaires. Le suc de certaines plantes, de la grande chélidoine, de quelques Euphorbiacées, semble avoir de l'efficacité. Rösen[3] a récemment préconisé les applications d'acide salicylique, employées par son maître Nussbaum.

Le chirurgien peut détruire les verrues par les caustiques ou les enlever à l'instrument tranchant. Les meilleurs caustiques sont les acides nitrique ou acétique, appliqués comme je l'ai dit à propos des cors, de façon à imbiber la masse morbide sans la dépasser. L'excision se pratique parfois au bistouri, mais presque toujours d'un coup de ciseaux courbes; on cautérise au nitrate d'argent la surface saignante, sans quoi les récidives sont fréquentes.

II. **Verrues séniles.** — On voit souvent sur la peau des vieillards des plaques un peu saillantes, irrégulièrement arrondies, de dimensions variant entre celle d'une pièce de 50 centimes et celle d'une pièce de 2 francs, rarement d'une pièce de 5 francs. Leur couleur se nuance, suivant les cas, du jaune brun au noir, et c'est à elle qu'elles doivent leur nom de « crasses des vieillards ». La surface est assez lisse, de consistance un peu grasse. Si de l'ongle on gratte vers les bords, on détache une carapace sous laquelle apparaissent des papilles hypertrophiées, de dimensions et de forme assez variables, de couleur rose tendre. Les symptômes subjectifs sont nuls, à part quelquefois un peu de prurit.

Les crasses des vieillards atteignent surtout les individus malpropres. Elles peuvent occuper toutes les régions du corps. Elles ont pour siège de prédilection la face et le dos des mains. La multiplicité y est assez fréquente.

Lorsque le malade se gratte, irrite souvent la surface malade, il s'y produit parfois des excoriations, du suintement. Il faut alors surveiller attentivement la

---

[1] COLLET. Soc. des sc. méd. de Lyon, 1886, d'après *Lyon médical*, t. LIII, p. 15.
[2] PELLIS. *Bristol med. and surg. Journal*, 1887, d'après *France méd.*, 1888, t. II, p. 1270.
[3] RÖSEN, *Zur Behandlung abnormer Gebilde der Epidermis. Münch. med. Wochenschr.*, 1888, n° 9, p. 147.

région, examiner avec soin si aucune induration ne survient au-dessous et autour d'elle. Dans ces conditions, en effet, il est fréquent qu'un épithélioma cutané [1] se développe en ce point, et c'est probablement à cet état que correspond ce que Follin appelait « ulcère cutané papillaire ».

La nature anatomique de ces productions est assez bien déterminée. L'hypertrophie papillaire est évidente; l'écaille qui la recouvre est constituée par des cellules épidermiques et un peu de matière sébacée [2]. Malgré la présence de cette substance grasse, il ne semble pas qu'il faille adopter l'opinion ancienne et ranger les crasses des vieillards parmi les séborrhées sèches, l'écaille étant formée par un amas de matière sébacée anormalement abondante et concrescible. Il est bien plus probable qu'il s'agit d'une irritation dermique d'ordre parasitaire et que l'hypertrophie papillaire est le fait anatomique primordial. Tout comme l'épithélioma cutané qui en dérive n'est pas un épithélioma glandulaire, mais bien un épithélioma à début interpapillaire.

Le *pronostic* n'est à réserver qu'en raison de la transformation cancroïdale possible. Le *diagnostic* est évident, sauf avec le *lupus acnéique*. D'autant plus que ce lupus, lui aussi, a de la tendance à dégénérer en épithélioma. Le seul point vraiment important est de déterminer s'il y a ou non évolution épithéliomateuse. On y parviendra en examinant bien, après avoir fait tomber les croûtes, quels sont les caractères de l'ulcération, et surtout si sa base et ses bords sont indurés.

Le *traitement* consiste en soins de propreté réguliers. On a préconisé les lotions savonneuses fréquentes, ou bien les lotions phéniquées. A la face, on évitera en général les cautérisations, l'excision, qui laissent des cicatrices, mais on n'hésitera pas dès la première menace de transformation cancroïdale. Dans les régions non apparentes, il est même indiqué, peut-être, d'enlever sans tarder la production morbide. L'extirpation au bistouri est préférable à la destruction par le thermocautère.

III. Papillomes dits simples [3].

— Ces papillomes s'observent surtout sur les adultes du sexe masculin. La plupart occupent soit le dos de la main ou des doigts, soit l'avant-bras. Dans leur étiologie, les irritations locales ont une grande importance.

Anatomiquement, il n'y a que peu de particularités à noter. Les papilles hypertrophiées sont très vascularisées. Elles sont recouvertes d'un épiderme corné épaissi, ayant conservé ses trois couches normales. Le tissu conjonctif des couches superficielles du derme est chroniquement enflammé, tend à la sclérose et étouffe les bulbes pileux, d'où la chute des poils.

Le *début* est en apparence insignifiant : c'est une petite excroissance, que le malade néglige. Puis d'autres s'élèvent à côté, l'épiderme s'épaissit, des croûtelles se forment, la région prend une teinte rouge, inflammatoire, et peu à peu le mal s'étend, lentement mais sans cesse, en sorte qu'il peut arriver à constituer de larges plaques. A la *période d'état*, on voit une surface croûteuse, noirâtre, fendillée; au fond des sillons, le derme apparaît à nu, fissuré; entre eux il est hérissé de saillies papillaires rosées que l'on aperçoit bien après avoir fait tomber

[1] AUDOUARD, *De l'acné sébacée particlle et de sa transformation en cancroïde.* Thèse de Paris, 1879, n° 454.

[2] BARTHÉLEMY, *Des verrues séborrhéiques ou verrues plates de la vieillesse. Ann. de dermat. et de syph.*, 1881, p. 555.

[3] NOTIN, *Étude sur les papillomes simples.* Thèse de Paris, 1884-1885, n° 351.

les croûtes sous un pansement humide. Les *troubles fonctionnels* sont souvent nuls. La région est cependant un peu sensible, les froissements, les pressions répétées y éveillent de la douleur; de même le contact avec des liquides irritants. De là une gêne pour travailler.

Roser, Weil [1] ont décrit un *papillome cutané inflammatoire* qui se caractérise surtout par l'existence de petits abcès dermiques entre les papilles hypertrophiées et souvent soudées en arcades par leurs sommets. Peut-être est-ce une lésion analogue à la précédente, mais où l'inflammation a atteint un degré plus intense. Peut-être aussi une partie des cas étudiés par ces auteurs seraient-ils rapportés aujourd'hui à la tuberculose verruqueuse.

Le *diagnostic* du papillome simple et de la *tuberculose verruqueuse* est en effet parfois obscur, et si Riehl et Paltauf ont individualisé une forme assez nette, la question se pose encore pour les *tubercules anatomiques*. Il est démontré que certains d'entre eux sont de nature tuberculeuse; mais quelques auteurs contestent qu'ils le soient tous et admettent histologiquement le papillome simple. La différenciation clinique est encore à établir.

Le *traitement* a pour but de détruire le mal. Les pommades, les lotions diverses échouent. Les caustiques sont douloureux, difficiles à manier. L'étendue du mal en surface rend souvent impossible l'extirpation au bistouri. Les deux méthodes de choix sont le grattage et la cautérisation au fer rouge; fréquemment on les associe. La cautérisation se fait au thermocautère ou au galvano-cautère et on l'applique à la fois en surface et en profondeur, en promenant la lame rougie sur les papilles malades et en enfonçant dans la masse morbide des pointes de feu interstitielles.

CHAPITRE V

PARASITES NON MICROBIENS

Je signalerai les accidents produits par certaines larves d'*Œstridées*. Alb. Robin a publié l'histoire d'un malade qui, piqué à Rio-de-Janeiro, eut à la cuisse un bouton ressemblant à un furoncle et fort douloureux. Une fistule s'établit par laquelle, au bout de trois mois, le parasite sortit et la lésion guérit. A ce propos, Mégnin (*Société de biologie*, 1884, p. 143) a fait connaître un cas analogue, où le faux furoncle, large de 6 centimètres, était moins douloureux. Le malade venait du Guatemala. Cette simple mention suffira pour cette lésion exotique, peu décrite en France.

Parmi les *helminthes*, je n'insisterai pas sur les kystes hydatiques du tissu sous-cutané, sur les cysticerques et la ladrerie. Je rappellerai la filaire du sang et l'éléphantiasis qu'elle accompagne [2], et je vais décrire les accidents produits par la filaire de Médine.

[1] Roser, *Das entzündliche Hautpapillom. Arch. der Heilk.*, 1866, p. 87. — C. Weil, *Ueber das etc. Viertelj. f. Dermat. u. Syph.*, 1874, p. 37.

[2] Voy. p. 294.

FILAIRE DE MÉDINE [1]

La *filaire de Médine*, encore appelée *dragonneau, ver de Guinée*, est un helminthe qui, en zoologie, a été nommé *Dracunculus Medinensis, Gordius Medinensis*, mais porte actuellement le nom de *Filaria Medinensis*.

Cet helminthe habite le tissu cellulaire sous-cutané, parfois les interstices musculaires, et y cause des accidents qui nécessitent des soins chirurgicaux.

L'antiquité admettait sans conteste l'existence de ce parasite. N'en trouve-t-on pas même trace dans l'Écriture, sous forme de ces « serpents ardents » qui, sur les bords de la mer Rouge, se fixaient au corps des Hébreux, en leur voyage de la montagne de Hor au pays d'Edom? Plutarque, dans ses *propos de table*, relate un récit d'Agatarchidès (de Cnide). Puis viennent des mentions de Soranus, de Léonidas (d'Alexandrie), de Galien. Ces descriptions anciennes sont, il est vrai, appuyées presque exclusivement sur des relations de voyageurs, et elles sont, dès lors, un peu poussées au merveilleux. Néanmoins, ces indices historiques sont intéressants, et cela d'autant plus qu'au moyen âge, avec Ambroise Paré, le dragonneau a été relégué parmi les animaux fabuleux. Les négations allaient encore leur train au début de notre siècle, avec Larrey, Richerand ; ce prétendu parasite ne serait qu'un tendon mortifié, ou un nerf, ou une concrétion intra-veineuse. On le prouvait en montrant que des dragonneaux de cette espèce existaient sur des malades de nos pays.

Mais peu à peu la pathologie exotique a été fondée sur des observations recueillies par des médecins, et les relations de Kœmpfer, Lind, Chapotin, Bruce, etc., avaient démontré que le dragonneau existait, lorsque Maisonneuve fit voir à la Société de chirurgie un spécimen recueilli à Paris sur un sujet venant des pays chauds. Depuis cette époque les travaux ont été nombreux et, dans ces dernières années, on a élucidé des points intéressants de pathogénie.

Étiologie et pathogénie. — Les *conditions géographiques* dominent l'étiologie. En Asie, l'Arabie Pétrée est atteinte et c'est là que le mal a été tout d'abord observé. Mais cette région n'est pas la seule et le ver dit de Médine existe dans le Turkestan et aux bords du Gange, sans préjudice, probablement, d'autres pays encore. En Afrique, on l'a trouvé au Sénégal, au Congo, sur la côte d'Angola, en Abyssinie, dans la Haute-Égypte. Dans l'Amérique du Sud et dans les Antilles, il paraît avoir été importé par les esclaves nègres, tout comme dans l'Amérique du Nord où, dans l'État de Caroline du Sud, il a été vu par Mitchell.

Plusieurs observations ont été recueillies en Europe, toutes sur des sujets venant des pays précédents. On a bien parlé de larves de ce genre qui rendraient dangereux, à Saint-Pétersbourg, de se baigner dans les canaux de la Néva; mais ces faits, anciens déjà, n'ont pas été confirmés.

L'animal adulte est un helminthe nématode, long de 15 à 20 centimètres. Toutefois, chez un négrillon de douze ans, Peré affirme avoir extrait de la paroi abdominale une filaire longue de 2 mètres. Le diamètre atteint rarement celui d'une plume de corbeau. Régulièrement cylindrique, légèrement ridé transversalement, de couleur blanche opaque avec deux lignes demi-transparentes,

[1] Ch. T. Stambolski, *Du ver de Médine*, 2ᵉ édit. Sofia, 1895.

[A. BROCA]

diamétralement opposées, l'animal a une tête effilée, munie d'une bouche orbiculaire. A l'état adulte, ce n'est guère qu'une gaine à œufs, car la femelle seule est connue et, en l'absence de toute notion sur le mâle, le mode exact de reproduction reste ignoré.

Les opinions les plus diverses ont eu cours sur le mode d'introduction de la filaire, mais les hypothèses sérieuses se réduisent à deux : l'animal pénètre directement sous la peau, ou bien, véhiculé par les boissons, il s'introduit par le tube digestif.

La première doctrine avait pour elle quelques arguments puissants. La larve habite les flaques d'eau, et voilà pourquoi les pieds sont le siège le plus fréquent de la filaire; pourquoi les indigènes qui marchent pieds nus sont nettement prédisposés. Tout comme, d'après la relation de Bruce, les porteurs d'eau hindous, qui portent l'eau sur le dos, dans des sacs de cuir, ont précisément la filaire au niveau des épaules. Cette théorie, malgré sa vraisemblance, paraît aujourd'hui inexacte. La larve habite bien les flaques d'eau, mais elle ne saurait arriver à son complet développement que si elle a subi dans le corps d'un petit crustacé aquatique, le cyclope, une de ces métamorphoses avec lesquelles les helminthes nous ont familiarisés. L'eau ingérée contient ces cyclopes, et la filaire est enfin mise en liberté dans le tube digestif.

Tels sont les faits démontrés par Fedschenko [1] sur la filaire du Turkestan et vérifiés par Forbes [2]. Pourquoi maintenant la filaire a-t-elle des sièges de prédilection? Ici on ne peut que constater le fait. Sur 181 cas, Grégor a trouvé la filaire 124 fois aux pieds, 35 fois aux jambes, 11 fois aux cuisses. Puis viennent des localisations rares : scrotum, mains, orbite, nez, langue, mamelle, aine.

Reste encore une question assez obscure, celle des relations de la filaire de Médine avec d'autres parasites analogues. On appelle *filaria coa* (d'un nom populaire à Maribon Saint-Domingue) un nématode qui se loge dans l'œil, sous la conjonctive. Cette filaire est-elle, ou non, la filaire de Médine? Les opinions sont partagées sur ce point. De même pour *filaria labialis* extraite par Pane de la lèvre d'un Napolitain, étudiant en médecine; de même encore pour cette *filaria hominis oris* trouvée par Leidy (de Philadelphie) sous la muqueuse buccale d'un enfant. Si l'on se souvient que chez les autres animaux, chez le chien en particulier, plusieurs filaires se développent, qui causent des accidents variés, on reconnaîtra que là ou les filaires humaines sont dignes de nouvelles recherches — abstraction faite de la filaire du sang, dont l'histoire zoologique et clinique est aujourd'hui bien avancée.

Symptômes. — Pendant une période de durée fort variable — jusqu'à trois ans, dit-on, — la filaire est *latente*. Puis le sujet ressent en un point une sensation prurigineuse, une douleur même, et constate en cet endroit l'existence d'une élevure. Là, le chirurgien voit une saillie tantôt allongée, d'apparence variqueuse (et l'on a parlé d'une *veine de Médine*), tantôt plus ou moins globuleuse, bombée. Dans cette saillie, l'animal, superficiel, est senti au palper, sous forme d'une petite corde sinueuse, plus ou moins enroulée. Parfois même on le voit se mouvoir, et Guyon relate l'histoire d'une négresse, venant de la côte d'Afrique, chez laquelle une filaire passait avec une rapidité surprenante d'une conjonctive à l'autre, par un tunnel sous-cutané creusé à la racine du nez.

[1] VAN BENEDEN, art. FILAIRE du *Dict. des sc. méd.*, 1878.
[2] FORBES, *Lancet.* London, 1894, t. I, p. 474.

Cette période d'indolence a une durée variable; mais des accidents phlegmoneux lui font suite. La fièvre éclate pendant qu'un abcès se forme. Dans les cas les plus favorables, l'animal est éliminé avec le pus. A l'ordinaire une fistule persiste, par laquelle il passe volontiers la tête, mais pour la rentrer au moindre contact, phénomène déjà mentionné par Agatarchidès (de Cnide). Quelquefois, au bout de deux ou trois abcès le parasite est rejeté. Mais d'autres sujets ne survivraient pas à ces poussées phlegmasiques. Guénot, Clot Bey, Hemmersan, citent des cas de mort, contestés il est vrai par Cézilly. Il semble pourtant démontré que certains malades aient succombé, soit à un affaiblissement général, dans le marasme, soit au milieu de phénomènes locaux graves, d'inflammation diffuse, gangréneuse même. Quelques auteurs, parmi lesquels Benoît (de Montpellier), Davaine, admettent que cette inflammation serait due à la rupture de l'animal, les embryons mis en liberté ayant une action irritante pour les tissus dans lesquels ils se répandent. Il est probable toutefois qu'il y a une infection pyogène surajoutée.

Diagnostic. — Le diagnostic est presque toujours évident. Dans les pays infestés, on songe sans plus tarder au parasite; dans les pays indemnes, il suffit de s'informer si le sujet ne vient pas d'une zone où règne la filaire. Aux membres inférieurs, on ne s'y trompera guère. Mais pour les localisations plus rares, on se croira quelquefois en présence d'un furoncle, d'un bubon inguinal, d'une gomme de la langue, etc. Autant d'erreurs spéciales à des cas particuliers qu'il est impossible d'envisager ici. La seule chose à dire, c'est que tous les aspects sont possibles. On raconte qu'un matelot, ayant été pendant vingt mois sur les côtes de Guinée sans descendre à terre, portait au pied une lésion telle que l'amputation de la jambe allait être pratiquée, lorsque, une fois à Rotterdam, il fut pris d'abcès périmalléolaires par lesquels la filaire fit issue. Là est, en effet, le seul critérium pour les lésions mal caractérisées.

Le diagnostic une fois posé, le *pronostic* est bénin, car le traitement est efficace.

Traitement. — Le *traitement préventif* a été recommandé; on a prescrit des applications diverses, plus ou moins odorantes, sur les membres inférieurs. L'ail, l'aloès, le camphre, le poivre, le tabac, ont été administrés à l'intérieur et l'on a prétendu que l'habitude d'assaisonner leurs aliments à l'*asa fœtida*, mettait les brahmines à l'abri du mal. On ajoute peu créance en général à ces préservatifs dont quelques-uns, pourtant, ne sont peut-être pas déraisonnables, puisque nous savons maintenant que l'eau des boissons est le véhicule du parasite. Forbes conseille, en particulier, de prendre tous les trois jours un peu de soufre. Surtout on évitera de boire une eau suspecte avant de l'avoir purifiée par le filtrage et l'ébullition. Lorsqu'on croyait à la pénétration directe à travers la peau, on attribuait beaucoup d'importance à ne jamais marcher pieds nus, à éviter les bains dans les eaux infestées.

Le *traitement curatif* consiste dans l'extraction de la filaire. Si la tumeur n'est pas encore ouverte, on peut l'inciser. Si elle est ouverte, on a conseillé d'aller, par la fistule, saisir l'animal dans une anse de fil de soie et, en évitant avec grand soin toute traction brusque, d'enrouler peu à peu le fil, puis le ver autour d'un rouleau de diachylon. On arrive à peu près toujours au résultat, mais il faut s'armer de patience. On réussit parfois en une seule séance, longue de quelques heures, mais souvent il en faut plusieurs, et l'on parle même de filaires

que l'on aurait mis un mois, six semaines à enrouler de la sorte. Toutes les fois
que ce sera possible, le mieux sera l'extirpation au bistouri après chloroformisation (Forbes).

S'il éclate des accidents phlegmoneux, il est indiqué de débrider largement
la région et de la soumettre à des lavages ou à des bains antiseptiques.

CHAPITRE VI

TUMEURS

I

TUMEURS DES APPAREILS PILO-SÉBACÉS

Les tumeurs des appareils pilo-sébacés sont fréquentes parmi les tumeurs de
la peau. Les unes se forment par un processus nettement défini, sont classées
dans les *adénomes*, dans les *épithéliomes* typiques et atypiques : elles aboutissent
à une forme de *cancroïde* cutané. D'autres, d'une nature encore assez obscure à
certains points de vue, ont leur type chirurgical dans le *kyste sébacé*. Ce kyste
est souvent associé à d'autres lésions, qui sont surtout du domaine de la dermatologie, mais qui cependant devront être indiquées, car leur connaissance est
indispensable pour comprendre les discussions théoriques qui sont encore pendantes. Il faut donc mentionner le milium et le comédon.

CORNIL, art. ATHÉROME du *Dict. encycl. des sc. méd.*, 1867. — VIRCHOW, *Loc. cit.*, t. I, p. 215,
1867. — P. BROCA, *Traité des tumeurs*, t. II, p. 75, 1869. — TRIPIER, art. LOUPE du *Dict. encycl.
des sc. méd.*, 1870. — HÉNRA, *Loc. cit.*, p. 100. — CH. ROBIN, art. SÉBACÉES du *Dict. encycl. des
sc. méd.*, 1880, p. 595. — CORNIL et RANVIER, *Loc. cit.*, t. I, p. 548, et t. II, p. 825. — F. FRANKE,
Ueber das Atherom. *Arch. f. klin. Chir.*, 1886-1887, t. XXXIV, p. 507 et 839.

1° *MILIUM*

On appelle *milium* (ou *grutum*) un petit corpuscule arrondi, non inflammatoire, ayant la grosseur d'une pointe d'aiguille à celle d'un petit pois, ressemblant à un grain de millet, d'où son nom. Sa couleur est blanchâtre, perlée ou
jaunâtre. Cette petite masse, située immédiatement sous l'épiderme, est assez
souvent transparente. On ne voit à sa surface aucun orifice, et l'on croirait
volontiers à une vésicule sudorale, si au toucher on ne la sentait dure, et si, en
la piquant avec une épingle, on n'en énucléait une petite boule solide.

Sous le microscope, cette boule apparaît formée de cellules épidermiques
sèches, concentriques. Elle est semblable à un globe épidermique d'épithélioma,
mais à un de ces globes dont l'évolution serait arrêtée. Des coupes de la peau
ont montré à Neumann, à Cornil et Ranvier, que ces grains siègent dans les
follicules des poils follets ou dans les glandes sébacées. L'orifice excréteur est
complètement oblitéré.

Malgré son analogie histologique avec les globes épidermiques, le milium a une grande tendance à rester indéfiniment stationnaire. Ses symptômes subjectifs sont nuls, mais ses grains sont souvent nombreux, confluents, et cet état *granité sous-épidermique* peut devenir disgracieux. La face, en effet, en est le siège de prédilection, principalement au front, à l'angle externe des paupières, en haut de la joue. De plus, les femmes surtout sont atteintes, et le sont avant l'âge mûr. L'inconvénient esthétique est moindre quand il s'agit de ces grains de milium qui compliquent volontiers les cicatrices.

Le *traitement* presque toujours est nul. La coquetterie féminine peut pourtant être une indication à agir. On a conseillé les frictions au savon noir, les lavages quotidiens à l'eau chaude et au savon. La méthode la plus efficace consiste à érailler d'une fine pointe le sommet de chaque élément et à énucléer le petit grain épidermique.

2° COMÉDON

Le comédon ou *acne punctata* est une lésion des follicules pilo-sébacés caractérisée par une saillie jaunâtre ou blanchâtre, grosse comme une pointe ou une tête d'épingle et portant en son centre un point noir. Par pression latérale on fait sortir de cette élevure, comme à la filière, un petit cylindre blanc à extrémité noire, un *ver à la tête noire*, dit-on vulgairement. Cette petite masse a une consistance grasse.

Ce point noir central, cet orifice d'où on fait surgir le contenu pâteux, différencient nettement le comédon du milium.

Les phénomènes subjectifs sont nuls et le pronostic est d'une bénignité absolue. Mais ici encore le nombre des éléments est à l'ordinaire grand, et de là un aspect noirâtre ponctué de la région, comme si elle était incrustée de grains de plomb. La peau paraît grasse, malpropre, mal lavée. Cette conséquence doit être prise en considération pour une maladie qui, outre le dos, atteint surtout la face et principalement chez les jeunes gens, à l'époque de la puberté. En outre, cet état se complique souvent d'acné pustuleuse par inflammation des glandes engorgées. Enfin, la maladie dure des années, essentiellement chronique et rebelle à la thérapeutique.

On a dit que le comédon survient surtout chez les gens qui se lavent mal : le point noir serait un amas de malpropreté oblitérant le goulot glandulaire, et derrière lui se ferait de la rétention. Unna[1] conteste cette opinion. D'après lui le point noir existe sur la face des sujets les plus propres. Il est simplement formé par des cellules kératinisées et pigmentées qui bouchent le canal excréteur; le reste du cylindre est constitué par des cellules épidermiques en dégénérescence granulo-graisseuse, et il contient un ou deux poils follets dont la pointe est retournée. Dans cette masse on trouve souvent le *Demodex folliculorum*, mais pas plus que dans les appareils pilo-sébacés sains.

Le *traitement* consiste en lavages chauds et savonneux, en frictions à l'alcool et au savon. Les lotions et pommades alcalines, soufrées, à l'acide acétique, rendent des services. Il n'est pas difficile d'extraire un à un les comédons les plus défigurants : le procédé le plus simple consiste à appuyer brusquement une clef de montre dont la lumière est appliquée sur le point noir. Le traitement général par les ferrugineux, les arsenicaux est d'une efficacité douteuse.

[1] D'après une analyse des *Ann. de dermat.*, 1880, p. 399.

[A. BROCA.]

3° KYSTES SÉBACÉS (TANNES, LOUPES)

Les kystes sébacés sont des tumeurs de consistance et d'aspect très variables, formées par une poche que remplissent des cellules épidermiques et des matières grasses, en proportion très variable.

Étiologie. — Les causes sont peu connues. On sait cependant que l'irritation par les frottements chroniques prédispose à la formation des loupes sous les bretelles, sous le bord du chapeau. On cite quelques observations de tannes au niveau d'une cicatrice. Porta a vu une multitude de ces petites tumeurs soulever le cuir chevelu à la suite d'un érysipèle. Les diverses dermatoses du cuir chevelu peuvent en faire autant, et j'ai enlevé quatre loupes à une dame atteinte d'un eczéma ancien de la région, surtout aux oreilles et autour d'elles. Il est vrai que l'hérédité aussi entrait en jeu, car son grand-père avait été opéré pour la même lésion. L'hérédité, d'ailleurs, malgré le scepticisme de Tripier, semble démontrée par des observations d'A. Cooper, de Boyer, de Zeis; et Paget se demande même si elle n'intervient pas dans la majorité des cas.

D'après Bruns, la fréquence serait grande surtout chez les hommes de vingt à quarante ans. Souvent les sujets sont opérés plus âgés, mais la tumeur a débuté depuis de longues années. F. Franke prétend qu'une sorte de poussée a lieu vers la puberté. C'est douteux, tout comme l'influence de la grossesse.

Les loupes du cuir chevelu s'observent principalement sur les personnes dont les cheveux sont grêles, secs, peu abondants. Elles ne sont pas rares sur les crânes chauves.

On a invoqué quelques causes générales, et les anciens faisaient jouer un grand rôle à la goutte et au rhumatisme.

Siège — Les kystes sébacés peuvent, leur structure ne changeant pas, être trouvés dans la peau ou dans le tissu sous-cutané et même dans les couches sous-aponévrotiques. Les kystes cutanés et sous-cutanés s'observent parfois à la paume de la main et à la plante du pied, qui sont dépourvues de glandes sébacées; mais ceux des régions à glandes sébacées sont de beaucoup les plus fréquents. Ils seront à peu près seuls envisagés ici. Ils peuvent occuper toutes les régions du corps, mais leurs sièges de prédilection sont le cuir chevelu, puis la face, le scrotum, les épaules.

Symptômes et marche. — Les loupes du cuir chevelu sont prises classiquement pour type de la description, et leur fréquence justifie cet usage.

Lorsque la loupe a un volume moyen, elle forme une saillie aplatie, que les anciens dénommaient *talpa* ou *testudo.* Plus grosse, elle devient hémisphérique. Sur cette élevure, la peau est normale, les cheveux sont clairsemés, soit par atrophie des follicules pileux, soit par simple écartement dû à la distension de la peau. Sur les plus petites tumeurs, un point noir un peu déprimé marque quelquefois le centre. Au cuir chevelu, le fait est assez rare.

Par la palpation, on apprécie la forme de cette tumeur, sphéroïdale, qui souvent, au cuir chevelu, roule sous le doigt, lorsqu'elle est petite. Plus gros, le kyste reste mobile sur les plans profonds, mais il est plus fixe sous la peau qu'il distend, amincie et lisse. La palpation démontre, en somme, que les petites tumeurs sont souvent sous-cutanées.

La consistance est absolument variable. Les petits kystes sont durs, comme des tumeurs solides. Les plus gros sont ordinairement peu tendus, mous, pâteux, fluctuants; quelquefois ils sont fluctuants par places et par places de consistance pierreuse.

Le volume, lui aussi, n'a rien de fixe. Certaines loupes sont reconnues alors qu'elles sont grosses comme un pois. Le plus souvent, les malades consultent quand la tumeur est grosse au plus comme une noix. Mais d'autres, dans leur incurie, laissent le volume devenir énorme. A. Cooper a vu un homme dont le vertex était orné d'une loupe grosse comme une noix de coco, en sorte que le chapeau ne pouvait descendre jusqu'au crâne et qu'il en résultait un aspect grotesque. Lebert, Vidal, Hébra citent des kystes sébacés gros comme une tête d'enfant. Dans un cas de Nægelé la tumeur, du volume de deux poings, allait de l'apophyse mastoïde à la clavicule.

La multiplicité est fréquente, surtout au cuir chevelu et au scrotum: les tumeurs dépassent rarement alors le volume d'une noisette, d'une petite noix. Ces loupes multiples sont quelquefois voisines, se touchent même, et de là des soulèvements bosselés de la peau.

Les signes physiques sont un peu différents pour les régions autres que le cuir chevelu, et surtout pour la face. A la face, en effet, la tumeur est intra-cutanée, ronde, immobile, enchâssée dans la peau. Presque toujours elle reste petite. Le point noir central y est la règle, et par pression latérale de la tumeur on le voit devenir béant, pour donner passage au contenu du kyste.

Ce caractère existe pour les gros kystes sébacés des autres régions. A. Cooper l'a observé sur lui-même pour un kyste du dos dont on devait l'opérer. Par curiosité, il se regarda le dos dans une glace, vit le point noir et eut l'idée de presser sur la tumeur qu'il vida de la sorte, puis, renouvelant de temps à autre les pressions, il maintint vide la poche dont il évita l'ablation. Cette historiette a fait dire qu'A. Cooper a découvert le point noir central des kystes sébacés: avant lui, en 1816, Cruveilhier l'avait signalé, et l'avait donné comme preuve de l'origine glandulaire de ces kystes.

Les signes fonctionnels sont nuls, et si Verneuil a observé une fois des accidents douloureux, cette exception ne saurait infirmer la règle. Le développement est très lent. Enfin c'est une tumeur qui ne récidive pas après ablation.

Le *pronostic* est donc très bénin et, dans l'évolution naturelle de la maladie, on n'a guère à considérer, comme hypothèse fâcheuse, que la difformité causée par le volume des kystes occupant des régions apparentes.

On doit toutefois signaler quelques *complications*, dont la plupart, il est vrai, n'ont pas une bien grande gravité.

C'est d'abord la distension de la tumeur par un liquide séreux plus ou moins abondant. L'importance pronostique est nulle, mais l'importance diagnostique est réelle.

L'inflammation de la poche n'est pas rare. La peau devient adhérente, rouge, amincie, douloureuse à la pression, puis se perfore. Un liquide assez épais, souvent très fétide, s'échappe. Dans quelques cas, après une suppuration plus ou moins longue, la poche se rétracte et guérit; ces faits sont indéniables mais rares. Le plus souvent, ou bien la fistule persiste, exposant le malade à des érysipèles, à des phlegmons; ou bien l'orifice se ferme, mais alors la tumeur se reforme rapidement.

Une corne peut se développer sur la paroi d'un kyste sébacé.

La seule complication réellement grave est la transformation du kyste en canéroïde. Encore faut-il reconnaître que le fait ne survient guère que sur une loupe laissée pendant longtemps fistuleuse, et que cet épithélioma appartient le plus souvent à la variété relativement bénigne. C'est une dégénérescence rare, si bien que Ribbentrop en conteste la réalité et que Porta, sur 384 kystes sébacés, déclara ne l'avoir jamais rencontrée. F. Franke réunit 18 observations; dans quelques-unes, à la vérité, la confusion est probable avec une simple induration inflammatoire. Mais il en est d'incontestables, dues à Chassaignac, Rougel, H. Bourgeois (de Berne). En 1885, j'en ai recueilli une, avec examen histologique, dans le service de Verneuil, sur une femme d'une soixantaine d'années.

Diagnostic. — Les erreurs ne sont pas rares, pour cette tumeur dont tous les caractères sont d'une grande banalité. Le fibrome mou non pédiculé sera souvent confondu avec elle. Inversement, pour une tumeur un peu profonde, on croira volontiers à un lipome; ce dernier est cependant lobulé, grenu. En l'absence de phénomènes concomitants ou d'antécédents nets, une gomme syphilitique sous-cutanée sera aisément prise pour un kyste : la marche lèvera bientôt les doutes. J'ai vu, dans le service du professeur Trélat, un kyste sébacé de la paroi abdominale antérieure que tous les observateurs, ou à peu près, ont pris pour un sarcome. La tumeur était intra-cutanée, grosse comme une mandarine, arrondie, un peu bosselée et sur deux bosselures présentait une coloration d'un noir violacé; deux ou trois grosses veines bleuâtres rampaient à sa surface; la consistance était un peu élastique, mais non fluctuante. Un léger engorgement ganglionnaire inguinal existait. Or, la tumeur, une fois enlevée, fut trouvée constituée par une poche mince, distendue par un liquide séreux, un peu hématique qui, vu par transparence, était la cause des bosselures foncées. L'examen histologique de la poche a démontré qu'il s'agissait d'un kyste sébacé.

Toutes les erreurs précédentes ne seront guère commises que pour les kystes des régions autres que le cuir chevelu. Dans ce dernier point, on signale comme cause spéciale d'erreur les encéphalocèles et méningocèles. Ce diagnostic différentiel ne pourra être exposé avec fruit qu'à propos de ces maladies. Au reste, il est probable que si on en parle, c'est qu'on fait une confusion, encore trop fréquente, entre les kystes sébacés et les kystes dermoïdes. Ces derniers seuls peuvent ressembler à l'encéphalocèle.

Anatomie et physiologie pathologiques. — Le *contenu* des kystes est une matière souvent fétide, grasse au toucher, formée, sous le microscope, de cellules épidermiques plus ou moins granulo-graisseuses, de matières grasses libres et de poils follets. Balzer, Poncet (de Cluny) y ont trouvé des microbes divers.

Les éléments épidermiques et graisseux sont en proportions extrêmement variables. Dans le cas vulgaire, les cellules sont, de beaucoup, dominantes, et le contenu est cette bouillie caséeuse qui caractérise l'*athérome*. Ou bien on tombe sur une masse presque dure, qu'on a appelée *stéatome* parce qu'autrefois on l'a crue formée de graisse solidifiée; les histologistes ont démontré, au contraire, que l'épiderme est à peu près seul à la constituer. C'est lorsque le contenu est très fluide, ressemble à du miel (d'où le nom de *méliceris*), que les matières grasses sont abondantes. Un pas de plus, même, et la graisse existe seule, sous forme d'huile : c'est une variété rare des kystes *huileux*, kystes qui pour la plupart sont dermoïdes, mais une observation de Lannelongue, sur un

[A. BROCA]

kyste sébacé du dos, démontre que cette variété est réelle. Je ne reviendrai pas sur la transformation séreuse du contenu.

Sauf le cas rare de kyste huileux, la graisse subit les modifications qu'elle éprouve quand elle n'est plus soumise aux échanges nutritifs. C'est sous forme d'acide stéarique, de margarine, de cholestérine qu'elle existe. La prédominance de la cholestérine caractérise le *cholestéatome*, tumeur rare d'ailleurs.

Quelquefois des masses calcaires, formées de carbonates de chaux et de magnésie, se déposent dans le contenu des loupes. Ailleurs la *calcification* envahit la paroi.

Cette *paroi*, plus ou moins épaisse, est formée de tissu conjonctif à cellules aplaties et à lames fondamentales parallèles, où il n'y a pas de fibres élastiques. Tout contre elle sont des cellules épithéliales à gros noyau. Plus loin, les cellules s'agrandissent, deviennent franchement pavimenteuses. Plus près du centre encore, elles perdent leur noyau, et se remplissent de granulations graisseuses, constituant alors les cellules libres et dégénérées qui forment la majeure partie du contenu.

Pathogénie. — Il y a bien longtemps qu'on a expliqué les kystes sébacés par la rétention des produits sécrétés dans les follicules pilo-sébacés. Cette opinion était celle de Boerhaave, de van Swieten, de Béclard père. Mais au début de ce siècle, beaucoup de bons esprits (il suffira de nommer Bichat, Meckel, Broussais, Dzondi) refusaient d'y souscrire et faisaient de la loupe un épanchement enkysté dans les cellules du tissu conjonctif enflammé.

Avec A. Cooper, la doctrine de la rétention triompha, et elle fut défendue par Ribbentrop, Lebert, G. Simon, Bœrensprung, etc. La série est continue, affirment ces auteurs, du milium au comédon, du comédon à la tanne; c'est affaire de volume entre ces diverses lésions, dont la clinique révèle la coexistence fréquente. La rétention a lieu ici dans le follicule pileux, là dans la glande sébacée, là dans les deux à la fois. Lorsque le follicule seul se distend, c'est alors que le contenu est riche en substances graisseuses, car les glandes restées saines continuent de verser leur sécrétion dans la poche. Le follicule pileux est le siège de prédilection, mais il ne se dilate pas dans toute son étendue, surtout là où il est long, très développé. Au cuir chevelu, son fond seul devient kystique et ne tarde pas à se mettre à l'aise dans le tissu sous-cutané où, normal, il proémine déjà. Mais un pédicule relie encore le kyste à la peau, sous forme d'un tractus fibreux, décrit par Lebert, par Virchow. Que le follicule pileux soit rudimentaire, au contraire, et la tumeur restera intra-cutanée : c'est ce qui s'observe à peu près toujours à la face, et le plus souvent dans les autres régions du corps.

Cette théorie, si bien déduite, a depuis longtemps des adversaires, Ph. von Walther fut un des premiers, et ses arguments furent repris, développés par Zeis, Paget, Wernher, Hartmann, et tout récemment F. Franke. Ces auteurs s'appuient d'abord sur la possibilité des kystes sébacés simples dans des régions où il n'y a pas de glandes sébacées et même sous les aponévroses. Ils insistent, au cuir chevelu surtout, sur l'absence du point noir central. Le pédicule, lui aussi, manquerait souvent; quand il existe, il ne serait qu'une adhérence banale. Le siège sous-cutané est la règle au cuir chevelu, et il n'est pas rare ailleurs. Enfin on ne trouve aucune cause à la rétention si gratuitement admise.

Ces arguments ne sont pas tous bien solides. Les cas sont nombreux, hors du cuir chevelu, où le point noir central existe. Au cuir chevelu, l'explication précédemment donnée du siège sous-cutané est des plus plausibles. Mais les athéromes palmaires, plantaires et sous-aponévrotiques ? Ceux-là n'ont certes rien à voir avec les glandes sébacées et doivent, au contraire, être rapprochés des kystes dermoïdes; mais ce n'est pas un motif pour prétendre que tout kyste sébacé en soit là et relève — comme F. Franke l'affirme pour le cuir chevelu — d'une invagination épidermique aberrante datant la vie fœtale, au moment où se développent les glandes de la peau. Que la chose soit possible, nul ne le contredira. On accordera même volontiers que bon nombre de kystes sous-cutanés aient une semblable origine. De là à généraliser, il y a loin, et il est au moins exagéré de refuser aux comédons le droit de grandir.

En somme, les kystes sébacés vrais ayant la même structure que les kystes dermoïdes simples, il est à peu près impossible, actuellement, de se prononcer sur la nature exacte des kystes sous-cutanés, privés de point noir central et de pédicule. Mais on peut affirmer que les kystes qui ont des connexions profondes sont des kystes dermoïdes. Voilà pourquoi — malgré l'exemple tout récent de Franke — je n'ai pas cru devoir dire un mot des loupes du cuir chevelu ayant adhéré aux os du crâne ou les ayant perforés. Lenoir, Delpech, Rouget, Lebert, etc., ont parlé de cette complication. Mais la plupart des faits de ce genre sont des kystes dermoïdes ou des loupes devenues cancroïdales. Avant de les admettre à un autre titre, il faudra recueillir des observations nouvelles et précises.

Traitement. — Le *traitement palliatif* consiste en applications résolutives; en évacuations par les ponctions ou les pressions. Il ne donne que de mauvais résultats.

Le *traitement curatif* comprend deux méthodes, la cautérisation et l'ablation. L'incision est insuffisante, car tant que la poche persiste la récidive a lieu.

La destruction par les *caustiques* se fait en appliquant une mouche de pâte de Vienne au sommet de la tumeur. Au bout de peu de jours, l'eschare s'isole, une légère suppuration s'établit et finalement la poche s'élimine. Cette méthode a eu une grande vogue autrefois, alors que les incisions à l'instrument tranchant causaient si souvent les phlegmons, l'érysipèle, la pyohémie. Mais elle est longue, douloureuse, donne une cicatrice parfois difforme; et, quoi qu'on en ait dit, l'érysipèle en est une complication possible. Aussi, depuis l'avènement de l'antisepsie, l'emploi des caustiques doit-il être réservé aux malades pusillanimes que l'on aura été impuissant à corriger d'une peur instinctive du bistouri.

Le vrai traitement est *l'ablation au bistouri*. Pour les tumeurs intra-cutanées, il faut cerner la base par une incision elliptique. Au cuir chevelu, il suffit d'une incision par laquelle on énuclée la tumeur après dissection, ou mieux encore, si la paroi n'est pas amincie, d'un simple coup de spatule mousse. Autant que possible, on évitera de crever la poche dont le contenu parfois infecté irait souiller les surfaces cruentées, ce qui est une condition défectueuse pour la réunion immédiate.

Les indications à l'ablation sont nombreuses aujourd'hui que l'opération est d'une bénignité absolue. Tout kyste solitaire sera enlevé, surtout au cuir chevelu, incessamment irrité par les dents du peigne. Si les loupes sont multiples, on s'attaquera d'abord aux plus grosses, à celles qui occupent des régions découvertes. Il n'y a d'indication urgente que si la tumeur tend à grossir, à s'enflammer, à s'ulcérer. Sauf cela, on aura à tenir compte des convenances du malade, et dès lors l'âge, le sexe, la condition sociale ont de l'importance, tout comme le siège plus ou moins apparent du kyste.

II

CORNES CUTANÉES

On observe quelquefois sur la surface cutanée des saillies analogues aux ongles et aux cornes par leur aspect et leur structure. Autrefois, on a souvent confondu avec elles des croûtes, des verrues dures et longues. Mais les vraies cornes ont une existence indiscutable.

Certains auteurs, et Kelsch récemment encore, réunissent aux cornes l'hypertrophie unguéale avec incurvation que l'on a décrite sous le nom d'onychogryose. Cette modification pathologique d'un organe corné préexistant semble devoir être distinguée des véritables cornes cutanées.

A.-P. DAUXAIS, Des cornes. Thèse de Paris, 1820, n° 255. — LANDOUZY, Production cornée développée à la face. *Bull. de la Soc. anat.*, 1855, t. X, p. 114. — HÉBRA, *Loc. cit.* t. II, p. 58. — BARON, Fälle von Hauthörner. *Arch. f. Dermat. und Syph.*, 1875, t. V, p. 185. — KELSCH, art. Cornes du *Dict. encycl. des sc. méd.*, 1877. — F. FRANKE, Ueber Hauthörner. *Arch. für klin. Chir.*, 1886-1887, t. XXXIV, p. 957.

Il existe deux variétés de cornes : généralisées et solitaires.

1° Cornes généralisées. — Les cornes généralisées, disséminées sur toute la surface tégumentaire, ont depuis longtemps frappé les observateurs et, dès 1555, Ingrassias relatait à ce propos l'histoire d'une jouvencelle de Palerme. Depuis, on cite des faits de Fabrice de Hilden, de Saint-George Ash (1685), de Heschl (de Cracovie) en 1859. Un des plus célèbres est celui des frères Lambert, étudiés par Alibert à Paris, où ils s'exhibaient en qualité « d'hommes porcs-épics ». Les observations de cette espèce paraissent avoir été recueillies avec une fréquence relative sur des jeunes filles. On a vu ces cornes sur des nouveau-nés, d'après le *Compendium*. L'hérédité n'a été notée que dans le fait des frères Lambert, où le mal a régné sur trois générations. Pour les observations anciennes, les relations avec l'ichtyose congénitale sont mal établies.

Ces cornes généralisées n'ont rien de bien spécial dans leur aspect. Sur la jeune fille de Saint-George Ash elles étaient assez molles pour que la station assise eût aplati celles des fesses. Les pressions sont parfois douloureuses, et la malade de Fabrice de Hilden ne pouvait, sans souffrir, ni rester debout, ni s'asseoir, ni marcher, ni se coucher sur le dos.

La thérapeutique n'a guère de prise sur de semblables productions. Ingrassias rendit la beauté à la jouvencelle de Palerme « avec la grâce de Dieu ». Fabrice de Hilden affirme que sa patiente retira grand bénéfice des toniques, des apozèmes amers, des emménagogues et d'une cure thermale à Neuham, près Berne. Mais au bout d'un an le mal récidiva, la malade, indigente, n'ayant pu continuer les médicaments, et elle finit par périr dans le marasme.

2° Cornes solitaires. — Les cornes solitaires ont plus d'intérêt chirurgical.

Étiologie. — Le crâne et la face sont les *sièges* de prédilection. Puis vient la face interne des cuisses. Mais on a vu des cornes partout : au dos de la main (Otto) ; à la peau du sternum, des fesses (Rigal de Gaillac), au dos (Scaliger). Les régions palmaire et plantaire (souvent respectées par les cornes généralisées) sont très rarement atteintes. Les cornes s'élèvent quelquefois sur les muqueuses : ainsi Breschet en a vu sur la conjonctive, sur la langue. On a coutume de ranger parmi les cornes des muqueuses celles du prépuce et du gland, mais la structure de ces téguments est au moins aussi cutanée que muqueuse. Ces cornes génitales sont une localisation dont la rareté n'est pas extrême, et l'on peut citer des observations de Richard Deshrus, de Caldani, de Verchère et Leroy [1], etc.

Si l'on veut des chiffres, la statistique de Villeneuve, portant sur 71 cas, donne les résultats suivants : tête, 55; face interne des cuisses, 17; tronc, 12; reste des membres inférieurs, 8; gland et verge, 5.

Les sujets sont pour la plupart âgés. Blumenbach affirme que les femmes y sont en majorité, et Demarquay en compte 34 sur 50 observations. Mais la statistique plus étendue de Villeneuve rétablit l'égalité des deux sexes. La classe pauvre paye un plus lourd tribut, sans doute à cause de la malpropreté.

Les *irritations locales* sont des causes déterminantes d'importance réelle. Le malade de Richard Deshrus avait eu des inflammations répétées du prépuce. Les lésions traumatiques sont souvent invoquées. Une coupure de rasoir était l'origine du mal sur un cordonnier vu par Vicq-d'Azyr. Les coups, contusions, plaies, sont notés dans bon nombre de cas. Les cicatrices de circoncision sont une des causes des cornes du prépuce. Caldani a vu un homme de soixante-dix ans qui, amputé du pénis pour un cancroïde, eut une corne incurvée qui poussa sur le moignon. De ces faits on peut rapprocher celui de Corlieu, où un ongle se créa, après amputation, sur la première phalange du petit doigt.

Assez souvent encore la corne s'élève sur une lésion préexistante de la peau : ici une verrue, là un cancroïde, là un lupus, et le musée de l'hôpital Saint-Louis en renferme quelques beaux exemples. Là enfin la production cornée émerge du fond d'un kyste sébacé. Cette dernière variété est fréquente, et l'on cite les observations de Sœmmering, E. Home, Parkinson, Roots, Ritter, etc. [2] Dans quelques cas, la corne a été vue dans la paroi d'une loupe encore fermée. Ce stade de début est décrit dans un examen histologique de F. Franke.

Les cornes anormales ne sont pas l'apanage de l'homme, mais on en voit aussi croître sur la peau d'animaux, doués ou non de cornes normales. Sur le mouton, le bœuf, comme sur le chat et le chien, des cornes ont été observées par Bartholin, Otto, Malpighi, Vallisnieri, etc.

Caractères anatomiques. — Au début, on voit une petite élevure conique, molle, que recouvre une couche épidermique. Cette cuticule bientôt est perforée et la pointe apparaît, libre, tandis qu'une collerette épidermique entoure la base. Puis, avec une grande lenteur, la corne s'accroît. La longueur à laquelle elle parvient est très variable : elle peut atteindre 30 centimètres. L'épaisseur ne varie pas moins, des cornes filiformes à celles qui ont à la base 3, 4 centimètres de diamètre, et plus.

La forme est à l'ordinaire conique, à pointe mousse. L'aspect, lorsque la tumeur est un peu développée, est tout à fait celui d'une corne, quelquefois droite, mais le plus souvent recourbée en spirale, comme une corne de bélier; et dans cette torsion la pointe, retournée, peut menacer la peau. Dans quelques cas, relativement rares, le sommet est bifurqué, et même la corne est rameuse

---

[1] VERCHÈRE et LEROY, *Bull. de la Soc. anat.*, 1888, p. 389. Voy. aussi CHAUFFARD, *Soc. méd. des hôp.*, 1888, p. 454.

[2] Voy. aussi : VERCHÈRE et LEROY, VILLAR, DELATTRE, *Bull. de la Soc. anat.*, 1888, p. 389, 454, 470.

comme le bois d'un cerf. La couleur va du jaune grisâtre au brun : elle est
d'autant plus foncée qu'on approche davantage du sommet. La surface est
cannelée en long et en travers, quelquefois très rugueuse, couverte d'aspérités.
La consistance a la dureté de la corne ; elle est plus molle, souvent, vers la base.

Dans une autre variété, la forme est différente, et la production cornée, aplatie,
constitue des plaques, des écailles. Malgré les efforts d'Alibert, de Breschet,
ces cornes foliacées sont aujourd'hui distinguées de l'ichtyose cornée.

La corne une fois détachée, on constate que sa base, plus ou moins creusée,
contient une matière blanche, sébacée, fétide. En brûlant, elle répand l'odeur
caractéristique de la corne brûlée et ce caractère grossier, joint à l'aspect
extérieur, a permis de déterminer la nature cornée de ces productions bien
avant l'intervention du microscope.

Cette intervention, d'ailleurs, a permis une confirmation évidente de cette
opinion, grâce aux recherches dues — pour ne citer que les premières — à
Rokitansky, Robin, Lebert, Krause, Heschl. Les coupes transversales font voir
des couches concentriques d'épiderme stratifié et des lacunes entre ces couches.
La base repose sur des papilles hypertrophiées, plus ou moins élevées, et de là,
sur les coupes transversales, quelques vaisseaux, ceux des papilles, s'arrêtant à
une hauteur variable. Edwards, Pœlmann en auraient même suivi jusqu'à la
pointe. Sur les coupes longitudinales, on voit des filaments accolés, que forment
les cellules épidermiques revêtant un aspect fibroïde ; quelquefois, dit Simon,
il existe de petits canaux médullaires, longitudinaux, dans lesquels peuvent se
prolonger les papilles. Il y a donc une prolifération papillaire sur laquelle
s'élève, en une corne, l'épiderme externe ou celui des glandes sébacées. A chaque
corne répond un groupe de papilles hypertrophiées ; à chaque cannelure longitudinale répond une papille.

L'analyse chimique, assez vague encore il est vrai, confirme l'analogie avec
les cornes normales.

Étude clinique. — L'aspect extérieur venant d'être décrit, il ne reste plus à
parler que des symptômes subjectifs, de la marche et des complications.

La corne, par elle-même, est insensible, mais les mouvements qu'on lui
imprime sont douloureusement transmis à sa base, base mobile sur les parties
profondes et ne dépassant pas le plan sous-cutané. Cette souffrance est surtout
vive lorsque (le fait n'est pas rare), autour de la base, la peau est rouge,
enflammée, indurée, prurigineuse, et même douloureuse à la pression. De là
une gêne mécanique, variable suivant les régions.

En dehors de cette complication, le siège usuel à la tête rend le pronostic
assez ennuyeux, sauf intervention, vu la difformité que cause, sur des parties
découvertes, une excroissance semblable. Mais il faut ajouter que l'évolution
est d'une grande lenteur.

Quelques auteurs anciens ont prétendu que les individus porteurs de cornes
acquéraient certaines analogies physiologiques avec les animaux à cornes. Nous
nous égayons aujourd'hui de cette opinion et des observations sur lesquelles
Bartholin, Fabrice d'Aquapendente, François Plazoni avaient voulu l'étayer,
en nous montrant des moines italiens à la fois cornus et méricystes.

On a parlé de guérison après chute spontanée, mais on ne se fonde guère que
sur une observation de Rayer. La chute spontanée existe, n'est même pas rare
et a parfois une périodicité remarquable. Mais elle n'est presque jamais curative
et la corne ne tarde pas à repousser.

[A. BROCA.]

Le plus qu'on puisse espérer est la persistance à l'état stationnaire. Mais il faut aussi tenir compte de la transformation en cancroïde du papillome sur lequel s'implante la corne. Ainsi Boyer a opéré un homme de quarante ans chez qui une corne de la joue devint, au bout de plusieurs années, l'origine d'une tumeur maligne qui récidiva deux fois de suite. Denucé a vu mourir, par envahissement du bras et de l'aisselle, une femme de quatre-vingts ans atteinte de cancroïde à la suite d'une corne du bras gauche.

En raison de cette évolution possible vers l'épithélioma, le *traitement* sera actif. On a plusieurs fois coupé ou scié la corne au ras de la peau : mais l'excroissance renaît toujours. La seule thérapeutique rationnelle consiste dans l'extirpation, après avoir cerné largement la base par une incision circulaire ou elliptique. Aujourd'hui, en effet, on n'aura plus recours aux caustiques, conseillés par l'Académie de chirurgie à l'égal du bistouri.

III

TUMEURS ÉPITHÉLIALES

Les adénomes de la peau ont été complètement décrits par Quénu dans l'étude générale des adénomes : je n'ai qu'à renvoyer à ce chapitre. Il en est de même pour l'anatomie pathologique des épithéliomes glandulaires ou non, lobulés, tubulés, polymorphes ou calcifiés; pour les raisons par lesquelles on a cherché à expliquer la bénignité relative des cancroïdes cutanés [1]. Mais, en raison de cette bénignité même, le cancroïde de la peau mérite une description spéciale, qu'on écourte trop volontiers dans nos plus récents traités de pathologie. Il y a même une confusion qu'il importe de faire cesser : cancroïde cutané est devenu, à juste titre, à peu près synonyme de cancroïde de la face, mais on n'a pas tardé — et je n'en veux pour preuve que les mémoires de Lebert, de Chapel — à prendre le cancer des lèvres comme type de l'épithélioma de la face. Or, si le cancroïde labial est moins malin que celui de la langue, il est autrement grave que la plupart des cancroïdes réellement cutanés. Les auteurs anglais insistent sur ces différences, et je citerai, de 1827 à ces dernières années, la série ininterrompue des descriptions de Jacob (de Dublin), César Hawkins, Brodie, Paget, Hutchinson, Hulke, Thin, etc. Mais faut-il admettre avec Thin que ce « Jacob's ulcer » aurait été découvert en 1827 par Jacob, que Nélaton aurait été, en 1844, le premier Français qui en aurait parlé? Absolument pas. Ces descriptions sont, en réalité, fort anciennes; on les trouve assez nettes dans les écrits de A. Paré, de Jean de Vigo, de Ledran, de Richter; on les trouve très nettes, en notre siècle, dans ceux d'Alibert, de Boyer, et c'est seulement depuis quelques années que la confusion s'est établie avec le cancer des lèvres. En Allemagne, cette confusion, moins grande que chez nous, ne semble pas avoir été complètement évitée. Depuis les recherches de Thiersch sur les épithéliomes, O. Weber, Trendelenburg, dans les traités classiques, ont décrit avec soin le cancer superficiel de la face : mais ils s'occupent en même temps du cancer infiltrant des lèvres.

Les chirurgiens anglais ont eu le mérite de toujours bien distinguer le vrai

[1] Voy. p. 578.

cancroïde cutané, mais ils ont eu tort en individualisant complètement ce
« rodent ulcer », en se refusant à en faire un épithélioma, une tumeur. En clinique, ils ont à peu près raison, mais en histologie ils ont tort. Dans ces dernières années, au Congrès international de dermatologie et dans la thèse de
Dangerfield [1], W. Dubreuilh (de Bordeaux) a cherché à soutenir la doctrine
anglaise, et à démontrer que l'ulcère rongeant était une forme de psorosper-
mose cutanée. Mais, actuellement, il semble démontré qu'on a pris pour des
parasites des formes spéciales de dégénérescence cellulaire et jusqu'à nouvel
ordre ces coccides, dont on a tant parlé, doivent rentrer dans l'oubli.

LEROUX, Mémoire avec un précis de plusieurs observations sur le cancer. *Mém. de l'Acad.
roy. de chir.*, t. III, p. 5, 1757. — ALIBERT, *Nosologie naturelle*, t. I, p. 544. — LENOIR, Du
cancer et du cancroïde de la peau. *Mém. de la Soc. de chir.* Paris, 1851, t. II, p. 481. —
CHAPEL, Du cancroïde de la face. *Mém. de l'Acad. de méd.* Paris, 1856, t. XX, p. 109. — BUSCH,
Beiträge zur Kenntniss der Entstehung des Epithelialkrebs der Haut. *Arch. f. klin. Chir.*,
1877, p. 672. — TILBURY and COLCOTT FOX, Rodent ulcer. *Trans. of path. Soc.* London, 1879,
t. XXX, p. 560. — SCHUCHARDT, Beiträge zur Entstehung des Carcinom aus chronische
entzündete Zustände. *Sammlung klin. Vorträge*, n° 257, 1885. — G. THIN, On cancerous affections of the skin. London, 1886. — Consultez en outre les traités de BOYER, NÉLATON, t. I,
p. 589; JAMAIN et TERRIER, t. III, p. 505.

Étiologie. — Le cancroïde de la peau est celui qui se prête le mieux à l'étude
des causes déterminantes; c'est lui que Quénu a pris pour type quand il a
montré l'influence des *cicatrices*, des *irritations diverses*, etc., sur le développement des épithéliomes [2]. Les *crasses des vieillards* sont une cause fréquente,
surtout chez les sujets malpropres : cette variété a été bien étudiée en France
par Audouard, en Allemagne par Busch, Volkmann, Schuchardt. Je ne reviendrai pas sur ce que j'ai dit des *kystes sébacés*, des *cornes*. Dans des cas exceptionnels, Cartaz, J.-C. White, H. Hébra [3] ont fait voir que le psoriasis peut
subir la même dégénérescence. Au sein, c'est souvent à un *eczéma* invétéré
qu'on a rapporté la « maladie de Paget ».

Certaines *éruptions artificielles* ont une fâcheuse tendance à ces métamorphoses. Volkmann, Ackermann, Schuchardt insistent sur le rôle des brûlures
incomplètes causées par les gouttelettes de liquide sur la peau des ouvriers
dans les fabriques de *goudron*, de *paraffine*. De là des pustules, des croûtes, et,
lorsque les sujets sont quelque peu avancés en âge, le cancroïde cutané est
fréquent parmi eux, aux régions atteintes par la dermatose : mains et avant-
bras, face, scrotum. Il n'est pas enfin jusqu'à une engelure du bout du nez
qui ne puisse dégénérer de la sorte.

La dégénérescence cancroïdale du *lupus* offre une fréquence relativement
grande. Non point sur le lupus en voie d'activité où, malgré des observations
de Volkmann, Hébra, Thoma, Schutz, Lang, etc., le fait est assez rare.
P. Raymond n'a pu réunir que 15 cas de cette complication, et Bidault se
demande même si l'origine n'est pas toujours dans un point cicatriciel ; mais cette
hypothèse est quelquefois certainement erronée. Sur les cicatrices de lupus, nous
sommes en présence de faits qui sont d'observation assez usuelle, et, depuis les
études de Devergie, de Rayer, à peu près tous les dermatologistes et bon nombre
de chirurgiens en ont publié. Il semble toutefois que Hyde soit tombé sur une
série anormalement défavorable quand il dit que 2 lupus sur 20 dégénèrent de

[1] H. DANGERFIELD, Thèse de doct. Paris, 1891-1892.
[2] Voy. p. 587.
[3] CARTAZ, *Bull. de la Soc. anat.*, 1877, p. 549. — H. v. HÉBRA, *Monatschr. f. prakt. Dermat.*,
1887, n° 1, p. 1.

[A. BROCA]

la sorte. Ch. Lailler et son élève Audouard font remarquer que cette complication est surtout à craindre dans le lupus acnéique. Le sexe masculin serait
plus souvent atteint. Chez quelques malades, on note l'hérédité cancéreuse. Les
lupiques chez lesquels un cancroïde se déclare ainsi sont presque toujours âgés
de plus de quarante ans, et la plupart ont même dépassé cinquante ans.

Cet âge est d'ailleurs celui de tous les cancroïdes cutanés, ou à peu près. Il
faut faire une exception pour l'épithélioma calcifié et pour la dermatose toute
spéciale appelée *xeroderma pigmentosum*. Dans cette dernière, c'est presque
toujours chez des enfants en bas âge que la maladie débute.

Étude clinique. — Il est impossible de réunir tous les épithéliomas cutanés
en une seule description. Je m'occuperai d'abord du type le plus vulgaire, celui
qui a été désigné depuis bien longtemps par le nom d'*ulcère chancreux*. Puis
j'indiquerai les particularités du *lupus devenu épithéliomateux* et du *xeroderma
pigmentosum*.

ULCÈRE CHANCREUX. — L'ulcère chancreux du visage (puisque la face en est
le siège habituel) débute insidieusement sur une lésion préexistante, soit sur
une de ces petites élevures dont on a peut-être exagéré la nature glandulaire,
soit sur une plaque de crasse des vieillards. Une ulcération se constitue, à fond
rouge, non bourgeonnant, indolente ou seulement prurigineuse, ne différant
guère d'un ulcère simple que par un mince rempart induré, par des bords peu
creusés, mais taillés à pic et un peu renversés en dehors; par une base résistante, dépassant un peu le pourtour de la solution de continuité. Il y a donc
une légère tumeur et non pas une ulcération seulement.

Cette ulcération gagne de proche en proche, très lentement, souvent par
petits noyaux isolés, d'où un aspect festonné du bord. Elle semble attirer à
elle les parties molles, qui s'écartent après l'ablation, et le chirurgien s'étonne
volontiers de la largeur de la brèche qu'il vient de créer. Pendant que les bords
envahissent, le centre peut se cicatriser, et l'on a même observé la cicatrisation
complète. Qu'on ne compte pas, cependant, sur la guérison spontanée, car la
cicatrice s'ulcère à nouveau, et Thierfelder l'a expliqué en constatant sous elle
des traînées épithéliales persistantes.

Le processus ulcéreux a une malignité locale réelle. Les surfaces malades
sont par places à vif, par places croûteuses, sécrètent un ichor fétide et presque
toute, toute la face même est rongée. « J'ai pu voir, dit A. Bérard, des malades
chez lesquels les orbites, les fosses nasales, la bouche ne formaient plus qu'une
cavité. » Tous les chirurgiens ont observé de ces délabrements hideux. Mais,
avant d'en arriver là, l'évolution a été lente, très lente même; et, d'autre part,
l'état général reste souvent excellent chez des sujets qui n'ont plus figure
humaine. Les ganglions correspondants ne s'engorgent même guère; il convient toutefois de ne pas exagérer, et j'ai vu à l'hôpital Saint-Louis des malades
qu'une adénopathie volumineuse empêchait de débarrasser d'un cancroïde
médiocre, greffé sur une crasse des vieillards.

C'est dans cette variété, comme dans les épithéliomas dits sudoripares ou
sébacés, qu'on observe parfois les cancroïdes multiples, mentionnés déjà par
Rayer, par Michon, étudiés par Rigand [1], vus par Verneuil, Winiwater, Audouard. Les ulcérations occupent soit la face seule, soit la face et d'autres régions

---

[1] RIGAUD, *Contribution à l'étude de l'épithélioma disséminé.* Thèse de Paris, 1878, n° 48.

[A. BROCA.]

du corps, les mains surtout, et on a parlé de contagion, d'autant plus que la plupart du temps les tumeurs débutent successivement, et non point ensemble.

Certaines particularités tiennent au siège de la lésion. Les épithéliomas du front, de la tempe, entament parfois le squelette sous-jacent; le sujet peut même mourir de méningite, et, en tout cas, l'intervention chirurgicale ne tarde pas à devenir compliquée. Certains cancroïdes situés vers le grand angle de l'œil envoient vite des bourgeons dans les glandes lacrymales, dans les cellules ethmoïdales et l'éradication complète du mal devient bientôt impossible.

Le *diagnostic* de l'*ulcus rodens* est presque toujours évident. L'analogie serait assez grande avec le chancre arsenical si l'on n'avait pour se guider la notion étiologique, les éruptions concomitantes de la face, des mains, du scrotum. Le *chancre syphilitique* extra-génital, modifié par des topiques divers, pourrait, à première vue, en imposer, chez un sujet âgé; la roséole bientôt lèvera tous les doutes. C'est par exception seulement, pour les cancroïdes serpigineux qui se cicatrisent partiellement, qu'on hésitera avec la *syphilis tertiaire* ou le *lupus*. Nous avons dit, en parlant du lupus tuberculeux, qu'alors tous les caractères vulgairement connus peuvent être en défaut.

On établit parfois un diagnostic entre le cancroïde cutané et ce que Follin appelait *ulcère cutané papillaire*. Or, cette lésion semble être tout simplement une crasse de vieillards ulcérée, et, comme pour toutes les lésions capables de subir une dégénérescence maligne, la question se pose de la manière suivante : Y a-t-il ou non début d'épithélioma? Les premiers indices de la transformation sont bien peu accentués; l'induration des bords est un des plus précoces et des plus fidèles.

CANCROÏDE DU LUPUS (¹). — J'ai dit que le cancroïde pouvait s'implanter sur le lupus cicatrisé ou en activité; dans ce dernier cas, il naît sur une ulcération ou dans un tubercule. Vidal et Leloir décrivent deux formes : l'une végétante, assez spéciale aux cancroïdes du lupus; l'autre ulcéreuse, qui serait plus rare. L'ulcération peut être rapidement destructive, et P. Raymond pense que certaines lésions attribuées au *lupus vorax* sont en réalité des épithéliomas greffés sur lupus. Ce cancroïde est plus grave que l'*ulcus rodens* vulgaire. L'engorgement ganglionnaire est plus fréquent, et surtout l'évolution locale est plus rapide.

Le diagnostic n'est pas contesté dans les cas où les caractères du cancroïde, l'induration surtout, sont nettement tranchés. Mais il n'en est pas toujours ainsi, et même histologiquement le diagnostic avec certaines formes de lupus ulcéreux peut être délicat (Vidal et Leloir). Aussi bien Busch parlait-il naguère d'un lupus épithéliomatoïde, et en 1875 Orth se demandait s'il n'y avait pas une variété de lupus consécutive à l'épithélioma. Les recherches de Schutz ont montré qu'il s'agit alors bien d'un épithélioma, mais on conçoit que le clinicien puisse être embarrassé.

XERODERMA PIGMENTOSUM (²). — Cette maladie a été décrite pour la première fois par Kaposi en 1870, et depuis les observations se sont multipliées. Presque

(¹) Outre les principales publications sur le lupus, consultez sur le sujet spécial : THOMA, *Virchow's Arch.*, 1875, t. LXV, p. 514. — Discussion de la Soc. de méd. berl., 1875, *Berl. klin. Woch.*, p. 529 et 577, et *Viertel. f. Dermat.*, p. 477. — KAPOSI, *Viertelj. f. Dermat.*, 1870, p. 75. — RICHTER, *Ibidem*, 1788, p. 69. — BIDAULT, Thèse de Lille, 1886-1887, n° 26. — P. RAYMOND, *Ann. de dermat. et de syph.*, 1887, p. 157 et 254. — DESBONNETS, Thèse de Paris, 1893-1894.

(²) KAPOSI, *Wiener med. Jahrb.*, 1882, p. 619. — NEISSER, *Viertelj. f. Dermat.*, 1883, p. 47. — PICK, *Ibidem*, 1884, p. 5. — TAYLOR, *Med. Record*, New-York, 1888, t. XXXIII, p. 261 (bibliographie). — E. VIDAL, *Ann. de dermat.*, 1885, p. 621. — ARNOZAN, *Ibidem*, 1888, p. 546. QUINQUAUD, THIBIERGE, *Ibidem*, décembre 1889 (Congrès de dermatologie).

toujours, elle débute entre le troisième mois de la vie et la fin de la deuxième année (24 fois sur 26, nous dit Taylor); dans un cas de Kaposi, à seize ans; dans un cas de Schwimmer à quarante-cinq ans. On voit d'abord un érythème qui, de la face, descend peu à peu sur le haut du thorax, puis, au bout de quelques semaines ou quelques mois, fait place à des macules pigmentaires ou à des télangiectasies. De là des taches de forme et de dimensions variables, irrégulières, un peu saillantes; les unes brunes ou noires, les autres rouges, vasculaires. Très nombreuses chez les jeunes sujets, elles deviennent moins abondantes après quinze ou seize ans. Des altérations atrophiques se produisent au bout d'un certain temps; la peau de la face, amincie, laisse transparaître les vaisseaux dilatés, et parfois la rétraction détermine de l'ectropion, de l'atrésie des narines ou de la bouche. Puis, en même temps que les lésions précédentes occupent certaines régions, des tumeurs épithéliales se développent, multiples, d'abord semblables aux verrues séniles. Le plus grand nombre sont éliminées spontanément et laissent après leur chute des cicatrices analogues à celles de la variole. Mais toutes n'ont pas une semblable bénignité. Quelques-unes, surtout au voisinage des orifices muqueux, s'ulcèrent, creusent, détruisent; les ganglions correspondants s'engorgent, et le patient meurt cachectique, en général vers vingt-cinq ans. Il est à remarquer que les lésions occupent principalement les parties découvertes, et que là surtout elles deviennent ulcéreuses. Leur évolution est précipitée par le séjour à l'air vif, et Thibierge a fait observer que presque tous les malades sont des campagnards. La maladie frappe souvent plusieurs enfants d'une même famille. Il n'y a pas d'hérédité directe, mais on a constaté parfois des antécédents cancéreux.

Traitement. — Dans le *xeroderma pigmentosum* il va sans dire que le traitement chirurgical est nul. Pour les lupus dégénérés l'ablation au bistouri devra être rapide et large; mais trop souvent, à la face, elle devient vite impraticable, et, en tout cas, elle nécessite des réparations autoplastiques importantes.

Pour l'ulcère chancreux encore bien limité, les caustiques fournissent d'assez bons résultats, à condition d'être énergiques. Sans quoi ils donnent un coup de fouet au *noli me tangere*. Les caustiques arsenicaux ont joui d'une longue vogue, depuis la pâte de Guy de Chauliac jusqu'à celle de Rousselot [1]. D'autres auteurs préfèrent la pâte de Vienne. Plus récemment, Lutz, Mosetig-Moorhof, E. Doyen, ont préconisé l'acide lactique. Landowski a cherché à vulgariser l'emploi, populaire, paraît-il, chez des sauvages d'Amérique, du suc de l'*Euphorbia heterodox*. Et, surtout depuis Tedeschi (1846) et Milon (1851), on a vanté les bons effets du chlorate de potasse [2]. Ce sel est appliqué en solution concentrée ou même en poudre. Darier [3] a utilisé récemment l'action élective des cellules épithéliales pour le bleu de méthylène. Après avoir bien décapé l'ulcération, on l'anesthésie à la cocaïne, puis ou l'imbibe au bleu de méthylène et on touche à l'acide chromique à 1/5, avec un stylet d'acier, les points qui ont pris la couleur. On répète cette action 4 ou 5 fois, à deux ou trois jours d'intervalle, puis on panse au bleu de méthylène simplement. Le traitement dure de trois semaines à deux mois.

[1] Voy. Ganès, Thèse de Paris, 1882, n° 182.
[2] Voy. sur ce sujet : Bergeron, *Bull. de l'Acad. de méd.*, 1865, p. 275. — Euthyboule, Thèse de Paris, 1877, n° 185. — P. Reclus, *Gaz. des hôp.*, 1887, p. 201. — Hyvernaud, Thèse de Paris, 1886-1887, n° 196.
[3] Danier, *Ann. de derm. et de syph.*, 1895, p. 751. — T. Domet, Thèse de doct., 1894-1895.

[A. BROCA.]

Il est incontestable que, par toutes ces applications, on obtient des succès. De même par le raclage à la cuiller tranchante, mis en pratique par Esmarch, par Schütz. Mais bien souvent, après cicatrisation, le mal repullule sous la cicatrice. N'eût-on donc pas été mieux à l'abri de ce danger si l'on eût enlevé largement au bistouri? Si l'on intervient de bonne heure, alors que la lésion n'est pas trop vaste, cette extirpation est presque toujours facile; mais si la surface malade est très étendue, ou bien si le patient, pusillanime, se refuse à l'intervention chirurgicale, on sera trop heureux de n'être pas désarmé.

IV

CHÉLOIDE

La chéloïde, ainsi appelée parce qu'on l'a comparée à une écrevisse aux pattes étalées, est une tumeur formée de tissu cicatriciel. On en distingue deux variétés : la chéloïde *vraie* survient spontanément; la chéloïde *fausse* est une maladie d'une cicatrice préexistante, et elle a été étudiée dans la pathologie des cicatrices. Nous aurons à nous demander, dans un instant, si l'on peut parler de spontanéité, mais en clinique on peut admettre jusqu'à un certain point cette division.

Symptômes et marche. — La chéloïde a été décrite d'une façon très complète par Bazin [1], à l'article duquel nous n'ajouterons pas grand'chose. Nous en supprimerons la *chéloïde blanche*, qui est une variété de sclérodermie.

Elle peut siéger en n'importe quelle région du corps : au cou, à la joue, à la commissure des lèvres, etc. Mais elle est le plus souvent présternale, intermammaire. Elle débute d'une manière variable, par une tache, une papule, une pustule, un tubercule. Peu à peu elle s'agrandit, parfois par coalescence d'éléments d'abord distincts, et parvient à des dimensions très variables. D'après Leloir et Vidal, souvent elle débute par plusieurs noyaux, dont la symétrie est un caractère spécial à la chéloïde vraie.

On observe alors une tumeur plus ou moins saillante, à surface souvent inégale, de forme arrondie, ovale, quadrilatère ou irrégulièrement cylindrique, comparée par Retz à du macaroni, par Alibert à un dragonneau, à une croix de Malte, pouvant présenter des lignes entre-croisées comme les barreaux d'un grillage (Gintrac), ou des renflements analogues à ceux du côlon (Burnett). Souvent de ses bords partent des tractus irradiés. Parfois des noyaux satellites s'observent autour de la masse principale. La couleur est, en général, rosée ou violacée, avec des arborisations vasculaires visibles surtout à la périphérie. A la surface de la tumeur, l'épiderme est parfois soit luisant, soit ridé, mais il ne desquame pas. Les poils sont atrophiés, mais non pas détruits. La consistance est ferme, résistante, élastique. La palpation permet de s'assurer que la tumeur reste toujours limitée aux téguments et est mobile avec eux.

Un sujet peut porter plusieurs chéloïdes.

Les *symptômes subjectifs* sont importants. Il y a, tout au moins, un prurit

[1] Bazin, art. Chéloïde du *Dict. encycl. des sc. méd.*, 1874. — H. Leloir et E. Vidal, *Ann. de dermat. et de syph.*, 1890, p. 195.

[A. BROCA]

marqué, souvent intense; parfois des picotements, et même des élancements d'une vivacité extrême. Les douleurs sont quelquefois provoquées par les variations atmosphériques, par les émotions morales, par les exercices physiques un peu violents, par les approches de la période menstruelle. L'état général n'est nullement influencé.

La chéloïde n'a pas un accroissement indéfini. Au bout d'un temps variable elle devient stationnaire, et même elle peut se résorber spontanément. Cette terminaison, dont Alibert a publié deux exemples, est rare d'après Bazin. Elle peut avoir lieu au moment de la ménopause (Alibert), dont Rayer a noté, au contraire, dans un cas l'influence fâcheuse. Vallerand de la Fosse signale l'aggravation pendant une grossesse. L'ulcération est possible, mais rare (Vallerand de la Fosse, Hutchinson).

Étiologie et nature. — Vu la constance de la récidive locale après ablation, Alibert, Lebert, Vallerand de la Fosse, Velpeau, Michon, Gintrac, ont considéré la chéloïde comme une sorte de cancer. Bazin, après en avoir fait une scrofulide maligne, l'a rattachée finalement à la « diathèse fibro-plastique ». Toutes ces opinions sont reléguées parmi les conceptions reconnues erronées, mais il reste établi que l'état général a une influence réelle : les sujets sont souvent jeunes, volontiers névropathes; la femme est peut-être plus souvent atteinte; l'hérédité est notée par Alibert, Rayer, Burnett; la multiplicité est fréquente. Enfin, on ne saurait contester la prédisposition des scrofuleux. Leloir et Vidal, Denériaz, ont vainement cherché des microbes dans la masse morbide.

Mais ces causes générales peuvent-elles suffire? Il semble prouvé que non, et la chéloïde dite spontanée ne serait que la chéloïde d'une cicatrice insignifiante et souvent méconnue. Déjà Bazin insiste sur les causes externes — chocs, écorchures, plaies, pustules diverses, etc., qui « localisent » l'affection. Qu'est-ce que tout cela, sinon une série de lésions amenant d'abord une petite cicatrice? Est-il permis, de même, de ranger dans la chéloïde « spontanée » celle dont la cause est une application de sangsues, la peine du fouet, une piqûre, le frottement d'un bouton de chemise, le percement du lobule de l'oreille, la vaccination, etc.? Mais tout cela fait défaut pour la chéloïde « spontanée », la plus commune, celle de la région présternale. Eh bien, là encore, de même qu'à la nuque, on a trouvé une lésion initiale, d'ordre acnéique, et l'on a reconnu que l'on est simplement en présence d'une *acné chéloïdienne*; cette petite cicatrice dégénère au même titre que celle d'un petit furoncle. Certains auteurs des plus recommandables concluent donc que la chéloïde « spontanée » n'existe pas [1].

Anatomie pathologique. — Les lésions anatomiques de la chéloïde ont été étudiées par Lebert et Firmin, Burnett, Robin et Lhonneur; plus récemment, par Hébra et Kaposi, Langhans, Deneriaz [2]; c'est en somme une prolifération de tissu fibreux qui comprime les glandes, mais ne les détruit pas en général, comme l'a fait voir Firmin. Mais Malassez et Landouzy [3] ont observé cet étouffement des glandes. D'après Langhans et Deneriaz, les faisceaux conjonctifs, épais, n'occupent que les parties supérieures de la couche réticulaire du derme; la couche papillaire reste indemne. Dans les tumeurs récentes, le tissu morbide

[1] Voy. Barthélemy et Coÿson, Note à Duhring, *loc. cit.*, p. 545. — Hutchinson, *Med. Times*, 23 mai 1885, t. I, p. 670.
[2] Denériaz, Thèse de Berne, 1887, et *Revue méd. de la Suisse romande*, 1887, p. 447 et 489.
[3] Malassez et Landouzy, *Bull. de la Soc. anat.*, 1871, p. 64 et 65.

est riche en cellules, surtout au centre où elles sont groupées autour des débris d'un follicule pileux. Plus tard, les faisceaux de tissu conjonctif se développent, mais ce tissu reste pendant longtemps riche en espaces lymphatiques et en cellules. Kaposi pense que l'intégrité relative des follicules et des papilles à la surface de la peau permet de distinguer histologiquement la chéloïde vraie des cicatrices hypertrophiques.

Traitement. — Le traitement est celui de la chéloïde cicatricielle.

V

FIBROMES DE LA PEAU — FIBROMA MOLLUSCUM

Les fibromes de la peau ont souvent des caractères spéciaux, qui sont surtout la mollesse et la tendance à la pédiculisation. Mous, ils sont appelés *molluscum*; mous et pédiculés, ils sont nommés *molluscum pendulum*. Le molluscum est donc une variété des fibromes de la peau. Il est utile de bien spécifier ainsi le sens de ce terme, qui a servi à désigner les lésions les plus diverses.

Dans la nomenclature de Willan, le mot *molluscum* a le sens restreint qui vient de lui être donné. Mais bientôt Bateman a décrit le *molluscum contagiosum*. A partir de ce moment, ce fut à qui multiplierait les variétés : Biett, avec de petites tumeurs du cou chez les femmes enceintes; Rayer, avec un cancer mollusciforme; Alibert, avec le molluscum fongoïde, etc. Ce mélange a acquis son plus haut degré de complexité dans un travail publié par Jacobowicz en 1840. Depuis, on est peu à peu revenu à plus de simplicité. Bazin isola nettement l'acné varioliforme, mais il conserva le molluscum granuleux (milium) et le molluscum stéarique. En 1875 encore, Michel décrit trois variétés : folliculaire (acné varioliforme), fibreuse et lymphadénique. Malgré cet exemple récent, l'usage prévaut de plus en plus — et avec raison — de réserver le nom de molluscum au seul fibrome mou de la peau.

VERNEUIL, Note sur la structure du molluscum fibreux. *Mém. de la Soc. de biol.*, 1854, p. 177; 1855, p. 183. — VANZETTI, *Bull. de la Soc. de chir.* Paris, 1867, 2ᵉ sér., t. VIII, p. 429. — VIRCHOW, *Loc. cit.*, t. I, p. 522, 1867. — MICHEL, art. MOLLUSCUM du *Dict. encycl. des sc. méd.*, 1875. — E. BESNIER, Les dermato-fibromes. *Ann. de derm. et de syph.*, 1880, p. 305. — DUHRING. *Loc. cit.*, p. 493 (bibliographie anglaise), p. 547. — MAURAN, Molluscum simplex de la grande lèvre. *Bull. de la Soc. anat.*, 1882, p. 146. — ARNOZAN et PITOLEAU, Sur les dermato-fibromes congénitaux. *Ann. de dermat. et de syph.*, 1883, p. 688. — E. BOUDET, Contribution à l'étude du fibroma molluscum. Thèse de Paris, 1883-1884, n° 56. — BARRY, Étude clinique sur le molluscum pendulum. Thèse de Paris, 1884-85, n° 134 (traduit le mémoire de RECKLINGHAUSEN). — H. KRIEGE, Ueber das Verhalten der Nervenfasern, etc. *Virchow's Arch.*, 1887, t. CVIII, p. 466. — POMORSKI, Ein Fall von Rankenneurom, etc. *Virchow's Arch.*, 1888, t. CXI, p. 60. — P. MARIE, *Leçons de clinique méd.* Paris, 1896, p. 242.

Variétés. — Ernest Besnier a divisé les fibromes cutanés en deux classes, suivant qu'ils naissent dans la peau ou dans le tissu cellulaire sous-cutané. Ceux de la peau proviennent soit des couches superficielles, soit des couches profondes du derme. A ces différences d'origine correspondraient des différences cliniques : le fibrome de l'hypoderme est une petite tumeur sphérique, plus ou moins molle et dure; le fibrome profond du derme est dur aussi, plus sessile. C'est le fibrome superficiel du derme qui est mou et qui tend à devenir pendulum. Cette classification est en général exacte, mais elle est trop absolue. Il y a des fibromes mous et pédiculisés qui proviennent du tissu sous-cutané. Il ne faut donc pas abuser de ces distinctions, commodes cependant au point de vue didactique.

Anatomie pathologique. — Les fibromes durs ont la structure vulgaire des fibromes fasciculés; il est donc inutile d'y revenir. Les fibromes mous présentent au contraire quelques particularités, aussi bien anatomiques que cliniques. C'est d'eux seuls qu'il va être question. Il y en a deux variétés : le fibrome solitaire et les fibromes multiples.

Le *fibrome mou solitaire* se caractérise à l'ordinaire par son adhérence intime au derme; par sa coupe blanche ou rosée, d'où s'écoule un liquide miscible à l'eau, coagulable par les acides et la chaleur. De son pédicule partent parfois, mais non toujours, des tractus fibreux qui de là irradient dans le tissu cellulaire sous-cutané. Dans ce pédicule sont quelques vaisseaux assez gros, mais la masse morbide est peu vasculaire. Le noyau fibreux peut être très peu de chose et la tumeur se réduire à un pli cutané, où la peau est épaissie.

Au microscope, le stroma apparaît avec les attributs du tissu fibreux. Mais les mailles en sont très larges, remplies de cellules petites, rondes ou étoilées, limitées par la charpente conjonctive du derme où les glandes, les poils sont normaux. D'après Recklinghausen, les cellules sont disposées en colonnettes cylindroïdes divisées dichotomiquement; c'est qu'elles ont leur origine le long des voies lymphatiques, et cette tumeur est un *lymphangio-fibrome*. C'est analogue, on le voit, à la conception de Virchow, qui parle de fibrome éléphantiasique. Mais Virchow réunit dans le même chapitre le fibrome et l'éléphantiasis, doctrine à laquelle on ne saurait plus souscrire aujourd'hui.

Les vaisseaux, peu abondants, ont quelquefois des parois embryonnaires, et, dans un cas de Marfan, il en est résulté une grande tendance aux hémorragies. Les accidents inflammatoires ne sont pas rares et ils entraînent une accumulation assez grande de cellules embryonnaires, que Duret et Lagrange semblent avoir eu tort de rapporter à une évolution sarcomateuse [1].

La structure qui vient d'être exposée est la plus fréquente, mais il y a quelques variétés. Ainsi Desnos [2] a vu la tumeur être formée de tissu fibreux dense; inversement, Wagner, Chambard, ont trouvé du tissu myxomateux. Dans quelques cas, enfin, des fibres musculaires lisses sont éparses dans la tumeur, et cela à peu près exclusivement pour les molluscums du scrotum, de la grande lèvre surtout. Ces faits, observés par exemple au scrotum par Trélat et Challand, et à la grande lèvre par un grand nombre d'auteurs, ont été attribués aux myomes de la peau. Ils constituent la majeure partie des myomes dartoïques. Mieux vaut (et la clinique appuie ici l'histologie) en faire des fibromes ayant entraîné des fibres lisses en raison de la structure spéciale de l'hypoderme. Parmi les faits rares, je signalerai la formation de foyers xanthomateux, notée par Chambard et Malassez, par Chambard et Gouilloud.

Des opinions diverses se sont produites sur l'*origine* de ces néoplasmes. Rokitansky les localise, au début, dans les mailles profondes du derme; Rindfleisch et Besnier, au contraire, dans le corps papillaire. Pour Virchow, pour Bazin, il faut invoquer l'hyperplasie du tissu conjonctif qui entoure les aréoles

[1] LAGRANGE et DURET, *Bull. de la Soc. anat.*, 1875, p. 459, 487, 494.
[2] DESNOS, *Molluscum fibreux. Bull. de la Soc. méd. des hôp.* Paris, 1872, p. 26.

[A. BROCA.]

graisseuses. Au dire d'Hilton Fagge et Howse, la tumeur vient du tissu connectif qui enveloppe les follicules pilo-sébacés. Il semble, en réalité, que toutes les provenances soient possibles. En 1882, Recklinghausen a repris ces questions. Il a établi des différences de structure entre les diverses régions du tissu conjonctif de la peau : dans la charpente, autour des vaisseaux sanguins et lymphatiques, autour des nerfs et des glandes. D'un point à l'autre la « porosité », la vascularité, les dispositions cellulaires varient. C'est ainsi, nous l'avons déjà vu, qu'il fait du molluscum solitaire un lymphangio-fibrome. Le molluscum généralisé serait, au contraire, un neuro-fibrome.

Il existe, en effet, des observations de *molluscum généralisé*. Là les tumeurs sont multiples, pour la plupart petites. Recklinghausen a examiné deux faits de ce genre, et il affirme qu'il s'agissait de néuro-fibromes, de névromes si l'on veut désigner de ce nom toute tumeur des nerfs. Aucun auteur, en effet, n'a parlé ici de névromes vrais. Recklinghausen s'appuie d'abord sur la structure intime, semblable à celle du tissu conjonctif périnerveux. De plus, une recherche attentive permet de trouver un filet nerveux qui traverse la tumeur ; et sur les ramuscules nerveux voisins le microscope révèle de petits renflements, des fibromes en miniature. Enfin, la coexistence de fibromes multiples le long des troncs nerveux des membres a été notée par Hesselbach, Hitchcok, Verneuil.

Depuis le travail de Recklinghausen, des faits confirmatifs ont été observés par Mordzejewski, Trélat, Boudet, Hürthle ; des examens histologiques probants ont été publiés par Bockhardt, par Kyrieleis. Mais aussi Lahmann, Philipson[1], ont en vain cherché toute connexion avec les nerfs. On doit donc admettre, jusqu'à nouvel ordre, que ces fibromes multiples peuvent naître autour de n'importe quel élément du derme ; Recklinghausen a bien démontré l'importance des fibromes des nerfs, mais on ne saurait lui accorder l'opposition absolue entre le fibrome unique et les fibromes multiples. La clinique enseigne, en effet, que dans cette dernière forme une ou deux tumeurs prennent parfois un grand accroissement, acquièrent le volume du molluscum solitaire, et quand on les enlève on leur trouve aussi sa structure.

Étude clinique. — Il faut distinguer le molluscum généralisé et le molluscum solitaire.

a. MOLLUSCUM GÉNÉRALISÉ. — La peau est couverte de tumeurs plus ou moins nombreuses, plus ou moins saillantes, arrondies, molles, indolentes. Elles siègent en n'importe quelle région ; elles sont rares à la paume des mains et à la plante des pieds, mais Mordzejewski a observé cette localisation. Le volume varie de celui d'une tête d'épingle à celui d'une noisette, d'une noix ; les dimensions d'un œuf de poule sont rares. Les plus petites de ces tumeurs échappent à la vue, mais le doigt les sent, enchâssées dans le derme comme des grains de plomb. Un peu plus grosses, elles sont arrondies, sessiles. Plus grosses encore, elles tendent à se pédiculiser. Sur elles, la peau est tantôt normale, tantôt un peu rose, tantôt parcourue, au sommet, de fines arborisations vasculaires qui lui donnent, de loin, un aspect violacé. La consistance est variable, mais toujours molle. De ces tumeurs, les unes sont tendues, les autres flasques, comme un scrotum vide, comme un grain de raisin vidé de ses pépins, dit Bazin. Mais, en

---

[1] A. PHILIPSON, *Beiträge zur Lehre von Fibroma molluscum.* In *Virchow's Archiv*, 1887, t. CX, p. 602.

[A. BROCA]

prenant entre deux doigts ce petit pli cutané, on y sent un nodule central, arrondi, lobulé parfois.

Dans quelques observations, des phénomènes nerveux déposent en faveur de l'opinion de Recklinghausen. Sur un malade de Bergmann, les tumeurs étaient anesthésiques; sur un autre, de Michel, elles disparurent, laissant à leur suite des zones insensibles.

L'évolution de ces tumeurs est très lente, stationnaire dans bien des cas; l'état général reste bon. Sur quelques malades, même, elles subissent à un moment donné une régression à peu près complète, et il persiste à leur place de petites excroissances flasques. Dans certains cas, au contraire, et surtout à l'occasion de la puberté, d'une grossesse, une ou plusieurs de ces tumeurs s'accroissent et prennent l'aspect du molluscum solitaire. Sauf cette circonstance, les accidents sont nuls et le malade ne consulte guère le médecin; c'est à propos d'une affection intercurrente que plusieurs de ces observations ont été recueillies.

L'*étude étiologique* fournit quelques renseignements intéressants. Les femmes sont plus sujettes à cette affection, congénitale quoi qu'en ait dit Hardy; le récit des malades, de leurs parents est affirmatif sur ce point, et l'on remarque, en outre, que la coexistence de nævi vasculaires ou pigmentaires est fréquente. L'hérédité est incontestable chez des malades de Hesselbach, Virchow, Hecker; ou bien, les parents étant indemnes, plusieurs enfants ont été atteints (Recklinghausen, Hitchcock, Murray [1]). Hébra prétend que ces sujets ont souvent un développement physique et intellectuel imparfait; les autres auteurs, sauf Duhring, y contredisent.

b. Molluscum solitaire. — C'est le vrai *molluscum pendulum*. Il ne faut pas prendre à la lettre le terme « solitaire », car il y a quelquefois deux, trois tumeurs, mais le fait est relativement rare, sauf quand il s'agit de fibromes multiples dont quelques-uns ont pris un grand développement.

Les *sièges* ordinaires de ces néoplasmes sont la tempe, les paupières, la nuque, la poitrine et surtout la grande lèvre. Une observation de Tillaux concerne la plante du pied; une, de Michel, le conduit auditif externe.

L'*étiologie* montre que les patients sont âgés, que le sexe n'a pas d'influence. Mais, de ce que la lésion est devenue évidente à l'âge adulte, il ne s'ensuit pas qu'il faille toujours exclure toute idée de congénitalité. Plusieurs malades ont raconté à leur chirurgien que de tout temps ils s'étaient connu, sur la région affectée, un nævus pigmentaire ou verruqueux, une petite tumeur qui s'est mise à grossir. Ces faits sont, en somme, assez analogues aux fibromes multiples dont un ou deux deviennent volumineux.

Pour les molluscums réellement acquis, des lésions traumatiques sont assez souvent la cause déterminante. Le point malade a parfois été soumis à des frottements. Demarquay a relaté l'histoire d'une dame qui, brisant sous elle un vase de porcelaine, se coupa la grande lèvre : un fibrome défigura la cicatrice. Au Brésil, Tschudi et Langrand racontent que chez les nègres la moindre plaie en est facilement cause; et la race a de l'importance, si l'on en croit non seulement ces auteurs, mais aussi les observations recueillies par T. Farquhar et Tilbury Fox dans la race chinoise.

Le *molluscum pendulum* une fois constitué, l'*aspect* diffère suivant que la tumeur est arrondie ou aplatie.

[1] Murray, d'après *Gaz. hebdom.*, 1873, p. 221. Les trois enfants étaient nés d'un mariage consanguin.

[A. BROCA.]

La *forme arrondie* est la plus commune. La tumeur est lisse ou lobulée; elle est pédiculée et, avec le temps, pend de plus en plus. Chassaignac a fait voir en 1866 à la Société de chirurgie un malade dont le fibrome, inséré sur le haut de la poitrine, avait allongé son pédicule jusqu'à venir toucher le pubis. On conçoit combien est mobile cette masse qui oscille comme un pendule. Sur elle, la peau est normale ou pigmentée, quelquefois sillonnée de veines bleuâtres; elle est tantôt lisse, tantôt ridée, rugueuse. L'état des poils est variable; écartés, vu la distension de la région, ils sont, comme volume, normaux, hypertrophiés ou atrophiés, absents même. Les orifices des follicules sébacés sont souvent élargis, et la peau, grasse, ressemble à une passoire. La palpation démontre que cette masse est molle, fluctuante même. Ou bien la poche est mal tendue, flasque, et la consistance est celle des mamelles qui pendent flétries. On peut sentir à la pression une lobulation grenue, capable d'en imposer pour un lipome.

Dans la *forme aplatie*, on est en présence de ce que certains auteurs appellent *dermatolysis*. A la face, au cou, au tronc, s'insère un pli cutané qui tombe plus ou moins bas. La ressemblance était grande, dans un cas de Nélaton, avec un manteau vénitien qui de la nuque descendait en arrière jusqu'au sacrum, en avant jusqu'à l'épigastre. Valentine Mott [1] a vu un pli analogue aller de l'oreille à l'ombilic. On pourrait citer bien des faits de ce genre, dus à Lücke [2], Fritsche, Stokes, Wedden Cooke, etc. Un des plus célèbres est celui d'Eleonor Fitzgerald, femme vue par J. Bell : un énorme repli, long de 1m,50, naissait de l'oreille et de derrière la tête, couvrait le cou, la poitrine et l'abdomen, et tombait en bourrelets volumineux, semblables à des paquets d'intestin; quand la femme était assise, elle devait tenir sur les genoux, des deux mains, cette tumeur monstrueuse.

Pronostic, complications. — Il est inutile d'insister sur la difformité, sur la gêne mécanique. Chez les malades de Nélaton, de Marcacci [3], le poids du néoplasme a luxé l'articulation sterno-claviculaire. Mais — qu'il s'agisse de la forme arrondie ou de la forme aplatie — l'indolence est complète et les sujets ont volontiers une insouciance qui étonne. Pozzi a enlevé un molluscum pesant 11 kilogrammes et siégeant dans une région où pourtant il devait gêner, car il pendait de la mamelle à la cuisse; il avait mis dix ans à se développer. A la face même, où cependant la difformité est précoce, le volume est quelquefois surprenant : témoin les observations de Lücke, de J. Bell.

Quelques *accidents* sont cependant notés. Pour les molluscums de la grande lèvre, Marfan, Budin, signalent les congestions pendant les règles, pendant la grossesse. Les frottements répétés sont capables de produire des ulcérations par lesquelles Marfan a vu se faire des *hémorragies* graves. Les *complications inflammatoires* ne sont pas rares, et il y a là une analogie avec l'éléphantiasis. La peau devient rouge, luisante, tendue, un peu douloureuse, et, après une série de poussées de ce genre, elle reste rugueuse, mamelonnée, fissurée, quelquefois exulcérée et saignante; les ganglions correspondants sont un peu engorgés. L'abondance des cellules embryonnaires dans un cas de ce genre a fait admettre à tort par Lagrange et Duret une *dégénérescence sarcomateuse.*

[1] V. Mott, *Remarks on a particular form of tumor of the skin denominated pachydermocele.* In *Med. chir. Transact.*, 1854, t. XXXVII, p. 155.

[2] R. Schultze, *Ein Fall von sehr grossem Fibroma molluscum.* In *Deutsche Zeitschrift für Chir.*, 1880, t. XIII, p. 575.

[3] Marcacci, *Di un raro esempio di fibroma mollusco.* In *Giorn. ital. delle mal. ven.*, 1870, p. 195.

Cette dégénérescence a été constatée dans le molluscum solitaire par E. Wagner, Malassez [1], dans le molluscum multiple, par Cimmino, par Westphalen. Ou plutôt ce dernier auteur a donné ses soins à un homme de trente-cinq ans qui, atteint de neuro-fibromes cutanés multiples, succomba à un sarcome du creux poplité, probablement consécutif à un neuro-fibrome profond [2].

La *dégénérescence cancéreuse*, épithéliale ou carcinomateuse, a été constatée par Chambard sur une pièce de Trélat, par Lerefait [3]. Quoique dans ces observations la tumeur ait été enlevée avant d'avoir présenté des phénomènes cliniques spéciaux, ces constatations anatomiques, jointes à la possibilité de la transformation sarcomateuse, doivent conduire à quelques réserves pronostiques.

Sauf ces complications rares, le pronostic est bénin. Il dépend avant tout du volume de la tumeur et des difficultés opératoires qui en résultent. Après ablation, ces tumeurs ne récidivent pas.

Diagnostic. — Le diagnostic différentiel n'est pas à débattre. Les diverses lésions cutanées appelées molluscum ne se ressemblent que par le nom, et il serait superflu de résumer ici les caractères de l'acné varioliforme, de la lymphadénie cutanée. La description des myomes cutanés viendra plus loin.

Pour les molluscums généralisés, on doit se demander s'il ne s'agit pas de neuro-fibromes et l'on doit examiner avec soin tous les troncs nerveux accessibles à la palpation.

Pour le *molluscum pendulum* volumineux à consistance grenue, la sensation ressemble assez à celle d'un *lipome*. Or le lipome, lui aussi, peut se pédiculiser, devenir vraiment pendulum [4]. Le diagnostic n'en est guère possible. Cette erreur, rare il est vrai, n'a d'ailleurs aucune importance pratique.

Traitement. — Le seul traitement de ces tumeurs est l'ablation.

L'extirpation des tumeurs solitaires et volumineuses est absolument indiquée. On a dit qu'après l'ablation des grosses masses au bistouri, les érysipèles, les lymphangites ont une grande fréquence ; ces fibromes éléphantiasiques ressembleraient ici encore à l'éléphantiasis. Aussi a-t-on préconisé le fer rouge, et récemment encore Pozzi a usé de la ligature élastique. Mais depuis l'emploi des méthodes antiseptiques on doit recourir exclusivement au bistouri, et les succès se sont multipliés, même pour les molluscums énormes qui, jusqu'à ces dernières années, donnaient une grande mortalité. Certains fibromes diffus ne peuvent pas être enlevés entièrement, on en excise alors des fragments en forme de quartier d'orange et l'on suture les lèvres de la plaie. Plusieurs opérations de ce genre ont été conduites avec succès, à la face surtout.

Lorsqu'on se trouve en présence de fibromes cutanés généralisés, l'abstention est la règle. Il y a toutefois quelques indications opératoires ; on enlèvera les tumeurs qui tendent à s'accroître et celles qui sont cause d'une difformité.

[1] MALASSEZ, *Bull. de la Soc. anat.*, 1871, p. 85, 87, 145, 151.
[2] WESTPHALEN, *Virchow's Archiv*, 1887, t. CX, p. 29. — CIMMINO, *Giorn. ital. delle mal. ven. e delle pelle*, mars 1891, p. 28.
[3] Outre la thèse de LEREFAIT, Thèse de Paris, 1884-1885, n° 155, consultez sur ce point spécial : SCHMIDT, *France méd.*, 1879, p. 481 ; Obs. de Trélat, exam. histologique par CHAMBARD, *Arch. de phys.*, 1879, p. 530. — CHAMBARD, *Ann. de dermat. et de syph.*, 1885, p. 61.
[4] DECAISNE, *Bull. de la Soc. anat.*, 1876, p. 363. — BAILLY (de Chambly), *Ibid.*, 1886, p. 424.

[A. BROCA]

VI

TUMEURS DIVERSES

Myomes. — Les myomes de la peau présentent d'assez nombreuses analogies avec les fibromes. Eux aussi sont de deux espèces : multiples et solitaires.

Des *myomes multiples* ont été trouvés par Verneuil, en 1858, sur un cadavre de l'École pratique [1]. Il y a quelques années, E. Besnier [2] a observé une femme qui en était atteinte et portait, à côté de taches arrondies, rosées, à peine saillantes, de petites tumeurs différant du molluscum proprement dit surtout par une consistance plus grande. Une de ces tumeurs fut enlevée, et Balzer y trouva des fibres lisses, un peu de tissu conjonctif et quelques filets nerveux. En 1858, Verneuil avait vu, à côté de ces éléments et de quelques glandes sébacées et sudoripares, des fibres striées analogues à celles du cœur. Depuis que Besnier a attiré l'attention sur la consistance spéciale de ces myomes, parfois confondus avec le molluscum fibreux, le diagnostic exact a été posé, avant l'examen histologique, sur des malades dont l'observation a été publiée par Arnozan et Vaillard, par Brigidi et Marcacci [3].

Les *myomes isolés* ont plus d'intérêt pour le chirurgien. On les a rencontrés dans toutes les régions du corps : à la face palmaire de la main ou des doigts (Lumnitzer, Axel Key), à la cuisse (Santesson). Mais la plupart du temps ils occupent (et là plusieurs tumeurs voisines peuvent coexister) les régions où un plan musculaire lisse double la face profonde de la peau. Ces « régions dartoïques » sont le scrotum, la grande lèvre, l'aréole du mamelon. A la mamelle, on cite les observations de Virchow, de Klob, de Sokoloff ; au scrotum, celles de Forster, de Trélat et Challand [4]. J'ai déjà fait allusion aux myomes de la grande lèvre à propos du molluscum de cette région. Une discussion surgit, en effet, pour ces *myomes dartoïques*, et il s'agit probablement de molluscum-fibreux auxquels se sont mêlées des fibres musculaires lisses, en raison de la structure même de la région.

Les myomes chirurgicaux constituent des tumeurs qui tendent à se pédiculiser et sont à peu près identiques au molluscum fibreux. Dans quelques observations cependant, pour les myomes dartoïques, on signale un symptôme qui permet d'établir le diagnostic. La tumeur réagit au froid, aux irritations diverses, à l'électrisation par une rétraction évidente.

Certains petits myomes sous-cutanés, non pédiculisés et durs sont une des variétés du tubercule sous-cutané douloureux. Des observations de ce genre ont été publiées par Billroth, par Jardet [5] et surtout par Malherbe et son élève Harel.

A côté de ces myomes réellement cutanés et sous-cutanés, je signalerai ceux qui, venus des parties profondes, font saillie à la peau. Le fait a été parfois observé à la région ano-périnéale, et, dans une pièce disséquée par Marcano [6]

[1] Verneuil, *Bull. de la Soc. anat.*, 1858, p. 375.
[2] E. Besnier, *Les dermato-myomes. Ann. de dermat. et de syph.*, 1880, p. 25, et 1885, p. 521.
[3] G. Phélisse, Thèse de Paris, 1886-1887, n° 38. — Lukasiewicz, *Arch. f. Derm. und Syph.*, 1892, p. 35.
[4] Challand, *Bull. de la Soc. anat.*, 1871, p. 149.
[5] Jardet, *Bull. de la Soc. anat.*, 1884, p. 244.
[6] Marcano, *Bull. de la Soc. anat.*, 1875, p. 588.

[A. BROCA]

un myome sous-cutané de cette région tirait son origine des aponévroses péri-prostatiques. En pareille occurrence, un toucher rectal soigné permettrait de sentir un pédicule profond.

Xanthome ([1]). — Le xanthélasma est une lésion cutanée qui intéresse avant tout le dermatologiste, mais qui peut cependant former de véritables tumeurs, justiciables de l'ablation et par conséquent du chirurgien. Ce « xanthélasma tubéreux », comme l'appelle Hardy, succède le plus souvent aux plaques et aux tubercules du xanthélasma des coudes, des genoux, des points soumis aux pressions. Ces tumeurs, parfois hypodermiques, péri-tendineuses et périostiques, sont capables d'acquérir le volume d'un œuf de poule. Leur surface est plissée, gaufrée, lobulée; leur couleur est quelquefois jaune de chrome (Carry). Elles peuvent se pédiculiser. La consistance est assez ferme, cartilagineuse même (Brachet et Balzer). Chambard et Gouilloud ont observé la dégénérescence xanthomateuse d'un fibrome molluscum.

Anatomiquement, on se trouve en présence d'une masse conjonctive d'autant plus dense qu'on se rapproche davantage du centre. A la périphérie, on voit des amas de cellules embryonnaires qui subissent une dégénérescence graisseuse spéciale et finalement s'atrophient, si bien qu'il ne reste plus que de la graisse libre, en gouttelettes ou en cristaux. C'est une tumeur bénigne.

On ignore la cause de cette affection. On a invoqué l'arthritisme; Potain a parlé d'une combustion incomplète des matières grasses, sous l'influence de lésions hépatiques; Balzer a cru, à un moment donné, qu'il fallait incriminer des microbes. Tout cela reste à l'état d'hypothèses. Il est constant que souvent ces tumeurs atteignent les enfants, sont même parfois congénitales.

Le xanthome en tumeurs sera parfois traité par l'extirpation.

Dégénérescence colloïde du derme. — C'est une affection rare, signalée en 1866 par Wagner sous le nom de *colloïd milium* et décrite plus récemment par E. Besnier, Balzer, H. Feulard ([2]). Elle occupe la face sous forme de petites élevures jaunes, peu saillantes, luisantes, du volume d'une tête d'épingle à un grain de mil, formant par places, par leur confluence, de véritables plaques. La maladie débute par des éléments discrets, sur les pommettes, et s'étend peu à peu. Elle peut gagner les oreilles, les conjonctives. Elle est indolente et ne s'accompagne d'aucun accident général.

L'*examen histologique* montre que l'épiderme est normal ou un peu aminci. Toujours il reste séparé de la masse colloïde par une mince couche de tissu conjonctif. La dégénérescence colloïde atteint les faisceaux conjonctifs et un peu les parois vasculaires; elle siège surtout entre les follicules pilo-sébacés, mais les organes glandulaires restent sains. Ces masses colloïdes sont contenues dans de petites loges bien circonscrites. On s'est demandé si la cause première n'est pas un trouble vasculaire. En réalité, la cause est inconnue.

Le *traitement* consiste à racler le tissu morbide avec la curette tranchante.

Lymphangiome. — Le lymphangiome de la peau est rare. Hébra et Kaposi,

([1]) FEULARD et WICKHAM, art. XANTHOME du *Dict. encycl. des sc. méd.*, 1889. — HALLOPEAU, *Ann. de dermat. et de syph.*, 1895, p. 954.

([2]) WAGNER, *Arch. der Heilkunde*, 1866, t. VII, p. 465. — E. BESNIER, *Gaz. hebd.*, 1879, p. 645, et *Ann. de dermat. et de syph.*, 1879-1880, t. X, p. 461. — FEULARD et BALZER, *Ann. de dermat.*, 1885, p. 515.

puis plus récemment Pospelow ([1]), ont décrit un lymphangiome tubéreux multiple caractérisé par des tubercules nombreux, gros comme un pois à un haricot, ovalaires ou arrondis, rouge brun, luisants, quelque peu transparents, lisses, plats, légèrement saillants, fermes, élastiques, un peu douloureux à la pression sous laquelle ils pâlissent; ils sont mal limités, et situés juste sous l'épiderme, font corps avec le derme. Pospelow insiste sur ce siège et sur la transparence. Dans les deux observations connues, l'affection était congénitale.

L'évolution est lente et bénigne; l'état général reste bon. Des fragments ayant été enlevés et examinés au microscope, les dilatations lymphatiques du lymphangiome ont été constatées.

Névromes. — Des névromes de la peau ont été décrits par Duhring (1873), par Kosinski (1874) ([2]). Dans l'observation de Duhring il s'agit de petites tumeurs multiples qui commencèrent à se produire, au niveau des épaules, chez un homme de soixante ans, et quatre ans après survinrent des crises douloureuses pour lesquelles T.-F. Maury en vint à réséquer le plexus brachial, et les tumeurs diminuèrent. L'examen de quelques tumeurs enlevées a démontré qu'il s'agissait de névromes amyéliniques, avec tissu fibreux abondant. L'observation de Kosinski vise des névromes amyéliniques multiples qui occupaient la fesse et la face postérieure de la cuisse chez un homme de trente ans, malade depuis l'âge de seize ans. A la pression, des douleurs naissaient, irradiées en tous sens. La résection du nerf petit sciatique amena rapidement une disparition presque complète des tumeurs. Ces observations ne permettent pas de contredire aux réserves de Quénu sur les névromes périphériques.

VII

TUBERCULES SOUS-CUTANÉS DOULOUREUX

On appelle tubercules sous-cutanés douloureux des tumeurs de nature variable, qui se caractérisent par une douleur d'une intensité telle, qu'elle devient le caractère clinique dominant. On a reproché au nom de « tubercule » d'éveiller, étant donné le langage médical actuel, une idée de spécificité qui n'a absolument rien à voir ici, et on a dès lors proposé de dire tumeurs sous-cutanées douloureuses. Le nom emprunté à la nomenclature willanique a toutefois l'avantage de mettre immédiatement en relief le fait que la tumeur est presque toujours petite. Dès le début, dans la définition même, il est utile d'affirmer qu'il s'agit d'un tout clinique et non d'une entité anatomique et il faut conserver cette dénomination symptomatique, proposée par Wood dès 1812.

Avant Wood, quelques auteurs avaient été frappés par les symptômes si remarquables de ces productions, et avaient même voulu les expliquer par la nature du néoplasme. Cheselden avait donné une description assez vague de ces *tumeurs squirrheuses*; Camper avait été un peu plus précis sur ces tumeurs qui siègent, à son sens, dans la *tunique des nerfs*. Marc-Antoine Petit, de même, en un « Discours sur la douleur » prononcé en 1799, avait insisté sur ces *gou-*

([1]) Pospelow, *Viertelj. f. Dermat. u. Syph.*, 1875, p. 521.
([2]) Duhring, *Loc. cit.*, p. 685. — Kosinski, *Centralblatt f. Chir.*, 1874, n° 16, p. 241.

glions nerveux. La conception de Wood répond bien mieux à la réalité des faits, aussi a-t-elle triomphé, quoique plus tard Dupuytren ait soutenu la nature cancéreuse de ces productions qu'il appelle *tumeurs squirrheuses enkystées*. La nature quelconque du néoplasme a été peu à peu démontrée par Wilmot, Paget, Foek, P. Broca, Virchow, etc., et depuis cette doctrine, maintenant classique, a été, de temps à autre, étayée par quelques observations nouvelles.

BÉRARD et DENONVILLIERS, *Compendium*, etc., t. II, p. 14, 1851. — FOEK, Zur Diagnose der schmerzhaften Geschwülste. *Deutsche Klinik*, 1855, p. 10. — LANNÉ et LEGROS, Étude anatomo-pathologique de trois cas de névromes. *Journal de l'anat. et de la phys.*, 1870-1871, t. VII, p. 171. — VIRCHOW, Névromes, *Loc. cit.*, t. III, p. 929, 1871. — RICHARD, Étude sur le tubercule sous-cutané douloureux. Thèse de Paris, 1874, n° 77. — BOUCHARD, Étude sur les symptômes du tubercule sous-cutané douloureux. Thèse de Paris, 1874, n° 71. — CHANDELUX, Recherches histologiques sur les tubercules sous-cutanés douloureux. *Arch. de phys.*, 1882, 2° sér., t. IX, p. 039. — TERRILLON, Angiome sous-cutané douloureux. *Progrès méd.*, 1884, p. 985. — L. BLUMNER, Étude historique et critique sur la nature anatomique des tubercules sous-cutanés douloureux. *Arch. gén. de méd.*, 1884, t. II, p. 401.

Description clinique. — Les tubercules sous-cutanés douloureux ont été vus dans toutes les régions du corps. Ils ont une certaine prédilection pour les zones péri-articulaires; ils sont assez fréquents à la mamelle. Mais leur lieu d'élection est la jambe.

La tumeur est le plus souvent unique. Siebold, pourtant, en a vu deux à la région intermalléolaire antérieure; Wood en a compté trois sous les téguments de la fesse, et Marjolin en a enlevé plusieurs dans la peau cruro-scrotale.

La *douleur* est le symptôme dominant. D'après les auteurs du *Compendium*, elle précède ordinairement, de longtemps, le développement de la tumeur. Le fait est possible, mais on aurait tort d'en exagérer la fréquence. Wood a vu un fibrome devenir douloureux après dix-sept ans d'existence, et, d'après Follin, cette période indolente du néoplasme est la règle. Puis la douleur survient, légère d'abord, éveillée par la pression, plus tard éclatant sous des influences minimes, sans cause connue même. Suivant les cas, elle est au début médiocre, constituée par des élancements modérés, ressentis à intervalles variables, et elle s'aggrave peu à peu; ou bien elle atteint dès la première fois son apogée.

La douleur de la maladie confirmée vient par accès. Elle naît d'un point circonscrit, toujours le même, et de là elle irradie vers la périphérie des membres, plus rarement vers le centre, ou dans les deux sens à la fois. Ici, cette irradiation n'a rien de fixe; là elle suit, au contraire, un trajet nerveux déterminé : Béclard père a souffert d'un tubercule sous-cutané causant une névralgie toujours localisée au saphène interne. L'accès dure de quelques minutes à plusieurs heures. Il arrache des cris, se termine même parfois par une syncope. Pendant les souffrances, les muscles de la région sont en spasme réflexe.

Les accès, d'abord rares, se rapprochent de plus en plus, et finissent par devenir fréquents, par éclater même plusieurs fois par jour. Assez souvent on leur découvre une cause déterminante : pression, choc, frottement. Chez certains sujets il suffit d'un simple contact des vêtements, du moindre mouvement, du plus léger attouchement, pour exciter cette sorte de point électrique. Ou bien, sans incitation directe de la tumeur, la crise se déclare à l'occasion d'un changement de temps : la neige, les orages, le froid vif et soudain ont parfois une action évidente. Ailleurs, c'est d'une émotion morale, d'une colère que relève la crise. Ailleurs enfin, toute cause nous échappe.

Sous l'influence de ces causes si banales, insignifiantes, nulles même, les sujets en peuvent arriver à un état douloureux presque continu. Privés de sommeil, de gaieté, ils perdent l'appétit, maigrissent, deviennent volontiers hypochondriaques, et ces complications générales ne sont pas les seules. Dans un instant, à propos du diagnostic il va être question de deux femmes chez lesquelles le tubercule sous-cutané douloureux était l'origine d'une épilepsie réflexe; une d'elles, même, en était venue à un état mental des plus défectueux.

Les symptômes sont donc ceux d'une névralgie à répétition, et, dans les cas les plus graves, ceux de l'épilepsie. L'*examen local* seul permet le *diagnostic*.

Cet examen doit porter sur la région qui est le point de départ constant de la névralgie. L'attention est parfois attirée, mais rarement, par quelque œdème, quelque rougeur. En règle générale, le palper seul fournit des renseignements, et il faut ajouter que, presque invariablement, c'est le malade lui-même qui le pratique pour la première fois et met le doigt du chirurgien sur la cause du mal. Rien de plus facile à sentir, en effet, que cette petite tumeur arrondie, dure, roulant sous le doigt, mobile sous la peau et sur l'aponévrose, sauf dans quelques cas de date très ancienne. On constate souvent que les pressions un peu intenses sont bien supportées, tandis qu'un frôlement éveille un accès.

Ces constatations sont absolument caractéristiques, et dès lors on peut affirmer que l'erreur de diagnostic exige un examen insuffisant. Or, il ne faut pas oublier que l'exactitude du diagnostic est indispensable pour établir un traitement efficace. Portal a prescrit sans succès les remèdes les plus divers à une épileptique dont l'aura partait toujours du pouce; son élève, le citoyen Ledru, trouva en ce point un « durillon » très douloureux, l'extirpa, et la malade guérit. En 1720, Short fut consulté par une femme de trente-huit ans que douze ans d'épilepsie, à crises fréquentes, avaient conduite à la stupidité. L'aura partait de la jambe. Pendant l'interrogatoire, la malade fut prise d'un accès. Dans l'état de mal, Short examina le point incriminé de la jambe, n'y sentit rien, et néanmoins y plongea, de confiance, son bistouri. Il enleva ainsi un petit corps dur, gros comme un pois, attenant à un nerf qu'il coupa. L'accès cessa sur-le-champ, et depuis il n'en fut plus question.

Ainsi, l'analyse exacte des symptômes doit conduire à un examen local qui permet d'affirmer l'existence d'un tubercule sous-cutané douloureux. Mais est-il possible d'aller plus loin et de déterminer la nature de cette tumeur? Cette partie du diagnostic est aujourd'hui reléguée au second plan, car l'anatomie pathologique va nous enseigner que cette nature est absolument variable. D'autre part, si ces néoplasmes divers ont parfois des caractères extérieurs spéciaux, capables de conduire à un diagnostic précis, le plus souvent il n'en est pas ainsi et la nature du néoplasme reste dans le doute.

Anatomie pathologique. — Le tubercule sous-cutané douloureux est une petite tumeur arrondie, occupant le tissu *sous-cutané*, où elle est *enkystée*, ne s'accompagnant d'aucune réaction inflammatoire.

Mais il ne faudrait pas abuser de ce siège sous-cutané. Il y a longtemps déjà, Fock a publié une observation où les douleurs avaient pour cause une tumeur du périoste tibial. J'ai communiqué à Beurnier un fait que j'ai recueilli en 1882, pendant mon internat chez le professeur Guyon. Sur une femme d'une cinquantaine d'années, une tumeur grosse comme une noix (ce volume déjà n'est pas la règle), siégeant vers le haut du muscle grand oblique de l'abdomen, s'accompagnait de crises douloureuses caractéristiques. Or, en faisant contracter le

grand oblique, on notait que la tumeur, fixée, lui adhérait, fait constaté pendant
l'extirpation et vérifié par l'examen histologique.

La masse principale de la tumeur, dans ce cas, était d'ailleurs formée de
tissu fibreux. A ce point de vue donc, cette observation rentre dans la règle,
car il semble bien que les *fibromes* soient la variété la plus fréquente des tubercules sous-cutanés douloureux. Mais, à côté d'eux, il faut certainement faire
une place au *myxome*, au *lipome* (Broca), au *fibrochondrome* (J.-H. Bennet), au
myome (Billroth) (¹), au *sarcome* (Paget, Verneuil). Dans les thèses de Gaeches
(1876), de Marquis (1876), on trouvera des exemples de *tumeurs glandulaires* :
adénomes, kystes sébacés. Enfin, les *angiomes*, signalés depuis longtemps par
Schuh, se sont multipliés, grâce aux observations de Trélat, Monod, Beurnier,
Terrillon, etc. Après les fibromes, ils semblent avoir une fréquence spéciale.

Ainsi, rien de spécial dans la nature de ces tumeurs, et, sans tenir compte
des rares faits de sarcome, on a renoncé à l'opinion de Cheselden, de Dupuytren, pour qui la vivacité des douleurs était un signe de malignité, si bien que
Dupuytren décrivait une période ultime d'ulcération et de cachexie : personne
n'a, depuis, rien vu de semblable.

Il y a quelques années, on avait cru que les tubercules sous-cutanés étaient
le plus souvent des névromes. Cette opinion est celle de Tripier, qui ajoutait un
cas personnel aux relations histologiques de Virchow, de Labbé et Legros. Mais
depuis cette fréquence n'a pas été vérifiée, et les analyses microscopiques les
plus récentes ont prouvé que cette variété est en réalité rare.

Mais ne pourrait-on pas expliquer autrement l'existence des douleurs? Ces
tumeurs n'auraient-elles pas des connexions spéciales avec les nerfs? Elles ne
sont pas des névromes vrais, mais ne seraient-elles pas des névromes faux,
c'est-à-dire des tumeurs des nerfs? C'est l'hypothèse, ancienne déjà, de Camper,
d'Antoine Petit. Elle a pour elle certains faits positifs. Camper a enlevé un
tubercule qui adhérait à une branche du musculo-cutané; Descot, élève de
Béclard, affirme que la dissection révèle souvent des connexions de ce genre;
Swan, enlevant une tumeur de la jambe, vit qu'un nerf se ramifiait entre elle
et la peau. Les relations avec les nerfs démontrables par la dissection sont
rares; elles ont été vainement cherchées par Velpeau, Paget, Fock; mais
depuis, le microscope a permis de saisir des relations qu'autrefois on mécon-
naissait, et, d'après Chandelux, si l'on ne voit pas toujours des rapports entre la
tumeur et des éléments nerveux, c'est que les préparations sont défectueuses.

Peut-être ne faut-il pas admettre une semblable constance, mais en tout cas
ces constatations histologiques, quoi qu'en pense Chandelux, ne suffisent pas à
expliquer l'irritabilité douloureuse spéciale de ces tumeurs. Il est bien connu en
effet que nombre de tumeurs des nerfs ne présentent pas une symptomatologie
analogue; c'est probablement l'examen de l'état général du sujet qui fournit la
solution du problème.

Étiologie. — Malgré Camper, tout le monde est d'accord pour affirmer que
la fréquence est bien plus grande chez la *femme* : la statistique de Paget donne
25 femmes contre 5 hommes. Les sujets ont de trente à soixante ans. Les

(¹) A. MALHERBE (de Nantes) pense que le *myxome* est la variété la plus fréquente. Il a
inspiré sur ce point les thèses de HAMEL (Thèse de Paris, 1881, n° 174), et de P. ROY (Thèse
de Paris, 1892-1893, n° 5). Il a communiqué des faits de ce genre au *Congrès français de
chirurgie*, 2e session, 1886, p. 555.

femmes sont souvent aux environs de la *ménopause*. Sur certaines, la *grossesse* joue un rôle évident, et sur une malade de Bisset une tumeur de la jambe fut douloureuse à quatre reprises différentes, pendant quatre grossesses.

Les causes qui viennent d'être énumérées font soupçonner qu'il faut tenir compte de la *névropathie du sujet*. En examinant les malades, on constatera presque toujours qu'ils sont d'une irritabilité nerveuse exagérée, et l'on arrivera à cette conclusion, nettement formulée par Paul Broca, que ce n'est pas la tumeur qui est irritable, mais le malade.

Il ne faut donc pas admettre sans restriction les données étiologiques accumulées dans les traités anciens. Que les accidents, chez les malades de Cabaret, de Wilmot, de Hall aient succédé à une chute, à une piqûre d'épine ou d'alène, personne ne songe à le nier. Mais on doit penser que la blessure, agissant sur une tumeur préexistante, a été cause déterminante et non efficiente. De même pour l'action du froid humide. Autrefois on citait, comme fort probante, l'observation de Béclard père : interne à l'Hôtel-Dieu d'Angers, il habitait une chambre fort humide ; il souffrit bientôt d'un tubercule douloureux à la jambe ; il obtint un logis plus sain, et les douleurs cessèrent ; la tumeur disparut même. Mais il ne faut pas oublier que le même Béclard, plus âgé, eut sous le menton un furoncle dont la cicatrice resta pendant fort longtemps douloureuse. Le contact du rasoir en faisait partir des irradiations névralgiques s'étendant au cou, à la poitrine. N'est-ce point là une preuve que le sujet était névropathe ?

Traitement. — Cela étant, on serait peut-être disposé à insister sur le *traitement général* par les narcotiques, par les antinévralgiques. On a obtenu ainsi quelques succès ; tel Dupuytren, sur une femme qui refusa de se laisser opérer d'un tubercule au côté postéro-interne du genou. Mais presque toujours la thérapeutique médicale échoue. Il en est de même de la *névrotomie*.

Le seul traitement efficace est l'*extirpation*, car aujourd'hui personne ne songe plus à la destruction par les caustiques. L'énucléation à travers une petite incision est d'une simplicité extrême. On cherchera toujours la réunion immédiate, sans drainage. Après l'extirpation, il persiste pendant quelque temps un peu de sensibilité de la région, puis tout cesse. Le pronostic est excellent, car l'opération est bénigne et efficace. Si on a parlé de récidive, c'est probablement qu'une tumeur voisine, inaperçue, est devenue douloureuse à son tour.

Si le malade refuse absolument l'opération, on le soulagera par un *traitement palliatif*. On appliquera sur la région douloureuse une plaque percée d'un trou, dans l'aire duquel sera la tumeur, soustraite ainsi aux frottements extérieurs. Au reste, on aura rarement à conseiller le port d'un semblable appareil, car les malades que stimule la peur du bistouri ont vite fait de l'inventer.

VIII

NÆVI PIGMENTAIRES CONGÉNITAUX

La peau est le siège d'excroissances, de pigmentations, de vascularisations anormales, toutes englobées par le médecin dans les *nævi materni* ; par les mères dans les *signes* et les *envies*. Les taches et tumeurs vasculaires sont étudiées parmi les angiomes. Je n'ai donc à parler que des *nævi pigmentaires*.

[A. BROCA.]

Ces nævi se présentent sous deux aspects : des taches, des tumeurs.

Les *taches pigmentaires congénitales*, *nævi spili* des anciens, occupent surtout la face, puis le cou, le dos des mains. La forme et le nombre sont des plus variables. De même les dimensions ; la tache, parfois large comme une lentille, peut couvrir une moitié de la face, presque tout un membre même, dit Rayer. La couleur varie du jaune au noir ; quelquefois elle devient plus foncée pendant les premières années de la vie, puis s'atténue chez l'adulte, mais la décoloration complète est rare. La surface est lisse ou rugueuse, verruqueuse même. Sur cette tache s'implantent quelquefois des poils soyeux, à bulbes saillants.

On ignore complètement les causes de cette difformité. Peut-être faut-il faire intervenir le rôle trophique du système nerveux. Hébra, Simon, Bärensprung, Campana ont remarqué que les pigmentations faciales répondent parfois au trajet d'un nerf. Des constatations analogues ont été faites pour les nævi verruqueux et papillomateux des membres. On ne s'étonnera pas que l'imagination populaire se soit donné libre carrière pour expliquer ces productions : envies et frayeurs maternelles, tout y a passé, et Hébra nous raconte qu'on a invoqué l'intervention sexuelle d'un chien danois pour expliquer comment un homme, idiot et épileptique, avait pu naître avec le corps tacheté.

Les *tumeurs pigmentaires*, auxquelles on réserve en général le nom de *signes*, relèvent, elles aussi, de causes inconnues. Peut-être les femmes sont-elles plus souvent atteintes. La face est le siège de prédilection. Elles sont quelquefois multiples, en général peu saillantes; leur couleur est très variable, mais volontiers assez foncée; à leur sommet s'implante une touffe de poils longs et frisés.

Les inconvénients sont presque toujours nuls; et même souvent, en certaines régions privilégiées tout au moins, ces « grains de beauté » sont considérés comme un ornement, dont le porteur, la porteuse surtout, ne désire nullement le sacrifice. Quelquefois cependant ce sacrifice devient utile, lorsque des masses lipomateuses se développant dans le nævus viennent constituer une véritable tumeur, parfois très volumineuse. Walther, Larcher, signalent cette évolution. L'ablation peut même être nécessaire, urgente, car dans quelques cas, rares heureusement, le signe dégénère en mélano-sarcome.

CHAPITRE VII

MALADIES DES ONGLES

I

ANOMALIES CONGÉNITALES ET DIFFORMITÉS

Les *anomalies congénitales* : absence, hétérotopie, *pterygium unguis*, ne seront que nommées pour mémoire.

Les *difformités acquises* présentent un peu plus d'intérêt, et je mentionnerai : 1° les anomalies de régénération ; 2° l'onychogrypose.

1° **Anomalies de régénération.** — Lorsqu'un ongle est tombé à la suite d'une lésion traumatique ou inflammatoire, sa régénération dépend de l'état où a été mis le derme sous-unguéal et surtout la matrice de l'ongle. Si la matrice est intacte, l'ongle repousse normal; si elle a été en partie détruite, il ne se forme qu'un ongle partiel, dont la largeur est égale à celle de la surface lunulaire respectée. Si la lunule entière est anéantie, il s'élève sur le derme sous-unguéal des lamelles cornées irrégulières, éparses, n'ayant pas de tendance à se réunir en une couche uniforme et constituant une masse qui s'épaissit, mais ne s'allonge pas. Si le derme sous-unguéal lui aussi est détruit, il n'y a plus aucune trace de reproduction. Toutes ces données physiologiques dominent le traitement de l'ongle incarné. Une mention suffira pour ces exceptions curieuses où l'on voit un ongle pousser sur le moignon après amputation d'une et même de deux phalanges (Ancel, Corlieu).

Il est utile d'indiquer les phénomènes consécutifs à la division longitudinale d'un ongle par un instrument tranchant. Lorsque le derme sous-unguéal n'a pas été atteint, il produit une lame cornée et l'ongle repousse continu. Mais s'il a été sectionné, la cicatrice n'est plus apte à former de l'ongle et les deux moitiés resteront séparées pour toujours.

2° **Onychogrypose.** — On réunit, artificiellement sans doute, sous ce nom, toutes les hypertrophies et les anomalies de l'ongle. Il y a, dit Follin, quatre formes principales d'hypertrophie :

1° L'ongle s'épaissit en massue, en un cône à base antérieure. Sous lui s'accumulent des lamelles épidermiques sèches, cassantes, pulvérulentes;

2° La face dorsale apparaît cannelée transversalement, la face adhérente ayant, d'après certains auteurs, des concavités correspondantes; en sorte qu'il y aurait incurvation, mais non épaississement, proposition que Follin conteste;

3° L'ongle forme une masse cubique plus ou moins irrégulière qui s'élève en hauteur et se recourbe légèrement en arrière;

4° On voit une véritable corne contournée en griffe, renversée vers la face plantaire. Il y a en outre, à l'ordinaire, des cannelures transversales.

Ces difformités unguéales ne s'observent guère qu'aux orteils, au gros orteil principalement, ou sur les orteils déviés; elles sont surtout fréquentes chez les vieillards; la quatrième forme est la plus commune. Elles naissent sous des influences variables : les inflammations, les traumatismes légers provoqués par les chaussures mal faites et les marches exagérées ont un rôle important. Dans toutes, il y a manifestement irritation des papilles sous-unguéales, ordinairement hypertrophiées au niveau de chaque saillie cannelée. Depuis quelques années, on a reconnu que l'innervation jouait un rôle considérable dans la genèse de ces modifications (¹). Ces ongles déformés sont surtout des *ongles trophiques*, et ils sont fréquents, en particulier, sur les membres variqueux, dont les névrites ne sont plus à démontrer. Ils ne sont pas caractérisés seulement par une forme anormale, mais aussi par une tendance anormale à la chute. L'amas pulvérulent s'épaissit sous eux, gagne de la pointe vers la racine, décolle jusqu'à la lunule. L'ongle alors est ébranlé et souvent il faut l'enlever avant sa chute spontanée, car ses oscillations rendent la marche pénible. On constate à ce moment qu'au niveau de la lunule commence déjà à pousser un ongle qui peu à

(¹) Voy. *Ulcères, Anévrysmes artério-veineux, Varices, Plaies des nerfs.*

[A. BROCA]

peu s'allonge, mais à un moment donné tombe souvent à son tour. Les douleurs provoquées par l'ongle incomplètement décollé sont le seul trouble fonctionnel qui mérite d'être signalé. Mais on conçoit quelle importance l'ongle trophique peut acquérir pour le diagnostic de certaines lésions nerveuses périphériques ou médullaires et pour celui des varices profondes.

Je signalerai les sillons qui se forment sur les ongles, par arrêt momentané de croissance, pendant les maladies aiguës, pendant la fièvre typhoïde surtout, et qui sont comparables aux difformités de l'émail dues aux maladies survenues pendant l'évolution des follicules dentaires.

II

LÉSIONS TRAUMATIQUES

Les *plaies* sont presque toujours des complications accessoires des plaies des doigts et des orteils. Leur seul intérêt spécial relève de la lésion du derme sous-unguéal, pour les phénomènes de régénération dont j'ai parlé précédemment.

La *contusion* est très fréquente. Souvent elle se complique d'écrasement sous-unguéal, de décollement partiel ou complet de l'ongle.

La contusion légère se caractérise par un petit épanchement sanguin qui apparaît, brun noirâtre, à travers la transparence de l'ongle. Très lent à se résorber, il forme une tache, qui gagne vers le bord libre à mesure que l'ongle s'accroît, et finalement tombe sous les ciseaux. Si l'épanchement est plus abondant, le décollement a fréquemment pour conséquence la chute de l'ongle, repoussé par l'ongle nouveau qui naît sous lui. On peut assez souvent éviter cette conséquence ennuyeuse si, en trépanant l'ongle, on donne issue à l'épanchement sanguin, ce qui a en outre l'avantage de faire cesser les douleurs sans cela assez vives. Cette trépanation est très facile à faire en raclant l'ongle avec un bistouri ou mieux avec un morceau de verre.

La contusion avec plaie peut relever de deux mécanismes : 1° il y a un vrai glissement de l'ongle sur son derme; 2° il y a une forte pression sur l'extrémité antérieure et l'extrémité postérieure a basculé de bas en haut, faisant éclater le derme sous-unguéal. Cette lésion est fort douloureuse, elle entraîne à peu près fatalement la chute de l'ongle, même si on évite la suppuration. Mais il ne faut pas se hâter d'arracher l'ongle.

Les *corps étrangers* sous-unguéaux sont d'une banalité extrême : échardes de bois, aiguilles sont journellement enfoncées dans la rainure antérieure de l'ongle et s'y brisent volontiers. La douleur est vive; toute pression sur l'ongle l'exagère, surtout au niveau d'un point que marque une ligne noire la plupart du temps longitudinale. Presque toujours l'extrémité du corps étranger fait dans la rainure une petite saillie aisée à saisir avec une pince après que l'on a rogné le bout libre de l'ongle. Cette extraction est absolument indiquée, car le corps étranger laissé en place provoquera à peu près fatalement, outre la douleur, des accidents de suppuration sous-unguéale.

Les *complications inflammatoires* des lésions traumatiques constituent l'*onyxis traumatique aigu*, véritable inoculation septique du derme sous-unguéal par

[A. BROCA]

les plaies diverses, par les piqûres et surtout par les piqûres avec corps étranger. La suppuration d'un épanchement sanguin par contusion simple est rare.

Le début est marqué par une douleur tensive, avec chaleur, avec sensibilité extrême au moindre contact. La suppuration est à peu près constante. Elle est annoncée par une douleur pulsative intense, causant l'insomnie; par une fièvre souvent hors de proportion avec un si petit mal. Du troisième au quatrième jour, une gouttelette de pus se forme, constituant sous l'ongle une tache jaune. Ce petit abcès s'ouvre en avant ou dans la rainure latérale; presque jamais il ne perfore l'ongle; s'il est un peu volumineux, il décolle et fait tomber l'ongle, qui repousse difforme si la région lunulaire a été compromise.

Le traitement consiste à évacuer l'abcès : d'un coup de bistouri oblique, s'il pointe vers la rainure péri-unguéale; en trépanant l'ongle, s'il est éloigné du bord.

III

ONYXIS

On a groupé, sous le nom d'onyxis, des affections très disparates dont la caractéristique commune est l'inflammation des parties molles péri-unguéales. J'en ai déjà distrait l'onyxis traumatique, qu'il est logique de décrire à côté des corps étrangers sous-unguéaux.

Il est classique de consacrer quelques lignes à l'*onyxis aiguë rétro-unguéale*, lymphangite réticulaire du derme sus-unguéal, le plus souvent consécutive à une excoriation, à l'arrachement d'une « envie ». Quoiqu'on cherche parfois à établir un diagnostic différentiel entre cette lésion et la « tourniole », il ne semble pas que ces deux affections méritent une description séparée. Je renvoie donc à ce qui sera dit de la tourniole parmi les variétés du panaris.

Je décrirai l'onyxis latérale, et les lésions syphilitiques et scrofuleuses.

1° *ONYXIS LATÉRALE*

L'onyxis latérale est une ulcération du sillon latéral de l'ongle. Cette ulcération repose sur un bourrelet fongueux dans lequel l'ongle s'enfonce. C'est, en résumé, une complication de « l'ongle rentré dans les chairs » ou « ongle incarné », et l'ulcération semble bien être de cause mécanique, due à la pression intempestive de l'ongle sur le sillon latéral infecté par les microbes pyogènes.

FOLLIN, *loc. cit.*, t. II, p. 76, 1867. — LE DENTU, art. ONGLES du *Nouveau Dict. de méd. et de chir. prat.*, 1877. — GOSSELIN, *Clin. chirurg. de l'hôpital de la Charité*, 3e éd., 1879, t. I, p. 111. HUMBERT, art. ONGLES du *Dict. encyclop. des sciences méd.*, 1881. — QUÉNU, Des limites de la matrice de l'ongle, etc. *Bull. et mém. de la Soc. de chir.* Paris, 1887, p. 252 et 331. — A. PONCET, Pathogénie de l'ongle incarné. *Troisième Congrès franç. de chir.* Paris, 1888, p. 578, et A. WAELL. Thèse de Lyon, 1888-1889, n° 455. — TH. ANGER, Sur l'ongle incarné. *Bull. et mém. de la Soc. de chir.* Paris, 1889, p. 594.

Étiologie. — Un fait domine l'étiologie : l'ongle incarné est une maladie du gros orteil; il est rare aux autres orteils, il est douteux à la main; et, des deux bords du gros orteil, l'externe en est le siège à peu près exclusif. Sur 54 onyxis latérales. Gosselin en compte 47 externes, 4 bilatérales et 5 seulement internes. Quelques autres constatations encore sont importantes : les malades appartiennent pour la plupart au sexe masculin et aux classes sociales inférieures ; presque tous sont jeunes, adolescents de quatorze à vingt ans. De temps à autre, on trouve l'ongle incarné chez de jeunes enfants, vers quatre à cinq ans. J'en ai opéré plusieurs qui gênaient la marche, mais ne s'accompagnaient pas de bourrelet ulcéré. L'hérédité a une influence notable.

Le rôle du sexe et de la position sociale s'explique bien par diverses conditions mécaniques. La marche, les fatigues interviennent certainement, surtout chez les sujets peu soigneux, malpropres. L'action de la chaussure a été diversement interprétée. Elle est réelle, quoique Dionis objecte l'existence possible de l'onyxis chez les religieux déchaussés. Mais pointue ou carrée, fine ou grossière, peu importe : c'est la chaussure mal ajustée qu'il faut incriminer.

La cause déterminante de l'onyxis latérale semble en effet d'ordre mécanique. L'ongle est refoulé de haut en bas et vient incessamment irriter, couper, ulcérer la rainure latérale ; ou bien, le bourrelet des parties molles externes étant mal maintenu, le poids du corps, appuyant sur le sol, refoule de bas en haut, par une force passive, ce bourrelet qui vient se léser contre le bord de l'ongle.

Tout cela explique bien pourquoi c'est en avant surtout, près de l'angle antérieur, libre, que le bord de l'ongle s'incarne. De là le rôle de la forme de l'ongle, qui dur, épais, bombé, transmet trop énergiquement la pression de la chaussure ; qui trop mince, trop étroit, trop aplati, maintient mal les parties molles. De là encore la prédisposition lorsque l'ongle est coupé en rond, le bourrelet péri-unguéal devenant plus long que le bord de l'ongle, bord rendu en outre tranchant par le fait même de la section. De même enfin, dit le professeur Le Fort, on comprend bien l'incarnation et l'ulcération lorsque le gros orteil chevauche sur le second, qui refoule les chairs en haut.

Toutes ces causes mécaniques n'agissent que si des micro-organismes pyogènes entrent en jeu pour provoquer et entretenir l'ulcération.

Reste un fait à interpréter : pourquoi l'ongle incarné est-il une maladie de l'adolescence? dans la proportion de 41 sur 54, affirme Gosselin. Des chiffres semblables font immédiatement attribuer un rôle à la croissance et invoquer une disproportion, temporaire au moins, entre la largeur de l'ongle et celle des parties molles péri-unguéales. Est-ce le développement de l'ongle qu'il faut incriminer, ou bien, au contraire, celui des parties molles? La première théorie était celle de Gosselin, mais des mensurations soignées ont conduit Poncet (de Lyon) à la seconde. Le bourrelet latéral trop large déborde l'ongle sur le bord duquel, refoulé de bas en haut, il vient se confondre, se couper, s'ulcérer.

On conçoit, d'ailleurs, que certaines causes adjuvantes puissent favoriser l'incarnation et l'ulcération. Mal soignés, malproprement pansés par un sujet qui continue de marcher, un érythème humide, un herpès, une tourniole, etc., sont souvent la cause déterminante d'une ulcération qui ne se cicatrise pas ; à partir de ce moment l'onyxis latérale existe. La scrofule, la syphilis surtout, ont parfois une action analogue. Verneuil a vu l'ongle incarné se manifester chez des sujets âgés à l'occasion du diabète.

Symptômes. — Le *début* est marqué par une légère douleur, avec gonflement et rougeur, qui s'exagère pendant le jour par la marche et la station ; qui s'amende au contraire au repos, pendant la nuit. Puis une petite écorchure se

(A. BROCA.)

forme dans la rainure unguéale, le plus souvent en avant, et dégénère peu à peu en une ulcération qui se creuse, gagne d'avant en arrière et arrive à occuper toute la longueur de la rainure. Parfois l'incarnation est bilatérale, et même l'ulcération peut entourer l'ongle en fer à cheval.

L'ulcération une fois constituée, la suppuration est fétide, assez abondante, les tissus voisins se tuméfient, le bourrelet latéral devient dur, saillant, tandis que de la perte de substance naissent des fongosités saignantes qui recouvrent plus ou moins la face dorsale de l'ongle. La couleur de la peau est d'un rouge violacé, qui s'éteint progressivement en se diffusant. Dans les cas anciens, la phalange déformée, élargie, aplatie, prend la forme d'une spatule. L'ongle, à un moment donné, se décolle, devient mince, tranchant, facile à déchirer ; mais jamais il ne tombe de façon que la guérison spontanée puisse survenir.

L'onyxis latérale est une lésion sérieuse, car la douleur devient vive dès que l'ulcération est quelque peu accentuée, et elle rend impossible ou tout au moins très pénible la marche, la station même. Dans la classe laborieuse, cet inconvénient n'est pas minime. De plus, le sujet porte une ulcération permanente et une ulcération du pied ; aussi est-il exposé à des *complications inflammatoires*, à des lymphangites surtout.

Traitement. — Pour les accidents du début, *l'hygiène du pied* donne d'excellents résultats. L'ongle sera coupé carré, la propreté sera minutieuse, les chaussures seront aisées, le sujet gardera le repos dès que l'inflammation tendra à se manifester. Pour l'onyxis confirmée, ces pratiques simples suffisent souvent, à condition d'y associer l'*isolement de l'ongle et des parties molles*, par interposition d'une bandelette de linge, de quelques brins de charpie. C'est plus simple et aussi efficace que les lames métalliques de Désault, de Boyer, que les appareils de Vésignié, de Labarraque. Il est vrai que tous ces petits moyens demandent de la propreté, du soin et de la patience ; aussi réussissent-ils presque toujours dans la classe aisée, tandis que dans la classe ouvrière on est ordinairement obligé de prendre le bistouri.

Les *procédés opératoires* sont extrêmement nombreux, ce qui tient à l'efficacité insuffisante de beaucoup d'entre eux. Le but visé est, suivant les cas : 1° isoler l'ongle et les parties molles ; 2° détruire les parties molles ; 3° arracher l'ongle ; 4° détruire l'ongle.

Le *procédé de Guyon* obtient l'*écartement de l'ongle et des parties molles*. Un fragment en quartier d'orange est excisé sur la face latérale du gros orteil, tout le long du bourrelet, à 3 ou 4 millimètres de son bord libre ; ce fragment a 3 ou 4 millimètres de large. Il s'arrête en arrière et en avant à une incision libératrice, perpendiculaire à l'axe de l'orteil. Les surfaces cruentées étant juxtaposées, on conçoit que le bourrelet se trouvera abaissé de toute la hauteur du fragment excisé. Un rouleau de diachylon maintenu par une circulaire suffit pour obtenir cette juxtaposition.

La *destruction du bourrelet* par le fer rouge ou les caustiques est délaissée. On emploie parfois encore, dans la classe aisée, la méthode de G. Monod : l'ulcération est cautérisée énergiquement au nitrate d'argent, deux ou trois fois en cinq ou six jours ; l'eschare tombée, on laisse un pansement au diachylon tant que l'ongle n'est pas assez long pour pouvoir être coupé carrément.

L'*arrachement total ou partiel de l'ongle* est insuffisant. Certains chirurgiens ont conseillé de fendre l'ongle dans toute sa longueur d'un coup de ciseaux et

d'extirper la moitié incarnée. D'autres ont enlevé l'ongle entier, d'une seule
pièce, ou après fente médiane (Dupuytren). Pendant que l'ongle repousse,
l'ulcération se cicatrise : mais une fois l'ongle repoussé, la récidive est la règle,
quoi qu'en ait dit Verneuil.

La vraie méthode consiste à *détruire définitivement la partie incarnée de
l'ongle*, ce qui est aisé, en extirpant, avec le bourrelet fongueux, la partie correspondante de la matrice et du derme
sous-unguéal.

Le procédé de Follin se propose de ne sacrifier que le
bord incarné de l'ongle. « On trace quatre incisions qui
comprennent avec les chairs fongueuses une languette
plus ou moins large de l'ongle et du derme sous-unguéal.
Une petite incision transversale, à 5 millimètres en arrière du repli qui recouvre la racine de l'ongle, forme la
partie postérieure de ce quadrilatère, dont le bord antérieur répond à la partie libre de l'ongle. Les deux incisions latérales sont tracées l'une au delà du bourrelet
des chairs fongueuses, l'autre sur l'ongle même, à une
distance variable du milieu de cet ongle. Il faut avoir
soin de disséquer le lambeau assez profondément pour

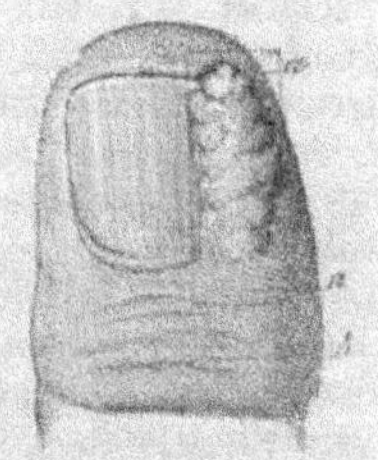

Fig. 159.— Onyxis latérale
avec incarnation.

a, a, chairs fongueuses
comprises dans quatre
incisions. — *b,* ligne articulaire.

ne pas laisser dans la plaie des fragments du derme sous-unguéal » (fig. 159).
Gosselin, plus radical, a préconisé l'extirpation de l'ongle entier et la dissection

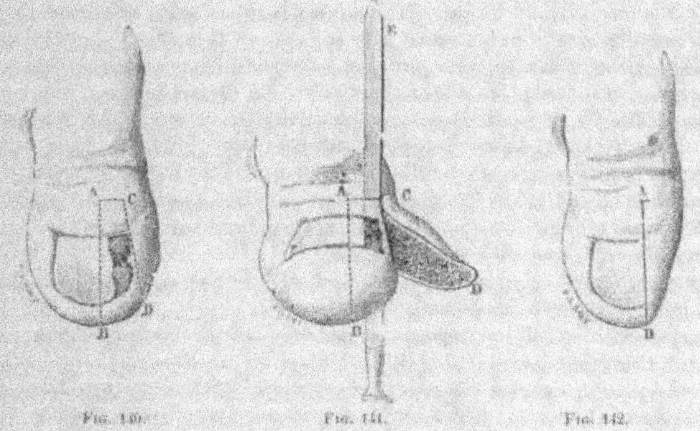

Fig. 140.   Fig. 141.   Fig. 142.

Fig. 140 : A, B, C, D, quadrilatère qui sera sacrifié. — Fig. 141 : C, D, lambeau transfixé ; le bistouri
à lame étroite chemine suivant C, A, puis A, B. — Fig. 142 : Résultat opératoire.

totale de la matrice et du derme sous-unguéal. On peut se dispenser de disséquer
tout le derme sous-unguéal ; il suffit d'en enlever la partie lunulaire, qui seule
sert à la formation de l'ongle. De là des procédés de Quénu (¹), de Stocquart.

Le procédé le moins compliqué est celui de Baudens : un fort coup de
bistouri racle la face latérale de la phalange, de la partie la plus reculée de la

(¹) QUÉNU, *Bull. et mém. de la Soc. de chir.* Paris, 1887, n. s., t. XIII, p. 252 et 354. — BESSAT,
Thèse de doctor. Paris, 1888-1889, n° 21.

[A. BROCA.]

matrice à la pointe. Il enlève donc les parties molles ulcérées, un rectangle
latéral de l'ongle et toute la matrice correspondante. Ce procédé est expéditif
et efficace ; mais il a le défaut de sacrifier trop de parties molles, et la cicatrisation est lente. Aussi vaut-il mieux, avec Th. Anger, transfixer d'abord dans
les parties saines un lambeau triangulaire, à base postérieure, allant du bord
plantaire de l'orteil à 2 ou 3 millimètres en dehors du bourrelet. L'excision
étant ensuite faite à la manière de Baudens, ce lambeau s'appliquera très facilement sur la face latérale de la phalange (fig. 140, 141 et 142).

Tous ces procédés exposent à la récidive, rare il est vrai dans celui de
Th. Anger. La dissection complète de la matrice met seule complètement à
l'abri. Le procédé de Quénu a l'avantage de permettre, par suture transversale, la réunion immédiate, ce qui abrège le traitement.

Cette petite opération se pratique en anesthésiant l'orteil par congélation,
avec un mélange de glace pilée et de sel marin. Pour éviter une douleur réactionnelle intense et le sphacèle possible, Th. Anger conseille de ne faire durer
le contact avec la glace que pendant une à deux minutes, et non pas pendant
cinq minutes, comme le voulait Velpeau.

2° ONYXIS SYPHILITIQUE

Il faut distinguer la syphilis unguéale et la syphilis péri-unguéale.

a. La *syphilis unguéale* présente, dit A. Fournier, quatre variétés. Aux mains,
chez les femmes surtout, s'observe l'*onyxis craquelée* : l'ongle friable est ébréché,
dentelé, quelque soin qu'on mette à le rogner. Quelquefois l'ongle se *décolle
partiellement*, ce qui s'apprécie par une coloration blanche opaque qui gagne
peu à peu d'avant en arrière. En général, à un moment donné, cette lésion
s'arrête et l'ongle repousse en se recollant d'arrière en avant. Le décollement
total, conduisant à l'*alopécie unguéale*, est plus rare : la lésion débute vers la
matrice, la racine bombe, se décolle, et finalement l'ongle tombe, laissant voir
déjà son remplaçant. L'*onyxis hypertrophique*, analogue au psoriasis unguéal, se
caractérise par un épaississement considérable, surtout vers le bord libre, qui est
rugueux, fendillé, irrégulièrement stratifié.

b. La *syphilis péri-unguéale secondaire* est divisée par A. Fournier en onyxis
sèche, inflammatoire et ulcéreuse.

L'*onyxis sèche* est dite *squameuse* quand elle est constituée par une simple
syphilide papulo-squameuse du sillon latéral ou antérieur. *Cornée*, elle est
caractérisée par un vrai durillon péri-unguéal, qui quelquefois, par frottement,
par arrachement, devient ulcéreux. L'*onyxis inflammatoire* ressemble, tout à
fait au début, à une tourniole vulgaire; mais cette *tourniole syphilitique* ne
suppure pas. L'ulcération, suivie quelquefois de la chute de l'ongle, est rare.

Les deux formes précédentes n'ont aucun intérêt chirurgical. Mais, abandonnées à elles-mêmes, elles deviennent parfois ulcéreuses, surtout si la région
est malpropre. Ailleurs, la *forme ulcéreuse* est *primitive*, due alors à une véritable plaque muqueuse péri-unguéale. Cette onglade syphilitique peut siéger
aux mains et aux pieds, mais elle est plus fréquente au pied et y a une prédilection marquée pour le gros orteil. On voit une ulcération fongueuse, irrégulière, toujours assez creuse, à sécrétion abondante, séro-purulente, fétide.
Autour est un bourrelet saillant, rouge sombre ou violacé.

[A. BROCA.]

Cette lésion peut occuper tout le pourtour de l'ongle ou seulement le repli rétro-unguéal, et c'est généralement dans cette dernière région qu'elle débute. Elle arrive à entourer tout l'ongle, à ulcérer la matrice, et l'ongle racorni, branlâtre, finit par tomber. A partir de ce moment l'état s'améliore, car jusque-là l'ongle ébranlé était une cause d'irritation incessante. La régénération de l'ongle est subordonnée à l'état de la matrice.

Quelquefois, la lésion s'aggrave; sur ce doigt en massue, violacé, fongueux, l'ulcération peut atteindre et nécroser la phalange.

Ces complications sérieuses s'observent surtout aux orteils, où la marche, la malpropreté engendrent des phénomènes douloureux et inflammatoires. Au pied, au gros orteil principalement, une autre particularité est à noter. Il n'est pas rare que l'onyxis syphilitique soit en cet endroit latérale et non point postérieure; c'est qu'alors il y avait, souvent au moins, une tendance légère à l'incarnation, et que cette irritation, jusque-là bien tolérée, a provoqué la localisation de la vérole. On conçoit qu'alors l'aspect sera fort analogue à celui de l'onyxis latérale simple; la couleur du bourrelet est cependant plus violacée, plus blafarde, l'ulcération est de plus mauvais aspect, la suppuration est plus sanieuse. Ces quelques particularités permettent, en dehors des commémoratifs ou des accidents concomitants, de soupçonner un diagnostic dont on conçoit toute l'importance pour la thérapeutique.

A côté de la syphilis secondaire, une mention est due à la *syphilis tertiaire*. Parfois une sorte de gomme diffuse, bientôt ulcérée, envahit la rainure péri ou rétro-unguéale, puis cerne l'ongle entier et provoque sa chute, si l'on n'intervient vite par un traitement heureusement efficace.

Le *traitement général* de la syphilis sera mis en œuvre. Dans la forme ulcéreuse, un *traitement local* est en outre indiqué. L'ongle, toujours irritant, sera arraché pour peu qu'il soit ébranlé; pour l'onyxis du pied, on fera cesser la marche. Les applications d'iodoforme, d'emplâtre de Vigo, de teinture d'iode, et au besoin de nitrate acide de mercure, hâtent la cicatrisation.

5° ONYXIS SCROFULEUSE

L'*onychia maligna* de Wardrop est une lésion de l'enfance et de l'adolescence. Est-ce une lésion de nature scrofuleuse? La question n'a guère été étudiée à ce point de vue. Mais il est certain cliniquement que, chez les scrofuleux, les onyxis traumatiques, les lymphangites péri-unguéales, les engelures même, ont une évolution caractéristique, au lieu de disparaître sans laisser de traces comme sur un sujet sain. La lésion peut occuper plusieurs doigts, simultanément ou successivement.

Un gonflement rouge, livide, marque le début, au niveau du pli rétro-unguéal, puis fait tout le tour de l'ongle et forme un bourrelet qui s'ulcère, devient fongueux, saignant; l'ongle mou, noirâtre, ébranlé, finit par tomber. Dans une autre forme, la lésion initiale est un abcès sous-unguéal. L'ongle décollé tombe, et l'ulcération apparaît, identique à ce qu'elle est dans le cas précédent.

Cette affection est chronique, et si un traitement approprié ne l'arrête, elle peut causer des désordres assez sérieux : l'ulcération destructive de la matrice rend définitive la chute de l'ongle; la nécrose de la phalange est possible.

Le *traitement* local consiste à enlever l'ongle s'il est ébranlé, à cautériser ou exciser les fongosités, et à faire des pansements à l'iodoforme ou à l'emplâtre de Vigo. On aura soin d'administrer la médication anti-scrofuleuse.

IV

TUMEURS SOUS-UNGUÉALES

L'exostose sous-unguéale du gros orteil n'a avec l'ongle que des rapports de voisinage, et il n'en sera pas question ici. Je dois mentionner certaines productions morbides nées du derme sous-unguéal. On trouve, dans le traité de Follin, une mention des hypertrophies papillaires; mais les études un peu précises sont toutes récentes. Elles sont dues, en 1888, au professeur Le Fort et à son élève P. Thiéry. Puis sont venues des observations de G. Marchant, de Le Clerc (de Saint-Lô), de Brunon (de Rouen), de Toupet et Peyrot. Ces matériaux ont été réunis dans la thèse de Lebouc[1].

Les tumeurs sous-unguéales atteignent surtout le gros orteil de sujets jeunes et ont pour cause la pression exercée par des chaussures trop étroites sur la face dorsale de l'ongle. Les symptômes fonctionnels attirent vite l'attention, car la douleur pendant la marche est vive. On voit alors qu'une saillie plus ou moins dure soulève l'ongle au niveau du sillon antérieur. La tumeur naît quelquefois au centre du derme sous-unguéal, et apparaît par transparence, sous forme d'une tache jaunâtre. Il n'y a pas de phénomènes inflammatoires.

Les caractères précédents sont communs aux diverses *variétés anatomiques* des tumeurs sous-unguéales. Ces variétés sont multiples, et l'on a signalé le durillon simple, le papillome, le fibrome, le myome, et même l'épithélioma tubulé. Le myome à fibres lisses observé par Blum, le fibrome vu par Verneuil, avaient décollé et chassé l'ongle, puis s'étaient ulcérés. Les durillons et papillomes décrits par Le Fort, Thiéry, Le Clerc, G. Marchant, n'avaient pas produit une semblable lésion. L'ongle était soulevé, mais non décollé.

Le *pronostic* est bénin, toutes réserves faites pour l'épithélioma, quoique la malade de Peyrot soit indemne de récidive au bout d'un an.

Le *traitement* consistera en l'ablation de la tumeur après arrachement de l'ongle. Le papillome traité par Gérard Marchant a repullulé sur place, en sorte qu'il fallut amputer la phalange pour parvenir à la guérison radicale.

---

[1] THIÉRY, *Bull. de la Soc. anatom.*, 1888, p. 552. — R. LECLERC, *Ibidem*, p. 546. — TOUPET, Épithélioma sous-unguéal. *Ibidem*, 1889, p. 50. — L. LEBOUC, Thèse de Paris, 1888-1889, n° 559.

LYMPHATIQUES, MUSCLES
TENDONS, SYNOVIALES TENDINEUSES
ET
BOURSES SÉREUSES

Par le Dʳ FÉLIX LEJARS

Professeur agrégé à la Faculté de médecine. — Chirurgien des hôpitaux de Paris.

CHAPITRE PREMIER
VAISSEAUX LYMPHATIQUES

Le système lymphatique est un des derniers venus en pathologie. Trop fins, les vaisseaux lactés d'Aselli (1622), de Pecquet, de Rudbeck, de Bartholin, se prêtaient mal aux procédés d'analyse qui étaient ceux de la clinique et de l'anatomie pathologique au siècle dernier; aussi, quand les recherches de Hewson, de Cruikshank, et surtout de Mascagni eurent achevé presque la description topographique du système, l'application qu'on voulut faire des données nouvelles à la pathologie fut-elle encore tout hypothétique; ainsi en est-il des Traités d'Assalini[1] et de Sœmmering[2].

Au mémoire d'Alard (1824) débute l'histoire précise de la pathologie lymphatique: Andral, Cruveilhier, Breschet, J. Roux, Bouisson et plus tard Chassaignac apportent de nouveaux documents.

Mais c'est à Velpeau que revient l'honneur d'en avoir le plus loin poursuivi l'étude. Il sut prévoir l'immense rôle qui était réservé au système lymphatique, et son article *Angioleucite*[3] reste comme un monument d'analyse clinique; la théorie infectieuse contemporaine y est contenue tout entière.

A l'avènement des doctrines microbiennes, le rôle des absorbants allait grandir encore: ils devenaient l'une des voies principales de l'inoculation et de la diffusion virulentes, et on les trouve mêlés aux maladies de la plupart des organes et des tissus.

Aussi leur histoire est aujourd'hui trop large pour entrer tout entière dans le cadre d'un *Traité de chirurgie*, et, du reste, l'heure n'est pas venue encore où les nombreux problèmes de pathologie générale qu'elle soulève pourraient recevoir une solution définitive.

---

[1] ASSALINI, *Essai médical sur les vaisseaux lymphatiques*. Turin. 1787.
[2] SŒMMERING, *De morbis vasorum absorbentium*. Francfort. 1795.
[3] *Dict. Encyclopédique*, 1866.

I

PLAIES DES VAISSEAUX LYMPHATIQUES

Michel, *Gazette méd. de Strasbourg*, 1855, et *Gaz. des hôp.*, 1855. — Ledderdorf, Ein Fall von Lymphgefässfistel. *Arch. für klin. Chir.*, t. III, p. 417, 1882. — Boulanger, De la lymphorragie, et en particulier de la lymphorragie consécutive aux plaies et aux inflammations suppurées des vaisseaux et des ganglions lymphatiques. Thèse de doct., 1876. — Quincke, Krankheiten der Lymphgefässe. *Ziemssen's Handbuch*, 1876. — Jourdan, Thèse de doct. de Montpellier, 1880. — Bægehold, Ueber die Verletzungen des Ductus Thoracicus. *Archiv für klin. Chir.*, Bd. XXIX, 1885, p. 446. — Slajan Georgjevic, Ueber Lymphorroé und Lymphangiome. *Arch. für klin. Chir.*, Bd. XII, 1870, p. 641. — Gussenbauer, Die traumatischen Verletzungen. *Deutsche Chir.*, t. XV, p. 114. — Köhler, *Deutsche Zeitschrift für Chir.*, t. XIX, fasc. 1, p. 44. — J. Reverdin, *Revue méd. de la Suisse romande*, 20 mars 1889. — Heusner, Des kystes lymphatiques traumatiques. *Deutsche med. Woch.*, 9 mai 1889.

Leur fréquence est extrême, il n'est pas de plaie des parties molles qui n'ouvre des réseaux lymphatiques, mais elles passent inaperçues. La lymphe ne se reconnaît pas, mêlée au sang; plus tard, elle se confond avec le liquide exsudé de la plaie, « la lymphe plastique ». Certaines plaies qui dénudent de larges surfaces musculaires déterminent un écoulement considérable de lymphe, en déchirant le réseau péri-musculaire (Ludwig); mais les lymphatiques ouverts, comme les petites veines, s'affaissent et se cicatrisent très vite. Monro avait vu déjà que le canal thoracique lui-même, blessé expérimentalement sur un porc, s'obturait très rapidement par la coagulation de la lymphe.

Pour que la plaie lymphatique ait une histoire clinique, il faut qu'elle reste béante et qu'elle soit suivie de *lymphorragie*. Cet accident ne s'observe guère que sur les gros vaisseaux, et dans des régions où ils adhèrent à une lame aponévrotique épaisse qui les empêche de s'affaisser.

C'est au pourtour des articulations, au pli du coude, à la face interne de la cuisse (Assalini), au cou-de-pied, au-devant des malléoles interne et externe, au cou, que se voient ces fistules traumatiques. Van Swieten avait observé un écoulement continu de lymphe goutte à goutte, à la suite de la saignée du bras; Michel (de Strasbourg) a publié deux observations analogues. Le malade de Hewson, un boucher, laissa tomber son couteau sur le dos de son pied, il se trancha l'un des gros lymphatiques qui longent le devant de la malléole interne : abondante lymphorragie. Monro l'avait vu succéder à l'extirpation d'une tumeur du bras. A plus forte raison, s'il porte sur une dilatation préexistante, le traumatisme déterminera-t-il fistule et lymphorragie (voy. *Lymphangiectasies*).

Sur 28 cas de plaies des lymphatiques, Slajan Georgjevic relève 5 plaies du canal thoracique, et, parmi les 23 autres qui intéressaient de gros troncs périphériques, 6 avaient succédé à la saignée, 2 à l'ouverture de bubons, 9 à des incisions ou à des ponctions, et les 5 dernières à des incisions d'abcès ou des ablations de tumeurs.

Nous laisserons de côté les plaies du canal thoracique, dans son trajet thoraco-abdominal (voy. *Thorax*); mais il a quelquefois été blessé au cou, et Bægehold, Vagedes, Weischer ont relaté des observations de Wilms, Maas, Schönborn, où le canal fut ouvert au cours de l'extirpation d'une tumeur de la région sus-claviculaire gauche. Un jet, gros comme une paille, d'un liquide blanchâtre, révéla l'accident ou plutôt le fit soupçonner, dans le fait de Wilms;

Schönborn reconnut la plaie du canal thoracique, près de son embouchure, et acheva de le sectionner, entre deux ligatures.

Mais il est plus commun que l'accident ne se révèle que plus tard, une fois l'hémostase faite; la lymphe continue à suinter; la lymphorragie est définitivement installée. Nous y reviendrons plus loin.

La lymphe se distingue aisément de la synovie, plus visqueuse, non coagulable, et qui ne contient pas de globules blancs; elle cesse de couler si l'on comprime au-dessous de la plaie, elle coule plus abondamment par la pression exercée de bas en haut suivant l'axe du membre; ces données suffisent à faire différencier, au pourtour des articulations, une fistule lymphatique d'une plaie de la synoviale ou des gaines tendineuses.

Ces plaies lymphatiques n'ont en elles-mêmes qu'un gravité fort minime; les accidents locaux, la lymphangite, sont rares à leur suite; toute leur importance relève de la fistule lymphatique qui peut leur succéder. C'est à elle que doit s'adresser surtout le traitement. A l'origine, si la plaie est reconnue, il faut recourir à la compression avec tamponnement antiseptique. La compression est encore de mise plus tard, dans les premiers temps de la fistule lymphatique : compression exercée au-dessous de la plaie à l'aide d'un bandage ou avec le doigt. Leudesdorf[1] a obtenu une guérison après huit heures de compression digitale. L'insuccès de la compression au-dessous de la fistule autoriserait à la faire sur la fistule elle-même, mais cette compression directe a produit dans certains cas la rétention de la lymphe, l'œdème et des abcès à répétition. On préfère recourir aux caustiques, ou au fer rouge, pour détruire les bords souvent indurés de la fistule et l'oblitérer définitivement.

RUPTURES DES VAISSEAUX LYMPHATIQUES

Sans parler des ruptures du canal thoracique, il faut faire une place aux ruptures sous-cutanées des lymphatiques, qui, d'après Güssenbauer et Köhler, donnent naissance à ce que Morel-Lavallée a décrit sous le nom d'épanchements traumatiques de sérosité (*voy.* ce mot). Heussner a fourni tout récemment deux nouvelles observations de ces « kystes lymphatiques traumatiques », et la ponction a donné, dans les deux cas, un liquide d'aspect et de composition identiques à ceux de la lymphe.

II

LYMPHANGITE AIGUË

L'inflammation des vaisseaux lymphatiques a été dénommée *lymphangite* par Bouillaud, et *angioleucite* par Velpeau, ou encore *lymphite, lymphatite,* etc.

Velpeau, Mémoire sur les maladies du système lymphatique. *Arch. de médecine,* 1835, t. VIII, p. 519. — Observations d'angioleucite. *Gas. des hôp.,* 1847, p. 551. — Art. Angioleucite. *Loc. cit.* — Thèses de Darel, 1855; Turrel, 1844; Delay, 1852; Escorne, 1860. — Lucas-Championnière, Lymphatiques utérins et lymphangite utérine. Thèse de doct.,1879. — Chassaignac, Traité de la suppuration. — Société de chirurgie, discussion de 1872 (Lymphangite et érysi-

[1] Leudesdorf. *Heilung einer Lymphgefässfistel durch Fingerdruck. Archiv f. klin. Chir.,* Bd. III, 1862, p. 417.

pèle). — Le Dentu et Longuet, art. Lymphangite. *Dict. de méd. et de chir. prat.*, 1875. — Bradley, Injuries and diseases of the lymphatic system. Londres, 1879. — Chevalet, Des phlegmons angioleucitiques du membre supérieur. Thèse de doct., 1875. — Fioupe, Thèse de doct., 1876. — Berlin, De la lymphorragie consécutive aux adénites et aux lymphangites suppurées. Thèse de doct., 1878. — Verneuil, Des arthrites purulentes consécutives aux lymphangites. *Gaz. des hôp.*, 1878, p. 90. — Nicaise, Lymphangite à taches purpuriques, arthrite et hygroma consécutifs. *Revue de méd. et de chir.*, 1878. — Therre, Des affections articulaires du genou, consécutives aux lymphangites du membre inférieur. Thèse de doctorat, 1879. — Jalaguier, De la lymphangite gangréneuse. Thèse de doct., 1880. — Roland, Des complications lymphatiques dans les affections eczémateuses. Thèse de doct., 1882. — Lacoste, De la suppuration des bourses séreuses et de ses rapports avec la lymphangite. Thèse de doct., 1885. — Fayrel, Des lymphangites dans les maladies de la peau. Thèse de doct., 1884. — Jouet, Des lymphangites et adénites tardives. Thèse de doct., 1887. — Verneuil et Clado, De l'identité de l'érysipèle et de la lymphangite. *Bull. de l'Acad. des sc.*, 8 avril 1889. — Gans, Id. Thèse de doct., 1889. — Morel-Lavallée, Types cliniques des lymphangites; la lymphangite ampullaire; persistance de la perméabilité des voies lymphatiques dans certaines variétés de lymphopathies. *Bull. de la Soc. franç. de derm. et de syph.*, 1891, t. II, p. 152-178. — Froelich (de Nancy), Lymphangites et suppuration des bourses séreuses. *Revue méd. de l'Est*, 1891, p. 6 55. — F. Fischer, Ueber die pathologische Anatomie und die Bakteriologie der Lymphangitis der Extremitäten. *Deutsche Zeitschrift für Chir.*, 1895, Bd. XXXVI, p. 691.

Étiologie. — L'angioleucite est le type des maladies d'inoculation, elle n'est que la réaction de la paroi lymphatique au contact des irritants absorbés, ce qui suppose trois termes au problème étiologique : l'agent irritant et son mode d'absorption (*la blessure*), la réceptivité organique créée par l'état général (*le blessé*), enfin les influences *du milieu*.

Blessure. — La nature des agents irritants se résume d'un mot : la septicité, et nous verrons plus loin qu'un certain nombre de microbes ont été découverts dans les vaisseaux lymphatiques enflammés (voy. *Anatomie pathologique*). Or tout ce qui vient au contact d'une plaie peut servir de véhicule à l'infection : l'instrument vulnérant lui-même, la main du chirurgien, le pansement, etc.

Quant au mode d'absorption, une double éventualité se présente :

a. *Il n'y a pas de solution de continuité*. Une contusion sans plaie peut être suivie de lymphangite ; on l'a vue succéder à une arthrite purulente (Le Dentu), à des tumeurs, celles du sein par exemple, qui commencent à envahir la peau par ses couches profondes, à l'imprégnation cutanée par des liquides cadavériques, etc. C'est ainsi encore qu'elle figure, à titre d'élément presque constant dans les phlegmons, l'érysipèle, l'anthrax, le furoncle, etc., et cela, avant toute solution de continuité de la peau.

De tels faits n'étonnent plus aujourd'hui que l'on sait l'importance des « micro-traumas » et le rôle de l'auto-inoculation interstitielle (Verneuil) : l'érosion la plus minime et qui ne laisse pas de traces, en tel milieu, au contact de tels virus, suffit à ouvrir la voie à l'empoisonnement organique.

Ainsi s'expliquent encore les lymphangites, et elles ne sont pas rares, qui éclatent longtemps après la cicatrisation de la plaie, porte d'entrée de l'infection, les *lymphangites tardives*, que Jouet a bien étudiées dans sa thèse. La petite plaie s'est cicatrisée et la réaction primitive, s'il en fut, s'est éteinte ; une ou plusieurs semaines plus tard, l'angioleucite renaît, s'étend, engorge les ganglions et peut suppurer. C'est à l'occasion d'une irritation locale portant sur la cicatrice ou les ganglions, ou encore sous une influence générale, que semble se faire ce réveil inflammatoire. En réalité, il y a eu une longue période d'incubation.

b. *Il existe une solution de continuité*. — Son siège, sa nature lui créent autant de prédispositions aux complications lymphangitiques.

Il faut distinguer les piqûres, — les plaies accidentelles ou chirurgicales, — les ulcères et les érosions dues aux affections cutanées.

Les piqûres septiques provoquent les formes les plus graves de la lymphangite, piqûres de lancette malpropre ou de trocart mal flambés, piqûres de vaccin ou de saignée, piqûres de sangsues mal pansées, mais, avant tout, piqûres anatomiques.

Ce ne sont pas seulement les piqûres avec la pointe du scalpel, une aiguille osseuse ou le crochet de l'érigne qui font naître la lymphangite anatomique; les écorchures, les érosions du pourtour des ongles, les *envies*, etc., en sont très souvent l'origine, et nous verrons plus loin qu'il est une forme spéciale d'angioleucite réticulaire que Chassaignac avait décrite, et qui succède à cette imprégnation prolongée des mains [1]. Il y a deux variétés de piqûres très différentes dans leurs dangers, les piqûres d'autopsie, les piqûres d'amphithéâtre. Les autopsies de sujets morts de maladies infectieuses, de septicémie, de fièvre puerpérale, sont les plus à craindre, mais le pouvoir toxique semble s'atténuer avec la putréfaction avancée. Dans nos amphithéâtres de dissection, grâce aux procédés d'injection et de conservation des cadavres, les accidents anatomiques se font rares et bénins. M. le professeur Farabeuf, dans le cours de sa longue carrière à l'École pratique, n'a vu se produire que deux fois des lymphangites graves, mais qui guérirent.

Nous ne ferons que signaler le tatouage, qui se pratique, lui aussi, par piqûres: Berchon [2], dans des cas de ce genre, a été témoin d'angioleucites à forme gangréneuse et d'accidents phlegmoneux diffus.

Les simples mouchetures, sur un membre gonflé d'œdème, exposent aux complications angioleucitiques : les voies lymphatiques du derme, élargies par le liquide épanché, sont autant de canaux béants à l'absorption (Renaut).

La richesse d'une région en réseaux lymphatiques multiplie pour elle les chances d'infection : c'est ainsi que les extrémités, les doigts et les orteils, les régions articulaires, les orifices, sont autant de lieux d'élection. C'est encore pour cela que les plaies superficielles, qui intéressent les riches réseaux absorbants sous-épidermiques et dermiques, sont celles qui provoquent le plus volontiers l'angioleucite; elle survient encore souvent à la période de terminaison des plaies, alors que, la cicatrisation étant presque complète, il ne reste plus qu'une mince pellicule épidermique à former [3].

Les néoplasmes ulcérés peuvent déterminer autour d'eux une angioleucite simple, analogue à l'adénite simple qui se voit dans les mêmes conditions. Ainsi en est-il encore des ulcères spécifiques. Mais c'est au cours de l'ulcère variqueux que les poussées lymphangitiques sont surtout fréquentes : signalées par Bell (1805), les auteurs du *Compendium*, Jamieson, Gilson, leur rôle a été bien étudié par Schreider [4], A. Broca [5] et Jeanselme [6]. Liées aux éruptions eczémateuses

---

[1] Nous verrons plus loin que la piqûre anatomique sert souvent à l'inoculation, non seulement des agents de la suppuration, mais du bacille tuberculeux (voy. *Lymphangite tuberculeuse*).

[2] Berchon, *Recherches sur le tatouage*, *Gaz. méd.*, 1861.

[3] P. Berchon, *Note sur quelques observations de lymphangites du membre supérieur*, *Gaz. méd. de Paris*, 1884, p. 545.

[4] Schreider, Thèse de doct., 1887.

[5] A. Broca, *Étude clinique sur quelques lésions cutanées des membres variqueux*. Thèse de doct., 1886.

[6] Jeanselme, *Des dermites et de l'éléphantiasis consécutifs aux ulcérations et à l'eczéma des membres variqueux*. Thèse de doct., 1884.

[P. LEJARS]

et à l'œdème des membres variqueux, elles accroissent encore, par leur répétition, l'imperméabilité des ganglions, la dilatation des vaisseaux lymphatiques cutanés et la dermite calleuse.

Enfin, la lymphangite n'est pas rare dans les maladies de la peau : Roland et surtout Favrel en ont exposé l'histoire. Sur 128 observations, la complication angioleucitique a été observée, par ordre de fréquence, dans les affections suivantes : eczéma, gale, traumatismes (surtout morsures), dermite, ulcères variqueux, ecthyma; elle est très rare dans le psoriasis, le pemphigus et le lupus [1]. En résumé, « elle s'observe surtout dans les dermatoses caractérisées par une dermite avec production de vésicules et de pustules, suivies ou non d'ulcération. Les dermatoses sèches, squameuses, ne paraissent avoir aucune influence sur le développement de la lymphite. » Ajoutons que la lymphangite revêt souvent ici une forme spéciale (voy. *Lymphangite en plaques*).

L'œdème, à lui seul, est susceptible de produire l'angioleucite, d'après Renaut, et cela, de deux façons : au moment où se crée brusquement un œdème de la peau, ou encore quand un œdème considérable vient rapidement à se résorber. C'est surtout dans la *phlegmatia alba dolens* que ces faits ont été observés, et cette lymphangite, ordinairement noueuse, se mêle souvent aux plaques et aux traînées de l'angioleucite ordinaire.

Blessé. — L'état général du blessé, les conditions de terrain, créent non seulement la prédisposition à la lymphangite, mais surtout la fréquence des formes graves, gangréneuses, suppurées, etc.

L'alcoolisme est le premier à incriminer; après lui, le surmenage, la misère physiologique.

L'influence du diabète est de notion courante : Giroude [2] a même cherché à établir l'existence d'une forme primitive : chez ses deux malades, diabétiques avancés, la rougeur angioleucitique parut sur le dos du pied, sans écorchure, sans traumatisme, elle se diffusa rapidement, en plaques et en traînées, sur tout le membre, se couvrit de phlyctènes, puis d'eschares dermiques superficielles. La mort survint rapidement. L'indolence toute spéciale de ces lymphangites et leurs tendances gangréneuses sont deux caractères frappants.

On a aussi accusé la scrofule, mais en termes très vagues. Une distinction s'impose. Loin d'être prédisposées aux complications lymphangitiques, les plaies scrofuleuses sont d'une tolérance remarquable. Mais, d'autre part, ce qui a été décrit sous le nom d'érysipèle des strumeux, ces rougeurs fixes qui naissent autour d'une croûte d'impétigo, d'une ulcération des narines, etc., ne sont en réalité que des angioleucites faciales (Maurice Raynaud [3], Le Dentu) longuement stationnaires, et qui laissent à leur suite cette tuméfaction blafarde du nez et de la lèvre supérieure, si caractéristique chez les strumeux.

Milieu. — L'angioleucite, comme toutes les maladies du système lymphatique, est très fréquente dans les pays chauds : il faut distinguer une triple série de faits : 1° les lymphangites filariennes; ce sont ces poussées à répétition qui

---

[1] En revanche, la lymphangite tuberculeuse la complique quelquefois (voy. *plus loin*).
[2] Giroude, *De la lymphangite chez les diabétiques*. Thèse de Lyon, 1884.
[3] M. Raynaud, *De la nature de l'érysipèle et de ses relations avec les maladies infectieuses*. Soc. méd. des hôpit., 1875.

[F. LEJARS]

marquent si souvent le début de l'éléphantiasis; leur origine filarienne a été discutée plus haut (voy. *Éléphantiasis*); 2° les lymphangites communes, succédant aux agents irritants ordinaires, mais de fréquence, de forme, de gravité spéciales, ce qu'expliquent suffisamment le terrain où elles évoluent, la débilitation due au climat, au paludisme lui-même, aux vices de l'hygiène publique et privée; 3° les lymphangites palustres proprement dites(1).

Dans nos climats, on a remarqué que, par un hiver très froid, les formes graves et surtout les formes gangréneuses se verraient surtout (Jalaguier).

L'influence nocive du milieu est souvent frappante : il suffit de rappeler les salles d'hôpitaux ou les ambulances encombrées, mal aérées, etc., où se combinent toutes les causes d'infection.

Telle est encore l'origine des lymphangites dites spontanées ou des lymphangites épidémiques.

J. Roux, à bord du *Montebello*, Bellamy(2), sur le *Louis XIV* et la *Bretagne*, Magnus Hüss, à Stockholm, ont décrit des pseudo-épidémies d'angioleucites. Imbrandy(3), dans sa thèse, en a rapporté une nouvelle, survenue à bord de la frégate cuirassée la *Provence*; tous ces faits s'expliquent par des influences communes de milieu, ou des causes locales communes aussi : l'encombrement, l'humidité, l'alimentation insuffisante, le surmenage, et d'autre part, les irritations cutanées et les petites plaies dues aux frottements de l'uniforme, au maniement des pièces de mâture ou d'artillerie, l'absence de bains et de lavages à l'eau douce, autant de causes qui suffisent à expliquer l'explosion de nombreuses séries de lymphangites.

L'angioleucite spontanée ne l'est qu'en apparence. On l'a observée, pendant la guerre de 1870-1871, dans les ambulances ; des lymphangites graves seraient susceptibles de se développer d'emblée, en de tels milieux, quelquefois l'action de l'air extérieur a semblé la cause déterminante, mais les données actuelles doivent faire admettre, là encore, une inoculation, une contagion médiate, qui, en pareil milieu, passe si aisément inaperçue.

Anatomie pathologique. — L'anatomie pathologique de la lymphangite n'a été que rarement faite, ce sont les lymphatiques des séreuses, dans les pleu-

(1) L'espace nous a manqué pour consacrer un chapitre spécial à cette forme si intéressante de lymphangite; on en trouvera l'histoire exposée dans les travaux suivants :

BOUREL-RONCIÈRE, *Rapport sur la station navale du Brésil et de la Plata. Arch. de méd. navale*, 1872, t. XVII, XVIII, XIX. — CARLOS CLAUDIO DA SILVA, *Lymphatitis perniciosa*, Thèse de Rio-de-Janeiro, 1874. Longuement analysé dans les *Archives de médecine navale*, 1880, XXXIII, p. 566. — MAZAC-AZEMA, *Traité de la lymphangite endémique des pays chauds*, 1878. — VINSON, *Lymphite grave (endolie des glandes) à Maurice et à l'île de la Réunion, Arch. de méd. navale*, 1877. — PÉLISSIER, *Considérations sur les maladies les plus communes à la Réunion*. Thèse de doctorat, 1881. — NIELLY, *Nouveaux éléments de pathologie exotique*, 1881. — JOLET, *Contribution à l'étude de la lymphangite des pays chauds*. Thèse de doctorat. Bordeaux, 1884. — CORRE, *Traité clinique des maladies des pays chauds*, 1887. — A. TESTE D'ARMAND, *Contribution à l'étude de la lymphangite endémique des pays chauds*. Thèse de doctorat. Montpellier, 1889.

En Europe, du reste, la lymphangite palustre n'a été que fort peu observée; pourtant on a signalé, dans des contrées marécageuses, des pseudo-érysipèles périodiques traités avec succès par la quinine. Maurice Raynaud (art. ÉRYSIPÈLE du *Dict. de méd. et de chir. prat.*), qui en cite plusieurs faits, ne les regarde pas comme des érysipèles légitimes, mais comme des manifestations non douteuses de fièvre intermittente larvée. M. E. Besnier en a rapporté aussi deux cas. Il y aurait là matière à recherches.

(2) BELLAMY, *Des causes de la lymphangite superficielle*. Thèse de doct., 1870.

(3) DEBRANDY, *Quelques considérations sur la lymphangite aiguë et la lymphangite chronique*. Thèse de doct., 1878.

[F. LEJARS]

résles, la péritonite, la péricardite, la méningo-encéphalite, qui ont prêté aux recherches microscopiques, et surtout les lymphatiques utérins. Quant aux angioleucites des membres, elles n'ont été que fort peu étudiées : pourtant le professeur Cornil[1], Cadiat et Lordereau[2], Mayor[3], en ont publié des examens histologiques.

Il y a trois variétés de lymphangite : la *lymphangite tronculaire*, la *lymphangite réticulaire* et la *lymphangite radiculaire*, qui intéresse les racines même des lymphatiques dans la peau, le tissu conjonctif ou les viscères, mais dont l'histoire se confond, en réalité, avec celle de l'inflammation dans les différents tissus.

Lymphangite tronculaire. — Elle est exsudative ou suppurée : ce ne sont que deux étapes, très voisines, du même processus.

On a constaté parfois la dilatation des vaisseaux, et Monneret la signalait déjà : il avait vu les lymphatiques du membre inférieur gauche, épaissis et remplis de pus, tellement gros qu'une injection bien réussie n'aurait pu les rendre plus visibles. Cornil, Cadiat et Lordereau ont pu disséquer aussi les lymphatiques profonds, transformés en cordons jaunâtres et distendus par le pus. Ailleurs, les vaisseaux sont rétractés et raccourcis, mais ce sont là surtout des faits d'observation clinique (voy. *Symptômes*).

D'après Virchow, la coagulation était le premier acte de l'inflammation angioleucitique, mais on n'admet plus, ici encore, la thrombose primitive : la paroi est la première à s'enflammer.

L'endothélium se gonfle, il se desquame par places, puis sur toute l'étendue de la tunique interne. La paroi tout entière s'est épaissie : des cellules rondes, qui deviendront plus tard des globules de pus, l'infiltrent ; les vasa-vasorum sont injectés dans la tunique externe, mais ils ne suffiraient pas seuls à produire cette bande rouge qui dessine à la surface de la peau la traînée lymphangitique.

En dedans, le vaisseau est rougeâtre quelquefois, brillant, lisse, comme dans les sinus pleins de pus de la lymphangite utérine (Lucas-Championnière).

On a trouvé la lymphe encore liquide, mais rougeâtre et fibrineuse (Bouisson)[4] ; la règle est qu'elle se coagule, et de très bonne heure. Le thrombus, formé d'un réseau fibrineux, enserre quelques hématies et de nombreux globules blancs : il est ferme encore, il donne sa consistance au cordon lymphatique : on dirait un vaisseau injecté à la craie. Ces bouchons fibrino-globulaires se prolongent très loin le long des lymphatiques, au delà même des ganglions. Weber ne les a-t-il pas suivis, dans une autopsie de fièvre puerpérale, jusqu'à la citerne de Pecquet? En fermant telles ou telles voies, ils ont un rôle dans le mode de diffusion du processus angioleucitique, et s'il est excessif de dire que les lymphangites septiques suraiguës s'expliquent par l'absence des thrombus, ces caillots oblitérants peuvent mettre obstacle pour un temps, si court soit-il, à la progression du virus et de l'inflammation qu'il provoque.

La *péri-lymphangite* marche presque toujours de pair avec l'*endo-lymphan-*

---

[1] Cornil, *Bull. de la Soc. anat.*, 1872, p. 565.

[2] Cadiat et Lordereau, *Angioleucite profonde dans le cours d'un érysipèle. Bull. de la Soc. anat.*, 1872, p. 622.

[3] Mayor, Thèse de Jalaguier.

[4] Bouisson, *Des altérations de la lymphe dans les inflammations. Gazette médicale*, 1845, p. 296.

gite : des cellules embryonnaires s'accumulent et forment couronne autour du vaisseau ; sur une coupe, il paraît comme un cercle ou un canal anguleux, bourré lui-même de cellules rondes. C'est surtout dans le tissu cellulo-adipeux sous-cutané que cet aspect devient caractéristique, comme le montre la figure empruntée au mémoire de Renaut (fig. 145). Les vésicules adipeuses, qui enveloppent comme d'une gaine les vaisseaux lymphatiques, reviennent à l'état embryonnaire, et cette virole péri-lymphatique prend une large part à l'induration en cordons des troncules, et à la rougeur en traînées. La traînée est toujours plus large que le lymphatique sous-jacent, elle est due surtout à l'injection du tissu adipeux enflammé.

De ces lésions à celles de la lymphangite suppurée, la transition est fort simple.

Le thrombus fibrineux se fragmente en blocs épars, et le vaisseau se remplit de globules de pus ;

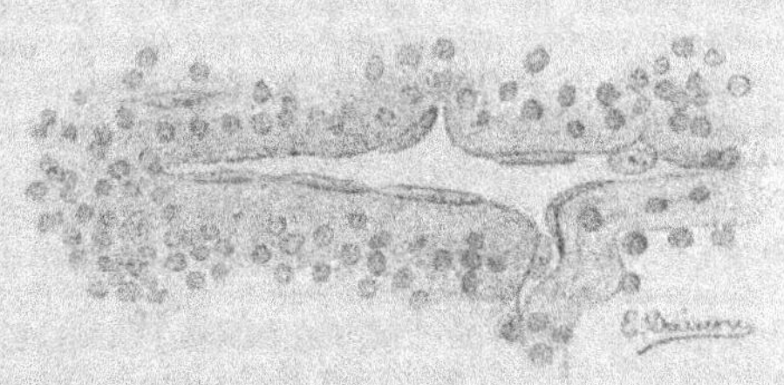

Fig. 145. — Péri-lymphangite (Renaut, *Arch. de phys.*, 1874, pl. XII, fig. 5).

on les retrouve semés entre les strates de la paroi, ou répandus en nappe dans l'atmosphère celluleuse péri-lymphatique. La suppuration est *endo-tubulaire* et *péri-tubulaire*, et souvent les deux modes coexistent : à l'intérieur du vaisseau, le pus se collecte dans les espaces inter-valvulaires, qu'il dilate en bosselures. Ce pus est blanc, crémeux, épais ; on y retrouve parfois de minces débris fibrineux ; il ne ressemble pas au pus de la phlébite, rougeâtre et toujours mêlé de caillots (Lucas-Championnière, Fioupe). Péri-tubulaire, la suppuration s'échelonne en petits abcès, qui s'ouvrent souvent dans le tronc lymphatique autour duquel ils se groupent : c'est le type classique des abcès angioleucitiques ; leur pus contient : 1° des globules ordinaires ; 2° de rares cellules épithéliales plates ; 3° des microbes, sur lesquels nous allons revenir. Toujours est-il que ces colonies microbiennes ont libre champ pour s'étendre, et l'on conçoit que les foyers purulents puissent grossir et se diffuser.

Lymphangite réticulaire. — Renaut, qui l'a observée environ trois fois sur quatre dans l'érysipèle, en a donné une description histologique qu'il faut encore transcrire : « Les lymphatiques enflammés ne sont pas très distincts dans les parties superficielles du derme, où ils sont constitués par de simples fentes. Mais, dès qu'ils sont munis d'une paroi propre, ce qui arrive vers le tiers inférieur de l'épaisseur du derme, ils apparaissent, soit comme de larges rubans sinueux, soit sous forme de cercles ou d'ellipses très régulières, ayant trois ou quatre fois le diamètre des plus gros vaisseaux sanguins de la peau, et sont distendus par des globules blancs qui leur forment une injection naturelle. On reconnaît facilement ces lymphatiques à l'absence de globules rouges dans leur cavité, à la fine couche de fibres élastiques disposées en réseau qui les borde, et de laquelle partent en divergeant vers le tissu conjonctif voisin, des réseaux élastiques moins serrés. On n'a trouvé aucune trace de la prolifération de l'endothélium ; il est entièrement détruit, probablement à la suite d'une endo-lymphangite extrêmement intense et rapide. »

[F. LEJARS]

Des lésions analogues sont indiquées par Jalaguier dans les plaques de la lymphangite gangréneuse : les lymphatiques dermiques dilatés sont d'abord remplis d'un fin réticulum de fibrine et de globules blancs; plus tard, ce thrombus devient grenu, la disposition réticulaire disparaît, les globules blancs qui remplissent la cavité du lymphatique et infiltrent sa paroi s'altèrent aussi, et alors le lymphatique n'est plus reconnaissable, masqué par une sorte de bande granuleuse.

En somme, dilatation des canaux lymphatiques, qui prennent l'aspect de fentes étoilées, sur les coupes, remplis de globules blancs, et entourés d'une auréole de cellules embryonnaires : tels sont les faits histologiques principaux.

Signalons ici les lésions de la peau, fréquentes dans la lymphangite des réseaux : abcès dermiques, phlyctènes et phlycténules, eschares.

Les eschares caractérisent la *lymphangite gangréneuse*, et Jalaguier les a très complètement étudiées dans sa thèse. En général, les plaques mortifiées sont sèches et d'un tissu dense, plus ou moins gris ou noirâtre : elles se limitent parfois à une partie de l'épaisseur du derme, et restent enchâssées dans le tissu dermique, encore vivant, mais enflammé. L'eschare comprend-elle toute l'épaisseur de la peau, son limbe est toujours net et bien dessiné, mais elle est plus large dans la couche superficielle qu'à la face profonde du tégument; le panicule adipeux lui adhère; si la gangrène l'a intéressé lui-même, on le trouve grisâtre, et ses mailles remplies d'un liquide louche; le pus ne se montre que plus tard, lors du travail d'élimination. L'examen histologique de ces plaques sphacélées, fait par Quénu, a montré que les lésions intéressent surtout la couche papillaire du derme, et qu'elles y débutent. En somme, il y a d'abord une lymphangite des réseaux sous-épidermiques, puis une dermite fibrineuse de la couche papillaire, et la dermite est suivie de sphacèle.

Les ganglions sont presque toujours pris, dans la lymphangite, mais le fait inverse est loin d'être constant (voy. *Adénite aiguë*).

Pathogénie. — Dans les abcès lymphatiques consécutifs aux pustules anatomiques de la main, Rosenbach avait déjà indiqué la présence du *Staphylococcus*

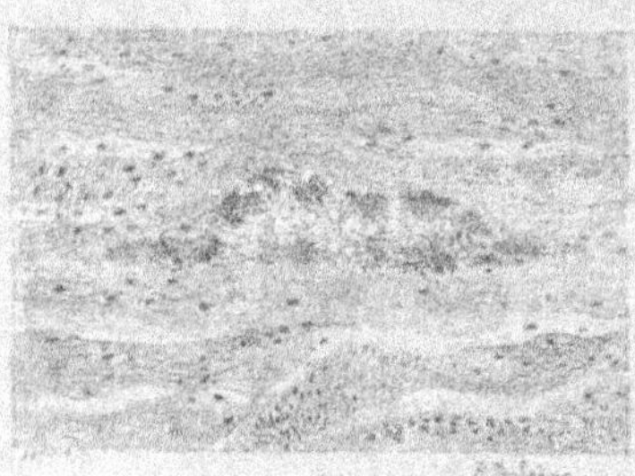

Fig. 144. — Vaisseau lymphatique intra-utérin rempli de streptocoques (Thèse de Widal, pl. II, fig. 2).

aureus et du *Streptococcus pyogenes*, et Cornil et Babès signalent à leur tour, dans ces abcès, les diverses espèces de micro-organismes du pus. Widal [1], sur douze autopsies d'infection puerpérale, a retrouvé onze fois le *Streptococcus pyogenes* dans les lymphatiques utérins; ils sont « une voie banale de propagation pour ce micro-organisme, qui peut les remplir sans déterminer la moindre goutte de suppuration sur son passage ». La planche que nous avons fait reproduire montre un lymphatique intra-utérin rempli de streptocoques (fig. 129). Widal l'a trouvé encore dans une angioleucite périphérique [2] : c'était une lymphangite double

***

[1] WIDAL, *Étude sur l'infection puerpérale*. Thèse de doctorat, 1889.

[2] Thèse, obs. XIV.

[F. LEJARS.]

des membres inférieurs chez une femme enceinte de cinq mois; une gouttelette de sang recueillie à la ponction d'une des plaques donna lieu à une culture pure de *Streptococcus pyogenes*. Ainsi ce microbe peut déterminer une lymphangite des réseaux et des gros troncs, mais il n'est pas le seul.

Dans une note présentée à l'Académie des sciences, en 1889, Verneuil et Clado annonçaient qu'ils avaient découvert dans la lymphangite le microbe de l'érysipèle, et la thèse de Gars a donné la technique et les résultats de ces recherches. Chez quatre malades, dans le pus d'abcès lymphangitiques, le *Strepto-coccus erysipelatos* a été rencontré; inoculé en stries sur l'agar-agar incliné, il a donné naissance à des cultures en grains de semoule, caractéristiques; inoculé à l'oreille du lapin, il a produit l'érysipèle expérimental. C'est donc « le microbe de l'érysipèle » qui était ici l'agent de l'inflammation lymphangitique, et les auteurs concluaient à l'identité de l'érysipèle et de la lymphangite. N'a-t-on pas trouvé plusieurs fois le bacille de Koch dans les nodosités ramollies de la lymphangite tuberculeuse? Et il en sera de même vraisemblablement, un jour, des abcès lymphangitiques chancrelleux et de la lymphangite syphilitique (¹).

Mais on sait aujourd'hui qu'il n'y a pas d'agent spécifique de l'érysipèle; et, d'autre part, on a trouvé dans les lymphangites bien d'autres microbes que le *Streptococcus pyogenes*. MM. F. Fischer et E. Levy ont découvert, dans 8 cas de lymphangite tronculaire : 5 fois, le *Staphylococcus pyogenes albus*; 1 fois, le *Staphylococcus pyogenes aureus*; 2 fois, le *Staphylococcus cereus albus*; 1 fois, le *Bacillus coli communis*; 1 fois, les *Staphylococcus pyogenes albus et aureus*; dans 2 cas de lymphangite réticulaire, le *Staphylococcus pyogenes albus* existait seul; enfin, le pus de 8 abcès lymphangitiques contenait : 4 fois, le *Staphylococcus pyogenes albus*; 3 fois, le *Streptococcus pyogenes albus et aureus*; 1 fois, le *Sta-phylococcus pyogenes albus* et le *Streptococcus pyogenes*; 2 fois, le *Streptococcus pyogenes*.

Il n'y a donc pas une lymphangite et un « microbe de la lymphangite », il y en a autant que d'agents septiques capables d'irriter la paroi des vaisseaux blancs. On ne saurait trouver confirmation plus éclatante de la pensée de Velpeau. Mais les lymphatiques, canaux vecteurs de microbes, ne réagissent pas toujours à leur contact, et souvent les ganglions seuls, organes d'arrêt, véritables accumulateurs, en ressentent les atteintes.

Enfin, qu'ils interviennent par leur simple fonctionnement physiologique ou qu'ils s'enflamment eux-mêmes au contact du virus qu'ils charrient, leur rôle est important dans l'évolution des infections locales et générales. Je rappelle seulement les affections éruptives de la peau, les érythèmes, les panaris érythémateux. C'est surtout dans les phlegmons que la part de l'angioleucite est grande : phlegmons circonscrits, phlegmons diffus, phlegmons viscéraux. Le tissu conjonctif s'inocule en réalité par deux voies : 1° indirectement, à distance, par voie lymphatique; 2° par voie directe, quand la piqûre, la plaie, quelle qu'elle soit, pénètre jusque dans les espaces conjonctifs pour y insérer le virus septique.

Même dans cette dernière alternative, la lymphangite intervient, mais secondairement, et pour remplir son autre rôle, de diffusion infectieuse.

Ainsi se comprennent les relations traditionnellement reconnues entre les grandes complications des plaies, l'angioleucite, l'érysipèle, le phlegmon diffus : elles se résument dans la notion si simple d'agents pathogènes communs et

_____

(¹) Voy. *Lymphangites vénériennes.*

[F. LEJARS.]

d'une voie de diffusion commune; la localisation seule diffère, et crée les différents types morbides.

Il en est de même dans les lymphangites viscérales, et, pour citer un exemple, dans les lymphangites pulmonaires; rappelons encore la lymphangite utérine, qui sera étudiée ailleurs, la lymphangite mammaire, les lymphangites anorectales, étudiées par Quénu [1].

Que d'hypothèses s'évanouissent en présence de cette théorie, anatomiquement démontrée, du rôle pathogénique de l'angioleucite! Elle rend compte des abcès à distance, que rien ne relie, en apparence, à la lésion initiale : les collections intra-musculaires du tiers supérieur de l'avant-bras, de la gaine du biceps, succédant à un panaris, ou encore, fait plus étrange, les abcès du sein consécutifs à une lymphangite, à un érysipèle, à une inflammation quelconque du membre supérieur, à une plaie superficielle de la main, compliquée d'adénite axillaire. Dans une observation de Velpeau [2], il y avait des engelures aux mains, des ganglions engorgés dans l'aisselle, et un vaste abcès au sein droit et, comme trace de la marche récurrente suivie par l'inflammation, un cordon noueux de lymphatiques indurés s'étendait de la mamelle jusque dans le creux de l'aisselle.

Enfin le rôle des lymphatiques se retrouve encore dans la formation d'abcès plus lointains, et nous rappellerons la large place qui doit être réservée dans la pathogénie de l'infection purulente, à l'embolie lymphatique.

Symptômes. — La lymphangite s'annonce assez fréquemment avec tout l'appareil d'une infection aiguë : ascension thermique (38°,5, 39 et 40 degrés), frissons, céphalée, et cet état d'inappétence et de brisement qui signale l'entrée en scène de l'érysipèle ou d'une fièvre grave. Il est ordinaire que les ganglions soient déjà engorgés; au bout de quelques heures, le lendemain, la rougeur caractéristique paraît.

D'autres fois, le début est moins rapide : on dirait que l'incubation se prolonge. La plaie devient sèche, rouge, douloureuse; Verneuil insistait sur cette « sensibilité des plaies », avant-coureur de l'érysipèle ou de la lymphangite. Et c'est alors que la fièvre monte et que se dessine l'angioleucite réticulaire.

L'extension peut en être si brusque, qu'on puisse en quelque sorte suivre « à la trace » le virus infectant. Cela s'est vu surtout lors de piqûres septiques. Cruikshank relate une observation de Hunter, où, à la suite d'une piqûre avec une aiguille, on vit les lymphatiques rougir jusqu'à l'aisselle, un ganglion se gonfler et devenir douloureux, un frisson éclater, le tout dans l'espace de quelques minutes. Broca a été témoin d'un fait analogue. Weber [3], chez un de ses élèves qui s'était piqué à une autopsie, put suivre aussi la marche progressive de la traînée lymphatique qui, en quelques minutes, eut gagné l'aisselle.

L'angioleucite intéresse les réseaux ou les troncs, elle est *réticulaire* ou *tronculaire*; l'angioleucite radiculaire, en clinique, n'a pas d'histoire.

Les deux variétés sont presque toujours combinées : c'est l'angioleucite réticulaire qui débute, autour du point d'inoculation, suivie bientôt des traînées de l'angioleucite tronculaire; mais elle aussi, la lymphangite des troncs, peut être

---

[1] Quénu, *Étude sur les lymphangites d'origine ano-rectale*. *Bull. de la Soc. de chir.*, t. XX, p. 325.

[2] Cité par Bennezon. Thèse de doctorat, 1884.

[3] Weber, *Krankheiten des Lymphgefässsystems*. *Handbuch von Pitha-Billroth*.

[*F. LEJARS.*]

isolée, débuter loin de la plaie, sans rougeur intermédiaire, et continuer à part son évolution.

Lymphangite réticulaire. — C'est d'abord un fin réseau, à mailles serrées, de teinte rosée ou rouge, qui se détache des lèvres de la plaie; ailleurs, on voit persister, sur le pourtour de cette plaie, une collerette de peau saine, et la rougeur ne se dessine qu'à distance.

Elle s'étend, elle forme nappe. Sa surface, semée encore de petits îlots blancs, au début, acquiert une teinte à peu près uniforme. La plaque se gonfle légèrement, elle s'exhausse un peu de la surface cutanée ambiante, sans avoir le relief de l'érysipèle proprement dit; elle est d'un rose pâle ou d'un rouge vif, ou encore fauve, érysipélatoïde; plus tard, elle deviendra quelquefois sombre, vineuse, et ce serait un indice de suppuration imminente. Quelquefois elle donne au doigt, qui l'explore doucement, la sensation d'une surface gaufrée. Son limbe est échancré dans tous les sens, déchiqueté, il s'étend par une série de pointes d'où rayonnent les lignes onduleuses de la lymphangite tronculaire.

Il y a toujours un certain degré d'œdème dans la lymphangite réticulaire : il est constant et devient souvent énorme, en certaines régions, à la verge, aux grandes lèvres, aux paupières, sur le dos de la main. Aux membres, il se localise parfois aux plaques angioleucitiques, auxquelles il forme une base d'empâtement, ou bien il se fait par poussées, sur tout le membre ou sur son extrémité. Nous verrons plus tard l'œdème survivre à la lymphangite, et nous dirons son rôle dans la lymphangite chronique.

Chassaignac avait fait de l'absence des phlyctènes, qu'il tenait pour constante, un des traits distinctifs de la lymphangite réticulaire et de l'érysipèle; mais le signe est bien loin d'avoir une telle valeur. J. Roux les avait déjà observées (1842); il est des plaques d'angioleucite réticulaire où l'on voit se faire une poussée de vésicules transparentes, mais c'est surtout dans la lymphangite gangréneuse qu'on les trouve : phlyctènes purulentes ou ampoules remplies d'un liquide sanieux, roussâtre.

La douleur est assez vive au début, c'est une cuisson qui rappelle la brûlure au premier degré et qui s'exagère au contact et à la pression.

Il est plus rare que les plaques naissent à distance les unes des autres, isolées, sans lien apparent; ordinairement, les traînées tronculaires qui émergent des bords de la plaque primitive, deviennent plus loin le centre d'autres plaques, bientôt fusionnées par leur rayonnement excentrique. Ainsi la petite zone d'angioleucite réticulaire, très étroite souvent à son origine, peut recouvrir de proche en proche de larges surfaces. Chassaignac ne donne-t-il pas l'observation d'une angioleucite réticulaire généralisée qui, dans l'espace de deux mois, parcourut successivement toute la surface du corps, précédée d'une région à l'autre par des traînées rouges et accompagnée d'un léger engorgement ganglionnaire. Savart [1] a publié une observation du même genre, provenant du service d'Alph. Guérin : c'était une lymphangite à aspect scarlatineux généralisé à toute la surface du corps, et Fauvel avait été témoin d'un fait analogue; la rougeur avait toute la physionomie de l'érythème scarlatineux, sans traînées ni arborisations; elle s'étendit, écarlate, à toute la peau, et elle se termina par une desquamation très marquée, qui ressemblait encore à celle de la scarlatine

[1] SAVART, *France médicale*, 1878, t. XXV, p. 604.

[F. LEJARS.

Sans doute, l'angioleucite s'était propagée aux réseaux les plus superficiels de la peau, dont les mailles sont trop fines pour se laisser distinguer à l'œil nu.

Lymphangite tronculaire (¹). — Nous avons dit qu'elle était parfois isolée, fréquemment combinée à la lymphangite des réseaux, et qu'elle pouvait ne se dessiner qu'à distance de la plaie.

C'est la traînée rouge qui la caractérise. Ici, une seule bandelette rosée remonte tout le long du faisceau lymphatique du membre, se divisant comme lui, rectiligne presque toujours, légèrement ondulée en quelques points, et finit souvent après un long trajet, au premier groupe ganglionnaire; plus souvent, il y a trois, quatre, cinq bandelettes juxtaposées, tout le faisceau : onduleuses, elles s'entre-croisent et se mêlent par places; leur coalescence ne produit bientôt plus qu'un seul ruban, dont le contour s'élargit encore par la lymphangite réticulaire de voisinage.

Comme nous l'avons vu plus haut, la traînée rouge est toujours plus large que le lymphatique enflammé sous-jacent; elle ne fait qu'un très minime relief à la surface de la peau; on ne le voit bien qu'en regardant de très près et obliquement; le doigt apprécie beaucoup mieux cette élevure cutanée, que créent l'empâtement péri-lymphangitique, d'une part, et aussi l'épaississement du vaisseau lui-même.

Dans certaines formes de lymphangite, *ce sont de véritables cordons*. Chassaignac avait bien vu déjà que les lymphatiques enflammés sont susceptibles de se raccourcir et de gêner les mouvements, au cou, au bras, à l'aisselle, au pli du coude; Richet dut faire, dans un cas, la section sous-cutanée des troncs lymphatiques rétractés. Renaut, puis Favrel, ont insisté sur la fréquence de cette *lymphangite en cordons* dans les affections cutanées; elle est presque de règle dans la lymphangite palustre. Pour bien sentir les cordons, il faut saisir un pli de la peau entre le pouce et l'index; c'est alors un petit cordonnet dur, plat, trop fin pour être une veine (Chassaignac), moniliforme, qui roule et s'échappe entre les doigts; il peut être gros comme une plume de corbeau, en certaines régions (face interne de la jambe, triangle de Scarpa). Souvent il y a plusieurs cordons, en faisceau, qui glissent les uns sur les autres, sous le palper. Ailleurs, si la péri-lymphangite est intense, « autour de ces cordes douloureuses que forment les lymphatiques indurés, le doigt sent un empâtement d'abord un peu diffus, puis, au bout de quelque temps, très nettement limité. Il semble que le vaisseau soit englobé dans un cylindre ou un demi-cylindre, ou une sorte de table solide faisant corps avec lui, et adhérant à la peau par un de ses plans côtés, s'il s'agit d'un lymphatique superficiel, ou roulant sous la peau entre les muscles, si la lymphangite est profonde. La sensation qu'on éprouve en saisissant ces indurations qui s'étendent comme en nappe à 2, 3, et même 4 centimètres du lymphatique enflammé, est tout à fait analogue à celle que produirait un corps solide recouvert d'une étoffe un peu épaisse » (Laillier).

La douleur varie beaucoup avec l'étendue et la marche de l'affection; toujours on provoque de la douleur ou de la sensibilité par la pression le long des lymphatiques enflammés, sur les traînées rouges ou les cordons.

Traînées ou cordons remontent jusqu'aux ganglions; quelquefois on les voit brusquement finir à quelque distance de ceux-ci; plus souvent, ils cessent à leur niveau et semblent plonger et se perdre dans la profondeur.

____

(¹) Angioleucite trajective, ascendante (Chassaignac).

[F. LEJARS.]

Telle est la marche ordinaire, ascendante, de la lymphangite, mais elle peut
être *rétrograde*. Arrêtée par un obstacle, une oblitération traumatique, une compression, il semble que la lymphe septique rebrousse chemin, et qu'elle reflue
dans les voies lymphatiques sous-jacentes à la plaie, les seules libres; souvent
alors, la lymphangite s'accompagne d'œdème, et la rougeur est descendante.
Dans l'épidémie observée par J. Roux, la plaque lymphangitique commençait
au niveau de la malléole interne, remontait sur la face interne jusqu'à la racine
du membre, puis, rétrogradant, descendait sur la face externe, et, cette fois,
envahissait le pied et successivement tous les orteils. Chez un malade d'Alph.
Guérin, dont l'histoire a été publiée par Terrillon[1], le mécanisme de l'angioleucite rétrograde était fort net : il existait, sur le bord interne du bras, une
série de fistules lymphatiques, nées d'une incision d'abcès; pour recueillir
la lymphe, on appliqua sur l'orifice le plus inférieur une petite cupule de
verre, qui fut fixée en place, mais le rebord inférieur creusa une ulcération
demi-circulaire; l'écoulement s'arrêta par toutes les fistules, les troncs lymphatiques avaient été sectionnés et oblitérés comme à la suite d'une plaie simple.
Or, à deux reprises, dans les semaines qui suivirent, il se développa, sur le
coude et l'avant-bras, une poussée de lymphangite rétrograde, dont la rougeur
se diffusait vers la main très œdématiée; il resta, sur le membre, des plaques
saillantes, violacées, un peu douloureuses, le long des lymphatiques, et un
œdème persistant.

C'est la première chaîne ganglionnaire qui porte d'abord l'empreinte de l'extension inflammatoire; plus tard, la barrière est quelquefois franchie, et des
ganglions plus haut situés sont pris à leur tour; ainsi n'est-il pas rare de
trouver une double adénite, sus-claviculaire et axillaire, dans les lymphangites
du membre supérieur. Ailleurs, c'est un petit groupe ganglionnaire jeté sur le
cours des lymphatiques du membre, mais n'en recevant qu'une partie, dont
l'engorgement coexiste avec celui des ganglions principaux de la racine : le
ganglion sus-épitrochléen, par exemple, d'autres ganglions épars sur le bord
interne du biceps, ou ceux qu'on trouve parfois dans le pli pectoro-deltoïdien
(Aubry). Il est des faits plus anormaux, où le virus traverse, sans y laisser
de traces, les premiers ganglions, pour aller se fixer plus haut : les ganglions
sus-claviculaires s'engorgent et suppurent même, l'aisselle est libre. Nous
retrouverons toutes ces modalités de l'adénite secondaire au chapitre de l'*Adénite aiguë*.

L'atteinte ganglionnaire se borne souvent à l'engorgement douloureux : les
ganglions sont gros, durs ou résistants, encore faciles à isoler les uns des
autres, douloureux lors des mouvements et par la pression; il est de règle,
quand la lymphangite est bien localisée, que l'un d'eux se tuméfie le premier et
reste le plus gros. Si la suppuration doit se faire, l'empâtement péri-adénitique
se diffuse et l'adéno-phlegmon se produit. On remarque souvent une sorte de
balancement entre les lésions locales de la lymphangite et l'adénopathie secondaire; nous y reviendrons.

La fièvre persiste, elle est rémittente, à exacerbation vespérale; le pouls est
fréquent, plein et dur; il y a de l'inappétence, une soif vive, de l'insomnie.
Quelquefois ces symptômes sont fort atténués; par contre, les frissons, le

[1] TERRILLON, *Fistules lymphatiques de la partie moyenne du bras, section accidentelle des vaisseaux lymphatiques afférents; guérison; poussées d'angioleucite à marche descendante, œdème persistant du bras et de l'avant-bras. Progrès médical*, 1874, p. 25.

délire, l'adynamie précoce, les grandes oscillations thermiques marquent les formes graves que nous indiquerons bientôt.

Rougeur en nappe ou en traînées, engorgement ganglionnaire, état fébrile : tels sont les éléments principaux de la lymphangite simple. Elle peut se borner là.

Au bout de quelques jours, d'une semaine, la fièvre tombe; la teinte des plaques lymphangitiques pâlit, les traînées perdent leur netteté et se dissocient quelquefois en une série de macules, qui s'effacent à leur tour. On a signalé, surtout aux membres inférieurs et chez les variqueux, les sujets soumis à de grandes fatigues et à de longues marches, *une teinte ecchymotique*, teinte chamois, que prendrait la plaque angioleucitique à son stade de résolution : elle ne dure que quelques jours, elle s'expliquerait par l'extravasation des globules rouges, infiltrés dans le derme, au cours du processus inflammatoire, et que les voies absorbantes ne reprendraient que tardivement.

Un fait plus commun, c'est la *desquamation*. Comme l'érysipèle, comme la scarlatine, la lymphangite desquame : J. Roux, Turrel, Follin avaient signalé le fait, et on le vérifie avec quelque attention. Les squames sont, en effet, très petites; elles n'ont pas la largeur de celles de l'érysipèle, ni surtout de la scarlatine, leur coloration tranche souvent fort peu sur celle de la peau saine, et c'est au doigt qu'on les sent. Favrel étudie bien cette desquamation lymphangitique : « Dans la lymphangite réticulaire, elle débute par le centre des plaques pour s'étendre peu à peu vers la périphérie; elle se fait par fines squames d'un blanc pâle ou sale, se détachant assez difficilement. La peau est comme rugueuse, elle donne la sensation d'une peau de chagrin, avant le détachement des squames. Dans la lymphangite tronculaire, la desquamation n'apparaît que quand la rougeur a disparu, et se limite exactement, en bandes, aux points primitivement rouges. »

Ce qui cède en dernier lieu, c'est assez souvent l'adénite secondaire; il n'est pas rare qu'elle persiste longtemps, elle est sujette à des réveils inattendus (voy. *Adénite aiguë*); ainsi se créent, chez certains sujets, à la suite d'une première atteinte de lymphangite aiguë, ces adénites subaiguës ou chroniques, entretenues par la permanence des causes irritatives : terrain tout préparé pour les agressions bacillaires (bubon strumeux, etc.).

Mais l'angioleucite laisse quelquefois d'autres vestiges, et la résolution est incomplète. Il est telle forme de lymphangite réticulaire, qui dure des semaines, sans presque s'étendre, maintes fois reproduite sur place par de nouvelles poussées; on la dirait volontiers chronique. A cette forme se rapporte l'*angioleucite réticulaire oscillante*, décrite par Chassaignac, et qui s'observe surtout au dos de la main, chez les anatomistes et ceux qui manient les pièces cadavériques.

D'autres fois, la rougeur ne s'efface qu'en partie; il reste, le long des vaisseaux antérieurement enflammés, des plaques d'un rouge foncé, et qui auraient quelque similitude avec l'érythème noueux; ou bien c'est l'œdème, beaucoup plus fréquent qu'on ne le dit, en général, œdème dur, en plaques aussi ou en noyaux, ou bien œdème mou, fort développé quelquefois, de l'extrémité du membre et des régions que la lymphangite avait envahies. C'est un élément morbide constant, dans certaines formes de lymphangites à répétition; nous en reparlerons à la *Lymphangite chronique*.

Nous voici arrivés à une autre éventualité plus grave, la suppuration.

LYMPHANGITE SUPPURÉE. — Elle se présente sous plusieurs formes : *phlyctènes purulentes; abcès dermiques; abcès lymphangitiques proprement dits*, en série; *gros abcès circonscrits; nappes purulentes péri-lymphangitiques; phlegmon par diffusion;* enfin *suppurations sous-aponévrotiques*, dans la lymphangite profonde.

Sur les plaques de lymphangite réticulaire, on voit quelquefois se dessiner, surtout à leur déclin, de petites élevures arrondies, pleines de pus, et qu'une lamelle épidermique recouvre seule : ce sont *des phlyctènes purulentes*, à proprement parler ; c'est là ce qui se produit autour de l'ongle, dans la tourniole, qui n'est autre chose qu'une angioleucite réticulaire. — Ailleurs ces petits abcès sont à une profondeur un peu plus grande : ils sont *intra-dermiques*, et se créent autour des réseaux du derme.

Ce ne sont pas là les formes les plus ordinaires de l'angioleucite suppurée. Il est une variété d'abcès, qui, par leur nombre, leur forme, leur évolution, méritent le nom d'*abcès angioleucitiques proprement dits* : ce sont les abcès sous-cutanés, en série (*Reihenabscesse* des Allemands), échelonnés le long des troncs lymphatiques.

Les plaques de la lymphangite se sont diffusées : en quelques points, leur teinte se fonce, la douleur est plus cuisante, le palper accuse un empâtement en plaque d'abord, puis un noyau arrondi, dur, faisant corps avec la peau, douloureux ; et, en suivant le faisceau ascendant des lymphatiques, c'est toute une série de bosselures indurées qu'on découvre. Il est rare, du reste, que la poussée de phlegmons péri-lymphangitiques se fasse d'une seule venue ; plus souvent, l'éruption est successive, en quelque sorte, et, comme dans une mamelle où les abcès se succèdent, de nouvelles bosselures phlegmoneuses se forment sur le membre, à côté d'abcès ouverts ou déjà presque cicatrisés.

La suppuration se fait vite, en effet ; l'abcès ne s'accumine pas, il reste arrondi, ampullaire, il ressemble à un furoncle avorté. Il s'ouvre, et c'est un pus crémeux, blanchâtre, bien lié, qui s'en écoule, toujours en quantité plus grande que le volume apparent de la collection ne l'avait fait prévoir. D'autres fois, le pus est fluide, séro-albumineux, lactescent, assez analogue à celui d'un abcès froid : le fait ne serait pas rare, d'après Velpeau ; on y trouve encore de petits bouchons de tissu cellulaire sphacélé, ou un caillot fibrineux. La cavité de l'abcès est simple, sans brides ni cloisons ; elle s'affaisse aisément, et la cicatrisation ne tarde pas, à moins de complications spéciales dont nous allons parler. Telle est la marche ordinaire des abcès angioleucitiques; presque toujours multiples, leur nombre est quelquefois énorme. Les chirurgiens ont tous vu, dans certaines formes de lymphangites, de ces poussées en quelque sorte indéfinies de petits abcès, qui donnent à peine quelques grammes de pus, et qui repullulent sans fin. Chassaignac parle d'un homme qui eut ainsi 21 abcès; J. Roux cite un malade sur lequel il fit, pour une angioleucite superficielle et profonde du membre inférieur, 55 incisions; deux ans auparavant, le même patient avait été traité pour une angioleucite du membre inférieur gauche, et il avait subi 22 incisions.

On devine quel cachet impriment à la surface d'un membre ces nombreux foyers ouverts, échelonnés en lignes verticales, et plus tard les cicatrices en séries.

Mais les abcès angioleucitiques ne sont pas toujours multiples. Il est telle lymphangite, même largement extensive, qui n'en présente qu'un ou deux. Il semble qu'ils naissent surtout en certains points, où les troncs sont plus gros et plus confluents, au pourtour des articulations, au cou-de-pied, etc. ; la face interne du genou en est une fréquente localisation, dans les lymphangites du membre inférieur.

Ces abcès ne s'ouvrent pas toujours, ils sont susceptibles de résorption, et c'est un fait que nous retrouverons encore au chapitre des *Bubons* : on a vu de ces collections nettement fluctuantes amincir la peau, puis s'affaisser et ne laisser à leur place qu'un noyau dur, qui se fond à la longue et disparaît à son tour. Favrel en donne 7 observations tirées du service de M. Lailler, et la clinique journalière n'est pas sans en fournir de temps en temps des exemples.

Une fois ouverts, leur cicatrisation peut être entravée par un accident, que nous avons signalé plus haut : la fistule lymphatique entretenant la lymphorragie. Les cas en sont rares, il faut bien le dire, plus rares que pour les adénites suppurées. Ce sont surtout les gros lymphatiques des membres, qui, ulcérés par la suppuration, restent ainsi fistuleux, ceux de la verge aussi et du cordon spermatique, mais alors il s'agit presque toujours d'une lymphangite vénérienne (voy. *plus loin*). A. Després [1], Peyromaure-Debort [2], Boulanger [3], et surtout Berlin [4], ont étudié ce chapitre spécial de la lymphorragie : l'écoulement de lymphe consécutif aux adénites et aux lymphangites suppurées. S'il y a plusieurs abcès échelonnés sur le trajet des troncs lymphatiques, le plus inférieur seul reste ordinairement fistuleux, et laisse sourdre la lymphe : il dérive, en quelque sorte, tout le courant lymphatique, et le vaisseau se vide au-dessus de lui. La fistule est étroite, enchâssée dans un bourrelet granuleux que la lymphe, en se coagulant, recouvre de fines croûtes blanchâtres ou de dépôts ambrés : l'écoulement est continu, il se fait goutte à goutte, il augmente par la station, la marche, les efforts, il augmente encore par la pression centripète exercée sur le tronc lymphatique, et il peut alors surgir en jet. La déperdition journalière de lymphe, très variable, est toujours moindre que dans les fistules ganglionnaires. Quelques auteurs ont vu, à la loupe, au fond de la fistule, le liquide suinter goutte à goutte du lymphatique ulcéré; d'autres auraient réussi à faire pénétrer un fin stylet jusque dans la cavité de ce vaisseau.

Les fistules de ce genre durent peu, en général; en huit ou dix jours, elles sont fermées. Jamais elles ne provoquent ces « hémorragies séreuses » et ces déperditions énormes de lymphe que l'on observe parfois dans les lymphangiectasies. On les a vues pourtant, rebelles et persistantes, en certaines régions, à la verge surtout, s'entourer de callosités et se compliquer de trajets secondaires. Leur traitement devient alors d'une réelle difficulté.

Cette suppuration échelonnée et circonscrite est la plus fréquente au cours de la lymphangite, mais elle n'est pas la seule. Les abcès peuvent être isolés ou en nombre très restreint, mais plus gros : c'est un véritable *phlegmon circonscrit péri-lymphangitique*. L'angioleucite profonde est, plus que toute autre, coutumière de ces phlegmons, qu'elle relie à la lésion originelle, et dont elle explique seule la pathogénie : nous en citerons plus loin des exemples.

La suppuration ne se collecte pas toujours en foyers circonscrits : il est des cas où le pus se diffuse le long de la gaine péri-lymphatique, il s'infiltre de proche en proche, et ainsi se crée une nappe purulente, qui s'étend sous la peau, la décolle, la sphacèle par places, et prend les allures d'un phlegmon

---

(1) Després, *Bull. de l'Acad. de méd.*, 14 mars 1876, et *Chirurgie journalière*, 1877.
(2) Peyromaure-Debord, Thèse de doctorat, 1871.
(3) Boulanger, *De la lymphorragie*, etc. Thèse de doctorat, 1876.
(4) *Loc. cit.*

diffus panniculaire (Chassaignac). Léon Le Fort la dénommait, en 1872 [1], *l'angioleucite phlegmoneuse diffuse*;

C'est là, en effet, l'un des termes de passage de l'angioleucite suppurée au phlegmon diffus. Ce phlegmon diffus d'origine angioleucitique est généralement superficiel et formé de la coalescence d'une série de noyaux inflammatoires. Ailleurs l'extension est plus rapide et plus large : lymphatiques superficiels et profonds s'enflamment et suppurent en même temps, et il en résulte ces suppurations diffuses qui occupent toute l'épaisseur d'un membre.

Formes de la lymphangite. — La suppuration n'est souvent qu'un épiphénomène, au cours de la lymphangite ; mais elle prédomine si bien, dans certains cas, qu'on pourrait décrire, à titre de forme spéciale, la lymphangite suppurée.

A côté de la forme simple et de la forme suppurée, il en est d'autres qui ne sont aussi que des modes du processus infectieux originel : la *forme septique*, la *forme gangréneuse*, enfin *la lymphangite profonde*.

FORME SEPTIQUE. — Ce terme ne vaut rien, en soi ; il n'y a pas de lymphangite non septique, mais il indique ici la malignité toute spéciale de l'affection. Cette lymphangite infectieuse, déjà signalée par Quillaut (1855) [2], succède le plus souvent aux piqûres septiques ; la virulence ou la quantité du poison, et surtout l'état général du blessé (alcoolisme, diabète) expliquent ces intoxications suraiguës. Il en est, du reste, plusieurs variétés cliniques : 1° *Un type foudroyant*, qui se caractérise par une réaction locale peu accusée et une intensité extrême des désordres généraux, fièvre considérable dès le début, délire, ou plus souvent coma qui dure jusqu'à la fin. Un malade dont parle M. Le Dentu avait subi une opération très simple, l'ablation d'un séquestre du premier métatarsien ; au bout de quelques jours, il sort de la salle, malgré la défense ; il est pris d'un frisson intense, à la suite duquel il tombe dans le coma ; le lendemain, l'angioleucite couvrait déjà de ses réseaux toute la jambe, le coma continue et, au bout de peu de jours, le blessé succombe. Un médecin de Londres meurt quatre jours après s'être piqué avec une aiguille dans une autopsie (Bellamy) [3]. Un homme entre dans le service de Blachez [4] pour une bronchite ; il porte un ancien ulcère à la jambe : grand frisson, 40 degrés, engorgement des ganglions de l'aine, cercle érysipélatoïde et traînées lymphatiques autour de l'ulcère, mort en vingt-quatre heures ; le canal thoracique était plein de pus. — 2° *Une seconde forme où la suppuration se fait extrêmement vite*, en foyers mal circonscrits ou avec les caractères du phlegmon diffus, et au milieu des signes d'un empoisonnement profond. Dans un cas, rapporté encore par Bellamy, « un abcès souspectoral apparut dès le lendemain du premier malaise ; une suppuration diffuse s'établit dans l'aisselle et la région latérale de la poitrine, en même temps qu'une pleurésie peu abondante se développait, accompagnée d'un abattement considérable ». La guérison survint, mais de tels cas se terminent souvent par l'infection purulente. — 3° *Une forme lente*, où la septico-pyohémie s'affirme peu à peu par des frissons répétés, de grandes oscillations thermiques, le délire, l'adynamie, et quelquefois l'apparition successive d'abcès disséminés [5].

[1] Société de chirurgie, 1872 ; Discussion sur l'identité de l'érysipèle et de la lymphangite.
[2] QUILLAUT, *De la lymphangite infectieuse.* Thèse de doctorat de Strasbourg, 1855.
[3] Art. LYMPHATIQUES. *Encyclop. de chir.*
[4] BLACHEZ, *Lymphangite suivie d'infection purulente.* Soc. méd. des hôpit., 1874.
[5] Von GASTON, *Lymphangitis accompanied with blood-poisoning and followed by multiple abcès.* — Trans. American surgical Association. Philadelphie, 1855, XI, p. 299-507.

[F. LEJARS.]

Les lésions locales ne répondent pas, la plupart du temps, à la gravité de l'état général : de simples ampoules, chez un malade de Truc [1], furent suivies d'une lymphangite, d'une septicémie à marche insidieuse, et de la mort.

FORME GANGRÉNEUSE. — Velpeau avait déjà inscrit le sphacèle au nombre des complications de la lymphangite; une leçon de Nélaton, à l'hôpital des Cliniques, résumée dans la thèse de Delay (1852); une observation de Richet, qui fait l'objet de la thèse d'Escorne [2], et une seconde qu'il relatait à ses cliniques en 1872; les formes gangréneuses de la lymphangite palustre, étudiées par Bourel-Roncière, etc. : tels sont les rares documents qui seuls existaient jusqu'en 1874. Sous le nom d'*œdème aigu angioleucitique*, Quinquaud avait décrit, dans une note à l'Académie des sciences, une variété de lymphangite funiculaire et réticulaire, où « se montrent par places des phlyctènes remplies de sérosité albumineuse et de quelques leucocytes, et au-dessous, des plaques gangréneuses d'un brun violacé ». La marche clinique, l'anatomie pathologique répondent bien à la forme de la lymphangite que nous étudions.

A M. Jalaguier revient le mérite d'avoir groupé les faits épars, rassemblé 12 observations nouvelles, et, sur ces bases, créé définitivement le type clinique de la *lymphangite gangréneuse*. Les observations publiées depuis rentrent toutes dans le cadre qu'il a tracé [3].

C'est au membre inférieur que la lymphangite gangréneuse est le plus fréquente : sur 12 faits, Jalaguier l'y a rencontrée 9 fois, 1 fois au membre supérieur, et 2 fois au fourreau de la verge. Son évolution comprend deux périodes : période inflammatoire, période de mortification du derme.

Elle s'annonce comme une lymphangite simple : ce sont les mêmes plaques, les mêmes traînées; mais l'état général est déjà grave, les frissons, la haute ascension thermique, la prostration, le délire surtout, toujours précoce, en témoignent; on a vu ces accidents généraux devancer, même de quelques jours, les phénomènes locaux.

Du reste, ce stade est court : au deuxième, au troisième jour, des phlyctènes paraissent, indices du sphacèle imminent. C'est une série de petites bulles, qui émergent d'un fond épidermique épais, grisâtre, imbibé d'une sorte d'exsudat liquide, et d'apparence comme glacée; ailleurs c'est une large ampoule qui se soulève tout d'une pièce; autour d'elle, d'autres phlyctènes plus petites se groupent en couronne. Elles sont remplies d'un liquide séreux et transparent, ou roussâtre, sanguin, quelquefois d'une sorte de gelée fibrineuse.

Très vite les phlyctènes se forment, très vite elles se rompent, et, sous elles, le derme apparaît, voilé d'abord d'une pseudo-membrane blanchâtre, peu adhérente, ou d'un enduit pultacé, puis à nu, dépouillé, rouge et saignant par places, ailleurs sphacélé et semé de plaques gangréneuses. Sous la phlyctène le sphacèle existe déjà.

Les eschares, en forme de plaques circulaires, à bord net ou légèrement sinueux, grises ou d'un noir jaunâtre, se détachent sur le fond rouge et piqueté du derme. Presque sèches, rarement boursouflées, elles s'élargissent en nappe et leurs dimensions peuvent atteindre jusqu'à 10 et 15 centimètres. Leur couleur devient foncée, brune, feuille-morte, noire; d'autres fois, on les a vues d'un

<hr>

[1] TRUC, *Montpellier médical*, 1887, 2ᵉ sér., t. IX, p. 409-414.
[2] ESCORNE, *Un cas de lymphangite réticulaire pseudo-membraneuse*. Thèse de doct., 1886.
[3] LASCIAL, *Lymphangite gangréneuse du membre inférieur gauche. Journal des sciences méd. de Lille*, 1886, p. 580-584.

[F. LEJARS]

blanc presque pur ou tigrées; c'est *la gangrène blanche* (Quesnay). Elles sont toujours superficielles, et l'examen de la sensibilité, à leur niveau, témoigne de leur peu de profondeur : une épingle simplement promenée à la surface de la plaque n'est pas sentie, mais l'enfonce-t-on légèrement, la douleur paraît; plus tard, au centre même de la plaque gangrénée, dès qu'on dépasse l'épaisseur du derme, la piqûre est sentie et l'on voit suinter une goutte de sang; près des bords, il suffit de pénétrer à 1/2 millimètre pour provoquer de la douleur.

Il est des cas où les eschares restent disséminées, par plaques; ailleurs, elles se diffusent sur de larges surfaces qui seront plus tard autant d'ulcérations, et cette forme gangréneuse de la lymphangite peut être aussi rétrograde.

Les eschares se limitent et se détachent peu à peu; les unes n'ont intéressé que la couche toute superficielle du derme, on dirait la peau abrasée; en d'autres points, le derme est mortifié dans toute son épaisseur, au centre; il ne l'est que superficiellement, vers la périphérie, et l'eschare, en tombant, laisse un ulcère en puits, taillé en biseau sur ses bords; le sphacèle ne s'étend pas au delà de l'aponévrose. Fréquemment des abcès se forment çà et là sous les eschares.

Une autre terminaison fréquente, c'est la production d'un véritable phlegmon diffus secondaire; la rougeur devient uniforme et plus sombre, le gonflement est énorme, l'état général s'aggrave, et la mort est souvent le terme d'une semblable complication.

Il n'existe pas toujours une entière parité entre les signes généraux et les lésions locales, et l'on peut, avec Jalaguier, distinguer trois variétés de lymphangite gangréneuse : 1° une variété grave et de par l'extension du sphacèle, et de par les accidents généraux; 2° une variété grave, où la gangrène est limitée, mais l'état général profondément atteint; 3° une variété bénigne où le sphacèle est circonscrit, où la réaction générale est moins intense, et qui guérit assez souvent. A cette dernière forme se rattache sans doute l'œdème angioleucitique aigu, de Quinquaud.

LYMPHANGITE PROFONDE. — Elle a été étudiée par J. Roux, dans un premier mémoire (1842), puis dans un second en 1849, et par son élève Turrel dans sa thèse (1844); mais son histoire a surtout été développée par Dolbeau et Chevalet.

Assez souvent elle succède à l'inflammation des troncs superficiels, ou elle coexiste avec elle; nous ne nous occuperons que de la lymphangite profonde d'emblée.

Elle se caractérise assez vaguement à ses débuts : une douleur plus ou moins vive sur le trajet des troncs lymphatiques sous-aponévrotiques, un empâtement profond et une chaîne de noyaux indurés, où la pression est très pénible, l'engorgement des ganglions, quelquefois un peu d'œdème de l'extrémité du membre : voilà tout ce que l'on constate d'abord. La peau a conservé sa coloration normale, à peine si quelques taches ou quelques points rouges se disséminent çà et là. Plus tard ces plaques rosées deviennent plus nettes, elles répondent aux noyaux indurés, mais leur teinte reste toujours pâle, uniforme, elle a l'aspect luisant des érysipèles bâtards entés sur l'œdème. Assez souvent les traînées de la lymphangite superficielle apparaissent à un moment donné, c'est alors la *lymphangite double* de Follin. Suppurée, l'angioleucite profonde donne lieu parfois à ces infiltrations purulentes, à ce phlegmon diffus profond, que Chassaignac avait appelé *typhus des membres*; plus souvent la suppuration

[F. LÉJARS.]

est circonscrite, elle forme ces abcès profonds, à distance, qu'on trouve parfois très loin du foyer inflammatoire primitif. Telle est l'origine, d'après Dolbeau, des abcès des gaines vasculaires, qui succèdent à des angioleucites tronculaires profondes; il en serait de même des abcès sous et intra-musculaires de la partie supérieure de l'avant-bras, consécutifs à des plaies ou des écorchures des doigts. Nous retrouverons ces derniers faits au chapitre de la *Synovite suppurée*.

Complications de la lymphangite. — Nous avons parlé du phlegmon diffus; on signale aussi la phlébite, surtout dans les lymphangites viscérales, la lymphangite utérine, par exemple, enfin l'érysipèle; dans certaines angioleucites graves, les plaques prendraient le relief, la rougeur foncée, l'extension en nappe de l'érysipèle; transformation qui se comprend aujourd'hui (voy. *Pathogénie* et plus loin *Diagnostic*).

Les complications séreuses sont plus intéressantes; leur histoire est aujourd'hui à peu près complète.

Ces faits ne datent pas d'hier; Velpeau paraît les soupçonner; Chassaignac précise davantage; il signale des abcès des bourses séreuses à la suite des lymphangites. C'est Verneuil qui, le premier, a donné une étude complète de ces complications; dans un mémoire présenté à l'Académie, il rapporte cinq faits de sa pratique, et il en discute la pathogénie. Quelque temps après, Nicaise publiait, dans la *Revue de chirurgie*, une nouvelle observation; enfin, en 1879, Therre exposait dans sa thèse l'ensemble des faits connus, et dont le nombre se montait à dix; en 1885, Lacoste étudiait à son tour les rapports de la suppuration des bourses séreuses avec la lymphangite; Bradley, Bellamy, plus récemment Fœlich, les signalent à leur tour, et ce qui était à peine entrevu il y a dix ans, est aujourd'hui de notion courante.

C'est le genou qui figure dans la plupart des observations publiées, mais il ne doit ce privilège qu'à la fréquence des lymphangites du membre inférieur d'une part, et aussi aux larges dimensions de sa synoviale. Bradley rapporte une observation d'arthrite du cou-de-pied.

Parmi les bourses séreuses, les bourses prérotuliennes, sont aussi un lieu d'élection des hygromas lymphangitiques, mais la bourse rétro-olécrânienne est souvent intéressée; dans un des faits de Frœlich, les deux bourses sous-ischiatiques étaient suppurées.

Les gaines tendineuses restent-elles toujours indemnes? Cela n'est guère probable, et il appartiendrait à une recherche plus attentive de s'en assurer.

Hydarthrose et arthrite purulente, hygroma séreux ou suppuré, telles sont les formes que revêtent ces complications. C'est surtout au cours des lymphangites graves, chez des sujets âgés, cachectiques ou débilités par le travail, l'alcool, que se voient ces complications purulentes, et en particulier l'arthrite suppurée du genou; mais toute lymphangite, fût-elle légère, est susceptible de porter atteinte aux séreuses sous-jacentes. Il est une forme de lymphangite palustre, d'après Claudio da Silva, forme erratique, qui déterminerait presque constamment des phénomènes articulaires; il pourrait même s'ensuivre de l'ankylose des grandes jointures.

La complication séreuse ne se montre pas à une date fixe de l'évolution angioleucitique; elle paraît souvent de bonne heure, au deuxième ou troisième jour; d'autres fois, quand les traînées rouges et les plaques ont déjà pâli; au

[F. LEJARS]

genou, hygroma et hydarthrose peuvent coexister, ou se suivre, et souvent alors la bourse séreuse se prend la première.

L'affection est bénigne chez certains malades, l'hydarthrose, rarement énorme, peu douloureuse, n'exige qu'un certain temps pour se résorber. La scène change lors de la suppuration. Les suppurations articulaires consécutives à la lymphangite ont une gravité toute spéciale; Verneuil vit mourir ses trois malades atteints d'arthrite suppurée du genou; sur 12 faits d'hydarthroses ou de pyarthroses survenues au cours de la lymphangite, on relève 5 morts; proportion relativement considérable, et que justifient sans doute le caractère infectieux de ces lymphangites et le terrain où elles évoluent. Bellamy, pour une arthrite suppurée du genou, de telle origine, pratiqua l'arthrotomie, et son malade, un enfant, guérit.

Tels sont les faits cliniques. Verneuil en avait bien indiqué le mécanisme.

Rappelons d'abord que l'angioleucite n'est pas seule à provoquer ces réactions de voisinage sur les bourses séreuses ou les synoviales. Lordereau, dès 1875, signalait, au cours de l'érysipèle, non seulement les hygromas suppurés, mais la suppuration des grandes séreuses; la péritonite ne serait pas rare dans l'érysipèle des nouveau-nés. Kœnig [1] décrit, à son tour, l'*empyème érysipélateux du genou*, à la suite d'un érysipèle qui couvre la surface de la jointure. Tous ces faits sont d'autant plus intéressants qu'on sait la parenté de l'érysipèle et de la lymphangite. Tout s'explique, en pareil cas, par une infection propagée des troncs lymphatiques périarticulaires aux lymphatiques de la synoviale, à la synoviale elle-même; c'est une *lymphangite de la séreuse*. Frœlich a remarqué, chez ses malades, que les traînées lymphangitiques se propageaient directement vers la bourse séreuse suppurée, et s'y arrêtaient.

Ces rapports étroits des lymphatiques et des séreuses ne se discutent plus aujourd'hui; au reste, on voit les séreuses enflammées devenir, à leur tour, l'origine de la lymphangite. Il n'est pas rare que des traînées rouges d'angioleucite se détachent d'un hygroma suppuré du genou, et remontent jusqu'aux ganglions inguinaux, et cela sans solution de continuité de la peau. Les faits de ce genre ne sont pas rares; ils peuvent servir, en quelque sorte, de contre-épreuve.

Il reste enfin à signaler certaines *complications viscérales*, sinon fréquentes, qui au moins méritent d'être recherchées.

Dans une observation de Belin [2], on trouve noté un souffle cardiaque au premier temps et à la pointe; le souffle disparut avec la lymphangite. Était-ce un souffle fébrile? N'était-ce pas plutôt l'indice d'une poussée d'*endocardite secondaire*? Ce serait, dans la seconde hypothèse, une analogie de plus avec l'érysipèle [3].

L'*albuminurie* a été indiquée par Letulle [4] dans deux faits de lymphangite des membres inférieurs, provenant du service de Trélat; elle disparut à la convalescence, pourtant l'accident serait grave : 1° par les œdèmes disséminés qu'il entretient ou produit; 2° par la persistance possible d'une lésion rénale. Bouilly, Leneveu en signalent d'autres exemples. En 1884, Renaut (de Lyon) range la

[1] Kœnig, *Handbuch der speciellen Chirurgie*, Bd. III, p. 440.
[2] Belin, Thèse de doctorat, 1878.
[3] Sevestre, *Des manifestations cardiaques dans l'érysipèle de la face.* Thèse de doct., 1874.
[4] Letulle, *De l'albuminurie dans la lymphangite.* Gaz. des hôp., 1876, p. 1053-1057.

néphrite lymphangitique parmi les néphrites congestives, en apportant un fait nouveau d'angioleucite péri-aréolaire avec œdèmes fugaces multiples et urines très albumineuses. Deux observations d'Augagneur et deux autres inédites, recueillies dans le service de Richet, complètent l'histoire de l'albuminurie lymphangitique et permettent à Barette d'en faire l'exposé dans sa thèse d'agrégation ([1]).

En somme, on observe quelquefois l'hématurie précoce, mais surtout l'albuminurie, et cela de bonne heure, au deuxième ou troisième jour de la lymphangite; elle est à son acmé lors du plein développement de la rougeur angioleucitique et lui survit quelque temps. Dans aucune des observations publiées elle ne s'est établie définitivement, ce qui ne préjuge rien contre la possibilité du fait. L'explication en paraît aujourd'hui fort simple : c'est celle de la néphrite dans toutes les maladies infectieuses, néphrite congestive que provoque l'élimination des microbes ou de leurs produits par l'émonctoire rénal (Bouchard).

Pronostic. — Le pronostic varie donc beaucoup, suivant l'étiologie, la forme que revêt la lymphangite, et surtout l'état général du blessé, qui préside surtout à ces différences d'évolution. Nous avons vu quelle était la gravité quelquefois foudroyante de la lymphangite septique et celle de la lymphangite gangréneuse; les suppurations étendues, le phlegmon diffus secondaire, les arthrites suppurées assombrissent aussi le pronostic. En dehors de ces formes graves ou compliquées, la lymphangite est ordinairement fort bénigne, mais son origine constamment infectieuse doit toujours éveiller les inquiétudes du chirurgien.

Diagnostic. — Rarement il est difficile.

Il faut savoir que, dans la lymphangite réticulaire, les mailles du réseau peuvent être si serrées et si superficielles, que la plaque ait un aspect lisse et une teinte uniforme, et ne pas la confondre avec une plaque d'*érythème* simple : un examen minutieux révèle toujours, en un point ou vers les bords, des traces de la disposition réticulée, et des traînées de lymphangite tronculaire confirment souvent le diagnostic. Du reste, les érythèmes ont pour cause des irritations spéciales de la peau, ils ont un siège d'élection, etc.; l'érythème noueux est en plaques saillantes, d'un rouge sombre, et peut-être tient-il par quelque côté à la lymphangite ([2]).

C'est avec l'*érysipèle* que le diagnostic se pose le plus souvent, et il a fourni matière à de longues discussions théoriques (voy. *Érysipèle traumatique*).

Nous n'y reviendrons pas ([3]); sans méconnaître ces faits cliniques mal définis « qu'on diagnostique érysipèle un jour, et qui sont angioleucite le lendemain »

---

[1] BARETTE, *Des néphrites infectieuses.* Thèse d'agrég. de chir., 1886.

[2] Voy. CURNOW, *Gulstonian Lectures on the lymphatic System and its diseases. The Lancet,* avril 1879, p. 508.

[3] En 1872, à la Société de chirurgie, les avis se partagèrent. Chassaignac, Blot, Marjolin, soutenaient la théorie dualiste, autrement dit l'individualité nosologique de l'érysipèle et de la lymphangite. Desprès, Verneuil, Trélat, Léon Le Fort, Panas, admettaient l'identité à peu près complète des deux affections. La découverte du *streptococcus erysipelatus* dans les abcès lymphatiques parut, à Verneuil et à Clado, une démonstration péremptoire de cette identité; nous avons vu plus haut ce qu'il faut penser aujourd'hui de ces conclusions. Du reste, les examens histologiques, ceux de Quénu en particulier, n'ont pu révéler qu'une différence de siège, entre la lymphangite réticulaire et l'érysipèle; il y a, dans les deux cas, lymphangite et dermite : dermo-lymphite dans l'érysipèle, lympho-dermite dans la lymphangite, dermite superficielle dans l'angioleucite, dermite profonde dans l'érysipèle. — Quelque minimes que soient les différences anatomo-pathologiques, l'assimilation ne saurait être poursuivie en clinique.

[F. LEJARS]

(Verneuil), on ne saurait nier que, dans sa forme typique, la plaque érysipélateuse se différencie par un ensemble de caractères morphologiques que Chassaignac avait formulés.

La plaque d'érysipèle est entourée d'un bord toujours festonné, qui se dessine en bourrelet à la surface de la peau ; le limbe de la plaque lymphangitique est dentelé, déchiqueté, il ressemble aux « contours géographiques des îles », il est de niveau avec la surface cutanée d'alentour. La teinte de l'érysipèle est d'un rouge plus foncé, et Vidal (¹) a signalé un autre signe encore : si l'on comprime avec le doigt cette peau rougie, l'empreinte est blanche dans la lymphangite, elle est jaune dans l'érysipèle. C'est une rougeur en nappe uniforme, tout d'une pièce dans l'érysipèle ; l'angioleucite réticulaire est diaprée, marbrée, semée de petits îlots blanchâtres, qui s'interposent entre les fines mailles colorées. L'extension n'obéit pas non plus aux mêmes lois ; l'inflammation lymphangitique suit pas à pas le trajet des troncs, elle remonte presque toujours, elle redescend quelquefois ; les plaques érysipélateuses naissent à distance, isolées, sans ordre apparent : c'est le *saltus érysipélateux*. Rappelons encore qu'il n'y a là que des nuances morphologiques.

La lymphangite tronculaire n'a guère d'analogies qu'avec la *phlébite* superficielle, dont les traînées rouges sont plus larges, plus droites, et suivent le trajet connu des veines ; un cordon dur, noueux, marque sous le doigt la veine thrombosée ; « l'angioleucite se voit et ne se sent pas, la phlébite se sent plutôt qu'elle ne se voit », disait Velpeau.

Mais c'est souvent l'angioleucite profonde qu'on a peine à distinguer de la phlébite ou du phlegmon profond ; l'engorgement précoce des ganglions, l'œdème peu prononcé, l'apparition ultérieure des plaques ou des traînées lymphangitiques superficielles, serviront à la reconnaître ; en présence de ces suppurations profondes, de ces phlegmons diffus secondaires dont nous avons parlé, il est bien difficile, en général, de démêler le rôle pathogénique de l'angioleucite.

La lymphangite gangréneuse, à sa période de mortification, n'est pas sans rappeler aussi le phlegmon diffus, qui du reste lui succède parfois ; le gonflement est plus considérable, la rougeur plus sombre et plus diffuse, les eschares plus épaisses dans le phlegmon diffus proprement dit ; elles comprennent toute la peau et mettent à nu les espaces conjonctifs sous-cutanés pleins de pus et de débris sphacélés.

La gangrène foudroyante gazeuse, avec sa tuméfaction énorme, son envahissement rapide, et les gaz qui boursouflent les tissus, ne ressemble guère non plus à la forme gangréneuse de la lymphangite.

Enfin, à ses débuts, alors qu'elle est encore très circonscrite, une première eschare pourrait éveiller l'idée de la pustule maligne, n'étaient la couronne vésiculaire qui encercle l'eschare charbonneuse, l'absence de suppuration et la marche tout autre de la pustule.

Enfin le diagnostic n'est pas complet, s'il ne sait prévoir les complications, complications séreuses, suppuration, qui s'annonce par la teinte vineuse et une élevure arrondie de la peau, gangrène, qu'une poussée précoce de phlyctènes doit souvent faire craindre, surtout chez un sujet débilité.

(¹) Cité dans la thèse de Coculet, 1886. *Du lupus éléphantiasique.*

Il faut encore retrouver les liens qui unissent certains abcès lointains ou profonds à la lymphangite.

Traitement. — Avant tout, le traitement prophylactique.

Complication infectieuse des plaies au même titre que le phlegmon, l'érysipèle, etc., c'est seulement par l'application de la méthode antiseptique ou aseptique que la lymphangite peut disparaître des statistiques opératoires.

Il en est de même des traumatismes accidentels : le pansement soigné des plaies, de celles surtout que leur siège prédispose à la complication angioleucitique, des piqûres anatomiques (voy. ce mot), etc., sera donc de rigueur.

Mais la lymphangite existe ; que faire?

Velpeau avait déjà bien formulé les indications : il faut traiter *et le place d'inoculation* et la *lymphangite elle-même*.

La désinfection minutieuse de la plaie, l'ablation des corps étrangers, l'incision et le lavage des petites collections purulentes, etc., et surtout l'application d'un pansement large, antiseptique et non irritant ; tel doit être le premier soin du chirurgien.

On doit faire aujourd'hui table rase d'une série d'anciens procédés thérapeutiques qui ont eu leur vogue : l'irrigation continue, les onctions d'onguent napolitain belladoné, que Velpeau préconisait beaucoup, la compression (Velpeau), le massage (Bradley) : ces deux derniers procédés ne pourraient être de mise qu'à la phase terminale de certaines lymphangites œdémateuses, alors que le gonflement tarde à disparaître.

C'est aux bains, aux pulvérisations, aux larges enveloppements antiseptiques que l'on doit avoir recours.

Le bain et la pulvérisation antiseptiques, mis en honneur par Verneuil pour l'érysipèle, le furoncle, l'anthrax, les plaies infectées, trouvent ici toutes leurs indications. Au membre supérieur, le bain est d'un emploi facile : deux fois par jour, la main, l'avant-bras, et, s'il le faut, la plus grande partie du bras sont plongés pendant une demi-heure ou une heure, dans un bain tiède phéniqué. Au membre inférieur, au tronc, au cou, à la tête, la pulvérisation s'applique mieux. La séance terminée, la région est enveloppée dans un large pansement au sublimé(¹) en solution à 1 pour 2000 ou, plus simplement, dans des compresses de tarlatane, imbibées d'eau bouillie.

Cette méthode offre le double avantage d'agir sur la douleur qu'elle atténue et sur le processus inflammatoire qu'elle arrête ou circonscrit.

Hofmokl (de Vienne) (²), en 1886, avait exposé un mode de traitement de la lymphangite et de l'érysipèle qu'il appliquait heureusement depuis plusieurs années. Sur toute la zone envahie par la lymphangite, la peau est soigneusement lavée à l'eau et au savon, puis à l'alcool; une large compresse de toile ou de tarlatane, imprégnée de solution phéniquée à 3 ou 5 pour 100 et bien exprimée, est appliquée sur la région malade et la plaie, s'il en existe, qu'elle dépasse d'un travers de main; une seconde, une troisième couche sont superposées; par-dessus, une grande plaque d'imperméable et plusieurs lames d'ouate sèche; quelques tours de bande, qui compriment un peu, maintiennent le tout. Le pansement reste en place de vingt-quatre à quarante-huit heures, il est sec alors et doit être renouvelé. Sur une peau fine et chez les enfants, une solution

<hr>

(¹) Skinner, *Lymphangite et sublimé. Progrès médical*, 1886, p. 651.
(²) Hofmokl, *Wiener med. Presse*, 1886, p. 537-540.

phéniquée à 2 ou 3 pour 100 suffit; du reste, on en augmente le titre lors des pansements successifs. S'il existait une plaie un peu grande, il faudrait la couvrir d'un morceau de protective. Assez souvent, les urines sont noires au deuxième ou troisième jour, mais l'auteur n'avait jamais observé d'accidents : les traînées lymphangitiques superficielles s'effacent vite, la lymphangite profonde s'arrête, les abcès en série persistent seuls s'ils étaient déjà collectés, mais ne s'étendent pas. C'est par une sorte de macération phéniquée de la peau que le pansement semble agir, et l'antiseptique pénètre ainsi jusqu'aux réseaux lymphatiques superficiels où semblent contenus les germes infectieux. Chez certains malades à peau très fine, un lavage prolongé de quatre à cinq minutes avec la solution phéniquée à 5 pour 100 aurait suffi. Nous ne pensons pas que ce contact prolongé de grandes surfaces cutanées avec les solutions fortes d'acide phénique soit absolument sans danger, ni qu'il soit de nature à assurer une guérison plus rapide que les bains, les pulvérisations et les enveloppements[1] humides, simplement aseptiques, dont nous venons de parler.

Hueter[2] avait proposé déjà de faire intervenir d'une façon plus directe encore les antiseptiques. Il faisait le long des vaisseaux lymphatiques enflammés une série d'injections sous-cutanées avec la solution phéniquée à 2 1/2 pour 100, et cette méthode, qui s'applique à d'autres affections microbiennes, pourrait être utile dans les lymphangites septiques qui succèdent aux piqûres anatomiques, par exemple.

En effet, la thérapeutique doit se modifier, suivant les formes de la lymphangite.

Est-elle suppurée? Il faut ouvrir ces petits abcès, ces ampoules purulentes qui s'échelonnent le long des traînées, et ne pas compter sur l'éventualité rare d'une « résorption ». Quant au phlegmon diffus d'origine angioleucitique, c'est du thermo-cautère qu'il relève surtout, comme la lymphangite gangréneuse.

C'est dans cette forme si grave que s'impose surtout l'urgence d'une intervention active. Les grandes incisions au bistouri, telles qu'on les pratique dans le phlegmon diffus, nuiraient plutôt ici : elles n'arrêtent pas le processus sphacélique, les lèvres de la plaie ne tardent pas à se gangrener elles-mêmes et de plus, le bistouri ouvre aux produits septiques les larges espaces sous-cutanés (Piorry, Verneuil). Ce qu'il faut, c'est le fer rouge appliqué à temps et avec énergie. Il faut attendre que les eschares se soient constituées; si la fièvre ne tombe pas, si la marche extensive continue, il faut agir. Les eschares sont fendues au thermo-cautère, le fond et les bords des brèches ainsi ouvertes cautérisés profondément, ou bien encore la pointe du cautère est plongée au centre de l'eschare et pénètre jusque dans le tissu cellulaire sous-cutané; puis au delà, des raies de feu sont dessinées le long des traînées lymphangitiques; on repasse à plusieurs reprises dans le même sillon, et l'on termine par une série de pointes de feu profondes, aux confins de la zone envahie. La pulvéri-

---

[1] Les mêmes réflexions s'appliquent au procédé indiqué par Marloy (de Bordeaux) qui avait préconisé, en 1887 (Thèse de Bordeaux), les badigeonnages de perchlorure de fer, déjà employés par Valette dans le traitement de l'érysipèle. La solution est à 30 pour 100; avec un pinceau de charpie, on imprègne le membre d'une couche uniforme jusqu'à ce qu'il ait pris une belle couleur jaunâtre; on laisse sécher, on panse avec les compresses humides de sublimé à 1 pour 1000. On fait un nouveau badigeonnage le lendemain, et ainsi pendant trois ou quatre jours s'il le faut. Généralement, dès le second jour, la fièvre était tombée et l'angioleucite s'arrêtait, d'après l'auteur.

[2] Cité par Fischer, *Lehrbuch der allg. Chirurgie*, 1887.

[F. LEJARS.]

sation ou le bain antiseptiques sont tout indiqués à la suite de ces délabrements. Ajoutons que le chloroforme est souvent nécessaire, à moins que le patient, trop affaibli, ne soit dans cet état demi-comateux qui supprime une grande partie de la douleur.

C'est là le traitement héroïque, pourrait-on dire, de la lymphangite gangréneuse; et, des observations que Jalaguier relate dans sa thèse, une seule s'est terminée par la guérison : ce fut à la suite du traitement par le fer rouge.

Dans ces lymphangites graves, gangréneuses, septiques, suppurées, le traitement général doit marcher de pair avec les moyens locaux. C'est aux toniques, à l'alcool, etc., qu'on aura recours, aux antithermiques quelquefois, mais dans une mesure restreinte et sous la réserve de cette idée, qu'on n'agit utilement sur la fièvre qu'en supprimant son foyer local.

Enfin nous signalerons seulement que les lymphangites palustres cèdent au sulfate de quinine, non que le traitement quinique triomphe toujours de leurs formes malignes, mais au moins est-il le seul qui donne des succès.

III

LYMPHANGITES VÉNÉRIENNES

Rollet, art. Bubon et art. Syphilis du *Dict. encyclop.* — Fournier, art. Blennorrhagie du *Dict. de méd. et de chir. prat.* — Jullien, Traité des maladies vénériennes. — Arthur van Harlingen, art. Syphilis. *Encyclop. intern. de chirurgie.* — Homolle, art. Syphilis du *Dict. de méd. et de chir. prat.* — Horteloup, De l'adénopathie et des lymphangites syphilitiques; du pseudo-chancre. *Ann. de dermatol.*, 1877-1878. — Paul Sallé, Essai sur quelques altérations des vaisseaux lymphatiques dans la syphilis; lymphopathies syphilitiques. Thèse de doct., 1883-1884. — Vernier, Des abcès lymphangitiques chancreux. Thèse de doct., 1884.

Les lymphangites vénériennes sont de deux variétés : *simples* ou *spécifiques*.

LYMPHANGITES SIMPLES

Dans le chancre ou la chancrelle, la lymphangite simple succède à toutes les causes d'irritation, la malpropreté, les cautérisations mal faites, etc.; elle est beaucoup plus rare dans le chancre. C'est à la verge qu'on l'observe surtout, et il est inutile d'insister ici sur les traînées rouges, souvent indurées, sur l'œdème préputial, et le gonflement des ganglions inguinaux; elle suppure quelquefois.

Il existe, selon toute vraisemblance, une *lymphangite blennorragique*, due au *gonocoque* (voy. *Bubon blennorragique*). Toujours est-il qu'on trouve, au cours de la blennorragie, la lymphangite tronculaire ou la lymphangite réticulaire diffuse. Sa localisation constante doit la faire ranger dans la pathologie des organes génito-urinaires; nous signalerons seulement une lésion qui survit parfois à l'une ou l'autre de ses formes : c'est l'état variqueux des lymphatiques, l'aspect rugueux, mamelonné, peau d'orange, des téguments semés de phlyctènes et de vésicules, ou bien, si les troncs ont été intéressés, leur apparence tortueuse, moniliforme et leurs bosselures transparentes; il peut en résulter des fistules lymphatiques.

[F. LEJARS.]

LYMPHANGITES SPÉCIFIQUES

Lymphangite chancrelleuse. — C'est encore une complication rare : sur 271 cas de chancre simple ; Ricord ne la signale que 11 fois et 5 fois seulement elle avait suppuré.

Elle débute ordinairement vers le huitième jour : traînée rouge, quelquefois large et en ruban, sur la face dorsale de la verge, cordonnet dur et noueux le long du lymphatique médian, œdème du prépuce et phimosis consécutif : tels en sont les signes ordinaires. Suppure-t-elle, les abcès lymphangitiques chancrelleux, au nombre de 1, 2, 3, rarement plus, se développent comme un petit bouton arrondi, qui ne s'acumine pas à la façon d'un abcès ordinaire, mais reste aplati et ampullaire. Une fois ouverts, ils laissent un trajet fistuleux, et une ulcération, qui persistent longtemps. Leur pus est inoculable, comme celui du bubon virulent lui-même ; il serait intéressant de répéter sur ce pus, le cas échéant, les expériences qui ont été faites sur celui du bubon.

Lymphangite syphilitique primaire. — Elle se développe au voisinage et sous l'influence du chancre.

Elle était signalée dès la fin du XVIIIᵉ siècle, par Sœmmering, Vacca Berlinghieri, etc. ; mais il n'y a aucune parité de fréquence à établir entre ces lymphangites, accident éventuel du chancre, et l'adénopathie, symptôme constant, obligé, de l'infection primitive. Bassereau l'a vue dans 1/5 des cas (41 fois sur 222 cas d'adénopathies primaires) ; elle est encore plus rare dans les chancres extra-génitaux, pourtant Fournier la signale, au membre supérieur, chez une jeune femme atteinte de chancre induré de l'index, et Bassereau, à la face, reliant un chancre de la pommette à un ganglion sous-angulo-maxillaire.

Elle est indurée et noueuse : à la verge, c'est un cordonnet *moniliforme* [1], quelquefois plusieurs, isolés encore ou figurant un ruban sous-cutané ; rarement une traînée rose en marque la trace. Son calibre reste uniforme sur toute sa longueur, jusqu'au pubis ou jusqu'à l'aine ; ou bien il s'effile à ses extrémités : par l'une d'elles, il se perd dans la plaque indurée du chancre. Chez la femme, les cordons lymphatiques serpentent dans le pannicule adipeux du mont de Vénus, dans les grandes et les petites lèvres, et ils y forment çà et là des renflements durs, ovalaires, ou de petites masses noueuses. C'est au palper que la lymphangite chancreuse se révèle, mais elle est quelquefois appréciable à la vue, à la surface de certaines muqueuses : il suffit de tendre la membrane pour qu'elle se décolore au niveau des cordons, les laissant voir en relief, flexueux et blanchâtres. L'œdème est un élément ordinaire de cette lymphangite, et persiste souvent après elle. Sa durée moyenne est de trois à quatre semaines, mais il est tels faits où l'induration du lymphatique dorsal de la verge se maintient, comme celle du chancre, jusqu'à cinq et huit mois.

Enfin la suppuration est possible, et Vacca Berlinghieri, Bassereau, Ricord, Jullien en ont cité des faits. Une fois ouvert, l'abcès lymphangitique revêt un aspect chancriforme, il repose sur une base indurée, il est vineux, entouré d'une zone violacée : on dirait un chancre croûteux ; c'est ce qu'Horteloup a décrit sous le nom de pseudo-chancre. Ces abcès restent souvent fistuleux ; Jullien

---

[1] Voy. un fait de Barthélemy : chancre syphilitique, lymphangite moniliforme. Société de dermatologie, 12 février 1891.

[F. LEJARS.]

cite un cas, où l'on pouvait introduire un stylet dans un trajet canaliculé au-dessus et au-dessous de l'orifice, et Bassereau a constaté, dans une autopsie, que le canal fistuleux était bien un lymphatique hypertrophié, à paroi épaissie, qui allait se perdre d'une part dans les ganglions inguinaux, et se fusionnait, à son autre extrémité, avec l'induration chancreuse.

Lymphangite syphilitique secondaire. — Dès le déclin du chancre, on pourrait parfois, d'après Jullien, reconnaître les rudiments d'une « leucopathie généralisée »; sur les membres, le long des gaînes vasculaires, on sent de minces cordelettes, résistantes et dures, et les ganglions, cervicaux et épitrochléens surtout, sont déjà engorgés.

C'est sous cette forme, en effet, que se présente la lymphangite secondaire, décrite par Bazin, Sigmund, Rollet, etc. C'est au cou et au membre supérieur, et aussi à la face interne de la cuisse et même sur le tronc, qu'on la trouve, contemporaine des adénopathies; mais il faut la chercher. Sa marche est froide et indolente : elle se résout toujours.

Lymphangite syphilitique tertiaire. — C'est une lymphangite en cordons ou en plaques.

Elle survient à une époque plus ou moins tardive, et qui varie de trois à trente ans après l'infection. Elle reparaît souvent près de la région même où siégeait la lésion primaire, aux organes génitaux; ou encore, on trouve ses cordons reliant plusieurs ganglions atteints d'adénopathie gommeuse.

Ce sont des cordons aplatis, durs, plus souvent arrondis, très légèrement bosselés et presque cylindriques. S'ils sont en faisceau, une gangue de sclérose les entoure et les fusionne quelquefois, sans qu'on puisse les isoler. Leur rétraction entraîne des gênes fonctionnelles : l'incurvation latérale de la verge, par exemple.

Il est une autre forme de la lymphangite gommeuse : c'est la forme en plaques. Dans un fait de M. Lailler, la peau présentait une série de plaques saillantes, élastiques, à grand diamètre dirigé suivant l'axe du membre, et reliées entre elles par une sorte de bande ou cordon induré. Peut-être doit-on ranger dans ces faits ce que Verneuil a décrit sous le nom de lymphangiome tertiaire (voy. *Syphilis des ganglions lymphatiques*).

IV

LYMPHANGITE TUBERCULEUSE

C'est à l'intestin et dans le mésentère que la lymphangite tuberculeuse a été d'abord décrite par Andral, Cruveilhier, Carlswell, Förster, Klebs, Hérard et Cornil; elle y est presque d'observation courante. Virchow la signale sur les lymphatiques du cordon. Au poumon, elle était aussi depuis longtemps connue et Lépine l'avait étudiée en 1870.

Mais la lymphangite tuberculeuse chirurgicale, celle des membres restait mêlée au groupe confus des angioleucites chroniques; à peine Colin l'avait-il relevée, dans ses expériences.

L'observation de Bazin (1870) peut passer aujourd'hui pour le type clinique le plus complet et le mieux caractérisé de lymphangite tuberculeuse; mais, avec les données de l'époque, l'interprétation était difficile, et la pièce a longtemps figuré au Musée de Saint-Louis sous le titre de *Lymphite cateulaire* (fig. 148).

En 1880, à la Société de chirurgie, un important mémoire de M. Lannelongue sur les abcès froids tuberculeux du tissu cellulaire mettait en question l'origine lymphatique de ces tuberculoses sous-cutanées. MM. Verneuil, Després, Marc Sée la soutenaient, et M. Le Dentu donnait, sous le titre d'abcès lymphangitiques profonds à marche chronique, une observation très caractéristique, qu'il intitulerait aujourd'hui : lymphangite tuberculeuse[¹].

Mais c'est surtout depuis que la tuberculose par inoculation cutanée chez l'homme est connue et étudiée, que des faits de lymphangite tuberculeuse ont été publiés, assez nombreux aujourd'hui, pour permettre d'en écrire l'histoire.

L.-E. Dufry, Sur un cas de tumeurs suppurées des lymphatiques du membre supérieur. *Ann. de dermat. et de syphil.*, 1870 (c'est l'observation de Bazin). — Lannelongue, Soc. de chir., février 1880. — Weigert, Die Verbreitung des Tuberkelgiftes nach dem Eintritt in das Organismus. *Jahrb. fur Kinderheilkunde*, 1886, t. XXI. — Weichselbaum, *Wiener med. Wochensch.*, 1885, n° 13 et 15. — Merklen, Soc. méd. des hôpit., 12 juin 1885, et *Ann. de dermat.*, 1888. — Martin de Magny, Thèse de doct., 1885. — W. Vallas, Sur les ulcérations tuberculeuses de la peau. Thèse de doct., Lyon, 1887. — Busch-Hinschfeld, Die Geschwülsta der Lymphgefässe. *Lehrbuch der path. Anatomie*, 1887. — Baxot, art. Putuiste du *Dict. de méd. et de chir. prat.* — Sanchez-Toledo, Thèse de doct., 1887. — Tuffier, Un fait d'inoculation tuberculeuse chez l'homme. *Études expér. et clin. sur la tuberculose* (Verneuil), 1888. — Morel-Lavallée, Scrofulo-tuberculose de la peau. *Ibidem.* — Lefevre, Sur la tuberculose par inoculation cutanée chez l'homme. Thèse de doct., 1888. — Tartivel, Contribution à l'étude de la tuberculose d'origine cutanée. Thèse de doct., 1890. — Hallopeau et Gouput, Lymphangite gommeuse de nature probablement tuberculeuse. Société de dermat. et de syphil., 10 juillet et 13 novembre 1890. — Proleau (de Beires), De la tuberculose cutanée et de la lymphangite tuberculeuse consécutives à la tuberculose osseuse, *Études expér. et chir. sur la tuberculose*, t. III, 1891, p. 116. — Elzans, Essai sur la lymphangite tuberculeuse, *Idem*, p. 130. — Drouitlut et Arcre, De la tuberculose cutanée primitive, *Arch. de méd. expérimen.*, 1ʳᵉ sér., t. II, n° 3, 1890, p. 304. — Gouput, De la lymphangite tuberculeuse et particulièrement de sa forme angiectasique, Thèse de doct., 1892. — Friedrich Westberg, Ein Fall von Lymphangitis tuberculosa nach Lupus. *Inaug. Diss. Freiburgin Breisgau*, 1892.

Étiologie. — Les conditions d'âge et de sexe ne présentent rien de spécial : sur 20 cas relevés par Gouput, on trouve 7 cas de 6 à 20 ans, 11 cas de 20 à 40 ans, 2 cas au-dessus de 60 ans.

En ne laissant à ces termes qu'une valeur conventionnelle, on peut dire de la lymphangite tuberculeuse qu'elle est *primitive* ou *secondaire*.

A la variété *primitive* se rapportent un certain nombre de faits, aujourd'hui nombreux, d'inoculation cutanée de la tuberculose. Le plus souvent il s'agit de lésions toutes superficielles, de piqûres, d'érosions, de micro-traumas, comme disait Verneuil. Leur mode de production ne laisse parfois subsister aucun doute sur la réalité du contage, et, de temps en temps, la preuve bactériologique a été fournie, par l'examen de la lésion d'entrée. Signalons d'abord les piqûres anatomiques et le « tubercule anatomique » qui leur succède : chez les malades de Karg et de Morel-Lavallée, par exemple, la lymphangite tuberculeuse ne procédait pas d'une autre origine. — La femme observée par Tuffier soignait un phtisique : elle eut au doigt une ulcération suspecte, bientôt suivie d'une série d'abcès tuberculeux, le long des lymphatiques du membre. Une autre malade (celle de Jeanselme) soigne son mari phtisique : il se développe à la face palmaire de l'index et à la première phalange du pouce deux nodules cutanés, qui ne tardent pas à devenir le point de départ de la lymphangite tuberculeuse. La pathogénie est tout aussi nette, chez les malades de Merklen, de Dubreuilh et Auché.

Ailleurs l'inoculation tuberculeuse ne se démontre plus qu'*a posteriori*, pour ainsi dire. L'infirmier de Tartivel s'était enfoncé dans la paume de la main, en frottant le parquet d'une salle, une esquille de bois : un an après, « un petit bouton blanc entouré d'une auréole violette » se développe entre les deuxième et troisième métacarpiens, s'ouvre et donne issue au corps étranger; mais la petite plaie ne se ferme pas. Une petite malade, dont nous avons publié l'histoire en 1891, s'était piquée à la troisième phalange du médius, en travaillant à la couture : il en était résulté une tourniole d'allures torpides, et bientôt une lymphangite tuberculeuse, des mieux caractérisées, étendue à tout le membre supérieur; Tournier (de Lyon) a publié un curieux exemple d'inoculation par le tatouage [1].

Il faut reconnaître que la porte d'entrée est parfois si étroite qu'elle passe inaperçue, d'autant mieux que la lésion locale n'est pas constante et ne présente d'ailleurs le plus souvent, qu'un caractère assez banal : on comprend que l'étiologie soit alors hypothétique.

Secondaire, la lymphangite tuberculeuse vient compliquer une tuberculose locale, à un stade plus ou moins tardif de son évolution. Il y a, du reste, ici, une distinction à établir, suivant qu'il s'agit d'une tuberculose de la peau ou propagée à la peau, ou d'un foyer tuberculeux profond, sans lésion tégumentaire.

Morel-Lavallée, le professeur Fournier [2], Leloir [3], F. Westberg (chez une malade de Kraske) ont observé la lymphangite tuberculeuse au cours du lupus. Or la peau s'inocule fréquemment, par suite de l'extension des foyers tuberculeux profonds : Cronier et Jeanselme en avaient déjà fourni des exemples. En 1891, Prioleau (de Brives) a publié cinq observations de lymphangite tuberculeuse développée autour de fistules osseuses : la tuberculose osseuse engendre, « par ensemencement », la tuberculose cutanée et la peau sert d'intermédiaire entre le foyer profond et les troncs lymphatiques sous-dermiques.

Dans un autre groupe de faits, d'un haut intérêt, la lymphangite tuberculeuse secondaire n'est reliée par aucune voie directe, aucune continuité apparente, avec le foyer profond originel. Elle paraît, au cours d'une tumeur blanche non ulcérée (Goupil, Artus, Verneuil), d'une synovite des gaines palmaires, recouverte d'une peau intacte. Chez le malade de MM. Hallopeau et Goupil, les extrémités inférieures des os de la jambe paraissaient gonflées et malades. Enfin les « abcès concomitants » du professeur Lannelongue, qui coexistent d'ordinaire avec la tuberculose osseuse, ne doivent-ils pas être rapportés, eux aussi, au processus de la lymphangite tuberculeuse?

Par quel mécanisme les troncs lymphatiques superficiels sont-ils alors envahis? Pourquoi ne le sont-ils que rarement, et sous quelles influences locales? Quel est, en pareille occurrence, l'état des lymphatiques profonds? Autant de questions qu'il est utile de poser, sans pouvoir faire plus.

Jusqu'à présent, la lymphangite tuberculeuse (chirurgicale) n'a été observée

---

[1] Tournier, *Tuberculose de la peau inoculée par le tatouage. Lyon médical*, 25 juin 1889. — Le malade avait délayé dans sa salive l'encre de Chine qui devait servir au tatouage.

[2] Fournier, *Tuberculose de la peau, tubercules anatomiques, lymphangite tuberculeuse à foyers gommeux. Bull. de la Soc. méd. des hôpit.*, 1888.

[3] Leloir, *Ann. de dermat. et de syphil.*, 1886, p. 328.

qu'aux membres, et avec une fréquence à peu près égale aux membres supérieurs et inférieurs[1] ; pourtant la main, l'avant-bras et le bras ont été le siège, en général, des exemples les mieux caractérisés.

Anatomie pathologique. — Elle a été surtout étudiée dans les lymphangites tuberculeuses viscérales, celles du poumon, de l'intestin (Cornil et Ranvier, Lépine, Girode)[2] ; pourtant les lymphangites externes ont été l'objet de quelques recherches, assez rares encore, mais qui semblent concorder par leurs résultats avec celles dont nous venons de parler.

Il s'agit, avant tout, d'une lymphangite *noueuse*; épaissis, bosselés, d'un blanc jaunâtre, les troncules lymphatiques figurent autant de cordelettes à nœuds, et ces nœuds deviendront plus tard des gommes et des abcès froids.

Karg, Goupil et Jacquet, Dubreuilh et Auché, Westberg ont publié quelques

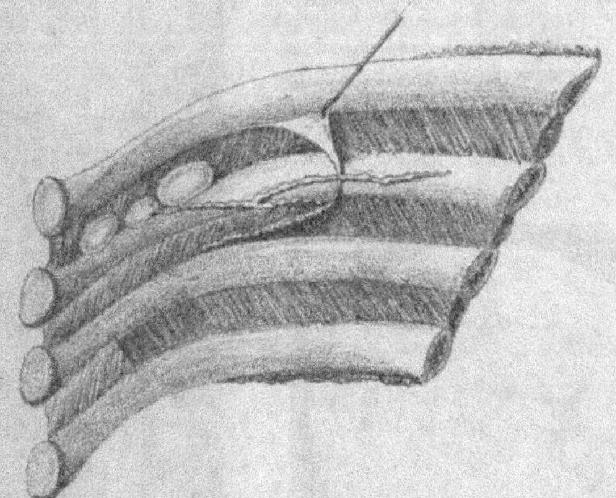

Fig. 145. — Lymphangite et adénite tuberculeuses intercostales (Thèse de Sanchez-Toledo, pl. III, fig. 1).

examens histologiques, à divers stades du processus. D'après Westberg, il y a trois phases à considérer.

Dans la première, les troncules lymphatiques, de paroi très épaissie, ne sont pourtant pas oblitérés : leur lumière, circonscrite par un bord festonné, se montre encore nettement sur les coupes. Le même fait a été relevé par Goupil et Jacquet : il s'agissait d'une lymphangite à forme lymphangiectasique, la cavité des vaisseaux était véritablement élargie, et « l'ensemble de la coupe présentait une série de lacunes correspondant aux espaces lymphatiques, qui lui donnaient l'aspect d'un tissu caverneux ». Infiltrées de cellules embryonnaires, les tuniques ne se distinguent plus guère les unes des autres, et se fusionnent en dehors, avec la gangue embryonnaire qui les entoure.

[1]. Dans un fait provenant du service de M. Péan et qui nous a été communiqué, en 1891, par M. Répin, la lymphangite tuberculeuse existait à la fois aux membres supérieurs et inférieurs (voy. *loc. cit.*, p. 250).

[2]. Girode, *Contribution à l'étude de l'intestin tuberculeux*. Thèse de doct., 1888.

[F. LEJARS.]

A une période un peu plus avancée, on décèle de véritables *nodules tuber-culeux.* « Les uns sont constitués par un simple amas de cellules épithélioïdes plus ou moins bien colorées; dans les autres, au milieu des cellules épithélioïdes, on trouve une cellule géante. Dans l'intervalle des masses tubercu-leuses, le tissu conjonctif est fortement infiltré de cellules embryonnaires à noyaux très vivement colorés. » Les groupements cellulaires et le type des nodules paraissent d'ailleurs variables.

Enfin, le centre de ces nodules se ramollit et s'abcède. Karg a étudié la paroi de ces abcès lymphangitiques ; elle avait tous les caractères des membranes tuber-culeuses. « A l'œil nu, on ne distinguait pas de nodules tuberculeux disséminés, tels qu'on a l'occasion d'en voir dans les abcès froids, mais les caractères microscopiques n'en étaient que plus accusés. On trouvait des cellules géantes, épithélioïdes et lym-phatiques, de très rares vaisseaux sanguins et, en de nombreux endroits, sur des zones plus ou moins étendues, la faible teinte que donnaient les couleurs d'aniline dénotait

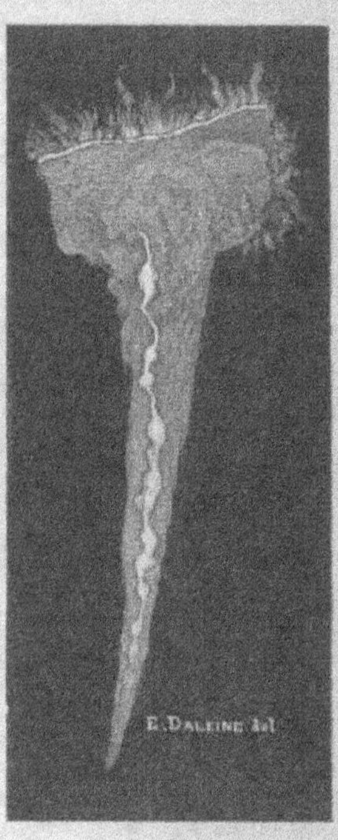

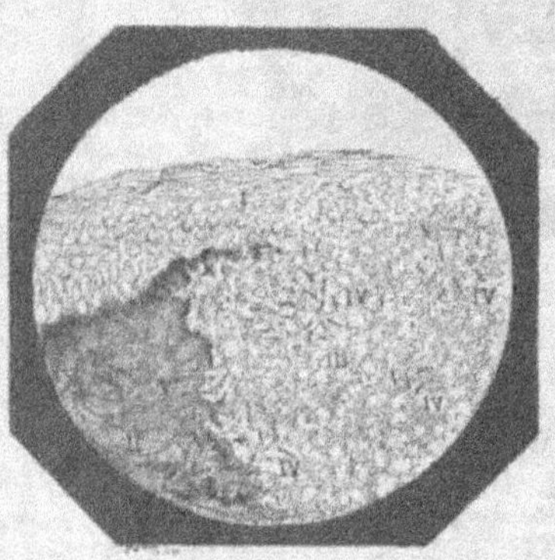

Fig. 146. — Coupe d'un nodule de lymphangite tuberculeuse; bacilles de Koch (Prioleau, loc. cit.)

Fig. 147. — Lymphangite tuberculeuse expé-rimentale, cordon moniliforme. (Pièce de M. le Dr P. Villemin.)

une nécrose de coagulation commençante ou déjà développée. » Dans un autre nodule, Karg relève la disposition suivante, qui n'est pas sans intérêt : « Au centre, un petit îlot de nécrose et, tout autour, une zone périphérique contenant des cellules géantes et des bacilles ; le tout entouré par un nombre relative-ment énorme de globules blancs. » Cette barrière de phagocytes n'est pas sans importance, et arrête sans doute, pour un temps, la diffusion bacillaire.

Les bacilles de Koch, qui caractérisent définitivement la lymphangite tuber-culeuse, ont été trouvés maintes fois, par Marfan, dans le cas de Merklen, par Jeanselme, dans ceux de Lefèvre et de Hallopeau et Goupil, par Leser, Dubreuilh

et Auché, Prioleau, Westberg : on constate plus souvent leur présence sur les
coupes, dans le tissu des nodules (fig. 146) ou la paroi des abcès que dans le
pus, et leur nombre est d'ordinaire assez restreint.
Karg, Westberg insistent sur cette rareté des bacilles, et les inoculations concourent à montrer
qu'il s'agit bien d'une forme atténuée de tuberculose : elles sont positives, mais les animaux survivent longtemps, et l'on ne découvre souvent, à
l'autopsie, que des lésions peu avancées.

Dans ces faits expérimentaux, la lymphangite
tuberculeuse a été rarement signalée. L'exemple
suivant, dû à Paul Villemin, n'en est que plus intéressant : il s'agit d'un cobaye inoculé à la paroi
antérieure de l'abdomen avec un fragment de tubercule pulmonaire. Il mourut quatre mois plus
tard. Au point inoculé on trouvait une plaque nodulaire, d'aspect gris jaunâtre. De son limbe partait une double traînée jaunâtre, moniliforme; la
traînée supérieure (fig. 147) est la plus nettement
dessinée : elle forme un cordonnet à renflements
multiples, du volume d'un gros fil à fouet, qui se
détache et fait relief à la surface du lambeau de
paroi, et remonte vers le thorax, où il se perd.

Cette lymphangite tuberculeuse expérimentale
vaudrait la peine d'être étudiée, et nous donnerait
peut-être une réponse aux quelques points de pathogénie obscurs qui restent en suspens.

Symptômes. — La lymphangite tuberculeuse
est *tronculaire* ou *réticulaire*. Les faits sont aujour-
d'hui assez nombreux pour permettre de bien établir ces deux formes principales et les variétés cliniques que comporte chacune d'elles.

Lymphangite tronculaire. — C'est la plus fréquente et celle qui donne lieu aux types les mieux
caractérisés.

1° *Type multinodulaire, en série.* — La figure 148
en donne la meilleure idée. Tout le long du membre, sur le trajet des troncules lymphatiques qui
émanent de la région originelle, des noyaux s'échelonnent, un à un, isolés, ou reliés entre eux par
un cordon épais : leur relief, même à la période
initiale, s'apprécie quelquefois à la vue, il est toujours sensible au toucher. Bientôt leur nombre
va s'accroître, ils vont grossir, puis se ramollir et
s'ulcérer.

Il faut un temps variable, quelquefois plusieurs mois, pour que la poussée
soit complète, et l'on note assez souvent des éruptions successives : des nodules

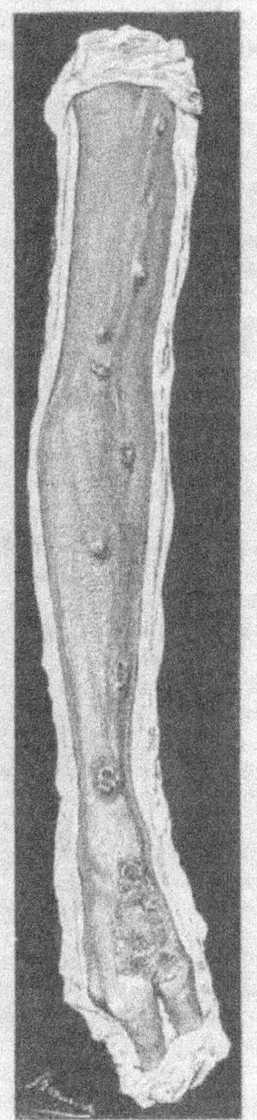

Fig. 148. — Tuberculose cutanée,
lymphangite. (Musée de l'hôpital
Saint-Louis, n° 185, vitr. 82.)

apparaissent entre ceux de la première traînée, ou même hors rang, sur les territoires lymphatiques voisins.

Leur nombre est donc loin d'être constant : il était considérable dans les observations les plus complètes, celles de Bazin-Dupuis (fig. 148), de Merklen, de Morel-Lavallée, de Karg, de Dubreuilh et Anché.

Il y a lieu de distinguer trois variétés de nodules, d'après leur siège : ils sont *intra-dermiques, sous-cutanés* ou *profonds*. Le plus souvent, ils naissent dans l'hypoderme, et ce n'est que plus tard qu'ils soulèvent la peau, l'entament par sa face profonde, l'amincissent et l'ulcèrent. D'abord très petits, comme un grain de mil, ils grossissent peu à peu, à mesure qu'ils deviennent plus superficiels : du volume d'un pois, d'une noisette, au début, ils deviennent gros comme une noix, un œuf, une mandarine, et s'entourent d'une zone d'empâtement.

D'ordinaire, tout en s'accroissant, les noyaux lymphatiques restent arrondis : ce sont des grains sphéroïdes, que le doigt circonscrit et contourne, sur lesquels il fait glisser la peau, qu'il fait glisser eux-mêmes sur les tissus profonds.

Souvent on ne retrouve entre eux aucun tractus anastomotique. Ailleurs la lymphangite gommeuse s'est diffusée tout le long du faisceau lymphatique, le tuméfiant sur toute son étendue, le transformant en un cordon dur, renflé de place en place.

Jusqu'ici nous avions affaire à des nodules crus, d'une consistance ferme, résistante : ils se ramollissent et figurent autant de petits abcès froids; leur volume n'influe d'ailleurs que fort peu sur la rapidité de leur caséification : on voit de très petits grains, intra ou sous-dermiques, déjà fluctuants et qui s'ouvriront bientôt.

C'est alors que la peau est envahie, qu'elle devient violacée, s'amincit et se rompt. A la phase des nodules ramollis succède celle, non moins caractéristique, des *nodules ulcérés, en série* (fig. 149).

Les ulcérations répondent d'ailleurs à une double variété, suivant qu'elles sont circonscrites et cratériformes, ou qu'elles s'entourent d'une zone plus ou moins large de tuberculose cutanée. Arrondies, taillées à pic, surmontant une petite tumeur en tronc de cône, elles ressemblent, dans la première variété, à autant de furoncles ouverts et à demi vidés (fig. 148). Plus souvent, peut-être, la peau s'inocule autour des gommes ulcérées et revêt les caractères de la tuberculose verruqueuse de Riehl.

Cette extension du processus crée naturellement des difficultés particulières à la réparation et ajourne le terme de la cicatrisation définitive. Les cicatrices deviennent elles-mêmes plus larges, plus irrégulières : elles reproduisent moins nettement cette disposition en série, en traînée, qu'elles conservent encore dans la première variété.

Jusqu'où s'étend l'infection tuberculeuse? — Un fait assez étrange, c'est que l'adénopathie tuberculeuse peut manquer. Elle n'existait pas chez le malade de Bazin, ni chez celui de Jeanselme, ni chez celui de Tournier, ni chez notre petite malade : les cordons lymphatiques s'arrêtaient à une hauteur variable, le long du membre supérieur, et les ganglions axillaires étaient indemnes, du moins ils le paraissaient. Pourtant il est utile d'ajouter que, le plus souvent, les ganglions sont pris. Peut-être même servent-ils d'intermédiaires à une propagation plus lointaine du processus : on sait quelles connexions relient l'adénopathie tuberculeuse de l'aisselle à la tuberculose du sommet du poumon (Trélat, Sanchez-Toledo (1), Olympitis) (2).

La tuberculose pulmonaire est, de fait, une menace constante au cours de la

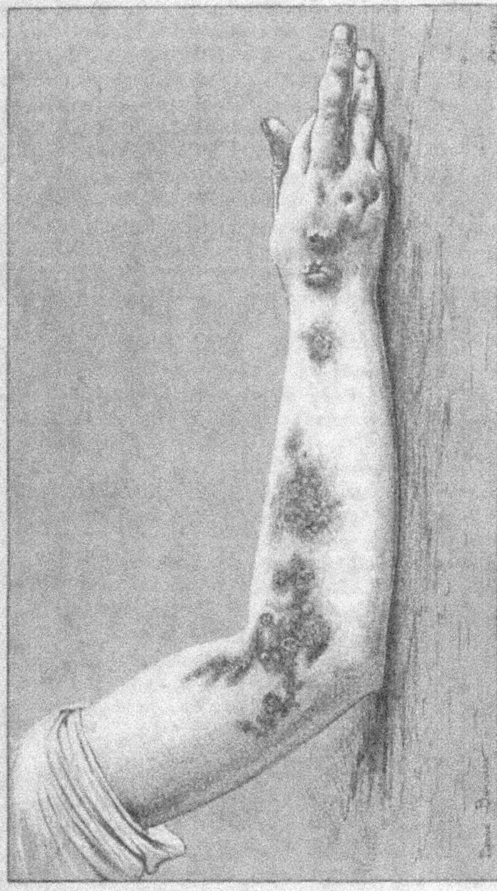

Fig. 143. — Lymphangite tuberculeuse de la main et de l'avant-bras; aspect des nodules et des ulcérations. (Figure extraite de notre mémoire, loc. cit.)

lymphangite tuberculeuse, bien que souvent elle ne se réalise pas et que la localisation du mal, au moins à ses premiers stades, et aussi la virulence atténuée, semblent laisser à la thérapeutique active de véritables chances de succès.

2° *Type paucinodulaire, à distance.* — Ici nous ne trouvons plus la série

(1) Sanchez-Toledo, *Des rapports de l'adénopathie tuberculeuse de l'aisselle avec la tuberculose pleuro-pulmonaire.* Thèse de doct., 1887.
(2) Olympitis, H. Thèse de doct., Montpellier, 1889.

(F. LEJARS.)

continue des nodules : beaucoup plus rares, en général, ils apparaissent à longue distance du foyer d'inoculation. L'infirmier de Tartivel s'était piqué à la main droite : c'est au niveau de la pointe deltoïdienne que se développa, un mois plus tard, une grosseur du volume d'une noisette, bientôt ramollie et ulcérée; puis une autre paraît au niveau du bord inférieur du grand pectoral, et d'autres gommes se montrent successivement à l'aisselle, au-devant de la clavicule, au cou; à la main, à l'avant-bras, dans la moitié inférieure du bras, il n'y avait aucune trace de lymphangite gommeuse.

Nous avons rapporté deux observations, l'une de Verneuil, l'autre de Quénu, dans lesquelles, au cours d'une tumeur blanche tibio-tarsienne, des nodules de lymphangite tuberculeuse étaient apparus, à la cuisse, le long du faisceau lymphatique interne. L'abcès froid rétro-mammaire, observé par Leser, rentre dans la même pathogénie.

Et de fait, un grand nombre de gommes scrofuleuses et d'abcès froids, qui ne sont pas en rapport de continuité directe avec une lésion ostéitique, doivent être tenus pour des abcès lymphangitiques tuberculeux. Ainsi en est-il des *abcès froids concomitants*, et tous leurs caractères cliniques plaident en faveur de cette interprétation.

5° *Type lymphangiectasique*. — Il a été vu par Lailler, bien étudié par Hallopeau et Goupil; les faits authentiques en sont encore exceptionnels.

Il est essentiellement caractérisé par des dilatations lymphatiques ampullaires, qui se fistulisent et donnent naissance à des lymphorragies; aussi les deux faits anciens de M. Lailler avaient-ils été considérés comme une forme anormale de varices lymphatiques.

Ces ampoules sont isolées ou disposées en bourrelets plus ou moins volumineux, « qui rappellent les varicosités de certaines phlébites » (Goupil); elles reposent sur un fond induré, qui occupe le trajet du lymphatique, et se prolonge comme un cordon moniliforme ou comme une large corde à renflements inégaux. Elles sont molles, demi-fluctuantes, souvent réductibles : une fois ouvertes, elles présentent l'aspect de petites pustulettes d'acné, et laissent suinter un liquide séreux, coagulable à l'air, contenant des globules blancs et quelques hématies, et de quantité parfois très abondante.

La lymphorragie peut devenir une cause réelle d'affaiblissement; d'autre part, les ampoules fistuleuses peuvent s'infecter et devenir le point de départ d'accidents septiques.

Lymphangite réticulaire. — Elle est, en clinique, de morphologie beaucoup moins nette. Elle se présente en réseaux, au lieu d'offrir cet aspect de traînées noueuses que nous venons de décrire : c'est au pourtour des fistules ostéopathiques ou ganglionnaires qu'on arrivera le plus aisément à la retrouver. Il est vrai qu'elle conserve rarement, et pour peu de temps, un type initial et pur, elle passe vite au type tronculaire et nodulaire, ou bien la peau ambiante ne tarde pas elle-même à être envahie par la tuberculose; le réseau lymphatique est, en effet, l'une des principales voies de l'ensemencement cutané.

L'origine lymphatique de certaines tuberculoses de la peau se révèle parfois par leur topographie et leur ordonnance même. Cronier et Jeanselme ont bien mis en lumière ces particularités intéressantes : ils ont montré les plaques lupiques s'échelonnant régulièrement, le long des faisceaux lymphatiques, et figurant encore les traînées ascendantes caractéristiques.

[F. LEJARS.]

Diagnostic. — Dans sa forme typique, avec ses cordons moniliformes, ses nodules et ses ulcérations en série, la lymphangite tuberculeuse est d'un diagnostic, en général, facile; parmi les autres types d'angioleucite noueuse, la lymphangite syphilitique tertiaire est celle qui offrirait peut-être le plus de prise à l'erreur. Mais, si elle revêt alors la forme de cordons et de plaques sériées, les cordons sont à peine bosselés, durs, rigides; les plaques sont diffuses, en nappe. Enfin le traitement spécifique est un criterium souverain, auquel il faut joindre les résultats de l'examen bactériologique et des inoculations.

C'est encore à ces dernières recherches qu'on demandera une solution définitive, dans les cas exceptionnels où les abcès farcino-morveux simuleraient les nodules lymphangitiques, et aussi dans certaines formes d'angioleucites suppurées banales, torpides et chroniques, où les abcès restent fistuleux et tardent à se fermer. Il faudrait se rappeler, du reste, que l'infection tuberculeuse peut se greffer sur une lymphangite primitivement franche.

Lailler, Renaut, Favret ont décrit, au cours des maladies de la peau, un type de lymphangite en plaques ou en cordons, qui rappelle aussi de très près la lymphangite tuberculeuse, de si près, que les faits décrits sous cette étiquette de *lymphangite noueuse* rentrent peut-être, en partie, dans le cadre de la tuberculose.

Nous avons dit plus haut que la forme lymphangiectasique était restée longtemps confondue avec les diverses lymphangiectasies, et comment elle en avait été séparée.

Traitement. — La lymphangite tuberculeuse étant souvent le premier indice de l'inoculation bacillaire, le traitement ne saurait être trop hâtif.

Morel-Lavallée a pratiqué, dans les gommes péri-lymphatiques tuberculeuses, des injections d'éther iodoformé, puis de vaseline liquide d'Albin Meunier (de Lyon) contenant de l'iodoforme à 1 pour 100 : les nodosités s'affaissèrent très vite en donnant naissance à une série de cicatrices violacées. Mais cette régression n'est souvent que temporaire, et la récidive ne tarde pas, sur place ou en d'autres points des cordons lymphatiques. M. Prioleau, dans ses cinq faits, s'est borné à traiter la lésion cutanée, et il a eu recours à la cautérisation journalière avec un mélange à parties égales de glycérine et d'acide lactique : l'ulcération ne tarda pas à guérir, et ce résultat fut suivi d'une notable régression des lésions lymphatiques.

L'incision et le grattage à la curette, ou mieux l'extirpation, une à une, des nodosités ou l'extirpation, en masse, de tout le cordon lymphatique, ont été faites dans plusieurs observations (Karg, Leser, Jeanselme, etc.); elles doivent être combinées à l'éradication de la lésion locale d'entrée, et à l'ablation des ganglions, s'il en existe. Très précoce, une telle intervention pourrait donner des succès durables, mais la diffusion du bacille tuberculeux est souvent si rapide, qu'on ne saurait être entièrement rassuré sur l'avenir. Dans le fait rapporté par Westberg, Kraske extirpa, par une longue incision, le tractus moniliforme, qui s'étendait du milieu de l'avant-bras à l'aisselle : la réunion eut lieu par première intention; pourtant, quelques ulcérations fongueuses parurent, au niveau des fils, puis guérirent à leur tour. Au bout d'un an, le malade ayant été soumis aux injections de tuberculine, il se produisit tout le long de la cicatrice une réaction très intense.

[F. LEJARS.]

V

LYMPHANGITE CANCÉREUSE

Krause, Ueber Lymphgefässe in Geschwülsten, *Deutsche Klinik*, 1865, XV, 577. — Waldeyer, Die Entwickelung der Carcinoma, *Arch. für path. Anat.*, 1872, p. 118. — Leuville, Greffe de tumeur mélanique, etc. *Bull. de la Soc. de biol.*, 1873. — Debove, Note sur les lymphangites cancéreuses. *Bull. de la Soc. anat.*, 1873, t. XVIII, p. 865. — Carcinome du pied, *Ibidem*, p. 56. — Troisier, Thèse de doct., 1874, et *Arch. de phys.*, 1874. — Langhans, Les lymphatiques de la mamelle et leurs rapports avec le cancer. *Arch. f. Gynäkologie*, 1875. — Neelsen, Untersuchungen über den Endothelkrebs (lymphangitis carcinomatodes). *Deutsch. Arch. für klin. Med.*, 1882, XXXI, p. 375-404. — Neumann, U. der Induration der Lymphgefässe, die sogenannten Lymphgefässtränge, *Allg. Wiener med. Zeit.*, 1885, XXX, 441. — Recklinghausen, Ueber die venösen Embolie und Retrograden in den Venen und in Lymphgefässen. *Arch. für path. Anat.*, 1885, Bd. C, p. 503.

Dans les néoplasmes malins, les lymphatiques servent de voie de transport, sans que leur paroi elle-même soit souvent le siège de la greffe cancéreuse ; ici encore, la lymphangite est rare, comparée à l'adénopathie.

Sur les confins de la tumeur, au sein par exemple, on trouve les vaisseaux efférents, et même sur une certaine longueur, les vaisseaux afférents, bourrés d'un suc laiteux, épais, que signalait déjà Sœmmering. Il est formé de globules

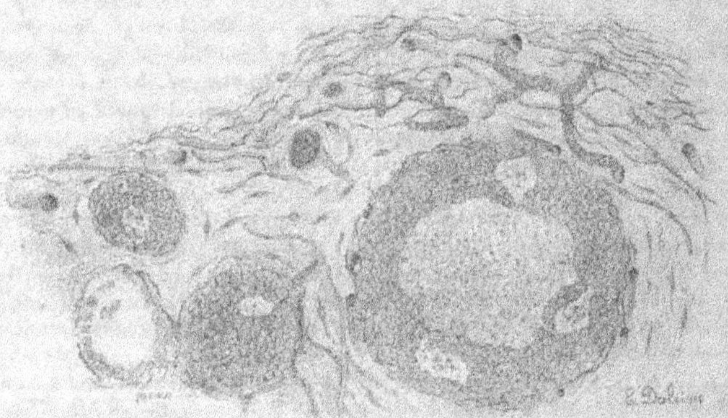

Fig. 150. — Lymphangite cancéreuse pulmonaire (Troisier, *Arch. de physiol.*, 1874, pl. XIII, fig. 5).

blancs et de cellules épithéliales, émanées du foyer épithéliomateux primitif (Crighton, Hoggan, Güssenbauer). A leur contact, l'endothélium de la paroi réagit, prolifère, et devient lui-même l'origine d'une néoplasie secondaire (voy. fig. 150) ; les embolus épithéliaux se fixent en certains points, et ainsi naissent, par places, sur le trajet des lymphatiques, des noyaux isolés. La lymphangite cancéreuse répond donc au type de la *lymphangite noueuse*.

C'est sur la plèvre ou à la surface du poumon qu'on l'a surtout étudiée (Waldeyer, Troisier), et aussi sous le péritoine. Dans la sphère chirurgicale, on la rencontre au sein, au cordon spermatique, plus rarement sur les membres, à la suite des épithéliomas cutanés.

[F. LEJARS]

Son début est obscur et sa marche lente; des poussées de lymphangite subaiguë la précèdent assez fréquemment et semblent lui faire la voie.

Une fois constituée, c'est un cordon épais et dur, une traînée noueuse que le doigt découvre sous la peau et qu'il suit jusqu'aux ganglions. Il est tel cas où le tractus néoplasique semble déroger aux lois anatomiques et prendre un chemin aberrant. Güssenbauer, dans un cancer du sein droit, a vu émerger de l'angle supéro-interne de la glande des cordons indurés, bosselés, très nets, qui se prolongeaient jusqu'aux ganglions sous et sus-claviculaires gauches, eux-mêmes très gros ; l'adénopathie axillaire existait à droite. De ce fait, il ressort que les embolies épithéliales peuvent s'engager dans les fines anastomoses qui mettent en communication les deux plexus lymphatiques brachiaux au devant du thorax [1]. On devine quelle est leur puissance de diffusion, et de quelle largeur doit être le plus souvent la *zone suspecte*.

Ces lymphatiques unissent encore les ganglions cancéreux ; ils grossissent et s'étendent, et, au sein, par exemple, ils créent cette épaisse jetée néoplasique qui fusionne, à un moment donné, l'extrémité externe de la mamelle cancéreuse avec le paquet ganglionnaire de l'aisselle.

Leurs nodosités se ramollissent à la longue, on les dirait fluctuantes; elles adhèrent à la peau; s'ouvrent-elles ou sont-elles incisées, il en émerge un bourgeon mou, fongueux, saignant; un nouvel ulcère épithélial est constitué.

Le diagnostic ne saurait souffrir de difficulté si la nature même de la tumeur primitive est bien établie.

Et c'est l'ablation large que doit imposer une telle complication, si toutefois son extension ne contre-indique pas l'intervention chirurgicale.

VI

LYMPHANGITE CHRONIQUE

En mettant à part ce qui revient, dans les faits anciens, à la lymphangite syphilitique et à la lymphangite tuberculeuse, le rôle de la lymphangite chronique *simple* n'est plus que fort restreint.

Nous signalerons seulement la part qui doit lui être faite dans les lésions de *l'éléphantiasis* (voy. ce mot), et dans la pathogénie des œdèmes chroniques scléromateux, que Virchow avait dénommés déjà *œdèmes lymphatiques*, et que Renant (de Lyon) a si bien étudiés [2].

VII

LYMPHANGIECTASIES

Sous ce titre, nous étudierons les dilatations variqueuses ganglionnaires, tronculaires et réticulaires, en d'autres termes, *l'adéno-lymphocèle, les varices*

[1] Voy. H. RIEFFEL, *De quelques points relatifs aux récidives et aux généralisations des cancers du sein chez la femme*, Thèse de doct., 1890.

[2] RENANT, *De l'érysipèle et des œdèmes de la peau*, Thèse de doct., 1874. — Art. DERMATOSES du *Dict. encyclopédique*.

des troncs et les *varices dermiques*. Nous laisserons entièrement de côté le lymphangiome, quelles que puissent être ses affinités avec les varices réticulaires; il rentre dans le cadre des tumeurs (voy. *Lymphangiome*); nous renverrons aussi au chapitre de l'*Éléphantiasis*.

Ainsi dégagés, les trois types que nous allons étudier ont leur histoire anatomique et clinique très nette et très aisée à caractériser, si leur pathogénie prête encore largement à l'hypothèse. Il faut ajouter tout de suite qu'ils se combinent souvent, et que la lymphangiectasie est même susceptible de se généraliser.

Des faits épars d'ectasie lymphatique avaient été signalés depuis longtemps : Guiffart, cité par Bartholin (1670), et Bassins (1737) avaient observé la dilatation du canal thoracique, et Baillie la retrouvait plus tard; Morton, Ackermann, Mascagni, Caldani, Sandifort, Walter, Bichat avaient vu les varices des lymphatiques viscéraux, du poumon, du cœur, de l'intestin, du foie.

Mais les premières notions précises sur les lymphangiectasies ne remontent qu'au commencement du siècle : Horn, Hasse et Henke (1807) donnent la première observation de varices ganglionnaires reconnues seulement à l'autopsie; Meckel le jeune (1818) commence l'étude des varices des réseaux et des troncs, elle est continuée par Breschet, par Michel (de Strasbourg) qui, le premier, semble-t-il, les injecte au mercure; par Demarquay, Zambaco, Desjardins, puis Binet et David, dont les thèses marquent une étape dans cette histoire.

Cependant les varices ganglionnaires n'avaient encore été qu'à peine entrevues; Nélaton, en 1860, en donne un premier fait diagnostiqué; il en publie une seconde observation, en 1865; l'année suivante, Trélat en présente un autre cas à la Société de chirurgie et, en 1867, la thèse de M. Th. Anger établit définitivement le type anatomique et clinique de l'adéno-lymphocèle. Depuis, de nouvelles observations ont été fournies par Verneuil (1869), par Vladan Georgjevic (1870), par Nepveu, Reverdin, Mazaé-Azéma, Bousquet, Ch. Nélaton, Le Dentu, Th. Anger, Chipault, Matignon, etc.

Binet, Thèse de doct., 1858. — Trélat, *Bull. de la Soc. de chir.*, 1864, p. 306-453. — David, Thèse de doct., 1865. — Th. Anger, Des tumeurs érectiles lymphatiques (adéno-lymphocèles), Thèse de doct., 1867. — Verneuil, Soc. de chir., 4 juillet 1869, et art. Aine, du *Dict. encycl.* — Vladan Georgjevic, Ueber Lymphorrhoe und Lymphangiome. *Arch. für klin. Chir.*, 1871, t. XII, p. 675. — Nepveu, Inflammation des lymphangiectasies. Rapport de Th. Anger, *Bull. de la Soc. de chir.*, 26 juillet 1876. — Desert, Thèse de doct., 1877. — Bousquet, Tumeur variqueuse des ganglions et des vaisseaux lymphatiques de l'aine droite. *Bull. de la Soc. de chir.*, 30 avril 1884. — Ch. Nélaton, Observation de lymphangiome de la cuisse opéré et guéri. Rapport de Th. Anger, *Bull. de la Soc. de chir.*, 25 mars 1887. — Chipault, Note sur deux cas de lymphangiome ganglionnaire (adéno-lymphocèles). *France méd.*, juin-juillet 1888. — Varices lymphatiques et lymphangiomes. Revue générale. *Gaz. des hôp.*, 15 déc. 1888. — Varices lymphatiques du derme. *Arch. gén. de méd.*, mai et juin 1889. — Matignon, Un cas d'adéno-lymphocèle double de la région de l'aine. *Journal de méd. de Bordeaux*, 1891, n° 10, 11 octobre. — Poix, Contribution à l'étude de l'adéno-lymphocèle. Thèse de doct. Bordeaux, 1892. — Russio, Contribution à l'étude des adéno-lymphocèles. Thèse de doct., 1895.

Étiologie. — Les traits étiologiques principaux sont communs aux trois formes de lymphangiectasie.

Quelquefois congénitales (Thilesen), elles paraissent souvent de fort bonne heure, dans l'enfance; leur période de plus grande fréquence s'étend de 15 à 25 ans; les trouve-t-on sur des sujets plus âgés, de 35, de 45, de 50 ans, comme dans plusieurs observations, leur début remonte à très loin. Pourtant, l'un des malades de Th. Anger n'avait vu paraître sa double tumeur inguinale (adéno-lymphocèle) qu'à l'âge de 54 ans. Chez le malade de Baudrimont (*), la tumeur de l'aine droite ne parut qu'à 45 ans; elle grossit lentement jusqu'à 59 ans, et prit alors un rapide accroissement en devenant bilatérale.

Les hommes en sont beaucoup plus fréquemment atteints; quant aux influences générales qu'on a invoquées, à l'hérédité, au tempérament lymphatique, il est inutile même de s'y arrêter.

Les observations, et leur nombre est déjà grand, se prêtent à une division en trois groupes principaux :

1° LYMPHANGIECTASIES DES PAYS CHAUDS. — TYPE EXOTIQUE. — Les premiers faits d'adéno-lymphocèles ont été observés sur des malades originaires des pays chauds; le malade d'Amussat était créole de Bourbon; les deux malades de Nélaton étaient, l'un Brésilien et l'autre Égyptien; la jeune fille observée par Verneuil était de Pondichéry, etc. On a pu croire un instant qu'il y avait là un type morbide, exclusivement propre à la pathologie exotique et, de fait, sa fréquence paraît grande dans les pays chauds, en Égypte, au Brésil, en Australie, surtout à Maurice et à la Réunion; dans un conseil de revision de Saint-Denis, en 1868, Mazaë-Azéma trouvait 95 pour 100 des examinés atteints de tumeurs lymphatiques.

L'affection ne porte pas seulement sur la population indigène; les immigrants n'en sont pas indemnes; il semble même qu'un court séjour soit suffisant pour en subir l'atteinte; Bousquet a observé le bel exemple de lymphangiectasie ganglionnaire, qui est représenté plus loin, sur un jeune conscrit né à la Guadeloupe, etc.

2° LYMPHANGIECTASIES DE NOS CLIMATS. — TYPE INDIGÈNE. — Le premier malade de M. Auger (1867) était né en France et n'avait jamais quitté le sol natal, et les faits du même genre sont aujourd'hui fort nombreux; la plupart des observations allemandes rentrent dans cette catégorie et, en France, celles de Chipault (5), de Ch. Nélaton, etc., en sont encore des exemples. La lymphangiectasie spontanée (le mot n'a qu'une valeur d'attente), dans ses trois formes, et avec des caractères analogues, sinon identiques, comme extension, à ceux des variétés exotiques, a été observée à Paris, à Zurich, à Stuttgart, en Suède, sur tous les points de l'Europe.

3° LYMPHANGIECTASIES MÉCANIQUES OU SYMPTOMATIQUES. — Cette variété n'est pas niable, mais elle ne prend jamais les larges proportions ni les allures si caractéristiques des formes dites spontanées.

Elle succède : a, à l'inflammation; b, à la compression.

a. On comprend aisément que des poussées répétées de lymphangite puissent produire par places une oblitération des vaisseaux et l'ectasie des segments intermédiaires. C'est surtout aux organes génitaux que le processus s'est manifesté avec évidence. Trélat en a publié un fait très intéressant : à la suite d'une contusion de la base de la verge, lymphangite, œdème considérable et apparition de vésicules sur le dos du pénis; huit jours plus tard, nouvelle poussée de vésicules, sur le devant du scrotum. La compression les fit toutes disparaître. Huguier, Friedreich, Dufour avaient déjà indiqué une semblable origine des varices lymphatiques du pénis, et Günsburg les avait vues survenir au cours d'une blennorrhée (voy. *Lymphangites vénériennes*).

Du reste, nous verrons que l'examen anatomique a révélé, surtout dans les varices dermiques, l'empreinte inflammatoire.

(*) Observation rapportée par Matignon, *loc. cit.*

(*F. LEJARS.*)

6. La compression des troncs lymphatiques provoque, dans quelques cas, une dilatation permanente. C'est une cicatrice, une bandelette fibreuse, tendue le long du ligament de Poupart et comprimant les vaisseaux lymphatiques, chez un enfant dont parle Patterson, et qui était atteint d'une dilatation congénitale d'un membre. Plus souvent, c'était une tumeur (Mascagni, Sœmmering, Lebert). Bussey rapporte l'histoire d'une petite fille qui portait à la face interne de la cuisse droite une plaque de vésicules, et d'autres disséminées sur la face externe et postérieure du mollet, tout le membre était hypertrophié. La mort survint. On trouva une énorme tumeur rétro-péritonéale qui remplissait les deux tiers du petit bassin, et une dilatation généralisée des lymphatiques superficiels et profonds.

L'obstruction des voies de passage ganglionnaires est susceptible de créer aussi la rétro-dilatation variqueuse, mais plus rarement qu'on ne le croirait *a priori*. Richet avait vu, dans un cas de cancer, des ganglions inguinaux, les vaisseaux afférents dilatés, et l'un d'eux rompu et devenu fistuleux; plus récemment, Scholtz trouvait, avec des varices dermiques de la cuisse droite, des cicatrices d'anciens abcès ganglionnaires, à l'aine du même côté.

Ce qu'il faut remarquer, c'est que jamais ces lymphangiectasies d'origine inflammatoire ou mécanique n'ont acquis le développement ni offert l'allure progressive des lymphangiectasies spontanées.

Pathogénie. — Il reste donc établi que les influences mécaniques sont impuissantes à produire le type vrai de la lymphangiectasie, lésion extensive, symétrique, qui porte sur les ganglions, les troncs, les réseaux, et qui est susceptible de se généraliser au système tout entier.

Les expériences de Th. Anger, que des recherches plus récentes n'ont fait que confirmer, viennent à l'appui de cette conclusion. Le canal thoracique est lié sur des chiens; il se produit une distension de ce conduit, un œdème lymphatique de teinte laiteuse sur toute la longueur de son trajet, la turgescence des glandes lombaires et des troncs mésentériques gorgés de chyle; mais les lésions ne s'étendent pas plus loin; elles ne sont que temporaires; on lie en masse, sur des chiens et des lapins, tous les vaisseaux efférents des glandes inguinales; les afférents se gonflent sous forme de petites cordes noueuses, opalines et demi-transparentes, les glandes se tuméfient et doublent de volume, mais tout se borne là, et l'ectasie disparaît en quelques jours.

Il est évident que l'arrêt brusque, par un fil, ne réalise pas les conditions d'une oblitération progressive ou d'une compression lentement établie; aussi, dans ces faits, la lymphangiectasie est-elle possible, mais seulement dans les limites que nous avons déterminées.

L'arrêt circulatoire, mécanique, ne suffit pas plus à créer la maladie variqueuse des lymphatiques qu'il ne crée la maladie variqueuse des veines.

La *filariose* explique peut-être la plupart des cas de lymphangiectasies des pays chauds. Un grand nombre d'observateurs ont trouvé la filaire de Wucherer dans le liquide des varices lymphatiques (Manson, Lewis, Azéma). M. Lancereaux présentait, en 1886, à l'Académie(¹) un métis de vingt et un ans, né à la Pointe-à-Pitre, qui portait un double adéno-lymphocèle inguinal avec chylurie; le sang contenait une grande quantité de filaires(²). La coexistence de

(¹) Voy. *Semaine médicale*, 1886, n⁰⁸ 54 et 56.
(²) Voy. aussi LANCEREAUX, *Leçons sur la filariose. Semaine méd.*, 1888.

[F. LEJARS]

la chylurie, que Gubler indiquait déjà, fournit encore un appoint à la théorie parasitaire. Mais la filaire n'a pas été constamment trouvée : Zur Nieden, dans un cas, Chipault, sur trois malades, l'ont recherchée sans succès. Nous ferons remarquer que les sujets non filariés étaient tous d'origine européenne, et n'avaient jamais séjourné, fût-ce temporairement, dans les pays chauds ; en d'autres termes, c'étaient des faits de lymphangiectasie indigène.

Une conclusion ferme serait encore prématurée, mais on peut admettre aujourd'hui que, parmi les lymphangiectasies exotiques, un grand nombre relèvent, comme l'éléphantiasis lui-même (voy. *Éléphantiasis*), de la filariose[1].

Il resterait à expliquer les faits qui ne rentrent pas dans ce cadre de la lymphangiectasie exotique. Ici, la solution nous échappe encore, et l'on ne peut que poser les termes du problème. Verneuil a montré que la loi d'évolution du processus variqueux était, pour les lymphatiques, ce qu'elle est pour les veines. « La lymphangiectasie spontanée débute par les vaisseaux profonds de l'abdomen ; elle dilate successivement de haut en bas les lymphatiques, puis les vaisseaux intra-ganglionnaires iliaques et inguinaux, enfin les vaisseaux afférents profonds de ces ganglions. Dans cet état, à cette période, il y a *tumeur variqueuse profonde sous-aponévrotique*. L'affection s'accroît toujours dans le même sens, l'ectasie envahit les gros lymphatiques sous-cutanés, *varices cylindroïdes sus-aponévrotiques*. Le progrès continue, la dilatation se propage aux réseaux les plus superficiels : *varices herniaires* ». Cette marche extensive et centrifuge a été vérifiée dans de nombreux faits. C'est une première donnée acquise ; si l'on y ajoute la symétrie très ordinaire des tumeurs, leur généralisation même dans certains faits, leur coexistence fréquente avec les varices veineuses, on devra conclure à un processus pathogénique très général dans son essence, mais susceptible de se cantonner à un territoire restreint, et dont la nature précise et le mécanisme intime restent encore inconnus.

Anatomie pathologique. — **Adéno-lymphocèle.** — C'est à *l'aine* qu'il est de beaucoup le plus fréquent ; ordinairement symétrique, il est souvent plus gros à gauche ; unilatéral, c'est encore à gauche qu'il siège de préférence. Mais il a été signalé en d'autres régions : à la région sus-hyoïdienne (Th. Anger), à l'aisselle (Lücke, Manson, Th. Anger), au cou (Busch, Reverdin, Th. Anger), et même à la région sous-maxillaire (Virchow) ou au pli du coude (Keimer), enfin dans les ganglions mésentériques (Weichselbaum).

L'anatomie pathologique en a été rarement faite : l'autopsie d'Amussat, et surtout la pièce de Nélaton, injectée au mercure par Sappey, et figurée dans la thèse de Th. Anger, la pièce de Trélat, dont Th. Anger a fait l'examen histologique, celle de Baudrimont, examinée par Coyne et de Nazaris, en fournissent les principaux éléments.

Les glandes dilatées sont enfouies dans une épaisse couche de graisse. Une fois libérées, elles apparaissent sous forme de tumeurs à contours nets, à surface bosselée (fig. 151). Encore distendues par la lymphe, elles ressemblent à un paquet de vaisseaux enroulés et noueux ; on les distingue mal des varices des troncs, tant il reste peu de substance parenchymateuse. C'est ainsi qu'elles se présentent encore après l'injection mercurielle (fig. 152). Vides et flasques, elles

---

[1] M. Cornil (Soc. anat., 1885) rapporte l'autopsie d'un malade atteint à la fois d'adéno-lymphocèle et d'éléphantiasis.

[P. LEJARS.]

se rétractent beaucoup, et leur aspect rappelle celui des vésicules spermatiques.

Une enveloppe commune, qui s'interpose entre chaque lobe, circonscrit toute la masse; elle est épaisse et perforée çà et là par de gros troncs dilatés (fig. 151).

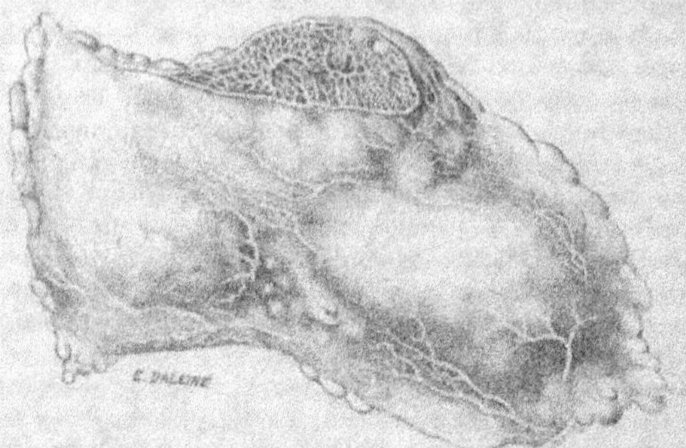

Fig. 151. — Adéno-lymphocèle (Thèse de Th. Anger, pl. I, fig. 1).

Le parenchyme est mou et s'affaisse à la coupe, en laissant sourdre un liquide opalin et lactescent; ce que l'on voit alors, et la figure 155 l'indique bien, c'est une série d'alvéoles arrondies, ouvertes les unes dans les autres, et qui simulent

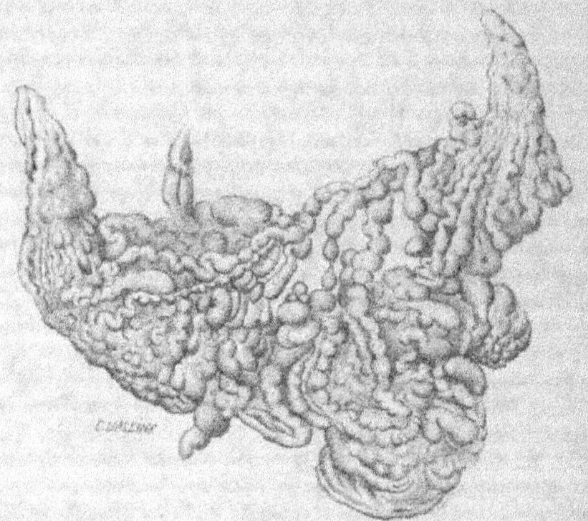

Fig. 152. — Adéno-lymphocèle injecté au mercure (Thèse de Th. Anger, pl. II, fig. 1).

à s'y méprendre une trame érectile. Mais, dans cette masse spongieuse, les sinus de la substance tubuleuse, rectilignes et concentriques, se distinguent encore, au moins au début, des canaux irréguliers et anastomosés de la substance médullaire.

[F. LEJARS.]

Tous ces sinus restent béants à la coupe; leur paroi est épaissie; sur les vaisseaux afférents, les fibres lisses de la tunique moyenne et de l'externe sont très développées, l'endothélium a été constaté par Luschka; dans le ganglion, l'élément musculaire disparaît et les sinus ne sont entourés que d'une membrane conjonctive semée de quelques rares fibres élastiques (Th. Anger), assez abondantes, d'après Coyne et de Nazaris : ils sont remplis de cellules leucocytiques, qui s'aplatissent de plus en plus à mesure qu'elles s'approchent de la surface interne, deviennent lamelleuses, et forment « une sorte d'endothélium à la cavité kystique ».

Quant à la pulpe, elle est dissociée, morcelée, on ne retrouve plus les follicules; çà et là seulement quelques amas disséminés entre les canaux variqueux. Le contenu est

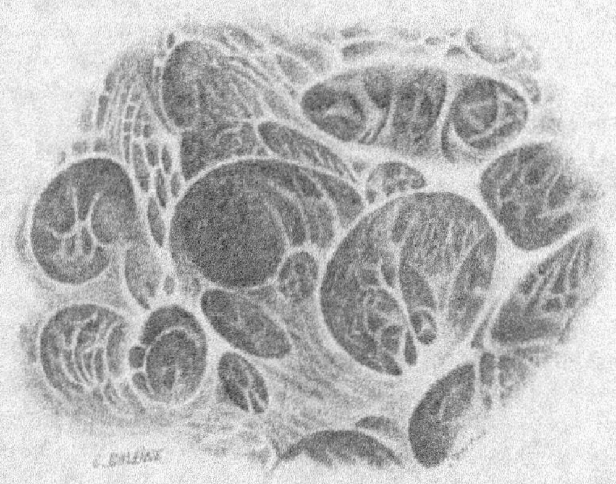

Fig. 155. — Coupe d'un adéno-lymphocèle (Thèse de Th. Anger, pl. I, fig. 2).

de la lymphe avec de nombreux globules blancs et des granulations graisseuses, qui lui donnent un aspect lactescent; sa composition la rapprocherait plus du chyle que de la lymphe des autres territoires (Th. Anger).

L'adéno-lymphocèle reste très rarement isolé, il s'accompagne presque toujours, à un stade de son évolution, de varices des troncs ou des réseaux.

Varices tronculaires. — C'est aussi aux membres inférieurs et aux organes génitaux qu'elles ont été le plus souvent observées. Follin signale un fait où le raphé médian du scrotum était parcouru par un vaisseau lymphatique gros comme une plume d'oie, et Chipault a publié une observation de Th. Anger, où les varices tronculaires, consécutives à un double adéno-lymphocèle inguinal, étaient généralisées à toute la surface des deux membres inférieurs.

Les varices portent sur les troncs superficiels ou sur les troncs profonds. Ceux-ci sont les premiers atteints par l'évolution extensive de l'adéno-lymphocèle. Il semble de règle que les lymphatiques lombaires et iliaques soient alors envahis, comme en témoignent l'autopsie d'Amussat et, sur le vivant, les résultats fournis par la palpation profonde.

Avec Rinet et Follin, on reconnaît aux varices tronculaires deux formes anatomiques : elles sont *ampullaires* ou *cylindroïdes*, autrement dit : *circonscrites ou diffuses*. L'ampoule variqueuse est, en effet, généralement toute locale, elle est molle, fluctuante; l'autre forme, de beaucoup la plus fréquente, revendique pour elle ces tractus en chapelet que nous verrons être si caractéristiques. Leur enchevêtrement, leur volume, leur nombre, sont tels parfois (périnée, canal inguinal), qu'ils constituent de véritables tumeurs variqueuses.

Quant aux données anatomiques précises, on en possède bien peu; on sait que la paroi vasculaire est épaissie et qu'elle l'est irrégulièrement, et les examens de Th. Anger, que nous relations plus haut, ont accusé l'hypertrophie de la tunique musculaire; les valvules sont presque toujours forcées et insuffisantes.

Varices réticulaires. — Thilesen a constaté la continuité des varices dermiques avec les troncs lymphatiques, eux-mêmes variqueux. Avant lui, Michel (de Strasbourg), sur deux plaques de varices dermiques de la cuisse, avait injecté au mercure les lymphatiques, et, la pièce macérée, il avait pu soulever l'épiderme et reconnaître au-dessous de lui les petites vésicules en doigt de gant pleines de mercure, annexées au réseau superficiel.

La cuisse, à sa face interne et antérieure, le pied et le mollet, la fesse et la jambe, le scrotum et la verge, les grandes lèvres sont, ici encore, des lieux d'élection, mais on a trouvé des varices dermiques sur les téguments abdominaux (Fetzer, Péan, Robert), l'aisselle (Lange), le membre supérieur, la conjonctive. Enfin, nous signalerons seulement les varices lymphatiques viscérales, dès longtemps observées (voy. l'*Historique*).

On compte les examens histologiques : ceux qui font foi sont dus à Thilesen, Rindfleisch, Virchow, Odenius de Lund, Klebs, Fox, Pospelow, Zur Nieden, enfin à Dubief (observ. de Chipault). Nous empruntons au travail de Chipault les conclusions de cette dernière analyse histologique : « Les varices lymphatiques du réseau dermique sont constituées par des espaces bien limités, siégeant dans toutes les couches du derme, plus volumineux et plus réguliers de forme dans les couches superficielles. Ils communiquent entre eux soit par usure d'une paroi commune, soit par l'intermédiaire d'un trajet lymphatique non dilaté. Ils communiquent aussi avec les lymphatiques du tissu cellulaire sous-cutané. Les cavités refoulent les divers organes du derme, follicules sébacés, pileux, glandes sudoripares, sans les détruire; elles compriment le corps papillaire au point de se mettre en rapport plus ou moins direct avec l'épiderme, user cet épiderme, venir éclater au dehors : d'où lymphorragie. La paroi des cavités est formée soit d'une simple couche d'endothélium, soit de cette couche doublée extérieurement d'une couche plus ou moins épaisse de tissu conjonctif jeune. Les vaisseaux sanguins sont fréquemment dilatés; dans tous les cas, leurs rapports avec la paroi des cavités sont très intimes; ils peuvent les traverser ou y faire saillie; ce détail explique parfaitement que le contenu des cavités devienne parfois sanglant. »

Symptômes. — **Adéno-lymphocèles.** — L'indolence de ces tumeurs dissimule souvent les premières phases de leur développement; ce n'est que plus tard, au bout de plusieurs années, que le malade s'inquiète de leur présence et que le chirurgien se trouve à même de les observer.

A l'aine, son siège d'élection, l'adéno-lymphocèle, presque toujours symétrique (¹), acquiert par degrés le volume du poing et reste alors stationnaire; ce sont deux masses arrondies, régulières ou accidentées de trois ou quatre bosselures, couvertes d'une peau normale et non adhérente, quelquefois rugueuse et semée de varices dermiques. La tumeur est bien limitée à la région inguinale, elle est mobile sur les plans musculaires profonds, elle est molle, dépres-

____

(¹) Il ne l'est pas toujours d'emblée; un intervalle de plusieurs années (douze à quinze ans chez le malade de Baudrimont) sépare parfois l'apparition des deux tumeurs.

sible et fuit sous le doigt, mais incomplètement ? » Une pression bien ménagée les refoule plutôt qu'elle ne les réduit ; et, même après leur affaissement, on y sent encore des noyaux mal isolés et résistants, comme si l'on touchait un amas de petits tubes en caoutchouc enroulés et accumulés sous la peau. « L'effort ni la toux n'agissent sur elle, mais une longue marche la distend un peu ; il est des cas où le décubitus dorsal, prolongé aussi, la réduit ou mieux la vide en partie ; il reste une sorte de sac irrégulier, parcouru par de nombreuses trabécules et offrant quelques reliefs mamelonnés (Trélat).

Autour de l'adéno-lymphocèle, on retrouve fréquemment d'autres ganglions restés petits, durs et non encore dégénérés.

La variété exotique semble plus extensive ; sa surface est plus irrégulière et sillonnée de circonvolutions bosselées, sinueuses et transparentes parfois, que forment les troncs afférents et efférents dilatés (fig. 154).

En d'autres régions, au cou, par exemple, la déformation devient considérable ; mais ces tumeurs n'entraînent guère qu'une sensation de gêne, de faiblesse, de pesanteur, de tiraillement dans le membre inférieur ; il est rare qu'elles provoquent de véritables crises douloureuses, comme chez le malade d'Amussat, qui était obligé de temps en temps de se coucher sur le ventre pour obtenir un peu de soulagement.

Il est rare aussi qu'il y ait une grave atteinte portée à la santé générale. Ce que l'on observe, et encore le fait n'est-il rien moins que constant, ce sont des troubles digestifs, perte d'appétit, nausées, vomissements, des vertiges, ou encore l'amaigrissement, qui peut être très rapide, mais temporaire ; chez certains malades, le volume des tumeurs inguinales suit lui-même ces alternatives.

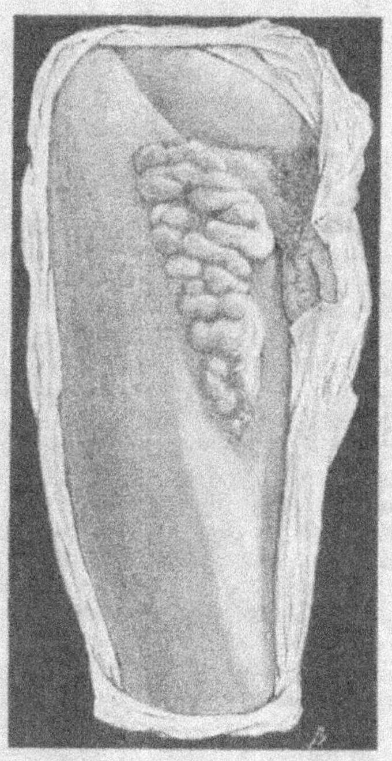

Fig. 154. — Varices lymphatiques de l'aine. Musée de Nicaise à l'Hôpital Laënnec, pièce n° 95.

Du reste, les variations de volume des adéno-lymphocèles se verraient fréquemment dans les formes exotiques, et de nombreuses influences leur serviraient d'occasion : les changements brusques de température, les fatigues, et, chez la femme, les règles, la grossesse.

Toujours est-il que la marche des tumeurs est ordinairement lente, mais il est rare que leur localisation reste exclusive. Au palper profond de la fosse iliaque, on retrouve souvent cette sensation de cordons enroulés, qui témoigne de l'extension de la lymphangiectasie aux troncs et aux ganglions iliaques et lombaires. Avec son double adéno-lymphocèle inguinal, le premier malade

(P. LÉZARD)

de Th. Anger (1867) avait encore une masse variqueuse à la région sus-hyoïdienne, une autre au périnée, et, à l'aisselle droite, un ganglion en voie de transformation. Il est des faits où l'ectasie variqueuse se propage plus vite encore des ganglions aux troncs, et où, en peu de mois, elle s'est diffusée sur toute la surface d'un membre.

Que deviennent ces ganglions variqueux?

Nous reviendrons plus loin sur les complications communes à toutes les formes de lymphangiectasies. La lymphangite variqueuse revêt ici une gravité souvent terrible (Nélaton, Anger, Nepveu); c'est à elle que sont dus les désastres opératoires, et parfois elle relève de causes très minimes. Ces accidents aigus sont toujours à craindre au cours de l'adéno-lymphocèle.

Il est une autre terminaison que signale Nélaton : c'est l'anémie lymphatique, sorte d'anémie pernicieuse progressive à longue échéance.

Mais la guérison s'est vue en dehors de toute intervention, spontanée, par réduction lente de la tumeur variqueuse; Th. Anger ne signalait-il pas une diminution fort marquée de la masse sus-hyoïdienne chez son malade?

Varices tronculaires. — Cliniquement on les observe sous une triple forme :

1° *Cordons isolés.* — Quelquefois ils font relief à la surface de la peau et laissent constater, à l'œil, leurs contours sinueux et même leur transparence, surtout au voisinage des ganglions.

Plus souvent, c'est le palper seul qui les révèle. Le membre est gonflé, mais la peau conserve sa coloration, son épaisseur et sa mobilité; c'est au-dessous d'elle que le doigt peut suivre les cordons variqueux et les faire rouler à la surface de l'aponévrose; cordons durs, bosselés, dont la grosseur atteint le volume du petit doigt, verticaux à la cuisse et à la jambe, incurvés et sinueux en d'autres points, à la fesse, par exemple. Leur trajet est celui que l'anatomie assigne aux troncs lymphatiques : le milieu du mollet, le parcours de la saphène interne, la partie médiane du dos de la verge, le bord interne du biceps, etc. Entre ces troncs principaux, des nodosités éparses et des tractus plus fins indiquent l'ectasie des rameaux intermédiaires.

2° *Paquets variqueux.* — A l'aine, au pourtour de l'adéno-lymphocèle, au périnée, au niveau du canal inguinal, on ne trouve plus seulement des cordons en chapelet, mais un enchevêtrement de tubes enroulés et noueux, une tumeur proprement dite. Elle fait relief au périnée, refoule les bourses ou les remplit et se prolonge, autour du cordon, jusque dans le canal inguinal. On peut retrouver, du reste, en d'autres régions, ces paquets de vaisseaux.

3° *Varices profondes.* — Elles sont fort difficiles à reconnaître, et, si leurs caractères de forme et de consistance sont identiques à ceux des varices superficielles, leur situation profonde les dissimule si bien, qu'on ne les devine souvent qu'à un empâtement allongé et à la coexistence de varices superficielles et ganglionnaires.

L'œdème est susceptible de compliquer ces varices des troncs, mais il est rare, ce qui s'explique suffisamment par l'extrême richesse des voies dérivatives. Les douleurs sont rares aussi; c'est le plus souvent une gêne des mouvements, une pesanteur qui alourdit l'activité du membre; ailleurs, la pression ou les heurts provoquent, en certains points, très limités parfois, une souffrance réelle.

Varices réticulaires. — **Varices dermiques.** — Nous nous occupons seulement des réseaux superficiels, des varices dermiques.

Leur développement est rapide quelquefois, et cela surtout quand elles sont d'origine inflammatoire; on voit s'élever une première vésicule, puis deux, trois, font un groupe, jusqu'à douze, quinze et plus. Elles se répandent sur une

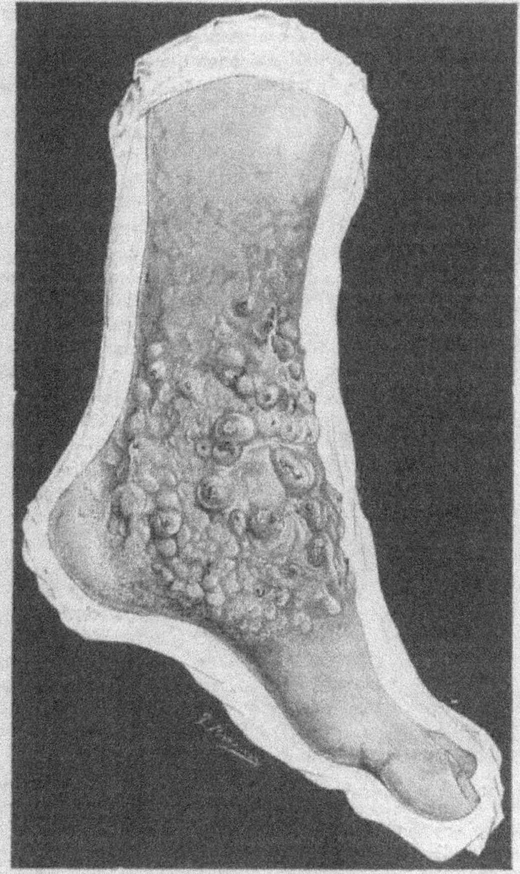

Fig. 155. — Varices lymphatiques ulcérées (Guibout, 1875), Senon : pachydermie lymphangiectasique de Rindfleisch (Musée de l'hôpital Saint-Louis, n° 281, vitr. 84) (1).

large surface, plus souvent elles se rassemblent en un placard confluent que circonscrit en couronne un second rang d'élevures disséminées. Leur grosseur

(1) Il existe deux autres moulages du même pied (vitr. 84, n° 558 et 594) : l'un, pris en 1875 (service de M. Lailler), témoigne d'une amélioration notable, les vésicules y sont moins nombreuses; sur l'autre, qui date de 1876, la guérison est complète et les varices ont entièrement disparu.

[F. LEJARS.]

varie d'une tête d'épingle à une noisette, leur couleur du blanc au rosé et même au violacé; elles se tendent par la station debout, par la compression circulaire exercée au-dessus ou au-dessous d'elles. Les presse-t-on avec la pulpe du doigt, elles s'affaissent et se réduisent et l'on sent à leur place une cupule à bords rigides. Sont-elles en masse, la pression large avec la paume de la main donne une sensation d'inégalités, d'épaississements, de cloisons, et lors de la décompression, on dirait une véritable éponge qui se gonfle. On a vu ces vésicules petites et serrées comme du frai de grenouille, supportées par des plaques en relief, mamelonnées, blanchâtres, qui leur constituaient comme un plateau.

COMPLICATIONS DES LYMPHANGIECTASIES. — Il est une série de complications communes aux trois formes de lymphangiectasies: les complications trophiques, — la lymphorragie, — la lymphangite variqueuse.

Complications trophiques. — Elles relèvent surtout des formes tronculaire et réticulaire. Ce sont les lésions de la dermite, l'œdème dur éléphantiasique, si marqué dans le fait de varices de la verge qui est représenté (fig. 156); la pigmentation cutanée du membre affecté, l'hypertrophie des poils et même des troubles de sensibilité.

Lymphorragie. — On pourrait dire que c'est l'accident spécifique des varices lymphatiques. Elle

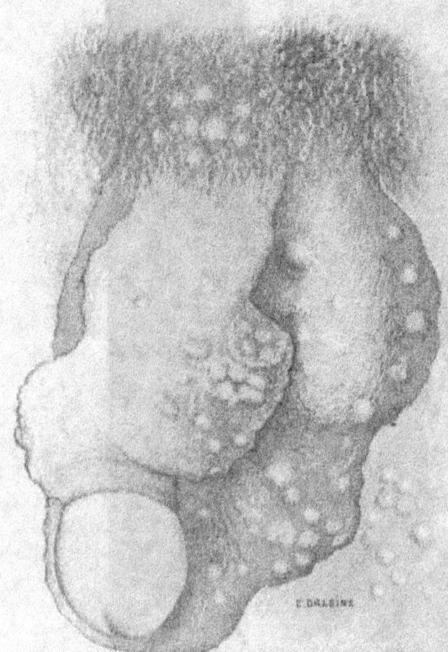

Fig. 156. — Varices lymphatiques de la verge, du scrotum et de la cuisse (malade de M. Th. Anger).

paraît exceptionnelle dans l'adéno-lymphocèle pur; pourtant le malade de Baudrimont perdit en une fois 1 litre 1 2 à 2 litres de liquide lymphatique, et l'écoulement se reproduisit à deux reprises, dans les jours qui précédèrent l'opération.

Ce sont les varices réticulaires, les vésicules dermiques, qui le plus souvent se prêtent à l'écoulement. Il se fait spontanément ou à la suite d'une fatigue, d'un traumatisme, d'une piqûre. Son abondance, dans quelques observations, est restée légendaire : la malade de Dujardin avait des lymphorragies qui duraient de huit à vingt heures; or, comme elle perdait environ 125 grammes par heure, c'était, à chaque reprise, une saignée lymphatique de plusieurs

livres. Chez d'autres malades, par contre, la quantité suffit à peine à tacher
le linge.

Ce liquide suinte goutte à goutte, incolore au début, puis blanchâtre et
laiteux; la compression des ampoules variqueuses le fait sortir en jet. Il se
concrète à l'air et forme une mousse blanchâtre autour de la vésicule rompue;
il empèse le linge. Rappelons seulement les nombreux examens histologiques
de Gubler et Quévenne, Robin, Sappey, etc., qui tous ont révélé dans ce liquide
les caractères de la lymphe.

La lymphorragie semble parfois périodique, elle reparaît tous les huit ou
quinze jours, toutes les cinq ou six semaines. Plusieurs vésicules se crèvent et
s'affaissent, ou plus souvent, c'est la même qui fournit l'écoulement, et il en
résulte une véritable fistule lymphatique.

Il est aisé de comprendre l'état de faiblesse et d'anémie que provoquent des
déperditions souvent considérables; leur suppression brusque ne serait pas non
plus sans danger et produirait quelquefois une induration douloureuse des
troncs variqueux et des accidents inflammatoires (Georjevic).

Lymphangite variqueuse. — Elle est plus rare dans les varices dermiques que
que dans l'adéno-lymphocèle. C'est dans cette dernière forme qu'elle revêt parfois des allures foudroyantes.

Nepveu en a distingué deux types : 1° circonscrit; 2° diffus.

Circonscrite, elle n'est, en réalité, qu'une lymphangite des troncs dilatés;
rougeur en traînée, induration, quelquefois éruption de vésicules transparentes
sur leur trajet : tels sont ses caractères. Elle dure de dix à vingt-cinq jours et
elle guérit.

Diffuse, elle s'annonce comme une infection suraiguë : une douleur
intense part du foyer (l'adéno-lymphocèle) et s'irradie vers les reins et l'épigastre,
la peau est rouge et luisante, le ventre est ballonné, la fièvre haute; une pâleur
extrême envahit toute la surface cutanée pour faire place plus tard à une rougeur scarlatineuse; le délire est permanent, et, en vingt-quatre ou quarante-
huit heures, le malade succombe. La putréfaction est extrêmement rapide. Il
n'est pas douteux que la dilatation des lymphatiques jusqu'au canal thoracique
ne soit la cause principale de cette diffusion septique à marche foudroyante.

Diagnostic. — Il est difficile surtout pour l'adéno-lymphocèle. Le lipome, la
tumeur érectile veineuse, l'épiplocèle, le lymphangiome sous-dermique, ont tous
assez de traits communs avec la tumeur variqueuse ganglionnaire pour expliquer les erreurs commises.

Le lipome n'est pas symétrique; la consistance en est plus régulière et plus
ferme, on ne trouve pas autour de lui les varices tronculaires ou dermiques,
satellites ordinaires de l'adéno-lymphocèle (¹).

A la surface de l'angiome veineux, du reste, le plus souvent congénital et rarement symétrique, la peau est marbrée souvent de lignes bleuâtres, les veines
sous-cutanées sont dilatées à une certaine distance, la masse grossit par la
compression des veines émergentes.

(¹) L'adéno-lymphocèle du cou peut simuler, à première vue, le lipome multiple et diffus,
bien décrit dans les travaux de Madelung, Langer, et dans la thèse de Marçais : *Contribution
à l'étude des lipomes du cou et de la nuque*, 1894. Nous avons pu nous en convaincre dans un
cas récent, observé dans le service de M. Th. Anger, et relaté dans la thèse de Bessio
(loc. cit.)

Jusqu'à sa mort, le malade d'Amussat porta un double bandage sur ses adéno-lymphocèles, qu'on avait pris pour une double hernie crurale. Là encore, l'absence de symétrie, la consistance plus granuleuse et moins dépressible, la recherche vaine des varices tronculaires, feront reconnaître l'épiplocèle.

Le lymphangiome sous-dermique a un siège plus variable, une forme moins régulière, on n'y sent pas ces cordons enroulés qui caractérisent l'adéno-lymphocèle (Chipault). Ce n'est guère qu'avec les varices veineuses qu'on pourrait confondre les varices des troncs lymphatiques; mais l'absence de transparence, la réductibilité, la consistance moins dure, suffisent à faire reconnaître les varices des veines.

Quant aux varices dermiques, il est un certain nombre d'éléments éruptifs cutanés qui leur ressemblent, et qui, de fait, ont été confondus avec elles : l'acné *rosacea*, l'ecthyma, les syphilides, les *nævi materni*, etc. Il suffit de rappeler la transparence, la réductibilité des varices lymphatiques et les caractères de leur liquide.

Pronostic. — Nous n'insisterons pas sur le pronostic facile à déduire des faits exposés plus haut. L'adéno-lymphocèle, par sa marche souvent extensive, par ses complications, doit être tenu pour la plus grave des trois formes de lymphangiectasie. Les varices dermiques sont ordinairement fort bénignes.

Traitement. — Nélaton, sur son premier malade, extirpa au bistouri l'une des tumeurs lymphatiques de l'aine: la mort survint en quelques heures, par lymphangite phlegmoneuse. Dès lors, toute intervention active fut proscrite, et cette règle fut sanctionnée par la Société de chirurgie (¹).

Pourtant Billroth (1870), en présence d'une lymphorragie incoërcible, pratiqua d'urgence l'ablation : il eut un succès. En 1885, M. Ch. Nélaton a tenté de nouveau l'intervention sanglante: il s'agissait d'un adéno-lymphocèle de l'aine droite, gros comme le poing, chez une jeune fille de dix-sept ans ; les suites de l'opération furent très simples. En 1891, M. Baudrimont extirpait, avec le même succès, sur un homme de soixante ans, un double adéno-lymphocèle inguinal, qui avait, à gauche, le volume du poing, à droite, celui de la tête. Il semble donc qu'une telle pratique soit de mise, sous la réserve que la tumeur soit bien circonscrite et que l'asepsie soit rigoureuse. Mais on n'oubliera pas que les lymphatiques lombo-iliaques sont presque constamment variqueux et qu'ils sont inaccessibles. On n'oubliera pas non plus que ces tumeurs sont susceptibles de rester très longtemps stationnaires, et que, devant ce sommeil prolongé, le parti de l'abstention peut être celui de la sagesse.

Les moyens palliatifs sont fort restreints: la compression n'est guère utile que pour soutenir les tumeurs et permettre la marche, il semble qu'elle n'ait fréquemment servi qu'à provoquer des accidents inflammatoires. Devant une tumeur diffuse, inopérable et envahissante, il deviendra utile de recourir aux injections interstitielles : M. Anger injecte, tous les quatre à cinq jours, 5 à 6 gouttes de liqueur de Piazza dans l'épaisseur de l'adéno-lymphocèle; on produit de la sorte des noyaux d'induration, et peut-être, à la longue, réussirait-on à circonscrire ou à retarder le processus.

Quant aux médications générales, elles sont restées absolument impuissantes;

(¹) Voy. la présentation du malade de Trélat. Soc. de chir., 5 oct. 1865.

et le changement de climat n'a pas justifié, pour l'adéno-lymphocèle exotique, les espérances qu'on avait conçues, sur la foi de quelques médecins de la Réunion. Chez le malade de Bousquet, originaire de Cuba, chez celui de d'Astros [1], originaire de la Réunion, le séjour en Europe fut suivi d'un accroissement des tumeurs lymphatiques.

Pour les varices des troncs et surtout des réseaux, c'est la compression méthodique et prolongée qui semble donner les meilleurs résultats (Trélat, Chipault). On a préconisé toute la série des caustiques : le nitrate d'argent, le caustique de Vienne, les badigeonnages à la teinture d'iode, les pointes de feu ; les échecs dépassent de beaucoup les succès. L'ablation large de la plaque vésiculeuse a été pratiquée au thermocautère ou au bistouri par Lange et Zur Nieden, etc. ; souvent on a vu reparaître, aux confins de la cicatrice, de petites vésicules récidives.

Enfin l'extension du processus variqueux le rend fréquemment inaccessible à toute intervention, même palliative.

CHAPITRE II

GANGLIONS LYMPHATIQUES

I

LÉSIONS TRAUMATIQUES

Nous serons très bref sur les traumatismes des ganglions lymphatiques ; leur histoire n'est pas faite, et, en réalité, elle semble d'un médiocre intérêt.

Ce n'est pas que les plaies des ganglions soient rares : à l'aisselle, à l'aine, au cou, les instruments vulnérants ne sont pas sans souvent les atteindre, et le chirurgien ne les respecte pas toujours ; mais, plus encore que pour les vaisseaux, les lésions traumatiques y passent ordinairement presque inaperçues.

Les contusions, les écrasements, auxquels il ne sont, du reste, que peu exposés par leur situation, ne provoquent pas d'accidents ; aux plaies succède parfois l'adénite traumatique, comme nous aurons à en citer un exemple (voy. *Adénite aiguë*).

La seule complication spéciale aux plaies ganglionnaires, c'est encore la lymphorragie, et à sa suite, la fistule lymphatique : on en trouve quelques faits. L'écoulement de lymphe est constant, sans doute, sur la surface de section du parenchyme ganglionnaire, mais l'hémorragie le dissimule, et il s'arrête avec elle ; ailleurs il peut persister, après l'hémostase faite, s'accuser alors par l'exsudation permanente d'un liquide lactescent, entraver la cicatrisation, et créer ainsi un trajet fistuleux qui continuera, durant des semaines ou des mois, à verser de la lymphe (voy. *Plaies des vaisseaux lymphatiques*).

La lymphorragie se reconnaît alors aisément, et c'est le seul cas où l'inter-

[1] D'Astros. *Marseille médical*, 1879, p. 657.

[F. LEJARS]

vention active devienne nécessaire. La cautérisation du trajet et même l'extirpation du ganglion peuvent être indiquées. Les autres plaies, si simples dans leur évolution, ne réclament qu'un pansement antiseptique.

II

ADÉNITE AIGUE

C'est l'inflammation aiguë des ganglions lymphatiques. Sa fréquence est extrême, au premier degré surtout : il n'est peut-être pas de lésion, périphérique ou viscérale, qui n'ait son retentissement ganglionnaire, et ce fait est en rapport avec la physiologie pathologique générale du système lymphatique.

Les ganglions, en effet, sont des organes d'arrêt, disséminés sur le trajet des absorbants : ils laissent passer les liquides, comme un filtre, et les injections sous-cutanées ont montré que certains poisons liquides les traversent sans y provoquer aucune trace d'irritation, pour se jeter, par la voie lymphatique, dans le courant sanguin (O. Weber); mais il en est autrement des corpuscules solides.

On sait, depuis les recherches déjà anciennes de Follin et de Virchow, que les ganglions des membres tatoués sont infiltrés de granulations colorées, et cela surtout dans la couche périphérique, caverneuse. Les injections de poussières colorées dans le tissu conjonctif qui entoure le nerf sciatique (Ranvier), dans le péritoine (Dubar et Rémy) [1], les transfusions intra-péritonéales [2] ont permis de retrouver les embolies pulvérulentes ou globulaires dans les lymphatiques (fig. 157) et surtout dans les ganglions.

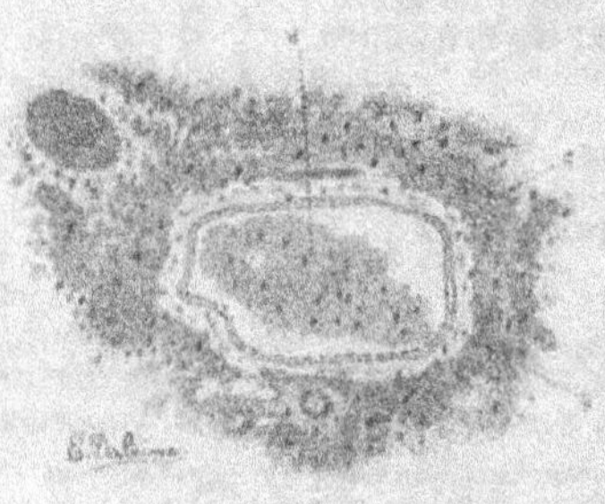

Fig. 157. — Lymphatique du diaphragme, rempli de globules sanguins après une transfusion intra-péritonéale (lapin).

a, coupe d'une artériole. — b, globules sanguins infiltrés dans la zone péri-lymphatique. — c, paroi du lymphatique. — d, contenu du lymphatique : globules sanguins (préparation de M. Ch. Rémy).

C'est le même processus qui préside à l'infection secondaire des ganglions, microbienne ou néoplasique. Les éléments cancéreux ou les micro-parasites, transportés par la lymphe, s'y rassemblent, s'y greffent ou y colonisent. Le ganglion n'est pas seulement un or-

gane d'arrêt, c'est un milieu de culture, et le fait était connu depuis longtemps, pour la bactéridie charbonneuse (Toussaint).

Aussi a-t-on découvert dans les glandes lymphatiques toute une série de micro-parasites, et il y a là pour les adénites, comme pour l'angioleucite, les bases d'une classification pathogénique, à peine ébauchée encore. Nous venons de parler de la bactéridie charbonneuse; le bacille d'Eberth et Gaffky existe

---

[1] Dubar et Rémy, *Journal de l'anatomie*, 1882.
[2] Voy. Guénet, *Transfusion du sang dans le péritoine*. Thèse de doct., 1883. — Hayem, *Idem. Bull. de l'Acad. des sc.*, 1884.

[F. LEJARS]

dans les ganglions mésentériques, et aussi, dans les adénopathies plus lointaines qui surviennent au cours de la dothiénentérie; l'agent infectieux de la diphtérie, indiqué déjà par L. Thomas[1] dans les adénites cervicales, y a été constaté de nouveau; la présence des microbes de la suppuration, dans les adéno-phlegmons, n'est plus qu'un fait banal. Enfin, Verneuil et Clado ont décrit ce qu'on pourrait appeler des *adénites spirillaires*: ils ont trouvé, dans le pus d'un adéno-phlegmon sous-maxillaire, consécutif à une carie dentaire, les spirilles buccaux, qui foisonnaient dans le foyer même de la carie.

Ce ne sont que des faits épars, mais leur étroite concordance légitime dès aujourd'hui une généralisation: ils ont rajeuni l'histoire de l'inflammation ganglionnaire.

VELPEAU, art. ADÉNITE. *Dictionn. encyclop.*, et Thèse de doct., 1825. — BROCA, Thèse de doct., 1845. — CHASSAIGNAC, Traité de la suppuration, t. I, p. 751. — DUPUIS, Thèse de doct., 1846. — SALNEUVE, De la valeur séméiologique des affections ganglionnaires. Thèse de doct., 1852. — BERGERON, Tumeurs ganglionnaires du cou. Thèse d'agrégat., 1872. — LE DENTU et LOSSIEU, art. LYMPHATIQUE. *Dict. de méd. et de chir. prat.* — LAMARY, Thèse de doct., 1872. — STOCQUART, Die chirurgische Behandlung der Lymphdrüsenabscesse. *Monatschrift für prakt. Dermat.*, 1880, V, 208-211.

Étiologie. — L'adénite peut donc naître d'un double mode d'inoculation, suivant que le virus est inséré directement dans le ganglion par une plaie, une piqûre, etc., ou que, d'un foyer plus ou moins lointain, il y est transporté par la voie lymphatique. Il faut décrire: 1° *l'adénite par inoculation directe*; 2° *l'adénite par inoculation à distance, d'origine périphérique ou cavitaire*.

On admettait jadis une adénite idiopathique, une adénite aiguë primitive[2], et encore l'adénite *a frigore*; mais la plupart des observations groupées sous l'étiquette d'*adénites spontanées* relèvent de la tuberculose; les autres s'expliquent par une disparition précoce de la lésion primitive et appartiennent au groupe des *adénites tardives*, bien décrites par Jouet (voy. *Lymphangite aiguë, Étiologie*).

1° *Adénites par inoculation directe.* — Les ganglions ne réagissent que fort peu aux atteintes directes du traumatisme; les contusions, les froissements, les écrasements sous-cutanés en provoquent rarement l'inflammation; les plaies, les piqûres, etc., ne la déterminent qu'en ouvrant la voie aux agents infectieux. Au cours des opérations, le bistouri entame ou sectionne impunément les ganglions, sous la réserve de l'antisepsie.

Lassar et Yeo[3] ont provoqué des adénites expérimentales par l'injection interstitielle d'essence de térébenthine, ou par le passage d'un fil à travers le parenchyme ganglionnaire; mais il est fort probable que les expériences n'ont pu se faire dans une asepsie complète, et que l'aiguille de la seringue ou le séton ont servi à introduire les germes de la suppuration.

Il est vraisemblable que les conditions étaient les mêmes dans les faits d'adénite traumatique observés chez l'homme: Bergeron cite un cas d'adéno-phlegmon sous-sterno-mastoïdien, consécutif à un coup de fleuret qui avait passé sous le muscle et transpercé le ganglion[4].

[1] Voy. ANGST, *Adénites et adéno-phlegmons de la région cervicale dans la diphtérie et la scarlatine*. Thèse de doct., 1881.

[2] BEHRENMANN, *Traité des adénites idiopathiques*, 1852. — WARNECKE, *De l'adénite aiguë primitive*. Thèse de doct., 1877.

[3] Cités par Fischer, *Lehrbuch der allg. Chir.*, p. 844.

[4] Les adénites *par contiguïté*, que décrivait Chassaignac, et qui naissant *au contact* d'un foyer inflammatoire, s'expliquent très simplement par la diffusion des agents infectieux.

2° *Adénites par inoculation à distance.* — Ce sont de beaucoup les plus fréquentes.

La lymphangite est loin d'être un intermédiaire obligé entre la lésion première et l'adénite qu'elle provoque; les adénites sans lymphangite sont d'observation journalière en clinique; il en va autrement des lymphangites sans adénite. On les rencontre, mais exceptionnellement, et cela surtout quand le processus lymphangitique local a été intense, dans la lymphangite gangréneuse, la lymphangite suppurée grave; il semble que la colonisation microbienne se soit alors localisée dans les vaisseaux.

L'inoculation originelle, la lésion primitive, est *périphérique ou cavitaire*.

a. Toutes les lésions traumatiques ou inflammatoires de la peau sont les causes ordinaires de l'adénite.

Si elle se voit au cours des grandes plaies, profondes et anfractueuses, ou en nappe, comme les brûlures, etc., lors d'infection locale, ce sont surtout les érosions, les écorchures, les fissures au pourtour des ongles, dans les interstices et les plis du pied, de la main, des organes génitaux, du sein et de l'anus, qui, par les irritations répétées et les contacts septiques, engorgent les ganglions. Ces conditions étiologiques sont celles de la lymphangite.

Elle est fréquente dans les maladies de la peau, surtout dans les dermatoses humides, vésiculo-pustuleuses, dans les ulcères, où elle prend souvent la forme de poussées aiguës au cours d'une adénite chronique; à la suite des vésicatoires, des pointes de feu qui s'irritent, de la vaccine, etc.

L'érysipèle la compte parmi ses symptômes les plus précoces; elle est fréquente dans le furoncle, l'anthrax, etc.

Les affections plus profondes, les ostéomyélites, les arthrites, les synovites aiguës, etc., ne semblent que rarement porter sur les ganglions; peut-être l'exploration clinique n'a-t-elle pas toujours été suffisante.

b. Les érosions traumatiques, les brûlures, les ulcérations de la bouche ou du pharynx; la carie dentaire, la gingivite et l'ostéo-périostite qu'elle provoque autour d'elle; les pharyngites et les angines engorgent les ganglions cervicaux; l'uréthrite, la vaginite, etc., les ganglions inguinaux.

Les inflammations viscérales déterminent aussi des adénites profondes, inaccessibles à notre exploration (affections broncho-pulmonaires, entérite, etc.). Mais il semble que les germes infectieux, émanés d'un foyer viscéral, puissent se diffuser plus loin. Leroux avait déjà signalé des adéno-phlegmons du cou, à la phase critique de la pleuro-pneumonie; Nicaise[1] a publié une observation d'adénite cervicale, subaiguë, suppurée, survenue pendant la convalescence d'une entérite grave, et qu'il regarde comme d'origine intestinale. Dans la fièvre typhoïde, dans la variole dans un grand nombre de maladies générales, on constate des engorgements ou des suppurations ganglionnaires au cou, à l'aine, en d'autres régions encore, où nulle lésion apparente des téguments n'est susceptible de les expliquer. Tous ces faits rentreraient dans une nouvelle classe d'adénites : les *adénites à distance dans les inflammations viscérales*, qu'on peut mettre en parallèle avec l'adénopathie cancéreuse à distance (*voy. plus loin*) dans le cancer viscéral. La pathogénie est la même. Absorbés au contact d'un foyer viscéral, les agents infectieux ne se bornent pas à envahir les ganglions correspondants, ils peuvent se diffuser dans les voies largement ouvertes de la

[1] Nicaise, Association française pour l'avancement des sciences, 1889.

[F. LEJARS.]

lymphe, s'arrêter dans un ganglion éloigné, et créer là une adénite secondaire, que seuls ils rattachent aux lésions locales spécifiques.

C'est là l'origine d'une partie des adénites qu'on voit paraître au cours ou au déclin des maladies aiguës; les autres relèvent simplement des lésions locales du tégument externe ou des muqueuses, telles que l'angine de la scarlatine, etc.

Anatomie pathologique. — On reconnaît deux phases de l'inflammation ganglionnaire : *l'engorgement, la suppuration.*

1° Le ganglion simplement *engorgé* est gros, arrondi, ou aplati par la pression des ganglions voisins; il est ferme, de coloration rouge brun. Sa coupe a l'aspect de la chair musculaire, ou encore du tissu splénique; çà et là, elle est ponctuée de petits foyers hémorragiques; il s'en écoule un suc très abondant, lactescent, et qui contient un grand nombre de cellules lymphatiques et de grosses cellules endothéliales tuméfiées, à un ou plusieurs noyaux; quelquefois même elles ressemblent aux cellules à noyaux multiples de la moelle des os (Cornil et Ranvier). Ces ganglions ont perdu en grande partie leur perméabilité, ils s'injectent très difficilement, et l'histologie en fournit la raison.

En effet, les sinus lymphatiques de la substance caverneuse et, à un stade plus avancé, ceux de la substance folliculaire, sont bourrés de cellules lymphatiques, de fibrine, de matière granuleuse et de détritus de leucocytes altérés; les cellules endothéliales des travées sont tuméfiées et à noyaux multiples. Les travées elles-mêmes sont épaissies jusqu'à atteindre 5 et 10 fois leur diamètre normal; leur substance devient fibrillaire et granuleuse. Les capillaires sanguins sont dilatés et remplis de globules rouges, et çà et là, entre les cellules lymphatiques, on observe des îlots de globules ou des globules disséminés.

Les lésions peuvent s'arrêter là : le trop-plein des globules blancs se disperse et se résorbe, la congestion tombe et le ganglion reprend ses caractères normaux. Plus souvent, les travées s'épaississent encore et l'adénite est suivie d'induration, ou encore la sclérose plus complète entraîne l'atrophie.

2° Si l'adénite doit *suppurer*, le ganglion devient plus mou, violacé, friable; il se déchire aisément sous le doigt, et de petits foyers grisâtres ou jaunâtres sont disséminés dans son épaisseur. Ils s'étendent, s'unissent, et le ganglion tout entier s'infiltre de pus. Sur la coupe, le raclage donne du pus crémeux, on en trouve toujours dans les lymphatiques afférents et efférents. Au niveau des foyers purulents, les fibrilles du stroma ganglionnaire se gonflent, se ramollissent, et les travées se détruisent; il en résulte autant de pertes de substance irrégulières, et la texture du ganglion finit par se détruire tout entière; il ne reste plus qu'une coque plus ou moins mince entourant une collection purulente.

Mais, dans cette forme, la zone conjonctive péri-ganglionnaire est toujours enflammée ; c'est la *péri-adénite*, d'abord simple et créant une gaine empâtée et adhérente au ganglion, puis suppurée. Sa pathogénie se comprend aisément. On trouve toujours des microbes disséminés dans la coque péri-ganglionnaire (Cornil et Babes), et, d'autre part, ils s'agglomèrent dans les vaisseaux afférents, au pourtour du ganglion enflammé et devenu imperméable : il y a donc à la fois péri-adénite et péri-lymphangite, et par le même processus.

Follin admet encore que le ganglion abcédé se rompt et infecte ainsi son atmosphère conjonctive; mais, si le fait est possible, l'existence, maintes fois constatée, de phlegmons péri-ganglionnaires isolés, indique bien qu'il n'intervient qu'à titre de mécanisme rare.

[F. LEJARS]

On observe, en effet : *a*, l'abcès ganglionnaire isolé; *b*, l'abcès péri-ganglionnaire isolé; *c*, l'abcès ganglionnaire et l'abcès péri-ganglionnaire combinés; cette dernière alternative est la plus fréquemment observée : c'est l'adéno-phlegmon proprement dit.

Que deviennent les ganglions qui ont suppuré? Après la guérison ils restent encore à l'état de petits noyaux indurés, mais peuvent-ils servir de nouveau au passage de la lymphe, et redevenir perméables? Peuvent-ils se régénérer, comme le fait a été constaté ailleurs (¹)? Autant de questions jusqu'alors obscures.

Symptômes. — La douleur, la gêne fonctionnelle, précédées ou non des traînées ou de la rougeur de l'angioleucite, souvent un long frisson ou des frissons répétés, une brusque ascension thermique, annoncent l'entrée en scène de l'adénite.

Au début, il est ordinaire qu'un seul ganglion soit pris, celui qui recueille directement les germes infectieux. L'adénite peut rester *monoganglionnaire*, ou bien l'inflammation s'étend à tout un groupe; elle est multiple et *polyganglionnaire*, mais le ganglion primitivement atteint, le *ganglion anatomique*, conserve longtemps sa prééminence; enfin on voit des adénites en chaîne successive qui passent d'un ganglion à l'autre, d'un groupe à l'autre, de l'aisselle au cou, à la région carotidienne, ou suivent la voie inverse : on reconnaît la marche progressive de l'infection.

Les ganglions sont d'abord engorgés; tout se borne là, ou bien ils suppurent.

1° *Engorgement ganglionnaire.* — Les glandes ont doublé ou triplé de volume, elles sont arrondies et leur relief se dessine parfois sous la peau, chez les sujets maigres, à l'aine par exemple; leur consistance est élastique et dure, et la pression y réveille une vive sensibilité; souvent la région entière est déjà endolorie. Elles sont mobiles sous le doigt, et la péri-adénite ne les a pas encore enveloppées d'une zone d'empâtement; la peau, elle aussi, glisse librement à leur surface, et la coloration est restée normale.

Au bout de quelques jours ou de quelques semaines, la douleur s'atténue, le gonflement tombe; longtemps encore les glandes peuvent rester un peu grosses; quelquefois, au contraire, l'adénite disparaît avant la lymphangite qui l'a provoquée. Les engorgements à répétition ne sont pas rares en certaines régions (aine, cou), et sous certaines influences (ulcères de jambe, carie dentaire, etc.); ils ne sont souvent que le premier terme de l'adénite chronique (voy. plus loin *Adénite chronique*).

2° *Adénite suppurée.* — Mais le tableau change quand l'adénite suppure. L'état général est toujours plus grave, les frissons se reproduisent, la fièvre monte, le ganglion grossit encore, il est moins dur, il se fixe, il est bientôt enchâssé dans une sorte de gangue péri-adénitique, qui le relie aux glandes voisines : il en résulte des paquets qui forment masse dans le tissu cellulaire sous-cutané, et sur lesquels les reliefs ganglionnaires deviennent autant de bosselures.

La peau rougit, elle s'épaissit et s'infiltre d'œdème, elle adhère au phlegmon sous-jacent; tout à l'heure elle se soulèvera sur chaque bosselure purulente, et ce ne sera bientôt plus qu'une mince lamelle prête à se rompre.

Mais les caractères de l'abcès varient beaucoup, avec son siège et avec les régions.

(¹) Voy. BAYER, *Remarques sur la régénération et la néoformation des glandes lymphatiques*. Zeitschrift f. Heilk., 1888, VII, 5 et 16.

[E. LEJARS]

La suppuration se fait parfois très vite, et quelques jours suffisent pour qu'on puisse déjà la reconnaître; dans certaines adénites virulentes, elle est très précoce, au centre même du ganglion (voy. *Bubons*), mais il lui faut un certain temps pour devenir perceptible, et c'est en général du sixième au quinzième jour.

On observe, d'après Velpeau, trois variétés d'abcès dans l'adénite : 1° l'*abcès parenchymateux, intra-ganglionnaire*, ne donnant que peu de pus, séreux ou granuleux; 2° l'*abcès sous-capsulé*, plus abondant et phlegmoneux; 3° l'*abcès sous-ganglionnaire*, dont le relief n'est jamais très accusé, mais qui peut se diffuser au loin.

Du reste, il est rare que l'abcès endo-ganglionnaire soit isolé : il se combine, en général, à la suppuration péri-ganglionnaire, et c'est alors l'*adéno-phlegmon* classique. Les signes diffèrent suivant que l'adénite est superficielle ou profonde.

Dans les ganglions superficiels, à l'aine, par exemple, l'adéno-phlegmon se présente sous l'aspect d'une ampoule ovalaire, couverte d'une peau rouge et amincie, et où la moindre pression du doigt révèle une fluctuation évidente et toute superficielle; livrée à elle-même, l'ampoule purulente se crevasse en un ou plusieurs points, elle s'ouvre, et quelquefois le ganglion tend à faire hernie, sous forme d'une sorte de champignon rougeâtre; le fait se voit surtout dans les collections péri-ganglionnaires isolées.

Au contraire, dans les régions où une forte lame aponévrotique bride les glandes, la fluctuation reste longtemps obscure : il faut immobiliser la tumeur en la saisissant entre les doigts et en l'appuyant contre un plan osseux, au maxillaire inférieur, par exemple, et, par une pression profonde, rechercher avec grand soin la nappe liquide. Ce sont ces collections sous-aponévrotiques qui, livrées à elles-mêmes, exposent surtout aux fusées lointaines et aux décollements; elles ne se feraient jour à la peau que fort tardivement, et, quand le bistouri et la sonde cannelée ont effondré leur loge, on est souvent étonné de la quantité de pus qu'elles renfermaient.

Une fois ouvert, l'abcès ganglionnaire bourgeonne et se comble peu à peu; la cicatrisation peut tarder, si quelque cause entretient l'irritation, ou encore chez les sujets affaiblis ou strumeux, et l'on voit alors la plaie ganglionnaire se couvrir de fongosités et rester fistuleuse; Velpeau cite un fait où un fongus granuleux faisait ainsi hernie au travers de la peau; on l'avait pris pour du cancer, Velpeau l'enleva, et le malade guérit. Rappelons encore les fistules lymphatiques, exceptionnellement observées à la suite des adénites suppurées.

Telle est la *forme ordinaire, circonscrite* de l'adéno-phlegmon; il est rare que l'angioleucite originelle, quand elle existe, soit en même temps suppurée; et Chassaignac décrivait, sous le nom d'*angioleucite totale*, les suppurations simultanées des trois territoires lymphatiques, réticulaire, tronculaire et ganglionnaire; il cite un vieillard qui eut à la fois une suppuration avec décollement épidermique sur la face dorsale du pied, une série d'abcès sur le trajet des lymphatiques du membre (on en ouvrit 21), et un adéno-phlegmon suppuré de l'aine.

Mais il est une *forme diffuse* de l'adéno-phlegmon : elle se voit surtout lors d'infection grave, de piqûres septiques, ou dans les fièvres, la scarlatine par exemple; elle n'est pas rare au cou; elle envahit la chaîne ganglionnaire profonde, elle y crée autant d'abcès; entre eux le pus s'infiltre en nappe dans les espaces conjonctifs, il peut fuser au loin, sous les muscles ou sous la peau; le tissu cellulaire se sphacèle et se décolle (forme gangréneuse de quelques observateurs), et il se creuse ainsi de larges cavités anfractueuses, qui ne se réparent que fort lentement, si le malade n'a pas succombé. C'est encore dans ces formes diffuses qu'on a vu survenir des complications vasculaires : l'ulcération des carotides ou de la jugulaire (1), de la fémorale, de l'axillaire, etc.

Enfin il est une *forme infectieuse* proprement dite, qui affecte quelquefois le type précédent, mais qui d'autres fois ne provoque que des désordres locaux peu étendus : la fièvre, les frissons, les sueurs, le délire prennent dès le début une allure très grave, et l'on voit se dérouler tout l'appareil d'une septicémie aiguë, mortelle.

Diagnostic. — Il est rare que l'engorgement ganglionnaire donne lieu à quelque méprise : la forme, le siège des glandes enflammées suffisent à le faire reconnaître.

Mais il n'en est pas toujours ainsi pour l'adénite suppurée, et surtout pour l'adénite profonde.

C'est avec le phlegmon simple qu'on pourrait confondre l'adéno-phlegmon, et, en réalité, la gangue péri-adénitique est si confluente, dans certains cas, qu'elle efface tout relief ganglionnaire, et que l'exploration seule serait impuissante à préciser l'origine du phlegmon ou de l'abcès, n'étaient le siège, à la racine du membre, aux plis articulaires, le début et la marche de l'affection, la lésion originelle, et même encore les traces d'une lymphangite intermédiaire.

L'adéno-phlegmon sous-aponévrotique peut donner naissance à de tout autres difficultés. La suppuration est très souvent difficile à reconnaître, nous y avons insisté déjà : c'est à l'œdème et à la coloration rouge sombre de la peau, à la douleur localisée en un point, à la durée de l'affection, enfin à la ponction, qu'il faut s'en remettre, plutôt qu'à la recherche d'une fluctuation obscure. L'adéno-phlegmon déborde souvent dans les régions profondes ses limites primitives, et devient l'origine d'un large abcès. A la parotide, à la région rétro-pharyngienne, au médiastin, dans la fosse iliaque, dans les ligaments larges, au cou, nombre de phlegmons sont ainsi d'origine adénitique; mais à leur période de plein développement, on ne retrouve plus guère la marque de cette origine. Si l'on est bien pénétré de l'extrême fréquence de ces phlegmons d'origine angioleucitique ou adénitique, si la lésion primitive est relativement lointaine, et que l'embolie microbienne lymphatique ait pu seule lui servir de trait d'union avec le foyer secondaire, on n'hésitera pas à en reconnaître la nature réelle. Enfin, il est telles adénites profondes qui, par leur siège même, prêtent à des erreurs cliniques, en s'entourant de symptômes anormaux : nous ne ferons que citer l'adénite du canal crural, qui a quelquefois donné le change pour une hernie étranglée.

Traitement. — Ce que l'on cherche avant tout, en présence de l'adénite à son premier stade, c'est à prévenir la suppuration.

Le repos, un purgatif, un pansement soigné et antiseptique de la plaie originelle, telles sont les premières précautions à prendre. Localement, on a vanté les onctions d'onguent napolitain belladoné; la teinture d'iode; les sangsues; les vésicatoires volants, que Velpeau préconise et qui, d'après lui, « produisent la résolution ou, quand elle n'est plus possible, activent et limitent la suppuration ». Les bains tièdes, locaux et généraux, un pansement humide, qu'une couche d'ouate permet de faire légèrement compressif, donnent quelquefois de bons

____

(1) Voy. GILLETTE, art. *Cou* du *Dictionnaire encyclopédique*.

[F. LEJARS.]

résultats. Hueter a proposé, dès le début, les injections intra-ganglionnaires avec la solution phéniquée à 5 pour 100.

Il faut bien reconnaître que la suppuration dépend surtout de la virulence de l'adénite, et que le chirurgien est loin d'être toujours maître de l'enrayer.

L'incision, que la cocaïne, l'éther, ou le bromure d'éthyle permettent aujourd'hui de rendre presque indolore, doit être précoce. On peut, du reste, la faire assez étroite, lorsque la collection purulente est bien circonscrite, dans les régions où une longue cicatrice est à éviter, mais encore faut-il que le foyer soit dûment ouvert, lavé et drainé. Dans les adéno-phlegmons profonds, c'est à la sonde cannelée qu'on va rompre la coque aponévrotique et atteindre le foyer, dont il faut détruire les cloisons et ouvrir tous les diverticules.

Devant un volumineux paquet ganglionnaire suppuré, à foyers multiples, une profonde incision et un drainage soigné sont indispensables, si l'on veut arrêter définitivement le processus et prévenir les fusées purulentes.

Küster, Freymuth, Poelchen[1], Lauenstein[2], ont préconisé et pratiqué l'extirpation totale de ces masses adénitiques. A l'hôpital de la marine, à Hambourg, Lauenstein a traité, en 12 ans, 194 cas de bubon inguinal; il en a opéré 182 : 55 par l'incision simple, 129 par l'extirpation, le curage de l'aine. Sur ces 182 faits, 55 pour 100 représentaient des bubons chancrelleux, 10 pour 100 relevaient de la syphilis, 8 pour 100 de la blennorragie, enfin 58 pour 100 étaient des adénites vulgaires, d'origine « traumatique ». Ces interventions ne laissent pas que d'être délicates, en certaines régions (Lauenstein a ouvert deux fois la veine crurale), d'autant plus que, pour éviter l'inoculation de la plaie opératoire, il faudrait disséquer le paquet ganglionnaire au bistouri (Mosetig-Moorhof)[3], sans ouvrir les collections suppurées.

C'est surtout à une période plus avancée, quand la cicatrisation tarde, et que la masse ganglionnaire reste fistuleuse, que l'ablation au bistouri devient tout indiquée; bien faite, elle donnera de meilleurs et plus rapides résultats que le curettage, suivi de tamponnement iodoformé, qui suffit en certains cas.

Ajoutons qu'en présence de ces ulcères ganglionnaires il faut veiller à l'état général et éloigner autant que possible les conditions favorables à une adénopathie tuberculeuse secondaire, greffée sur l'adénite chronique.

III

ADÉNITE SUBAIGUE ET CHRONIQUE SIMPLE

L'adénite subaiguë, bien connue de Chassaignac et de Velpeau, décrite plus récemment par M. Ch. Nélaton[4] et par L'Hardy[5], dans sa thèse, sert d'intermé-

[1] Poelchen, Beiträge zur pathol., und chirurg. Behandlung der Bubonen der Leistengegend. Archiv f. Klin. Chir., Bd. XL, p. 556, 1890.

[2] Lauenstein, Die typische Ausräumung der Leiste. Deutsche Zeitschrift f. Chir., Bd. XXX, p. 575, 1895.

[3] Mosetig-Moorhof, Zur Technik der Exstirpation vereiteter Lymphdrüsenpackete. Wiener medic. Presse, 1891, n° 1.

[4] Ch. Nélaton, De l'adénite subaiguë simple à foyers purulents intra-ganglionnaires. Semaine médicale, 1890, p. 402.

[5] L'Hardy, De l'adénite subaiguë simple de l'aine à foyers purulents intra-ganglionnaires. Thèse de doct., 1895.

diaire entre les formes inflammatoires franches, dont nous venons de parler, et l'adénite chronique simple, dont l'existence est indéniable, et l'histoire assez complexe, au point de vue doctrinal ; elle se rattache au problème plus général de l'inflammation chronique. Nous ne l'aborderons pas ; nous dirons seulement que, pour entretenir un processus inflammatoire continu, il faut une source d'irritation continue aussi ; autrement dit, un foyer microbien intra-ganglionnaire ou l'apport incessant, au ganglion, d'agents infectieux émanés d'une lésion périphérique. On retrouve de telles conditions réalisées en clinique.

Étiologie. — L'adénite subaiguë relève d'ordinaire d'une lésion banale, souvent minime ; à l'aine, par exemple, elle a été produite par une érosion légère, non spécifique, des organes génitaux externes. Quant à l'adénite chronique, elle succède assez souvent à l'adénite aiguë, ou plutôt se constitue définitivement à la suite de nombreuses poussées subaiguës.

La malpropreté, les érosions et les plaques érythémateuses qu'elle entretient, les cors, les ongles incarnés, l'irritation continue de la peau par les poussières, le charbon, certains liquides ; voilà autant de causes des adénopathies chroniques que l'on rencontre journellement en clinique hospitalière, à l'aine surtout, et souvent des deux côtés, à l'aisselle, chez les ouvriers à mains calleuses, crevassées, semées de petites plaies ou d'abcès qui ne guérissent jamais. Il y a là, en réalité, des adénites chroniques *professionnelles*.

Les éruptions cutanées non spécifiques en sont aussi l'origine fréquente, et Roland[1] les signale au cours de l'eczéma. Dans l'œdème chronique, le liquide résorbé agit comme irritant sur les ganglions, qui plus tard se sclérosent (Renaut)[2].

Les ulcères tiennent une large place dans cette étiologie, les ulcères variqueux en particulier ; Jeanselme y insiste dans sa thèse : « Nous avons exploré avec soin les ganglions inguinaux de tous nos malades, et nous avons presque toujours constaté le développement exagéré de ces ganglions, du côté correspondant au membre affecté. » Sur 32 observations d'ulcères et d'eczémas variqueux, 28 fois existaient des complications lymphatiques; 12 fois, les ganglions inguinaux étaient simplement hypertrophiés et devenaient douloureux par la fatigue; 2 fois ils étaient énormes.

Enfin l'adénite chronique accompagne aussi des lésions plus profondes : dans la carie dentaire, que compliquent des poussées répétées de périostite, les ganglions sous-maxillaires sont presque toujours pris; ils forment, sous la branche de la mâchoire, un chapelet à plusieurs grains, et qui se prolonge parfois, de ganglion à ganglion, sur une large étendue de la région carotidienne.

On les trouve encore quelquefois dans l'ostéomyélite chronique, dans certaines affections chroniques des jointures, etc.

Anatomie pathologique. — Ce qu'il y a de particulier, dans l'adénite subaiguë, c'est l'existence de petits foyers suppurés intra-ganglionnaires. Sur la coupe rougeâtre des ganglions, on trouve ainsi deux, trois vacuoles purulentes, grosses comme une tête d'épingle ou un petit pois, et, en déchirant le parenchyme

---

[1] Roland, *Des complications lymphatiques dans les affections eczémateuses.* Thèse de doct. 1882.

[2] Voy. aussi Bordenier, *De l'état des ganglions dans l'œdème lymphatique. Bull. de l'Acad. de méd. de Belgique*, 1895, 4e s., VII, 752-755.

[F. LEJARS]

ramolli, on fait sourdre d'autres gouttelettes de pus. Un autre point à noter, qui a été bien établi par plusieurs examens bactériologiques[1] et qui donne à cette forme d'adénite son autonomie, c'est l'absence de tout autre microbe que les agents ordinaires de la suppuration, et, en particulier, l'absence du bacille de Koch.

Dans l'adénite chronique simple, le volume des ganglions est celui d'une amande, d'une noix, rarement plus; leur consistance est ferme, comme celle du tissu hépatique; leur coloration, d'un rouge brun ou violacé, qui rappelle celle de la rate; sur une coupe, leur centre est grisâtre ou jaunâtre. A leur contact, dans leur capsule, il n'est pas rare de découvrir les cordelettes blanchâtres, indurées et noueuses, que forment les troncs afférents et efférents dilatés.

Quelle est leur structure, à cette période? Ils sont en voie de transformation fibreuse. On constate « une augmentation d'épaisseur du tissu conjonctif péri-vasculaire, du système caverneux. Les travées réticulées de ce système sont doublées ou triplées de volume et, dans nombre de points, elles paraissent fibrillaires. Le parenchyme folliculaire présente par contre une atrophie plus ou moins considérable et pouvant aller jusqu'à sa disparition complète; le plus souvent, on n'en trouve plus que des îlots disséminés, de forme irrégulière, siégeant particulièrement à la périphérie du ganglion. » (Cornil et Ranvier.)

C'est là un des termes de l'adénite chronique; elle conduit à la *sclérose*, à la *lipomatose*, à la *calcification*.

Enfin la suppuration peut se produire au cours de l'adénite chronique, et l'on trouve alors le parenchyme creusé de vacuoles purulentes, qui laissent des vides sur la coupe et qui, plus tard et lentement, se fusionneront.

Symptômes. — Un début insidieux, souvent inaperçu, une marche lente, torpide, indolente, l'existence d'une masse ganglionnaire noueuse, de consistance inégale, dont les bosselures se ramollissent, une à une, à plusieurs semaines d'intervalle, et finissent par donner naissance à un amas fistuleux, une évolution qui se prolonge durant des mois et qui simule, à s'y méprendre, celle de la tuberculose : tels sont les traits cliniques principaux de l'adénite subaiguë.

L'adénite chronique présente un début et une marche analogues, mais elle ne suppure pas, ou, du moins, la suppuration n'y figure qu'à titre de complication. Les ganglions sont gros, mobiles, indolents; à l'aine, on trouve ainsi de deux à quatre glandes, du volume d'une noisette ou d'une amande, quelquefois reliées en un cordon bosselé de 3 à 4 centimètres de long.

Elles s'agglomèrent en masse, ou demeurent isolées et roulent sous la peau. La pression les trouve insensibles, la douleur ne s'y éveille que par moments, à la suite d'une longue marche, d'une fatigue; ils se gonflent alors, en s'immobilisant en partie.

Ils ressentent le contre-coup de toute irritation qui porte sur la lésion originelle; de là une série de poussées subaiguës qui peuvent aller jusqu'à la suppuration. Ils sont, du reste, un terrain tout préparé pour l'adéno-phlegmon, et le bubon est fréquent, chez les sujets qui présentent ces adénites chroniques de l'aine.

Une complication intéressante, mais qui semble assez rare, de ces indurations

[1] Voy. Thèse de L'HARDY, *loc. cit.*

ganglionnaires, c'est l'œdème du membre. Rigler, puis Virchow l'avaient signalé depuis longtemps ; Renaut donne une observation d'œdème du membre inférieur, consécutif à une tuméfaction inflammatoire chronique des ganglions de l'aine, et à une lymphangite tubulaire chronique, et Bellamy en cite d'autres faits. C'est là, dans certains cas, un élément pathogénique de plus pour l'œdème des membres variqueux.

Que deviennent les ganglions chroniquement enflammés? Une suppuration longue ou répétée les détruit parfois en grande partie, pour ne laisser à leur place que ces noyaux cicatriciels, adhérents à la peau ; ou encore, quand la plaie, l'ulcère, l'éruption, le foyer irritatif permanent ont disparu, ils se réduisent en reprenant, au moins en apparence, leurs caractères normaux. Enfin, avec les années, la sclérose les ratatine, les durcit encore, les calcifie même, ou ils se perdent, atrophiés, dans une masse lipomateuse.

Pronostic. — Il est peu grave en lui-même; mais, comme nous l'avons dit, sur ce fond d'adénite subaiguë ou chronique se greffent assez souvent la syphilis ou la tuberculose.

Diagnostic. — Il faut d'abord penser à la tuberculose, et, de fait, les ressemblances sont souvent frappantes. Pourtant l'adénite subaiguë marche plus vite que la forme commune de l'adénopathie bacillaire : la fièvre, la douleur, la rougeur locale, l'œdème qui signalent le développement successif des abcès ganglionnaires lui impriment plus nettement l'allure inflammatoire. Mais, en présence de ce paquet fistuleux, dont nous avons parlé, le diagnostic clinique est à peu près impossible, et c'est l'examen bactériologique qui donne seul une certitude.

Ainsi en est-il aussi de l'adénite chronique simple, qui peut simuler, non seulement la scrofulo-tuberculose, mais la syphilis et le lymphadénome. Nous aurons à exposer les caractères différentiels de chacune de ces affections ganglionnaires. Il suffit de rappeler ici que l'existence d'une lésion irritative permanente, le volume ordinairement restreint des glandes, leur indolence, les poussées aiguës nettement inflammatoires dont elles sont le siège, sont autant d'éléments qui permettent de déterminer la nature de l'adénite.

Traitement. — L'adénite subaiguë ne guérit pas, si l'on n'a, par une incision suffisante, largement ouvert tous les petits foyers suppurés intra-ganglionnaires : le curettage est souvent le meilleur moyen de réaliser ce desideratum, et l'extirpation totale serait tout indiquée.

Dans la forme chronique simple, le seul traitement rationnel doit être dirigé contre le foyer d'absorption septique, d'où relève l'état inflammatoire permanent des ganglions. C'est à cicatriser la plaie ou l'ulcère, à nettoyer et assainir la surface cutanée, à extirper les dents cariées ou les séquestres, etc., qu'il faut d'abord s'appliquer. Localement, la compression a été conseillée; elle risque parfois de provoquer la suppuration.

[F. LEJARS]

IV

BUBONS

Le bubon, c'est l'adénite vénérienne.

Ce terme vient d'Hippocrate, il veut dire : aine (βουβών) ; et c'est, en effet, pour désigner les affections ganglionnaires de l'aine qu'on le trouve employé par Galien, Celse, Marcellus Empiricus, Actuarius. Certains passages des satiriques latins (Martial) font penser que la nature vénérienne du bubon était de notion populaire à Rome. Plus tard, les Arabistes, Guillaume de Salicet, Lanfranc reconnaissent aussi les affinités génitales du bubon. La syphilis était encore inconnue.

Ce ne fut qu'en 1550 que Fallope, l'un des premiers, donna une description précise du bubon de la vérole ; c'était individualiser l'adénite syphilitique ; mais une synthèse qui devait durer plusieurs siècles, groupa bientôt toutes les variétés de bubons, comme elle englobait toutes les maladies vénériennes. Pourtant, on avait déjà démêlé entre eux des différences cliniques, et Nicolas Massa (1550) faisait remarquer que les *bubons qui suppurent ne sont pas suivis des accidents de la syphilis.*

Ricord, en démontrant l'autonomie de la syphilis, de la chancrelle, de la blennorragie, établit par là même une triple variété de bubons. Depuis lors, on distingue *les bubons virulents,* dus au virus spécial de chacune des maladies vénériennes, et *les bubons simples,* que provoquent le chancre, la chancrelle ou la blennorragie, comme le feraient un ulcère ou une inflammation commune, et qui succèdent encore à d'autres lésions, non spécifiques, résultant du commerce sexuel.

LANCEREAUX, Traité de la syphilis, 1865. — ROLLET, art. BUBON et art. SYPHILIS, *Diction. encyclop.* — FOURNIER, art. BUBON, *Dict. de méd. et de chir. prat.* — HOMOLLE, art. SYPHILIS, *Ibidem.* — AUSPITZ, Bubons de la région inguinale. *Archiv für Dermatologie u. Syphilis,* 1875. — VERNEUIL, Lymphangiomes tertiaires gommeux. *Arch. de méd.,* 1871, 6e série, t. XVIII, p. 590. — DISSANDES-LAVILLATE, Quelques considérations sur l'adénopathie tertiaire. Thèse de doct., 1871. — ROBERTO CAMPANA (de Naples), Delle linfadenopatie sifilitiche. *Giorn. ital. delle mal. ven.,* 1871, t. II, p. 94. — GONNET, Thèse de doct., 1880. — RAMAGE, Des gommes ganglionnaires. Thèse de doct., 1890. — JULLIEN, Traité des maladies vénériennes. — STRAUS, Soc. de biol., 22 nov. 1885 et 1er août 1885. — MENU, De la virulence du bubon qui accompagne le chancre mou. Thèse de doct., 1885. — CRIVELLI, Ibidem, *Arch. gén. de méd.,* avril et mai 1886. — BONAIN, De la virulence primitive du bubon chancrelleux. Thèse de Bordeaux, 1888.

I. — BUBONS SIMPLES

Ils s'appellent encore bubons inflammatoires, bubons d'irritation, etc.

Ils se voient dans deux conditions :

1° *Il n'y a pas de lésion originelle reconnue.* — Quelques jours, une ou deux semaines (trois semaines, Rollet), après des rapports sexuels, on trouve un gonflement douloureux des ganglions de l'aine ; l'examen des organes génitaux reste négatif.

C'est dans des cas de ce genre que l'on concluait autrefois au *bubon d'emblée.*

Cette conception devait tomber sous la critique de Ricord ; Ch. Mauriac,

Rollet, Fournier achevèrent de dissocier le faisceau d'observations disparates groupées sous ce titre. Ces faits et ceux qui, dans la clinique journalière, présentent les mêmes apparences, doivent se rapporter, en somme, à l'une des catégories suivantes :

1° Bubon chancreux ou chancrelleux ; mais le chancre ou la chancrelle, grâce à leurs étroites dimensions ou à leur situation cachée, se sont dérobés à l'observation, ou bien ils ont guéri, et leur trace s'est effacée avant que l'adénite parût ;

2° Adénite tertiaire, au cours d'une syphilis ignorée : Sturgis ([1]), Mauriac en donnent des exemples ;

5° Bubon strumeux : il représente la majorité des cas ;

4° Enfin adénite simple, succédant au coït et due, sans doute, à une minime déchirure, une légère balano-posthite, un de ces micro-traumas, qui suffisent à ouvrir la voie aux germes virulents, tout en ne laissant aucune trace.

2° *Il y a une lésion originelle reconnue, spécifique ou non.* — Le bubon simple peut se produire au cours de la blennorragie, de la chancrelle, et même, exceptionnellement, du chancre syphilitique ; nous avons signalé plus haut des lymphangites de même ordre.

Il se voit encore à la suite des accidents du coït : érosion non spécifique, etc. C'est une adénite, qui se résout ou suppure. Ce qui importe en clinique, c'est de rechercher la lésion originelle et l'existence de l'une des trois maladies vénériennes.

II. — *BUBONS SPÉCIFIQUES*

1° **Bubon blennorragique.** — Le bubon n'est pas un accident très fréquent de la blennorragie ; sur 2425 blennorragies traitées dans le service de Rollet à l'hôpital de l'Antiquaille, à Lyon, de 1855 à 1865, Magnien a relevé 116 fois la complication d'adénite inguinale ; Sigmund, sur 327 blennorragies, l'a constatée 19 fois : c'est donc une proportion de 5 à 6 pour 100.

Mais il n'est pas rare, à la période d'acuité de la blennorragie, d'observer, sinon une adénite, au moins un engorgement ganglionnaire, d'ordinaire bi-inguinal, qui dure peu et se résout. Il se voit beaucoup moins souvent dans les premiers temps ou au déclin de l'affection. Toutes les localisations de la blennorragie sont, du reste, sujettes à cette complication : blennorragie balano-préputiale, uréthrale, anale, oculaire, vulvaire, vaginale.

D'autres fois, l'adénite est aiguë et devient suppurée ; elle peut entraîner alors les décollements, les fistules, l'érysipèle, etc., et toutes les complications des adéno-phlegmons.

Signalons enfin que, chez les strumeux, les écoulements blennorragiques prolongés engorgent volontiers les glandes inguinales ; ils y laissent une tuméfaction mollasse, indolente, qui s'accroît peu à peu, et aboutit plus tard au bubon strumeux de l'aine. Melchior Robert avait déjà créé, pour ces faits, le terme de *bubon blenno-strumeux*, qui servirait de pendant au bubon syphilo-strumeux.

2° **Bubon chancrelleux.** — Un premier point à élucider, c'est celui de la

[1] *Ibidem.*

fréquence du bubon, quelle qu'en soit la nature, au cours du chancre simple. Les statistiques donnent des proportions assez différentes : 50 pour 100 (Rollet) ; 1 pour 5 (Fournier) ; 50 pour 100 (Sturgis). En additionnant les chiffres de Rollet, de Fournier, de Ricord et de Sturgis, on trouve, sur un total de 1 289 cas de chancre simple, 542 fois la complication ganglionnaire, soit une moyenne générale de 42 pour 100.

Mais ce chiffre vaut ce que valent toutes les moyennes, et de nombreuses conditions expliquent les écarts de fréquence et les séries. Ce sont d'abord les fatigues professionnelles, la marche, le défaut de soins et mille causes irritatives du même genre. Rollet n'a-t-il pas trouvé une fréquence 17 fois plus grande du bubon dans la clientèle d'hôpital que dans celle de ville? Et c'est pour cela encore, sans doute, que le bubon chancrelleux est, d'une façon générale, plus rare chez la femme. Le siège de l'ulcère chancrelleux aux points des organes génitaux les plus riches en lymphatiques, à la rainure balano-préputiale, au méat, etc., constitue une prédisposition toute naturelle à la complication ganglionnaire.

Le bubon chancrelleux n'est donc pas constant, comme l'est, ou à peu près, le bubon de la vérole. Encore moins est-il constamment spécifique ; et nous arrivons à la seconde partie du problème : quelle est, sur le nombre total des bubons d'origine chancrelleuse, la proportion des bubons chancrelleux proprement dits et des bubons inflammatoires simples?

Hunter (1782) inocula le premier le pus d'un bubon : l'inoculation fut positive et, sur cette expérience, il édifia sa théorie de l'absorption du virus chancrelleux par les lymphatiques : « J'appelle bubon, écrit-il, tout abcès formé dans le système absorbant, soit dans les vaisseaux, soit dans les ganglions, et qui est la conséquence de l'absorption du pus vénérien. »

Ces conclusions furent reprises par Wallace ; mais c'est Ricord qui devait développer surtout la méthode de l'inoculation. De 1851 à 1857, Ricord obtint, avec le pus de bubons d'origine chancrelleuse, 528 résultats positifs, et 527 résultats négatifs. Mais, parmi les 528 bubons qui donnèrent lieu à une inoculation positive, 65 seulement furent inoculables dès le jour de leur ouverture ; pour les autres, ce ne fut que la réinoculation, pratiquée le lendemain ou les jours suivants, qui fournit la pustule caractéristique. De ces faits, Ricord avait conclu que, dans la chancrelle, 50 pour 100 des bubons étaient virulents, mais ce qui en ressortait aussi, c'était la rareté relative de l'inoculabilité d'emblée, le premier jour.

Jusqu'à ces dernières années, les conclusions de Ricord semblaient être vérité démontrée. Rollet avait indiqué une proportion à peu près identique de bubons virulents ; un de ses élèves, Debauge, sur 85 bubons suppurés, observés à l'Antiquaille, en avait même inoculé avec succès 65, mais Rollet fait remarquer que la moyenne déduite de cette série serait trop élevée, si l'on tient compte du nombre des bubons simples qui se résolvent sans suppurer.

En 1884, Straus communiquait à la Société de biologie les résultats des inoculations et réinoculations pratiquées avec le pus de 42 bubons, et qui toutes étaient restées négatives. Les expériences avaient été conduites suivant toutes les règles de la méthode bactériologique, les inoculations faites à la paroi abdominale et non à la cuisse, comme dans les cas de Ricord ; on avait évité avec le plus grand soin toute contamination secondaire. De plus, on n'avait trouvé ni dans le pus, ni dans la paroi de l'abcès ganglionnaire aucune trace de micro-organismes, et les cultures étaient restées stériles.

[F. LEJARS]

Ces recherches ont suscité un grand nombre d'expériences de contrôle. Plusieurs expérimentateurs n'ont jamais obtenu l'inoculation primitive des bubons et adoptent entièrement les premières conclusions de Straus; tels sont MM. Mauriac, Albert Robin, Spillmann, Funke, Mannino [1], qui, sur 24 expériences, n'a vu réussir en aucun cas l'inoculation primitive, et 2 fois seulement la réinoculation, Bouvain qui, de son côté, a vu échouer 28 fois l'inoculation primitive, enfin M. Ducrey (de Naples) [2].

Il semble pourtant établi que dans quelques cas, très rares, il est vrai, l'inoculation primitive et la réinoculation peuvent être positives, hors de toute contamination secondaire. C'était l'opinion de Horteloup [3], qui rappelait l'inoculabilité constatée de certains bubons chancrelleux posthumes, en quelque sorte, et qui naissent après la cicatrisation du chancre; celle du professeur Fournier; celle qui ressortait des expériences de M. Humbert [4] qui, sur 55 bubons, avait vu réussir 2 fois l'inoculation primitive, et, sur 60 réinoculations, avait obtenu aussi 2 succès; enfin c'était l'opinion de Straus lui-même qui, sur une série nouvelle de 118 inoculations primitives, a vu naître 6 fois, et sur 60 réinoculations, 5 fois, la pustule chancrelleuse. Les séries publiées par Menu, par Gémy, par Crivelli (65 inoculations primitives : 5 positives; 48 réinoculations : 5 positives), ont la même signification. On est donc autorisé à conclure aujourd'hui :

1° Que le bubon chancrelleux proprement dit, de virulence spéciale, existe, mais qu'il est beaucoup plus rare qu'on ne le croyait; au lieu de représenter 1/2 du chiffre total des bubons d'origine chancrelleuse, il figure à peine pour 1/55;

2° Qu'il peut être virulent d'emblée, et inoculable dès son ouverture;

3° Qu'il peut ne devenir virulent et inoculable qu'un temps variable après l'ouverture, et cela sans contamination secondaire.

Quelle interprétation donner à ces résultats?

La dernière conclusion se dégageait déjà des expériences de Ricord, et voici comment il expliquait le fait: Il y a deux abcès, disait-il, l'abcès intra-ganglionnaire, le chancre du ganglion, seul virulent, et l'abcès péri-ganglionnaire, péri-adénite suppurée simple; on n'ouvre d'abord que la collection péri-adénitique, et le pus n'est pas inoculable; les jours suivants, au fond de la cavité, le ganglion abcédé se rompt à son tour; le pus devient chancrelleux. Mais Straus, dans un cas, a recueilli le pus de l'abcès intra-ganglionnaire lui-même, par une ponction, et l'inoculation a été tout aussi négative que celle du pus péri-adénitique. Et, du reste, c'est par l'infection secondaire de la plaie ganglionnaire que s'explique le grand nombre des réinoculations positives obtenues autrefois: les mains du malade ou celles du chirurgien lui-même, les instruments, les pièces de pansement, le contact direct, transportent au ganglion ouvert le pus du chancre et l'inoculent. Mais cette explication ne saurait s'appliquer aux expériences récentes faites avec toute la rigueur des procédés bactériologiques. Aussi a-t-on émis d'autres hypothèses. Horteloup croyait que la gangrène intra-ganglionnaire suffisait à tuer la virulence, qui reparaîtrait une fois le

[1] MANNINO, Neue Versuche über die Pathogenesis des Bubo, in Vierteljahr. einfachen Geschwüre. Monatschrift für Dermat., 1886.
[2] Congrès intern. de dermatologie et de syphiligraphie, août 1889.
[3] HORTELOUP, Soc. de chir., 17 déc. 1884.
[4] HUMBERT, Congrès de chirurgie, 1885.

[F. LEJARS.]

ganglion ouvert, après l'élimination de sa partie centrale sphacélée. Des expériences intéressantes de M. Aubert (de Lyon) ont montré que le pus chancrelleux, soumis pendant une heure à une température de 42 degrés, ou pendant seize à dix-huit heures à 57 ou 58 degrés, perd sa virulence : la température serait donc trop haute, dans les ganglions, pour que le virus chancrelleux y puisse vivre et coloniser : les conditions changent quand la cavité est mise en communication avec l'air extérieur.

Il faut ajouter que l'histoire du bacille, du chancre mou, décrit par Ducrey (de Naples) en 1889, et retrouvé par Unna (de Hambourg) en 1892, est loin d'être encore complète de tout point. La question ne saurait être aujourd'hui tranchée définitivement, et l'on ne peut admettre qu'à titre d'hypothèse, fort séduisante, il est vrai, l'opinion de Rocco de Lucca, qui divise les bubons en deux classes : les bubons simples, dus aux streptocoques et aux staphylocoques, les bubons chancrelleux, dus aux microparasites spécifiques. Il resterait à déterminer pourquoi cette seconde variété est, en réalité, si rare, et s'il n'y a pas là des conditions spéciales de l'absorption virulente.

Symptômes. — C'est à l'aine que siège, le plus souvent, le *bubon chancrelleux*, et là, il occupe presque toujours les ganglions médians, ceux qui recouvrent directement les vaisseaux fémoraux ; mais on le voit aussi plus en dedans ou en dehors : Rollet a ouvert un bubon chancrelleux à la racine de la verge, contre la symphyse pubienne ; d'autres ont été signalés près de l'épine iliaque, ou au-dessus du ligament de Fallope, ou encore plus bas, sur la cuisse. Auspitz, qui énumère ces variétés de siège, les explique fort bien par la topographie des ganglions inguino-cruraux.

On trouve encore le bubon chancrelleux à l'aisselle, lors d'inoculations sur les doigts ou sur le membre supérieur, ou même à la région sous-maxillaire, à la région parotidienne, lors d'un chancre simple de la joue (Hubbenet, de Kieff).

A l'aine, le bubon est, en règle, *unilatéral et direct*, c'est-à-dire qu'il correspond au côté du chancre ; s'il paraît du côté opposé, il est *croisé* ; ou encore, il est *double et bilatéral*, qu'il s'agisse d'un chancre médian (au frein, par exemple) ou de chancres multiples, disséminés sur la surface de la verge ; ou même d'un chancre unilatéral : les anastomoses et l'entre-croisement des troncs lymphatiques, fréquents à la verge, suffisent à rendre compte de ces apparentes anomalies.

Un fait plus important, c'est la localisation constante de l'infection chancrelleuse aux ganglions superficiels, à la première étape ganglionnaire, sans que les ganglions profonds ni ceux des groupes connexes soient envahis secondairement ; et presque toujours aussi, la localisation à un seul ganglion (*monadénite chancreuse*, Ricord).

C'est généralement au cours des premières semaines que se développe l'adénite chancrelleuse, surtout après le treizième jour. Le bubon peut être, d'ailleurs, précoce ou tardif, survenir même après la guérison du chancre (Ricord, Horteloup).

Les allures sont celles d'une adénite aiguë. D'après Ricord, la suppuration était fatale dans le bubon chancrelleux proprement dit ; on ne saurait aujourd'hui maintenir, telle qu'elle existait, l'ancienne division ; toujours est-il que le pus se forme de bonne heure, au centre même du ganglion. C'est là un fait que

Broca fut à même de vérifier maintes fois, en appliquant sa méthode des ponctions abortives (voy. *Traitement*).

Le ganglion suppure en masse, et au foyer intra-ganglionnaire se surajoute bientôt une collection péri-adénitique : il en résulte un abcès qui prend la forme d'une bosselure ovalaire, d'une ampoule, parallèle au grand axe du pli de l'aine ; la fluctuation est alors très nette. On assiste souvent à un lent travail d'ulcération : on voit la peau, réduite à un mince feuillet, blanchir et se soulever par places en bulles épidermiques, sortes de phlyctènes que le pus va rompre devant lui : d'où la surface criblée du bubon ouvert.

Ce pus est de mauvais aspect, il est clair, mal lié, sanieux, d'un jaune grisâtre ou d'un jaune roux, souvent panaché de stries d'un brun chocolat, mêlé de petits flocons, de détritus organiques et de caillots : il n'est jamais entièrement phlegmoneux.

Nous savons, d'après les faits récents, que, dans l'immense majorité des cas, s'il est soustrait à toute contagion, le bubon ouvert se conduit à la façon d'un adéno-phlegmon ordinaire, se cicatrise vite, et ne laisse que des traces peu étendues. Ce n'est que lors de contamination secondaire qu'il revêt l'aspect et les allures d'un véritable chancre. L'ulcération est anfractueuse, déchiquetée, grisâtre ou d'un gris brun ; parfois, sur ses confins, d'autres plaques ulcérées se creusent sur la peau, dues sans doute à des inoculations de voisinage : ailleurs, le chancre ganglionnaire s'étend en profondeur, c'est une caverne chancreuse, dont les parois rigides se refusent à l'accolement. Souvent alors la cicatrice est large, déprimée, gonflée, blanchâtre.

Des *complications* peuvent survenir.

Il y a d'abord les complications communes, la lymphangite, l'érysipèle, voire le phlegmon diffus.

Il y a aussi les bubons hybrides, si l'on peut ainsi dire, ou mixtes, tels que nous les retrouverons dans la syphilis : le bubon strumeux greffé sur l'adénite chancrelleuse ; le cancer, greffé aussi sur le même terrain : Hunter le signalait déjà, et Robert en donne une observation ; le bubon syphilo-chancrelleux.

Mais la plus terrible des complications, c'est le *phagédénisme*.

D'après l'expérience du professeur Fournier, le phagédénisme ganglionnaire coexiste rarement avec le phagédénisme du chancre : le plus souvent, au contraire, l'ulcération primitive suit alors un cours régulier.

Il y a deux formes de phagédénisme : la *forme serpigineuse*, la *forme térébrante*. Serpigineux, l'ulcère s'étale, se cicatrise à une extrémité, alors que l'autre s'avance en labourant la peau, et souvent au loin, à l'aine, à l'abdomen, au périnée, à la fesse, aux lombes, à la cuisse jusqu'au genou ; sa surface est pseudo-membraneuse, d'aspect grisâtre, *triste* (Ricord) ; il marche par poussées, par recrudescences, et sa durée est fort longue ; dans un fait observé par Fournier, la maladie datait de quatorze ans.

La forme térébrante est un peu plus rare, ou encore les deux formes sont combinées, et la nappe ulcérée creuse et ronge en certains points : elle dissèque les muscles, dénude les nerfs et les vaisseaux, et jusqu'à l'artère fémorale, qu'on a vue parfois battre au fond de la plaie.

Il est inutile d'insister sur les accidents locaux (ulcérations vasculaires, cicatrices vicieuses) que provoquent ces larges dénudations phagédéniques, ni sur l'atteinte qu'elles portent à la santé générale.

[F. LEJARS.]

Diagnostic. — On énumérait, il y a peu de temps encore, les caractères différentiels du bubon simple et du bubon chancrelleux : l'acuité plus vive des douleurs, dans la seconde variété, la suppuration plus rapide et en masse, les caractères du pus et l'aspect de l'ulcération consécutive. Mais, depuis longtemps, le professeur Fournier avait fait remarquer qu'en dehors de l'inoculation, il est souvent impossible, jusqu'à la cicatrisation, de savoir si le bubon est simple ou spécifique. Et ce diagnostic, dont les difficultés se conçoivent, n'a plus guère d'importance aujourd'hui.

En présence d'un bubon déjà ouvert, on reconnaîtra, à l'aspect de la plaie, à sa marche, etc., si elle est devenue chancrelleuse.

Le phagédénisme est d'allure assez caractéristique par lui-même : on ne pourrait le confondre qu'avec le phagédénisme tertiaire (voy. plus loin).

5° Bubons syphilitiques. — a. BUBON SYPHILITIQUE PRIMAIRE. — C'est celui qui se développe à la suite et sous l'influence du chancre induré.

On peut le tenir pour constant : « le bubon suit le chancre, comme l'ombre suit le corps » (Ricord), et les exceptions à cette règle sont, en réalité, très rares. Un total de 1561 cas de chancres indurés n'a permis à Jullien de relever que 57 fois l'absence du bubon, soit 2,7 pour 100. Fournier, sur 560 chancres, ne l'a vu manquer que 5 fois, et encore, chez deux malades, un embonpoint extrême rendait-il presque impossible l'exploration des ganglions.

C'est là, en effet, une cause d'erreur : les autres cas où manquait l'adénite primaire se rapportent à des chancres phagédéniques, dont l'extension ulcérative oblitère les voies efférentes de la lymphe ; à des chancres implantés sur une épaisse base d'induration, qui jouerait le même rôle que le phagédénisme ; ou encore, à de minimes érosions chancreuses, toutes superficielles. Mais le volume de l'adénite est loin de se mesurer à la largeur du chancre.

Le bubon primaire apparaît du septième au quinzième jour, après le chancre induré, le onzième jour, terme moyen : cette précocité est de règle ; c'est à titre exceptionnel qu'on a vu l'adénite tarder jusqu'au vingt-septième jour (Fournier).

L'aine est, ici encore, un siège d'élection (chancres des organes génitaux, de l'anus, des fesses, des cuisses, du périnée, de la partie inférieure de l'abdomen, de l'extrémité antérieure de l'urèthre). On trouve encore le bubon à la région sous-maxillaire (chancres de la bouche, des lèvres, de la langue, du menton), à l'aisselle (chancres digitaux et mammaires), à la région épitrochléenne, sus-hyoïdienne, pré-auriculaire. Chez un malade de Fournier, où le chancre occupait la voûte palatine, on sentait un gros ganglion dans l'épaisseur même de la joue ; chez un autre, qui avait été infecté par la trompe d'Eustache, il existait deux ganglions parotidiens, l'un au-dessous du lobule de l'oreille, l'autre, plus bas, sous la branche du maxillaire.

On retrouve ici les mêmes variétés de siège que pour le bubon chancrelleux : l'adénite peut être unilatérale, directe ou croisée ; mais, dans l'immense majorité des cas, à l'aine, il s'agit d'une adénite double, bi-inguinale, moins développée souvent du côté opposé à celui où siège le chancre originel.

L'infection chancreuse s'arrête ordinairement au premier groupe ganglionnaire, mais, d'après Fournier, elle pourrait s'étendre plus loin, et il a trouvé les ganglions iliaques externes simultanément atteints.

À l'aine assez rarement, à l'aisselle, ou encore à la région sus-hyoïdienne et sous-maxillaire, on peut trouver un bubon mono-ganglionnaire, plus gros alors que de coutume.

Mais, en règle, l'adénite est poly-ganglionnaire : c'est la *pléiade* caractéristique. Ces ganglions ne sont pas tous de même grosseur : celui qui sert d'aboutissant direct aux lymphatiques de la région du chancre, le *ganglion anatomique* (Ricord), le ganglion le plus interne de l'aine, dans les chancres génitaux, le plus externe, dans ceux de l'anus, acquiert et conserve souvent un volume prédominant (*ganglion planète*), et les autres s'étagent en série derrière lui.

Gros comme une noisette, comme une amande, ces ganglions sont isolés, mobiles, et roulent librement sous le doigt ; quelquefois ils forment chapelet, et des cordons intermédiaires les relient, constitués par des lymphatiques indurés. Ces ganglions sont durs, d'une dureté spéciale, chondroïde, qui rappelle la base indurée du chancre : « c'est l'induration chancreuse transportée dans le ganglion » (Ricord). Ils sont indolents ; aucune zone d'empâtement ne les entoure, ils ne présentent nulle trace de réaction inflammatoire.

Adénite en pléiade, indurée, froide et indolente : tel est le type classique du bubon syphilitique primaire.

En 8, 10, 15 jours elle acquiert son développement complet ; elle reste stationnaire plusieurs semaines, et jusqu'à 2 et 3 mois, et sa régression se fait très lentement. On la trouve encore au 4e, 6e, 8e mois de l'infection ; Ricord en a rencontré des « vestiges non équivoques à plusieurs années d'intervalle du début de l'infection ».

Une telle persistance du bubon primaire est importante pour le diagnostic ; c'est un signe posthume du chancre (Fournier), un témoin qu'on peut toujours consulter, en interrogeant les ganglions (Ricord).

Mais à l'élément spécifique peut s'adjoindre un autre élément morbide ; de ces associations naissent les *bubons mixtes* ou *bubons hybrides*, dont on peut décrire plusieurs types :

1. *Bubons syphilo-inflammatoires.* — Sous l'influence d'une infection secondaire dont le chancre est le siège, une adénite simple, inflammatoire, se greffe sur l'adénopathie spécifique et froide de la syphilis.

Les ganglions grossissent et deviennent cohérents ; c'est une masse polyganglionnaire, bosselée, couverte d'une peau rouge et adhérente, douloureuse ; elle peut suppurer. Ainsi s'explique l'adénite syphilitique suppurée.

De tels faits sont rares. Et, en réalité, ce n'est pas l'élément syphilitique qui crée la suppuration ganglionnaire, c'est l'infection secondaire. Aussi la proportion des bubons suppurés varie-t-elle suivant les statistiques, c'est-à-dire suivant les catégories de malades, de 0,7 pour 100 (Fournier) à 5 pour 100 (Rollet) ; elle est, en moyenne, de 2,9 à 3,6 pour 100.

Si l'abcès est ouvert, le pus qui s'en écoule n'est pas auto-inoculable, et la plaie qui en résulte revêt tous les caractères de l'ulcère chancreux.

2. *Bubon syphilo-chancrelleux.* — Il résulte du transport aux mêmes ganglions du virus syphilitique et du virus chancrelleux. Trois cas se présentent :

a. Chancre mixte, né d'une contagion double et simultanée, ou d'une contagion double et successive : le bubon syphilitique induré est alors constant, mais le bubon chancrelleux ne l'est pas : il ne se verrait qu'une fois environ sur 8 ou 10, alors qu'à l'état isolé la proportion de 1 pour 3 est la plus ordinaire. Il semble que la lymphangite et l'adénite scléreuses entravent le transport du virus chancrelleux. — *b.* Chancre syphilitique et bubon syphilitique : le malade contracte une chancrelle, et le bubon induré s'échauffe, s'abcède, c'est un bubon chancrelleux ; le pus inoculé au malade reproduit la pustule caractéristique du chancre simple. — *c.* Chancrelle et bubon chancrelleux : le malade prend un chancre, et le bubon suppuré s'indure, les autres ganglions sont atteints à leur tour et forment pléiade, plus tard surviennent les accidents secondaires, etc.

Le chancre induré, dans l'hypothèse *b*, la chancrelle dans l'hypothèse *c*, peuvent passer inaperçus, et l'on se trouve en présence d'un bubon syphilitique qui suppure ou d'un chancre simple suivi d'accidents secondaires : d'où le danger d'une double erreur, qui a contribué sans doute pour une grande part à entretenir si longtemps la confusion entre les différentes maladies vénériennes.

3. *Bubon syphilo-strumeux.* — La syphilis crée dans les ganglions un terrain propice aux colonisations bacillaires. Telle est l'origine du bubon syphilo-strumeux, dès longtemps connu, et que Ricord caractérisait du nom de *scrofulata de vérole.*

C'est à l'aine qu'il est le plus fréquent, et cela, chez les sujets que prédisposent leur hérédité et leur tempérament, chez les strumeux. (Voy. *Tuberculose des ganglions.*)

4. *Bubon syphilo-cancéreux.* — Ce sont des faits très rares, où l'on voit le cancer se greffer sur l'adénopathie syphilitique.

Telles sont la marche et les complications du bubon syphilitique primaire. Le diagnostic ne pourrait être difficile qu'en l'absence de la lésion primitive, mais la distribution en pléiade, la dureté toute spéciale, la marche de l'adénite ne la laisseront confondre ni avec la tuberculose, ni avec l'adénite chronique simple, ni avec le lymphadénome au début (voy. *ces mots*) ; il faut se souvenir encore du volume quelquefois extrême que présentent les ganglions normaux, chez certains sujets, et ne pas prendre, suivant l'expression de Ricord, *les ganglions du malade pour ceux de la maladie.*

b. Bubon syphilitique secondaire. — Les bubons secondaires se répartissent en trois catégories :

1° Les adénites de la première période ont persisté : elles sont le siège d'une poussée, au cours des accidents secondaires.

2° Les adénites secondaires sont liées à des lésions cutanées du même ordre ;

3° Elles sont indépendantes.

Le deuxième groupe est le plus nombreux, et par là s'expliquent les localisations de ces bubons : à la région sous-occipitale et mastoïdienne (éruptions du cuir chevelu, du front, de la nuque, ou des parties antéro-latérales du cou), à la région sous-maxillaire (lésions de la bouche, de l'isthme du gosier, du pharynx et des fosses nasales, le plus souvent plaques muqueuses, etc.)

Leur fréquence régionale serait la suivante, d'après Campana : sur 20 sujets, on les trouvait aux aines 20 fois ; sur les côtés du cou, 15 ; à la nuque, 8 ; à la région sous-maxillaire, 5 ; à la région crurale, 5 ; axillaire, 2 ; parotidienne, 2 ; épitrochléenne, 2 ; sous-mammaire, 2.

Il est des faits où l'adénite secondaire se dissémine plus encore, elle se développe en des points où l'on ne décrit pas même de ganglions normaux : au cuir chevelu, au dos, près de l'omoplate, aux lombes, à la région claviculaire, à la jambe; et Jullien cite une femme, observée dans le service de Vidal, à Saint-Louis, qui, « trois mois après l'infection syphilitique, souffrait d'un engorgement généralisé de tous les ganglions, et de tous les troncs lymphatiques, coïncidant avec une éruption tuberculeuse ».

Cliniquement, ces bubons secondaires ressemblent beaucoup aux adénites primaires : ils sont, comme elles, isolés, durs, indolents, mobiles, à moins qu'ils ne soient bridés par des aponévroses, comme à la région sous-occipitale; ils ne sont le siège d'endolorissement et de rougeur que dans quelques cas rares, où ils accompagnent une syphilide pustuleuse.

Ils sont susceptibles de suppurer aussi, exceptionnellement, ou de donner naissance au type mixte du bubon syphilo-strumeux. Ce sont les ganglions sous-maxillaires, sus-hyoïdiens, cervicaux, sterno-mastoïdiens, qui en sont le siège le plus fréquent : il en résulte les *écrouelles secondaires*.

Les glandes survivent aux éruptions, elles conservent durant des mois, six mois, huit mois, quelquefois toujours, leur volume et leurs caractères; mais, en général, après la deuxième ou la troisième année, on ne les retrouve plus, et l'exploration de la nuque ne fournit plus de résultat.

c. BUBON SYPHILITIQUE TERTIAIRE. — Il y a deux formes d'adénite tertiaire, la forme scléreuse, la forme gommeuse.

1° *Forme scléreuse*. — Les ganglions sont petits, durs, grisâtres, fibreux, presque toujours multiples, on les trouve au cou, à l'aisselle, à l'aine et surtout dans le médiastin, le mésentère, autour des bronches, etc. Ils n'ont d'autre importance que l'appoint qu'ils fournissent au diagnostic.

Virchow a signalé aussi l'amylose des ganglions syphilitiques.

2. *Forme gommeuse*. — C'est cette forme qui a été surtout étudiée. Les premières descriptions remontent à 1860, elles sont dues à Gosselin, Virchow, Rollet, Potain, Lancereaux; elles avaient trait aux adénites viscérales.

En 1871, sous le titre de *Lymphangiome tertiaire gommeux*, Verneuil donna une observation d'adénite inguinale tertiaire phagédénique; Dissandes-Lavillate la reprend dans sa thèse; à la même époque paraît un mémoire de Roberto Campana (de Naples); puis deux nouvelles observations de Verneuil sont publiées en 1875, par Bourdon, dans les *Annales de dermatologie*. L'histoire se complète par la thèse de Gonnet, les leçons de Bazin à l'hôpital Saint-Louis, celles du professeur Fournier, enfin la thèse de Ramage.

Il est rare que les gommes surviennent au cours des syphilides tertiaires, périphériques ou viscérales; pourtant Homolle cite une adénopathie gommeuse sterno-mastoïdienne survenue au cours d'une gomme de l'amygdale.

L'aine, la région sterno-mastoïdienne, la région sous-maxillaire en sont le siège le plus fréquent; sur 10 faits rassemblés par Ramage, les ganglions inguinaux étaient pris 4 fois, les sous-maxillaires, 5 fois, les cervicaux 5 fois. Ils peuvent être pris isolément, ou en masse : chez le malade de Verneuil, les lésions gommeuses avaient envahi à la fois les ganglions inguinaux, superficiels et profonds, et les ganglions iliaques externes.

Presque toujours l'infection syphilitique était ancienne, elle remontait à 10 ans (Campana), 12 ans (Fournier).

Ici encore, l'évolution anatomique de la gomme comprend un stade de crudité, et un stade de ramollissement et d'ulcération.

A l'exemple du professeur Fournier, on peut ramener à quatre périodes successives l'histoire clinique de la gomme ganglionnaire : *période de crudité, ramollissement, ulcération, réparation.*

Le ganglion se tuméfie d'abord, il reste arrondi, encore mobile, solide, aphlegmasique; puis, au centre de la tumeur, on constate un point ramolli, semifluctuant, qui s'élargit de plus en plus; la peau est devenue adhérente, elle est rouge, œdémateuse, amincie, et bientôt ce n'est plus qu'une lame de l'épaisseur d'une pelure d'oignon, qui laisse voir par transparence le contenu jaunâtre de la gomme. Si la lésion porte sur un groupe de ganglions, ils se rapprochent en grossissant, ou se relient par des traînées de lymphangite gommeuse.

Enfin, la peau distendue se crève à la partie culminante ou en plusieurs points; il sort un liquide filant, gommeux, ou du pus caséeux, ou encore une matière sanieuse, jaunâtre et l'ulcération gommeuse est constituée, sorte de cratère arrondi, à pic, à bords décollés et rougeâtres et à demi comblé encore par ce bourbillon filamenteux qu'on a comparé à de la chair de morue et qui caractérise le contenu des gommes.

Il se détache lentement, la cavité se déterge, et, au bout d'un temps qui varie de quelques semaines à plusieurs mois, il reste une cicatrice plus ou moins régulière, pigmentée en brun.

C'est là une *forme bénigne*; il est une *forme grave, phagédénique,* où l'ulcération, serpigineuse et térébrante, s'étend en nappe et creuse profondément les tissus. Chez le malade de Verneuil, l'ulcération ganglionnaire de l'aine avait largement disséqué l'artère et la veine crurales et ulcéré la veine saphène interne; l'artère fut ouverte à son tour et le malade mourut d'hémorragie.

La coexistence de gommes viscérales ou encéphaliques, la cachexie syphilitique qui accompagne souvent les lésions tertiaires, assombrissent encore le pronostic.

La gomme ganglionnaire prête à plusieurs erreurs :

On peut se tromper sur sa localisation réelle et la prendre pour une gomme cutanée ou musculaire. Mais les gommes de la peau sont plus superficielles, elles font corps avec le tégument et se mobilisent tout entières avec lui. Plus profonde au contraire, la gomme musculaire se fixe lors de la contraction, et presque toujours elle provoque des raideurs, des contractures ou des douleurs plus intenses dues à la compression nerveuse.

L'ulcération gommeuse rappelle par certains traits celle du bubon chancrelleux, du bubon strumeux, de l'écrouelle secondaire, du cancer ganglionnaire. La chancrelle ganglionnaire ne repose pas, en général, sur une base d'induration aussi développée; elle est auto-inoculable. — Tuberculose et syphilis peuvent affecter ensemble les ganglions en y créant un type hybride, dont nous avons parlé; dans la forme bien caractérisée, les contours arrondis de l'ulcération, au moins dans ses premiers temps, ses bords plus abrupts, son bourbillon filamenteux, etc., sont autant de signes différentiels qui le cèdent, il est vrai, en importance, au véritable critérium, le traitement spécifique. — L'âge de la syphilis, le volume plus considérable de la masse indurée, etc., permettent d'éliminer l'écrouelle secondaire. — Le cancer primitif des ganglions pourrait seul soulever des difficultés, mais les bords plus durs, plus renversés, de l'ulcère, la masse plus bosselée et plus dure, et s'il le faut, l'examen histologique d'une parcelle enlevée et surtout l'action du traitement spécifique ne permettront pas une longue erreur.

[F. LEJARS.]

Traitement. — *Bubons simples.* — *Bubons blennorragiques et chancrelleux.*
— Il est d'abord un traitement prophylactique en quelque sorte : ce sont les soins hygiéniques, le pansement ou la cautérisation bien faite des petites plaies, des écorchures, etc., le pansement du chancre, l'absence de toute irritation, etc.

Le bubon est-il formé, il existe toute une série de moyens dit *abortifs*, dont la plupart méritent si peu de créance, que nous nous garderons d'y insister : sangsues ; vésicatoires répétés (Malapert, Velpeau, A. Guérin), applications iodées (Sirus-Pirondi), compression méthodique (Sargeant). Le repos, aussi complet que possible, l'application continue de compresses humides, une légère compression ouatée ; telles sont les plus simples et les meilleures précautions à prendre ; elles n'entraveront, bien entendu, que dans des limites fort restreintes, l'évolution du processus infectieux ganglionnaire.

Les injections intra-ganglionnaires ont été préconisées depuis longtemps, et reprises maintes fois avec les agents les plus divers. Voici un procédé indiqué par Taylor en 1882, et depuis par Armstrong en 1885 : la peau est anesthésiée à l'éther, on saisit le ganglion entre le pouce et l'index de la main gauche et l'on y plonge obliquement jusqu'à son centre l'aiguille d'une seringue à injection hypodermique, puis l'on injecte lentement 20 à 30 gouttes d'une solution au 60° d'acide phénique. On comprime ensuite le bubon avec un sac de plomb ou de sable maintenu par des bandes. « Une seule injection suffit quelquefois à la guérison, écrit l'auteur, quand la glande est assez petite ; si elle est grosse, il est quelquefois nécessaire de la répéter. » Verneuil avait eu recours aux injections d'éther iodoformé[1]. Enfin la méthode a repris, dans ces dernières années, un regain d'actualité, entre les mains d'un médecin suédois, M. Welander[2] (de Stockholm) : il se sert d'une solution au 100° de benzoate de mercure, dont il injecte le contenu d'une seringue de Pravaz (soit 0,01 de benzoate), par une ou deux piqûres, dans le ganglion malade ; 100 cas soumis à ce traitement lui auraient donné 78 résultats heureux, et, d'après lui, si le bubon n'est pas ou que peu fluctuant, il disparaît sans suppurer, sous l'influence du benzoate de mercure, dans 90 pour 100 des faits. En suivant la même pratique, Lœtnik (d'Odessa) aurait eu 90 pour 100 de succès. Spietschka aurait obtenu aussi de très heureux résultats ; les recherches de MM. Brousse et Bothezat (de Montpellier)[3], les observations contenues dans la thèse de M. Yvinec[4] ne justifient pas des conclusions aussi optimistes.

Ces tentatives échouent donc très souvent, et le bubon suppure. A cette période, et bien qu'on ait fourni des exemples de résorption lente des abcès ganglionnaires (Lailler), la guérison ne s'obtiendra, en règle, qu'après l'évacuation du pus.

C'est pour éviter la cicatrice ultérieure qu'on s'est attaché à n'ouvrir à la collection ganglionnaire qu'une voie aussi étroite que possible. Broca, de très bonne heure, dès que la tumeur avait acquis le volume d'une noisette, plongeait au centre du ganglion un bistouri étroit, et, par une pression énergique, exprimait le pus encore « mal élaboré ». Grynfeld, Le Pileur ont préconisé la ponction

[1] Von Eichstoff, *Traitement des bubons par les injections d'éther iodoformé.* Thèse de doct., 1889.
[2] Welander, *Versuche über eine Abortivbehandlung der Bubonen. Archiv f. Dermat. u. Syphilis,* 1891, p. 43, exp. 379.
[3] Brousse et Bothezat, *De la valeur du traitement abortif des bubons par la méthode de Welander. Ann. de dermat. et de syphil.,* 1895, p. 346.
[4] Yvinec, *Contribution à l'étude du bubon.* Thèse de doct., 1895.

[F. LEJARS.]

aspiratrice, suivie d'une compression régulière ; la ponction simple, au bistouri, complétée par un lavage au sublimé ou à la solution phéniquée forte, suffit parfois, lorsqu'il s'agit d'un bubon peu volumineux, et d'une collection purulente bien circonscrite et unique, sans altération étendue de la peau. Balzer s'est bien trouvé de la ponction, suivie du pansement à la pâte de Socin(1) ; Otis(2) la combine à l'injection de vaseline iodoformée.

L'important, c'est de ne pas trop s'attarder à ces procédés incomplets, et qui, par cela même, peuvent devenir dangereux. Ce qu'il faut, en réalité, c'est ouvrir de bonne heure le bubon, laver soigneusement sa cavité à la solution phéniquée forte, au sublimé à 2 pour 1000, ou au chlorure de zinc au 10e, et par-dessus appliquer un pansement à l'iodoforme, au sublimé, etc., large et *hermétiquement fermé*. Les données modernes nous ont appris que, seule, une antisepsie rigoureuse permet d'éviter la contamination secondaire et d'obtenir une guérison rapide et une cicatrice très étroite (voy. Bonain, thèse citée).

Se trouve-t-on en présence du chancre ganglionnaire constitué, c'est aux mêmes indications qu'il faut obéir : cautérisation au chlorure de zinc et pansement à l'iodoforme. S'il y a des tendances phagédéniques, l'intervention doit être plus active, et il est souvent utile de faire un grattage soigné de la plaie à la curette tranchante, d'abraser largement toute la surface chancreuse avant d'achever sa destruction par les caustiques. C'est encore en présence de ces formes graves, et aussi de ces bubons volumineux, à foyers multiples, à marche torpide, qui s'ouvrent mal, en plusieurs poussées, et qui restent fistuleux, que l'extirpation totale, largement faite, deviendrait une intervention tout indiquée. On ne la pratique pas, chez nous ; les Allemands y ont souvent recours, comme nous l'avons montré plus haut. (Voy. *Adénite aiguë, Traitement*.)

2° *Bubons syphilitiques*. — Il n'y a rien à tenter en présence du bubon primaire ; il semble d'ailleurs à peu près réfractaire à tout traitement, et le mercure lui-même n'a sur lui qu'une action problématique. Mais si le bubon se complique, s'il est mixte, il faut agir.

Pour le bubon syphilo-strumeux, on combinera le traitement général antisyphilitique et anti-strumeux avec les moyens locaux, le grattage, les injections d'éther iodoformé, etc.

Ce sera au traitement spécifique qu'il faudra recourir dans les adénites secondaires et tertiaires, et il donne, dans ces cas, de brillants succès. Pourtant la forme phagédénique de la syphilis gommeuse des ganglions, telle qu'elle a été observée par Verneuil, déjoue souvent les meilleures ressources de la thérapeutique.

---

(1) Cette pâte est ainsi composée :

Chlorure de zinc .... 5 à 8 parties.
Oxyde de zinc 50
Eau 50

On lui donne, en variant la proportion d'eau, la consistance voulue, et on l'applique sur le bubon ouvert, en plusieurs couches, alternant avec des couches d'ouate hydrophile. Séchée ainsi, elle constitue un pansement « antiseptique, occlusif et adhésif ». (Voy. BALZER et SOCIN, *Emploi du chlorure de zinc dans le traitement du chancre mou et du bubon, Journ. de méd. et de chir. prat.*, 1891.)

(2) Iodoforme .... 10 grammes.
Vaseline .... 100 —

On injecte, dans le bubon ouvert, la mixture liquéfiée par la chaleur. (OTIS, *Journal of cutan. and gen. urin. Dis.*, vol. VI, p. 5.)

V

TUBERCULOSE DES GANGLIONS LYMPHATIQUES

L'histoire de la tuberculose ganglionnaire a suivi celle de la tuberculose elle-même : elle se divise en trois grandes périodes :

1° *Période ancienne.* — C'est le règne de la scrofule. Et de fait, jusqu'à la fin du XVI° siècle, le terme de *scrofules* s'appliquait exclusivement aux engorgements glandulaires du cou; c'était le *pessimus colli morbus* d'Hippocrate. Longtemps encore, les adénites chroniques, froides, indolentes, les ulcères et les cicatrices qui leur succèdent, seront considérés comme la signature même de la scrofule.

2° *Période intermédiaire.* — On pourrait l'appeler *la période histologique*. Le tubercule, entrevu par Baillie et Bayle, décrit par Laennec, et dont le microscope révèle peu à peu les caractères, est découvert dans un certain nombre de ganglions dits scrofuleux.

En 1871, Schüppel[1] y démontre la présence de la granulation grise, qui, d'après les idées régnantes, était seule caractéristique du tubercule.

Avec le triomphe de la théorie uniciste, la démonstration histologique se complète de plus en plus. Thaon[2] ramène à la tuberculose, de par la présence du nodule tuberculeux, toutes les adénites scrofuleuses; et les travaux successifs de Köster, Friedländer, Charcot, Lannelongue, Kiener, Brissaud, confirment et généralisent le fait et la théorie.

Une démonstration définitive se préparait.

Période contemporaine ou période bactériologique. — Conheim avait déjà avancé que les ganglions caséeux fournissaient la meilleure matière à inoculation, et qu'ils avaient toujours, entre ses mains, produit la tuberculose.

En 1882, R. Koch découvrait le bacille tuberculeux et démontrait sa présence 2 fois sur 3 dans les cellules géantes des ganglions scrofuleux.

Deux élèves de Volkmann, Schuchardt et Krause, reprirent ces recherches à la clinique de Halle, et, dans une longue série d'observations, ils retrouvèrent constamment le bacille spécifique.

Enfin Cornil et Babès ont examiné ces hypertrophies des ganglions lymphatiques qu'on trouve presque constamment à l'autopsie des enfants; ils ont trouvé dans la presque totalité des faits des tubercules et des bacilles isolés ou contenus dans des cellules géantes.

Si les bacilles manquent ou ne se révèlent pas, à l'examen, il est un autre critérium qui ne trompe pas : l'inoculation.

C'est là aujourd'hui une notion courante, et ainsi se trouve définitivement consacrée l'identité de nature de la scrofule et de la tuberculose ganglionnaires; à la place du dualisme ancien, il ne reste plus que des différences d'évolution.

HERVOUET, Des adénopathies similaires chez l'enfant. Thèse de doct., 1877. — DONIS, De l'adénopathie scrofuleuse et tuberculeuse. Thèse de doct., 1880. — CLAVELLE, De la tuberculose des ganglions lymphatiques chez l'adulte. Thèse de doct., 1881. — CH. NÉLATON, Du tubercule dans les affections chirurgicales. Thèse d'agrég., 1885. — CARL GANDT, Ueber

[1] SCHÜPPEL, *Untersuchungen über Lymphdrüsen-Tuberculose.* Tübingen, 1871.
[2] THAON, Thèse de doct., 1873, et *Progrès médical*, 12 janvier 1878 : *La tuberculose dans ses rapports avec la scrofule.*

die Lymphdrüsen-Tuberculose und die Wichtigkeit frühzeitiger Operation. *Deutsche Zeitschrift für Chir.*, 1884, Bd. XIX. — GASSMANN, Ueber primäre Lymphdrüsen-Tuberculose. Dissert. Halle. 1886. — VENCITER, D'un nouveau traitement des adénites tuberculeuses de la région cervicale. *Études expérim. et clin. sur la tuberculose.* 1887. — RECLUS, Traitement des adénites tuberculeuses par les injections d'éther iodoformé. *Gaz. hebdom.*, 1887. — ASTRÖTER, Ueber Erfolge von Extirpationen tuberkulöser Lymphome. Inaug. Diss. Bonn. 1889. — MAIER, Ueber die Endresultate der Radikaloperationen tuberkulöser Lymphome. Inaug. Diss. Würzburg. 1889. — MIRONESCO, La polyadénite chez les enfants. Thèse de Paris, 1890. — W. v. NOORDEN, Ueber die operative Behandlung der Lymphdrüsentuberculose und deren Endresultate. *Beiträge zur Klin. Chirurg.*, t. VI, 2 et 3, 1890, p. 607. — J. HOCK, Weiteres Schicksal der in den letzten Jahren zu Erlangen operirten tuberkulösen Lymphdrüsen. Inaug. Diss. Würzburg, 1891. — NEVE, Glandular tuberculosis and its operative treatment. *American journ. of the med. science*, 1892. — HAHN, Ueber Erfolge von Extirpationen hyperplastischer und tuberculöser Lymphomata colli. *Deutsche Zeitschrift f. Chir.*, Bd. XXXV, p. 385, 1893. — PORTER, De la polyadénite chronique périphérique des enfants. Thèse de Paris, 1894. — LE DENTU, Traitement des adénopathies tuberculeuses. *Presse médicale*, 1894. — WELTHAGEN, Ueber die operative Behandlung tuberculöser Lymphdrüsen und deren Endresultate. Inaug., Diss. Kiel. 1895. — MANSON, Traitement des adénopathies tuberculeuses par l'extirpation, en particulier chez les enfants. Thèse de Paris, 1895.

Étiologie. — La tuberculose des ganglions lymphatiques est une maladie de la seconde enfance et de la jeunesse; c'est de huit à vingt ans, d'après Billroth, qu'elle est le plus fréquente, et les statistiques s'accordent toutes sur ces termes; mais on la trouve aussi chez le tout jeune enfant et après vingt ans (28 pour 100 des cas, de vingt à trente ans, dans la statistique de Kocher), et plus tard encore, jusqu'à soixante ans, limite extrême hors de laquelle elle ne paraît plus qu'à titre tout exceptionnel. Cliniquement il faut distinguer, et ceci correspond à des différences d'évolution et par suite d'indications thérapeutiques, les adénites scrofulo-tuberculeuses de l'*enfant* et celles de l'*adulte jeune*.

Il est inutile d'insister sur la fréquence extrême de ces adénopathies, mais il existe une prédominance marquée pour le sexe féminin, et qui se chiffre par les proportions relatives de 3 pour 2, de 70 pour 100 du nombre total, dans les séries publiées. Pourquoi cette fréquence plus grande? Est-elle due à une force moindre de résistance organique, ou tient-elle au milieu, à la vie plus confinée, etc.? Il y a là sans doute des influences complexes.

A côté de ces données générales, il faut placer l'hérédité et le milieu.

L'hérédité tuberculeuse est souvent facile à retrouver; elle existerait dans 77.5 pour 100 des cas, d'après Brun (1). Enfin, il est d'autres tares héréditaires dont l'importance ne saurait être niée : l'alcoolisme, la débilité diathésique, l'âge avancé des parents, etc.

On peut ranger, sous le terme compréhensif de milieu, la triple influence de l'alimentation insuffisante, du froid humide, du surmenage, causes prédisposantes qui se combinent souvent. C'est un fait de notion courante que la fréquence de ces bubons strumeux du cou dans certaines casernes, dans les maisons de détention, etc.

Tout cela ne suffit pas; c'est le terrain; il faut le germe et la « porte d'entrée » du germe. Et, en réalité, il n'est pas rare de voir naître et se développer l'adénopathie scrofulo-tuberculeuse chez un sujet indemne de toute tare héréditaire ou personnelle. Quelles sont donc les voies de cette inoculation?

Sous ce rapport, les observations se partagent en trois groupes :

1° Dans la première série de faits, l'*adénite tuberculeuse succède à une lésion originelle, tuberculeuse elle-même.* Les exemples abondent.

(1) BRUN, *Wiener med. Blätter*, 1887, n° 24, p. 750.

Dans les tumeurs blanches, la coxo-tuberculose, par exemple (Lannelongue), dans les synovites fongueuses, les ostéites tuberculeuses, toujours peut-être les ganglions « régionaux » sont envahis par le tubercule, bien qu'ils ne soient pas toujours augmentés de volume et sensibles à l'exploration.

Au cou, on retrouve souvent aussi une lésion initiale, spécifique en quelque sorte, sur le vaste domaine, cutané et muqueux, des ganglions cervicaux; ce sont les ulcérations tuberculeuses de la langue, de la bouche et du pharynx et en particulier, de l'amygdale[1]; l'eczéma impétigineux du cuir chevelu et de la face, dont la nature est aujourd'hui reconnue; l'otite externe et moyenne; le coryza chronique et ulcéreux; les blépharo-conjonctivites à répétition, et même la dacryocystite chronique, en un mot, tout ce qui constituait autrefois les attributs de la scrofule.

A l'aisselle, l'adénite tuberculeuse secondaire se voit au cours de la tuberculose mammaire, et des lésions, du même ordre, du membre supérieur. Trélat, Sanchez Toledo[2] et Olympitis[3] ont bien montré les rapports de certaines adénopathies axillaires, d'apparence primitive, avec la tuberculose pulmonaire; trois éventualités cliniques peuvent se présenter : ou bien l'adénopathie est isolée et paraît spontanée, mais l'examen pleuro-pulmonaire du même côté révèle les lésions de la tuberculose, quelquefois à un stade avancé, plus souvent à sa première période; ailleurs, l'infection bacillaire a porté d'abord sur le poumon, puis sur les ganglions trachéo-bronchiques et sus-claviculaires, et de là, par voie récurrente, sur ceux de l'aisselle, ou encore il s'agit de cette *phtisie scrofuleuse* des anciens, qui débute par les ganglions sous-maxillaires et de proche en proche envahit la chaîne carotidienne, ceux du creux sus-claviculaire, de l'aisselle, des bronches, et se termine par la tuberculose pleuro-pulmonaire.

La tuberculose cutanée, si l'on en croit Vallas, n'aurait que peu de tendance, au moins dans la généralité des cas, à retentir sur les ganglions; pourtant il cite un cas de tuberculose d'une glande carotidienne à la suite d'une ulcération de la lèvre inférieure, et Leloir rapporte d'autres exemples d'adénopathies tuberculeuses, au cours du lupus[4]. Il est des faits où l'envahissement ganglionnaire revêt en quelque sorte un caractère expérimental; nous voulons parler *des tuberculoses par inoculation*. L'atteinte ganglionnaire manque alors rarement, mais elle peut être tardive et l'adénopathie demande un certain temps pour devenir accessible à l'exploration. Nous avons vu plus haut (voy. *Lymphangite tuberculeuse*) que la lymphangite tuberculeuse n'est pas un intermédiaire obligé entre la lésion d'entrée, cutanée ou muqueuse, et la lésion ganglionnaire. Parmi les plus remarquables de ces faits, il faut compter les inoculations *par circoncision* : dans les dix faits de Lehmann, dans celui de Hofmokl, dans un autre de Eve, il y avait à la fois ulcération tuberculeuse du prépuce et adénite inguinale; Hofmokl extirpa les ganglions inguinaux chez son petit malade, il en retira 50, tous caséeux, et Weichselbaum y trouva des bacilles. L'enfant observé par Eve portait, dans chacune des aines, une grosse tumeur fluctuante qui contenait une quantité considérable de matière caséeuse; la plu-

[1] Voy. KÜCKMANN, *Ueber die Beziehungen der Tuberkulose der Halslymphdrüsen zu der Tonsille. Arch. f. pat. Anat.* 1894, Bd. 158.

[2] SANCHEZ TOLEDO, *Des rapports de l'adénopathie tuberculeuse de l'aisselle avec la tuberculose pleuro-pulmonaire.* Thèse de Paris, 1887.

[3] OLYMPITIS, *ibidem.* Thèse de Montpellier, 1889.

[4] LELOIR, *Revue de chirurgie*, 1889, p. 340.

préputiale, qui s'était cicatrisée d'abord, s'était rouverte et formait ulcère près du frein. Ce sont là de véritables *chancres tuberculeux* (Hippolyte Martin), avec adénopathie spécifique.

2° Dans un second type d'observations, *la tuberculose ganglionnaire se greffe en quelque sorte sur un fond d'adénite aiguë ou chronique simple*; l'inflammation « fait son lit » à la tuberculose.

Ainsi les poussées répétées de périostite alvéolo-dentaire, dues à la carie, à l'éruption des dents permanentes et de la dent de sagesse; les amygdalites, les angines à répétition, les éruptions du cuir chevelu et de la tête, engorgent les ganglions lymphatiques, et, après une série d'intermittences, le gonflement s'établit à demeure et revêt tous les caractères de l'adénopathie tuberculeuse(1).

Volkmann a signalé la coïncidence d'adénites tuberculeuses de l'aisselle et de mammites chroniques simples : Garré en relate plusieurs faits tirés de la clinique de Kocher, et Gassmann en donne une nouvelle observation (2). D'autres (Brun) ont vu l'adénite tuberculeuse de l'aisselle succéder à l'eczéma du sein, sans que la glande elle-même devint tuberculeuse. Du reste, les faits de ce genre ne laissent pas que de soulever certains doutes.

Certaines adénopathies virulentes peuvent ainsi faire la voie à la tuberculose : tels sont les bubons vénériens, chancrelleux ou syphilitiques, et nous aurons plus loin à faire l'histoire de ces bubons mixtes.

Enfin, l'irritation directe, traumatique des ganglions pourrait servir aussi de cause localisatrice : ici se rangent les adénopathies cervicales des jeunes soldats, que les chirurgiens militaires ont décrites et traitées depuis longtemps. Le frottement du col d'uniforme, la contusion chronique produite par le fusil sur le creux sous claviculaire, etc., telles sont les causes toutes locales que, pendant longtemps, on a crues seules en cause. On s'accorde aujourd'hui à rapporter à la tuberculose ces engorgements cervicaux, et c'est encore à titre de causes localisatrices qu'interviennent les traumatismes répétés et professionnels signalés plus haut.

3° Nous arrivons à *la tuberculose ganglionnaire primitive*, au bubon tuberculeux d'emblée, à ces cas, et ils sont nombreux, où les ganglions s'engorgent lentement sans que, dans leur territoire lymphatique ni dans le reste de l'organisme, aucune lésion, passée ou actuelle, ne permette de retrouver l'origine ni les traces de l'infection.

En clinique, il faut se borner à constater le fait, mais il n'en faut pas moins reconnaître la nécessité d'une inoculation qui n'a pas laissé de traces. Il suffit d'une minime effraction tégumentaire, d'une pharyngite qui dépouille momentanément la muqueuse de son épithélium (Kœnig), de petites éraillures du cuir chevelu dans les affections prurigineuses (Koch, Strümpell), pour ouvrir une voie aux bacilles et les faire pénétrer dans le courant lymphatique. L'intestin et le poumon représentent deux autres portes d'entrée. C'est dans ce sens qu'il

---

(1) Il ne faut pas oublier qu'il s'agit souvent, en pareils cas, de véritables *inoculations tuberculeuses*, par la muqueuse buccale; l'amygdale ou même les dents cariées. Dans un mémoire récent, M. Hugo Starck a bien étudié ces *adénites dentaires tuberculeuses* (*Der Zusammenhang von cariösen chronischen und tuberkulösen Halsdrüsenschwellungen mit cariösen Zähnen. Beiträge zur klin. Chir.*, 1896, Bd. XVI, p. 64).

(2) Chez une femme de quarante-deux ans, la mamelle était bourrée de noyaux indurés de mammite chronique, l'aisselle remplie par un paquet ganglionnaire gros comme le poing; on enleva le sein et la tumeur axillaire; à l'examen histologique, la mamelle ne présentait que des lésions de mammite scléreuse, mais on trouva dans les ganglions tous les degrés de la dégénérescence tuberculeuse, avec bacilles.

faut comprendre la pathogénie de la polyadénite tuberculeuse périphérique, qui accompagne, surtout chez les enfants, les différentes formes de tuberculose généralisée, et sert parfois de signe révélateur (¹).

En résumé, au sens clinique, la tuberculose ganglionnaire est *primitive* ou *secondaire*, et la première variété est la plus fréquente.

C'est au cou qu'elle se rencontre surtout : la tuberculose des ganglions du cou et de la nuque entrerait pour 80 pour 100 dans le chiffre total des tuberculoses ganglionnaires ; puis viennent les adénopathies de l'aisselle, de l'aine (bubon strumeux), etc.

Anatomie pathologique. — Il y a trois âges successifs dans l'évolution anatomo-pathologique de l'adénite tuberculeuse : la période de la *granulation grise* ou des *nodules crus*, celle du *ramollissement*, celle de la *caséification* et des *ulcérations*, et, à côté de l'évolution de l'élément tuberculeux, il y a celle de l'*inflammation péri-tuberculeuse* qui peut aboutir à la sclérose curatrice.

1° *Granulations grises, ou nodules crus.* — Le volume des ganglions tuberculeux reste souvent assez petit ; du reste, comme l'indiquent Cornil et Ranvier, il est surtout en rapport avec l'inflammation péri-tuberculeuse, son extension et ses modes.

Si la réaction congestive est intense dès le début, le ganglion devient très gros, il est ovoïde, ferme, rouge à la coupe, et imbibé d'un suc lactescent plus ou moins coloré par le sang.

Ailleurs, la surface de section est grisâtre ou jaunâtre ; les granulations tuberculeuses, isolées ou confluentes en îlots, ne se détachent que très peu ; c'est à leur aspect plus opaque, à leur surface plus sèche, qu'on peut le reconnaître. Il est très rare qu'elles fassent relief sur le plan de section, mais sur un fond rouge et congestionné, leur coloration grise ou jaunâtre tranche beaucoup plus nettement.

Du reste, l'œil nu est souvent impuissant à les découvrir, aussi la granulation grise fut-elle pendant longtemps réputée très rare dans les ganglions.

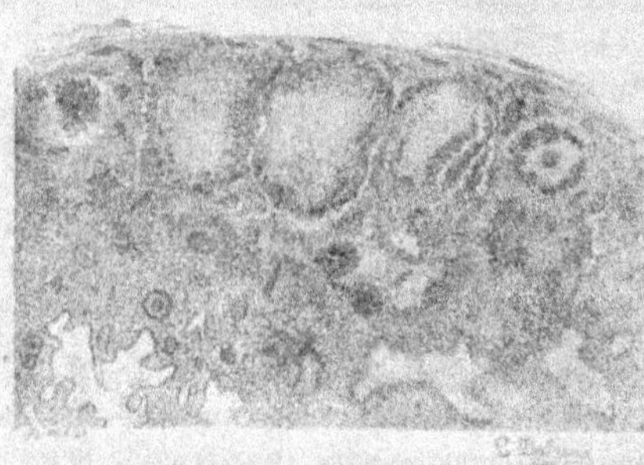

Fig. 138. — Coupe d'un ganglion tuberculeux (préparation de M. Pilliet).

Le siège initial des granulations révèle bien le mode et la voie d'infection du parenchyme ganglionnaire ; c'est dans le tissu réticulé des follicules près de la capsule, c'est-à-dire à l'embouchure des lymphatiques afférents, qu'on les trouve d'abord (voy. fig. 138) ; on en voit même à la surface des ganglions, dans la capsule fibreuse, et parfois autour des afférents eux-mêmes (Cornil et Ranvier).

A peu près circulaires, d'un diamètre qui varie de $0^{mm},05$ à $0^{mm},10$, on peut

(¹) Potier a montré (*loc. cit.*) qu'elle se rencontre aussi dans d'autres infections, dans la dyspepsie intestinale chronique, dans la syphilis héréditaire, dans la convalescence de certaines maladies aiguës.

suivre pas à pas leur filiation directe avec le tissu réticulé ambiant; pour les constituer, les cellules lymphatiques se tassent, s'atrophient et s'infiltrent de granulations; les fibrilles du stroma réticulé deviennent aussi granuleuses et minces; les capillaires sanguins, en s'oblitérant, donnent naissance à des cellules géantes; enfin, stroma réticulé et cellules lymphatiques s'unissent intimement et, par leur cohérence, forment un bloc semé de cellules géantes qui deviendra plus tard caséeux, en masse.

Du groupement des granulations naissent les nodules, à contour arrondi ou irrégulier. Quelquefois on trouve encore dans la substance folliculaire de petits îlots ou tubercules colloïdes, formés d'un amas de cellules lymphatiques deux ou trois fois plus grosses qu'à l'état normal, claires, sous noyaux (Cornil).

La sclérose du tissu réticulé est très fréquente et commence dès cette période; à l'œil nu, elle se présente sous forme de petits îlots clairs, transparents, sur la coupe du ganglion; « les faisceaux fibreux se forment d'abord autour des vaisseaux artériels, ils suivent les capillaires et ils gagnent le tissu réticulé ». Nous verrons tout à l'heure quel est le rôle du processus scléreux à un stade plus avancé.

C'est dans l'intérieur des cellules géantes que l'on trouve, en général, les bacilles de Koch; ils sont rares, ils peuvent manquer totalement, à la période caséeuse, ou encore lors de sclérose du ganglion, mais on les retrouve aussi dans des ganglions qui, à l'œil nu, paraissent sains. Un fait d'une haute portée, au point de vue de la diffusion bacillaire et par suite des modes de l'intervention chirurgicale, est le suivant : « les bacilles ne sont pas ordinairement limités au ganglion, ils se montrent dans la capsule épaissie, au niveau des follicules devenus tuberculeux, mais ils existent aussi dans le tissu conjonctif périphérique autour de la capsule; ce tissu est lui-même épaissi, infiltré de petites cellules et de granulations tuberculeuses ». Ainsi le foyer intra-ganglionnaire n'est jamais isolé, puisqu'il existe un foyer infectieux péri-ganglionnaire et des traînées de diffusion plus ou moins lointaines.

2° *Ramollissement.* — Le tubercule évolue dans les ganglions comme partout ailleurs; les granulations confluentes deviennent caséeuses et se ramollissent.

Le plus souvent les ganglions ont grossi; sur une coupe, on les trouve semés d'îlots jaunâtres, à peu près sphériques, ailleurs irréguliers et qui englobent parfois toute la masse du ganglion; ils sont formés d'une matière demi-solide, striée de raies noires, friable; plus tard, elle se liquéfiera en une bouillie grumeleuse, on n'y trouve plus que des cellules épithéliales gonflées et multinucléaires, des cellules lymphatiques granuleuses et des granulations graisseuses. Le parenchyme ganglionnaire se présente alors creusé de cavernes, de dimensions variables, qui se fusionnent et s'agrandissent plus tard, et qui rappellent en miniature celles du poumon.

Mais la sclérose n'existe pas seulement autour des foyers caséeux; il est des faits où, avec un seul et très petit noyau tuberculeux, le ganglion tout entier est devenu fibreux; il est ferme, sa coupe est lisse, grise, transparente, ou bien ardoisée et même noire (Thaon).

Mais les lésions ne restent pas encapsulées. *La péri-adénite tuberculeuse*, indiquée dès l'origine par la diffusion péri-ganglionnaire des bacilles, s'est accusée davantage, les lymphatiques inter-ganglionnaires sont eux-mêmes épaissis et tuberculeux, et par ce double processus, auquel se joint un élément inflammatoire d'intensité variable, il se crée, d'un ganglion à l'autre, des cordons épais, des nappes bosselées, qui fusionnent les foyers primitivement isolés, et constituent ainsi les paquets ganglionnaires.

La suppuration est fréquente dans la tuberculose des ganglions, et l'abcès ganglionnaire tuberculeux résulte, d'une part, de la caséification, d'autre part, de la suppuration d'origine inflammatoire péri-tuberculeuse.

3° *Caséification.* — *Abcès ganglionnaire.* — L'abcès est quelquefois encapsulé encore dans une coque de tissu ganglionnaire tassé et sclérosé; s'il est plus gros, le ganglion s'est rompu ou détruit, et la collection est presque tout entière péri-adénitique. Le volume de ces abcès froids est souvent assez petit, une noisette, une noix, etc., mais ils peuvent acquérir de grandes proportions ou fuser en nappe. D'apparence phlegmoneuse parfois, leur pus est ordinairement granuleux et semé de parcelles jaunâtres, friables et caséeuses; dans leur paroi on trouve des tubercules à tous les stades. Les bacilles de Koch, très rares, du reste, à cette période, sont d'ordinaire associés aux microbes ordinaires de la suppuration, streptocoques et staphylocoques[1].

Mais il est d'autres terminaisons de l'adénite tuberculeuse.

C'est d'abord *la sclérose*; c'est par elle que disparaissent assez souvent, en passant à l'état de noyaux fibreux, les adénites du type strumeux; c'est par elle encore que, même à un âge plus avancé, les paquets ganglionnaires peuvent se rétracter, s'indurer et guérir[2].

La calcification se rencontre surtout dans les ganglions profonds, viscéraux et chez les vieillards; plus rare dans les ganglions superficiels, elle incruste la paroi sur une large étendue, ou bien elle se mêle, sous forme de grains calcaires, au contenu caséeux.

Enfin, on a vu le ganglion tuberculeux, enveloppé d'une épaisse paroi fibreuse ou fibro-calcaire, demeurer à l'état de kyste séreux, ou encore, rétracté et durci, former une sorte de sac plein d'un mastic caséeux desséché.

Ces derniers faits sont d'observation rare; la sclérose est d'un tout autre intérêt, car elle représente le véritable processus de guérison; nous allons, du reste, y revenir.

Symptômes. — L'adénopathie tuberculeuse peut se produire au cours d'une tuberculose avancée, mais elle s'efface alors devant la gravité de l'état général; son histoire clinique est autrement intéressante, quand elle survient d'emblée, et c'est le cas le plus ordinaire, à titre de tuberculose locale.

Elle se présente sous trois formes différentes qui se mêlent ou se succèdent fréquemment : 1° *la tuberculose mono-adénitique*; 2° *la grappe poly-adénitique*; 3° *le paquet poly-adénitique*.

1° *Tuberculose mono-adénitique.* — C'est alors un ganglion isolé qui s'engorge, grossit, acquiert peu à peu le volume d'une amande, d'une noix, d'un abricot, etc.; il est globuleux ou ovoïde, ferme, rénitent, indolent ou à peu près, il reste mobile sous la peau, et, après des mois et même des années, il reprend lentement son volume primitif, ou bien, rétracté et scléreux, il reste pour toujours à l'état de noyau induré. D'autres fois il se ramollit et se caséifie,

[1] Babès a trouvé ces associations microbiennes 52 fois sur 63 cas de tuberculose ganglionnaire.

[2] Autour des flots caséeux, il existe ordinairement une coque fibreuse plus ou moins épaisse; dans certains cas, avec un seul et très petit noyau tuberculeux, le ganglion tout entier est devenu fibreux, il est ferme, sa coupe est lisse, grise, transparente, ou bien ardoisée et même noire (Thaon).

et c'est alors un abcès froid ganglionnaire et pré-ganglionnaire que l'on voit naître, une collection arrondie, rouge, pleine d'un pus grumeleux ou jaunâtre et filant, tels que ces abcès de la région sous-mentale ou sous-maxillaire, chez les tout jeunes enfants. A leur période d'induration, ces adénites tuberculeuses isolées, et d'un siège quelquefois inaccoutumé (région pré-auriculaire, rétro-pharyngée [1], génienne [2], etc.), peuvent prêter à l'erreur. Mais il est ordinaire qu'elles ne soient que le premier terme d'une tuberculose plus extensive.

2° *Grappe poly-adénitique.* — C'est la forme la plus fréquente. Sur les confins du premier ganglion, un second se prend, puis un troisième, puis une série de petites masses ovoïdes ou un peu aplaties, à contours nets, émergent successivement sous une peau encore intacte et souvent aux points mêmes où le palper le plus minutieux n'aurait pu déceler la trace d'une glande, c'est une traînée, un chapelet dont les grains se dessinent l'un après l'autre sur le trajet des lymphatiques. Ce n'est pas que le processus d'extension suive toujours pas à pas le cours normal de la lymphe, il n'est pas rare de le voir remonter le courant, et l'envahissement qui a débuté, par exemple, dans les ganglions de l'aisselle, s'étend au cou, dans la région sus-claviculaire, pour de là fuser le long du sterno-mastoïdien jusqu'à la région sous-maxillaire et à l'apophyse mastoïde. La marche descendante s'observe plus souvent; enfin, des ganglions superficiels, le mal se propage jusqu'aux ganglions profonds, jusqu'à ceux des cavités thoraco-abdominales; en présence du bubon strumeux de l'aine, par exemple, il faut toujours explorer, par la palpation profonde, la fosse iliaque, et il est constant d'y sentir, tuméfié aussi, le premier ganglion iliaque externe (ganglion repère) [3], certains abcès froids iliaques auraient même pour origine des adénites et péri-adénites tuberculeuses [4]. Au cou, nous verrons jusqu'où se prolonge, dans le thorax, et de glande à glande, l'infection bacillaire.

Voilà donc constituée la grappe poly-adénitique; les grains en sont encore isolés et distincts, leur accroissement continue, indépendant et inégal. Ils peuvent s'arrêter à ce stade de leur évolution et conserver désormais cette forme régulière, cette mobilité, cette rénitence; c'est alors le type des *poly-adénites chroniques des strumeux;* elles forment, au cou, ces colliers parfois énormes, mais qui ne gênent guère que par leur difformité. Ce que deviennent plus tard ces adénites froides, indolentes et chroniques, nous le dirons bientôt.

Mais si le ramollissement se produit, la peau, soulevée et tendue, rougit, s'infiltre, se plisse mal, puis devient adhérente au ganglion caséifié; au début, le pus grumeleux reste encore enfermé dans la coque ganglionnaire et le doigt perçoit une fluctuation encore nettement encapsulée; plus souvent, l'abcès est aussi extra-ganglionnaire, et la peau, amincie et rongée par sa face profonde, ne forme bientôt plus qu'une mince pellicule violacée à la partie saillante de la collection. Enfin, l'abcès s'ouvre, la caverne ganglionnaire se vide; il reste une fistule tuberculeuse avec les caractères que nous allons retrouver.

La caséification ne marche pas du même pas dans toutes les glandes de la

[1] DUBREIL, *Adénite tuberculeuse suppurée du ganglion rétro-pharyngien du côté droit. Semaine méd.,* 1891, p. 211.

[2] Les adénites géniennes ont été bien décrites par M. le professeur Poncet, et par son élève Vigier. Thèse de Lyon, 1892.

[3] J'ai cherché à le montrer dans une leçon sur le bubon strumeux de l'aine (*Presse méd.,* 20 mai 1894), et *Leçons de chirurgie (La Pitié,* 1893-1894, p. 200).

[4] CASTEX. *Contribution à l'étude des adénites iliaques.* Thèse de Paris, 1881.

(F. LEJARS.)

chaîne; d'autres continuent à grossir et prennent le volume d'une grosse noix, d'un œuf, sans s'ulcérer; à l'incision, on trouverait leur centre jaunâtre, caséeux, mais non encore liquéfié. Aussi la surface de la grappe poly-adénitique est-elle toujours, à cette période, accidentée de bosselures inégales, de cratères fongueux et d'abcès.

3° *Paquet poly-adénitique.* — Mais presque toujours les glandes isolées sont devenues coalescentes, et une épaisse gangue de péri-adénite les fusionne. C'est un paquet de ganglions, un *bubon massif*, tel qu'on le trouve au creux sus-claviculaire, à l'aisselle et surtout à l'aine : tumeur épaisse, glissant en masse sur le plan profond, mais qui s'infiltre à la longue entre les muscles et devient immobile par points. La surface en est irrégulière, lobulée et noueuse, indurée par places ou plutôt rénitente, molle et fluctuante en d'autres points, où le doigt s'enfonce en heurtant les bords d'une sorte de cupule rigide creusée dans la tumeur. La caséification et l'ulcération se font, en effet, le plus souvent par foyers circonscrits et disséminés; il en résulte ces ouvertures déchiquetées, à limbe rougeâtre, aminci, comme érodé, qui impriment à la région, au cou par exemple, un aspect si caractéristique (voy. fig. 159). Souvent des décollements sous-cutanés, sinueux et à prolongements multiples, relient ces ulcérations, et les ponts de peau intermédiaires, violacés et amincis, en se détruisant peu à peu, les fusionnent et les élargissent. Ailleurs, le paquet ganglionnaire se ramollit en masse, la peau se soulève en une vaste poche, qui fera place, une fois ouverte, à une caverne multi-ganglionnaire et que des jetées de matière tuberculeuse pourront prolonger au loin.

Souvent encore, les lésions sont beaucoup moins larges, mais les fongosités deviennent exubérantes; on les voit faire hernie en couronne autour de l'ulcération ou former une masse bourgeonnante qui se pédiculise et figure une sorte de fongus.

Nous ne saurions insister sur les *troubles fonctionnels* régionaux que provoquent ces tumeurs ganglionnaires. Un caractère important de l'affection, c'est que la douleur, à part les poussées aiguës, n'y tient jamais qu'une place fort secondaire. Il faut signaler encore la rareté relative des troubles de compression, lors même du développement énorme de ces adénopathies; à l'aisselle pourtant, on les voit déterminer parfois des fourmillements et de l'œdème des membres supérieurs, etc. Mais elles n'ont, en général, ni la dureté, ni la tendance rétractile qui produisent les compressions. Et du reste, sous ce rapport, le siège est autrement important que le volume : témoin ce fait de paralysie faciale que relate Dodin dans sa thèse, et qui succédait à une adénopathie parotidienne. Et Gouguenheim n'a-t-il pas indiqué l'existence sur les confins de la trachée et du larynx, dans le sillon trachéo-œsophagien, de petits ganglions, étroitement voisins du nerf récurrent et susceptibles de faire naître, à eux seuls, grossis par la tuberculose, des troubles laryngés graves? Un palper minutieux pourrait les découvrir sur un cou maigre. Peters a rapporté un cas plus étrange, à la suite de crises névralgiques dans les reins et les membres inférieurs; son malade était mort de granulie; on trouva un petit ganglion sur le trajet des nerfs lombaires, qui, par compression, provoquait les douleurs et qui semblait avoir servi de point de départ à l'infection bacillaire généralisée. Cette dernière terminaison est toujours une menace au cours de la tuberculose ganglionnaire, comme nous allons le dire.

Et de fait, si la marche accoutumée de l'adénopathie tuberculeuse est lente et chroniquement extensive, elle est sujette à quelques variétés. Elle revêt parfois, dès l'origine, toute la physionomie des adénites aiguës, et du reste, à tous ses stades, elle est susceptible de prendre pour un temps l'allure inflammatoire et

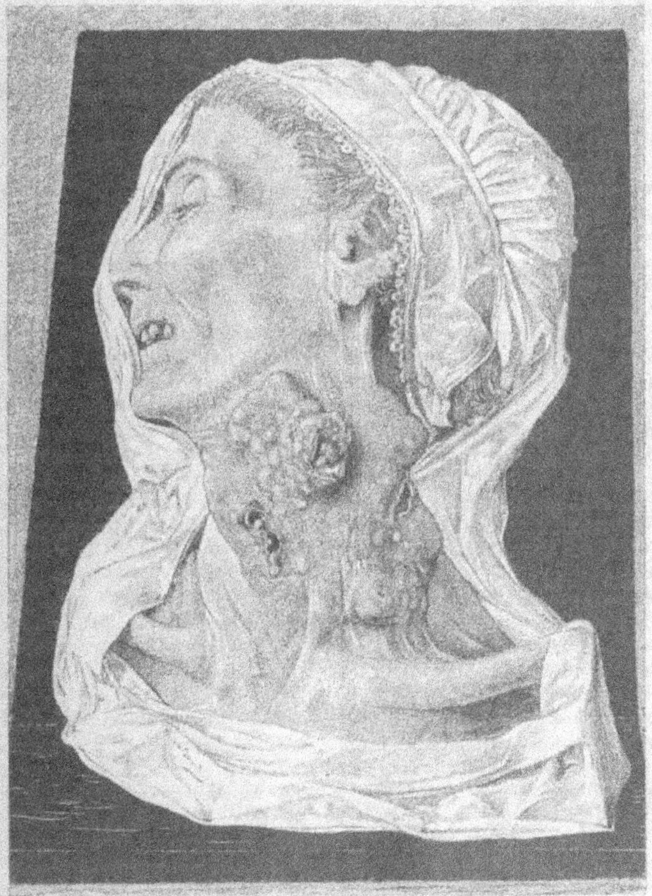

Fig. 199. — Tuberculose ganglionnaire (Musée de M. Nicaise, hôpital Laennec).

phlegmoneuse. Il y a *une adénite caséeuse aiguë* comme il y a la tuberculose aiguë du testicule et du poumon, et le terme de *tuberculose aiguë des ganglions* doit s'entendre d'une double forme clinique.

La première correspond à ces faits de tuberculose aiguë ganglionnaire géné-

[F. LEJARS.]

ralisée, dont Robin [1] et Delafield [2] ont donné des exemples et qu'on pourrait appeler la forme ganglionnaire de la granulie, mais ce sont là, en somme, des observations rares.

Il est assez fréquent, au contraire, et c'est la deuxième variété, que l'adénite tuberculeuse ait toutes les allures d'un adéno-phlegmon, le début brusque, la rougeur, la tension, les douleurs de l'adénite franche, et que, en quelques jours, l'abcès soit collecté et ouvert. A cette bruyante entrée en scène succède alors l'évolution ordinaire, torpide et chronique.

Enfin plus fréquente encore est l'existence de poussées aiguës, au cours de la tuberculose ganglionnaire chronique : elles éclatent sous l'influence d'un traumatisme, du froid, d'une inflammation de voisinage, et ce sont elles qui souvent annoncent et provoquent la suppuration. Autour des cratères fistuleux, d'autres accidents inflammatoires peuvent naître, tels que ces lymphangites en nappe, ces pseudo-érysipèles des strumeux, qui, par leur répétition et leur durée, créent l'œdème dur et les altérations profondes de la peau.

Que devient la tuberculose ganglionnaire?

La guérison est possible à diverses périodes.

a. On la voit se faire lentement, par une sorte de régression et de fonte progressive, sans que les ganglions se soient ramollis, sans qu'ils se soient départis jamais de leur allure primitive. Ainsi disparaissent souvent, à l'âge de la puberté, les écrouelles ganglionnaires de l'enfance : elles se rétractent et s'indurent, et à leur place, on trouve, et chez l'adulte encore, quelquefois au bout de quinze à vingt ans, ces noyaux sclérosés, arrondis, mobiles, indolents, où se réveille parfois, après de longues années, le processus infectieux.

b. Les abcès ganglionnaires sont susceptibles de guérir aussi, non pas qu'ils se résorbent ou que leur contenu s'épaississe et se calcifie, car c'est là une éventualité au moins exceptionnelle, mais après l'ouverture de la collection caséeuse et une période plus ou moins longue d'ulcération. Il n'est pas jusqu'à ces énormes paquets poly-adénitiques, creusés de trajets fistuleux, qui ne puissent se rétracter, se vider en quelque sorte, et se réparer, à la suite d'une intervention heureuse ou dans des conditions meilleures de milieu et d'état général. Ils laissent ces cicatrices déprimées, lisses, rougeâtres ou violacées, dont la difformité est indélébile.

Il semble que la tuberculose ganglionnaire soit une des tuberculoses locales qui restent le plus longtemps confinées à leur foyer primitif, et il arrive souvent que la généralisation tarde de longues années.

Dans certains cas, elle porte d'abord sur le système lymphatique lui-même, où l'infection se diffuse de plus en plus ; nous avons déjà signalé, au cou, cet envahissement progressif qui s'étend jusqu'aux ganglions trachéo-bronchiques et médiastinaux ; d'autres groupes plus lointains sont pris quelquefois en même temps, et ces poly-adénites disséminées, quand elles ne suppurent pas, sont d'un diagnostic souvent difficile.

Nous ne pouvons que signaler les autres formes de tuberculose locale, qui peuvent coexister avec celle des ganglions : les synovites fongueuses, la tuber-

[1] ALB. ROBIN, *Tuberculose aiguë des ganglions lymphatiques, Bull. de la Société méd. des hôpitaux*, 1885.

[2] DELAFIELD, *Tuberculose aiguë mortelle des ganglions lymphatiques, New-York med. Record*, 1887, n° 16.

[F. LEJARS]

culose osseuse ou articulaire, les gommes du tissu cellulaire, fréquemment aussi d'origine lymphatique (voy. plus haut *Lymphangite tuberculeuse*).

C'est à une période tardive que la tuberculose pulmonaire paraît ; et nous avons vu déjà qu'elle pouvait demeurer à l'état de menace, sans se réaliser. La terminaison fatale, quand elle survient, relève le plus souvent d'elle : la maladie ganglionnaire tombe alors au second plan, et c'est la phtisie qui tue.

Enfin, il est une autre terminaison, plus brusque, et toujours imminente, au cours de ces adénopathies : la tuberculose miliaire aiguë, généralisée. Elle éclate sans cause apparente, ou à la suite d'une poussée aiguë locale, ou encore après une intervention incomplète. Quelles sont ses voies ? Nous avons déjà fait entrevoir le rôle probable du canal thoracique dans cette diffusion bacillaire (voy. *Lymphangite tuberculeuse*), mais la voie veineuse peut servir aussi au transport et à la dissémination des germes infectieux. Schuchart (1) en rapportait un curieux exemple : une femme de soixante-cinq ans succombe à la tuberculose miliaire généralisée, à la suite d'une extirpation incomplète de ganglions tuberculeux du cou ; à leur contact, on trouve la tunique interne de la veine jugulaire externe semée de petits nodules tuberculeux ; on en trouvait d'autres sur l'endocarde, le ventricule droit, dans les poumons et la plèvre, sur la tunique interne de l'aorte, et enfin, disséminés, dans les reins, le foie, la pie-mère, la choroïde, la moelle des os, etc. L'infection avait marqué sa route. On peut voir encore, et dans les mêmes conditions, d'autres accidents viscéraux aigus, la méningite tuberculeuse, par exemple, qui se révèle brusquement, et, en peu de jours, entraîne la mort.

Pronostic. — Si les données actuelles doivent toujours faire craindre pour l'avenir l'évolution de la tuberculose, on ne saurait pourtant mettre sur la même ligne les adénopathies froides, indolentes, stationnaires, du type strumeux proprement dit, et les tuberculoses ganglionnaires en masse qui se caséifient et restent fistuleuses. Il faut toujours réserver une grande place à l'état général dans les probabilités du pronostic, et aussi dans les déterminations opératoires.

Diagnostic. — Un certain nombre de faits se caractérisent assez par leur morphologie même. Mais il est des difficultés inhérentes à chacune des trois formes cliniques qui ont été décrites.

1° *La tuberculose mono-adénitique*, quand elle affecte des allures aiguës, simule fort bien un adéno-phlegmon simple, ou, à l'aine, un bubon vénérien.

La recherche de la lésion originelle, le volume de la tumeur adénitique et l'empâtement péri-ganglionnaire, les caractères du pus et la marche de l'abcès une fois ouvert, l'état général, suffisent à assurer le diagnostic.

Dans sa forme chronique ordinaire, la tuberculose mono-adénitique pourrait faire croire encore au cancer ou à la syphilis, n'étaient l'âge du malade et aussi la consistance plus dure, les douleurs plus vives dans le cancer, rarement, du reste, primitif ; le siège spécial, enfin la multiplicité presque constante des adénites syphilitiques, en pléiades. Associée à la tuberculose, la syphilis crée le bubon mixte syphilo-strumeux (voy. *Bubons*).

(1) *Arch. für path. Anatomie*, 1888, p. 28.

(F. LEJARS.)

2° C'est surtout *la grappe poly-adénitique* dont le diagnostic, en certains cas, devient fort épineux.

Lymphadénome, syphilis, cancer, adénite chronique simple : telles sont les hypothèses à discuter.

Le diagnostic du *lymphadénome* a été fait plus haut (voy. *Lymphadénome*). C'est surtout en présence de localisations multiples de l'adénopathie tuberculeuse et d'une évolution lente et froide, que l'erreur est facile. Nous rappellerons que dans les formes bien caractérisées, les tumeurs lymphadéniques sont indolentes, qu'elles n'adhèrent pas à la peau, qu'elles peuvent acquérir un volume considérable, mais qu'en règle, elles ne suppurent pas. Les sujets ne portent ordinairement aucun des stigmates de la scrofule, ils n'ont ni le faciès spécial, ni les ophtalmies, ni l'œdème et les fissures croûteuses des narines et de la lèvre supérieure. L'examen du sang est encore, dans certains cas, un appoint pour le diagnostic. Mais le tableau clinique est loin d'être toujours aussi nettement dessiné, et Gassmann fait remarquer qu'un grand nombre de tumeurs ganglionnaires, dénommées autrefois lymphomes hyperplastiques, doivent en réalité rentrer dans le cadre de la tuberculose ; il en cite deux observations, provenant de la clinique de Volkmann, où le diagnostic ne fut porté qu'après l'extirpation des ganglions ; on les trouva farcis de nodules tuberculeux et de bacilles ; ce qui semblait confirmer, avant l'examen direct, le diagnostic de lymphadénome, c'était, dans l'un des cas, la diminution de volume des ganglions, sous l'influence du traitement arsenical [1].

La syphilis ganglionnaire ne prête à l'erreur que dans certaines formes. On ne confondra pas la pléiade primaire avec l'adénopathie tuberculeuse : sa dureté, son siège, la disposition même des ganglions et leur volume relatif, enfin la découverte de l'accident spécifique initial, lui constituent autant de traits spéciaux ; les adénites secondaires ont aussi une localisation particulière, elles sont plus dures et moins volumineuses en général ; mais l'adénopathie tertiaire est-elle multiple et disséminée, et en voie de se ramollir, elle peut créer au chirurgien de réels embarras : la coexistence d'autres accidents syphilitiques, le passé du malade, sont autant d'éléments qu'il faut rechercher avec soin. Enfin il est un critérium souverain : c'est le traitement spécifique.

Presque toujours secondaire, et révélant alors sa propre nature par celle du néoplasme originel, *le cancer des ganglions* est, en général, plus dur, plus douloureux ; ulcéré, il revêt une autre physionomie, enfin il ne se voit pas aux mêmes âges que la tuberculose, et la cachexie qu'il détermine est d'un autre caractère. Dans certains cas, pourtant, la lésion initiale pourrait simuler elle-même la tuberculose, et faire méconnaître la nature de l'adénite qu'elle a provoquée [2].

Enfin l'adénite chronique simple doit aussi avoir sa place dans le diagnostic

[1] Une discussion à la Société de chirurgie (nov. 1889) a fait ressortir une fois de plus les difficultés parfois insurmontables de ce diagnostic. Plus récemment, M. A. Dietrich insistait sur les similitudes étroites de certaines formes de lymphome malin et de tuberculose ganglionnaire, et il rappelait des faits où le diagnostic était réellement impossible, sans l'excision et l'examen histologique d'un fragment de ganglion. (*Ueber die Beziehungen der malignen Lymphome zur Tuberkulose, Beitr. z. klin. Chir.* 1896, Bd. XVI, p. 577.)

[2] Dans une observation de Sevestre, où l'amygdale gauche et le pilier gauche du voile du palais étaient le siège d'un ulcère fongueux qui datait de trois mois et ressemblait à un épithélioma, du même côté, les ganglions cervicaux étaient engorgés ; ceux du côté droit se prirent à leur tour, puis les ganglions sus-claviculaires, et, quelque temps avant la mort, on constatait des râles dans le poumon. A l'autopsie, on trouva les ganglions caséeux, des granulations tuberculeuses dans les deux poumons, et un ulcère tuberculeux de l'amygdale. (Demux, *loc. cit.*)

[F. LEJARS.]

différentiel; si l'on a sous les yeux les causes de sa permanence, les ulcères ou les irritations cutanées professionnelles aux membres inférieurs, la carie dentaire pour certaines adénites du cou, il devient aisé d'en reconnaître la nature; mais, en présence d'un état général suspect, on ne saurait oublier que la tuberculose se greffe souvent sur ce fond d'adénite chronique.

Ricard a décrit, au Congrès de chirurgie de 1889, d'après un certain nombre de faits provenant du service de Verneuil, ces *adénopathies pseudo-tuberculeuses* du cou qui persistent vingt et trente ans sans que l'état général cesse d'être indemne, et qui ne semblent liées à aucune diathèse(¹); sur ces ganglions, l'examen microscopique, les recherches bacillaires et l'inoculation sont restés négatifs. Il faut connaître ces faits pour éviter de « faire un peu plus de tuberculose qu'il n'y en a en réalité ».

3° Au stade d'ulcération, la maladie s'est, en général, révélée déjà par son évolution même. Pourtant les énormes paquets poly-adénitiques qui ont été décrits plus haut pourraient donner le change pour le cancer ulcéré ou la gomme ganglionnaire; mais, à ne considérer même que les lésions locales, l'ulcération du cancer a des bords autrement abrupts, durs et tourmentés, et ses fongosités épaisses, sanieuses et saignantes, diffèrent aussi des fongosités tuberculeuses; la gomme a son limbe arrondi, rongé, violacé, son fond jaunâtre, et le bourbillon filamenteux qui le remplit. C'est ici qu'il faut rappeler encore les formes hybrides, *le scrofulide de vérole*, de Ricord, formes complexes dont une recherche clinique minutieuse permet de démêler les traits.

Traitement. — Le traitement général est de rigueur dans toutes les formes de la tuberculose ganglionnaire. Le séjour prolongé au bord de la mer, les eaux chlorurées sodiques, une hygiène soignée, et combinée aux agents médicamenteux tels que l'huile de foie de morue à doses progressives, etc., suffisent seuls parfois à faire disparaître les engorgements ganglionnaires. Les succès obtenus chaque année dans les stations maritimes, à Berck-sur-Mer, par exemple, dans les sanatoria, en témoignent hautement.

L'intervention locale doit s'accommoder aux différentes modalités cliniques; et, sous ce rapport, on peut distinguer les éventualités cliniques que voici :

1° *Ganglions disséminés, multi-régionaux, petits, isolés; poly-adénite chronique.* — C'est le type de l'hypertrophie ganglionnaire du scrofuleux.

Le traitement général suffit alors le plus souvent, et le rôle des applications locales n'est qu'apparent.

2° *Ganglions disséminés, multi-régionaux, formant, par places, des paquets, ramollis et suppurés.* — A part le traitement général, l'intervention opératoire peut présenter, alors, des indications toutes locales. Il est évident qu'on ne songe pas à extirper tous les ganglions malades, ni à faire une opération radicale : mais tel de ces bubons tuberculeux multiples acquiert parfois tant d'extension, qu'il est utile d'en faire l'extirpation, au bistouri ou à la curette, pour prévenir les désordres locaux, les fistules, la suppuration prolongée, etc. Une ou plusieurs interventions de ce genre, pratiquées à temps, seront souvent un adjuvant utile de la médication générale ; ne suppriment-elles pas, en réalité, autant de foyers d'infection? Les injections interstitielles trouvent aussi, quelquefois, en pareil cas, des indications.

Il est une forme d'adénopathie tuberculeuse disséminée, qui survient chez les

(¹) Voy. VERNEUIL, *Gaz. hebd.*, 1875, et *Soc. de chirurgie*, nov. 1889.

[F. LEJARS.]

phtisiques avancés ; bien entendu, l'action chirurgicale doit être alors essentiellement palliative et réduite au minimum.

5° Ganglion ou groupe ganglionnaire localisé, régional, accessible. — Je ne cite
que pour mémoire l'électrolyse (Golding-Bird), le curage sous-cutané (v. Lesser),
l'extirpation sous-cutanée (Dollinger), l'ignipuncture (Heynacker).

Trois méthodes restent en présence : *a. l'extirpation, b. le curettage, c. les
injections intra-ganglionnaires.*

a. Hormis certains cas spéciaux, *l'extirpation est la méthode de choix.* Telle
n'est pas l'opinion unanime, mais telle est la conclusion qui ressort d'un nombre
considérable de faits, aujourd'hui publiés.

On reproche, à l'extirpation, 1° d'être toujours incomplète, et de prêter, par
suite, à de fréquentes récidives ; 2° d'être de pratique difficile, souvent dangereuse
dans des régions comme le cou, l'aine, etc. ; 3° de favoriser, sinon de provoquer
les accidents de généralisation tuberculeuse ; 4° de laisser une cicatrice, toujours
d'une certaine longueur, que la thérapeutique non sanglante suivie de succès
eût évitée.

Il est évident qu'en extirpant un foyer de tuberculose locale, nous ne saurions
nous flatter de réaliser l'éradication de la tuberculose. Ne savons-nous pas quelle
est la rapidité de diffusion du bacille tuberculeux ; n'avons-nous pas vu que
l'atmosphère celluleuse péri-ganglionnaire est farcie de bacilles, alors même que
la coque du ganglion semble encore intacte ; nul doute qu'ils ne soient transportés
au loin par les lymphatiques efférents et qu'ils n'aillent former des colonies,
latentes encore, mais toutes prêtes à servir de point de départ aux repullulations
et aux récidives lointaines. Mais, s'il faut tenir compte, ici comme dans toutes
les infections, de la résistance propre de l'organisme vivant, qui se défend lui-
même, le meilleur moyen de l'aider dans sa défense, c'est de supprimer le foyer
d'infection, toujours renouvelée, que représente la tuberculose ganglionnaire.

Du reste, les récidives sont plus rares qu'on ne paraît le croire : les statistiques
publiées par Maire, Asthöver, Bruhn, Wohlgemuth, Hæhl, etc., en témoignent.
Sans doute, le langage des chiffres est loin d'être sans réplique, en pareille
matière : le nombre toujours notable des opérés, qu'on n'a pas revus, la diversité,
souvent peu comparable, des formes cliniques, la possibilité de récidives très
lointaines, restreignent toujours l'autorité des conclusions. Pourtant, si nous
prenons comme exemples la statistique de Hæhl et celle que donne M. Manson,
dans sa thèse, nous verrons que l'impression qui se dégage de ces longues
séries de faits est, à juste titre, encourageante.

Des 105 malades opérés à la clinique de Lücke, à Strasbourg, de 1880-1890,
50 seulement ont échappé aux recherches de Hæhl (1892), et voici les résultats
éloignés qui se dégagent des 74 autres faits : guérisons complètes 65 pour 100 ;
guérisons incomplètes 15 pour 100, morts (ayant eu lieu un temps variable après
l'opération, le plus souvent dues aux progrès de la tuberculose générale) 22 pour 100.
Sur les 104 cas, aucune mort opératoire.

M. Manson, de son côté, rapporte l'histoire de 95 enfants, opérés à l'hôpital
Trousseau ; sur ce nombre, il en a retrouvé 54, tous traités par l'extirpation :
21 avaient une récidive légère, un seul, une récidive généralisée ; tous les autres
étaient restés indemnes.

On ne saurait faire de l'extirpation un traitement « héroïque », une cure radicale, au sens propre du mot ; elle comporte la même dose d'incertitude que toutes
les interventions, même les plus larges, appliquées à la tuberculose, et cela, par

suite de cette double inconnue : la présence de foyers lointains ou viscéraux, encore latents; le degré de résistance de l'organisme. N'en est-il pas de même, par exemple, pour les résections articulaires?

Il faut chercher ailleurs une base légitime d'appréciation : ce qui est vrai, c'est que les récidives, après l'extirpation, sont, en réalité, beaucoup moins fréquentes que ne sont rares les guérisons, à la suite des autres méthodes du traitement.

Quant aux dangers de l'extirpation, on aurait tort de les exagérer. La mortalité opératoire est nulle dans la plupart des statistiques. Certes, l'opération est de celles qui exigent le plus de soin; sans entrer dans des détails de technique qui seront mieux à leur place dans la pathologie des régions, nous rappellerons qu'il est indispensable d'aller tout de suite jusqu'à la coque ganglionnaire, et de la suivre régulièrement, en se servant du doigt et des ciseaux courbes, plutôt que du bistouri, en procédant lentement, à petits coups, sans tractions violentes, surtout dans la profondeur, en n'oubliant pas que la paroi des gros vaisseaux est souvent adhérente, sur une grande longueur, au paquet ganglionnaire.

Il arrivera donc, maintes fois, que l'on soit obligé de disséquer et de dénuder les gros vaisseaux : or, cette dénudation, soigneusement faite et aseptique, est inoffensive. Sur 1000 cas d'extirpations ganglionnaires, rapportés par Millon, il y eut une mort par hémorragie secondaire, à la suite de la blessure de la carotide externe; 2 fois, la carotide primitive fut divisée; 2 fois, la veine jugulaire interne dut être liée; 5 fois, elle fut blessée, et l'on pratiqua une ligature latérale; plusieurs fois, la veine jugulaire externe fut sectionnée et liée. Sur 128 opérations, Billroth a dû 16 fois lier la jugulaire interne. L'axillaire, la fémorale ont été quelquefois intéressées. Mais ces accidents opératoires, rares en somme, ne sauraient devenir un épouvantail.

Quant aux accidents consécutifs, ils sont rares aussi et de médiocre importance. Une hémostase soignée et l'antisepsie suppriment les hémorragies secondaires. On observe quelquefois après l'extirpation de gros paquets ganglionnaires un suintement abondant, sorte de lymphorragie, qui distend les lèvres de la plaie, si l'on a fait la réunion complète. Schwartz a relevé plusieurs fois ce petit accident secondaire; nous avons vu, deux fois, à la suite de l'ablation d'un bubon strumeux inguino-iliaque, un écoulement séro-lymphatique persister plusieurs semaines : du reste, la fistulette se tarit seule. La section de gros troncs lymphatiques explique suffisamment ces faits.

L'œdème chronique, éléphantiasique, a été signalé par Riedel, à la suite de l'extirpation des gros paquets ganglionnaires, et plus récemment étudié par Bayer. Ce sont, en réalité, des faits très rares, puisque sur 160 extirpations ganglionnaires pratiquées par Bayer, dans le cours des six dernières années, une fois seulement il eut l'occasion d'observer un œdème consécutif, assez persistant pour faire craindre l'éléphantiasis.

En somme, il n'y a rien là qui soit de nature à restreindre les indications de l'extirpation dans le traitement des adénopathies tuberculeuses — de celles, du moins, qui se présentent sous la forme que nous étudions. — La question de la cicatrice ne se pose qu'en certaines régions, au cou surtout, chez les jeunes filles; en présence d'une tumeur peu volumineuse, il sera de bonne pratique de recourir d'abord aux injections interstitielles (naphtol camphré, iodoforme) et d'attendre les résultats que cette thérapeutique non sanglante, combinée au traitement général, fournira quelquefois ; mais il faut surveiller de près cette tentative en se souvenant : 1° que les cicatrices consécutives à l'ouverture spontanée des abcès froids ganglionnaires sont autrement enlaidissantes qu'une cicatrice linéaire, étroite ; 2° que les injections interstitielles, longtemps prolongées, ont pour résultat de diffuser et de condenser les adhérences ganglionnaires, d'où une extirpation secondaire plus laborieuse et la nécessité finale d'une cicatrice plus longue et moins régulière.

Ajoutons enfin que l'âge doit entrer en ligne de compte dans le choix de l'intervention : les tuberculoses *retardées*, qui paraissent après 25 ans, et les tuberculoses *tardives*, ne sont guère justiciables que de l'extirpation.

b. Le *curage* est applicable aux ganglions ramollis et aux abcès froids ganglionnaires ; mais il n'est pas rationnel d'en faire une méthode opposée à l'extirpation. Un curage utile n'est, à proprement parler, qu'une extirpation à la curette, et qui doit être totale pour remplir son but. Ouvrir l'abcès, en curetter légèrement la paroi, la toucher au chlorure de zinc, constitue une intervention, à coup sûr, facile et innocente, susceptible même, dans certains cas favorables, d'être suivie d'une amélioration marquée et même d'une guérison locale, mais qui ne saurait, sous aucun prétexte, être érigée en méthode. La vérité, c'est qu'il est assez souvent nécessaire de compléter l'extirpation à la curette, elle seule permettant de pénétrer dans toutes les anfractuosités de la cavité fongueuse et de détruire tout le tissu morbide.

c. La méthode des *injections interstitielles* a été inaugurée par Luton (de Reims). On a expérimenté tour à tour : la teinture d'iode (injection de 5 à 10 gouttes tous les quatre jours), la liqueur arsenicale de Fowler, à doses progressivement croissantes (8, 10, 12 gouttes) ; Reclus n'en a obtenu que de médiocres résultats ; la solution phéniquée à 5 pour 100 (Schüller), la solution de nitrate d'argent.

Enfin, dans l'idée de faire rapidement suppurer et de détruire le ganglion, on a préconisé des solutions très irritantes : le chlorure de zinc à 8 pour 100, l'acide phénique à 8 ou 10 pour 100, la papaïne (Bouchut), plus récemment la ténérine.

L'iodoforme, en solution dans l'éther, en émulsion dans la glycérine, l'huile, la vaseline, d'une part, le naphtol camphré, d'autre part, se partagent encore les faveurs d'un grand nombre de chirurgiens. Voici la technique des injections d'éther iodoformé, telle qu'elle était exposée par Verchère, en 1886, d'après la pratique de Verneuil.

Deux éventualités se présentent :

1° *Le ganglion n'est pas caséeux.* — Ponction et injection dans son épaisseur, d'une demi-seringue de Pravaz d'éther iodoformé à 10 pour 100. Les injections sont répétées tous les huit ou dix jours ; la durée moyenne du traitement est de deux mois et demi. Le ganglion se gonfle après chaque injection, et devient un peu douloureux ; il se réduit dans leurs intervalles et finit par n'être plus qu'un noyau dur et indolent. Il suppure très rarement. L'éther simple a donné quelquefois les mêmes résultats entre les mains de Verchère lui-même.

2° *Le ganglion est suppuré ; abcès froid ganglionnaire.* — Ponction avec l'aiguille numéro 5 de Dieulafoy, évacuation du pus ; injection par l'aiguille elle-même ou mieux avec une seringue de Pravaz, à quelque distance de la première ponction, de 10 à 15 grammes d'éther iodoformé à 10 pour 100. Il faut répéter une, deux ou trois fois ces injections.

La compression, quand elle est applicable (au pli de l'aine), serait un excellent moyen adjuvant.

Le naphtol camphré, préconisé par Reboul, Nélaton, Moty, Schwartz, etc., est entré, depuis quelques années, dans la pratique courante. En 1891, Reboul communiquait à la Société de chirurgie [1] 27 observations d'adénopathies tuberculeuses, ainsi traitées, et suivies de 21 guérisons ; après avoir vidé les abcès ganglionnaires, il injectait dans leur cavité, ou dans l'épaisseur du ganglion, s'il n'était pas abcédé, de sept à huit gouttes de naphtol camphré ; l'injection était répétée tous les deux jours. Le traitement devait être prolongé de un à trois mois ; il a duré parfois six, huit mois, un an. Il ne paraît pas, d'ailleurs, que le naphtol camphré ait fait preuve d'une spécificité quelconque, ni que les résultats aient été plus rapides qu'avec les diverses émulsions iodoformées, la teinture d'iode iodurée (Félizet), le chlorure de zinc, etc. [2].

En fait, le traitement par les injections interstitielles est toujours très long ; il n'est guère applicable qu'aux adénopathies isolées, petites, bien circonscrites ; il provoque, en général, le ramollissement, la suppuration, l'évacuation des ganglions, et laisse des cicatrices, que des soins minutieux et une surveillance attentive empêchent seuls d'être multiples et aussi disgracieuses que les cicatrices des ouvertures spontanées. C'est un traitement de nécessité ou d'exception.

5° *Paquet ganglionnaire ulcéré, fistuleux.* — L'extirpation totale de ces masses, occupant quelquefois toute une moitié du cou, tout le triangle de Scarpa, sillonnées de trajets fistuleux, décollant et altérant la peau sur une large surface, est le plus souvent impossible ; les injections interstitielles ne sauraient avoir qu'une action toute locale et fort lente. C'est alors que la curette tranchante et le thermo-cautère trouvent leur emploi.

Un grattage minutieux, auquel une incision fait la voie et qui fouille toutes les anfractuosités, suivi d'un large attouchement à la solution de chlorure de zinc au 1/10°, et d'un tamponnement iodoformé, constitue une fort utile intervention [3]. Ailleurs, on enlève au thermocautère au moins une partie de la masse fongueuse ganglionnaire, on cautérise et on gratte ce qui reste, et l'on panse encore à l'iodoforme, quitte à poursuivre ultérieurement, sur ces larges plaies, les premières traces de la récidive. Combinée au traitement général, cette pratique donne d'heureux résultats.

Enfin l'étendue de l'intervention locale doit toujours se régler sur l'état général : une tuberculose pulmonaire avancée, ou des signes de généralisation interdisent des opérations graves.

Sous ce rapport, il faut s'en rapporter à la formule donnée par Trélat : « On opérera toutes les fois que la lésion viscérale ne dominera point la scène pathologique »

---

[1] Rapport de M. Ch. Nélaton.

[2] Discussion d'un rapport de M. Ch. Nélaton sur une nouvelle communication ; c M. Reboul, Soc. de chir., 28 juin 1895.

[3] Pour que le curettage soit d'une utilité réelle, il doit être aussi complet que possible, et, ainsi compris, il n'est pas sans quelque danger : presque toujours, la paroi des gros vaisseaux est imprégnée d'une couche de fongosités, qui se prolonge au-dessous d'eux, et que la curette doit soigneusement poursuivre.

Quand les vaisseaux sont largement dénudés, il faut prendre grand soin que la solution de chlorure de zinc ne touche que très légèrement leur paroi, et faire suivre la cautérisation du foyer d'un lavage immédiat, au sublimé. Un fait de Klotz (*Berl. klin. Woch.*, 10 fév. 1890) et les expériences de Mauson, rapportées dans sa thèse, p. 46, montrent, en effet, que la solution forte de chlorure de zinc peut sphacéler et éroder les parois vasculaires.

VI

NÉOPLASMES DES GANGLIONS LYMPHATIQUES

LEBERT, Traité des maladies cancéreuses, 1851, p. 498. — BROCA, Traité des tumeurs. — HUMBERT, Des néoplasmes des ganglions lymphatiques. Thèse d'agrég., 1878. — HOGGAN, *Arch. de physiol.*, 1880. — A. v. WINIWARTER, Die allgemeine Chirurgie, Pathologie und Therapie, 1880. — CHAMBARD, Carcinome primitif des ganglions. *Revue mensuelle*, 1881. — GESSENBAUER, Du développement des tumeurs secondaires des ganglions lymphatiques, *Zeitschrift für Heilk*, 1881. — BELIN, Adénopathies externes à distance dans le cancer viscéral. Thèse de doct., 1888. — CHAMBARD, Nouvelle contribution à l'histoire du carcinome primitif des ganglions lymphatiques. *Progrès méd.*, 1er juin 1889. — ZIEGLER, Ueber Krebsentwickelung in Lymphdrüsen. *Virchow's Arch.*, Bd. CXIX, 1891. — PETRICK, Ueber die Verbreitung des Carcinoms in den Lymphdrüsen. *Deutsche Zeitschr. für Chir.*, 1891-1892, XXXII, 530-540. — LE DENTU, Tumeurs malignes primitives des ganglions lymphatiques. *Etudes de clinique chirurgicales*, 1890-1891. — FR. SCHERER, Zur Lehre von den bösartigen Geschwülsten der Lymphdrüsen. *Inaug. Diss.* Leipzig. 1892.

Il faut décrire à part les néoplasmes *primitifs* et les néoplasmes *secondaires*.

Néoplasmes primitifs. — C'est là une question longuement controversée, et qui n'est point susceptible encore d'une solution définitive. On a nié l'existence même de ces néoplasmes ganglionnaires primitifs, mais les conditions sont ici les mêmes que pour la tuberculose primitive des ganglions, à la fréquence près; il y a surtout, semble-t-il, une confusion dans les termes. On possède des observations indiscutables de néoplasmes des ganglions, isolés et primitifs, où la recherche la plus minutieuse n'indiquait nulle trace de lésion similaire d'origine; c'est, en somme, le même fait qu'on retrouve, mais autrement fréquent, dans la tuberculose ganglionnaire. Pas plus pour le cancer (et le terme est pris dans son sens général) que pour la tuberculose, il ne répugne d'admettre que l'agent d'infection, quel qu'il soit, ne laisse quelquefois aucune empreinte à son point d'entrée et d'inoculation, et qu'il ne se manifeste que dans l'organe d'arrêt ganglionnaire : primitif, dans le langage actuel, veut dire simplement qu'il n'y a eu aucune lésion spécifique au point d'entrée.

Birsch-Hirschfeld considère ces tumeurs primitives comme presque introuvables; Rindfleisch avait admis le sarcome; Lebert, en 1851, avait déjà rapporté 12 cas de néoplasmes primitifs de ganglions, parmi lesquels il confond sans doute des lymphadénomes. O. Weber, sur 569 cancers primitifs, aurait trouvé 14 cas de cancer primitif ganglionnaire.

Des observations de cancer isolé des ganglions superficiels, les unes encore hypothétiques (Polier, Cahen, Gosselin, Kalendero, Hubert), d'autres pourvues de la sanction histologique (Coyne, Verneuil, Colrat et Lépine, Nicaise) étaient publiées, rassemblées et discutées dans la thèse de Humbert, puis dans les deux mémoires de Chambard.

La plupart des faits portent l'étiquette de carcinome, qui ne répond plus aujourd'hui à la réalité des faits histologiques; mais la localisation primitive n'en reste pas moins établie.

L'épithélioma pavimenteux à globes épidermiques avait déjà été constaté par M. Malassez dans l'observation publiée par M. Nicaise sous le titre d'épithélioma ganglionnaire primitif du cou (voy. fig. 160).

[F. LEJARS.]

Le sarcome serait le mieux établi de ces néoplasmes primitifs : Weber extirpa, à la clinique de Heidelberg, un énorme sarcome des ganglions du cou (1).

Enfin la mélanose maligne (épithélioma ou sarcome mélaniques) a été retrouvée deux fois par Cornil, et Le Dentu donne l'histoire d'un malade de Gosselin, chez lequel on extirpa une grosse masse ganglionnaire parotidienne : c'était un sarcome mélanique des ganglions, et un fragment de la glande parotide, enlevé en même temps, était entièrement sain.

L'obscurité règne sur l'étiologie de ces néoplasmes primitifs des ganglions ; peut-être ont-ils quelque tendance à se greffer sur une adénite chronique (malade de Nicaise). L'âge des malades a varié de quarante à soixante-cinq ans.

L'aisselle, les régions sous-maxillaire, sus-claviculaire, parotidienne, l'aine plus rarement : tel est le siége ordinaire de ces tumeurs.

Leur évolution répond à trois périodes (Chambard) :

1° *Période de localisation mono-ganglionnaire*.

C'est d'abord une petite

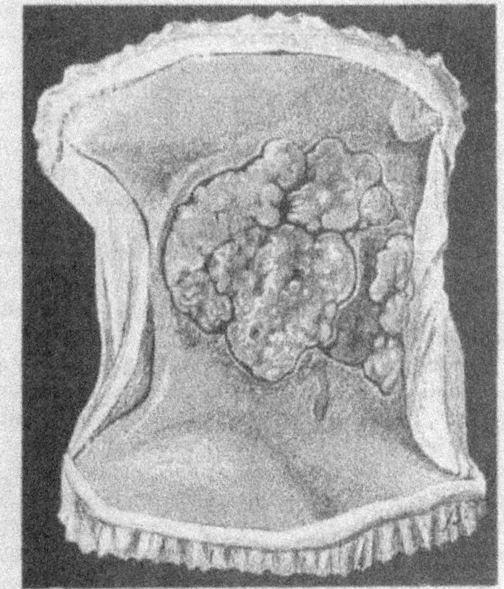

Fig. 166. — Épithélioma des ganglions du cou, primitif
(Musée de M. Nicaise, hôpital Laennec.)

glande dure, arrondie, indolente ou à peu près, qui grossit très lentement, et n'acquiert un volume notable qu'au bout de plusieurs années, six ans, sept ans, etc. Ailleurs, la marche est plus rapide, et se compte par mois (trois mois, Colrat et Lépine).

Grosse comme un œuf, comme la moitié du poing, elle reste dure et mobile ; ou bien elle se ramollit, s'ouvre, et ce pseudo-abcès laisse une ulcération cratériforme qui s'étendra plus tard.

Plus souvent l'extension se fait aux ganglions voisins.

2° *Période de diffusion régionale*. — On trouve alors des masses multiganglionnaires dont les bosselures, d'âge et de consistance différents, se multiplient et s'étendent de plus en plus. La tumeur adhère à la peau, et l'on voit souvent sur ses confins des nodules cutanés néoplasiques, indices de sa diffusion.

3° *Période de généralisation ganglionnaire*. — C'est par la voie lymphatique et ganglionnaire que se fait la généralisation : les ganglions profonds sont envahis (région carotidienne, médiastin), quelquefois ceux du côté opposé, ou encore les ganglions des régions lointaines, reliés au foyer primitif par une chaîne

(1) *Krankheiten der Lymphdrüsen. Handbuch von Pitha-Billroth.*

[P. LEJARS.]

profonde, que révèlent les autopsies; puis surviennent les lésions viscérales : c'est l'origine des accidents mortels.

Ces néoplasmes primitifs sont, de toutes les affections ganglionnaires, celle qui prête le plus aux erreurs, et ce n'est qu'après avoir soulevé et écarté les hypothèses de la scrofulo-tuberculose, de la syphilis, du lymphadénome, de l'adénite chronique, après avoir recherché en vain, par l'exploration la plus soignée, *le point de départ*, qu'on est autorisé à poser ce diagnostic; quant à la nature du néoplasme, elle n'a été souvent reconnue qu'à l'examen anatomique, après l'extirpation ou à l'autopsie.

Une ablation large, et qui comprenne la *zone de malignité latente*, qui entoure le foyer ganglionnaire primitif : telle est la seule intervention utile, quand l'extension aux ganglions profonds ou la généralisation viscérale ne la contre-indiquent pas. La récidive n'est pas rare; elle s'est produite à deux reprises chez le malade de Verneuil.

Néoplasmes secondaires. — Ils reproduisent toujours très nettement le type de la tumeur primitive : cela est si vrai que l'examen des ganglions permet quelquefois d'en déterminer mieux la nature, que celui de la tumeur elle-même (Cornil et Ranvier).

Mais les néoplasmes ne retentissent pas tous, avec une égale fréquence, sur les ganglions : à ce point de vue, les tumeurs épithéliales tiennent la tête; puis viennent, à longue distance, le sarcome, l'enchondrome, le fibrome.

L'enchondrome et le fibrome sont exceptionnels : sur 257 cas d'enchondrome des os, Weber n'a pas trouvé une seule fois les ganglions affectés; pourtant Virchow a vu l'enchondrome des ganglions cervicaux, à la suite de celui de l'omoplate; Förster, celui des ganglions lombaires, à la suite de l'enchondrome de l'os iliaque; Paget et Dauvé, à la suite du chondrome testiculaire.

Le fibrome a été observé par Billroth et par Th. Anger : dans le dernier fait, on trouva, chez une petite fille, accolé à un fibrome du creux poplité, un petit ganglion, fibreux aussi, et qui, d'après un examen fait par Cornil, était formé de travées et de bandes de tissu fibreux, entre lesquelles persistait du tissu réticulé normal.

A quelle date a lieu cette propagation ganglionnaire? Quelle en est la première étape? Par quelles voies se fait-elle? Questions de haute importance, qui ont été déjà traitées ailleurs (voy. *Tumeurs*).

La marche du cancer ganglionnaire varie avec la nature même du néoplasme primitif. Mais la différence ne porte que sur la rapidité d'accroissement : toujours, et quel qu'en soit le type anatomique, l'infection ganglionnaire suit de très près le néoplasme primitif : en saine clinique, les ganglions sont *toujours suspects*.

C'est le groupe régional qui est pris d'abord, et, dans ce groupe, un seul ganglion quelquefois, celui qui reçoit les lymphatiques du foyer primitif.

S'il y a identité de nature entre le néoplasme primitif et celui des ganglions, l'évolution est loin d'obéir toujours aux mêmes lois. On voit des masses ganglionnaires énormes, avec une tumeur originelle très petite, et cela n'est pas rare dans l'abdomen, à la suite de certaines tumeurs malignes du testicule, etc.; le fait inverse est plus fréquent; ou encore l'envahissement ganglionnaire semble se produire tout d'un coup, et quelquefois à la suite de l'ablation du foyer primitif.

[F. LEJARS.]

Cliniquement, les adénopathies cancéreuses répondent à trois types :

1° Il existe un seul ganglion, ou une chaîne, mais chacun de ses anneaux est resté dur, mobile, de volume moyen, indolent. On signale pourtant des douleurs névralgiques, se propageant au loin sur le trajet des nerfs. C'est la forme classique de l'adénopathie axillaire, dans le cancer du sein par exemple.

2° Les ganglions sont ramollis, ils s'ouvrent pour donner issue à une sanie grumeleuse; ils restent ulcérés, bourgeonnants et fongueux. Souvent alors ils s'accolent en masse, et ces cancers secondaires, quelquefois énormes, par les compressions qu'ils exercent, leurs hémorragies, etc., acquièrent souvent une gravité plus grande que le cancer originel lui-même.

3° Enfin il existe une forme de polyadénite suraiguë à début brusque, où les ganglions se prennent en masse et s'entourent d'un œdème diffus. M. Th. Anger l'a signalée dans le cancer de la langue, et on la retrouve ailleurs.

Mais la néoplasie secondaire ne s'arrête pas aux ganglions *de première étape*, aux ganglions régionaux; elle s'étend de proche en proche ou à distance. Broca divisait en deux variétés les adénopathies; il appelait *cancers successifs*, le cancer des ganglions correspondant à l'organe ou au tissu primitivement atteint; et *cancers métastatiques*, les néoplasmes ganglionnaires lointains, dus à l'infection générale.

Depuis, on a écrit l'histoire des *adénopathies externes à distance*, dans le cancer viscéral; on les a vues dans les cancers de l'estomac et du poumon, spécialement aux régions sus-claviculaires, et aussi, plus rarement, à l'aisselle ou à l'aine; le transport des éléments cancéreux par le canal thoracique et leur reflux dans les vaisseaux afférents de sa crosse terminale, ou leur transport rétrograde jusqu'aux ganglions inguinaux, expliquent suffisamment ces faits étranges en apparence (Troisier, Belin).

Que devient le néoplasme ganglionnaire? Une triple éventualité est possible : ou bien sa marche envahissante continue avec celle du néoplasme primitif; ou bien, le foyer d'origine enlevé, il rétrocède à son tour, et reste à l'état de noyau scléreux et inerte; ou encore il devient le siège de récidives. Cette question des récidives ganglionnaires, qui est loin d'être élucidée dans tous ses points, a déjà été traitée, et le sera plus tard (voy. *Chirurgie des régions*).

Diagnostic. — Il est inutile d'insister sur la nécessité de la recherche des ganglions, dans les néoplasmes; mais, dans cette recherche, il faut signaler un double écueil.

Les ganglions normaux sont eux-mêmes sujets à de notables variations de volume (¹), et cela surtout pour les grands groupes ganglionnaires, de l'aisselle, de l'aine, du cou. Ils grossissent avec l'âge; de plus, le travail musculaire et la profession réagissent sur eux : chez les boulangers et les ouvriers qui se livrent à des travaux manuels pénibles, les ganglions axillaires sont gros, et il y a souvent inégalité de volume, de l'un à l'autre côté (Sabaneïev). Il en est ainsi des ganglions de l'aine chez les paysans qui travaillent la terre, chez les ouvriers de fabrique qui utilisent de préférence l'un des membres inférieurs (Güssenbauer). Enfin les engorgements répétés dus aux fluxions dentaires, etc., laissent, au cou, les ganglions longtemps gros et durs.

Bien que lié au néoplasme, l'adénopathie peut n'être qu'irritative et simple.

(¹) Voy. Guermen, *De la palpation des glandes lymphatiques*. *Centralblatt für klin. Medic.*, 1887, p. 288.

[T. LEJARS.]

et ce sont ces ganglions que l'on voit diminuer et disparaître peu à peu, après l'ablation de la tumeur primitive. Mais il y a presque toujours alors une ulcération de la peau, et, en traitant et désinfectant l'ulcération, on guérit ou on atténue l'adénite simple. Sinon, il s'agit d'un véritable envahissement néoplasique, et Güssenbauer a fait voir, anatomiquement, que des glandes de volume normal et qui n'avaient au palper que des caractères normaux, étaient pourtant déjà cancéreuses.

Enfin, si l'on ne trouve pas dans la sphère chirurgicale accessible le néoplasme originel, il faut penser à l'adénopathie à distance et au cancer viscéral. Ajoutons que, dans les tumeurs abdominales d'un caractère douteux, la constatation d'une adénopathie externe fournit un précieux appoint au diagnostic.

La présence d'une adénopathie secondaire, en précisant la nature de la tumeur primitive, contribue à en déterminer le pronostic général; son extension l'aggrave en restreignant les conditions d'opérabilité.

La précocité de l'infection ganglionnaire, telle qu'elle est démontrée aujourd'hui, est de nature à faire poser en principe d'enlever toujours les ganglions avec le néoplasme originel. Mais, quand la propagation néoplasique a dépassé la première étape ganglionnaire et déborde au loin dans les régions voisines, l'ablation totale est souvent impraticable, et de là naissent une série de contre-indications opératoires (voy. *Sein* et *Chirurgie des régions*).

CHAPITRE III

MUSCLES

I

CONTUSION DES MUSCLES

Les lésions de la contusion musculaire[1] relèvent d'un double mécanisme :

1° Le plus fréquemment, des chocs extérieurs, des coups de bâton, de pied, de corne, etc., le passage d'une roue de voiture, les tamponnements, le boulet ou la balle à la fin de sa course, etc.; telles en sont les causes; elles agissent à travers la peau, qui cède sans se rompre, grâce à l'élasticité plus complète de son tissu.

2° Ailleurs, c'est de dedans en dehors que les muscles sont contus, par les fragments déplacés d'une fracture, les extrémités luxées d'une articulation, ou encore dans l'entorse, etc.

Aussi les muscles péri-articulaires (épaule, hanche, coude), les muscles du dos et de la fesse, le grand pectoral et les muscles de la paroi antérieure de l'abdomen

[1] La contusion musculaire n'a été l'objet que de rares travaux, et à part un mémoire d'Allison qui date de 1842 (*Gazette médicale*, p. 696), et les articles didactiques, la pénurie de documents est à peu près complète (Voy. TÉDENAS, *Contusion des muscles*. In *Montpellier médical*, 1892, p. 965). Ce sont pourtant des faits d'observation courante en clinique, et, dans les grands traumatismes, on a souvent l'occasion d'en faire l'anatomie pathologique.

sont-ils le siège le plus fréquent des contusions. Il faut ajouter que le muscle y prête d'autant plus qu'il est de texture plus fine, qu'il s'adosse par sa face profonde à un plan dur, osseux, enfin, qu'il est en état de contraction. Contracté, il se brise comme une corde tendue. Ajoutons que les dégénérescences de la substance charnue la rendent encore plus vulnérable à la contusion.

Parmi ces lésions, on peut reconnaître 4 degrés principaux :

1° *L'infiltration sanguine avec ruptures fibrillaires.* — C'est l'ecchymose des muscles : le sang infiltré s'étend en stries rouges entre les fibres charnues, et les ruptures fibrillaires, très restreintes qui semblent toujours coexister, ne suffisent pas à créer des hématomes proprement dits. Le vaisseau rompu est-il de quelque importance, le sang se diffuse au loin, et le muscle tout entier peut en être imbibé.

La vascularisation si développée de la substance charnue explique la constance des hémorragies intra-musculaires dans les contusions : le choc fait éclater aisément les artérioles et surtout les veinules interstitielles, que le muscle ambiant soutient et comprime, et l'épanchement est en rapport avec la richesse du réseau sanguin intra-musculaire ; ainsi en est-il, par exemple, dans les muscles du mollet, dans les jumeaux, sillonnés chez l'adulte d'énormes plexus veineux.

2° *La rupture partielle et l'hématome.* — Nous avons vu que l'hématome nécessite la rupture partielle, c'est-à-dire une cavité creusée par le choc dans la masse charnue ; il se présente ici avec les caractères et l'évolution qui ont été décrits ailleurs (voy. *Contusion*).

3° *La rupture totale et l'attrition, le broiement.* — Il y a deux alternatives : 1° le choc a été violent, brusque, il a porté sur une surface étroite : la rupture est nette et franche. C'est ce qu'on appelle les ruptures traumatiques. Leur fréquence est, du reste, assez rare, relativement aux ruptures vraies : sur 152 faits, Régeard n'en a relevé que 15 ; ils avaient trait aux muscles abdominaux, pour la plus grande part (chute d'un étage élevé, coup de pied de cheval) ; ou encore aux muscles de la masse sacro-lombaire, au grand pectoral [1], au deltoïde, au vaste externe, au sterno-mastoïdien, que le forceps déchire aussi parfois dans les accouchements laborieux, chez le nouveau-né ; 2° la contusion a porté sur une large surface : c'est un écrasement, un broiement, étendu souvent à toute l'épaisseur d'un segment de membre : les muscles, arrachés, rompus, ne forment plus qu'une bouillie, sous une peau encore intacte, au moins en apparence.

Toutes ces variétés de contusions restent sous-cutanées ; mais, ailleurs, la peau est déchirée, la gaine aponévrotique a résisté, et seule elle empêche la contusion de devenir une plaie contuse ; ou encore l'aponévrose s'est rompue aussi sous la peau intacte, et le sang s'y épanche en créant une ecchymose ou une bosse sanguine.

Symptômes — Dans la forme la plus bénigne, on trouve la *stupeur musculaire* [2], comparée par Allison à la commotion cérébrale. L'expérience permet d'en reproduire la plupart des phénomènes. Sous le choc, le muscle se contracte d'abord, puis il est le siège d'une série de tressaillements fibrillaires, auxquels

[1] Voy. DEVENNE, *Rupture du grand pectoral par le passage d'une roue de voiture.* Thèse de doct., 1878.

[2] Ce sont les mêmes phénomènes que Chassaignac décrit sous le nom de *torpeur musculaire*, et J. Simon (*Gaz. des hôpit.*, 1874) sous celui de *paralysie éphémère*.

succède le relâchement ; il reste alors comme engourdi, la contraction est incomplète, elle s'accompagne de vives douleurs, de tremblements et de saccades, elle est incapable du moindre effort. Cette impuissance du muscle contus, cette demi-parésie ne dure que quelques jours, en général, mais elle peut se prolonger.

S'il y a rupture partielle et épanchement sanguin, ce que l'on constate avant tout, c'est la *douleur* : douleur sourde, profonde, contusive, qui s'exaspère par la pression et les mouvements. C'est d'elle que relève, pour la plus grande part, l'impotence du muscle, et souvent elle est très longue à disparaître. C'est elle encore qui fait prendre au membre des attitudes spéciales, celles qui soulagent le muscle endolori, qui préviennent sa distension, et permettent de le suppléer en partie, lors des mouvements.

La peau est normale, ou ecchymosée, si la contusion a porté sur elle, ou que la gaine aponévrotique ait été rompue ; sur une longueur qui varie, le muscle est gonflé, œdémateux, de consistance pâteuse ; ou encore un relief arrondi se dessine au point blessé : c'est la saillie des fibres rompues et rétractées et de la collection sanguine ; on trouve alors une tumeur fluctuante, arrondie, énorme parfois, et qui, avec le temps, devient plus dure, plus encapsulée, plus nette. Nous verrons plus loin que certains épanchements sanguins du pli du coude, bien décrits par Charvot, sont susceptibles d'acquérir une consistance véritablement osseuse et d'en imposer pour des ostéomes (voy. *Ruptures musculaires* et *Myosite ossifiante*).

Reverdin a signalé une lésion fort curieuse, sous le nom de *séparation sous-cutanée du biceps par traumatisme* [1]. Une malle, en tombant sur la face antérieure du bras, avait détaché, *roulé* en quelque sorte, les fibres musculaires, au-devant de l'aponévrose interstitielle inférieure du biceps ; l'ecchymose était considérable, le muscle, ramassé en haut, plus court en apparence que celui du côté sain, finissait par un bord abrupt ; au-dessous, le bras était comme aplati, et l'on sentait un corps ovoïde, élastique, gros comme un pruneau, qui glissait sous le doigt et qu'on pouvait faire descendre jusqu'au pli du coude. Un bandage le maintint au contact du rebord abrupt du corps charnu, mais il ne parut pas se souder définitivement, et, un an plus tard, le muscle conservait sa déformation.

Dans la rupture totale par contusion, les signes sont ceux de la rupture totale par contraction (voy. *Ruptures*).

Enfin, dans les broiements, ou ne trouve plus qu'une bouillie informe, encore enveloppée du sac cutané, il semble que le doigt s'enfonce dans le vide (Volkmann). Ces faits appartiennent aux degrés les plus graves de la contusion (voy. *ce mot*).

Lors de lésions moins profondes, la contusion musculaire guérit ordinairement sans fracas : le sang se résorbe très vite, au sein du muscle, les fibres désorganisées s'éliminent, les ruptures se cicatrisent, et, la douleur cessant, la puissance fonctionnelle finit par reparaître tout entière. Mais des accidents peuvent survenir.

1° Ce sont d'abord les complications inflammatoires, la myosite, la suppuration ; 2° des désordres plus lointains, dus au tiraillement du muscle, que l'agent contondant entraîne et distend, des infiltrations sanguines tout le long du corps

____

[1] *Revue médicale de la Suisse romande*, 20 mars 1889.

[F. LEJARS]

charnu décollé de sa gaine cellulo-vasculaire, des arrachements tendineux, etc.,
lésions *à distance*, terrain tout préparé pour le phlegmon diffus profond; 3° enfin
des désordres fonctionnels : les contractures, rares, du reste (Volkmann), la
paralysie et l'atrophie consécutives. Mais le plus souvent, s'il y a paralysie vraie
et atrophie, c'est que la contusion a porté aussi sur les nerfs.

Diagnostic. — Le diagnostic ne souffre pas de difficultés en général. La contusion nerveuse se caractérise par des douleurs plus aiguës, irradiées sur le
trajet des nerfs, des fourmillements et des troubles plus accusés de la sensibilité
et du mouvement.

La gêne et la douleur plus intenses au moment du fonctionnement du muscle,
le gonflement du corps charnu, etc., ne laissent pas croire à une simple contusion de la peau.

Dans les broiements, le problème devient plus grave : il faut reconnaître si
les masses musculaires, dilacérées et confuses, sont susceptibles de prêter
encore à un travail de réparation, ou si le sphacèle est imminent. Ceci rentre
dans l'histoire générale de la contusion.

Traitement. — C'est aussi à ce chapitre qu'on trouvera les indications de
l'intervention chirurgicale, dans ces grands traumatismes.

Dans les autres degrés de contusion musculaire, le repos, la compression, la
faradisation sont les principaux moyens à mettre en œuvre.

Un bandage ouaté, légèrement compressif, suffit très souvent; si l'épanchement sanguin est plus étendu, une bande élastique sera roulée de l'extrémité du
membre jusqu'au-dessus du foyer traumatique, ou encore, si la peau a souffert
et menace de se sphacéler aussi, le membre sera enveloppé dans un appareil
ouaté d'Alph. Guérin (Jeannel).

La suppuration, la myosite exigeront un traitement spécial.

II

PLAIES DES MUSCLES

Ce sont des *piqûres*, des *plaies contuses*, des *plaies par instruments tranchants*,
des *arrachements*. Elles peuvent être compliquées de corps étrangers.

Piqûres. — Si l'instrument est petit, s'il n'est pas septique, les piqûres sont
inoffensives. Il suffit de rappeler les piqûres de l'aiguille ou du trocart, à travers
les muscles de la paroi abdominale ou les intercostaux, celles qui servent
presque journellement aux injections profondes de solutions médicamenteuses
ou de sérum artificiel. Ce n'est pas que la piqûre glisse toujours entre les fibres
musculaires, et qu'elle les écarte sans les rompre ; si l'instrument a plus d'un
millimètre de diamètre, il est inévitable que quelques fibres soient déchirées.

La baïonnette, le fleuret, la lime, etc., n'agissent pas seulement par piqûre :
plus gros et d'une forme qui n'est pas régulièrement arrondie, ils écrasent en
plongeant : la plaie est irrégulière et contuse.

Plaies contuses. — Il est inutile de revenir sur les caractères de la contusion des muscles; ce qui en fait le danger ici, c'est que le foyer est exposé. Ajoutons que la forme irrégulière et anfractueuse de ces plaies, les corps étrangers, la poussière, les débris de vêtements, etc., qui fréquemment les souillent, les lésions musculo-tendineuses à distance, fournissent à la myosite suppurée et au phlegmon diffus un milieu trop propice.

Dans ce groupe se rangent *les plaies d'armes à feu.*

Les expériences, aujourd'hui nombreuses [1], ont montré que le trajet de la balle produit sur toute sa longueur une perte de substance du corps charnu, et que les dimensions en largeur du tunnel ainsi creusé sont toujours beaucoup plus grandes, quand le muscle est atteint dans l'état de contraction. Une fois le muscle au repos, le trajet musculaire ne fait plus face aux orifices cutanés et aponévrotiques : il en résulte des culs-de-sac, des clapiers et des rétentions d'autant plus dangereuses, que des débris d'uniforme, des fragments de substance charnue, détachés et sphacélés, y séjournent souvent.

Voilà donc un premier type de *corps étrangers* : ce sont les plus fréquents. On cherche en vain d'autres observations; Després rapporte pourtant l'histoire d'une malade du docteur Hébert, de Tillières, qui portait sur le côté de la langue, une tumeur ulcérée d'apparence cancroïdale. Une dent avait été arrachée onze mois auparavant, et l'instrument avait blessé la langue. On débrida l'ulcération, et l'on retira une couronne de dent molaire. Les aiguilles peuvent traverser les muscles sans provoquer de désordres locaux; plus encore que le tissu conjonctif, le tissu musculaire est tolérant pour les corps étrangers [2], ils s'y enkystent et ne traduisent leur présence par aucun accident.

Enfin, nous signalerons encore ici les morsures et les arrachements : les morsures, plaies contuses souvent profondes, et de pronostic grave, quand elles sont étendues; les arrachements, qui se voient dans les luxations, ou encore, qui coexistent avec les arrachements tendineux (voy. *Tendons*).

Plaies par instruments tranchants. — Sans énumérer les instruments de ce genre, on reconnaît aisément qu'ils peuvent agir sur les muscles par un double procédé :

1° Par coup de pointe, ou en profondeur;

2° Par coup de lame, ou en largeur.

Les plaies sont très différentes, suivant qu'elles sont dues à l'un ou l'autre mécanisme. Un coup de couteau, un coup de pointe, à l'épée de combat, etc., créent une plaie profonde et étroite, *un puits* ; le muscle n'est sectionné que sur une partie de sa largeur, la rétraction s'accuse peu, mais le sang et les liquides s'entassent au fond du trajet, et la suppuration est toute prête à s'y établir.

Au contraire, la lame sectionne sur une large étendue ; son trait est parfois parallèle à l'axe des fibres du corps charnu, et il ouvre une boutonnière, mais il est bien plus fréquent qu'il coupe en travers. Le muscle n'est intéressé que dans une partie de son épaisseur, ou bien la section est totale.

C'est alors que la lésion revêt une allure caractéristique. Deux accidents sont spéciaux à la plaie musculaire ; l'*hémorragie*, toujours très abondante, et l'*écartement* des deux bouts du corps charnu.

---

[1] Voy. notre article PLAIES PAR ARMES A FEU, du *Traité de pathologie générale* de M. le professeur Bouchard, t. I, p. 560.

[2] Voy. WEISS, *De la tolérance des tissus pour les corps étrangers*. Thèse d'agrégation. 1880.

[P. LEJARS]

Chacun d'eux se rétracte, sous l'effort de sa tonicité. La plaie, largement béante, varie en longueur, suivant l'attitude. Rapprocher le membre du tronc, pour les adducteurs, l'étendre, pour les extenseurs, c'est réduire l'écartement des deux moignons musculaires, et souvent les mettre en contact.

Du sang est épanché entre les deux bouts, et l'on trouve parfois en même temps des plaies vasculaires et nerveuses.

Que va devenir un tel foyer? Il est ordinaire que les deux bouts se réunissent et se cicatrisent : cicatrice par première ou par seconde intention, suivant les cas, intersection fibreuse jetée sur le trajet du muscle et qui, se réduisant encore plus tard, n'atténue que peu sa force contractile : il est devenu digastrique.

Peut-il se faire une régénération des fibres striées, dans cette cicatrice? C'est là une question fort controversée, que nous aborderons au chapitre des *Ruptures*.

Toujours est-il que toute régénération est impossible, si le foyer a suppuré et l'intersection fibreuse est aussi plus large. Ce sont surtout ces dernières cas qui prêtent à la formation d'adhérences avec la peau, les muscles voisins ou les tissus profonds; mais ces tractus s'étirent et se rompent très vite, en général, et, très différente en cela de la cicatrice tendineuse, la cicatrice musculaire n'est que rarement adhérente à la peau.

Pourtant, et c'est là un autre mode de terminaison des plaies musculaires, on a vu, lors de plaies profondes et après suppuration, la soudure étroite de la cicatrice aux os, près d'une jointure, et, de ce fait, la force musculaire immobilisée.

Enfin, la rétraction était-elle extrême, dans les larges blessures, par coup de sabre, par les machines, qui intéressent toute la masse musculaire d'un membre, les deux bouts restent assez souvent isolés : une dépression profonde marque le niveau de la plaie, et l'impuissance est totale et définitive.

Ce que nous venons de dire des plaies par instruments tranchants, *cicatrisation par première intention ou après suppuration — cicatrisation avec adhérences profondes — cicatrisation isolée des deux bouts*, trouve son application aux plaies contuses, de pronostic plus grave, en général, plus exposées aux complications inflammatoires et aux adhérences qui en sont la suite.

Traitement. — Faut-il faire *la suture musculaire* (¹)? Telle est la première question à résoudre.

On a reproché à ces sutures d'être très instables, et de couper très vite. Mais, si l'on place le membre dans l'attitude qui rapproche le mieux les deux bouts du muscle coupé, et qu'on l'immobilise, la rétraction musculaire est en partie annihilée, et l'avantage des sutures sera de rapprocher jusqu'au contact les deux moignons charnus, et d'assurer la régularité et l'intimité de ce contact. A la suite des larges plaies des parties molles, elles nous ont maintes fois rendu les plus grands services.

Mais, si les bords de la plaie sont mâchés et en état de sphacèle imminent, toute réunion directe deviendrait illusoire : il faut se borner alors à un pansement antiseptique.

(¹) La suture musculaire remonte à Galien : « Voyant sur un gladiateur blessé profondément à la partie antérieure et inférieure de la cuisse que les bords de la plaie, entraînés l'un vers l'origine du membre, l'autre vers son insertion, laissaient entre eux un vide considérable, je n'hésitai pas à les rapprocher par la suture; mais, craignant de coudre les tendons même, je les mis à découvert jusqu'à l'origine de la portion charnue du muscle, et comme je savais que celle-ci pouvait être cousue impunément, et qu'il n'en est pas de même des tendons, ce fut dans les chairs que je fis les points de suture. » (*Méthode méd.*, liv. VI, chap. iii.)

III

RUPTURES MUSCULAIRES

Les ruptures musculaires, au sens propre du mot, doivent être définies *des solutions de continuité des muscles, produites au cours et sous l'influence de leur contraction.*

C'est éliminer *les ruptures dites traumatiques,* qui rentrent dans le cadre de la contusion ; leur mécanisme varie, du reste ; mais, le plus souvent, la contraction n'intervient que pour tendre et durcir le muscle, et le rendre cassant comme un levier rigide, comme un os : il s'agit alors, à proprement parler, d'une *fracture musculaire,* et c'est au point frappé qu'elle se produit toujours.

Tout autre est le mécanisme de la *rupture proprement dite, par contraction.* C'est un accident spécial aux organes contractiles : seuls, ils sont susceptibles de rompre leur continuité par la mise en jeu de leur énergie propre ; les ruptures tendineuses ne représentent, en réalité, que l'arrachement des tendons par les muscles qu'ils continuent (voy. *Tendons*). Aussi la rupture vraie a-t-elle, pour chaque muscle, un siège et un mécanisme qui semblent assez constants.

Historique. — L'histoire de la rupture musculaire ne s'est faite qu'après celle des ruptures tendineuses : elle ne date guère que d'un siècle.

C'est à la rupture proprement dite que se rapportent sans doute les faits décrits, sous les noms de *tiraillement,* d'*entorse musculaire,* de *coup de bâton,* de *coup de fouet,* de *luxation des muscles,* par Plater, van Swiëten, Pouteau et Lieutaud ; mais J.-L. Petit semble être le seul, durant cette première période, qui ait vu et reconnu des ruptures musculaires.

En 1784, un premier mémoire est présenté par Roussille-Chamseru, à la Société royale de médecine ; il resta inédit, mais Sédillot le reprit et le publia plus tard.

L'année suivante, à l'Académie royale de chirurgie, Faguer l'aîné étudia, de son côté, la rupture des muscles extenseurs du pied.

Mais c'est à Sédillot que revient la plus grande part dans l'histoire des ruptures musculaires : il faut citer sa thèse inaugurale de 1786, mais surtout son mémoire de 1847, qui, depuis, a servi de base à toutes les descriptions.

Entre ces deux dates, Bichat, Portal, D. Larrey, Mothe (de Lyon), qui eut le mérite de réfuter la « luxation des muscles » telle que l'admettait Pouteau, Richerand, Delpech, Dupuytren publièrent de nouveaux faits et quelques théories.

A la suite des travaux de Sédillot, la rupture musculaire avait conquis droit de cité dans les traités didactiques : Reydellet (*Dict. des sc. méd.,* 1819), Boyer, Nélaton, Vidal (de Cassis), la décrivent tour à tour.

Les mémoires de Roulin (¹), de Richardson (²), de Uhde, de Verneuil, de Nélaton ; les thèses de Bouquet (³), de Bourgougnon, de Maffre, de Régeard, qui appuie son exposé et ses conclusions sur 152 observations, enfin, plus

(¹) *Du mécanisme des ruptures musculaires. Journal de physiol. expér.,* 1821, t. I, p. 295.
(²) *American Journal,* 1857, et *Gaz. méd.,* 1858, p. 149.
(³) *De la rupture spontanée des muscles de la vie animale.* Thèse de doct., 1847.

[F. LEJARS]

récemment encore, celle de Sallefranque et d'Amiaud, achèvent de dégager la physionomie clinique des ruptures en général et celle de la plupart des ruptures isolées. Ils fournissent les éléments d'une pathogénie plus précise que Cruveilhier, du reste, avait entrevue.

En même temps, le processus de la cicatrisation musculaire et de la régénération des fibres striées était l'objet des recherches de Virchow, de Billroth, de Robin, de Demarquay, de Cornil et Ranvier, de Hayem, de Bouchard.

Le chapitre des *Ruptures* devait s'agrandir encore : la hernie musculaire, dont l'histoire avait suivi à peu près les mêmes phases, conservait une autonomie que la plupart du temps elle ne mérite pas. Les observations de Larger, de Bousquet, le rapport de Farabeuf à la *Société de chirurgie*, etc., ont tracé définitivement, comme nous le verrons, le domaine de la rupture et celui de la hernie.

SCHILLOT, Mémoire sur la rupture musculaire. *Mém. et Prix de la Soc. de méd. de Paris*, 1817, p. 155. — CHIN, Ruptures sous-cutanées des muscles et des tendons. *Arch. für klin. Chir.*, 1874, Bd. XVI. — BOURGOUGNON, Ruptures et contractures musculaires des ouvriers chargeurs. Thèse de doct., 1875. — VIENNETU, *Comptes rendus du Congrès de Clermont-Ferrand (Avancement des sciences)*, et *Mém. de chir.*, t. I. — MAYEUR, Thèse de doct., 1877. — NICHOL, Rupture spontanée du plantaire grêle. *Boston medical and surgical Journal*, août 1878. — GUNSTER, *New-York med. Journal*, vol. XXVII, 1878. — SILBERSTEIN, Rupture spontanée des fibres musculaires striées. *Wiener med. Presse*, 1879, t. XIX. — RISBAUD, Des ruptures musculaires. Thèse de doct., 1880. — MAYDL, Sur les ruptures musculaires et tendineuses. *Deutsche Zeitschrift für Chir.*, 1882, t. XVII et XVIII. — CHAUVOT et COUILLAUD, Études cliniques sur les ruptures musculaires chez les cavaliers. *Revue de chir.*, 1887. — AMIAUD, Quelques considérations sur la rupture musculaire. Thèse de Bordeaux, 1887. — SALLEFRANQUE, De la rupture sous-cutanée du biceps brachial d'origine traumatique. Thèse de doct., 1887. — DURLAY, Rupture musculaire. *Médecine moderne*, 15 février 1895. — DELORME, Remarques sur les ruptures musculaires. *Gazette des hôp.*, 1895, p. 1385. — Rupture du grand pectoral. Soc. de chir., 28 février 1894. — Rupture du moyen abducteur, suture. *Ibid.*, 31 octobre 1894. — MICHAUX, Ruptures musculaires, etc. *Bull. de la Société de chir.*, 1895, p. 711. — FAUCOURT, Quelques considérations à propos du traitement des ruptures musculaires. Thèse de Lille, 1895.

Étiologie. — Les os et les tendons se brisent plus souvent que les muscles ; pour le triceps fémoral, la rupture musculaire est 8 fois moins fréquente que la rupture tendineuse. Le nombre des observations de rupture est pourtant, à l'heure actuelle, très considérable, et, si l'on fait entrer en ligne de compte les ruptures partielles, ce sont des faits de clinique journalière ; mais la rupture totale est plus rare. Dans la grande majorité des cas, elle se voit chez l'homme, et surtout chez l'adulte et le vieillard.

Une première classe est à faire pour les ruptures dites *pathologiques*, celles que préparent les altérations de structure et les dégénérescences de la fibre charnue. Ainsi en est-il dans la fièvre typhoïde (1), la variole, les maladies infectieuses, en général, qui laissent à leur suite la dégénération vitreuse (Zenker), cireuse, granulo-graisseuse. Le moindre effort, le lever, la toux, etc., suffisent à rompre ces muscles malades, et ceux de l'abdomen, les adducteurs, le psoas, sont le lieu d'élection des dégénérescences et des ruptures.

Gosselin et Lépine ont signalé pareil accident chez les ataxiques. Enfin, sans l'intervention d'aussi graves lésions, on a incriminé la syphilis, l'alcoolisme, le rhumatisme ; il y aurait, de leur fait, une série de myosites qui serviraient de causes prédisposantes (Amiaud).

(1) KIEFFER, *Les ruptures musculaires spontanées dans la fièvre typhoïde*. Thèse de 1885.

Roth (de Moscou) (¹) n'a-t-il pas démontré que la fatigue seule pouvait altérer la fibre charnue? Dans ses expériences, les muscles étaient actionnés par l'électricité, et l'on constatait cette même dégénérescence vitreuse qui succède à la fièvre typhoïde.

Mais cette altération primitive est loin d'être constante. Dans la plupart des cas, c'est sur un homme bien musclé, et sur un muscle vigoureux, que porte l'accident. En général, il est plus fréquent sur les muscles du côté droit. Dans l'armée, et surtout dans les régiments de cavalerie et d'artillerie, ce sont les jeunes recrues, et spécialement les hommes qui n'ont jamais été exercés à la gymnastique et à l'équitation, qui fournissent le plus d'exemples de ruptures.

L'effort, une contraction excessive et brusque; telle est la cause générale des ruptures, et c'est elle que l'analyse retrouve au fond des étiologies complexes. On peut dire, avec Charvot et Couillaud, que « les ruptures musculaires se produisent presque toujours à l'occasion des mêmes mouvements forcés. A chacune de ces manœuvres de force correspond la lésion du même muscle, rompu presque toujours au même point. »

C'est un effort pour reprendre l'équilibre dans une chute (rupture du droit abdominal, du droit antérieur de la cuisse, et même du sterno-mastoïdien); — pour se retenir avec les bras (grand pectoral; deltoïde); — pour soulever un fardeau (biceps brachial, deltoïde plus rarement; premier radial externe, dans un cas; masse sacro-lombaire); — pour projeter en avant un bloc pesant, une pelletée de terre (grand pectoral, trapèze, angulaire de l'omoplate, attaches vertébrales du rhomboïde); — pour maintenir la tête hors de l'eau (sterno-mastoïdien).

C'est encore le saut en hauteur, ou le saut d'obstacles (jumeaux, plantaire grêle, droit antérieur de la cuisse), la course (triceps fémoral, muscles postérieurs de la cuisse); la torsion brusque du tronc (masse sacro-lombaire), le coït (droit antérieur de l'abdomen, Vidal (de Cassis), et tous les grands efforts abdominaux, l'accouchement, le vomissement, etc.

Il y a des types de ruptures qu'on pourrait dire professionnelles : tels le « mouton » des ouvriers chargeurs, dû à des ruptures des muscles de la nuque (Bourgougnon); la rupture du grand oblique de l'abdomen chez les cultivateurs, étudiée par Ricochon (²); et surtout les *ruptures des cavaliers*.

Charvot et Couillaud en ont exposé très nettement le mécanisme : elles affectent, par ordre de fréquence, le grand droit de l'abdomen, puis les adducteurs, le grand pectoral, le deltoïde, le faisceau moyen du droit antérieur de la cuisse. C'est dans le saut à cheval, par la croupe, ou de pied ferme, sur le côté, en tordant les crins et se soulevant sur les poignets, que le grand droit de l'abdomen supporte tout l'effort, et qu'il se rompt, ou encore dans les exercices d'assouplissement, à cheval, dans la flexion de reins forcée. Le grand pectoral et le deltoïde souffrent surtout au moment où le cavalier s'enlève pour sauter en selle, sans étriers; quant au droit antérieur de la cuisse, il n'est atteint que dans les classes à pied, dans le saut d'obstacles. Au chapitre des *pseudo-hernies*, nous reviendrons sur les ruptures des adducteurs, si fréquentes, et qui s'expliquent bien, les groupes musculaires internes des cuisses étant seuls à maintenir l'équilibre à cheval, sans étriers, et seuls à lutter contre les déplacements.

(¹) *Gazette hebd.*, 1882, p. 180.
(²) Ricochon, *De quelques ruptures musculaires professionnelles (grand oblique chez les cultivateurs; attaches vertébrales du rhomboïde et angulaire de l'omoplate)*. *Poitou médical*, 1898, XVII, p. 57.

[F. LEJARS]

Enfin ne trouve-t-on pas dans la thèse d'Amiaud l'observation d'un menuisier qui se rompit le court supinateur, dans un mouvement brusque pour pousser la varlope?

Il est aisé de comprendre que les grandes crises convulsives, celles du tétanos, de l'épilepsie, de l'éclampsie, du delirium tremens, de la rage, puissent provoquer des ruptures musculaires; mais l'accident est, en réalité, plus rare qu'on ne serait tenté de le supposer, et il intervient souvent une altération de la fibre charnue, une dégénérescence vitreuse, qui doit faire ranger un certain nombre de ces faits dans les ruptures pathologiques.

Siège. — Nous venons de voir qu'il y avait une relation entre le siège des ruptures et leur étiologie; aussi leur fréquence, sur tel ou tel muscle, n'est-elle pas sans varier un peu, suivant l'origine des statistiques.

Régeard, qui totalise les observations connues en 1880, en dégage l'ordre de fréquence qui suit, sur 152 faits :

Muscles postérieurs du tronc	46
Muscles du mollet	28
Grand droit de l'abdomen	15
Triceps et biceps fémoral	égalité de fréquence.

Puis viennent le psoas, le deltoïde, le grand pectoral, le sterno-mastoïdien [1].

Charvot et Couillaud ont publié 20 observations nouvelles, la plupart de ruptures partielles, qui avaient porté : 14 fois sur les muscles antérieurs de l'abdomen (le grand droit antérieur, beaucoup plus rarement le grand oblique), 1 fois sur les adducteurs de la cuisse, 2 fois sur le droit antérieur fémoral, 1 fois sur le grand pectoral, et 1 autre fois sur le deltoïde. Si l'on tient compte des données nouvelles sur la hernie et la pseudo-hernie musculaires (voy. plus loin), les adducteurs doivent tenir un rang de fréquence assez élevé [2]. Sallefranque avait réuni 18 observations de rupture du biceps brachial; M. L.-H. Petit en a rassemblé 85 cas, qui se répartissent comme il suit :

Ruptures du muscle entier	21	cas.
Ruptures de la longue portion	9	—
Ruptures siégeant à la jonction du muscle et du tendon de la longue portion	7	—
Ruptures du tendon inférieur	3	—
Ruptures du tendon de la longue portion	45	—

Il n'existe pas d'exemple de rupture isolée de la courte portion, par effort.

En résumé, les muscles longs sont de beaucoup les plus exposés aux ruptures, et ce sont leurs faisceaux directs qui, dans les ruptures partielles, sont le plus fréquemment atteints; ainsi, les fibres moyennes du grand pectoral, le faisceau médian du droit antérieur de la cuisse, qui se porte en ligne droite d'un tendon à l'autre, sans s'incurver en spirale, comme les fibres excentriques, etc. Il y a là des *points faibles*, dans l'épaisseur du muscle.

On a longuement discuté sur le *lieu d'élection* des ruptures, dans la continuité de l'organe contractile. D'après Sédillot, 15 fois sur 21, c'est à la jonction

[1] Nous ne parlons pas ici des ruptures des muscles viscéraux, cœur, diaphragme, etc. (voy. *Chirurgie des régions*).

[2] La rupture peut être bilatérale; voy. STYX, *Fall von doppelseitigem Muskelbruch der Adductoren der Oberschenkel. Deutsche militärärztliche Zeitschrift*, 1888, XVII, 457-459.

du muscle et du tendon qu'elles se font, c'est un décollement. Mais, comme le
remarque Nélaton, grâce à l'enclavement et à la pénétration réciproque des
extrémités musculaire et tendineuse, la surface de décollement serait toujours
un cône creux : ce serait comme une épée à demi tirée du fourreau. Pareille
disposition ne s'observe pas. La rupture peut siéger en trois régions, sur un
muscle complet (voy. fig. 161) : 1° *sur la portion charnue*; 2° *sur la portion musculo-
tendineuse*; 3° *sur le tendon lui-même*. La dernière variété n'est qu'une rupture
tendineuse proprement dite; les deux autres appartiennent
à la rupture musculaire. C'est là une distinction nécessaire
que les auteurs sont loin d'avoir toujours respectée; et
sur 49 faits de ruptures, rapportés par Nélaton, 14 fois la
lésion portait sur le corps charnu, 29 fois sur la portion
musculo-tendineuse ou le tendon : de l'ensemble des faits
on peut conclure que c'est, en effet, la *région musculo-tendineuse* qui est le plus fréquemment intéressée.

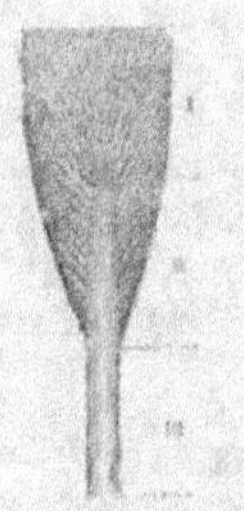

Fig. 161. — Schéma d'un
muscle et de son ten-
don.

I, portion charnue. — II,
portion musculo-tendi-
neuse. — III, tendon.

La forme et la texture des muscles feraient varier
aussi ce lieu d'élection : les muscles à fibres longues et
à tendon court se rompent volontiers dans leur portion
charnue; les muscles à fibres courtes et à long tendon,
dans leur portion tendineuse; au premier type appartiennent les fléchisseurs, les extenseurs au second (Nélaton). Mais il n'y a là rien de constant, et l'on a vu des
ruptures en plein muscle, dans le deltoïde, le droit anté-
rieur de la cuisse, le vaste externe, les jumeaux, la masse sacro-vertébrale, tous
extenseurs.

Pourtant il n'est pas douteux pour chaque muscle, il existe un *locus mi-
noris resistentiæ*, une zone de rupture. Charvot et Couillaud font observer que,
dans tous les cas qu'ils rapportent, le grand droit de l'abdomen s'était brisé
dans la région sous-ombilicale, à égale distance du pubis et de l'ombilic, et c'est
là, en effet, qu'il est le moins apte à résister : il est plus étroit, il n'est plus
doublé en arrière d'une demi-gaine aponévrotique, et les intersections fibreuses
ne relient plus ses faisceaux. On trouve relatées dans la thèse de Sallefranque
quelques expériences cadavériques : les tractions sur le biceps, pratiquées à
l'aide d'un cordon fixé à son tendon inférieur, et mesurées au dynamomètre, ont
toujours produit la rupture, sous une pression de 50 à 56 kilogrammes, sensiblement au même point, à l'union du quart inférieur et des trois quarts supérieurs du muscle. Il serait intéressant de reprendre et d'élargir ces recherches.

Mécanisme. — La notion de la zone de moindre résistance laisse déjà entrevoir le mécanisme ordinaire des ruptures. Ce mécanisme a été longuement con-
troversé, mais il semble qu'on puisse, des hypothèses successivement émises,
dégager aujourd'hui une théorie positive.

Un premier fait à mettre en lumière, c'est la résistance énorme du muscle
contracté. Bichat l'avait bien constaté, et les expériences de Sallefranque, sur
le biceps du chien, ont montré que le muscle vivant est au moins 10 fois plus
résistant que le muscle pris vingt-quatre heures après la mort : actionné par
l'électricité, il devient plus résistant encore.

Aussi s'est-on demandé si le muscle en état de contraction était susceptible
de se rompre : telle est l'origine de la théorie de *l'allongement forcé*, défendue

par Bichat et Delpech ; d'après eux, le muscle était distendu et arraché par ses antagonistes ; c'était l'extension forcée du bras qui rompait le biceps.

Mais une telle hypothèse était loin de cadrer avec l'observation, et d'autre part, même dans les luxations, la distension passive des muscles n'est jamais portée au point de les rompre ; s'ils se déchirent, c'est par l'action directe des extrémités déplacées.

Beydellet et Cruveilhier ont fait voir, les premiers, que c'est sur le muscle *contracté* que le plus souvent (on peut dire toujours) porte la rupture.

A quoi est-elle due, en réalité?

A la contraction instinctive et partielle du muscle, d'après Sédillot, qui réserve pourtant encore une part à l'allongement forcé;

A la contraction involontaire réflexe, combinée à la perte momentanée du sens musculaire (Nélaton);

A des contractions partielles successives (Jarjavay);

A la contraction isolée d'un muscle, dans un groupe synergique, ou à la contraction isolée de l'un des ventres d'un muscle polygastrique (Gübler).

Chacune de ces théories contient un des éléments du mécanisme de la rupture. Et, en effet, lors du fonctionnement normal, la contraction se fait : 1° avec une force variable, mais que régit le sens musculaire; 2° par l'action simultanée de tous les faisceaux du muscle et avec le concours des autres muscles synergiques; 3° dans le sens de l'action ordinaire du muscle, c'est-à-dire dans celui où il est le mieux appareillé, grâce à sa forme et à ses connexions anatomiques, pour produire un effet utile.

La rupture est le résultat d'une contraction irrégulière, d'une contraction qui n'est pas soumise à l'une de ces trois lois, ou qui, plus souvent, déroge à toutes les trois.

Toujours, dans ces faits, il s'agit d'une excitation nerveuse brusque, excessive, volontaire ou plus souvent réflexe, qui annihile momentanément le sens musculaire, sens de défense pour le muscle ; distendu et par la force passive de la résistance, et, d'autre part, par son raccourcissement actif, le muscle cède, il s'arrache lui-même, dans sa propre masse.

Et ces contractions d'intensité anormale sont, le plus souvent aussi, incoordonnées ; le muscle entre seul en lutte, tout d'un coup privé de l'appui de ses congénères, ou la synergie cesse entre ses propres faisceaux. Ce dernier fait n'est-il pas démontré par les ruptures partielles et successives des adducteurs ou du grand droit chez les cavaliers ; on ne les constate que dans les premiers temps, elles ne se produisent plus dès que le cavalier est devenu plus habile et que les muscles se sont accoutumés à accomplir régulièrement ces manœuvres brusques et forcées qu'on exige d'eux.

Enfin il arrive encore que ces contractions incoordonnées se produisent au cours d'un mouvement que le muscle n'est appelé à faire qu'à titre d'exception : c'est le droit antérieur de la cuisse, agissant comme propulseur du bassin et dépourvu alors de l'appui synergique des deux vastes; c'est le grand droit de l'abdomen, devenu élévateur du bassin, et dont l'action principale se concentre alors sur sa portion sous-ombilicale, la plus faible; c'est le grand pectoral, élevant l'épaule et le tronc, etc. (Charvot et Couillaud).

En résumé, sur un muscle sain, la rupture exige, pour se produire, *une irrégularité dans la force, dans la coordination, dans le sens de la contraction*, et il est évident que ces divers éléments sont fréquemment combinés. Si la substance charnue est dégénérée, la rupture devient, sous une résistance minime, beaucoup plus facile, et cela surtout si l'altération est disséminée : les fibres intactes, à contraction régulière, arrachent les segments ramollis et friables.

Anatomie pathologique. — Les ruptures sont *totales* ou *partielles*.

Partielles, elles intéressent la portion superficielle du muscle ou une épaisseur variable de sa tranche, ou bien elles entament un de ses bords (adducteurs) (¹), ou encore elles portent sur les fibres profondes, au centre même de la masse charnue (²). Le dernier fait se réalise surtout pour les muscles épais, tels que ceux de la masse sacro-lombaire, du mollet, du cou, de l'épaule, etc., et telle est l'origine, selon toute apparence, de ces lésions, que Gübler avait voulu individualiser sous le nom de *diastasis* ou de *cinésialgie*.

Ce n'est que très rarement et d'une façon toute fortuite qu'on a pu faire l'anatomie pathologique des ruptures musculaires : aux autopsies de tétanos, de *delirium tremens*, de fièvres graves, etc., ou encore au cours d'opérations, souvent provoquées par une erreur de diagnostic. C'est ainsi que Richardson, en présence d'une rupture du grand droit avec large épanchement sanguin, qui simulait une hernie étranglée, ouvrit le foyer, et trouva, au milieu du sang et des caillots, les deux bouts musculaires rompus; et Régeard rapporte six faits où une intervention du même genre permit des constatations sommaires. Enfin, en 1878, Gerster a eu l'occasion d'étudier une rupture fraîche, et en a publié l'examen. Dans une rupture partielle, ancienne, opérée par M. Delorme, on trouva dans la profondeur du muscle (moyen adducteur) « des masses dures, fibreuses, épaisses, formées vraisemblablement par des caillots concrets et des produits fibreux et osseux provenant de la réparation de la rupture musculo-tendineuse ».

La surface de rupture, transversale ou légèrement oblique, quelquefois courbe ou excavée, est irrégulière, frangée, dentelée, les fibres ne s'étant pas rompues sur le même plan.

L'écartement dépend, à la fois, de la longueur du muscle, de sa force et de l'adhérence qu'il contracte avec sa gaine aponévrotique. Le grand droit de l'abdomen, le jambier antérieur en haut, etc., les muscles plats, en général, s'attachent au feuillet fibreux qui les recouvre; est-il épais, ils ne se rétractent que fort peu; au contraire, les muscles longs, le biceps, etc., glissent et remontent librement dans leur manchon aponévrotique.

C'est encore à cette adhérence que l'aponévrose doit de se déchirer avec le muscle : le foyer de rupture est alors sous-cutané, et l'ecchymose paraît; la gaine est-elle intacte, elle enferme à la fois les bouts musculaires et le sang épanché.

Dans le foyer de rupture, on trouve, en effet, une quantité variable de sang, plus tard un caillot qui durcit et laisse un bloc fibrineux, ou qui se résorbe pour faire place à un tissu cicatriciel.

Le processus de la cicatrisation musculaire est, en somme, fort simple, à part le problème de la régénération des fibres striées, qui n'est pas encore entièrement élucidé. D'après les recherches histologiques et expérimentales de Gen-

_____

(¹) Faucompré (*loc. cit.*) cite un cas de rupture partielle du biceps brachial, occupant le bord interne du muscle.

(²) Voy. Demoulin, *Rupture partielle, centrale, du grand droit antérieur de l'abdomen; hématome consécutif. Union médicale*, 1895, p. 481.

[F. LEJARS]

don, Waldeyer, Weber, Maslowsky, Güssenbaner, Volkmann, Demarquay, Robin, Hayem, Bouchard, Silberstein, Nauwerck [1], etc., l'évolution de la rupture se partage en deux stades :

1° Les lésions observées sont d'abord celles du traumatisme récent : épanchement sanguin inter-fragmentaire, infiltration de globules rouges dans le tissu conjonctif, autour des capillaires, et jusque dans l'intérieur des gaines de sarcolemme, congestion intense des deux moignons musculaires. Près de la surface de rupture, les fibres sont rétractées, le sarcolemme plissé, et l'extrémité des fibrilles en émerge, gonflé et vitreux.

2° Il se fait, dans le foyer de la rupture, autour de lui, sous l'aponévrose, dans l'épaisseur des deux bouts musculaires, et jusque dans le tissu cellulaire sous-cutané, une abondante prolifération embryonnaire qui, plus tard, deviendra le tissu fibreux de la cicatrice. En même temps, si la rupture est complète, *le bout inférieur, privé de ses connexions nerveuses, s'atrophie.*

La substance charnue ne s'altère que sur une très faible épaisseur, 1 millimètre environ au delà de la solution de continuité ; les fibrilles ont perdu leur striation, elles sont fragmentées en petits blocs irréguliers et réfringents, puis elles deviennent jaunâtres et finement granuleuses. Dans leur épaisseur même, on trouve des noyaux, analogues d'aspect aux noyaux du sarcolemme ou aux noyaux embryonnaires, et que plusieurs auteurs considèrent comme des noyaux musculaires.

Ils seraient les agents de la régénération des fibres striées. Vers la troisième semaine, on trouverait, et dans les deux bouts musculaires et dans le tissu interfragmentaire, des cellules fusiformes, plus tard striées, entièrement analogues aux cellules myoplastiques, et qui, par un développement semblable, reproduiraient des fibres striées. D'où viennent les éléments myoplastiques? Les auteurs ne s'accordent guère, et ils leur donnent pour origine : les noyaux du tissu conjonctif (Waldeyer); les noyaux du tissu conjonctif et du sarcolemme, et les noyaux musculaires, indiqués plus haut (O. Weber); des leucocytes émigrés jusque dans le foyer de rupture (Maslowsky); le bourgeonnement des anciennes fibres (Neumann); le bourgeonnement et surtout la segmentation des extrémités des fibres sectionnées (Güssenbaner, Volkmann). Quelle que soit leur provenance, les cellules

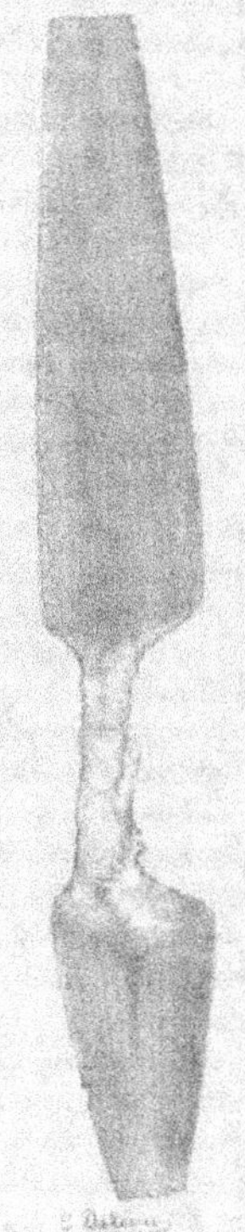

Fig. 161. — Rupture du couturier, cicatrice fibreuse (Musée Dupuytren, n° 15).

fusiformes, d'apparence myoplastique, semblent constantes, et, dans leurs expériences de myotomie chez les animaux, Demarquay, Robin, Hayem, Bouchard les ont retrouvées à leur tour; mais, d'après eux, leur destinée s'arrête là : elles deviennent granuleuses, se résorbent et ne prennent aucune part à la cicatrice. Devant ces contradictions, la réserve s'impose, mais il ne faut pas oublier que la régénération striée est un fait démontré dans la myosite typhique : il

(1) NAUWERCK, *Ueber Muskelregeneration nach Verletzungen. Untersuchung.* Iéna; 1890.

[F. LEJARS]

n'est donc pas improbable qu'elle puisse succéder aussi à la myosite traumatique, dans les ruptures et les plaies.

En règle, la cicatrice est donc fibreuse; sa largeur est toujours moindre que l'écartement primitif, elle peut être linéaire et imperceptible; à la suite des ruptures partielles, elle n'occupe qu'une partie de l'épaisseur du muscle. Par contre, on a vu les deux bouts reliés par une bande fibreuse de longueur énorme; elle avait 10 centimètres, sur une ancienne rupture du couturier, observée par Farabeuf (fig. 162).

Symptômes. — I. Ruptures totales. — Une douleur brusque, une sensation d'arrachement, de déchirure, l'arrêt du mouvement commencé, et le membre qui retombe inerte : tels sont les premiers signes d'une rupture musculaire.

Un craquement sec est signalé par quelques malades; ils le comparent à un coup de fouet, etc.; mais il est loin d'être constant; les ruptures du mollet ou des muscles du dos lui donneraient naissance dans un tiers des cas; on ne le trouve indiqué que dans un dixième à peine des autres observations. Il pourrait même être entendu à distance, et Régeard cite le fait d'une femme en travail qui, au cours d'une violente contraction, sentit une douleur aiguë dans l'un des mollets : un claquement très net avait été perçu par tous ceux qui entouraient son lit. Le craquement n'a, du reste, rien de caractéristique, et on le retrouve, rarement aussi, dans les ruptures tendineuses, les ruptures veineuses, les fractures, etc.

La douleur domine la scène au début; c'est d'elle que relève en grande partie l'impotence musculaire; on l'a vue provoquer la syncope. Elle est d'ordinaire plus importante dans les ruptures incomplètes, que la moindre contraction tiraille et irrite. Mais l'intensité n'en est pas toujours aussi marquée. Ce n'est parfois qu'une sensation de piqûre, d'engourdissement, de choc, et cela surtout quand la rupture, préparée par l'altération musculaire, se fait sous un minime effort. La pression la réveille et sert à localiser exactement la lésion; les mouvements surtout l'exaspèrent, ainsi que les contractions qu'ébauche encore le muscle rompu, et la distension qu'il subit du fait de ses antagonistes (¹).

Aussi, bien que les deux bouts se contractent, le muscle rompu est impuissant à produire un effet utile. Dans les ruptures partielles, le corps charnu agit encore, et on le voit se tendre et rapprocher ses insertions, si le malade sait vaincre la douleur. Ce n'est jamais, en effet, qu'au prix d'une vive souffrance, et l'épreuve, souvent inutile, n'est pas sans danger, car la déchirure peut se compléter.

La crainte des mouvements, ou encore les contractures réflexes de défense, que provoque la douleur dans les muscles voisins, créent une *attitude spéciale à chaque rupture*, celle qui assure au corps charnu le relâchement et le repos : on voit le malade aller courbé en deux, et les mains appliquées sur le bas-ventre, après une rupture du grand droit; on le voit s'arrêter brusquement, la tête inclinée et fléchie, les épaules soulevées, dans cette attitude bizarre que les ouvriers terrassiers désignent sous le nom de « mouton » (ruptures des muscles postérieurs du cou); le sterno-mastoïdien, à demi rompu, donne lieu à un torti-

(¹) Dans la rupture du biceps, la flexion de l'avant-bras en pronation est à peu près indolore; elle est, au contraire, très douloureuse quand l'avant-bras est en supination (L.-H. Petit).

[F. LEJARS]

fois traumatique. Le psoas déchiré entrave la marche, la flexion du tronc en avant, et détermine une douleur lombaire qui s'irradie jusqu'à la cuisse; le tour de reins, si fréquent, et qui succède à des déchirures de la masse sacro-lombaire, maintient le corps à demi courbé; la rectitude devient aussi impossible que la flexion complète, et la marche en est fort gênée.

Il y a là, au premier coup d'œil, dans cette attitude, dans cette déformation, quelque chose de caractéristique. A l'examen local, un triple signe indique la rupture : l'*ecchymose*, l'*encoche musculaire*, la *tumeur musculaire*.

L'ecchymose n'existe pas toujours : elle suppose, nous l'avons dit, la déchirure de la gaine aponévrotique; aussi est-elle plus rare aux points où cette gaine est épaisse, plus rare au grand droit de l'abdomen et au droit antérieur de la cuisse, qu'aux adducteurs ou au grand pectoral (Charvot et Gouillaud). Mais toujours, au foyer de la rupture, on trouve une collection sanguine, de volume variable, dont le relief se dessine rarement à la peau, mais que le doigt reconnaît sous la forme d'une tuméfaction diffuse et pâteuse, puis d'une masse mieux circonscrite et qui durcit de plus en plus. Elle acquiert souvent la dureté du bois, de l'os, surtout au moment où le muscle se contracte sur elle, elle en suit les mouvements, elle fait corps avec lui, et, si elle se déplace transversalement, elle n'est pas mobile dans le sens de l'axe des fibres. C'est une plaque indurée, dans le grand droit abdominal; c'est un long fuseau, occupant le centre même du corps charnu, après la rupture des fibres moyennes du droit antérieur de la cuisse; c'est une masse arrondie, irrégulière, dans la plupart des ruptures, au coude, par exemple, après celle du brachial antérieur (Charvot). Ce que devient cet hématome, nous le dirons plus loin.

Mais il est des faits où l'épanchement sanguin peut être énorme : un gros vaisseau intra-musculaire a été intéressé, l'artère épigastrique, l'une de ses branches, dans le grand droit de l'abdomen, etc. ; l'histoire de ces ruptures vasculaires rentre dans celle des complications. L'ecchymose et l'épanchement sanguin se voient tout aussi bien, quoique moins étendus en général, dans les ruptures partielles, mais la déformation qui suit est spéciale à la rupture totale.

Une gouttière se creuse entre les deux bouts du muscle rompu, d'autant plus profonde qu'il est plus épais, d'autant plus large qu'il se rétracte plus. Un rebord abrupt, en talus, une encoche brusque marque la rupture; la peau se plisse et se déprime sur elle.

A ses deux extrémités, les deux bouts musculaires, les deux moignons, dessinent un relief arrondi, qui se modifie lors de la contraction. L'un d'eux, le bout supérieur presque toujours, est plus gros, plus globuleux : c'est le bout musculaire, ou du moins celui qui contient le plus de fibres charnues, après la rupture au lieu d'élection, dans la zone musculo-tendineuse.

C'est lui qui *grossit*, *durcit* et *remonte* pendant la contraction; et ces trois termes sont caractéristiques. Il durcit peu, en réalité, comme toute masse contractile qui ne lutte pas contre une résistance, mais il est si mou, dans le relâchement, que la différence est pourtant très sensible.

Au repos, en effet, c'est un tronçon mollasse et malléable, qui se laisse allonger, et qu'on étire parfois jusqu'au contact du fragment inférieur; Virchow rapporte un cas où le moignon musculaire était presque fluctuant et faisait penser à un kyste.

Du reste, on obtient les mêmes résultats par la faradisation, et son emploi est indiqué, pour peu que le diagnostic soit douteux (Guyon).

[F. LEJARS.]

RUPTURES PARTIELLES. PSEUDO-HERNIE MUSCULAIRE. — L'aspect clinique change, lorsque la rupture ne porte que sur une partie du corps charnu, et ici diverses éventualités se présentent :

a. La solution de continuité porte sur l'un des bords du muscle, qu'elle entame en travers, plus ou moins profondément; elle intéresse l'un de ses chefs (biceps); ou bien elle est limitée à une épaisseur variable de ses plans superficiels. — Dans ces différents cas, il existe, d'ordinaire, une *encoche* perceptible, quoique souvent malaisée à reconnaître, dans les premiers jours, au milieu du sang et des caillots; à un examen soigneux on retrouve une rigole et deux berges, et l'on a la preuve directe qu'il s'agit bien d'une *rupture*.

b. Les déchirures, profondes et interstitielles, sont simplement fibrillaires (torticolis, tour de reins) : elles n'ont d'autres signes que la douleur locale et « fonctionnelle »;

c. La rupture, partielle, mais assez étendue, n'intéresse que les plans profonds du muscle; elle ne se traduit à l'extérieur par aucune encoche, aucune rigole, on

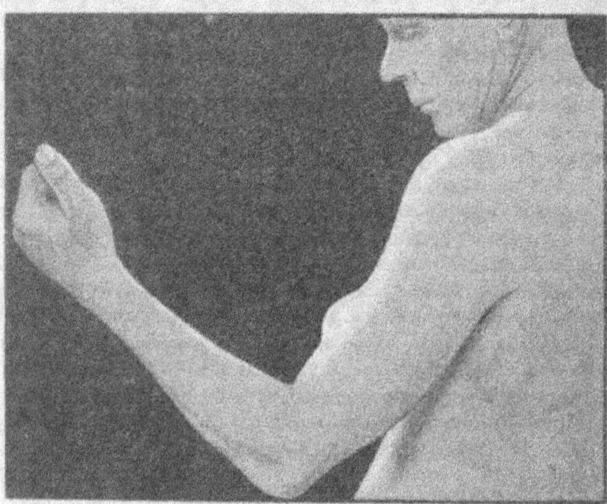

Fig. 165. — Pseudo-hernie du biceps (Paradies, *loc. cit.*).

ne trouve ni bords ni écartement, mais, au point lésé, un relief, une tumeur musculaire, qui *paraît être* une portion du corps charnu hernié hors de sa gaine aponévrotique. C'est la *pseudo-hernie musculaire*, terme assez impropre, du reste, et dont vainement on s'est efforcé de donner une définition précise; il n'a qu'un *sens clinique*, et il correspond certainement à une série de lésions musculaires.

On ne saurait l'appliquer aux ruptures totales, alors même que le bout supérieur, épaissi, tassé, formerait un relief prédominant et relativement considérable. Dans le type clinique représenté par la pseudo-hernie, *il n'y a pas d'espace inter-fragmentaire*; on ne trouve qu'une tumeur saillante, ovoïde le plus souvent, et d'un volume qui varie d'une noisette à un œuf de poule; cette masse charnue est molle, dépressible, réductible même en totalité, si le muscle est au repos et dans le relâchement. Le doigt qui la refoule trouverait parfois un anneau aponévrotique à bord saillant et concave, mais on aurait tort de faire fonds sur cette sensation, qui peut être trompeuse. Les modifications que subit la tumeur pseudo-herniaire dans les différents états du muscle sont fort importantes et méritent d'être recherchées : *dans l'extension passive*, lorsque l'on écarte l'une de l'autre les deux insertions du muscle, *la tumeur ne disparaît pas, elle se réduit seulement un peu, elle reste molle*; *lors de contraction libre, elle durcit, grossit et recule*, à la manière des ruptures totales; *lors de contraction entravée, elle durcit plus encore, grossit et s'immobilise*. Nous verrons que ce sont là les éléments principaux et suffisants du diagnostic *clinique* de la pseudo-hernie et de la hernie vraie.

La pseudo-hernie peut se voir partout où l'on rencontre la rupture totale : c'est aux adducteurs de la cuisse qu'elle est de beaucoup le plus fréquente. Elle s'accuse assez souvent brusquement, par une douleur vive ou même syncopale, un craquement qui serait parfois intense (un cavalier observé par Mourlon le comparait à un coup de pistolet); ailleurs elle survient tardivement, plusieurs semaines après le traumatisme ou l'accident initial. Peut-être, dans ces derniers cas, se produit-elle dans le foyer d'une rupture totale, après une cicatrisation ébauchée des deux bouts, qui a créé secondairement des conditions analogues à celles de la rupture partielle primitive. Quelle que soit la pathogénie, encore obscure par de nombreux côtés, toutes les fois qu'en clinique on retrouve les caractères dont nous venons de parler, on doit dire : *il y a ou il y a eu rupture*.

Accidents et complications. — Ils sont de plusieurs ordres : 1° Des *hémorragies* graves, lors de rupture d'artères de calibre intra-musculaire, de l'épigastrique, par exemple. Même en dehors de ces déchirures des gros vaisseaux, l'hémorragie acquiert parfois des proportions inaccoutumées, surtout dans les ruptures pathologiques : ces foyers hématiques sont un danger permanent de suppuration [1].

2° La *suppuration* n'a pourtant été observée que très rarement, sauf en un point, au psoas : il semble qu'il faille attribuer à des ruptures partielles du psoas un certain nombre de psoïtis suppurées et de phlegmons iliaques postpuerpéraux; il y a là, selon toute apparence, des influences complexes. Dans les autres muscles, l'abcès phlegmoneux, suite de rupture, est d'observation exceptionnelle. Roeseler [2] n'en signale qu'un cas dû au professeur Ollier (abcès du biceps, suite de rupture); Reclus en a plus récemment fourni des exemples. Pourtant, d'après Charvot et Couillaud, beaucoup de phlegmons de la cavité de Retzius, d'étiologie vague, n'auraient en réalité d'autre origine que des ruptures partielles du grand droit abdominal avec infiltration sanguine dans la cavité pelvienne, et cette pathogénie expliquerait leur fréquence chez les jeunes sujets, à la suite d'un traumatisme de la paroi abdominale.

Du reste, les rares faits de mort à la suite de ruptures musculaires relèvent des accidents de suppuration. C'était une rupture du grand pectoral suivie d'accidents inflammatoires, chez un garçon boucher dont parle Patissié; une rupture du psoas avec suppuration, chez la malade de Deramé; enfin, dans un troisième fait de Kuhn (de Dantzig), une rupture à l'union du tendon d'Achille et du triceps, chez un alcoolique qui continua à marcher tant bien que mal, et provoqua ainsi la suppuration du foyer de rupture.

[1] Voy. Armieux, *Des hématomes musculaires*. Thèse de Bordeaux, 1891.
[2] Roeseler, *Abcès phlegmoneux des muscles*. Thèse de doct., 1875.

[F. LEJARS]

5° Enfin, il est telles ruptures qui, par leur siége même, entraînent des *accidents spéciaux* : celles des muscles de la paroi abdominale par exemple.

La péritonite et les hernies ventrales sont les plus graves de ces accidents : la péritonite plus rare, la hernie toujours à craindre, à la suite d'une rupture un peu large. Chez un blessé d'Amiand, à la suite de ruptures multiples, une série de petites hernies avaient paru en divers points de la paroi abdominale.

Mais de telles complications sont, en somme, rares, et la rupture musculaire serait une lésion très bénigne, si la restauration fonctionnelle n'était pas souvent incomplète et tardive.

Les ruptures partielles guérissent très vite : en quinze jours ou trois semaines, la douleur a disparu, il reste souvent un noyau induré, qui ne se résorbe qu'à la longue ou bien elles deviennent le point de départ d'un ostéome (*Voy. plus loin*). Même alors, la gêne fonctionnelle est susceptible de durer plusieurs mois : on a vu, à la suite de ruptures partielles du sterno-mastoïdien, le torticolis persister une année ou devenir permanent, ou encore on a signalé des crises douloureuses tenaces qui s'expliquent sans doute par la déchirure simultanée de troncules nerveux voisins.

Dans les ruptures totales, le travail de réparation est plus actif : on trouve parfois la dépression inter-fragmentaire comblée par une masse de tissu cicatriciel jeune. L'intersection fibreuse se constitue et s'affermit : au bout de trente à quarante jours, la réunion est faite, mais il faut un mois et demi ou deux mois pour que les mouvements aient repris leur amplitude et leur force, et il n'est pas rare qu'ils ne recouvrent jamais leur intégrité.

Quelquefois, au début, les deux tronçons musculaires, quoique reliés par la cicatrice, se contractent isolément, et la synergie ne se rétablit qu'au bout d'un certain temps.

Enfin le muscle peut rester à jamais impuissant, et cela est dû à son atrophie, et à l'atrophie simultanée des muscles synergiques, à la longueur excessive de la bride cicatricielle ; ou encore à la cicatrisation isolée des deux bouts, trop éloignés. Dans cette dernière alternative, le tronçon inférieur s'atrophie, se sclérose, et perd toute contractilité ; c'est que les filets nerveux qui lui étaient destinés et qui abordent le muscle par son tiers supérieur ont été rompus et ne se sont pas régénérés. Les faits cliniques et les expériences démontrent cette atrophie inévitable du bout inférieur : Bousquet, sur une rupture non cicatrisée du moyen adducteur, a constaté que le moignon supérieur était encore contractile, alors que l'inférieur, fibreux et inerte, était ratatiné dans sa gaine ; et Hayem, dans ses expériences de myotomie expérimentale, trouvait, au bout de vingt et un jours, le tronçon supérieur atteint seulement de myosite subaiguë, alors que l'inférieur était totalement désorganisé et, surtout à son centre, en dégénérescence vitreuse. Quand la réunion se fait, la continuité se rétablit aussi entre les nerfs des deux fragments musculaires, et les fibres charnues, déjà altérées, recouvrent leurs propriétés.

Pronostic. — Le pronostic est contenu dans ce que nous venons de dire, il varie suivant le siège, le degré d'écartement, l'abondance de l'épanchement sanguin, et aussi l'état anatomique du muscle rompu. Il est exceptionnel qu'il soit grave.

Diagnostic. — Les ruptures fibrillaires prêtent plus souvent à l'erreur, et de fait, on les a longtemps confondues avec les douleurs rhumatismales, les névralgies, l'entorse et les arrachements ligamenteux.

Les douleurs rhumatismales ne sont pas localisées, comme celles de la rupture; les névralgies ont leurs points douloureux échelonnés, la souffrance de l'entorse a un autre siège, à moins qu'il n'y ait des déchirures simultanées des muscles ambiants.

Lors de rupture totale, c'est avec la rupture tendineuse que le diagnostic peut devenir difficile: la douleur est moins vive, l'ecchymose plus rare et moins étendue quand un tendon se brise, et l'on ne trouve pas ces deux moignons arrondis et contractiles, qui caractérisent le muscle rompu. Si le tendon est intéressé au point où il émerge du corps charnu, au droit antérieur de la cuisse, par exemple, les lésions revêtent, en quelque sorte, un caractère mixte, et le bout supérieur seul est renflé et contractile.

Une distinction clinique fort intéressante est celle de la pseudo-hernie et de la hernie musculaires: nous y reviendrons au chapitre suivant.

Signalons simplement ici le très bel exemple de pseudo-hernie observé par Le Fort: il existait, chez son malade, une tumeur sur le devant du bras; sous le chloroforme, une incision est pratiquée: mais la tumeur avait disparu, et, en explorant l'épaisseur du biceps, on ne découvrit sur sa face profonde qu'une cicatrice fibreuse, trace d'une ancienne rupture partielle.

Nous avons parlé plus haut (voy. *Contusion des muscles*) des hématomes indurés et persistants qui peuvent faire croire à des tumeurs osseuses, des exostoses, des ostéomes (voy. *Myosite ossifiante*).

Traitement. — L'exposé en sera court. Le repos, un appareil inamovible qui maintienne le muscle relâché et ses extrémités rapprochées, ou au moins l'attitude qui favorise le mieux le rapprochement; dans les ruptures de l'abdomen, le tronc demi-fléchi, soutenu par des oreillers, dans le décubitus, et les cuisses soulevées; quelques applications narcotiques ou la morphine en piqûres, si les souffrances sont trop aiguës: telle est très souvent la seule intervention immédiate qui soit indiquée.

Plus tard, les frictions, le massage, les douches et surtout l'électrisation sont de mise et activent la restauration fonctionnelle; dans les ruptures totales, il faut employer d'abord les courants continus descendants, et ne recourir à la faradisation qu'au moment où la cicatrice, déjà faite, n'a plus rien à en craindre.

Au contraire, dans les ruptures partielles des muscles du tronc, c'est d'emblée qu'il faut se servir des courants induits, quitte à employer la morphine, si la réaction douloureuse était trop vive, et cette pratique, inaugurée par Gübler et Broca, abrège notablement la douleur et la gêne fonctionnelle.

Enfin, à la suite des ruptures, même partielles, des muscles abdominaux, on évite au malade les dangers d'une seconde rupture ou d'une hernie consécutive, en lui faisant porter une ceinture ou un bandage à pelote.

Le traitement des autres complications est aisé à formuler: il faut débrider largement le foyer, s'il a suppuré, et en faire avec soin le lavage antiseptique.

N'y aurait-il pas avantage, en présence d'un hématome volumineux, qui refoule les deux tronçons et ne se résorbera que très lentement, à ouvrir dès le début le foyer de la rupture, à le vider du sang, des caillots et des débris muscu-

[F. LEJARS.]

laires, à en faire l'antisepsie soignée, et à suturer les deux bouts du muscle rompu?

Depuis 1890, où nous formulions ici ce desideratum, plusieurs faits de ce genre ont été publiés. Il y a lieu de distinguer les sutures primitives et les sutures secondaires ou tardives, appliquées aux ruptures anciennes.

Faucompré a donné, dans sa thèse, une intéressante observation, émanant de la pratique de Folet (de Lille), de réunion primitive du triceps brachial, rompu en totalité, un peu au-dessus du coude ; les deux bouts furent rapprochés par deux points de catgut, en anses, qui chargeaient « une quantité assez importante de tissus, de manière à rendre les sutures aussi solides que possible » ; le résultat fut très satisfaisant. Il s'agissait là, en réalité, d'une rupture musculo-tendineuse; pour le triceps crural, un certain nombre de cas similaires ont été publiés[1]. Lorsque la solution de continuité siège en plein corps charnu, sur le milieu du biceps, par exemple, il est évident que la friabilité du tissu musculaire rend assez difficile la réunion solide et persistante des deux bouts ; les sutures d'appui, transversales, en anses, ou encore menées suivant un trajet sinueux, dans l'épaisseur du muscle, seront alors indispensables. Dans un cas où le rapprochement était irréalisable, Bazy rattacha le bout inférieur de la longue portion du biceps, au faisceau commun de la courte portion et du coraco-brachial.

Dans les ruptures anciennes, spécialement dans les ruptures partielles qui donnent naissance aux pseudo-hernies, la cure opératoire est souvent utile, mais soumise aussi à de très réelles difficultés et à de fréquents échecs. Delorme sutura les deux bouts du moyen adducteur, rompu en totalité; pendant deux mois, la réunion sembla parfaite, puis la récidive survint et la tumeur musculaire reparut. Dans les pseudo-hernies, la technique doit être la même que dans les hernies vraies : l'excision de la portion charnue exubérante, et la suture aponévrotique. On verra plus loin les différents procédés qui réalisent le mieux cette cure radicale.

<h2 style="text-align:center">IV</h2>

<h3 style="text-align:center">HERNIES MUSCULAIRES</h3>

« On nomme *hernie musculaire* la tumeur formée par une portion de muscle intact, c'est-à-dire non rompu, engagé à travers une boutonnière aponévrotique accidentelle de dimension variable » (Jeannel)[2].

C'est la définition schématique et, du reste, cette formule découle naturellement du terme, fort impropre, de hernie musculaire. Mais nous allons voir que cette boutonnière aponévrotique manque souvent.

Les premières observations ont presque toutes donné lieu à des erreurs de diagnostic ; Portal[3] rapporte quelques faits de ce genre, il en emprunte d'autres à Pouteau, Andry, Lieutaud.

[1] J.-B. Walker en relate 24 cas, dans un mémoire récent que nous utiliserons plus loin. (Voy. *Ruptures des tendons.*)
[2] Art. Muscles. *Encycl. de chir.*
[3] *Anatomie médicale*, 1805.

(F. LEJARS.)

Les observations de Dupuytren(¹) (hernie du jumeau), de Larrey(²) (hernie du premier adducteur), de Bérard(³) (*id.*), sont les premiers documents précis; leur nombre s'accroît peu à peu.

Warren, dans son *Traité des tumeurs* (1827), signale une hernie du droit antérieur de la cuisse, prise pour une mélanose simple et enlevée comme telle; Chanet (Th. de doct. 1827) donne deux nouvelles observations de hernie du moyen adducteur, qu'on crut être, dans un cas, une hernie intestinale irréductible, dans l'autre un kyste; une hernie du jambier antérieur est relatée par Richet (*Anatomie chirurgicale*, 1855); une autre encore siégeant sur les muscles de la face antérieure de l'avant-bras, par Sédillot (1859).

Ce n'étaient guère que des faits épars. En 1861, le mémoire de Mourlon, qui, depuis lors, faisait autorité, renferme trois nouvelles observations. A son exemple, les chirurgiens militaires continuent à publier des cas de hernie du moyen adducteur chez des cavaliers (Dauvé, Weill, Gaujot, Baudin); Prat(⁴) étudie celles du jambier antérieur.

En 1881, la question subit une transformation complète. A la Société de chirurgie, Farabeuf, dans un rapport sur une observation de Larger, vient battre en brèche la théorie qui régnait depuis près d'un siècle, et, se basant sur une meilleure étude des conditions anatomiques de la contraction musculaire, démontre que la hernie vraie est au moins une exception, et il appuie ses conclusions sur l'analyse des faits donnés comme tels. La même année, Larger et Bousquet fournissent encore d'autres observations.

Depuis, les faits et les travaux se sont multipliés, comme en témoigne la bibliographie ci-jointe.

MOURLON, Essai sur les hernies musculaires. *Rev. de mém. de méd. et chir. milit.*, 1861. — FARABEUF, Rapport sur une observation de tumeur musculaire de la cuisse, communiquée par M. Larger. *Bull. de la Soc. de chir.*, 26 janvier 1881, p. 95, et 2 février 1881, p. 145. — LARGER, Hernie du muscle jambier antérieur. *Bull. de la Soc. de chir.*, 30 mars 1881, p. 295. — BAUDIN, *Rev. de mém. de méd. milit.*, 1881. — NIMIER, Hernie et pseudo-hernie musculaire. *Archives génér. de méd.*, 1882, p. 285. — GUINARD, Hernies musculaires. *Gaz. hebd.*, 1888. — TH. GLUSS, Zwei operativ behandelte Fälle von Hernia muscularis. *Berliner klin. Woch.*, 13 mars 1882, p. 174. — SELLERBECK, Operation eines Muskelbruches. *Deutsche militärärztl. Zeitschrift*, août 1891, p. 551. — TÉDENAT, Lipomes et hernies musculaires. *Montpellier médical*, 1892, n° 8, p. 148. — GAZIN, Cure radicale d'une hernie du moyen adducteur; guérison à peu près totale. *Arch. de méd. milit.*, avril 1892, p. 310. — CROIX, De la cure radicale des hernies musculaires. *Revue de chir.*, 1895, p. 485. — HARTMANN, Note à propos d'un cas de hernie musculaire. *Revue de chir.*, 1895, p. 508. — MICHAUX, Hernie musculaire. *Bull. de la Soc. de chir.*, 1894, p. 711 et 759. — MADRANGE, Étude sur la hernie musculaire. Thèse de 1894. — AXOM, Hernie musculaire vraie de l'extenseur commun des doigts, cure radicale. *Arch. de méd. milit.*, avril 1895, t. XXV, p. 501. — P. PARADIES, Zur Kasuistik der Muskelhernien. *Internat. med. phot. Monatschrift*, juin 1895, p. 101. — LEGRAND, Des hernies musculaires. 9e Congrès de chirurgie, 1895, n° 669.

Anatomie pathologique. — La doctrine ancienne était fort simple : lors d'une contraction brusque et intense, le corps charnu distend sa gaine fibreuse et la rompt, il fait hernie par la brèche.

Or, d'après Farabeuf, même contracté, le muscle n'exerce jamais de pression excentrique sur les parois de sa loge aponévrotique; il la remplit chez les sujets bien musclés, il ne la distend pas, et, de fait, une pareille distension, par les frottements qu'elle aurait provoqués, eût été une entrave pour le jeu musculaire.

(¹) *Gazette hebd.*, 1829.
(²) Communiquée à Mourlon : *Rev. de mém. de méd. milit.*, 1861.
(³) Thèse de Rouillois, 1829.
(⁴) Thèse de doct., 1879.

C'est que le muscle contracté ne grossit pas, en réalité, il *change de forme*, et sa gaine s'y prête ; grâce à sa continuité avec le manchon aponévrotique du membre, elle tire à elle « la couverture » (Farabeuf), c'est-à-dire l'aponévrose du muscle antagoniste, allongé et aplati, et celle des groupes musculaires voisins qui sont au repos ; son feuillet superficiel s'en élargit d'autant, et devient capable de recouvrir alors, sans aucune tension, le ventre charnu.

Les conditions anatomiques ne sont donc nullement favorables à la hernie brusque, par éclatement de l'aponévrose, et il se trouve qu'à l'examen des observations, le plus grand nombre de ces « hernies » se sont révélées par des signes de rupture. Presque tous les auteurs signalent que, par la contraction du muscle, la tumeur dite hernie musculaire durcit et grossit ; or, si la hernie vraie peut durcir, en pareille occurrence, la rupture seule grossit. Voici pourquoi.

Les fibres herniées décrivent une série de courbes concentriques hors de la boutonnière aponévrotique ; le muscle se contracte-t-il, chacune de ses fibres se raccourcit, se rapproche de l'axe central du corps charnu, et tend à devenir rectiligne : les anses musculaires herniées se redressent et se réduisent, au moins en partie, la tumeur s'affaisse, tout en durcissant.

Au contraire, les fibres rompues se raccourcissent sur elles-mêmes, leurs connexions brisées ne les ramenant plus vers l'axe commun, elles s'entassent et forment masse : la tumeur grossit.

Ces caractères de la hernie musculaire ont été vérifiés expérimentalement par Guinard ; il enlève un lambeau d'aponévrose à la surface du demi-membraneux chez le lapin : la hernie se produit, quand on rapproche le plus possible, et rapidement, les deux insertions du muscle ; la hernie disparaît : 1° quand on allonge mécaniquement le muscle suivant son grand axe ; 2° quand le muscle se contracte énergiquement, sans produire d'effet utile sur les leviers osseux ; la hernie durcit, mais se réduit notablement, quand le muscle se contracte sans nulle entrave.

De ces données acquises on devait donc conclure : que la plupart des faits jusqu'alors groupés sous le titre de hernies musculaires se rapportaient à des ruptures, le plus souvent partielles, suivies de hernie du tronçon rompu à travers l'aponévrose.

Mais la *hernie vraie* existe, bien qu'elle soit rare, et qu'elle relève d'un autre mécanisme.

1° Elle a été constatée, sur le vivant, au cours d'opérations ; le fait de Bérard, relaté par Bouillois, en est un exemple ; il s'agissait d'une tumeur grosse comme un petit œuf située à la partie supéro-interne de la cuisse : « La peau fut incisée... on aperçut en face de la plaie une ouverture faite à l'aponévrose *fascia lata* ; une portion charnue se trouvait engagée dans cette ouverture et se présentait sous l'aspect d'un corps mou, rougeâtre. On agrandit l'ouverture aponévrotique et l'on chercha à saisir la prétendue tumeur graisseuse : impossible de la rencontrer. Alors on fit prendre au malade la position qu'il affectait lorsqu'il avait l'intention de la faire saillir, et l'on vit que cette tumeur était formée par une portion du muscle premier adducteur qui s'engageait dans l'ouverture faite à l'aponévrose. » Sellerbeck, Hartmann ont constaté l'existence d'une perte de substance de l'aponévrose, d'un ou de plusieurs orifices, par lesquels faisait hernie, à proprement parler, le corps charnu ; « nous mettons à nu, écrit Hartmann, deux trous de l'aponévrose, à contours réguliers, lisses, arrondis. Lorsqu'on presse sur la cuisse au-dessous, en la prenant à pleines mains, on voit le

muscle faire hernie à travers ces perforations; ce muscle est libre de toute adhérence et ne présente pas trace de la moindre cicatrice ». Plus souvent encore,
on a trouvé la gaine aponévrotique distendue, amincie, éraillée, mais, en somme,
intacte et sans déchirure (Gazin, Choux, Michaux, Darricarrière). « Nous pouvons constater *de visu*, remarque M. Choux, que si, par le fait de sa distension
extrême, cette gaine (celle du jambier antérieur) n'exerce plus, sur le muscle
sous-jacent, la compression exacte et permanente, qui est l'état anatomique
normal dans cette région, du moins elle ne présente pas de déchirure, ni la
moindre solution de continuité; à peine peut-on y constater un peu d'amincissement, par élongation de ses fibres longitudinales. » Chez l'opéré de Legueu (hernie du biceps brachial), « il y avait non pas une perforation, mais un amincissement considérable de l'aponévrose ». Dans un fait récent, où nous relevions tous
les signes d'une hernie du tenseur du *fascia lata*, nous avons trouvé, au cours
de l'opération, la gaine aponévrotique un peu amincie, très transparente vers le
centre du muscle, mais, encore une fois, sans la moindre perforation, sans rien
qui pût ressembler à un orifice « herniaire ». Il est important d'attirer l'attention
sur ces cas, qui représentent bien des hernies vraies, au sens clinique que l'on
attache à ce mot, mais qui montrent aussi que la conception ancienne, théo-
rique et simpliste, ne saurait être prise au pied de la lettre.

2° Elle a été constatée en clinique, et avec tous les caractères que la théorie
nouvelle exige d'une hernie vraie. Larger a communiqué à la Société de chirurgie un cas de hernie du jambier antérieur, qui, saillante et molle au repos,
se réduisait lors de la contraction du muscle, qu'elle eût ou non un effet moteur,
mais surtout quand elle n'en avait pas, et se réduisait encore lors de contraction
des antagonistes et de distension passive du jambier [1].

3° Enfin on l'a reproduite sur les animaux. Guinard a vu que, sur le lapin, les
muscles larges à aponévrose adhérente ne se prêtaient aucunement à la production de la hernie, mais il n'en est pas de même des muscles longs et non adhérents, tels que le demi-membraneux, par exemple, qui a servi aux expériences.

Mais l'aponévrose ne se déchire pas brusquement, elle s'use peu à peu; ce
n'est pas une hernie de force, c'est une hernie de faiblesse.

Cette *usure lente des aponévroses* avait été déjà indiquée par Dupuytren et par
Follin : elle s'explique par les pressions répétées et les frottements des muscles
qu'elles engainent. Chez les cavaliers novices, dans l'effort d'extension et d'adduction combinées des cuisses, les masses musculaires internes sont « à plein »
dans leurs gaines; et, si la distension n'a pas lieu dans les mouvements simples,
elle est inévitable dans ces mouvements complexes, où presque tous les muscles
de la cuisse sont à la fois raidis et contractés; mais elle se fait *en surface*, elle
éraille et amincit l'aponévrose sans la faire éclater d'emblée. Il en est de même
à la jambe, par le jeu répété des jumeaux, dans le trot « à l'anglaise ».

Guinard n'a-t-il pas observé la première phase de cette distension aponévro-

[1] Prat (*loc. cit.*) relate une observation de M. Perrin où l'on sentait (on croyait sentir)
l'orifice aponévrotique « herniaire »; longue de 5 centimètres, large de 3 centimètres, la
tumeur (c'était une hernie du jambier antérieur) est lisse, limitée en haut et en dehors par
une ligne brusque, fibreuse. En haut, on perçoit sur son bord une sensation de corde tendue
qui semble correspondre à une solution de continuité de l'aponévrose ». A notre sens, toutes
les fois qu'on n'a pas « vu » la fameuse boutonnière aponévrotique, un doute légitime doit
subsister; chez notre malade (hernie du tenseur du *fascia lata*), dans le relâchement, nous
sentions aussi une sorte d'arcade à la partie inférieure de l'intumescence musculaire : elle
était due simplement à la *différence de consistance* de la portion herniée ou soi-disant telle
du corps charnu et du muscle ambiant.

tique : un jeune homme du service de Verneuil présentait, au creux poplité, des deux côtés et sur le bord interne du demi-membraneux, une tumeur arrondie, qu'on crut être un kyste et qui fut ponctionnée sans que le trocart ramenât autre chose qu'un fragment musculaire. Sur le même sujet, grand rameur, on constatait des saillies musculaires du même genre sur les trapèzes, aux angles supéro-internes des omoplates et sur les longs supinateurs.

Ainsi l'aponévrose se laisse soulever d'abord, puis elle s'ouvre peu à peu et la hernie, de son côté, grossit progressivement ; ce mode pathogénique, s'il est indéniable, n'est pas, du reste, le seul, et certaines lésions du muscle, lésions encore mal déterminées, doivent y avoir leur part.

Étiologie. — La hernie musculaire vraie est, certes, très rare, et il faut reconnaître que le départage est difficile à faire parmi les observations publiées sous le titre de hernies musculaires ; l'examen est souvent trop peu précis pour permettre de conclure, et, quelle que soit la valeur des signes d'exploration que nous allons indiquer, nous pensons que la certitude n'est jamais absolue, en dehors de la vérification directe, opératoire.

On peut admettre deux types de ces hernies :

1° Les *hernies traumatiques*, les plus rares, mais dont quelques exemples ont tous les caractères de l'authenticité. A la suite d'une plaie, accidentelle ou chirurgicale, d'une ulcération, d'une contusion violente, etc., l'enveloppe aponévrotique est rompue ou détruite, et, par cette brèche ouverte, le muscle s'engage. Delorme parle de deux faits de ce genre : sur un malade de Verneuil, une hernie du jambier antérieur, grosse comme la dernière phalange du pouce, saillante pendant le repos du muscle, réduite pendant la contraction, avait succédé à la ligature de la tibiale antérieure ; à la suite d'un « séton » de l'avant-bras, une hernie musculaire soulevait la cicatrice laissée par la balle, et l'index pénétrait dans une ouverture aponévrotique. Chez le malade de Hartmann, la hernie s'était montrée à la suite d'une fracture vicieusement consolidée du fémur, et les fragments chevauchés avaient été, sans doute, les agents de la déchirure. Rappelons encore les hernies musculaires qui se produisent au fond de certaines plaies, où l'aponévrose est intéressée, ou de certains ulcères (ulcères syphilitiques de la jambe [Verneuil]) ;

2° La hernie vraie exigerait surtout la répétition des efforts et des mouvements forcés (cavaliers, rameurs). Peut-être certains sujets y sont-ils prédisposés par la minceur de leurs aponévroses. Elle se produit lentement et grossit peu à peu. Elle affecte certains muscles soumis à un « surmenage professionnel » : les adducteurs, et surtout le moyen adducteur, chez les jeunes cavaliers, le jambier antérieur, chez les marcheurs, comme chez ce lieutenant de douanes dont parle Prat, et qui était « astreint à des exercices musculaires violents dans la poursuite des contrebandiers ». On l'a vue encore sur le triceps crural (Hartmann), le biceps brachial, le couturier, le tenseur du *fascia lata*, etc.

Symptômes. — La hernie musculaire vraie a un début insidieux et lent : il est des malades qui ne l'ont découverte qu'au bout de plusieurs mois. Petite masse arrondie, d'abord, elle grossit de plus en plus, et son relief s'accroît progressivement, sans douleur, sans autre réaction qu'une sensation de pesanteur, de gêne ou de faiblesse.

Tous les faits, dans lesquels la hernie a paru se produire brusquement, à la suite d'un effort, d'une chute, d'un coup, doivent être tenus pour suspects : ils

[F. LEJARS]

rentrent presque tous dans le cadre des pseudo-hernies. Encore faut-il se rappeler que le traumatisme peut atteindre une hernie en voie de développement, exagérer tout d'un coup les vagues désordres qu'elle provoquait, et là encore, servir de *révélateur*.

Une fois constituée, la tumeur est de volume variable, assez petite parfois, comme une noix, etc., à la région jambière antérieure, par exemple; ou relativement grosse, comme un œuf, etc.; elle mesurait 5 à 6 centimètres de long sur 1 centimètre 1/2 de large, chez le malade de Choux (hernie du jambier antérieur), 7 à 8 centimètres de long, 5 centimètres de large, dans le fait de Darricarrière (moyen adducteur). Lorsqu'il y a simplement distension aponévrotique, le relief est d'ordinaire plus marqué que dans les cas assez rares, où l'aponévrose est réellement « trouée », et la chose, d'ailleurs, se comprend sans peine.

Quoi qu'il en soit, la saillie musculaire « hors rang » est, en général, ovalaire, de contours arrondis, un peu fuyants; jamais on ne découvre de pédicule. Nous avons dit, et le fait est plusieurs fois signalé dans les observations, que l'on pouvait sentir le rebord de l'orifice aponévrotique, de l'orifice herniaire : chez un malade de Mourlon, la tumeur disparaissait sous le doigt, à travers une ouverture dont les bords tranchants, perpendiculaires à l'axe du membre, semblaient des cordes très tendues. Il faut toujours rechercher avec soin cet anneau ou ces piliers, mais il faut se souvenir aussi qu'il est rare, en somme, de les retrouver nettement, que, de fait, ce trou dans la gaine manque assez souvent, et qu'on aurait tort de donner à ce signe inconstant plus d'importance qu'il ne vaut.

Molle, dépressible, réductible au repos, la hernie change de consistance et de volume, suivant les diverses attitudes du muscle, et c'est là qu'il faut chercher les principaux éléments de diagnostic de la hernie vraie et de la pseudo-hernie. *Le muscle est-il au repos et relâché*, la tumeur est *saillante et molle; est-il distendu passivement*, autrement dit, dans la hernie des adducteurs, la plus fréquente, porte-t-on le membre inerte dans l'abduction, *elle disparaît, au moins en partie*; le ramène-t-on à l'adduction, elle se dessine de nouveau. *Elle durcit* quand le malade rapproche les cuisses, *mais elle ne grossit pas*, elle diminue plutôt, et si l'on s'oppose à l'effet utile de la contraction, en écartant les genoux, *elle se réduit presque*, ou même tout entière. Tels sont, du reste, les signes rationnels de la hernie musculaire vraie, et dans ce groupe ne peuvent légitimement rentrer que les faits seuls qui se caractérisent de la sorte.

Très rarement la hernie contracte des adhérences au dehors de la gaine aponévrotique, elle ne devient douloureuse qu'après les exercices prolongés. Le plus souvent, elle détermine une sensation de gêne, de courbature, dans certains mouvements et certains exercices, puis une fatigue rapide, une sorte de brisement. L'équitation devient péni-

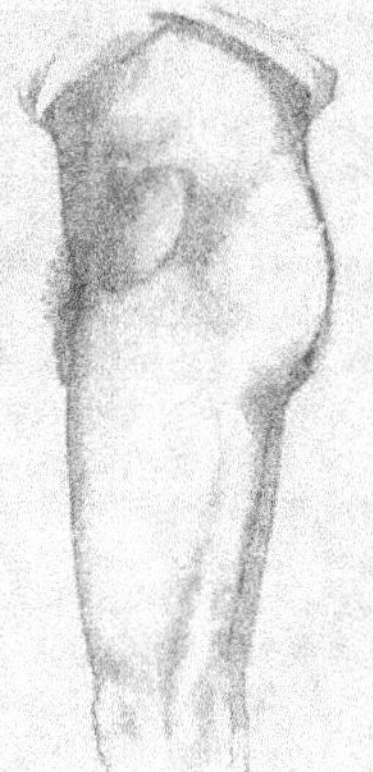

Fig. 151. — Hernie vraie du tenseur du fascia lata. (Obs. personnelle.)

ble, lors de hernie des adducteurs, ou la marche un peu prolongée réveille des crampes et de véritables douleurs, lors de hernie du jambier. Chez notre malade (hernie du tenseur du fascia lata), il existait même une légère incertitude de la marche et un peu de claudication. Dans cet état, elle peut durer fort longtemps, et, depuis huit ans, le batelier dont parle Larger portait une hernie du jambier antérieur qui ne l'entravait pas dans sa profession.

Diagnostic. — Il est inutile de revenir sur le diagnostic de la hernie et de la pseudo-hernie; les caractères différentiels sont, en somme, ceux de la hernie et de la rupture. La pseudo-hernie est peu apparente sur le muscle au repos; elle grossit et durcit, lors de contraction et même lorsque la contraction n'est pas suivie d'effet utile; la distension passive du muscle ne la modifie pas ou à peine. En voilà assez pour la personnifier; on ne saurait méconnaître toutefois que certains faits cliniques ne cadrent pas entièrement avec ces schémas et il faut avouer qu'en pratique la confusion n'est que d'importance médiocre, le pronostic et le traitement ne différant guère.

Mais la liste serait longue des hernies ou pseudo-hernies qu'on a prises, ou qu'on pourrait prendre encore, pour des tumeurs : lipomes, fibromes de la gaine aponévrotique, kystes hydatiques, kystes du creux poplité, névromes, varices, etc.

Toutes ces tumeurs siègent au-dessus ou au-dessous de l'aponévrose. Sus-aponévrotiques, la contraction musculaire n'agit pas sur elles; sous-aponévrotiques et intra-musculaires, elles se fixent et disparaissent, au moins en partie, quand le muscle se contracte; inter-musculaires, elles peuvent se fixer, mais restent explorables, leur consistance propre ne se modifie pas.

La tumeur musculaire durcit et change de volume par la contraction; elle durcit sous la faradisation. Soigneusement recherchés, ces indices suffisent et l'on n'aura recours ni au trocart-hameçon de Duchenne, ni à l'épingle plantée dans la tumeur et qui oscille avec elle (Richet).

Traitement. — Le port d'un cuissard élastique, d'un brassard ou d'un bandage compressif, maintient la hernie réduite et supprime en grande partie la gêne qu'elle provoque. Certaines hernies ne provoquent aucune gêne notable et ne grossissent pas; Paradies rapporte et figure un cas de hernie du moyen adducteur, observé chez un médecin, et qui, depuis vingt-quatre ans, n'a pas changé de volume et ne crée aucune difficulté de la marche. Il est évident qu'en pareil cas, on ne saurait songer à une intervention.

Les indications sont tout autres, dès que la hernie s'accompagne de douleur ou de quelque désordre fonctionnel, et, plutôt que de recourir à des appareils contentifs, toujours peu efficaces et gênants, il est de bonne — et bénigne — pratique de pratiquer une opération « réparatrice ». Mourlon et Follin avaient conseillé de faire jusqu'au muscle une incision profonde, destinée à se convertir en une traînée cicatricielle « de renforcement »; dans le même but, Nimier, dans une hernie du moyen adducteur, escharifia les enveloppes externes jusqu'au muscle, avec les caustiques : la tumeur avait disparu, au niveau de la traînée cicatricielle, on la retrouvait encore sur le bord externe.

C'est à une véritable cure radicale (¹) qu'il faut procéder, comme l'ont fait Gies, Sellerbeck, Gazin, Choux, Hartmann, Michaux, Daricarrière (²), Legueu, et nous-même. Choux, dans son mémoire de 1895, en a parfaitement formulé les indications, la technique et les résultats. L'intervention, pour être complète et utile, doit porter à la fois sur le muscle et sur l'aponévrose; Sellerbeck s'était contenté de « réduire » le muscle dans sa gaine et de rapprocher par-dessus les lèvres de l'aponévrose par une série de sutures en anse; la récidive partielle ne

(¹) Nimier, *De la cure radicale des hernies musculaires*, *Mercredi médical*, 1892, p. 25.
(²) Observation rapportée in Thèse de Morange (*loc. cit.*).

[F. LEJARS.]

tarda pas, mais l'amélioration fonctionnelle n'en fut pas moins des plus sensibles. Il paraît nécessaire « d'affaisser » le muscle proéminent, soit par l'excision de la portion « herniée » ou soi-disant telle, soit par l'application d'une série de ligatures, au catgut ou à la soie, qui étreignent et « boudinent » une partie du corps charnu (Choux, voy. fig. 165). Les lèvres aponévrotiques, excisées à leur tour, sont alors rapprochées par des sutures diversement combinées pour les accoler solidement.

En pratique, le procédé suivant nous semble réaliser toutes les conditions de sécurité : une incision longitudinale, *longue*, découvre la tumeur ; l'aponévrose est incisée, si, comme le fait est fréquent, elle est simplement amincie, ou, s'il en est autrement, la déchirure aponévrotique est élargie ; à la base de la portion

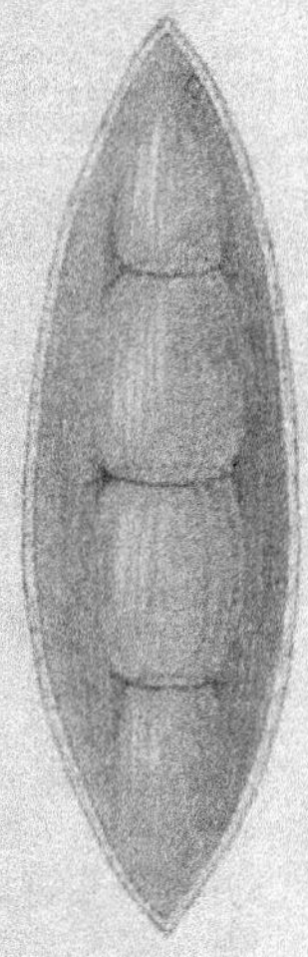

Fig. 165. — Cure radicale de la hernie musculaire, procédé de Choux ; ligatures multiples « boudinant » la portion herniée du muscle.

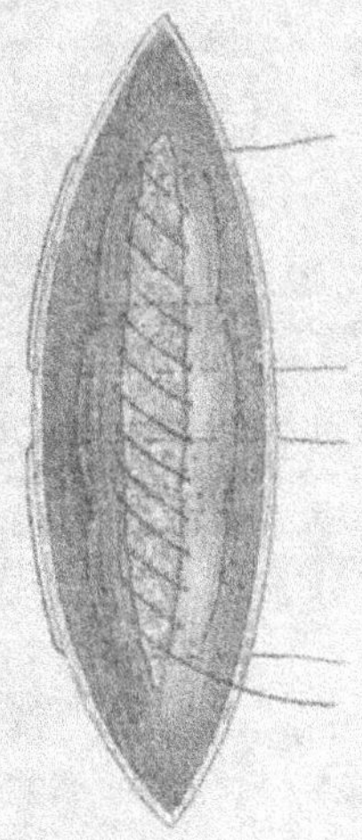

Fig. 166. — Cure radicale de la hernie musculaire, procédé utilisé chez notre malade : ligatures en anses à la base du coin musculaire excisé ; surjet réunissant les deux lèvres de l'excision ; suture en anses de l'aponévrose.

herniée du muscle, on passe une série de fils, en anses transversales, qu'on lie sur l'un des côtés ; on excise en coin tout ce qui dépasse du corps charnu, et un surjet réunit les bords de la brèche musculaire. Ceci fait, d'autres anses de catgut ou de soie traversent les lèvres de l'aponévrose, à 1 centimètre 1/2 ou 2 centimètres du niveau de l'incision et les rapprochent en les adossant ; un dernier surjet achève de les réunir sur leur tranche. Un repos assez long est de rigueur, à la suite de l'opération.

Presque toujours, le résultat primitif semble excellent, mais il est relativement rare que la cure se maintienne radicale, et, au bout de quelques semaines ou de quelques mois, une récidive partielle est d'observation fréquente. Heureusement elle a été toujours assez restreinte, dans les faits connus, et elle n'a pas empêché la guérison « fonctionnelle », autrement dit, la disparition ou tout au moins l'atténuation considérable de la gêne motrice et des douleurs.

[F. LEJARS.]

V

MYOSITE

Nous passerons en revue les myosites aiguës; la myosite infectieuse et certaines formes de myosites chroniques, ayant un intérêt chirurgical.

MYOSITES AIGUËS

DIONIS DES CARRIÈRES, Étude sur la myosite. Thèse de doct., 1851. — VELPEAU, Leçons sur la myosite. *Gaz. des hôp.*, 1852. — FISCHER, De la myosite, 1859. — ROSSLEIN, Des abcès phlegmoneux des muscles. Thèse de doct., 1875. — HAYEM, art. MUSCLES. *Dict. encycl.* — LE DENTU, art. MUSCLES. *Dict. de méd. et de chir. prat.* — NEPVEU, De la myosite infectieuse. *Revue de chirurgie*, 1877. — MARQUET, Recherches expérimentales sur le processus inflammatoire dans les muscles. Thèse de Nancy, 1879. — SENDA (de Tokio). Étiologie de la myosite aiguë. *Deutsche Zeitschrift für Chir.*, 1885. — JACKSON, Myositis universalis acuta, infectiosa, with a case. *British med. Journal*, 1887, p. 498. — BRUXON, De la myosite infectieuse primitive. Thèse de doct., 1887. — Quelques recherches sur la nature microbienne et la pathogénie de la myosite infectieuse primitive. *Normandie médicale*, 1894, p. 297. — P. HUPP, Ueber einen Fall von acuter parenchymatöser Myositis, welche Geschwülste bildet und Fluctuation vortäuscht. *Berl. klin. Woch.*, 1887, p. 589. — LANNELONGUE, Ueber Myositis. *Berliner klin. Woch.*, 1891, nº 50. — BOISSON et SIMONIN, Des myosites infectieuses. *Arch. de méd. et de pharm. milit.*, 1895, XXV, p. 121.

Nous distinguerons la myosite *aiguë circonscrite* et la myosite *phlegmoneuse diffuse* (ou *myosite infectieuse*)

Myosite aiguë circonscrite.

Étiologie. — 1° MYOSITE SECONDAIRE. — Nous ferons rentrer dans ce groupe : 1° la *myosite traumatique*; 2° la *myosite par contiguïté*; 3° la *myosite secondaire*.

La myosite *traumatique* succède soit aux plaies ouvertes, soit beaucoup plus rarement aux lésions sous-cutanées des muscles. Les larges dénudations, celles que crée l'ablation totale du sein, par exemple, les lambeaux musculaires des amputations, permettent assez souvent d'étudier une forme circonscrite et relativement bénigne de la myosite traumatique. Les contusions et les ruptures sous-cutanées ne sont que très rarement le siège d'accidents inflammatoires, et c'est alors le foyer sanguin qui suppure : une écorchure, un *micro-trauma* cutané peuvent servir de portes d'entrée; ailleurs on peut incriminer une infection lointaine coexistante (angine, etc.), ou antérieure (un érysipèle, Reclus). On sait que des hématomes sont restés des mois et des années (Virchow) sans réaction, réalisant ainsi sur l'homme l'une des expériences fondamentales de Pasteur; on sait aussi que la suppuration s'y produit quelquefois à une date très retardée, par le mécanisme, sans doute, de l'infection de voisinage ou de l'auto-infection, dont nous venons de parler.

L'origine de l'infection est évidente dans les autres variétés de myosite secondaire. *Par contiguïté*, les muscles s'enflamment et suppurent au contact des foyers phlegmoneux : c'est le carré lombaire dans l'abcès péri-néphrétique, c'est le psoas, à la suite des abcès de la fosse iliaque, etc. ; ce sont les fusées purulentes intra-musculaires, dans les phlegmons des membres. Le siège précis de l'abcès permet de distinguer la myosite suppurée proprement dite du phlegmon de la gaine, ou *péri-myosite* (Ollier), plus fréquent et qui relèverait, dans nombre de faits, d'une angioleucite profonde suppurée, à distance (Dolbeau, voy. *Lymphangite profonde*).

La myosite secondaire se déclare au cours des maladies infectieuses aiguës ; la pathogénie en devient très claire aujourd'hui, avec la théorie microbienne[1]. Comme le fait remarquer M. Hayem, ces myosites « sont diffuses et caractérisées, au début du moins, par de simples dystrophies qui ne s'élèvent au rang d'inflammation véritable que dans des points limités, au niveau de certains foyers ». Ces foyers de myosite et les abcès qui leur succèdent présentent seuls un intérêt chirurgical. C'est dans la fièvre typhoïde que ces myosites ont été surtout étudiées (Labuze, Chaparre, Jacobs) ; elles se voient encore dans les fièvres éruptives, surtout la variole et la scarlatine, dans l'érysipèle, la diphtérie, la fièvre pernicieuse algide (Vallin), l'ictère grave, le scorbut. L'embolie septique explique encore les abcès métastatiques intra-musculaires, dans l'infection purulente, l'infection puerpérale, l'endocardite ulcéreuse à forme pyohémique, ou encore ceux de la morve et du farcin. On a longtemps attribué au rhumatisme suppuré des abcès des muscles qui relevaient en réalité de l'infection purulente avec abcès métastatiques.

2° MYOSITE PRIMITIVE. — On l'a surtout rencontrée chez des sujets jeunes ou adultes ; il est rare que l'âge ait dépassé cinquante ans. Elle est beaucoup plus fréquente chez l'homme : Dionis ne l'a observée chez la femme qu'une fois sur 10 cas, et l'on ne trouve que 2 femmes au nombre des 15 malades dont Fischer a rapporté l'histoire.

Les auteurs n'incriminent guère que le froid, surtout le froid humide et les exercices forcés.

Ici encore, l'action réelle du refroidissement reste obscure, bien qu'elle ait été frappante dans quelques observations. Le surmenage local est-il susceptible de créer, par lui seul, l'inflammation et la suppuration musculaires ? On l'a dit ; on a rappelé ces abcès des masses musculaires de la fesse qu'on trouve parfois chez les bœufs surmenés ; et de fait, il a été démontré par les expériences de Roth, signalées plus haut, que la fatigue seule détermine, dans la substance charnue, des lésions de dégénérescence. Mais il est probable que le rôle, très nettement caractérisé dans certains cas, du surmenage local et général, se résume dans une question d'opportunité morbide et de terrain. Du reste, il est très fréquent que les muscles soient alors le siège de lésions traumatiques minimes, mais suffisantes à servir de porte d'entrée à l'auto-inoculation ; des ruptures partielles, des infiltrations sanguines circonscrites, passées presque inaperçues, et qui se révèlent, à une échéance plus ou moins tardive, par la myosite et le phlegmon.

Ainsi s'expliquent ces abcès du grand pectoral gauche, chez les forgerons, que, dans certains pays, on qualifie du nom de « manuelle » ; les mouvements de la main gauche, qui tord le fer, provoquent sans doute des ruptures partielles dans l'épaisseur de l'adducteur du bras.

[1] La preuve bactériologique a été maintes fois fournie : on a trouvé, dans ces abcès musculaires, le bacille d'Eberth associé au staphylocoque doré (Achard), ou isolé (Chantemesse et Widal), ou le staphylocoque doré isolé (Boisson et Simonin).

[F. LEJARS]

Ainsi comprend-on encore que ce soient les muscles « travailleurs » sur lesquels la lésion porte le plus souvent : les pectoraux, lieu d'élection, que nous venons de citer, les muscles de la région postérieure de la jambe, et spécialement les jumeaux, ceux de la région externe de l'avant-bras, les épitrochléens, le deltoïde, le biceps brachial, le biceps fémoral, les péroniers, le psoas[1].

Anatomie pathologique. — Il faut distinguer deux formes ou deux stades successifs :

1° *Forme hyperplastique* (Hayem). — Le muscle est-il à nu au fond d'une plaie, il se recouvre d'une couche de bourgeons charnus, épaisse de 1 à 5 millimètres, et qui se prolonge dans la profondeur, quelquefois à une distance de plusieurs centimètres. Au-dessous, on trouve des faisceaux primitifs atrophiés, de direction irrégulière, qui ont perdu leur striation et, semble-t-il, leur sarcolemme, et dont les noyaux, excessivement multipliés, sont groupés en séries à la surface ou au centre du faisceau : autour d'eux, le tissu embryonnaire forme déjà un réticulum fasciculé. A une profondeur plus grande, on ne trouve plus de fibres atrophiées, mais les faisceaux apparaissent sur les coupes transversales, encerclés d'une couronne de noyaux proliférés. A ce niveau, la néoformation embryonnaire est destinée à disparaître plus tard, alors qu'elle s'organise définitivement à la surface et se transforme en une couche fibreuse cicatricielle.

La myosite sans plaie est circonscrite et disséminée : le muscle prend un aspect grisâtre, il est plus dur, plus cassant, plus fragile, et la pression le dissocie aisément en une sorte de bouillie ; voilà pourquoi les ruptures fibrillaires et fasciculaires et les infiltrations hémorragiques n'y sont pas rares. C'est un véritable ramollissement lors de lésion ancienne ; la zone malade s'affaisse, elle est jaunâtre, molle, pâteuse.

Histologiquement, la lésion primordiale, d'après Hayem, intéresserait la fibre musculaire elle-même, mais les deux processus dystrophique et inflammatoire ne tardent pas à marcher de pair ; les fibres charnues se gonflent, perdent leur striation, tombent en dégénérescence granuleuse ou vitreuse et se fragmentent en blocs irréguliers ; en même temps, se produit une abondante prolifération des noyaux musculaires et de ceux du périmysium.

Pourtant la réparation peut être complète, et Zenker a décrit, le premier, dans la myosite typhique, la régénération des fibres striées, confirmées par les études de Hayem sur les myosites symptomatiques.

Ailleurs, la myosite se termine par la sclérose, et laisse derrière elle des traces indélébiles, ou encore le stade hyperplastique ne fait que précéder la suppuration.

2° *Forme suppurée, myosite suppurée*. — On trouve alors, disséminées dans la substance charnue, des nappes jaunâtres de pus : « à leur niveau, la partie malade a perdu son aspect musculaire, on dirait un tissu cellulaire imbibé de

[1] Scriba (de Tokio) a publié, en 1885, quatre observations de myosite aiguë, très nettes mais de forme bénigne, et terminées toutes trois par la guérison, qui intéressent de très près la pathogénie des myosites dites spontanées ou primitives. Dans trois cas, le malade était atteint d'un furoncle, et dans le quatrième, d'un abcès dentaire, et c'était quelques jours après l'ouverture des petites collections purulentes que des myosites avaient paru, lointaines par rapport à la lésion première, multiples, intéressant le biceps et le vaste externe, le grand adducteur de la cuisse et le grand pectoral, le soléaire, etc. On peut admettre, avec l'auteur, que les furoncles ou l'abcès aient servi de portes d'entrée à l'infection, que des causes d'ordre secondaire et local ont ensuite *fixée* en quelque sorte, dans tel ou tel muscle.

sérosité purulente ou de pus bien lié ». Ordinairement, la suppuration, d'abord
infiltrée, se collecte : il se forme un abcès. Le pus est rougeâtre, brun, sanieux,
quand l'abcès succède à un hématome, et la cavité anfractueuse, déchiquetée,
est toujours bordée d'une zone plus ou moins étendue de muscle dégénéré. Telle
est la terminaison habituelle de ce qu'on a décrit sous le nom de *myosite hémorragique ou apoplectiforme*. Cruveilhier a été le premier à signaler l'apoplexie
musculaire, c'est-à-dire l'hémorragie survenant au sein d'un muscle par rupture
de ses vaisseaux, sous l'influence de lésions dégénératives ; il rappelle un
malade de Ronnet, mort d'érysipèle, et chez qui le muscle grand pectoral était
ainsi bourré de foyers sanguins. Depuis, les cas analogues se sont multipliés,
ils sont presque constants au cours des myosites secondaires.

Souvent uniques dans les myosites traumatiques, celles qui succèdent à la
fièvre typhoïde[1], etc., les abcès sont multiples dans l'infection purulente et les
maladies du même type.

Hayem, et depuis Marquet, ont bien mis ce fait en lumière, que le tissu interstitiel est le siège exclusif de la suppuration dans les muscles ; les fibres charnues subissent toute la série d'altérations qui ont été plus haut décrites, et ce
n'est que plus tard et accessoirement que les globules purulents s'immiscent
jusque dans leurs gaines.

Symptômes. — La myosite s'annonce, en général, par la douleur et la contracture : douleur fixe, lancinante ou térébrante, que la pression et surtout les
mouvements exaspèrent.

Le muscle se rétracte, il rapproche ses insertions, et, sous l'influence d'une
sorte de « contracture par appréhension » (Hayem), les muscles voisins exagèrent
encore l'attitude. De là, l'inclinaison de la tête et le torticolis inflammatoire, dans
la myosite du sterno-mastoïdien ; l'adduction forcée du bras, dans celle du grand
pectoral ; la flexion du genou, dans celle du biceps fémoral, etc. : autant de
déformations caractéristiques que la rétraction fibreuse du muscle enflammé
pourra, dans quelques cas, rendre définitives. Hayem signale encore d'autres
contractures, plus lointaines et aussi plus passagères, sur le territoire des troncs
nerveux qui traversent le foyer inflammatoire.

Sous la peau, rosée, œdémateuse, sèche (Guermonprez), quelquefois semée de
macules ecchymotiques, le muscle dessine sa forme et accuse ses bords par un
relief abrupt, très net, qui se détache et fait hernie au-dessus des parties
ambiantes ; il semble hypertrophié en masse. Au palper, c'est une *dureté ligneuse*
(Velpeau), lardacée, qu'on sent sur toute son étendue ; c'est une plaque épaisse,
qui résiste entre les doigts, comme du bois ou de l'os, et que l'on peut contourner et circonscrire : on apprécie mieux encore son encapsulement et son
indépendance.

Telle est la forme typique de la myosite : quelques frissons, de la fièvre, un
état gastrique, l'annoncent et l'accompagnent ordinairement.

Du troisième au septième jour, en général, la tuméfaction est bien dessinée ;
elle peut persister sous cette forme, pour disparaître ensuite, de bonne heure,
du huitième au dixième jour, si l'affection a été légère, en moyenne vers le vingt-
huitième jour, d'après Fischer ; la douleur s'atténue de plus en plus, le corps
charnu reprend sa consistance et ses fonctions : il reste seulement à son niveau
une zone endolorie.

[1] SOREL, *Abcès musculaires dans la fièvre typhoïde*. Thèse de doct., 1894 (25 observ.).

[F. LEJARS.]

Ailleurs, sans suppurer encore, la myosite passe à l'état fibreux; les contractures deviennent rétractions, et nous avons signalé les attitudes vicieuses qui, de ce fait, peuvent devenir permanentes; ou bien encore le muscle ne recouvre pas dans sa totalité sa consistance normale, et il reste induré par places; enfin il peut s'atrophier.

La *suppuration* doit-elle se produire, elle se marque par de nouveaux frissons, l'ascension thermique, le caractère plus aigu et plus lancinant des douleurs, la peau qui devient plus œdémateuse et plus rouge, et un gonflement local qui s'accuse de plus en plus en un point du corps charnu. L'abcès est long à se collecter : « tandis qu'il suffit de trois ou quatre jours pour que le phlegmon produise du pus, on peut espérer éviter la suppuration dix et même quinze jours après le début de la myosite » (Velpeau). L'abcès musculaire paraît alors à la surface du muscle, comme une bosselure fluctuante, que circonscrit une zone de dureté ligneuse, et cet aspect serait pathognomonique. Toujours est-il qu'il s'ouvre tard, et jusqu'à la cicatrisation dont nous avons indiqué plus haut le terme ordinaire, il faut compter deux mois et plus.

Cette forme circonscrite est relativement bénigne. Il n'en sera pas de même de la myosite phlegmoneuse diffuse.

Le diagnostic s'impose en présence du gonflement ligneux bien caractérisé. L'abcès musculaire pourrait être pris pour un phlegmon du tissu cellulaire ou pour une gomme ramollie.

Cette couronne indurée qui entoure le foyer purulent est déjà un signe excellent de sa situation intra-musculaire; la tuméfaction profonde et dure qui s'étend généralement dans le reste du muscle, la gêne des mouvements, etc., achèvent de préciser cette localisation. Le pus contient des fibres musculaires que le microscope permet de reconnaître, mais ce signe, déjà indiqué par Michel (de Strasbourg), est loin d'être pathognomonique.

Quant à la gomme ramollie, son évolution est beaucoup plus lente; son contenu, filamenteux et jaunâtre, l'ulcération qui lui succède, sont autant de caractères différentiels.

Le *traitement* devra consister dans les révulsifs, la saignée locale, et, au début, l'incision précoce et le lavage antiseptique des abcès; plus tard, la compression, et toutes les précautions locales qui préviendront les rétractions vicieuses.

Myosite phlegmoneuse diffuse.

(MYOSITE INFECTIEUSE, Nicaise, Brunon.)

Étiologie. — Elle ne repose que sur des données assez vagues. C'est de dix-sept à quarante-cinq ans que la myosite phlegmoneuse diffuse a été observée, et Brunon relève cette particularité que, dans l'ordre des âges, elle fait suite à l'ostéomyélite aiguë, qui, elle, s'adresse surtout à l'enfant et à l'adolescent. Au nombre des causes, le plus souvent banales, qu'on trouve énumérées dans les auteurs, il en est deux qui semblent indéniables : la réceptivité créée par l'état général et le surmenage, l'influence du milieu.

L'alcoolisme, la misère, l'alimentation insuffisante, et surtout les excès de fatigue, de marche, de travail musculaire, se retrouvent dans l'histoire de

presque tous les malades ; aussi appartiennent-ils d'ordinaire à des professions rudes et à des métiers de force : forgerons, parqueteurs, mécaniciens,
bouchers, etc.

A cette première influence s'ajoute celle du milieu. Ainsi en fut-il pour ce
campagnard de trente ans, robuste et non alcoolique, dont parle Brunon : il
vient à Paris, à pied, du département de la Haute-Saône, aux mois de novembre
et décembre. A Paris, il continue à se surmener ; il tombe malade, il est reçu
dans une salle encombrée, et bientôt les quelques signes de rhumatisme subaigu
qu'il présentait d'abord se compliquent de phénomènes typhoïdes ; il meurt ; à
l'autopsie, on trouve une myosite du grand droit de l'abdomen.

Très souvent on signale un léger traumatisme, un effort, c'est-à-dire une
minime rupture fasciculaire, au début du processus infectieux, comme si elle
ouvrait la voie à l'auto-inoculation septique. L'un des malades de M. Nicaise
était épileptique, et c'était quelques jours après une crise que survint une
myosite des adducteurs fémoraux, puis du grand dentelé et du grand pectoral,
myosite suppurée, diffuse, terminée par la mort. On retrouve quelquefois une
lésion septique initiale, souvent très minime, et qui a servi de porte d'entrée :
un furoncle, un abcès de la jambe, une écorchure du poignet. Dans un fait très
frappant que nous avons observé, la septico-pyohémie *musculaire* s'était développée à la suite d'un simple adéno-phlegmon sous-maxillaire, d'origine dentaire et d'allures banales.

C'est là une affection rare, en somme, mais elle l'est beaucoup moins qu'on
ne le croirait et nombre de faits sont passés inaperçus sous une autre étiquette
morbide.

Anatomie pathologique. — Les lésions de la myosite phlegmoneuse
diffuse diffèrent peu en elles-mêmes de celles des autres formes de myosite ; ce
qui la caractérise, c'est la *diffusion du processus* et la *suppuration infiltrée*.

Dans presque toutes les autopsies aujourd'hui publiées, on a trouvé cette
infiltration purulente des muscles atteints ; pourtant, chez un malade de Brunon,
la mort survint alors que la myosite (elle siégeait dans le grand droit de
l'abdomen) en était encore à un stade plus précoce, à la *période hémorragique* :
le muscle était infiltré de sang dans un périmètre de quatre travers de doigt, et
le foyer d'une rupture partielle contenait un caillot diffluent.

Suppurée, la myosite phlegmoneuse diffuse se présente avec des caractères
qu'on retrouve constamment. Foucault les indiquait déjà dans une des premières observations qu'on puisse rapporter à ce type morbide : « le muscle, dans
toute son étendue (triceps brachial), mais surtout dans sa moitié inférieure,
offre une infiltration purulente des plus singulières ; chaque faisceau musculaire,
pâle et rosé, est, à l'œil nu, séparé de ses voisins par des lignes blanchâtres ;
sur la section longitudinale, cet aspect est manifeste et il coule peu de pus ;
mais, si l'on vient à faire une section perpendiculaire, le pus s'écoule par la
pression, comme d'une fine éponge, par tous les interstices fibrillaires. » Le
même aspect est signalé par M. Nicaise : « les faisceaux musculaires sont
grisâtres, infiltrés de pus, comme spongieux, et laissant écouler, par la pression, un liquide sanieux, puriforme, ou bien ils ont conservé une couleur rouge
pâle et sont séparés par des traînées de pus. » Plus tard, le corps charnu se
réduit en une bouillie grisâtre ; le pus ne se collecte pas ou ne forme que des
abcès très petits et disséminés. Dans le reste de son étendue, le corps charnu est

jaune ou grisâtre, terne, ramolli, friable, infiltré de sang : il est atteint, en un mot, de myosite avancée.

Quant aux recherches bactériologiques, du reste assez rares, elles n'ont pas permis de déceler d'autres micro-organismes caractérisés, que ceux de la suppuration : dans un cas de Brunon, on trouva, dans le foyer musculaire (avant-bras) des streptocoques associés à des staphylocoques et à d'autres microbes indéterminés ; dans le cœur, des streptocoques en chaînettes, très abondants. Chez notre malade, le pus contenait des staphylocoques (voy. *Pathogénie*).

Les muscles le plus fréquemment atteints sont encore ceux qui fonctionnent le plus : le grand pectoral, le deltoïde, le triceps brachial, le biceps, le psoas, les muscles postérieurs de la jambe, le triceps fémoral, les adducteurs, le grand dentelé : nous allons voir que la localisation peut se faire sur un seul d'entre eux, ou s'étendre à plusieurs (¹).

Symptômes. — Très souvent, la myosite phlegmoneuse diffuse affecte, dès le début, toutes les allures d'une infection aiguë : des frissons répétés, une fièvre élevée, 39,5 à 40 degrés, et continue, les nausées et les vomissements, la dyspnée, l'anxiété, la langue sèche et fuligineuse, la diarrhée, tout un ensemble de phénomènes typhoïdes au milieu desquels quelques douleurs rhumatoïdes, seuls indices de la localisation musculaire, passent presque toujours inaperçues. Les accidents cérébraux sont très fréquents, et Nicaise y insiste beaucoup ; leur intensité, dans certains cas, est de nature à dérouter le diagnostic : la céphalée, le délire bruyant et continu, l'agitation, et plus tard, ou par intermittences, la prostration et le coma.

Il est des cas où la scène clinique se déroule tout entière et jusqu'à la mort, sous cet aspect de maladie générale ; mais le plus souvent, après cette première atteinte, la manifestation musculaire s'accuse à son tour, ou encore la douleur locale est la première en date, mais toujours les désordres généraux tiennent le premier plan, et marquent bien la nature essentiellement infectieuse de la maladie.

La douleur est parfois très aiguë ; plus vague au début, elle s'étend aux articulations voisines ; puis elle se fixe, s'exagère par la pression et entrave les mouvements, comme dans la forme précédente.

Le muscle peut devenir, au moins en partie, dur et ligneux, comme dans la myosite circonscrite, mais souvent cette induration est moins nette, moins étendue ; elle fait place à un empâtement douloureux, ou même à une pseudo-fluctuation profonde.

Une suffusion rougeâtre indique seule, parfois, à la surface de la peau, la myosite sous-jacente ; ailleurs, c'est une teinte rougeâtre ou jaunâtre ecchymotique, avec des points plus foncés, et par places un développement très marqué des veines sous-cutanées. Cette peau est œdématiée ; elle peut se soulever en certains points, sous forme de bosselures, plus sombres, qui recouvrent des hématomes ou des abcès.

Comme l'ostéomyélite aiguë, la myosite phlegmoneuse diffuse porte sur un seul muscle ou se dissémine et devient polymusculaire.

Sa marche est presque foudroyante, dans certains faits, en cinq jours, le malade est mort (5 observations), ou bien elle dure neuf jours, dix jours, ou

---

(¹) Busch. *Ein Fall von multipler, acuter, eitriger Myositis ohne vorausgegangene Verletzung.* Wiener med. Presse, 22 juin 1890.

[Dr LEJARS]

encore elle se prolonge jusqu'au seizième jour. On peut donc distinguer une *forme suraiguë*, dépourvue presque de réaction locale, et une *forme aiguë*: toutes deux mortelles.

Mais la guérison n'est pas impossible; du moins on trouve quelques observations où la maladie, après un début bruyant, infectieux, a semblé se localiser tout entière dans un muscle: la suppuration s'est collectée, une incision a ouvert la voie à une énorme quantité de pus, et la réparation s'est faite peu à peu; ou bien encore le muscle est resté longtemps un peu induré et douloureux, le malade pâle, amaigri et faible, et la terminaison définitive a été heureuse. L'histoire de la périostite phlegmoneuse diffuse révèle une série de faits du même genre.

Pathogénie. — Voilà donc une maladie infectieuse des mieux caractérisées. L'agent septique, quelle qu'en soit la nature, se localise dans le tissu musculaire, et les exemples ne sont pas rares de ces *infections électives*. Du reste, les rapports de la myosite phlegmoneuse diffuse et de l'ostéomyélite aiguë sont peut-être plus étroits encore qu'il ne semble : F. Krause n'a-t-il pas conclu de ses expériences que, par l'inoculation du pus de l'ostéomyélite ou de cultures pures de *staphylococcus aureus*, on déterminait une maladie infectieuse qui se localisait surtout dans les muscles, les articulations, les os et les reins? C'est aux recherches bactériologiques qu'il appartient de donner une solution définitive du problème, mais on ne saurait dire que l'observation clinique n'en ait déjà posé très nettement les termes.

Diagnostic. — Au stade d'invasion de la myosite phlegmoneuse diffuse, comme au début de l'ostéomyélite aiguë, la prédominance des accidents généraux est susceptible de provoquer des erreurs. Par deux fois, dans les observations recueillies, on crut d'abord à un rhumatisme cérébral, tant le délire avait revêtu une intensité anormale. La fièvre typhoïde, les fièvres éruptives, l'endocardite ulcéreuse, ont été aussi tour à tour confondues avec la forme suraiguë de la myosite. On ne pense pas à l'infection musculaire diffuse, et ce serait la recherche minutieuse des manifestations locales, des points douloureux, qui permettrait seule de la reconnaître.

Ces douleurs sont-elles plus marquées, on s'arrête tout d'abord à l'idée du rhumatisme articulaire aigu, ou encore, en raison des phénomènes généraux graves, au pseudo-rhumatisme infectieux.

Dans les cas moins aigus, où la détermination locale tient une large place, l'ostéomyélite aiguë, l'affection farcino-morveuse, l'infection purulente, sont les trois maladies qui seraient de nature à donner le change; l'ostéomyélite surtout, avec son début brusque, fébrile, que semble provoquer souvent un minime traumatisme, avec sa douleur locale et ses allures infectieuses; mais les points douloureux ont un siège tout différent, le gonflement est voisin d'une articulation, on ne trouve pas cette dureté ou cet empâtement le long d'un corps charnu qui caractérisent la myosite.

La morve et le farcin se distinguent surtout par leur étiologie; les abcès qui en résultent peuvent intéresser les muscles, mais ils sont ordinairement périarticulaires.

L'infection purulente, suite de plaie, a pour elle le tracé irrégulier de sa fièvre, le siège multiple de ses abcès, les phénomènes articulaires, etc. Mais cette forme curieuse qu'on a décrite sous le nom d'*infection purulente sans plaie*, a été sans doute, à d'autres époques, l'objet de fréquentes méprises : sa marche plus lente, le caractère irrégulier de ses frissons et de sa fièvre, l'existence d'abcès métastatiques ailleurs que dans les masses charnues, serviront à en établir le diagnostic.

Enfin le diagnostic devrait se faire parfois avec une autre affection septique du muscle, la polymyosite aiguë, étudiée, en France, par Potain, Rendu, Larger [1], Gouget [2] : ici, la diffusion serait beaucoup plus grande et constante, et la suppuration ne se produirait pas. Peut-être s'agit-il d'une forme particulière de la myosite infectieuse, toujours est-il que cette curieuse maladie est encore trop peu définie, trop rare, et d'intérêt trop restreint, en chirurgie, pour que nous lui consacrions une plus large mention [3].

Traitement. — Le traitement est bien impuissant en présence de la variété suraiguë; les toniques, l'alcool à haute dose, le sulfate de quinine, etc., seront administrés, mais sans espoir. Les formes moins intenses peuvent guérir : c'est encore l'infection générale qu'il faut s'efforcer de combattre, et peut-être la sérothérapie, ou encore le lavage du sang pourraient-ils rendre des services; localement l'intervention sera fort limitée, à moins que le pus collecté ne soit devenu nettement appréciable : une large incision, des lavages antiseptiques répétés, doivent alors être mis en œuvre.

MYOSITES CHRONIQUES

Ici encore, il faut décrire deux types : la *myosite scléreuse*, la *myosite ossifiante*, qui se combinent ou se succèdent.

I. — MYOSITE SCLÉREUSE

Elle peut s'établir à la suite de la myosite aiguë; on la trouve encore autour des anciens foyers inflammatoires, des kystes hydatiques, des corps étrangers, des gommes intra-musculaires. Elle est souvent d'origine rhumatismale, et sa marche est alors lente et progressive : telle serait la pathogénie des myosites qu'on voit au pourtour des articulations atteintes de rhumatisme chronique, et qui jouent un grand rôle dans le mécanisme des déformations.

La substance charnue, en partie atrophiée, est sillonnée de travées fibreuses, qui deviennent, par leur évolution ultérieure, les agents de la rétraction; l'amincissement, l'induration du muscle, la perte de la contractilité, les déformations : tels sont les caractères principaux de cette variété de myosites, dont l'histoire, encore incomplète, ne saurait être développée ici. Elle joue un grand rôle dans les rétractions musculaires (voy. *Torticolis*, *Pied bot*, etc.).

[1] LARGER, *De la polymyosite aiguë primitive infectieuse*. Thèse de doct., 1891.
[2] GOUGET, *La polymyosite*. *Presse médicale*, 1894, p. 277 et 285.
[3] Chez un malade de cinquante-deux ans, observé par Lyot dans le service du professeur Le Dentu, « les lésions locales revêtaient l'apparence de foyers de myosite phlegmoneuse dans les extenseurs de l'avant-bras, le triceps brachial, le couturier, et l'allure inflammatoire était si complète, avec son cortège de rougeurs cutanées, d'œdème, de vives douleurs, que l'on crut à l'existence d'un abcès. L'incision profonde, jusqu'au centre du muscle, ne rencontra qu'une infiltration œdémateuse. »

[F. LEJARS.]

II. — MYOSITE OSSIFIANTE

ROBERTS, Ossification du tissu musculaire. Anat. *Gaz. méd.*, 1854, p. 547. — TESTELIN et DAMBRESSE, Rhumatisme terminé par l'ossification des muscles. *Gaz. méd.*, 1859, p. 170. — VIRCHOW, Traité des tumeurs. — ZÖLLINGER, Ein Fall von ausgedehnten pathologischen Verknöcherungen. Inaug. Dissert. Zürich, 1867. — MÜNCHMEYER, Ueber Myositis ossificans progressiva. *Zeitschrift für ration. Med.*, 1869, Bd. XXXIV, p. 9. — GEIBER, Ueber Myositis ossificans progressiva. Inaug. Dissert. Würzburg, 1875. — HAYEM, Art. MUSCULAIRE (pathologie). *Dict. encycl.*, 1876. — KÜMMEL, Myositis ossificans progressiva. *Arch. für klin. Chirurgie*, 1885, Bd. XXIX, p. 615. — LEHMANN, Ein Fall von Myositis ossificans lipomatosa. *Deutsche med. Woch.*, 1888, XIV, p. 355. — FAYTER, De l'ostéome des muscles adducteurs chez les cavaliers (ostéome du cavalier). *Arch. de méd. et de pharm. milit.*, 1888, XI, p. 395. — WILM, Ueber Exercierknochen. Inaug. Dissert. Berlin, 1887. — F. CAHEN, Ueber Myositis ossificans. *Deutsche Zeitschrift für Chir.*, 1890-1891, Bd. XXXI, p. 372. — SWANSON, Ein Fall von Myositis ossificans progressiva multiplex. *Hygiea*, mars 1891. — A. SCHMIDT, De l'ostéome des muscles de la cuisse. *Revue de chirurgie*, 1890, p. 851. — MENDE, A case of ossifying Myositis, operation. *The Lancet*, 1891, I, 427. — BRENSSOHN, Zur Casuistik der Myositis ossificans multiplex (progressiva). *Berliner klin. Woch.*, 1892, XXIX, p. 1165. — POLLAND, A case of Myositis ossificans. *The Lancet*, 1882, 1491. — BOIFFE, Deux cas d'ostéomes musculaires. *Arch. de méd. milit.*, 1892, t. I, p. 125. — DEMMLER, Un cas d'ostéome du droit antérieur. Etiologie de ces tumeurs. *Ibidem*, août 1892. — NIMIER, Ostéome des muscles. *Gaz. hebd.*, 18 mars 1893. — BERGER, Sur l'ostéome du cavalier. *Bull. de la Soc. de chir.*, 1893, t. XIX, p. 758. — DELORME, *Ibid.*, 1893, t. XIX, p. 917, et 1894, t. XX, p. 540. — REMONET, Hématostéome du moyen adducteur. *Arch. de méd. milit.*, 1895, XXI, p. 450. — A. BERTHIER, Etude histologique expérimentale des ostéomes musculaires. *Arch. de méd. expér. et d'anat. pathol.*, 1894, VI, p. 601. — VIRCHOW, Ueber Myositis progressiva ossificans. *Berliner klin. Woch.*, 1894, n° 32. — BOLLINGER, Demonstration eines Falles von Myositis ossificans progressiva. *Münchener med. Woch.*, 1895, XLII, p. 451. — EICHHORST, Ueber die Beziehungen zwischen Myositis ossificans und Rückenmarkskrankheiten. *Arch. für path. Anatomie*, 1895, CXXXIX, p. 195. — LEXER, Das Stadium der bindegewebigen Induration bei Myositis ossificans progressiva. *Arch. für klin. Chir.*, Bd. L, p. 1. — KULISCH, Ueber die Genese der Exercierknochen. Inaug. Dissert. Freiburg i. Br., 1896. — V. ZOEGE-MANTEUFFEL, Demonstration eines Skelettes mit Myositis ossificans. Congrès des chir. allemands, 1896. — WEILL, Un cas de myosite ossifiante progressive. Acad. de méd., 26 mai 1896.

On la rencontre sous deux formes : une forme *partielle, circonscrite*, une forme *progressive ou généralisée*.

1° FORME CIRCONSCRITE. — C'est à elle que se rapportent les ossifications partielles des muscles, dont les exemples sont loin d'être rares.

On les voit autour des fractures, irradiées d'un cal exubérant dans les muscles voisins ; on les voit sur les confins des articulations atteintes d'arthrite sèche : les tendons sont alors les premiers à s'ossifier, mais le processus se poursuit jusque dans les muscles, et les *Bulletins de la Société anatomique* en renferment de curieuses observations. Barth n'a-t-il pas vu, dans un cas d'arthrite déformante de la hanche, une production osseuse de 27 centimètres de long sur 7 de large, occupant le droit antérieur de la cuisse? Et Hayem signale chez un ataxique, à la suite d'une arthrite de la jambe, la présence de plaques, de consistance cartilagineuse, et plus tard osseuse, dans l'épaisseur du biceps.

Nous rangerons ici les ostéomes musculaires, sans rien préjuger, d'ailleurs, de leur pathogénie, peut-être complexe. Ce sont presque toujours des ossifications professionnelles : ostéomes des adducteurs, de beaucoup les plus fréquents, signalés depuis longtemps chez les cavaliers (*Reiter-Knochen*, de Billroth) que Josephson avait étudiés en 1874, et qui, depuis quelques années, ont fait l'objet de nombreux travaux, dus presque tous aux médecins de l'armée, et fourni matière à de nombreuses discussions ; ostéomes du deltoïde, chez les fantassins, qui succéderaient aux pressions ou aux chocs répétés de la crosse du fusil sur le devant de l'épaule, signalés en Allemagne (*Exercier-Knochen*), mais

(F. LEJARS.)

qui ne paraissent pas avoir été observés dans l'armée française. D'autres se
développent à la suite d'accidents traumatiques vulgaires : ostéomes du brachial
antérieur, à la suite des entorses et des luxations du coude; ostéomes du droit
antérieur de la cuisse (Demmler), du vaste externe (Orion), ou d'un autre
muscle, à la suite d'un choc, d'une contusion, d'une rupture partielle. De fait,
la relation semble étroite entre les ruptures musculaires, et surtout les ruptures
partielles, les pseudo-hernies et le développement des ostéomes.

Cette relation s'accuse presque constamment en clinique. Dans la forme la
plus couramment observée de l'ostéome des cavaliers, un jeune soldat, au cours
d'un exercice de voltige, ressent brusquement une vive douleur à la partie
supéro-interne de l'une des cuisses : la douleur s'atténue par le repos, pour se
réveiller à la prochaine séance d'équitation. La région est tuméfiée, rarement
ecchymosée : quinze jours, un mois, deux mois après, quelquefois à une date
plus éloignée, on reconnaît l'existence de la tumeur musculaire. D'autres fois,
le début en est insidieux, et c'est par hasard qu'elle est découverte.

Aux adducteurs, l'ostéome siège le plus souvent près de l'insertion pubienne
des muscles, quelquefois à leur insertion fémorale (Sieur, Delorme), si bien que,
dans quelques faits, il semblait adhérent au bassin ou à la ligne âpre : son
volume varie de celui d'une noisette, d'une noix, à celui d'un œuf; il est arrivé
que le muscle parût ossifié sur une très grande partie de son étendue. Les
noyaux osseux intra-musculaires sont multiples, dans quelques faits; M. Sieur
enleva « quatre productions osseuses, dont l'une avait 4 centimètres de haut, sur
2 centimètres 1/2 de large et 1 centimètre d'épaisseur » : ils peuvent être symétriques et occuper les adducteurs des deux côtés.

Leur forme est irrégulière, souvent pyramidale, ou encore aplatie, en lame,
en segment de carapace, leur surface, rugueuse, hérissée d'aspérités, de crêtes
de prolongements, leur consistance, d'une dureté caractéristique. Ils sont situés
en plein muscle, et l'on ne saurait les en séparer, au palper.

L'ostéome deltoïdien figurerait une plaque dure, étendue sur le bord antérieur du muscle et bordant le sillon pectoro-deltoïdien. Celui du brachial antérieur, au pli du coude, donne la sensation d'une masse épaisse, profondément
accolée à l'os, soulevant l'humérale et le médian et se prolongeant souvent
au-devant de l'articulation.

Ces tumeurs sont, d'ordinaire, plutôt gênantes que douloureuses, hormis les
cas où elles exercent une compression nerveuse (médian, ostéome névralgique);
elles entravent l'équitation, la marche, les mouvements. Tous ces désordres
fonctionnels peuvent cesser au bout d'un certain temps (Berger), et la tumeur,
qui a acquis tout son volume, reste dès lors stationnaire et indolente. Les accidents inflammatoires, la suppuration, qui survint dans un fait de Labrevoit,
sont exceptionnels.

Il n'y a donc rien là qui rappelle les néoplasmes proprement dits. De fait, il
s'agit bien d'une ossification, et c'est du tissu osseux qui constitue ces ostéomes.
Des examens histologiques, aujourd'hui nombreux, en témoignent (Boppe,
Thiriar, Orlow, Laveran) : le mémoire et les figures de Berthier sont, à ce point
de vue, fort intéressants : l'ostéome est constitué « par de l'os spongieux, à
moelle fœtale, entouré de tissu fibreux et de fibres musculaires striées » (fig. 167).
On y décèle aussi des îlots de tissu cartilagineux, qui sont la marque d'un processus régulier d'ossification.

Ceci nous amène à la question de pathogénie. Il est bien certain qu'un hématome intra-musculaire ne saurait se transformer en ostéome, et, bien qu'on ait trouvé les grains osseux néoformés au contact d'un foyer sanguin encore liquide (Ramonet), il n'y a là, selon toute probabilité, aucun rapport de causalité directe.

A. Berthier a cherché à démontrer expérimentalement l'origine périostée des ostéomes musculaires, telle qu'elle avait été déjà indiquée par Orlow et par le professeur Berger. Le muscle arracherait, à l'une de ses insertions, soit un fragment osseux, soit, et plus fréquemment, une lamelle périostique, et ce lambeau de périoste fertile, pourvu de sa couche ostéogène, entraîné dans l'épaisseur du corps charnu par les fibres musculaires détachées et rétractées, y ferait « souche d'os » et créerait l'ostéome. Sur le lapin, Berthier et Sieur découvraient les attaches des adducteurs au fémur, et détachaient un lambeau de périoste donnant insertion aux fibres musculaires : les fibres, en se rétractant, « enfouissaient » la greffe périostique ; au bout de quinze jours, elle avait donné naissance à une formation osseuse.

Quelque séduisante que soit cette théorie, applicable sans doute à un certain nombre de faits, on ne saurait oublier que M. Delorme

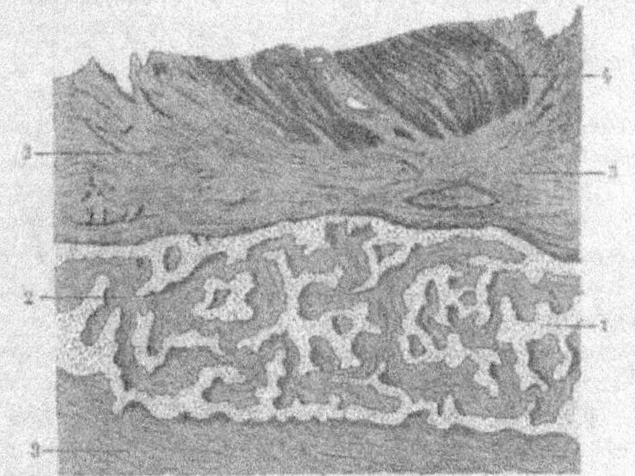

Fig. 167. — Coupe d'un ostéome musculaire.
(A. Berthier, *Archives de médecine expérimentale*, 1891.)
1, 2, tissu osseux néoformé. — 3, 3, corps fibreux.
4, fibres musculaires.

n'a pu obtenir l'arrachement périostique, sur le cadavre, au niveau des adducteurs, qu'en *tordant* violemment leur tendon ; de plus, on a signalé des ossifications occupant un muscle tout entier, ou disséminées en noyaux multiples dans son épaisseur. N'a-t-on pas affaire, alors, à un véritable processus de myosite ossifiante ?

Quoi qu'il en soit, si la tumeur est gênante ou douloureuse, il n'y a aucune contre-indication à en faire l'ablation, et l'intervention a donné d'excellents résultats entre les mains de Thiriar, Boppe, Demmler, Dümm, Yvert, Sieur, Delorme. On se souviendra que l'ostéome fait corps avec le muscle, et qu'il faut le sculpter en plein tissu, en créant souvent une large brèche, une cavité anfractueuse et saignante, que l'on pourra tamponner, mais dont il sera préférable de rapprocher les parois, si possible, par un ou plusieurs surjets, une fois l'hémostase soigneusement faite.

2° FORME GÉNÉRALISÉE. — MYOSITE OSSIFIANTE PROGRESSIVE. — On trouverait des vestiges de cette étrange maladie dans les faits de John Fieke, Robert Copping (1740-1744) et Bertrandi (1742), mais la première observation complète est due à Rodgers, de New-York (1833). En 1835, Testelin et Dambressi, sous le titre de *Rhumatisme terminé par l'ossification des muscles*, publient un second fait de haute importance, et par la précision des détails cliniques, et par l'examen chimique des tumeurs dû à Poggiale et qui permit de conclure à l'existence du tissu osseux. Les *ostéomes multiples*, décrits par Virchow, répon-

[F. LEJARS.]

dent au même type. Le terme de myosite ossifiante progressive, déjà proposé par Von Dusch, ne passe définitivement dans la science qu'avec le mémoire de Münchmeyer (1869), dont on fait dater, en Allemagne, l'histoire de l'affection.

Depuis, les observations se sont multipliées surtout en Allemagne et aussi en Angleterre.

Étiologie. — La statistique de Pinter [1] serait aisément doublée, mais les proportions générales qu'elle indique restent vraies : sur 22 observations, 10 avaient été recueillies en Allemagne, 6 en Angleterre, 2 en Amérique, et une seulement en France, en Russie, en Autriche, en Suisse.

Le sexe masculin est de beaucoup le plus souvent atteint : sur 24 cas, 5 seulement ont trait à des femmes.

C'est à un âge très précoce, et, chez quelques malades, très peu de temps après la naissance, que remontent les premières traces de l'affection : le garçon de treize ans dont Kümmel a publié l'histoire n'avait encore que quatorze jours, quand sa nourrice s'aperçut d'une difformité des vertèbres et du dos. Dans les 22 faits relevés par Pinter, le début avait eu lieu 15 fois au-dessous de la quinzième année, et 7 fois au-dessus : d'ailleurs aucun malade de la seconde catégorie ne vécut au delà de vingt ans. Pourtant, dans l'observation de Testelin et Dambressi, c'est à l'âge de vingt-six ans que se manifestèrent « des difficultés dans les mouvements des membres ». On ne saurait donc en aucune façon poser en règle la congénialité de l'affection.

De quelle influence procède-t-elle donc? Florschütz, Hawkins et de nombreux observateurs après eux, ont fait ressortir l'action du traumatisme, des compressions, qui font naître souvent, à leur niveau, les ossifications, et Abernethy était déjà un malade chez lequel la moindre contusion sur les muscles était suivie d'une exostose. Mais il n'y a là qu'une influence de localisation.

Virchow avait invoqué une prédisposition héréditaire, et créé le mot de « diathèse ossifiante », qui, du reste, n'explique rien. D'autres ont incriminé la syphilis (voy. plus loin, *Syphilis des muscles*).

Friedreich, Münchmeyer, Nicoladoni, etc., avaient attribué au parenchyme musculaire lui-même la lésion originelle : c'était une myosite parenchymateuse généralisée, sorte de trophonévrose qui devait prendre rang à côté de l'atrophie musculaire progressive et de la paralysie pseudo-hypertrophique.

Depuis les recherches de Mays, on admet que le siège primitif de la maladie ossifiante est, non dans la fibre charnue, mais dans le système conjonctif intra et périmusculaire et toutes ses dépendances, tendons, aponévroses, etc. C'est par là que débute l'ossification, et l'on ne peut s'empêcher d'y voir un trouble de nutrition analogue à ceux qui succèdent aux lésions des nerfs périphériques ou de la moelle : telle est la théorie émise par Hayem, et celle qui séduit le plus. Les recherches de Schwartz, de Klemm, de Eichhart, qui ont découvert des lésions médullaires, lui ont apporté depuis une confirmation.

La question n'est pourtant pas tranchée ; encore que vague et insuffisante, l'idée d'un trouble central de la nutrition persiste seule [2].

[1] Pinter, Inaug. Dissert, Würzburg, 1885.

[2] C'est dans ce sens qu'il y a lieu de rapprocher la myosite ossifiante de cette autre affection si étrange : les exostoses multiples (voy. ce mot). Chez le malade de M. Weill, il existait, en outre des ossifications musculaires, de nombreuses exostoses et hyperostoses, surtout aux membres inférieurs.

[F. LEJARS.]

Anatomie pathologique. — La myosite ossifiante progressive peut envahir tous les muscles striés : ceux de la nuque, du dos, du cou, jusqu'au plancher de la bouche, des épaules, des membres supérieurs, du bassin et des membres inférieurs ; seuls, le cœur, la langue, le diaphragme, les sphincters, les muscles du larynx et du périnée, ne sont pas signalés dans les observations.

Münchmeyer a divisé en trois stades la marche anatomique de l'affection.

1° C'est d'abord une *infiltration embryonnaire* plus ou moins abondante du tissu interstitiel qui grossit le muscle et sa gaine, : le tissu musculaire lui-même n'a qu'un rôle passif ; il s'atrophie sous la striction de la gangue fibreuse qui l'envahit (Lexer) ;

2° Puis la gangue conjonctive, devenue *fibreuse*, rétracte et indure le corps charnu, et l'ossifie en certains points ;

3° Le terme définitif est donc l'*ossification*, et ce qui est bien démontré, c'est qu'il s'agit là d'une ossification véritable. « Sur un fragment ossifié enlevé au biceps, on pouvait suivre au mieux la série des différents tissus musculaire, conjonctif, cartilagineux, osseux, étagés de la périphérie au centre de la tumeur osseuse. » (Kümmel.)

Du reste, on avait constaté depuis longtemps qu'il se produit alors de l'os vrai, pourvu de tous ses caractères histologiques ; les examens de Rodgers, de Testelin et Dambressi, Münchmeyer, von Gerber, en faisaient foi.

L'ossification atteint chaque muscle sur une étendue plus ou moins grande ; et plus souvent elle se fait par noyaux, qui se fusionnent plus tard ; la direction des faisceaux musculaires reste empreinte à la surface des plaques ossifiées qui les remplacent, « le muscle est comme pétrifié ». Chez le malade de Testelin et Dambressi, le bord antérieur du deltoïde gauche se continuait en haut directement avec la clavicule, et en bas avec l'humérus ; de plus, ce pont ossifié était traversé par un canal nourricier.

Ces adhérences au squelette ne permettent pas toujours de reconnaître si l'ossification émane de l'os lui-même, ou si la continuité s'est établie secondairement : il semble, du reste, que le double processus puisse se réaliser.

Un muscle ne s'ossifie jamais en totalité : autour des zones ossifiées, les fibres musculaires s'atrophient.

Symptômes. — C'est par la nuque et la colonne vertébrale que l'affection débute le plus souvent, et cela, sans douleur vive ni réaction très marquée, par une série de déformations qui s'établissent peu à peu. Les apophyses épineuses se tuméfient en masses arrondies à leur sommet, pendant que le rachis s'incurve par une sorte de scoliose ; la tête est infléchie ou inclinée sur le côté ; la nuque devient rigide, et des productions osseuses se retrouvent déjà, au palper, dans l'épaisseur des muscles rétro-vertébraux.

Ces ossifications se produisent par poussées : les muscles deviennent douloureux, des bosselures se soulèvent à leur surface, d'abord œdémateuses, demi-fluctuantes ; on dirait autant d'abcès sans rougeur ni réaction fébrile. Leur consistance devient pâteuse ; elles se concrètent et s'indurent.

On trouve alors une série de tumeurs arrondies ou irrégulières, qui font corps avec la masse charnue, ou encore des plaques, des crêtes, des sortes de « côtes saillantes, séparées par des intervalles où le tissu musculaire conserve sa consistance ordinaire ». A côté des zones osseuses, ou dans les muscles voisins, on trouve des plaques fibreuses ; le muscle est aminci, rétracté, induré,

sans donner au doigt la consistance d'un bloc solide, comme au niveau des
ossifications; le sterno-mastoïdien, les autres muscles antérieurs du cou, le
grand droit de l'abdomen, etc., permettent de constater très nettement ce stade
préosseux.

On devine les attitudes qui en résultent. Les figures 168 et 169 en donnent un
excellent aperçu. La tête s'incline en avant et à droite; la colonne cervicale

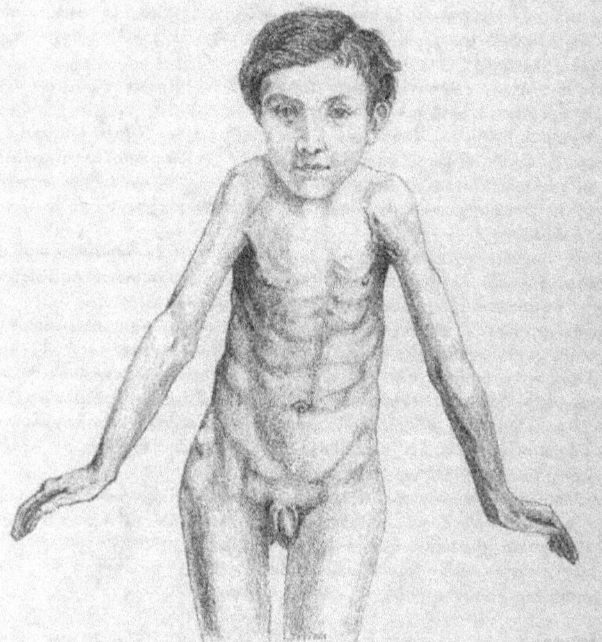

Fig. 168. — Myosite ossifiante progressive. (Mém. de Kümmel. *Arch. f. klin. Chir.*, 1885.)

s'infléchit aussi, il semble qu'elle ne forme plus qu'une seule masse compacte,
et le ligament de la nuque s'en détache, épaissi et noueux. Le thorax, en arrière,
proémine plus à gauche; collés au tronc, les bras ne s'en écartent que d'un
rayon fort restreint, la flexion et l'extension sont également difficiles. Aux
membres inférieurs, l'ossification du psoas maintient les cuisses dans une
flexion moyenne. Les désordres peuvent aller plus loin encore et l'on a vu les
articulations entièrement immobilisées; chez le malade de Testelin et Dambressi, « les deux mâchoires étaient fortement rapprochées l'une de l'autre et
ne pouvaient s'écarter; on introduisait la nourriture par une brèche résultant
de la perte de deux dents ».

A part ces gênes fonctionnelles, les désordres viscéraux sont généralement
peu accusés, et c'est ce qui explique la longue durée ordinaire de l'affection :
dix, douze ans.

[F. LEJARS.]

Parfois, au niveau des saillies osseuses, la peau s'irrite et se gangrène par la compression : il en résulte des abcès ou des eschares, complications locales qui acquièrent parfois une certaine gravité à la période ultime.

Avec le temps, et à mesure que s'ossifie la musculature thoracique, le jeu respiratoire devient moins libre ; sous cette carapace osseuse, le poumon ne fonctionne plus régulièrement ; des bronchites répétées, des congestions

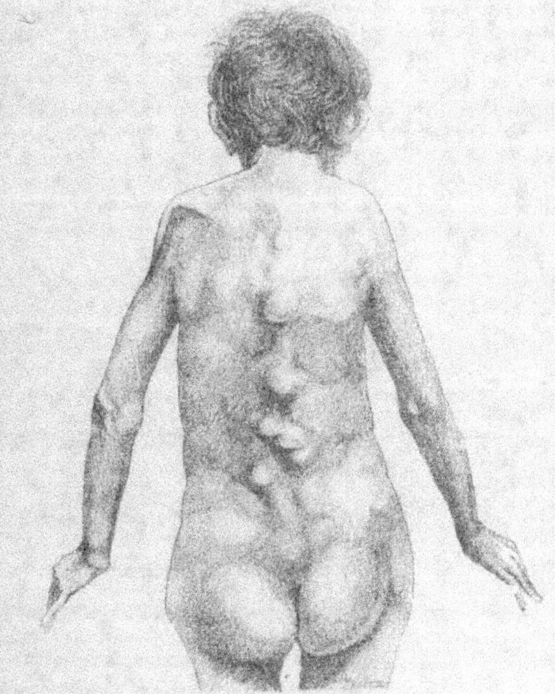

Fig. 186. — Myosite ossifiante progressive. (Mém. de Kümmel, Arch. f. klin. Chir., 1885.)

pulmonaires se succèdent, et presque tous les malades succombent à une complication broncho-pulmonaire.

Mais la guérison ne serait pas impossible, et Tatum (¹) prétend que la myosite ossifiante progressive a fini par guérir chez son malade. Le fait ne s'est pas renouvelé.

Diagnostic. — Bien caractérisée, une telle affection ne saurait donner prise à l'erreur. Le cancer des muscles, les gommes, n'acquièrent ni cette dureté, ni cette généralisation ; les exostoses multiples, qui se voient parfois, ont un point de départ nettement squelettique.

(¹) HOLMES COOTE, A system of surgery, p. 356.

[F. LEJARS.]

Aussi le diagnostic a-t-il été posé dans la presque totalité des observations connues; au début seulement, les bosselures arrondies et fluctuantes pourraient faire hésiter sur leur véritable nature, mais leur induration progressive la révèle bientôt.

Traitement. — Les ressources en sont fort bornées.

L'action chirurgicale ne trouve guère à s'exercer, en présence de tumeurs aussi nombreuses et aussi disséminées; Hawkins pratiqua l'extirpation d'une tumeur osseuse située entre le rhomboïde et le grand dorsal, et, chez le malade de Kümmel, on avait fait aussi une extirpation locale; mais on ne saurait enlever toutes les tumeurs, et sans doute n'arrêterait on pas l'évolution du processus ossifiant. Il faut se borner à agir sur celles qui provoquent des douleurs trop vives ou des gênes fonctionnelles trop accusées.

C'est donc au traitement général qu'il faut recourir; mais, lui aussi, ne s'appuie encore que sur des données très vagues. L'iodure de potassium a été surtout employé.

VI

TUBERCULOSE DES MUSCLES

Oltendorf, Ueber Tuberculose quergestreifter Muskeln. Inaug. Dissert. Erlangen, 1885. — Habermaas, Ueber Tuberculose der Mamma und einige andere Fälle von chirurgischer Tuberculose. Inaug. Dissert. Tübingen, 1885. — Müller, Ueber Muskeltuberculose. *Beiträge zur klin. Chir.*, 1886. — Delorme, De la myosite tuberculeuse. *Cinquième Congrès fr. de chir.*, 1891, p. 568. — J. Berendix, Note sur un cas de tuberculose musculaire primitive. *Ibid.*, p. 569. — Otto Lanz et Fritz de Quervain, Ueber hæmatogene Muskeltuberculose. *Arch. für klin. Chir.*, 1895, Bd. XLVI, p. 97. — B. Leclerc, Abcès froid de la paroi abdominale antérieure; myosite tuberculeuse. *Septième Congrès français de chir.*, 1895, p. 807.

La tuberculose des muscles se présente, elle aussi, à titre *secondaire* ou *primitif*.

1° Tuberculose secondaire. — « Les ulcères tuberculeux de la langue et du pharynx ne sont pas rares : au milieu des fibres musculaires qui occupent leur fond ou leurs bords, on rencontre toujours des granulations tuberculeuses. Ces granulations se montrent avec tous leurs caractères..., et à différents stades de la dégénérescence caséeuse...; elles sont isolées ou confluentes. Dans ce dernier cas, elles forment des masses caséeuses, visibles à l'œil nu. » (Cornil et Ranvier.) Il en est de même à l'anus, au-dessous des ulcérations tuberculeuses, ou autour des fistules de même origine (Kiener et Poulet).

A ce groupe se rapportent encore la plupart des abcès dits circonvoisins et intra-musculaires, dans les arthrites fongueuses (*) ou l'ostéite tuberculeuse, et aussi les abcès par congestion, si fréquents dans le psoas iliaque, les muscles de la nuque, etc. On sait aujourd'hui (Volkmann, König, Lannelongue) qu'il n'y a pas seulement, dans ces longs trajets, refoulement de la substance charnue, dans le sens de la déclivité, sous la pression mécanique du pus, mais que

(*) Dans une coxalgie, Marchand a trouvé tous les muscles péri-articulaires infiltrés de nodules, la plupart jaunes et caséeux. (Cité par Fischer, Tuberkulose der Muskeln. *Lehrbuch der allg. Chir.*, p. 499.)

l'extension se fait par la diffusion progressive des éléments tuberculeux, et la caséification sur place. Ainsi s'expliquent les abcès par congestion à trajet récurrent. C'est donc le tissu conjonctif interstitiel qui sert ici encore de voie et de milieu à l'infection, et la fibre charnue ne s'altère que par voisinage : on trouve généralement le muscle pâle, atrophié, infiltré d'une sorte d'œdème dur et gélatiniforme.

2° TUBERCULOSE PRIMITIVE. — La tuberculose musculaire primitive affecte aussi, suivant son stade d'évolution, la forme d'*abcès froids* ou de *nodules tuberculeux disséminés*.

Latour, en 1805 ([1]), relatait l'histoire d'un malade qui portait à la fois une tumeur de l'avant-bras gauche, due à l'existence d'une collection de pus séreux dans l'épaisseur des muscles radiaux externes, et en outre, en plein deltoïde, un abcès rempli d'un pus jaunâtre, semblable à du tubercule ramolli.

Denonvilliers cite un fait d'abcès froid isolé du biceps, et d'autres cas sont rapportés par Virchow et Gosselin. Linhart, dès 1851, avait signalé des abcès froids du sterno-mastoïdien ([2]).

Habermaas et Müller ont publié les premières observations de tuberculose musculaire primitive ; elles étaient restées à peu près isolées jusqu'en 1891. Depuis lors, les faits de Delorme et de Reverdin, l'important mémoire de Lanz et de Quervain, d'autres travaux encore, ont fait faire un pas considérable à la question.

Étiologie. — Si l'on s'en réfère aux observations publiées et authentiques, dont le nombre ne dépasse guère une vingtaine, on tiendra pour très rare la tuberculose musculaire primitive ; elle l'est moins, en réalité, qu'elle ne le semblerait, d'après les documents écrits, et mérite sa place en clinique.

On sait fort peu de chose de son étiologie ; comme toutes les tuberculoses locales, si elle se développe chez des sujets malingres, affaiblis, déjà tuberculeux en puissance, elle se montre aussi en pleine santé apparente, et n'en devient alors que plus difficile parfois à reconnaître. Le traumatisme, la fatigue, le surmenage de certains muscles, peuvent servir sans doute d'agents de localisation.

Elle a été observée dans un grand nombre de muscles ([3]) et il est bien difficile de lui trouver un siège d'élection : le quadriceps crural paraît assez souvent intéressé, mais la myosite tuberculeuse a été constatée encore dans le triceps brachial (Reverdin), le grand pectoral, le grand fessier, le grand dorsal, le jumeau interne (Delorme), le grand palmaire, le fléchisseur superficiel des doigts, le sterno-mastoïdien (Lanz et de Quervain), les muscles de la paroi abdominale (*Id.* — Leclerc).

Anatomie pathologique. — La tuberculose musculaire paraît se présenter sous trois formes, qui, du reste, ont entre elles de nombreuses connexions :

1° Le *noyau tuberculeux*, le tuberculome, encore cru et solide, et qui forme une tumeur compacte.

Souvent unique, son volume varie de celui d'un pois à celui d'un œuf, rarement il devient plus gros, sans se ramollir et s'abcéder. Il est arrondi ou ovoïde, le plus souvent allongé dans le sens des fibres du corps charnu ; il en occupe

[1] *Essai sur le rhumatisme.* Thèse de doct., 1805.
[2] DESPRÉS, *Des tumeurs des muscles.* Thèse d'agr., 1866.
[3] Nous ne parlons pas ici de la tuberculose du myocarde étudiée par Schöffler, Ottendorf, et récemment par Valentin dans sa thèse (*Tuberculose du myocarde.* Thèse de doct., 1893).

[F. LEJARS]

la superficie, soulevant la gaine et se détachant en relief, ou bien il est inclus
dans la profondeur des fibres musculaires, qui de toutes parts l'enveloppent.
Toujours il tranche nettement sur le fond rougeâtre du muscle, par sa coloration d'un gris rosé, comme translucide, à la première période, jaunâtre plus
tard; il est souvent encapsulé.

Rarement, surtout s'il a acquis un certain volume, il est resté compact dans
toute sa masse; le centre est d'ordinaire plus mou et déjà caséifié. Son évolution
naturelle aboutit, en effet, à l'abcès froid.

2° L'*abcès froid intra-musculaire*, qui représente une forme plus fréquente
peut-être que la précédente, en clinique : il ne diffère d'ailleurs, ni dans sa paroi,
ni dans son contenu, d'un abcès tuberculeux banal, mais il peut acquérir un

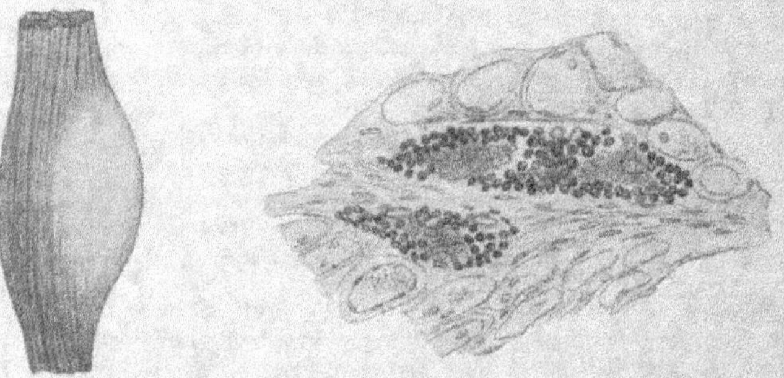

Fig. 170.   Fig. 171.

Fig. 170. — Noyau tuberculeux du muscle grand palmaire. (Otto Lanz et Fritz de Quervain, loc. cit., fig. 1,
    p. 104.)

Fig. 171. — Coupe d'un double noyau de tuberculose musculaire. (O. Lanz et Fr. de Quervain, loc. cit., fig. 5,
    p. 118.)

grand volume, se diffuser le long des faisceaux musculaires, s'échapper hors
de la gaine et fuser dans les interstices celluleux ou dans les muscles voisins.
Nous avons observé deux abcès froids du triceps fémoral, gros à peu près comme
les deux poings et dont l'origine et le siège intra-musculaires n'étaient pas douteux [1]. Il est arrivé, dans d'autres cas, qu'un abcès froid superficiel conduisît,
par un pédicule rétréci, jusque dans un foyer intra-musculaire, qui en avait été
sans doute l'habitat initial.

3° L'*infiltration tuberculeuse*, la myosite tuberculeuse massive, caractérisée
par un semis abondant et confluent de nodules, occupant une longue étendue
d'un corps charnu. C'est ainsi que M. Delorme a trouvé le grand dorsal transformé en une masse lardacée, qui l'avait envahi jusqu'à ses insertions supérieures. Cadiot, Gilbert et Roger [2] ont décrit, chez le cheval, une cirrhose
musculaire tuberculeuse, assez analogue.

La preuve histologique et bactériologique a été fournie dans un nombre
notable de ces faits de tuberculose musculaire, et l'étude très complète, à
laquelle se sont livrés MM. Lanz et de Quervain, leur a fourni des données très

[1] Voy. *Leçons de chirurgie* (La Pitié, 1893-94), *Les abcès profonds de la cuisse*, p. 190, Fig. 55.
[2] Cadiot, Gilbert et Roger, *Congrès de la tuberculose*, 1895, p. 454.

[F. LEJARS.]

précises. — Le tissu musculaire est peu altéré, les fibres deviennent seulement plus minces au voisinage du foyer tuberculeux; en même temps, les travées conjonctives du périmysium interne s'épaississent et s'infiltrent de leucocytes; çà et là on trouve des nodules arrondis ou plus souvent allongés et de coupe ovalaire, formés de cellules embryonnaires et épithélioïdes, et contenant par places des cellules géantes. Les bacilles y sont assez rares. — Telles sont les lésions histologiques initiales : aux stades plus avancés, elles ne présentent plus rien de particulier.

Symptômes. — Le début est insidieux et peu bruyant : pourtant il arrive que par leur siège même, à la face antérieure de l'avant-bras, par exemple, les noyaux tuberculeux soient découverts, alors qu'ils n'ont encore qu'un volume fort restreint.

En clinique, la tuberculose musculaire revêt deux formes :

1° Elle figure une *tumeur solide*, noyau ou plaque. — Le plus souvent, c'est un noyau qu'on rencontre, du volume et de la forme que nous signalions tout à l'heure, se dessinant plus ou moins nettement à la surface du muscle, ou que le palper retrouve dans l'épaisseur du corps charnu relâché et qu'il délimite, d'ordinaire, assez nettement. — Rénitente plutôt que dure, la tumeur fait corps avec le muscle et s'immobilise par la contraction. — Dans la forme infiltrée de la myosite tuberculeuse, l'induration s'étend en plaque irrégulière et légèrement bosselée, et fuse plus ou moins loin.

2° Elle se présente avec tous les caractères d'*un abcès froid* : abcès profond, intra-musculaire, fluctuant lorsque le muscle est relâché, et qui se tend lors des contractions. Il grossit peu à peu, et, plus ou moins vite, il s'étend hors de la gaine du muscle primitivement atteint, dans la profondeur ou sous la peau : de là des abcès par congestion, d'*origine musculaire*, dont il est impossible, avant un examen direct, de préciser le point de départ.

L'ulcération cutanée et les fistules seraient le terme, du reste banal, du processus; en se diffusant dans la profondeur, la tuberculose musculaire est susceptible de contagionner les tissus voisins et de donner naissance à d'autres foyers secondaires. C'est ainsi que nous avons observé une tuberculose, très avancée et très nette, des muscles de l'avant-bras, étendue le long des tendons, jusqu'aux synoviales du carpe, qui avaient été atteintes secondairement[1].

Il arrive enfin que des foyers se développent dans plusieurs muscles (Habermaas), et cette multiplicité des localisations s'allie à une marche aiguë, même fébrile, de l'affection, et revêt une gravité particulière.

Diagnostic. — Comme le remarquent Lanz et de Quervain, il faut faire, lors de tumeur, un diagnostic *de nature*, lors d'abcès froid un diagnostic *de siège*.

La gomme, l'hématome ancien, les diverses variétés de néoplasmes musculaires, peuvent être confondus, en effet, avec le noyau de tuberculose primitive. Il n'a, par lui-même, pas de signes caractéristiques, hormis son évolution, son ramollissement rapide et sa transformation en abcès froid. Ce sera donc surtout par exclusion qu'on pourra aboutir à un diagnostic probable (voy. *Syphilis*, *Néoplasmes des muscles*).

[1] *Tuberculose musculaire primitive, propagée aux synoviales tendineuses.* — Congrès de la Tuberculose, 1894, p. 561.

Quant à l'abcès froid, s'il se tend et durcit manifestement lors de la contraction musculaire, on aura là, avec les indices que fournit l'exploration, un bon élément de diagnostic. Il faut reconnaître que, très souvent, l'examen direct, au cours de l'intervention, permet seul une conclusion.

Traitement. — On ne s'attardera pas aux procédés d'efficacité douteuse et inconstante, tels que la compression, les injections iodées ou iodoformées, etc.

Ce qu'il faut faire, et le plus tôt possible, c'est l'excision totale du foyer tuberculeux intra-musculaire.

S'agit-il d'un noyau encore solide, on l'enlèvera comme une tumeur en prenant soin d'empiéter largement sur le muscle sain qui l'entoure. Lanz et de Quervain, en présence d'un tubercule, gros comme une noix, du grand palmaire, procédèrent à l'ablation totale du muscle, et ils préconisent cette méthode radicale qui donne plus de sécurité pour l'avenir. Si le noyau est bien isolé, si la substance charnue a conservé son aspect et sa coloration habituelles, si le muscle est de grande importance fonctionnelle et de suppléance difficile, l'extirpation de la tumeur et celle du tissu ambiant pourront suffire à moins de frais. Il serait de bonne pratique, du reste, après l'excision totale du corps charnu, d'en réunir le tendon à un tendon voisin et congénère (voy. *Tendons, Suture par anastomose*).

L'abcès froid doit être extirpé comme le tubercule encore solide ; au lieu de se borner à un curettage toujours incomplet, il est bien préférable de disséquer largement aux ciseaux la paroi de l'abcès, en suivant et en recherchant ses diverticules.

C'est surtout dans la forme infiltrée, dans la myosite tuberculeuse, que l'excision du muscle entier sera indiquée. Encore faudra-t-il que la situation et les dimensions du muscle la rendent praticable.

S'il existe des foyers polymusculaires, si l'état général est gravement atteint, l'intervention n'aura plus guère de raison d'être. Enfin, dans la tuberculose secondaire, on s'attachera, au cours des opérations nécessitées par la lésion tuberculeuse primitive, à la suite des résections, par exemple, à poursuivre et à extirper les foyers musculaires circonvoisins.

VII

SYPHILIS DES MUSCLES

La syphilis détermine dans les muscles deux ordres de lésions : les unes, passagères, superficielles en quelque sorte, et qui sont contemporaines des accidents *secondaires*; les autres, qui altèrent la substance charnue dans sa structure même, ce sont les lésions *tertiaires*, myosite scléreuse et myosite gommeuse.

Bouisson, Mémoire sur les tumeurs syphilitiques des muscles et de leurs annexes; *Gaz. méd. de Paris*, 1846. — Notta (de Lisieux), *Arch. de méd. et Moniteur des hôpitaux*, 1855.— Monginot, Des tumeurs syphilitiques des muscles et des tendons. Thèse de doct., 1851.— Nélaton, *Gaz. des hôp.*, 1858. — Saint-Arroman, Des tumeurs gommeuses du tissu cellulaire et des muscles. Thèse de doct., 1868. — Rollet, art. Muscles. *Dict. encycl.*, t. XI, 1re part., p. 449. — De Siny, *Progrès méd.*, 1875, p. 242. — Mauriac, Myopathies syphilitiques. *Ann. de dermat.*, 1876, t. VII. — Traisnel, Gommes du sterno-mastoïdien. Thèse de doct., 1876.—

[F. LEJARS.]

BALLET, Sur les tumeurs syphilitiques du sterno-mastoïdien et sur la myosite des nouveau-nés. Thèse de Lyon, 1878. — LECERTTE, Gommes du sterno-mastoïdien. Thèse de doct., 1881. — JULLIEN, Traité des maladies vénériennes. — NEUMANN, Contribution à l'étude de la myosite syphilitique. *Vierteljahresschrift für Dermat. und Syph.*, 1888, p. 18. — GINSBURG, Induratio musc. sterno-cleido-mastoidei neonatorum (myositis st.-cl.-mast. neonat.). *Arch. für Kinderheilkunde*, 1890, XII, p. 321. — PROST, Myopathies syphilitiques (contracture du biceps). Thèse de doct., 1891. — LEWIN, Myositis syphilitica diffusa seu interstitialis. *Charité Annalen*, 1891, XVI, p. 755. — KÖBNER, Muskel-Syphilis. *Berl. klin. Woch.*, 1894, n° 8.

1° SYPHILIS SECONDAIRE. — **Myosalgies**. — Elles sont surtout fréquentes à cette période, bien qu'elles se voient aussi aux autres âges de la syphilis.

Ce sont parfois des douleurs diffuses, presque généralisées, et cette sorte de courbature fébrile, que Bassereau a décrite dans les premiers temps de l'infection syphilitique.

Plus souvent, elles se localisent et affectent différentes formes : le lumbago syphilitique, le torticolis dû à la myosalgie du sterno-mastoïdien et du trapèze et des muscles postérieurs du cou; la céphalée elle-même, attribuable dans quelques cas à l'occipito-frontal (Rollet) et, au membre inférieur, le psoas douloureux et enraidi, qui aurait fait croire parfois à une psoïtis.

La douleur est surtout nocturne; la pression et les mouvements l'accroissent; elle coexiste avec un léger affaiblissement contractile. Intermittente, elle cesse au bout de quelques jours, ou se prolonge des semaines.

Elle obéit au traitement spécifique.

Contracture. — Dès le XVIe siècle, elle est indiquée par Ulrich de Hutten (1519), et Theodosius (1555), qui signale l'un des premiers l'action de la syphilis sur les muscles, semble aussi connaître déjà la *rétraction musculaire d'origine syphilitique*. Petit-Radel (1812) parle à son tour d'une contracture qu'il rattache à la syphilis, et Lagneau en donne des exemples.

C'est encore sous ce nom que Ph. Boyer en consigne deux observations dans son *Traité pratique de la syphilis* (1856), et que Ricord, en 1842, en publie trois autres.

Le mémoire de Notta (de Lisieux), un autre fait qu'il relate dans le *Moniteur des hôpitaux* (1855), une leçon de Gosselin à l'hôpital de la Charité, enfin l'étude très complète de Mauriac sur l'*affection syphilitique du biceps*, représentent les principaux documents de l'histoire de cette affection.

C'est sur le biceps brachial (¹), en effet, que porte, avec une prédilection encore inexpliquée, la contracture syphilitique : elle y revêt sa forme typique. On l'a vue pourtant sur d'autres muscles, le biceps fémoral et le demi-tendineux qui, raccourcis, tiennent le genou en flexion; le sterno-mastoïdien et le trapèze, les muscles masticateurs, la masse sacro-lombaire et même, dit-on, les muscles de l'œil; on a été plus loin, et Bouisson et Davasse ont voulu attribuer certains phénomènes passagers de rétrécissement du rectum et de l'œsophage à un spasme de leurs fibres lisses, d'origine syphilitique.

La contracture est précoce, d'après Mauriac, et, bien qu'elle puisse être contemporaine des gommes, elle appartient, en règle, aux accidents secondaires, et paraît au sixième, septième, dixième mois, à la fin de la première année. Sa fréquence ne semble nullement régie par le degré de gravité initiale de la syphilis; on ne lui connaît pas de causes occasionnelles; ce qu'on a remarqué, c'est

(¹) Et plus fréquemment sur le biceps droit.

[P. LEJARS]

qu'elle coexiste souvent avec les formes douloureuses de la vérole, celles qui
s'accusent dès leur début par des névralgies, des arthralgies, et enfin des myosalgies; c'est la *forme myo-névropathique* de Mauriac.

La contracture s'installe lentement et sans à-coups; c'est une raideur, un
poids, une gêne dans les mouvements, une légère flexion de l'avant-bras qui
devient permanente, et dont le malade ne s'aperçoit souvent pas; mais l'angle
de flexion se ferme de plus en plus; il variait chez les malades de Notta, de 160
à 90 degrés; il dépasse même l'angle droit, et les deux segments se rapprochent
encore à angle aigu.

Le biceps est plus gros, « roulé en boule » (Mauriac), plus dur et plus tendu,
sans avoir la rigidité du muscle en contraction; son tendon, rétracté, saillant,
se détache, sous forme de corde, au pli du coude. Cherche-t-on à étendre l'avant-
bras, on éprouve une résistance très marquée et l'on provoque une douleur
aiguë; graduellement, sans ressaut, il revient à sa position première; cherche-
t-on à le fléchir davantage, même résistance, mêmes difficultés : le membre
semble fixé dans sa situation, c'est une sorte d'*ankylose musculaire*. Et, de fait,
le triceps est lui-même plus épais, plus dur que celui de l'autre bras; au choc et
à l'électricité, il réagit comme le biceps. Au choc, sur les muscles contracturés,
le bourrelet de myxœdème se dessine beaucoup mieux; l'électricité est à peine
sentie et n'éveille qu'une contraction fort atténuée.

Le corps même du muscle est rarement douloureux; s'il se contracte spontanément pour exagérer la flexion de l'avant-bras, il le fait sans souffrance; il ne
souffre que par la distension forcée que lui imprime l'extension de l'avant-bras;
c'est surtout aux extrémités du muscle, près de ses tendons, que la douleur
s'accuse. La pression permet du reste de la localiser.

L'articulation elle-même est intacte, et l'exploration de son pourtour ne
révèle rien d'anormal.

C'est avec les mêmes caractères que la contracture se retrouve au genou ou
dans d'autres régions. H. Zeissl (¹) a présenté à la Société de médecine de Vienne
un malade atteint d'une contracture syphilitique du biceps fémoral qui maintenait la jambe en flexion à peu près à angle droit, et l'obligeait à marcher avec
des béquilles. Plusieurs mois de traitement spécifique firent tout disparaître.

De lente allure, la contracture syphilitique se prolonge plusieurs mois,
quelques-uns disent même plusieurs années; elle cesse peu à peu, après des
intermittences d'atténuation et de rechutes; le traitement spécifique en a très
rapidement raison.

Ce dernier trait permettrait, à lui seul, d'en reconnaître la nature; on ne
pourrait la confondre qu'avec les contractures que provoque autour d'elle une
arthropathie syphilitique, mais de telles contractures affectent, en général, tous
les muscles péri-articulaires; elles sont plus serrées, et l'exploration de la jointure n'est pas sans révéler quelque atteinte morbide.

Mais quelle est, en réalité, la nature de cette étrange affection?

Rollet admet qu'un certain nombre de faits relèvent d'une myosite syphilitique, d'une gomme en voie d'évolution et encore dissimulée, mais l'action si
rapide du traitement spécifique ne permet pas d'étendre cette hypothèse à la
majorité des faits. Il s'agit d'une contracture, et qui porte à la fois sur les
fléchisseurs et les extenseurs : contracture réflexe, qui, au bras, serait consécu-

(¹) Cité par Neumann.

[F. LEJARS.]

tive à la synovite de la bourse séreuse sous-bicipitale, d'après quelques auteurs; contracture essentielle, due à l'action de la syphilis sur la substance charnue ou sur les nerfs intra-musculaires, d'après Mauriac. Un examen histologique apporterait à la solution du problème l'élément précis qui lui manque.

Nous ne ferons que signaler ici le tremblement syphilitique décrit par le professeur Fournier [1] et Aparicio [2]; l'affaiblissement et l'amaigrissement musculaires, quelquefois précoces; enfin, les atrophies de certains groupes musculaires, d'origine syphilitique, telles que Rodet [3], Austin [4], Baréty [5], en ont signalé des cas.

2° SYPHILIS TERTIAIRE. — L'histoire de la syphilis tertiaire des muscles date de très loin; Astruc (1777) semble avoir été le premier à décrire les gommes musculaires.

Ph. Boyer, Ricord, Sidney Jones, inaugurent une étude plus précise de la myosite syphilitique, et le mémoire de Bouisson, en 1846, marque une étape dans cette histoire.

Depuis, l'anatomie pathologique des « tubercules syphilitiques » a été faite par Ricord, Lébert, Robin, Virchow, Lancereaux. Les thèses de Monginot, de Thévenet [6] et de Saint-Arromand résument les données cliniques.

Enfin la thèse d'agrégation de Després, les thèses de Traisnel, Ballivet, Lécuyer, sur les gommes du sterno-mastoïdien, les travaux didactiques de Rollet et de Jullien, les leçons de Mauriac et celles de Fournier, d'autres mémoires de détail qui seront indiqués à leur place, constituent à la syphilis musculaire une série de documents.

Étiologie. — Ce n'est pourtant pas une localisation fréquente de la vérole : sur 214 cas de syphilis tertiaire, Jullien n'a relevé que 6 fois la syphilis des muscles, soit un terme de fréquence de 2,8 pour 100; les gommes sont plus rares que la myosite scléreuse, plus rares aussi que la contracture étudiée plus haut.

Exceptionnelles chez les très jeunes sujets (Nélaton), on les rencontre ordinairement de vingt à cinquante ans au plus tard, mais elles peuvent être congénitales et relever de la syphilis héréditaire; Lécuyer donne deux faits de gommes du sterno-mastoïdien, d'origine congénitale, et Fournier publie une autre observation qu'il rapporte à la syphilis héréditaire tardive.

L'âge de la vérole où paraît la myosite gommeuse ou scléreuse varie un peu : elle peut être précoce, et Mauriac a vu des gommes musculaires au 5ᵉ mois, au 63ᵉ jour, au 160ᵉ jour; dans un mémoire récemment présenté à la Société de médecine de Berlin, Karewski [7] insiste à son tour sur le développement des tumeurs gommeuses des muscles « à une période qui n'est pas très éloignée de l'infection syphilitique primaire ». Plus souvent, la gomme musculaire paraît au stade moyen de la syphilis tertiaire, de la 3ᵉ à la 5ᵉ année. Est-elle la marque d'une syphilis maligne, comme le professait Nélaton et comme l'admet encore

[1] FOURNIER, *Leçons sur la syphilis.*
[2] APARICIO, *Études sur le tremblement syphilitique.* Thèse de doct., 1872.
[3] RODET, *Union méd.*, 1850.
[4] AUSTIN, *Trans. of the pathol. Soc.*, 1875.
[5] BARÉTY, *Ann. de derm.*, 1874.
[6] THÉVENET, Thèse de doct., 1858.
[7] KAREWSKI, *Bulletin de la Société de méd. de Berlin.* 20 février 1889, et *Semaine médicale*, 27 février 1889.

Ballivet; ou d'une syphilis non traitée, comme le croit Lécuyer? On ne saurait formuler à ce point de vue que des probabilités.

Peut-être l'activité de certains muscles est-elle pour la vérole une cause d'appel et de localisation? Toujours est-il que gommes et sclérose affectent surtout les muscles longs des membres (Virchow), surtout ceux du membre inférieur, de la nuque et du cou, le sterno-mastoïdien, le biceps brachial, le grand pectoral, le triceps crural, le grand fessier, le deltoïde, l'extenseur commun des doigts, le trapèze, le masséter, le buccinateur, le biceps fémoral, les jumeaux, le jambier postérieur, le couturier, le demi-membraneux. Neumann (de Vienne) a montré qu'il fallait compter aussi le sphincter externe de l'anus au nombre des muscles que la syphilis attaque le plus fréquemment. Il faut ajouter la langue, les lèvres, le voile du palais, le rectum, le cœur (voy. *Chirurgie des régions*).

La myosite tertiaire est scléreuse ou gommeuse. Dans l'une et l'autre forme, le tissu interstitiel s'épaissit, s'infiltre de noyaux embryonnaires, mais la néoformation s'étend en nappe, ou se rassemble en tumeur. Ce qui caractérise la myosite scléreuse, ce sont des travées fibreuses, blanches ou grisâtres, qui sillonnent le corps charnu, le gonflent d'abord, puis l'indurent et le rétractent : la fibre contractile s'atrophie par compression.

Les gommes constituent des noyaux du volume d'une noisette, d'une noix, d'une orange, entourés d'une coque de myosite scléreuse, qui s'épaissit avec le temps ; leur coupe est blanche, grisâtre ou jaune, ou encore rose pâle ; elle est ferme d'abord, et la structure, étudiée par Haldane (d'Édimbourg), ne diffère pas de celle des autres gommes.

Myosite et gomme peuvent aboutir à un même terme, à la sclérose, et même plus loin encore, à la calcification et à l'ossification. Bouisson n'attribue-t-il pas à une telle origine une pièce osseuse d'un volume énorme, occupant le triceps crural, qu'il avait vue au musée de la Faculté de Strasbourg?

Symptômes. — Il faut séparer, en clinique, la *myosite scléreuse* et la *gomme*.

Myosite scléreuse. — Des douleurs, surtout nocturnes, des contractures, une tuméfaction diffuse du corps charnu, des attitudes vicieuses : tels sont les caractères de la myosite, d'allure aiguë et presque inflammatoire. Ailleurs elle est, dès le début, lente et silencieuse; si le traitement n'intervient pas, la sclérose naît fatalement; le muscle ne forme plus qu'une lamelle ou un cordon aminci et dur, et la déformation est définitive. Mauriac cite un jeune homme de vingt-cinq ans qui, à la suite d'un lumbago syphilitique, conserva une flexion en avant de la colonne vertébrale, et ne se redressa jamais. Tel est encore le torticolis syphilitique. Guyot [1] a attiré l'attention sur le resserrement des mâchoires par myosite syphilitique du masséter. Ph. Boyer l'avait déjà observé, et Deville [2], Bornot [3], Blavette [4], Bouilly, en ont rapporté d'autres faits ; c'est là une variété de constriction des mâchoires qui ne doit pas être oubliée, et le traitement spécifique suffit alors à éviter une intervention sanglante.

Et, en effet, la myosite syphilitique reste longtemps curable, et, sur les trois

---

[1] GUYOT, *Myosite syphilitique du masséter*. Gaz. des hôp., 1875, p. 708.
[2] *Bull. de la Soc. anat.*, 1845, p. 270.
[3] *Bull. de la Soc. de chir.*, 22 janvier 1851.
[4] BLAVETTE, *Du resserrement des mâchoires*. Thèse de doct., 1860 (5 observat. de myosite syphilitique des muscles masticateurs).

(F. LEJARS.)

cas rapportés par Guyot, deux fois l'iodure de potassium fut encore efficace, sur une rétraction syphilitique du masséter, qui datait de trois ans.

Gomme. — Son début est celui de la myosite, ou plus souvent elle naît et grossit sans réaction et sans souffrance. Plus tard, par compression, elle provoque parfois des névralgies, et Zambaco cite une gomme qui avait englobé le nerf cubital : il y avait de la rétraction et de l'engourdissement du membre, et les deux derniers doigts étaient à demi paralysés.

En certaines régions, l'élément douleur devient prédominant, au sphincter externe de l'anus, par exemple; Neumann signale des douleurs aiguës et du ténesme, pendant et après la défécation, et qui peuvent durer des heures ou des journées.

Au palper, on sent d'abord un empâtement, mal circonscrit, en un point du muscle, et cela, le plus souvent, vers ses extrémités, dans la région musculo-tendineuse; puis l'empâtement se rassemble, se soulève, se dessine en relief sous la peau.

Sa forme est arrondie ou ovoïde, ou bien il s'étale au long du corps charnu, bridé par sa gaine fibreuse; il peut envahir le muscle en entier et le tripler de volume. Quelquefois le muscle est parsemé de noyaux gommeux, et la langue « rembourrée de noisettes » est devenue classique, depuis les descriptions de Clarke et du professeur Fournier. Enfin la tumeur gommeuse porte quelquefois sur deux muscles symétriques : Boinsson relate un cas où l'extrémité inférieure des deux sterno-mastoïdiens et la poignée du sternum, affectés simultanément, figuraient une sorte de croissant à sinus supérieur.

La gomme reproduit tous les signes des tumeurs intra-musculaires (voy. plus loin). Elle est dure au début, et longtemps elle peut persister à l'état scléreux, sclérosée, durcie, et à jamais rebelle au traitement.

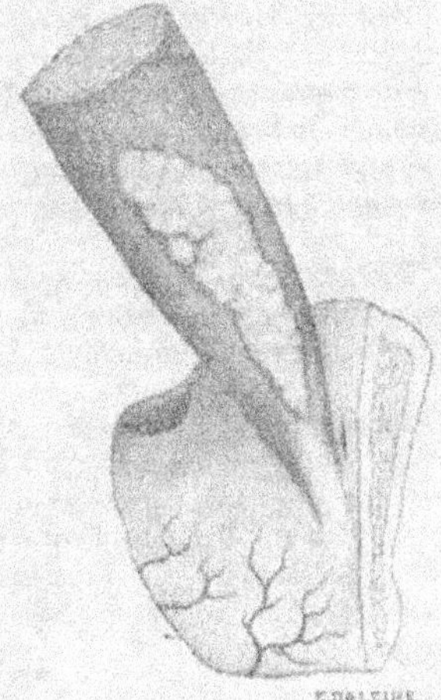

Fig. 172. — Gomme de la portion sternale du sterno-mastoïdien.

Mais le ramollissement et l'ulcération sont une terminaison plus fréquente encore; d'après Ballivet, un tiers des gommes musculaires s'ulcéreraient, et Virchow avait signalé depuis longtemps qu'un certain nombre de prétendus abcès des muscles ne sont, en réalité, que des gommes ramollies. Ulcérée, la gomme laisse un cratère profond, anfractueux, que l'extension de la lésion tertiaire à la peau, au tissu conjonctif, aux aponévroses, agrandit encore; à sa suite, une cicatrice fibreuse affaiblira plus ou moins l'organe contractile, ou rendra permanentes des rétractions ou des attitudes vicieuses.

Diagnostic. — La myosite syphilitique subaiguë pourrait faire penser au rhumatisme musculaire, ou à d'autres variétés de myosite : le gonflement et l'induration de la substance charnue n'existent pas dans le rhumatisme simple; la localisation de la lésion aux extrémités du muscle, sa marche lente, sa tendance sclérosante, lui constituent autant de traits spéciaux. Enfin, le phlegmon de la gaine, dans quelques muscles, tel que le phlegmon large du cou (Dupuytren), ou encore la phlébite intra-musculaire, chez les variqueux, ont des allures en général trop nettement inflammatoires pour tenir longtemps en erreur.

Nous avons esquissé ailleurs le diagnostic différentiel des gommes et des tumeurs des muscles (voy. *Néoplasmes des muscles*).

Enfin, dans les ulcérations gommeuses à cratères multiples, à base irrégulière, et qui envahissent souvent jusqu'aux os voisins (poignée du sternum), on pourrait croire à la tuberculose. C'est la longue durée de l'affection, c'est l'aspect des surfaces ulcérées et la situation profonde des tumeurs qui servent alors d'éléments différentiels.

Il faut s'adresser enfin au critérium suprême : le traitement spécifique; il n'est pourtant pas infaillible, et, nous l'avons vu, telle gomme, ancienne et sclérosée, lui résiste souvent.

Peut-on faire la part exacte du muscle et de l'aponévrose, dans une tumeur gommeuse? Distinction fort difficile et sans utilité pratique, puisque l'un et l'autre sont presque toujours intéressés ensemble. Peut-on différencier une gomme cutanée ou sous-cutanée de la gomme musculo-aponévrotique? Ici il en est tout autrement, et les signes de tumeur musculaire, qui sont le propre de la dernière forme, suffisent à la caractériser.

Pronostic. — Le pronostic serait donc grave sans la ressource du traitement, grave par la localisation des lésions quelquefois, et aussi par les désordres qu'elles laissent après elles.

Traitement. — Le traitement spécifique doit être institué d'emblée et à haute dose : 1 à 2 grammes d'iodure de potassium au début, pour s'élever progressivement jusqu'à 5, 6 grammes et plus.

Localement, l'intervention est très bornée. A la période tardive, en présence de rétractions et de déformations constituées, le traitement orthopédique, redressements, sections sous-cutanées, etc., serait quelquefois de mise (voy. *Régions*).

VIII

KYSTES HYDATIQUES DES MUSCLES

La première observation de kyste hydatique musculaire remonte à 1699 : elle est due à Godfroy Bidloo (de Rotterdam); c'était un kyste hydatique suppuré du muscle trapèze, qui fut incisé et contenait plus de 36 vésicules secondaires.

Un siècle plus tard, en 1805, Jaunin, chirurgien à Vallières, rapporte un nouveau *fait pratique concernant un dépôt d'hydatides à la région lombaire droite*.

D'autres cas sont publiés successivement par Dupuytren, Baird, J. Baron, Mélier, Græfe, Andral, etc.

En 1851, une discussion a lieu à la Société de chirurgie, à l'occasion d'un malade présenté par Marjolin. En 1865, dans un rapport à la Société anatomique sur une présentation de M. Sanné, M. Fernet rassemble 14 observations d'hydatides musculaires, dont il faut défalquer 2 faits de cysticerques, et cherche à en formuler les traits cliniques principaux. Després, l'année suivante, dans sa thèse d'agrégation, ajoute 6 autres cas, et en fait l'objet d'un très intéressant chapitre.

La thèse d'Orillard, la première qui soit exclusivement consacrée aux kystes hydatiques musculaires; un mémoire de Bergmann, sur le diagnostic et le traitement des kystes hydatiques externes, doivent être signalés encore au cours de cette période.

Depuis, le mémoire de Boyron, les leçons de Gosselin, les thèses de Brassart et de Martinet, sur les kystes hydatiques externes, le mémoire de Tavel, enfin la thèse de Bourel-Roncière, les observations éparses, et en nombre déjà imposant, constituaient les éléments encore isolés de l'histoire des kystes hydatiques des muscles volontaires.

C'est à les réunir tous dans un travail d'ensemble que E. Marguet a consacré son excellente thèse inaugurale, dont les conclusions se basent sur 150 observations, dont 29 inédites et 24 personnelles, et sur l'analyse de 75 autres faits douteux. Il faut aujourd'hui grossir ces chiffres d'un certain nombre de faits publiés depuis 1888.

Arbat, Des kystes hydatiques des muscles. Thèse de doct., 1888. — Marguet, Kystes hydatiques des muscles volontaires. Thèse de doct., 1888 (donne toute la bibliographie et reproduit toutes les observations). — Lannelongue, Kyste hydatique des muscles de la cuisse. Bull. de la Soc. de chirurgie, 1888, t. XIV, 417-419. — Ball, Hydatid cyst of deltoid muscle. British med. Journal, 1888, I, p. 557. — Tédenat, Kyste hydatique des muscles de la masse commune. Nouveau Montpellier méd., 1892, p. 6. — J. Beye, Ein Beitrag zur Lehre von Muskel-Echinococcus. Inaug. Diss. Berlin, 1891. — Reboul, Sur quelques cas de kystes hydatiques des muscles. Congrès fr. de chir., 1891.

Étiologie. — L'étiologie générale des kystes hydatiques ne fera pas ici l'objet d'une longue étude : elle se résume dans l'ingestion des œufs du *tænia echinococcus*.

L'intestin du chien domestique servant de principal habitat au cestode, c'est à rechercher les modes de passage du chien à l'homme que le problème se ramène, en dernière analyse : la transmission a lieu, soit par voie directe (caresses, privautés accordées au chien, dont la cavité buccale, les lèvres, le museau et ses longs poils peuvent être imprégnés d'œufs), soit par l'intermédiaire des aliments ou de l'eau. Et ce dernier mode de transmission serait de beaucoup le plus fréquent ; sur les 150 observations de Marguet, quatre fois seulement la promiscuité de l'homme et du chien était avérée (¹).

Il semble que les kystes hydatiques musculaires obéissent à peu près aux mêmes variations régionales que l'ensemble des kystes hydatiques; d'après les relevés de Marguet, leur nombre, par rapport à celui des kystes hydatiques en général, serait d'environ 2 pour 100. Sur une statistique de 7150 cas, résultant d'une série de tableaux publiés par Thomas (kystes hydatiques observés dans les hôpitaux d'Australie) et totalisés par Marguet, on trouve : kystes du foie,

(¹) Mais le tænia échinocoque n'existe lui-même chez le chien qu'avec un degré de fréquence très variable : en Islande, d'après Krabbe, les chiens sont infestés dans la proportion de 28 pour 100; en Danemark, ils ne le sont que dans celle de 0,6 pour 100; en Australie, le chiffre est plus élevé encore qu'en Islande, et 40 pour 100 des chiens seraient ténifères (J.-D. Thomas). Il est donc aisé de comprendre que l'Australie et l'Islande soient en quelque sorte les terres classiques du kyste à échinocoques : le nombre des chiens, leur degré d'infestation, créent pour l'homme lui-même un danger tout spécial de contamination.

59,66 pour 100; kystes du poumon, 16,44; kystes de l'épiploon et du péritoine, 2,55; kystes des muscles, 1,90 pour 100.

C'est de vingt à trente ans qu'on observe le plus grand nombre d'hydatides musculaires (plus du tiers des cas); les deux termes extrêmes ont été six ans et soixante-cinq ans. Leur fréquence est plus grande chez la femme, ce qui n'est pas un caractère commun à l'ensemble des kystes hydatiques, puisque la statistique générale de Thomas-Marguet donne au contraire la prédominance au sexe masculin.

Mais sous quelles influences l'embryon hexacanthe se fixe-t-il dans les muscles, et, avec une fréquence marquée, dans certains muscles?

Longtemps on a cru qu'il cheminait de proche en proche dans les tissus, fouillant et forant sa voie, en quelque sorte; et Baillet (1858) avait décrit, à la surface de quelques organes, des « sillons de passage », indices du chemin frayé par le parasite. On ne croit plus guère à cette locomotion autonome et fantaisiste de la première larve de l'échinocoque; c'est dans le sang et dans la lymphe que l'embryon pénètre presque aussitôt, dès qu'il a franchi la muqueuse intestinale, et c'est par le sang plus souvent que par la lymphe qu'il est transporté au loin suivant les lois du cycle circulatoire. Pour passer des origines du système porte jusqu'à l'aorte, « l'embolie hydatique » trouve sur son chemin deux obstacles successifs: les réseaux capillaires du foie et ceux du poumon; aussi le foie d'abord, le poumon ensuite, sont-ils des lieux d'élection pour le kyste hydatique.

Charriés par le sang, les embryons hexacanthes sont portés surtout vers les organes dont l'irrigation sanguine est très abondante: tel est le cas des muscles, la substance charnue étant le plus vasculaire des tissus après le tissu hépatique. Il y a plus: les expériences de Chauveau n'ont-elles pas démontré que, dans un muscle qui fonctionne, la quantité de sang est cinq fois plus considérable qu'au repos? On pourrait donc dire, avec Marguet, que les chances d'infection, pour chaque muscle, croissent « en raison directe de son volume et du quintuple de son activité fonctionnelle ». Et, de fait, ce sont les muscles les plus gros et les plus « travailleurs » qui sont les lieux d'élection de l'hydatide, et c'est à la période la plus active de la vie que correspond le maximum de fréquence des kystes.

A côté de cette influence toute physiologique, il en est une autre: celle du traumatisme.

Nombre d'auteurs, Phœbus, Bremser, Cruveilhier, Escaraguel, Roch, Follin, Davaine, avaient signalé, avec des observations à l'appui, cette influence des contusions (coups, chutes, coups de pied de cheval, etc.), et plus récemment l'étude en a été reprise par M. Tillaux, par Boncour, par Daulos. Dans les 150 observations de Marguet le traumatisme a été relevé 17 fois, mais il faut remarquer qu'il n'a été recherché que 26 fois. Quelle qu'en soit l'explication, qu'il y ait rupture de vaisseaux interstitiels et, avec le sang, épanchement d'embryons de ténia, au sein de la substance charnue, ou que la congestion fluxionnaire déterminée par le traumatisme suffise à créer un appel et, plus tard, une fixation des embryons, par la stase qui lui succède, le rôle du traumatisme est indéniable dans un certain nombre de cas; et l'histoire des microparasites n'est pas sans fournir des faits analogues (expériences de Max Schüller pour le bacille tuberculeux, de Rosenbach pour celui de l'ostéomyélite). Sur un kyste déjà formé, le traumatisme a une autre action: il en accélère le développement.

[F. LEJARS]

A ces faits d'observation clinique il ne manque plus que le contrôle expérimental. Klencke (de Braunschweig), dès 1843, avait fait quelques essais de ce genre : sur cinq animaux, il avait injecté dans la veine crurale du liquide contenant des « ovules d'échinocoques », puis il avait exercé sur eux divers traumatismes ; deux fois, l'expérience fut positive. Marguet, dans sa thèse, expose tout un programme de recherches, qu'il n'a pu remplir lui-même, et qu'à d'autres peut-être il sera donné d'exécuter.

Anatomie pathologique. — Les kystes hydatiques des muscles ont des lieux d'élection ; 150 cas, dans la statistique de Marguet, se répartissent comme il suit : tronc, 50 ; membres inférieurs (en y comprenant le psoas et les fessiers), 51 ; membres supérieurs, 20 ; tête, 6 ; cou, 3.

A la tête, ils occupent surtout la région temporale ; au tronc, les régions lombaire, pectorale, dorsale, trapézienne ; au membre supérieur, le bras ; au membre inférieur, la cuisse. Si l'on descend dans le détail des muscles, l'ordre de fréquence est à peu près celui-ci : adducteurs de la cuisse, masse sacro-lombaire, triceps crural, fessiers, — biceps brachial, pectoraux, trapèze, deltoïde, muscles du dos, temporal, muscles de la paroi abdominale. Nous ne parlons pas des muscles viscéraux, du cœur, en particulier, qui figure pour plus de 50 cas, dans un relevé de Welling.

Dans le muscle lui-même, quel est le siège précis du kyste ? Il est le plus souvent intra-musculaire ; quelquefois il occupe l'un des bords, ailleurs il est détaché, en quelque sorte, du corps charnu, il est devenu en grande partie sous-aponévrotique, péri-musculaire. D'une forme à l'autre, la transition est facile : le kyste s'énuclée en grossissant, par le fait même de la réaction élastique et des contractions répétées du muscle, il en émerge de plus en plus, et dans tel cas, relaté par Marguet, on sentait nettement la tumeur accuser son relief lors de la contraction, et se soulever à la surface du muscle.

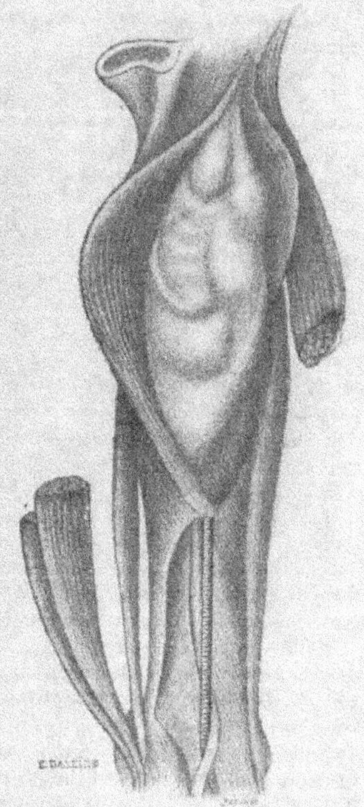

Fig. 175. — Kyste hydatique du grand adducteur. (Thèse de Marguet, pl. III.)

Aller plus loin dans la topographie du kyste serait encore prématuré ; histologiquement, c'est dans le tissu conjonctif interstitiel que le germe larvaire se dépose et que l'hydatide naît ; la fibre musculaire ne présente, ici encore, que des lésions secondaires et de voisinage.

Nous reviendrons plus loin sur le volume très variable et sur la forme des tumeurs hydatiques. Autour du kyste, le refoulement amincit et dissocie les fibres musculaires ; ou bien elles sont rompues, et comme usées ; ou encore elles adhèrent à la paroi adventive du kyste et s'insèrent en quelque sorte sur lui. Il est fréquent, alors, de trouver une zone périkystique de tissu musculaire sclérosé et induré : on a vu, dans certains faits rares, la régression granulo-graisseuse se prolonger au loin dans la substance charnue. Hausen avait voulu démontrer, et Brassard affirme à son tour, que la plupart des kystes sont en connexion avec les gaines vasculaires, mais cette hypothèse est loin d'être vérifiée, puisque, dans un seul des faits de Marguet, l'adhérence du kyste à une gaine vasculo-nerveuse, celle du bras, a été observée.

Venons au kyste lui-même : il faut étudier :

1° La *membrane adventice* (kyste adventif) ;

2° Les *membranes hydatiques* (membrane mère ou cuticulaire, et membrane germinale) ;

3° Le *contenu* (liquide hydatique, hydatides secondaires, échinocoques).

1° *Membrane adventice*. — Son épaisseur est de 1 à 2 millimètres ; elle est parfois mince comme une séreuse ou, au contraire, très épaisse (1/2 centimètre et plus), au moins par places. Blanc jaunâtre, sillonnée d'un réseau vasculaire très riche à sa surface externe, elle est formée de tissu fibreux lamelliforme, dont la trame, moins dense, devient embryonnaire en dedans, au contact de la membrane mère ; sur l'autre face, il se prolonge souvent, en travées, entre les faisceaux charnus. On l'a vu se calcifier par points.

2° *Membrane mère*. — Elle se présente au-dessous de l'adventice avec ses lamelles concentriques, stratifiées, anhistes, hyalines, se recroquevillant sur la coupe ; en dedans, elle est doublée par la membrane germinale de Goodsir, membrane fertile de Ch. Robin, granuleuse, et que tapisse, comme un riche semis de grains de semoule, souvent par milliers, les vésicules prolifères ou formatrices des échinocoques. C'est elle aussi, peut-être, qui entre, au moins d'une façon médiate, dans la genèse des hydatides secondaires ; mais le problème ne saurait être ici abordé. Toujours est-il qu'elle peut être parsemée aussi d'hydatides adhérentes.

Or il peut arriver que la membrane germinale ne se développe pas ou qu'elle s'altère : le kyste est alors stérile, c'est l'*acéphalocyste*.

Il peut arriver encore que les vésicules prolifères et les échinocoques se produisent seuls, sans hydatides secondaires, mais le fait est plus fréquent chez le porc et le mouton que chez l'homme.

3° On trouve donc, en règle, dans le *liquide kystique*, des vésicules secondaires, dont la grosseur varie de celle d'un grain de sagou, d'un grain de chènevis, au volume du poing, rares ou multiples, et parfois, au nombre de plusieurs centaines ou de plusieurs milliers : il y en avait une seule dans un kyste hydatique du deltoïde, observé par Jobert de Lamballe ; il y en avait 40 000 dans un kyste des muscles antérieurs de l'abdomen rapporté par Bourdet (1844). Elles-mêmes peuvent contenir des hydatides tertiaires ou hydatides petites-filles, et des échinocoques.

Avec les hydatides secondaires, le liquide renferme donc, si le kyste est complet, des échinocoques et des crochets. Ce liquide, clair comme de l'eau de roche, toujours riche en chlorure de sodium, devient opalescent et albumineux, quand les hydatides mortes se sont dissociées ou dissoutes.

Enfin signalons ici un autre type du kyste hydatique : le kyste à hydatides et sans échinocoques.

[F. LEJARS]

Symptômes. — L'évolution du kyste hydatique musculaire est ordinairement lente, sans accidents très caractérisés, ce qui explique les difficultés du diagnostic.

C'est une douleur, que souvent un traumatisme semble avoir provoquée, une sensation de gêne, de pesanteur, etc., qui précède et annonce le développement du kyste. Plus souvent, l'indolence est complète, et persiste longtemps : elle est notée 45 fois dans les 150 faits de Marguet ; plus tard, à mesure que le kyste grossit, on peut voir survenir des phénomènes douloureux ; on a signalé, à titre exceptionnel, des compressions nerveuses ou vasculaires, le refoulement ou l'usure des os (temporal, omoplate), et même la compression médullaire.

La tumeur s'accroît peu à peu ; quelquefois il semble qu'elle ait paru brusquement, à la suite d'un craquement, d'un effort, ou du moins elle s'est dessinée tout d'un coup. Dès le début, son volume est d'abord très restreint : un pois, un grain de raisin, une noisette, etc., dans les rares observations où l'on a pu l'observer à ce premier stade ; on l'a vu grossir très vite, ou sa marche s'accélérer, après une période longuement stationnaire de 10, 12 ans, et cela sans cause apparente, ou à l'occasion d'un traumatisme, d'une maladie intercurrente, d'une grossesse (Finsen). Elle peut alors devenir énorme, grosse comme les deux poings, comme une tête d'adulte ; plus souvent, elle conserve des dimensions moyennes : une mandarine, un œuf de dinde, le poing.

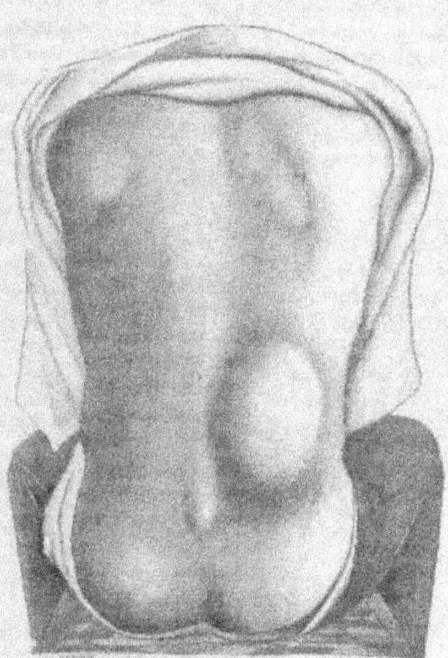

Fig. 176. — Kyste hydatique de la région lombaire droite. (Thèse de Marguet, pl. IV.)

Sa forme est le plus souvent ovoïde, oblongue ou arrondie ou encore bilobée, un étroit goulot servant de trait d'union aux deux poches (Reclus, dans le triceps brachial) ; quelquefois piriforme, accidentée d'irrégularités à sa surface et de bosselures plus petites sur sa périphérie. Elle suit le muscle dans ses mouvements, elle est mobile sur le muscle en repos, elle s'immobilise par la contraction.

Elle est dure presque toujours, rénitente, élastique ; que cette consistance soit due à sa tension même ou qu'elle tienne, au moins pour une grande part, à la contraction du plan musculaire qui l'enveloppe. Toujours est-il que cette dureté, souvent si trompeuse, n'est pas constante : 14 fois, dans les observations de Marguet, la tumeur était molle ou demi-molle, et M. Reclus en a relaté 5 cas à la Société de chirurgie. De plus, la fluctuation se perçoit souvent, quand on la recherche, fluctuation profonde nécessitant des pressions régulières et profondes aussi, et qui cesse, en général, quand le muscle contracté fixe et durcit la collection liquide.

Il est un dernier signe auquel on a voulu attribuer une grande valeur, dans les kystes hydatiques externes ou viscéraux, et qui, ici encore, est au moins rare : c'est le frémissement hydatique. On l'a recherché 26 fois, on ne l'a trouvé que 5 fois (Marguet). Nous n'avons pas à le discuter ici, nous dirons seulement que l'état de tension de la poche est, d'après une expérience de Marguet, une condition nécessaire du phénomène. Le frémissement ne s'obtient que par la pression méthodique ; au palper, on a trouvé, dans quelques cas, une crépitation amidonnée, toute spéciale, et aussi différente de la crépitation osseuse et emphysémateuse que du frémissement : on l'attribue au passage du liquide et des vésicules à travers le goulot d'un kyste en bissac.

Une série de complications sont susceptibles de se produire, au cours de l'évolution lente du kyste hydatique. Nous avons déjà indiqué un certain nombre de *complications mécaniques*, qui n'ont du reste ici rien de spécial. La *suppuration* du kyste a succédé parfois à une ponction, mais à une ponction septique, il importe de le spécifier nettement ; elle peut se produire aussi à la suite d'un traumatisme. La tumeur grossit, devient douloureuse, s'entoure d'une zone d'empâtement, et la peau se marbre de plaques rouges et s'œdématie ; plus tard, le kyste s'ouvre. D'autres fois, la collection purulente est restée tout entière extra-kystique, et, l'abcès vidé, on voyait le kyste se rompre à son tour, et s'écouler un liquide clair, séreux, normal, et des hydatides encore saines.

Une autre complication très bénigne, mais d'une pathogénie encore obscure, c'est l'*urticaire*, signalée par Finsen, étudiée par Feytaud[1], et observée par nombre d'auteurs dans les kystes hydatiques viscéraux. Dans deux faits de kystes hydatiques musculaires, l'urticaire est survenue à la suite de l'extirpation du kyste, chez un premier malade, et après une ponction, chez un autre, où l'exanthème dura huit jours. L'épanchement du liquide hydatique dans une cavité séreuse n'est donc pas, comme le croyait Feytaud, la condition *sine qua non* de l'urticaire hydatique.

Pronostic. — Il est ordinairement bénin, à part certains faits de localisation exceptionnelle[2]. La suppuration elle-même acquiert rarement une réelle gravité.

On a signalé quelques accidents tardifs, à la suite de la cicatrisation des kystes : des abcès paraissant au bout de plusieurs années, quatre ans, six ans, déterminant l'expulsion des débris du kyste adventif ; des tumeurs, fibromes, etc., développés sur la cicatrice du kyste guéri ; ou encore les récidives du kyste lui-même, sur place. Ce sont, du reste, des faits exceptionnels.

Diagnostic. — Le diagnostic n'a guère été porté qu'une fois sur quatre (Marguet) ; au Congrès de chirurgie de 1895, M. Reboul insistait de nouveau sur ces difficultés, et relatait à l'appui 5 observations intéressantes : une fois seulement, le kyste hydatique avait été reconnu avant l'intervention. Il est utile de distinguer deux catégories de faits :

1° La *tumeur est encore nettement intra-musculaire*, elle fait corps avec l'organe contractile.

[1] FEYTAUD, *Recherches sur la pathogénie de l'urticaire qui complique les kystes hydatiques.* Thèse de doct., 1875.

[2] BELLENCONTRE, *Kystes hydatiques comprimant la moelle épinière.* Thèse de doct., 1876.

(F. LEJARS.)

Les pseudo-tumeurs qui résultent des ruptures ou des hernies pourraient donner le change (voy. *Ruptures, hernies musculaires*).

C'est avec toute la série des néoplasmes des muscles qu'il faut poser des termes de comparaison (voy. *Chapitre suivant*), et, encore avec les hématomes, les abcès, les kystes, les gommes syphilitiques.

L'hématome suppose presque toujours un traumatisme; avec le temps, il durcit, mais le kyste lui-même est souvent dur, et, en apparence du moins, d'origine traumatique; la ponction reste alors comme l'unique recours.

Si l'abcès succède à la myosite aiguë, il revêt ordinairement dans son évolution des caractères spéciaux; s'il succède à l'hématome, il peut ressembler beaucoup au kyste suppuré.

La gomme est rarement isolée; elle coexiste avec la myosite scléreuse, elle affecte plus volontiers certains muscles (sterno-mastoïdien, etc.), elle cède au traitement spécifique (¹).

2° La *tumeur est péri-musculaire*. Elle s'est énucléée partiellement, pour émigrer dans le tissu conjonctif sous-aponévrotique, ou même sous la peau, après perforation et usure de l'aponévrose.

On peut la confondre avec toutes les tumeurs superficielles; les unes, kystiques, fluctuantes, ne se distingueront du kyste hydatique lui-même que par leur siège; les kystes congénitaux, les kystes hématiques. La face, le cou, le pourtour de l'orbite sont des lieux d'élection pour les kystes congénitaux, la région lombaire, celle des adducteurs fémoraux, etc., pour les kystes hydatiques. Les lipomes ont quelquefois aussi prêté à l'erreur, car le kyste hydatique peut être lobulé, et le lipome est parfois fluctuant; tels sont encore les abcès froids, les hématomes sous-cutanés, etc., et même les sarcomes mous, dont la marche est plus rapide, l'enkystement moins net, et qui présentent toujours quelques segments plus durs et bosselés.

Enfin il est une ressource que le chirurgien ne doit pas négliger, c'est la ponction exploratrice, qui, en permettant de constater dans le liquide séreux ou purulent des crochets ou des débris de vésicules, établit définitivement le diagnostic. Mais il ne faut pas oublier que, même bien faite, la ponction peut rester négative, soit que le trocart ait embroché une paroi d'hydatide ou qu'une membrane flétrie coiffe et obture l'extrémité de la canule; il ne faudrait pas craindre de la répéter.

Traitement. — Les agents médicamenteux auxquels on attribuait autrefois la propriété de détruire l'hydatide, l'iodure de potassium (Hawkins), le chlorure de sodium (Laennec), la teinture de Kamala (Hjeltelin), etc., la ponction suivie d'injection iodée, alcoolisée, biliaire (Leudet), ne doivent plus figurer aujourd'hui dans la thérapeutique des kystes hydatiques.

L'incision simple ne représente, elle aussi, qu'une méthode incomplète.

C'est à l'*extirpation totale*, que Delpech et Giraldès préconisaient déjà, et que l'asepsie permet de faire sans danger, qu'il faut recourir aujourd'hui, comme au procédé de choix. L'adhérence du kyste à des organes vasculo-nerveux, ou

(¹) Signalons encore les fibromes, à la paroi abdominale. Nous avons observé une tumeur de ce genre, grosse comme une noix, dure, tendue, faisant corps avec la paroi, au niveau du flanc droit; elle présentait tous les caractères du fibrome; ce ne fut qu'au cours de l'extirpation que l'on reconnut un kyste hydatique inclus dans l'épaisseur du petit oblique et du transverse.

[F. LEJARS.]

son infiltration entre les faisceaux musculaires entravent-elles son énucléation régulière, on résèque aussi largement que possible sa paroi, et l'on pratique, à la curette, un raclage soigné de tous les culs-de-sac (Richet). La technique appropriée à chaque région et à chaque muscle doit être réglée sur la nécessité de ménager, autant que possible, la substance charnue, et la principale direction des fibres musculaires.

IX

NÉOPLASMES DES MUSCLES

Nous ne ferons rentrer dans cette catégorie ni l'hypertrophie musculaire localisée, lésion assez obscure d'ailleurs, ni la lipomatose.

Les néoplasmes proprement dits se répartissent en deux classes : *néoplasmes primitifs, néoplasmes secondaires.*

VIGST, Du cancer primitif des muscles. Thèse de doct., 1862. — TEEVAN, On tumours in voluntary muscles. *British and for. medico-chir. Review*, t. XXXII, p. 500, 1865. — VOLKMANN, Die Geschwülste der Muskeln. *Handbuch von Pithra und Billroth*. — DESPRÉS, Des tumeurs des muscles. Thèse d'agrég., 1896. — BARLING, Alveolar sarcoma of biceps (recurrens); one lymphatic gland infected. *Trans. pathol. Soc. of London*, 1884-1885, p. 56. — Round-celled sarcoma of peroneus longus. *Ibid.*, p. 414. — CHRISTIANI, Recherches sur les tumeurs malignes des muscles striés. *Arch. de physiol.*, 1887, et Thèse de Berne, 1887. — POLLOSSON, Note sur le lipome dans les tissus musculaire et tendineux. *Province médic.*, 1888, III, 104. — P. SCHLIETER, Zur Lehre von Muskelsarkom. Inaug. Dissert. Würzburg, 1891. — GUITTON, Du sarcome des muscles. Thèse de doct., 1893. — BONNET, Contribution à l'étude de l'angiome des muscles striés. Thèse de Toulouse, 1893-1894. — CHARME, Contribution à l'étude du sarcome primitif des muscles. Thèse de doctorat, 1895. — ALEX. RIETSCH, Ueber Lymphangiome der quergestreiften Muskeln. *Beiträge zur klin. Chirurgie*, 1895, Bd. XV, p. 99. — MALENÇON, Contribution à l'étude des Lipomes inter-musculaires des muscles de la vie de relation. Thèse doct., 1895. — MONIX, Observations cliniques et anatomo-pathologiques sur le sarcome primitif intra-musculaire. Thèse de doct., 1896.

Néoplasmes primitifs. — Il semble que le « milieu musculaire » ne prête pas à la localisation primitive des néoplasmes, et spécialement de l'épithélioma sous ses diverses formes. Aussi doit-on se borner, aujourd'hui encore, à grouper, sous chaque titre, les faits épars : travail d'attente qui n'a d'autre valeur que de transmettre des documents.

Les *tumeurs* dites *bénignes* sont encore les plus fréquentes.

ANGIOMES ET LYMPHANGIOMES. — Ce sont, en règle, des *angiomes caverneux*; dans quelques faits, ils occupaient à la fois le muscle et la peau, ce qui servait au diagnostic, mais rendait douteuse leur origine première.

Desprès cite 9 observations où l'angiome fut opéré; Hénocque [1] a étudié une portion d'angiome caverneux du soléaire, opéré par Demarquay en 1869. On les a vus dans le demi-membraneux (Teevan, Liston, Campbell, Morgan); le grand dorsal (Legros, Clark); le long supinateur (Demarquay); le rond pronateur (Nélaton et Tillaux); le triceps (Richet); le biceps (Cruveilhier); le fléchisseur profond des doigts (Volkmann).

L'âge des opérés varie de dix à soixante-dix ans; il semble pourtant que ces tumeurs soient le plus souvent d'origine congénitale; mais, à l'exemple de

[1] Article MUSCULAIRE (pathologie chirurgicale), *Dict. encycl.*

[F. LEJARS]

mainte autre lésion, elles sont susceptibles de rester latentes durant une longue période.

Du reste, le diagnostic n'a encore été porté qu'une seule fois, par Liston, et il existait en même temps une tumeur érectile sous-cutanée pulsatile.

Le lymphangiome est exceptionnel dans les muscles : Lücke avait publié un cas d'hémato-lymphangiome du grand dorsal, chez un enfant de quatorze ans; Ritschl en a relaté deux faits, longuement étudiés; dans le second seulement, la tumeur qui siégeait dans le vaste interne de la cuisse droite, avait très nettement une origine intra-musculaire.

Lipomes. — Ils ne sont pas très rares dans l'épaisseur du corps charnu de la langue (Maisonneuve[¹], Laugier, Follin, etc.). Volkmann a extirpé un lipome gros comme un œuf de cane, situé dans l'épaisseur du demi-membraneux. D'autres ont été décrits, dans le couturier (Farabeuf); dans le biceps brachial (Laboulbène, Reclus, Calot); dans le grand pectoral (Hartmann), dans le grand dorsal (Mermet), dans le triceps crural (Chris-

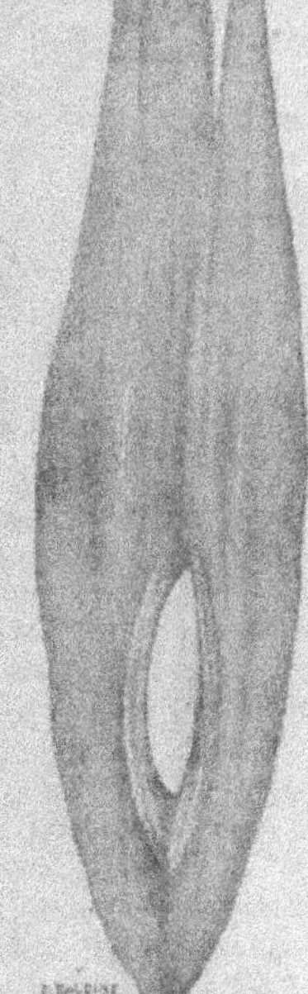

Fig. 175. — Lipome du biceps.
(Musée Dupuytren, n° 28.)

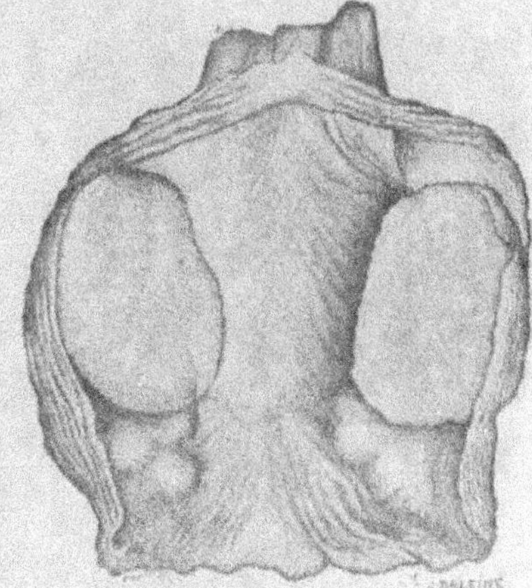

Fig. 176. — Myxome développé dans la gaine du moyen adducteur.
(Musée Dupuytren, n° 25 A.)

tot, Monod, Lyot et Gautier), dans les muscles de l'éminence thénar (Pitres); nous en avons observé un dans l'épaisseur du muscle sous-épineux gauche[²].

Ces lipomes étaient quelquefois symétriques (dans les deux biceps, Reclus, Rémy, Rosenstein). Ils sont, en général, bien circonscrits, et *encapsulés*; ils refoulent autour d'eux les fibres musculaires, et, à mesure que leur volume s'accroît, leur relief s'accuse de plus en plus et se détache du plan charnu :

[¹] Maisonneuve indique la langue comme l'un des points d'élection du lipome. (*Des tumeurs de la langue*. Thèse de concours, 1848.) Voy. art. LANGUE.
[²] *Bull. de la Soc. anat.*, 1890, t. IV, p. 58.

c'est un trait commun à toute tumeur encapsulée des muscles. Il est rare que leur grosseur dépasse celle d'un œuf, du poing. Ovoïdes, bosselés, lobulés, leur consistance varie, suivant l'épaisseur de leur capsule et de la coque musculaire qui les enveloppe et aussi suivant leur type de structure ; les lipomes vrais sont élastiques, mous, quelquefois fluctuants ; les fibro-lipomes sont plus compacts et plus durs ; la crépitation, plus rare que dans les lipomes sous-cutanés, a été pourtant signalée.

On ne sait rien de leur étiologie précise : de l'analyse des faits authentiques, en nombre restreint, on peut simplement conclure qu'ils sont plus fréquents de quarante à soixante ans chez l'homme et que le traumatisme n'a figuré que très rarement dans leurs origines [1].

Myxomes. — Des myxomes lipomateux ont été signalés.

König a enlevé un myxome des adducteurs de la cuisse chez une femme de quarante ans ; il y eut quatre récidives.

Notre figure 154 représente un autre cas de myxome des adducteurs, dont la pièce est au musée Dupuytren.

Enchondromes. — Quelques faits d'enchondromes multiples relèvent, selon toute vraisemblance, du processus de la myosite ossifiante, à la période inter-

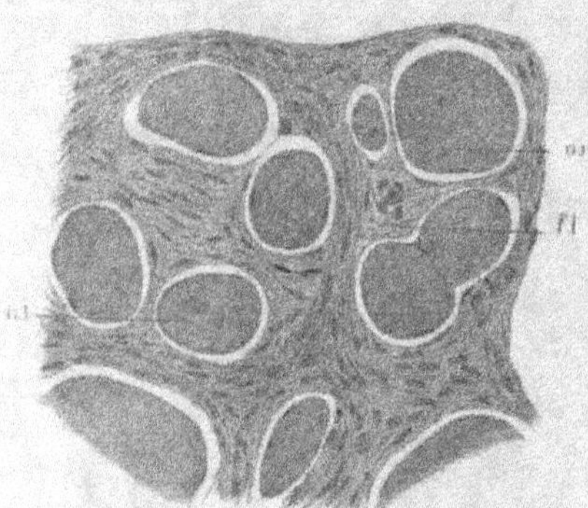

Fig. 155. — Coupe d'un fibrome musculaire.
m.m, faisceaux musculaires. — Fl, tissu fibromateux.
(A. Nové-Josserand, loc. cit.)

médiaire, alors que les bosselures intra-musculaires, molles et pseudo-fluctuantes d'abord, commencent à durcir, et, de fait, prennent la structure du cartilage.

D'autres enchondromes isolés ont été vus, dans les muscles de l'éminence thénar, par Schultz et Secourgeon, dans le triceps crural par Manec, dans le triceps brachial par Volkmann.

Fibromes. — Les faits publiés sous ce titre se rapportent souvent à des fibro-sarcomes ou à des scléroses consécutives à une myosite chronique. Pourtant le fibrome des muscles existe bien et M. Adrien Nové-Josserand [2] en a publié et longuement commenté une intéressante observation dans sa thèse : il s'agissait d'un fibrome du muscle brachial antérieur droit qui récidiva sur place un an après la première ablation et nécessita la désarticulation de l'épaule ; la structure des deux tumeurs *successives* était pareille : elles étaient formées « de tissu conjonctif adulte fibreux », qui avait dissocié jusqu'aux faisceaux primitifs du muscle. Mais c'était un fibrome malin [3], récidivant, et nous savons, en effet, que ces

[1] Les exemples cités de « Transformation maligne » se rapportent, sans doute, à des tumeurs mixtes : lipo-myxomes ou lipo-sarcomes.

[2] Adr. Nové-Josserand, *Étude sur les tumeurs conjonctives des muscles striés, et en particulier sur le fibrome dissociant à évolution maligne.* Thèse de Lyon, 1895.

[3] M. Rigaud a publié récemment un autre cas de fibrome malin. (*Fibrome musculaire dissociant à évolution maligne. Arch. de méd. exper.*, 1896, p. 58.)

caractères cliniques de la bénignité et de la malignité ne sauraient être étroitement subordonnés au type anatomique des tumeurs. Du reste, pour M. Nové-
Josserand la différence est essentielle entre le fibro-sarcome et cette variété
de fibromes « à évolution plus ou moins rapide, caractérisée au microscope
par la présence de cellules conjonctives jeunes, plus abondantes en certains
points, qui sont les points d'accroissement de la tumeur »; ces cellules jeunes
ne sont qu'une forme intermédiaire, qui aboutit fatalement au tissu fibreux,
les cellules jeunes du fibro-sarcome ne subissent pas l'évolution conjonctive et
conservent leur type embryonnaire, à côté des bandes de tissu fibreux, qui
les avoisinent et les entourent.

Myomes. — Les myomes lisses ou *léio-myomes*, tels qu'ils existent à l'utérus,
ne doivent pas nous occuper ici.

Quant aux myomes striés, ou *rhabdo-myomes*, leur histoire est encore fort
obscure; on ne les a guère trouvés que dans certaines tumeurs complexes,
d'origine congénitale, dans les tératomes.

Sarcomes. — Le sarcome primitif des muscles a été longtemps confondu avec
le cancer, et c'est seulement avec Lebert qu'il acquiert sa place à part et son

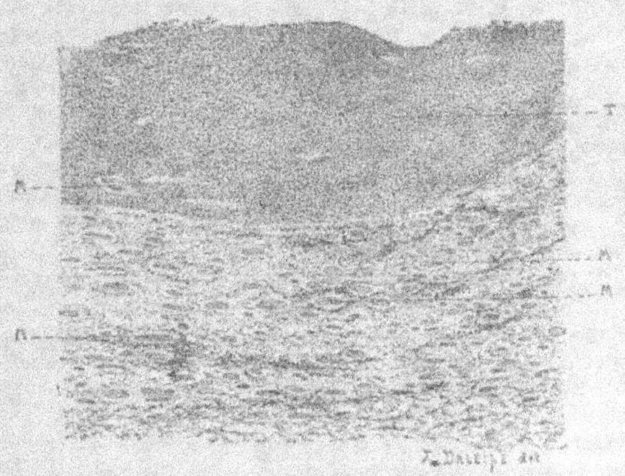

Fig. 178. — Sarcome musculaire du deltoïde [1].
M, fibres musculaires. — T, tissu sarcomateux à petites cellules.

autonomie. Parmentier, Vignes en publient quelques exemples encore assez mal
définis; Volkmann déclare avoir extirpé, à plusieurs reprises, des sarcomes
intra-musculaires, à l'avant-bras, à la nuque, à la plante du pied, à la cuisse.
Depuis un certain nombre d'années, il a fait l'objet d'un grand nombre d'études
histologiques (Sokolow, Christiani, Pilliet), et de très nombreuses observations
en ont été produites. Courbet en relatait 16 cas, dans sa thèse, Guillon en a
réuni 50, d'autres ont été fournis depuis par Chambe et par Morin; nous avons
publié [2] de notre côté deux faits de sarcome primitif musculaire du deltoïde et
de la nuque, et depuis, nous en avons observé deux autres, aux muscles de

[1] Il s'agit de la tumeur représentée fig. 185, et dont l'analyse histologique a été faite par
M. Guillemot (*Soc. anatomique*, 1894, p. 510).
[2] Voy. *Leçons de chirurgie* (La Pitié, 1893-94), les *Sarcomes des parties molles*, p. 44.

l'avant-bras. Quoi qu'en dise Morin, l'existence du sarcome primitif des muscles, intra-musculaire, né en plein corps charnu, n'est plus douteuse en clinique et les documents ne manquent plus pour son histoire ; les discussions ne roulent que sur la participation plus ou moins directe de la fibre musculaire elle-même à la genèse du néoplasme.

Les muscles volumineux, les triceps crural et sural, le triceps brachial, les muscles de la face antérieure de l'avant-bras, semblent être le plus souvent atteints : il est évident qu'il n'y a là aucune règle et les données étiologiques sont aussi vagues ici que dans toutes les localisations du sarcome.

C'est d'ordinaire sous la forme d'une masse arrondie, dont le volume, très variable, peut dépasser les deux poings, que se présente le sarcome intra-musculaire, masse bien circonscrite, en général, souvent bosselée, et qui s'énuclée sans difficulté réelle du tissu musculaire environnant ; quelquefois, surtout lors de tumeur récidivée, une série de noyaux entourent le néoplasme principal et forment des traînées qui se diffusent plus ou moins loin.

De coloration blanchâtre, les masses sarcomateuses sont assez souvent ramollies par places,

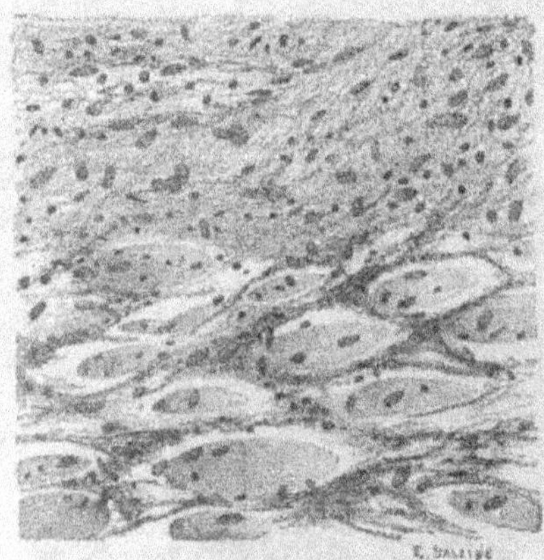

Fig. 179. — Sarcome musculaire du deltoïde (même pièce que fig. 178). Fibres musculaires dissociées et formant de petits îlots entourés de tissu néoplasique.

ou semées de cavités kystiques, à contenu séro-gélatineux ou sanguin, quelquefois calcifiées en quelques points. Leur consistance varie, suivant ces particularités de texture : elle est molle, dans le *sarcome embryonnaire* ; plus ferme, presque dure, dans les variétés *fibro-plastiques*.

Telles sont, en effet, les deux formes histologiques que l'on a le plus souvent constatées. Quant aux fibres musculaires, elles subissent des altérations diverses, et surtout d'interprétation discutée (fig. 178 et 179). Elles peuvent être simplement atrophiées par compression, sans prolifération nucléaire ; la réaction est plus vive au contact du néoplasme : il se fait une prolifération embryonnaire dans les espaces interstitiels, puis dans la fibre elle-même aux dépens de ses noyaux ; le sarcolemme peut être détruit, et cet amas de cellules rondes ressemblent beaucoup, morphologiquement, aux éléments du sarcome ; mais il ne paraît pas démontré qu'elles prennent le caractère néoplasique. Pilliet a insisté sur la présence, à l'intérieur des gaines du sarcolemme, de cellules angioblastiques et de néo-capillaires, ce qui serait en rapport avec sa théorie pathogénique du sarcome.

Nous arrivons aux *tumeurs malignes*.

ÉPITHÉLIOMA ET CARCINOME. — Ce que nous venons de dire du sarcome montre la rareté du cancer primitif des muscles, et le peu d'authenticité des observations autrefois publiées sous ce titre (Warren, Bérard, Teevan, etc.).

Il est tout autrement de la *variété secondaire*.

Néoplasmes secondaires. — Né dans les aponévroses ou dans le périoste, le *sarcome* envahit assez fréquemment les muscles voisins. Il en est de même de l'*épithélioma*. Les exemples ne manquent pas, et la néoplasie secondaire du muscle succède :

1° A l'envahissement par continuité. C'est ainsi que l'épithélioma des lèvres, de la langue, des paupières, de l'anus se diffuse dans les muscles sous-jacents, et cela, d'autant plus aisément que les culs-de-sac glandulaires, où débute la prolifération épithéliale, plongent souvent dans l'épaisseur même de la substance charnue, ou n'en sont séparés que par leur membrane propre. Aux membres et au tronc, l'aponévrose d'enveloppe résiste plus longtemps, et protège les

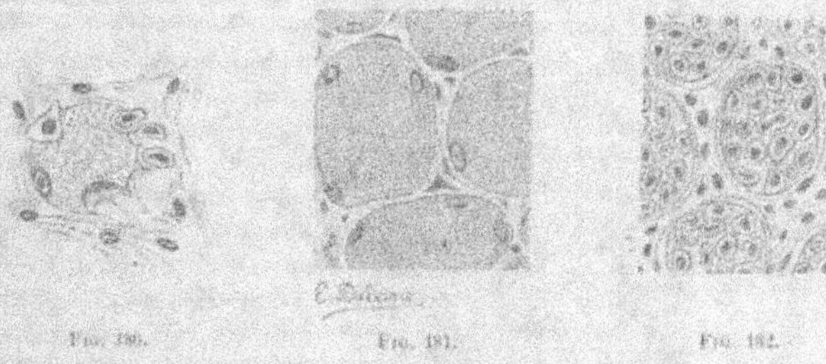

Fig. 180.Fig. 181.Fig. 182.

Fig. 180. — Fibre musculaire entamée par les cellules épithéliales. (Christiani, pl. VII, fig. 4.)

Fig. 181. — Tissu musculaire sain. (Christiani, pl. VII, fig. 3.)

Fig. 182. — Tissu musculaire envahi par les éléments épithéliomateux. (Christiani, pl. VII, fig. 6.)

muscles qu'elle recouvre, mais elle cède à son tour : qu'il nous suffise de citer les muscles pectoraux et intercostaux dans le cancer du sein ; le psoas, le diaphragme, les muscles de la paroi abdominale, dans les cancers de l'utérus, du foie, de l'estomac, de l'intestin, etc.

2° A la métastase, c'est-à-dire à l'embolie cancéreuse, qui crée dans les muscles, comme dans les os ou les viscères, des noyaux à distance.

C'est dans ces formes secondaires que les néoplasmes, et surtout l'épithélioma, se présentent souvent sous l'aspect de noyaux échelonnés le long des faisceaux musculaires, quelquefois d'un semis épais.

Au point de vue histologique, la question de la participation de la fibre musculaire elle-même se reproduit encore. Nous nous contenterons de signaler ce qui se passe dans l'épithélioma.

La fibre s'atrophie par compression ; ou encore, les éléments épithéliaux traversent le sarcolemme, suivant un processus décrit par Volkmann et retrouvé par Christiani (voy. fig. 180), se substituent à sa substance propre, et figurent alors des alvéoles arrondis qui, sur les coupes, donnent l'illusion du tissu musculaire normal (voy. fig. 182).

Symptômes. — Le début est souvent indolent et obscur, surtout pour les tumeurs bénignes. Le sarcome est d'évolution plus rapide, et se révèle par des douleurs et des entraves fonctionnelles qui attirent vite l'attention. Certaines formes, de malignité spéciale, affectent une marche réellement aiguë.

On retrouve ici les caractères de toute tumeur intra-musculaire, sur lesquels nous n'avons plus besoin d'insister : tumeur plus ou moins profonde, mais qui tend, à mesure qu'elle grossit, à émerger de plus en plus sous l'aponévrose et même sous la peau ; le muscle relâché, elle conserve sa consistance propre, elle se laisse déplacer latéralement, elle est immobile dans le sens de l'axe du corps charnu ; dans un muscle plat, elle se déplace un peu dans tous les sens. Le muscle est-il contracté, *elle durcit et s'immobilise.*

Nous avons vu que ces néoplasmes pouvaient acquérir, plus ou moins rapidement, un volume variable. S'agit-il d'une tumeur bénigne, d'un lipome, par exemple, elle peut rester latente de longues années ou demeurer stationnaire.

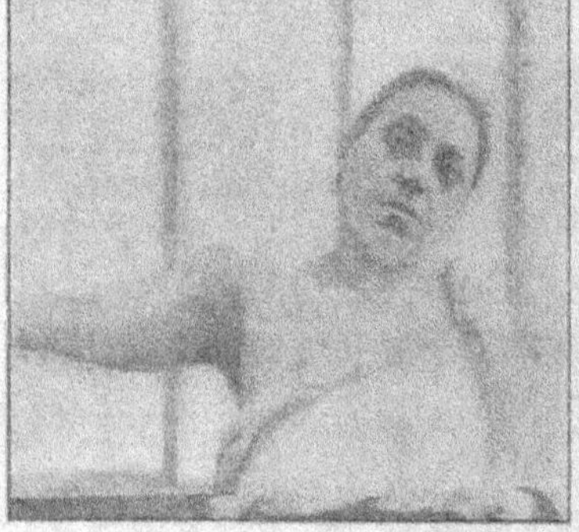

Fig. 18. — Sarcome du deltoïde (¹).

Le sarcome grossit, en général, assez vite et souvent par poussées : à mesure qu'il s'accroît, il tend à déborder la gaine du corps charnu, il envahit l'aponévrose, refoule et distend la peau et finit par l'ulcérer. Les ganglions sont assez rarement et tardivement pris.

Ces sarcomes primitifs des muscles doivent être tenus pour des tumeurs particulièrement malignes, malgré les apparences qu'ils revêtent parfois, à leurs débuts : elles récidivent avec une constance et souvent une rapidité qui déjouent les plus radicales interventions. La généralisation et ses conséquences fatales s'ensuivent, à une date, du reste, variable.

Le diagnostic doit porter : 1° sur le siège intra-musculaire de la tumeur ; 2° sur sa nature. Il est loin d'être facile.

En présence de certaines tumeurs profondes des membres, on ne peut réellement rien préciser, et, malgré la recherche des signes indiqués plus haut, on n'est pas autorisé à conclure que le néoplasme est né plutôt dans tel muscle, auquel il paraît attenant, que dans les aponévroses voisines, le tissu conjonctif, ou même le périoste. Ainsi en est-il pour les lipomes profonds sous-musculaires, pour les sarcomes des parties molles.

Quant à la nature de la tumeur, il est de règle d'émettre d'abord l'hypothèse des lésions les plus fréquentes : la gomme, l'hématome ancien, le kyste hydatique. Parmi les néoplasmes proprement dits, c'est au sarcome qu'il faut penser tout d'abord, et du reste c'est, comme nous l'avons vu, celui dont l'évolution est la mieux caractérisée.

(¹) J'ai opéré cette malade trois fois, de 1893 à 1895, et chaque fois j'enlevai une masse sarcomateuse, arrondie, grosse comme le poing, parfaitement cantonnée à la zone du muscle deltoïde. La récidive se produisit une quatrième fois, et après l'essai infructueux du traitement sérothérapique, la malade finit par succomber, deux ans et demi après la première intervention. Les fig. 178, 179 se rapportent à la première tumeur, enlevée en avril 1893.

[F. LEJARS.]

Le seul traitement recommandable consiste dans l'ablation du néoplasme, si elle n'est pas contre-indiquée, pour le sarcome, par une trop large extension locale ou par la généralisation avérée. L'énucléation est applicable aux tumeurs bénignes; pour le sarcome, il faut faire l'extirpation aussi large que possible, et parfois, le volume de la tumeur et son extension à tout un groupe musculaire (avant-bras) commanderont des sacrifices plus complets : l'amputation ou même la désarticulation. C'est surtout lors des récidives locales que ces graves déterminations pourront s'imposer; pourtant il ne semble pas qu'elles assurent pour l'avenir une bien réelle sécurité.

CHAPITRE IV

TENDONS

I

CONTUSION DES TENDONS

La contusion des tendons, en réalité, n'a pas d'histoire; leur structure et leur vascularisation se prêtent peu aux accidents ordinaires de la contusion. Mais leur sensibilité, aujourd'hui bien connue, laisse supposer que les douleurs qui persistent parfois à la suite des contusions, les ont quelquefois pour siège, et une exploration minutieuse permettrait peut-être d'y découvrir des points douloureux. Il faut ranger encore dans le cadre de la contusion les ruptures des tendons sous l'action d'un choc intense et brusque, alors qu'ils sont raidis par la contraction musculaire (voy. *Ruptures*).

II

PIQURES DES TENDONS

Les piqûres des tendons ont perdu ce renom de péril que leur avaient fait les anciens chirurgiens, à la suite de Galien, et qui, si longtemps, entrava les applications de la suture tendineuse.

On sait aujourd'hui que, si la piqûre n'est pas septique, il ne survient ni tétanos ni convulsions. Une légère sensibilité, et plus tard un petit nodus, de résorption souvent lente : voilà tout ce qu'on observe. Une piqûre septique infecterait surtout la gaine et serait suivie d'une téno-synovite purulente (voy. *Synovites*).

Quelques instruments piquants peuvent laisser leur pointe dans le tendon : telles sont les aiguilles, et il en résulte des corps étrangers fort douloureux, entraînant la rétraction du tendon et la gêne des mouvements, et dont la recherche est souvent très délicate. Moulonguet (¹) a montré, dans deux faits de ce

(¹) *France méd.*, 1888, p. 856.

genre, qu'il suffisait de redresser le doigt pour voir se dessiner, sous la peau, à la surface du tendon piqué, une légère saillie, un relief qui marque le lieu d'implantation du corps étranger. C'est là qu'il faut inciser pour le retirer avec une pince.

III

PLAIES DES TENDONS

L'histoire des plaies tendineuses se résume en celle de leur thérapeutique chirurgicale, de la ténorrhaphie : opération ancienne, s'il en fut, mais dont les procédés se sont multipliés depuis quinze ans : nous les exposerons plus loin.

Bull. de la Soc. de chir., 1875, 1876, 1877, 1887, 1889 (Observations de MM. Notta, Tillaux, Duplay, Le Fort, Terrier, Chauvel, Terrillon, Monod, Schwartz, Périer, etc.). — ROCHAS, De la suture des tendons. Thèse de doct., 1878. — DUPLAY, De la ténorrhaphie. *Gaz. des hôpit.*, 1879, n° 66, p. 524. — WEINLECHNER, Muskel, Sehnen- und Knochenrisse. *Wiener med. Blätter*, 1881, n° 51; 1882, n° 4. — SCHWARTZ, art. TENDONS. *Dict. de méd. et de chir. prat.*, 1885. — HÉNOCQUE, art. TENDONS. *Dict. encycl.* — THÉMOIN, Thèse de doct., 1885. — CHRISTINE, Contribution à l'étude des plaies des tendons. Thèse de doct., 1885. — FARGIN, Ténorrhaphie et greffe tendineuse. Thèse de doct., 1885. — WITZEL, Ueber Sehnenverletzungen und ihre Behandlung. *Sammlung klinische Vorträge (Volkmann).* Leipzig, 1887. — VAN HAECKE, Du traitement des sections tendineuses par la ténorrhaphie. Thèse de doct., 1887 (bibliographie complète). — WÖLFLER, Sur la suture et l'autoplastie des tendons. *Wiener med. Wochenschrift*, 1868, n° 1. — WOLTER (de Hannover), Ueber functionelle Prognose der Sehnennaht. *Arch. f. klin. Chir.*, 1888 (travail fait à la Clinique de Max Schede, à Hambourg). — KIRCHEN, Ueber Sehnennaht mit besonderer Berücksichtigung der intermediären Sehnennaht. Inaug. Dissert. Würzburg, 1889. — SCHÜSSLER, Sehnennähte an der Klinik Billroth's (1886-1889), 1890. — ZÁPERNIK, Ueber Sehnennaht und Sehnenplastik. Inaug. Dissert. Leipzig, 1891. — PÉRIEUX, Nouveaux procédés opératoires; allongement des tendons par mobilisation de leur insertion osseuse et par incisions en accordéon. Thèse de Lyon, 1891. — OTTO BUSSE, Untersuchung der feineren Vorgänge bei der Heilung von Sehnenwunden, besonders nach der Tenotomie der Achillesehne. *Deutsche Zeitschrift für Chirurgie*, 1892, Bd. XXXII, p. 50. — LEHMANN, Suture des tendons de la face dorsale de la main. Thèse de doct., 1892. — TRNKA, Ein Beitrag zur Technik der Sehnennaht. *Centralblatt für Chir.*, 1895, n° 12, p. 257. — ENDERLEN, Ueber Sehnenregeneration. *Arch. f. klin. Chir.*, 1895, Bd. XLVI, p. 565. — TURBY, The regeneration of fibrous tissue, as examplified in the union of tendon, *Guy's hosp. Report*, 1895, XLIX, p. 109, et *Lancet*, 1895, p. 1065. — CARL HÄGLER, Ueber Sehnenverletzungen an der Hand und Vorderarm. *Beiträge zur klin. Chir.*, 1896, XVI, p. 90 et 507.

Étiologie. — C'est au poignet et à la main que, neuf fois sur dix, se rencontrent les plaies tendineuses, et plus souvent elles portent sur les tendons extenseurs, ceux de la face dorsale, que sur les fléchisseurs. Les tendons du cou-de-pied, le tendon d'Achille, le tendon rotulien, ceux du jarret, du coude, sont atteints aussi, mais plus rarement, au gré des traumatismes.

On peut faire trois classes de ces plaies : *plaies contuses, plaies exposées, plaies sous-cutanées.*

Les *plaies contuses*, très fréquentes, sont dues au mâchonnement de la scie, au choc d'un éclat de pierre, d'une balle, d'un éclat d'obus.

Les sections nettes, *exposées*, sont produites aussi dans les plaies de guerre, ou de duel, par le sabre ou l'épée, ou encore par un coup de couteau, de tranchet, etc., l'éclat d'une vitre que le blessé enfonce dans une chute, un tesson de bouteille, une pierre coupante, etc.

Enfin, la coutume s'est transmise de ranger encore dans les plaies des tendons les *sections chirurgicales et méthodiques*, la *ténotomie*; et, en réalité, par ses effets immédiats et par son processus de cicatrisation, elle ne diffère pas des solutions de continuité d'origine traumatique. Nous ne saurions, à cette place, esquisser même l'importante histoire de la ténotomie; nous rappelons seulement quelle extension a prise, dans ces dernières années, la ténotomie « à ciel ouvert ».

Anatomie pathologique. —Les plaies tendineuses sont complètes ou incomplètes.

Incomplètes, elles entament à une profondeur qui varie le ruban épais ou le cylindre plein que forme le tendon; la bandelette intermédiaire, qui sert de rétinaculum aux deux bouts, s'étire plus ou moins, suivant son volume et sa résistance; une brusque contraction, une distension trop grande peuvent achever la solution de continuité.

Complètes, elles sectionnent le tendon en travers ou obliquement, ou même suivant sa longueur, et la plaie est alors de peu d'importance. L'obliquité extrême est à craindre, car souvent les filaments tendineux s'effilochent et se dissocient à l'angle le plus aminci de la section, et l'affrontement devient plus difficile; mais la section est, en général, transversale ou à peu près.

Dans les plaies contuses, les bouts tendineux sont souvent irréguliers, mâchés, mortifiés en partie ou près de l'être, et nécessitent une résection qui élargit encore leur écartement.

L'*écartement*, tel est en effet l'élément principal qui préside à l'évolution définitive de la plaie. Nous allons y insister.

Une quantité de sang très variable remplit le foyer de la plaie tendineuse; peu abondante, si le tendon est enveloppé d'une gaine synoviale elle-même assez peu vasculaire, elle crée parfois un obstacle à la réparation, si des vaisseaux voisins volumineux ont été lésés en même temps. M. de Saint-Germain a vu, chez un enfant de sept jours, à la suite de la section sous-cutanée du tendon d'Achille, une hémorragie considérable, qui survint onze jours après l'opération [1]. Nous verrons plus loin quel rôle jouerait, au dire de plusieurs auteurs, l'épanchement sanguin inter-tendineux; il disparaîtrait du cinquième au sixième jour (Lebert), mais cette date n'a rien de fixe.

La rétraction ne porte que sur le bout musculaire; le bout périphérique se laisse entraîner passivement par le jeu des antagonistes, mais l'attitude suffit à le remettre en place [2]. Il en est tout autrement du bout supérieur.

Diverses conditions président à son ascension: la force du muscle et la direction de ses fibres, d'abord, les rapports anatomiques du tendon lui-même, son glissement facile ou ses adhérences.

Enveloppé d'une gaine séreuse du type vaginal, il glisse sans obstacle et sa rétraction n'a de limites que la rétractilité même du corps charnu; la gaine est-elle à méso-tendon, la double lame séreuse, déchirée au niveau de la section, arrête encore le bout musculaire (voy. fig. 184). A la face palmaire des doigts, les brides incomplètes, qu'on décore du nom de *vincula tendinea*, ne permettent qu'un écart inter-fragmentaire bien moindre qu'au poignet. Les tendons extenseurs, sur le dos de la main, sont bridés par l'aponévrose dorsale qui se

[1] De Saint-Germain, *Hémorragie consécutive onze jours après la section du tendon d'Achille. Revue mens. des maladies de l'enfance*, 1888, VI, 505-516.

[2] Au moins dans les sections récentes; plus tard intervient la *rétraction* du bout tendineux inférieur.

dédouble autour d'eux et les enveloppe d'une gaine adhérente ; sur les articles
métacarpo-phalangiens, ils adhèrent aux capsules articulaires, et ces capsules
leur servent comme les ailerons à la rotule fracturée. Au pouce, les tendons
extenseurs, long et court, ne se rétractent, sur le métacarpien, que de 1 centimètre ; ils sont plongés dans une épaisse gaine conjonctive, et parfois même,
le tendon du long extenseur se rattacherait par des tractus fibreux au périoste

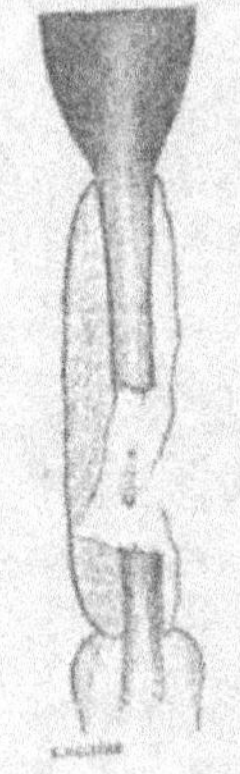

Fig. 181. — Plaie
d'un tendon en-
gainé ; tête du mé-
so-tendon (sché-
ma).

du métacarpien ; au poignet, engainés dans une synoviale, leur
rétraction est tout autre : pour le long extenseur, elle était de
10 centimètres dans un fait de Czerny ; de 6, dans un autre de
Duplay, et on a vu le court extenseur remonter de toute la
longueur du métacarpien. Les exemples abondent, et Wolter,
dans un mémoire récent, a su les mettre en lumière. Jusqu'à
5 centimètres au-dessus de son attache, le tendon d'Achille
émet une série de fascicules fibreux qui se fixent à la face supérieure du calcanéum ; coupé là, il se rétracte peu ; coupé au-
dessus, il se rétracte de 4 centimètres.

Le degré d'écartement influe beaucoup sur la reconstitution
du cordon tendineux, mais il faut compter encore avec la vascularité de la gaine et aussi avec l'âge et la « plasticité » du
sujet. Les anciens attribuaient déjà au riche réseau vasculaire
qui entoure le tendon d'Achille la rapidité de sa cicatrisation.
Il est enfin une influence qui prime peut-être toutes les autres,
c'est la marche de la plaie. Suppure-t-elle, les moignons tendineux s'éraillent, se sphacèlent, s'exfolient, et la perte de
substance, trop large, les isole à tout jamais ; ou encore, s'ils
se réunissent, la cicatrice adhère, sur une grande étendue, à la
peau. Les phlegmons, les synovites suppurées sont alors des
complications fréquentes.

Dans les plaies sous-cutanées ou dans les plaies non infectées et fermées par
la suture de la peau, le processus est beaucoup plus simple.

Si la continuité ne se rétablit pas, chacun des bouts se termine par un léger
renflement en nodus, ou s'effile ; ils peuvent tous deux adhérer à la peau ; plus
souvent, le bout périphérique adhère seul à la cicatrice cutanée, dont il ne s'est
que fort peu écarté. Existe-t-il une gaine synoviale, des adhérences se créent
souvent autour du tendon, qu'elles entravent dans son jeu régulier.

Du reste, même lors de cicatrisation régulière des deux bouts, l'adhérence à
la peau, l'adhérence aux parois de la gaine ne sont pas des accidents rares ; mais
les tractus fibreux s'étirent et cèdent à la longue.

Comment se fait cette réunion inter-tendineuse ? Question fort débattue, et qui
a suivi, dans ses lignes générales, toutes les vicissitudes du problème de la
cicatrisation. C'est aux recherches de Ch. Robin, Virchow, Feltz, Demarquay,
Cornil et Ranvier, Yamagiwa, Otto Busse, Enderlen, etc., et aux expériences
récentes sur la suture à distance et la greffe tendineuse, que l'on doit les données acquises.

Dès le quatrième jour, les bouts tendineux s'arrondissent en massue ; leurs
cellules spéciales, les noyaux de leur gaine conjonctive et ceux du tissu ambiant
prolifèrent et ébauchent déjà, avec les leucocytes du sang épanché, une sorte de
bouchon inter-tendineux ; au neuvième jour, c'est un cordon mou, rosé, aminci
à son centre et biconique, embryonnaire encore, mais où des fibrilles se mêlent

aux noyaux. Au quinzième jour *le cal* est devenu fibreux, mais il lui reste à s'épaissir, et ce n'est guère qu'au bout de cinq ou six semaines que sa résistance est à peu près égale à celle du cordon primitif, et qu'il peut recouvrer l'intégrité de son fonctionnement ; mais il reste reconnaissable, et, comme une pièce surajoutée, il tranche sur le reste du tendon, par son diamètre plus étroit, sa coloration plus grise, sa surface plus terne. Mais ce n'est pas là une règle, et, si l'affrontement était intime, on ne trouve le plus souvent qu'une étroite ligne cicatricielle qui s'efface à son tour [1].

L'analogie est donc étroite entre le mode de formation du cal tendineux et celui du cal osseux [2] : là aussi, le tendon lui-même, sa gaine, le tissu conjonctif prennent part à la constitution du tissu de cicatrice. On retrouve, dans les explications successivement proposées par les auteurs, les éléments de cette théorie définitive.

1° Hunter invoquait, ici encore, « l'organisation du sang épanché », et l'hypothèse trouva crédit, non sans quelques modifications, auprès d'Ammon (1837), de Thierfelder (1852) et de Jobert (de Lamballe) (1864). Il faut remarquer que, si le sang n'est pas doué d'une telle propriété néoformatrice, il joue pourtant son rôle dans le processus de cicatrisation [3].

2° Bouvier (1837) insista le premier sur le rôle de la gaine celluleuse ; c'est par le froncement et l'épaississement du segment de gaine intermédiaire aux deux bouts tendineux, et vidé par leur rétraction, qu'il explique la genèse du cordon cicatriciel. Théorie exclusive, mais qui s'est vérifiée en partie. Demeaux, et plus tard Demarquay assimilèrent au périoste l'enveloppe conjonctive des tendons, et c'est encore sur cette analogie que Daniel Mollière a basé son procédé de vaginoplastie tendineuse (voy. *Traitement*).

3° Ici encore, la théorie du blastème régna longtemps. Soutenue par Henle en Allemagne et Ch. Robin en France, admise en Angleterre par Adams, Paget, Brodhurst, elle expliquait par une formule très simple l'exsudation d'un blastème générateur des éléments cellulaires, l'accolement primitif et la réunion définitive des bouts sectionnés. Mais elle ne devait pas résister à des moyens d'étude plus précis.

Déjà Bizzozero, en 1868, ne laissait plus au blastème qu'un rôle secondaire.

Cohnheim réservait aux leucocytes, émigrés des vaisseaux par diapédèse, tout le travail néoformateur : ils se transformeraient dans le foyer de la rupture en noyaux embryonnaires, éléments primordiaux de la cicatrisation.

4° Mais la théorie cellulaire devait remplacer toutes les autres. Défendue par Türcker, Donders, Virchow, Remark, Kölliker, et par Cornil et Ranvier, elle a

[1] Voy. REBOUL, *Section du tendon extenseur du médius ; sutures au catgut ; mouvements normaux ; réunion absolue. Bull. de la Soc. anat.*, novembre 1889.

[2] Paul Houzé (*Considérations sur le mode de régénération des tendons*. Thèse de Lille, 1894, n° 55) a insisté sur cette analogie ; d'après lui, le cal tendineux *provisoire* demande de 25 à 60 jours pour se constituer ; le cal *définitif* n'est tel qu'au bout de sept mois.

[3] D'après Pirogoff, Dembowsky, Volkmann, la régénération incomplète des tendons aurait souvent pour cause une extravasation sanguine insuffisante. Pirogoff a cherché à en faire la preuve expérimentale pour le tendon d'Achille ; le sang épanché, comme le séquestre dans un foyer de nécrose, entretiendrait un processus irritatif nécessaire à la prolifération des éléments ; et la quantité minime de sang fournie par les feuillets séreux expliquerait, d'après Volkmann, le défaut de régénération complète des tendons ainsi engaînés. Plus récemment, Wölfler reprend encore cette idée : il recommande de ne lier que les vaisseaux les plus importants, et de panser la plaie sur *caillot humide*, par la méthode de Schede ; c'est à une telle pratique qu'il attribue le résultat heureux de 52 faits de suture qu'il rapporte. Mais nous sommes loin de l'interprétation de Hunter.

été maintes fois confirmée et par l'examen des tendons cicatrisés chez l'homme, et par les ténotomies expérimentales. Nous avons vu comment, sous l'influence de l'irritation traumatique, il se fait, aux dépens du tendon, de sa gaine, du tissu cellulaire lâche, une prolifération embryonnaire, origine du cal intertendineux.

Krauss, dans un mémoire de 1888 [1], confirme encore ces faits, par l'étude histologique et du tendon et du muscle, à la suite de la ténotomie expérimentale. D'après lui, « les premières altérations des bouts tendineux semblent être de nature dégénérative, à en juger par le trouble des cellules tendineuses, le ratatinement de leurs noyaux et l'aspect granuleux de leur protoplasma. Mais les modifications histologiques principales consistent en une prolifération des cellules tendineuses dans lesquelles on observe souvent des figures karyokinétiques et un accroissement corrélatif du tissu fibrillaire. Puis les cellules, d'abord rondes ou anguleuses, deviennent ovalaires et se prolongent en fibrilles, et le processus se retrouve dans les fascias péri- ou intra-musculaires.

« Dans le muscle lui-même, le tissu interstitiel est épaissi et ses noyaux prolifèrent ; les fibres charnues elles-mêmes s'altèrent et leurs noyaux propres se multiplient, mais ces lésions myositiques sont réparties irrégulièrement dans la substance charnue ; le segment inférieur du muscle et sa couche superficielle sont souvent les plus atteints, alors que son centre reste intact. »

Otto Busse, en 1892, Enderlen, en 1893, ont publié une série de recherches expérimentales, dont les conclusions diffèrent peu dans leur teneur générale. L'un et l'autre opéraient sur le tendon d'Achille. Tous deux ont démontré que si la gaine celluleuse, le *péritéonium* interne et externe avaient leur part dans le travail de régénération, c'était au tendon lui-même, à ses cellules propres, qui se divisent, se multiplient et créent de nouvelles fibrilles, que le rôle principal était dévolu ; et ce processus n'est pas cantonné aux extrémités tendineuses, *il se continue dans l'épaisseur des deux bouts tendineux, à une distance variable de la section* ; il se produit, de la sorte, un segment du tendon « tout nouveau », et de fait, au bout de quelques mois, ce segment intermédiaire ne présente aucune différence histologique avec le reste du cordon tendineux (Enderlen).

En pratique, cette réunion idéale ne se réalise sans doute pas toujours, mais nous allons voir qu'elle n'est pas indispensable à une bonne réunion *fonctionnelle*.

Symptômes. — On comprend qu'il y ait une grande diversité dans les signes primitifs des plaies tendineuses, suivant le nombre des tendons intéressés, la nature de la plaie, et surtout les lésions nerveuses et artérielles qui peuvent l'accompagner.

L'impotence, la déformation, les résultats de l'exploration à la vue et au palper, rendent ordinairement le diagnostic facile.

Nous n'insistons pas sur l'hémorrhagie primitive, dont la quantité est fort variable, ni sur la douleur, souvent minime. On a constaté parfois l'écoulement d'une certaine quantité de synovie dans les plaies des tendons engainés : liquide visqueux et jaunâtre qui se mêle au sang, et ne s'isole nettement qu'en certains points, vers les angles de la plaie.

L'*impotence* est immédiate, et c'est elle qui frappe surtout le blessé. Elle est totale d'emblée, ce qui ne veut pas dire que le mouvement auquel prend part le

[1] *Recherches histologiques et chimiques après la ténotomie et la névrotomie. Arch. für path. Anat.*, 1888.

muscle rompu soit totalement aboli, s'il est seul intéressé, dans le groupe des muscles synergiques.

Il est aisé de se rendre compte de la *déformation* et des *attitudes* qui s'ensuivent ; elle est surtout marquée aux doigts, et nous verrons dans un instant quels troubles fonctionnels elle laisse lors de non-réunion : au pouce, la plaie a-t-elle sectionné les deux tendons dorsaux, il retombe inerte, dans la paume, demi-fléchi, impuissant à s'étendre.

Entre les deux bouts, c'est une gouttière plus ou moins profonde que l'on constate, une dépression souvent effacée en partie par le sang, mais que bordent en haut et en bas les deux bouts abrupts et durs du tendon ; le corps charnu est rétracté et figure comme une tumeur en fuseau, qui fait relief. Le bout périphérique reste en général près de la plaie, et il se montre à l'angle inférieur dès qu'on relève le doigt ou qu'on rend au membre sa situation normale ; mais le bout central s'est dérobé à une distance plus ou moins lointaine, et il faut recourir à l'*expression musculaire* (voy. *Traitement*) pour le rendre accessible. Il est parfois introuvable.

L'évolution de ces plaies est loin d'être uniforme. Il est tel cas fort simple où les deux bouts sont aisément rapprochés, où la plaie ne s'enflamme pas et où la réunion définitive n'exige que quelques semaines. Assez souvent, il est vrai, il reste des adhérences à la gaine ou à la peau, mais elles cèdent peu à peu aux mouvements, et, au bout de cinq à six semaines, la fonction est entièrement rétablie.

Mais la guérison définitive peut être compromise par une triple série d'accidents :

1° Il survient des *complications inflammatoires* : synovites purulentes, quand les grandes gaines du carpe, etc., ont été ouvertes et infectées par l'agent vulnérant ou même par le pansement. Nous dirons plus loin quelles formes graves elles revêtent souvent (voy. *Synovites*). Même localisée, la suppuration provoque souvent le sphacèle et l'exfoliation des bouts tendineux, l'élargissement de la perte de substance et les adhérences.

Les plaies des nerfs, des articulations, les fractures ne sauraient être que signalées ici.

2° La réunion se fait, mais au prix d'une *large adhérence cutanée*. Si la peau est mobile, au dos de la main, par exemple, les mouvements s'exécutent en la plissant, et la cicatrice, interposée aux bouts tendineux, fait corps avec eux et les suit dans leur fonctionnement. La peau est-elle tendue, comme aux doigts, la moindre adhésion cutanée immobilise le muscle. Il faut tenir compte encore de la longue excursion de certains tendons dans leurs mouvements alternatifs ; ceux du dos de la main doivent se prêter à un va-et-vient de près de 4 centimètres, lors des mouvements des doigts ; des adhérences, même assez lâches, suffisent alors à créer une gêne fonctionnelle très marquée. Il faut savoir encore que la cicatrice ne reste pas toujours indemne sous ces tiraillements incessants ; on la voit se crevasser, s'ulcérer et, reconstituée sous l'influence d'un repos prolongé, se détruire encore, dès que le travail est repris.

3° Enfin la *réunion n'a pas lieu*, que les bouts restent libres ou qu'ils se soudent à la face profonde de la peau. C'est alors la permanence établie de l'impotence fonctionnelle et de la déformation.

Pronostic. — Même en dehors des complications, on ne saurait être jamais très affirmatif sur l'avenir fonctionnel du tendon coupé. Pourtant les statis-

(F. LEJARS.)

tiques, celles de Schüssler (30 cas observés à la clinique de Billroth de 1886-1889), de Carl Hœgler (100 cas observés à la clinique de Socin de 1888 à 1894), le grand nombre des faits publiés, l'observation journalière de chacun, montrent les heureux résultats que l'on est en droit d'attendre de la suture, *bien faite*, même dans les sections anciennes.

Wolter a formulé les deux conditions de la restauration complète : 1° la reconstitution du tendon dans sa longueur normale, par le fait d'une réunion primitive, ou l'interposition d'un tissu de cicatrice ou, à la rigueur, d'une cicatrice cutanée mobilisable; 2° le rétablissement de sa mobilité.

Nous venons de voir quels accidents pouvaient empêcher ces deux conditions d'être réalisées. Rappelons que la multiplicité des tendons sectionnés, qui se fusionnent souvent dans un nodus cicatriciel commun, le degré de rétraction, la présence d'une large gaine synoviale, la suppuration, sont autant de causes défavorables.

Diagnostic. — Il est, en général, fort simple : l'impotence, la déformation suffisent. Le siège de la dépression et le relief inégal des deux fragments feraient reconnaître une solution de continuité de la région musculo-tendineuse, au point où le tendon plonge dans le corps charnu (voy. *Ruptures musculaires*).

Ce que le chirurgien doit s'attacher à déterminer dès le début, c'est le nombre des tendons sectionnés, la direction et les caractères de cette plaie, les lésions nerveuses, etc., s'il en existe, la situation des bouts correspondants. Nous allons voir dans un instant combien cette dernière recherche est parfois difficile.

Traitement. — Galien condamnait la suture des tendons, et, durant de longs siècles, les dangers de la « piqûre des nerfs » restèrent de croyance générale.

Avicenne fut l'un des premiers à répudier le dogme galénique, et, à son exemple, les arabistes, Roger (de Parme), Lanfranc, Guillaume de Salicet ne craignirent pas de « coudre » les tendons; Guy de Chauliac (1363), en France, et, plus tard, Wurtzius (de Bâle) (1518) suivirent leur pratique, mais ce n'étaient que des faits isolés.

Aussi Ambroise Paré (1607), qui rapporte une suture des deux tendons fléchisseurs du jarret, faite avec succès par « Estienne Tessier, maître barbier-chirurgien », range-t-il le cas parmi les « choses étranges ». Pourtant il conseille « au jeune chirurgien que, lorsqu'il lui viendra entre les mains telle chose, il face le semblable ».

Mais ce conseil resta lettre morte, et, malgré les recherches de Veslingius (de Padoue), de Severinus, etc., lorsque Biénaise, au milieu du XVII° siècle, remit en honneur la suture tendineuse, « on la croyait de son invention, et il en eut toute la gloire ».

Citons ensuite Verduc, Verguyon et Dionis, qui l'inscrivent dans leurs traités de chirurgie, Lanzweerde (1685), Nück (1692), Mekren, Wepfer, qui, à l'exemple de Biénaise, firent des sutures expérimentales chez les animaux, et surtout de la Motte (1720), Garangeot, Turner, Sharp, en Angleterre.

Les expériences de Haller (1756), en démontrant le peu de sensibilité et d'irritabilité du tissu tendineux, auraient dû ruiner à jamais l'antique préjugé; mais elles n'empêchent pas Pibrac, Louis, Sabatier, de proscrire aussi la suture, à l'Académie de chirurgie; et l'observation si intéressante de Missa (1770), qui le premier pratiqua la suture par anastomose, passa presque inaperçue.

Au commencement du siècle, les tentatives nouvelles de Marc-Antoine Petit

(1806), Dutertre (1816), Montfalcon, etc.; plus tard, le mémoire de Serres (1850), la thèse d'Acher (1854), les faits de Sanson, de Blandin, de Syme, de Valentin, de Bertherand, de Roux, qui sutura les extenseurs des doigts sur un pianiste, de Sédillot, de Chassaignac, créent à la ténorrhaphie une large place dans la thérapeutique chirurgicale, et les traités de Jobert (de Lamballe) et de Demarquay la consacrent définitivement.

Depuis lors, les travaux abondent; nous rappellerons les discussions de la Société de chirurgie (1875-1876-1877-1878-1887), et les communications de MM. Nolla, Tillaux, Duplay, Le Fort, Terrier, Chauvel, Terrillon, Monod; les thèses de Bodier, Barbaste, Rouanet, Rochas, Thémoin, Christine, Fargin, Van Hoecke; les articles didactiques de MM. Schwartz et Hénocque; enfin, à l'étranger, les travaux de Volkmann, Weinlechner, Maydl, Glück, Witzel, Wölfler, Walter, etc.

I. Plaies récentes — a. *Plaies sous-cutanées.* — La ténotomie seule répond à ce titre, et l'on sait que, une fois le redressement accompli, on se borne à immobiliser le membre; l'écart des deux bouts, que réunit le tissu cicatriciel, sert précisément à rendre au cordon tendineux une longueur suffisante.

b. *Plaies exposées.* — Il est tel cas où l'attitude seule affronte les deux bouts; même alors, la suture est de rigueur.

Mais le problème opératoire se présente ordinairement dans de tout autres conditions.

1. *Les bouts sont écartés, mais on les trouve tous les deux et l'affrontement est possible.*

La *ténorrhaphie* est alors tout indiquée. Elle comprend plusieurs temps.

La recherche des bouts tendineux, presque toujours très simple pour le bout périphérique, nécessite souvent des manœuvres plus délicates pour le bout musculaire rétracté. Il est souvent bon d'opérer sous le chloroforme, qui supprime les réactions volontaires et permet aux muscles de se mieux prêter à l'extension. La bande d'Esmarch est aussi fort utile; elle affaisse les muscles tout en donnant plus de netteté au champ opératoire. Daniel Mollière recommande de ne l'appliquer qu'au-dessus de la plaie, ce qui permet de mieux reconnaître les éléments en présence, par les différences de teinte que leur donne leur vascularisation.

Pour abaisser le bout musculaire, on comprime de haut en bas, méthodiquement, avec la main ou une bande roulée, la masse charnue correspondante (Le Fort) [1], et, à la suite de cette *expression*, on voit souvent paraître l'extrémité tendineuse à l'angle supérieur de la plaie. Lors de section d'un tendon fléchisseur des doigts, Félizet [2] a recommandé de faire l'hyperextension du doigt voisin; la traction ainsi exercée sur le tendon fléchisseur correspondant agit sur la masse commune du muscle et ramène à la plaie le bout supérieur rétracté. Échoue-t-on par ces procédés, on peut dans la gaine ouverte glisser un crochet ou une pince fine, et chercher à saisir le cordon rétracté (Nicoladoni), ou encore, suivant la pratique de Madelung [3], découvrir, par une petite incision, le bout central, le

---

[1] LE FORT, *Plaie du poignet droit, section de l'artère cubitale et des tendons de la face antérieure du poignet; guérison avec conservation des mouvements,* Bull. de la Soc. de chirurgie, 1875, p. 92.

[2] FÉLIZET, *De la recherche du bout supérieur dans les blessures des tendons fléchisseurs des doigts.* Bull. de la Soc. de chir., 1894, t. XIX.

[3] MADELUNG, *Zur Erleichterung der Sehnennaht.* Centr. für Chir., 1882, n° 6.

traverser d'un fil, et, en faisant glisser ce fil dans la gaine, s'en servir comme d'un tracteur. Il faudra peu compter sur l'un ou l'autre de ces moyens, et le plus souvent, alors, c'est au débridement de la gaine qu'on devra recourir. S'il doit être poussé loin, et cela surtout dans les plaies anciennes, on débride à l'exemple de Sédillot et de Witzel non point sur la gaine elle-même, mais par une incision latérale et parallèle; on taille ainsi un lambeau cutané, qu'on rabat en sens inverse, et, sous lui, dans le tissu cellulaire, on cherche la gaine et on l'ouvre en long.

En présence de sections polytendineuses, il faut s'assurer encore de la correspondance des bouts; Christine, d'après la pratique de Trélat, conseille, une fois les extrémités en présence, d'électriser le muscle auquel on les croit appartenir; le diagnostic est ainsi vérifié. Dans une observation de Le Fort, la suture finie, il restait un bout périphérique isolé; il fut réuni à l'un des bouts musculaires voisins, et conserva ainsi sa fonction (voy. *Suture par anostomose*).

Une fois trouvées les extrémités tendineuses, on procède à la suture proprement dite.

La suture se pratique au fil d'argent, longtemps seul employé, au catgut, d'usage fort ancien aussi, puisque Severinus s'en servait au xviie siècle, au crin de Florence, à la soie, etc. Que faut-il choisir?

Comme en témoignent une observation présentée par M. Notta à la Société de chirurgie (1877) et de nombreux faits expérimentaux, le fil d'argent, tordu et coupé ras, peut s'enkyster sans provoquer d'accidents. Le crin de Florence, lui aussi, sans se résorber, s'enkyste; il est très solide, les expériences de Van Hœcke lui sont favorables.

Pourtant, en pratique générale, c'est à la soie ou au catgut que l'on a recours.

Le catgut peut suffire pour les petits tendons; on peut l'obtenir assez résistant et de résorption assez lente pour qu'il remplisse toutes les indications; cette résorption même est un avantage, sous la réserve de n'être pas trop hâtive.

Pour les gros tendons, et lorsque la tension est notable, la soie est de beaucoup préférable : elle est, du reste, d'un usage très général.

La traction musculaire d'une part et la texture en faisceaux parallèles du tendon créent à la suture une double difficulté; c'est à en triompher que les différents procédés ont été appliqués successivement.

Sous ce rapport, on peut, avec M. Le Dentu, ranger les tendons en trois catégories :

A. *Tendons plats.* — On rapproche les bouts jusqu'à l'affrontement ou même on les superpose ou on les juxtapose sur une longueur de 4 à 5 millimètres; on fait un, deux ou même trois points, suivant la largeur du ruban tendineux; le fil est passé d'avant en arrière dans le bout supérieur, à 5 millimètres de la solution de continuité; il est mené alors verticalement pour traverser d'arrière en avant le bout inférieur, et se nouer ou se tordre sur la face superficielle. Lors de plaie contuse, on a eu soin de réséquer la portion sphacélée et dissociée, mais il faut toujours être très avare de tissu tendineux.

Sur un tendon épais, on se trouvera souvent très bien de faire passer le fil *en travers* dans chacun des bouts, et de les réunir ainsi par une anse nouée latéralement. M. le professeur Tillaux [1] recommande de passer le fil obliquement, en sens inverse, dans l'un et l'autre bout, comme le représente la figure 185, ce qui permet d'obtenir un plus solide affrontement.

[1] TILLAUX, *Du traitement des sections tendineuses. Bulletin médical*, 20 sept. 1896.

[P. LEJARS]

Trois autres procédés sont applicables, quand le tendon est large, et qu'il se coupe aisément :

1° *Procédé de Le Fort* (¹). — Sur le bord du tendon (bout supérieur) et d'arrière en avant, une aiguille est introduite, entraînant le fil ; puis on traverse avec la même aiguille le bord opposé du tendon, cette fois d'avant en arrière ; on a ainsi une anse à la partie antérieure. La même manœuvre est répétée sur l'autre

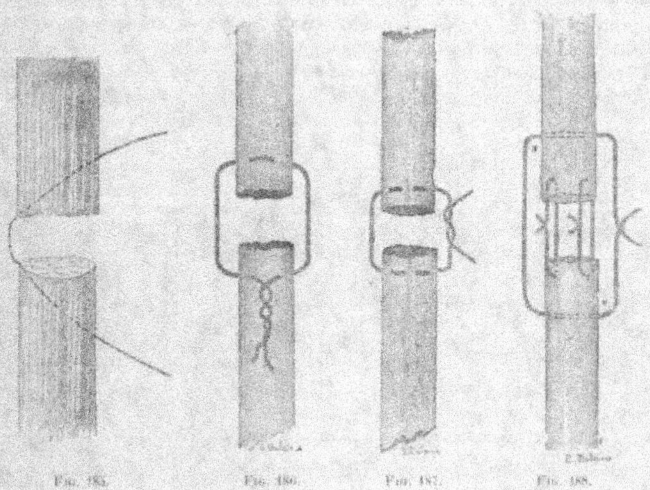

Fig. 185.   Fig. 186.   Fig. 187.   Fig. 188.

Fig. 185. — Suture tendineuse. (Tillaux.)
Fig. 186. — Suture tendineuse. (Procédé de Le Fort.)
Fig. 187. — Suture tendineuse. (Procédé de Wölfler.)
Fig. 188. — Suture tendineuse, fil d'appel et fil d'affrontement. (Procédé de M. Le Dentu.)

bout, mais en passant les deux fils successivement d'arrière en avant, ils sont alors tordus ou noués (fig. 186).

2° *Procédé de Wölfler*. — Le fil traverse à deux reprises le bout supérieur, puis il est ramené au bord opposé du bout inférieur, où il est passé par le même procédé ; le nœud se fait latéralement (voy. fig. 187).

3° *Procédé de Schüssler*. — Sur chacun des bouts en présence, on passe deux fils latéraux, qui étreignent les faisceaux les plus excentriques, puis l'affrontement réalisé, on réunit ensemble, de chaque côté, les deux anses de fils.

B. *Tendons gros et cylindriques*. — On fait une double suture, suture d'appui et suture d'affrontement, suivant le procédé de M. Le Dentu, représenté figure 188.

Le fil d'appui, conduit par une aiguille courbe, traverse le tendon d'un bord à l'autre, à 8 ou 10 millimètres du point de section ; en bas, il traverse l'autre bout, à égale distance, et en sens inverse, et les deux extrémités du fil sont nouées sur le côté.

Le fil d'affrontement, le plus souvent double, passe directement d'un bout à l'autre, suivant le procédé ordinaire.

(¹) Soc. de chir., 1875.

[F. LEJARS.]

4° *Procédé de Trnka*. — Le procédé de Trnka permet d'obtenir un accolement bien régulier et bien solide; mais il est d'exécution un peu longue et un peu compliquée. Les figures ci-contre en donnent une bonne idée (fig. 189, 190, 191, 192).

C. *Tendons grêles et cylindriques*. — Si l'on ne peut faire la suture de Wölfler ou de Le Fort, si les bouts tendineux sont effilochés et se coupent sous la moindre traction, on aura recours au procédé de Schwartz [1], préconisé aussi par Gangolphe [2] : une ligature circulaire est jetée sur chacune des extrémités tendineuses, et deux anses verticales, passant au-dessus de ces ligatures qui servent d'arrêts, réalisent l'affrontement.

Il est très important de s'efforcer de reconstituer la gaine, par-dessus le ten-

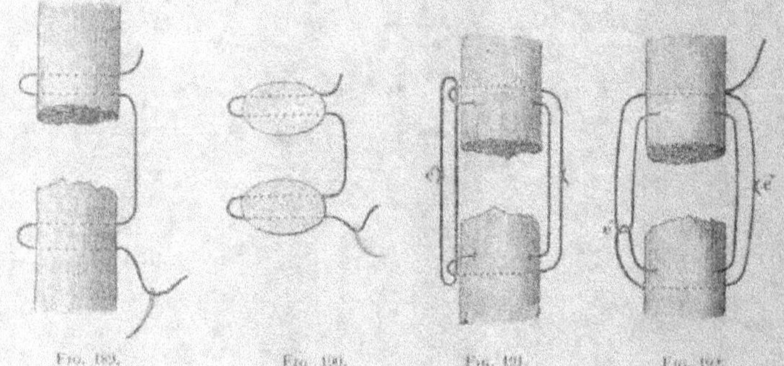

Fig. 189.　　　Fig. 190.　　　Fig. 191.　　　Fig. 192.

Fig. 189. — Suture tendineuse, procédé de Trnka : 1ᵉʳ temps, le fil est passé deux fois dans l'épaisseur de chaque bout tendineux.

Fig. 190. — *Idem*. — Coupe des deux bouts tendineux : double passage du fil.

Fig. 191. — Suture tendineuse, procédé de Trnka : 2ᵉ temps; anse latérale réunissant, sur l'un des bords du tendon, le fil qui a traversé deux fois chacun de ces bouts.

Fig. 192. — Suture tendineuse, procédé de Trnka, avec un seul fil.

don suturé, et de faire, autant que possible, la réunion complète de la peau.

S'il s'agissait d'une plaie contuse ou souillée, et de désinfection difficile, il serait prudent de laisser un petit drain.

Un pansement bien fermé et légèrement compressif, l'immobilisation dans une attitude qui relâche le muscle blessé et maintienne en contact les fragments tendineux : telles sont alors les précautions de rigueur. Nous avons dit que Wölfler préconise le pansement de Max Schede, au caillot humide, en se basant sur une série de 52 succès.

Combien de temps exige la cicatrisation tendineuse pour être solide? On ne saurait fixer de terme uniforme; aux doigts, huit à douze jours suffisent parfois à la réunion, et la fonction s'est rétablie au bout de trois à quatre semaines; il faut plus de temps pour un gros tendon. Si la plaie est infectée, on ne saurait fixer de terme exact, et l'on reste exposé à tous les accidents de l'exfoliation, partielle ou totale, des adhérences étendues, des fistules et de l'élimination tardive du fil.

[1] Schwartz, *Bull. de la Soc. de Chir.*, 20 oct. 1889.
[2] Gangolphe, *Lyon méd.*, 1890, p. 445.

[F. LEJARS.]

Les soins consécutifs doivent donc être calqués sur cette marche différente du processus cicatriciel ; l'ablation d'abord temporaire de l'appareil, puis définitive, les mouvements gradués, plus tard le massage et l'électrisation du muscle représentent les points principaux de cette thérapeutique de la convalescence.

II. *On ne trouve que l'un des bouts.*

Le bout que l'on trouve est presque toujours le bout périphérique, quelquefois le bout musculaire.

C'est à la *suture par anastomose* qu'on doit alors recourir, si cela est possible.

Elle remonte à Missa (1770), qui, dans une section du tendon extenseur du médius, réunit le bout musculaire au tendon de l'indicateur, et le bout digital au tendon de l'annulaire. Mais c'est seulement depuis 1875 qu'elle a pris rang dans la chirurgie, après les observations de MM. Tillaux, Duplay et Schwartz. Il en existe deux variétés :

a. *Suture du bout périphérique d'un tendon coupé, dans une boutonnière pratiquée à un tendon voisin.* — C'est le procédé de MM. Tillaux et Duplay. Deux fois il s'agissait d'une solution de conti-

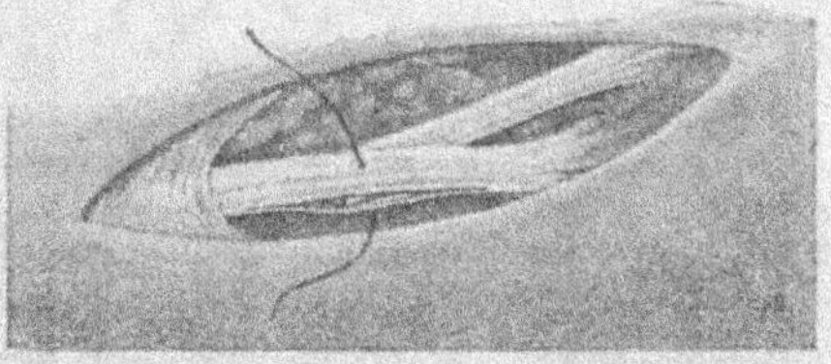

Fig. 193. — Suture par anastomose. (Procédé de MM. Tillaux et Duplay.)

nuité du tendon long extenseur du pouce ; une boutonnière fut faite dans l'épaisseur du tendon premier radial externe, le plus voisin, et le bout périphérique du tendon coupé y fut introduit et fixé par un point de suture (fig. 193).

b. *Suture du bout périphérique d'un tendon coupé avec un segment dédoublé d'un tendon voisin.*

— Procédé de M. Schwartz [1] : les deux extenseurs du pouce étaient coupés, et leurs bouts périphériques ne pouvaient remonter jusqu'au tendon du premier ra-

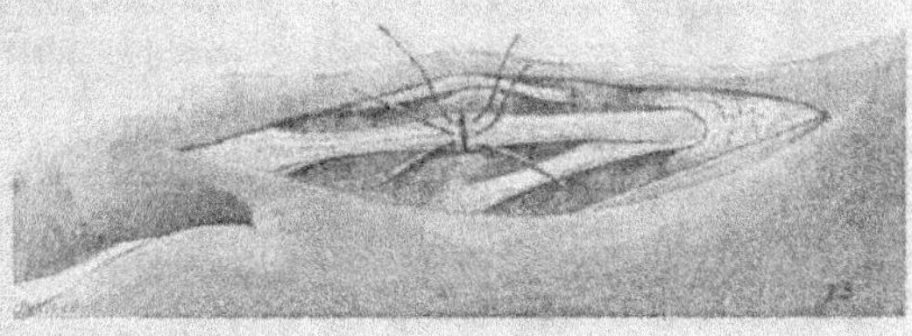

Fig. 194. — Suture par anastomose. (Procédé de M. Schwartz.)

dial externe ; un bistouri fut glissé à plat dans l'épaisseur de ce dernier tendon, et, ainsi taillée et détachée de son insertion, la lamelle superficielle fut suturée aux deux tendons du pouce (fig. 194).

Si le bout musculaire est seul accessible, on le suture à un tendon voisin, dont il renforce l'action, mais sans recouvrer sa fonction spéciale : c'est une dernière ressource.

III. *On trouve les deux bouts, mais l'affrontement ne peut se faire.*

En présence de ces cas difficiles, le chirurgien, aujourd'hui, n'est plus désarmé ; il a trois méthodes à sa disposition : 1° *la suture à distance* ; 2° *l'allongement* d'un des bouts par *les incisions en accordéon* ou *le déplacement de l'insertion osseuse* ; 3° *la greffe tendineuse* proprement dite.

[1] *Bull. de la Soc. de chir.*, 1885, p. 555. Rapport de M. Ch. Monod.

[F. LEJARS.]

1° La *suture à distance, proprement dite, sans nulle interposition* [1], a été pratiquée par B. Anger (1875), dans une section ancienne des tendons extenseurs du petit doigt ; les extrémités ne se rapprochaient qu'à une distance de 2 centimètres, la réunion cicatricielle eut pourtant lieu. Heuck préconise à son tour le rapprochement des tendons, quand on ne peut obtenir leur affrontement.

La suture à distance, *par interposition de tresses de catgut*, a été inaugurée par Glück (1884), dans une section des extenseurs de l'index ; l'intervalle était de 8 centimètres, des catguts tressés en nattes traversèrent les deux bouts et firent un pont intermédiaire ; un an après, la guérison s'était maintenue.

Ce mode de suture a été étudié expérimentalement par Fargin et Assaki, par Jeannel, par Van Hœcke, qui se sont servis de catgut ou de crin de Florence : ils ont constaté la régénération plus rapide du tendon, les fils interposés restreignant l'écart qui résulte du retrait élastique du muscle, et servant à diriger le travail réparateur ; le catgut se résorbe ; les crins de Florence se retrouvent au centre du tendon néoformé, mais ils s'enkystent et ne provoquent (s'ils sont aseptiques) aucune réaction.

C'est encore une suture à distance que le *dédoublement tendineux*, imaginé par Czerny [2]. Le tendon extenseur du pouce était rompu, et l'écart des deux bouts empêchait tout affrontement ; Czerny dédoubla en long le bout périphérique jusqu'à une certaine distance de la surface de rupture, puis un trait transversal lui permit de détacher le segment et de suturer son extrémité au bout supérieur, en le faisant pivoter, comme le montre la figure 195. Mais, dans ce mouvement, la bandelette se détacha tout à fait, et il fallut la suturer aussi au bout périphérique : c'était une greffe complète. Truka a indiqué le procédé ci-contre, que la figure fera bien comprendre, et qui, en permettant de ne faire qu'un dédoublement incomplet du tendon, préviendrait cet accident.

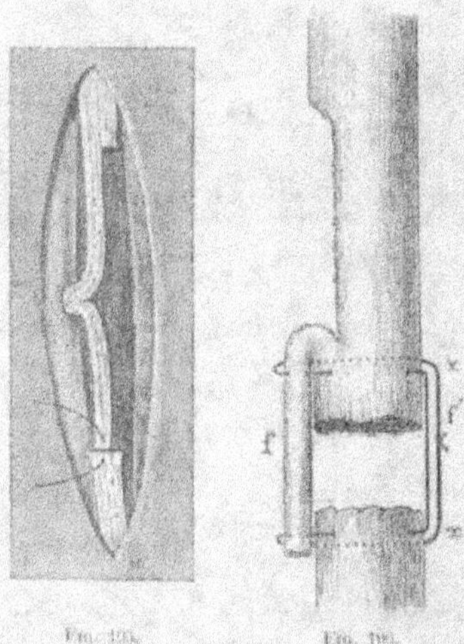

Fig. 195. — Suture tendineuse à distance. (Procédé de Czerny, dédoublement du bout périphérique.)

Fig. 196. — Suture tendineuse à distance. (Procédé de Truka.)

2° L'*allongement* d'un des bouts tendineux par des *incisions en accordéon* ou par le *déplacement de l'insertion osseuse* a été décrit et mis en pratique par M. A. Poncet [3] : les deux procédés sont exposés dans la thèse de son élève Pécheux.

[1] Les anciens chirurgiens considéraient comme une règle de laisser un intervalle entre les deux bouts tendineux ; c'était l'espace réservé au cal.

[2] Heuck, *Contribution à la suture des tendons. Centr. für Chir.*, 1882, n° 18.

[3] F. Poncet, *De la mobilisation de quelques tendons par déplacement des saillies osseuses sur lesquelles ils s'insèrent. Autoplasties tendineuses rotuliennes par ostéotomie avec glissement. Revue d'orthopédie*, 1891, n° 4.

[P. LEJARS.]

La technique des « incisions en accordéon » se comprend bien, d'après la figure 196; elles doivent intéresser plus de la moitié de la longueur du tendon, qu'elles transforment en une sorte de ressort à boudin : sur le cadavre, d'après les expériences de Pécheux, le tendon d'Achille peut être allongé presque du double. Ces incisions en zigzag sont surtout applicables aux tendons larges et épais; pourtant M. Poncet les a utilisées, avec avantage, dans une section de l'extenseur propre de l'index.

C'est surtout pour les sections du tendon d'Achille, qu'on a eu recours à la « mobilisation de l'insertion osseuse », qui peut aussi rendre des services dans les ruptures du tendon rotulien, ou du tendon tricipital, au bras. Il s'agit d'une ostéotomie avec glissement : un copeau vertical, comprenant l'insertion tendineuse, est détaché, au ciseau, de la face postérieure du calcanéum; on le fait remonter d'une hauteur suffisante, pour que l'affrontement

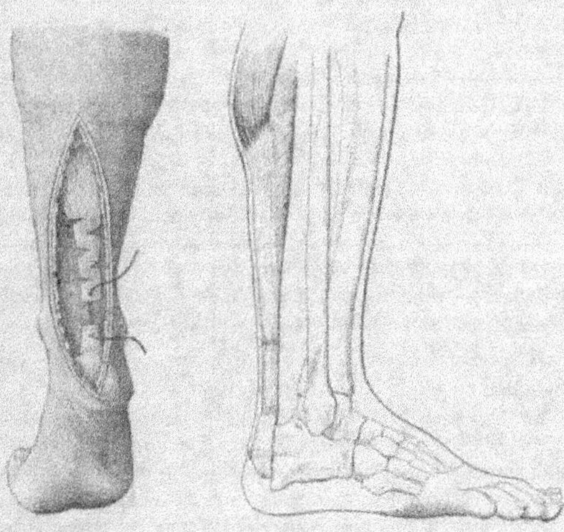

Fig. 197. — Allongement du tendon d'Achille par des incisions en accordéon. (A. Poncet, Thèse de Pécheux, cit.)

Fig. 198. — Suture du tendon d'Achille après ostéotomie du calcanéum et glissement du copeau tendineux (A. Poncet, idem.)

ait lieu, et, dans cette position nouvelle, on le fixe par une cheville (fig. 197). Dans un cas, M. Félizet *recula* l'insertion du tendon d'Achille, en décollant le périoste de la face postérieure du calcanéum [1].

5° La *greffe tendineuse* proprement dite a donné peu de résultats hors du domaine expérimental.

Glück [2] (1881) avait pratiqué des transplantations musculo-tendineuses qui avaient réussi sur le lapin ou le poulet, sous la réserve d'une antisepsie rigoureuse et de l'absence complète d'inflammation. Assaki et Fargin ont repris le problème, pour les tendons : ils ont fait la greffe tendineuse sur des animaux de même espèce, de lapin à lapin, de cobaye à cobaye; puis sur des animaux d'espèce différente et même très éloignés dans la série, d'oiseaux à mammifères : le segment transplanté se soudait aux deux bouts du tendon réséqué et faisait corps avec lui, et, en dehors des accidents inflammatoires, les adhérences ne se produisaient pas.

La greffe a été pratiquée, chez l'homme, par M. Peyrot (1886) : une portion

[1] FÉLIZET, *De l'utilisation du périoste dans la suture du tendon d'Achille. Procédé de reculement de l'insertion.* Soc. de chir., 10 juin 1891.
[2] GLÜCK, *Ueber Muskel- und Sehnenplastik.* Arch. für klin. Chir., 1881, Bd. XXXVI, p. 6.

[F. LEJARS.]

de tendon, prise sur un chien, fut interposée entre les deux bouts des fléchisseurs du médius gauche, sectionnés au niveau de la première phalange : il n'y
eut pas de suppuration, la greffe ne fut pas éliminée, et le résultat fonctionnel,
encore qu'imparfait, se traduisit pourtant par une amélioration. Dans un autre
fait, M. Monod (1887) interposa un fragment de tendon de lapin entre les bouts
du fléchisseur du pouce, mais le tendon à transplanter avait été mis dans une
solution très chaude, et il était à demi cuit. Le sort le plus ordinaire des
segments transplantés est de se résorber ou de s'éliminer : ils ne servent pas de
conducteurs aux fibrilles régénérées, et la greffe n'est plus, en pratique, qu'une
suture à distance par interposition, plus compliquée et moins sûre.

Pourtant Rochet (de Lyon) [1] a obtenu un succès par une *greffe autochtone*,
réalisée de la façon suivante : il s'agissait d'une section des deux fléchisseurs de
l'index, dans la paume de la main ; le rapprochement étant impossible, il découvrit le fléchisseur près de son attache à la phalangette, le sectionna et ramena le
segment devenu libre dans la plaie palmaire : le segment fut interposé entre les
bouts supérieurs des deux fléchisseurs et le bout inférieur du fléchisseur perforé ; de plus, le petit bout tendineux resté adhérent à la phalangette, fut suturé
à l'angle de division du tendon perforé. Grâce à cet appareillage fort ingénieux,
les mouvements des doigts et de toutes les phalanges se rétablirent.

Il reste deux autres procédés, de conception ingénieuse, mais d'application
fort rare :

La *vaginoplastie tendineuse*, telle qu'elle a été imaginée par Daniel Mollière [2],
et décrite dans la thèse de Rochas. On mobilise d'abord les bouts tendineux, en
détruisant leurs adhérences aux tissus ambiants ou à la cicatrice cutanée ; puis
disséquant les débris intermédiaires de la gaine, on reconstitue, par leur suture,
entre les deux fragments, un canal fermé de toutes parts, et où se produit plus
tard le cordon cicatriciel. Mais la dissection de la gaine est le plus souvent fort
pénible, et le canal n'est guère représenté que par un mince cylindre de tissu
conjonctif (Duplay). Toujours est-il que M. Daniel Mollière obtint un succès.

La *suture téno-cutanée*, utilisée par Chassaignac (1855) dans une section des
fléchisseurs du pouce et de l'index ; en tirant avec l'ongle sur la cicatrice, on
obtenait des mouvements du pouce et de l'index ; Chassaignac inséra donc le
bout supérieur des tendons divisés sur cette cicatrice, et, grâce à sa mobilité, la
fonction fut rétablie. La mobilité et le glissement facile de la cicatrice sont, en
effet, la condition indispensable de ce mode spécial de réparation tendineuse (au
dos de la main, par exemple).

Signalons la suture d'un bout tendineux à un ligament voisin (Guermonprez),
et l'opération hardie de Karl Löbker [3] : à la suite d'une section ancienne de
tous les tendons palmaires de l'avant-bras, l'écart étant trop considérable, le
radius et le cubitus furent réséqués sur une longueur de 5 centimètres. Le
succès fonctionnel ne fut qu'assez imparfait, et la consolidation osseuse demanda
trois mois.

Tels sont les procédés applicables aux plaies tendineuses ; les derniers, la
suture par anastomose et les différents modes de la suture à distance, sont
souvent de mise dans les plaies anciennes.

[1] Rochet, *Nouveau procédé de greffe tendineuse dans les cas de sections anciennes des tendons fléchisseurs des doigts. Gazette hebd.*, 1891, p. 293.
[2] *Bull. de la Soc. de chir.*, 1867. Rapport de M. Delens.
[3] *Centralblatt für Chir.*, 1884, n° 50.

F. LEJARS.]

II. **Sections anciennes**. — La fonction à jamais perdue ne laisse, en effet, que deux ressources, dans les sections tendineuses anciennes : la suture secondaire, ou le port d'un appareil prothétique.

Schwartz rapporte que, dans un cas de section ancienne du long extenseur du pouce, la suture ayant échoué, il fit porter au patient un doigtier muni d'une bande élastique, qui se rattachait à un bracelet serré au poignet ; le blessé pouvait ainsi se servir de sa main. Des appareils du même type seront applicables dans d'autres régions ; mais il faut d'abord tenter le bénéfice de la suture.

Verduc (1694) la proposait déjà ; Marc-Antoine la fit, et il eut un succès ; Dutertre, Syme, Roux, Sédillot, Chauvel, etc., obtinrent de nouveaux résultats ; enfin la plupart des procédés exposés plus haut ont eu pour objet des sutures secondaires, à date plus ou moins éloignée.

Inciser près de la cicatrice et le long du trajet connu du tendon, ouvrir la gaine ou ce qui en reste, et chercher les deux bouts, en s'aidant des manœuvres que nous avons indiquées plus haut, les mobiliser en sectionnant leurs adhérences, mais sans intéresser profondément leur gaine nourricière, aviver leurs extrémités et procéder à la suture : tel est le plan opératoire généralement suivi.

Les différentes conditions qui peuvent se présenter nécessiteront tel ou tel mode de suture, suivant les indications qui ont été posées. C'est ici surtout que le traitement consécutif est de toute nécessité pour rendre au tendon sa mobilité et au muscle sa puissance de contraction.

IV

RUPTURES DES TENDONS

Comme celles des muscles, les ruptures des tendons doivent être définies : *solutions de continuité produites au cours et sous l'influence de la contraction du muscle correspondant.* C'est éliminer les fausses ruptures qui résultent du choc sur un tendon, ou qui compliquent les fractures et les luxations, ou encore les arrachements de certains tendons, à leur insertion osseuse, sous l'effort brusque et violent d'une contraction antagoniste (voy. *Arrachements des tendons*).

Demarquay, Mémoires sur la rupture du tendon du triceps fémoral au-dessus de la rotule. *Gaz. méd.*, 1842, p. 365. — Bayer, Sur la rupture du tendon et du ligament rotulien. *Arch. de méd.*, 1838, t. I, p. 687. — Duplay, Rupture sous-cutanée du tendon du long extenseur du pouce. *Bull. de la Soc. de chir.*, 1870. — Heuck, Contribution à la suture des tendons. *Centr. f. Chir.*, 1881, n° 16. — Mayor, Ruptures sous-cutanées musculaires et tendineuses. *Deutsche Zeitschrift für Chir.*, 1892, t. XVII, p. 300. — Emery-Desnoussas, Rupture du tendon sous-rotulien. Thèse de doct., 1883. — Delon, A. Témoin, Thèses de doct., 1884. — Monks, Sur la rupture du long tendon du biceps brachial, *Boston med. and surg. Journal*, 25 novembre 1886. — Hagen, Zur Pathogenese und Behandlung des spontanen Sehnenruptur, *Berliner klin. Woch.*, 1886, p. 500. — Devaux, Arrachement du tendon du droit antérieur de la cuisse à son insertion à la rotule. *Lyon médical*, 15 avril 1887. — Mac Burney, Rupture du tendon extenseur de la jambe, guérison après suture des deux bouts. *New-York surg. Soc.*, 15 avril 1887. — Kaufmann, Ruptur der Sehne des rechten Muskels Quadriceps femoris ; Schnennaht. *Correspondenzblatt für schweizer Aerzte*, 1888, XVIII, 299-303. — Bircher, Rupture du tendon du biceps huméral ; suture secondaire au tissu conjonctif. *Correspondenzblatt für schweizer Aerzte*, janvier 1888, p. 49. — Polaillon, Rupture du tendon d'Achille, suture, guérison. *Bull. de la Soc. méd. prat.*, 19 juillet 1888. — Hervé, Ruptures des tendons sus- et sous-rotuliens, traitement par la suture. Thèse de doct., 1891. — Chipault, Note sur deux cas de suture des tendons sus- et sous-rotuliens avec la rotule. *Congrès français de chir.*, 1891, p. 605. — Joux

B. Walker. Rupture of the quadriceps extensor muscle and its tendon above and below the patella. An analysis of 255 cases. *American Journal of medical science*, juin 1896, vol. CXI, n° 6, p. 658.

Les ruptures tendineuses sont-elles plus fréquentes que les ruptures musculaires? Le fait est indéniable pour quelques tendons, celui du triceps crural surtout : pour 56 cas de ruptures du tendon sus-rotulien, Delon n'a pu rassembler que 6 cas de ruptures du muscle triceps, et l'accident porterait aussi souvent sur le tendon proprement dit que sur le ligament rotulien. Mais ce résultat ne saurait être généralisé, surtout si l'on tient compte de la fréquence des ruptures dans la région musculo-tendineuse : faits qu'on trouve rangés, suivant les auteurs, dans les ruptures du muscle ou dans celles du tendon.

C'est surtout de 60 à 75 ans que les ruptures tendineuses se voient, mais on les rencontre encore de 40 à 60 ans, et même beaucoup plus tôt, 22, 15, 15 ans.

Plus fréquentes chez l'homme, plus fréquentes chez les sujets fortement musclés, chez les vieillards qui ont conservé intacte leur vigueur, il existe des ruptures professionnelles chez les bateleurs, les danseuses, les gymnastes.

Ruysch avait déjà soupçonné quelque altération prédisposante [1] ; Marguet, Germain Sée, Després signalent l'influence du rhumatisme chronique ; Hager [2], plus récemment, a montré que la téno-synovite crépitante chronique peut affaiblir le tendon au point qu'il se rompe en quelque sorte spontanément.

Quelquefois, en effet, la rupture se fait sous un faible effort : en montant un escalier (Després), en battant du tambour (Czerny), etc.

Mais le plus souvent, c'est au cours d'une contraction violente que le tendon cède, et la rupture des différents tendons résulte presque toujours des mêmes mouvements. Le tendon d'Achille se brise dans le saut, la course, la danse, l'escrime, etc. ; le tendon rotulien se déchire dans un renversement brusque du tronc en arrière, pour éviter une chute, dans une projection violente du pied, etc.

Aussi Nélaton a-t-il fait remarquer que les muscles des membres inférieurs, qui exécutent surtout des mouvements de force, sont les plus fréquemment atteints : le tendon rotulien (et le ligament), le tendon d'Achille, celui du jambier antérieur, du grand fessier (Mac Donnell) [3], et aux membres supérieurs, ceux du long extenseur du pouce (Czerny, Duplay, Kümmell), de la longue portion du biceps (Monks), du triceps brachial (Güterbock) [4], du long supinateur (Grentham). La rupture du long tendon du plantaire grêle, sans avoir la fréquence qui lui a longtemps été attribuée, se voit pourtant aussi (Nichols [5], Judson) [6].

Enfin on a observé la rupture simultanée de deux tendons symétriques : des tendons rotuliens, des tendons d'Achille, comme chez ce bateleur dont parle J.-L. Petit.

Anatomie pathologique. — Le siège de la rupture semble assez constant pour quelques tendons; celui du triceps crural se brise tout près de ses insertions rotuliennes, et l'on a remarqué, en effet, que son volume ne se réduit un peu, dans le sens transversal, qu'à 1/2 centimètre de la base de l'os; il y aurait

[1] Volkmann incriminait une fragilité spéciale des tendons, grêles et minces, chez certains sujets.
[2] Hager, *Pathogénie et traitement des ruptures des tendons. Berliner klin. Wochenschrift*, 31 mai 1887.
[3] Mac Donnell, *British med. Journal*, avril 1876.
[4] Güterbock, *Arch. für klin. Chir.*, 1877, t. XXI, p. 469.
[5] Nichols, *Rupture spontanée du plantaire grêle, Boston med. and surg. Journal*, août 1878.
[6] Judson, *Rupture du plantaire grêle, New-York med. Journal*, 1880.

là, pour quelques auteurs, un véritable arrachement. Le tendon d'Achille cède plus souvent à 4 ou 5 centimètres de son attache calcanéenne.

C'est surtout par l'examen clinique et par ce que l'on sait des plaies tendineuses et des ténotomies expérimentales, que l'on a fait l'histoire anatomique de la rupture. Binet cite pourtant une observation de Martini où l'on put, un an après la rupture du tendon rotulien, constater à l'autopsie un cal fibreux reliant ses deux bouts, et Picard a présenté à la Société anatomique (1858) une rupture de la longue portion du biceps, au niveau de son entrée dans la coulisse humérale, où le segment supérieur s'était recroquevillé par en haut.

Nous serons donc bref sur le processus de cicatrisation qui a été exposé au chapitre précédent; mais on ne saurait assimiler de tout point la rupture à la section sous-cutanée franche et régulière.

Et d'abord, la rupture peut-elle être incomplète? On l'a nié, mais cette variété est démontrée, au moins pour le triceps crural; le tendon du droit antérieur peut se briser seul; et si les expansions des vastes se déchirent aussi, le cul-de-sac synovial est presque toujours ouvert. Aussi Gosselin et Delon, à son exemple, décrivent-ils une rupture *complète* ou *incomplète*, suivant que la synoviale sous-jacente est ou non intéressée; le second type est de beaucoup le plus rare.

Il faut remarquer encore que l'ensemble des faisceaux tendineux ne cède pas sans doute au même niveau, que la surface de rupture doit être irrégulière, que la distension porte au loin sur la gaine et le tissu cellulaire ambiant, et y produit des infiltrations sanguines; en résumé, le foyer est toujours moins net que dans une ténotomie, et la réunion sans adhérences moins aisée à obtenir. Nous aurons à tenir compte de ces données dans les indications opératoires.

Signes. — Un coup de fouet, une douleur vive, un craquement qui s'entend parfois, et l'impuissance soudaine d'un muscle; une chute, s'il s'agit du tendon d'Achille ou du tendon rotulien : tels sont les premiers signes d'une rupture tendineuse.

La déformation et l'impotence qui suivent sont celles qui caractérisent les plaies tendineuses. Là encore, une gouttière, une simple dépression ou un méplat que le sang épanché et le gonflement peuvent effacer dans les premiers jours, indiquent le lieu de la rupture; le muscle est rétracté au-dessus, et le palper retrouve et mobilise les deux extrémités rompues. Au tendon rotulien, c'est un creux que limite en bas la rotule, elle-même plus mobile transversalement; les ailerons sont ordinairement en partie déchirés.

Une cicatrisation régulière est suivie d'une restauration fonctionnelle complète; mais la non-réunion est fort à craindre, et elle entraîne les désordres permanents que nous avons déjà signalés.

Diagnostic. — C'est avec la rupture musculaire, et avec une fracture, ou plutôt un arrachement osseux, dans les *ruptures para-osseuses* (tendon rotulien), que le diagnostic se pose quelquefois. Il a été fait déjà au chapitre des ruptures musculaires. La dureté spéciale et l'aspérité des deux bouts, la crépitation que l'on obtient en relâchant le muscle et en les ramenant au contact, permettront de reconnaître la fracture apophysaire.

Traitement. — Ici se pose une question de haut intérêt : celle de l'intervention sanglante. On l'a redoutée longtemps, surtout au genou, à cause de la communication ordinaire du cul-de-sac sous-tricipital et de la synoviale. Avec les méthodes contemporaines, les mêmes dangers n'existent plus.

Il est des cas où l'attitude seule, maintenue par un appareil inamovible, suffit à une guérison régulière (Sistach, J. Guérin). Il ne saurait en être ainsi partout et l'on peut dire que, dans tous les cas où la suture peut être régulièrement faite, elle s'impose.

Warren, et plus récemment Polaillon, ont fait la suture du tendon d'Achille rompu; Czerny, Duplay, Kümmell, Lindner, celle du long extenseur du pouce; Bircher, la suture secondaire du tendon bicipital, au bras.

Pour le tendon rotulien, la question de la suture avait été déjà posée par Renouard (1846), mais les insuccès fréquents et le danger des complications inflammatoires, dans les « temps pré-antiseptiques », l'avaient fait réserver; et Demarquay avait fourni une statistique de 14 cas guéris par le repos et l'immobilisation. Depuis, Mac-Burney et Kaufmann, Chaput, Walther, Chipault, Bourgeois, Championnière, Köhl, etc., ont pratiqué la suture avec un résultat heureux. Quant au ligament rotulien, il a été suturé par Uhde, Rivington, Harriman, Chipault, Sendler, Hopkins, etc.

Dans un mémoire tout récent, J.-B. Walker a réuni 140 faits de ruptures du tendon sous-rotulien (dont 8 incomplètes), et 115 faits de ruptures du tendon sus-rotulien, dont 114 incomplètes. Le dépouillement de ce volumineux dossier lui a permis de conclure que le traitement mécanique, par l'immobilisation et le massage, a donné 72,5 pour 100 de guérisons complètes, 12 pour 100 en trois mois, 32 pour 100 en six mois; quant à la suture, elle a été pratiquée 41 fois, 21 fois pour le tendon rotulien, 20 fois pour le ligament, sans mortalité : elle a été suivie, dans 86 pour 100 des cas, d'une guérison complète, obtenue en trois mois (50 pour 100), en six mois (10 pour 100). Dans 10 des observations de suture du tendon rotulien, la capsule articulaire était intéressée et plus ou moins largement ouverte.

Ces sutures n'ont rien de spécial dans leur technique : la recherche des bouts divisés et leur mise en contact se font d'après les règles qui ont été plus haut exposées. Kümmell (¹), dans une rupture sous-cutanée du long extenseur du pouce, remontant à quelques semaines, interposa, entre les bouts tendineux distants de 8 à 10 centimètres, 3 fils de soie : la guérison fonctionnelle fut complète.

Il est évident que, plus la date de l'accident primitif s'éloigne, plus le pronostic de la suture secondaire devient douteux.

Enfin à la suite d'un échec définitif, ou chez un blessé qui n'accepterait pas l'opération, c'est aux appareils prothétiques qu'il faut recourir.

V

ARRACHEMENTS DES TENDONS

C'est là une lésion assez rare, qui s'observe surtout aux doigts et aux orteils, et dont l'histoire remonte à Recolin et Morand (1755). On en trouve un exposé

(¹) KÜMMELL, *Das Endresultat des artificiellen Ersatzes eines Sehnendefektes.* 64ᵉ Congrès des chir. allem., 1895.

très complet, en ce qui concerne les doigts, dans l'article de Polaillon (¹). (Voy. aussi *Plaies par arrachement.*)

1. *Arrachements tendineux dans une plaie.* — Les morsures de cheval, le doigt pris dans une boucle du harnais ou dans l'anse du bridon, quand le cheval « tire au renard », les engrenages, la main retenue, dans une chute, sous une trappe, à travers un grillage, etc., ou l'annulaire saisi par une tige saillante qui s'engage dans l'anneau : telles sont les causes ordinaires de ces arrachements.

Nous n'y insisterons pas, nous indiquerons seulement les lésions propres au tendon.

On dit que le tendon s'arrache, quand il se déchire au-dessus du niveau d'attachement du segment de membre, de la phalange, etc., à une distance souvent lointaine. Sur 42 doigts arrachés, Polaillon relève 56 arrachements tendineux, à l'avant-bras ; 2 fois seulement, la section de tous les tendons au niveau de la plaie ; 5 fois un seul tendon subsistait, distendu, mais non arraché ; 1 fois, tout arrachement manquait.

Il est ordinaire qu'un seul tendon s'arrache, les autres se déchirent au niveau de la plaie ; et ce tendon est le plus souvent celui du fléchisseur profond, aux doigts. En effet, son attache phalangettienne est fort solide, sa longueur très grande, et la gaine synoviale qui l'entoure, au poignet, facilite encore son étirement ; les deux bandelettes d'attache du flé-

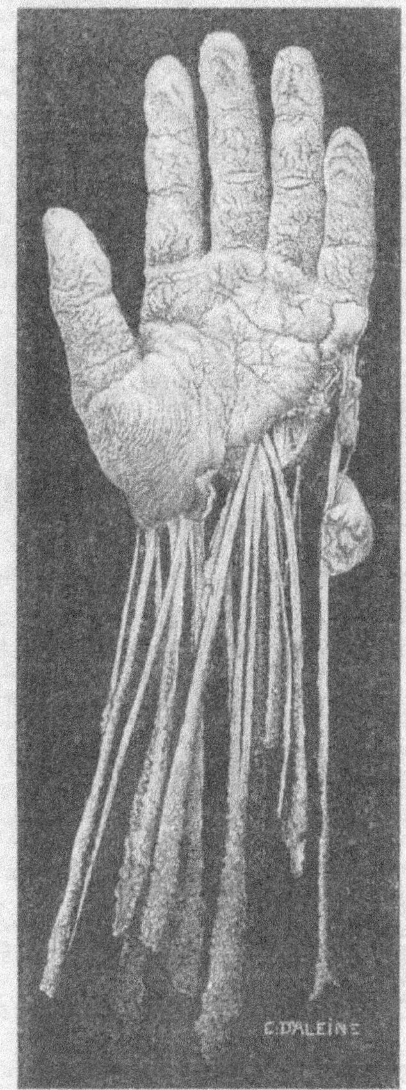

Fig. 121. — Arrachement de tous les tendons de l'avant-bras (Musée Dupuytren, n° 19.)

(¹) Art. Doigt. *Dict. encycl.*

TRAITÉ DE CHIRURGIE, 2ᵉ édit. — I.   55

[F. LEJARS.]

chisseur superficiel sont beaucoup plus grêles, et, de plus, la force d'arrachement porte presque toujours au-dessous de son insertion, sur la phalangette. L'extenseur, avec sa triple bandelette, est aussi moins résistant.

Mais où se rompt le tendon arraché? Quelquefois sur sa continuité même; mais il est presque de règle que la déchirure porte à la jonction des fibres musculaires et tendineuses (dans 3/4 des cas) : le tendon s'arrache du corps charnu où il plonge, comme une racine du sol, et il en résulte ces longs fuseaux effilés que la figure 199 représente fort bien. Enfin le muscle lui-même peut être déchiré et, après Morand, on répète que l'arrachement musculaire se voit plus souvent sur les extenseurs, et l'arrachement tendineux sur les fléchisseurs; mais l'arrachement musculaire est également rare sur les deux ordres de muscles, et le muscle se rompt, d'après Polaillon, quand l'effort d'arrachement le saisit en état de relâchement, car il résiste, contracté, beaucoup plus que son tendon.

Sous le nom d'*arrachement incomplet*, Gosselin a décrit une sorte d'allongement du tendon, étiré hors de la plaie, sur une grande longueur quelquefois, mais non déchiré et libre; des ruptures partielles et une sorte d'effilement du corps charnu permettent sans doute cette curieuse lésion, plusieurs fois retrouvée.

Nous serons très bref sur les signes (voy. *Plaies par arrachement*); nous rappellerons l'absence parfois complète de douleur dans les arrachements; à leur suite, les gaines ouvertes, les larges cavités anfractueuses laissées par les tendons, prédisposent aux phlegmons, aux hémorrhagies secondaires, et même au tétanos.

L'intervention doit être la suivante, en ce qui concerne les tendons : enlever ceux qui ne tiennent plus et qui deviendraient des corps étrangers; lors d'arrachement incomplet, s'assurer, par une traction assez forte, que le bout musculaire est encore adhérent, et alors sectionner au ras de la plaie la portion herniée; s'il restait avec le tendon une bandelette cutanée, on pourrait tenter la réunion totale, à l'exemple de Millet et Doubre [1], et de Lallement [2].

2. *Arrachements tendineux sous-cutanés.* — Leur histoire n'a encore été faite qu'aux doigts, mais il semble qu'on puisse les rencontrer ailleurs.

Segond [3] a décrit, le premier, en 1880, l'arrachement des extenseurs des doigts à leur attache phalangettienne, et cette curieuse lésion a été étudiée depuis par Busch [4], Polaillon [5], Schœning [6], Pierre Delbet [7], Schwartz [8], Mouchet [9], Novodetzki [10], Hœgler [11].

[1] DOUBRE, *Obs. d'arrachement de la troisième phalange de l'index gauche. Rec. de mém. de méd. milit.*, 1880, t. XXXVI, p. 172.

[2] LALLEMENT, *Des plaies par arrachement du pouce.* Thèse de doct., 1880, n° 117.

[3] SEGOND, *De l'arrachement des tendons extenseurs des doigts de la phalange unguéale. Progrès médical*, 3 janvier 1880.

[4] BUSCH, *Ueber den Abriss der Streckschne von der Phalanx des Nagelgliedes. Centr. für Chir.*, 1881, n° 4.

[5] POLAILLON, *Loc. cit.*

[6] SCHŒNING, *Ueber den Abriss der Streckschne von der Phalanx des Nagelgliedes. Arch. f. klin. Chir.*, 1887, XXV, p. 257.

[7] P. DELBET, *Des lésions consécutives à la flexion forcée des phalangettes. Bull. de la Soc. anat.*, 1889, p. 117.

[8] SCHWARTZ, *Arrachements sous-cutanés des tendons extenseurs des doigts sur la phalangette. Arch. gén. de méd.*, 1891, p. 513.

[9] MOUCHET, *Arrachement sous-cutané des extenseurs. Ibid.*, 1895, p. 750.

[10] NOVODETZKI, Thèse de doct., 1891, n° 715.

[11] HŒGLER, *Loc. cit.*

On peut l'observer sur tous les doigts, mais plus souvent sur l'auriculaire. Dans une flexion brusque de la phalangette, le tendon extenseur s'arrache de son insertion. Sur le vivant, c'est à la suite d'une chute, d'un choc sur l'extrémité fléchie du doigt, d'une flexion forcée par une constriction directe, etc., que l'accident se produit.

Segond avait reproduit la lésion, sur le cadavre, par ce mécanisme : presque toujours, un fragment osseux s'enlevait avec le tendon, et cela, surtout, chez le vieillard. P. Delbet, par une étude expérimentale très complète, a montré qu'on pouvait observer : 1° l'arrachement du point d'insertion avec ouverture de l'articulation ; 2° la fracture de la phalangette sans ouverture de l'articulation ; 3° la déchirure du tendon avec ouverture de l'articulation ; les deux premières lésions sont de beaucoup les plus fréquentes. Les muscles ne prennent aucune part au mécanisme de l'accident ; il est dû au mode de fixation des tendons extenseurs au niveau des capsules articulaires et de la face dorsale de la deuxième phalange, mode de fixation qui ne leur permet qu'une courte excursion dans le sens de la flexion ; si la phalangette est hyperfléchie brusquement, ils se déchirent ou arrachent leur insertion osseuse.

La phalangette reste fléchie sous un angle variable, quelquefois à angle droit ; elle ne s'étend que mécaniquement. A la longue, il se fait une sorte d'accoutumance, et le blessé arrive à se servir de sa main comme auparavant.

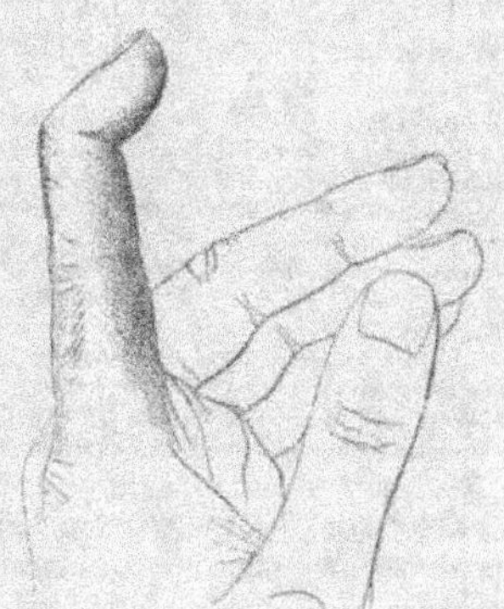

Hœgler a observé un arrachement du tendon *fléchisseur* de l'annulaire, à son insertion à la phalangette, et il a cherché à le reproduire sur le cadavre. Ici, l'hyperextension forcée ne donne aucun résultat ; et, sur le vivant, l'accident succède, d'après l'auteur, à une brusque et violente contraction du muscle fléchisseur, combinée à une hyperextension passive du doigt ; c'est le mécanisme des ruptures proprement dites.

Fig. 346. — Arrachement du tendon extenseur de l'index ; flexion permanente de la phalangette.

L'immobilisation dans l'extension, prolongée deux ou trois semaines, suffit assez souvent. Sinon, l'on aura recours à la suture, qui a donné de bons résultats à Schwartz, Morris[1], Hœgler ; la brièveté du moignon tendineux la rend assez délicate.

VI

LUXATIONS TENDINEUSES

On trouverait dans Hippocrate la première notion des déplacements musculo-tendineux dans les luxations ; mais, sans remonter aussi loin, Pouteau, qui admettait la luxation des muscles, niait celle des tendons. Il s'est trouvé que

[1] R. Morris, *Mallet-Finger. Med. News*, 9 septembre 1893.

les luxations musculaires de Ponteau n'étaient autres que des ruptures; et si les muscles peuvent se déplacer sous la traction des extrémités osseuses luxées ou sous la pression des tumeurs, la luxation vraie, isolée et primitive, ne se voit que sur les tendons.

C'est à Monteggia (1803) qu'on rapporte la première observation de luxation des péroniers latéraux; il en avait étudié le mécanisme, et il éprouvait lui-même, en mettant le pied sur le pavé froid, une vive douleur à la plante, qu'il attribuait à une demi-luxation du long péronier latéral et même du tibial postérieur. Des exemples bien moins établis furent donnés pour la longue portion du biceps (Cowper, Stanley, Sebregondi, Fleury), et Jarjavay devait plus tard (1867), dans un excellent mémoire, en faire la critique. Cependant Robert (1847), Demarquay (1862), Jarjavay lui-même, Legouest publiaient d'autres observations de luxation des péroniers. En 1872, Broca lut à l'Académie un mémoire du professeur Martins (de Montpellier), qui avait observé sur lui-même une luxation du jambier postérieur. Deux autres faits de Gosselin et Benoît (1874), la thèse de Blanluet, les observations de Beach, Gillet de Grandmont, Daniel-Mollière, Wertheimer, en complètent l'histoire.

JARJAVAY, Luxation du tendon du biceps huméral et des tendons des péroniers latéraux. *Gaz. hebd.*, 1867, p. 525, 537, 587. — HUETER, Zur Diagnose der Verletzungen des Muskels biceps brachialis. *Arch. f. klin. Chir.*, Bd. V, p. 521. — BLANLUET, De la luxation des tendons des muscles péroniers latéraux. Thèse de doct., 1875. — BEACH, Luxation du tendon du long péronier. *Boston med. and surg. Journal*, mars 1876, n° 51. — CHOGNACKI, Ueber Sehnenluxationen. Inaug. Dissert, Greifswald, 1877. — GILLET DE GRANDMONT, Luxation des péroniers. *France méd.*, 1878, p. 256. — DANIEL-MOLLIÈRE, Nouveau traitement de la luxation du long péronier latéral. *Lyon médical*, 2 novembre 1879. — MAYOR, Luxation des tendons, nouveau procédé de réduction et de maintien. *Allg. Wiener med. Zeit.*, 1882, n° 5 et 6. — WERTHEIMER, De la luxation des tendons péroniers. *Bull. de la Soc. méd. du Nord*, janvier 1882. — BALAND d'HERLINVILLE, Contribution à l'étude de la luxation des tendons des muscles péroniers latéraux. Traitement (procédé Lannelongue). Thèse de 1890.

Étiologie. — La luxation tendineuse est un accident rare : il suffit de rappeler que Gosselin, au cours de sa longue carrière, n'en avait observé qu'un seul cas.

Ce sont les tendons péroniers latéraux (¹) qui en représentent le siège le plus fréquent; on l'a vue aussi au jambier postérieur, au jambier antérieur, au long chef du biceps brachial.

Elle se produit dans un mouvement forcé ou une brusque distension du pied, une chute de cheval, dans l'élévation forcée du bras, en un mot, dans tous les traumatismes qui peuvent causer l'entorse. Le professeur Martins s'était luxé le tendon du jambier postérieur lors de l'atterrissement d'un ballon.

Aussi n'est-on pas étonné de voir les auteurs incriminer tour à tour tel ou tel mouvement. Ce qui semble établi, c'est que la lésion porte surtout sur les tendons longs, qu'elle est plus fréquente chez les sujets de vingt-deux à trente-cinq ans, à l'époque du plein développement de la vigueur musculaire; la contraction, sa brusquerie et sa force jouent donc un rôle important dans la déchirure de la gaine fibreuse et le déplacement consécutif du tendon. Mais d'autres conditions interviennent. C'est d'abord la disposition angulaire et réfléchie du tendon; lors de contraction, il tend de plus en plus à devenir recti-

---

(¹) La luxation isolée du tendon du long péronier est plus fréquente que le déplacement simultané des deux tendons; quant au court péronier, il ne se luxe jamais seul. Sur 18 cas réunis par Beach (*loc. cit.*), 13 ont trait au long péronier, 5 aux deux péroniers.

ligne, et à sauter par-dessus la berge qui l'encaisse. Martins a montré que l'angle de réflexion sous-malléolaire est de 145 degrés environ pour le court péronier, de 160 degrés pour le long péronier, et pour le jambier postérieur, beaucoup moins coudé, de 170 degrés, d'où la rareté plus grande de sa luxation. Il est tels mouvements combinés qui facilitent aussi la hernie des tendons hors de leurs gouttières : pour les péroniers latéraux, on s'assure aisément que le mouvement forcé d'adduction et d'extension est celui qui les fait saillir le plus sur le bord externe de la malléole péronière, où ils font effort contre leur gaine fibreuse; pourtant l'abduction forcée peut être suivie aussi du « déclanchement » du tendon.

Enfin, l'on ne saurait méconnaître que certaines causes locales prédisposent à cet accident; la laxité de la gaine fibreuse, telle qu'elle se rencontre chez les sujets malingres et pauvrement musclés (Blanhiet), le peu de profondeur de la rigole rétro-malléolaire et l'affaissement de sa berge externe, que Jarjavay avait constaté 4 fois sur 80 malades pris au hasard.

Au cours de quelques interventions réparatrices dont nous allons parler, on a constaté la rupture de la gaine fibreuse et la hernie des tendons, du reste intacts, et qui reprennent leur place dans certaines attitudes.

Symptômes. — Une sensation de déchirure, un claquement quelquefois, accompagnent l'accident; on croirait à une rupture, mais l'impotence est loin d'être la même. Si la marche est souvent très pénible, ou même impossible, par suite de la douleur, les mouvements peuvent toujours se faire, en réalité, et la souffrance des premières heures ne tarde pas, en général, à s'atténuer. On cite un malade de Jarjavay qui vint à pied, et de loin, au Bureau central.

La pression réveille une douleur très aiguë au niveau du tendon luxé, derrière la malléole externe, par exemple, où le doigt s'enfonce dans la gouttière vide des péroniers; l'épanchement sanguin masque parfois, dans la première semaine, les reliefs et les dépressions. Sur la face externe de la malléole, ou rejetés au-devant d'elle, on voit et l'on touche les deux cordons tendineux, ou l'un d'eux, et alors, plus souvent, le long péronier; ils roulent sous le doigt, ils se tendent lors des essais de contraction, et sans trop de peine ordinairement, on les refoule à leur place. Mais ils n'y restent guère et, dès qu'ils sont libres, se luxent à nouveau.

Ce sont les mêmes signes qu'il faut rechercher en d'autres régions; mais s'il s'agit d'un tendon profond, du biceps, par exemple, dans la coulisse humérale, leur netteté est souvent beaucoup moindre.

Bien traitée, la lésion se répare en cinq ou six semaines, et le fonctionnement reprend toute son amplitude. Se produit-il des adhérences de synovite plastique, qui retiennent dans sa gouttière le tendon, comme l'admettait Gosselin? Ou bien la gaine fibreuse se restaure-t-elle par la cicatrisation de ses lambeaux? Martins, Maydl tiennent pour cette seconde théorie, et la liberté complète des mouvements, dès les premiers temps de la guérison, en serait le principal argument. Peut-être y a-t-il place, suivant les cas, pour l'un ou l'autre processus.

Mais la luxation peut aussi rester à l'état de luxation ancienne et récidivante. Elle se reproduit quelquefois à chaque mouvement, et Legouest cite un malade chez lequel ces alternatives incessantes de réduction et de déplacement s'accompagnaient d'un bruit de claquement susceptible de s'entendre à distance. La gêne qui en résulte n'est pas toujours très accusée; le malade de Benoît était

[P. LEJARS.]

maître de danse, et il continuait sa profession. Un autre, observé par Cloquet, se luxait volontairement le tendon bicipital en dedans ou en dehors. Enfin Schiff a été témoin aussi d'une luxation volontaire des péroniers, et il accuse même les spirites du temps de recourir à ce stratagème pour faire croire aux « esprits frappeurs ».

Les suites ne sont pas toujours aussi simples, et la gêne de la marche ou les troubles fonctionnels justifient les interventions opératoires.

Diagnostic. — Quant au diagnostic, il ne devient difficile que pour les tendons profonds, tels que le biceps, ou en présence d'un gonflement et d'une infiltration sanguine considérables. On a pu croire alors à l'entorse, à une fracture et même à la synovite tendineuse : la présence du tendon hors de son siège normal, constatée au palper, est pathognomonique.

Traitement. — Le repos, un appareil contentif soigneusement appliqué, et qui fixe dans leur gouttière les tendons réduits, une grande prudence dans l'exécution des premiers mouvements, au bout de trois à cinq semaines : telle est la conduite à suivre dans les cas récents.

En présence d'une luxation ancienne et récidivante, que faire, si les fonctions sont considérablement entravées?

Daniel-Mollière, dans un cas de luxation ancienne du long péronier latéral, a pratiqué la ténotomie, réduit les deux bouts du tendon, puis, avec le ténotome, irrité la gaine rétro-malléolaire : il eut un succès. Les opérations de « réengainement » semblent plus rationnelles.

Le professeur Albert (de Vienne) a eu recours, dans une luxation vieille d'un an, au procédé suivant : il fit une incision dans la région rétro-malléolaire, détacha le périoste de la gouttière péronéale, l'excava avec la gouge et le maillet, et, le tendon réduit entre ses ber-

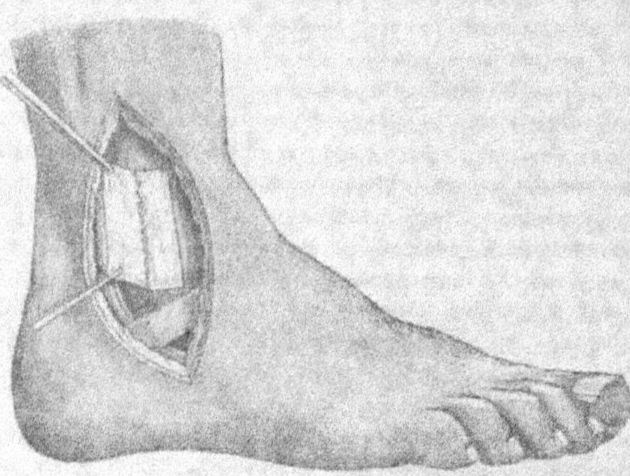

Fig. 201. — Luxation des péroniers latéraux : procédé de « réengainement » de M. le professeur Lannelongue ; lambeau périostique taillé sur la face externe de la malléole et rabattu par-dessus les tendons.

ges, plus hautes, il l'y enferma en suturant le périoste par-dessus. Six semaines plus tard, la malade, une jeune fille de dix-sept ans, marchait bien (Maydl). Sur un petit garçon de six ans, atteint aussi d'une luxation des tendons péroniers, M. le professeur Lannelongue découvrit les tendons, et, après réduction faite, tailla sur la face externe de la malléole péronière un lambeau périostique quadrilatère, qui fut rabattu en arrière et suturé aux débris de la gaine, par-dessus les tendons (fig. 201) ; il servait de gaine et, en s'ossifiant, il devait suré-lever le bord externe, le relief d'arrêt de la gouttière rétro-malléolaire. De fait, cette crête osseuse ne manqua pas de se produire, et le résultat fut excellent.

C'est à une pratique analogue que le professeur Kousmine (de Kazan) a eu recours, dans un cas publié par M. V.-A. Périmoff [1], mais avec le lambeau périostique, il détacha une lamelle osseuse qui fut aussi rabattue et fixée par deux clous de nickel; au bout de dix-sept jours, les clous furent retirés et l'on reconnut que les tendons demeuraient à leur place; « au bord antérieur de la malléole se forma une élévation considérable », qui prévint tout nouveau déplacement.

VII

TÉNOSITE

La ténosite est l'inflammation du tissu tendineux; sa coexistence ordinaire avec la phlegmasie de la gaine, dans les tendons engainés, a fait étendre ce terme à certaines variétés de synovite : telle la ténosite crépitante. Ce sont, en réalité, des téno-synovites, et nous verrons plus loin quelles sont les lésions secondaires du tendon, dans chacune de leurs formes (voy. *Synovites*).

Quant à l'inflammation primitive et isolée des tendons, elle a été étudiée expérimentalement par Demarquay, Feltz, Leprince, Gaterböck, Günsburg (de Saint-Pétersbourg), etc., sur des tendons de lapins ou de grenouilles. Leurs résultats concordent sur certains points principaux : au niveau du segment irrité il existe une zone de dégénération, caractérisée par la déformation des cellules propres du tendon, qui deviennent granuleuses, se soudent en colonnettes opaques, puis s'atrophient; et tout autour une zone de régénération où les éléments cellulaires, proliférés et plus volumineux, s'irradient en prolongements multiples, se rangent en séries régulières et reproduisent les premières phases du développement des tendons.

On retrouve des faits du même genre dans l'anatomie pathologique de la ténosite chez l'homme. Cliniquement, elle s'observe, soit dans les lésions sous-cutanées des tendons, ruptures, ténotomies, etc., où elle reste presque toujours à l'état de ténosite plastique cicatrisante, et ne suppure que rarement, soit au fond des plaies, des ulcérations, des foyers purulents qui dénudent le tendon, et l'isolent sur une large surface, ou dans les plaies tendineuses elles-mêmes.

La ténosite revêt alors deux formes : elle reste encore *plastique*, ou elle *suppure*.

Le tendon est blanchâtre, mat à sa surface, opaque, il forme un cordon plus ou moins épaissi, œdémateux, infiltré de cellules embryonnaires; des bourgeons granuleux sillonnent sa surface, par plaques ou par stries, et plongent entre ses faisceaux : ils se fusionnent avec le tissu granuleux du reste de la plaie, plus tard, ils s'organisent comme lui, et, devenus fibreux, ils créeront des adhérences solides entre le tendon et la peau.

Dans les foyers suppurés, le tissu tendineux s'infiltre lui-même de pus, il est grisâtre, ramolli, friable; il se détache en lambeaux superficiels, en fragments irréguliers, qu'on a comparés à l'étoupe mouillée, à des bourbillons; ce sont les *séquestres du tendon*, et ce processus de nécrose s'appelle l'*exfoliation*.

On comprend le danger de telles lésions; la perte totale de l'action muscu-

[1] V.-A. Périmoff, *Un nouveau procédé de traitement chirurgical des luxations des tendons.* Revue de chir., 10 sept. 1896, p. 679.

laire, qui suit la destruction du tendon, ou l'entrave fonctionnelle qui succède aux adhérences. Mais l'histoire clinique des ténosites tient de trop près à celle des synovites et des plaies tendineuses pour que nous y insistions davantage.

VIII

PHLEGMON DE LA GAINE CELLULEUSE DES TENDONS

La gaine celluleuse des tendons, et c'est un point sur lequel a insisté M. Kirmisson, est *l'homologue anatomique des gaines synoviales*; il en résulte aussi une certaine communauté pathologique. C'est surtout l'enveloppe celluleuse du tendon d'Achille qui, jusqu'à présent, a été l'objet des recherches, mais d'autres tendons fourniront, à n'en pas douter, des faits du même genre.

Sous le nom de *cellulite péri-tendineuse* du tendon d'Achille, Raynal [1] et Kirmisson [2] ont décrit le phlegmon de sa gaine celluleuse.

Il succède à des fatigues et à des marches prolongées, aux pressions exercées par les chaussures mal faites, à la blennorrhagie, et cette dernière cause, signalée par M. Kirmisson, est d'un haut intérêt, car elle complète l'assimilation de l'enveloppe celluleuse aux gaines synoviales. On l'a vu encore au cours du rhumatisme.

Le phlegmon de la gaine celluleuse se caractérise par une douleur que la pression réveille au niveau des gouttières rétro-malléolaires, et qui s'accuse dans la flexion du pied, dans la marche et dans la station debout, qu'elle rend fort difficiles. Un gonflement diffus, qui occupe toute la partie postérieure du cou-de-pied, englobe le tendon d'Achille; dans le fait de M. Kirmisson, le tendon lui-même était le siège d'une série de bosselures et de nodosités, échelonnées sur son parcours et faisant corps avec lui. L'affection se résout ou suppure.

Nous n'insisterons pas sur le diagnostic, qui est tout local; nous dirons seulement que ces phlegmons de la gaine celluleuse ne sauraient être confondus avec l'inflammation des bourses séreuses, voisines des tendons, avec celle de la bourse rétro-calcanéenne, par exemple : le gonflement est alors plus arrondi, il siège plus bas, il est fluctuant dès le début.

Le repos, les révulsifs, l'incision précoce, si la suppuration survient, résument le traitement.

IX

SYPHILIS DES TENDONS

Les tumeurs syphilitiques des tendons, signalées par Lagneau (1828) et par Ricord, ont été étudiées par Lisfranc (1842), sous le nom de *nodosités blanches des tendons* : il rapporte le fait d'une gomme du tendon d'Achille, observée chez une danseuse de l'Opéra, et qui disparut par le traitement ioduré.

[1] RAYNAL, *Cellulite péri-tendineuse du tendon d'Achille. Arch. gén. de méd.*, déc. 1883.
[2] KIRMISSON, *Ibidem. Arch. de méd.*, 1884, p. 100.

[F. LEJARS.]

Bouisson (1846), dans son mémoire sur les tumeurs syphilitiques des muscles et des tendons, publia un nouveau cas de ténosite syphilitique des deux tendons d'Achille.

Plusieurs thèses ont étendu peu à peu la liste de ces observations : celles de Monginot, Saint-Arromand, Thévenet, Sabail. M. Lancereaux, dans son *Traité d'anatomie pathologique,* a exposé le processus anatomique de la syphilis tendineuse, et ses formes. Enfin, les traités spéciaux et les articles didactiques ont élargi ces données, qui ne constituent pas encore, il est vrai, à l'heure actuelle, les éléments d'une histoire complète.

BOUISSON, Sur les tumeurs syphilitiques des muscles et de leurs annexes. (*Gaz. méd.,* 1846. — MONGINOT, Tumeurs syphilitiques des muscles et des tendons. Thèse de doct., 1854. — LANCEREAUX, Traitement de la syphilis, p. 215, et Traité d'anat. pathol. — SAINT-ARROMAND, Des tumeurs gommeuses du tissu cellulaire et des muscles. Thèse de doct., 1858. — THÉVENET, Tumeurs syphilitiques des tendons, etc. Thèse de doct., 1858. — SABAIL, Tumeurs syphilitiques des tendons et des aponévroses. Thèse de doct., 1876. — JULLIEN, Traité des maladies vénériennes. — Art. Syphilis des *Dictionnaires.*)

La ténosite syphilitique tertiaire est rare, et, de plus, il est souvent difficile de la distinguer nettement de la syphilis des gaines. Elle intéresse surtout les gros tendons, et il semble que l'activité de leur fonctionnement soit

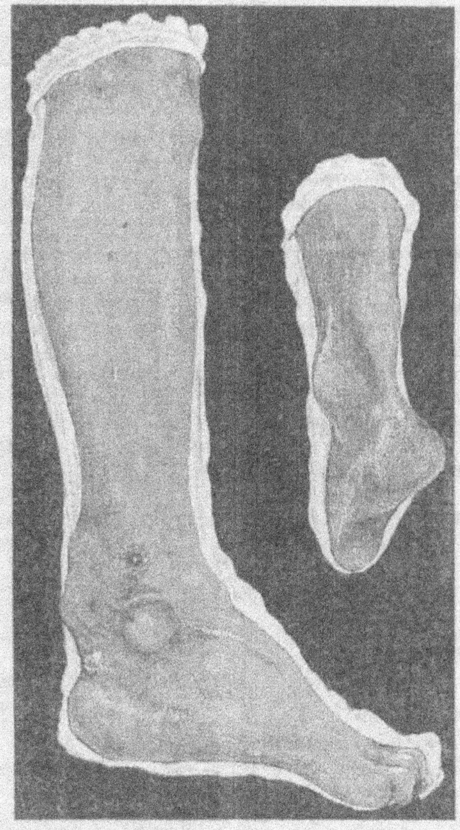

Fig. 402. — Ténosite syphilitique des deux tendons d'Achille. (Musée de l'hôpital Saint-Louis, collection particulière de M. le Dr Péan, n° 452, dr. 402.)

une cause d'appel. Le tendon d'Achille est le plus fréquemment atteint ; après lui, le tendon rotulien, mais les autres n'en sont nullement indemnes, et on trouve signalés dans les observations ceux du petit psoas, du sterno-mastoïdien, du jambier antérieur, des fléchisseurs des doigts (Lisfranc, Bouisson).

Le processus revêt deux formes : 1° la *ténosite infiltrée*; 2° la *gomme.*

(P. LEJARS.)

Infiltré, le tendon grossit sur toute sa longueur ou par places, il est comme hypertrophié, il reste ferme et résistant, ou revêt l'aspect d'une matière molle et gélatiniforme. Il se calcifie parfois, et il en résulte des nodus isolés, qui ont l'aspect d'os sésamoïdes.

Les *gommes* sont d'observation moins rare ; ordinairement superficielles, elles naissent parfois au centre même du cordon tendineux, et, multiples, elles s'échelonnent sur sa longueur. Leur structure et leur évolution n'ont ici rien de spécial. L'affection est lente et progressive, et la gêne fonctionnelle ne s'accuse que peu à peu. La tumeur est-elle unique, elle s'étend comme une masse fusiforme le long du tendon et finit en pointe du côté de son attache : l'aspect est très caractéristique, au tendon d'Achille, et Lisfranc et Boüisson décrivent très nettement ce que représente notre figure 202. Les gommes multiples dessinent une série de bosselures de volume variable : superficielles, elles sont plus saillantes et leur relief plus accidenté que quand elles naissent dans l'épaisseur du tendon et restent bridées par ses faisceaux. Ce ne sont parfois, aux doigts par exemple, que des nodus arrondis, gros comme un pois, que le palper décèle sur le trajet du cordon tendineux.

Ils peuvent rester à ce stade d'induration durant de longs mois, ou se résoudre, sous l'influence du traitement. Ailleurs, la gomme grossit et s'ulcère. A la longue son extension intéresse parfois les gaines, le muscle lui-même, la jointure voisine.

Le siège de ces tumeurs ne permettra pas de les prendre pour des névromes, dont la sensibilité est, du reste, tout autre, et que la contraction musculaire ne modifie nullement dans leur situation et leur fixité.

Il est bien plus difficile de distinguer nettement la syphilis gommeuse de la gaine de la syphilis gommeuse du tendon.

Le traitement est celui de la syphilis tertiaire : l'iodure de potassium, à doses progressives, et, localement, l'application de bandelettes de Vigo, combinée à une légère compression.

X

NÉOPLASMES DES TENDONS

Sous le titre de tumeurs des tendons, on doit comprendre celles qui naissent et se développent dans l'épaisseur même de l'organe tendineux [1] ; mais la plupart des faits publiés se rapportent, en réalité, à des néoplasmes de la gaine.

Il existe pourtant quelques observations de *néoplasmes tendineux proprement dits*.

O. de Pezzer [2] donne dans sa thèse un fait de sarcome du tendon rotulien observé par Hayem et Graux ; la généralisation eut lieu, un sarcome du poumon droit et des ganglions du médiastin, l'oblitération de la veine cave supérieure par la tumeur, une pleurésie hémorrhagique ne tardèrent pas à entraîner la mort.

[1] CORNIL, *Bull. de la Soc. anat.*, novembre 1882 (observation de Lagrange).
[2] *Des tumeurs solides des gaines synoviales.* Thèse de doct., 1880.

[F. LEJARS]

Broca, à la suite de l'extirpation d'une tumeur fibro-plastique de l'avant-pied,
par l'amputation de Chopart, vit se faire dans les tendons du moignon une réci-

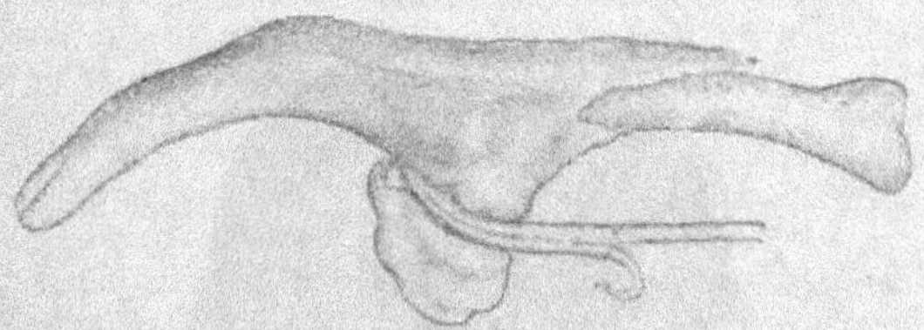

Fig. 86. — Tumeur développée sur le trajet des tendons fléchisseurs d'un doigt.
(Musée Dupuytren, n° 25.)

dive du néoplasme. Montprofit [1] a rapporté un cas de fibro-sarcome des tendons du fléchisseur commun des orteils; la tumeur, grosse comme un œuf de
dinde, occupait la plante du pied;
après l'ablation, la récidive ne
tarda pas à se faire, derrière la
malléole, dans l'épaisseur du même
tendon.

Martin de Pedro [2] a signalé
encore un cancer(?) du tendon rotulien suivi de généralisation dans le
médiastin.

Mais le fibrome est moins exceptionnel. Wordsworth, Nélaton, Demarquay en ont fourni des exemples
qui ne sont pas, il est vrai, indiscutables. Kirmisson [3] a rappelé
un exemple de fibrome double du
tendon d'Achille. Plus récemment,
Sendler [4] a publié l'observation
d'un *fibrome vrai du tendon du
grand palmaire*, qui fut extirpé et
dont l'examen ne laissa aucune
place au doute; on dut réséquer
une partie du tendon; mais la petite tumeur avait comprimé le nerf
médian, et des phénomènes graves

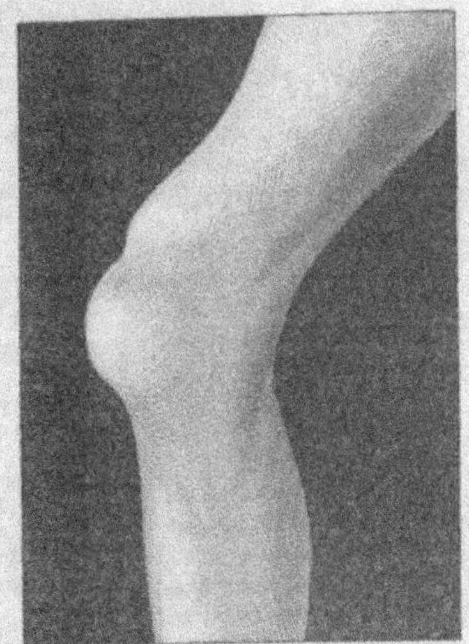

Fig. 201. — Tumeur osseuse du ligament rotulien.

de névrite ascendante, des troubles trophiques très marqués, à la main, suivirent
l'opération. Enfin, Pollosson [5] a étudié le lipome des tendons.

Nous avons récemment extirpé, chez un garçon de dix-sept ans, une énorme

[1] Montprofit, *Sarcome ossifiant des tendons. Bull. de la Soc. anat.*, 23 janv. 1891.
[2] Martin de Pedro, *El Siglo medico*, 1875, t. XX, p. 1050-1055.
[3] Kirmisson, *Arch. gén. de méd.*, 1884, p. 191.
[4] Sendler, *Un fibrome vrai du tendon du grand palmaire, avec troubles consécutifs dans le
territoire du nerf médian. Zeitschrift für Chir.*, 1887, t. XXVI, p. 389.
[5] Pollosson, *Note sur le lipome dans les tissus musculaire et tendineux. Province méd.*,
1888, III, 184.

tumeur osseuse occupant l'épaisseur du ligament rotulien : la tumeur représentée ci-contre (fig. 205) créait une déformation considérable du genou (fig. 204), elle était formée de deux lobes, dont le plus profond, étalé et encroûté de carti-

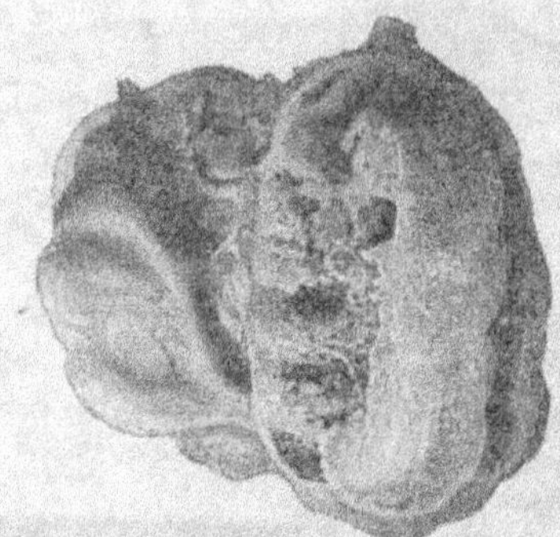

Fig. 205. — Tumeur osseuse du ligament rotulien, ses deux lobes, sa face profonde encroûtée de cartilage.

lage, reposait sur le devant du tibia : il nous fut possible de l'extraire en totalité, en conservant assez de faisceaux du ligament, pour le reconstituer ensuite, grâce à un double surjet.

CHAPITRE V

APONÉVROSES

Nous avons tenu à ouvrir ce chapitre, bien que les documents soient encore trop précaires pour tracer une histoire générale de la pathologie des aponévroses ; ce que l'on en sait trouvera mieux sa place dans la *chirurgie des régions*.

Les plaies aponévrotiques sont suivies parfois de hernie musculaire, et leur cicatrisation peut être retardée par cette masse charnue qui fait saillie entre leurs lèvres. Mais la réparation en est d'ordinaire complète, et même après les larges dénudations musculaires, le tissu cicatriciel reconstitue le plus souvent la gaine fibreuse.

Nous avons vu que l'aponévrose se déchirait souvent avec le muscle, qu'elle recouvre (voy. *Ruptures et hernies musculaires*), et nous avons indiqué cette « usure lente » qui fait la voie aux hernies vraies.

La rétraction joue un rôle important dans la pathologie de certaines régions, à la paume de la main (maladie de Dupuytren), à la plante du pied (rétraction de l'aponévrose plantaire) ; une part lui revient dans la pathogénie des fausses ankyloses et des attitudes vicieuses qui suivent certaines affections articulaires et les immobilisations prolongées (rétraction du *fascia lata*, etc.) (Voy. *Main, Pied*, etc.).

[F. LEJARS]

Enfin, les **gommes** et les **néoplasmes** semblent naître quelquefois des aponévroses.

Sabail [1] a décrit les gommes diffuses des gaines fibreuses des membres : c'est au *fascia lata*, à la partie supérieure de l'aponévrose jambière, autour du genou, qu'on les a surtout observées ; elles revêtent l'aspect de plaques indurées, à surface très légèrement bosselée, qui glissent librement sur les plans profonds, et sur lesquelles la peau est restée aussi très mobile. C'est ce qui fait conclure à leur origine aponévrotique. Elles disparaissent par le traitement spécifique.

Nous rappellerons seulement l'envahissement et la destruction des aponévroses par les ulcères syphilitiques tertiaires, à la jambe, par exemple, où les muscles dénudés paraissent en relief au fond de la plaie (Verneuil).

Les néoplasmes peuvent s'étendre aussi secondairement aux fascias, qui ne sont pour eux qu'un obstacle souvent éphémère. Ceux qui naissent des aponévroses mêmes sont surtout des *fibromes* et des *sarcomes* [2]. L'origine aponévrotique de certains *fibromes* sera discutée ailleurs (voy. *Abdomen, cou*). Sous le titre de *myxo-sarcome* du *fascia lata*, Hellmann (de Würtzbourg) [3] a publié l'observation d'une tumeur du triangle de Scarpa, grosse comme le poing, qui fut extirpée par le professeur Schönborn et qui adhérait par une large base au *fascia lata* ; un examen microscopique détaillé révéla très nettement les caractères de la tumeur.

CHAPITRE VI

SYNOVIALES TENDINEUSES

I

LÉSIONS TRAUMATIQUES

Nous serons très bref sur les lésions traumatiques des synoviales tendineuses, car leur histoire rentre tout entière dans celle des synovites.

Les contusions simples déterminent parfois la synovite aiguë, et les gaines sont le siège d'un épanchement sanguin, qui acquiert rarement une notable abondance.

Les piqûres ou les plaies doivent leur gravité à l'inoculation septique qui en résulte (voy. *Synovites purulentes*). On a vu, dans certains cas, une petite quantité de liquide filant et jaunâtre s'écouler d'une gaine ouverte ; et, près d'une articulation, il faudrait s'assurer, par une exploration prudente, qu'il ne s'agit pas de synoxie articulaire.

Du reste, le traitement serait le même : l'antisepsie soignée de la plaie et un large pansement occlusif.

[1] Sabail, *Loc. cit.*
[2] Ménagupnole, *Des sarcomes aponévrotiques.* Thèse de Bordeaux, 1891.
[3] Hellmann, *Mikroskopischer Befund eines Myxosarcoms der Fascia lata. Arch. für path. Anat.,* 1888, CXIV, p. 575-578.

II

SYNOVITES AIGUËS

Les synovites aiguës doivent être divisées, pour l'étude, en un certain nombre de types qui se combinent ou se succèdent fréquemment en chirurgie : **les synovites sèches**, *crépitante ou plastique*; **les synovites avec épanchement**, *séreuse ou purulente*.

1° SYNOVITE CRÉPITANTE

C'est la crépitation des gaines tendineuses, la ténalgie crépitante ou ténosite crépitante, l'aï douloureux, la téno-synovite aiguë sèche (Volkmann), le *foure bund*, des Allemands.

Indiquée par Desault et Boyer, décrite par Velpeau et son élève Poulain [1], elle est d'observation courante, et quelques travaux récents ont cherché à en donner une localisation plus précise (Larger [2], Debierre et Rochet [3].)

Elle est due au jeu excessif et répété du tendon dans sa gaine : aussi est-elle souvent professionnelle, et intéresse-t-elle surtout les tendons des « muscles travailleurs », ceux qui décrivent un long trajet, se réfléchissent et frottent sur des reliefs osseux : au poignet, chez les blanchisseuses, les pianistes, les maîtres d'armes, les menuisiers, les porteurs d'eau, les moissonneurs, les vignerons, les gymnastes; au cou-de-pied, à la suite de longues marches, chez les facteurs, les soldats.

Les sujets arthritiques y sont sans doute prédisposés, ce qui contribue à expliquer la marche récidivante de l'affection.

Où siège-t-elle en réalité, et quelles sont les gaines le plus fréquemment atteintes? Au cou-de-pied, celle des péroniers latéraux, de l'extenseur commun des orteils, du jambier antérieur [4]; à l'épaule, celle du long chef du biceps, au poignet, celles du long abducteur et du court extenseur du pouce et des radiaux, exceptionnellement, celle de l'extenseur commun. La gaine des radiaux est celle qu'on trouve le plus souvent affectée, mais ici doit se placer une courte discussion anatomique. Larger avait conclu de ses examens cliniques et de recherches sur le cadavre qu'il existe une double gaine séreuse pour les tendons radiaux : l'une, carpienne, dédoublée ou commune, les enveloppe près de leur attache osseuse; l'autre, antibrachiale, adossée par son cul-de-sac inférieur à la première, mais indépendante, est annexée au segment supérieur des deux tendons, celui que croisent le long abducteur et le court extenseur du pouce : c'est dans la *gaine antibrachiale* que siégerait l'aï, et les froissements qu'elle

<hr>

[1] POULAIN, *Mémoire sur la crépitation des gaines tendineuses*. Gaz. méd. de Paris, 1855, p. 585.

[2] LARGER, *Contribution à l'étude de la ténosite crépitante et séreuse, produite par la torsion de la main sur l'avant-bras. Revue de chir.*, 10 mars 1882.

[3] DEBIERRE et ROCHET, *Gaines séreuses des tendons des radiaux externes. Arch. de physiologie*, 1887.

[4] PAUZAT, *Aï crépitant de la jambe. Arch. de méd. milit.*, 1892, XX, p. 506.

subit, du fait même de sa situation, dans les mouvements de torsion de la main, suffisent à l'expliquer. Larger avait décrit encore, mais à titre inconstant, une bourse séreuse intermédiaire aux radiaux et aux tendons du pouce qui les croisent, et superposée, quand elle existe, à la gaine antibrachiale.

Les recherches de Debierre et Rochet tendent à renverser le sens de ces conclusions : sur 49 sujets, ils n'ont jamais trouvé la gaine antibrachiale, ils ont toujours trouvé la bourse séreuse, ils l'ont injectée et ils la figurent. De par ces faits, le siège antibrachial de l'ai, démontré par Larger, n'est pas mis en cause, mais l'ai du poignet devient un hygroma crépitant, au lieu d'être une synovite sèche : en clinique, la chose n'est, du reste, que de minime importance.

On ne saurait indiquer que par analogie les caractères anatomiques de la lésion, les autopsies manquent. Ce sont, selon toute vraisemblance, ceux de l'inflammation des séreuses, à leur premier stade, de la synovite congestive simple, de Bonnet ; desquamation de l'endothélium, sécheresse de la membrane que la synovie ne recouvre plus (Richet), exsudation de fines néo-membranes à sa face interne (Michon et Follin), congestion vasculaire, et le frottement de feuillets dépolis rend compte du bruit de crépitation caractéristique. Cette forme sèche est, du reste, susceptible de se transformer plus tard, comme nous allons le voir.

C'est la *crépitation douloureuse* qui constitue le signe capital de l'ai.

La douleur se révèle, souvent très aiguë, au moindre mouvement ; sa brusquerie fait crier le patient (ai). Hâtons-nous d'ajouter qu'elle n'est pas toujours aussi aiguë : c'est plutôt un endolorissement que la pression accuse le long de la gaine, et qui entrave la libre action musculaire.

En recherchant la douleur et sa localisation, on trouve aussi l'autre signe, le plus caractéristique, la crépitation : appliquée sur la face antéro-externe de l'avant-bras, dans son tiers inférieur, sur le devant ou sur le côté externe du cou-de-pied, etc., on sent bruire sous la peau les tendons, dès qu'une contraction les déplace quelque peu : crépitation fine et abondante, qu'on a qualifiée de neigeuse ou d'amidonnée, qui ressemble encore au froufrou de la soie ou, plus rarement, au cri du cuir neuf. De très bonne heure, dès le deuxième ou troisième jour, la gaine, déjà douloureuse, commence à crépiter.

Quelquefois une tuméfaction allongée, étroite, dessine par son relief le trajet de cette gaine, surtout dans les formes aiguës. Une légère traînée rose, une suffusion œdémateuse se montrent parfois, et la lésion peut être diffuse ; Weisbach, cité par Fischer[1], a signalé, chez les soldats, à la suite de longues étapes, un gonflement du dos du pied, rouge, œdémateux et sensible, dont il rapporte l'origine à la fois aux gaines des extenseurs et à l'appareil ligamenteux métatarso-phalangien.

Symétrique dans des cas assez nombreux, l'ai s'aggrave rarement ; en deux ou trois jours, s'il est très bénin, en dix ou quinze jours, dans sa forme ordinaire, il disparaît. Mais les récidives sont extrêmement fréquentes, sous les mêmes influences.

Diagnostic. — Quand on l'a constaté une fois, on ne le confond plus. Aussi est-ce surtout théoriquement qu'on lui cherche des signes différentiels avec les autres crépitations, emphysémateuse, sanguine, osseuse.

[1] Fischer, *Lehrbuch der allgemeinen Chirurgie*, p. 476.

[F. LEJARS]

Il est des cas pourtant où la crépitation a cessé d'être aussi nette et ne se révèle plus qu'en certains points ou par certains mouvements : c'est que la synovite est en voie de se résoudre, ou qu'elle passe à l'état séreux (voy. *Synovite séreuse*).

Traitement. — Le repos en forme la base, repos d'une ou deux semaines, suivant l'intensité de l'affection. Une légère compression ouatée, une vésication locale par l'alcool ou le sulfhydrate d'ammoniaque, la balnéation locale dans l'eau très chaude, servent, en général, de moyens adjuvants. Il faut prévenir le patient des récidives dont il est menacé.

2° SYNOVITE PLASTIQUE

La synovite plastique, étudiée par Gosselin, Verneuil, Nicaise, Schwartz, etc., se caractérise par la formation, dans la cavité et aux dépens de la gaine séreuse, d'une gangue embryonnaire, qui plus tard passe à l'état fibreux et crée *des adhérences tendineuses*. Ces adhérences sont à la fois la marque propre et le danger de cette variété de synovite.

Étiologie. — On la voit se produire d'emblée, dans le rhumatisme ou la goutte, par exemple ; plus souvent elle est d'origine traumatique.

Elle succède aux contusions, aux fractures juxta-épiphysaires, aux entorses et aux luxations, qui se compliquent de tiraillements et de déchirures des gaines tendineuses, ou encore aux plaies des gaines et à la synovite suppurée. C'est ainsi qu'elle a sa place marquée dans l'histoire des plaies tendineuses et de la ténorrhaphie, et que les évidements et les résections, celles du poignet, par exemple, la provoquent souvent aussi dans les gaines péri-articulaires.

Nous venons de dire que la synovite suppurée sert ordinairement d'intermédiaire entre le traumatisme et les adhérences vagino-tendineuses ; quelle qu'en soit la cause, la synovite suppurée laisse très souvent derrière elle pareil accident, et le fait est classique à la suite du panaris profond, du panaris de la gaine.

C'est à la main, en effet, et aux doigts que la synovite plastique est le plus fréquente, ou encore autour du cou-de-pied.

Anatomie pathologique. — Une pièce de Verneuil (synovite plastique du médius, suite d'un ancien panaris de la gaine)[1], une autre de Nicaise (synovite plastique du petit doigt, de même origine)[2], les examens anatomiques de Gosselin[3] et de Schwartz[4] permettent de se rendre un compte exact du mode de formation des adhérences.

À une période encore récente, dans une synovite suppurée, par exemple, qui s'est ouverte sans se diffuser, on trouve étalée en nappe à la surface des tendons et infiltrée entre eux, une substance rosée, molle, gélatineuse, qui a l'aspect des bourgeons charnus, et dont le tissu est, en effet, constitué par des noyaux embryonnaires : c'est surtout au niveau des points rétrécis de la gaine que ce

[1] Soc. anatomique, 1853.
[2] Soc. anatomique, 1868.
[3] Gosselin, *Synovites tendineuses accompagnant une fracture. Clin. chir. de la Charité*, 3ᵉ éd., t. I, p. 98, 1870.
[4] Schwartz, art. Synoviales. *Dict. de méd. et de chir. prat.*, t. XXXIV, p. 578, 1883.

« Tissu de granulation » s'accumule : au petit doigt, par exemple, il comble ce défilé étroit qui met en communication la grande gaine carpienne avec le diverticulum digital ; il recouvre d'une croûte irrégulière le feuillet pariétal, épaissi et vascularisé, et se continue sur les méso-tendons, qui forment des crêtes gonflées, rouges et sinueuses.

Les lésions en restent là quelquefois, et l'on voit se résorber la néoformation embryonnaire. Plus souvent, le processus aboutit à la sclérose, et des adhérences fibreuses relient le tendon à sa gaine et l'immobilisent. Elles peuvent être si serrées et si confluentes, qu'elles créent en réalité une soudure totale, *la symphyse vagino-tendineuse* ; mais il suffit de quelques brides résistantes et courtes pour servir d'arrêt au tendon, et supprimer l'effet utile de la contraction musculaire.

Les articulations sont elles-mêmes indemnes (Verneuil, Nicaise). Il n'est pas rare qu'il y ait en même temps adhérence de la gaine à la peau, et du tendon à la gaine, surtout après les plaies tendineuses (voy. *Plaies des tendons*).

C'est en somme le processus de l'arthrite plastique ankylosante, et ce qui en résulte c'est l'ankylose, totale ou partielle, du tendon.

Rappelons enfin qu'ici encore on a vu la tuberculose se greffer sur la synovite adhésive.

Symptômes. — Les premiers stades varient beaucoup, suivant que la synovite revêt d'emblée le caractère plastique, ou que les adhérences s'établissent à la suite d'une suppuration de la gaine.

Trois signes révèlent la synovite plastique : *la douleur,* — *les attitudes vicieuses,* — *l'entrave fonctionnelle.*

La douleur est d'acuité très variable : les mouvements surtout la provoquent, ou les tentatives de redressement, et le palper la localise sur le trajet de la gaine.

Les déformations sont très caractéristiques, surtout aux extrémités : c'est la main en griffe, quand la grande gaine palmaire interne est atteinte ; les doigts sont fléchis dans la paume, à un degré variable et toujours plus accusé pour l'annulaire et l'auriculaire. S'agit-il d'un doigt, les phalanges s'incurvent les unes sur les autres : il devient crochu, brisé, anguleux, il déborde le plan des autres doigts, exposé à tous les heurts et gênant la préhension. Aux orteils, on observe des déformations du même genre.

D'autres fois, doigts ou orteils conservent leur rectitude, mais ils sont rigides, et la contraction musculaire est désormais impuissante à mouvoir leurs articulations : le tendon est immobilisé.

L'intensité des désordres est du reste très différente suivant les cas : dans leur forme atténuée, c'est une simple raideur tendineuse, et, dans la gêne des mouvements qui survit aux entorses, aux fractures épiphysaires, il y a sans doute une part à faire aux synovites adhésives des gaines voisines.

Cherche-t-on à rendre son attitude normale au segment de membre déformé, on détermine, avec une douleur très aiguë, une série de craquements, dus aux ruptures partielles des adhérences. Lors de plaie tendineuse, quand la cicatrice adhère à la gaine et à la peau, une dépression irrégulière se creuse à son niveau, lors des contractions, et la peau se laisse plisser et remonte, si elle est mobile.

A cet état, les lésions persistent en quelque sorte indéfiniment : c'est la deuxième phase de la synovite plastique, aiguë au début, chronique plus tard : la phase des adhérences.

Diagnostic. — Les cicatrices vicieuses et l'induration du tissu cellulaire sous-cutané que laissent certains panaris font naître parfois des déformations analogues, mais l'examen et le palper permettront de rapporter les lésions à leur siège réel. Il en est de même de la rétraction des aponévroses, spécialement de l'aponévrose palmaire, qui suit, du reste, une tout autre marche.

Il faut enfin faire une place à la *synovite fibreuse sténosante* décrite par Kocher et Fritz (de Quervain) : on ne l'a observée qu'au pouce, dans les gaines du court extenseur et du long abducteur, elle est essentiellement caractérisée par la douleur et par un très léger épaississement local, sans crépitation ni gonflement ; au cours de deux interventions, Fritz (de Quervain) a constaté que la séreuse était normale, mais que le tissu sous-séreux, épaissi, devenait l'agent d'un véritable rétrécissement de la gaine (¹).

Traitement. — Il faut l'instituer de bonne heure, et le poursuivre avec ténacité ; le redressement, aidé, s'il le faut, de sections sous-cutanées, les mouvements communiqués et le massage, toute une gymnastique graduée et méthodique, l'électrisation des muscles, les bains locaux aromatiques et des douches sulfureuses : telles en sont les bases.

5° SYNOVITE SÉREUSE

Étiologie. — Elle succède à la synovite sèche, ou encore elle naît à la suite d'un traumatisme ou au voisinage d'une plaie irritée, d'une plaque d'érythème, etc.

Mais il est plus ordinaire qu'elle paraisse à titre de localisation d'une infection générale, dans les fièvres, dans le rhumatisme et la goutte, dans la blennorrhagie. La syphilis est étudiée plus loin.

La scarlatine, la fièvre typhoïde, etc., comptent l'hydropisie aiguë des gaines au nombre de leurs complications rares, il est vrai.

Beaucoup plus fréquente est la synovite rhumatismale : signalée par Peter (1864), Ball (1865) et Dechambre (²) (1868), étudiée par Boillereault (³), qui en relate une dizaine de faits recueillis, au cours d'une seule année, dans le service de Peter, et par Cagniat (⁴), elle est presque d'observation courante.

Il en est de même de la synovite blennorrhagique : Ricord, Brandes, Cullerier ont classé la phlegmasie des gaines tendineuses parmi les manifestations du rhumatisme blennorrhagique ; Fournier (⁵) l'a vue 10 fois sur 59 malades ; Eltchaninoff (⁶) et Maymou (⁷) en ont complété l'histoire.

Anatomie pathologique. — L'hydropisie aiguë des synoviales tendineuses s'observe surtout aux extenseurs des doigts, sur le dos de la main, aux exten-

(¹) Fritz (de Quervain), *Ueber eine Form chronischer Tendovaginitis. Correspondenzblatt f. schweizer Aerzte*, 1ᵉʳ juillet 1895, et *Semaine méd.*, 1895, p. 500.

(²) Dechambre, *Influence du rhumatisme sur la production de l'hydropisie des gaines synoviales tendineuses. Gaz. hebd.*, 1868, p. 648.

(³) Boillereault, *Étude sur le rhumatisme non blennorrhagique des synoviales tendineuses et des bourses séreuses.* Thèse de doct., 1874.

(⁴) Cagniat, *Synovites tendineuses rhumatismales.* Thèse de doct., 1875.

(⁵) Art. Blennorrhagie, *Dict. de méd. et de chir. prat.*

(⁶) Eltchaninoff, *Des manifestations de la blennorrhagie sur les synoviales articulaires et tendineuses.* Thèse de doct., 1875.

(⁷) Maymou, *De la synovite tendineuse blennorrhagique chez l'homme.* Thèse de doct., 1875.

seurs ou au long fléchisseur du pouce, à la coulisse bicipitale; au pied, dans la gaine des péroniers latéraux, du jambier antérieur ou postérieur, des extenseurs des orteils, ou encore à la patte d'oie. De ses lésions propres, on sait fort peu de chose, car elle guérit toujours ou se transforme en synovite suppurée.

Symptômes. — L'épanchement se collecte parfois sans réaction bien marquée; mais, en règle, la douleur, la gêne des mouvements, une traînée rouge et l'œdème de toute la région, signalent la complication séreuse. Le gonflement, d'abord un peu diffus, prend la forme même qu'aurait la gaine injectée; la fluctuation est nette sur toute sa longueur.

Dans d'autres cas, l'affection s'annonce sous une apparence plus grave : la peau est d'un rouge foncé, la tuméfaction considérable, on dirait un phlegmon; c'est surtout dans la synovite blennorrhagique, au dos de la main ou au dos du pied, que pareille allure se constate (Fournier), et l'on sait, du reste, que l'arthrite blennorrhagique elle-même, au coude par exemple, s'entoure souvent d'un appareil inflammatoire qui ferait penser à l'arthrite suppurée.

Même dans cette seconde forme, la synovite séreuse, hormis quelques cas rares (voy. *Synovite suppurée et synovite fongueuse*), se résorbe et guérit; elle est lente parfois à disparaître, et pourrait même passer à la chronicité.

Un fait intéressant, c'est son alternance fréquente avec d'autres synovites tendineuses ou articulaires; dans le rhumatisme ou la blennorrhagie. Une fluxion articulaire cesse au moment où se prend une synoviale tendineuse; Reclus a vu, dans le service de Broca, « une chaudepisse tarir, tandis que la gaine du péronier se distendait; l'épanchement disparut bientôt pour faire place à une ophthalmie ». Le fait est classique dans le rhumatisme articulaire aigu, et cette dissémination des lésions trahit leur commune nature.

Diagnostic. — Le diagnostic est donc simple. Il faut savoir que la synovite blennorrhagique prend volontiers le masque du phlegmon.

On pourrait confondre avec l'arthrite l'inflammation d'une gaine péri-articulaire : la recherche des points douloureux, la douleur que provoquent seulement, dans ce dernier cas, certains mouvements, ceux qui tiraillent le tendon affecté, feront reconnaître le siège précis du mal.

Enfin la synovite rhumatismale peut être toute localisée aux fléchisseurs d'un doigt, par exemple, ou à la coulisse bicipitale; il suffit d'en être prévenu.

Traitement. — Il consiste dans l'enveloppement ouaté, les antiphlogistiques, les badigeonnages laudanisés, etc., et la cure de l'affection générale.

4° SYNOVITE SUPPURÉE

Cette forme grave de la synovite tendineuse reconnaît une triple origine :

1° *Traumatique*; elle est due aux plaies des gaines synoviales, aux arrachements et aux écrasements des doigts, surtout du pouce et de l'auriculaire, ou encore à certaines interventions chirurgicales, ténotomie, ténorrhaphie, incision de kystes synoviaux, amputations dans la continuité ou la contiguité, résections, et, dans tous les faits, la complication relève d'une même cause, l'infection de la plaie et la septicité.

2° *Secondaire*; elle peut n'être que la *localisation d'une maladie générale*, de la pyohémie, de la scarlatine, de la fièvre typhoïde, etc. Rothmann [1] n'a-t-il pas signalé un phlegmon des gaines du dos de la main, chez un enfant scarlatineux? Et Alb. Robin [2] a vu, chez un typhique, une série d'arthrites et de synovites suppurées.

5° Plus souvent encore la suppuration secondaire des gaines survient *au cours d'une inflammation des parties molles ambiantes*, d'un phlegmon, d'un panaris. L'abcès profond du poignet et de l'avant-bras est classique à la suite du panaris, surtout de celui du pouce et du petit doigt; mais la pathogénie en a été discutée : c'est une synovite suppurée, propagée de la gaine digitale à la grande gaine carpienne, d'après Gosselin et Schwartz; c'est une lymphangite profonde suppurée, qui prend ses origines dans le réseau des doigts, d'après Dolbeau et Chevalet. On ne saurait souscrire à une théorie exclusive [3].

Anatomie pathologique. — La cavité séreuse est souvent tout entière distendue par le pus; ailleurs elle est cloisonnée, et des barrages s'établissent au niveau des rétrécissements normaux et par le fait de la synovite adhésive.

C'est très souvent un pus séreux, sanieux, mêlé de grumeaux et de débris pseudo-membraneux, qu'on trouve dans le sac synovial; la paroi est épaissie, rouge, encroûtée à sa face interne d'une substance pulpeuse, grisâtre, ou de bourgeons charnus qui, une fois la collection ouverte, font hernie, comme des fongosités mollasses, à travers les perforations cutanées.

Le tendon est recouvert lui-même de ces bourgeons embryonnaires, qui s'infiltrent entre ses faisceaux, les dissocient et les rongent; plus tard, devenus fibreux, ils créeront, entre le tendon, sa gaine et la peau, ces adhérences étroites, dont nous parlions plus haut (voy. *Synovite plastique*). Dans d'autres cas, plus graves encore, le tissu tendineux se sphacèle et se détache, on le voit s'éliminer par lambeaux grisâtres, imprégnés de pus, filamenteux, analogues à de l'étoupe mouillée : la continuité est rompue et l'organe détruit.

Autour de la gaine suppurée, d'autres accidents ne sont pas rares. C'est d'abord la *périsynovite* : le phlegmon de la gaine conjonctive qui double l'enveloppe séreuse, phlegmon qu'on a vu exister seul, sans que la gaine elle-même fût suppurée. Plus souvent, l'abcès péri-synovial ne tarde pas à se mettre en communication avec la collection de la gaine, et les ruptures du cul-de-sac séreux distendu ouvrent la voie à des fusées purulentes qui peuvent remonter jusqu'au coude, en décollant le paquet des muscles fléchisseurs (Schwartz) : c'est un phlegmon par diffusion, ou un phlegmon diffus.

Les os et les articulations ne restent pas toujours indemnes au contact de la synovite suppurée, sans parler même de ces gaines qu'une communication

---

[1] Rothmann, *Fall von Synovitis scarlatinosa suppurativa. Deutsche med. Wochenschrift*, 1881, p. 541.

[2] Alb. Robin, *Arthrites et synovites purulentes généralisées dans une fièvre typhoïde. Gaz. méd. de Paris*, octobre 1881.

[3] Le rôle de la lymphangite profonde est indéniable dans la pathogénie de ces abcès lointains, qui naissent à l'avant-bras, sans que la paume soit intéressée, et qui succèdent à un panaris sous-cutané; et, d'autre part, la synovite ascendante a été constatée anatomiquement, et, seule, elle est susceptible d'expliquer certaines lésions consécutives, telles que les attitudes vicieuses et l'ankylose des tendons.

Du reste, il est remarquable, et Schwartz y insiste, que les panaris du pouce et de l'auriculaire soient presque seuls à provoquer l'abcès en bissac du poignet. Aux orteils, pareille complication est exceptionnelle : c'est qu'aucune gaine digitale ne communique avec les deux grandes séreuses plantaires, qui se terminent en s'isolant vers le milieu de la région (Schwartz).

[F. LEJARS]

normale met en rapport avec une synoviale articulaire, telle que celle du psoas. Enfin on a observé des ulcérations vasculaires, celle de la cubitale ou de la transverse du carpe, au poignet ; et aussi des lésions des nerfs qui baignent dans le pus, du médian par exemple, que Michon, Bulteau, Schwartz ont trouvé assez altéré pour expliquer l'intensité des douleurs. Nous dirons plus loin que la synovite plastique représente souvent le mode de terminaison de la suppuration des gaines, et qu'une sorte de synovite fongueuse simple lui succède parfois.

Symptômes. — Une souffrance aiguë, lancinante ou constrictive, la difficulté des mouvements, la tuméfaction, de la fièvre et des frissons, annoncent souvent la synovite purulente, au cours d'un panaris, par exemple, ou à la suite d'une plaie ; secondaire à une infection générale, ses allures sont d'ordinaire moins bruyantes.

De bonne heure, les tendons se rétractent, et le moindre essai de redressement provoque des accès de douleur ; la main est en griffe, les doigts s'incurvent et se coudent. Le gonflement s'accroît peu à peu, la rougeur cutanée se fonce et l'œdème devient énorme, dans les régions où la peau est fine et non adhérente, au dos de la main, par exemple, même lors de synovite palmaire.

On trouve alors une poche fluctuante, lisse et régulière, ou bosselée, bridée en bissac, comme au poignet, par des ponts fibreux inextensibles, tels que le ligament annulaire ; le flot est alors très net d'une bosselure à l'autre.

Que va devenir cette large collection ? Il n'est pas rare qu'elle rompe ses barrières,

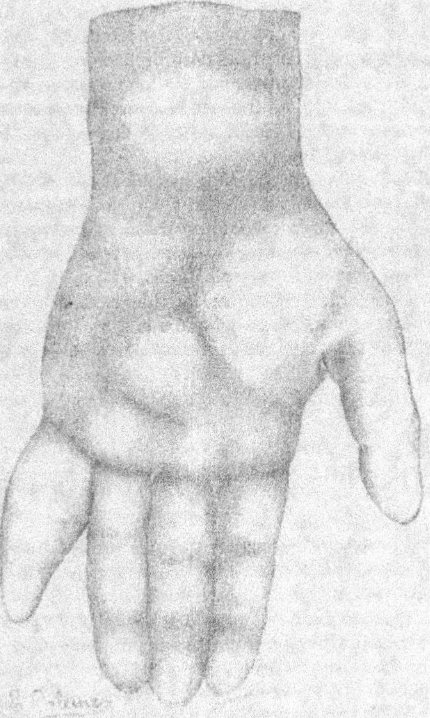

Fig. 203. — Synovite suppurée des gaines palmaires. (Musée Dupuytren, n° 25.)

et que le membre, sur une grande hauteur, s'infiltre de pus : la mort est une conséquence fréquente de ce phlegmon diffus secondaire, qu'elle survienne dans la période suraiguë, ou plus tard, à la suite d'une longue suppuration, par pyohémie ou septicémie lente.

Dans des conditions plus heureuses, la collection s'ouvre ou elle est incisée ;

[P. LEJARS.]

quelquefois une collection sous-cutanée donne lieu à la formation d'un abcès en bouton de chemise; mais la suppuration reste circonscrite, et peu à peu la réparation se fait; ce n'est jamais qu'au prix d'adhérences et de déformations (voy. *Synovite plastique*).

Ailleurs, le tendon sphacélé s'est éliminé tout entier, en bourbillons, à travers les cratères purulents; ou bien les lésions articulaires laissent après elles des raideurs, de l'ankylose; les lésions osseuses, des nécroses et des trajets fistuleux qui ne tarissent plus.

Enfin, il est des cas où les bourgeons charnus qui comblent la gaine, ternes, gélatineux et mous, se refusent, durant de longs mois, à la cicatrisation : c'est une synovite fongueuse simple, sur laquelle, du reste, la tuberculose peut se greffer.

La synovite suppurée est donc toujours d'un pronostic grave; même lors de guérison, elle laisse des désordres longuement persistants.

Aussi faut-il intervenir de bonne heure et avec énergie. Il y a d'abord, en quelque sorte, un traitement préventif : l'antisepsie appliquée aux plaies des doigts, etc.; l'incision précoce des panaris, surtout au pouce et à l'auriculaire, etc.

Le phlegmon de la gaine une fois constaté, il faut l'ouvrir, le laver et le drainer; au poignet, on fait une double incision dans la paume et à l'avant-bras, et le drain est souvent passé au-dessous du ligament annulaire. Des bains antiseptiques prolongés et répétés rendront alors de grands services et préviendront souvent les complications.

Plus tard, c'est contre les raideurs et l'ankylose tendineuse qu'il faudra lutter, comme nous l'avons indiqué à la synovite plastique; si la gaine fongueuse refusait de se fermer, les cautérisations, le curage seraient indiqués.

III

SYNOVITES CHRONIQUES

Les données récemment acquises nous font une nécessité de détacher de ce groupe les *synovites fongueuses* et les *synovites à grains riziformes*, qui rentrent dans le cadre de la tuberculose.

Comme toute inflammation chronique d'une membrane séreuse, la synovite chronique est susceptible de se présenter sous trois formes : *sèche, séreuse; hémorrhagique*. Nicaise [1] a décrit la synovite sèche et la synovite hémorrhagique, mais leur histoire est à peine ébauchée.

1° La *synovite sèche* est le résultat d'un processus analogue à celui de l'arthrite sèche, qu'elle accompagnait dans le fait observé par Nicaise. C'était sur un sujet de l'amphithéâtre des hôpitaux : les gaines des tendons rétro-malléolaires étaient élargies et plissées en long sur leur face interne. La paroi était épaissie, fibreuse, et l'on trouvait à sa surface des lobules de graisse, dont plusieurs faisaient saillie dans la cavité de la gaine, rappelant tout à fait le lipome arborescent de l'arthrite sèche. Il n'existait aucune communication avec la cavité arti-

[1] NICAISE. *Gaz. méd.*, 1872, p. 98.

culaire. Cette lésion des gaines tendineuses pourrait s'accompagner de la présence de corps libres dans la cavité de la gaine, corpuscules détachés des parois comme ceux qui tombent dans les cavités articulaires.

Broca[1] avait déjà publié un fait de transformation graisseuse de la synoviale de l'extenseur commun, à la face dorsale de la main, et Berdinel signale, chez un sujet atteint d'arthrite sèche du genou, un kyste du médius rempli d'une matière athéromateuse blanchâtre.

L'épaississement et la rétraction de la gaine, l'adipose et certaine variété de grains riziformes appartiennent donc au type de la *synovite chronique sèche*. Les corps étrangers mobiles, signalés par Toussaint[2] dans les gaines des extenseurs des orteils, relèvent sans doute du même processus.

2° La *synovite hémorrhagique* n'a point encore d'observation à son actif, mais il semble très vraisemblable que le processus de la *pachysynovite*, que nous retrouverons dans les bourses séreuses, puisse se voir aussi dans les gaines des tendons.

3° La *synovite séreuse*[3] se voit à la main, dans les gaines carpiennes ou digitales, ou encore dans celles du dos du poignet; au pied, dans la gaine des péroniers latéraux, de l'extenseur propre du gros orteil, etc., et surtout au creux poplité (voy. *Kystes du creux poplité*).

On ne sait rien de très précis sur l'étiologie de cette synovite; l'arthritisme y prédispose (Verneuil), les traumatismes souvent répétés, tels que ceux que font naître certains mouvements professionnels, ont souvent lieu d'être incriminés. Enfin la synovite chronique peut succéder à une inflammation aiguë.

La poche est de volume et de configuration variables; sa paroi est épaisse, mais elle a été, à vrai dire, peu étudiée; tantôt séreux et clair, le liquide est assez souvent visqueux, épais; on le compare classiquement à la gelée de pomme ou de groseille. Il semble qu'il n'y ait pas là seulement un épaississement de la synovie, mais la marque d'un travail spécial de l'épithélium de la gaine.

L'évolution de la synovite séreuse est, du fait de sa nature même, lente et silencieuse. Une tumeur arrondie ou bosselée, aux doigts, par exemple, ou bilobée, en bissac, comme au poignet, molle et fluctuante ou fortement tendue, dessine la forme de la gaine hydropique. Parfois la collection péri-tendineuse ou sous-tendineuse communique avec un article voisin, et une pression méthodique, dans certaines attitudes, permet une réduction complète ou partielle.

Les douleurs sont nulles, en général; c'est plutôt une sensation de gêne et une maladresse de plus en plus marquée des mouvements, les tendons se rétractent et les doigts sont infléchis dans la paume.

L'affection est d'une durée presque indéfinie, la suppuration est rare, elle entraîne tous les dangers que nous avons exposés (voy. *Synovite suppurée*).

Le diagnostic est, en général, aisé. Un kyste à grains riziformes, qui ne crépiterait pas, pourrait être pris pour une synovite chronique simple, et si l'exploration, telle que nous l'indiquerons plus loin, ne faisait percevoir en aucun point de la gaine la moindre crépitation, la ponction ou l'incision seules permettraient le diagnostic.

[1] Soc. anat., 1851.
[2] TOUSSAINT, *Note sur les corps étrangers de la synoviale des extenseurs des orteils. Arch. de méd. et de pharm. milit.*, 1885, XXII, p. 515.
[3] LANTIER, *Des kystes synoviaux tendineux.* Thèse de doct., 1866. — PHILIPPE, *Des synovites tendineuses.* Thèse de doct., 1873. — PARIS, *Des synovites tendineuses chroniques et des kystes synoviaux des gaines digitales isolées.* Thèse de doct., 1878.

[F. LEJARS.]

Les lipomes profonds, ceux de la paume par exemple, ont simulé, dans quelques cas, le kyste séreux du poignet; nous y reviendrons (voy. *Néoplasmes des synoviales tendineuses*). Il en est de même du *ganglion* (voyez ce mot).

Traitement. — La ponction suivie d'une compression prolongée suffisent quelquefois; quant à l'injection iodée, à l'ignipuncture profonde, aux cautérisations de la face interne de la gaine, ce sont des moyens dangereux, sous leur apparente simplicité, et dont le moindre inconvénient est de créer des adhérences étendues.

Aussi l'opération de choix consiste-t-elle à pratiquer l'incision antiseptique, le lavage et le drainage; Daniel-Mollière [1] s'est servi du crin phéniqué à titre de drain.

Si le kyste est bien isolé, il sera préférable d'en faire une excision large, ou mieux de l'extirper. C'est ce que nous avons fait récemment, avec un excellent résultat, pour une synovite chronique, ancienne et récidivante, de la gaine du fléchisseur du pouce (voy. *Kystes du creux poplité*).

IV

TUBERCULOSE DES SYNOVIALES TENDINEUSES

1° *SYNOVITE À GRAINS RIZIFORMES*

Thèse de FAYOLLE, 1874. — GUILLAUD, 1875. — FAUCON, 1877. — GODEMEL, 1878. — NICAISE, De la synovite tendineuse à grains riziformes et de la synovite sèche. *Gaz. méd. de Paris*, 1872. — NOTTA (de Lisieux), Synovite tendineuse à grains riziformes. *Bull. de la Soc. de chir.*, octobre 1881, p. 934. — FAUCON, Traitement des kystes synoviaux tendineux. *Ibidem*, 15 février 1882, p. 104. — POLAILLON, Kyste à grains riziformes des gaines synoviales. *Ibidem*, 25 mai 1882, p. 428. — HEUBERT, Kystes tendineux à grains riziformes. *Ibidem*, 25 oct. 1881, p. 797. — VERNEUIL, *Bull. de la Soc. de chir.*, octobre 1881, p. 756. — CZERWINSKI, Un cas de téno-synovite crépitante; composition chimique des grains riziformes. *St.-Petersb. med. Woch.*, 1844, n° 2. — NICAISE, POULET et VAILLARD, Nature tuberculeuse des hygromas et des synovites à grains riziformes. Cas rare d'hygroma à grains riziformes de la cuisse. *Revue de chir.*, 1884. — SCHWARTZ, *Bull. de la Soc. de chir.*, 1887, t. XII, p. 744-746, et art. SYNOVIALES du *Dict. de méd. et de chir. prat.* — SCHUCHARDT, Sur la formation des grains riziformes dans les gaines tendineuses et les articulations. *Arch. für path. Anat.*, 1888, t. CXIV, p. 186-204. — WALLICH, Sur la nature tuberculeuse des synovites à grains riziformes. *Comptes rendus de la Soc. de biol.*, 17 novembre 1888. — REYNIER, TERRILLON, LUCAS-CHAMPIONNIÈRE, JALAGUIER, Société de chirurgie, décembre 1888. — P. DARAN, De la nature de la synovite à grains riziformes. Thèse de doct., 1889. — GARRÉ, Die primäre tuberculöse Sehnenscheidenentzündung. *Beiträge zur klin. Chir.*, Bd. VII. — H. BIESE, Die Reiskörperchen in tuberkulös erkrankten Synovialsäcken. *Deutsche Zeitschrift für Chir.*, 1895, Bd. XLII, p. 4. — E. GOTTMANN, Ueber die Bildungsweise der Reiskörperchen in tuberkulös erkrankten Gelenken, Schleimbeuteln und Sehnenscheiden. *Beitr. zur klin. Chir.*, 1896, Bd. XI, p. 757.

C'est à un chirurgien suédois, Olov Acrel (de Stockholm), qu'on rapporte la première description des kystes à grains riziformes [2], il en faisait des « athéromes », et l'on trouve désignée, dans quelques travaux, sous le nom de « ganglion crépitant d'Acrel » la tumeur à grains du poignet.

[1] DANIEL-MOLLIÈRE, *Gaz. des hôp.*, 12 avril 1870.
[2] WEICHEL, *Ueber das Ganglion crepitans Acrelii*. Dissert. Giessen, 1858.

[F. LEJARS.]

Goyrand (d'Aix) [1] et Dupuytren [2] furent les premiers, en France, à en publier des faits et à en chercher la pathogénie; puis Velpeau, Michon [3], qui leur consacre dans sa thèse de professorat une très bonne étude, Cruveilhier, Legouest [4], grossirent peu à peu les éléments de leur histoire.

Virchow associe les kystes hordéiformes des synoviales tendineuses à ceux des bourses séreuses sous le titre commun d'*hygroma prolifèrant*, et la théorie qu'il en donne régnait jusqu'à ces derniers temps.

On s'accordait, en effet, à faire du kyste à grains une simple forme de la synovite chronique, et la discussion ne portait que sur le mode de production de ces étranges corpuscules, que l'on croyait fibrineux, avec Velpeau, ou dus aux franges et aux végétations de la paroi, avec Virchow.

Ici encore, les recherches modernes ont révélé *la tuberculose*.

Anatomie pathologique et pathogénie. — La démonstration de la nature tuberculeuse de la synovite à grains s'appuie sur une série de preuves : 1° sur sa parenté clinique avec la tuberculose, son existence chez des tuberculeux avérés, sa transformation en synovite du type fongueux; 2° sur la structure histologique de sa paroi; 3° sur la constatation du bacille de Koch dans cette paroi, et les résultats positifs de l'inoculation des grains. Et c'est dans cet ordre progressif que les documents se sont accumulés.

Deville, dès 1851, signale la transformation, dans un cas, d'une « tumeur liquide avec corps étrangers en une tumeur solide, du genre de celles qu'on a nommées fongueuses ».

En 1876, Poulet avait vu, à son tour, une synovite à grains riziformes passer à l'état fongueux.

D'après Schuchardt, Baumgarten, le premier, aurait trouvé des tubercules miliaires dans la paroi d'un hygroma tendineux à grains. Plus tard, Riedel, puis König devaient étendre ces constatations. MM. Terrier et Verchère, dans leur mémoire de 1882, remarquaient, de leur côté, que « les fongosités synoviales succèdent parfois à un épanchement séreux abondant, contenant des grains, d'aspect de riz cuit ». Beger (1885) donne un fait de même interprétation.

Mais c'est l'important mémoire de Nicaise, Poulet et Vaillard, qui a surtout servi de base à la théorie nouvelle de la synovite à grains riziformes. L'examen de la paroi d'un hygroma et de deux synovites tendineuses leur permit de décrire et de figurer tout un semis de nodules tuberculeux, ils trouvèrent le bacille de Koch dans la paroi et même dans les grains, et tentèrent deux inoculations : sur ces données, ils purent affirmer la nature tuberculeuse de la synovite à grains.

Depuis, les faits n'ont cessé d'affermir ces conclusions, et il suffit de renvoyer aux mémoires successifs de Schuchardt, de Garrè, de Riese, de Goldmann, etc. Dans ces dernières années, la nature tuberculeuse de la synovite à grains étant désormais hors de doute, les discussions ont porté sur le mode pathogénique des grains. (*Voy. plus loin.*)

Il faut étudier, dans une synovite à grains : 1° *la paroi*, 2° *les grains eux-mêmes*.

[1] *Obs. de kyste hordéiforme guéri par la double incision et le séton*. Gaz. des hôp., 16 janvier 1834.

[2] *Des kystes séreux contenant de petits corps blancs ou hydatides. Leçons de clin. chir.* 2e éd., 1839, t. II, p. 148.

[3] *Des tumeurs synoviales de la partie inférieure de l'avant-bras.* Thèse de concours de clin. chir., 1854.

[4] *Des kystes synoviaux du poignet et de la main.* Thèse d'agrég., 1857.

Paroi. — Le sac est de volume très inégal, et sa surface souvent bosselée; en dedans, il est dépoli, rugueux, hérissé de grains qu'un mince pédicule rattache encore; ailleurs, et dans les intervalles des grains adhérents, il est lisse, uni, ou recouvert de fausses membranes à demi détachées, de lambeaux flottants.

Son épaisseur varie de 2 à 8 millimètres, inégale suivant les points; dans les cas très anciens, sa paroi épaissie s'indure et acquiert une consistance presque cartilagineuse; à la coupe, elle est grisâtre. A l'examen histologique, on y distingue trois couches :

1° La zone externe, fibreuse, formée de faisceaux conjonctifs entre-croisés, moins denses et fibrillaires en dedans, et mêlés de cellules plates et de noyaux : des vaisseaux d'assez gros calibre la sillonnent;

2° La zone moyenne, dont la structure est celle du « tissu de granulation »: noyaux embryonnaires, vaisseaux presque tous capillaires, à paroi néoformée, comme dans les bourgeons charnus ; c'est la zone de prolifération;

3° La zone interne; elle est très mince, en général, mais signalée par Poulet et Vaillard dans leurs trois examens, par Schuchardt, par Aviragnet et Nicole (¹), elle semble constante, et nous allons voir que sa signification pathogénique est d'un grand intérêt.

C'est une lame de substance réfringente ou vitreuse, homogène ou granuleuse par places, et où l'on ne retrouve plus que quelques noyaux épars; elle n'est autre que l'exsudat fibrineux, indiqué dans la plupart des anciennes observations, mais elle n'est pas constituée par de la fibrine pure, réticulée, et son origine se rapporte à un tout autre processus que celui d'une exsudation ou d'un dépôt.

« Il est facile de suivre, d'après Poulet et Vaillard, le processus qui aboutit à la formation de cette lame amorphe. Les éléments embryonnaires qui confluent vers le bord libre de la paroi se tuméfient, prennent une coloration diffuse d'un rouge intense, et un éclat réfringent presque vitreux. D'abord isolés, distincts et pourvus encore de leur forme arrondie, ils ne tardent guère à se fusionner entre eux et à former ainsi des sortes d'îlots ou de travées en réseau, dans lesquelles, lorsque la conglomération n'est pas achevée, on peut reconnaître encore quelques indices des formes cellulaires qui ont contribué à former ces masses vitreuses. Ultérieurement, la fusion est complète et tous les éléments sont confondus en masses ou en bandes homogènes, réfringentes, dans lesquelles il est impossible de distinguer les vestiges du tissu primitif. »

La description de Schuchardt est à peu près la même. Pour déterminer la nature exacte de cette lame pariétale, et aussi de la substance qui constitue les grains riziformes, il s'est servi du procédé de coloration de Weigert, qui teinte en beau bleu la fibrine. Il obtient et il figure dans ses planches un fin réseau bleu disséminé dans l'épaisseur de la zone interne, mais la majeure partie de la masse résiste à la coloration : c'est donc une substance fibrinoïde, mais où la fibrine vraie, fibrillaire, identique à celle du sang coagulé, ne tient qu'une place fort restreinte. Plus récemment, Goldmann est arrivé à des résultats tout semblables.

Il y a là une transformation spéciale des éléments conjonctifs, et l'examen histologique permet, comme nous l'avons vu, d'en suivre les phases. C'est la « nécrose de coagulation » de Weigert, la « dégénérescence fibrinoïde » de Neumann.

« Il s'agit là, dit Nicaise, d'un mode particulier des rapports de l'inflam-

(¹) Thèse de Daban, 1889.

mation et de la tuberculose. Il n'y a pas simple prolifération des cellules ou diapédèse des globules blancs autour du tubercule; il y a autre chose, le tubercule s'accompagne d'une inflammation qui produit un exsudat considérable de matière fibrineuse [1]. »

Où siègent les nodules tuberculeux?

Dans les deux zones *externe* et *moyenne* : ils ne se prolongent jamais dans la zone interne « de coagulation ». Leur nombre varie beaucoup, leur confluence

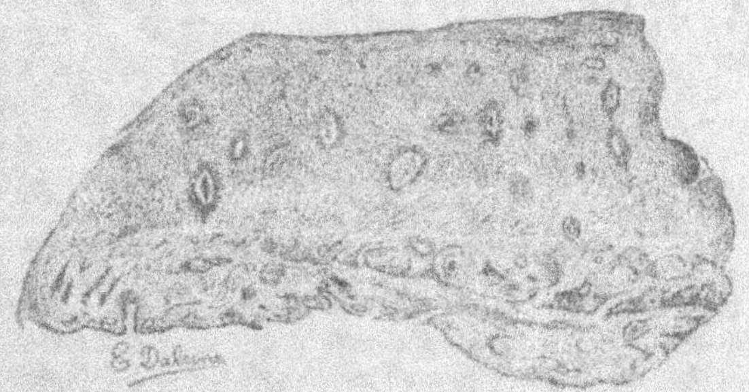

Fig. 297. — Paroi d'un kyste à grains riziformes du poignet. (Nicaise, Poulet et Vaillard, *Revue de chirurgie*, 1885.)

était telle, dans quelques examens, que la paroi semblait en être tout entière infiltrée. En général, ils sont plus abondants dans la couche externe, où, sur la coupe, on les voit creuser leur place entre les faisceaux fibrillaires; ils sont isolés, plus petits, plus jeunes, dans le « tissu de granulation ».

Ils naissent souvent autour des petits vaisseaux de la paroi, eux-mêmes atteints d'endartérite et de péri-artérite. Ce sont des nodules typiques et complets, à cellule géante centrale, et pourvue de sa double couronne épithélioïde et embryonnaire; sur d'autres, la zone embryonnaire n'existe pas, ils ne sont circonscrits que par le tissu fibreux ambiant; d'autres encore se présentent sous la simple forme d'un amas

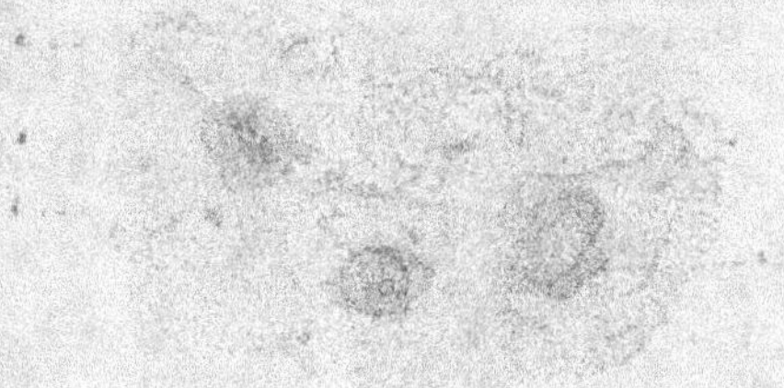

Fig. 298. — Paroi d'une synoviale à grains riziformes. (Schuchardt, *Arch. für path. Anat.*, 1888, Bd. CXIV, Taf. VI.)

a, couche interne; nécrose de coagulation. — b, couche externe; tubercules miliaires (c).

de cellules épithélioïdes, ou même d'un nodule embryonnaire, que sa constitution et son origine péri-vasculaire suffisent à caractériser. Quelques-uns de ces nodules présentent des indices de caséification commençante.

Enfin ils renferment des bacilles de Koch, et c'est, en général, dans les cel-

<hr>

[1] Du reste, ce processus se retrouve dans la tuberculose des autres séreuses, dans l'hygroma tuberculeux, dans certaines arthrites. (Voy. LEJARS et M. LABBÉ, *Les arthrites à grains riziformes, Revue de la tuberculose*, octobre 1896, p. 473.)

lules géantes qu'on les trouve. Poulet et Vaillard, Schuchardt, Aviragnet et Nicole, etc., les ont constatés; leur nombre varie; mais il est rarement considérable. Nous verrons dans un instant s'ils existent dans les grains.

Contenu. — Le sac, ainsi constitué, ne renferme, en général, qu'une assez minime quantité de liquide, séro-purulent, ou encore visqueux et jaunâtre. On l'a vu, dans quelques cas, manquer entièrement : la poche était bourrée de grains riziformes entassés.

Quant au tendon, il est souvent indemne, et glisse encore aisément dans ce milieu (Notta, Faucon, Polaillon, Humbert), ou bien il est rétracté (Jeannel), ou atrophié. Dans un cas de Nicaise(*), il était dissocié en petits faisceaux parallèles, entre lesquels se trouvaient de petits grains miliaires, et qui ressemblaient aux cordes d'un violon.

Grains riziformes. — Leur nombre est souvent énorme, le poids total de leur masse était de 590 grammes dans un cas de Nicaise, Poulet et Vaillard. Leur grosseur varie d'une tête d'épingle à un haricot, et leur forme est loin d'être toujours identique; Virchow, Volkmann ont figuré les différents aspects qu'ils revêtent; il en est d'aplatis, d'ovoïdes, de triangulaires, etc.; d'autres, et le fait est plus intéressant, s'allongent à un de leurs angles en forme de style ou de pédicule effilé : Cruveilhier les avait comparés à des pépins de poire; d'autres encore, réniformes, sont déprimés en un point, et témoignent ainsi de leur adhérence primitive. Nous avons signalé déjà qu'à part les grains libres, un certain nombre de corpuscules adhèrent encore à la paroi interne du kyste, comme à une sorte de membrane basale.

D'un blanc laiteux, on les compare traditionnellement aux grains de riz demicuit; leur surface est, en général, unie et régulière, mais il n'en est pas de même de leur coupe.

D'assez nombreux examens histologiques ont permis de reconnaître que la structure des grains n'est pas uniforme, et voici les différents types qui ont été signalés :

α. Le grain est compact et homogène, sans stratification apparente; il est

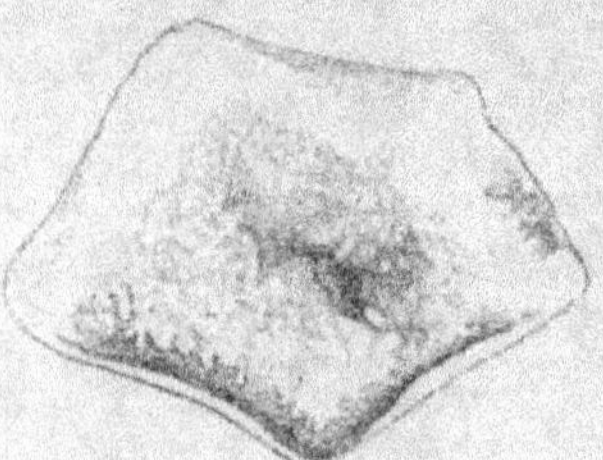

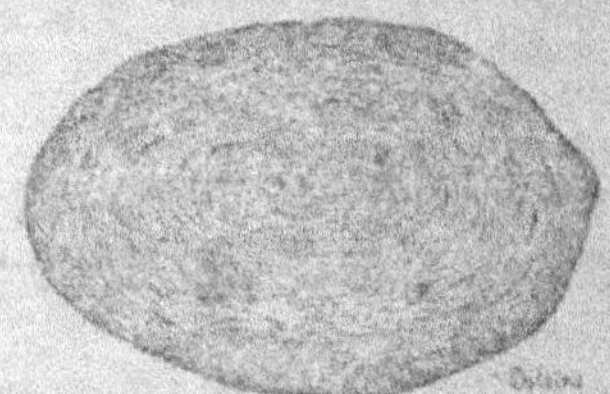

Fig. 269. — Coupe d'un grain riziforme, coloré par le procédé de Weigert; la substance fibrinoïde est en noir. (Schuchardt.)

Fig. 270. — Coupe d'un grain riziforme. (Nicaise, Poulet et Vaillard, *Revue de chir.*, 1885.)

formé d'une substance amorphe, translucide, en couche mince, qui ressemble à la fibrine.

Schuchardt a traité ces grains par le procédé de Weigert, comme il l'avait fait pour la paroi; à part quelques vacuoles et quelques fentes, ils ne présen-

(*) *Bull. de la Soc. de chir.*, 18 mai 1881, p. 402.

laient aucune structure; une couche corticale plus ou moins large s'était teintée
de bleu (c. fibrinoïde), sans que le bord lui-même cessât d'être incolore; dans
la masse des grains se dessinaient en bleu des figures irrégulières et réticulées,
rattachées par de fines traînées à la zone corticale (voy. fig. 209). La conclusion,
c'est que la substance des grains est identique à celle de la couche de *nécrose
de coagulation* de la paroi.

b. Le grain est formé de strates concentriques, régulièrement emboîtées et
serrées les unes contre les autres : il reste souvent une petite cavité irrégulière,
au centre, et par places, entre les couches, des traînées finement granuleuses
(voy. fig. 210).

c. Le grain est aréolaire sur sa coupe (voy. fig. 211), il est composé de lambeaux adossés, repliés, enroulés, et qui laissent entre eux des espaces irréguliers; quelques lacunes sont remplies de fibrine vraie, réticulée ou granuleuse;

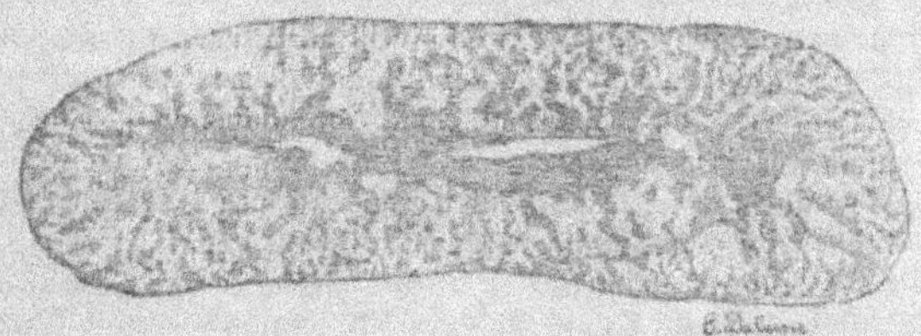

Fig. 211. — Coupe d'un grain riziforme. (Nicaise, Poulet et Vaillard, *Rev. de chir.*, 1885.)

d'autres contiennent des groupes cellulaires infiltrés de granulations graisseuses, et, sur divers points, on y pourrait même reconnaître quelques fragments de faisceaux conjonctifs (Poulet et Vaillard).

d. Le grain tout entier a une texture cellulaire. Tels étaient ceux que Chau-
delux a examinés et fort bien décrits, ils étaient à deux couches, « l'une périphérique, stratifiée, à lamelles concentriques, constituée par des cellules
épithéliales, à noyaux volumineux, et analogues à celles qui tapissent normalement la séreuse; l'autre, amorphe et granuleuse, et où l'on trouvait à peine çà
et là quelques noyaux ». Ces corpuscules nettement organisés ont été signalés
depuis longtemps (Virchow, etc.)

Dans un abcès ossifluent à grains riziformes, Reverdin et Albert Mayor [1]
ont trouvé aux grains une structure tout aussi caractérisée : ils étaient formés
de tissu conjonctif aux diverses périodes de son développement, ici des
groupes de noyaux embryonnaires, là des faisceaux de corps fibro-plastiques;
des vaisseaux assez nombreux sillonnaient ce tissu, et dans quelques grains on
trouvait des vestiges d'hémorrhagies. Enfin, tout autour du corpuscule, existait
une coque plus ou moins épaisse, d'une substance analogue à la fibrine.

Plusieurs fois, Nicaise, Poulet et Vaillard avaient constaté, dans l'épaisseur
des grains riziformes, des figures qui rappelaient, par le mode de groupement
des éléments cellulaires, les follicules tuberculeux de la paroi. Dans le fait de
Reverdin, les grains étaient parsemés de nombreux tubercules miliaires. Ils ont
été retrouvés par Riese dans les corpuscules hordéiformes des synoviales tendineuses et articulaires.

[1]. REVERDIN et A. MAYOR, *Abcès ossifluent à grains riziformes; nature tuberculeuse de ces
grains. Revue méd. de la Suisse romande*, 15 juin 1877.

[F. LEJARS]

La présence des bacilles de Koch dans les grains eux-mêmes semble fort rare. Nicaise, Poulet et Vaillard avaient constaté leur présence; Riese les signale dans quelques rares faits, mais il est remarquable que les inoculations pratiquées avec des fragments de ces grains sans bacilles n'en soient pas moins positives.

En 1886, Terrillon et Hippolyte Martin inoculèrent trois lapins avec des grains riziformes, qui ne renfermaient pas de bacilles : les animaux moururent de tuberculose généralisée. M. Wallich a conclu, d'une étude bactériologique très complète, que les grains riziformes, formés d'une substance amorphe, en strates concentriques, ne présentaient, sur les coupes, aucun vestige des bacilles de Koch; inoculés dans des bouillons de culture, ils firent naître des colonies de microcoques, sans groupement déterminé; inoculés dans le tissu cellulaire sous-cutané d'un cobaye, ils déterminèrent au bout de trois mois une ulcération d'aspect tuberculeux, au point d'insertion; enfin l'inoculation dans le péritoine d'un autre cobaye fut suivie de mort au troisième mois : le péritoine, les poumons, la rate, la surface du foie étaient semés de tubercules et l'on reconnut l'existence de nombreux bacilles de Koch dans les poumons et la rate.

MM. Reynier et Jalaguier ont, à leur tour, rapporté chacun un fait où l'absence de bacilles, dans les grains n'empêcha pas leur inoculation d'être suivie de tuberculose généralisée. Aujourd'hui, depuis les nombreux et importants travaux que nous avons cités, les faits de ce genre ne se comptent plus. Il s'agit là sans doute d'un de ces cas où le parasite figuré n'agit que par les poisons qu'il sécrète.

Quant au mode de formation des grains, il a été, récemment encore, débattu [1]. Voici les deux théories principales :

1° D'après König, qui a repris et développé l'opinion de Brodie et de Velpeau, et dont les idées sont soutenues par Landow [2] et par Riese, les grains sont dus à une sorte de coagulation du liquide synovial, à des dépôts fibrineux qui se superposent sur la face interne de la gaine séreuse, pour se fragmenter ensuite et se modeler en corpuscules de forme variée. Cette hypothèse explique mal la présence et souvent la confluence des grains nettement pédiculés, et ces excroissances tubéreuses, sortes de grains en miniature, qui forment parfois un véritable semis à la surface interne de la membrane.

2° L'autre explication est fondée sur l'identité de composition des grains et de cette lame fibrinoïde qui revêt, à sa face interne, la synoviale malade; elle a été exposée par MM. Nicaise, Poulet et Vaillard, soutenue par Schuchardt et Goldmann. Sous l'influence du frottement du tendon dans sa gaine, la bande nécrosée se fragmente, se décolle en lambeaux, qui se replient, s'enroulent, se détachent en petites masses, ce sont les grains riziformes. Ne sont-ils pas eux-mêmes souvent aréolaires, sillonnés de fentes, comme une mince bandelette pliée et roulée sur elle-même? Et le brassage continu auquel ils restent soumis dans la cavité de la gaine achève de les condenser et de les arrondir [3].

---

[1] Il est à peine utile de rappeler que Laënnec les croyait organisés et qu'il les décrivit sous le nom d'acéphalocystes, et que Dupuytren continua l'erreur, malgré les dénégations de Bosc et de Duméril.

[2] Landow, *Ueber die Bedeutung des Faserstoffes und seine Umwandlungen bei chronischer, insbesondere tuberculösen Hydrops fibrinosus. Arch. für klin. Chir.*, 1894, Bd. XLVII, p. 967.

[3] Du reste « l'arrachement de la lame mortifiée ne se fait pas toujours exactement aux limites de la zone nécrosée; souvent il entraîne aussi des parcelles bien vivantes du tissu de granulation sous-jacent, qui seront englobées plus tard dans la masse du grain ». Ainsi s'ex-

Ce mode pathogénique semble le plus vraisemblable. Est-il le seul? Les franges synoviales ne peuvent-elles s'hypertrophier, se rompre à leur insertion, et former ainsi de petits corps étrangers? La structure si régulière, qui a été parfois constatée, le revêtement épithélial, le réseau vasculaire (Reverdin et Mayor), ne permettent pas d'en douter (Chandelux); mais ce n'est là qu'un processus d'exception lié peut-être à certaines formes rares de synovites chroniques, qui se rapprochent du type de l'arthrite sèche (Voy. *Hygroma chronique*).

La synovite à grains riziformes, typique, est d'essence tuberculeuse. C'est une des formes de la tuberculose des gaines synoviales, caractérisée par un stroma fibreux et la dégénérescence fibrinoïde ou nécrose de coagulation ; la présence des grains est une conséquence nécessaire de ses lésions spéciales, dans une gaine mobile.

Étiologie. — Ce que nous venons de dire suffit à indiquer l'étiologie. On a vu le kyste à grains survenir chez des tuberculeux avérés, et coïncider avec d'autres tuberculoses locales, ostéo-arthrites, etc. Plus souvent, il marche seul pendant longtemps.

Il reconnaît les mêmes influences localisatrices que la synovite fongueuse; les couturières, les terrassiers, les forgerons, les manœuvriers de tout ordre, en sont surtout atteints; et le fonctionnement si actif de la main et des doigts, dans certaines professions, explique sa prédilection pour les grandes gaines du carpe.

On le trouve encore au dos du poignet, dans les gaines des extenseurs; au pied, dans celles des extenseurs et des péroniers, et même à l'épaule, dans une des bourses séreuses annexées aux tendons (Reclus).

Symptômes. — Le début de la synovite à grains est le plus souvent très obscur. Une sensation de pesanteur, une gêne des mouvements, quelques douleurs sourdes, un gonflement d'abord peu accusé, mais qui persiste et s'accroît lentement : tels en sont les premiers signes, et quelquefois les seuls, durant une longue période. Un traumatisme, une légère entorse, un effort sont assez souvent indiqués à l'origine de l'affection, et, sous des influences analogues, il n'est pas rare de constater, au cours de son évolution, des recrudescences de volume et une marche plus rapide.

Bien constitué, le kyste tendineux hordéiforme se présente avec l'aspect caractéristique déjà décrit à l'occasion de la synovite chronique simple. C'est la tumeur en bissac, au poignet, et le relief qui se dessine le premier occupe tantôt la paume, tantôt l'avant-bras; aux doigts, la petite masse est bosselée et noueuse; ailleurs, la forme ne saurait être aussi spéciale. La poche est nettement fluctuante; mais, dans nombre de cas, il existe une quantité si prédomi-

plique la présence d'éléments cellulaires dans la masse des corpuscules. Schuchardt admet le même processus pour les grains hordéiformes des gaines et des articulations et il fait remarquer que l'absence de frottements explique la rareté relative des grains dans les hygromas des bourses séreuses, bien que Volkmann ait signalé aussi sur leur paroi interne, dans un certain nombre de cas, une couche fibrinoïde. De même, les grains ne se produisent dans les cavités articulaires, que si les mouvements sont encore possibles; on décèle aisément, lors d'arthrite fongueuse, des masses fibrinoïdes dans les couches internes, mais leur existence ne suffit pas; il faut encore que l'article ait conservé en partie son fonctionnement pour que la fissuration de la paroi en bandelettes et leur enroulement y puissent produire des grains riziformes.

nante de grains, que le doigt ne perçoit plus qu'une fausse fluctuation, une résistance vague qui persiste, ou même une induration de toute la masse.

Un signe est pathognomonique, c'est le *bruit de chaînon*, qu'on pourrait appeler encore le *bruit de grains*. C'est au poignet qu'il se constate le plus aisément ; presse-t-on sur l'une des deux bosselures du bissac, la main appliquée sur la tumeur sent un frottement brusque, un frôlement, qu'on a comparé, non sans quelque exagération, au bruit d'une chaîne dont les anneaux s'entrechoquent : c'est une crépitation dure, multiple et fuyante, que la description rend mal, mais dont la sensation ne s'oublie pas.

Ce bruit n'existe jamais dans les kystes simplement liquides : il est lié à la présence de grains, mais il n'est pas constant, et telle synovite était bourrée de corpuscules, qui ne laissait percevoir rien de semblable. Pourquoi ? Michon a cherché à déterminer expérimentalement les conditions de ce bruit. Une vessie est remplie d'eau tenant en suspension une demi-cuillerée de riz ; on l'explore dans tous les sens, et l'on recherche la fluctuation par tous les procédés, sans obtenir aucun bruit crépitant. On entoure la poche d'un lien circulaire qui en fait un bissac : le bruit de grains devient extrêmement net sous la main qui refoule le liquide d'un diverticulum à l'autre. Il faut donc, pour qu'il se produise : 1° un liquide tenant en suspension des corpuscules solides ; 2° une poche segmentée par un rétrécissement, qui permette le passage du liquide et des corpuscules. Le bruit se produit par le frottement des grains contre l'anneau et par la vibration du liquide dans la traversée du défilé. Un nombre trop restreint ou trop grand de corpuscules, un collier trop large ou trop étroit, une poche trop tendue entravent le phénomène, et ces conclusions expérimentales de Michon se vérifient en clinique. Une large poche bourrée de grains sans liquide n'était le siège d'aucun bruit crépitant (Nicaise), et Chassaignac cite un fait de kyste bordéiforme, en bissac, du poignet, où la communication des deux poches était si étroite, qu'on ne pouvait ni refouler le liquide de l'une à l'autre ni obtenir le frôlement caractéristique.

La synovite à grains entraîne, elle aussi, des déformations, surtout à la main, par la rétraction des tendons qu'elle engaine. Les doigts se fléchissent, l'annulaire et l'auriculaire plus que les autres, et leur redressement devient douloureux et impossible. Dans sa marche lente et progressive, le kyste à grains peut donc aboutir à l'impotence complète de la main.

Sa durée est, en général, fort longue, et se chiffre par plusieurs années. Quelquefois la peau s'amincit peu à peu, sans réaction, sans rougeur, et la poche finit par se fissurer et par s'ouvrir, laissant écouler le liquide et les grains ; ou encore, c'est une influence accidentelle qui, brusquement, accélère son évolution torpide, l'enflamme, le fait suppurer et l'ulcère.

L'ulcération guérit parfois, la poche se referme, et les grains ne tardent pas à s'y reproduire ; plus souvent il reste une fistule longtemps rebelle, suintante, et qui mène à une autre terminaison, *la synovite fongueuse greffée sur la synovite à grains*.

Ce passage d'une forme à l'autre est un indice de plus de leur commune nature tuberculeuse. Il est loin d'être rare ; il était bien connu des anciens chirurgiens ; Nicaise, Poulet, Beger, etc., en ont donné de nouveaux exemples. Chez une malade, d'une cinquantaine d'années, que nous avions opérée trois fois, à de longs intervalles, pour une synovite à grains des gaines palmaires, une tumeur blanche du poignet termina la très lente évolution de la tuberculose locale.

[F. LEJARS.]

D'autres tuberculoses locales coexistent parfois avec la synovite à grains ou lui succèdent ; les viscères sont eux-mêmes atteints à une période plus ou moins tardive, et son mode de terminaison est alors le même que celui de la synovite fongueuse : c'est la généralisation tuberculeuse.

Pronostic. — Le pronostic est donc en réalité très sérieux, et les notions nouvellement acquises ont permis de mieux reconnaître les dangers de cette synovite à marche torpide et d'apparence peu alarmante. Localement, les fonctions finissent par être totalement compromises, et la tuberculose généralisée et viscérale demeure toujours comme une menace.

Diagnostic. — Si le bruit de grains existe, le diagnostic s'impose ; pourtant, un abcès froid bilobé et à pus granuleux (Terrier), ou qui contiendrait des grains riziformes, comme dans le fait cité de Reverdin, pourrait donner lieu à la crépitation spéciale. Mais il ne serait pas allongé suivant le trajet d'une gaine, il n'y aurait pas de déformation par rétraction tendineuse ; enfin, si le doute persistait, une ponction exploratrice trancherait la question.

Tillaux a donné une observation de lipome crépitant de la paume de la main ; il en existe plusieurs autres ; mais la tumeur ne s'étend pas au poignet et son relief ne rappelle guère celui d'une synovite (voy. *Néoplasmes des synoviales tendineuses*).

Le bruit spécial manque-t-il, comme le fait s'est vu dans quelques cas, c'est avec la synovite chronique séreuse, ou avec la synovite fongueuse, que l'erreur pourra être commise ; mais la fluctuation est plus nette et plus franche dans le premier cas, et la consistance plus pâteuse et plus molle, dans le second. La ponction pourrait encore servir.

Traitement. — Le traitement s'est, lui aussi, profondément modifié depuis une quinzaine d'années.

Les méthodes anciennes n'avaient donné que des résultats fort médiocres dans la cure de la synovite à grains. La compression est illusoire ; l'injection iodée, que Boinet recommandait encore en 1875, n'avait qu'une efficacité tout éphémère, et un danger très réel. Dupuytren et Michon avaient préconisé l'incision simple, reprise aujourd'hui, comme nous allons le voir, avec certaines modifications et sous le couvert de l'asepsie ; Chassaignac, à l'incision, combinait le drainage.

Duplouy (de Rochefort) avait proposé, de son côté, l'ignipuncture profonde, mais le procédé n'était pas lui-même à l'abri de complications, et son action n'avait rien de constant.

Aussi en était-on arrivé à une sorte d'aveu d'impuissance (Soc. de chir., 1875) : on conseillait l'abstention ou la ponction simple, à titre palliatif.

Cependant Alphonse Guérin avait préconisé de nouveau l'incision simple, sous le pansement ouaté.

Lücke, en 1872, pratiqua l'incision antiseptique du kyste synovial à grains ; Volkmann, en 1874, suivit cet exemple ; il eut deux succès. Il faisait une double incision, au poignet et à la paume, passait un drain dans la gaine, et, avec ce drain, exerçait une série de frottements durs sur la paroi, pour en détacher les grains adhérents ; un pansement rigoureusement antiseptique était ensuite appliqué.

En France, Verneuil, en 1878, utilisa pour la première fois, et avec succès, le procédé de l'incision antiseptique (th. de Godenel, citée). Après lui, Nicaise, Notta, Faucon, Polaillon, Humbert, Schwartz, Duplouy, Bœckel, Blum, etc. [1], ont eu recours à la même pratique.

L'incision pure et simple équivaudrait à une simple évacuation du liquide et des grains, aussi n'est-elle que le premier temps de l'intervention : on la combine aux lavages (solutions phéniquées ou thymolées, naphtol camphré, éther iodoformé, etc.), et au drainage, ou mieux au *curettage* soigné de toute la paroi de la gaine, que l'on s'efforce de détruire ; souvent l'excision partielle, la résection de toute la portion aisément énucléable de la membrane précède le curage, qui lui-même est complété par une cautérisation au chlorure de zinc.

Une incision unique suffit quelquefois ; plus souvent on en fait deux (nous prenons pour type la synovite des fléchisseurs du poignet), l'une dans la paume et l'autre à l'avant-bras ; aux doigts, la gaine est incisée sur toute sa longueur. — La bande d'Esmarch rend de grands services. — Le liquide et les grains libres une fois évacués, la membrane kystique est grattée à la curette, on arrache les grains encore adhérents, et l'on détruit jusque dans ses couches profondes les nodules tuberculeux ; un lavage abondant avec une solution antiseptique faible, puis un autre lavage à l'acide phénique fort ou à la solution de chlorure de zinc au 10e, complètent l'intervention. On draine avec deux tubes fins qu'on laisse debout dans les deux incisions, ou avec des crins de Florence ; si l'on est sûr de son antisepsie, on peut fort bien tenter la réunion immédiate, sans drainage.

Aux doigts, Schwartz recommande de reconstituer d'abord la gaine fibreuse aussi bien que possible, surtout au niveau des demi-anneaux de réflexion des tendons, par un premier plan de sutures au catgut, et par-dessus de placer les sutures superficielles au crin de Florence.

L'immobilisation dans un appareil, qu'on relèvera au bout de dix à quinze jours, est de rigueur.

Bien conduite, cette méthode a fourni d'assez nombreux succès, au moins dans les cas où la paroi était encore assez mince et les lésions relativement récentes. Mais les fistules interminables et les récidives sont très fréquentes, et il est certes de pratique plus sûre de faire l'extirpation totale de la gaine, la *synovectomie*, telle qu'elle a été préconisée par Garré (de Tübingue) et plus récemment exposée par Mulliez [2].

Que ce soit une intervention aisée, surtout dans les grandes gaines carpiennes ; qu'il soit même toujours possible de réaliser l'excision *totale* de la paroi, aucun chirurgien, après expérience faite, ne le soutiendra ; mais une dissection minutieuse et patiente permet de faire l'extirpation aussi radicale que possible ; les culs-de-sac inaccessibles au bistouri sont curettés avec soin et cautérisés à la solution de chlorure de zinc, et l'on obtient de la sorte, comme nous avons pu nous en convaincre à plusieurs reprises, d'excellents et rapides résultats. Il est nécessaire de se donner beaucoup de jour, et, au poignet, par exemple, de faire une longue incision, qui sectionne le ligament annulaire et ouvre largement le canal carpien ; après l'opération, un surjet de catgut ou de soie en reconstitue la paroi antérieure ; il faut décortiquer un à un les tendons

---

[1] WEISS, *De l'incision antiseptique des kystes à grains riziformes. Revue de chirurgie*, 1885, p. 449.

[2] MULLIEZ, *De l'extirpation des synovites à grains riziformes.* Thèse de doct., 1895.

et poursuivre la synoviale épaissie jusqu'au fond de ses culs-de-sac antibrachiaux et palmaires, de ses prolongements au pouce et au petit doigt. Ces grands délabrements sont de pronostic ordinairement fort bénin et de réparation facile; les tendons dénudés n'en conservent pas moins toutes leurs aptitudes fonctionnelles et les mouvements se rétablissent heureusement, comme en témoignent les faits publiés de Garré, Weir, Gibney, Prengrueber, Duret, etc., et comme nous en pourrions donner plusieurs exemples.

Si le kyste tendineux est ouvert et fistuleux, s'il est transformé en synovite fongueuse, le curage reste souvent le seul procédé utilisable, à moins que l'extension des lésions ne nécessite une opération plus radicale (voy. *Synovite fongueuse*).

2° SYNOVITE FONGUEUSE

BIDARD, De la synovite tendineuse chronique. Thèse de doct., 1858. — CAZANOU, Tumeurs blanches des gaines synoviales tendineuses. Thèse de doct., 1866. — KYRIACOU, Thèse de doct., 1871. — DEBOVE, Lésions tuberculeuses des jointures. *Bull. de la Soc. anat.*, 1873, 2e s., t. XVIII, p. 375. — LANCEREAUX, Synovite tuberculeuse des tendons des doigts de la main. *Bull. de la Soc. anat.*, 1873, p. 617. — BOUILLY, Synovite fongueuse des péroniers latéraux. *Gaz. méd. de Paris*, 30 juillet 1881. — DUMONT, Anatomie des gaines synoviales tendineuses de la main et du poignet; de la synovite fongueuse. Thèse de doct. Montpellier, 1881. — VERNEUIL, Fongosités, leur nature. Société de chir., 21 juin 1882. — TRÉLAT et JAMIN, Synovite tuberculeuse d'un doigt. *Progrès médical*, 1882, n° 19, p. 559. — TERRIER et VERCHÈRE, De la synovite tendineuse tuberculeuse, et en particulier de la synovite tuberculeuse des gaines du poignet, de la main et des doigts. *Revue de chir.*, juillet 1882. — DOYEN, Synovite fongueuse de la gaine palmaire de l'index droit. *Bull. de la Soc. anat.*, 1882. — REYNIER, Localisations tuberculeuses dans les synoviales tendineuses. Thèse de doct. Montpellier, 1882. — POURCELLE, Synovite tuberculeuse des gaines tendineuses. Thèse de doct., 1885. — CHANDELUX, Des synovites fongueuses articulaires et tendineuses. Thèse d'agrégation en chirurgie, 1883. — A. BIDDER, Die Tuberculose der Sehnenscheiden. *Deutsche Zeitschrift f. Chir.*, 1885, t. XXI, p. 535. — MÜLLER, Ueber tuberculöse Sehnenscheidenentzündug. Dissert. Würzburg, 1887. — GANGE, *Loc. cit.* — WESTPHAL, Ueber Sehnenscheidentuberculose. Inaug. Dissert. Kiel, 1892. — HASENKNOPF, Uber Sehnenscheidentuberculose. Inaug. Dissert. Berlin, 1892.

Historique. — Au commencement du siècle, alors que les gaines séreuses des tendons, rapprochées des synoviales articulaires dans le système de Bichat, venaient d'acquérir leur autonomie, on y décrivait un fongus analogue au *fongus articulorum*. Mais ce terme entraînait souvent alors l'idée de néoplasie maligne, et, en réalité, durant de longues années, les synovites fongueuses furent tenues pour du cancer ou du sarcome.

Telles furent les idées de Lisfranc, de Chassaignac (1844), de H. Larrey (1856), et la signification qu'ils donnèrent à leurs observations.

Pourtant Ch. Robin contestait déjà, de par l'histologie, la légitimité d'une telle interprétation.

Deville, en 1854, présente à la Société de chirurgie un fait de ce genre qu'il intitule, non plus tumeur maligne, mais lésion chronique des bourses séreuses de la main. Cruveilhier réserve une courte mention, dans son *Traité d'anatomie pathologique*, aux « fongosités des synoviales tendineuses », qu'il compare à l'arthrite fongueuse. Michon et Legouest[1] avaient pressenti à leur tour cette forme spéciale de synovite chronique.

[1] *Des kystes synoviaux du poignet et de la main*. Thèse d'agrég., 1857.

C'est à la thèse de Budart (1858), inspirée par Verneuil, que s'ouvre, en réalité, l'histoire de la synovite fongueuse, et le type ainsi créé devait rester classique jusqu'au jour où des moyens de recherche plus précis révéleraient la nature intime de ce tissu fongueux; Cazanou, dans sa thèse (1866), en adoptant le terme de *tumeur blanche des gaines synoviales tendineuses*, caractérise très nettement l'idée régnante durant toute cette période.

Cependant la tumeur blanche articulaire se dégageait elle-même peu à peu du groupe mal défini des inflammations fongueuses: l'arthropathie tuberculeuse, que Bazin et Bonnet reconnaissaient déjà comme l'une des formes de la tumeur blanche, mieux établie par les procédés modernes d'examen, allait élargir sa sphère, jusqu'à personnifier seule l'ancien type clinique. En 1869, Köster, dans les fongosités des trajets fistuleux d'une arthrite fongueuse; en 1870, le professeur Cornil, dans les fongosités articulaires elles-mêmes, démontraient la présence des nodules tuberculeux, tels que Friedländer les avait déjà découverts dans le lupus; ces premiers faits histologiques ne tardèrent pas à être confirmés par voie expérimentale. Les inoculations de Cohnheim, de Hueter, de König, de Max Schüller, ne laissaient aucun doute sur la virulence spécifique des produits fongueux, et Volkmann s'appuyait sur ce faisceau de preuves histologiques et expérimentales pour exposer la théorie nouvelle de l'arthrite tuberculeuse. La découverte du bacille (Koch, 1882) allait fournir bientôt un criterium définitif.

Mais la synovite fongueuse des gaines tendineuses, plus rare, était beaucoup moins étudiée, et, du reste, son étroite parenté avec l'arthrite fongueuse permettait de conclure à l'identité de lésions et de nature.

En 1873, M. Debove donne l'exposé d'une synovite tuberculeuse secondaire des gaines du carpe, dans une tumeur blanche du poignet; et, cette même année, M. Lancereaux communique l'observation d'une synovite palmaire tuberculeuse, chez une jeune femme phthisique : « la synoviale était convertie en un tissu fongueux devenu caséeux.... Les dépôts jaunâtres sont formés de petites cellules en dégénérescence graisseuse et rappelant absolument les dépôts caséeux du tubercule infiltré. » Coyne et Labbé publient un fait analogue.

En 1881, M. Bouilly rapportait un cas de synovite fongueuse des péroniers, traitée par le grattage, chez un malade qu'il retrouvait quatre mois plus tard, atteint de lésions pulmonaires avancées; même en l'absence d'un examen microscopique, la nature tuberculeuse de la lésion semblait manifeste. Jamin présentait à la Société anatomique une observation de Trélat (synovite fongueuse d'un doigt), où l'examen histologique, pratiqué par M. Latteux, fit reconnaître des agglomérations de follicules de Köster dans le tissu des fongosités; de par cet examen, c'est le premier fait entièrement démonstratif. Doyen en publie un autre provenant du service de M. Lucas-Championnière. Enfin MM. Terrier et Verchère, dans un mémoire de haute importance (1882), relatent de nouvelles observations, dont l'une avait été soumise au contrôle histologique par MM. Malassez et Gilson, et, d'après ces données, ils esquissent l'histoire de la synovite tendineuse tuberculeuse, et montrent la large extension qu'allait prendre cette forme encore nouvelle.

La thèse de Chandelux (1885) n'apporte, en somme, que peu d'éléments nouveaux à la question de la synovite tuberculeuse; mais en associant, dans un excellent exposé, l'anatomie pathologique et la clinique des synovites tendineuses et articulaires, elle rétablit, sur le fait démontré de leur commune nature tuberculeuse, l'ancienne assimilation de *la tumeur blanche des tendons* et *de la tumeur blanche articulaire*.

Depuis, de nombreux travaux, et en particulier l'important mémoire de Garré, ont achevé l'histoire de la synovite fongueuse, qui est aujourd'hui l'une des localisations les plus étudiées et les mieux connues de la tuberculose.

Étiologie. — La synovite tendineuse tuberculeuse est *primitive ou secondaire*.

Secondaire, elle succède à l'extension d'une tumeur blanche voisine ou d'un foyer d'ostéite tuberculeuse, ou encore, plus rarement, d'un abcès froid, d'une gomme tuberculeuse sous-cutanée. On la voit se greffer sur une synovite sèche, ou hémorrhagique, sur une synovite suppurée qui s'est ulcérée et n'a point guéri : il s'agit alors d'une infection secondaire, et les fongosités, d'abord simples, s'infiltrent de nodules tuberculeux. Elle se greffe encore quelquefois sur un kyste hordéiforme ouvert (voy. *le chapitre précédent*).

Primitive, elle se développe quelquefois à une période avancée de la tuberculose générale, mais cette éventualité est la plus rare. Plus souvent, elle naît sur un terrain en apparence indemne, et longtemps elle reste tuberculose locale.

C'est alors dans l'hérédité ou les antécédents qu'il faut chercher l'empreinte de la scrofulo-tuberculose, le malade lui-même en porte assez souvent les stigmates (écrouelles, etc.), ou encore le milieu où il vit est de ceux qui favorisent l'infection bacillaire.

Elle se rencontre surtout de dix-huit à vingt-cinq ans, sans qu'il y ait là de terme nécessaire, puisqu'on l'a constatée à soixante et soixante-cinq ans (Terrier et Verchère). Les femmes semblent être presque aussi fréquemment atteintes que les hommes.

Rappelons ici toute la série des causes secondes invoquées avec plus ou moins de justesse : l'influence des maladies générales aiguës, des fièvres éruptives, variole, scarlatine, rougeole surtout (Bonnet).

Le traumatisme est très nettement spécifié dans plusieurs observations; les tritulations répétées professionnelles, qui résultent du jeu excessif de certains tendons, semblent douées aussi d'une réelle influence et déterminent *le siège d'élection* des synovites : au poignet, chez les pianistes, les couturières, les menuisiers, les tabletiers, etc., et au cou-de-pied chez les facteurs, etc. Enfin l'inoculation directe a été réalisée quelquefois : chez une servante de 24 ans, observée par Tscherning (de Copenhague), qui s'était piquée à la face palmaire du médius gauche avec un débris de crachoir, il se développa *in situ* un panaris fongueux, une véritable synovite tuberculeuse, qui nécessita plus tard l'amputation du doigt [1].

Anatomie pathologique. — Ce sont les gaines tendineuses de la main et du cou-de-pied qui sont le plus fréquemment atteintes par la tuberculose : la grande gaine des fléchisseurs, au poignet, ou celle du pouce, les gaines digitales, moins souvent celles des extenseurs; au pied, celles des péroniers latéraux, du jambier postérieur, des fléchisseurs ou des extenseurs des orteils.

Les fongosités naissent dans les culs-de-sac de réflexion, aux extrémités du manchon séreux, plus tard elles s'étendent et occupent toute la gaine, au moins son feuillet pariétal; les cas sont nombreux, en effet, où le tendon et son enveloppe immédiate restent ainsi hors d'atteinte.

[1] TSCHERNING, *Inoculation tuberculeuse chez l'homme.* Ann. de dermat., 4 nov. 1885.

Ailleurs la lésion, plus localisée encore, se limite à l'un des segments de la gaine. En des points déjà rétrécis anatomiquement, le long des gaines digitales, par exemple, si serrées au niveau des plis articulaires, une soudure néo-membraneuse, des adhérences arrêtent la marche extensive du processus fongueux qui, ainsi restreint, se fait tout entier sur place.

C'est ainsi encore que la gaine elle-même constitue parfois, durant de longues années, une barrière à la diffusion excentrique des fongosités; la masse fongueuse reste encapsulée comme une tumeur. Dumont n'a-t-il pas cité l'exemple d'une synovite fongueuse de la gaine interne du poignet, qui durait depuis quinze ans, et, d'un volume énorme, restait toujours circonscrite par la gaine distendue?

Assez souvent, l'épaississement et l'induration du tissu conjonctif ambiant servent encore à mieux enfermer dans les limites de la gaine la synovite tuberculeuse. Et voici, en effet, ce que donne, en général, la dissection.

Chandelux distingue trois couches dans la paroi d'une synovite articulaire: on les retrouve ici dans les faits bien caractérisés. Ce sont, de dehors en dedans : 1° *la couche lardacée;* 2° *la couche vasculaire sous-synoviale;* 3° *la couche fongueuse proprement dite.*

La première zone n'est autre que cette lame indurée, blanchâtre, d'épaisseur variable, que crée l'irritation chronique dans le tissu conjonctif de voisinage; elle se prolonge dans les espaces intermusculaires, à une distance fort variable, et c'est par elle que s'infiltre aussi la tuberculose dans les formes extensives.

Au-dessous, une couche lâche, piquetée de rouge sur les coupes qui intéressent ses nombreux vaisseaux, festonnée sur sa double marge, représente la zone de prolifération tuberculeuse; c'est d'elle que se détachent les houppes vasculaires des fongosités, et avec elles, comme nous allons le voir, les grappes de nodules.

La fongosité est, en effet, l'élément caractéristique, « l'organe premier », en quelque sorte, de cette variété de synovite tuberculeuse. La nappe fongueuse, d'épaisseur variable, est rosée ou transparente, comme la chair d'huître ou d'anguille, festonnée à sa surface, sillonnée souvent de traînées d'un jaune mat et d'aspect purulent, qu'un filet d'eau enlève ou qui font corps avec son tissu. Il y a des fongosités *villiformes, papillaires* ou *réticulaires,* qui émergent de la séreuse comme des filaments étroits ou de simples élevures, d'autres *arborescentes,* qui, bien développées, paraissent comme des végétations, d'aspect mûriforme, multifides à leur sommet ou ramifiées; elles prennent l'aspect d'un paquet de frai de poisson ou d'œufs d'écrevisse, et leur tissu est semé d'innombrables granulations, transparentes, arrondies, grosses comme un grain de semoule ou de millet; on dirait autant de kystes miliaires, mais il suffit de les piquer avec la pointe d'une épingle, pour constater qu'elles sont solides et qu'elles font corps avec la gangue fongueuse; il y a des fongosités *lamelliformes,* et d'autres enfin irrégulières, qui ne répondent à aucun type.

A une période avancée de la synovite fongueuse, ou encore dans les variétés secondaires, greffées sur une synovite purulente ou sur un kyste à grains riziformes, le tissu fongueux est de texture moins régulière; il bourgeonne par places, ailleurs il se creuse de dépressions ou de vacuoles, et sa surface est alors très accidentée.

Que devient le tendon? Fait curieux, on le trouve très souvent intact; il reste brillant, solide, normal et glisse presque librement dans cette gaine fongueuse. Ailleurs, il se laisse entamer à sa surface ou sur ses bords, il se dépolit, devient gris et terne; c'est de la ténosite de voisinage plutôt qu'une véritable propagation tuberculeuse. Enfin, dans une troisième série de faits, on voit des sortes de crêtes (Deville) fongueuses se dessiner entre les faisceaux superficiels, et s'infiltrer de plus en plus dans l'épaisseur du cordon tendineux. Il se soude à la gaine, son tissu s'érode, se dissocie et se ronge à une profondeur plus ou moins grande, et il perd à la fois et sa résistance et sa mobilité.

Hors de la gaine, quand le feuillet pariétal s'est rompu, le tissu fongueux s'insinue entre les muscles, pâlis et atrophiés, et même envahis eux-mêmes quelquefois (voy. *Tuberculose des muscles*); il peut atteindre les os ou les articulations voisines et créer des ostéo-arthrites secondaires. Plus souvent encore, l'extension est centrifuge; la peau s'ulcère par sa face profonde, se creuse de fistules, et ainsi prennent voie à l'extérieur ces trajets, dont la paroi est elle-même tapissée de tubercules.

Quant à leur structure, les fongosités sont de plusieurs variétés : *fongosités tuberculeuses proprement dites*, infiltrées de grains tuberculeux; *fongosités vasculaires*, contenant à leur centre un bouquet de vaisseaux; *fongosités hémorrhagiques*, qui font tache, comme un point noir, et dont la masse est occupée par un foyer d'apoplexie miliaire; *fongosités purulentes*, coiffées d'une nappe de pus, sillonnées de bandes puriformes, qui ne sont autres que du tubercule caséifié. Les deux types principaux sont la fongosité tuberculeuse et la fongosité simple; toutes deux ont la structure des bourgeons charnus, leur stroma embryonnaire, leurs anses vasculaires centrales : ce qui caractérise la fongosité tuberculeuse, ce sont les nodules dont elle est parsemée. Toutes deux se retrouvent côte à côte dans la nappe fongueuse, mais en proportions bien différentes, les fongosités simples n'y figurant que pour une part minime.

Dans la fongosité typique, les nodules tuberculeux sont distribués suivant un certain ordre, en trois étages successifs (Chandelux) : à la base même de la membrane fongueuse, une couche de tissu embryonnaire, sillonnée de nombreux vaisseaux, *bande de végétation profonde*; au-dessus, les petits troncs vasculaires se ramifient, et, appendus à leurs branches, se voient les premiers nodules : *zone de formation tuberculeuse*; près de la surface, enfin, les nodules grossissent, et, plus serrés, se dessinent comme un semis granuleux entre les mailles de l'arborisation capillaire, *zone superficielle des grains tuberculeux*.

Il y a trois formes de nodules : *le nodule embryonnaire, le nodule de Köster*, à cellule géante centrale, encerclée d'une double couronne épithélioïde et embryonnaire, *le nodule de Friedlander*, de même texture, mais à marche fort lente, et à tendance fibro-formative très accusée, qui en fait souvent un tubercule de guérison. Il y a aussi trois types de synovites tuberculeuses, caractérisées par leurs nodules et la nature de l'inflammation intercalaire, péri-tuberculeuse : 1° les synovites à nodules embryonnaires et à stroma formé lui-même de noyaux; 2° les synovites à tendance fibro-caséeuse, qui sont constituées par des nodules de Köster isolés ou agminés en follicules géants et séparés par des bandes fibreuses, jaunes par places, infiltrées de tubercules, ou disposées en nappes caséeuses; 3° les synovites à éruption discrète et à lente extension, où les nodules, disséminés, s'entourent d'épaisses collerettes de tissu réticulé sain, tout prêt à devenir l'agent d'une sclérose curative.

Ces faits histologiques sont communs aux synovites articulaires et tendineuses.

(F. LEJARS)

Du reste, le contrôle bactériologique et celui de l'inoculation ont été fournis maintes fois, les bacilles de Koch sont rarement très nombreux, et les résultats tardifs des inoculations révèlent souvent une virulence atténuée.

Symptômes. — Hormis les cas où la tuberculose envahit une gaine primitivement enflammée ou revêtait des formes d'allures inflammatoires [1], le début de la synovite tuberculeuse est lent et insidieux ; les synoviales tendineuses, qui réagissent si violemment à d'autres infections (voy. *Synovite suppurée*), font preuve ici d'une tolérance extrême ; la douleur est presque nulle, en réalité, et c'est la gêne des mouvements qui, en s'accusant de plus en plus, finit par inquiéter le malade.

Ce que dure cette période latente, en quelque sorte, on ne saurait le préciser par un terme général. Toujours est-il que la lésion, pour torpide qu'elle soit, n'en continue pas moins sa marche, et l'examen révèle, sur le trajet de la gaine, une tuméfaction d'abord vague et diffuse, dont le relief s'accroît plus tard tout en devenant plus circonscrit.

C'est un gonflement parallèle au tendon, et qui se dessine sous des formes un peu variables, suivant les régions. Au poignet, bridé par le ligament annulaire, il forme un bissac, en s'affaissant au-devant du carpe, pour se relever en boursouflures au-dessus de lui et dans la paume ; aux doigts, il revêt l'aspect d'une sorte de boudin fusiforme, qui s'effile vers la pulpe, et que dépriment par places les tractus de la gaine fibreuse. Souvent ces boudins digitaux se prolongent jusque dans le creux de la main, et ils peuvent s'étendre secondairement à la gaine métacarpo-phalangienne interne. On retrouve, à la surface, d'autres synovites, ces boursouflures et ces sillons que détermine la résistance inégale de la gaine ou de ses enveloppes fibreuses. Au-dessous de la malléole externe, la synoviale des péroniers latéraux constitue un bourrelet en arcade, et il n'est pas rare qu'à un stade ultérieur la lésion s'étende en arrière, à la loge rétro-malléolaire du cou-de-pied, au-devant du tendon d'Achille. Ces propagations altèrent plus tard la forme caractéristique de la synovite, et aussi, comme nous le verrons, sa mobilité ; mais il est fréquent que la tumeur reste encapsulée durant une très longue période.

C'est une véritable tumeur, en effet, mobile latéralement, mais non dans le sens longitudinal. Qu'on applique le doigt sur elle, et qu'on fasse faire un mouvement, on la sent remonter avec le tendon sous la peau, et la vue seule suffit assez souvent à constater cette étroite connexité. Elle est donc libre encore, et, à sa surface, la peau se plisse sans obstacle.

Elle est élastique et rénitente, ou bien elle donne à la main une sensation mollasse, inégale, et, par places, pseudo-fluctuante. Il faut ajouter que, plus tard, la présence d'une collection purulente enkystée, sur le trajet de la gaine, peut donner lieu, par points, à une fluctuation vraie.

L'exploration n'est que rarement douloureuse, et la souffrance ne survient guère qu'à l'occasion d'un traumatisme ou d'une poussée inflammatoire. On a signalé, à titre exceptionnel, des douleurs propagées, analogues à celles qu'on

---

[1] TÉDENAT, *Sur la tuberculose des synoviales tendineuses. Montpellier méd.*, 1er févr. 1890. — Les synovites tuberculeuses aiguës, qui s'annoncent avec des phénomènes des synovites suppurées, procèdent, d'après Tédenat, d'infections mixtes. Toujours est-il qu'on retrouve ce début bruyant et cette marche rapide, à titre exceptionnel, dans toutes les tuberculoses locales.

[F. LEJARS.]

rencontre dans les tumeurs blanches, à la douleur du genou, dans la coxalgie; des douleurs à l'épaule, dans les synovites du poignet, au genou, dans celles des péroniers latéraux (Bouilly). On a même vu l'anesthésie ou l'hyperesthésie cutanées; Bidart, dans une synovite palmaire, a constaté l'anesthésie des trois derniers doigts; Kyrmcou, dans un cas, observa une hyperesthésie assez marquée du territoire cutané qui recouvrait la synovite. L'irritation ou la compression des nerfs voisins de la gaine expliquent suffisamment de tels phénomènes.

Un fait autrement important, c'est la déformation qui succède à l'envahissement de la gaine et à l'enclavement du tendon dans la gangue des fongosités. A la main, les doigts s'infléchissent et les tentatives de redressement total sont impuissantes; avec la tumeur en bissac, cette demi-flexion achève d'imprimer une physionomie caractéristique à la synovite cubipienne. Porte-t-elle sur les gaines dorsales, c'est la flexion qui devient gênée d'abord, et même impossible. On croirait, dans les faits où le tendon, entamé profondément par le tissu fongueux, finit par se rompre, que la déformation dût cesser, et les doigts reprendre leur attitude normale : il n'en est rien; les deux bouts du tendon rompu restent adhérents à la masse des fongosités; si l'on cherche à rendre au doigt sa rectitude, on voit une rigole se creuser au milieu de cette masse, tiraillée par le segment tendineux qu'on élonge, mais elle résiste, et le mouvement ne se complète pas. Du reste, il est un procédé très utile pour reconnaître la solution de continuité du tendon, au milieu même d'une tumeur fongueuse, c'est l'électricité. Faradise-t-on le muscle encore intact, il s'ébauche quelques mouvements, que la continuité du tendon permet encore; quand il est rompu, le bout supérieur tiraille et déprime la gaine, mais il n'agit plus. Ce sont là des expériences cliniques, d'un intérêt très réel (voy. *Pronostic*) et faciles à reproduire.

Enfin les masses musculaires du membre deviennent le siège d'une atrophie quelquefois très accusée, et qui ne semble pas en rapport avec une lésion souvent très localisée, n'immobilisant qu'un nombre fort restreint d'agents musculaires.

Telle est la première forme de la synovite tuberculeuse, arrivons à la seconde, à la *forme ulcérée*.

On sait combien elle peut succéder tardivement à la forme initiale. La tumeur perd sa mobilité; elle adhère à la peau, elle l'envahit, elle efface les plis articulaires et les sillons interpapillaires, elle l'amincit et la soulève en une série de bosselures arrondies et violacées. Puis les bosselures se crevassent à leur sommet, il s'écoule une quantité toujours assez minime d'un liquide séro-purulent, et, par l'orifice ulcéré, émergent bientôt les touffes fongueuses, pâles ou rougeâtres, saignant au frottement, ou encore exubérantes et œdémateuses; ailleurs, un travail de destruction progressive les ronge et les transforme en un cratère irrégulier qui s'élargit et creuse.

C'est alors que le processus s'étend parfois aux organes voisins, aux os, aux articulations. Les lymphatiques, vaisseaux et ganglions, semblent assez rarement pris, au moins en dehors des complications inflammatoires; pourtant on a constaté parfois l'adénopathie tuberculeuse de propagation, ou encore, le long des lymphatiques profonds du membre, ces petites collections caséifiées, caractéristiques de la lymphangite tuberculeuse.

Durant cette longue évolution, la santé générale s'altère, ordinairement, beaucoup moins que dans les tumeurs blanches, ou beaucoup moins vite. La fièvre survient, passagère, comme l'indice d'une complication aiguë, ou bien sous la

[P. LEJARS]

forme hectique, elle annonce la tuberculisation pulmonaire; mais cette dernière peut être longtemps retardée.

La durée est, en général, très longue : un ou deux ans, au moins, et jusqu'à dix, douze et quinze ans.

Une trêve aussi prolongée est-elle l'indice d'une tendance spéciale vers la guérison, et la synovite fongueuse peut-elle disparaître spontanément, comme d'autres lésions tuberculeuses, par la transformation fibreuse des fongosités, par la sclérose? On ne saurait l'affirmer, et, en saine chirurgie, on ne saurait faire fonds d'une guérison aussi hypothétique, pour régler les déterminations thérapeutiques.

Livrée à elle-même, la synovite fongueuse, bien qu'à une échéance souvent fort lointaine, aboutit au terme inévitable des tuberculoses locales : la tuberculose viscérale et généralisée. C'est tantôt le poumon qui, plus profondément atteint, devient le siège des accidents ultimes, tantôt l'intestin; ou encore les méninges, et l'on sait aujourd'hui que la méningite tuberculeuse est toujours à craindre, dans les stades avancés des synovites articulaires et tendineuses. Les accidents cérébraux peuvent éclater quelques jours après une intervention, sans qu'il y ait là un rapport de causalité : chez une malade du professeur Duplay, dont l'histoire a été rapportée par M. Wiart (¹), deux jours après l'extirpation d'une synovite fongueuse des extenseurs des doigts, la mort survint, en quelques heures, au milieu de phénomènes méningitiques : à l'autopsie, on trouva un gros tubercule cérébral.

Enfin il est des cas, où, même en dehors de lésions viscérales graves, la longue persistance de la suppuration, les troubles digestifs, la cachexie, et cet état septicémique qu'entretient un foyer ulcéré, suffisent à entraîner la mort.

Pronostic. — Le pronostic est donc toujours grave. Bien que la synovite fongueuse marche généralement d'un pas lent, son terme fatal, l'imminence de complications viscérales aiguës, tels que la méningite tuberculeuse, sont de nature à tenir en éveil le chirurgien. La gravité s'accroît dans ces formes complexes, qui se compliquent de lésions articulaires ou osseuses. Elle varie encore avec l'âge : les jeunes sujets, sous la seule influence d'une hygiène spéciale et de moyens locaux simples, réparent bien plus vite leurs lésions. Enfin l'étendue des désordres locaux et le champ laissé à l'intervention doivent toujours entrer en ligne de compte.

Diagnostic. — Les synovites fongueuses ne se confondront guère avec les tumeurs des os sous-jacents, plus fixes et plus dures, en général, ni avec celles des parties molles ambiantes : les anévrysmes, les tumeurs érectiles ont des allures très spéciales; le lipome seul, dont la consistance rappelle quelquefois celle des fongosités, pourrait en imposer un instant, mais la tumeur graisseuse n'est point allongée sur le trajet de la gaine, elle ne tient pas au tendon et ne le suit pas lors des contractions, elle est mobile dans tous les sens, enfin sa marche est tout autre.

Enflammée, la synovite tuberculeuse pourrait simuler une synovite aiguë, mais la tumeur fongueuse et mollasse qu'elle constitue, la fluctuation toujours

(¹) WIART, *Synovite tuberculeuse des tendons extenseurs des doigts. Abcès froid à point de départ osseux. Opération. Mort deux jours après avec des phénomènes méningitiques. Autopsie. Gros tubercule cérébral. Arch. gén. de méd.*, mars 1896, p. 341.

[F. LEJARS]

partielle et limitée aux petits foyers de caséification, sa longue durée, sont plus que suffisantes pour faire cesser l'erreur.

Les synovites chroniques donnent lieu, il est vrai, à une tuméfaction semblable, et aux mêmes caractères de longue évolution et d'indolence, mais chacune d'elles se présente avec des traits distinctifs. La synovite chronique séreuse, le kyste synovial des auteurs, reste entièrement lisse, sa paroi est mince et le liquide qui la remplit se reconnaît à une fluctuation très franche. C'est le bruit de chaînon qui caractérise la synovite à grains riziformes (voy. *le chapitre précédent*) et nous savons, du reste, quels rapports étroits la relient à la synovite fongueuse.

Les synovites syphilitiques se marquent toujours par quelque trait particulier; elles sont souvent symétriques; les antécédents, la coexistence d'accidents syphilitiques, l'influence décisive du traitement trahissent leur nature. Du reste, le gonflement y est rarement aussi développé que dans la synovite fongueuse, elles prennent soit la forme sèche, soit la forme séreuse, à fluctuation nette; la gomme sous-synoviale forme un relief plus circonscrit, elle se ramollit plus vite, et donne lieu à une ulcération caractéristique.

Les tumeurs des gaines, enfin, sont d'une rareté que nous indiquerons plus loin (voy. *Néoplasmes des synoviales tendineuses*).

Il est un dernier diagnostic, souvent difficile aux stades de transition, celui de la synovite tendineuse et de la tumeur blanche. Le gonflement, dans la tumeur blanche, n'est point parallèle aux gaines, ni mobile latéralement sur les tendons, il a son maximum en d'autres points qui varient avec chacune des jointures; les attitudes vicieuses sont beaucoup plus marquées et les mouvements plus entravés, la synovite laisse libre le jeu articulaire, comme le constate une exploration soignée.

Existe-t-il des fistules, le stylet ne heurte au fond du trajet que la surface molle et irrégulière du tendon, lors de synovite péri-articulaire; il pénètre jusque dans l'article, lors d'arthrite fongueuse. Il fait sonner des parcelles osseuses dénudées, ou s'enfonce en crépitant dans un tissu d'ostéite, si les os voisins sont, eux aussi, intéressés. Il faut signaler qu'aux doigts, spécialement, l'ostéite tuberculeuse se confondrait aisément avec la synovite, si l'on ne savait que le gonflement de l'ostéite est surtout dorsal et latéral, et que les fistules s'ouvrent aussi, dans ce cas, sur le dos ou les côtés de la phalange, et non sur la face palmaire.

Traitement. — Le traitement s'accommodera nécessairement aux conditions variables de l'état local et général. Sous ce rapport, on peut distinguer un certain nombre d'éventualités cliniques:

1° *Synovite tuberculeuse non ulcérée*, chez un sujet jeune, indemne de tuberculose générale.

Le traitement hygiénique sera toujours en première ligne (voy. *Tuberculose des ganglions lymphatiques; traitement*).

Localement, que faire? Supprimer ce foyer de tuberculose locale, dont la généralisation est toujours imminente. Mais les succès du traitement hygiénique, chez les jeunes sujets, permettent de s'adresser d'abord, à titre de traitement d'essai, à des moyens locaux simples et non sanglants.

Nous ne parlerons pas des révulsifs superficiels, tels que la teinture d'iode ou les pointes de feu « épidermiques », dont l'action est vraiment trop problématique; mais une compression bien faite, et combinée à l'immobilisation, n'est pas sans rendre quelques services.

En général, il faut l'associer à une intervention plus directe sur le tissu fongueux : aux injections interstitielles ou à l'ignipuncture.

Ici, comme dans l'adénite tuberculeuse, les injections interstitielles, dès longtemps préconisées, provoquent dans quelques cas une inflammation franche, la résorption des produits tuberculeux et une sclérose curatrice. On a utilisé la teinture d'iode, à la dose de 4 à 5 gouttes, injectées, tous les deux ou trois jours, avec la seringue de Pravaz, dans le tissu même des fongosités; — la solution de sulfate de zinc au 1/6, employée par Le Fort dans certains cas de tumeurs blanches (injection de 8 à 16 gouttes d'une solution, additionnée de trois fois son volume d'alcool); — la solution phéniquée au 40°; — la liqueur de Fowler; — enfin, l'éther ou la glycérine iodoformés.

Cette dernière méthode, que Mickulicz avait appliquée aux arthrites fongueuses, a été inaugurée par Verneuil en France, par Mosetig von Moorhof à Vienne. Verneuil se servait d'une solution éthérée à 5 pour 100; les injections sont pratiquées dans l'épaisseur même de la tumeur fongueuse, et l'on y fait pénétrer, à chaque reprise, une demi-seringue ou une seringue de liquide iodoformé. La cure est de plusieurs mois. Elle réussit surtout dans les synovites peu anciennes, où le tissu des fongosités, encore jeune et vasculaire, se prête bien à la résorption des éléments tuberculeux et à un processus actif de transformation. Enfin les injections de chlorure de zinc au dixième, pratiquées tout autour de la gaine fongueuse, suivant la *méthode sclérogène* de M. Lannelongue, sont susceptibles de fournir d'excellents résultats, surtout chez les jeunes sujets, et dans les synovites non ulcérées.

Ces injections sont de nature à remplacer avantageusement l'ignipuncture, qui laisse des cicatrices nombreuses, et n'est pas toujours applicable. Il semble pourtant qu'elle ait fourni, ici encore, dans quelques faits, d'heureux résultats : imaginée par Richet pour les tumeurs blanches et décrite dans la thèse de Trapenard[1], elle consiste en ponctions profondes du cautère dans la masse fongueuse.

Mais il n'est pas rare que ce traitement local intervienne trop tard pour enrayer la marche de la synovite tuberculeuse. Il faut alors, sans perdre de temps, recourir aux méthodes sanglantes.

Il y en a deux principales : *le curage*, — *l'extirpation*.

Dans *l'extirpation*, une fois l'incision faite, on cherche à disséquer sur toute sa surface le manchon fongueux et à le libérer entièrement du tendon qu'il engaine : ce dernier temps est le plus difficile. Mais la méthode en elle-même est excellente, quand elle est applicable. Déjà mise en pratique par Lenoir, chez un malade dont Bidart rapporte l'histoire, elle l'a été encore par Trélat dans le fait que nous avons cité, enfin Garré en a bien précisé la technique et fourni de nombreuses observations. La bande d'Esmarch rend beaucoup plus aisé le travail de dissection minutieuse auquel il faut recourir, et, le plus souvent, la curette est nécessaire pour achever la besogne et détruire toute la croûte fongueuse.

Le curage est d'application beaucoup plus générale. On incise la peau et la gaine; à la curette de Volkmann, l'on abrase tout le tissu fongueux et l'on

[1] *De l'ignipuncture.* Thèse de doct., 1878.

déracine avec soin les traînées qui se prolongent jusque dans les tendons; la pince et les ciseaux viennent en aide à la cuiller tranchante : un lavage à la solution phéniquée forte, ou à la solution de chlorure de zinc, quelques sutures, un drain, et un pansement à l'iodoforme complètent l'intervention. C'est ainsi qu'au poignet, grâce à une double incision, à l'avant-bras et dans la paume, on réussit à vider les deux culs-de-sac terminaux de la grande gaine des fléchisseurs, et, par la curette glissée dans l'anneau carpien, à nettoyer le trajet intermédiaire; dans d'autres cas, il est nécessaire de sectionner le ligament annulaire. Les tendons sont-ils rompus, on aura soin d'exciser leur segment dégénéré, et de les réunir, si l'affrontement est encore possible, ou du moins d'anastomoser leur bout périphérique à un tendon voisin resté indemne[1].

2° *Synovite tuberculeuse ulcérée*. — C'est encore au *curage* qu'on doit recourir, les adhérences à la peau et l'extension de la tumeur rendant presque toujours illusoires les tentatives d'extirpation totale[2].

3° *Synovite tuberculeuse, chez un sujet jeune ou adulte, atteint de tuberculose viscérale confirmée*. — Est-on en présence d'une phthisie avancée, il est évident qu'on n'aura recours qu'à une intervention très simple, par crainte de ces aggravations subites dont les tuberculeux sont coutumiers; mais, si l'état général est moins compromis, la cure des accidents locaux supprime une cause surajoutée de débilitation et une source constante d'infection nouvelle[3].

4° *Synovite tuberculeuse compliquée de tumeur blanche ou d'ostéite*. — Ces faits complexes rentrent dans la thérapeutique générale des tumeurs blanches. C'est l'amputation qui doit être alors discutée, et il faut se souvenir que la tuberculose se prolonge souvent très haut dans les gaines, bien au-dessus du niveau articulaire; d'où l'indication d'amputer haut, ou du moins de procéder à un curage soigné de la surface des lambeaux.

<h2 style="text-align:center">V</h2>

<h2 style="text-align:center">SYPHILIS DES SYNOVIALES TENDINEUSES</h2>

Verneuil, De l'hydropisie des gaines tendineuses des extenseurs des doigts, *Gaz. hebd.*, 1868, p. 609. — Lésions tertiaires des gaines tendineuses, *Gaz. hebd.*, 1873, p. 12. — Fournier, Note sur les lésions des gaines tendineuses dans la syphilis secondaire, *Gaz. hebd.*, 1868, p. 645, et Leçons sur la syphilis. — Roux, Hydropisie des gaines tendineuses dans la syphilis secondaire, Thèse de doct., 1873. — Chauvet, De la syphilis dans les bourses séreuses, articulaires, sous-cutanées et tendineuses, Thèse de doct., 1874. — Taylor, *American Journal of med. sc.*, 1876. — Mauriac, Synovites tendineuses symptomatiques de la blennorrhagie et de la syphilis, *Gaz. des hôp.*, 25 mai et 1er avril 1875, et Leçons cliniques sur les maladies vénériennes, 1883. — Vidal, De la synovite syphilitique secondaire, *Ann. de dermat.*, 1880, 2e série, t. X, p. 475. — Keyes, *Amer. Journal of syphil.*, avril 1871. — *Arch. of dermat.*, janvier 1877, p. 110. — *The venereal diseases*, New-York, 1880. — Schuchardt, Tuberculose und Syphilis der Sehnenscheiden, *Arch. für path. Anat.*, Bd. CXXXV, p. 5, 1894. — Du Castel, Synovite syphilitique, *Bull. de la Soc. de dermat.*, 15 février 1896.

[1] Gangolphe, De l'utilité de la ténorraphie dans les interventions pour synovites fongueuses tendineuses, *Lyon méd.*, 27 janvier, 1895, p. 108.

[2] Daniel-Mollière avait imaginé, pour les faits de ce genre, la fongotripsie : c'est une sorte d'expression des fongosités, que les doigts refoulent et émeuvent en quelque sorte, par les orifices fistuleux; et, à la suite de plusieurs séances, on arriverait ainsi à vider la gaine; mais sa paroi reste, et il ne semble pas, du reste, que ce procédé ait trouvé d'imitateurs.

[3] Discussion sur le traitement des tuberculoses locales. Congrès français de chir., 1889, et Soc. de chir., 29 juillet 1890.

[F. LEJARS.]

Les lésions de la syphilis semblent être très analogues sur les différentes membranes séreuses, synoviales articulaires et tendineuses, bourses séreuses sous-cutanées, mais l'histoire de la syphilis des gaines et des bourses séreuses n'a suivi que d'assez loin celle de la syphilis des jointures.

A Verneuil revient le mérite d'avoir fait connaître la *synovite syphilitique secondaire* (1868) et, plus tard, la *synovite tertiaire* (1873); dans un premier mémoire, il publiait quatre observations d'hygroma dorsal du poignet, survenu chez des femmes au cours des accidents secondaires; trois fois la synovite des extenseurs était symétrique; le traitement spécifique fut dans tous les cas d'une efficacité complète. En 1873, il donnait deux faits de gommes des bourses séreuses qui avaient trait, l'un à la bourse sous-tendineuse de la patte d'oie, l'autre à la bourse sous-cutanée prétibiale.

En 1868 encore, le professeur Fournier esquissait à son tour l'histoire clinique de la synovite syphilitique secondaire, et il en exposait les différentes formes.

Les thèses de Roch, de Moreau, de Chouet, complétèrent l'étude de cette localisation de la syphilis; Mauriac la mit en parallèle, dans ses leçons, avec la synovite blennorrhagique; enfin Vinay apporta un fait nouveau à cette liste de documents; d'autres ont été publiés par Taylor, Keyes, Schuchard, du Castel, ou se retrouvent épars dans les traités et les recueils spéciaux (¹).

La syphilis des synoviales tendineuses se rapporte donc à deux variétés : 1° *synovite secondaire*; 2° *synovite tertiaire ou gommeuse*. D'une façon générale, elle serait plus fréquente chez la femme, et Chouet, sur 45 observations, relève 39 fois le sexe féminin; elle serait aussi plus fréquente que la syphilis articulaire.

1° Synovite séreuse. — Les synovites à épanchement séreux appartiennent surtout à la période secondaire. Les gaines des extenseurs du poignet en sont le siège d'élection, puis viennent celles des extenseurs du pied, des péroniers, du biceps crural et du biceps brachial, du long supinateur, et la bourse de la patte d'oie ou celle du demi-tendineux (5 cas relatés par Jullien). Il est probable que l'activité fonctionnelle est pour une part dans ces localisations.

On voit coïncider parfois cette synovite avec les phénomènes articulaires : le malade de Vinay était atteint à la fois d'une hydarthrose du genou et d'une synovite des extenseurs du pied; ou encore elle s'accompagne d'une véritable ténosite syphilitique (voy. *Tendons*).

Elle paraît souvent dès les premiers temps de la période secondaire, et le professeur Fournier a bien montré qu'elle pouvait revêtir deux formes : 1° une forme froide ou chronique, véritable hydropisie de la gaine; 2° une forme subinflammatoire. Il est, en outre, des variétés incomplètes et frustes.

L'*hydropisie de la gaine* débute lentement, sans réaction ni douleur; nous avons vu qu'elle était assez souvent symétrique; le malade de du Castel portait, à la face dorsale des deux poignets, une tumeur fluctuante, grosse comme une pomme d'api; il était syphilitique depuis quinze ans. Elle acquiert un volume moyen, ne déterminant qu'une gêne assez peu accusée dans le fonctionnement des tendons. Ses signes ne sont autres que ceux es épanchements séreux des gaines (voy. *Synovite séreuse*). Quelquefois le liquide est de quantité fort restreinte, et l'on perçoit en quelques points, aux extrémités de la gaine, par exemple, une crépitation sèche; la synovite crépitante peut donc être syphili-

(¹) JULLIEN, *Traité des maladies vénériennes.*

[F. LEJARS]

tique, mais ce premier stade dure fort peu, et le bruit crépitant n'est jamais aussi fort ni aussi étendu que dans l'ai. Cette forme séreuse peut se prolonger assez longtemps, jusqu'à huit ou dix mois; ailleurs elle disparaît beaucoup plus vite et le traitement spécifique en a bientôt raison. Schuchardt a pu faire, dans un cas, l'examen histologique : il s'agissait d'une synovite chronique des extenseurs; la séreuse était épaissie, mamelonnée à sa surface, et son tissu fibreux très vasculaire était semé d'amas embryonnaires, sortes de gommes en miniature, qu'on retrouvait dans le tissu cellulo-adipeux péri-synovial.

La forme sub-inflammatoire se caractérise par une douleur souvent aiguë, qui entrave les mouvements et que la pression réveille le long de la gaine, par une traînée rouge, de l'œdème, un épanchement séreux plus ou moins abondant. Elle se résout en une semaine ou deux, ou bien elle perd ses allures aiguës pour prendre les caractères de l'hydropisie simple.

Enfin, d'après Fournier, *sous une forme atténuée et fruste*, ces synovites seraient beaucoup plus fréquentes qu'on ne le croit; à elles devraient être rapportées nombre de douleurs dites articulaires: les douleurs du genou, qui s'expliqueraient par la synovite de la patte d'oie; celles du pied, du poignet, par l'inflammation des gaines tendineuses voisines; et surtout la douleur au coude, si fréquente au cours de la syphilis secondaire, et qui devrait être attribuée à la phlegmasie de la bourse bicipitale. Des points douloureux à siège précis et que le palper révèle sur le trajet des gaines permettent de déterminer la nature réelle de ces douleurs.

2° **Synovite gommeuse.** — Les observations publiées sont encore en très petit nombre. Les gommes ont été signalées à la bourse séreuse de la patte d'oie par Verneuil; Chouet rapporte un fait de tumeur gommeuse de la gaine du péronier antérieur, qui coïncidait avec une hydropisie de la gaine de l'extenseur commun; Nunn, cité par Baumler, avait observé une gomme de la gaine des extenseurs, au pied, grosse comme une demi-orange, ulcérée; pareille tumeur s'était produite quelque temps auparavant au niveau de la patte d'oie. Enfin, par trois fois, Schwartz a rencontré une autre localisation de la syphilis gommeuse dans le cul-de-sac sous-tricipital du genou, qui, en somme, présente les rapports et la signification d'une synoviale tendineuse. Les dates auxquelles se développent ces synovites tertiaires sont fort variables; le malade de Chouet était syphilitique depuis seize ans.

Une cause insignifiante, un choc, une fatigue locale, ont marqué parfois le début de leur évolution, mais plus souvent, elle ne perd jamais sa marche torpide et lente. La gomme affecte la forme d'une plaque, d'une infiltration circonscrite, ou mieux encore d'une bosselure saillante qui fait corps avec la gaine, et dont le volume peut atteindre celui d'un œuf de poule. Sa consistance est ferme, élastique, rénitente; à la longue, elle adhère à la peau, et une plaque d'un rouge brun ou violacé marque souvent sa place à la surface des téguments.

Ramollie et ouverte, elle laisse un ulcère qui, taillé à pic, sanieux, reproduit toute la physionomie des ulcères syphilitiques; on a signalé des cas où la gomme se sphacélait en quelque sorte et s'éliminait par grands lambeaux. Quelquefois l'ulcère se couvre de bourgeons fongueux et se diffuse : on pourrait croire, à première vue, à une synovite fongueuse vraie.

C'est, en effet, avec cette variété de synovite chronique, ou encore, quand elle est nettement localisée, avec un néoplasme de la gaine, que la gomme a été parfois confondue. Mais elle est, en général, plus circonscrite que la synovie fongueuse ; son ramollissement en masse, son ulcération, le contenu qui s'en échappe et le cratère qui en résulte, ne laissent guère place à l'hésitation ; elle céderait, du reste, devant l'efficacité du traitement spécifique.

C'est encore d'après ces différences fondamentales que l'on distinguerait les néoplasmes de la gomme ; nous y reviendrons du reste plus loin.

Le traitement unique des deux variétés de synovite syphilitique, c'est le traitement spécifique. Il est très rare qu'il soit en défaut ; des applications locales d'onguent mercuriel belladoné, de bandelettes de Vigo, devront le compléter.

<h1 style="text-align:center">VI</h1>

NÉOPLASMES DES SYNOVIALES TENDINEUSES [1]

EICHHORST, Statistisches über die von Bändern und Schnenscheiden ausgehenden Geschwülsten. Dissertation. Halle, 1876. — O. DE PEZZER, Des tumeurs solides des gaines synoviales. Thèse de doct., 1880. — BOLOGNESI, Tumeurs des gaines synoviales du poignet. Thèse de doct., 1882. — HAUMANN, Ueber Gelenklipom, Lipoma arborescens und Schnenscheidenlipomatose. Dissertation. Bonn, 1887. — SPRENGEL, Lipoma symetricum multiplex der Schnenscheiden. Centralbl. f. Chir., 3 mars 1888, n° 9. — HEINRICH HOFFSEL, Lipoma arborescens der Schnenscheiden. Centralbl. f. Chir., 28 avril 1888, n° 17. — E. KRAZ, Lipoma arborescens der Schnenscheiden. Centr. für Chir., 1888, p. 407. — SENFTNER, Ein Fall von Lipoma arborescens der Schnenscheiden. Centr. f. Chir., 1891, p. 557. — DENANT, Étude sur les lipomes, lipomes et fibro-lipomes de la main et des doigts. Thèse de Bordeaux, 1895. — HERRGOTT, Myélome des gaines tendineuses. Archives génér. de méd., 1891. — KUMMER, Le lipome arborescent des gaines tendineuses. Revue méd. de la Suisse romande, nov. 1891, XIV, p. 237.

Les néoplasmes primitifs des synoviales tendineuses sont rares, et ce qui contribue à obscurcir encore leur histoire, c'est leur confusion fréquente et presque inévitable, à une certaine période, avec les tumeurs des tendons.

Le cancer proprement dit ne semble pas avoir été observé ; du moins, on n'en trouve pas d'observation indiscutable.

Les tumeurs dont l'existence est démontrée, et qui s'observent avec un degré de fréquence variable, sont le *lipome*, le *fibrome* et le *sarcome*.

Lipomes. — On a observé dans les gaines : 1° le *lipome arborescent* ; 2° le *lipome simple*, et ce dernier pourrait être *extra-vaginal* ou *endo-vaginal*.

C'est surtout à la main qu'on le trouve, aux grandes gaines carpiennes, à celles de l'extenseur commun, du long extenseur du pouce, ou encore aux gaines palmaires des doigts ; mais il existe aussi au pied, dans les gaines des extenseurs communs et des péroniers.

Les lipomes profonds de la paume de la main ne sont pas très rares. Robert, Bonnet [2], Trélat [3] en ont signalé des cas ; Polaillon [4] en a rassemblé 9 observations ; Notta [5] en a présenté une nouvelle à la Société de chirurgie, enfin,

[1] Les *kystes synoviaux folliculaires*, ou *ganglions*, qui sont dans la majorité des cas d'origine articulaire, seront étudiés avec la pathologie des *articulations*.
[2] BONNET, *Gaz. des hôp.*, 1895, p. 271.
[3] TRÉLAT, *Gaz. des hôp.*, 1868, p. 245.
[4] POLAILLON, art. MAIN du *Dict. encycl. des sciences méd.*
[5] NOTTA, *Bull. de la Soc. de chir.*, 1877, p. 644.

dans son travail sur les lipomes acquis de la main et des doigts, Poulet (*) les a soumis à une étude complète. Ranke (*) avait bien décrit, de son côté, les lipomes de la face palmaire des doigts.

Mais l'origine précise de ces tumeurs est loin d'être toujours aisée à reconnaître; pourtant Notta faisait naître le lipome qu'il a observé dans la grande gaine carpo-phalangienne interne, et, dans nombre de faits, les adhérences intimes de la tumeur à la gaine, la nécessité de mettre le tendon à nu lors de l'extirpation, semblent indiquer que tel est leur véritable point de départ. Sprengel, qui a repris dans ce but la critique des observations publiées, est arrivé, pour plusieurs d'entre elles, à une véritable démonstration.

Ce sont là les *lipomes extra-vaginaux*, qui naissent à la face externe du feuillet pariétal et s'accroissent vers l'extérieur, en laissant la cavité et le tendon le plus souvent indemnes.

Il est une seconde variété de tumeurs graisseuses, bien étudiée par Sprengel, les *lipomes intra-vaginaux*. Chez la malade dont il donne l'histoire, une fillette de dix ans, il existait aux deux pieds, sur le trajet des tendons des péroniers et de ceux de l'extenseur commun, deux tumeurs allongées, indolentes, sans fluctuation ni bruit crépitant. On pensait à des hygromas. Les gaines furent incisées, et, dans chacune d'elles, on trouva une masse lipomateuse qui remplissait la cavité sans affecter aucune adhérence avec le feuillet pariétal, qui enveloppait le tendon sans s'infiltrer entre ses faisceaux, et, sur toute sa surface, restait coiffée d'un feuillet séreux. L'auteur admet, et l'explication semble très plausible, que la néoformation lipomateuse a débuté entre les feuillets du méso-tendon, pour se développer dans la cavité même de la gaine, en soulevant la lame séreuse; il compare les lipomes du méso-tendon aux lipomes du mésentère et à ceux de l'intestin. Le diagnostic est ici d'une difficulté toute spéciale, comme nous allons le voir.

Enfin l'existence du *lipome arborescent*, tel que Müller l'a décrit sur les synoviales articulaires, est aujourd'hui bien établie pour les synoviales tendineuses. Billroth l'avait indiqué déjà sans en fournir de fait précis; Haumann (1887) en rapporte une observation caractérisée : l'affection intéressait, chez un tonnelier de vingt-cinq ans, la gaine de l'extenseur commun des doigts, aux deux mains. On porta le diagnostic d'hygroma, et l'on fit même, à plusieurs reprises, la discision sous-cutanée. Ce ne fut qu'à l'ouverture de la gaine qu'on reconnut la nature de la maladie.

Il en fut de même dans un cas plus récent de Hœckel, qui, d'après ces données encore très restreintes, a exposé l'histoire du lipome arborescent des gaines tendineuses (*). L'examen microscopique confirma ce diagnostic de lipome arbo-

---

(*) POULET, *Revue de chir.*, 1886, p. 508.

(*) RANKE, *Ueber Lipome an der Volarseite der Finger*, *Archiv für klin. Chir.*, Bd. XX, p. 579.

(*) C'était chez un menuisier de vingt et un ans; les deux mains, ici encore, étaient atteintes; à gauche, la face palmaire de la première phalange du médius et du petit doigt était le siège d'une tumeur de consistance assez ferme, douloureuse, et qui crépitait comme un kyste à grains. On retrouvait la même crépitation dans la gaine du long extenseur du pouce, mais sans gonflement ni douleur; à l'annulaire et à l'auriculaire on constatait aussi, sur la face palmaire de la première phalange, un bruit de grains hordéiformes sans aucune trace de tumeur. La gaine du pouce fut incisée : elle était remplie d'une masse jaunâtre, rosée par places, filamenteuse et enchevêtrée, formée d'une série de végétations petites et ramifiées, ou arrondies en massue et pédiculées, et qui se prolongeaient, par un orifice de communication, jusque dans la gaine du premier radial externe. Cette étrange tumeur fut enlevée, et la même opération, répétée aux doigts, permit de faire les mêmes constatations.

rescent : on ne trouva que de la graisse et des éléments conjonctifs, groupés autour des vaisseaux; dans ce fait ni dans celui de Haumann, on ne put déceler la présence de nodules tuberculeux; aussi Hœckel fait-il de l'affection une sorte de lipomatose des franges synoviales, comme dans la variété articulaire [1] (Schmolck). Kutz, Kümmer ont publié d'autres exemples de lipome arborescent des gaines : presque toujours, l'affection siégeait dans les gaines de la main; une fois seulement, elle occupait, au pied, la gaine du court péronier; enfin, dans la majorité des cas, elle était symétrique et bilatérale. Il faut ajouter qu'un malade de Sendler mourut de tuberculose pulmonaire quelques mois après l'opération, et, bien que les examens histologiques soient restés jusqu'ici négatifs, on ne saurait pourtant rejeter absolument toute idée de connexion du lipome arborescent et de la tuberculose [1].

Ce que nous venons de dire rend compte des difficultés ordinaires du diagnostic. Ces lipomes sont généralement mous, pseudo-fluctuants; le fibro-lipome est rare, bien que Richet l'ait observé à la main. De plus, ils sont souvent crépitants : les observations de Robert, de Boinet, de Trélat, en avaient déjà fourni des exemples très caractérisés; dans le lipome arborescent, la collision des franges hypertrophiées, sous les glissements du tendon, simulait parfois, de la façon la plus complète, la crépitation due aux grains riziformes.

Il est donc presque impossible, dans certaines conditions, de ne pas conclure au kyste synovial simple ou à la synovite à grains. La forme moins régulière et moins allongée de la tumeur, la fluctuation moins franche, une gêne moins accusée dans les mouvements, des détails d'exploration clinique, ou encore la ponction exploratrice, serviront parfois à établir une distinction exacte; quelquefois l'opération seule révélera la nature de la tumeur.

Fibromes. — Les fibromes sont rares, surtout le fibrome pur. C'est encore à la main ou aux doigts qu'ils ont été observés. Nélaton enleva trois tumeurs fibreuses dépendant de la gaine des tendons fléchisseurs de l'annulaire gauche et Wordsworth [2] en a signalé une autre qui adhérait, il est vrai, aux tendons. Plus récemment (1877) Notta a communiqué à la Société de chirurgie l'observation d'un fibrome de la gaine carpienne des fléchisseurs; la tumeur, du volume d'un œuf de poule, était située entre le paquet tendineux et les os du métacarpe, d'où les difficultés de son extirpation. Elle était fluctuante; et creusée d'un kyste à son centre.

La fluctuation existait aussi dans le fait de Jacobson [3] : il s'agissait d'un néoplasme fibro-cartilagineux de la gaine du long fléchisseur du pouce.

Ces fibromes mixtes sont, en effet, d'une fréquence relative; Gross [4] en a publié deux autres cas.

Nous n'ajouterons rien à ces faits trop peu nombreux, nous insisterons seulement une fois encore sur la possibilité de la fluctuation. Peut-être, parmi ces

[1] De fait, on a vu le lipome arborescent du genou devenir le siège d'une poussée tuberculeuse et dégénérer secondairement en tumeur blanche, et Gassmann, dans la thèse que nous avons citée à l'article *Tuberculose des ganglions lymphatiques*, en rapporte deux faits qui proviennent de la clinique de Volkmann. Y aurait-il là une autre forme de la tuberculose des synoviales? La question exige d'autres recherches pour être définitivement tranchée.
[1] *Deutsche Zeitschrift für Chir.*, Bd. XXIV, p. 265.
[2] O. DE PEZZER, Thèse, 1880.
[3] JACOBSON, *British med. Journal*, 1879, p. 227.
[4] GROSS, *Bull. de la Soc. de chir.*, 1878, p. 295.

[F. LEJARS]

tumeurs assez vaguement intitulées « tumeurs de la gaine », n'a-t-on pas assez nettement distingué celles qui dépendent de la gaine fibreuse des néoplasmes qui naissent de la synoviale proprement dite.

Sarcomes. — Ce sont les plus fréquents des néoplasmes des gaines; ils intéressent aussi volontiers les tendons, et la gaine n'est envahie que secondairement; on les a vus se greffer sur une synovite ancienne. Ils s'observent ordinairement à la période moyenne de la vie; pourtant Schwartz en rapporte un fait chez une femme de trente ans : c'était un sarcome de la gaine du pouce; il fut extirpé; plus tard, la tumeur récidivée s'était propagée à toute la gaine interne, qui était tendue comme par une injection de suif; les douleurs étaient très vives. On amputa l'avant-bras, et l'examen microscopique révéla un sarcome fuso-cellulaire, télangiectasique, de la gaine séreuse.

La main représente aussi leur siège d'élection. Un cas de Czerny (¹) avait trait à la gaine des extenseurs du pied, et nous avons rapporté ailleurs (voy. *Néoplasmes des tendons*) que Broca avait vu récidiver un sarcome dans les tendons et les gaines d'un moignon d'amputation de Chopart. A. Broca a publié récemment l'observation d'un fibro-sarcome, qui avait pris naissance dans la gaine du long péronier latéral : la récidive suivit de près l'extirpation et nécessita l'amputation du membre (²).

Toutes les variétés de sarcome semblent avoir été constatées : le sarcome fuso-cellulaire, le sarcome à petites cellules, le sarcome télangiectasique (Schwartz). Sous le nom de tumeurs myéloïdes des gaines, Heurtaux a décrit des sarcomes à myéloplaxes, qui occupent le plus souvent la face palmaire de la main et des doigts, et dont Pilliet (³) et tout récemment Malherbe (⁴) ont rapporté de nouveaux exemples : elles forment des tumeurs molles dont la coloration est assez souvent jaune chamois; les vaisseaux, dans leur épaisseur, conservent toutes leurs tuniques, contrairement à ce qui est de règle dans le sarcome banal, dont les vaisseaux ont toujours des parois embryonnaires. Malherbe a rapporté sept observations soigneusement étudiées, de ces myélomes des gaines et du tissu fibreux; pour lui « ils se développent aux dépens du tissu tendineux et aponévrotique qui forme la gaine des tendons ». Ce sont des tumeurs bénignes, et plusieurs des opérés sont restés guéris depuis plus de dix ans. Aussi doivent-elles prendre place auprès du sarcome, mais plus près du fibrome ou de l'ostéome.

Les sarcomes proprement dits sont, en général, ovoïdes ou fusiformes, allongées suivant la direction de la gaine; leur consistance est assez variable, d'ordinaire assez molle. Ils marchent vite, se diffusent, et souvent s'ulcèrent. Il y avait deux fistules dans un cas de sarcome de la gaine palmaire de l'index, dont parle Demarquay. Enfin ils ont une tendance très accusée aux récidives; Verneuil, Denonvilliers, Schwartz en ont donné des exemples, et Bolognesi, dans sa thèse, en relate un autre cas, provenant du service de M. Péan. La tumeur récidivée (un sarcome de la gaine des fléchisseurs du poignet), grosse comme une pomme, envahissait le creux de la main en passant au-dessous du

---

(¹) Czerny, *Arch. für klin. Chir.*, 1868, t. X, p. 901-904.
(²) A. Broca, *Fibro-sarcome de la gaine du long péronier latéral*, Bull. de la Soc. de chir., 1895, p. 50.
(³) Pilliet, *Tumeur myéloïde de la gaine des fléchisseurs de la main*. Bull. de la Soc. anat. 1865, p. 637.
(⁴) Malherbe, Congrès français de chirurgie, 1896, p. 807.

ligament annulaire, et se prolongeait sur la face palmaire du petit doigt. On dut amputer l'avant-bras, et le malade mourut plus tard, d'une autre affection néoplasique. Il faut signaler encore la rareté de l'engorgement ganglionnaire dans les sarcomes des gaines.

Le diagnostic est aussi difficile que pour les autres néoplasmes; les tumeurs voisines de la gaine, celles des gaines fibreuses, les kystes synoviaux, les synovites chroniques, peuvent en imposer; nous ne reviendrons pas sur les caractères différentiels déjà exposés.

Traitement. — L'extirpation de la tumeur est la seule intervention efficace; elle nécessite parfois le sacrifice du tendon, plus souvent on a pu le conserver intact ou après l'avoir ébarbé.

Si le néoplasme n'est pas susceptible d'être isolé sur toute sa périphérie, s'il tient aux os, ou s'il s'est diffusé au loin dans les parties molles ambiantes, il faudra recourir à l'amputation.

CHAPITRE VII

BOURSES SÉREUSES

I

PLAIES DES BOURSES SÉREUSES

Les bourses séreuses sont douées de propriétés d'absorption, qu'elles doivent sans doute à leurs rapports étroits avec le système lymphatique, et qui font d'elles un terrain tout prêt aux inoculations septiques. De tout temps, en effet, leurs plaies ont été rangées parmi celles qui exposent le plus aux grandes complications traumatiques. Mais il ne faut pas exagérer cette gravité, qui dépend et de la lésion elle-même, et du mode de traitement.

Ici encore, les piqûres étroites, les plaies contuses, sont dangereuses en raison même de leur septicité. On voit survenir alors, et souvent avec une brusquerie inquiétante, un gonflement extrême, une rougeur qui se diffuse, des douleurs, de la fièvre, tous les signes enfin d'une inflammation aiguë : la suppuration reste localisée ou bien elle déborde la région et revêt les allures du phlegmon diffus.

Dans des conditions tout autres, la piqûre ou la plaie ne donnent lieu qu'à une minime réaction, les lèvres de la séreuse divisée s'accolent, et la cicatrisation définitive ne tarde pas.

Lors de plaie contuse, il est possible encore que la solution de continuité se reforme très vite, et, au-dessous, dans la bourse reconstituée, on voit se faire quelquefois un hygroma aigu; ou bien l'orifice déchiqueté et contus reste béant et fistuleux.

Enfin les corps étrangers, d'origine traumatique, des bourses séreuses, sont aussi d'un pronostic fort variable. On en voit qui s'enkystent sans provoquer d'inflammation. Ainsi Kœberlé cite un cas où deux épines d'acacia, de 1 centimètre de long, étaient, depuis longtemps, implantées et enkystées dans les parois de la bourse prérotulienne.

Le diagnostic ne souffre pas de difficultés : quelquefois il s'écoule, de la bourse ouverte, une certaine quantité d'un liquide jaunâtre et visqueux; on pourrait le prendre pour la synovie articulaire ou pour celle des gaines tendineuses, mais le moindre examen lèverait tous les doutes.

Ce que nous venons de dire des complications les fera reconnaître aisément; mais il faut les prévenir.

Pour cela, on devra faire l'antisepsie de la plaie : débrider, s'il est utile, les trajets obliques ou les plaies mâchonnées, laver soigneusement toute la cavité avec une solution antiseptique forte, et appliquer un large pansement. L'immobilisation du membre dans une gouttière est de rigueur.

II

CONTUSION DES BOURSES SÉREUSES

Nous venons d'étudier les plaies contuses.

La contusion sous-cutanée des bourses séreuses est un accident fréquent, surtout en certaines régions, au coude, au genou, au niveau de tous les points saillants du squelette. Il faut distinguer deux variétés de contusion, la contusion accidentelle et la contusion chronique, maintes fois répétée, souvent professionnelle et qui devient la cause ordinaire de l'hygroma chronique (voy. *Hygroma chronique*).

Le choc est susceptible de rompre la bourse séreuse par un double mécanisme, par écrasement, s'il est direct, et s'il comprime violemment les feuillets séreux contre le plan osseux sous-jacent; par déchirure, s'il agit obliquement, et s'il entraîne la peau et la séreuse sous-jacente, les étire et les rompt. Du sang s'épanche toujours, en quantité variable, et des accidents phlegmoneux ne sont pas très rares.

C'est surtout lorsqu'il intéresse une poche distendue, que le choc provoque la rupture, nous y reviendrons plus loin.

La contusion peut encore, même en dehors de toute lésion cutanée, déterminer l'hygroma aigu : un certain degré d'épanchement sanguin, l'attrition des parois, et aussi l'état morbide antérieur de la bourse séreuse l'expliquent suffisamment.

Enfin, il est un troisième type de la contusion des bourses séreuses : c'est l'*hématome*. Il succède parfois à des heurts d'intensité minime, ce qui suppose un état d'inflammation chronique et une friabilité morbide de la paroi séreuse; le même fait ne serait pas rare chez les hémophiles (Fischer). La bourse est, dès le début, distendue par le sang, sa consistance est plus ferme que dans l'hygroma séreux, sa fluctuation moins franche; il n'est pas rare qu'une plaque d'ecchymose cutanée témoigne du traumatisme originel. Plus tard, lorsque le liquide sanguin s'est coagulé en partie, on retrouve, sous la main, cette crépitation amidonnée, passagère, qui caractérise, à cette période, tous les hématomes sous-cutanés. — Que devient cet épanchement? Il disparaît, dans certains

[F. LEJARS]

cas : la partie liquide se résorbe, il reste des fragments de caillots, sous forme
de plaques ou de noyaux, puis ce reliquat d'hématome s'efface à son tour. —
On a vu la masse fibrineuse garder longtemps les apparences d'une sorte de
tumeur ; ailleurs, elle avait cédé la première, et la sérosité de l'épanchement,
mêlée à l'exsudation de la paroi, avait fait naître un hygroma kystique.

L'hématome des bourses séreuses est exposé à une autre complication plus
grave, la suppuration. Reste-t-elle localisée, c'est un abcès hématique, qui laisse
écouler, une fois ouvert, un pus foncé, mêlé de sang et de caillots. Il peut rester
fistuleux. Mais la suppuration diffuse est aussi à craindre.

Le diagnostic est simple : le traumatisme, la forme de la tumeur, son siège
suffisent à l'établir. La collection sanguine est plus dure, moins fluctuante que
l'hygroma séreux, et le gonflement s'est constitué d'emblée.

Mais l'hématome est susceptible de masquer des lésions sous-jacentes plus
graves ; celui de la bourse olécrânienne, par exemple, empêche parfois de constater la fracture de l'olécrâne ; il en serait de même de l'hématome prérotulien,
pour certaines fractures de la rotule, à écart fort minime. Ici, comme au crâne,
on n'attribuera pas à l'os sous-jacent la dépression qui se creuse sous le doigt
au centre de la collection sanguine.

Le repos, une légère compression, des applications résolutives, préviennent
en général les accidents. Lors d'hématome, si la compression prolongée ne
réduit pas la tumeur, on aura recours à la ponction aspiratrice, ou même à l'incision antiseptique. Enfin, il faut être prêt à intervenir de bonne heure, et à
inciser largement, si la suppuration se produit.

III

HYGROMA

Avant la fin du XVIIIe siècle, l'anatomie des bourses séreuses était encore
inconnue, et l'hygroma n'avait pas été distrait du groupe confus des kystes
séreux, des abcès enkystés, des loupes, etc.

Ce fut Camper (1784) qui, le premier, décrivit les bourses séreuses du genou
et du coude, et parla de leur hydropisie ; Fourcroy (1786), Alexandre Monro
(1788), Hertwig (1795), élargirent ces premières données, et les thèses successives d'Asselin (1803), de Mosnier (1805), de Padieu (1829), de Huberson (1847),
de Massot (1854), de Fincan (1866) marquent l'extension progressive de cette
branche nouvelle de la pathologie ; l'hygroma et ses diverses variétés la constituaient encore presque tout entière.

Avec Velpeau, et ses *Recherches anatomiques et pathologiques sur les cavités
closes* (1843), la question s'était agrandie ; plus tard, l'anatomie des bourses séreuses s'est complétée par les travaux de Gruber (de Saint-Pétersbourg), de
Linhard, de Heineke, et leur pathologie, par ceux de Chassaignac, de Volkmann,
de Verneuil, etc.

Ce terme d'hygroma a été appliqué pour la première fois par Heister aux
kystes séreux du cou (1759) ; il signifie collection séreuse enkystée. C'est donc
bien à tort qu'il sert à désigner toutes les variétés de l'inflammation des bourses
séreuses, et il est regrettable que l'usage ne permette pas d'introduire dans la

nomenclature, avec quelque chance de succès, le terme de Bursite (*bursitis*, employé dans la plupart des traités étrangers), qui correspondrait à celui de synovite.

Nous décrirons l'*hygroma aigu* et l'*hygroma chronique*.

PADIEU, Des bourses sous-cutanées et de leurs maladies. Thèse de doct., 1829. — MASSOT, Des kystes séreux qui compliquent les tumeurs. Thèse de doct., 1854. — METTENHEIMER, Ueber fibröse Præpatellargeschwülste. *Dubois und Reichert's Arch.*, 1896, p. 98. — KOEBERLÉ, art. BOURSES SÉREUSES. *Dict. de méd. et de chir. prat.*, 1866. — PINEAU, Étude sur les épanchements des bourses séreuses sous-cutanées. Thèse de doct., 1866. — CHASSAIGNAC, art. BOURSES SÉREUSES. *Dict. encycl.*, 1869. — RAUGÉ, Traitement de l'hygroma prérotulien. Thèse de doct., 1877. — VOLKMANN, Die Krankheiten der Schleimbeuteln. *Handbuch der allg. und spec. Chir.* (Patho-Billroth, 1882). — CHARLES-B. NANCRÈDE, Pathologie des bourses séreuses. *Encyclop. intern. de chir.*, 1884. — SCHUCHARDT, Die Entstehung der subkutanen Hygrome. *Arch. f. path. Anat. und Physiol.*, t. CXXI, p. 2. — J.-B. PETIT, De l'hygroma trochantérien, Thèse de doct., 1891. — DENVILLE, Hygroma de la bourse séreuse du Psoas. Thèse de doct., 1896.

1° HYGROMA AIGU

C'est l'inflammation aiguë des bourses séreuses.

Comme les synovites, l'hygroma comprend trois variétés : l'*hygroma sec*, l'*hygroma séreux*, l'*hygroma purulent*.

Étiologie. — L'hygroma aigu est d'origine traumatique ou secondaire.

Traumatique, il succède aux chocs, aux contusions de toute variété, aux plaies pénétrantes, et cela, surtout quand le traumatisme porte sur des bourses séreuses déjà enflammées, les bourses professionnelles (voy. *Hygroma chronique*). On cite partout cette observation rapportée par Chassaignac, d'un saltimbanque bossu, qui se faisait donner, au cours de ses exercices, de grands coups sur sa gibbosité ; un hygroma suppuré ne tarda pas à s'y développer. — Peut-être faut-il rapporter encore au froissement prolongé de la séreuse le fait de Padieu, qui vit apparaître, chez une jeune fille, à la suite de courses répétées pendant plusieurs jours, une inflammation aiguë de la bourse prérotulienne gauche.

Secondairement, la bourse séreuse s'enflamme par l'extension d'un processus inflammatoire voisin : tel est l'hygroma furonculeux, indiqué par Chassaignac, et qui se développe au-dessous d'un furoncle; l'hygroma lymphangitique, dont il a été longuement parlé dans un autre chapitre (voy. *Lymphangite aiguë, complications séreuses*); l'hygroma érysipélateux, qui se produit sous la nappe cutanée de l'érysipèle. Enfin, au pourtour des arthrites suppurées, on trouve souvent les bourses séreuses remplies elles-mêmes de pus, sans qu'une communication des cavités puisse faire admettre un transport direct; mais les agents pyogènes, qui se diffusent autour de l'article dans les espaces conjonctifs et dans les lymphatiques, n'ont pas besoin d'une large voie pour pénétrer dans les séreuses. Des faits du même genre se voient autour des arthrites tuberculeuses (voy. plus loin : *Tuberculose des bourses séreuses*).

Enfin l'hygroma est susceptible de naître à titre de localisation d'une maladie générale : Ball a signalé, en 1865, un hygroma aigu de la bourse prérotulienne, au cours d'une attaque de rhumatisme articulaire aigu, et d'assez nombreux faits analogues ont été enregistrés par Peter et Boillereault [1]; d'après Boille-

(1) BOILLEREAULT, *Essai sur le rhumatisme non blennorrhagique des synoviales tendineuses et des bourses séreuses*. Thèse de doct., 1874.

[F. LEJARS.]

reault, les bourses fréquemment atteintes dans le rhumatisme sont celles de la tête du péroné, de la patte d'oie, la bourse rétro-calcanéenne, rétro-olécrânienne, prérotulienne, acromiale; et l'inflammation de la séreuse se présente souvent isolée, sans que l'articulation voisine soit elle-même atteinte.

La goutte est susceptible de provoquer les mêmes accidents, et nous verrons plus loin des tophus uriques dans les hygromas chroniques des goutteux, mais ces hygromas à tophus peuvent aussi s'enflammer et s'ouvrir.

Il suffit de rappeler la blennorrhagie : la douleur du talon (Swediaur), l'inflammation des bourses sous et rétro-calcanéennes sont de notion vulgaire; on voit encore cet hygroma blennorrhagique, aigu ou subaigu, à la bourse prérotulienne, à celle de l'acromion, du grand trochanter, de l'ischion, sous le premier et le cinquième métatarsiens [1].

Enfin l'infection purulente fait naître des synovites et des hygromas suppurés, souvent multiples et disséminés (Lebert).

Anatomie pathologique. — Elle a été en somme très peu faite, et la plupart des auteurs passent ce chapitre sous silence. Ce qu'on connaît le mieux, c'est le liquide qui remplit ces hygromas, liquide tantôt clair, visqueux, mêlé de grumeaux fibrineux, ou encore teinté de sang, ailleurs purulent ou séro-purulent. — Quant à la paroi, elle est épaissie, vascularisée, desquamée à sa face interne, mais ce n'est guère que par induction qu'on applique à l'inflammation des bourses séreuses ce qui a été constaté dans les synoviales.

Symptômes. — L'hygroma sec n'a, en général, qu'une durée éphémère : une légère rougeur au niveau de la bourse séreuse, une douleur que la pression réveille, et, sous le doigt, une crépitation fine, un froissement neigeux, tels sont les signes de cette forme, plus rare que la synovite sèche, et qui cède vite ou fait place à l'épanchement.

Plus souvent, l'hygroma aigu s'entoure, à ses débuts, de phénomènes inflammatoires de grave apparence. C'est une rougeur foncée, érysipélateuse, qui se diffuse bien au delà des limites de la bourse séreuse; un gonflement et un œdème qui s'étendent à toute la nappe érythémateuse, mais dont le relief s'accuse toujours plus nettement à son centre; là, une tumeur arrondie, bien détachée en général, révèle par sa forme même la nature de la collection enkystée. Cette tumeur est fluctuante, mais souvent très étendue, et le palper circonscrit aisément ses contours; elle proémine assez, dans nombre de cas, pour que la transparence puisse être constatée, mais le liquide est souvent trouble, la paroi trop épaisse, et le tissu sous-cutané trop infiltré [2].

De la fièvre, des frissons, des douleurs vives qui s'irradient dans tout le membre, marquent assez souvent ce bruyant début; très vite, en vingt-quatre heures quelquefois, la tumeur est déjà constituée.

En dépit de ces allures, l'épanchement peut rester séreux : au bout de six à

[1] Il n'est pas jusqu'à la pneumonie qui, d'après Duval (1854), ne puisse réagir au loin sur les bourses séreuses : dans la convalescence de la pneumonie, il aurait observé une douleur assez constante à la région hypogastrique, douleur qu'il localise dans une séreuse annexée au tendon du grand droit : le fait mériterait vérification. Quoi qu'il en soit, il n'est pas rare, chez le cheval, de trouver des hydarthroses à la suite de la pneumonie.

[2] L'angioleucite n'est pas rare, dans ces hygromas aigus, et cela en dehors de toute érosion cutanée : Follin la signale, et, récemment, Fischer insiste sur ce fait, que la lymphangite et l'adénite manquent rarement. Leur signification est d'un réel intérêt (voy. *Lymphangite, complications séreuses*).

[F. LEJARS]

dix jours, l'appareil inflammatoire tombe, la collection enkystée ne se résorbe que lentement ou devient le point de départ d'un hygroma chronique. On a même vu la poche s'ouvrir et verser à l'extérieur un liquide séreux et citrin : elle s'était rompue, elle et la peau amincie, sous un heurt ou par sa distension même ; le fait est rare et la suppuration est la condition presque nécessaire de cette rupture.

L'hygroma suppuré répond à deux formes : *forme localisée, forme diffuse.* Dans le premier cas, c'est l'*abcès des bourses séreuses*, abcès circonscrit, dont la physionomie est celle de la collection séreuse, dont nous parlions tout à l'heure, mais qui se couvre toujours d'une rougeur plus sombre et d'un œdème plus étendu : sa paroi s'ul-cère en un ou plusieurs points, il se vide, et len-tement, la poche se ré-tracte et se cicatrise, ne laissant qu'un noyau ou une plaque indurée.

Telle n'est pas toujours la régularité de sa mar-che : l'ouverture tarde souvent à se fermer, elle reste fistuleuse, pour peu que la région soit exposée

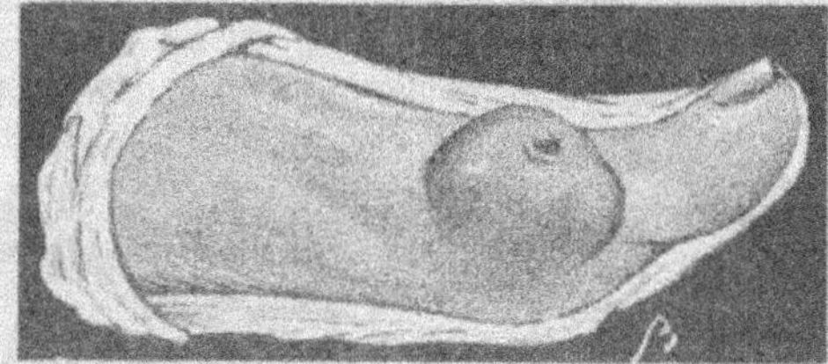

Fig. 212. — Hygroma suppuré de la bourse métatarso-phalangienne (oignon).

aux traumatismes journaliers, et que l'état général s'y prête : c'est une autre forme d'hygroma chronique entée sur l'inflammation aiguë.

Enfin la collection circonscrite est susceptible de se rompre dans le tissu con-jonctif ambiant, et de devenir ainsi l'origine d'un phlegmon diffus.

Le plus souvent, la *suppuration diffuse* est très précoce et ces phlegmons dif-fus, succédant aux hygromas suppurés, sont de notion fort ancienne ; c'est sur-tout au coude, au genou, ou encore à la bourse trochantérienne qu'ils ont été observés. Le plus souvent, en réalité, il s'agit plutôt d'un phlegmon par diffusion (Chassaignac), de traînées purulentes, qui, nées de la bourse enflammée, s'éten-dent au loin et décollent la peau sur une large surface.

La situation devient alors très grave, et la mort en a été plus d'une fois la terminaison. D'autres complications se voient encore, mais plus exception-nellement : l'ouverture de la collection purulente dans une articulation voisine, et l'arthrite suppurée. Blandin rapporte un cas de mort, dû à l'ouverture dans l'articulation du genou d'un hygroma suppuré prérotulien ; des faits du même genre sont classiques, pour la bourse du psoas, bien qu'ils soient d'obser-vation assez rare, et surtout pour la bourse métatarso-phalangienne du gros orteil (oignon).

D'autres exemples plus curieux encore de communication articulaire ont été signalés : ainsi Verneuil[1] a vu, à la face interne d'un moignon de jambe amputée au tiers supérieur, une bourse séreuse accidentelle communiquant avec l'articulation du genou, et la coexistence d'un hygroma séreux et d'une hydarthrose.

Le pronostic est donc grave dans certains cas, mais il ne faudrait pas trop

[1] Verneuil, *Mém. de chir.*, t. II.

[F. LEJARS]

l'assombrir, même dans la forme suppurée diffuse, qui est loin d'être elle-même au-dessus des ressources chirurgicales.

Diagnostic. — En général, il est très simple : le siège, la forme, le mode d'évolution de la tumeur suffisent à la caractériser.

Mais en présence du phlegmon diffus secondaire, si l'on n'a point assisté aux premiers stades du mal, on ne trouve plus guère trace de la localisation originelle. Ici encore, le siège, les commémoratifs, une collection circonscrite au milieu de la nappe d'infiltration purulente, permettront de rétablir la véritable étiologie.

Nous reparlerons au chapitre suivant des fistules des bourses séreuses, qui sont susceptibles de prêter assez souvent à l'erreur : on peut croire à une fistule ostéopathique ; mais, bien qu'on cite des faits, assez obscurs, de carie de la rotule sous un hygroma, l'exploration des trajets ne révélera aucune dénudation osseuse, et le stylet ne trouvera devant lui que le tissu fongueux de la cavité suppurante.

Enfin il est un certain nombre d'abcès sous-muqueux qui ne seraient aussi, en réalité, que des hygromas suppurés. Ainsi, d'après Chassaignac, certains abcès de la marge de l'anus naîtraient dans de petites bourses séreuses sous-muqueuses ; Broca a décrit, à la face interne de la grande lèvre, vers son extrémité antérieure, une autre cavité séreuse, et l'hygroma suppuré dont elle peut devenir le siège diffère des kystes suppurés et des abcès de la glande vulvo-vaginale. Il en est de même de l'hygroma sous-muqueux de la cloison des fosses nasales, vers son extrémité antérieure, né dans une bourse séreuse qui sous-tend la peau de la sous-cloison et la muqueuse de la cloison.

Traitement. — Les hygromas aigus d'origine rhumatismale disparaissent en général assez vite, sous l'influence du repos, des applications résolutives, de la médication générale.

Dans les autres variétés, le repos du membre est encore la première condition à remplir ; l'enveloppement de la région dans des compresses imbibées d'une solution antiseptique très faible, et recouvertes d'un imperméable et d'une couche d'ouate, remplissent encore bien ce rôle antiphlogistique.

Dès que la suppuration est suffisamment indiquée, toute hésitation serait dangereuse : il faut fendre largement la bourse suppurée, déterger toute sa surface interne avec un liquide antiseptique, et faire le drainage. On se souviendra que la lymphangite et l'érysipèle se développent volontiers autour de ces bourses séreuses enflammées.

Enfin la forme phlegmoneuse diffuse exige l'application, sans tarder, du traitement ordinaire du phlegmon diffus (voy. *Phlegmon diffus*).

Les fistules consécutives sont d'une cure souvent difficile, nous y reviendrons à propos de l'hygroma chronique.

2° HYGROMA CHRONIQUE

C'est l'inflammation chronique des bourses séreuses.

Étiologie. — Il succède assez rarement à la forme aiguë, bien que des poussées d'hygroma aigu le compliquent souvent.

[F. LEJARS.]

Il relève surtout des heurts, des frottements répétés : c'est l'*hygroma professionnel* par excellence, et son siége témoigne de son origine. Au genou, dans la bourse prérotulienne, il est classique, et sa fréquence s'explique aisément par le nombre des professions où la station à genou est nécessaire (frotteurs, parqueteurs, maçons, asphalteurs, etc.). On désigne en Angleterre, sous le nom de « *housemaid's knee*, genou de servante », l'hygroma prérotulien, et Siebold faisait déjà remarquer combien il est fréquent dans les couvents. A genou, et le corps droit, c'est la bourse prétibiale qui, en réalité, porte sur le sol, mais, quand l'attitude se prolonge, le tronc s'incline un peu en avant, et la rotule, par sa face antérieure, devient alors la surface de pression.

On ne saurait faire le compte de ces hygromas professionnels que tant de conditions individuelles font varier dans leur siège[1] ; quelques-uns sont en quelque sorte d'observation courante : la bourse séreuse et l'hygroma des cordonniers, au-dessus du genou, depuis longtemps décrits par Gruber, et souvent une autre bourse, qu'on trouve aussi chez les tailleurs, à la malléole externe ; la bourse des joueurs d'orgue, sur la face antérieure de la cuisse ; celle des tisserands et des bateliers, à la région sous-ischiatique, et encore au niveau de l'épine iliaque antéro-supérieure, une autre bourse, souvent kystique chez les tisserands de Dresde, d'après Gunther ; l'hygroma olécranien, chez les tailleurs de meules, les mineurs : on l'appelle encore, dans certains districts houillers d'Angleterre, « *the miner's elbow*, coude de mineurs » (Gurney) ; la bourse présternale des menuisiers et des ébénistes (Velpeau), l'hygroma sus-acromial chez les portefaix, les *testeurs*[2] ; d'autres aux doigts, sur le bord radial de la première phalange, de l'index, par exemple, ou au niveau des articles inter-phalangiens ; enfin les nombreuses bourses séreuses des soldats, sur le devant de l'épaule, la clavicule, etc. René Le Fort et Albert ont décrit l'hygroma des cavaliers, au niveau du condyle interne[3].

D'autres bourses et d'autres hygromas peuvent se développer au niveau des déformations ou des tumeurs, de quelque nature qu'elles soient.

Verneuil et Massot, dans sa thèse, ont insisté sur les hygromas que font naître, à leur pourtour, certains néoplasmes. Bérard aîné disséqua un double hygroma claviculaire chez un individu porteur d'un énorme encéphaloïde du cou qui descendait sur le haut du thorax, et Cruveilhier signale une large bourse séreuse entre une mamelle squirrheuse et le grand pectoral ; ailleurs, autour d'un sarcome de l'aisselle opéré par Roux, il y avait une couronne de kystes, une douzaine environ, que le bistouri dut ouvrir successivement ; et Massot en relate d'assez nombreux cas, surtout au sein.

Les kystes ou hygromas péri-herniaires rentrent dans ce groupe : décrits par Bérard, Broca, Duplay, etc., leur histoire trouvera place ailleurs (voy. *Hernies*).

Sur les déviations du rachis cyphotique (Brodie), sur celles du mal de Pott, autres bourses séreuses, autres hygromas.

Il en est de même des reliefs saillants du pied bot, les durillons y reposent toujours sur une bourse séreuse ; ou encore des cals vicieux et proéminents

[1] VERNOIS, *Bourses séreuses professionnelles. Ann. d'hygiène publique*, 1862.

[2] Il siège, le plus souvent, à l'épaule gauche, chez les testeurs, qui portent d'ordinaire sur cette épaule leur manne remplie de sable (voy. POUZET, *L'hygroma des testeurs. Arch. prov. de chir.*, janvier 1895, p. 7).

[3] R. LE FORT et ALBERT, *Hygroma du cavalier. Revue de chir.*, 1895, p. 568.

[F. LEJARS.]

(A. Cooper), des exostoses. Sous le nom d'exostose engainée (*exostosis bursata*), Volkmann décrit plusieurs faits d'exostoses ainsi encapsulées, et la bourse séreuse de l'oignon, située entre un durillon cutané et un relief anormal de la tête du premier métatarsien, rentrerait dans le même cadre.

Enfin les moignons anciens sont aussi le siège de bourses assez souvent enflammées (Lobstein, Breschet, Broca, Verneuil, Pibet[1]. Il faut signaler celle de la tubérosité antérieure du tibia, qu'on trouve presque toujours très élargie, très vascularisée, épaissie et tomenteuse à la face interne, chez les amputés de jambe qui marchent avec un pilon.

A côté de ces causes toutes mécaniques, on ne saurait oublier les états diathésiques, le rhumatisme, la goutte, dont l'influence est parfois très marquée sur les épanchements chroniques des bourses séreuses.

Anatomie pathologique. — Les lésions de l'hygroma chronique ne consistent pas seulement dans l'hydropisie, elles portent aussi sur les parois de la séreuse. On peut distinguer quatre variétés, qui se retrouvent aussi en clinique, avec un degré variable de fréquence :

1. L'hygroma kystique;
2. L'hygroma proliférant;
3. L'hygroma fibreux;
4. L'hygroma hémorrhagique.

La première forme est la plus fréquente : elle correspond à l'hydarthrose. La poche est sphérique, si la

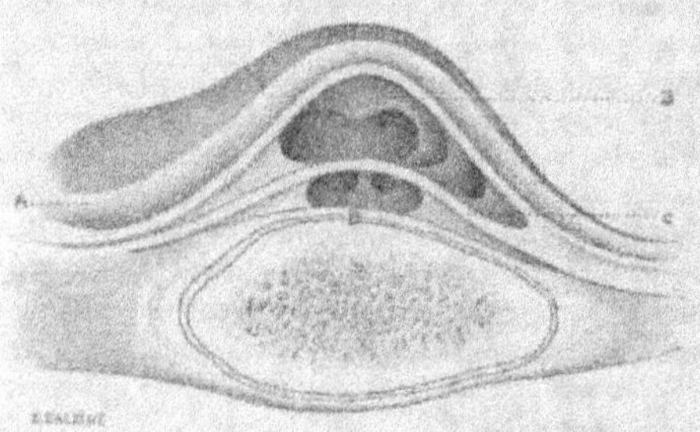

Fig. 213. — Deux bourses prérotuliennes isolées.
(*Die Krankheiten der Schleimbeutel, Band. von Pitha u. Billroth.*)

bourse séreuse est libre dans le tissu conjonctif, plus souvent, elle est aplatie sur une de ses faces, celle qui correspond à un plan osseux ou aponévrotique.

Elle est quelquefois bilobée (fig. 216) ou multiloculaire, ce qui tient à la constitution même des grandes bourses séreuses, qui rarement forment une seule poche, mais sont constituées par plusieurs loges adossées. Au devant de la rotule, Gruber, Luschka, Linhart, ont décrit et figuré (fig. 213 et 214), depuis long-

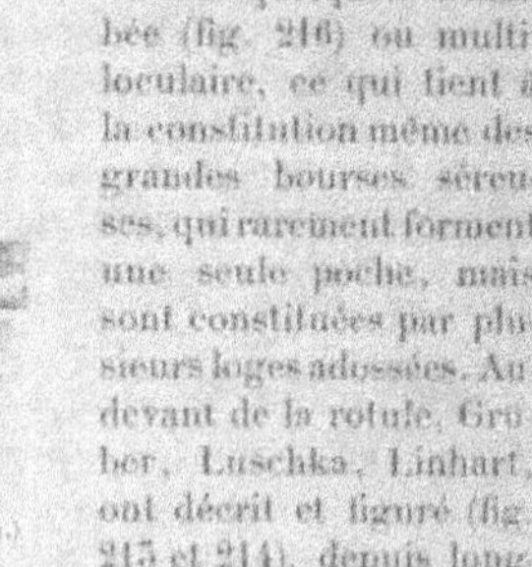

Fig. 214. — Trois bourses prérotuliennes communicantes. (*Ibidem.*)

temps, trois bourses séreuses qui peuvent être isolées, mais qui ailleurs communiquent plus ou moins largement : elles peuvent devenir le siège d'hygroma, à part ou simultanément. Chez un malade de Foucher, il existait trois tumeurs

[1] Pibet, *Anatomie pathologique des moignons anciens.* Thèse de doct., 1872.

superposées, dans le sens vertical, au-devant du genou, et Volkmann a vu la communication de la bourse prérotulienne et de la bourse prétibiale sous-cutanée donner naissance à un kyste en bissac, où le liquide se laissait refouler d'une bosselure à l'autre.

La paroi de l'hygroma est épaissie, cartilagineuse par places, ou incrustée de sels calcaires : c'est parfois une coque véritable. Autour d'elle, il n'est pas rare de disséquer une sorte d'enveloppe graisseuse, autour du kyste préherniaire, par exemple, et Chassaignac décrit sous le nom de *lipoma creux* ou d'*hygroma lipomateux de la nuque*, une tumeur bosselée, formée d'une masse lipomateuse et d'une cavité centrale, qui s'observe surtout chez les porteurs de fardeaux. Peut-être cette lipomatose péri-kystique est-elle comparable à celle qui se développe, en maints endroits, autour d'organes chroniquement enflammés, vessie, bassinet, etc.

A sa face interne, l'hygroma kystique est à peu près lisse, il est blanchâtre ou vascularisé, rouge, et comme fongueux par places : il contient un liquide dont la quantité, fort variable, aurait atteint 1500 grammes dans un kyste de la bourse trochantérienne, ponctionné par Chassaignac. Ce liquide, d'abord épais, visqueux, jaunâtre, devient de plus en plus fluide, à mesure que la quantité s'accroît; assez souvent il est trouble, opaque, grumeleux ou chargé de paillettes de cholestérine, il peut être sanguin ou purulent, comme nous le verrons bientôt.

A l'examen histologique, la paroi est formée de tissu conjonctif fibrillaire, infiltré de cellules cartilagineuses et souvent de plaques ou de noyaux calcifiés. Dans les parois, on peut trouver des artères assez volumineuses pour donner lieu à de sérieuses hémorrhagies (Nélaton).

2° *Hygroma proliférant.* — La cavité, ici encore, renferme une quantité variable de liquide, mais ce qui caractérise cette forme, c'est l'irrégularité de la poche, à sa face interne, toute végétante, semble-t-il, et les corps étrangers qu'on peut trouver mêlés à son contenu.

Ces végétations se présentent comme de petites masses verruqueuses, sessiles ou pédiculées; elles s'infiltrent parfois de noyaux cartilagineux ou de grains calcaires, et, leur pédicule rompu, flottent dans le liquide kystique. Leur origine est tout autre que celle des grains riziformes proprement dits (voy. plus loin : *Tuberculose des bourses séreuses*). Dans un fait observé par Billroth et Rindfleisch, une grosse exostose cartilagineuse de l'épiphyse inférieure du fémur était enveloppée d'un sac séreux complet, qui contenait trente-huit corps étrangers cartilagineux, et dont la surface interne était couverte de franges hypertrophiées.

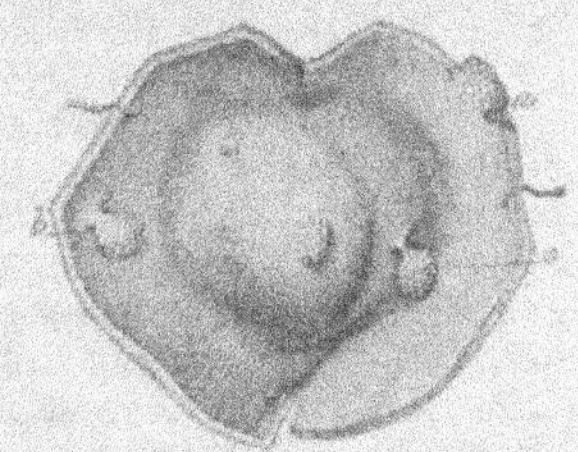

Fig. 315. — Face interne d'un hygroma prérotulien.

a, b, c, végétations de la paroi.

A cet ordre de faits se rapportent donc les corps étrangers des bourses séreuses. Chez les goutteux, on y trouve parfois des dépôts crayeux d'urates et de phosphates calcaires; Pamard [1] a présenté à la Société de chirurgie des concrétions calcaires très volumineuses, développées dans les deux bourses

[1] Pamard, *Bull. de la Soc. de chir.*, 1874, p. 594.

[F. LEJARS]

prérotuliennes, chez une buandière qui travaillait toujours à genoux; Terrier et Desprès ont cité des faits analogues. Bazy [1] a vu, chez un soldat turc, dans la bourse séreuse sous-cutanée du grand trochanter, deux petites tumeurs, du volume d'un marron, blanchâtres, dures, à couches concentriques, cartilagineuses.

Cette forme proliférante de l'hygroma semble donc avoir, dans son processus, une parenté étroite avec l'arthrite sèche.

3° *Hygroma fibreux*. — Il a été décrit par Erichsen et Mettenheimer dans la bourse séreuse prérotulienne et prétibiale, par Chélius dans la bourse olécrânienne. Il débute par un petit noyau induré qui grossit peu à peu et acquiert parfois le volume d'une orange; la paroi en est tellement épaissie, qu'elle constitue à elle seule presque toute la tumeur, à peine s'il reste, au centre, une étroite cavité pleine de liquide : c'est une sclérose en masse, et Mettenheimer l'avait caractérisée par un mot, qui a le tort d'éveiller l'idée du néoplasme : le fibrome prérotulien.

4° *Hygroma hémorrhagique*. — Le contenu est sanguin; il est rare qu'il soit formé par du sang rouge ou des caillots, plus souvent c'est un liquide noirâtre, épais, mêlé de grumeaux jaunâtres, et qui devient parfois presque totalement fibrineux.

L'effusion sanguine peut se produire sous l'action d'un traumatisme, au cours d'un hygroma kystique, ou bien se faire spontanément, et résulter du processus même de l'inflammation chronique : c'est une sorte de *pachysynovite hémorrhagique*, et Volkmann a trouvé, dans un vieil hygroma à contenu sanguin du genou, des lésions analogues à celles de la pachyméningite ou de l'hématocèle vaginale. MM. Reverdin et Buscarlet [2] ont retrouvé des lésions du même genre, dans un énorme hématome prérotulien datant de dix ans. Chez un malade de M. Berger [3], le kyste s'était rompu et se prolongeait au-devant de la cuisse jusqu'au grand trochanter : il était bourré de gros caillots sanguins, qui figuraient autant de noyaux indurés, et avaient fait penser à une dégénérescence sarcomateuse.

Nous allons voir dans un instant quelles transformations peuvent subir ces diverses variétés d'hygroma chronique.

Symptômes. — C'est lentement et peu à peu que l'hygroma se développe et grossit, en général, et cela au milieu d'une indolence à peu près complète, et qui n'entrave pas les mouvements et le travail.

Une fois constitué, il revêt l'aspect d'une tumeur arrondie. Tantôt elle est bien tendue, ou plus aplatie, quelquefois bilobée (fig. 216) ou même bosselée et de surface irrégulière.

Son volume varie beaucoup : gros comme un œuf, comme la moitié d'une petite pomme, dans la plupart des cas, il est susceptible de devenir énorme. Camper a vu un hygroma du volume d'une tête d'enfant; Cloquet à la bourse sous-ischiatique, Brodie, sur l'angle inférieur de l'omoplate, ont signalé des tumeurs de pareilles dimensions.

---

[1] BAZY, *Courrier médical*, 1879, p. 98-100.
[2] REVERDIN et BUSCARLET, *Hématocèle de la bourse prérotulienne. Revue méd. de la Suisse romande*, 1894, t. XIV, p. 450.
[3] P. BERGER, *Hématome insolite de la bourse prérotulienne. Bull. de la Soc. de chir.*, 1895, p. 559.

[F. LEJARS.]

Ces gros kystes, et même ceux de proportions ordinaires, se détachent en relief et s'isolent nettement à la surface de l'os qui les porte; ils sont assez souvent comme pédiculés, ils se déplacent et ballottent, pour ainsi dire, dans les mouvements, et le malade lui-même, à la région prérotulienne, les rejette de côté pour s'agenouiller.

Une plaque cutanée, épaissie, rugueuse, écailleuse, marque à la surface le niveau de l'hygroma; elle témoigne, elle aussi, des pressions répétées et des heurts professionnels.

Sous le doigt, le kyste est parfois mince, uni, régulier, très nettement fluctuant dans toute son étendue; s'il est très saillant, il laisse même, quelquefois, constater la transparence de son contenu. C'est le type de l'hygroma kystique et de date assez récente.

Plus souvent la paroi est indurée, elle résiste, elle donne la sensation d'une coque de carton (Chassaignac); par places, elle est plus épaisse et plus compacte encore, elle peut être calcaire sur une grande étendue. La fluctuation se perçoit encore si la poche n'est que fibreuse et épaissie, mais plus vague; assez souvent c'est une sorte de crépitation amidonnée, de frois

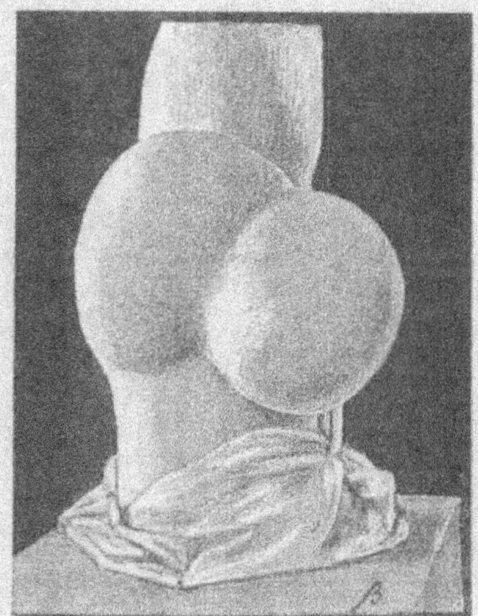

Fig. 216. — Moule en plâtre d'un hygroma prérotulien bilobé. (Musée de M. Nicaise, hôpital Laënnec.)

sement dur que le palper révèle; on sent et l'on fait rouler sous la main, si la poche n'est que peu tendue, ces grains calcaires ou cartilagineux, ces végétations pédiculées qui hérissent la face interne, ou encore les corps étrangers en suspension dans le liquide de l'hygroma.

L'induration s'accroît encore dans ces formes d'hygroma fibreux dont nous avons parlé plus haut; c'est alors une tumeur sphéroïde, entièrement compacte, indépendante des téguments et qui présente en réalité tous les caractères du fibrome.

L'hygroma hématique, s'il est primitif, n'a que peu de traits caractéristiques: opaque, à paroi épaisse et ferme, il ne donne qu'une fluctuation obscure, ou encore cette crépitation fine des caillots qui s'écrasent.

La marche de l'hygroma est essentiellement chronique. Entretenue par la permanence du traumatisme professionnel, la tumeur a une durée en quelque sorte indéfinie, ne déterminant qu'une gêne légère, que l'habitude atténue encore. Mais telle n'est pas son évolution constante; elle peut disparaître ou se compliquer d'une série d'accidents.

Kœberlé signalait déjà que certains hygromas diminuent du jour au lendemain, et alternent avec d'autres épanchements séreux, et Nélaton cite le cas

[F. LEJARS.]

d'un goutteux chez lequel il vit survenir une hydropisie de la bourse prérotulienne, qui disparut bientôt pour occuper successivement la synoviale du genou, la séreuse du muscle poplité, enfin la séreuse prétibiale. Il faut connaître ces *hygromas diathésiques*, bien qu'ils soient, en somme, assez rares et qu'ils ne répondent qu'en partie au type ordinaire.

On a constaté d'une façon exceptionnelle la guérison spontanée des hygromas chroniques, par une sorte de sclérose progressive et de rétraction lente, qui ne laisse plus tard, comme vestige de la tumeur, qu'un noyau dur, de consistance cartilagineuse; le sac est alors presque totalement oblitéré, et ressemble sur une coupe, à un sac anévrysmal guéri et comblé par des lames concentriques de fibrine.

En butte à des traumatismes de tout genre, l'hygroma chronique est exposé *aux ruptures, aux épanchements sanguins, à la suppuration.*

Les ruptures sous-cutanées sont rares; le liquide s'épanche dans les espaces conjonctifs et, s'il est séreux, se résorbe sans accidents, mais la poche indurée ne s'oblitère pas, la déchirure se referme et l'épanchement ne tarde pas à se reproduire.

Plus souvent, à la suite des heurts, l'hygroma se gonfle, devient douloureux, tendu, se couvre d'une plaque ecchymosée; les vaisseaux de la paroi se sont rompus en certains points et, ouverts dans la cavité, laissent couler une quantité variable de sang. L'inflammation aiguë et le phlegmon ne sont pas rares à la suite de cet accident; ailleurs, le gonflement et les douleurs du début s'atténuent, mais la poche reste dure ou pseudo-fluctuante par places, et prédisposée à pareille complication. Nous avons dit qu'il existait une *forme hémorrhagique* de l'hygroma, analogue aux pachyvaginalites; constamment renouvelé par la rupture des néo-vaisseaux de la paroi, le sang constitue alors la partie principale de l'épanchement, et la tumeur, toujours ferme et empâtée, peut s'indurer à la longue et se transformer en une sorte de masse fibrineuse.

C'est donc à la suite d'un épanchement hématique, ou sous l'influence d'un traumatisme, que l'hygroma chronique s'échauffe; le tableau est alors celui de l'hygroma aigu. La suppuration est fréquente et affecte plusieurs types : c'est un abcès circonscrit dans la cavité de la bourse qui grossit, pointe et s'ouvre, ou bien l'inflammation s'étend hors des limites de l'hygroma, provoquant le phlegmon par diffusion ou même le phlegmon diffus (voy. *Hygroma aigu*).

Si de telles complications ne se produisent pas, l'hygroma abcédé peut avoir une destinée variable; quelquefois l'épaisse paroi du kyste, rongée par la suppuration, s'élimine sous forme de lambeaux plus ou moins larges et déchiquetés : c'est là souvent un processus curateur, et la cicatrisation qui en résulte oblitère définitivement la poche kystique. Ailleurs, la paroi indurée ne s'amincit ni ne se rétracte, elle forme un cul-de-sac, un recessus où le pus stagne, et l'ouverture demeure fistuleuse. Ainsi s'établissent *les fistules des bourses séreuses* bien étudiées par Chassaignac et dont nous avons déjà parlé; elles se voient surtout dans des bourses profondes, dans celles qui adhèrent à d'épaisses lames aponévrotiques, car leur paroi ne se rétracte alors que fort peu. Verneuil a signalé, à l'extrémité d'un moignon, un trajet fistuleux qui conduisait dans une bourse séreuse située sous la cicatrice; la bourse de l'oignon, celles du 1er et du 5e métatarsien (Lenoir), enfin la bourse prérotulienne peuvent donner lieu à de semblables fistules, qui ne laissent suinter que peu de pus, mais dont la cicatrisation est d'une lenteur extrême.

[F. LEJARS.]

Diagnostic. — L'un ou l'autre de ces accidents altère le type normal de l'hygroma chronique, mais la préexistence de la tumeur liquide permet de rétablir la signification des faits cliniques.

Une fistule en certaines régions, à la fesse, par exemple, ou à la région pré-trochantérienne, doit faire songer à cette variété de trajets fistuleux dont il est assez peu parlé, en général, *les fistules des bourses séreuses*.

Quant à l'hygroma lui-même, un siège très profond, ou une induration très accusée, pourraient seuls en imposer.

Le premier ordre de difficultés, celles qui s'attachent aux kystes sous-aponévrotiques, de fluctuation vague et d'exploration malaisée, ne seront levées souvent que par une ponction exploratrice.

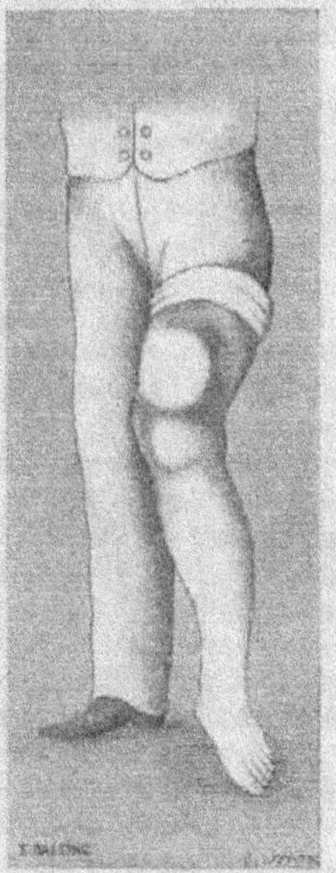

Si le kyste est très dur et de coque fort épaisse, on le prendrait volontiers pour une tumeur solide, un fibrome, un lipome encapsulé, ou encore, s'il persiste quelque fluctuation centrale, pour un hématome ancien, un abcès froid; son siège même, son évolution, le liquide obtenu par une ponction, feront en général éviter l'erreur. Signalons ici ces inflammations chroniques des bourses séreuses profondes, qui ne se révèlent que par la crépitation. Ainsi en est-il de la bourse crépitante sous-scapulaire, décrite par Gaujot, Bassompierre et Terrillon; sur une malade de Terrillon, le frottement sous-scapulaire était apparu au cours d'une attaque franche de rhumatisme, ce qui démontre bien la nature de la lésion.

Les caractères exposés plus haut permettront de reconnaître les diverses formes de l'hygroma.

Enfin, il faut savoir bien localiser encore les kystes nés aux dépens de certains diverticules

Fig. 217. — Hygroma sus-rotulien, né dans le cul-de-sac sous-tricipital isolé. (Volkmann, *Die Krankheiten der Schleimbeutel, Handb. von Pitha u. Billroth.*)

des synoviales articulaires, accidentellement isolés et devenus, en réalité, bourses séreuses; la figure 217 représente le type de ces tumeurs, *l'hygroma sus-rotulien*, qui siège dans la bourse sous-tricipitale; Fricke, Volkmann, Bauer, etc., ont constaté des faits de ce genre, et ils ne sont pas exceptionnels en clinique.

Traitement. — Les procédés de traitement qui ont été appliqués à l'hygroma sont presque innombrables, sans compter même les vésicatoires volants, les pointes de feu ou les applications de compresses imbibées de solution de chlorhydrate d'ammoniaque.

De tous les moyens utilisés, un bon nombre ont vieilli et ne doivent plus figurer qu'à titre exceptionnel dans la thérapeutique chirurgicale aujourd'hui mieux armée.

Il existe deux méthodes principales ayant pour but : 1° *l'oblitération de la poche hygromateuse*; 2° *la destruction de cette poche*.

1° *Méthode oblitérante.* — L'écrasement, analogue à celui qu'on pratique encore pour certains kystes synoviaux, était préconisé par Monro et Cloquet; les hygromas très petits, tout récents, et de paroi mince, en pourraient seuls être justiciables.

On a pratiqué encore la discision ou la dilacération sous-cutanée de la poche liquide; mais, comme à la suite des ruptures, la poche ne tarde pas à se reconstituer.

La *compression*, énergique et méthodiquement appliquée, a donné des succès à Volkmann; on la combine ordinairement à la ponction simple; si l'on a soin de maintenir assez longtemps le bandage compressif, la tumeur peut s'affaisser et disparaître peut-être; mais les récidives, sous l'influence renouvelée des mêmes causes, ne se font pas attendre.

La *ponction suivie d'injection* est d'usage fort ancien. Asselin (1865) recommandait, comme pour l'hydrocèle, « le bon vin chaud ». Depuis Velpeau, la teinture d'iode est presque seule en honneur; on l'injecte mélangée de deux tiers d'eau et additionnée d'une cuillerée de solution d'iodure de potassium à 5 pour 100. La compression est l'adjuvant mécanique de cette méthode irritante.

On ne songe plus à détruire l'hygroma par les caustiques, comme l'avaient fait Celse, Ledran, Monteggia et Charmetton; mais Daniel Mollière, plus récemment, s'est servi du thermocautère; il incise, avec le cautère porté au rouge blanc, la peau jusqu'à la tumeur; il l'ouvre, il cautérise sa face interne, et ménage, s'il le faut, des contre-ouvertures; puis le membre est immobilisé, et un pansement antiseptique est appliqué. Il ne semble pas que ce procédé soit entré dans la pratique, et du reste, une intervention plus simple et plus complète est à la portée du chirurgien.

En somme, la méthode oblitérante ne trouve guère d'application heureuse que dans les hygromas de date relativement récente, à paroi peu épaisse et encore élastique. Dans d'autres conditions, et ce sont les plus fréquentes, il faut avoir recours à l'autre méthode.

2° *Méthode destructive.* — Par l'excision, procédé ancien, on réséquait une partie ou la totalité de la poche, avec la peau qui lui adhérait : c'est ainsi que Chopart faisait le *rasement circulaire* de la paroi antérieure du sac et de la peau, qu'il sectionnait au niveau de leur pédicule d'implantation rotulienne.

Deux procédés restent aujourd'hui en présence, et ce sont les rapports du kyste, ses adhérences, son volume, son siège qui fournissent les indications de l'un ou de l'autre : l'*extirpation* — ou l'*incision suivie de grattage*.

L'*extirpation* n'est pas une opération née d'hier : Pézerat la conseillait dès 1827, et après lui, Hervez, Bérard, etc. C'est l'intervention de choix, quand la tumeur n'est pas de grosseur excessive et qu'elle se laisse décortiquer; on procède de deux façons : la peau incisée, le kyste est isolé sur toute sa surface, et, comme une tumeur, on l'énuclée en entier, sans l'ouvrir; ou bien, s'il est trop gros, on l'incise, on le coupe en deux, et chacune des moitiés de la poche est disséquée et enlevée à son tour (Bérard). On a conseillé, pour faciliter la dissection du sac, d'évacuer d'abord son contenu liquide, puis de pousser dans sa cavité une injection de blanc de baleine qui, solidifiée, en fait en réalité une tumeur solide (Pozzi).

L'extirpation ne saurait toujours être totale; on se contente alors de réséquer tout le segment antérieur de la poche, en laissant sa paroi profonde, adhérente aux aponévroses ou aux os (1).

Volkmann cite deux faits de récidive après l'extirpation, et, comme tous deux ont trait à des hygromas pré-rotuliens, il suppose que la collection primitive siégeait dans l'une des bourses superficielle ou moyenne, et qu'elle s'est reproduite dans la bourse profonde : il serait donc utile, en pareil cas, de sectionner le surtout tendineux pré-rotulien et de prolonger la dissection jusqu'au périoste de la rotule.

L'*incision et le grattage* sont aujourd'hui d'une pratique courante. Le kyste ouvert, on le vide, on abrase les corpuscules pédiculés ou les végétations de sa face interne, on gratte sa paroi à la curette tranchante ; un lavage soigné à la solution phéniquée à 5 pour 100 ou au chlorure de zinc à 1/10, le drainage, la suture et un pansement antiseptique et compressif terminent l'opération. Le membre est immobilisé pour quelques jours, et, si l'antisepsie a été suffisante, le drain peut être rapidement supprimé, et la cicatrisation ne tarde pas.

Les cicatrices opératoires, exposées à leur tour aux pressions et aux traumatismes professionnels, sont susceptibles de devenir douloureuses, ou même de servir de point de départ à des néoplasmes (voy. plus loin : *Néoplasmes des bourses séreuses*) : aussi sera-t-il nécessaire de prévenir autant que possible ces compressions, et de protéger la région avec une genouillère, etc.

Le traitement des complications est soumis à quelques indications spéciales : lors d'hémorragie intra-kystique, le repos du membre, les résolutifs, et plus tard l'incision antiseptique seront les principaux moyens à employer ; la suppuration nécessite une incision large et précoce. Les fistules sont d'une cure assez souvent difficile : le meilleur procédé consiste à recourir à l'abrasion de la poche, qu'on débride sur une sonde cannelée introduite par l'orifice même de la fistule.

Il ne faut pas oublier, enfin, que certains hygromas diathésiques guérissent seuls, ou sous l'influence d'un traitement général, combiné à des moyens locaux très simples, la ponction et la compression, par exemple.

IV

TUBERCULOSE DES BOURSES SÉREUSES

Forget, Hygroma à grains riziformes de la bourse de la patte d'oie. *Bull. de la Soc. de chir.*, 1855-1856, p. 45. — Riedel, Zur Pathologie des Kniegelenks. *Deutsche Zeitsch. für Chir.*, Bd. X, p. 45. — Nicaise, Poulet et Vaillard, Nature tuberculeuse des hygromas et des synovites à grains riziformes. Cas rare d'hygroma à grains riziformes de la cuisse. *Revue de chir.*, 1885. — Quénu, Hygroma tuberculeux à grains riziformes de la bourse de la patte d'oie. In Thèse de Pardo de Tavera, 1886, obs. XII. — Karl Trauner, Ueber Erkrankungen der bursa mucosa glutæo-trochanterica. *Diss. Greifswald*, 1885. — Garré, *Loc. cit.* (voy. *Synovites tuberculeuses*). — Chitzman, Hygroma tuberculeux à type myxomateux. Congrès de Limoges, août 1890 et *Médecine moderne*, 1890, p. 658. — Martin, *Contribution à l'étude des*

____

(1) Le voisinage des grandes articulations doit rendre l'opérateur prudent, quand il arrive aux points de communication ordinaires ; au genou, on a vu l'hygroma pré-rotulien, remontant au-dessus de la rotule, se mettre en contact, sur les bords interne ou externe du triceps, avec les prolongements de la synoviale articulaire, ainsi exposés au bistouri (Delpech, Volkmann).

(F. LEJARS.)

hygromas tuberculeux; hygroma tuberculeux à type myxomateux. Thèse de doct., 1890. —
PEUGNIEZ, Tuberculose primitive de la bourse séreuse du jumeau interne. *Gazette médicale de
Picardie*, août 1891. — ALBERT MANZ, Beiträge zur Entstehung der Reiskörperchen mit
besonderer Berücksichtigung der Schleimbeutel-hygrome. *Dissert. Freiburg-in-Br.*, 1892.
LEJARS, La tuberculose des bourses séreuses (hygromas tuberculeux). *Revue de la tuberculose*, 1895, n° 1 et 2. — OTTIGER, Ueber die Bildung der Reiskörperchen in den Schleimbeuteln. *Diss. Zürich*, 1894. — DELORME, Hygroma sous-deltoïdien tuberculeux. *Bulletin de la
Société de chirurgie*, 1894, p. 469. — LANDOW, RIESE, GOLDMANN, *loc. cit.* (Synovites à grains
riziformes).

La tuberculose des bourses séreuses est loin d'être rare ; un grand nombre de
faits anciens, publiés sous le titre d'Hygroma fongueux, rentrent certainement
dans ce cadre. Depuis une dizaine d'années, les observations, dûment étudiées,
et pourvues du contrôle histologique et bactériologique, se sont multipliées :
leur nombre permet de tracer aujourd'hui une histoire à peu près complète des
hygromas tuberculeux.

Étiologie. — La tuberculose a été observée dans la plupart des bourses
séreuses : bourses rétro-olécrânienne, sous-deltoïdienne, sous-ischiatique, tro-
chantériennes, pré-patellaire, infra-patellaire, malléolaires ([1]), de la patte
d'oie ([2]), dans la bourse du psoas, les bourses poplitées, certaines bourses accidentelles, etc.

Elle est *primitive* ou *secondaire*.

Nous n'insisterons pas sur l'étiologie des hygromas tuberculeux *primitifs* :
il est évident qu'on retrouve d'ordinaire un « agent d'appel », que des frottements, des chocs répétés, un traumatisme professionnel quelquefois, provoquent, dans telle ou telle bourse séreuse, un état d'irritation permanente ou
passagère, qui crée un excellent terrain à la tuberculose.

Secondaire, la tuberculose « bursale » succède à une lésion de même nature
d'un os ou d'une articulation voisine. Il arrive même qu'on ne puisse déceler
aucune connexion directe entre le foyer primitif et l'hygroma « circonvoisins » :
dans une coxalgie, Volkmann trouva la bourse du psoas transformée en un
abcès froid, gros comme le poing, et complètement isolé.

Anatomie pathologique. — On peut distinguer trois formes principales de
la tuberculose des bourses séreuses : 1° *l'hygroma fongueux*; 2° *l'hygroma à
grains riziformes*; 3° *l'hygroma myxomateux*. Comme nous allons le voir, l'hygroma séreux (hydrops tuberculosus), et l'abcès froid des bourses séreuses
doivent rentrer dans le type de l'hygroma fongueux, dont ils ne représentent
que des stades d'évolution.

Hygroma fongueux. — C'est le type le plus commun. Au début, le contenu
du kyste est encore séreux, la paroi n'est que peu épaissie, mais elle est semée
de fines granulations tuberculeuses. Ce stade initial échappe souvent à l'observation.

D'ordinaire, le contenu est purulent ou caséeux, et la cavité est tapissée de
fongosités : en l'ouvrant, on retrouve, en petit, l'aspect des tumeurs blanches ;
épaisse, mollasse, d'un jaune rougeâtre, la paroi est infiltrée de tubercules,
d'âge différent et de type variable : la constatation du bacille de Koch, le résultat

---

[1] M. Reclus signale un cas d'abcès froid de la bourse séreuse de la malléole externe,
observé en 1882 (*Manuel de path. externe*, t. I, p. 520).

positif des inoculations ne laissent aucun doute sur la nature de cet hygroma fongueux. Ajoutons qu'ici encore (voy. *Synovite fongueuse*) la rareté des bacilles et le succès tardif des inoculations dénoncent une forme relativement atténuée de la tuberculose et une virulence amoindrie.

Plus tard, et surtout dans les hygromas secondaires, le ramollissement caséeux envahit toute la bourse, qui n'est plus dès lors qu'un véritable abcès froid.

Hygroma à grains riziformes. — Il nous faudrait répéter ici ce que nous avons dit des synovites de la même variété : ce sont les mêmes grains, en nombre souvent considérable, la même structure et des grains et de la paroi. La nature tuberculeuse de « l'affection à grains riziformes » des séreuses a été démontrée pour la première fois, par Nicaise, Poulet et Vaillard, à l'examen d'un hygroma de la cuisse droite ; il occupait la face postéro-externe de la cuisse, sur une longueur de 10-11 centimètres et une largeur de 20 centimètres, il était sous-aponévrotique et ne donnait lieu qu'à une fausse fluctuation. On songeait à un myxo-sarcome. A l'incision, on le trouva bourré de grains, sans liquide, leur masse totale pesait 590 grammes. Dans la paroi, on mit en pleine évidence des nodules tuberculeux et des bacilles de Koch.

Depuis, MM. Garré, Manz, Ottiger, Landow ont publié des faits du même genre : la pathogénie des grains semble être la même dans les bourses que dans les gaines, les particularités de structure étant, dans l'un et l'autre cas, absolument identiques.

Hygroma myxomateux. — M. Critzmann en a donné un premier exemple : il s'agissait d'un kyste du jumeau interne, rempli d'une matière gélatiniforme, rouge jaunâtre, tremblotante, translucide : la paroi était semée de granulations tuberculeuses, et l'inoculation du contenu myxomateux, comme celle de la paroi, fut positive. D'ailleurs, le genou était lui-même le siège d'une tumeur blanche au début, qui se confirma au bout de quelques mois.

On a constaté ce même contenu gélatiniforme ou myxomateux dans la tuberculose des gaines (Lyot) et dans certaines formes de tuberculose articulaire (1). L'examen soigné des « ganglions » permettrait peut-être d'accroître le nombre de ces faits.

Symptômes. — L'évolution clinique de l'hygroma tuberculeux se résume en deux phases successives, une première où, encore intact et fermé, il forme *tumeur*, et une autre, où cette tumeur ramollie et ouverte, est devenue *fistuleuse*.

Il n'est pas rare qu'au début ce soit par un noyau, une plaque épaissie et granuleuse, développée dans la paroi de la bourse, que l'affection se révèle : la cavité séreuse est encore vide et sèche, l'hygroma proprement dit ne paraîtra que plus tard.

Plus fréquent, sans doute, est l'hygroma séreux, *l'hydrops tuberculosus* des bourses séreuses, souvent latent, presque toujours indolore, qui survient sans cause appréciable, et s'éternise, sans être « justifié » par aucun traumatisme professionnel.

(1) Nous avons pratiqué, en 1892, une résection du genou, pour une de ces *tumeurs blanches à contenu myxomateux* ; le genou était énorme et donnait la sensation d'une masse résistante un peu dépressible, qu'on eût dite *coulée sous pression* dans la cavité articulaire. Il était tout entier rempli d'une *matière d'aspect amorphe, jaune, légèrement translucide, qui tremblotait au choc de l'ongle*. Cette gangue gélatineuse s'infiltrait partout et encroûtait cartilages et ligaments.

Une fois constitué, à sa période « adulte », l'hygroma, devenu fongueux, se distingue surtout par l'épaisseur de sa paroi, qui parfois donne la sensation d'une masse compacte. Elle est empâtée, mollasse, et souvent la fluctuation reste obscure et partielle; il faut remarquer que, contrairement à ce qui se passe dans l'hygroma chronique, plus la tumeur vieillit et grossit, plus la paroi devient molle et pseudo-fluctuante : elle s'achemine plus ou moins vite vers l'abcès froid, qui est le terme ultime et nécessaire de son évolution.

Dans l'hygroma à grains riziformes, on retrouve, sous la pression alternative des deux mains, le bruit de chaînon, que nous avons étudié ailleurs, de netteté variable suivant la proportion respective du liquide et des grains.

L'hygroma myxomateux, décrit par M. Critzmann, formait une « tumeur arrondie, globuleuse, de la grosseur d'un œuf de poule. Elle était rénitente, manifestement fluctuante, bien circonscrite, et immobile sur les parties profondes ».

A une date plus ou moins tardive, l'hygroma tuberculeux se *fistulise*. Le stylet, introduit dans ces trajets, pénètre dans la cavité, irrégulière, fongueuse et saignante, de la bourse séreuse, qui, souvent alors, s'est rompue en un ou plusieurs points, laissant la tuberculose se diffuser autour d'elle. Un grand nombre de fistules des bourses séreuses reconnaissent une semblable pathogénie.

C'est alors que surviennent les complications de voisinage, l'extension aux os, aux articulations, aux corps charnus, à la peau.

Le pronostic, relativement bénin à la période « d'encapsulement », cesse de l'être, à ce moment.

Diagnostic. — Il est à faire surtout avec l'hygroma chronique simple et avec la syphilis gommeuse des bourses séreuses.

On ne confond l'hygroma fongueux avec l'hygroma chronique simple qu'aux premiers stades de son évolution, alors que sa paroi épaissie reste compacte et presque dure. Plus tard, quand elle se ramollit, quand la cavité se remplit de matière caséeuse, quand il s'agit d'un véritable abcès froid, il en est tout autrement.

Dans une observation publiée par M. Demars, la tumeur occupait la bourse séreuse de la patte d'oie : on crut à une gomme, et la ponction ne donna issue qu'à du liquide jaunâtre. Mais, au palper, on sentait une sorte de crépitation neigeuse et la collision de petits corps étrangers : ce fut d'après ce symptôme que le diagnostic d'abcès froid de la bourse séreuse fut définitivement porté. L'incision le vérifia, et il devait se confirmer bientôt d'une façon éclatante. Huit jours après le grattage de la poche, on découvrit un abcès froid dans les masses charnues de l'avant-bras, des hémoptysies survinrent, et en vingt-cinq jours le malade avait succombé. Du reste, dans un cas douteux, le traitement spécifique rendrait de grands services.

Signalons seulement les tumeurs des bourses séreuses, dont nous allons reparler plus loin.

Nous savons que le bruit de chaînon peut manquer dans l'hygroma à grains riziformes, et, d'autre part, on peut retrouver une crépitation toute semblable dans une poche séreuse bilobée, ne renfermant que du liquide clair. Il faut reconnaître pourtant qu'il manque rarement et qu'il est presque toujours caractéristique.

Enfin un hygroma à grains riziformes né dans une bourse péri-articulaire

[P. LEJARS.]

pourrait faire penser à l'*arthrite à grains* proprement dit : Landow en donne un exemple (Hygroma sous-deltoïdien).

A la période fistuleuse, il faut s'assurer avant tout que le trajet conduit bien à une bourse séreuse, et qu'il n'aboutit pas à un autre foyer, osseux ou articulaire.

Traitement. — Il se résume en une formule très simple : l'*extirpation*.

La compression, la ponction, les injections d'éther ou de glycérine iodoformée, et même les injections périphériques de chlorure de zinc ne reconnaissent, croyons-nous, que des indications tout exceptionnelles. En présence de la forme primitive et encore circonscrite de l'hygroma tuberculeux, il est de sage pratique de ne pas s'attarder à une médication toujours longue et de résultats douteux.

L'extirpation est le procédé de choix : bien faite, elle enlève tout et d'emblée ; elle ne laisse pas perdre le bénéfice de l'encapsulement, de la localisation encore étroite du processus au territoire de la bourse séreuse. Il faut toujours et largement dépasser les limites de la tumeur et tailler en plein dans le tissu cellulo-adipeux ambiant : la curette détruira les culs-de-sac qui auraient échappé au bistouri. Ceci s'applique aux trois variétés d'hygroma tuberculeux.

Lors d'hygroma fistuleux, c'est encore à l'extirpation qu'il faudra recourir, extirpation plus difficile alors, parce que la cavité séreuse est devenue ordinairement fort irrégulière, et qu'il faut poursuivre, au bistouri ou à la curette, tous les diverticules. Le grand point est alors la recherche de la lésion osseuse qui existe souvent, et dont l'évidement est la condition nécessaire d'une guérison qui, sans cela, s'est fait attendre quelquefois dix ou quinze ans.

V

SYPHILIS DES BOURSES SÉREUSES

Nous renverrons, pour leur histoire, au chapitre de la *Syphilis des gaines tendineuses* dont l'étude s'est faite simultanément : rappelons seulement les noms de Verneuil et de Fournier, et la thèse de Moreau, qui renferme un excellent exposé des « lésions syphilitiques tertiaires des bourses séreuses » sous-cutanées.

Ici encore, la syphilis peut se manifester à l'un ou à l'autre de ses deux stades, *secondaire* ou *tertiaire* : au premier, elle détermine l'hydropisie, l'*hygroma subaigu*, et Fournier en cite un cas dans la bourse séreuse prérotulienne [1] ; au second, elle est beaucoup plus fréquente, et les *gommes des bourses séreuses sous-cutanées*, plus souvent observées que celles des gaines tendineuses, sont loin d'être exceptionnelles.

C'est, en général, un accident tardif ; si on les a vues au dix-huitième mois de la vérole, à la fin de la seconde année, elles se sont produites, chez d'autres malades, cinq, six, sept, huit, et même vingt, vingt-quatre, quarante ans après le chancre ; et ordinairement elles s'accompagnaient d'autres accidents, de

---

[1] COUTEAUD, *Hygroma syphilitique de la bourse de Pacos. Gazette hebd.*, 5 sept. 1891.

nature tertiaire. Dans un tiers des cas, d'après Jullien, la tumeur reconnaissait une cause occasionnelle traumatique.

Les gommes sont souvent doubles, symétriques, ou bien encore elles affectent à la fois une bourse sous-cutanée et une bourse tendineuse. Leur siége d'élection est la bourse pré-rotulienne (Jullien en a rassemblé 15 cas), puis celles de la tubérosité antérieure du tibia, de la patte d'oie (Verneuil), de la malléole interne, de l'olécrâne, ou encore une bourse accidentelle de la paume de la main, au niveau du deuxième métacarpien (Chouet), ou celle qui se développe sous un cor (Jullien). Elle peut se voir encore sous l'articulation métatarso-phalangienne du gros orteil, et cette localisation devient d'un haut intérêt, quand la tumeur s'ulcère, comme nous le verrons. Enfin Labarthe a signalé une gomme, grosse comme la moitié d'un œuf de pigeon, au bord radial de la première phalange de l'index droit, chez un menuisier : on sait qu'il existe, chez les menuisiers, une bourse séreuse professionnelle, à ce niveau.

Nous avons dit qu'un traumatisme, une compression, etc., se retrouvait, dans un certain nombre de cas, au début de l'affection. Sa marche est, ici encore, très lente : la tumeur, grosse comme une noisette, une noix, un œuf de poule, rénitente plutôt que dure, adhérente à l'os et à la peau, en vient à s'ulcérer, suivant le processus que nous exposions plus haut, pour les gommes des gaines tendineuses, et l'ulcération revêt des allures et une physionomie identiques.

Le diagnostic peut être assez délicat.

L'hygroma syphilitique se différencie aisément des autres variétés d'hygroma, et en particulier de l'hygroma blennorragique, par son indolence ordinaire, sa marche lente, la rapidité avec laquelle il cède au traitement spécifique, enfin, par la coexistence d'autres indices de l'infection vénérienne.

Mais la gomme est susceptible de donner le change pour un hygroma chronique, un hématome ancien de la bourse séreuse, un abcès froid, une périostose syphilitique.

L'hygroma chronique est, en général, fluctuant, ou, s'il est fibreux et à paroi très épaissie, sa consistance est plus dure que celle de la gomme, et ainsi en est-il encore de l'hématome ancien.

L'abcès froid présente une fluctuation plus nette qu'une gomme ramollie, et la ponction permettrait le diagnostic. Ulcéré, il s'entoure d'un bord décollé et mince qui ne ressemble pas au cratère gommeux.

La périostose syphilitique est plus dure, elle aussi, elle est encore plus diffuse, et ne forme pas un relief aussi nettement circonscrit.

Enfin la gomme ulcérée et fongueuse peut simuler la tuberculose : le traitement tranchera la question. En certains points spéciaux, elle peut revêtir encore d'autres ressemblances cliniques, et Chouet fait remarquer qu'il y aurait lieu de décrire un mal perforant d'origine syphilitique, dû à l'ulcération gommeuse de la bourse sous-métatarso-phalangienne du gros orteil.

Pour le traitement, deux mots suffiront : traitement mixte, ou traitement ioduré, à la période tertiaire, activement poursuivi; pansement local aux bandelettes de Vigo, ou encore à l'iodoforme, si la gomme est ulcérée.

[F. LEJARS.]

VI

NÉOPLASMES DES BOURSES SÉREUSES

O. DE PEZZER, Des tumeurs solides des gaines synoviales. Thèse de doct., 1880. — RANKE, Die Geschwülste der Schleimbeuteln. *Arch. für klin. Chir.*, 1886. — CHAVASSE, Myxome kystique de la région sous-rotulienne, extirpation, guérison. Rapport de Schwartz à la Soc. de chir., 14 décembre 1887. — ESTOR, Sarcome primitif de la bourse séreuse pré-rotulienne du genou droit, récidive. *Gaz. hebd. des sciences méd. de Montpellier*, 18 novembre 1888.

A en juger par le silence des *Traités*, on pourrait croire presque inconnues les tumeurs des bourses séreuses; seul, Nancrède leur consacre une mention dans l'*Encyclopédie internationale de chirurgie*.

Et pourtant Platner rapportait déjà l'histoire d'un « ganglion » qui occupait le tendon d'Achille et sa bourse séreuse, et qui amena la mort du malade en se transformant en cancer. Holscher, en 1811, dans sa traduction du livre de Brodie, faisait remarquer, à propos du traitement de l'hygroma, que les interventions actives avaient quelquefois fait naître le cancer ou le fongus hématode. John Simon (1847), Schuh (1854), Denonvilliers, Verneuil (1854) rapportaient des faits de néoplasmes des bourses séreuses; Dollinger en publiait un autre cas en 1878; enfin Ranke, dans un excellent mémoire, en esquissait pour la première fois, d'après les données antérieures et deux observations nouvelles, une étude d'ensemble.

Depuis, le myxome kystique de la région sous-rotulienne, communiqué par Chavasse à la Société de chirurgie, et le sarcome primitif de la bourse séreuse pré-rotulienne droite, qu'Estor a relaté et figuré dans la *Gazette hebdomadaire des sciences médicales de Montpellier*, ont grossi encore ce dossier. Nous tenons de Nicaise qu'il avait observé deux cas de sarcome de la bourse pré-rotulienne, l'un dans le service de Dolbeau, et l'autre dans sa propre pratique; dans les deux faits, le néoplasme s'était greffé sur un ancien hygroma. C'est donc d'après un certain nombre d'observations bien authentiques, sans compter les faits incomplets, que l'on peut tracer aujourd'hui, au moins dans ses grandes lignes, l'histoire des néoplasmes des bourses séreuses.

Une distinction s'impose d'abord, celle des *tumeurs proprement dites*, qui naissent aux dépens de la bourse séreuse elle-même, et des *pseudo-tumeurs* ou encore des *néoplasmes d'origine cicatricielle*.

Au groupe des *pseudo-tumeurs* appartiennent plusieurs variétés d'hygroma chronique, que l'on trouve désignées dans les auteurs sous le nom d'hydrosarcome, de fibrome pré-rotulien (Mettenheimer), etc.

Les *néoplasmes cicatriciels*, de leur côté, ont été signalés par Erichsen, après l'opération sanglante de l'hygroma; ils ne présentent, en réalité, de spécial qu'une fréquence peut-être plus grande, suffisamment expliquée par les heurts et les pressions auxquels est exposée une cicatrice pré-rotulienne.

Parmi les *néoplasmes proprement dits*, 5 fois sur 12 il s'agissait de *sarcomes*, sarcomes fibro-plastiques dans les deux faits de Verneuil, sarcome mou, à extension rapide, dans celui d'Estor, sarcome hémorragique, dans une des observations de Ranke, sur laquelle nous allons revenir.

Le *myxome* figure pour trois cas : Chavasse a vu un myxome kystique de la région sous-rotulienne, dont le pédicule, presque entièrement fibreux, s'enfonçait profondément sous le ligament rotulien, et provenait sans doute de la bourse sous-rotulienne. La figure 180, tirée du mémoire de Ranke, représente l'énorme myxome de la bourse pré-rotulienne dont il a donné l'histoire; c'était un myxome lobulé, très mou, dont les lobules, arrondis, étaient circonscrits par des cloisons de tissu conjonctif serré. A la partie supérieure, la tumeur avait envahi le tissu cellulaire sous-cutané et même une partie de la peau; à sa périphérie, elle était en voie de progression. Ces conclusions s'appuient sur un long examen microscopique. — C'était encore vraisemblablement un myxome que Schuh eut à traiter : « Un kyste pré-rotulien composé fut pris, dit-il, pour un hygroma ordinaire, et l'on pensa que les tout petits kystes secondaires disparaîtraient par la suppuration. Mais il se produisit, en trois semaines, une telle excroissance, que le malade ne put être guéri que par une difficile extirpation. »

Le *fibro-chondrome* a été constaté une fois par J. Simon. Enfin l'*épithélioma* l'a été deux fois; Dollinger a trouvé un papillome épithélial pur dans un hygroma pré-rotulien fistuleux, chez une femme de cinquante-huit ans, et Mickulicz a observé, de son côté, un carcinome épithélial développé dans un orifice fistuleux d'un vieil hygroma (Ranke). — Ces deux derniers faits rentrent dans l'histoire, aujourd'hui bien connue, de l'épithélioma des anciens trajets fistuleux.

Quant aux autres tumeurs, presque constamment elles ont eu pour siège un ancien hygroma, et surtout un hygroma ouvert, à la suite d'un travail de suppuration ulcérative, ou par le fait de ponctions répétées. Les heurts, les froissements et la contusion chronique professionnelle exercent ici une influence que l'on ne saurait nier.

Aussi la bourse séreuse, qui représente en quelque sorte le lieu d'élection de l'hygroma, est-elle aussi, dans la majorité des cas, le siège des néoplasmes : la bourse pré-rotulienne a été atteinte 9 fois sur 12, la bourse sous-rotulienne l'a été 1 fois (Chavasse); Verneuil a vu et enlevé une tumeur fibro-plastique du volume d'une noix qui s'était développée dans la bourse séreuse sous-métatarso-phalangienne du gros orteil, et le sarcome hémorragique observé par Ranke occupait la bourse sous-tricipitale, indépendante de la grande synoviale articulaire. Cette indépendance fut constatée cliniquement et au cours de l'opération : il existait au-dessus de la rotule une tumeur fluctuante, qu'on ne pouvait réduire dans la cavité articulaire, et qui se dessinait en relief, sous le bord interne du muscle, lors des contractions; l'incision faite, on reconnut nettement sa situation entre le triceps et l'os; la cavité articulaire était fermée, en haut, par une membrane lisse et molle.

L'âge des malades ne semble répondre à aucune règle : c'est pourtant chez l'adulte que les faits ont été surtout rencontrés : l'un des malades de Ranke avait vingt ans, l'autre soixante-trois ans, celui de Chavasse trente ans, celui d'Estor cinquante-neuf ans.

La marche de ces tumeurs est, en général, lente et insidieuse pendant toute une période, dont la durée varie de quelques mois à deux ou quatre ans. C'est une petite tumeur, grosse comme une noisette d'abord (Estor), qui grossit peu à peu, presque indolente, et qui n'entrave qu'à peine les mouvements : le maçon observé par Estor continuait son travail à genoux. Ailleurs un hygroma pré-rotulien récidive; on le ponctionne, les ouvertures ne se referment pas, ou bien, sous l'influence d'une sorte de poussée aiguë, il se rompt, laisse sourdre un liquide sanieux mêlé de sang et de pus, et dès lors le développement s'accélère.

Le volume de ces néoplasmes est susceptible de devenir énorme, la figure 218 en donne une idée : la tumeur (c'était le myxome pré-rotulien observé par Banke) formait un gigantesque champignon, adhérent à la région pré-rotulienne par un pédicule relativement étroit ; elle avait 20 centimètres de long, 18 de large, et le genou, à son niveau, mesurait 62 centimètres de circonférence. De la masse principale s'était détaché, en dedans et en dehors, un prolongement, en partie sous-cutané et en partie sous-aponévrotique, et l'on pouvait suivre sur ces prolongements, même à l'œil nu, de vingt-quatre en vingt-quatre heures, l'extension progressive de la tumeur : l'un des derniers jours qui précédèrent l'opération, on constata, d'un soir à l'autre, un allongement de 2 centimètres sur sa partie interne. — Chez le malade de Denonvilliers et Verneuil, la tumeur fibro-plastique pré-rotulienne avait 15 centimètres de large, elle couvrait toute la rotule et formait comme un gâteau au-devant d'elle.

La consistance de ces tumeurs est très variable, mais le plus souvent molle, inégale, fluctuante par places, et cela surtout pour les myxomes ; celui que Chavasse a observé, gros comme un œuf de pigeon, était allongé sur le côté externe du ligament rotulien, mou, pseudo-fluctuant, et même transparent en certains points. — Les sarcomes eux-mêmes sont souvent lobulés et mous.

Ces tumeurs n'adhèrent pas au plan osseux sous-jacent ; elles se laissent mobiliser plus ou moins, mais la contraction musculaire fixe leurs prolongements sous-aponévrotiques. Au devant de la rotule on a noté une sorte de pédiculisation de la masse, qu'une portion rétrécie rattachait au genou. Enfin l'articulation conserve tout son fonctionnement, et il est aisé de s'assurer qu'elle est entièrement libre : c'est ce qui explique comment certains malades ont pu si longtemps continuer à marcher.

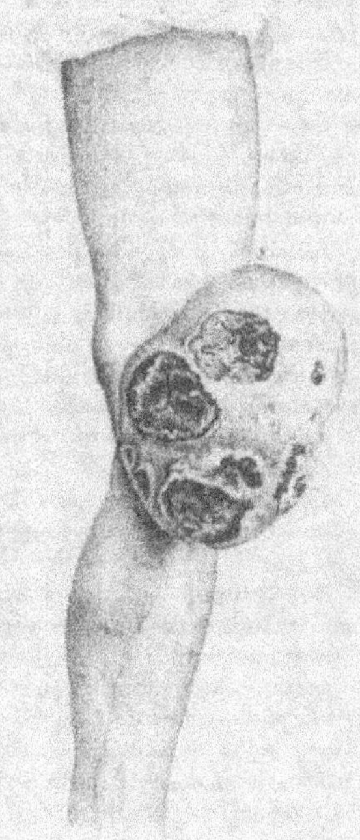

Fig. 218. — Myxome de la bourse pré-rotulienne. (Banke, *Arch. f. klin. Chir.*, 1886.)

L'engorgement ganglionnaire est rare, ou du moins très rarement signalé. L'ulcération est fréquente ; avec elle surviennent les hémorragies, quelquefois le sphacèle, au moins partiel, de la masse néoplasique, les douleurs, l'amaigrissement, les troubles digestifs, la cachexie. Ce qui prouve encore la malignité de ces néoplasmes, ce sont leurs fréquentes récidives ; chez le malade d'Estor, le sarcome repullula dans la plaie, après une première intervention ; la bourse pré-rotulienne fut alors excisée, mais une seconde récidive ne s'en produisit pas moins au bout d'un mois et demi. Il faut donc faire l'extirpation très large ; à cette condition seule elle permet une guérison durable. La mort n'est signalée qu'une fois sur les douze observations analysées, chez l'un des malades de Ranke (myxome pré-rotulien) : très cachectique, il fut atteint de désordres intestinaux peu de temps après l'opération, et succomba à une pneumonie hypostatique.

Le diagnostic de ces néoplasmes est difficile à leur début; ils ne diffèrent que fort peu de certaines variétés d'hygroma chronique, et, de fait, ils lui succèdent souvent; mais la tumeur est plus épaisse, plus compacte, ou très vaguement fluctuante; après la ponction, il reste une masse, un gâteau qui ne se résorbe pas, mais s'accroît de plus en plus; une fois produite, l'ulcération tranche ordinairement les difficultés.

Il faut songer à la possibilité de la dégénérescence épithéliomateuse dans les anciens hygromas fistuleux.

Le sarcome hémorragique de la bourse sous-tricipitale, observé par Ranke, eût pu en imposer pour un simple hématome de cette bourse accidentellement isolée; la tumeur était entièrement fluctuante, et l'incision ouvrit une cavité pleine de caillots. Mais la récidive ne tarda pas à se faire.

Enfin on pourrait encore confondre ces néoplasmes avec une tumeur du périoste ou de l'os voisin, de la rotule ou de son périoste, par exemple, à leur siège d'élection. Mais le sarcome ou le myxome de la bourse séreuse est, en général, mobile sur un plan profond, il ne tient pas à l'os qu'il recouvre, l'articulation est indemne. Signalons encore qu'un sarcome ulcéré de la bourse sous-métatarso-phalangienne du gros orteil, analogue à celui que Verneuil a observé, donnerait lieu à une nouvelle variété de pseudo-mal perforant (voy. *Syphilis des bourses séreuses*).

Les caractères physiques de la tumeur, sa consistance inégale et kystique par places feront distinguer le myxome du sarcome.

Traitement. — L'extirpation, faite hâtivement et aussi large que possible, constitue la seule intervention rationnelle qui puisse prévenir les récidives. Il faut ajouter que, ce traitement étant aussi, à l'heure actuelle, celui de l'hygroma chronique, la temporisation n'est plus justifiée. On devra préférer la dissection de la poche ou de la tumeur au simple curage, qui, dans plusieurs cas, a été assez rapidement suivi de la repullulation du néoplasme; il a été nécessaire parfois de découvrir toute la surface antérieure de l'articulation et la capsule articulaire, mais la dissection a pu être menée à bien sans l'intéresser, et aucun accident n'est survenu.

FIN DU TOME I

[F. LEJARS.]

TABLE DES MATIÈRES
du tome I.

PREMIÈRE PARTIE
MALADIES COMMUNES A TOUS LES TISSUS

INFLAMMATIONS — TRAUMATISMES — MALADIES VIRULENTES
(M. P. Reclus.)

DES TUMEURS
(M. Quénu.)

DEUXIÈME PARTIE
MALADIES DES TISSUS

INFLAMMATIONS DIFFUSES DU TISSU CONJONCTIF

PEAU ET TISSU CELLULAIRE SOUS-CUTANÉ
(M. A. Broca.)

LYMPHATIQUES, MUSCLES, TENDONS, SYNOVIALES TENDINEUSES
ET BOURSES SÉREUSES

(M. F. Lejars.)

52768. — Imprimerie Lahure, 9, rue de Fleurus, à Paris.